Inhalt

- **1** Diagnostik
- **137** Elektrolytstörungen und Störungen des Säure-Basen-Haushalts
- **217** Dialyse
- **279** Glomeruläre Nierenkrankheiten
- **305** Tubulointerstitielle Nierenerkrankungen
- **385** Diabetische Nephropathie
- **417** Vaskulitiden und Systemerkrankungen
- **507** Hypertonie
- **543** Akutes Nierenversagen
- **563** Chronische Niereninsuffizienz
- **631** Transplantation
- **705** Hereditäre Nephropathien
- **761** Harnwegsinfektionen
- **799** Niere und Schwangerschaft
- **825** Nierentumoren
- **857** Urolithiasis
- **891** Nephrotoxische Störungen und nierenabhängige Arzneimittel
- **961** Index

Teut Risler · Karlwilhelm Kühn

Facharzt Nephrologie

Facharzt
Nephrologie

Herausgeber: Prof. Dr. med. Teut Risler, Tübingen
Prof. Dr. med. Karlwilhelm Kühn, Karlsruhe

Unter Mitarbeit von: PD Dr. med. Dominik Mark Alscher, Stuttgart;
PD Dr. med. Bernhard Banas, Regensburg; Dr. Jörg Beimler, Heidelberg; Dr. Ralf Dikow,
Heidelberg; Dr. Helmut Felten, Karlsruhe; Prof. Dr. med. Jan Galle, Lüdenscheid;
Prof. Dr. med. Helmut Geiger, Frankfurt; PD Dr. med. Oliver Gross, Göttingen;
Prof. Dr. med. Marion Haubitz, Hannover; Dipl.-Biol. Jörg Hennenlotter, Tübingen;
Dr. med. Nils Heyne, Tübingen; Dr. med. Marcus Horstmann, Tübingen;
Prof. Dr. med. Frieder Keller, Ulm; Prof. Dr. med. Bernhard K. Krämer, Regensburg;
Prof. Dr. med. Markus Kuczyk, Tübingen; Prof. Dr. med. Ulrich Kunzendorf, Kiel;
Dr. med. Kai Lopau, Würzburg; Dr. med. Christian Morath, Heidelberg;
Dr. med. Udo Nagele, Tübingen; Dr. med. Ingo Rettig, Tübingen;
Prof. Dr. med. Jürgen E. Scherberich, München; Dr. med. David Schilling, Tübingen;
PD Dr. med. Vedat Schwenger, Heidelberg; Prof. Dr. med. Arnulf Stenzl, Tübingen;
PD Dr. med. Karl Wagner, Hamburg; Ute Walcher, Tübingen;
Prof. Dr. med. Manfred Weber, Köln; PD Dr. med. Sabine Wolf, Tübingen;
Prof. Dr. med. Martin Zeier, Heidelberg; Dr. med. Ekkehard Ziegler, Kiel

1. Auflage

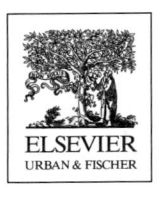

URBAN & FISCHER
München · Jena

Zuschriften und Kritik an:
Elsevier GmbH, Urban & Fischer Verlag, Lektorat Medizin, Karlstraße 45, 80333 München
E-Mail: medizin@elsevier.de

Wichtiger Hinweis für den Benutzer

Die Erkenntnisse in der Medizin unterliegen laufendem Wandel durch Forschung und klinische Erfahrungen. Herausgeber und Autoren dieses Werkes haben große Sorgfalt darauf verwendet, dass die in diesem Werk gemachten therapeutischen Angaben dem derzeitigen Wissensstand entsprechen. Das entbindet den Nutzer dieses Werkes aber nicht von der Verpflichtung, anhand weiterer schriftlicher Informationsquellen zu überprüfen, ob die dort gemachten Angaben von denen in diesem Buch abweichen und seine Verordnung in eigener Verantwortung zu treffen.

Wie allgemein üblich wurden Warenzeichen bzw. Namen (z.B. bei Pharmapräparaten) nicht besonders gekennzeichnet.

Bibliografische Information Der Deutschen Nationalbibliothek

Die Deutsche Nationalbibliothek verzeichnet diese Publikation in der Deutschen Nationalbibliografie; detaillierte bibliografische Daten sind im Internet über http://dnb.d-nb.de abrufbar.

Alle Rechte vorbehalten

1. Auflage 2008
© Elsevier GmbH, München
Der Urban & Fischer Verlag ist ein Imprint der Elsevier GmbH.

08 09 10 11 12   5 4 3 2 1

Für Copyright in Bezug auf das verwendete Bildmaterial siehe Abbildungsnachweis.

Der Verlag hat sich bemüht, sämtliche Rechteinhaber von Abbildungen zu ermitteln. Sollte dem Verlag gegenüber dennoch der Nachweis der Rechtsinhaberschaft geführt werden, wird das branchenübliche Honorar gezahlt.

Das Werk einschließlich aller seiner Teile ist urheberrechtlich geschützt. Jede Verwertung außerhalb der engen Grenzen des Urheberrechtsgesetzes ist ohne Zustimmung des Verlages unzulässig und strafbar. Das gilt insbesondere für Vervielfältigungen, Übersetzungen, Mikroverfilmungen und die Einspeicherung und Verarbeitung in elektronischen Systemen.

Um den Textfluss nicht zu stören, wurde bei Patienten und Berufsbezeichnungen die grammatikalisch maskuline Form gewählt. Selbstverständlich sind in diesen Fällen immer Frauen und Männer gemeint.

Lektorat: Dr. Stefanie Staschull, München
Redaktion: Elisabeth Dominik, Stockach-Wahlwies
Herstellung: Johannes Kressirer, München; Sibylle Hartl, Valley
Satz: abavo GmbH, Buchloe
Druck und Bindung: CPI, Leck
Umschlaggestaltung: Zwischenschritt, Rainald Schwarz und Meike Sellier, München
Titelfotografie: Teut Risler, Tübingen
Grafiken und Zeichnungen: Susanne Adler, Lübeck [A300–157]

ISBN: 978-3-437-23900-7

Aktuelle Informationen finden Sie im Internet unter: www.elsevier.de und www.elsevier.com

Inhalt

X		Vorwort
XI		Autorenverzeichnis
XIII		Abkürzungsverzeichnis
XVI		Bedienungsanleitung
1	1	**Diagnostik**
4	1.1	Labordiagnostik in der Nephrologie, diagnostische Leitlinien
6	1.2	Nierenfunktionsparameter
18	1.3	Säure-Basen-Haushalt, Elektrolyte
23	1.4	Rotes Blutbild – Eisenstoffwechsel
29	1.5	Kalziumphosphat- und Knochenstoffwechsel
41	1.6	Hormone und ausgewählte Stoffwechselparameter
51	1.7	Entzündungsmarker (Inflammation)
54	1.8	Gerinnungsanalytik
59	1.9	Immundiagnostik
73	1.10	Ausgewählte Krankheitsmarker (Serum)
75	1.11	Virusdiagnostik
83	1.12	Harnanalytik
91	1.13	Harnproteine, Proteinurie
101	1.14	Nierenbiopsie
103	1.15	Histopathologie
111	1.16	Labor bei V. a. renal tubuläre Azidose (RTA)
112	1.17	Langzeit-Blutdruckmessung
113	1.18	Molekulargenetik
115	1.19	Transplantat-Monitoring
117	1.20	Post-OP-NTX-Monitoring
120	1.21	Bildgebende Verfahren
131	1.22	Nuklearmedizinische Nierendiagnostik
135	1.23	Urologische Tumordiagnostik
137	2	**Elektrolytstörungen und Störungen des Säure-Basen-Haushalts**
138	2.1	Natrium- und Wasserhaushalt
155	2.2	Kaliumhaushalt
165	2.3	Kalzium- und Phosphathaushalt
192	2.4	Magnesium
197	2.5	Säure-Basen-Haushalt

217	**3**	**Dialyse**
218	3.1	Extrakorporale Verfahren/Hämodialyse
231	3.2	Peritonealdialyse
255	3.3	Nierenersatztherapie auf der Intensivstation
263	3.4	Antikoagulation während der Nierenersatztherapie
266	3.5	Apherese
279	**4**	**Glomeruläre Nierenkrankheiten**
280	4.1	Definition
280	4.2	Klassifikation
281	4.3	Diagnostik
282	4.4	Therapieprinzipien
283	4.5	Verlaufskontrolle
283	4.6	Spezielle Krankheitsbilder
305	**5**	**Tubulointerstitielle Nierenerkrankungen**
306	5.1	Einführung
317	5.2	Akute tubulointerstitielle Nierenerkrankungen
341	5.3	Chronisch tubulointerstitielle Nierenerkrankungen
375	5.4	Partialstörungen der Tubulusfunktion
385	**6**	**Diabetische Nephropathie**
386	6.1	Stadieneinteilung
386	6.2	Epidemiologie
386	6.3	Diagnostik
389	6.4	Therapeutische Ansätze bei diabetischer Nephropathie
397	6.5	Kardiale Komplikationen bei der diabetischen Nephropathie
400	6.6	Schwangerschaft bei diabetischer Nephropathie
406	6.7	Nierenersatzverfahren und Vorbereitung
413	6.8	Exkurs: Grundlagen der Diabetologie
417	**7**	**Vaskulitiden und Systemerkrankungen**
418	7.1	Vaskulitiden
452	7.2	Plasmozytom
468	7.3	Amyloidose
472	7.4	Sarkoidose
476	7.5	Systemischer Lupus erythematodes
491	7.6	Sklerodermie

833	15.5	Klinik des Nierenzellkarzinoms
834	15.6	Diagnostik
836	15.7	Therapie des Nierenzellkarzinoms
850	15.8	Therapie der Urothelkarzinome des oberen Harntraktes
850	15.9	Nachsorge
852	15.10	Prognose

857	**16**	**Urolithiasis**
858	16.1	Steinentstehung und Steindiagnostik
870	16.2	Therapie der Urolithiasis und Metaphylaxe
883	16.3	Spezielle Probleme der Urolithiasis

891	**17**	**Nephrotoxische Störungen und nierenabhängige Arzneimittel**
892	17.1	Arzneimittel-Nephrotoxizität
901	17.2	Nierenabhängige Medikamente
958	17.3	Schädigung der Niere durch Umweltgifte

961	**Index**

Vorwort

Die Innere Medizin als gesamtes Gebiet war vor 50 Jahren für einen erfahrenen Arzt noch überschaubar. Seitdem hat sich die Innere Medizin zunehmend spezialisiert. Es erfolgte eine Aufteilung in unterschiedliche Schwerpunkte. Aber auch innerhalb dieser Schwerpunkte scheinen mehr und mehr Spezialisten für Teilaspekte erforderlich zu sein, was für die Nephrologie in zunehmendem Maße zutrifft.

Dieses Buch versucht nun, den Schwerpunkt Nephrologie überschaubar darzustellen. Der Ductus des Buches ist so gehalten, dass von der Diagnostik über die Klinik der Nierenerkrankungen, deren medikamentöse Therapie bis hin zu den Nierenersatzverfahren jeweils eine einheitliche Systematik gewählt wurde. Die Autoren haben in den einzelnen Kapiteln eine Abwägung der wichtigen und der weniger wichtigen Details vorgenommen. Bei den abgehandelten Themen sind Überlappungen unvermeidlich, auf die durch Rückverweisungen oder Fußnoten hingewiesen wird. Besonderer Wert wurde auf die Verbindung zu anderen benachbarten klinischen Gebieten gelegt.

Wir hoffen, dass dieses Buch dazu beiträgt, Ärzten und Studenten das komplexe Fach der Nephrologie in seiner Gesamtheit gut vermitteln zu können und als Vorbereitung für die Zusatzbezeichnung Nephrologie seinen Zweck erfüllt.

Prof. Dr. med. T. Risler   Tübingen/Karlsruhe, im Dezember 2007
Prof. Dr. med. K. Kühn

497	7.7	Nierenbeteiligung bei rheumatischen Erkrankungen
507	**8**	**Hypertonie**
508	8.1	Einleitung und Definition
508	8.2	Epidemiologie
509	8.3	Ätiologie
511	8.4	Klassifikation
513	8.5	Diagnostik
517	8.6	Klinik und Besonderheiten verschiedener Hypertonieformen
523	8.7	Therapie
535	8.8	Prognose der Hypertonie bei antihypertensiver Behandlung
543	**9**	**Akutes Nierenversagen**
544	9.1	Definition
544	9.2	Epidemiologie und Ätiologie
547	9.3	Pathogenese und Pathologie
550	9.4	Klinik
550	9.5	Diagnostik
553	9.6	Differenzialdiagnose
555	9.7	Therapie
560	9.8	Verlauf und Prognose
563	**10**	**Chronische Niereninsuffizienz**
564	10.1	Definition
564	10.2	Ätiologie
565	10.3	Epidemiologie
566	10.4	Klassifizierung
567	10.5	Klinik
569	10.6	Diagnostik
574	10.7	Komplikationen
586	10.8	Therapie der Komplikationen und Begleiterkrankungen
621	10.9	Diätetische Therapiemaßnahmen bei Niereninsuffizienz
626	10.10	Vorbereitungen für das Nierenersatzverfahren

631	**11**	**Transplantation**
632	11.1	Vorbereitung von Empfänger und Spender zur Nierentransplantation
649	11.2	Technische Aspekte der Transplantation und chirurgische Komplikationen
651	11.3	Immunsuppression nach Nierentransplantation
660	11.4	Frühe Komplikationen nach Nierentransplantation
677	11.5	Langzeitkomplikationen nach Nierentransplantation
705	**12**	**Hereditäre Nephropathien**
706	12.1	Klassifikation
706	12.2	Molekulargenetische Diagnostik
709	12.3	Klinik einzelner hereditärer Nierenerkrankungen
761	**13**	**Harnwegsinfektionen**
762	13.1	Grundlagen
771	13.2	Asymptomatische Bakteriurie
773	13.3	Urethritis
775	13.4	Zystitis
781	13.5	Pyelonephritis
788	13.6	Harnwegsinfektionen in der Schwangerschaft
789	13.7	Harnwegsinfektionen bei Nierentransplantation
790	13.8	Harnwegsinfektionen bei Blasenkatheter
792	13.9	Urogenitaltuberkulose
793	13.10	Pilzinfektionen der Harnwege
794	13.11	Refluxnephropathie
799	**14**	**Niere und Schwangerschaft**
800	14.1	Physiologische Veränderungen in der Schwangerschaft
802	14.2	Hochdruckerkrankungen in der Schwangerschaft
813	14.3	Nierenerkrankungen in der Schwangerschaft
821	14.4	Harnwegsinfektionen in der Schwangerschaft
825	**15**	**Nierentumoren**
826	15.1	Definition und Einleitung
826	15.2	Epidemiologie des Nierenkarzinoms
827	15.3	Ätiologie und Risikofaktoren des Nierenkarzinoms
827	15.4	Pathologie und Klassifikation

Abkürzungsverzeichnis

Symbole
®	Handelsname
↑	hoch, erhöht
↓	tief, erniedrigt
→	daraus folgt
▶	siehe (Verweis)
5-JÜR	5-Jahresüberlebensrate

A
A., Aa.	Arteria, Arteriae
ABDM	ambulante 24-h-Blutdruckmessung
ACE	Angiotensin converting enzyme
ACT	activated clotting time
ACVB	aorto-coronarer Venenbypass
ADH	antidiuretisches Hormon
ADMA	asymmetrisches Dimethyl-Arginin
ADPKD	autosomal dominant polycystic kidney disease, familiäre Zystennieren
Amp.	Ampulle(n)
ANCA	antineutrophile zytoplasmatische Antikörper
ANP/ProANP	atriale natriuretische Peptide/Propeptide
APD	automatische Peritonealdialyse
ARB	AT$_1$-Rezeptorblocker
ARPKD	autosomal-rezessive polycystic kidney disease
ATG	Anti-Thymozyten-Globulin
ATN	akute tubuläre Nekrose
AUG	Ausscheidungsurographie
AUR	Ausscheidungsurogramm
AVP	Arginin-Vasopressin

B
BJP	Bence-Jones-Proteine
BNP	B-Typ Natriuretisches Peptid, Brain-natriuretisches Peptid
BSG	Blutsenkungsgeschwindigkeit
BSP	Bone Sialoprotein
BUN	blood urea nitrogen

C
ca.	circa
Ca-Antagonist	Kalziumantagonist
cAMP	cyclisches Adenosinmonophosphat
CAP	Adenylatzyklase aktivierendes PTH
CAPD	continuous ambulatory peritoneal dialysis, kontinuierliche ambulante Peritonealdialyse
CAVH	kontinuierliche arterio-venöse Hämofiltration
CFU	colony forming units
Ch.	Charrière
CIP	Adenylatzyklase inhibierendes Parathormon
CKD	chronic kidney disease
CMV	Cytomegalievirus
CRP	C-reaktives Protein
CT	Computertomographie
CVVH	kontinuierliche veno-venöse Hämofiltration
CVVHDF	kontinuierliche veno-venöse Hämodiafiltration

D
d	Tag(e)
DJ	Doppel-J-Katheter

E
EBV	Epstein-Barr-Virus
ECI	ensemble contrast imaging
EKG	Elektrokardiogramm
ESA	Erythropoese-stimulierende Agenzien
ESRD	End Stage Renal Disease
ESWL	Extrakorporale Stoßwellenlithotripsie
EZR	Extrazellularraum

F
FE$_{Na}$	fraktionelle Natriumausscheidung
FKDS	farbkodierte Duplexsonographie

Abkürzungsverzeichnis

FSGS	fokal segmentale Glomerulosklerose	MDRD	Modification of Diet in Renal Disease
G		MIDD	monoclonal immunoglobulin deposition disease
GFR	glomeruläre Filtrationsrate	Min.	Minute(n)
H		MRSA	Methicillin-resistenter Staphylococcus aureus
Hb	Hämoglobin	MRT	Magnetresonanztomographie
HBV	Hepatitis-B-Virus	MSU	Mittelstrahlurin
HCPS	human cardiopulmonary syndrome	**N**	
HCV	Hepatitis-C-Virus	NiFi	Nierenfistel (= Perkutane Nephrostomie)
HD	Hämodialyse	NLA	Nierenleeraufnahme
HELLP	hemolysis, elevated liver enzymes, low platelets	NPTx	kombinierte Nieren-Pankreas-Transplantation
HFRS	hemorrhagic fever with renal syndrome	NSAR	nichtsteroidale Antirheumatika
HIV	humanes Immundefizienz-Virus		
Hkt.	Hämatokrit	**O**	
HNO	Hals-Nasen-Ohren	OGTT	oraler Glukose-Toleranz-Test
HUS	hämolytisch-urämisches Syndrom	OMIM	Online Mendelian Inheritence in Man
HWI	Harnwegsinfekt	OPG	Osteoprotegerin
I		**P**	
IFG	Impaired Fasting Glucose	p.o.	per os
IFN	Interferon	PCN	perkutane Nephrostomie
Ig	Immunglobin(e)	PCNL	perkutane Nephrolitholapaxie
IGT	Impaired Glucose Tolerance	PCR	protein catabolic ratio
IL	Interleukin(e)	PD	Peritonealdialyse
INR	international normalized ratio	PET	peritonealer Äquilibrationstest
i.v.	intravenös		
IVP	intravenöses Pyelogramm	PNL	perkutane Nephrolithotripsie
IVU	intravenöses Urogramm	PPAR	peroxisome proliferator-activated receptor
IZR	Intrazellulärraum	PRCA	pure red cell aplasia
K		PTCA	perkutane transluminale coronare Angioplastie
kg KG	Kilogramm Körpergewicht	PTDM	Post-Transplantations-Diabetes-mellitus
KO	Komplikation(en)		
KOF	Körperoberfläche	PTH	Parathormon
		PTHrP	Parathormon-related Protein
M		PTLD	Posttransplantationslymphom
MCU	Miktionszysturethrogramm	PTT	partielle Thromboplastinzeit
MCH	mittlere zelluläre Hämoglobinkonzentration		
MCKD	medullary cystic kidney disease	**R**	
MCV	mittleres zelluläres Volumen	RAA	Renin-Angiotensin-Aldosteronsystem

RANK	receptor activator of nuclear factor-kappa-B	THP/THG	Tamm-Horsfall-Protein, Tamm-Horsfall-Glykoprotein
RANKL	receptor activator of nuclear factor-kappa-B ligand	TINU	tubulointerstitielle Nephritis und Uveitis
RI	renaler Widerstandsindex	TNF	Tumornekrosefaktor
RLA	retroperitoneale Lymphadenektomie	TRUS	transrektaler Ultraschall
RNA	Ribonukleinsäure(n)	TTP	thrombotisch-thrombozytopenische Purpura
		TURB	transurethrale Resektion der Prostata

S

s.c.	subkutan
SAB	Subarachnoidalblutung
Sek.	Sekunde(n)
SIADH	Syndrom der inadäquaten ADH-Sekretion
SIRS	systemic inflammatory response syndrome
SLE	systemischer Lupus erythematodes
SLEDD	slow low efficiency daily dialysis
SSW	Schwangerschaftswoche
sTfR	löslicher Transferrinrezeptor

TX Transplantation

U

URS Ureterorenoskopie

V

V.a.	Verdacht auf
VEGF	Vascular Endothelial Growth Factor
VHL	Von-Hippel-Lindau(-Syndrom)
VRE	Vancomycin-resistenter Enterococcus
VUR	vesikoureteraler Reflux
vWF	von-Willebrand-Faktor

T

TCM	Traditionelle Chinesische Medizin
THI	tissue harmonic imaging

Z

z.B. zum Beispiel

Bedienungsanleitung

Im **Facharzt Nephrologie** wird das notwendige Wissen für die gesamte Weiterbildungszeit und darüber hinaus komprimiert, übersichtlich, wissenschaftlich fundiert und praxisnah zusammengefasst. Im Zentrum stehen die differenzierte Darstellung der diagnostischen und therapeutischen Optionen sowie die theoretischen Grundlagen zur Pathophysiologie.

Um Wiederholungen zu vermeiden, wurden Querverweise eingefügt. Sie sind mit einem Dreieck ▸ gekennzeichnet.

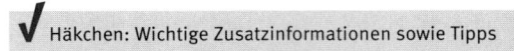

✓ Häkchen: Wichtige Zusatzinformationen sowie Tipps

! Ausrufezeichen: Bitte (unbedingt) beachten

⚠ Warndreieck: Notfälle und Notfallmaßnahmen

Internetadressen
Alle Websites wurden vor Redaktionsschluss im Sommer 2007 geprüft. Das Internet unterliegt einem stetigen Wandel – sollte eine Adresse nicht mehr aktuell sein, empfiehlt sich der Versuch über eine übergeordnete Adresse (ohne Anhänge nach dem „/") oder eine Suchmaschine. Der Verlag übernimmt für Aktualität und Inhalt der angegebenen Websites keine Gewähr.

Die angegebenen Arbeitsanweisungen ersetzen weder Anleitung noch Supervision durch erfahrene KollegInnen. Insbesondere sollten Arzneimitteldosierungen und andere Therapierichtlinien überprüft werden – klinische Erfahrung kann durch keine noch so sorgfältig verfasste Publikation ersetzt werden.

Abbildungsnachweis

Grafiken und Zeichnungen: Susanne Adler, Lübeck [A300–157]

Alle anderen Abbildungen sind, soweit nicht anders vermerkt, vom Autor des jeweiligen Kapitels.

1 Diagnostik

Jürgen E. Scherberich

4	**1.1**	**Labordiagnostik in der Nephrologie, diagnostische Leitlinien**
4	1.1.1	Ablauf medizinischer Laboranalysen
5	1.1.2	Begriffe
6	**1.2**	**Nierenfunktionsparameter**
6	1.2.1	Kreatinin
9	1.2.2	Cystatin C
12	1.2.3	Harnstoff
13	1.2.4	Glomeruläre Filtrationsrate (GFR) und renaler Plasmafluss (RPF)
17	1.2.5	Durstversuch
18	**1.3**	**Säure-Basen-Haushalt, Elektrolyte**
18	1.3.1	Osmolalität
18	1.3.2	Blutgasanalyse
20	1.3.3	Wasser-/Elektrolythaushalt
22	1.3.4	Spurenelemente
23	**1.4**	**Rotes Blutbild – Eisenstoffwechsel**
23	1.4.1	Rotes Blutbild
24	1.4.2	Serum-Eisenbestimmung
25	1.4.3	Ferritin
25	1.4.4	Transferrin
25	1.4.5	Transferrinsättigung
26	1.4.6	Zink-Protoporphyrin
26	1.4.7	Löslicher Transferrinrezeptor (sTfR)
27	1.4.8	Haptoglobin
28	1.4.9	Vitamin B_{12}
28	1.4.10	Folsäure
28	1.4.11	Erythropoetin
29	1.4.12	Hepcidin, Pro-Hepcidin
29	**1.5**	**Kalziumphosphat- und Knochenstoffwechsel**
29	1.5.1	Regulation des Kalziumphosphatstoffwechsels
30	1.5.2	Kalzium
33	1.5.3	Phosphat
34	1.5.4	Fibroblasten-Wachstumsfaktor-23 (FGF-23)
34	1.5.5	Tartratresistente saure Phosphatase (Serum-Bone TRAP5b)
34	1.5.6	Knochenspezifisches Isoenzym der alkalischen Phosphatase
35	1.5.7	„Crosslinks": Desoxypyridinolin (DPD) und Pyrodinolin (PYD)
35	1.5.8	Parathormon (parathyreoides Hormon, bioaktive PTH-Fragmente)
37	1.5.9	Knochen-Sialoprotein (Bone Sialoprotein, BSP)
37	1.5.10	Fetuin-A
38	1.5.11	Matrix-Gla-Protein (MGP)
38	1.5.12	Osteopontin
39	1.5.13	Osteoprotegerin (OPG)
39	1.5.14	sRANKL
39	1.5.15	Vitamin D
40	1.5.16	Calcitonin
41	**1.6**	**Hormone und ausgewählte Stoffwechselparameter**
41	1.6.1	Aldosteron
42	1.6.2	Renin
43	1.6.3	Aldosteron-Renin-Quotient
44	1.6.4	Adiuretin (antidiuretisches Hormon, Vasopressin)
44	1.6.5	Angiotensin converting enzyme (ACE)
45	1.6.6	Angiotensin-converting-enzyme-Gen (ACE-Gen)
45	1.6.7	ANP/Pro-ANP (atriale natriuretische Peptide/Propeptide)
46	1.6.8	Brain-natriuretisches Peptid (BNP)
47	1.6.9	Adiponektin
47	1.6.10	Katecholamine
48	1.6.11	ADMA (asymmetrisches Dimethyl-Arginin)

Seite	Abschnitt	Titel
48	1.6.12	Prolaktin
49	1.6.13	Testosteron
49	1.6.14	Homocystein
50	1.6.15	Lipoprotein (a) = Lp (a)
51	**1.7**	**Entzündungsmarker (Inflammation)**
51	1.7.1	C-reaktives Protein (CRP)
52	1.7.2	Procalcitonin
53	1.7.3	sCD14
54	1.7.4	sCD154 (sCD40L)
54	1.7.5	Proinflammatorische Blutmonozyten
54	**1.8**	**Gerinnungsanalytik**
54	1.8.1	Blutungszeit
55	1.8.2	Partielle Thromboplastinzeit (PTT, aPTT)
55	1.8.3	Prothrombinzeit (Quickwert)
56	1.8.4	Antithrombin III (AT III) und Heparin-Kofaktor
56	1.8.5	D-Dimere
56	1.8.6	Protein C / Protein S
57	1.8.7	Fibrinogen
57	1.8.8	Von-Willebrand-Faktor (vWF)
57	1.8.9	ADAMTS-13-Aktivität
58	1.8.10	Thrombomodulin (ICAM-3, E-Selektin, P-Selektin)
58	1.8.11	Heparin
59	**1.9**	**Immundiagnostik**
59	1.9.1	Immunglobuline (Ig)
65	1.9.2	Komplement-System (C)
67	1.9.3	Autoantikörper
73	**1.10**	**Ausgewählte Krankheitsmarker (Serum)**
73	1.10.1	Amyloidose-Diagnostik
75	1.10.2	Troponin-I und -T (Kardiotropine)
75	1.10.3	Endothelin
75	**1.11**	**Virusdiagnostik**
76	1.11.1	Cytomegalie-Virus (CMV, humanes Beta-Herpes-Virus 5)
78	1.11.2	Epstein-Barr-Virus (EBV)
79	1.11.3	Parvovirus B19
79	1.11.4	Hepatitis B (HBV)
81	1.11.5	Hepatitis C (HCV)
82	1.11.6	Hepatitis D (HDV)
82	1.11.7	Humanes Immundefizienz-Virus (HIV-1, HIV-2)
82	1.11.8	Polyomaviren (BK-Viren)
83	1.11.9	Adenoviren
83	**1.12**	**Harnanalytik**
84	1.12.1	Sensorische / visuelle Beurteilung (Uroskopie)
84	1.12.2	Semiquantitativ – Harnstreifentest
86	1.12.3	Harnsediment
89	1.12.4	Erregerdiagnostik, Harnkultur
90	1.12.5	Harnkristalle
91	**1.13**	**Harnproteine, Proteinurie**
91	1.13.1	Leitproteine in der Proteinuriediagnostik
93	1.13.2	Individualproteine im Harn
98	1.13.3	Nieren-assoziierte Proteine, Nierengewebsproteine
100	1.13.4	Proteomics
101	**1.14**	**Nierenbiopsie**
101	1.14.1	Indikation
101	1.14.2	Vorbereitung
102	1.14.3	Vorgehen
103	**1.15**	**Histopathologie**
103	1.15.1	Analyse eines Biopsiezylinders
104	1.15.2	Lichtmikroskopie
106	1.15.3	Immunhistologie
109	1.15.4	Elektronenmikroskopie
110	1.15.5	NTX-BANFF-Klassifizierung
111	**1.16**	**Labor bei V.a. renal tubuläre Azidose (RTA)**
111	1.16.1	RTA Typ I
112	1.16.2	RTA Typ II
112	**1.17**	**Langzeit-Blutdruckmessung**
112	1.17.1	Indikation
112	1.17.2	Technik
113	**1.18**	**Molekulargenetik**
113	1.18.1	Microarray-basierte Gen-Expressionsanalysen
113	1.18.2	Protein-Nanolithographie

113	1.18.3 Molekulargenetische Diagnostik ausgewählter Krankheitsbilder		128	1.21.4 Magnetresonanztomographie (MRT)
115	**1.19**	**Transplantat-Monitoring**	130	1.21.5 Knochendichtemessung (verschiedene Methoden)
115	1.19.1 HLA-Antikörper, antileukozytäre AK, HLA-Typisierung		131	1.21.6 Positronen-Emissions-Tomographie (Prostatakarzinom)
117	1.19.2 Genotypische Surrogatparameter einer NTX-Risikobewertung		131	**1.22** **Nuklearmedizinische Nierendiagnostik**
			131	1.22.1 Nierenfunktionsszintigraphie (MAG3-Clearance)
117	**1.20**	**Post-OP-NTX-Monitoring**	132	1.22.2 Nierenfunktionsszintigraphie unter ACE-Hemmer (sog. Captopril-Szintigramm)
117	1.20.1 Serum / Plasma-Analysen			
118	1.20.2 Harnanalysen			
118	1.20.3 Therapeutisches Drug-Monitoring		133	1.22.3 MIBG-Szintigraphie mit Jod-123 (Phäochromozytom)
120	**1.21**	**Bildgebende Verfahren**	134	1.22.4 MIBI-Szintigraphie (Darstellung der Nebenschilddrüsen)
120	1.21.1 Sonographie, Ultraschall-Tomographie		135	**1.23** **Urologische Tumordiagnostik**
125	1.21.2 Röntgen		135	1.23.1 Prostata-Karzinom-„Marker"
127	1.21.3 Computertomographie (Spiral-CT)		136	1.23.2 Blasenkarzinom-Diagnostik

1 Diagnostik

1.1 Labordiagnostik in der Nephrologie, diagnostische Leitlinien

1.1.1 Ablauf medizinischer Laboranalysen

PRÄANALYTIK

Hierzu gehören z. B.:
- „Richtige" (sinnvolle und wirtschaftlich vertretbare) Indikationsstellung zur Bestimmung der Messgröße.
- Von der Klinik/Labor formal richtige Testanforderung (richtiges Identifizierungssystem, Barcode).
- Kenntnis möglicher Störfaktoren und Einflussgrößen (unveränderlich, veränderlich):
  - Unveränderliche und unbeeinflussbare Einflussgrößen sind z. b. Geschlecht, Lebensalter, genetische Variabilitäten, ethnische Abstammung.
  - Veränderliche, größtenteils beeinflussbare Einflussgrößen sind u. a. Ernährungsbedingungen (Nüchternzustand, Fasten), Einfluss von Genussmitteln (Kaffee, Tee, Medikamente), Alkohol, Rauchen, körperliches Training.
- Richtige Vorbereitung des Patienten, z. B. nüchtern, postprandial; Prämedikation, Auslassmedikation etc.
- Probenentnahme:
  - Art: Plasma, Serum etc.
  - Richtige Körperlage (z. B. liegende, sitzende Position).
  - Katheterentnahme.
  - Konsequenzen der Blutstauung auf das Analyseergebnis.
- Einhalten der richtigen Reihenfolge der Blutentnahmen. Empfohlene Reihenfolge: Blutkulturen, Vollblut (Serum), Citratblut, Heparin-EDTA-Blut, andere.
- Probenasservierung: Transport, Lagerung (z. B. Lichteinfluss), Zugabe von Glykolyseinhibitoren, von HCl (Urin), Abzentrifugieren, Enteiweißen.

ANALYTIK

Probenannahme, Probenerfassung, -verteilung, Gerätewartung, Kalibrierung, Qualitätskontrolle. Einhaltung interner und externer Standards, Testausführung, Validierung, Befundübermittlung, Datentransfer.

POSTANALYTIK

Interpretation des Laborbefundes, Plausibilitätskontrolle, Referenzbereich, positiver prädiktiver Wert, negativer prädiktiver Wert, Prävalenz, Inzidenz, klinische Einordnung.

Therapeutische Konsequenzen, weitere diagnostische Konsequenzen.

1.1.2 Begriffe

Die **diagnostische Sensitivität** beschreibt die Wahrscheinlichkeit, dass alle untersuchten Patientenproben, d. h. die krankheitsrelevanten Ergebnisse des Laborergebnisses, richtig erfasst wurden (Empfindlichkeit, sicheres Auffinden pathologischer Befunde).

$$\text{Diagnostische Sensitivität (in \%)} = \frac{\text{richtig positive}}{\text{richtig positive + falsch negative}} \times 100$$

Die **diagnostische Spezifität** gibt an, wie viel Anteile pro 100 der Gesunden ein richtig negatives Analysenergebnis aufweisen (= richtig negativ). Daraus ergibt sich die Wahrscheinlichkeit, dass alle Normalpersonen (Gesunde) richtig ausgeschlossen wurden.

$$\text{Diagnostische Sensitivität (in \%)} = \frac{\text{richtig negative}}{\text{richtig negative + falsch positive}} \times 100$$

Idealerweise liegen sowohl Sensitivität und Spezifität bei 100 %, was bedeutet, dass komplett zwischen Kranken und Gesunden unterschieden wurde. In der Regel nimmt jedoch die Sensitivität mit zunehmender Spezifität ab und umgekehrt.

$$\textbf{Treffsicherheit,} \text{ Angabe (in \%)} = \frac{\text{richtig positive + richtig negative}}{\text{Gesamtkollektiv}}$$

$$\text{Prävalenz, Angabe (in \%)} = \frac{\text{richtig positive + falsch negative}}{\text{Gesamtkollektiv}}$$

Der **positive prädiktive Wert** (Angaben in %) beschreibt die Wahrscheinlichkeit, dass bei pathologischem Untersuchungsbefund die gesuchte Erkrankung vorliegt.

$$\text{Positiver prädiktiver Wert} = \frac{\text{richtig positive} \times 100}{\text{richtig positive + falsch positive}}$$

Der **negative prädiktive Wert** (Angaben in %) beschreibt die Wahrscheinlichkeit, dass bei normalem unauffälligem Untersuchungsbefund das gesuchte Kriterium nicht vorliegt.

$$\text{Negativer prädiktiver Wert} = \frac{\text{richtig negative} \times 100}{\text{richtig negative + falsch negative}}$$

Die **Interpretation** des Laborbefundes erfolgt in Form einer **Plausibilitätskontrolle**, durch z. B. Überprüfung von Extremwerten, Befundkonstellationen, Vergleich zu Vorwerten etc. Hinzu kommt der Vergleich des Laborergebnisses mit einem Referenzbereich, der 95 % gesunder Personen umfasst.

1 Diagnostik

✓ **FEHLERQUELLEN BEACHTEN! BEISPIELE:**
- Vorgehen bei der Blutentnahme: Falsche Werte durch Blutstauung, falsche Füllung der Probenröhrchen.
- Einfluss der Körperlage (Liegen, Stehen).
- Problematische Entnahme aus Kathetersystemen, in Zusammenhang mit Bluttransfusionen.
- Transport und Lagerung: Zeitliche Änderungen bei Vollblutproben (Glykolyse, potenzielle Lichteinwirkung, Temperaturschwankungen).
- Probenart (Serum, EDTA, Citratblut, Heparinblut), Vorliegen einer Hämolyse, lipämische Proben, Anwesenheit Autoantikörper, Dysproteinämien, monoklonale Antikörper, ikterische Blutproben.
- Berücksichtigung zirkadianer Rhythmiken.

1.2 Nierenfunktionsparameter

1.2.1 Kreatinin

DEFINITION, EIGENSCHAFTEN
Abbauprodukt des Muskelkreatins, Molekulargewicht 113 Da; renale Ausscheidung (Frauen 0,8–1,5 g/24 h; Männer 1,2–2,5 g/24 h).

PROBENMATERIAL
Serum, Plasma (EDTA, Heparin, Citrat); Urin; Liquor, Aszites, Dialysatflüssigkeit etc.

ANALYSEVERFAHREN
(In der Regel nach Enteiweißung der Probe durch Fällung oder Dialyse.)

Jaffé-Reaktion

Kreatinin und Pikrinsäure = alkalischer gelborange-farbiger Kreatinin-Pikrat-Komplex, kinetisch (photometrisch) bestimmt; die frühkinetische Erfassung der Extinktionsänderung schließt weitgehend aus, dass die unspezifische Farbreaktion durch Pseudokreatinine oder Pseudochromogene mit erfasst wird.

Testlinearität für das Serum bis ca. 25 mg/dl, im Harn bis ca. 600 mg/dl.

Ein Assay der Fa. Beckman-Coulter (am Astra CX3 Analyser) verwendet zwei (Kreatinin-)Kalibratoren von 88 und 707 µmol/l, wobei die Extinktionsänderung nach 25,6 Sekunden einmal bei 520 und 560 nm gemessen wird.

Ein anderes kinetisches Jaffé-Verfahren der Fa. Roche (am Integra Analyser) misst die Zunahme der Extinktion bei 512 nm in der Zeit zwischen 55 und 70 Sekunden nach Beginn der Reaktionsauslösung. Verwendet wird ein Humanserum-Kalibrator einer bekannten Kreatininkonzentration (320 µmol/l). Die Farbreaktion durch Nicht-Kreatinin-Chromogene wird automatisch durch Subtraktion von 18 µmol/l korrigiert.

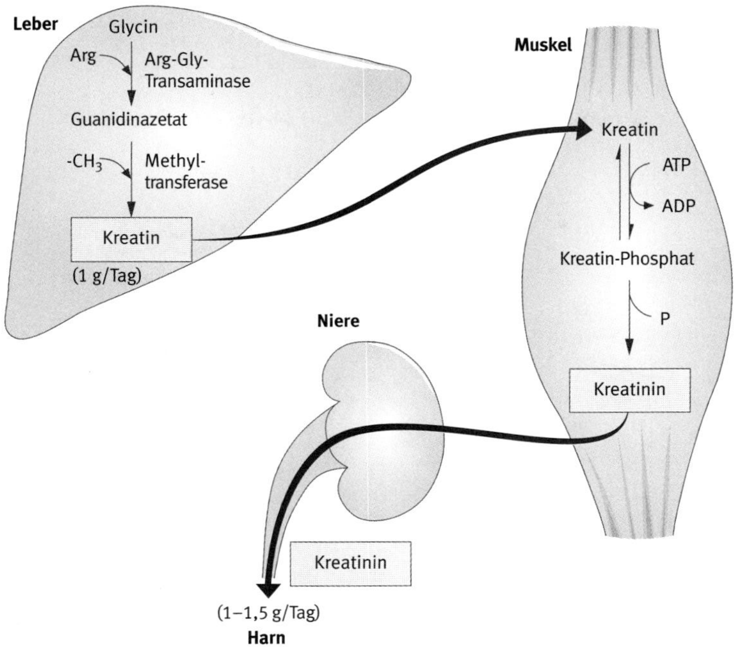

1.2 Nierenfunktionsparameter

Abb. 1.1 Kreatininstoffwechsel

KREATININBESTIMMUNG NACH JAFFÉ
Umsetzung mit Pikrinsäure führt zu rot-orangem Farbkomplex.
Reaktionsverlauf in 3 Phasen:
1. Reaktion der Nicht-Kreatininchromogene.
2. Reaktion des Kreatinins.
3. Reaktion der langsam reagierenden Nicht-Kreatinine.

Messung der Absorption (509 nm) der zweiten Phase.
Referenzbereich größer als bei enzymatischer Methode.
Problem: Pseudokreatinine, daher Modifikationen notwendig (z. B. primäre Adsorption des Kreatinins an Fullererde).

1 Diagnostik

Kreatininbestimmung (nach Jaffé) quant. kinetisch

Extinktion Chromogen [509 mm]

- I: Nicht-Kreatinin-Chromogene — Spezif. Reaktion
- II: Messbereich — Spezif. Kreatinin-Reaktion
- III: Langsam reagierende Nicht-Kreatinine (Pseudokreatinine) falsch hoch: Ketone, Medikamente, Pyruvat, Glukose, Fruktose, Vit. C, Cephalosporine Bilirubin > 10 mg/dl (falsch niedrig)

Reaktionsphasen — Zeit

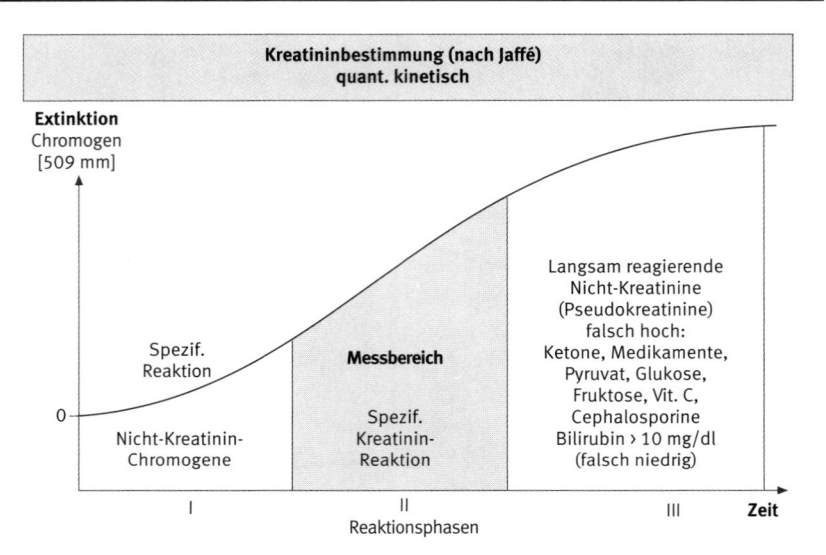

Abb. 1.2 Kreatininbestimmung nach Jaffé

Enzymatische Methode

Anwendung des sog. Creatininase-Creatinase-Sarcosin-Oxidase-Systems; Extinktionsbestimmung bei 552 nm, Variationskoeffizient < 2,5 % (z.B. Roche Diagnostics, Integra 800 Analyzer).

Enzymatische Kreatininbestimmung

Substrat	Enzym	Produkt
Kreatinin + H_2O	Kreatininkinase	Kreatin
Kreatin + H_2O	Kreatinase	Sarcosin + Harnstoff
Sarcosin + H_2O + O_2	Sarcosinoxidase	Glycin + HCHO + H_2O_2
H_2O_2 + Phenolderivat + 4-Aminophenazon	Peroxidase	Roter Benzochinonfarbstoff

Referenzbereiche für Erwachsene

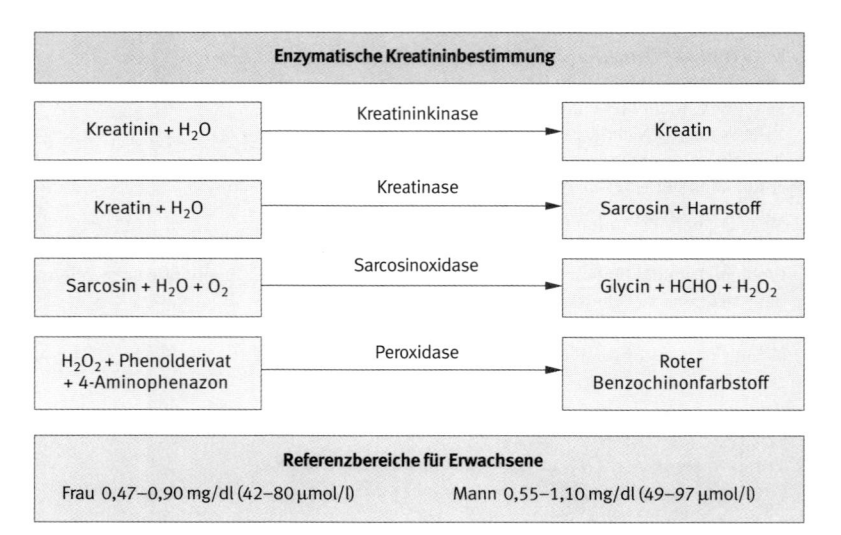

Frau 0,47–0,90 mg/dl (42–80 µmol/l) Mann 0,55–1,10 mg/dl (49–97 µmol/l)

Abb. 1.3 Enzymatische Kreatininbestimmung

1.2 Nierenfunktionsparameter

METHODEN ZUR KREATININBESTIMMUNG (ABSORPTIONSPHOTOMETRIE)
- Jaffé-Reaktion: Störfaktoren sind Pseudokreatinine (Ketone, Medikamente, Pyruvat), Bilirubin (< 10 mg/dl).
- Enzymatische Reaktion (Krea-PAP): Kreatinin wird spezifisch erfasst. Bilirubin < 10 mg/dl baut H_2O_2 ab.

NORMBEREICHE:
- M: 0,7–1,2 mg/dl.
- W: 0,6–1,1 mg/dl.
- Kinder: < 0,8 mg/dl.

Referenzmethode
Flüssigkeitschromatographische Trennung (HPLC) eines Kreatininstandards mit anschließender „Elektrospray"-Isotopenverdünnungs-Massenspektrometrie.

NORMWERTE
Serum Männer 0,6–1,29 mg/dl (unter 50 Jahre), 0,8–1,4 mg/dl (über 50 Jahre), Frauen 0,6–1,1 mg/dl. Umrechnung in µmol/l = mg/dl × 88,4.

Serum-Halbwertszeit ca. 150 Minuten.

✓ KREATININBLINDER BEREICH
Normale Serumkonzentration schließt eingeschränkte GFR nicht aus, in der Regel Anstieg bei GFR < 50 %.

DIFFERENZIALDIAGNOSTISCHE BESONDERHEITEN
- Serumkreatinin ↑ u.a. bei Akromegalie, Myolyse, Hämolyse, Paraproteinen z.B. Pseudohyperkreatininämie bei monoklonalem IgM (Morbus Waldenström), Sepsis, Opiaten, Parasympatholytika. Weiterhin bei verschiedensten Medikamenten u.a. Cephalosporin, Flucytosin, Fruktose, Acetylsalicylsäure, Vitamin C; Ciclosporin A.
- Serumkreatinin ↓ bei z.B. Malnutrition, Muskelatrophie (z.B. spinale Muskelatrophie Kugelberg-Wielander. amyotrophische Lateralsklerose), glomeruläre Hyperfiltration (Gravidität, Hyperthyreose, beginnender Typ-II-Diabetes, Stadium des Hyperinsulinismus, Hypoproteinämie).

1.2.2 Cystatin C

DEFINITION, EIGENSCHAFTEN
Kleinmolekulares basisches (kationisches) Protein, isoelektrischer Punkt 9,3 (d.h. unter physiologischen Bedingungen positiv geladen); Molekulargewicht 13,3 kDa; besteht aus 120 Aminosäuren, nicht glykosyliert, funktionell ein Cysteinprotease-Inhibitor mit konstanter Bildungsrate.

Die Biosynthese von Cystatin erfolgt in allen menschlichen Zellen. Die Serumkonzentration ist unabhängig von Alter, Geschlecht, Muskelmasse, metabolischen Bedingungen, Eiweißzufuhr und Rasse. Die Körperzusammensetzung (gemessen über Dual-Röntgen Absorptionsspektrometrie), d.h. die sog. „lean body mass" (Fettfreie Körpermasse), scheint jedoch die Cystatin-C-Serumspiegel zu beeinflussen.

1 Diagnostik

Cystatin C bindet sich nicht an andere Plasmaproteine, wird frei glomerulär filtriert und tubulär weder reabsorbiert noch sezerniert.

PROBENMATERIAL

Serum, Harn (Liquor, Peritonealflüssigkeit). Stabilität: Bei 4–8 °C ist Cystatin C mehrere Wochen stabil.

ANALYSEVERFAHREN

Nephelometrie (Messung der Streustrahlung) oder **Turbidimetrie** (Durchlicht, Trübungsmessung). Gut etabliert: Sog. Partikel-verstärkte, „hochsensitive" Immunnephelometrie (N Latex Cystatin C), wobei monoklonale Antikörper gegen Cystatin C an Polystyren-Partikel gekoppelt sind, die nach Antigenbindung die Intensität der Streustrahlung proportional zur Cystatin-C-Konzentration der Probe erhöhen.

Untere Nachweisgrenze 0,05 mg/l, analytische Sensitivität 0,005 mg/l.

Die nephelometrische Bestimmung von Cystatin C ist gegenüber der durch Turbidimetrie genauer.

> ✓ Pharmaka, z.B. Glukokortikoide, können die Cystatin-Serumspiegel beeinflussen: Bei mit Glukokortikoiden behandelten Nierentransplantierten sind die Serumkonzentrationen tendenziell erhöht („Cystatin C increasing factor"), die GFR wird unterschätzt.

NORMWERTE, ERMITTLUNG DER GFR

Normwerte 0,5–1,2 mg/l.

Im so genannten kreatininblinden Bereich soll Cystatin C diagnostisch sensitiver und spezifischer als Serumkreatinin sein.

> **Ermittlung der GFR** unter Zugrundelegung der Cystatin-Serummessung z.B. über die Formel:
>
> GFR (ml/Min.) = 74,835 : Cystatin-C-Konzentration $(mg/l)^{1,333}$

Tab. 1.1 Anhaltswerte Cystatin C und GFR

Cystatin C (Serum; mg/dl)	GFR (ml/Min.)
0,6–0,9	145–85
1,0–1,1	74–65
1,3–2,0	52–30
2,1–2,3	26
2,4–2,6	22
2,7–3,0	18

Bewertung: Serumkonzentration von Cystatin C sind **erhöht** bei eingeschränkter GFR, bei bestimmten Autoimmunerkrankungen, bei Hypothyreose und Behand-

1.2 Nierenfunktionsparameter

lung mit Glukokortikoiden (nicht durchgängig belegt), **erniedrigt** unter Hyperthyreose; es sind keine Verfälschungen bei Entzündungen beschrieben, allerdings nicht unwidersprochen bei parallel erhöhtem CRP und Fibrinogen. Bei Leberzirrhose wird die über Cystatin C ermittelte GFR überbewertet (im Vergleich zur Inulin-Clearance, ▸ 1.2.4).

Erhöhte Cystatin-C-Spiegel gelten als prädiktiv für das Sterbe-Risiko bei Älteren, weisen unabhängig zur Niereninsuffizienz auf ein erhöhtes kardiovaskuläres Risiko (KHK, akutes Koronarsyndrom), geringere körperliche muskuläre Leistungsfähigkeit („excercise capacity") und unzureichende kardiale Erholungsphase nach ergometrischer Belastung („heart rate recovery") hin. Ein erhöhtes Serum-Cystatin-C hat im Vergleich zum Serumkreatinin allerdings keine stärkere (d. h. keine bessere) Assoziation mit einer Arteriosklerose der Karotisarterien.

> **NEUTROPHILES GELATINASE-ASSOZIIERTES LIPOKALIN (NGAL)**
> Die Serumkonzentrationen von NGAL und Cystatin C korrelieren eng ($r = 0{,}74$).
> Mit der über die sog. Schwartz-Formel errechnete GFR korrelierten am besten in der Reihenfolge: NGAL ($r = 0{,}62$) und Cystatin C ($r = 0{,}41$), besonders bei fortgeschrittener Niereninsuffizienz (zzt. noch keine Routinebestimmung).

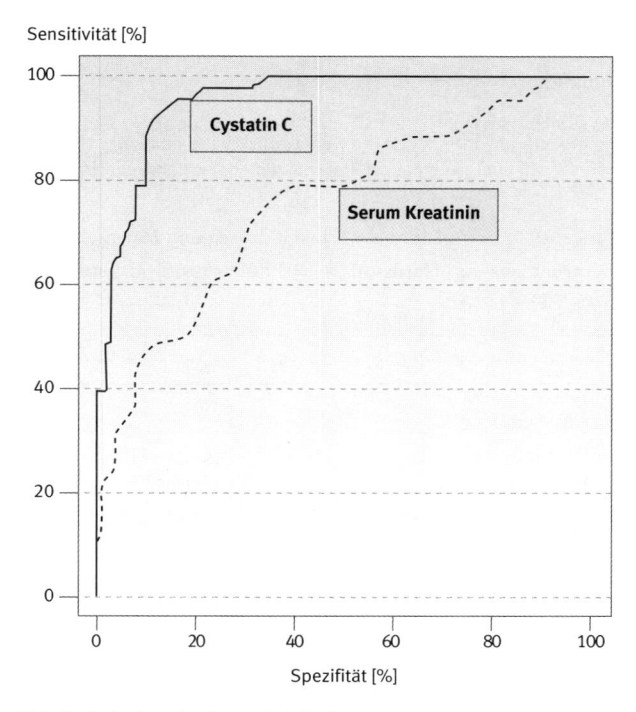

Abb. 1.4 Klinische Bedeutung des Serum-Cystatin-C

1.2.3 Harnstoff

DEFINITION, VORKOMMEN

Harnstoff = Kohlensäurediamid (engl. urea), Summenformel CH_4N_2O, Molekulargewicht 60,06 g/mol, weiße, geruchlose, atoxische Kristalle (tetragonale Prismen), in höheren Konzentrationen (2 %) granulationsfördernd, hygroskopisch (5–10 %), bakterizid, keratinolytisch.

In der Leber wird Harnstoff gebildet als Endprodukt des Protein-Stickstoff-Stoffwechsels über den Harnstoff-Henseleit-Zyklus; aus Proteinabbau anfallender Stickstoff wird hepatisch in Ammoniak umgewandelt und unter Kohlendioxid zu Harnstoff generiert (täglich ca. 30 g). Die Bildungsrate von Harnstoff ist nicht vergleichbar konstant wie die von Kreatinin.

Die Ausscheidung des Harnstoffs in der Niere erfolgt nicht allein durch glomeruläre Filtration wie beim Kreatinin, sondern wird von einer tubulären, passiven Rückdiffusion überlagert. Die Ausscheidung ist damit auch nur oberhalb einer gewissen Urinproduktion von ihr unabhängig.

Serumkonzentration hängt ab von:
- Eiweißzufuhr (hohe Proteinzufuhr Harnstoff > 45 bis ca. 80 mg/dl).
- Anabolem bzw. katabolem Stoffwechsel.
- Hydratationszustand.
- Intestinalem Blutverlust.
- Nierenfunktion.

✓ Harnstoff ist ein unspezifischer und wenig sensitiver Parameter in der Beurteilung der Nierenfunktion, eher geeignet zur **Einschätzung der Ernährungssituation**.

Ausscheidung: 90 % renal, Rest über Schweißdrüsen und Darmsekrete.
Berechnungsgrundlage für **Harnstoff-N** (= Blutharnstoff-Stickstoff bzw. BUN = blood urea nitrogen).

Harnstoff (mg/dl) = Harnstoff-N (mg/dl) × 2,14.

QUANTITATIVE ANALYSE

Verschiedene Verfahren, z.B. enzymatische Hydrolyse des Harnstoffes durch Urease und titrimetrische Bestimmung des entstehenden abgespaltenen Ammoniaks.

Quantitative enzymatische Harnstoffbestimmung (Urease-GLDH-UV-Test) ▶ Abb. 1.5.

Probenart: Serum, Liquor, Aszites, Dialysat, Ultrafiltrat, Peritonealflüssigkeit. 48 h stabil bei Raumtemperatur, ca. 6 Tage im Kühlschrank.

Harnstoffbestimmung
Urease-GLDH-UV-Test

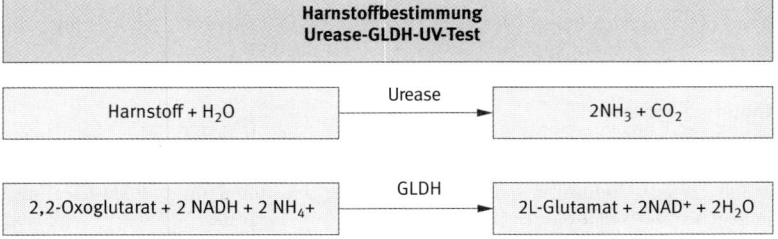

Harnstoff + H$_2$O $\xrightarrow{\text{Urease}}$ 2NH$_3$ + CO$_2$

2,2-Oxoglutarat + 2 NADH + 2 NH$_4$+ $\xrightarrow{\text{GLDH}}$ 2L-Glutamat + 2NAD$^+$ + 2H$_2$O

Die Abnahme der NADH-Absorption bei 340 nm wird gemessen.

Erhöhte Serumharnstoffkonzentration
- Akutes Nierenversagen
- Chronische Niereninsuffizienz
- Katabole Stoffwechselzustände (im Verhältnis zu Kreatinin erhöht)
- Prärenale Niereninsuffizienz z.b. nach Erbrechen, Diarrhöen, Verbrennungen, mangelnder Flüssigkeitszufuhr
- Aufnahme eiweißreicher Kost in großer Menge

Abb. 1.5 Quantitative enzymatische Harnstoffbestimmung

NORMBEREICHE
Frauen: 10–40 mg/dl (2,2–6,7 µmol/l).
Männer: 23–44 mg/dl (3,8–7,3 µmol/l).

1.2.4 Glomeruläre Filtrationsrate (GFR) und renaler Plasmafluss (RPF)

BEI MÖGLICHKEIT ZUR HARNSAMMELPERIODE

Kreatinin-Clearance
Die Kreatinin-Clearance ist ein Maß für die glomeruläre Filtrationsrate (GFR). Es wird gemessen, wie viel Kreatinin die Niere pro Zeiteinheit aus dem Blut in den Urin transportieren kann.

Durchführung: Serumkreatininbestimmung, Harnsammelperiode über 24 h; Beginn mit Entleeren der Blase, ab diesem Zeitpunkt Sammeln von Harn über 24 h, bei Abschluss in der Blase enthaltener Harn wird zugeschlagen.

BERECHNUNG DER KREATININ-CLEARANCE

$$\text{Kreatinin-Clearance} = \frac{\text{Urinkreatinin} \times \text{Urinsammelvolumen}}{72\,\text{Serumkreatinin} \times \text{Urinsammelzeit}} \times \frac{1,73}{\text{KOF}}$$

24 h = 1440 Min., KOF = Korrekturfaktor (Bezug auf Körperoberfläche 1,73 m^2).

GFR in ml/Min./1,73 m^2. Kreatinin im Serum in mg/dl, Urin-Kreatinin in mg/dl, Urinsammelvolumen in ml, Urinsammelzeit in Min. (1440 Min. = 24 h), Größe in Meter, Körpergewicht in kg, Körperlänge in cm.

Normaler Referenzbereich: 90–145 ml/Min.

Verglichen mit der Inulin-Clearance (als wahre GFR) wird bei Leberzirrhose die Kreatinin-Clearance überbewertet, was auch für die über Cystatin kalkulierte GFR gilt (Bereich der GFR-Überbewertung 105–154 %).

Inulin-Clearance

Initialdosis Inulin 64 mg/kg Körpergewicht, weitere kontinuierliche intravenöse Infusion von 1–2 mg/kg Körpergewicht; (z. B. Inutest Inulin 25 %, Laevosan Gesellschaft, Wien). Induktion einer Wasserdiurese, wie unten unter PAH-Clearance angegeben. Kalkulation der GFR wie bei Kreatinin-Clearance.

Normalwerte: 105 ± 13 ml/Min./1,73 m^2. Zuverlässige Bestimmung auch bei Leberzirrhose.

PAH-Clearance (Nierendurchblutung, renaler Plasmafluss)

Bestimmung des **effektiven renalen Plasmaflusses** (ERPF). Seit 2004 ist PAH wieder verfügbar (z. B. Natrium-Aminohippurat, 20 %, Fa. Merck, Sharp&Dohme).

Gewichtsmessung, Festlegung der PAH-Dosis pro kg Körpergewicht. Initialdosis PAH 9 mg/kg Körpergewicht, dann weitere kontinuierliche intravenöse Infusion von 0,15–0,3 mg/kg Körpergewicht PAH pro Minute. Garantieren einer Wasserdiurese durch orale Flüssigkeitszufuhr von ca. 20 ml/kg Körpergewicht in der ersten Stunde (maximal 1,2 Liter), dann 5 ml/kg Körpergewicht jeweils jede halbe Stunde (maximal 0,3 Liter). Erste Stunde = Äquilibrierungszeit, dann Sammeln von vier Urinproben und Entnahme einer Blutprobe.

Kalkulation wie bei Kreatinin- und Inulin-Clearance.

Normalwerte: 545 ± 108 ml/Min./1,73 m^2.

Werden die GFR und der ERPF bei normalen Gesunden, potenziellen Nierenspendern, nach dem Alter bemessen, so zeigen Männer mit zunehmendem Alter im Gegensatz zu Frauen einen signifikanten (physiologischen) Abfall beider Parameter (Altersbereich 20–50 Jahre). Die GFR fällt im Mittel um 8,7 ml/Min./1,73 m^2, der ERPF um 90 ml/Min./1,73 m^2 innerhalb eines Zeitraums von 10 Jahren.

Filtrationsfraktion (FF)

> $100 \times$ GFR / ERPF.

> **SYMMETRISCHES DIMETHYLARGININ (SDMA)**
> SDMA korreliert gut mit der Inulinclearance ($r = 0,85$; $p < 0,0002$) sowie mit anderen Verfahren zur Bestimmungen der GFR und der Serumkreatinin-Konzentration ($r = 0,75$, $p < 0,0001$). Nachteilig gegenüber der Bestimmung von Kreatinin und Cystatin C ist, dass SDMA über die methodisch aufwendige Technik der HPLC (high performance liquid chromatography) oder gaschromatographisch gekoppelt mit einer Massenspektroskopie quantifiziert werden muss (keine Routinebestimmung).

RECHNERISCH ERMITTELTE GFR (OHNE HARNSAMMELPERIODE)
Cockcroft-Gault-Formel

> (140–Alter in Jahren) × Gewicht in kg / 72 × (Serumkreatinin in mg / dl) × (Faktor 0,85 bei Frauen)

Formel nach Schwartz

Kreatinin-Clearance:

$$\text{Kreatinin-Clearance} = \frac{K \times \text{Körperlänge (cm)}}{\text{Serumkreatinin (mg/dl)}}$$

Anwendung bei Neugeborenen, Kleinkindern und Jugendlichen, aufgrund stark variabler Bezugsgrößen, Unzuverlässigkeit der Harngewinnung etc.
Es existieren verschiedene alters- und geschlechtsadaptierte Näherungsgleichungen aus der Serum-Kreatinin-Konzentration und der Körpergröße (keine Kenntnis der Harnsammelperiode). Rückschluss auf die Kreatinin-Clearance:

$$\text{Kreatinin-Clearance} = \frac{K \times \text{Körperlänge (cm)}}{\text{Serumkreatinin (mg/dl)}}$$

K: Konstante, die u.a. Muskelmasse und Körpergröße berücksichtigt. Ohne Geschlechts- und Altersunterschied ist die Kreatinin-Clearance in sehr guter Näherung über K = 0,58 ± 0,11 (median 0,56) zu ermitteln.

$$K = \frac{\text{Kreatinin} - \text{Clearance} \times \text{Serumkreatinin}}{\text{Körpergröße (m)}}$$

Alters- und geschlechtsspezifische Werte für K:
- Neugeborenes bis 1. Lebensjahr: 0,45
- Kinder und weibliche Jugendliche 1–14 Jahre: 0,55
- Weibliche Jugendliche 13–21 Jahre: 0,57
- Männliche Jugendliche unter 13 Jahre: 0,57
- Männliche Jugendliche 13–21 Jahre: 0,73.

MDRD-Formel

Vereinfachte MDRD-Formel (MDRD: Modification of Diet in Renal Disease):
GFR (ml/Min.) = 170 × (Serum-Kreatinin)$^{-0,999}$ × (Alter) $^{-0,176}$ × Harnstoff/Serum $^{-0,1760}$ × (Albumin) $^{+0,318}$ × (0,762 bei Frauen) × (1,180 bei Schwarzen)
oder
GFR = 186 × (Serumkreatinin in mg/dl)$^{-1,154}$ × (Alter in Jahren)$^{-0,203}$ × (Faktor 0,742 bei Frauen) × (Faktor 1,21 bei Schwarzen)

Problem für die errechnete GFR ist die Genauigkeit und die in der Praxis eher fehlende Kalibrierung der Kreatininbestimmung. Die Analysenergebnisse der unterschiedlichen Bestimmungsverfahren für Kreatinin sind nicht ohne Korrekturfaktor zu vergleichen. Hinzu kommen die effektive Muskelmasse, die Ernährungsgewohnheiten (Vegetarier, Veganer, hoher Fleischkonsum) und Höhe des „body mass index" (BMI), die alle die Kreatininbestimmung beeinflussen.

Unterschiede zwischen berechneter und wahrer GFR wären durch einen „Faktor" zu korrigieren. Bei „Nierengesunden" wird die GFR nach der MDRD-Formel eher unterbewertet. Auszugehen ist, dass die kalkulierte GFR vom „richtigen Wert" um 15–30 % abweichen kann. Bei Patienten mit hochkompensierter, präterminaler Niereninsuffizienz kann die über die MDRD-Formel erstellte GFR um ca. 20 %, die über die Cockcroft-Gault-Formel berechnete GFR um bis zu 40 % höher liegen als die Kreatinin-Clearance (2-h-Harnsammelperiode). Bei Nierentransplantierten sind dagegen die GFR, berechnet über Kreatinin-Clearance bzw. den Formeln nach Cockcroft-Gault und MDRD, auch bei verschieden eingeschränkten Stadien (1–5) der Niereninsuffizienz gut miteinander vergleichbar.

Nuklearmedizinische GFR-Bestimmung
MAG-3-Clearance; Cr^{51}EDTA-Clearance, ^{99m}TcEDTA-, ^{99m}TcDTPA-Clearance, ▶ 1.22.1.

Andere Bestimmungsmethoden der GFR
Iothalamat- bzw. Iohexol-Clearance.

Algorithmen zur Schätzung des GFR

Cockcroft Gault

$$GFR = \frac{(140 - \text{Alter}) \cdot \text{Gewicht [kg]}}{72 \cdot \text{S-Crea [mg/dl]}}$$

(für Frauen • 0,85)

MDRD*

$GFR = 186 \cdot (\text{S-Crea})^{-1,154} \cdot (\text{Alter})^{-0,203}$

(für Frauen • 0,724)

$GFR \text{ [ml/min]} = 170 \cdot (\text{S-Crea})^{-0,999} \cdot (\text{Alter})^{-0,167} \cdot (\text{Harnstoff})^{-0,170} \cdot (\text{Serum-Albumin})^{-0,318} \cdot K$

(K = 1 für Frauen; K = 0,762 für Männer)

Vereinfachte MDRD-Formel [ml/min/1,73m²KDF]

$GFR = 186 \cdot (\text{S-Crea})^{-1,154} \cdot (\text{Alter})^{-2,03}$

(für Frauen • 0,724; für Negride • 1,212)

Cystatin C

$$GFR = \frac{74835}{(\text{S-CysC})^{-1,333}}$$

Abb. 1.6 Algorithmen zur Abschätzung der GFR

Tab. 1.2	Stadieneinteilung der Niereninsuffizienz anhand der GFR		
Stadium	**Bezeichnung**	**GFR (ml/Min./ 1,73 m²)**	**Begleitsymptome**
0	Erhöhtes Risiko für Niereninsuffizienz (Diabetiker, Hypertoniker etc.)	≥ 90 (mit Risikofaktoren für eine chronische Nierenerkrankung)	Evtl. unter ergometrischer Belastung: Mikroalbuminurie, „Hyperfiltration" bei Diabetes mellitus, erhöhter glomerulärer transkapillärer hydraulischer Filtrationsdruck

Tab. 1.2 **Stadieneinteilung der Niereninsuffizienz anhand der GFR** *(Forts.)*

Stadium	Bezeichnung	GFR (ml/Min./ 1,73 m^2)	Begleitsymptome
1	Nierenschädigung bei normaler Nierenfunktion	≥ 90	Albuminurie, Proteinurie, evtl. Hämaturie, bei großer Proteinurie Ödeme, evtl. Thrombophilie
2	Nierenschädigung mit milder Niereninsuffizienz	60–89	Proteinurie, evtl. Hämaturie. Mangel an aktivem Vitamin D, beginnende renale Anämie, sekundärer Hyperparathyreoidismus; Zeichen der Mikroinflammation
3	Mittelschwere Niereninsuffizienz	30–59	Chronisch kompensierte Niereninsuffizienz, erhöhtes kardiovaskuläres Risiko; ▶ 1 und 2
4	Schwere Niereninsuffizienz	15–29	Chronische Niereninsuffizienz, präterminale Phase der Niereninsuffizienz, ▶ 1–3
5	Terminales Nierenversagen	‹ 15	Urämische Symptome, ▶ 1–4; (Übelkeit, Erbrechen, Blutungen, Hypertonie, schwere Anämie, fluid lung, Ödeme)

LABOR-SURROGATPARAMETER EINER ERHÖHTEN STERBLICHKEIT BEI CHRONISCHER NIERENINSUFFIZIENZ
- Proteinurie › 3 g/24 h.
- Hohe Cystatin-C-Konzentration im Serum.
- Hohe β-2-Mikroglobulin-Konzentration im Serum.
- Hohes freies p-Cresol, hohes Homocystein im Serum.
- Erhöhte Phosphor- (und Kalzium-)Konzentration im Serum.
- Hypoproteinämie, Hyp(prä)albuminämie.
- Niedriges Cholesterin im Serum.
- Erhöhte small-dense-Lipoproteine (5 und 6), Lp (a).
- Erhöhtes CRP, SAA, IL-6, Troponin, sCD154.
- Hb › 13,5.
- Erhöhter Anteil proinflammatorischer Blutmonozyten.

1.2.5 Durstversuch

Bestimmung der Konzentrierfähigkeit.

Flüssigkeitskarenz 12 h: Osmolalität muss über 850/kg liegen; im 24-h-Sammelurin: 300–900 mosmol//24 h.

Spezifisches Gewicht > 1025.

1 Diagnostik

1.3 Säure-Basen-Haushalt, Elektrolyte

1.3.1 Osmolalität

Definiert als molare Konzentration der gesamten osmotisch wirksamen Teilchen/kg Wasser, Angabe in mosmol/kg.

Methode: Gefrierpunktserniedrigung bzw. Dampfdruckerniedrigung. Elektrolyte sowie Harnstoff und Zucker gehen in die Osmolalität ein.

Normalwert im Serum: 285–295 (280–300) mosmol/kg.

> Alternative Ermittlung über empirische Formel:
> $$\text{Osmolalität} = \frac{2 \times \text{Serum-Natrium (mosmol/l)} + \text{Kalium (mosmol/l)} + \text{Glukose}}{18} + \frac{\text{Harnstoff}}{6}$$
> Glucose und Harnstoff in mg/dl.

Bei normalen Harnstoff- und Blutzuckerkonzentrationen gilt folgende Annäherungsformel:

> Serumosmolalität (mosmol/kg) = 2 × Serumnatrium-Konzentration (in mmol/l).

OSMOTISCHE LÜCKE

> Δ-Osmolalität = gemessene Osmolalität − berechnete Osmolalität.

Z.B. Verschiebung der Serum-Osmolalität durch niedermolekulare Substanzen, die die Plasmaosmolalität erhöhen, z.B. Ketonkörper oder exogen zugeführt (z.B. Ethanol).

1.3.2 Blutgasanalyse

Beinhaltet die Bestimmung von pH-Wert, Kohlendioxid-Partialdruck (pCO_2), Sauerstoffpartialdruck (pO_2), Bikarbonatkonzentration, Basenüberschuss (BE).

Durch Zuordnung der Messgrößen Evaluierung der möglichen zugrunde liegenden Stoffwechselstörung: Metabolische Azidose, respiratorische Azidose, metabolische Alkalose oder respiratorische Alkalose.

Präanalytik: Heparinisierte Spritze (Trockenheparin) oder heparinisierte Blutkapillare, Entnahme aus Arterie, Ohrläppchen oder Ferse, anaerobe Entnahme (ohne Luftblasen). In Kunststoffspritzen entnommenes Blut Messung innerhalb von 15 Minuten, bei Glaskapillaren Kaltlagerung und Messung innerhalb einer Stunde möglich. An beiden Enden zu verschließen.

pH-WERT

Messung über Wasserstoffionen-selektive Glaselektrode, gefüllt mit definierter Pufferlösung. Die durch den Wasserstoffionengradienten zwischen Probe und interner Pufferlösung erzeugte Spannung ist proportional der Wasserstoffionenkonzentration in der Probe.

Normalwerte: Blut-pH 7,35–7,45 (arteriell 7,37–7,43, venös 7,32–7,38).

1.3 Säure-Basen-Haushalt, Elektrolyte

Azidose: pH < 7,35, Alkalose > 7,45.
Der pH-Wert von 7,0 entspricht einer Wasserstoffionenkonzentration von 100 nmol/l.

$$pH = \log^{-1}/H^+ = -\log H^+$$

$$pH = K \times \frac{HCO_3^-}{pCO_2} \text{ (abgeleitet nach Henderson-Hasselbalch-Formel)}$$

$$\text{Wasserstoffionenkonzentration} = 24 \times \frac{pCO_2}{HCO_3^-} \text{ } (pCO_2)/HCO_3$$

CO_2-Partialdruck
Messung über Glaselektrode.
Normalwerte im arteriellen Blut: Männer 35–46 mmHg, Frauen 32–43 mmHg.
Normalwerte im venösen Blut: 37–50 mmHg.

Sauerstoffpartialdruck
Polarographische Messung an Platinkathode.
Normalwerte arterielles Blut: 70–105 mmHg.
Normalwerte venöses Blut: 35–45 mmHg.

Plasmabikarbonat (HCO_3^-)
Aus Kohlendioxid im Blut entstehende Puffersubstanz, Berechnung über Henderson-Hasselbalch-Gleichung.

$$[HCO_3^-] \text{ (mmol/l)} = 0{,}0307 \times pCO_2 \text{ (mmHg)} \times 10^{pH-6{,}1}$$

Sog. Standardbikarbonat: Bikarbonatkonzentration im Plasma, die mit einem Kohlendioxidpartialdruck von 40 mmHg und Sauerstoff bei 37 °C vollgesättigt äquilibriert wurde.
Referenzbereich Standardbikarbonat = 22–26 mmol/l.

Basenüberschuss (BE)
Der Basenüberschuss bzw. die Basenabweichung beschreibt die Zahl an Puffersubstanzen im Blut; rechnerisch zu ermitteln über Standardbikarbonat (über Nomogramm nach Siggard-Andersen).
Referenzbereich BE: – 3,0 bis + 3,0 mmol/l.
Überschuss an Basen: positive Werte.
Überschuss an Säuren: negative Werte.

Anionenlücke
Die Berechnung der Anionenlücke erfolgt über die Formel:
Anionenlücke (AL) = Natrium (Na) – (Chlorid + Bikarbonat).
AL-Normalwert: 10 ± 2 mmol/l.
AL > 25 mmol/l: „Organische" Azidose wie Laktat- oder Ketoazidose, Intoxikationen mit Salicylaten, terminale Niereninsuffizienz.

1 Diagnostik

Durch Bikarbonatverlust entstehende metabolische Azidosen (z.B. renal tubuläre Azidose Typ 2) haben eine normale AL, da die Serumchloridkonzentration erhöht ist (hyperchlorämische Azidose).

SAUERSTOFFSÄTTIGUNG

Berechnung über Sauerstoffpartialdruck und pH, besser über Oxymetrie.
Normalwerte: Arterielles Blut 95–99 %, venöses Blut 70–80 mmHg.

1.3.3 Wasser-/Elektrolythaushalt

NATRIUM

Die Natriumkonzentration im Serum beschreibt den Wasserstatus (und nicht den Salzstatus), damit das extrazelluläre Volumen. Die Volumenregulation erfolgt über die Vorhöfe (ANP), Ventrikel (BNP), den Karotissinus und afferente präglomeruläre Arteriolen, wobei die Konstanz des zirkulierenden Volumens über die Natriumausscheidung im Harn reguliert wird.

Bestimmungsmethode: Potenziometrie.

Probenart: Serum, Plasma, Dialysat, Urin.

Normwerte: 135–145 mmol/l bzw. mval/l.

Eine Beziehung zwischen der Natriumkonzentration im Serum und Urin besteht nicht. Die Natriumausscheidung im Harn wird über das extrazelluläre Flüssigkeitsvolumen reguliert. Allgemein gilt: Volumenüberladung → erhöhte Natriumexkretion, Volumenkontraktion (Depletion) → erniedrigte Natriumausscheidung.

Die Natriumsubstitution erfolgt bei der akuten symptomatischen Hyponatriämie schneller als bei der chronischen.

Ausgleich einer Hyponatriämie

> Bestimmung des gesamten Natriumdefizits:
>
> Männer: 0,6 × Trockengewicht in kg × (Natrium Zielwert − Natrium aktuell gemessen).
>
> Frauen: 0,5 × Trockengewicht in kg × (Natrium Zielwert − Natrium aktuell gemessen).

Korrekturrate bei symptomatischer Hyponatriämie relativ schnell mit 1,5 mÄquiv./l/h bzw. langsam bei chronischer asymptomatischer Hyponatriämie mit 0,5 mÄquiv./l/h.

> Korrekturzeit = Natriumzielwert − Natrium aktuell gemessen + Korrekturrate.
>
> Effektive Korrekturrate = (Gesamtnatriumdefizit + Korrekturzeit) + Korrekturflüssigkeit in mÄquiv./ml.

Bei Hypovolämie erfolgt die Flüssigkeitskorrektur mit 0,9 % NaCl = 154 mÄquiv./l; bei Norm- bis Hypervolämie mit 3 % NaCl (= 512 mÄquiv./l).

> **Wasserclearance** = Harnvolumen (ml/h) × $(1 - \dfrac{\text{Urinnatrium + Urinkalium (mÄquiv/l)}}{\text{Natriumkonzentration im Serum}})$

1.3 Säure-Basen-Haushalt, Elektrolyte

Formeln bei Hypernatriämie

Gesamtes **Wasserdefizit** Männer: $\dfrac{0{,}6 \times \text{Trockengewicht (kg)} \times \text{Natrium aktuell gemessen}}{\text{Natriumzielwert} - 1}$

Gesamtes **Wasserdefizit** Frauen: $\dfrac{0{,}5 \times \text{Trockengewicht (kg)} \times \text{Natrium aktuell gemessen}}{\text{Natriumzielwert} - 1}$

Korrekturrate (langsam): 0,5 mÄquiv. / l / h.

✓ Erster Schritt bei der Beurteilung von Dysbilanzen im Elektrolythaushalt (z. B. Hypo- oder Hypernatriämie): Bestimmung der Serumosmolalität ▶ 1.3.1.

VOLUMENSTATUS

Extravaskulärer Lungenwasserindex
Der extravaskuläre Lungenwasserindex gibt in großer Näherung den Volumenstatus bei Dialysepatienten wieder. Semiinvasives Verfahren. Arterieller Zugang, Anlage eines Thermodilutionskatheters (A. femoralis).
Normalwert: Ca. 4–7 ml/kg. In der Regel vor Dialyse erhöht.

Multifrequenz-Bioimpedanz
Möglichkeit der Analyse des Körperwassers (BWC, sog. „Body water content"), des intrazellulären Volumens (ICV), sowie des extrazellulären Volumens (ECV). Für die Beurteilung einer Volumenexpansion bei Dialysepatienten (Hypervolämie) ist die Bioimpedanzmessung weniger geeignet und liefert häufig falsch-negative Daten.
Normwerte: BWC 32–50 l, ECV 15–22 l, ICV 24–30 l.

KALIUM
Indikation: Diagnostik bei akuten und chronischen Nierenerkrankungen, Stoffwechselstörungen, Flüssigkeitsverlusten, koinzidente Therapie mit ACE-Hemmern und Aldosteron-Antagonisten, Störungen des Säurebasehaushaltes, Therapie mit Glukokortikoiden, Endokrinopathien (Morbus Conn, Cushing-Syndrom, Morbus Addison, Hämolyse, postoperativ, Verbrennungen etc.), paroxysmale hypokaliämische Lähmungen, hereditäre Salzverlustsyndrome (Bartter-Syndrom, Gitelman-Syndrom, renal tubuläre Azidosen).

Mittlere orale Aufnahme: 80 mmol/d bei Gesamtkörperkalium von ca. 3500 mmol, überwiegend im muskulären Kompartiment mit ca. 2100 mmol. Beurteilung sinnvoll in Kenntnis der Blutgasanalyse.

Mittlere Urinausscheidung: 70–75 mmol/d.

Probenart: Serum, Heparin, Plasma, bei Abnahme venösen Vollblutes Abtrennung des Serums spätestens innerhalb von 20–30 Minuten und Bestimmung im Überstand. Haltbarkeit im Kühlschrank bis ca. 2 Wochen.
Methodik: Potenziometrie (Ionometer).
Normalwerte: 3,5–5,1 mmol/l (entsprechend 3,5–5,1 mval/l).

MAGNESIUM
Im Serum in ca. 60 % in freier, in ca. 15 % in komplex gebundener Form (Bindung an Phosphaten, Citraten) bzw. an Proteine (25–32 %) gebunden.

Indikation: Diagnostik im Verlauf einer Diuretika-Behandlung, bei kongenitalen Defekten der tubulären Magnesiumreabsorption (z. b. Gitelman-Syndrom), Malabsorptionssyndromen, erhöhter Magnesiumbedarf des Knochens bei Z. n. Parathyreoidektomie, Verlaufskontrolle in der Behandlung einer Präeklampsie. Mögliche Assoziationen zu Kardiomyopathien, essenzieller Hypertonie, Herzrhythmusstörungen. Magnesium-abhängige Proteine sind u. a. ATPasen, Hexokinase, Pyruvatdehydrogenase, Adenylatzyklase.

Probenart: Serum.

Bestimmungsverfahren: Magnesiumsondentechnik, Atomabsorptionsspektrophotometrie, spektrophotometrische Analyse (z. B. über MaG-Fura-II-Fluoreszenzfarbstoffe, Röntgenmikroanalysen).

Normalwerte: 0,8–1,4 mmol/l.

1.3.4 Spurenelemente

ZINK

Bestandteil von Transferasen, Hydrolasen, Polymerasen, Ligasen, Oxidoreduktasen, assoziiert mit der T-Zell-Differenzierung.

Indikation: Bei gesteigerter Infektanfälligkeit, unklaren Dermatosen, Wundheilungsstörungen, Diarrhöen.

Probenart: Serum, Plasma, (Urin; Präanalytik im Harn: Zugabe von 10 ml konzentrierter Salzsäure, alternativ 200 mg EDTA).

Bestimmungsverfahren: Flammen-Atomabsorptionsspektroskopie.

Normalwerte: Männer 69–117 µg/dl, Frauen 66–110 µg/dl, Urin 0–0,63 µg/mg Kreatinin.

Störgrößen: Hämolyse mit Freisetzung von Zink aus Erythro- und Thrombozyten.

ALUMINIUM

Indikation: Beim nephrologischen Krankengut überwiegend Problematik Aluminium-haltiger Kationenaustauscher, Antazida und Phosphatbinder, gelegentlich auch Dialysatwasser, Beziehung zur renalen Osteopathie, Anämie, neuritischen Plaques, Demenz vom Alzheimertyp.

Probenart: Serum.

Methode: Flammlose Atomabsorptionspektroskopie. Probenvolumen ca. 1 ml Serum.

Normalwerte: Serum < 0,5 µg/dl, Grauzone 3,0–10 µg/dl, tox. Bereich > 10 µg/dl.

1.4 Rotes Blutbild – Eisenstoffwechsel

LABORPARAMETER ROTES BLUTBILD – EISENSTOFFWECHSEL
- Rotes Blutbild inkl. Leukozyten und Thrombozyten.
- Erythrozytenmorphologie (Fragmentozyten?).
- Eisenbestimmung.
- Transferrin; löslicher Transferrinrezeptor.
- Transferrinsättigung.
- Retikulozyten.
- Ferritin.
- Zinkprotoporphyrin.
- Ferritin und C-reaktives Protein.
- LDH, freies Hämoglobin, Haptoglobin, direktes, indirektes Bilirubin, Hämopexin; Coombs-Test.
- Vitamin B_{12}, Folsäure (insbesondere erythrozytäre Folsäure).
- Erythropoetin.
- Hepcidin.

1.4.1 Rotes Blutbild

LABORCHEMISCHE MESSGRÖSSEN
- Hämoglobinkonzentration (Hb in g/l).
- Erythrozytenzahl (Anzahl/µl).
- Hämatokrit (Hkt. in %), Retikulozyten (Angabe in %).
- Mittleres zelluläres Volumen (MCV, Angaben in fl), mittlere zelluläre Hämoglobinkonzentration (MCH).
- Berechnete Messgrößen:
  - MCV = Hkt. (Vol.-%) × 10 : Erythrozytenzahl (Mill./mm^3).
  - Mittlere zelluläre Hämoglobinkonzentration, MCH = Hämoglobinkonzentration : Erythrozytenzahl, Angabe in pg/Erythrozyt.
  - Hämatokrit = Mittleres zelluläres Volumen MCV × Erythrozytenzahl : 10 (Anteil der zellulären Bestandteile am gesamten Blutvolumen).

HYPOCHROME ERYTHROZYTEN
Nachweis eines funktionellen Eisenmangels durch Bestimmung hypochromer Phänotypen von Erythrozyten im peripheren Blut. Korreliert in erster Linie mit einem Ferritin-Mangel.
Material: 5 ml EDTA-Blut.
Untersuchungsverfahren: Durchflusszytometrie.
Ein über 10 % erhöhter Anteil hypochromer Erythrozyten deutet auf einen Ferritin-Mangel (Spezifität > 83 %). Differenzialdiagnostisch finden sich hypochrome Erythrozyten auch bei Hämoglobinopathien.
Richtgröße: Oberer Schwellenwert 5 % (u.U. bis 10 %). Dialysepatienten unter Therapie mit Erythropoetin oder Erythropoetin-Analoga sollten den oberen Schwellenwert nicht überschreiten. Die Bestimmung hypochromer Erythrozyten erlaubt eine genaue therapeutische Abstimmung in der Gabe von Erythropoetin bzw.

1 Diagnostik

Eisen. Bei schwerer eisendefizitärer Erythropoese kann der Anteil an hypochromen Erythrozyten auf über 50 % ansteigen.

RETIKULOZYTEN

Bestimmung über den Hämoglobin-Gehalt (CHr). Im Rahmen des normalen Blutbildes zu erstellen, ähnlich wie bei hypochromen Erythrozyten. Der CHr-Wert ist direkt korreliert mit der Eisenversorgung des Knochenmarks. Eine eisendefizitäre Erythropoese liegt eindeutig vor, wenn der CHr-Wert unter 30 pg abfällt.

Retikulozyten-Produktionsindex (RPI)
Abgeleitete Zahl aus Retikulozyten, Hämatokrit und Retikulozytenshift (= zeitlich früherer Übertritt der Retikulozyten aus dem Knochenmark in die Blutzirkulation bei starkem Hämatokrit-Abfall). Angabe zur Aktivität der Erythropoese im Knochenmark (Bezugswert Hkt. 45 %).

$$\text{RPI} = \frac{\text{Retikulozyten (‰)}}{\text{Shift (Tage)}} \times \frac{\text{Hkt. (\%)}}{45}$$

Die Reifungszeit der Retikulozyten ist abhängig vom Hämatokrit unterschiedlich, entsprechend dann der **Retikulozytenshift** ▶ Tab. 1.3.

Tab. 1.3 Zusammenhang Retikulozytenshift – Hämatokrit

Shift (Tage)	Hämatokrit
1	45 %
1,5	35 %
2	25 %
3	15 %

Interpretation des RPI:
- RPI < 2: Hinweis auf hyporegenerative Erythropoese.
- RPI um 2: Hinweis auf normale regenerative Erythropoese.
- RPI > 3: Hinweis auf hyperregenerative Erythropoese.

1.4.2 Serum-Eisenbestimmung

Indikation: Zur Diagnostik eines möglichen Eisenmangels oder einer Eisenüberladung, Verlaufsbeurteilung bei Erythropoetinsubstitution.

Messverfahren: Kolorimetrische Verfahren entweder durch Freisetzung der Fe^{3+}-Ionen aus dem Transferrinkomplex, am besten über Detergens (ohne Enteiweißung) mit nachfolgender Reduktion der Fe^{3+}-Ionen/Fe^{2+}-Ionen (z.B. durch Hydroxylamin, Ascorbinsäure), Komplexbildung der Fe^{2+}-Ionen mit einem Chromophor (z.B. Ferro-Zine oder Bathophenanthrolin).

Probenmaterial: Serum, Heparinplasma (möglichst **nicht** EDTA-Plasma). Eisen in Serum bei 4 °C über mehrere Wochen stabil.

Kalibrierung gegen einen Eisenstandard.

Normbereiche: Männer 40–170 μg/dl, Frauen 23–170 μg/dl, Kinder (1.–12. LJ) 30–150 μg/dl.

Umrechnung von μg in μmol: μg/dl × 0,179 = μmol/l.

In der Regel zeigen niedrige Eisenspiegel von < 10 ng/ml einen manifesten Eisenmangel an, was jedoch nicht für entzündliche oder maligne Erkrankungen gilt, da Ferritin an der akuten Phasereaktion beteiligt ist und hier auch bei vermindertem Gesamtkörpereisen normale oder erhöhte Werte zeigt. Ein erhöhter Ferritin-Wert findet sich zusätzlich bei Zeichen der Eisenüberladung. Hier sind ergänzende Untersuchungen im Rahmen der Hämochromatose-Diagnostik erforderlich.

Eisenbindungskapazität: 250–370 μg/dl (45–66 μmol/l).

1.4.3 Ferritin

Eisenspeicherprotein (450 kDa, 12 nm), Akute-Phase-Protein; Bestehend aus zentralem Kern aus Eisenoxyhydroxydphosphat, umgeben von 24 Peptid-Untereinheiten, die den Eisenkern (ca. 4000 Fe^{2+}) kugelförmig umhüllen (ApoFerritin). Existenz verschiedener basischer wie saurer Isoferritine, die in den konventionellen Test-Assays mit gemessen werden. Im Serum wird eigentlich ApoFerritin bestimmt und als Serum-Ferritin ausgewiesen.

Probenart: Serum.

Bestimmungsmethode: Immunenzymassay.

Normalwerte: Frauen 15–650 μg/l, Männer 40–660 μg/l.

Werden diese Werte unterschritten, so ist das Speichereisen sowie das Gesamtkörpereisen des RES erniedrigt (nephrotisches Syndrom, Erythropoetin-Gabe, Enteritis, Gravidität). Unterscheidung zwischen Eisenmangel- und Infekt-/Tumoranämie. Transferrin erhöht: Hämochromatose, Fe-Verwertungs- und Verteilungsstörungen (Tumor, Infekte, Schwermetalle, Folsäure/Vitamin-B_{12}-Mangel).

1.4.4 Transferrin

Eisenbindendes Transportprotein, Glykoprotein 80 kDa, homologe N- und C-terminale eisenbindende Domänen, Beziehung zu ähnlichen Eiweißen wie Lactoferrin, Melanotransferrin. Die beiden N- und C-terminalen Bindungsstellen für dreiwertiges Eisen besitzen zwei Subdomänen, die sich bei der Eisenfreisetzung (Bindung an Transferrinrezeptor I und II) öffnen und nach Eisenbindung wieder schließen.

Bestimmungsverfahren: Photometrie.

Probenart: Serum.

Normalwerte: 200–360 mg/dl.

1.4.5 Transferrinsättigung

Errechnet als Quotient aus Eisen- und Transferrinkonzentration im Serum (oder Plasma). Angabe in %.

$$\text{Transferrinsättigung in \%} = \frac{\text{Serumeisen (μg/dl)}}{\text{Transferrin im Serum (g/l)}} \times 71$$

Normalwerte: 16–45 %. Neugeborene bis 1 Monat 30–100 %, Kinder bis 1 Jahr 10–47 %, Kinder bis 15 Jahre 7–46 %.

Klinische Indikation: Screeningparameter bei V. a. Eisenmangel (erniedrigte Speichereisenreserven), Prüfung der Transferrinsättigung (> 21 %) vor Beginn einer Erythropoetin-Therapie, Screeningparameter zum Ausschluss einer möglichen Hämochromatose.

Eine unter 20 % liegende Transferrinsättigung hat mit 90 % zwar hohe Sensitivität, jedoch mit 40 % niedrige Spezifität, um einen Eisenmangelzustand zu erkennen.

1.4.6 Zink-Protoporphyrin

Pathophysiologie: Bei fehlendem Funktionseisen (Eisenmangel) wird anstelle von Eisen in Häm Zink in Protoporphyrin eingebaut, das in Erythrozyten akkumuliert.

Untersuchungsmaterial: EDTA-Vollblut, 1 ml ist ausreichend.

Bestimmungsverfahren: Fluorometrie; nach Fluoreszenzanregung erfolgt Messung bei 595 nm.

Beurteilung eines Eisenmangels: Normale Verfügung von Eisen für die Erythropoese: Zinkprotoporphyrin < 40 μmol/molHäm. Je höher die Zinkprotoporphyrin-Serumspiegel ansteigen, desto wahrscheinlicher ist eine Eisenmangelversorgung. Erhöhtes Zinkprotoporphyrin und erhöhte Ferritinserumkonzentration sprechen für eine Eisenverwertungsstörung (Myelodysplasie, Schwermetallintoxikation, chronische Entzündung).

1.4.7 Löslicher Transferrinrezeptor (sTfR)

Pathophysiologie: Hintergrund der sTfR-Analyse sind die Diagnose und Verlaufsbeurteilung eines Mangels an Speichereisen bei koinzidenter Entzündung (Akute-Phase-Reaktion) und reaktiv erhöhter Ferritinkonzentration. Es existieren zwei Transferrinrezeptoren: TfR1 wird auf allen Zellen, TfR2 in der Leber exprimiert. Die Eisenaufnahme über die Zelle geschieht über die Bindung von Eisentransferrin an den Transferrinrezeptor der äußeren Zelloberfläche, wobei der Komplex in Endosomen internalisiert wird und Eisen bei niedrigem pH vom Transferrinmolekül getrennt wird. Der zirkulierende Transferrinrezeptor ist ein transmembranales Homodimer, verbunden über Disulfidbrücken, das in löslicher Form nach proteolytischer Abspaltung im Blut erscheint.

Probenart: Serum (ca. 1 ml).

Bestimmungsverfahren: Nephelometrie.

Normalwerte (Serum): 0,83–1,76 mg/l.

Interpretation: Erhöhte sTfR-Serumkonzentration bei Eisenmangel (bereits vor Abfall des Hb) nur gemeinsame Beurteilung zusammen mit Serum-Eisen, Transferrin, Transferrinsättigung und Ferritin sinnvoll.

Im Plasma zirkuliert sTfR mit Transferrin als hochmolekularer Komplex (320 kDa).

Die diagnostische Zuverlässigkeit in der Beurteilung des Eisenstatus insbesondere bei Patienten mit chronischem Nierenversagen wird besser durch den so genannten **Transferrin-Rezeptor-Ferritin-Index** beschrieben. Der Quotient aus sTfR und log-Ferritin wird weder beeinflusst durch Leberfunktionsstörungen, Akute-Phase-

Reaktion, noch durch maligne Tumoren. Differenzialdiagnostische Abklärung von Eisenmangelanämien, Eisenverteilungsstörung und Eisenüberladung (▶ Tab. 1.4).

Tab. 1.4 Differenzialdiagnostische Abklärung von Eisenmangelanämien, Eisenverteilungsstörung und Eisenüberladung (M: Männer, F: Frauen)

Diagnostische Aussage	Ferritin [µg/l]	sTfR [mg/l]	sTfR/log-Ferritin	CRP [mg/l]
Mangel an Depoteisen, normales CRP	M < 30	> 1,8	> 1,5	< 5
	F < 15	> 1,8	> 1,5	< 5
Mangel an Depoteisen, Entzündungskonstellation (Akute-Phase-Reaktion)	M < 30	> 1,8	> 0,8	> 5
	F < 15	> 1,8	> 0,8	> 5
Normaler Eisenstatus, keine Entzündung	M 30–400	< 1,8	< 1,2	< 5
	F 15–150	< 1,8	< 1,5	< 5
Eisenverteilungsstörung mit und ohne Akute-Phase-Reaktion	M > 30	< 1,8	< 1,2	> 5
	F > 15	< 1,8	< 1,5	> 5
Eisenüberladung	M > 400	< 1,8	< 0,7	< 5
	F > 150	< 1,8	< 0,8	< 5

1.4.8 Haptoglobin

Den Immunglobulinen verwandtes Glykoprotein. Zwei Isoformen: Haptoglobin-1 1 (HP-1-1), Haptoglobin-2-1 (HP-2-1) und Haptoglobin-2-2 (HP-2-2). HP-1-1 Molekulargewicht 100 kDa, HP-2-1 und HP-2-2 Molekulargewicht zwischen 200 und 400 kDa.

Bestimmungsverfahren: Immunnephelometrie, Turbidimetrie.

Klinische Indikation: Hämolyse, freies Hämoglobin bindet an Haptoglobin zum stabilem Haptoglobin-Hämoglobin-Komplex (Bindungsverhältnis 1:1, Halbwertszeit < 10 Min., Internalisierung in Leberzellen).

Normalwerte:
- Gesamt HP: 30–200 mg/dl.
- HP-1-1: 70–230 mg/dl.
- HP-2-1: 90–360 mg/dl.
- HP-2-2: 60–290 mg/dl.

> **HAPTOGLOBIN-GENOTYP UND DIABETISCHE NEPHROPATHIE**
> Als Hämoglobin-bindendes Protein hat Haptoglobin bei oxidativem Stress **protektive** Wirkung. Die antioxidative Schutzwirkung von Haptoglobin ist abhängig vom jeweiligen **Haptoglobin-Genotyp**. Die höchste antioxidative Schutzwirkung hat **HP-1-1**. Patienten mit **Diabetes mellitus** und dem Genotyp **HP-2-2** entwickeln eher eine **Nephropathie** sowie Ophthalmopathie und kardiovaskuläre Ereignisse, als solche mit den Genotypen HP-2-1 oder HP-1-1. Der **HP-1–1**-Genotyp soll dagegen vor diabetischen Spätkomplikationen (Vaskulopathie) **schützen**.

1 Diagnostik

1.4.9 Vitamin B$_{12}$

Im Plasma an Transkobalamin gebundenes, 1,35 kDa schweres Mittelmolekül, hepatisch gespeichert.

Bestimmungsverfahren: Radioimmunoassay.

Normalwerte: Stark abweichende Referenzintervalle, Erwachsene 220–925 pg/ml (162–683 pmol/l).

1.4.10 Folsäure

Folsäure aus Nahrung wird in Enterozyten in 5-Methylentetrahydrofolsäure (Molekulargewicht 0,45 kDa) umgewandelt und im Blut wird unter Einfluss von Vitamin B$_{12}$ Tetrahydrofolsäure (Molekulargewicht 0,445 kDa) generiert.

Probenmaterial: Serum, Plasma, nach Probengewinnung Abzentrifugation und Kühllagerung.

Untersuchungsverfahren: Kompetitives Radioimmunoassay (Jod^{125}-markierte Methylentetrahydrofolsäure), abgelöst durch hochsensitive Enzymimmunoassays oder Chemilumineszenz.

Normalwerte: Erwachsene 2,7–16 ng/ml (6,1–36,5 nmol/l).

1.4.11 Erythropoetin

Glykoprotein (40 % Kohlenhydratanteil), 165 Aminosäuren, 36 kDa. Syntheseorte Nieren (90 %) und Leber. Hormon der Erythropoese, Angiogenese. Hypoxie-Schutzfaktor.

Probenart: Serum (ca. 2 ml), Heparin-Plasma (kein EDTA-Plasma).

Nachweisverfahren: Sandwich-Enzymimmunoassay (zwei monoklonale anti-EPO-AK), immunometrischer Chemilumineszenz-Assay.

Normalwerte:
- Mittelwert (ELISA): 7,3 mIU/ml (95%-Perzentile 4–24 mIU/ml).
- Median (Chemilumineszenz): 10,5 mIU/ml (95%-Perzentile 20,1 mIU/ml; Min.-Max. 3,7–29,5 mIU/ml.

Die Erythropoetin-(Epo-)Serumkonzentration unterliegt einer **zirkadianen Rhythmik** mit einem Minimum am Morgen und Maximum gegen Mitternacht. Empfohlene Abnahme 7.30–12.00 Uhr, Probenstabilität bei 2–8 °C bis 7 Tage.

Erythropoetin-Resistenz: So genannte hyporesponsible Anämien auf Erythropoetingaben (> ca. 10 000 IU/Woche und Hb < 10,5 g/dl) sind nicht bzw. nicht eindeutig auf autoreaktive Antikörper (anti-EPO-AK) zurückzuführen. Die normale Erythropoetin-Dosis um einen Hämoglobin-Wert von über 10,5 g/dl zu erhalten liegt bei einem oberen Grenzwert von etwa 7 000 IE/Woche.

$$\text{Erythropoetin-Resistenz-Index (ERI)} = \frac{\text{Erythropoetin (IE / kg KG / Woche)}}{\text{Hb (g / dl)}}$$

Die Auslösung einer „roten Zellaplasie" („pure red cell aplasia"), z.B. durch rekombinantes Epo, ist eine Rarität. Anti-Epo-AK sind sehr selten (< 0,5 %) und können ohne jede Störung der Erythropoese auftreten. Ein Screening auf anti-Epo-AK wird generell (bei auf Epo hyporesponsiblen anämischen Patienten) nicht empfohlen. Methodik: U.a. ELISA, Radioimmunpräzipitation, Bioassay (Knochenmark-Zellkulturen, Suppression prospektiver erythropoetischer Stammzellen; „Erythron").

1.4.12 Hepcidin, Pro-Hepcidin

Hepcidin ist ein im Blut zirkulierendes und im Urin ausgeschiedenes cysteinreiches antimikrobielles und antimykotisches Peptid von 25 Aminosäuren (10 kDa), quasi ein **Defensin** (hepatisches bakterizides Protein); Regulatorpeptid der Eisenhomöostase. Es ist als Prohormon (**Pro-Hepcidin**) am basolateralen Zellpol der Leberzellen lokalisiert, in größter Konzentration in Hepatozyten um die Glissonschen Dreiecke, aus denen es in die Zirkulation freigesetzt wird. Aus Pro-Hepcidin gebildetes **Hepcidin**, das auch im apikalen Pol von Zellen des dicken aufsteigenden Teil der Henleschen Schleife und der Sammelrohre vorkommt, bindet an **Ferroportin**, einem luminalen intestinalen Eisentransportprotein. Ferroportin fördert als „Exporter" die Eisenabgabe ins Blut, wird jedoch durch die Bindung mit Hepcidin internalisiert und degradiert, so dass die Eisenaufnahme und -freisetzung aus dem RES (Milz, KM, Leber, Makrophagen) blockiert werden. Hepcidin hemmt in vitro die Koloniebildung erythropoetischer Vorstufen. Bei **Entzündungen** wird Hepcidin durch Il-6, Il-1β und durch Endotoxin (LPS), nicht jedoch durch TNF-alpha, in seiner Synthese hochreguliert, was zu **Infektanämie, Erythropoetinresistenz** und **Eisenüberladung** im RES führt. CRP und Hepcidin sind direkt korreliert. Bioaktives Hepcidin-25, wie auch Pro-Hepcidin sind im Serum von Dialysepatienten mit Anämie erhöht (z.B. Analyse über SELDI-TOF-MS). Hepcidin-Mangel steht im Zusammenhang mit hereditärer Hämochromatose IV.

Probenart: Serum, Urin.

Analysemethode: ELISA für Pro-Hepcidin, für Hepcidin zzt. noch nicht verfügbar, SELDI-TOF-MS, MALDI-TOF-MS; RT-PCR, western-blot.

Normalwerte: Pro-Hepcidin 74–138 ng/ml.

1.5 Kalziumphosphat- und Knochenstoffwechsel

1.5.1 Regulation des Kalziumphosphatstoffwechsels

An der Feinregulation des Kalziumphosphatstoffwechsels im weitesten Sinn beteiligen sich eine Vielzahl verschieden aktiver Moleküle, die als „Surrogat-Parameter" der Knochensynthese, des Knochenabbaus, aber auch der extraossären Kalzifizierung und damit der Arteriosklerose bzw. der Progressionstendenz einer chronischen Niereninsuffizienz gelten (▸ Tab. 1.5).

1 Diagnostik

Tab. 1.5 Wesentliche Akteure des Kalziumphosphatstoffwechsels / Knochenstoffwechsels

Agens	Wirkung	Probenmaterial / Analyseverfahren
Parathormon	Stimuliert renale 25-Hydroxy-Vitamin-D-Hydrolase, erhöht renale Kalziumresorption Ausgleich Hypokalzämie	Plasma, Serum, EDTA-Blut, Chemilumineszenz, ELISA
Tartrat-resistente saure Phosphatase, Isoform TRACP 5b	Freigesetzt von Osteoklasten, Maß der Osteoklastenaktivität	Immunoassay
Parathormon-related-Protein (PTHrP)	Paraneoplastisch produzierte Peptid-Fragmente (ca. 130–180 Aminosäuren), Bildung z.B. im Primärtumor oder Knochenmetastasen. Aktivierung des PTH-Rezeptors im Knochen, Tumorhyperkalzämie	Plasma (Heparin oder EDTA-Blut, RIA, ELISA, aminoterminale oder mid-regionale Fragmente
Osteocalcin	Marker der Knochenbildung, Knochenumsatz	Blut, Urin; Immunoassay
Calcitonin	Schilddrüse, C-Zellen, Sekretion bei akuter Hyperkalzämie, Osteoklastenhemmung	Plasma (Heparin, EDTA-Blut), Serum; ELISA
Osteoprotegerin	Zytokin, hemmt Weichteilkalzifizierung, antiatherosklerotisch	Plasma, Immunchemolumineszenz
Fetuin-A	Zirkulierender hepatischer Inhibitor der ektopischen Kalzifizierung	Serum, Plasma (EDTA, Heparin, Citratblut); ELISA, Nephelometrie
RANKL-sRANKL-Osteoprotegerin-System	RANKL-Synthese in Osteoblasten, Progenitorzellen, aktivierten T-Lymphozyten, Aktivierung von Osteoklasten, endogener Antagonist zu Osteoprotegerin, erhöhte Weichteilkalzifizierung, Prädiktor der Mortalität	Plasma, Serum; Immunoassay
Knochenmorphogenes Protein-7 (BMP-7)	Inhibitorisches Protein der extraossären Kalzifizierung, antiarteriosklerotisch, hemmt Transformation glatter Muskelzellen in osteoplastischen Phänotyp	Serum; Immunoassay

1.5.2 Kalzium

ANALYSEMETHODEN

Kalziummessung im Serum

Bestimmung als „normales" Gesamtkalzium oder als ionisiertes Kalzium (iCa).

Flammenphotometrie, Photometrie (kolorimetrisch). Referenzmethode ist Atomabsorptionsspektrometrie.

Probenart: Vollblut, Blutserum, Urin, Dialysat etc. Serumgewinnung in Monovetten, möglichst anaerobe Bedingungen, gekühlter Serumtransport, Bestimmung ionisierten Kalziums im Vollblut über ionenselektive Elektroden.

Blutabnahme am nüchternen Patienten, sitzend (Werte im Liegen niedriger), möglichst am ungestauten Arm (bei langer Stauung falsch hohe Werte).

1.5 Kalziumphosphat- und Knochenstoffwechsel

KALZIUM IM SERUM: PRÄANALYTIK
- Heparinat-Plasma (kein EDTA/Citratplasma).
- Blutentnahme aus ungestauter Vene (oder Stauung lösen und > 1 Min. warten).
- Blutentnahme in aufrechter Körperlage: Um 10 % höhere Werte als im Liegen.
- Haltbarkeit: Max. 1 Woche bei + 4–8 °C oder Einfrieren.
- Bestimmung von Ca ionisiert, anorganischem Phosphat, Albumin.

Normalwerte Gesamtkalzium: Erwachsene 2,1–2,6 mmol/l (SI-Einheit).
Normalwerte ionisiertes Kalzium: 1,0–1,45 mmol/l.

In lipämischem Serum ist die kolorimetrische Kalziumbestimmung nicht aussagekräftig, daher Bestimmung des ionisierten Kalziums, sowie bei klinischen Zeichen einer Kalziumdysbalance bei normalem Gesamtkalzium oder bei Kontrolle einer Hypo- bzw. Hyperkalzämie. pH-abhängiger Anstieg des ionisierten Kalziums bei Azidose, Verminderung bei z. B. hyperventilationsbedingter Alkalose. Als Kation liegt Kalzium im Blut zu ca. 50 % an Eiweiß gebunden vor, überwiegend an Albumin (zwischen 80 % und 90 %). Die andere Hälfte (in freier ionisierter Form) stellt die biologisch aktive Kalziumfraktion dar. Ein Abfall der Albuminkonzentration im Serum um 1 g/dl bedingt eine Verminderung des Kalziumspiegels um ca. 0,2 mmol/l.

KALZIUM
- Serumkonzentration ca. 2,18–2,70 mmol/l.
- Ionisiertes Ca^{2+}: 1,12–1,23 mmol/l.
- Referenzbereiche methodenabhängig.
- 40 % an Protein (Albumin) gebunden.
- In freier ionisierter Form: ca. 50 %.
- pH-abhänigi (Azidose → ion. Ca^{2+} ↑).
- Rest an verschiedene Anionen gebunden.

Kalziummessung im Urin
Über 24-h-Sammelperiode. Normwert < 4 mg/kg/24 h, bzw. über Mittelstrahlurin, d.h. Einzelprobe bezogen auf Kreatininkonzentration (Normwert < 0,25 mg/mg Kreatinin).

HYPOKALZÄMIE
Ursachen: Intestinale Kalziumabsorptionsstörung (Morbus Crohn, Colitis ulcerosa, Zöliakie, chronische Pankreatitis, Vitamin-D-Mangel), fortgeschrittene Niereninsuffizienz, Leberzirrhose, Hypoparathyreoidismus (parathyreopriv nach Strumektomie, bei Thymusaplasie, idiopathischer Hypoparathyreoidismus durch Autoantikörper), akute Pankreatitis, schwere Rhabdomyolyse, nephrotisches Syndrom, begleitend bei Hypomagnesämie, Alkoholismus, Behandlung mit Aminoglykosiden, Cisplatin, Antikonvulsiva, Schleifendiuretika, verminderte Sonnenexposition.

HYPERKALZÄMIE
Potenziell lebensbedrohlich.
Ursachen: An erster Stelle paraneoplastisch, des Weiteren primär und tertiärer Hyperparathyreoidismus, Sarkoidose, Hyperthyreose, Vitamin-D-Überdosierung,

1 Diagnostik

Thiazid-Therapie, Immobilisation, Morbus Addison, autosomal-dominante hypokalzurische Hyperkalzämie, Milchalkali-Syndrom, Akromegalie, Pharmakotherapie u. a. mit Lithium, Tamoxifen, Theophyllin etc.

Hyperkalzämie ist bei Dialysepatienten (nicht dagegen hohes PTH) mit eingeschränkter Gedächtnisleistung, depressiven Syndromen sowie dem Restless-legs-Syndrom assoziiert.

URSACHEN DER HYPERKALZÄMIE
- Primärer Hyperparathyreoidismus.
- Maligne solide Tumoren, Knochenmetastasen.
- Plasmozytom (multiples Myelom, BJP, Lymphome).
- Neuroendokrine Tumoren (PTHrP).
- Immobilisation.
- Sarkoidose.
- Akromegalie.
- Hyperthyreose.
- Intoxikation: Vitamin D, Vitamin A, Vitamin-A-Salze.
- Kalzium-Salze, Ca^{2+}-Carbonat.
- Thiazide.
- Lithium; Aluminium, Mangan.
- Theophyllin.
- ASS.
- Ganciclovir.
- Milch-Alkali-Syndrom (Burnett).

Differenzialdiagnose bei Hyperkalzämie (▸ 1.5.8, Parathormon, PTHrP):
- Parathormon (PTH) leicht bis deutlich erhöht, niedriges Serumphosphat, erhöhte 1,25-Vitamin-D_3-Serumwerte, erhöhte knochenspezifische alkalische Phosphatase, Hyperphosphaturie, ggf. positives Sonogramm der Nebenschilddrüsen, positiver MIBI-Scann: Primärer Hyperparathyreoidismus.
- PTH normal oder leicht erhöht, verminderte Kalziumausscheidung im 24-h-Urin (Normwert 2–8 mmol/24 h): Hinweis auf familiäre hyperkalzämische Hypokalzurie.
- PTH normal oder leicht erhöht, erhöhte Kalziumausscheidung im 24-h-Harn, Serum-1,25-Vitamin-D_3 normal oder erniedrigt: Hinweis auf Neoplasie, Tumorausschluss.
- PTH erniedrigt, ACE im Serum erhöht, Hyperkalzämie, Transaminasen?, Röntgen-Thorax hiläre Lymphome: Verdacht auf Morbus-Boeck-Besnier-Schaumann.
- Bei positivem Tine-Test und Mykobakteriennachweis in der Regel PTH erniedrigt.
- Kombination erhöhter Tumormarker, LDH (> 250 U/l), auffällige Immunelektrophorese, positiver Hämoccult: Tumorausschluss, PTH in der Regel erniedrigt.
- PTH erniedrigt: Medikamenten-induziert, u. a. Vitamin-D-Derivate (Calcidol, Calcitriol, Paricalcitol) Kalziumsalze, Kalzimimetika.
- Serologische „Knochenmarker" bei **idiopathischer Hyperkalzurie** (Ca^{2+} im Harn » 8 mmol/24 h, gehäuft Nierensteine, verminderte Knochendichte): Knochenspezifische alkalische Phosphatase, Kollagen-Abbauprodukte (C- und N-terminale Telopeptide), Serum-Calcitriol, Hydroxyprolin, Pyridinolin und Des-

oxypyridinolin im Harn sind keine hilfreichen prädiktiven Messgrößen bei dieser Erkrankung. Das Ausmaß der Kalziumausscheidung im Harn sowie der femorale und spinale Z-Score der Knochendichtemessung nach drei Jahren spiegeln dagegen eher den Mineralisationsverlust des Skeletts wider.

```
                              Hyperkalzämie
                  ┌──────────────────┴──────────────────┐
             PTH erhöht                        PTH niedrig/supprimiert
            (+)(+)(+)   (+)                   ┌──────────┴──────────┐
                                         1-25-OH-D₃ ↑            PTHrP ↑
   ┌────────────┬────────────┐    ┌────────────┬──────────┐       │
Primärer Hyper-  Familiäre        Granulomatosen         Karzinome
parathyreoidismus kalziurische    Lymphome
                 Hyperkalziämie
   Lithium          FHH                          Myelom
   tertiärer HP     Ca-Cl/Krea-Cl                Hyperthyreose
   ektop            < 0,01                       Medikamente
```

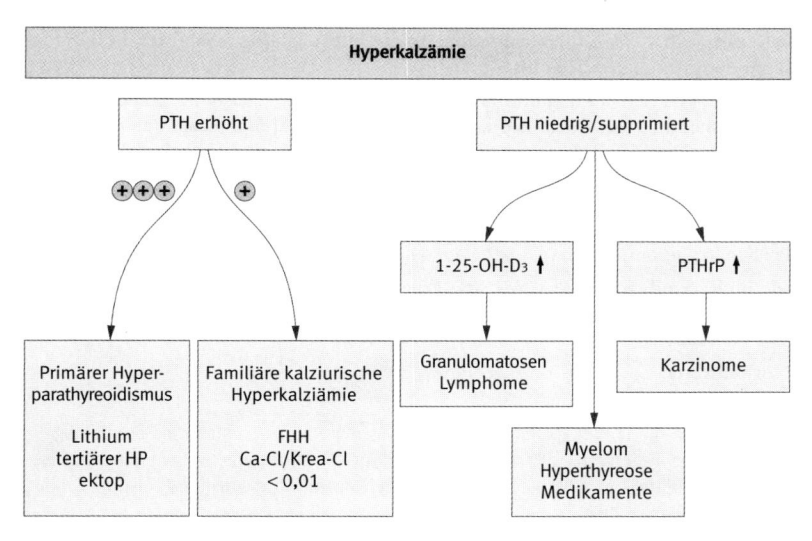

Abb. 1.7 Hyperkalzurie

1.5.3 Phosphat

ANALYSE
Probe: Serum, Harn, Dialysat.
Normalwert: Serum 0,8–1,45 mmol/l = 2,6–4,5 mg/dl.

HYPERPHOSPHATÄMIE
Ursachen: Niereninsuffizienz, sekundärer Hyperparathyreoidismus, iatrogen (Phosphat-haltige Laxanzien, Vitamin-D-Gabe).

Hyperphosphatämie als falsch hohes Phosphat: Durch Interferenz der Analyten des Phosphat-Assays mit Paraproteinen (UV-Absorption des Phospho-Molybdän-Komplexes, nach Daly und Ertinghausen), evtl. auch im Zusammenhang mit AL-Amyloidosen; dadurch nicht testgerechte Zunahme der optischen Dichte (sog. Pseudo-Hyperphosphatämie) möglich. Besonders verdächtig bei normaler Nierenfunktion.

HYPOPHOSPHATÄMIE
Ursachen: Hyperparathyreoidismus, Malabsorption, entgleister Diabetes mellitus, Sepsis, Gitelman-Syndrom, tertiärer Hyperparathyreoidismus, z. B. bei länger anhaltender Hypophosphatämie nach Nierentransplantation, Fanconi-Syndrom, in Verbindung mit niedrigem Calcitriol-Serumspiegel nach NTX; hier unter Einfluss des Fibroblasten-Wachstumsfaktor-23 (FGF-23; ▶ 1.5.4).

1.5.4 Fibroblasten-Wachstumsfaktor-23 (FGF-23)

PATHOPHYSIOLOGIE

FGF-23 führt zur **Hypophosphatämie** (über Hyperphosphaturie) durch Hemmung der renalen alpha-Hydroxylase und erniedrigter Biosynthese für Calcitriol; zusätzlich hemmt FGF-23 den Natrium-abhängigen Phosphat-Kotransporter im Bürstensaum des proximalen Tubulus.

Exzessive FGF-23-Bildung und Hypophosphatämie bei autosomal-dominanter hypophosphatämischer Rachitis oder im Gefolge einer Paraneoplasie (mesenchymale Tumoren). Die FGF-2- Bestimmung wird für die Routine bisher noch nicht als Marker zur Abklärung einer Hypophosphatämie empfohlen.

ANALYSE

Probenart: Serum, Plasma.

Methode: Sandwich-ELISA; AK sind gegen zwei Epitope des C-terminalen Peptids gerichtet, erfasst wird intakter FGF-23 und C-terminale Fragmente (Immutopics, San Clemente, CA).

Normalwerte: Ca. 21 pg/ml (Median).

> ✓ Patienten mit Hyperkalzämie und Hyperphosphatämie haben höhere Serumspiegel an löslichen zellulären Adhäsionsmolekülen (sICAM-1, sE-Selectin) was die erhöhte kardiovaskuläre Morbidität und Mortalität bei Störung des Kalzium-Phosphat-Stoffwechsels begründen kann.

1.5.5 Tartratresistente saure Phosphatase (Serum-Bone TRAP5b)

Zusammen mit den sog. „Crosslinks" Pyrodinolin und Desoxypyrodinolin (▶ 1.5.7) ein Parameter des Knochenabbaus.

Probenart: Serum.

Bestimmungsmethode: ELISA.

Hohe Werte (um 5,5 U/l) sprechen für hohen Knochenumsatz, Werte um 4 U/l für niedrigen Knochenumsatz („low-turnover"-Osteopathie).

1.5.6 Knochenspezifisches Isoenzym der alkalischen Phosphatase

Wesentlicher Parameter zur Beurteilung des hohen und niedrigen Knochenumsatzes.

Probenart: Serum.

Bestimmungsmethode: Agarose-Gelelektrophorese, enzymatische Färbung auf AP-Aktivität. Abgrenzung zu Isoenzymen u. a. aus Leber, Gallengängen, Darm, Plazentatyp. Semiquantitative Bestimmung durch Densitometrie, Bezug ist die Gesamt-AP (= 100 %).

Im Isoenzymogramm prozentuale Bestimmung der Knochen-AP. Normalbereich 32–39 U/l. Knochen AP bei hohem Umsatz > 39 U/l, bei niedrigem Knochenumsatz („low-turnover") < 32 U/l.

1.5.7 „Crosslinks": Desoxypyridinolin (DPD) und Pyrodinolin (PYD)

Pathophysiologie

Desoxypyridinolin (DPD) und Pyrodinolin (PYD) sind **Knochenabbauparameter**. DPD und PYD vernetzen Kollagenfasern, werden bei proteolytischem Knochenabbau durch Osteoklasten verstärkt freigesetzt und im Harn unverändert in pathologisch erhöhten Konzentrationen ausgeschieden. DPD ist gegenüber PYD (Knochen, Knorpel, Sehnen) praktisch knochenspezifisch.

Analyse

Probenart: Zweiter Morgenurin (MSU).

Bestimmungsverfahren: ELISA, Chemilumineszenz, HPLC. Bezug auf Harnkreatinin.

Normalbereich: Freies DPD: 20–50 µg/g Kreatinin, PYD: 90–240 µg/g Kreatinin.

Die DPD/PYD-Harnausscheidung nimmt altersabhängig zu, besonders bei Frauen in der Menopause. Hohe DPD-Harnwerte sprechen für hohen, niedrige für geringen Knochenumsatz.

DD: Osteoporose, Hyperparathyreoidismus, Knochenmetastasen, Morbus Paget.

Erfolgskontrolle bei Osteoporosetherapie (Vitamin D, Bisphosphonate).

1.5.8 Parathormon (parathyreoides Hormon, bioaktive PTH-Fragmente)

Physiologie

Peptid aus 84 Aminosäuren (1-84-PTH). Synthese in den Nebenschilddrüsen. Sekretion sichert Kalziumhomöostase. Sekretion abhängig von den Serumkonzentrationen von ionisiertem Kalzium, Phosphat, Magnesium und Vitamin D.

Die zelluläre Biosynthese des PTH erfolgt über eine Prä-Pro-Hormon-Vorstufe, sodann Prozessierung unter Abspaltung einer aminoterminalen Signalsequenz in das Pro-Parathormon, Umwandlung im Golgiapparat in das **intakte PTH**. Im Blut zirkuliert kein einheitliches Hormon. Neben dem intakten PTH von 1-84 Aminosäuren (**1-84-PTH**), das nur max. 15 % des gesamten blutzirkulierenden PTH ausmacht, kommen mehrere weitere, ebenfalls hormonaktive Fragmente vor: Das wichtigste Bruchstück ist das **7-84-PTH**; es korreliert in konventionellen Assays direkt mit der 1-84-PTH-Konzentration (r = 0,92). Weitere Fragmente: C-terminales **1-24-PTH**, N-terminales **34-84-PTH**.

Halbwertszeit des intakten (1-84) PTH-Moleküls ca. 4 Minuten, Bindung an den PTH-Rezeptor der Nebenschilddrüse, wobei die ersten 34 Aminosäuren für die biologische Aktivität und Bindung essenziell sind.

Regulation der PTH-Sekretion über den sog. Kalzium-sensitiven Rezeptor der Nebenschilddrüse, einem G-Protein-gekoppelten Bindungsprotein. PTH aktiviert Osteoklasten sowie deren Differenzierung, die Kalziummobilisation aus dem Knochen, hemmt die proximaltubuläre Phosphatreabsorption, führt zur Hyperphosphaturie (und Hypophosphatämie) und unterstützt die Aktivität der renalen 1-alpha-Hydroxylase im Rahmen der Calcitriolbiosynthese.

ANALYSE

Probenmaterial: Serum bzw. EDTA-Plasma nach Entnahme, sind – je nach Assay – innerhalb der ersten 6 Stunden zu analysieren. EDTA-Blutproben sind stabiler als Serumproben. Abnahme morgens nüchtern. Die PTH-Konzentration liegen bei Proben, die abends abgenommen werden, aufgrund einer zirkardianen Rhythmik höher.

Für Labors, die kontinuierlich Proben bestimmen: EDTA-Blut (Plasma), Aufbewahrung bei Raumtemperatur. Diskontinuierlich arbeitende Labors: Bessere Probenstabilität mit eingefrorenem Serum (Analyse hat bis zum 5. Tag zu erfolgen).

Bestimmungsmethoden: U.a. Kapillarelektrophorese, Immunoassay, Chemilumineszenz, ELISA, IRMA (immunradiometrische Analyse), Interassay-Varianz um 7 %.

Entsprechend der **unterschiedlichen** Testsysteme differieren die PTH-Werte im Blut erheblich. Gebräuchlicher Test ist die Bestimmung des so genannten **intakt-PTH** (i-PTH), wobei **sowohl** das 1-84-PTH-Molekül wie auch das 7-84-PTH-Fragment erfasst werden (Kreuzreaktion mit langen PTH-Fragmenten).

Bei der Bestimmung des i-PTH werden damit neben dem 1-84-PTH (= Adenylatzyklase aktivierendes PTH, **CAP**) in der Regel noch andere, zum Teil biologisch inaktive Fragmente mitbestimmt, etwa zum 1-84-PTH antagonistisch wirkende PTH-Peptide, als auch das erwähnte C-terminale große 7-84-PTH-Fragment (= Adenylatzyklase inhibierendes Parathormon, **CIP**) mit längerer Halbwertszeit. Durch Interferenz dieser und anderer PTH-Fragmente wird damit die eigentliche aktive Form des PTH (1-84-PTH, 9,5 kDa) in den weit verbreiteten konventionellen Assays überbewertet. Neuere spezifische **bio-intakt-PTH**-Assays schalten dagegen den Einfluss „inaktiver" PTH-Fragmente (z.B. 7-84-PTH) aus und bestimmen die effektive aktive Hormonform.

7-84-PTH (CIP) hemmt die Knochenresorption und damit die kalzämische Wirkung des 1-84-PTH. 7-84-PTH steht im Zusammenhang mit dem „low turnover" Knochenstatus bzw. der adynamen Knochenerkrankung. Andererseits erhöhen das biointakte Molekül 1-84-PTH und 53-84-PTH den freien Kalzium-Spiegel (u.a. im Zytoplasma von Chondrozyten) sowie die alkalische Phosphatase und Osteocalcin in Knochenzellen.

Normalbereich („intakt-PTH", 1-84-PTH + 7-84-PTH): PTH-Wert im Serum ca. 12-72 ng/l, entsprechend 1,5-6,0 pmol/l.

BEWERTUNG

Erhöhte PTH-Werte: Primärer und sekundärer Hyperparathyreoidismus.

Erniedrigte PTH Werte: Hypoparathyreoidismus, paraneoplastische Hyperkalzämie (▶ 2.3.2 PTH-related-peptide), Sarkoidose, Hyperthyreose, Überdosis an Vitamin D.

Bei Dialyse-Patienten akkumuliert das C-terminale große **7-84-PTH-Fragment**. Dieses wird bei i-PTH-Assays mitbestimmt. So liegt z.B. die mittlere Konzentration von i-PTH bei Dialyse-Patienten bei ca. 334 pg/ml, der analoge Wert für das **1-84-biointakt-PTH** nur bei 200 pg/ml, da das 7-84-Fragment hier **nicht** mitgemessen wird.

Biointakt-PTH-Serumspiegel korrelieren mit der Größe der Nebenschilddrüsen von Dialyse-Patienten, während eine entsprechende Korrelation zwischen i-PTH und Nebenschilddrüsengröße nicht besteht. Das 1-34-PTH-Fragment erhöht die Synthese von Rezeptoren gegenüber sog. AGE-Produkten (advanced-glycation-endproducts). AGE-Rezeptoren, der IgG-Superfamilie von Oberflächenrezeptoren zugehörig, sind u. a. auf Endothelien lokalisiert, aktivieren den nukleären Transskriptionsfaktor NF-Kappa-B, verhalten sich wie Mustererkennungsrezeptoren analog den Toll-like-Rezeptoren, fungieren als Bindungsproteine für Integrine und fördern die Akkumulation von Leukozyten und deren Übertritt ins Gewebe.

Relation 1-84-PTH (CAP)/7-84-PTH(CIP):
- CAP/CIP < 1: Hinweis auf niedrigen Knochenumsatz (low bone turnover).
- CAP/CIP > 1: Hinweis auf normalen oder hohen Knochenumsatz (high bone turnover).

1.5.9 Knochen-Sialoprotein (Bone Sialoprotein, BSP)

Physiologie / Pathophysiologie

Nichtkollagenes Matrixprotein des Knochens, aus Osteoblasten und Osteoklasten (und manchen Karzinomzellen), phosphoryliertes 80-kDa-Glykoprotein, initiiert die Hydroxylapatitkristallisierung, Mineralisierung der Knochenmatrix. Die Aminosäuresequenz Arginin-Glycin-Asparagin ist für die Zytoadhärenz des BSP an Zellen essenziell.

Indikation: Markerprotein für den Knochenumbau, Knochenstoffwechselstörungen, „Tumormarker", Beziehung zum Gerinnungsprozess (Aufnahme von BSP durch Thrombozyten).

Diagnostik einer gesteigerten Knochenresorption, gesteigerter Knochenumbau bei Osteoporose, „Aktivitätsgrad" bei rheumatoider Arthritis.

Analyse

Probenart: Serum.

Untersuchungsverfahren: ELISA; RIA.

Normalwerte Serum: 5–22 µg/l, Nachweisgrenze 0,7 µg/l.

1.5.10 Fetuin-A

Physiologie

Gruppe von Serumproteinen mit osteogeneseregulierenden Funktionen, u. a. Fetuin-A (62 kDa, 349 Aminosäuren) und Fetuin-B, zur Superfamilie der Cystatine gehörig. Fetuin-A **hemmt als negatives Akute-Phase-Protein** die Kalzifizierung, d. h. die spontane Bildung von Kalziumphosphatsalzen, bindet Kalzium, verhindert die Neubildung von Apatiten und damit die Kalziumphosphat-Präzipitation in Gefäßwänden, anti-arteriosklerotisch wirksam. Zusätzlich mögliches Transportprotein für Matrix-Gla-Protein (MGP); antagonisiert das osteogene BMP-2 (bone-morphogenes Protein-2).

ANALYSE

Untersuchungsmaterial: Serum, Plasma.

Untersuchungsmethoden: ELISA, Nephelometrie.

Normalwerte:
- Gesunde: Median um 0,23 g/l.
- Hämodialyse-Patienten: 0,60 g/l.
- CAPD-Patienten: 0,72 mg/l.

BEDEUTUNG

Ein verminderter Fetuin-A-Serumspiegel korreliert mit einer erhöhten Gefäßsteifigkeit der A. carotis (höhere Pulswellengeschwindigkeit). Als „negatives Akute-Phase-Protein" ist Fetuin-A negativ mit der CRP-Serumkonzentration korreliert. Niedrige Fetuin-A-Serumkonzentrationen sind bei Nierenpatienten häufig mit Entzündungsmarkern assoziiert und spiegeln ein erhöhtes Arterioskleroserisiko (einschließlich Kalziphylaxie) und die Gesamtmortalität (Dialysepatienten) wider: Ein Anstieg des Fetuinspiegels um 0,1 g/l reduziert die Gesamtmortalität um ca. 13 %.

1.5.11 Matrix-Gla-Protein (MGP)

PATHOPHYSIOLOGIE

Knochenassoziiertes, Vitamin-K-abhängiges Eiweiß mit 84 Aminosäuren. MGP hemmt wie Fetuin die Weichteilkalzifizierung.

Mögliche klinische Indikation: Progrediente Atherosklerose, Klappenverkalkungen.

ANALYSE

Probenart: Serum.

Bestimmungsverfahren: ELISA, untere Nachweisgrenze 0,3 nmol/l.

1.5.12 Osteopontin

PATHOPHYSIOLOGIE

Kalziumbindendes glykosiliertes Knochenphosphorprotein, das extrazellulär wirksam wird und speziell bei Dialysepatienten in arteriosklerotischen Plaques nachgewiesen werden kann.

Bildungsorte: Osteoblasten, Osteoklasten, T-Zellen, Makrophagen, aktivierte Killerzellen.

Fördert die T-Zellmigration, Adhäsion, Proliferation unter dem Einfluss verschiedener Zytokine und Wachstumsfaktoren (IGF, PDGF).

Mögliche klinische Indikation: „Arteriosklerosemarker".

ANALYSE

Probenart: Serum, Plasma, Kulturüberstände etc.

Testart: ELISA, untere Nachweisgrenze 3,6 ng/ml.

1.5.13 Osteoprotegerin (OPG)

PATHOPHYSIOLOGIE

Mono- oder homodimeres Glykoprotein (60 bzw. 120 kDa), hemmt Osteoblastenvorläuferzellen, Interaktion mit RANK-sRANKL. Lösliches OPG wird u.a. von Knochen, Leber, Haut, Magen-Darm-Trakt, Lunge synthetisiert. Haupteffekt: Hemmung der Aktivierung und Proliferation von Osteoklasten. Beteiligung an der Pathogenese vaskulärer Erkrankungen (Arteriosklerose). Verlust von OPG führt zu Osteoporose, Überexpression zu Osteopetrose. Unabhängiger Risikofaktor für Fortschreiten einer Arteriosklerose.

ANALYSE

Probenart: Serum, Plasma.

Bestimmungsverfahren: Sandwich-ELISA. Untere Nachweisgrenze 0,14 pmol/l.

Normwerte: Kinder bis 4 Jahre 5,9 ± 2,2 pmol/l, bis 14 Jahre 3,5 ± 0,9 pmol/l.

1.5.14 sRANKL

PATHOPHYSIOLOGIE

Freisetzung von Osteoblastenstammzellen und aktivierten T-Zellen. Die Mediatoren RANKL (Receptor activator of nuclear factor-kappa-B ligand) und der assoziierte zelluläre Rezeptor RANK (Receptor activator of nuclear factor-kappa-B) stellen zusammen mit OPG (Osteoprotegerin) wesentliche Mediatoren des Knochenaufbaues dar. Freies lösliches RANKL (sRANKL) kann, wie das komplexgebundene OPG-RANKL im Serum nachgewiesen werden. Die Bindung von RANKL an RANK aktiviert Osteoklasten. Klinische Bedeutung noch zu evaluieren.

ANALYSE

Probenart: Serum, Plasma etc.

Bestimmungsmethode: Sandwich-ELISA, untere Nachweisgrenze um 2,2 pmol/l, Messbereich bis 60 pmol/l.

1.5.15 Vitamin D

25-HYDROXY-VITAMIN-D_3 (CALCIDIOL)

Physiologie

Bildung über Vitamin D_3 (Cholecalciferol), das über UV-Licht und über Nahrungsaufnahme zugeführte Vitamin D_3 wird in der Leber durch die 25-Hydroxylase in 25-OH-Vitamin-D_3 (Calcifediol, Calcidiol) umgewandelt.

Analyse

Bestimmungsmethode: ELISA.

Probenart: Serum.

Bewertung: Normale Vitamin-D-Reserven: Serumkonzentration ca. 30–80 ng/ml, jahreszeitliche Schwankungen, bei hoher Insolation Normwerte von ca. 55–90 ng/ml. Toxische Grenze ca. 400 ng/ml. 25-(OH)-D_3 ist positiv mit der Knochenmasse korreliert. Cholecalciferol ist selbst nicht biologisch aktiv, die Vitamin-D_3-Aktivierung in der Leber zu 25-Hydroxy-Cholecalciferol erfolgt durch Zytochrom-P450-abhängige Oxidasen in Mitochondrien (Calciferol-25-Hydroxylase).

1,25-$(OH)_2$-Vitamin-D_3 (Calcitriol)

Physiologie / Pathophysiologie

Biologische Aktivierung von 25-OH-Vitamin-D_3 durch die 1-Alpha-Hydroxylase zu 1-alpha-25-Dihydroxy-Cholecalciferol (Calcitriol). Die Hydroxylierung in der 1-alpha-Position erfolgt durch die Calcidiol-1-alpha-Hydroxylase, einer Zytochrom-P450-abhängigen Monoxigenase. Hauptlokalisation ist die Niere, in geringen Konzentrationen auch in Keratinozyten, Plazenta, Osteozyten und Monozyten nachgewiesen. Die 1-alpha-Hydroxylase unterliegt der Regulation durch PTH, dem Kalzium- und Phosphatspiegel. Negativer Feedback des Calcitriols auf die 1-alpha-Hydroxylase, während die 24-Hydroxylase aktiviert wird. Zirkulation des Hormons im Blut über spezielle **Vitamin-D-bindende Proteine**, in den Zielorganen Bindung an intrazelluläre Rezeptorproteine (**Vitamin-D-Rezeptor**). Zielorgane sind Darm, Knochen, Nebenschilddrüse, Niere, Makrophagen, Monozyten, T-Lymphozyten, Keratinozyten, Muskelzellen, Nervenzellen. Antiproliferative Effekte gegenüber Myoepithelien, Tumorzellen.

Die alpha-Hydroxylase in aktivierten Makrophagen und T-Lymphozyten ist Ursache für Hyperkalzämien bei granulomatösen Erkrankungen. Weitere **pleiotrope, nichtkalzämische** Vitamin-D-Wirkungen betreffen u. a. die Induktion der Phagozytose, verstärkte Expression von C3- und Fc-Rezeptoren, die lysosomale Aktivität, die Hemmung der Zellproliferation, des Tumorwachstums, die Stimulation der Zelldifferenzierung, mögliche Interaktion mit Komponenten des Renin-Angiotensin-Aldosteron-Systems (Blutdruck, Blutvolumen, Renin-Aktivität, Calcitriol hemmt die Reninsekretion in Zellen des juxtaglomerulären Apparats). Vitamin D wirkt auf normale Gewebe anti-apoptotisch, auf Karzinomzellen und proliferative Erkrankungen (insbesondere Autoimmunerkrankung) in der Regel pro-apoptotisch.

Analyse

Bestimmungsverfahren: Früher RIA (z. B. Diasorin Ins, Stillwater, MN), Angaben in pg/l. Heute **ELISA**, in der Regel unter Verwendung monoklonaler Antikörper gegen 1-25-$(OH)_2$-Vitamin-D. Da im Serum ein 1000-fach höherer Überschuss an 25-(OH)-Vitamin-D gegenüber 1-25-$(OH)_2$-Vitamin-D vorliegt, muss das Serum vorbehandelt werden, indem Calcitriol durch Affinitätschromatographie angereichert wird.

Normwerte: Erwachsene 20–50 Jahre **17–23 pg/ml**, Erwachsene über 70 bis zu 40 % niedrigere Serumkonzentrationen, Schwangere bis zu 60 % höhere Konzentrationen. **Jahreszeitliche Schwankungen** in der Konzentration von Calcitriol treten im Gegensatz zu 25-OH-Vitamin-D nicht auf.

1.5.16 Calcitonin

Physiologie

Peptid mit 32 Aminosäuren. Sekretion wird durch Hyperkalziämie sowie artifiziell durch Pentagastrin stimuliert. Produktion in C-Zellen der Schilddrüse. Calcitonin senkt eine erhöhte Serum-Kalzium-Konzentration.

Analyse
Probenart: Serum.
Analyseverfahren: ELISA.

✓ Diagnostisch relevant ist, dass bei Patienten mit chronischer Niereninsuffizienz in über einem Drittel der Fälle unter Stimulationsbedingungen nach Pentagastringabe der noch normale **obere Grenzwert** von 100 ng/l erhöht ist, **ohne** dass ein medulläres Schilddrüsenkarzinom vorliegen kann. Patienten mit chronischem Nierenversagen und Spitzenserumkonzentrationen von Calcitonin nach Pentagastringabe von über 400 ng/l haben mit hoher Wahrscheinlichkeit ein medulläres Schilddrüsenkarzinom.

1.6 Hormone und ausgewählte Stoffwechselparameter

1.6.1 Aldosteron

Physiologie / Pathophysiologie
Mineralokortikoid, Synthese in der Zona glomerulosa der Nebennierenrinde, Bestandteil des Renin-Angiotensin-Systems, Induktion durch Angiotensin II, ACTH (Hypophyse, Nucleus paraventricularis), Sympathikus.

→ Induktion der Aldosteronsynthese durch: Hypotension, renale Minderperfusion, Hyponatriämie, Hyperkaliämie, Exsikkose.

Die Sekretion von Aldosteron erfolgt, wie die von Renin, pulsatil (ca. alle 15 Minuten).

Analyse
Bestimmungsverfahren: RIA, IRMA aus EDTA-Blut.

Aufwändige **Präanalytik** zu beachten:
- Änderung der Medikation (falls vertretbar):
  – Drei Wochen vor Analyse absetzen: Aldosteronhemmer (Spironolacton, Eplerenon).
  – Eine Woche vor Analyse absetzen: Diuretika, Antidepressiva, Antihypertensiva v. a. ACE-Hemmer, Glukokortikoide, Östrogene, Kaliumpräparate, Aminoglykoside (Gentamycin, Tobramycin), Betablocker (falsch niedrige Werte), Alpha-Blocker, Antazida, Ovulationshemmer.
- Blutentnahme morgens zwischen 8 und 9 Uhr, Entnahme im Liegen, nach dreistündiger Ruhephase.
- Sofortige Übergabe an das Labor.

Probenart: Serum bzw. 24h-Sammelurin.

Normalwerte (SI-Einheiten, Ruhebedingungen, liegend):
- Erwachsene, Serumkonzentration: 800–400 pmol/l.
- Kinder altersabhängig.
- Erwachsene, 24h-Urin: 10–45 nmol/24 h.

1 Diagnostik

Bewertung

Pathologisch erhöhte Aldosteronwerte: Primärer/sekundärer Hyperaldosteronismus, renale Hypertonie, Hyperthyreose, Phäochromozytom, Gravidität, Dehydratation, Bulimie (Anorexia nervosa).

Niedrige Aldosteronwerte: U.a. Morbus Addison, Diabetes mellitus, adrenogenitales Syndrom, Hypopituitarismus, Eklampsie/Spätgestose.

> **DD PRIMÄRER / SEKUNDÄRER HYPERALDOSTERONISMUS**
> Bestimmung der Meßgrößen Aldosteron (Serum und Urin), Plasmarenin-Aktivität (▶ 1.6.3, Aldosteron-Renin-Quotient). Bei primärer und sekundärer Form Aldosteron im Serum und Harn erhöht. Bei sekundärem Hyperaldosteronismus Suppression der basalen Reninaktivität. Assoziation des primären Hyperaldosteronismus mit arterieller Hypertonie, metabolischer Alkalose, Hypokaliämie, Kaliurie (K^+-Ausscheidung > 30 mmol/24 h).

Differenzialdiagnostik

- Normale Aldosteronkonzentration: Mineralokortikoidinduzierte Hypertonie.
- Supprimierte Plasmareninaktivität: 17-alpha-Hydroxylasemangel, 11-beta-Hydroxylasemangel, Desoxykortikosteron produzierende Tumoren (Überproduktion von Desoxykortikosteron) bzw. Störung der Kortisolinaktivierung, z.B. 11-beta-Hydroxysteroid-Dehydrogenasemangel, Liddle-Syndrom (Pseudohyperaldosteronismus, art. Hypertonie, metabolische Alkalose, Hypokaliämie durch Mutation Amilorid-sensitiver Natriumkanäle der Sammelrohre).

1.6.2 Renin

Physiologie / Pathophysiologie

Synthesesort: Juxtaglomerulärer Apparat. Renin zirkuliert im Blut in Form von Prorenin (inaktiv) bzw. als aktives Renin, das die Produktion von Angiotensin I katalysiert. Renales Prorenin: 50 kDa; aktives Renin: 37 kDa mit 340 Aminosäuren. Das Reninvorläuferprotein enthält 406 Aminosäuren. Freisetzung aus juxtaglomerulären Zellen über lokale Prostaglandinwirkung an der Macula densa, u.a. vermittelt über die distal-tubuläre Flussrate. Renin-Gen: 12 kb 8 Introns, Kodierungen verschiedener Isoformen.

Bildung wird stimuliert durch Natriumverlust, niedrigen Blutdruck, aufrechte Position. Hemmung z.B. durch arterielle Hypertonie, hohes Aldosteron, Hypernatriämie.

Analyse

Probenart: EDTA-Plasma/EDTA-Vollblut.

Bestimmungsverfahren:
- Radioimmunoassay (RIA); Messung der biologischen **Aktivität** über Messung der Konversion von Angiotensinogen in Angiotensin I, anschließende radioimmunologische Bestimmung von Angiotensin I.
- Heute gebräuchliches Analyseverfahren: Bestimmung des direkten Renins als **Konzentration**, möglich über Immunchemilumineszenz, unter Verwendung zweier spezifischer monoklonaler Antikörper. Durch Wahl des sog. zweiten Detek-

torantikörpers lässt sich sowohl aktives Renin wie Prorenin bestimmen. Angaben in µU/ml.
Beide Assays korrelieren gut miteinander.
Normalwerte: 3–40 (10–100) µU/ml (aufrechte Position), bzw. ca. 5–(18) 50 µU/ml (liegende Position).

1.6.3 Aldosteron-Renin-Quotient

BEDEUTUNG
Gemeinsame Bewertung der Aldosteron- und Reninkonzentration im Plasma. Hypokaliämie bei Hyperaldosteronismus unzuverlässig, da mit bis zu 11 % **normo**kaliämischem Verlauf zu rechnen ist.

SCREENING
Im **Screening**-Test (Aldosteron-Renin-Quotient) zunehmende Prävalenz des so genannten normokaliämischen primären Hyperparathyreoidismus, insbesondere bei Patienten mit arterieller Hypertonie. Ein erhöhter Aldosteron-Renin-Quotient über 50 wird bei etwa 10–15 % hypertensiver Patienten gefunden.

FUNKTIONSTESTS
1. Natriumchlorid-Belastungstest: Infusion von 2 Litern 0,9%iger Kochsalzlösung über periphere Vene (d. h. 500 ml 0,9%ige NaCl-Lösung/h). **Cave:** Herzinsuffizienz. Blutentnahme zum Zeitpunkt 0 und nach 4 h. Kontinuierliche Überwachung des Patienten erforderlich.
Hintergrund: Suppression von Renin-Angiotensin und Aldosteron durch Volumenexpansion. Physiologische Reaktion: Suppression des Aldosterons im Serum auf Werte < 85 pg/ml.
2. 24-h-Sammel-Harn auf Tetrahydro-Aldosteron bzw. Aldosteron-18-Glucuronid. Interpretation: Erhöhte Ausscheidung der Hauptmetabolite sowohl bei primärem als auch sekundärem Hyperaldosteronismus.
3. Belastungstest mit Fludrocortison: Fludrocortison-Gabe (z. B. Astonin-H) von 0,4 mg (4 × 0,1 mg) alle 6 h über insgesamt 4 d. Blutentnahmen: Nullwert sowie morgens am 5. Tag Bestimmung auf Aldosteron.
Interpretation: Physiologische Suppression des Aldosterons auf Werte < 50 pg/ml. Wegen möglicher Nebenwirkungen nur bedingt zu empfehlen, insbesondere unter ambulanten Bedingungen.
4. Orthostasetest: Untersuchung auf Kipptisch. Paradoxer Abfall des Serum-Aldosterons von liegender (z. B. 8:00 Uhr) im Tagesverlauf auf stehende Position (12:00 Uhr). Eher typisch für Aldosteron-produzierendes Adenom. Physiologisch wäre in stehender Position ein Anstieg des Serum-Aldosterons zu erwarten.
Bilaterale selektive Venenblutentnahme aus einem zentral liegenden Venenkatheter (über V. femoralis – V.cava inferior, Seldingertechnik) in Höhe der venösen Abgänge der Nebennieren (interventionelle Radiologie). Indikativ ist ein Gradient von mehr als 5:1 für den Aldosteron-/Kortisol-Quotienten im Vergleich zur Tumor-tragenden Seite (Adenom) von > 5 zu erwarten. Kosten- und zeitintensives Verfahren, zusätzlich schwierige Sondierung der rechten Nebennierenvene am direkten Abgang aus der Vena cava.

1 Diagnostik

Interpretation (z. B. aus 1.):
- Primärer Hyperaldosteronismus: Verdächtig bei einem Aldosteron-Renin-Quotienten oberhalb des Schwellenwertes von 50, bei hierbei gemessener Aldosteronkonzentration oberhalb von 150 ng/l.
- Sekundärer Hyperaldosteronismus: Aldosteron/Renin-Quotient unterhalb des Grenzwerts von 50 bei gleichzeitig gemessener erhöhter Aldosteron-Konzentration (z. B. > 200), dagegen eher bei sekundärem Hyperaldosteronismus.

Aldosteronausscheidung
Aldosteronkonzentration im 24-h-Sammelurin: Norm < 20 µg / 24 h.
Aldosteronmetaboliten im 24-h-Sammelurin:
- Aldosteron-18-Glucuronid: Norm < 20 µg / 24 h.
- Tetrahydroaldosteron: Norm < 70 µg / 24 h.

1.6.4 Adiuretin (antidiuretisches Hormon, Vasopressin)

Physiologie
Peptidhormon (Nonapeptid), partielle Ringstruktur über zwei Cystein-Disulfidbrücken. Synthese im Hypothalamus (Nucleus supraopticus & paraventricularis), im Hypophysenhinterlappen gespeichert, freigesetzt aus einem ADH-Prohormon von 143 Aminosäuren, hämatogen wirksam über V1a-, V1b- und V2-Rezeptoren, Bindung an V2-Rezeptoren renaler Sammelrohrzellen, Ca^{2+}- und cAMP-vermittelter Membraneinbau wasserdurchlässiger Aquaphorine (Aqp2), erleichterte Wasserreabsorption, Urinkonzentrierung bis max. 1200 mOsmol/l; zusätzlich Wirkung u. a. auf Gerinnung und Endothelzellen.

Analyse
Bestimmungsverfahren: RIA.
Präanalytik: Relativ aufwendig, Entnahme von 5 ml EDTA Plasma, Einstellen in Eiswasser und Aufbewahrung im Kühlschrank bis Erythrozyten sedimentiert sind. Abpipettiertes Plasma wird bis unmittelbar vor Bestimmung tiefgefroren.
Normalwerte: 1,0–7,8 ng/l.

Bedeutung
ADH im Serum **erhöht:** U.a. bei Hypovolämie (Blutungen); SIADH, nephrogener Diabetes insipidus, Medikamente (Morphin, Barbiturate, Cholinergika), Rauchern, Hypothyreose.
ADH im Serum **vermindert:** Zentraler Diabetes insipidus, ZNS-Prozesse, Alkoholismus, nach Koffeingenuss.

1.6.5 Angiotensin converting enzyme (ACE)

Physiologie, Pathophysiologie
Exopeptidase, katalysiert die Bildung von Angiotensin II durch Konversion von Angiotensin I, inaktiviert Bradykinin. Nomenklatur (Synonyme): ACE-I, CD143, Kininase II, Zn^{2+}-Peptidyl-dipeptidase A. Zwei Isoenzyme.

Reflektiert die Aktivität von Makrophagen, pulmonal-kapillärer Endothelzellen. Verstärkte Synthese durch Granulome (Sarkoidoseaktivität, Hyperthyreose, Silikose, Asbestose etc.). Als Marker (ACE = **CD 143**) auf Blutmonozyten bei Dialysepatienten (verstärkte Expression, FACS-Analyse) offenbar Zusammenhang mit erhöhter Herz-Kreislaufmorbidität.

Abklärung z.B. einer Sarkoidose mit Nierenbeteiligung im Rahmen einer renal tubulären Azidose).

ANALYSE
Probe: Serum.
Analysenmethode: Enzymimmunoassay, kolorimetrischer Test.
Normalwerte: 8–52 U/l.

1.6.6 Angiotensin-converting-enzyme-Gen (ACE-Gen)

PATHOPHYSIOLOGIE
Hintergrund: Einordnung potenzieller Risikopatienten.

Eine Deletion (Abkürzung: D) im Bereich des Intron 16, definiert als Genotyp DD, erhöht die Konzentration von ACE; signifikant assoziiert mit erhöhtem kardiovaskulären Risiko (linksventrikuläre Hypertrophie, Myokardinfarkt). Die Niereninsuffizienz der Patienten mit DD-Genotyp schreitet schneller bis zur terminalen Niereninsuffizienz (Progressionsparameter). Therapeutisch sind ACE-Hemmer bei **DD-Genotyp**-Patienten praktisch unwirksam (Häufigkeit bei ca. 30 %). Patienten mit Diabetes mellitus und DD-Genotyp haben ein erheblich erhöhtes kardiovaskuläres Risiko.

ANALYSE
Probenmaterial: EDTA-Blut.
Methode: Polymerase-Kettenreaktion (PCR).

1.6.7 ANP / Pro-ANP (atriale natriuretische Peptide / Propeptide)

VORKOMMEN, PHYSIOLOGIE
In myoendokrinen Zellen beider Vorhöfe; dort Speicherung in spezifischen Sekretgranula der Myozyten des rechten Vorhofes. Immunhistologisch peri- bzw. supranukleäre Markierung. Das im Blut zirkulierende ANP = Atrin 28 AS (99–126) wird aus Prä-ANP (1–126) freigesetzt. Dessen Vorläufer ist Prä-Pro-ANP (1–151). ANP (99–126) entsteht zusammen mit dem Spaltprodukt Pro-ANP (1–98) in äquimolaren Mengen. Durch proteolytischen Einfluss zirkulieren im Blut verschiedene ANP- bzw. Pro-ANP-Fragmente.

Alle bewirken im Wesentlichen eine Kaliurese/Natriurese und Wasserdiurese. Sie senken den Blutdruck und den peripheren Gefäßwiderwand. Des Weiteren vermindern sie intrarenal den Tonus des Vasa afferentia bzw. erhöhen den Tonus der Vasa efferentia (erhöhter kapillärer hydraulischer Druck, Hyperfiltration) und hemmen den distaltubulären Natrium- und Chloridtransport. Außerdem entfalten sie einen anti-ADH-Effekt bei verminderter Aldosteronwirkung.

Analyse ANP
Probenart: Serum, Plasma, Probevolumen 1 ml.

Analyse ProANP (1–98)
Klinische Bedeutung: Prädiktor einer Herzinsuffizienz, erhöht bei kardialer Dysfunktion, Sepsis.

Probenart: Serum, EDTA-Plasma.

Analysenmethode: ELISA.

Normalwert: < 2000 fmol/ml.

1.6.8 Brain-natriuretisches Peptid (BNP)

Vorkommen, Physiologie, Pathophysiologie
Freisetzung von BNP über Prä-ProBNP (134 Aminosäuren), proBNP (1-108) aus Vorhof („brain": Name irreführend), Ventrikel und Endothelzellen ins Blut in Form des BNP-32 sowie in einer hochmolekularen Form und weiterer Fragmente. Im Plasma in äquimolarer Menge: aktives **BNP** (32 Aminosäuren, 77-108-BNP), inaktives **N-terminales proBNP** (1-76-NT-proBNP, 76 Aminosäuren.).

BNP wirkt diuretisch, natriuretisch und vasodilatatorisch und wird u.a. durch die neutrale Endopeptidase 24.11 (CD10) im Serum abgebaut, NT-proBNP dagegen weitgehend renal eliminiert. Serumkonzentration erhöht bei linksventrikulärer **Volumen- oder Drucküberlastung** (erhöhte kardiale Wandspannung); Differenzierung einer Herzinsuffizienz von einer Lungenerkrankung bei Patienten mit Atemnot, Parameter des Volumenstatus (Volumenexpansion, fluid lung). In Multivarianz-Analysen war BNP bei Blutkonzentrationen **> 100 pmol/l** ein unabhängiger diagnostischer aussagefähiger Parameter einer z.B. kardial (oder renal) bedingten Volumenexpansion im Vergleich zu anderen klinischen und/oder diagnostischen Testverfahren. BNP und NT-proBNP sind in ihrer Aussage gleichwertig. Alleinige Beurteilung ohne Berücksichtigung des klinischen Status unzulässig.

Abnahme des BNP bzw. NT-proBNP oder ANP nach Dialyse, verbesserter Blutdruckeinstellung und Volumenkontrolle (Volumenbilanz) bei Hämodialyse-Patienten.

Zunahme beider Hormone bei chronischem Nierenversagen und Dialysepatienten im Vergleich zu Personen mit normaler Nierenfunktion.

Klinische Aussagekraft
Differenzialdiagnose des chronischen Herzversagens (Herzinsuffizienz als Ausschluss einer Dyspnoe pulmonaler Genese; Frühdiagnose der chronischen Herzinsuffizienz, Einteilung des Herzinsuffizienzgrades, Prognose und Risikostratifizierung. Für BNP-Serumwerte > 700 pg/ml steigt die Rate an Herztod bei Hämodialyse-Patienten im Vergleich zu solchen mit BNP-Werten < 200 pg/ml. Auch NT-proBNP hat hohe Voraussagekraft für die kardiovaskuläre Mortalität von Dialysepatienten.

Nichtkardiale Ursachen eines erhöhten BNP: Nierenversagen, Leberzirrhose, pulmonale Hypertension, hohes Alter, primärer Hyperaldosteronismus, Cushingsyndrom.

Analyse
Präanalytik: Plastik-EDTA-Röhrchen, umgehende Bestimmung oder Abzentrifugation mit Gewinnung des Plasmas. Stabilität des **BNP** bei Zimmertemperatur ca. 4 h

oder bei 4 °C über 24 h. **NT-proBNP** ist dagegen über ca. drei Tage stabil. Entfernung durch Hämodialysebehandlung ca. 10 % (NT-proBNP) bzw. 30 % (BNP).
Testverfahren: ELISA (aus NT-ProBNT).
Normalwerte: < 100 pmol/ml. Geringgradige altersabhängige Zunahme des BNP-Serumspiegels. Frauen haben physiologisch höhere Werte als Männer. Im Gegensatz zu BNP sind die Serumkonzentrationen von NT-proBNP in größerem Maße altersabhängig: Oberer Grenzwert Alter < 75 Jahre: 125 pg/ml; für Alter > 75 Jahre: 450 pg/ml.

1.6.9 Adiponektin

Physiologie, Pathophysiologie

Produktion des Hormons in Fettzellen (weißes Fettgewebe); Freisetzung in die Blutzirkulation (mittlere Konzentration 32 µg/l). Das Peptidhormon ähnelt in der Struktur dem Komplementfaktor C1q und Kollagentyp-X. Molekulargewicht 28 kDa, Kodierung auf Chromosom 3q27.

Niedrige Adiponektinspiegel **fördern** die kardiovaskuläre Morbidität bzw. die Entstehung eines Diabetes mellitus (antiatherogener und antiinflammatorischer Effekt von Adiponektin wird abgeschwächt). Pathophysiologische Beziehung zu einer Nephrosklerose bei starker Übergewichtigkeit. Bestimmung im Nüchternzustand morgens.

KHK/Diabetes-Risiko: Adiponektinspiegel > 10 µg/l geringes Risiko, < 7 µg/l erhöhtes Risiko.

Analyse

Enzymimmuno-Assays (EIA) können je nach Probenvorbehandlung verschiedene isomere Fraktionen des Adiponektin in Serum oder Plasma erfassen (sog. multimere ELISA, hochmolekulares, mittelmolekulares, niedrigmolekulares oder Gesamtadiponektin, noch kein Routineparameter).

1.6.10 Katecholamine

Indikation

DD arterielle Hypertonie, Phäochromozytom, Paragangliom.

Analyse

Probenart: Plasma, 24h-Sammelharn.

1. Urinausscheidung von Katecholaminen (hohe Sensitivität > 90 %), Bestimmung von Metanephrin und Normetanephrin.
Präanalytik: Ansäuerung der Harnprobe (HCl-Vorgabe in der Sammelflasche).
2. Plasmaanalytik auf Metanephrin (praktisch fehlendes pulsatiles Muster) und Normetanephrin, die in sehr niedrigen Konzentrationen messbar sind.
Präanalytik: Abnahme der Blutprobe unter Ruhebedingungen, 10 ml gekühltes EDTA-Röhrchen.
Methodik: Früher HPLC, in letzter Zeit Radioimmunoassay. Einfachere Verfügbarkeit im Vergleich zur Bestimmung im 24-h-Sammelharn.
Referenzbereiche: Z. B. Metanephrin < 90 pg/ml, Normetanephrin < 200 pg/ml.

1.6.11 ADMA (asymmetrisches Dimethyl-Arginin)

Physiologie

Zirkuliert als physiologisches Abbauprodukt im Rahmen des Proteinumsatzes im Blut (Plasma, Serum), nach Proteolyse methylierter Proteine. ADMA entsteht durch Argininmethyltransferasen (Proteinmethylase-I, zunächst auf proteinständige L-Argininreste, durch physiologischen proteolytischen Abbau wird freies ADMA aus diesen Eiweißen freigesetzt).

Pathophysiologie

ADMA ist ein endogener, spezifischer **Inhibitor der Stickoxidsynthase** (NO-Synthase). Dadurch wird die NO-vermittelte endotheliale Vasodilatation gehemmt, der Gefäßwiderstand erhöht, die sonst durch NO-bedingte Hemmung der Adhäsion von Leukozyten und Monozyten an das Gefäßendothel aufgehoben. Das kardiovaskuläre und renale Risiko sowie die Gesamtmortalität sind unter pathologisch erhöhten ADMA-Blutkonzentrationen erhöht. Unter ADMA exponieren Endothelzellen vermehrt Adhäsionsmoleküle. Kompetitiver abschwächender Einfluss von L-Arginin auf die ADMA-Wirkung. LDL-Cholesterin setzt vermehrt ADMA frei.

Analyse

Probenart: EDTA-Plasma, Serum.

Bestimmungsmethode: Früher Flüssigkeitschromatographie (HPLC). Heute Enzymimmunoassay. Probenvolumen 20 µl, Messbereich 0,1–3 µmol/l.

Normalwerte: Genauer Bereich nicht festgelegt, wahrscheinlich bis 2 µmol/l.

Bedeutung

Allgemeiner Marker einer endothelialen Dysfunktion, prognostischer Marker bei akzelerierter Arteriosklerose, pAVK, KHK, Hypertonie, Herzinsuffizienz, Diabetes mellitus, Nierenerkrankungen (z. B. Nephrosklerose, ischämische Nephropathie), Dialysepatienten, die in der Regel erhöhte ADMA-Blutkonzentrationen aufweisen. Signifikante Assoziation zwischen Serum-ADMA-Spiegel und Intima/Mediadicke der Arteria carotis. Erhöhtes ADMA ist ggf. Indikation für orale Supplementation mit L-Arginin (kein Routineparameter).

1.6.12 Prolaktin

Pathophysiologie

Hypophysäres Proteohormon, bei Patienten mit Niereninsuffizienz (NI) in der Regel im Serum erhöht, häufig assoziiert mit feinschlägigem Tremor und Impotenz.

Analyse

Probenart: Serum, ca. 2 ml.

Bestimmungsverfahren: Chemilumineszenz Immunoassay.

Normalwerte: Männer 3–15 µg/l, Frauen 3,8–23 µg/l. Umrechnungsfaktor zu mIU/l × 24.

1.6.13 Testosteron

PATHOPHYSIOLOGIE

Androgen, Sexualsteroid aus Vorläufer Androstendion. Freier zirkulierender biologisch wirksamer Anteil ca. 1 %. In wesentlichen Zielorganen ist nicht Testosteron, sondern Dihydrotestosteron wirksam. Bei männlichen Dialysepatienten in der Regel erniedrigt, kann Testosteron die Erythropoese fördern.

ANALYSE

Probenart: Serum, ca. 2 ml.

Bestimmungsverfahren: Lumineszenz Immunoassay

Aufgrund des zirkardianen Rhythmus Blutentnahme zwischen 7:00 und 9:00 Uhr.

Normalwerte: Männer 2, 7–10,7 ng/ml.

FREIES TESTOSTERON

Probenart: Serum.

Bestimmungsverfahren: Radioimmunoassay (RIA).

Normalwert: Männer 8,5–45 pg/ml.
- Erhöht: Z. B. essenzielle Hypertonie, eingeschränkte GFR.
- Erniedrigt: Bei Dialysepatienten.

1.6.14 Homocystein

PHYSIOLOGIE

Homocystein entsteht als schwefelhaltige Aminosäure physiologischerweise aus Methionin durch Demethylierung, im Rahmen des Protein-Turnover (Eiweißabbau) und wird durch weitere Demethylierung unter Anwesenheit von Vitamin B_6 durch die Cystathionin-β-Synthetase in Cystin umgewandelt. Homocystein kann unter Vitamin B_{12} und Folsäure durch die Methylentetrahydrofolsäure-Reduktase (MTHFR) in Methionin remethyliert werden.

PATHOPHYSIOLOGIE

Hyperhomocysteinämie: Endogen toxische Wirkung des Homocysteins auf Endothel, erhöhte Thrombozytenaggregation, gesteigerte LDL-Oxidation, prothrombogener Status für arterielle und venöse Thrombosen und zerebrovaskuläre Insulte. Verschlechterung der Rheologie in kleinen Gefäßen. Offenbar erhöhtes Risiko für koronare Herzerkrankung, akzelerierte Atherosklerose (und Nephrosklerose?), insbesonders bei gleichzeitig eingeschränkter Nierenfunktion, unter der der Homocysteinspiegel im Serum ansteigt: hierbei verlängerte Homocystein-Halbwertszeit auf ca. 11–12 h (normal bis 3,5 h).

Dialysepatienten haben in der Regel Serumkonzentrationen > 20 µmol/l. Anstieg des Homocystein im Serum um jeweils 5 µmol/l über Normwert soll das kardiovaskuläre Risiko um ca. 60–80 % erhöhen. Offenbar auch Bezug zur Entwicklung einer Demenz vom Alzheimer-Typ und einer Osteoporose (erhöhtes Risiko für Hüftfrakturen). Homocystein schädigt in höheren Konzentration in Mesangiumzellen die DNA und induziert (über eine p38-Mitogen aktivierte Proteinkinase) eine Apoptose.

Analyse

Probenart: Plasma oder Serum, ca. 1 ml.

Methode: HPLC, Fluoreszenzpolarisations-Immunoassay.

Präanalytik: Nach Blutentnahme am nüchternen Patienten (z. B. 2,7 ml EDTA-Monovette) umgehendes Abtrennen von Blutzellen (Zentrifugieren spätestens 40 Min. nach Entnahme, möglichst auch schnelle Enteiweißung, evtl. Lagerung auf Eis). Laborseitige Bestimmung innerhalb 48 h, falls nicht möglich, muss die Probe bei mindestens −20 °C eingefroren werden. Am besten wird gekühltes Plasma (abpipettiert aus zentrifugierter EDTA-Monovette) verschickt.

> **!** Falls keine adäquate Prozessierung der Blutprobe: Falsch hohe Homocystein-Werte durch weiter ablaufende Remethylierung.

Normalwerte (Serum, Plasma): 5–12 µmol/l, oberer Schwellenwert = 15 µmol/l.
- Werte zwischen 31–100 µmol/l: Verdacht auf heterozygote Hyperhomocysteinämie.
- Werte > 100 µmol/l: Ausschluss einer homozygoten Hyperhomocysteinämie (▶ 1.18.3, MTHFR-Mangel).

1.6.15 Lipoprotein (a) = Lp (a)

Physiologie, Pathophysiologie

In der Leber gebildetes **atherogenes** Lipoprotein. LDL-ähnliches Partikel bestehend aus einem Molekül Apolipoprotein-B 100, das kovalent an ein Molekül Apolipoprotein-A gebunden ist. Lp (a) ist in der Regel bei Niereninsuffizienz im Serum erhöht, nicht durch vermehrte Produktion, sondern durch verminderte Clearance von Lp (a).

Analyse

Probenart: Serum, ca. 2 ml.

Methode: Nephelometrie.

Normwerte: < 30 mg/dl.

> **✓** Klinisch ähnlich zu bewerten: Hochatherogene Subfraktionen 5 und 6 der **small-dense-Lipoproteine** (Analyse durch Dichtegradientenzentrifugation).

Atheroskleroserisiko – Auswahl selektierter Surrogatparameter
- Erhöhtes Serum-Kreatinin, Cystatin-C.
- Hyperphosphatämie; Hyperurikämie.
- Lipid A, Lp (a).
- Small-dense-Lipoproteine, insbesondere Subfraktionen 5 und 6.
- Adiponektin (Blutspiegel < 7 µg/l).
- Oxidiertes LDL, enzymatisch modifiziertes LDL.
- Homocystein (Hyperhomocysteinämie) ≫ 20 µmol/l.
- Parameter einer „Inflammation": Erhöhtes CRP, LBP, IL6, sCD14, sIL2-Rezeptor, sCD154.

- Erhöhtes asymmetrisches Dimethylarginin (› 4 µmol / l).
- Prokoagulatorischer Status (AT III, Plasminogen-Aktivator-Inhibitor, Protein C, ADAMTS-13, von-Willebrand-Faktor, Punktmutation im Prothrombin-Gen, Faktor-V-Leiden, Fibrinogen, Antiphospholipid-Syndrom, ANA, ANCA).
- Oxidativer Stress: Glutathion, Glutathion-S-transferase, Malondialdehyd (Lipidperoxidation), gesamtantioxidative Kapazität, Myeloperoxidase, Superoxiddismutasen, Antikörper gegen oxidiertes LDL.

1.7 Entzündungsmarker (Inflammation)

1.7.1 C-reaktives Protein (CRP)

Physiologie

Pentamer-konfiguriertes Protein, zusammengesetzt aus 5 identischen nicht-glykosylierten Monomeren von 23 kDa, Untereinheiten von 206 Aminosäuren. Zyklische Symmetrie: Sog. Pentraxin-Typ (▶ Abb. 1.8).

Marker der Akute-Phase-Reaktion. CRP wird initial aktiviert durch die Vermittlung bakteriellen Lipopolysaccharids (LPS, Endotoxin), sodann hepatische Synthese unter Einfluss von IL1, IL6, TNF-α und TNF-α. Unter entzündlichen Bedingungen über 1000-fach erhöhte Synthese.

Extrahepatische Synthese, hauptsächlich als Monomer (mCRP) in Lymphozyten, Monozyten, Alveolarmakrophagen und Tubulusepithelien der Niere.

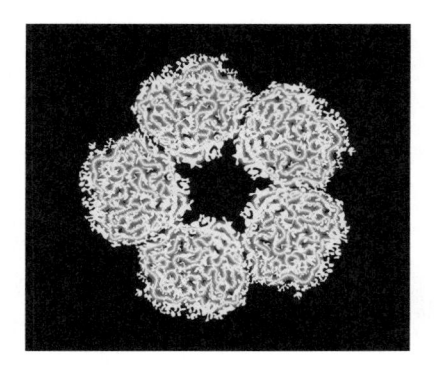

Abb. 1.8 CRP: Pentraxin-Ringstruktur

Pathophysiologie

CRP hat sowohl pro- wie antiinflammatorische Effekte (pleiotrope Wirkungen). Teilweise antagonistische Wirkungen von nativem pentamerem CRP und monomerem CRP. Pentameres CRP bindet an niedrigaffinen Fc-γ-II-Rezeptor (CD 32), mCRP an niedrigaffinen Fc-γ-III-Rezeptor (CD 16) und induziert dort Immunabwehrfunktionen, aktiviert Komplement (klassischer Weg) und Monozyten, verstärkt deren Phagozytose, hemmt die endotheliale Nitritoxidsynthase, bildet mit DNA aus apoptotischen und nekrotischen Zellen sowie mit LDL Komplexe etc. Die Serum-CRP-Konzentration korrelieren eng mit denen von Serumamyloid A.

CRP-Spiegel sind prädiktiv für kardiovaskuläre Ereignisse und die Mortalität bei Dialyse-Patienten. Trotz oft hoher Krankheitsaktivität nur geringe CRP-Antwort bei Kollagenosen, insbesondere Lupus erythematodes, vermutlich bedingt durch „Verbrauch" von CRP im Rahmen der Immunkomplexbildung bzw. gestörte Funktion in der Clearance apoptotischen Zellmaterials. Autoantikörper gegen CRP bei SLE-Patienten sind beschrieben, verbunden mit verringertem Auflösungsvermögen chromatinhaltigen Materials. CRP ist in Verbindung mit IL6 und LPS-bindendem Protein als diagnostischer Marker für Infektionen und Sepsis dem Marker Procalcitonin überlegen (Unterscheidung zwischen SIRS und Sepsis), Procalcitonin beschreibt dagegen besser das Schweregrad der Sepsis. Die Serumkonzentration von CRP ist positiv mit dem Lebensalter korreliert ($P < 0{,}001$) und erst Werte über 10 mg/l sind prädiktiv für eine kardiovaskuläre Mortalität bei Dialysepatienten.

ANALYSE

Untersuchungsmaterial: Serum, Plasma; Urin.

Bestimmungsverfahren: Nephelometrie, Turbidimetrie, suprasensitiver Test über Polystyren oder Latex-verstärkte Lichtstreuung. Weitere: ELISA oder Chemilumineszenz-Test.

Normalwerte: 0,05–5 mg/l.

PTX3

Neben CRP mit 21,5 kDa existiert ein weiteres Akute-Phase-Protein vom Pentraxin-Typ (sog. langes Pentraxin) von 40,6 kDa, das u. a. in Endothelien, Monozytenmakrophagen gebildet wird.

Bestimmungsmethode: Nephelometrie, ELISA.

Proben: Serum.

Normalwerte: Gesunde Kontrollen 1,8 ng/ml (0,1–9).

PTX3-Serumspiegel steigen entsprechend des Abfalls der GFR und sind positiv korreliert mit erhöhten Herz-Kreislauf-Komplikationen.

C-REAKTIVES PROTEIN UND HAPLOTYPEN

Die Serumkonzentration von CRP ist von Einzelnukleotid-Polymorphismen des CRP-Gens abhängig, was die unterschiedlichen interindividuellen basalen Konzentrationen im Serum erklären kann. So ist der Haplotyp IV mit höheren Serum-CRP-Spiegeln, der Haplotyp VII mit niedrigeren CRP-Serumkonzentrationen vergesellschaftet. Zwischen 7 untersuchten CRP-Haplotypen des CRP-Gens (und damit unterschiedlichen CRP-Basiskonzentrationen) fand sich bei Dialysepatienten keine Beziehung zu kardiovaskulären Erkrankungen. Damit ist der Serum-CRP-Spiegel eher Ausdruck eines Biomarkers als ein kausaler Faktor für kardiovaskuläre Erkrankungen.

1.7.2 Procalcitonin

PATHOPHYSIOLOGIE

Vorläufermolekül des Calcitonins, Protein aus 116 Aminosäuren, Kodierung über 4 Calcitoningene, insbesondere CALCI-Gen. Synthese in den parafollikulären C-Zellen der Schilddrüse und neuroendokrinen Zellen (Molekulargewicht 127,9 kDa). Das unter Entzündung freigesetzte Procalcitonin entsteht wahrscheinlich in allen Körperzellen.

In vitro stimuliert Procalcitonin die Sekretion von Interleukin-1β, Interleukin-8 und TNF-α.

Indikation

Beurteilung des Schweregrades einer bakteriellen Infektion, SIRS, Sepsis, aber auch nach kardiogenem Schock, akuter Pankreatitis, Pneumonien, Multiorganversagen, Polytrauma.

Differenzierung zwischen chronisch-entzündlichen Prozessen, viralen Infektionen, bei denen Procalcitonin nicht oder unter 2,0 µg/l im Serum nachgewiesen wird.

Früherkennung infektiöser Komplikationen bei immunsupprimierten Patienten, Patienten unter Chemotherapie und Neutropenie, zentralvenöse Katheter, Ports, Kunststoff-Shunts.

Analyse

Untersuchungsmaterial: Serum, EDTA-, Heparinplasma. Menge ca. 0,5–1 ml.

Analyseverfahren: Immunofluoreszenzassay, immunoluminometrische Bestimmung (sog. TRACE-Technik). Analytische Sensitivität ca. 0,02 ng/ml. Erfasst werden Präcalcitonin und dessen Spaltprodukte.

Normwerte: Im Blut Gesunder lässt sich Procalcitonin nicht nachweisen.

Chronische Entzündungen unter 1,0 ng/ml (< 0,5 µg/l), bei chronisch entzündlichen Prozessen < 0,5 µg/l, virale Infektionen < 0,5 bis ca. 2 µg/l, systemische schwere bakterielle Infektionen, Sepsis, Multiorganversagen > 2 µg/l bis zu 1000 µg/l.

> ✓ Die Halbwertszeit von Procalcitonin beträgt ca. 24 h. Procalcitonin reagiert schneller auf die erfolgreiche Behandlung bakterieller Infekte, d. h. erreicht früher Normalwerte als CRP, das wesentlich langsamer im Serum abfällt. Unter Dialyse-Behandlung steigt Procalcitonin im Serum vorübergehend leicht an.

1.7.3 sCD14

Pathophysiologie

sCD14 ist ein Peptid mit einem Molekulargewicht von ca. 48–51 kDa. Es ist Bestandteil des LPS-Rezeptors und Toll-like-Rezeptor-4-Komplexes. sCD14 wird von Blutmonozyten als sekundär lösliches Membranprotein abgegeben („shedding").

Erhöhte Serumkonzentrationen bei Patienten mit entzündlichen Erkrankungen, v.a. Systemerkrankungen wie Kollagenosen, Sarkoidose, AIDS, SIRS, Sepsis. Patienten mit aktivem SLE haben im Vergleich zu Patientem mit einem inaktiven Verlauf signifikant höhere sCD14-Serumspiegel. Auch bei aktiven Krankheitsschüben (unabhängig der C3-, C4-Serumkonzentrationen) ist der Serumspiegel erhöht.

Analyse

Probenart: Serum; Plasma (Heparin, EDTA).

Methode: ELISA.

Normalwerte:
- Serum: Mittelwert 3,56 µg/ml (2,6–4,6; 95%-Perzentilbereich).
- Plasma: 3,3 µg/ml (2,5–4,5).

1.7.4 sCD154 (sCD40L)

Physiologie, Pathophysiologie

sCD154 ist ein Protein, das zur TNF-Rezeptor-Superfamilie gehört. Es wird freigesetzt aus aktivierten T-Lymphozyten, und auch als Oberflächenprotein auf Gefäßendothelien exprimiert.

sCD154 ist eng assoziiert mit inflammatorischen Prozessen, es stimuliert die Expression von Adhäsionsmolekülen, Zytokinen und des Chemokins MCP-I. Beziehung zum akuten Koronarsyndrom, der progressiven Arteriosklerose, Hyperlipidämien. Erhöhte sCD154-Plasmakonzentrationen bei Hämodialyse-Patienten (cutoff > 6,42 ng/ml) korrelieren mit thromboembolischen Ereignissen wie Apoplex, Herzinfarkt, Darmischämien. Stationäre Notfälle oder Tod durch Herzversagen, Tumoren, Arrhythmien korrelierten dagegen nicht mit erhöhten sCD154-Werten. sCD154-Plasmakonzentrationen sind offensichtlich für klinisch schwere atherothrombotische (hohe Konzentrationen) oder leichtere Ereignisse prädiktiv.

Analyse
Probenart: Serum.
Bestimmungsverfahren: ELISA.

> ✓ sCD40L ist negativ korreliert mit der Serumalbuminkonzentration.

Normalwerte: Gesunde Kontrollen 0,86 ng/ml, Dialysepatienten Mittelwert um 1,34 ng/ml.

1.7.5 Proinflammatorische Blutmonozyten

Der Phänotyp CD14+/CD16+ bzw. CD14+/CD16++ ist prädiktiv für kardiovaskuläre Ereignisse, insbesondere bei gleichzeitig niedriger HLA-DR-Expression. Gleiches gilt für die Gesamtsterblichkeit.

Probenart: EDTA-Blut.

Methode: Durchflusszytometrie.

Normalwerte, CD14++/CD16+ Monozyten: Gesunde ca. 8 % der gesamten CD14+ Blutmonozyten, stabile Dialysepatienten > 10 %, instabile Hämodialyse-Patienten > 15 %. (www.monozyten.de)

1.8 Gerinnungsanalytik

1.8.1 Blutungszeit

In-vitro-Blutungszeit (PFA-100, Platelet function analyzer)
Untersuchung: Bei V.a. verlängerte Blutungszeit.

Methode: Messen der sog. Verschlusszeit einer in einer Messkapillare platzierten, mit Kollagen und ADP beschichteten Membran. Angabe in **Sekunden**.

Probenart: Spezialmonovetten mit gepuffertem 3,8%-igem Citrat (Vollblut).

1.8 Gerinnungsanalytik

Die in-vitro-Blutungszeit ist **verlängert** bei Urämie, von-Willebrand-Syndrom, Einnahme von Acetylsalicylsäure, GP-IIb/IIIa-Rezeptorantagonisten (Tirofiban, Eptifibatid, Abciximab).

Die In-vitro-Blutungszeit ist dagegen nicht verlängert bei Einnahme von Clopidogrel.

THROMBOPHILIE-SCREENING
1. Faktor-V-Leiden-Mutation (Punktmutation im Faktor-V-Gen (G1691A). 7 % der Normalbevölkerung sind betroffen. Bei heterozygoter Mutation bis 10-fach erhöhtes, bei homozygoter Mutation bis 100-fach erhöhtes Thromboserisiko.
2. Prothrombinmutation (G00210A). 2 % der Normalbevölkerung sind betroffen. In ca. jedem 5. bis 6. Fall tiefe Beinvenenthrombosen nachweisbar, dreifach erhöhtes Risiko für venöse Thrombosen.
3. Protein-C, Protein-S, Antithrombin, kongenitaler oder erworbener Mangel als Ursache einer Thrombophilie im frühen Erwachsenenalter.
4. Antiphospholipid-AK (▶ 1.9.3), verstärkte Thromboseneigung trotz Verlängerung Phospholipid-abhängiger Gerinnungsteste.

IN-VIVO-BLUTUNGSZEIT
Normalwerte:
- < 7 Min. (Simplate).
- 2–7 Min. (Ivy).

1.8.2 Partielle Thromboplastinzeit (PTT, aPTT)

In Form der aktivierten PTT wird das endogene Gerinnungssystem in seiner Gesamtheit erfasst, Suchtest bei V. a. hämorrhagische Diathesen, Hämophilie, Überwachung der Heparin-Therapie, Verbrauchskoagulopathie, bei Antiphospholipid-Syndrom.

Probenmaterial: Frisch entnommenes Natriumcitratblut, bei Versand Zentrifugation und Einreichen des Plasmas.

Das **Testprinzip** beruht auf eine Aktivierung des Gerinnungssystems durch ein spezielles Aktivierungsreagenz, einem Phospholipid (Actin-FS-Reagenz). Wegen der Zugabe des Oberflächenaktivators: aktivierte partielle Thromboplastinzeit.

Normalwerte (aPTT): 26–36 Sek. bis max. 40 Sek., darüber pathologisch.

1.8.3 Prothrombinzeit (Quickwert)

Angabe bei Antikoagulation seit 1983 als **INR** (international normalized ratio).

INR = Gerinnungszeit Patient (Sek.) : Gerinnungszeit gesunde Kontrolle (Sek.).

Erfasst: Faktoren II, V, VII, X.

Probenmaterial: 3 ml Citratblut.

Normalwerte: 70–130 %. INR 0,85–1,115, bei Antikoagulation 2,0–3,5 (unter stabilen Bedingungen).

1.8.4 Antithrombin III (AT III) und Heparin-Kofaktor

Indikation: Erworbener (z. B. nephrotisches Syndrom), angeborener AT-III-Mangel, thromboembolische Erkrankungen.

Testprinzip: Photometrie (chromogenes Substrat).

> AT III + Thrombin-Überschuss $\xrightarrow{\text{Heparin}}$ (AT-III-Thrombin) + Thrombin-Rest
> Chromogenes Substrat $\xrightarrow{\text{Thrombin-Rest}}$ Farbreaktion (Nitroanilin)

Probenart: Mischung aus 9 Teilen Venenblut und 1 Teil 0,11 mol/l Natriumcitrat; weiter verwendet wird das nach sofortiger Zentrifugation gewonnene Plasma. Zugabe von Thrombinreagenz zu Citratplasma plus Olygopeptid-Substratreagenz (TOS-Gly-pro-Arg-pNA, 5-Aminonitrobenzoesäure, Isopropylamid), Extinktionsmessung des vom Substrat abgespaltenen para-4-Nitroanilins bei 405 nm.

Normaler Referenzbereich: Immunologische Analyse 0,20–0,31 g/dl, funktionelle Aktivität 80–120 % (1 U/ml = 100%).

1.8.5 D-Dimere

Lösliche Fibrinfragmente heterogener Zusammensetzung, Endprodukt der Fibrinolyse.

Indikation: Ausschlussdiagnose einer Thrombose, Nachweis auch unter Schwangerschaft, nach Hämatomen, bei Tumoren, entzündlichen Syndromen, disseminierter intravasaler Gerinnung (DIC), Verlaufskontrolle bei fibrinolytischer Therapie, altersabhängige Werte.

Testverfahren: Immunenzymatischer Test von Fibrinspaltprodukten, so genanntes ELFA-Verfahren (Enzyme-linked Fluoreszenzassay), mit Hilfe monoklonaler Antikörper gegen D-Dimere. Vollautomatische Bestimmung möglich über Festphasenassay, wobei Latexpartikel verwendet werden, die mit monoklonalen Antikörpern (spezifisch gerichtet gegen D-Dimer-Epitope) beschichtet sind (z. B. D-Dimer-plus Assay). Messbereich 50–6500 µg/l, untere Nachweisgrenze 50 µg/l, keine wesentliche Interferenz durch anwesenden Rheumafaktor.

Probenart: Trinatriumcitrat-Venenblut. Dieses wird sofort abzentrifugiert und das Plasma dem Test zugeführt. Testdauer ca. 40 Minuten.

Oberer Grenzwert: 20–400 µg/l.

Erhöhte D-Dimere im Serum korrelieren mit der thrombotischen Verschlussrate doppellumiger Dialysekatheter.

1.8.6 Protein C / Protein S

Protein C
3–6 mg/l (immunologische Bestimmung), funktionelle Aktivität 70–140 %.

Protein S
Funktionelle Aktivität 65–140 %.

1.8.7 Fibrinogen

Akute-Phase-Protein; Risikofaktor Arteriosklerose. Verlauf bei: Plasmapherese (< 160 mg/dl), Immunadsorption; Hyperfibrinolyse, Verbrauchskoagulopathie.

Bestimmungsmethode: Nach Clauss. Hierbei wird Citratplasma mit großem Überschuss an Thrombin inkubiert und die Bildungsgeschwindigkeit eines Gerinnsels proportional zur Fibrinogenkonzentration evaluiert; Turbidimetrie.

Probenart: Plasma, hergestellt durch Mischen von 9 Teilen Venenblut mit 1 Teil Natriumcitratlösung, abzentrifugieren, weiterverwenden des Überstandes.

Normaler Referenzbereich: 170–410 mg/dl; erfasste Fibrinogen-Spaltprodukte < 1 mg/dl.

1.8.8 Von-Willebrand-Faktor (vWF)

Multifunktionelles Glykoprotein, entscheidend bei der primären Gerinnungs-Homöostase, Trägerprotein für Faktor VIII, das diesen vor dem Abbau durch Protein C schützt. vWF vermittelt Plättchenaggregation. Synthese in Thrombozyten, Megakaryozyten und Gefäßendothel.

Probenart: Plasma (9 Teile Venenblut, 1 Teil Natriumcitratlösung, Verwendung des Zentrifugationsüberstandes).

Bestimmungsmethode: Sandwich-ELISA unter Verwendung spezifischer Anti-vWF-AK.

Normalwert (Referenzbereich): 40–190 %, abhängig von Alter und Blutgruppe.

1.8.9 ADAMTS-13-Aktivität

Metalloproteinase, die ultragroße von Willebrand-Multimere, von endothelialen Zellen freigesetzt, in kleinere Fragmente spaltet. Die Spaltung erfolgt an der Y842/M843-Peptidbrücke der A2-Domäne des vWF.

Klinischer Hintergrund: Messung von ADAMTS-13-Aktivität zur Beurteilung thrombotischer Erkrankungen, Differenzierung des hämolytisch-urämischen Syndroms (genetisch bedingt oder erworben) und des HUS-TTP-Komplexes. Nach nicht tagesaktuellen Untersuchungen lässt sich anhand der ADAMTS-13-Aktivität eine TTP nicht sicher von einem HUS (rekurriende oder familiäre Form) unterscheiden.

Bestimmungsverfahren: Zzt. existieren mindestens 5 verschiedene Referenzmethoden zur Bestimmung der ADAMTS-13-Aktivität im Plasma.

Testprinzip: Proteolytische Spaltung eines Substrats durch ADAMTS-13 im Probenplasma, anschließende Quantifizierung des nicht umgesetzten Substrates oder des verbliebenen von-Willebrand-Faktors nach proteolytischer Spaltung (funktionelle Aktivität, elektrophoretische Auftrennung, immunologische Eigenschaften). Verfügbar: ELISA, IMRA, immunoradiometrische Assays. Funktionelle Aktivität über Bindung an endotheliale Zellen.

Letzte Neuentwicklung eines Testes mit Hilfe eines fluorogenen Substrates (Fluoreszenz-Quenching-Substrat, FRETS-vWF13), bestehend aus einem synthetischen Peptid von 73 Aminosäuren, Molekulargewicht 8,3 kDa, das einer A2-Domäne des vWF entspricht. Das Substratpeptid ist spezifisch für ADAMTS-13. Plasmaproben von Patienten mit hereditärer oder erworbener TTP setzen das Peptid **nicht** um, jedoch Plasmen von Patienten mit HUS (ADAMTS-13 positiv). Kongenitaler oder erworbener Mangel an ADAMTS-13-Aktivität akkumuliert überaktive übergroße vWF-Multimere, die über Thrombozytenaggregation mikrothrombotische Ereignisse (TTP) induzieren.

Dauer der Untersuchung ca. 1 Stunde im automatisierten Assay.

Probenart: Plasma.

Richtwerte: Bei Gesunden ADAMTS-13-Aktivität > 50 % bis 178 %.

1.8.10 Thrombomodulin (ICAM-3, E-Selektin, P-Selektin)

Kofaktor von Thrombin, Glykoprotein, synthetisiert in Gefäßendothelzellen mit antithrombogenen Eigenschaften. Verstärkte Thrombomodulin-Synthese in Monozyten unter Einfluss von Endotoxin (LPS). Schwerer **Endothelschaden** geht mit erhöhten Thrombomodulinkonzentrationen einher. Verminderte Thrombomodulin-Expression in glomerulären Endothelzellen trägt zum prokoagulatorischen Zustand im Rahmen eines **hämolytisch-urämischen Syndroms** (HUS) bei. Zirkuliert in **löslicher** Form (sICAM-3) im Serum.

Probenart: Serum.

Methode: ELISA.

Normalwerte: Mittlere Konzentration 3,1 ng/ml.

1.8.11 Heparin

Unfraktionierte wie fraktionierte (niedermolekulare) Heparine sowie Heparinoide binden spezifisch Antithrombin. Der Komplex Heparin-Antithrombin neutralisiert Faktor II, VII, IX, X, XI, XII und die aktivierten Faktoren IIa und Xa. Ein reines Pentasaccharid (Fondaparinux) wirkt dagegen ausschließlich auf Faktor Xa.

Messung der Heparinwirkung durch **Anti-Faktor Xa-Aktivitätstest.** Unterschiedlich für jede Heparinsubstanzklasse, jeweils Kalibrierung mit entsprechender Referenzsubstanz erforderlich.

BEURTEILUNG DER HEPARIN-THERAPIE

Über Messung der PTT, Zielwert ist eine 1,8- bis 3,8-fache Verlängerung gegenüber der Ausgangs-PTT.

Bei „Heparinresistenz" (z.B. erhöhte Faktor-VIII-Spiegel) Messung der **Anti-Xa-Aktivität**. Die PTT-Messung ist zur Überwachung der Behandlung mit niedermolekularem Heparin oder Heparinoid nicht geeignet. Für eine Antikoagulation mit Hirudin (selektiver Faktor-II-Inhibitor) erfolgt das „Drug-Monitoring" über die „Anti-IIa-Methode".

Untersuchungsmaterial: Citratblut.

Therapeutische Spiegel:
- Normalheparine 0,3–0,6 IU/ml.
- Niedermolekulare Heparine 0,5–1,1 IU/ml (Peak-Konzentration 4 h nach subkutaner Gabe).
- Dalteparin 0,5–0,7 IU/ml 10 Min. nach Bolus.

In der Regel erfordert die Behandlung mit niedermolekularem Heparin keine Laborüberwachung (kein „Point of care"-Test). Ansonsten Bestimmung des so genannten Antifaktor-Xa-Spiegels (Zielbereich 0,5–1 U/ml).

HEPARIN-INDUZIERTE THROMBOZYTOPENIE (HIT II)

Thrombozytopenie, die durch Heparin-induzierte IgG-AK, gerichtet gegen Plättchenfaktor 4 entstanden ist. Die Bindung von IgG an Plättchenfaktor 4 der Thrombozytenoberfläche (PF4-IgG-Komplexe) setzt Gewebsfaktor IV frei, der die Plättchen weiter aktiviert und zu thromboembolischen Ereignissen führt. Geringere Inzidenz bei Verwendung niedermolekularer Heparine.

Bei großen Kollektiven von Hämodialyse-Patienten liegt die Prävalenz von HIT-II bei etwa 0,3/100 Patienten, von denen nur etwa 17 % Komplikationen aufweisen.

Bestimmungsverfahren:
- Funktioneller Test ist der sog. Heparin-induzierte Plättchenaktivierungsassay (HIPA).
- Als **Schnelltest** (Notfalltest) wird der PF4-Partikelgel-Immunoassay verwendet. Qualitativ, jederzeit verfügbar (Säulenagglutinationsassay, Fa. Diamed). Bei positivem Schnelltest Durchführung eines quantitativen Antikörpertestes, bei dem nur Antikörper der IgG-Klasse als funktionell wirksam detektiert werden. Die Zahl positiv getesteter Antikörper bei Patienten liegt wesentlich höher als die Zahl klinisch evidenter Thrombosen.

Probenart: Serum.

Befundinterpretation: Plättchenaktivierbarkeit < 0,4 = negativ, 0,4–1,0 Graubereich, > 1,0 positiv (Befunde des quantitativen IgG-Anti-PF-4-Heparin-Tests). Befunde im Graubereich bzw. positiv können weiter über den Heparin-induzierten Aktivierungsassay (HIPA) verifiziert werden.

1.9 Immundiagnostik

1.9.1 Immunglobuline (Ig)

PHYSIOLOGIE

Immunglobuline sind Polypeptide, bestehend aus einem Paar schwerer (H-) und einem Paar sog. leichter (L-) Ketten. IgG besitzen eine Y-förmige Konfiguration (▸ Abb. 1.9), Spezifität gegenüber Antigen-Epitopen, bivalent. IgM sind penta-bzw. decavalent. Zentrale „Scharnierstelle",14 Disufidbrücken, Kohlenhydratanteile 2,5–18 % davon Neuraminsäure, Fucose, Mannose, Hexosamin, N-acetyl-glukosamin.

Fünf Antikörperklassen: IgG, IgA, IgM, IgD, IgE.

IgG-Molekülstruktur (IgG1)

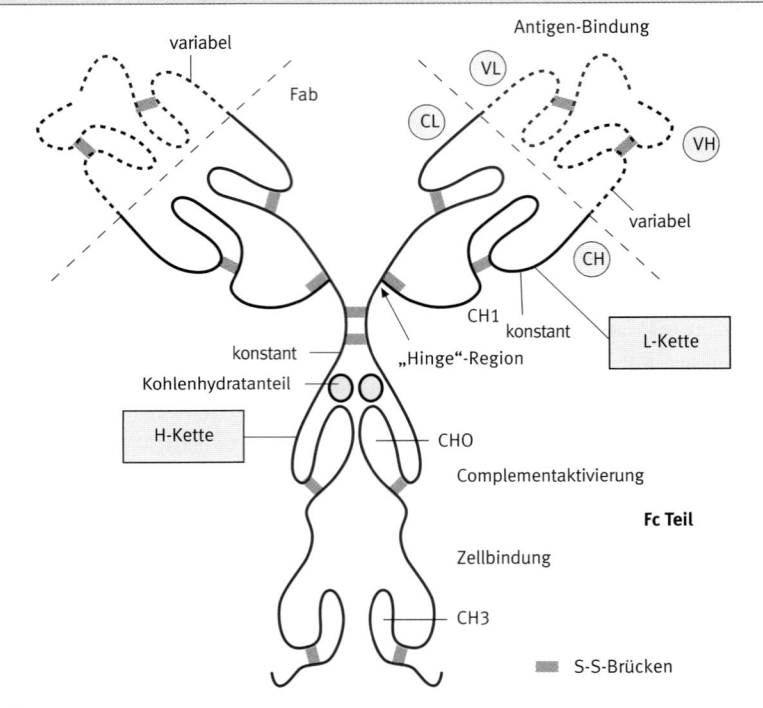

Abb. 1.9 Y-förmige Struktur des IgG

L-Ketten: Subtypen kappa und lambda (ein Ig enthält entweder nur kappa- oder nur lambda-Ketten). Molekulargewicht ca. 22 kDa. 211–217 Aminosäuren. Verschiedene genetisch kontrollierte Primärstrukturen, konstante (c) und variable (v) Teile. Zwei analoge, dicht gefaltete globuläre Abschnitte (Domainen): VL und CL; V-Domaine mit β-Faltblattstruktur.

H-Ketten: Ca. 75 % konstante Anteile, vier analoge Domainen: VH, CH1, CH2, CH3. Vier Subklassen gamma-1 bis 4 (Molekulargewicht 51 kDa).

AK-Variabilität entspricht der AK-Spezifität, Antigen-Antikörper-Affinität bedingt Ag-AK Reaktion im Fab-Bereich; Immunkomplexbildung.

Ig-Komplementbindung: Nahe der CH2-und CH4-Domaine (Fc-Teil, „cristallin").

Isotyp: Individueller Phänotyp.

Allotypen: Interindividuelle Unterschiede innerhalb der Spezies Mensch.

Idiotyp: Individuelle Strukturunterschiede im V-Teil des Ig, unabhängig von Iso- und Allotyp.

Analyse

Probenart: Serum, Plasma. Einfrieren und Auftauen verfälscht Werte durch Aggregationen, insbesonders bei Lipid-reichen Seren, nach Einfrieren und Auftauen einer Serumprobe unspezifische Komplementaktivierung.

Normalwerte im Serum:
- IgG 700–1600 mg/dl.
- IgA 70–400 mg/dl.
- IgM 40–280 mg/dl.
- IgD < 100 U/ml ($\cong$ 0,3–14 mg/dl).
- IgE < 150 U/ml.

IgG

Immunglobulin-Subklassen

Bestimmung der Subklassenverteilung der Immunglobuline IgG (und ggf. IgA) bei Patienten mit rezidivierenden Infekten, insbesondere Atemwegsinfekten und rekurrierenden Harnwegsinfekten. Die humorale Immunantwort gegenüber Erregern erfolgt IgG-Subklassen-restriktiv. Die Ig-Subklassen IgG-1 und IgG-2 stellen das Hauptkontingent, gefolgt von Subklasse IgG-3 und IgG-4. IgG-1 verantwortet hauptsächlich die Reaktionsspezifität gegenüber Protein- bzw. Polypeptid-Antigenen, IgG-2 gegenüber Polysaccharid-Antigenen, IgG-3 gegenüber Protein/Polypeptid-Antigenen, insbesondere solchen viraler Genese. IgG-4 steht in Zusammenhang mit allergischen Erkrankungen und vermag die Folgereaktionen von IgE zu blockieren. IgG-4 kann nicht an Polysaccharid-Antigene binden. Die stärkste Komplement-Bindung und -Aktivierung hat IgG-3, IgG-4 zeigt keine Komplement-Bindung und Komplement-Aktivierung. Alle Ig-Subklassen passieren die Plazentaschranke.

IgG-Subklassen und Nierenerkrankungen

Im **präterminalen** Stadium einer Niereninsuffizienz typischerweise niedrigere IgG-2-Antikörper-Konzentration. Bei **CAPD**-Patienten mit Peritonitis finden sich häufig isolierte IgG-2-Subklassendefekte.

Membranöse Glomerulonephritis: Die Immunkomplexablagerungen in den glomerulären Kapillarschlingen enthalten überwiegend die Subklasse IgG-4. Bei Patienten mit membranöser GN sind erniedrigte Spiegel von IgG-1 und IgG-2 nicht selten.

IgA-Nephropathie/Purpura Schoenlein-Henoch: Neben IgA zusätzlich mesangiale Depots mit IgG-1 und IgG-3. Patienten mit typischerweise hohen Serum-IgA-Konzentration weisen für die Subklassen IgG-1, IgG-3, und IgG-4 eine verminderte humorale Immunantwort gegenüber Tetanus-Toxoid auf.

Glomerulonephritis bei Lupus erythematodes: In Immundepots typischerweise IgG-1 und IgG-3.

Nephrotisches Syndrom: Unabhängig vom Immunglobulin-Verlust über den Harn: Niedrige IgA-1- und IgA-2-Serumkonzentrationen. Unter Umständen reaktive Vermehrung von IgG-4.

Antibasalmembran-Nephritis („Goodpasture-Syndrom"): Basalmembran-spezifische Antikörper überwiegend der IgG-1- und IgG-4-Subklasse, ggf. erniedrigte IgG-1- und IgG-2-Konzentrationen. Rekurrenz der Erkrankung ist eher mit GBM-Antikörpern der IgG-1-Subklasse assoziiert, dagegen offenbar nicht mit IgG-4-spezifischen anti-GBM-Antikörpern.

IgA
Probenart: Serum, Plasma; ▶ oben.

Normalwerte: 70–400 mg/dl.

Bei V.a. IgA-Nephropathie in ca. der Hälfte der Fälle erhöhte IgA-Serumkonzentrationen, desgleichen bei chronischen Schleimhautaffektionen, Leberzirrhose.

IgA-Mangel = häufigstes Antikörpermangelsyndrom; Kontraindikation für Immunglobulinsubstitution (Autoantikörperbildung).

IgA ist eng assoziiert mit der Abwehrfunktion von Schleimhäuten (sog. „Mukosaimmunität"), quantitativ wird mehr IgA als IgG im Körper produziert, häufige Assoziation einer IgA-Defizienz mit rekurrierenden Infekten, ggf. kombiniert mit IgG-Subklassendefekt.

IgA-Subklassen
Bekannte Subklassen: IgA-1 und IgA-2.

IgA-1: Vorherrschend im Blut, weniger in Sekreten. Serumkonzentration 60–294 mg/dl Vorwiegende humorale Antwort gegenüber Proteinen, weniger gegenüber Polysaccharid- und Lipopolysaccharid-Antigenen. Angriff und Inaktivierung durch bakterielle Proteasen.

IgA-2: Hauptsächlich vertreten in Sekreten, dort in höherer Konzentration als im Blut; im Serum zwischen 6–61 mg/dl. Höhere Umsatzrate als IgA-1, auch im Serum kommt IgA-2 primär, gekoppelt an J-Kette, vor und kann über Schleimhäute sezerniert werden. Bevorzugt humorale Antwort gegenüber Polysaccharid-Antigenen und Lipopolysacchariden, resistent gegenüber bakteriellen schleimhautständigen Proteasen. IgA-2 ist der einzige Antikörper, der den alternativen Weg der Komplement-Aktivierung zu induzieren vermag. Eine Defizienz von IgA-2 bei der Messung des Gesamt-IgAs wird kaum erkannt, da es nur 15 % der Gesamt-IgA-Konzentration ausmacht.

Sekretorisches IgA
IgA (Dimer) enthält J-Kette und sekretorisches Stück. Das in Epithelzellen auch des Urogenitaltraktes gebildete „sekretorische Stück" bindet sich extrazellulär an dimeres IgA, das in schleimhautständigen Plasmazellen zusammen mit der J-Kette gebildet wird. In der Folge Translokation durch aktiven Transport von der antiluminalen zur luminalen Schleimhautoberfläche und dort extrazelluläre Freisetzung.

Normalwerte: Z.B. in Sekreten 3–31 mg/dl.

Rekurrierende **Harnwegsinfekte** gehen häufig mit verminderter Ausscheidung des **sekretorischen Stückes** (als isoliertes Molekül), sowie des **sekretorischen IgAs** im Harn einher oder stehen, bei Nierentransplantierten, im Zusammenhang mit niedrigen **IgG-4-Serumkonzentrationen**.

IgA-Subklassen / sekretorisches IgA bei IgA-Nephropathie
Die IgA-1-Subklasse ist prädominanter Isotyp in intrazellulären Depots von Mesangiumzellen, analoge Erhöhung in ca. 50 % im Serum der Patienten mit **IgA-Nephropathie**. Produktion des Antikörpers im Knochenmark. Gelegentlich auch niedrige Konzentration von IgA-2 in renalen Immundepots nachweisbar. IgA-1 enthaltende zirkulierende Immunkomplexe im Serum wie in den follikulären dentritischen Zellen der Tonsillen bei Patienten mit IgA-Nephropathie. Zusammenhang mit oberen Atemwegsinfekten.

Jüngst wurde eine Serum-gestützte Methode in der Diagnostik der IgA-Nephropathie vorgestellt, bei der das Lectin aus Helix aspersa als Bindungsstruktur für Galaktose-defizientes IgA-1 in einem quantitativen ELISA dient.

Probenmaterial: Serum.

Normalwerte: Median der an das Lectin-bindenden IgA-Serumfraktion bei Gesunden 615 U/ml. Patienten mit IgA-Nephropathie 1730 U/ml.

IgM

IgM besteht aus 5 Ig-Untereinheiten (Pentamer), Molekulargewicht ca. 900 kDa, theoretisch dekavalent. Im Vergleich zu IgG vermittelt IgM ca. 1000fach erhöhte Phagozytoseaktivität und Komplementaktivierung; ▸ auch Hyper-IgM-Syndrom, Morbus Waldenström (IgM-Paraprotein).

Rheumafaktor: Zirkulierendes anti-IgG vom IgM-Typ.

Bei Kryoglobulinämie glomeruläre Ablagerungen kristallinen IgMs im Mesangium/Endothel beschrieben.

Normalwerte: 40–280 mg/dl.

IgD

Bestimmung differenzialdiagnostisch bei Fiebersyndromen (IgD-Myelom).

Normalwerte: 0,3–14 mg/dl.

IgE

Im Serum erhöht bei allergische nErkrankungen, Hyper-IgE-Syndrom, Parasiten, Graft-versus-Host-Reaktion nach Organtransplantation.

Normalwerte: < 150 U/ml (bis max. 220 U/ml).

> **Cave:** Falsch niedrige Immunglobulin-Serumkonzentration bei Anwesenheit von Kryoglobulinen. Probe muss bis zur Analyse auf 37 °C temperiert bleiben.

FREIE IMMUNGLOBULIN-LEICHTKETTEN

Analyse

- Qualitative Bestimmung: Immunfixation (▸ Abb. 1.10); Immunelektrophorese (monophasische Deformierung des Immunpräzipitats).
- Quantitative Analyse freier polyklonaler und/oder monoklonaler Immunglobulin-Leichtketten. Quantitative Bestimmung durch **ELISA** (sog. Freelite Test nach Bradwell), Testantikörper (vom Schaf) der spezifisch Epitope humaner freier L-Ketten erkennt durch Bindung an verborgene Epitope (hidden determinants).

Tägliche physiologische L-Ketten Synthese (polyklonal, kappa, lambda) ca. 2 mg. Halbwertszeit 2–6 h.

Normale **kappa-lambda Ratio** im Serum = 0,6 (Median). 95%-Perzentilen-Bereich 0,26–1,65 mg/dl.

Probenmaterial: Serum, Harn, Liquor, Dialysat/Filtrat.

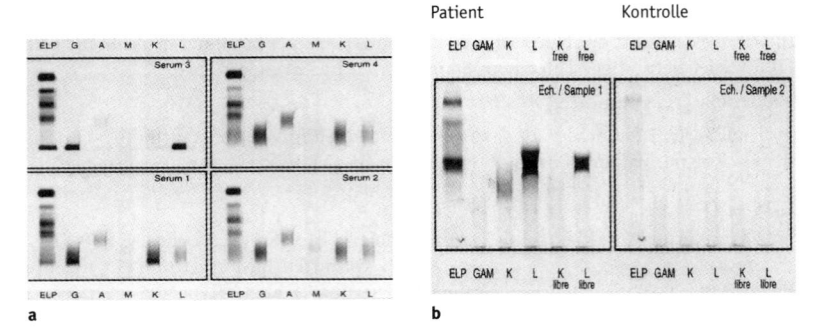

Abb. 1.10 a, b Immunfixation freier Leichtketten
a) Freie lambda-Kette im Serum: Serum 3 = IgG-Paraprotein, lambda-kettenspezifisch; Seren 1, 2, 3 unauffällig
b) Freie lambda-Kette im Harn

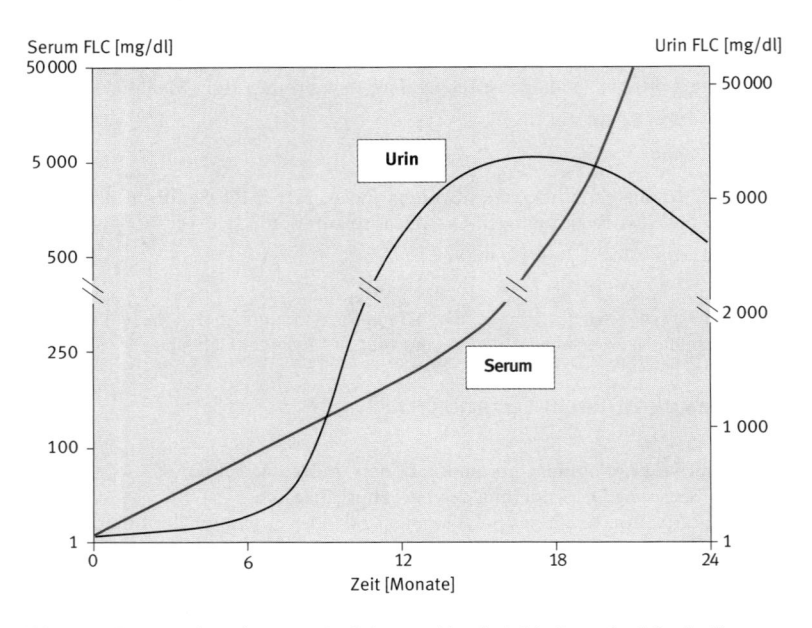

Abb. 1.11 Serum- und Harnkonzentration freier monoklonaler Leicht-Ketten (nach Bradwell)

Indikation

Zusammen mit β2-Mikroglobulinbestimmung im Serum Screening auf monoklonale Gammopathien: Plasmozytom (Multiples Myelom), Lymphome oder MGUS (monoklonale Gammopathie unklarer Signifikanz) mit L-Kettensynthese, Bence-Jones-Plasmozytom (kein M-Gradient in der Serumelektrophorese), nichtsekretorisches Myelom (produziert ebenfalls monoklonale Anteile in niedrigen Konzentrationen, mit Verschiebung der kappa-lambda-Ratio), AL-Amyloidose. Monoklonale

L-Ketten sind zunächst im Serum erhöht und werden erst nach Überschreitung ihrer tubulären Reabsorptionskapazität auch im Harn eliminiert.

Freie monoklonale L-Ketten sind potenziell „nephrotoxisch", offenbar besonders solche mit höherem **isoelektrischen Punkt** (IP > 7); u.a. renale Ablagerungen in Glomeruli, Interstitium, tubulären Basalmembranen (lambda-Ketten), intratubuläre Aggregate, als sog. „**cast-Nephropathie**" mit intratubulärer Obstruktion (▶ 1.13, Harnproteine), Hemmung der Na-K-ATPase (Plasmozytomniere). Ig-Leichtketten induzieren in Tubuluszellen erhöhten intrazellulären oxidativen Stress über Wasserstoffperoxide mit konsekutiver Synthese des Chemokins MCP-1.

Referenzwerte (Serum)
Gesunde Erwachsene:
- Freie kappa-Ketten 7,3 mg/l (Median), innerhalb des 95%-Perzentilbereichs 3,3–19,4 mg/l.
- Freie lambda-Ketten 12,4 (Median), 95%-Perzentilbereich 5,71–26,30 mg/l.

Patienten mit Niereninsuffizienz: Erhöhte freie L-Ketten (polyklonal), abhängig vom Ausmaß der Nierenfunktionseinschränkung.

Dialysepatienten: Bis zum 80-fachen des Normalwerts erhöhte Konzentrationen (polyklonal), kappa-lambda-Ratio (0,6) wie bei Gesunden. Die Clearance freier Leichtketten ist von der Struktur der Dialysemembran abhängig; eine besonders hohe Clearancerate für freie Leichtketten wird dem Gambro Membrantyp 1010 zugeschrieben.

1.9.2 Komplement-System (C)

PHYSIOLOGIE

Das Komplement-System besteht aus ca. 30 miteinander reagierenden löslichen bzw. membrangebundenen Proteinen; es ist Teil des angeborenen Immunsystems. Die kaskadenförmige Aktivierung von C-Proteinen, überwiegend durch protolytische Spaltung, unterstützt die Clearance von Pathogenen durch Opsonisierung, löst Entzündungsreaktionen aus, bedingt Zell-Lyse durch Aktivierung terminaler C-Komponenten zum Poren bildenden C5b-9n-Komplex (membrane attack-Komplex, MAC; Perforine).

Die Aktivierung der C-Kaskade erfolgt über 3 Wege:

1. Klassischer Weg über Antigen-Antikörper-Komplexe, Reaktionssequenz C1, C4, C2, sodann unter Einfluss der **C3-Konvertase** (= Schlüsselenzym der frühen C-Aktivierung) über Spaltung von C3 in C3b und C3a, Generation peptidischer Inflammationsmediatoren.

2. Mannose-Bindungs-Lectin-Weg. Aktivierung der C-Kaskade über sog. Mannose bindendes Lectin (MBL), mit Ähnlichkeiten zu C1q, und zu Kalzium-abhängigen Lektinen mit Kollagendomänen (Kollektine). MBL bindet an verschiedene Pathogene und leitet so die C-Aktivierung ein und zwar – ähnlich wie beim klassischen Weg – über die **C3-Konvertase**. Generation von C3b mit Ziel der Opsonisierung von Bakterien, Viren, Pilzen, Clearance von Immunkomplexen.

3. Alternativer Weg der Komplement-Aktivierung. Unter Aussparung der C-Komponenten des klassischen Weges C1, C4, C2, C3 erfolgt Aktivierung des C-Weges über spontane Hydrolyse von C3 **ohne** Vermittlung spezifischer Antikörper. Das

Spaltprodukt C3b bindet an Körperzellen und Oberflächen von Pathogenen und generiert ebenfalls eine Form der C3-Konvertase. So genannte kleine Komplementfragmente wie z.B. C5a, C3a, C4a können lokale Entzündungsreaktionen hervorrufen und die Gefäßpermeabilität erhöhen, Mastzellen aktivieren, Histamin und TNF-α freisetzen.

Pathophysiologie

Aktivierung des Komplement-Systems in der Frühphase der Hämodialyse, verbunden mit transitorischer Leukozytopenie (CD14+/CD16+ Monozyten, Granulozyten). Hiebei sind Komplement-Komponenten sowohl des alternativen wie des klassischen Wegs beteiligt (insbes. C4). Bei Niereninsuffizienz kumuliert C4a um bis zum 20fachen des Normalwerts.

Komplementregulationsproteine

Die drei oben genannten Komplement-Reaktionswege werden über Komplementregulationsproteine gesteuert, die eine unkontrollierte Aktivierung vermeiden. Hierzu gehören u.a.: C1-Inhibitor, Komplementrezeptor I, Faktor H, Faktor I, Membran-Kofaktor-Protein, Protectin (CD 59), das die Bildung des „membrane-attack"-Komplexes verhindert.

Klinische Indikationen: Abklärung bei Kollagenosen (oft auch hereditäre C-Synthesedefekte), endokapillär proliferative GN, postinfektiöse GN, membranoproliferative GN.

Probenart: Serum, frisch abgenommenes Blut. Abzentrifugieren, Überstand gleich weiterverarbeiten. Eingefrorene und zur Bestimmung aufgetaute Proben nicht verwendbar, da Komplement-Aktivierung, die Komplement-Werte werden dann zwei- bis dreifach erhöht gemessen.

Bestimmungsmethode: Nephelometrie, Radioimmundiffusion.

Tab. 1.6	Serumkonzentration wichtiger Komplementkomponenten
C1q	2–25 mg/dl
C2	1,4–2,5 mg/dl
C3 (C3C)	90–180 mg/dl
C4	15–45 mg/dl
C5 (C5a)	70–130 % (funktionelle Aktivität)

Serum-Faktor H

Komplementregulierendes, im Serum zirkulierendes Glykoprotein aus 1213 Aminosäuren, Molekulargewicht 150 kDa. Reguliert den alternativen Komplementweg auf der Ebene der C3 und C5-Konvertase. C3b mit Affinität zu Faktor H (Kofaktor) erfährt durch Bindung von Faktor I (Serinprotease) eine Konformationsänderung und wird zu iC3b, einem Opsonin, inaktiviert. Faktor H bindet an verschiedene Plasmaproteine und Zellen, stabilisiert und schützt Zellen vor einem autolytischen C-Angriff. Faktor H wird in der Leber, Endothelien, Monozyten, Mesangiumzellen, Fibroblasten und Lunge synthetisiert.

Die Serumkonzentration von Faktor H (gp150) beträgt ca. 200–600 mg/dl.

Mangel an Faktor H aktiviert unkontrolliert den alternativen Komplement-Weg mit konsekutiv niedrigen C3-Serumspiegeln. Ein atypisches hämolytisch-urämisches Syndrom, mikroangiopathische Thrombosierungen, eine membanoproliferative GN, gehäufte Infekte können auf einem Faktor-H-Mangel beruhen.

Probenart: Serum, Citrat- oder EDTA-Plasma (kann bei Raumtemperatur verschickt werden).

Bestimmungsmethode: Immunoblotting (Western blot); oder über Sequenzierung des Faktor-H-Gens (Kosten ca. 130.- Euro).

KOMPONENTEN DES ANGEBORENEN IMMUNSYSTEMS
- Komplementsystem (Komplementproteine), Faktor H.
- Zytokine, Chemokine.
- Zelladhäsionsmoleküle, Selektine (P- und E-Selektin), Integrine (LFA-I, CCR-3 und -4, VLA-5).
- Immunglobulin-Superfamilie (ICAM-1, VCAM-1, PCAM [CD31]).
- Mustererkennungsrezeptoren (Toll-like-Rezeptoren: TLR1 bis TLR12).
- Defensine (z. B. Cathelicidin, Hepcidin, LEAP-1 = liver expressed antimicrobial peptide).
- Sekretorisches IgA und IgM; IgG-Subklassen 1–4.
- Phagozytierende Zellen: Neutrophile Granulozyten, Monozyten, Makrophagen.
- Natürliche Killerzellen (NK-Zellen).
- Organepithelien (mit löslichen Rezeptoren z. B. Mannose-bindendem Lectin, Scavenger-Rezeptoren etc.).

1.9.3 Autoantikörper

ANTINUKLEÄRE ANTIKÖRPER (ANA)

ANA umfassen ein Spektrum verschiedenster Autoantikörper gegen Kernbestandteile, u. a. antinukleoläre Antikörper, Zentromer-Antikörper, Doppelstrang- (dsDNA-) und Einstrang-DNA-Antikörper (ssDNA), Scl-70-Antikörper, Sm-Antikörper etc.

Die Anwesenheit von Antikörpern gegen Nukleosomen, Doppelstrang-DNA, Sm-Antigen sprechen sehr für einen systemischen Lupus erythematodes. Sehr spezifisch, aber selten, sind hierbei Antikörper gegen das PCNA-I-Antigen, Antikörper gegen Ku-Antigen sowie gegen ribosomales-B-Protein (lokalisiert im Zytoplasma).

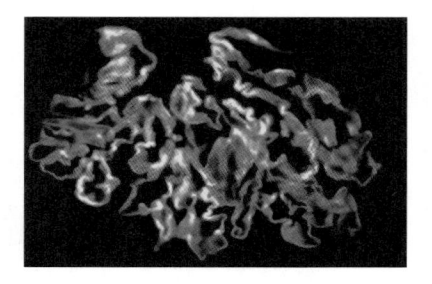

Abb. 1.12 Immunfluoreszenznachweis antiglomerulärer Basalmembran-Antikörper (anti-GMB-AK)

Probenart: Serum.

Bestimmungsverfahren:
- Immunfluoreszenztest mit Darstellung des Markierungsmuster von Zellkernen auf Zielzellen (z. B. HEP-2 oder Rattenleber-/Nierenschnitte).

1 Diagnostik

- Bestimmung des **zytologischen nukleären Verteilungsprofils**: Homogene nukleäre Matrix, Kernmembran (Ringfluoreszenz), punktförmig im Kern verteilt ("specled"), nukleoläre Verteilung, positive Zentromerregion.
- Bindungsverhalten gegenüber **Crithidia luciliae** mit positiver Reaktion gegenüber der Doppelstrang-DNA des Kinetoplasten.
- **Enzymimmunoassays** unter Verwendung von Zellkernpräparation bzw. Gemischen aus verschiedenen nukleären Zielantigenen.

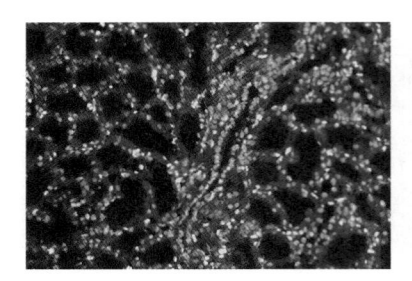

Abb. 1.13 Immunfluoreszenznachweis antinukleärer Antikörper (ANA); Reaktion des Patienten-Serums mit Kernen (Nierenschnitt, x 60)

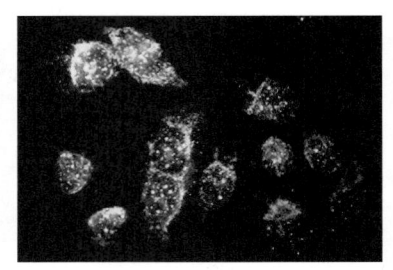

Abb. 1.14 Antikörper gegen extrahierbare nukleäre Antigene (ENA), Kerne, HEP-2-Zellen (x400)

Tab. 1.7 Vorkommen von Autoantikörpern bei verschiedenen Nierenerkrankungen

Autoantikörper	Krankheitsentität
Antibasalmembran-AK (AK gegen glomeruläre, tubuläre und/oder Lungenbasalmembran)	RPGN bzw. Goodpasture-Syndrom, andere pulmorenale Syndrome
ANA	Kollagenosen, lupoide rheumatoide Arthritis
Histon-AK	SLE und insbes. Medikamenten-induzierter LE
Scl-70 (Anti-DNA-Topoisomerase 1) RNA-Polymerase-I-III-AK Fibrillarin-AK	Sklerodermie
ENA	Mischkollagenosen, Overlap-Syndrome
– Anti-U1 RNP	MCTD, Sharp-Syndrom
– Anti-Jo1	Polymyositis/Dermatomyositis
– Centromer-AK	Progressive systemische Sklerose, CREST-Syndrom
– Ro/SSA und/oder La/SSB, u.U. alpha-Fodrin-AK	Primäres Sjögren-Syndrom
c-ANCA	Morbus Wegener, Churg-Strauss-Syndrom, pauci-immune Halbmond-Nephritis
p-ANCA	Mikroskopische Polyarteriitis, RPGN, Panarteriitis, Churg-Strauss-Syndrom, rheumatoide Arthritis (lupoider Verlauf), Colitis ulcerosa, Morbus Crohn, primär sklerosierende Cholangitis, Medikamente
C3-Nephritis-Faktor (Anti-C3-Konvertase)	Membrano-proliferative Glomerulonephritis

ANCA (ANTINEUTROPHILE ZYTOPLASMATISCHE ANTIKÖRPER)

Pathogenetisch relevante Autoantikörper, überwiegend der IgG-1- und IgG-4-Subklasse, gerichtet gegen Enzyme azurophiler Granula bzw. sekundärer Granula neutrophiler Granulozyten. Zielzellen können auch Monozyten sein.

c-ANCA
Hauptzielantigen im Rahmen systemischer Vaskulitiden ist die **Proteinase 3 (PR3)**, Glykoprotein mit 29 kDa, funktionell kationische Serinproteinase, Prävalenz 90 % bei aktivem Morbus Wegener, 50 % Frühphase bzw. nicht systemische Form, geeignet als Verlaufsparameter (Therapiekontrolle, Krankheitsaktivität)

p-ANCA
Hauptzielantigen ist die **Myeloperoxidase (MPO)**, Antigenlokalisation in azurophilen Granula myeloider Zellen, bei aktivierten neutrophilen Granulozyten auf der Zelloberfläche. Kationisches Protein von 146 kDa. Prävalenz ca. 75 % bei mikroskopischer Polyangiitis, pauci-immuner nekrotisierender GN (RPGN).

ANCA-Seropositivität auch bei Immunkomplex-GN (Kollagenosen) oder anti-GBM-Nephritis möglich.

Weitere Zielantigene
Sog atypische oder x-ANCA, meist keine Beziehung zur Krankheitsaktivität; „Epiphänomen".

- **(Neutrophile) Elastase** (Serinproteinase, 31 kDa; 218 Aminosäuren; unprozessierte Proform 34 kDa; aus azurophilen Granula): U.U. positiv bei Medikamenten-induzierter Vaskulitis, vereinzelt auch ANCA gegen Elastase bei idiopathisch nekrotisierender Halbmond-GN beschrieben.
- **Lysozym** (p- oder x-ANCA, aus primären und sekundären Granula): Hydrolase mit Molekulargewicht 14,6 kDa.
- **Cathepsin G** (Molekulargewicht 25 kDa, Serinproteinase, azurophile Granula).
- **Bakterizides permeabilitätssteigerndes Protein** (BPI, Molekulargewicht 57 kDa): Kationisches Glykoprotein mit antibakteriellen und antientzündlichen Eigenschaften; bei Kolitis, Autoimmunhepatitis, primär sklerosierender Cholangitis.
- **Laktoferrin:** p-ANCA mit Zielantigen **Laktoferrin (LF-ANCA)** können vorkommen bei (klinische Relevanz unklar):
  - Morbus Wegener ca. 37 %.
  - Mikroskopische Polyangiitis ca. 48 %.
  - SLE ca. 48 %.
  - Sklerodermie ca. 33 %.
  - Rheumatoide Arthritis ca. 20 %.
  - Sjögren-Syndrom ca. 13 %.
  - Osteomyelitis ca. 24 %.

✓ Die ANCA-Titer-Höhe ist in der Regel mit der Krankheitsaktivität korreliert. Verlaufsparameter nach Therapieeinleitung (Induktions-, Erhaltungs-, Remissions-Therapie). Wird, unter tierexperimentellen Bedingungen, die Aktivierung von C5 gehemmt, so schützt dies vor einer p-ANCA assoziierten Glomerulonephritis.

Analyse
Probenmaterial: Serum.
Bestimmungsverfahren: Mikrotiter, Plattenenzymimmunoassay.

1. Qualitativer Suchtest:
- ELISA: Vergleich der Chromogenintensität der Patientenprobe gegenüber internem positiven/negativen Standard. Testdauer ca. 1 h.
- Immunzytologische Analyse: IF-Test. Patientenserum wird mit Ethanol-fixierten neutrophilen Granulozyten inkubiert und mit Fluorochrom-markiertem Anti-Immunglobulin entwickelt. Darstellung der typischen feinkörnigen zytoplasmatischen (cANCA) oder perinukleären Verteilung (pANCA) des Autoantikörpers.

2. Quantitativer Test (ELISA) in Verbindung mit der immunzytologischen Validierung. Nur ca. 10 % der pANCA-seropositiven Befunde sind auf Anti-Myeloperoxidase-AK zurückzuführen. Die Autoantikörper aus Patientenseren binden an gereinigter MPO im Test (immobilisiert auf den Titerplatten). Für den pANCA-ELISA verwenden neuere Tests als Zielantigen ein Gemisch aus rekombinanter Proteinase-3 (PR3) und nativer Proteinase-3, was die Sensitivität erhöht; rekombinante in humaner Zell-Linie exprimierte PR3 ist durch Aminosäureaustausch vor Proteolyse geschützt. Entwicklung der Farbreaktion nach Zugabe von Peroxidase-markierten Antihuman-Immunglobulinen (Detektor-Antikörper), das an den primären Autoantikörper bindet. Bei Lagerung im Kühlschrank können Seren noch innerhalb von 5 Tagen nach Blutentnahme getestet werden.

Normal- bzw. Grenzwerte:
- cANCA: Immunfluoreszenz-Screening-Test < 1:10.
- Enzymimmunoassay Ziel-Antigen: Proteinase 3 (PR3) < 20 U/ml.
- pANCA im Immunfluoreszenz-Screening-Test Titer < 1:10.
- Im Enzymimmunoassay Ziel-Antigen Myeloperoxidase (MPO) < 20 U/ml.
- Elastase, Cathepsin-G, Lysozym, Lactoferrin, BPI: Im ELISA negativ.

NACHWEISBARE ZELLBESTANDTEILE

Nukleosomen
Bei ANCA-assoziierten Vaskulitiden lassen sich erhöhte Konzentrationen zirkulierender. nukleosomaler DNA-Fragmente (Nukleosomen), bestehend aus einem Proteinkern mit DNA-Außenhülle, nachweisen. Der Kern besteht aus den Histonen H2A, H2B, H3 und H4, um den sich eine DNA-Doppelhelix windet. Nukleosomen werden bei Zelltod durch Endonukleasen freigesetzt.

Proben-Art: Serum.
Bestimmungsmethode: ELISA (z.B. Elecsys, Roche), noch nicht für Routine freigegeben.
Normalwerte: Um 9 ng/ml.

Zirkulierende Endothelzellen
Bei Krankheiten mit Störungen der endothelialen Integrität, wie systemische Vaskulitiden, thrombotische Mikroangiopathien, Präeklampsie, zirkulieren Endothelzellen in erhöhter Konzentration.

Probenart: Vollblut.

Methodik: Aufwendiges immunmagnetisches Isolierungsverfahren unter Verwendung von Antikörpern gegen CD-146 und nachfolgende Markierung isolierter Zellen über Chromogen-gebundenes Lectin (Ulex europaeus).

Normwerte: < 5–8 Zellen/ml, unter krankhaften Bedingungen bis über 1000 Zellen/ml.

ANTIGLOMERULÄRE BASALMEMBRAN-AK (ANTI-GBM)

Physiologie / Pathophysiologie

Es existieren mindestens **drei immundominante GBM-Epitope**: Klassischer Anti-GBM-Auto-AK mit Ziel-Antigen-sequestriertem Alpha-3-NC-1-Epitop. Zwei weitere kommen im Rahmen der Posttransplantationsnephritis bei X-gekoppeltem Alport-Syndrom vor: Die Allo-AK sind gegen die NC-1-Domäne von Alpha-5-IV-Kollagen gerichtet, einmal gegen die Alloepitope 1–45 bzw. 114–168 der Alpha-5-NC-1-Reste, lokalisiert im Alpha-3-/Alpha-4-/Alpha-5-NC1-Hexamer der humanen GBM.

Erkrankungen mit polyklonaler B-Zell-Stimulation können im ELISA früherer Generationen, nicht dagegen in der – allerdings weniger empfindlichen – Immunfluoreszenzmethode am Nierenschnitt zu falsch positiven Befunden führen.

Etwa 30–40% anti-GBM reaktiver Seren sind auch ANCA-positiv; anti-GBM-AK dieser doppelpositiven Seren haben ein breites Reaktionsspektrum gegenüber BM-Epitopen und sind zugleich niedrigtitriger gegenüber alpha-3-NC1-Zielantigen.

In seltenen Fällen einer RPGN wurden „antiGM"-AK beschrieben, die nicht gegen NC1-Epitope gerichtet waren, sondern gegen ein 59 kDa-Antigen aus tubulärer BM (mit Koexpression in glomerulärer Basalmembran).

Analyse

Qualitative Bestimmung z.B. über sog. GBM-Dot, d.h. Streifen aus Nitrozellulose mit Probentestfeldern sowie zwei Kontrollfeldern für eine positive und negative Kontrolle. Das positive Kontrollfeld wie die Probentestfelder enthalten das gebundene Zielantigen, d.h. die **NC1-Domäne** der **Alpha-3-Kette** des **Typ-IV-Kollagens** (NC1-Alpha-3 [IV]). Positiv sind Ergebnisse, bei denen die im zweiten Reaktionsschritt entwickelte Farbreaktion stärker ausfällt als bei den Negativ-Kontrollen. Neben einem Immuno-Dot-Test sind auch **qualitative Nassverfahren** unter Verwendung von Mikrotiterplatten im Handel.

Quantitatives Verfahren: Anti-GBM-IgG-ELISA zum Nachweis von IgG-spezifischen Antikörpern. Als Zielantigen verwendet werden entweder hochgereinigte C-terminale globuläre NC1-Domänen der Alpha-3-(IV)-Kette des Typ-IV-Kollagens, rekombinant hergestelltes humanes Goodpasture-Antigen, oder chimäre Proteine mit den GBM-Epitopen EA und EB und S2. Testsysteme, bei denen Kollagenase-gelöste Antigene aus GBM eingesetzt werden, können dagegen zu falsch positiven Resultaten führen.

Probenart: Serum, Plasma.

Auswertung in Form sog. arbiträrer Einheiten, da keine internationale Referenzpräparation existiert. Erstellung einer Kalibrierungskurve aus mind. 5 Punkten; Angaben in U/ml.

Negatives Ergebnis: < 3 U/ml, positiver Befund: > 3 U/ml.

1 Diagnostik

Dauer des Testes ca. 2 Stunden. Antikörper (AK) gegen GBM sind in der Regel der IgG-Klasse zugehörig, insbesondere der Subklasse IgG-1, wobei IgA-spezifische Antikörper ebenfalls beschrieben wurden. Sensitivität und Spezifität ca. 95 %.

Patientenprobe muss im Test mindestens 1:50 bis 1:100 vorverdünnt werden, um auch hochtitrige AK-Titer korrekt zu erfassen.

GRENZTITER / GRENZKONZENTRATION WICHTIGER AUTOANTIKÖRPER
- **Antinukleäre Antikörper, ANA** (Immunfluoreszenzscreening-Test): Normwert < 1:80.
- **Doppelstrang-DNA-AK:** Im Screening-Test Immunfluoreszenz (IFT) < 1:10, im Enzymimmunoassay < 75 U/ml.
- Antikörper gegen **Einzelstrang-DNA** (z.B. medikamenteninduziert): Im Enzymimmunoassay < 20 U/ml.
- Endothelzell-Autoantikörper IFT < 1:10.
- Antikörper gegen extrahierbare nukleäre Antigene (ENA; alle bestimmt im Enzymimmunoassay) SS-A (Ro), SS-B (La), JO-1, SCL 70, Sm, RNP: alle < 20 U/ml.
- **Antizentromer Antikörper** (CREST-Syndrom), Immunfluoreszenztest: < 1:80.
- **Ku-Antikörper** (Sklerodermie), Immunfluoreszenztest: < 1:80.
- **Mi-2-Autoantikörper** (Dermatomyositis) im Enzymimmunoassay: Negativ.
- **Ro / SSA oder La / SSB** (Sjögren-Syndrom), ELISA: negativ oder < 1:10. ELISA auch bei negativem IFT auf ANA sinnvoll, da Methode des IFT bei SSA-AK unzuverlässig.
- Antikörper gegen **ribosomales P-Protein**, im Enzymimmunoassay: Negativ.
- Antikörper gegen **zyklisches citrulliniertes Peptid (CCP)**, Enzymimmunoassay: Negativ.
- Antikörper gegen **glomeruläre Basalmembranen:** Im Immunfluoreszenztest < 1:10, im Enzymimmunoassay (Zielantigen NC-1 der alpha-Kette Kollagen IV) < 20 U/ml.
- Autoantikörper gegen **tubuläre Basalmembranen** (autoimmune interstitielle Nephritis), Immunfluoreszenztest Titer < 1:10.
- **Phospholipid-Antikörper** im Enzymimmunoassay: Negativ.
- **Kardiolipin-AK** im Enzymimmunoassay: < 12 U/ml.

C3-NEPHRITIS-FAKTOR

Physiologie / Pathophysiologie
Vorkommen bei Glomerulonephritis mit stark verminderter C3-Serumkonzentration, rapidprogressiver Glomerulonephritis.

C3-Nephritis-Faktor ist ein **Autoantikörper gegen die C3-Konvertase**, die normalerweise durch das Komplementregulationsprotein „Faktor H" inaktiviert wird. Die Bindung des Autoantikörpers (C3-Nephritis-Faktor) **hemmt** jedoch die Inaktivierung der C3-Konvertase durch Faktor H. Folge ist der fortwährende Verbrauch von C3.

Analyse
Testprinzip: Lyse von Zielzellen, die dann erfolgt, wenn der Autoantikörper (C3-Nephritis-Faktor) die C3-Konvertase stabilisiert.

Probenart: Ausschließlich Serum, Stabilität des Parameters im Serum bei Raumtemperatur ca. 2 Tage.

Normalbefund: Negativ.

Antiphospholipid-AK (Lupus-Antikoagulanz)
Physiologie / Pathophysiologie
Gruppe der Antiphospholipid-Antikörper, z.B. Antikörper gegen Kardiolipin. Als Zielantigene kommen verschiedenste Proteine in Frage u.a. Prothrombin, Proteine S und C, Annexin, β2-Glykoprotein.

Klinisch assoziiert mit gehäuftem Vorkommen ischämischer Insulte, tiefen Beinvenenthrombosen, rezidivierenden Aborten, Myokardinfarkten bei jungen Erwachsenen sowie bei Autoimmunerkrankung, in erster Linie SLE, rheumatoide Arthritis, ITP, systemische Vaskulitiden, Polymyalgia rheumatica.

Assoziation zu progredienter (akzelerierter) Arteriosklerose.

Analyse
Probenmaterial:
- Natriumcitratblut zur Bestimmung des sog. Lupus-Antikoagulanz.
- Serum für Antiphospholipid-Antikörper.

Bestimmungsmethoden:
- **Antiphospholipid-Antikörper:** Standardisierter Enzymimmunoassay für β2-Glykoprotein-abhängige Kardiolipin-Antikörper, mindestens zweimaliger Nachweis IgG oder IgM-spezifischer Kardiolipin-Antikörper erforderlich.
- Für **Lupus-Antikoagulanz** (Plasma): Graduell positives Verhalten.
  - Im Screening-Test verlängerte aktivierte PTT (phospholipidabhängige Gerinnung).
  - Keine Korrekturmöglichkeit der verlängerten Gerinnung nach Zugabe normaler Plasmaprobe.
  - Korrektur der verlängerten Gerinnung nach Zugabe von Phospholipiden im Überschuss.

1.10 Ausgewählte Krankheitsmarker (Serum)

1.10.1 Amyloidose-Diagnostik

Amyloidose-Risiko (SAA-Typ), Molekulargenetik
Pathophysiologie
Abschätzung des Risikos zur Entwicklung einer AA-Amyloidose. Das Risiko für eine Amyloidose ist besonders hoch, sofern eine Homozygotie für das **SAA-1-alpha-Allel** vorliegt (gilt für Europäer). In der PCR wird ein Nukleoidaustausch an Position 13 im SAA1-Promotor identifiziert.

Analyse
Probenmaterial: Ca. 2 ml EDTA-Blut.

Bestimmungsverfahren: Promotor und Exon-3 des SAA-1-Gens werden mit Hilfe einer PCR sequenziert.

Serumamyloid-A (SAA)

Serumamyloid-A ist chemisch ein Apolipoprotein des HDL. Im Serum zirkulieren 3 hepatisch generierte SAA-Proteine. SAA-1 und SAA-2 gehören zu den Akute-Phase-Proteinen, die reaktiv bei Entzündungen gebildet werden und sich nach Abbau (bei Amyloidose) in Form des Amyloid-A(AA)-Proteins im Gewebe zusammen mit der Serumamyloid-P-Komponente (SAP) ablagern.

Sie sind Vorläufer von Amyloid-AA-Fibrillen. Freisetzung des Akute-Phase-Proteins SAA, hauptsächlich SAA-1 durch die Leber und Anstieg auf über das Tausendfache, ähnlich wie bei CRP. Bei persistierend hohen Plasmakonzentrationen von SAA, insbesondere vom Isotyp 1, ist die Entwicklung einer AA-Amyloidose wahrscheinlich.

Bestimmungsmethode SAA: Nephelometrie, ELISA.

Probenart: Plasma, Serum.

Normalwerte: Ca. 1–10 mg/l.

Weitere Diagnostik: Kongorotfärbung, Fluoreszenzmikroskopie etc.

Serumamyloid-P

Die Serumamyloid-P-Komponente (SAP) ist ein Glykoprotein der Pentraxin-Familie. SAP bindet an Amyloid mit hoher Affinität und ist wahrscheinlich für seine Resistenz gegenüber einer Proteolyse verantwortlich. wird. Radioaktiv markiertes SAP findet bei der nuklearmedizinischen Bildgebung von Amyloid (Ganzkörperszintigramm) Verwendung.

Gewebsaspirationsbiopsie (Amyloidose-Diagnostik)

Mit einer Kanüle und Einmalspritze wird subkutanes Fettgewebe, bevorzugt der Bauchdecke, aspiriert. Meistens kommt man ohne Lokalanästhesie aus. Innendurchmesser der Kanüle 1,2 mm. Ausstreichen des Fettgewebesaspirats auf Standardglas-Objektträger. Nach Lufttrocknung Überführung zu den Amyloidfärbungen.

Die Fettgewebsaspiration hat für die Amyloid-Diagnostik einen hohen prädiktiven Wert, jedoch geringere Sensitivität gegenüber einer tiefen Rektumschleimhaut- oder Nierenbiopsie. Während die Amyloidtypen AA, AApoAI (hereditäres systemische Amyloidose), AApoA-II (hereditäre renale Amyloidose), Amyloid der primären Amyloidose AL (Immunglobulin-Leichtketten), sowie die ATTR (Transthyretin-Typ) gut erkannt werden, ist die Fettgewebsaspiration bei β2-Mikroglobulin-assoziierter Amyloidose und bei der AA-Amyloidose des familiären Mittelmeerfiebers weit weniger zuverlässig möglich (▶ 1.15, Histopathologie).

Elektronenmikroskopie

In der Transmissionselektronenmikroskopie oder der Negativkontrastierung von Nativmaterial (negative staining-Technik): Nachweis starrer, nicht verzweigter Mikrofibrillen, Durchmesser 7–10 nm, unterschiedliche Länge der einzelnen Fibrillen.

Biochemische Zusammensetzung:
- Primär lösliche amyloidogene Vorläuferproteine, die sich in den Aggregatzustand antiparalleler Betafaltblatt-Struktur umformen.
- Serumamyloid-P (SAP), ein Glykoprotein, das Amyloidfibrillen vor der proteolytischen S-Integration schützt.

- Glykosaminoglykane, die den Anteil an β-Faltblatt-strukturierten Vorläuferproteinen im Molekül vermehren. Glykosaminoglykan-Analoga können die Bildung von Amyloid-Fibrillen bei der AA-Amyloidose hemmen (z. B. Decorin).

1.10.2 Troponin-I und -T (Kardiotropine)

Sowohl kardiales myofibrilläres Troponin-T (cTn-T) mit einem Molekulargewicht von 37 kDa als auch Troponin-I (cTn-I) mit einem Molekulargewicht von 22 kDa sind bei Patienten mit Nierenerkrankungen und eingeschränkter glomerulärer Filtrationsrate im Serum gegenüber den Normwerten **erhöht**, ohne dass ein akutes Koronarsyndrom vorliegt. Messung der Parameter durch Chemilumineszenzimmunoassay.

Der **obere Grenzwert** in der Normbevölkerung für **Kardiotropin I** liegt bei < 0,1 ng/ml.

Im **hochsensitiven** Test (cTN-I ultra) gegenüber dem bisherigen Kardiotropin-I-Assay (cTNI) lagen 33 % der Patienten mit nicht dialysepflichtiger Niereninsuffizienz über dem oberen Grenzwert; 43 % beim Test auf Kardiotropin T. Das Überleben war vermindert bei Überschreiten der Grenzwerte für **Kardiotropin I** im hochsensitiven Test für **> 0,04 ng/ml** (Troponin I Ultra, ADVIA Centaur), bzw. für cTn-I in der Standardmessung > 0,07 ng/ml; für **Kardiotropin T > 0,1 ng/ml**. Die Befundkonstellation erhöhter Kardiotropine im Serum war ein unabhängiger Risikoindikator der Mortalität.

1.10.3 Endothelin

Ein Peptid, das in Form von Endothelin (1-21) und sog. Big-Endothelin (1-38) in Endothelzellen synthetisiert wird. Isomere Formen: ET1, ET2, ET3. Zusammen mit Angiotensin II ist Endothelin ein starker Vasokonstriktor, überwiegend parakrin wirksam, Bindung an hoch affinen Endothelin-Rezeptor. ET2: Überwiegend renale Synthese.

Mögliche klinische Indikation: Sklerodermie, Leberzirrhose, koronare Herzerkrankung, diabetische Nephropathie.

Untersuchungsmaterial: EDTA-Plasma, Urin, Speichel.

Methodik: Enzymimmunoassay, untere Nachweisgrenze von Endothelin-1 0,8 pg/ml, von Big-Endothelin 0,02 fmol/ml.

Normalwerte: 8,8 (1,7–33) pmol/l.

1.11 Virusdiagnostik

> **VIREN**
> In erster Linie Beziehung zu Glomerulopathien und interstitieller Nephropathie durch Immunkomplexe, zytopathische Effekte (Tubulusnekrosen), Kryoglobuline, Rhabdomyolyse, virale Wirkung auf die Synthese von Zytokinen, Adhäsionsmolekülen, Matrix-Umsatz (Abbau, Anbau), Antigenexpression (z. B. HLA-DR), endotheliale Dysfunktion und Permeabilität, renale Hämodynamik etc.

1 Diagnostik

1.11.1 Cytomegalie-Virus (CMV, humanes Beta-Herpes-Virus 5)

PATHOPHYSIOLOGIE

Doppelstrang DNA-Virus, lineare DNA mit 240 kb, mehr als 200 virale Genprodukte. Hüllprotein Kapselsymmetrie: Ikosaeder, Durchmesser 150–300 nm. Replikationsort: Kern. Nephrologisch bedeutsam: Reaktivierung nach Nierentransplantation. Lebenslange Persistenz, Primärinfektion meist klinisch inapparent.

Übertragungsweg: Tröpfchen- oder Schmierinfektionen. Inkubationszeit 2–10 Wochen bis zur klinischen Manifestation; im Blutbild Leukopenie, atypische Lymphozytose.

DIAGNOSTISCHE VERFAHREN

> **!** Bei der CMV-Diagnostik zu beachten: Zeitliche Abfolge der Messgrößen (▶ Abb. 1.15).

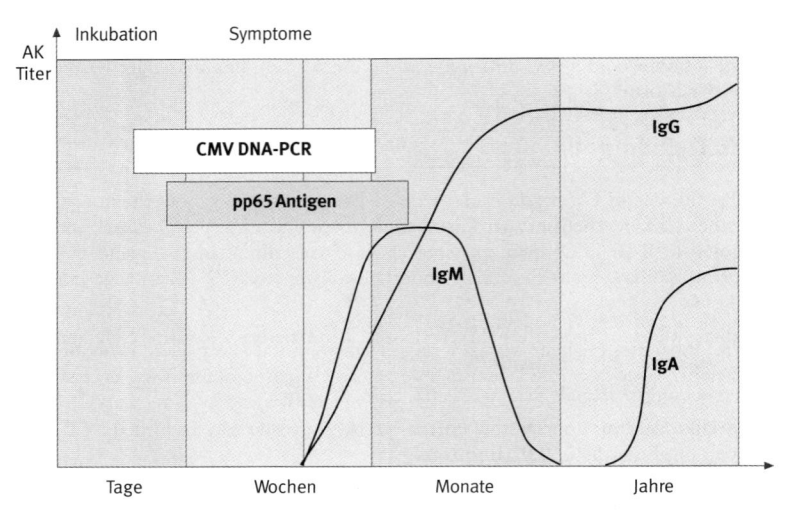

Abb. 1.15 CMV-Serologie: Zeitliche Abfolge der Messgrößen

Polymerase-Ketten-Reaktion (PCR) auf CMV-DNA

Probenmaterial: Leukozyten, Harn, Gewebsbiopsie, Abstrich, Liquor, Sputum, Bronchoalveoläre Lavage.

PCR aus Urin im Vergleich zur Plasmabestimmung weniger verlässlich. Erfassungsgrenze bei PCR: Ca. 60 virale Genome (quantitative PCR unempfindlicher).

Bei **quantitativer** PCR: Angabe der Viruslast, besonders in den ersten drei Monaten nach Transplantation. Beurteilung des Erfolgs einer antiviralen Therapie (Verlaufskontrolle), ggf. molekulargenetische Bestimmung des **Resistenzprofils** des Virusstamms. PCR aus Plasma (EDTA-Blut) kann bis ca. drei Wochen **vor** klinischer

CMV-Symptomatik positiv sein. PCR aus Leukozyten problematischer als aus Plasmaprobe, insbesonders bei niedrigen Leukozytenzahlen (u.a. Lymphopenie) und Zellinstabilität.

✓ Die Anwesenheit von CMV-DNA beweist nicht eine Virusreplikation.

pp65-CMV-Antigentest

Nachweis CMV-infizierter Lymphozyten im peripheren Blut. Noch Charakter eines „Goldstandards". Immunhistologisches bzw. immunzytologisches Verfahren, Nachweis intrazellulärer pp65-CMV-assoziierter Proteine (▶ Abb. 1.16).

Probenmaterial: Heparinblut (periphere Blutzellen), Gewebsbiopsien, Lavageflüssigkeit.

Das pp65-CMV-Antigen wird von infizierten Zielzellen exprimiert und mit spezifischen Antikörpern erkannt (z.B. Farbreaktionen unter Mikroskop oder Durchflusszytometrie). Spezifischer Test für CMV-Virusreplikation, erfasst wird der Zeitraum ca. eine Woche nach Beginn der Virusreplikation.

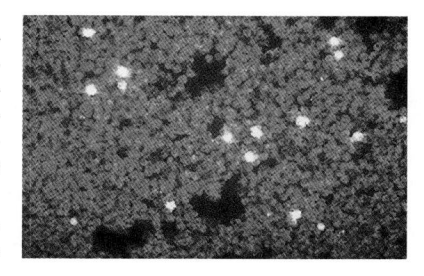

Abb. 1.16 Blutausstrich: Nachweis intrazellulärer pp65-CMV-assoziierter Proteine in Leukozyten (nach Mertens, Ulm)

✓ Der Nachweis intrazellulären pp65-CMV-Proteins korreliert nicht mit dem Krankheitsverlauf.

Anzucht infektiöser Viruspartikel (Zellkulturen)

Prinzip: Infiziertes Probenmaterial wird auf **Fibroblasten** übertragen, Erfassung der infizierten Zielzellen durch Immunzytologie. Test dauert ca. fünf Tage, erfasst wird der Zeitraum ca. eine Woche nach Beginn der Virusreplikation. Nachweis CMV-infizierter Humanfibroblasten über spezifische pp65-Antikörper (▶ Abb. 1.16).

Zirkulierende Antikörper gegen CMV

Ungenügende Empfindlichkeit für die Diagnostik der CMV-Replikation, geeignet zur Differenzialdiagnose primärer oder sekundärer CMV-Infekte über IgM- bzw. IgG-Klasse, erfasst werden in erster Linie neutralisierende Antikörper. Geeignet zur Selektion von Risikogruppen.

Methodik: ELISA.

Probenmaterial: Serum, Urin, Liquor etc.

CMV-spezifische IgM-Antikörper: Persistenz Wochen bis Monate. Eindeutig positiv bei Werten > 150 U/ml. IgG-spezifische AK positiv > 1,2 U/ml. Relevant erhöhte AK-Konzentration oft erst ein Monat nach Infektion oder Sekundärinfektion nachweisbar. CMV-Träger hat Anti-CMV-IgG-spezifische AK. CMV aktiviert verschiedene Transkriptionsfaktoren u.a. NF-kappaB, die die Expression von so genannten CMV-immediate-early (IE)-Genen und Genprodukten induzieren.

Genotypische Resistenz-Analyse

Bestimmung z.B. bei Ganciclovir-, Foscarnet-, Cidofovir-resistenten Viren, bedingt durch Mutation im Bereich der viralen Phosphotransferase UL 97 und DNA-Polymerase UL 54.

Methode: Sequenzanalyse, die die Virusmutanden identifiziert.

Untersuchungsmaterial: EDTA-Blut (ca. 2 ml, ungekühlter Transport möglich, Untersuchungsdauer bis zu 10 Tagen).

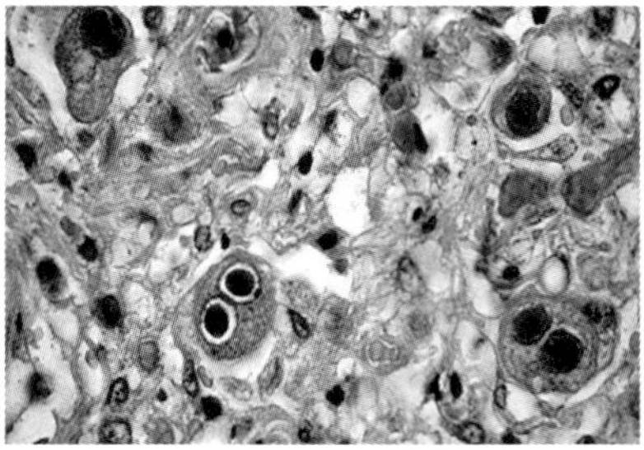

Abb. 1.17 CMV-zytopathischer Effekt (Eulenaugenzellen)

Organhistologie

Typische Eulenaugenzellen (▶ Abb. 1.17) in Lunge, Darm, eher selten in der Niere.

1.11.2 Epstein-Barr-Virus (EBV)

PATHOPHYSIOLOGIE

Onkogenes, humanes Gamma-Herpesvirus, lineares DNA-Genom, das ca. 100 virusassoziierte Proteine synthetisiert. Das virale Genom ist in ein Nukleokapsid eingeschlossen, dieses ist umgeben von einer Virushülle. Bindung des EBV über ein virusassoziiertes Glykoprotein (gp350) an das CD21-Bindungsprotein, einem C3D-Rezeptor, von B-Lymphozyten. Dort Inkorporation als zirkuläres DNA-Episom.

Klinischer Hintergrund: Beziehung von EBV an der Genese oft lebensbedrohlicher **lymphoproliferativer** Erkrankungen nach Nierentransplantation (PTLD), besonders im ersten Jahr nach Organübertragung, z.T begleitet von Virus-assoziierten hämophagozytischen Syndromen.

EBV immortalisiert B-Zellen und stimuliert deren unkontrollierte Proliferation. Expression verschiedener nukleärer Antigene: u.a. **EBNA-1, EBNA-2.**

EBNA-2 trägt zum Wachstum und zur Proliferation von B-Zellen bei und zwar durch verstärkte Expression sog. EBV-LMP 1 (LMP = „Latentes Membran Protein"), ein Onkogen, und LMP-2 (verhindert über Blockierung der Tyrosinkinase-Phosphorylierung die virale Reaktivierung). Weitere EBV-assoziierte Tumoren: Nasopharyngeale Karzinome, Morbus Hodgkin, Burkitt-Lymphom, lymphomatoide Granulomatose, angioimmunoblastische Lymphadenopathie, Magenkarzinome, Tumoren von glatten Muskelzellen nach Transplantation unter Immunsuppression.

Bei lymphoproliferativer Erkrankung nach Organtransplantation (EBNA-1-3-positiv und LMP-1–2-positiv) erfolgt in über einem Drittel der Fälle eine **direkte Beteiligung des Transplantats** mit Infiltrationen mono- bis polyklonaler lymphoplasmozytisch transformierter B-Zellen. B-Zell-Lymphome, immunoblastische Lymphome, aber auch lymphoide Zellinfiltrate im Knochenmark, in Lunge und Leber.

BESTIMMUNGSMETHODE

- Nachweis zirkulierender **Antikörper** der IgG- und IgM-Klasse gegen EBNA-1 bzw. EBV „early-antigen" (EA). Seropositive Werte > 20 rel. U/ml.
- Nachweis über **EBV-spezifische DNA** (DNA-Isolierung), z.B. aus weißen Blutzellen, Extraktion der DNA und spektralphotometrische Bestimmung bei 260 nm.

- **EBV-Genomquantifizierung:** Real-Time-PCR. Angaben der EBV-Kopien/ml Plasma.
- **Real-Time-Reverse Transkriptions-PCR** für ZEBRA mRNA-Bestimmung

Besonderheiten: Nach Primärinfektion oft ausbleibende oder verzögerte EBNA-1-Immunglobulin-G-Antwort oder jahrelang anhaltende Persistenz der Antikörper. Ein vollautomatisierter Aviditätstest kann einen Primärinfekt sicher ausschließen (EBV-IgG-Aviditätstest, Dade Behring).

Weiteres Assayverfahren: VCAp18-Immunglobulin-G, der bei EBNA1-IgG-negativen Patienten eine Differenzierung zwischen früher Phase einer akuten und zurückliegenden Infektion ermöglicht.

1.11.3 Parvovirus B19

Parvovirus B19 gehört zur Gruppe der Parvoviriden; es besteht aus einstrangiger DNA mit 5596 Nukleotiden. Bindung des Virus erfolgt an P-Antigenrezeptor von Megakaryoblasten, Erythroblasten und endothelialen Zellen.

Klinischer Hintergrund: In Fällen mit idiopathischer fokal-segmentaler Glomerulosklerose (FSGN) und sog. kollabierender fokal-segmentaler Glomerulosklerose sollen Parvoviren eine pathogenetische Rolle spielen. Abklärung einer schweren Anämie, z.B. nach Nierentransplantation, Differenzialdiagnose der aplastischen Krise.

Analyseverfahren: PCR, In-situ-Hybridisierung.

1.11.4 Hepatitis B (HBV)

Pathophysiologie

Zu den Hepadna-Viren gehöriges doppelsträngiges DNA-haltiges Virus mit ca. 42 nm Durchmesser. Kodiert wird u.a. das Oberflächenantigen (HBsAg) mit dem immundominanten a-Epitop. C-Gen kodiert Core-Protein (HBcAg), überwiegend gewebsständig. Als Marker für die Replikation und Infektiosität gilt das HBeAg, das frei im Blut zirkuliert. HBV ist nicht zytotoxisch gegenüber Hepatozyten, sondern erst über aktivierte zytolytische $CD8^+$-T-Zellen.

Zu den **HBV-assoziierten Nephritiden** gehören die membranöse GN, IgA-Nephropathie und membranoproliferative Glomerulopathie (mesangiokapilläre GN). HBe-Antigen wird in mehr als ⅔ der Fälle nachgewiesen, die membranöse GN geht bei Kindern regelhaft mit nephrotischem Syndrom und Mikrohämaturie einher. Die Erkrankung verläuft bei Erwachsenen eher progredient bis zur Dialysepflichtigkeit. Bei HBV-assoziierter membranoproliferativer GN können auch, ähnlich wie bei HCV, Kryoglobuline nachweisbar sein. Eine begleitende Polyarteriitis nodosa ist auszuschließen.

Seropositive Nierentransplantierte haben weniger akute Abstoßungsreaktionen als seronegative Patienten. Die Überlebensrate seropositiver Transplantierter ist geringer. Vor Beginn einer Dialyse ist aktuell zu bestimmen, im weiteren Verlauf ca. alle 12 Monate: HBsAg, antiHBs, antiHBc. Sofern HBsAg positiv: Analyse von HBeAg, sowie **AK** gegen HBeAg, HBsAg, PCR auf HBV-DNA.

Antigen-Nachweise

HBs-Antigen, HBe-Antigen, zusätzlich HBV-DNA, Sequenzierung der Virus-DNA, sowie genotypische Resistenzbestimmung.

1 Diagnostik

Probenmaterial: Serum.
Bestimmungsmethoden: Sandwich-Enzym-Immunoassay, Chemilumineszenz-Test, PCR.
HBs-Antigen: Seropositivität bei akuter und chronischer Infektion, in Zusammenhang mit positivem **HBe-Antigen**-Test (koinzidenter Anstieg bei akuter HBV-Infektion mit HBsAg): Nachweis einer hohen Infektiosität.

HBs-Antigen-Mutanten
Allgemein große **Variabilität** des HBs-Antigen, mindestens 8 verschiedene Genotypen, viele Subgruppen, hohe Fehlerableserate der HBV-Polymerase. Problem bei mit rekombinantem Hepatitis-Antigen immunisierten Personen, die sich gegenüber den HBs-Antigenvarianten bzw. mutierten HBs-Antigenen dem Impfschutz **entziehen** können (sog. „immune escape"); zusätzlich besteht keine diagnostische Sicherheit d.h. keine oder nicht eindeutige Detektion im HBs-Antigen-Test (sog. „diagnostic escape").
Für die **diagnostische Sicherheit** wichtig sind Hepatitis-Assays, die die häufigsten HBs-Antigenmutanten insbesondere an den Positionen 139 bis 145 der a-Determinante erkennen können. Dies sind Zielstrukturen neutralisierender aber auch diagnostisch eingesetzter Antikörper. Andere Aminoaustausche betreffen die Positionen: aa 98 bis aa 123, aa 148 bis aa 156, außerhalb der „a"-Determinante (aa 124 bis aa 147).

Antikörper (AK)
Anti-HBs, Anti-HBc (IgG-spezifischer Antikörper, IgM-spezifischer Antikörper), Anti-HBe.
- Anti-HBs: Erworbene postinfektiöse Immunität (oder Vakzinierung mit rekombinantem Impfstoff); Anti-HBs-Antikörper schützen Leberzellen vor Neuinfektion durch Virus.
- Anti-HBc-IgM-spezifisch: Marker einer akuten HBV-Infektion, seltener bei chronisch persistierender Hepatitis.
- Antikörper gegen HBe-Antigen sind Marker einer geringen oder fehlenden Infektiosität.

Probenart: Serum.
Bestimmungsverfahren: ELISA, Biolumineszenz, RIA.

✓ Immer geringere Wahrscheinlichkeit einer durch rekombinante HBV-Vakzine induzierbaren humoralen Immunantwort gegenüber HBV (= Generation von HBs-AK) bei fortschreitender Niereninsuffizienz durch kombinierten Immundefekt (B-Zelldefekte und mangelnde T-Zell-[CD28]-Monozyten-Kooperation, z.B. niedrige CD86-Expression auf Antigen-präsentierenden Zellen).

HBV-DNA-Nachweis
- Hybridisierungstechnik, radioaktives Verfahren oder enzymmarkiert bzw. über Antikörperlumineszenz gegen DNA-Nukleinsäuren. Probenmaterial: Serum. Marker der Infektiosität bei HBs-Antigen-positiven Proben.
- HBV-DNA über PCR: Zzt. empfindlichstes Nachweisverfahren. Eine Viruslast von 10 000 Kopien/ml wird als chronische HBV-Infektion angesehen. Probenmaterial: Serum, EDTA-Plasma, Citratplasma. Kein Heparinblut.

Genotypische Resistenzbestimmung bei HBV: U.a. eingesetzt bei Therapie mit Nukleosid-Analoga, Foscarnet, Lamivudin etc. Bedingt durch Punktmutation im HBs-Genbereich, charakterisiert durch die Aminosäuresequenz „YMDD".

1.11.5 Hepatitis C (HCV)

Pathophysiologie

Ein den Flaviviren zugeordnetes 45 nm großes RNA-Virus (Hepacivirus) mit 6 Genotypen und mehr als 50 Untertypen. In Westeuropa vorherrschend sind die Genotypen 1a, 1b (besonders ältere Patienten), 3a (jüngere Patienten). Genotyp 1b ist assoziiert mit sehr hoher Replikationsrate und progredientem Krankheitsverlauf.

Ergänzende Untersuchung auf Kryoglobuline, Kappa-Leichtketten im Harn, Serum-Komplement-C4 und C1q, die im Gegensatz zu C3 erniedrigt sind. HCV-assoziierte Nephropathie mit Spektrum des akuten nephritischen Syndroms, nephrotischen Syndroms oder nicht nephrotischer Proteinurie und Mikrohämaturie. Histologisch membranöse GN, fokal sklerosierende GN, mesangioproliferative GN, proliferative GN, bei Kryoglobulinen membranoproliferative GN, insbesondere bei HCV-Genotyp 1.

Bei Nierentransplantierten scheint eine HCV-Infektion das Transplantüberleben nicht zu beeinträchtigen.

Antikörper-Nachweis

Probenmaterial: Serum, Plasma, Dialysatflüssigkeit.

Bestimmungsverfahren: ELISA, Biolumineszenz, RIA mit Untersuchung von Antikörpern gegen HCV (Anti-HCV). AK gegen C100-Protein, Core-Protein (C-22) oder C33c; Drittgenerationsassays umfassen mehrere Antikörper gegen HCV-Epitope.

Störgrößen sind Paraproteinämie, Autoimmunerkrankungen, polyklonale IgG-Erhöhung. Mit Hilfe des sog. **Westernblot** lassen sich Antikörper gegen definierte Virusproteine (NS3, NS4, NS5 und Core-Antigen) nachweisen. AK-Nachweis sagt nichts aus über aktive oder inaktive Infektion und Übertragungsrisiko (Infektiosität). Falls positive HCV-AK gemessen, wird nachfolgend PCR auf HCV-RNA empfohlen.

Direkter Virusnachweis (HCV-RNA)

Erfolgt über diverse Transkription in der PCR oder anderen Amplifikationstechniken oder Hybridisierungsverfahren; seit 2005 ist HCV in vitro in Kultur vermehrbar.

Probenmaterial: Serum, EDTA- oder Citrat-Plasma.

HCV-Genotyp-Analyse

Z.B. vor Therapiebeginn zur Abschätzung der Behandlungsdauer. HCV-Genotyp 2 und 3 erfordern eine kurze (ca. 24 Wochen), Genotyp 1 eine längere (ca. 48 Wochen) Behandlung. Bei Therapieversagen Untersuchung auf Punktmutation im HCV-NS5-Bereich, Codon 2218.

Probenmaterial: Gekühltes Citrat- oder EDTA-Blut.

1.11.6 Hepatitis D (HDV)

Inkomplettes einsträngiges RNA-Virus, sog. Viroid, 36 nm groß, 1,7 kB. Drei Genotypen; replikativ nur im Beisein von HBV durch Inkorporation in HBsAg („Koinfektion"), „Delta-Virus"-Hepatitis, Delta-Hepatitis.

Inkubationszeit: Mehrere Monate; aggraviert in der Regel den Verlauf von HBV, u. U. „Superinfektion" und schnellere klinische Dekompensation.

Probenart: Serum.

Bestimmungsmethoden: ELISA auf IgM-spezifische AK gegen HD-Ag; PCR auf virale RNA.

✓ HAV, HEV, HGV etc. spielen eine untergeordnete Rolle.

1.11.7 Humanes Immundefizienz-Virus (HIV-1, HIV-2)

Pathophysiologie

Zu den Retroviren gehöriges Lentivirus, Genom bestehend aus 2 RNA-Einzelsträngen, infiziert werden Zellen mit „HIV-Rezeptor" (CD4-positive Lymphozyten, Makrophagen, dendritische Zellen, möglicherweise Tubulusepithelien und Podozyten.

HIV-assoziierte Nephropathie: Initial in Form einer fokal-segmentalen Glomerulosklerose beschrieben, jedoch auch mesangioproliferative Immunkomplex-Nephritiden bzw. (besonders in Europa) interstitielle Nephritiden, zum Teil kompliziert durch HUS-ähnliche Syndrome. Unter HIV oft starke Zellproliferate parietaler glomerulärer Deckzellen („mehrschichtig"). Aus Nieren isolierte Antikörper reagieren mit HIV-Antigenen aus zirkulierenden Immunkomplexen (p24, gp120 Antigen).

Nachweis HIV-spezifischer Antikörper

4–12 Wochen nach Infektion positiv.

Methode: ELISA.

Nachweis von **Antikörpern** gegen definierte Virusproteine im **Westernblot** (für HIV-1 Bindung an Glykoproteine gp41, gp120, gp160, für HIV-2 gp105, Bande p26).

Nachweis von HIV-Antigen

p24 Antigentest. 24 kDa-Protein der inneren Viruskapsel. Bestimmung im Serum nach Freisetzung aus Immunkomplexen. Nachweis der **Virämie** über die **HIV-RNA** im Serum durch quantitative **PCR**. Bestimmung der Viruslast. Hohes Risiko bei > 100 000 Kopien/ml, keine Therapiebedürftigkeit bei < 10 000 Kopien/ml.

1.11.8 Polyomaviren (BK-Viren)

Pathophysiologie

Assoziiert mit hoher Nierentransplantat-Verlustrate, z. T. bedingt durch erhöhte Immunsuppression. In 1–10 % aller NTX-Patienten soll eine BK-Nephropathie in unterschiedlichem Ausmaß beteiligt sein; bei manifester Infektion TX-Verlustrate bis 80 %. Möglich sind auch eine hämorrhagische Ureteritis und Zystitis. Die BK-Nephropathie wird jetzt häufiger als früher erkannt (ca. 8 % gegenüber 2,3 % vor 2001).

Außerdem spielen Polyoma-Viren möglicherweise auch in Einzelfällen bei der Genese von Nierenzellkarzinomen in Allotransplantat-Nieren eine Rolle.

ANALYSEMETHODEN

Immunhistologie der TX-Biopsie auf SV40-Antigen. Harn: Decoy-Zellen, Messung von VP-1-mRNA im Harn oder über BK-Virus DNA im Plasma.

Bei BK-Nephropathie steht zuerst die Reduktion von Calcineurininhibitoren bzw. deren Umstellung auf andere Immunsuppressiva im Vordergrund.

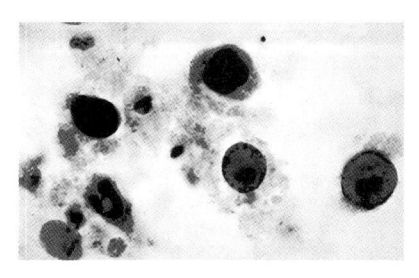

Abb. 1.18 Decoy-Zellen (nach Nickeleit) bei Transplantatnephropathie (Polyoma-Viren)

1.11.9 Adenoviren

PATHOPHYSIOLOGIE

Doppelsträngiges DNA-Virus, ca. 50 Serotypen. **Nephrotrop**, besonders bei hoher Immunsuppression im Nierentransplantat, Befall einzelner **Tubulus**segmente. Ausgedehnte Zellnekrosen, granulomatöse interstitielle Entzündung aus Histiozyten und CD3-, CD4-positiven T-Lymphozyten. Große basophile Chromatineinschlüsse aus 70–80 nm großen peusokristallin-gepackten Viruspartikeln.

ANALYSE

Probenart: Sputum, Rachen, Urin, Serum.

Methode: Enzym-Immunoassay, Immunfluoreszenz-Test, Immunoblot in der KBR, Titer über 1:160 sind typisch für eine frische Infektion.

1.12 Harnanalytik

HARNSTATUS
Untersuchung des frisch gelassenen zweiten Morgenurins als Mittelstrahlprobe (MSU), Einmalkatheterurin, Fistelurin, oder nach suprapubischer Blasenpunktion (Sectio alta) durch:
1. **Visuelle** Begutachtung, Geruchsprüfung.
2. Harn-**Teststreifen**: Leukozyten, Erythrozyten (Hämoglobin), Protein, Glukose, Ketonkörper, Nitrit, Bilirubin, Urobilinogen, pH.
3. Durchführung einer **mikroskopischen** Beurteilung des Harnsediments, am besten durch Phasenkontrastmikroskop: Erythrozyten, Dysmorphie?, Leukozyten, Zylinder, Rundzellen, Übergangsepithelien, Plattenepithelien (MSU?), Trichomonaden, Pilze, Kristalle (z.B. Tyrosin, Cystein, auskristallisierte Pharmaka: Gyrasehemmer, Indinavir, Sulfonamide etc.), Bakterien. In Erprobung: Automatische zytometrische Erfassung, ähnlich FACS (Fluorescence activated cell sorting).
4. Optional: Qualitative (SDS-PAGE) oder quantitative (Nephelometrie) Differenzierung des **Proteinausscheidungsmusters**, evtl. künftig Anwendung sog. „**Proteomics**"-Analyseverfahren (z.B. SELDI-TOF-, MALDI-TOF-MS).
5. Ggf. **Harnkulturen**, bakterielles Resistenzprofil.

1.12.1 Sensorische / visuelle Beurteilung (Uroskopie)

Trübungen des Urins

- **Hellgelber,** fast farbloser Harn: Verdünnter Urin, z. b. durch Polyurie, Hyposthenurie.
- **Trüber Urin:** Erhöhter Zellbestandteil durch Leukozyten, Bakterien, Pilze, Hefen, Eiter, Phosphate (Urin-pH > 7, Carbonate oder Urate (pH < 6). DD: Fluor, rekto-vesikale Fistel.
- **Wolkig-kompakte Trübung:** Ausfällungen von Tamm-Horsfall-Uromukoid.
- **Milchig-trüb:** Pyurie, Chylurie, z. b. im Rahmen lymphatischer Obstruktionen, nephrotisches Syndrom, Infektionen.
- **Schaumige** Auflagerungen, z. B. nach Miktion: Verursacht durch erhöhten Bilirubin-Gehalt oder Proteinurie > 1 g.

Farbänderungen des Urins

- Gelb-Kadmiumgelb: Flavine, Flavinoide, Vitamin B_2, B_{12}.
- Gelb-orange: Hochgestellter Urin, Urobilin, Bilirubin, biliäre Nephrose, Cholestase.
- Gelb-grün: Bilirubin-Biliverdin, Cholestase, prähepatischer Ikterus.
- Gelb-braun: Bilirubin-Biliverdin, Nitrofurantoin, Myoglobin.
- Grün: Flupiritin-haltige Medikamente (z. B. Katadolon, Trancopal = Flupiritinmaleat).
- Rot: Porphyrine, Hb, Erythrozyten (postrenale Hämaturie), rote Bete, artifizielle Farbstoffe. Kontamination durch Menstruationsblutung.
- Rot-orange: Medikamenteninduziert, z. B. Rifampicin.
- Rot- bis purpurrot: Porphyrine.
- Rot-braun: Myoglobin, Methämoglobin, Hämoglobin, Bilifuscin, Metronidazol, L-Dopa.
- Braun-schwarz:
  - Bei saurem Urin-pH: Methämoglobin, Homogentisinsäure, Alkaptonurie.
  - Bei alkalischem Urin-pH: Melanin.
- Blau-grün: Artifiziell, z. B. Farbstoffe (Indikane), Pseudomonas-Infektion (Pyocyanin), Chlorophyll (bestimmte Mundspülmittel).

Harngeruch

- Sauer- bis obstartig: Ketoazidose, dekompensierter Diabetes mellitus.
- Strenger Geruch nach Fleisch: Pyurie, nekrotisches Zellmaterial.

1.12.2 Semiquantitativ – Harnstreifentest

Blut

Nachweis von Erythrozyten, freiem Hb, Myoglobin (über Peroxidase, Oxidation von Guajakharz als Indikator). Hämaturie, Hämoglobinurie, Myoglobinurie (**cave:** Menstruation).

Falsch negativ bei hohen Konzentrationen. von Vitamin C, Harnsäure.

Leukozyten

Im Stixtest über Nachweis der Granulozyten-Esterase-Aktivität (kein Nachweis von Lymphozyten).

Eiweiß

Durch Protein vermittelter Farbumschlag eines pH-Indikators („Eiweißfehler"): Insbesonders bei Albuminurie (untere Nachweisgrenze Albumin ca. 150 mg/l) oder glomerulärer Proteinurie.

Die „Mikroalbuminurie" (▸ 1.13.2) wie auch Mikroglobuline bei tubulärer Proteinurie, inkl. freie Immunglobulin-Leichtketten („Bence-Jones-Proteinurie"; ▸ 1.13.2), werden nicht erfasst.

Farbreaktion falsch positiv bei Urin-pH über 9 und z. B. bei Flupiritin-haltigen Medikamenten.

Proteinurie-Differenzierung ▸ 1.13 (Harnproteine).

Glukose

Über Glukoseoxidase/Farbreaktion. Positiv bei > ca. 500 mg/l. Wenig zuverlässig („falsch negativ") bei Urin-pH < 5, Antoxidanzien (Vitamin C).

> **!** Normoglykämische Glukosurie bei hereditären tubulären Defekten; Fanconi-Syndrom, im Zusammenhang mit renal tubulären Azidosen, Amyloidose, Tubulustoxinen.

Ketonkörper

Nachweis über Natriumnitroprussid (Legalsche Probe), positive Reaktion auf Methylketone wie Acetoacetat, Aceton. Positive Farbreaktion unter Fasten, bei metabolisch dekompensiertem Diabetes mellitus.

Urobilinogen

Positiv bei deutlicher Hämolyse, Leberschädigung, Porphyrien.

Untere Nachweisgrenze 0,5 mg/dl. Testsystem: Urobilinogen und der Indikator Diazoniumsalz ergeben roten Azofarbstoff.

Falsch positive Reaktion bei z. B. Flupiritin-haltigen Pharmaka.

Nitritreaktion

Positiv bei Nitrat-reduzierenden Keimen (im Nitrat-haltigen Urin).

Nitrit lässt sich mittels des sog. „Lunges Reagenz" (Sulfanilsäure und α-Naphthylamin) nachweisen. Rosafärbung des Indikatorfeldes durch einen Azofarbstoff zeigt Nitrit an. Untere Nachweisgrenze 0,05 mg/dl, entsprechend ca. 100 000 KBE (Kolonie bildende Einheiten).

Nitritbildner sind u.a.: E. coli, Klebsiellen, Proteus mirabilis, Aerobacter, Citrobacter, Salmonellen; partiell: Enterokokken, Pseudomonas aeruginosa, Staphylokokken.

Falsch positive Reaktion: Kontamination. Falsch negativ: Nicht-Nitritbildner, Polyurie und Hyposthenurie, Urin-pH-Wert um 4–5.

pH-Wert

Alkalischer Urin (pH > 7): Renal tubuläre Azidosen (nicht indikativ bei RTA Typ 2 unter sog. „steady state" Bedingungen; eher indikativ für RTA Typ 1), Harnwegsinfekte mit Ureasebildnern (Proteus, Klebsiellen, Pseudomonas, Staphylokokken), bei vegetarischer Kost, renaler Ausgleich bei Störungen im Säure-Basen-Haushalt.

Saurer Urin (pH < 5): Pharmakaeinfluss (Azetazolamid), gichtige Diathese, respiratorische oder metabolische Azidosen.

Streifentestsystem besteht aus Gemisch von Methylrot (violettrot-gelborange) und Bromthymolblau (gelb-blau).

Osmolalität

Normal 1002–1030 mosmol/l.

Wasserdiurese: 1002–1010 mosmol/l.

Antidiurese (Durstversuch): > 1025 mosmol/l.

1.12.3 Harnsediment

Durchführung

Etwa 10 ml frisch gelassener Urin als MSU werden bei $1500 \times g$ 5 Min. im Schwenkbecherrotor in Spitzbodenröhrchen zentrifugiert, der Überstand bis auf einen kleinen Flüssigkeitsrest abgegossen, auf Schüttler kurz gerührt und über Einmalpipette auf Objektträgerglas aufpipettiert (ca. 1 Tropfen). Aufbringen eines Deckglases und mikroskopische Beurteilung im Phasenkontrastmikroskop; 400fache Vergrößerung; Okular × 10, Objektiv × 40; Beurteilung pro Gesichtsfeld. „Aktives Sediment" enthält bei Proteinurie vermehrt Erythrozyten hohen Dysmorphiegrades, Leukozyten, Zylinder, Rundzellen und weist auf eine akute u. U. progrediente Nephritis (z. B. RPGN) hin. Für Spezialfärbungen (z. B. Nachweis von Decoy-Zellen bei Polyomainfektion): Anwendung des Zytospins mit nachfolgenden immunzytologischen Färbungen.

Erythrozyten

Normalbefund: Anzahl 0–5.

Dysmorphie (dysmorphe Erythrozyten): Bei glomerulärer Mikrohämaturie z. B. mikrovesikuläre Formen (Akanthozyten), divertikulierte Protrusionen („Micky-Mäuse"), Entrundungen, anuläre Formen, Erythrozyten mit endokonischen Formationen etc. Es existiert eine umfängliche Nomenklatur.

Dysmorphe Erythrozyten sind zu unterscheiden von „nichtglomerulär" dysmorphen Erythrozyten, z. B. durch osmotische Einflüsse: Bei hypoosmolalem Urin Stechapfelformen, sog. Blutschatten (hämolysierte Erys) im alkalischen Milieu, oder bei Ausprägung von Doppelkonturen.

Quantitative Bewertung: Keine glomeruläre Erkrankung bei Dysmorphie < 20 %, möglich bzw. sehr wahrscheinlich bei Dysmorphie 30–80 % aller Erythrozyten.

Eingeschränkte Beurteilung unter Diuretikagabe.

Leukozyten

Normalbefund: Anzahl 0–5. Vermehrt bei bakteriellen Infekten, Analgetika-Nephropathie, interstitieller Nephritis; bei Zelleinschlüssen (Protein, Lipide) = „Glitzerzellen" (Sternheimer-Malbin Zellen).

Differenzierung über immunzytologische Verfahren möglich oder über Durchflusszytometrie im Vorwärts-/Seitwärtslicht (Unterscheidung nach Zellgröße und Granularität); Eosinophile durch spezifische Hansel-Färbung.

! Geringe oder fehlende Leukozyturie trotz Bakteriurie bei Granulozytopenie (Zytostatika, Immunsuppression).

Zellen aus dem Harntrakt

Plattenepithelien
Zellen mit kleinem Kern und großem Zytoplasmaanteil, an den Rändern häufig gewellt, z.T in Gruppen, sehr variabler Anteil, zahlreich, falls kein MSU. Bei Harnwegsinfekten häufig Zytoadhäsion von Bakterien nachzuweisen.

Übergangsepithelien
Sog. Rundepithelien, meist aus der Blase, oft „geschwänzt". Anteil variabel 0–1.

Nierenepithelien, Tubuluszellen
Rundzellen, etwas größer als Leukozyten, Kern-Plasmarelation zugunsten des kreisrunden Kerns verschoben, noch teilweise vital. Anteil variabel 0–1.

Evtl. Zeichen der Proteinspeicherung (Endozytose) bei Proteinurie, Identifizierungsmöglichkeit über nephronabschnittsspezifische Antikörper (▶ Abb. 1.12), Immunzytologie des Sediments nach Zytospin einer Harnprobe.

Decoy-Zellen: Virus-transformierte Nierenepithelien durch Befall mit Polyomavirus. Nachweis im Phasenkontrastmikroskop oder besser über Färbung nach Papanicolaou bzw. immunzytologisch über SV40-Antigennachweis. Durch zytopathischen Effekt werden im Harn Tubuluszellen mit atypisch großen ballonierten Kernen und basophilen Kerneinschlüssen, SV40 positiv, ausgeschieden. Ihr Nachweis spricht für „Aktivierung" eines latenten Polyomainfekts (Nierenbeteiligung) und nicht unbedingt für eine akute virusinduzierte Transplantatnephropathie sehr schlechter Prognose (▶ Abb. 1.18). Sind keine Decoy-Zellen nachweisbar, so liegt die negative prädiktive Wertigkeit bei 100 % (kein Infekt).

Podozyten: Bei nephrotischem Syndrom (z.B. idiopathische fokale Sklerose, mesangial-proliferative GN). Podocalyxin-positive Zellen (AK: R&D-Systems, no. AF1658, Minneapolis MN, USA).

✓ Eine „Podozyturie" ist ein relativ spezifischer Marker der Nierenbeteiligung bei Eklampsie und HELLP-Syndrom. In einer Studie schied keine der Frauen mit Schwangerschaftshypertonie, essenzieller Hypertonie oder Proteinurie vermehrt Podozyten aus.

Zylinder

Aus Tubulusausgüssen: Hyaline Zylinder (bestehend aus Tamm-Horsfall-Uromucoid, THP) z. B. bei Orthostase, Fieber, Exsikkose, Leistungssport.

In jedem Fall pathologisch:
- Wachszylinder = Proteinausgüsse, Eiweißzylinder.
- Zellzylinder bestehend aus THP-Matrix und Erythrozyten, Leukozyten oder Epithelzellen (Einzelkomponenten oder gemischt).
- Myoglobinzylinder (Rhabdomyolyse und Chromoproteinniere).
- Hb-Zylinder (z. B. paroxysmale Hb-urie, Hämolyse).
- Bilirubin-Zylinder (biliäre Nephrose).
- Fettzylinder (Eiweiß-Lipide; doppelbrechend; nephrotisches Syndrom).

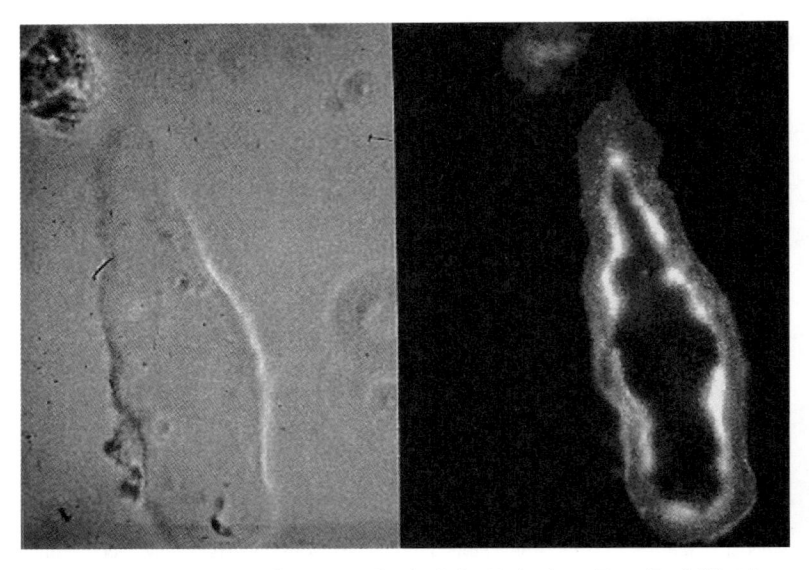

Abb. 1.19 Harnzylinder; immunfluoreszenzmikroskopischer Nachweis von Tamm-Horsfall-Protein (anti-THG-AK) als Zylinderbestandteil

Blasen- / Urogenital-Karzinomzellen

Anfärbung des Zytospin-Sediments nach Papanicolaou (Grading I–V).

Urinzytologische Immundiagnostik bei V. a. auf Urothelkarzinom. Sensitivität der Harnzytologie ca 75–95 % für G2- und G3-Urothelkarzinome. Bei Carcinoma in situ wird eine Treffsicherheit der Urinzytologie von 95 % angegeben. Hierbei erhöhten tumorassoziierte Harnmarker die nichtinvasive diagnostische Sicherheit, wie z. B. das „Bladder tumor antigen", der Nachweis des sog. „nuclear matrix-protein", das antiapoptische-Protein Survivin, der immunzytologische Nachweis auf bestimmte Zytokeratine auf Urothel-Ca-Zellen (Cyfra 21–1, Zytokeratin 8,18, 20, Zytokeratin 19-Fragment), sowie die Einbeziehung der Fluoreszenz-in-situ-Hybridisierung (**FISH-Technik**) und der **Mikrosatelliten Analyse**, bei der Fluorochrommarkierte DNA-Proben eingesetzt werden, die chromosomale Aberrationen in Urothelzellen aufdecken.

1.12.4 Erregerdiagnostik, Harnkultur

Polyomainfekt ▶ 1.11.8, Decoy-Zellen ▶ 1.11.8, 1.12.3, CMV ▶ 1.11.1, β2-Mikroglobulin ▶ 1.13.2, HUS ▶ 1.8.9, 1.18.3. (www.harnwegsinfekt.de)

Durchführung

Probenart: Mittelstrahlurin, Katheterurin, Probe nach suprapubischer Blasenpunktion. Aufnahme in steriles Gefäß; gekühlter Versand mit Probenstabilisator-Zusatz.

1. **Mikroskopischer Nachweis von Bakterien** (Stäbchen, Kokken); Bakterienadhärenz an Uroepithelien; Protozoen (Trichomonaden); Pilzen (Einzelzellen, Hyphen, Myzele).
2. **Mikrobiologie:** Erregerkultivierung mit Eintauchnährböden, Selektivnährböden. Keimzahlbestimmung (Kolonie-bildenden Einheiten, KBE): normaler Grenzwert 100 000 Keime/ml. Nicht valide bei immunsupprimierten Patienten oder chronischer Pyelonephritis; hier gelten 10 000 bereits als signifikant („low count"-Bakteriurie).
3. **Immunchemische und molekularbiologische Diagnostik:** Z.B. Antigennachweise (ELISA) im Harn, PCR auf bakterielle Nukleinsäuren, Biochip (Microarray) als DNA-Biochip oder Protein-Microarray (multipler erregerseitiger Antigen- oder Antikörper-Nachweis). Erregeridentifizierung (Monokultur-Mischkultur?).
4. **Durchflusszytometrie** als fluoreszenzzytometrische Bestimmung (Screening) von Bakterien im Harn. Das Chromogen bindet an Nukleinsäuren von Bakterien und Leukozyten, wobei beide Zelltypen voneinander getrennt detektiert und quantitativ bestimmt werden. Ergebnisse liegen in wenigen Minuten vor. Zwar Nachweis einer Bakteriurie, jedoch zzt. keine Erregeridentifizierung möglich.

Häufigste zu erwartende Erreger

Bakterien

Escherichia coli: Gram-negativ. O- und K- sowie H-(Geißel)-Antigene. Physiologischer Darmkeim. HWI besonders durch pilierte pyelonephritogene Serotypen. P-Fimbrien bzw. Pili mit hoher Schleimhautadhärenz. Direkte Aktivierung von Urothelzellen. Wichtige Endotoxinbildner (LPS). Zusätzliche Pathogenitätsfakoren sind: Metalloproteasen (IgA-Inaktivierung), Urease, Hämolysine, Siderophore, zytotoxischer nekrotisierender Faktor (CNF).

Enterokokken (Streptococcus faecalis, Str. faecium): Gram-positiv, fakultativ anaerob. Problemkeim, oft schwere nosokomiale Infektionen, insbesonders die Vancomycin-resistenten Formen (VRE; multiresistenter Ent. faecium). Enterokokken (Streptococcus faecalis) sind allgemein resistent gegenüber β-Laktam-Antibiotika (Penicilline, Cephalosporine).

Klebsiellen: Gram-negatives Stäbchen, Kapsel, nicht beweglich. Fakultativ pathogen (und anaerob); bildet Biofilme. Hauptvertreter: Klebsiella pneumoniae, Klebsiella oxytoca.

Staphylokokken (Staphylococcus aureus, saprophyticus): Gram-positiv, unbeweglich. Hohe Pathogenität (insbesonders nosokomiale Infekte): Koagulase-positive Stämme (Staphylococcus aureus, Staphylococcus intermedius). Polysaccharidkapsel bildet Biofilm. Unter Immunsuppression auch Koagulase-negative Staphylokokken gefährlich (Staphylococcus epidermidis, Staphylococcus saprophyticus, Staphylococcus haemolyticus). Hohe Affinität zu Kunststoffoberflächen (Katheter).

1 Diagnostik

Hauptproblemkeine bei Methicillin-(Multi-)Resistenz (gegenüber Penicillinen, Carbapenemen, Cephalosporinen); MRSA.

Proteus mirabilis: Gram-negativ, Stabform, stark begeißelt und mobil. Durch bakterielle Urease Ammoniakbildung im Harn, der alkalisch wird. Anteil an HWI bis ca 10 %.

Pseudomonas aeruginosa: Gram-negativ, nosokomialer Darm- und Wasserkeim; stabförmig mit endständigen (motilen) Flagellen. Virulenzfaktoren: Exotoxin A, Hämolysine, Poren bildende Toxin, Leukocidin, Proteasen; antiphagozytische Polysacharidhülle.

Enterobacter (z. B. Enterobacter cloacae): Gram-negativ, fakultativ anaerob, bildet dann Butandiol (diagnostisches Kriterium). Physiologischer Darmkeim. Typ Enterobacter sakazakii verursacht bei Säuglingen oft lebensbedrohliche Infekte.

Protozoen

Trichomonaden (Trichomonas vaginalis): Etwas größer als Leukozyten, kaum granuliert, Randkontur unterbrochen. Im frischen Urin: Ständig bewegte Geißeln.

Pilze / Pilzsporen

Farblos (auch nicht mit Eosin färbbar), oval, z. T. Sprossungen, Hyphen (Schläuche) mit Quersepten, multiple Verzweigungen = Myzel.

1.12.5 Harnkristalle

Urate: Makroskopisch im erkalteten Urin gelb-rötliche Niederschläge (Ziegelmehlsediment), mikroskopisch in gelblich-rötlichen granulären Haufen, bei zylindrischer Anordnung Uratzylinder.

Harnsäure: Gelblich rotbraune rhombische oder sechseckige prismenartige Formen im sauren Urin, leicht aufzulösen bei alkalischem pH.

Kalziumoxalat: Farblose, lichtbrechende Oktaeder (Briefumschlagform) oder prismatische Formen, lösen sich bei saurem pH (HCl-Zugabe) auf. Weißer Bodensatz im kalten Urin.

> **Primäre Hyperoxalurie**
> Nephrolithiasis, Nephrokalzinose, chronische Niereninsuffizienz.
> Diagnostik:
> - Gewebsständiger Nachweis (Leberbiopsie) der Alanin-Glyoxylat-Aminotransferase.
> - Harnanalyse: Vermehrte Oxalat-Ausscheidung. Normalwert: $0,4\ mmol/1,73\ m^2/24\ h$ (Erwachene), $0,46\ mmol/m^2/24\ h$ (Kinder). Evtl. zusammen mit erhöhter Glykolsäure-Ausscheidung (Typ 1).

Phosphate:
- Ammonium-Magnesiumphosphat (sog. Triple-Phosphat): Im alkalischen Urin Prismen, sog. Sargdeckelkonfiguration, farblos, lichtbrechend. Im Gegensatz zu Oxalaten löslich in Essigsäure.
- Di-Magnesiumphosphat: Im alkalischen Urin farblose lichtbrechende, große rhombische Tafeln, ähnlich wie „gesplittertes Fensterglas".
- Tri-Magnesiumphosphat: Im schwach-sauren Harn in Säure leicht lösliche schollige bis körnige amorphe kieselartige Konkremente.

Kalziumsulfat: Im stark sauren Urin dünne lange Nadeln oder Prismen, unlöslich in Säure und Lauge.

Leucin: Gelblich braune, anulär erscheinende, verschieden große Kugeln, zum Teil mit radiärer Streifung.

Tyrosin: Im sauren Harn farblose bis glänzende feine Nadeln in büschelförmiger Anordnung.

Cystin: Im sauren Urin farblose sechseckige regulär konfigurierte Tafeln, löslich in Salzsäure und Alkalien.

Cystinurie
Hereditäre rezessive Reabsorptionsstörung der proximalen Tubuli für Cystin, Lysin, Arginin, Ornithin (Aminoazidurie). Drei Untergruppen (Typ 1–3). Sehr schwer wasserlösliches Cystin fällt besonders bei pH ‹ 7,5 im Harn aus (brauner Gries, Drusen). Normalwert: ‹ 140 mg/d (24h-Sammelharn über HCl-Vorlage). Semiquantitativer (Tabletten)-Suchtest mit Nickel-Dithionit-Reagens.

Iatrogen induzierte Kristallurie: Durch Medikamente z. B. Sulfonamide, Acetylsalicylsäure, Indinavir, Crixivan, Gyrasehemmer.

1.13 Harnproteine, Proteinurie

1.13.1 Leitproteine in der Proteinuriediagnostik

Klinischer Hintergrund und Ziele der Urineiweißdifferenzierung
Früherkennung (Prävention!) und Einordnung einer Nierenbeteiligung anhand bestimmter Markerproteine. Das „Eiweißausscheidungsprofil" entspricht bestimmten sog. **diagnostischen Erwartungsgruppen** glomerulärer, tubulointerstitieller, prärenaler oder postrenaler Nierenaffektionen.

Chronische Proteinurie ist ein „unabhängiger kardiovaskulärer **Risikoindikator**" und fördert den tubulointerstitiellen Umbau als Motor der progredienten Niereninsuffizienz (siehe Albuminurie).

Beurteilung der **Therapieeffizienz:** Eine „nephroprotektive Behandlung" verringert in der Regel eine Proteinurie und schwächt die Progression der Niereninsuffizienz ab.

Qualitatives Verfahren: SDS-Polyacrylamid-Elektrophorese
Die SDS-Polyacrylamid-Elektrophorese gibt das Gesamtspektrum ausgeschiedener Proteine an.

Durchführung
Üblich im Polyacrylamid Flachgel (Polyacrylamid Gelgradient 5 bis 20 %) unter 0,1–1 %. Detergenszusatz (Natriumdodecylsulfat = SDS). Auftrennung einer unkonzentrierten, zuvor zentrifugierten (Verwendung des Überstandes) Harnprobe nach Molekülgrößenverteilung; durch das Detergenz SDS erfolgt Wanderung einheitlich negativ geladener Proteine. Bestimmung der Molekulargewichte anhand von Proteinstandards 11–900 kDa). Üblich ist die gegenüber einer Coomassie-Brilliant-Blau-Färbung mehrhundertfach sensitivere sog. Silberfärbung nach Heukeshofen (▸ Abb. 1.19).

1 Diagnostik

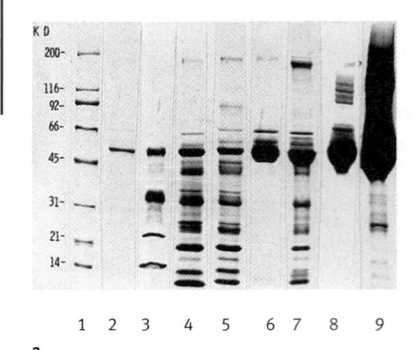

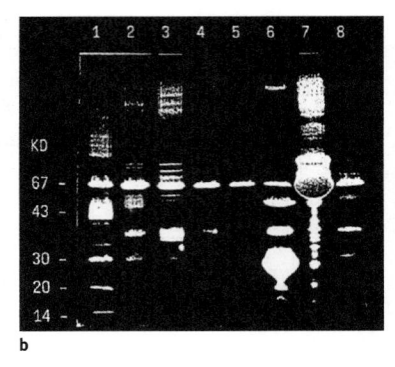

Abb. 1.20 a, b Proteinurie (PU): SDS-Polyacrylamid-Elektrophorese
a) SDS-Elektrophorese (5–20% Gradient); 1 = Standard, 2 = Normalbefund, 3 = inkomplette PU, 4, 5 = komplette tubuläre PU, 6 = selektive glomeruläre PU, 7 = glomerulo-tubuläre PU, 8, 9 = unselektive glomeruläre PU
b) Proteinausscheidungsmuster (Silberfärbung); 1 = Standard, 2 = inkomplette tubuläre PU, 3 = glomerulo-tubuläre PU, 4, 5 = Normalbefund, 6 = tubuläre PU + V. a. monoklonale L-Kette (Bence-Jones-PU), 7 = unselektive glomerulo-tubuläre PU, 8 = tubuläre PU

Interpretation

Darstellung des Gesamtspektrums ausgeschiedener Harnproteine einschließlich des Tamm-Horsfall Uromucoids, visuelle Differenzierung des Musters einer Proteinurie in Normalfall, tubuläre Proteinurie (inkomplette, komplette Form), glomeruläre Proteinurie (selektiv und unselektiv Form) bzw. Mischform aus glomerulärer und tubulärer Proteinurie. (www.proteinurie.de)

Frei filtrierbare sog. tubuläre Mikroproteine werden normalerweise komplett von den proximalen Epithelien reabsorbiert und zwar über **Rezeptor-vermittelte Endozytose** unter Vermittlung der Strukturproteine Megalin und Cubilin.

Eine hereditäre Nephropathie wie z. B. die Dentsche Erkrankung zeigt neben Hyperkalzurie, Nephrokalzinose, Rachitis und Nierenversagen eine z. T. schwere tubuläre Proteinurie. Diese ist bedingt durch den Verlust eines Chlorid-Kanals ClC-5, der zugleich die Funktionsfähigkeit von Megalin und Cubilin beeinträchtigt und damit auch die tubuläre Reabsorption von Mikroglobulinen.

QUANTITATIVE INDIVIDUALPROTEINBESTIMMUNG: NEPHELOMETRIE ODER TURBIDIMETRIE

Verwendung spezifischer Antikörper, u. U. Anwendung sog. partikelverstärkter Tests bei der Analyse von „Spurenproteinen". Routinemäßig bestimmt werden: IgG, Albumin, Alpha-1-Mikroglobulin. Bei V. a. postrenale Proteinurie: Alpha-2-Makroglobulin.

Zentrifugierter Harn kann normal bei Raumtemperatur verschickt werden. Die Eiweißkörper sind bei Raumtemperatur über mehrere Tage stabil. Einfrieren und Auftauen verfälschen das Ergebnis (partielle Denaturierung).

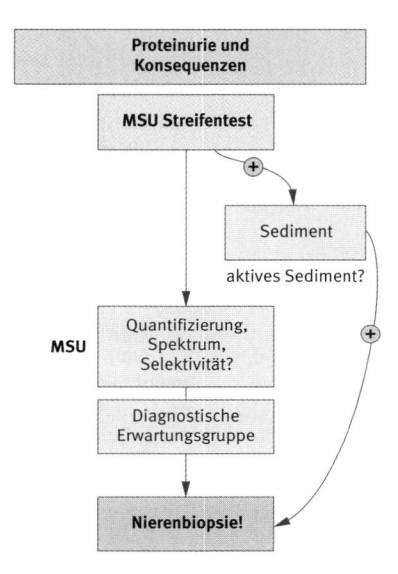

```
                  ┌─────────────────────┐
                  │   Proteinurie und   │
                  │    Konsequenzen     │
                  └──────────┬──────────┘
                             │
                  ┌──────────▼──────────┐
                  │   MSU Streifentest  │
                  └──────────┬──────────┘
                            (+)
                             │
                  ┌──────────▼──────────┐
                  │      Sediment       │
                  │                     │
                  │   aktives Sediment? │
                  └─────────────────────┘
       ┌─────────────────────┐
       │   Quantifizierung,  │
  MSU  │      Spektrum,      │   (+)
       │    Selektivität?    │
       └──────────┬──────────┘
                  │
       ┌──────────▼──────────┐
       │    Diagnostische    │
       │   Erwartungsgruppe  │
       └──────────┬──────────┘
                  │
       ┌──────────▼──────────┐
       │    Nierenbiopsie!   │
       └─────────────────────┘
```

Abb. 1.21 Proteinurie und Konsequenzen

1.13.2 Individualproteine im Harn

α2-MAKROGLOBULIN

Normalerweise auch bei unselektiver Proteinurie kaum erhöhte Harnkonzentrationen, da sehr hohes Molekulargewicht („keine" glomeruläre Filtration).

Marker einer **postrenalen Proteinurie**; allerdings bei sehr schweren glomerulären Schäden (nekrotisierende Halbmondnephritis) auch vermehrt im Harn nachweisbar.

Normalwert < 7 mg/Gramm Kreatinin. Harnprobe: ▶ 1.13.1. Nachweisverfahren: Nephelometrie, Turbidimetrie; hochsensitiver ELISA, Nachweisgrenze hier bei 0,1 mg/l.

IMMUNGLOBULIN G

Molekulargewicht ca. 160 kDa. vermehrte Ausscheidung bei unselektiver (glomerulärer) Proteinurie. Bevorzugte glomeruläre Filtration der IgG Subklasse IgG4 (ladungsbedingt).

Bestimmungsart: Immunnephelometrie; Turbidimetrie.

Oberer normaler **Grenzwert im Harn:** 10 mg/g Kreatinin.

ALBUMIN

Molekulargewicht 67 kDa, physiologisch im Harn nachweisbar in Spuren. < 30 mg/d bzw. < 20 µg/Min. oder, bezogen auf Kreatinin-Konzentration im Harn, < 20 mg/g Krea.

Früher beschriebenes sog. „dimeres Albumin" in Harnproben ist höchstwahrscheinlich ein Artefakt u. a. durch Probenkonzentrierung, Lagerungsbedingungen etc.

Ursachen erhöhter Albuminausscheidungen im Harn
- Glomeruläre Hyperperfusion (erhöhter transkapillärer hydraulischer Filtrationskoeffizient), z. B. in Restnephronen (mit erhöhter Einzelnephron-Filtratrionsrate); Adipositas bedingte Hyperperfusion, Infekte, Fieber.
- Arterielle Hypertonie.
- Erhöhte Durchlässigkeit der glomerulären Schlitzmembran bzw. Basalmembran, z. B. durch hereditäre oder erworbene Defekte struktureller Proteine von Podozyten, Schlitzmembran, Basalmembran.
- Verringerte tubulärer Reabsorption physiologisch glomerulär filtrierten Albumins (Albumin verhält sich dann wie ein tubuläres Mikroprotein ähnlich Alpha-1-Mikroglobulin, Lysozym, freie Immunglobulin-Leichtketten oder β2-Mikroglobulin). Daran beteiligt sind Megalin und Cubilin als Endozytose-vermittelnde Strukturproteine (nach tierexperimentellen Befunden kann deren Verlust bis zum nephrotischen Syndrom führen).
- Vermehrte Schleimhautsekretion durch tubulointestitielle bzw. uroepitheliale Entzündungsprozesse („Pyelonephritis", Zystourethritis etc.).
- **Physiologische** (reversible) Albuminurie unter körperlicher Belastung (z. B. Sport), Körpertemperaturerhöhung („Fieber"), Gravidität, Hyperthyreose.

Die Albuminausscheidung ist nachts geringer als tagsüber.

Eliminationstyp: Entweder selektiv (praktisch nur Albumin) oder unselektiv, d. h. zusammen mit höhermolekularen Eiweißen bzw. zusammen mit Mikroglobulinen.

Auswirkungen einer erhöhten Albuminurie
Eine erhöhte Albuminurie steigert den metabolischen Stress proximaler Tubuluszellen, die das Protein durch Endozytose vermehrt reabsorbieren und intrazellulär degradieren. Nicht abgebautes Albumin akkumuliert u. a. in Phagolysosomen und veranlasst die Epithelien reaktiv zur verstärkten Synthese von MCP-1, RANTES (CCL5), Komplement-Komponenten, Osteopontin sowie anderer Stress-Marker wie Sauerstoff-reguliertes Protein-150 (ORP150), Glucose-reguliertes Protein-78 (GRP78), aktivierte Caspase-12 (löst via Caspase-3 Apoptose aus).

Eine Proteinurie (Albuminurie) induziert Entzündungszellen, in das Niereninterstitium einzuwandern. Hierdurch freigesetzte proinflammatorische fibrogene Zytokine fördern eine Gewebsfibrosierung (interstitielle Fibrose, Nephrosklerose).

Außerdem moduliert eine Proteinurie in proximalen Tubuluszellen eine Vielzahl von Genen, z. B. werden Gene der Zellproliferation und des Zellzyklus sowie der Zelldifferenzierung (BMP-7) und verschiedener Transportsysteme hochgeregelt, während z. B. wesentliche Gene für Zelladhäsionsmoleküle heruntergeregelt werden.

Mikroalbuminurie
Ausscheidung einer geringen Menge an Albumin im Harn unterhalb der Nachweisgrenze konventioneller Schnelltests (Harnstreifen, Bromkresolblau-Methode, Trichloressigsäure TCA-Fällungsmethode). Obere normale Konzentrationsgrenze ca. 12–15 µg/Min. bis ca. 150 µg/Min., entsprechend ca. 20–200 mg/l bzw. 30–300 mg/24 h.

Bestimmungsmethoden

- **Semiquantitativ** über spezifischen Teststreifen zur immunologischen Albuminbestimmung (Micraltest). Beim Micraltest liegt die Sensitivität bei ca. 83 %, die Spezifität bei ca. 96 %.
- **Quantitative** Bestimmung z.B. immunenzymatisch (ELISA) bzw. kompetitives Chemilumineszenzassay. Testprinzip: An Mikrosphären gekoppelte monoklonale Antikörper gegen humanes Serumalbumin, Albumin aus Patientenprobe bindet kompetitiv mit enzymmarkiertem zugefügtem Albumin, Entwicklung über luminogenes Substrat, das an enzymmarkiertes Albumin bindet (antiproportional des Albumins in der Patientenprobe).

Probenart: Sammelperiode 3h-Intervall, Dokumentation des Gesamtvolumens. Für die Spot-Urinprobe zur nephrolometrischen Analyse der Mikroalbuminurie gilt: Zweiter Morgenurin als Mittelstrahlprobe. Eingesetzte Probenmenge im Test weniger als 100 µl Urin. Bestimmung als **Protein-Kreatinin-Index** (mg Protein/g Kreatinin).

Präanalytik: Nativurin, Lagerung über 14 Tage im Kühlschrank möglich. Probe vor Bestimmung abzentrifugieren. Referenzen: Sammelzeitraum, Gesamtvolumen bzw. Angabe g/g Krea (Angabe des Protein-Kreatinin-Index).

Normalwert: Albuminausscheidung < 13 µg/Min. (< 20 mg/g Kreatinin).

Interpretation

Eine Mikroalbuminurie in mindestens zwei von drei Proben spricht für ein klinisch relevantes Ergebnis und für ein erhöhtes „allgemeines **Gefäßrisiko**" im Rahmen von Diabetes mellitus, eingeschränkter Glukosetoleranz, arterieller Hypertonie, koronarer Herzerkrankung, peripherer Gefäßerkrankung, Übergewicht, erhöhtes LDL-/HDL-Cholesterin-Verhältnis, Rauchen, Hyperinsulinämie, Lebensalter, Polymorphismus im Angiotensin-Gen (DD-Genotyp), Volumenstatus. Sie dient der Risikoabschätzung kardiovaskulärer Morbidität bei Nichtdiabetikern.

Ein definierter „Grenzbereich" der Mikroalbuminurie in punkto „klinisches Gesundheitsrisiko" existiert nicht, da sich das **kardiovaskuläre Risiko** kontinuierlich mit steigender Mikroalbuminurie erhöht. Mindestens die Hälfte aller Hypertoniker mit beginnender eingeschränkter Glukosetoleranz hat eine Mikroalbuminurie. Bei Patienten mit arterieller Hypertonie und gleichzeitiger Mikroalbuminurie ist das Risiko für eine koronare Herzerkrankung vierfach erhöht. Der Abfall der Nierenfunktion bei Patienten, v.a. höheren Lebensalters, mit Mikroalbuminurie (>> 20 mg/g Kreatinin) ist ausgeprägter als bei Personen mit normaler Albuminauscheidung (< 20 mg/g Kreatinin). Bei Typ-II-Diabetikern spiegelt die Mikroalbuminurie den „renalen hämodynamischen Stress", d.h. die **glomeruläre Hyperperfusion** und Hyperfiltration in der Initialphase einer diabetischen Nephropathie wider. Die Mikroalbuminurie bei diabetischer Nephropathie ist wahrscheinlich initial auf einen relativen Strukturverlust der glomerulär exprimierten Schlitzmembrankomponente **Nephrin,** weniger oder nicht auf Läsionen der Schlitzmembranbestandteile Podocin oder CD2AP, einem Adaptormolekül von Podozyten (ca. 80 kDa), zurückzuführen. Eine Mikroalbuminurie ist mit arteriosklerotischen Läsionen der Aa. carotidae assoziiert. Mikroalbuminurie dient als **Verlaufsparameter** einer adäquaten Therapie mit ACE/AT1-Inhibitoren.

α1-MIKROGLOBULIN

Klassisches sog. „tubuläres Markerprotein"; im Harn erhöht bei **tubulären bzw. tubulointerstitiellen** Nierenveränderungen. Glykoprotein (an drei verschiedenen Peptidpositionen), gehört zur Gruppe der Lipokaline, von gelbbrauner Farbe, Molekulargewicht 31 kDa, 183 Aminosäuren. Wird in der Leber synthetisiert, zirkuliert im Serum als Komplex, an höhermolekulare Proteine gebunden (z. B. ca. 50 % des Peptids an IgA, im Verhältnis 1:1, 7 % an Albumin, 1 % an Prothrombin) heterogen in Größe und Oberflächenladung, bindet hydrophobe Liganden (z. B. Retinol).

Funktion unklar; wahrscheinlich am extrazellulären Häm-Metabolismus beteiligt, in vitro hemmt es die Migration neutrophiler Granulozyten; kein Akute-Phase-Protein (unverändert bei Entzündungen); nicht Protein-gebundenes alpha-1-Mikroglobulin wird in der Niere frei glomerulär filtriert und aus Primärharn zu über 99 % tubulär reabsorbiert (mikrovilläre Bindung, Endozytose; lysosomaler Abbau).

Bei **tubulären Schädigungen** (toxisch, ischämisch, entzündlich, Interstitielle Nephritis, GN mit interstitieller Beteiligung), oder Blockierung des tubulären Reabsorptionswegs (z. B. durch kompetitive Substanzen wie L-Lysin) erhöhte Ausscheidung im Harn; im Gegensatz zum β2-Mikroglobulin stabil, insbesondere pH-stabil.

Probenart: Zweiter Morgenurin als Mittelstrahlurin, Bezug auf Harnkreatinin (▸ 1.2.1).

Bestimmungsverfahren: Quantitativ Immunnephelometrie, Turbidimetrie. Qualitativ, semiquantitativ SDS-Elektrophorese und Immunoblotting (Westernblot).

Oberer normaler Grenzwert im Harn: 14 mg/g Kreatinin (Protein-Kreatinin-Index). Bei aktiven/akuten interstitiellen Nierenschädigungen können Harnkonzentration bis über 800 mg/g Kreatinin erreicht werden.

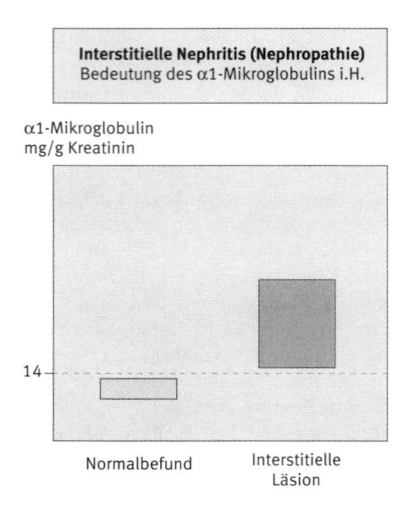

Abb. 1.22 α1-Mikroglobulin bei interstitieller Nephritis

Retinol bindendes Protein (RBP)

Tubuläres Mikroglobulin, aus einzelner Polypeptidkette (ca. 135 Aminosäuren) bestehendes Glykoprotein. Eigentlich vier verschiedene Subtypen (zusätzlich adipozytäres RBP4, ein Adipokin, das mit Insulinresistenz zusammenhängt). Zur Gruppe der alpha-Globuline gehörig. Im Plasma gebunden an Präalbumin (Transthyretin)/Albumin, Transportprotein dort für Vitamin A (Retinol), ungehinderte glomeruläre Passage des freien, nicht Protein-gebundenen RBP.

Normalwert im Harn < 0,05 mg/l. Der Mittelwert im Harn bei Gesunden bezogen auf g Kreatinin liegt bei 101 µg/g Kreatinin ± 38,8. Erhöhte Ausscheidungsrate bei tubulointerstitiellen Erkrankungen, wie bei α1-Mikroglobulin oder β2-Mikroglobulin. Bestimmung des RBP über (sandwich) ELISA, verschiedene Systeme, zum Teil Latex-verstärkter ELISA.

Freie Immunglobulin-Leichtketten

Polyklonal: Erhöhte Aussscheidung freier kappa- und lambda-Ketten bei tubulären Schäden, als physiologisch generierte tubuläre Mikroproteine, analog β2-Mikroglobulin oder α1-Mikroglobulin. Turbidi- oder nephelometrische Bestimmung.

Monoklonal: Kappa- oder lambda-monoklonale Anteile bei Plasmozytom, Lymphom etc. Sog. Overflow-Proteinurie durch hohe Serumkonzentrationen und freie Filtration des monoklonalen Peptids; Überschreitung des tubulären Transportmaximums. Da besonders kappa-Ketten mit Tamm-Horsfall-Uromucoid im Tubuluslumen ausfallen, Entwicklung einer „cast-Nephropathy" mit intrarenaler Obstruktion, Tubulorhexis, Extravasation. Tubulotoxizität monoklonaler L-Ketten wahrscheinlich (hemmen epitheliale ATPase).

Quantitativer Nachweis: Turbidimetrie, Nephelometrie (Test nach Bradwell: Über polyklonale Schafantikörper gegen „verborgene Antigendeterminanten" freier L-Ketten; zzt. spezifischster Test).

Qualitativer Nachweis: Immunfixation, Immunelektrophorese. Für die Frühdiagnostik einer Erkrankung, die mit erhöhter Synthese freier L-Ketten einhergeht, ist deren Bestimmung im Serum aussagekräftiger.

β2-Mikroglobulin

Bedeutung bei NTX-Abstoßung, Lymphomen, Plasmozytom, interstitieller Nephritis, tubulotoxischen Ereignisse, Pharmaka, Kontrastmittel, Schwermetalle, organischen Lösungsmittel.

Isoliert erhöhte β2-Mikroglobulin Ausscheidung im Harn (β2MGu) bei **CMV**-Infektion und anderen viralen Infekten im Rahmen einer Nierentransplantation (z. B. β2MGu: **Median** 16,2 mg/l, 2,1–247 mg/l); hierbei keine erhöhte CRP-Elimination (wie z. B. unter Harnwegsinfekten). ▶ unten, CRP bei Transplantat-Abstoßungsreaktion.

C-reaktives Protein

Erhöhte Ausscheidung im Harn bei V.a. Abstoßungsreaktion eines Nierentransplantats. Der **Quotient** aus der Serum-CRP-Bestimmung (mg/l, sCRP) und der CRP-Harnkonzentration (CRPu; in µg/l) von < 0,5–1,0 (× 1000) ist hierfür indikativ; CRPs/CRPu bei zellulärer Rejektion 0,01–0,55, bei vaskulärer Rejektion 0,006–0,011.

1 Diagnostik

Bei V.a. Harnwegsinfektionen liegt der Quotient aus CRP (Serum) und CRP (Urin) im Median bei 1,66 (0,59–11,1); zusätzlich sind α2-Makroglobulin und ggf. IgG (aus Schleimhautsekretion) erhöht.

Nachweismethode: Chemilumineszenz oder hochsensitiver ELISA. Untere Nachweisgrenze 1,9 ng/ml.

Ausscheidung IgA-haltiger Immunkomplexe im Harn

Vermehrte Ausscheidung von IgA-IgG-Immunkomplexen (650–850 kDa) im Harn von Patienten mit IgA-Nephritis im Vergleich zu anderen nicht-IgA-Nephropathien. Die IgA-Immunkomplexe enthalten das abnorm glykosylierte Galaktose-defiziente IgA-1 und Autoantikörper mit Anti-Glykan- bzw. „anti-hinge-region"-Epitop-Spezifität.

1.13.3 Nieren-assoziierte Proteine, Nierengewebsproteine

Tamm-Horsfall-Uromucoid (THP, Uromodulin)

Nierenspezifisches, hochglykosyliertes Peptid/Protein, bildet aus Monomeren (85 kDa) Polymere, Synthese in Zellen der Henleschen Schleife und des angrenzenden frühen distalen Tubulus. Transmembranales Protein, an Zellmembran über einen Glycosyl-Phosphatidylinositol-verknüpften Anker gebunden (GPI-gebundenes Membranprotein).

Verlust des (hydrophoben) Ankers setzt THP in das Tubuluslumen, damit den Harn, frei. THP bindet an Interleukine und Komplement, wirkt in vitro immunsuppressiv auf T-Zellen und Monozyten. THP ist zytoprotektiv, verhindert durch „Verklebung" mit P-Fimbrien von Bakterien deren Adhäsion und Aszension im Harntrakt und aktiviert Uroepithelien über Bindung an den Toll-like-Rezeptor-4, der die lokale zelluläre Immunabwehr gewährleistet. Bestandteil von Harnzylindern.

Probenmaterial: Mittelstrahlurin oder 24h-Harn.

Präanalytik: Urin darf wegen unterschiedlichen Aggregationsverhaltens vor der Bestimmung nicht eingefroren werden.

Methoden: RIA, radiale Immundiffusion, Nephelometrie; ELISA.

Normalwerte: Ausscheidung bei gesunden Männern über 24 h: Ca. 30–140 mg, bei gesunden Frauen ca. 40–130 mg; hierbei starke Tag-zu-Tag-Schwankungen; keine Beziehung zur GFR.

Nierenenzyme

Alaninaminopeptidase, alkalische Phosphatase, Angiotensinase-A, Gamma-Glutamyltranspeptidase, Dipeptidylpeptidase IV, neutrale Endopeptidase 24.11 (= CD10): Bestandteile der Bürstensaummembran proximaler Tubulusepithelien, teilweise in Form globulärer Multienzymkomplexe als Oberflächenproteine auf den Mikrovilli lokalisiert. Glutathion-S-transferase, im Zytoplasma proximaler Tubuli, **β-N-acetyl-D-glucosaminidase** (β-NAG, Normalwert < 5 U/g Kreatinin) in Lysosomen lokalisiert („pantubulär"). Kallikrein, Lysozym: Erhöht im Harn bei distal-tubulären Läsionen (Ischämie, Toxine, Entzündungen).

Neutrophiles Gelatinase-assoziiertes Lipokalin (NGAL)
Kleinmolekulares Protein, lokalisiert in Granulozyten und in Tubulusepithelien, dort gesteigerte Syntheserate unter ischämischen und toxischen Ereignissen, ca. 2 h nach auslösendem Faktor.

Plasmakonzentration von NGAL 63 ng/ml (37–106 ng/ml); bei intensivpflichtigen Patienten im **Harn** 110 ng/ml bis 40 000 ng/ml; oberer „physiologischer" Grenzwert 350 ng/ml; wird dieser überschritten, steigendes Risiko eines akuten Nierenversagens, Werte > 2000 ng/ml sind prädiktiv für eine mögliche spätere Nierenersatztherapie.

Proben: Serum, Harn; ELISA, Analysenzeit ca. 1 h.

Tubulusmembran-Antigene
Z.B. Bürstensaum-Glykoprotein SGP240; dazu gehören auch Megalin und Cubilin etc.

Gehen Megalin und Cubilin aus Tubuluszellen vermehrt in den Harn über, so sinkt die Reabsorptionskapazität der Epithelien gegenüber Serumproteinen. Immunologisch reaktive mikrovilläre Proteine sind im Harn von Gesunden entweder nicht oder nur in Spuren nachweisbar, werden sie vermehrt eliminiert, so ist die Interpretation analog der wie für die **β-N-acetyl-D-Glucosaminidase** aus tubulären Lysosomen (Marker der Strukturintegrität von Tubuluszellen, Marker tubulotoxischer Einflüsse). Mikrovilläre Antigene aus Nierenepithelien haben Autoantigencharakter.

Mediatoren durch infiltrierende Entzündungszellen, Immunmodulatorische Peptide

Immunmediatoren im Harn
- Zytokine, u.a. Interleukin-18, Interleukin-6.
- Endothelin.
- Lipokaline, CCP-10.
- TNF-α, TGF-β, EGF, EGF-R, VEGF.
- Chemokine (MCP-1, RANTES), MIF.
- sCD14, sFAS, (sCD4, sCD8).
- Lösliche CXC-Rezeptoren (MIG, IP-10).

Interleukin-6
Elimination im Harn als ein möglicher Prädiktor einer Nierenfunktionsverschlechterung, z.B. bei IgA-Nephropathie: bei Progression IL-6 im Harn um 3,8 ng/d gegenüber 1,8 ng/d bei stabiler IgA-Nephropathie. Patienten, die mehr als 2,5 ng/d zum Zeitpunkt der Diagnosestellung ausschieden, hatten ein 7,8fach erhöhtes Risiko, dass sich die Erkrankung verschlechterte. Testsystem: ELISA.

Interleukin-18
Aussagewert 24 und 48 h nach einem nierenschädigendem Ereignis für in diesem Zeitraum erhöhte Zytokinkonzentrationen im Urin (48h-Wert 217 pg/ml gegenüber 0 pg/ml). Prospektiver Marker eines drohenden Nierenversagens nach 24 und 48 h > 25 pg/ml odds ratio 2,3; bei > 50 pg/ml odds ratio 3,7; nicht mehr aussagekräftig sind dagegen die Harnwerte von IL-18 nach 72 h.

MIG (Interferon-Gamma)

Ein Monokin, Elimination im Harn bei gesunden Kontrollpersonen: 144 pg/ml; normal funktionierende Nierentransplantate 96 pg /ml; NTX unter Abstoßungsreaktion 2809 pg/ml (Median). MIG zeigt mit einer Sensitivität von 93 % und Spezifität von 89 % eine akute Rejektionskrise an und ist nicht korreliert mit interkurrenten Infekten oder anderen Ursachen einer eingeschränkten Nierenfunktion. Testsystem: ELISA.

sCD14

Löslicher Endotoxinrezeptor, 48–51 kDa: Erhöhte Harn-Konzentrationen, insbesondere bei interstitiellen Nierenerkrankungen. Normalwert bei Gesunden 0,12 mg/l ± 0,09 mg/l. Testsystem: ELISA.

RANTES, MCP-1

Analog existieren ELISA bzw. Chemilumineszenzassays für das Chemokin RANTES (= CCL5) und MCP-1. RANTES („regulated upon activation, normal T cell expressed and secreted") wird sezerniert von aktivierten T-Zellen und Tubulusepithelien. MCP-1 findet sich in höheren Konzentrationen im Harn z. b. von Patienten mit obstruktiver Nephropathie, autosomal-dominanten Zystennieren (ADPKD) und diabetischer Nephropathie, hier in Korrelation mit der Albuminurie, sowie, nicht unwidersprochen, bei akuter Transplantatabstoßung. Unmittelbar nach Nierentransplantation werden „physiologisch" hohe RANTES-Harnkonzentrationen gemessen, die im weiteren Verlauf innerhalb von 12 Tagen fast auf Normwerte abfallen. Analysenmethode: ELISA.

Normalwert im Harn ca. 8,1 ± 1,3 ng/ml.

1.13.4 Proteomics

Eiweißexpressionsmuster von Zellen/Körperflüssigkeiten, Synonym Proteom. Analyseverfahren u. a.: SDS-PAGE, Protein blots, SELDI-TOF, MALDI TOF-MS.

SELDI-TOF-MS: Surface-enhanced laser desorption/ionisation time-of-flight mass spectrometry.

MALDI-TOF-MS: Matrix-assisted laser desorption/ionisation time-of-flight mass spectrometry.

Höchstauflösende Differenzierung des Peptid- und Proteinspektrums von Lösungen. Das System beruht auf der zunächst selektiven Bindung von Peptiden und Proteinenlösungen auf voraktivierte hydrophile oder hydrophobe Matrix, von dort aus Laserstrahl-induzierte Desorption und Ionisation der Matrix-gebundenen Proteine/Peptide mit anschließender massenspektrometrischer Analyse (SELDI-TOF-MS). Anstelle der Bindung an Protein-Chips kann auch eine kapillarchromatographische Auftrennung vor der massenspektrometrischen Analyse erfolgen. Die Proteomanalyse dient u. a. zur äußerst sensitiven und hochauflösenden Peptid- und Proteinidentifizierung, der Sequenzierung, Erkennung und Charakterisierung von Peptiden/Proteinen niedriger Konzentration in Lösungen wie Serum, Harn, Liquor, Gewebsüberständen, Kulturmedien. Entsprechend der Proteinprofile gelang es weitgehend, Krankheits-assoziierte Proteinverteilungsspektren, z.B. in der Differenzierung der IgA-Nephropathie, fokal segmentalen GN (Harnproben), sowie u. a. tumorassoziierte Muster (Blasen- und Prostatakarzinome, ▶ 1.23) aufzuzeigen.

Kationenaustausch Array 6000–6700 Da

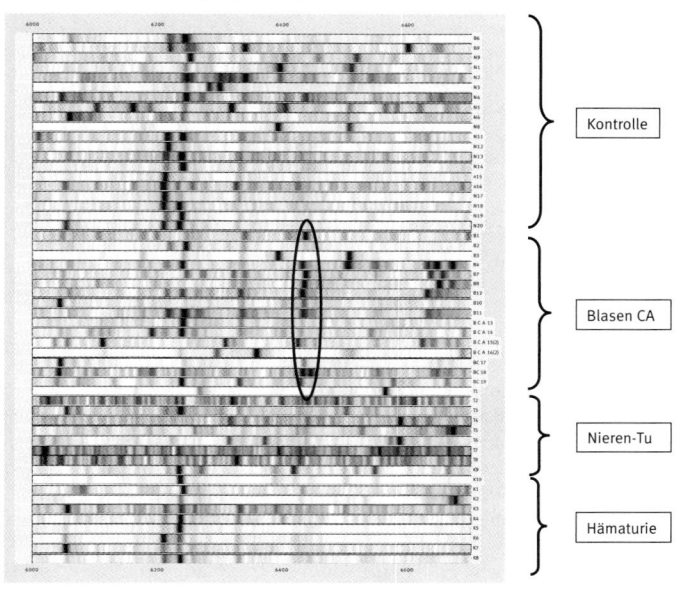

Abb. 1.23 Proteomics: „Diagnose-typische" Peptidprofile im Harn (SELDI-TOF-MS)

1.14 Nierenbiopsie

Invasive Diagnostik durch Nadelpunktion einer Niere (oder eines Nierentransplantats) um die Art einer pathohistologischen Veränderung festzustellen, Ausgangsbasis vor Therapieentscheidung, Prognosebeurteilung.

1.14.1 Indikation

Schnell ansteigendes Serumkreatinin, unklare Proteinurie, Mikrohämaturie und Proteinurie, Vorliegen eines „aktiven Harnsediments" mit Akanthozyten, Zylinder, evtl. Leukozyten und/oder Epithelzellen (Rundzellen).

1.14.2 Vorbereitung

- **Einverständniserklärung** einholen (bei elektivem Eingriff 24 h vorher).
- Anamnese, körperliche Untersuchung; insbesonders Blutdruckmessung. Körpergewicht.
- Medikation prüfen: **Absetzen** gerinnungshemmender Mittel, z. B. ASS, Clopidogrel, NSAR, mind. 5–6 Tage **vor** Biopsie. Aktuelle Laborwerte: Kleines Blutbild, TPZ, PTT, Thrombozyten, evtl. Blutungszeit.

! Vor Nierenbiopsie Bluthochdruck einstellen falls über 160 mmHg systolisch.

1 Diagnostik

- Ultraschallgerät: Einlegen des Punktionsschallkopfes in Sterillösung (Wanne mit Deckel, Dauer mind. 30 Min.), Geräteeinstellung auf Punktionsschallkopf und Winkel (ca. 5–11°) durchführen.
- Material (steril) auf Beistelltisch auf sterilem Tuch bereitstellen:
  - Punktionsapparatur (z.B. Biopty), „Schusslänge" 23 oder 12 mm.
  - Punktionsnadel (z.B. 20 cm, 14er-/18er-Nadel).
  - Scandicain 1 % 10 ml.
  - Ca. 5–10 ml steriles Ultraschallgel (in Spritze mit Gummikappe).
  - Skalpell mit spitzer Messerklinge.
  - Edelstahlwännchen mit steriler Kochsalzlösung (ca. 10–20 ml, zur Aufnahme des Punktionszylinders).
  - Lange 1er Nadel (gelb) für Lokalanästhesie.
  - Mehrere sterile Platten 10 × 10 cm (für Hautdesinfektion und späteren „Wundverschluss").
  - Klebefolie (spätere Stichkanalabdeckung „Wundverschluss").
  - Einmal-Abdecktücher mit einseitigem Klebehaftrand.
  - Nierenschale (Edelstahl) mit Hautdesinfektionslösung.
  - Sterile Handschuhe 1–2 Paar.
  - Evtl. Kornzange (Aufnahme der Tupfer für Hautdesinfektion).
- Peripheren Gefäßzugang legen (Braunüle Handrücken).
- Prämedikation mit 5–10 Tropfen Atosil.
- 30 Min. vor Biopsie Anhängen einer 0,9% NaCl-Lösung bei urischem Patienten (gewährt adäquaten Harnfluss, falls Blutung ins Pyelon, Vermeiden von Koagel).
- Versand vorbereiten, klinische Daten auf Anforderungsblatt, Pathologie vorinformieren.

1.14.3 Vorgehen

Der Patient liegt in einem höhenverstellbarem Bett auf dem Bauch (Bauchrolle unterlegen). Üblicherweise wird die linke Niere punktiert. Der Arzt steht links seitlich des Patienten, gegenüber auf der anderen Bettseite steht das dem Betrachter zugewandte Ultraschallgerät (mit desinfiziertem Punktionsschallkopf/Kabel).

- Orientierende Voruntersuchung mit konventionellem curved-array-Schallkopf 3,5 mHz zur Feststellung von Nierenlage, Größe, Lokalisierung des unteren Polbereichs. Ein- und Ausatemübung unter Beobachtung der atemabhängigen Nierenverschiebung durchführen (Nierengewebe des unteren Polbereich wird in Inspirationslage punktiert).
- Als Kontaktmittel Kodanspray verwenden; sterile Handschuhe; dann Hautflächendesinfektion (Einwirkzeit abwarten).
- Einlegen der Punktionsnadel in die Punktionsvorrichtung (Probeschuss durchführen; Feder wieder spannen und „Entsichern"). Vorbereiten der Nadelführung am Punktionsschallkopf (Nadelgrößen-abhängige Schlittenführung).
- Abdecken der seitlichen Rückenteile sowie kopf- und fußwärts.
- Handschuhwechsel, Aufbringen des sterilen Ultraschallgels, Atemübungen durchführen lassen und mit Schallkopf den unteren Nierenpol mit der Punktionsführungslinie am Monitor in Deckung bringen (Inspirationsphase).
- Lokalanästhesie mit 5–10 ml Scandicain-Infiltration.

- Nadelführung mit Hilfe der am Monitor vorgegebenen Führungslinie in der Punktionsnadelrinne am Schallkopf (Inspiration, Atem anhalten), tiefe Infiltration.
- Nach Ziehen der Anästhesienadel 30–60 Sekunden warten, mit Skalpell kleinen Hautschnitt im Bereich der Punktionsstelle vornehmen (Erweiterung für Biopsienadel), Biopsienadel in Punktionsschallkopf einführen und in Inspirationslage den unteren Nierenpol ansteuern (Monitorsicht). Niere kippt nach ventral, wenn Nadel auf Kapsel trifft; dann Apparatur auslösen und zurückziehen.
- Punktionszylinder in NaCl-Lösung (Edelstahlwännchen) eingeben, ggf. in Röhrchen mit Fixierlösung überführen und in Pathologie bringen. Für Elektronenmikroskopie Zylinder teilen und in Speziallösung geben (gepuffertes Glutaraldehyd; im Kühlschrank aufzubewahren).

Im Falle der **Biopsie eines Nierentransplantats** sitzt der Patient (ca. 45°) im Bett, dem Untersucher zugewandt. Gleiches Vorgehen, allerdings wird das Gewebe des oberen Nierenpols mit kürzerer (10 cm) Biopsienadel punktiert.

Nachsorge: Eine Stunde nach Biopsie Ultraschallkontrolle der Niere und der Blase sowie der Excavatio rectovesicalis oder des Douglasraums. Einfuhr-/Ausfuhrbilanzierung, Blutdruckmessung, Blutbild. Wiederholung nach 3 und ca. 8 h; Überprüfen des produzierten Harns (farblos? rot?); klinischer Status. Bettruhe für 12 h. Aufklärung des Patienten, dass er sich für 14 Tage nicht körperlich anstrengen darf.

1.15 Histopathologie

Grundlage der pathohistologischen Bewertung einer Nierenbiopsie über sog. „**Triple-Diagnostik**" mit konventionellen Färbetechniken, Immunhistologie und Elektronenmikroskopie.

Obligatorisch: Unterrichtung des Pathologen anhand eines **Formblatts** über spezielle Klinik des eingesendeten Falles: Z.B. Diabetes mellitus, Hypertonie, potenzielle nephrotoxische Medikamente (Calcineurininhibitoren, Aminoglykoside, HAES): mögliche Intoxikationen (z.B. Orellanus); Serumkreatinin, Immunserologie (ANA, ANCA, anti-GBM, Komplement, Erregerserologie), Harnstatus, Proteinurietyp (glomerulär, tubulär, Mischtyp). Gemeinsame Befundbesprechung am Lehrmikroskop.

1.15.1 Analyse eines Biopsiezylinders

Vorgehen: Nach Erhalt des Punktionszylinders Aufteilung des Gewebes ggf. unter Auflichtmikroskop für Lichtmikroskopie (LM) und Elektronenmikroskopie (ELMI). Optimal über zweiten Stanzzylinder. Länge der Biopsiezylinder ca. 1–1,5 cm (Biopty mit 1,3–2,3 cm Nadel-Vorschub), Durchmesser ca. 1,2 mm (14- bis 16er-Nadeln).

Aussagequalität abhängig von den erhaltenen Nierenstrukturen: Wünschenswert ca. 15 Glomeruli, möglich auch 5–10, Diagnose evtl. auch an einem Glomerulus möglich (IgA-Nephritis, anti-GBM-Nephritis, membranöse und membranoproliferative GN).

1 Diagnostik

! Cave: „Diagnostiklücke" (fokale oder diffuse Nephropathien).

Die **systematische Analyse** einer Nierenbiopsie umfasst (mod. nach K. Amann):
- **Glomeruli:** Anzahl, Größe, fokal-diffuse, segmentale-/globale Läsionen, Zellularität, ggf. Zelltyp (Ia-positive Zellen, Leukozyten), Ablagerungen (Immundepots, „dense-deposits"), mesangiale Matrix (Expansion?), fibrinoide Nekrosen; Synechien, Kapselproliferate.
- **Tubuli/Interstitium:** Trübe Zell-Schwellung, Atrophie, Dilatation, Nekrose, „shedding" von Mikrovilli, intraluminale Zylinder, Extravasation von Proteinen; interstitielle Entzündung (T-, B-Zellen, Makrophagen, Schaumzellen, Granulozyten, Eosinophile, auch interepithelial), Fibroblasten (zellreiche-, zellarme Fibrose), Kalzifizierungen, Kristallablagerungen; Riesenzellen, Granulome etc.
- **Gefäße:** Wandverdickungen, Intimahyperplasie/-hypertrophie, Hyalinose, fibrinoide (sektorielle oder diffuse) Wandnekrose, Gefäßwandinfiltrationen, Endotheliose, Obliterationen (auch Cholesterinemboli), „Granulome"; perivaskuläre Infiltrate.

1.15.2 Lichtmikroskopie

FIXIERLÖSUNGEN FÜR NIERENBIOPSATE

Für **Paraffinschnitte** (Einbettung nach Burck) Einbringen des Biospiezylinders in sog. Phosphat-gepuffertes Formalin („Neutralformalin"). Zugabe von Phosphatpuffer zu Formalin (4 %, pH 7,4), reduziert die Entstehung von Zusatzprodukten wie das Polymerisat Paraformaldehyd bzw. Ameisensäure. Mit Hämoglobin (z. B. ausgetreten aus Erythrozyten) können dunkelbraune doppelbrechende Niederschläge entstehen (sog. Formalinpigment), die durch eine alkalische Alkohollösung beseitigt werden.

Gefrierschnitte: Xylol-gefüllter Stahlbecher, gekühlt durch flüssigen Stickstoff, Einbringen eines mit O.C.T. Embroider („Gefriergel") überträufelten auf Gefrierblock aufgebrachten Gewebsstücks, u. U. in Leberstück (Nierenzylinder) eingebettet. Aufbewahrung in Gefriertruhe in Folie oder Weiterverwendung im Kryostat-Gefriermikrotom zu 4 µ dicken Gefrierschnitten.

STANDARDFÄRBUNGEN

Hämatoxylin-Eosin
Allgemeine Darstellung der Kompartimente, Zellinfiltrate, glomeruläre und tubuläre Strukturveränderungen, Zellen rosa/rot, Kerne dunkelblau/violett.

PAS (Periodic-acid-Schiff's)
Gut dargestellt sind Glykoproteine und neutrale Mucopolysaccharide, z. B. mesangiale Matrix, Basalmembranen (verdickt, spikes; aufgeplittert, „tram tracks"), fibrinoide und hyaline Alterationen an Glomeruli und Gefäßen, tubuläre Basalmembran (verdickt, zahnradartige Fältelungen bei Atrophie). Kerne violett; Matrixbestandteile, Mucine, Glykogen: dunkelrot.

Trichrom, Ladewig, Sirius Rot (Bindegewebsmarkierung)
Elastikafärbung nach van Gieson: Elastinlösung nach Weigert A und B 1:1; Pikrofuchsinlösung. Färbemuster: Kerne schwarz-braun, Kollagen rot, Muskulatur gelb.

1.15 Histopathologie

Trichromfärbung nach Goldner: Hauptbestandteile sind Eisenhämatoxylin, Phosphorwolframsäure, Säurefuchsin-Ponceau-Azophloxin, Phosphormolybdänsäure-Orange Färbecharakteristik: Kerne rot, Bindegewebe blau.

Silberimprägnierung
Basalmembranen: Konturen der Basalmembranen, irregulär, aufgesplittert, „spikes".

Versilberung (Methenamin-Silberfärbung, nach Gomori): Wesentliche Bestandteile sind Perjodsäure, Silbernitrat, Methenaminborat, Goldchlorid, Natriumthiosulfat, lichtgrün SF-Lösung. Die Goldchloridlösung dient zur Verstärkung der Silberniederschläge durch Bildung von Silber-Gold-Komplexen, zusätzlich Verhinderung einer unspezifischen Hintergrundsfärbung. Färbemuster: Markierung argentaffiner Strukturen, z.B. Basalmembranen, die dunkelbraun bis schwarz, übrige Strukturen grün dargestellt werden. Falls vorhanden, auch Darstellung von Pilzen und Bakterien. Silberaffine Strukturen sind auch katecholaminhaltige Speichergranula, Serotonin, Lipofuszin und Melanin.

Fuchsin-Säure-Orange-G (Eiweißfärbung)
Subendotheliale, subepitheliale, intramembranöse Proteindepots (Rotmarkierung).

Lösungen nach Bouin (Pikrinsäure, Hämatoxylin, Phosphomolybdänsäure), SFOG-Farblösung. Färbemuster: Kerne braun bis schwarz; Mesangium und Tubuluszellen gelb bis orange; Basalmembranen blassblau; mesangiale Matrix blau; Kollagen blau; Erythrozyten und Blutplasma gelb-orange; Proteinablagerung homogen leuchtend rot; Fibrin fibrillär rot; Amyloid blau bis blaurot.

Kongorot
Azofarbstoff, eigentlich ein pH-Indikator.

Rotmarkierung von Amyloid (elastische Fasern, Keratin und Kollagen); Doppelbrechung (Dichromasie) des Kongorot markierten Amyloids, nicht des Kollagens, im polarisierten Licht (helle Grünfärbung auf dunklem Hintergrund).

Kongorotfärbung nach **Puchtler** (kombiniert mit Hämatoxylin-Alaun-Färbung nach Mayer; saures Hämalaun): Entparaffinierte Schnitte, Kernfärbung nach Mayer, Spülen, alkalische Kochsalzlösung, Kongorotlösung, Entwässern, Harzeinschluss. Kerne hellblau, Amyloid im Hellfeld rosa-rot.

Färbung nach **Bennhold**: Färbung mit Kongorot nachfolgend mit Lithiumcarbonatlösung. Subdifferenzierung des Amyloids über spezifische Antikörper gegen Amyloidkomponenten (▶ 1.10.1).

SPEZIELLE FÄRBUNGEN
Fibrinfärbung (nach Ladewig)
Wesentliche Komponenten: Eisenhämatoxylin (nach Weigert), Phosphorwolframsäure, Anilinblau-Säurefuchsin-goldorange. Färbemuster: Kerne dunkelblau; Bindegewebe blau-violett; Fibrin leuchtend rot.

Darstellung frischer Nekrosen (Färbung nach Lie)
Wesentliche Komponenten: Kernfärbung nach van Gieson, basisches Fuchsin, Pikrinsäure. Frische Nekrosen färben sich karminrot an.

Sudan-III-Färbung
Nachweis von Fetten (orangerote Markierung). Wesentliche Bestandteile: Sudan-III-Farbstoff, Hämalaun.

Eisenfärbung (HAL-Glokos-E)

Wesentliche Komponenten: Kolloidale Eisenlösung, Essigsäure, Kaliumferrat, Salzsäure, Kern Echtrot. Färbemuster: Eisen braunschwarz.

Weitere Möglichkeit: Färbung nach Perls. Kaliumhexacyanoferrat(II) reagiert in saurem Milieu mit Fe(II) zu „Berliner Blau", Farbintensivierung über Diaminobenzidin und H_2O_2 möglich.

Kalzifizierungen

Kossa-Färbung.

Pilznachweis (nach Grocott)

Wesentliche Bestandteile: Chromsäure, Methenamin-Silberlösung, Goldchlorid, Natriumthiosulfat. Färbemuster: Pilze schwarz (z.B. Pneumozysten), muzingrau, Hintergrund grün.

Enzym-histochemische Reaktion

Z.T. möglich auf Paraffinschnitten, in der Regel auf Gefrierschnitten, z.B. bei Nachweis segmentspezifischer (nephron-abschnittsspezifischer) Leitenzyme. In erster Linie Hydrolasen, Oxidasen, Oxidoreduktasen oder Dehydrogenasen, Transferasen, Lyasen oder Isomerasen.

1.15.3 Immunhistologie

Verschiedenste Verfahren, in der Regel Immunperoxidasefärbung über Avidin-Biotin-Komplexbildung. Evtl. Vorbehandlung der Schnitte zur Epitopfreilegung mittels Mikrowelle, oder Enzymbehandlung (Proteinase K).

IMMUNGLOBULINE (IgG, IgA, IgM), KOMPLEMENT (C1Q, C3, C4, C4D)

Ultralineare Ablagerung von Immunglobulinen entlang der glomerulären Basalmembran (und oder tubulären Basalmembranen) z.B. von IgG bei pulmorenalen Syndromen (Typ Goodpasture; autoimmune interstitielle Nephritis).

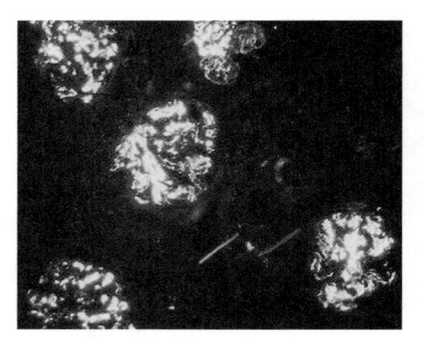

Abb. 1.24 IgA-Nephropathie (x 60)

Differenzialdiagnostisch „falsch positiv" bei bestimmten Formen der diabetischen Nephropathie, der L-Ketten-Nephropathie und nach Nierentransplantation. Pseudolineare Deposits bei initialen Formen der perimembranösen GN, grobschollig bei fortgeschrittenem Stadium einer membranösen GN. Mesangiales IgA (IgA1 bei IgA Nephropathie, GN bei Morbus Schoenlein-Henoch). Positive Schlingenkappen für C1q und IgM: V.a. fokal-segmentale Glomerulosklerose.

Komplement C4d: Der positive immunhistologische Nachweis von C4d in peritubulären Kapillaren im Nierentransplantat ist indikativ, jedoch nicht endgültig beweisend für eine humorale Abstoßungsreaktion.

C4d wird über zwei Wege generiert:
- Sog. klassische C-Aktivierung unter Vermittlung von Antigen-Antikörper Komplexen, IgG, IgM und C1q.
- Über den sog. Lektin-Weg über Mannose-bindendes Lektin, H-Ficolin und L-Ficolin, die Serinproteasen aktivieren und C4 über die Zwischenstufen C4b2a, C4b2a3b in C3c und C4d umwandeln. Immunhistochemisch finden sich beim Lektinweg neben C4d noch H-Ficolin und IgM in den Ablagerungen, besonders bei AB0-inkompatiblen Transplantaten.

Für den C4d-Nachweis in Transplantat-Biopsien eignen sich Gewebsschnitte in der Immunfluoreszenz-Technik unter Verwendung polyklonaler Antikörper besser als Paraffin-Schnitte, die mit monoklonalen Antikörpern gegen C4d entwickelt wurden.

Leichtketten

Nachweis und Klassifizierung über mono- und polyklonale Antikörper. Kappa-Ketten positiver Nachweis, besonders bei sog. „cast-Nephropathie", intratubuläre Zylinder aus L-Ketten und Tamm-Horsfall-Uromucoid. Lambda-Ketten: Ablagerungen, als „L-Ketten-Deposits", glomerulär, peritubuläre Basalmembranen. Des Weiteren „Extravasation" von L-Ketten-haltigem Material im Interstitium durch Tubulorhexis, mit entzündlichem Randwall.

Amyloid-Subtypen

Immunhistologischer Nachweis über spezifische monoklonale Antikörper: Amyloid A (AA, 8,5 kDa), Amyloid P (Glykoprotein der Pentraxin-Familie), sowie Derivate von kappa- und lambda-L-Ketten. Des Weiteren über Epitope der über 22 bekannten amyloidogenen Vorläufer wie Serumamyloid-A, β2-Mikroglobulin, Präalbumin, Transthyretin, Insulin, Procalcitonin, Cystatin C, Lysozym, Fibrinogen, kappa-, lambda-L-Ketten etc. Antikörper gegen Amyloid-Precursor-Protein (APP) und verschiedene proteolytisch (Protease Nexin II, Caspase) generierte Amyloid Fragmente; β-Amyloid-binding-protein (BBP).

Nephronspezifische immunologische Marker

Glomeruli: Podocin, Nephrin (Schlitzmembran), Synaptopodin, Podocalyxin, Laminin, Thompson-Friedenreich-Antigen, CD10 (Endothel, Podozyten), CD106. Beispiel: Nephrin und Synaptopodin bei Präeklampsie vermindert.

Tubuli:
- Alle Epithelien: Zytokeratin, regenerierende Epithelien zusätzlich positiv auf Vimentin.
- Proximales Segment: Glattmuskuläres α-Aktin, Cubilin (hochaffiner Endozytoserezeptor), Megalin (niedrigaffiner Endozytoserezeptor), CD26, CD13, CD10 (Mikrovilli).
- Cytosol: U.a. Metalloproteinase-2 (MMP2).
- Basolaterale Membran: NaK-ATPase.
- Aktivierte Tubuluszellen: Neo-Expression von HLA-DR, Hochregulierung von ICAM-1 (konstitutiv).
- Henlesche Schleife, frühdistaler Tubulus: Tamm-Horsfall-Uromucoid.
- Distales Konvolut: CHIP-water channel, Epitope, die verschiedene monoklonale AK erkennen.

T-/B-Zellen, Monozyten, Makrophagen, dendritische Zellen, Mastzellen, immunzytologische Marker

Lymphozyten (generell): CD229 (Immunglobulin CD2, Subfamilie, 90–120 kDa).

T-Zellen: Darstellung über CD2, CD3, CD4 (T-Helfer), CD8 =T-Suppressor, zytotoxische T-Zellen); aktivierte T-Zelle: CD134, CD154, CD178 (TNF-Rezeptor-Familie); CD160; CD245.

Natürliche Killerzellen (NKZ): CD56, Adhäsionsmolekül, Immunglobulintyp, 135–220 kDa, CD94 (Lectintyp, 43 kDa). CD158, CD159a, CD244 (Immunglobulintyp, 66 kDa).

B-Zellen: Darstellung über Antikörper gegen CD19, CD20. prä-B-Zellen: CD9. Reife B-Zellen: CD21, CD22. Aktivierte B-Zelle: CD126 (IL-6-Rezeptor α-Untereinheit); CD180 (TLR-Typ, 95–105 kDa). Die Bedeutung von B-Zellclustern, z.B. bei interstitieller Nephropathie und IgA-Nephropathie, teilweise in Nähe renaler Lymphgefäße, ist unklar.

Monozyten/Makrophagen: CD14, CD64 (hochaffiner Fc-γ-Rezeptor Typ I, 72 kDa), CD68 (Mucintyp, 110 kDa), CD16 (niedrigaffiner Fc-γ-Rezeptor Typ III, 50–80 kDa); CD115 (MCSF Tyrosinkinase, 150 kDa); CD163; HLA-DR+, CD14+-Zellen gehäuft bei chronischer Transplantat-Abstoßung, oft 10fach erhöhte Zellakkumulation. Hohe CD16+-Zellzahl inkl. hohe Fractakin-Expression (Chemokin und Adhäsionsmolekül) bei Lupus-Nephritis sind mit Krankheitsaktivität und proliferativer Glomerulitis assoziiert.

Granulozyten: CD 66a, b, c (Immunglobulintyp, CEA-Familie, 90–180 kDa). CD144 (Fibronektintyp, GCSF, 150 kDa). Neutrophile: CD170;

Mastzellen (Paraffinschnitte):
- Über α-Naphthol-AS-D-chloracetat-Esterase: Inkubation mit α-Naphthol-AS-D-chloracetat-Esterase, Fast Red Violet, Gegenfärbung mit Hämatoxylin: Mastzellen und polymorphkernige Leukozyten rot, Mastzellen unterscheidbar über Zellgröße und Anzahl der Kerne/Kernsegmente.
- Immunchemische Darstellung der Mastzell-Tryptase.

Weitere hämopoetische Zellmarker:
- Aktivierte T- und B-Zellen, Makrophagen: CD25 (IL-2 Rezeptor α-Kette, Tac, 55 kDa), z.B. CD4+/CD25+ = regulatorische T-Zellen.
- CD26 (Dipeptidylpeptidase IV, 110 kDa).
- CD40: TNF-Rezeptor, 48 kDa, lokalisiert auf B-Zellen, Makrophagen, dendritischen Zellen, basalen Epithelzellen, bindet an CD154 (CD40L), kostimulatorisches Signal für B-Zellen, Induktion der Zytokinsynthese in Makrophagen und dendritischen Zellen (▶ 1.7.4, Immundiagnostik CD154).
- CD34 (Mucintyp, 105–120 kDa): Stammzellen.
- CD11a: (LFA, Integrin-α, 180 kDa), auf Lymphozyten, Monozyten, Makrophagen, Granulozyten.

Endothel: CD62 E, Adhäsionsmolekül (ELAM, E-Selektin, 140 kDa); CD106 (Adhäsionsmolekül, VCAM-1, 100–110 kDa); CD144 (Cadherin-5; 130 kDa); CD146 (Immunglobulintyp, 130 kDa); CD201 (HLA-Familie, 49 kDa); CD202b (Tyrosinkinase, VMCM1, 140 kDa), Faktor-VIII-assoziiertes Antigen.

Dendritische Zellen: U.a. CD83 (43 kDa), CD85, CD205, CD209 (Lectintyp, 44 kDa).

Virale Antigene

Gewebsnachweis über virusspezifische Antikörper, oder In-situ-Hybridisierung:
- HBV-spezifische AK, u. U. positiver Nachweis in Immunkomplexen bei membranöser GN (bei HBV-Seropositivität).
- CMV: Antikörper gegen pp65-Antigen; in der Niere CMV-Nachweis problematisch.
- Polyoma-Viren: SV40-spezifische Antikörper, positiver Nachweis in Tubulusepithelien; z.T. ausgedehnte Zellnekrosen, Epithelablösung von der Basalmembran.

Zytokine, Chemokine, Wachstumsfaktoren

Epidermaler Wachstumsfaktor, PDGF (Plättchen-Wachstumsfaktor); CCR1, CCR5.

Proliferationsmarker

Monoklonaler Antikörper Klonotyp Ki 67, z. B. zur Beurteilung der Verwendung von Nebenschilddrüsen-Autotransplantaten: Geeignet sind solche Gewebsteile, die geringe Ki67-Markierung (0–25 positive Zellen/mm^2) haben. Bei höher markierten Arealen könnte sich eine Parathyromatose (Rezidiventwicklung durch dysfunktional-proliferatives, z.T. gewebsinvasives Wachstum) entwickeln.

Quantitative Histologie

Verschiedene morphometrische Verfahren, z. B. Planimetrie, halb- oder vollautomatische elektronische Bildanalysesysteme (initiales Image wird nachfolgend kontrastoptimiert, „segmentiert", das Farbsignal speziell gefiltert und Umrisse korrigiert). In Verbindung mit einem Statistikprogramm sind nach Flächen-/Umriss- und Farbintensitätsmessungen Aussagen über die Flächenverteilung definierter Kompartimente (gefärbt durch Markersubstanzen oder definiert über Größe, Form, Umriss etc.) möglich.

Laserdissektion, molekularbiologische Diagnostik: Noch kein Routineverfahren.

1.15.4 Elektronenmikroskopie

Fixierlösung: Gepuffertes Glutaraldehyd (3 %; pH 7,3, Lagerung bei 4–8 °C). Für Gefrierschnitte direkter schneller Transport in gekühlter 0,9% NaCl-Lsg.

Einbettung des Glutaraldehyd-fixierten Biopsiematerials in Propylenoxid-Epoxidharz.

Wichtig in der Differenzialdiagnostik des nephrotischen Syndroms:
- DD Lipoid-Nephrose (minimal-change-GN): Pedikel der Podozyten verschmolzen.
- Darstellung subendothelialer Depots (z.B. Schoenlein-Henoch-GN, postinfektiöse GN).
- Mesangiokapilläre GN: Aufsplitterung der glomerulären Basalmembran.
- Alport-Syndrom: Unterschiedliche Basalmembranbreite (normal 300–400 nm).
- Virusnachweise: Z.B. intrazytoplasmatische kristalloide „Raster" bei Polyomabefall in Tubuluszellen.
- IgM-Kristalle in glomerulären Zellen bei Morbus Waldenström oder Kryoglobulinämie, immuntaktoide Glomerulopathie, Amyloidfibrillen.

✓ Falls deparaffiniertes, Formalin-fixiertes Nierengewebe für die Elektronenmikroskopie verwendet werden muss (Umbettung in Epoxid), reduziert sich die Aussagefähigkeit, z. B. für die Beurteilung der Basalmembrandicke, die geringer ausfällt (wichtig für Erkrankungen der „dünnen Basalmembranen").

1.15.5 NTX-BANFF-Klassifizierung

Histologische Kriterien einer Nierentransplantatabstoßung (Banff-Klassifizierung 1997).

Die weiter entwickelte Banff-Klassifizierung erlaubt anhand der histologischen Diagnose die Abschätzung des Schweregrades einer Nierentransplantatabstoßung. Damit kann die nachfolgend initiierte Abstoßungstherapie auf ein definiertes histologisches Muster zurückgreifen. Die Klassifizierung korreliert mit dem in der Regel zu erwartenden klinischen Verlauf, d.h. inwieweit die Abstoßungsbehandlung erfolgreich ist oder nicht. Gefordert werden mindestens 10 Glomeruli und mindestens 2 angetroffene Arteriolen.

Antikörper-vermittelte Reaktion: 1. Hyperakut, 2. verzögert.

Grenzwertige Veränderungen sind: 1–4 mononukleäre Zellen pro Tubulusquerschnitt sowie eine Zellinfiltration von ca. 10–25 % des Interstitiums.

Tab. 1.8	BANFF-Klassifizierung (1997): Histologische Kriterien einer Nierentransplantatabstoßung
Akute Abstoßung, histologische Klassifizierung	
I A	Interstitielles Infiltrat mehr als 20 % sowie moderate Tubulitis mit mehr als 4 mononukleären Zellen pro Tubulusquerschnitt
I B	Interstitielles Infiltrat über 25 % sowie Zeichen der schweren Tubulitis mit mehr als 10 mononukleären Zellen pro Tubulusquerschnitt
II A	Milde bis mittelschwere Arteriitis
II B	Schwere Arteriitis mit Verlust mehr als 25 % des Gefäßlumens
III	Arteriitis der gesamten Gefäßwand mit / oder fibrinoide Veränderungen, Nekrosen der glatten Muskelzellen, lymphozelluläre Gefäßinfiltrate
Chronische bis chronisch-sklerosierende Transplantatnephropathie	
Grad I	Geringe interstitielle Fibrose (6–25 %) und weniger als 25 % atrophierte Tubuli
Grad II	Moderate interstitielle Fibrose (> 25 bis 50 %), Tubulusatrophie bis 50 %
Grad III	Schwere interstitielle Fibrose (mehr als 50 %), Tubulusatrophie mehr als 50 %
A: ohne spezifische Anzeichen einer chronischen Reaktion, oder **B:** mit spezifischen Anzeichen einer chronischen Abstoßung.	

Andere Diagnosen umfassen: Präexistente Veränderungen, akute Tubuluszellnekrose, Calcineurin-assoziierte Veränderungen, de novo-Glomerulonephritis, Diabetes mellitus, hämolytisch urämisches Syndrom, Viruserkrankungen (z.B. Polyoma, CMV), lymphoproliferative Erkrankungen (PTLD), unspezifische Veränderungen.

Weiter existiert eine Nomenklatur für entzündliche interstitielle Infiltrate (mit Zellidentifizierung) und mikrovaskuläre Veränderungen.

1.16 Labor bei V. a. renal tubuläre Azidose (RTA)

Abklärung einer möglichen renal tubulären Azidose (Typ I, Typ II), entweder angeboren oder erworben, z. b. bei Systemerkrankungen, Plasmozytom, nach Nierentransplantation.

1.16.1 RTA Typ I

Azidifizierungsdefekt der Protonenpumpe im Sammelrohr. Defekt der Alpha-Schaltzellen, ausreichend Protonen über die apikale Protonenpumpe (H^+-Adenosintriphosphatase) auszuscheiden.

Die distal-tubuläre RTA Typ Ia, d. h. die klassische RTA, hat eine positive Urin-Anionen-Lücke (z. B. 20 mmol/l, normal negativ) und einen Urin-pH von > 5,5. Säurebelastung mit Ammoniumchlorid (nach Wrong und Davis): pH-Bestimmung im Harn, Zielwert < 5,3; die selbstlimitierende RTA (Typ Ib) zeichnet sich durch ungenügende Ammonium-Ausscheidung aus, kann jedoch den Harn noch ausreihend azidifizieren (Urin-pH < 5,5).

Parameter:
- pH-Wert Blut (Normalwert 7,35–7,44) und pH-Wert 24h-Harn (Urin-pH 4,0–10).
- Bikarbonat.
- Elektrolyte (K, Natrium, Chlorid, Phosphat).
- Blutgasanalyse: U.a. Kohlendioxid-Partialdruck pCO_2 (mmHg), Normalwert venös: 42–50; arteriell: 35–45.

Funktionstest: Distale renal-tubuläre Azidose (RTA I)
Ziel: Feststellen des Azidifizierungsvermögens nach Säurebeladung (Ammoniumchlorid bzw. Furosemid/Fludrocortison).
Testdurchführung:

1. Ammoniumchlorid Belastungstest. Sicherstellung einer Harnprobe (MSU) als Nullwert. Anschließend Applikation von Ammoniumchlorid (Zufuhr z. B. als Gelatine-Kapseln, à 500 mg) in einer Dosierung von 100 mg/kg Körpergewicht, wobei die Gesamtdosis zusammen mit mehreren Gläsern Wasser über 1 h erfolgt. Danach Urin-Sammelperiode alle 2 Stunden bis 8 Stunden nach Einnahme. Bestimmung des Urin-pH.

2. Furosemid/Fludrocortison-Test
Identisches Vorgehen wie unter 1. wobei Ammoniumchlorid durch eine Tbl. Furosemid (40 mg) zusammen mit 1 mg Fludrocortison ersetzt wird.

Hintergrund: Fludrocortison verstärkt u.a. die Protonensekretion in den Alpha-Schaltzellen der Sammelrohre.

Auswertung: Patienten mit distal tubulärer Azidose können den Urin nicht ausreichend azidifizieren, während Kontrollen einen Urin-pH von < 5,3 aufweisen. Erreichter mittlerer Urin-pH bei Ammoniumchlorid um 4,8, unter Furosemid/Fludrocortison um 4,9. Patienten mit RTA I erreichen nach Ammoniumchloridbelastung in der Regel Werte um pH 6,8, unter Furosemid/Fludrocortison-Gabe um pH 6,6.

Vorteile der Verwendung von Furosemid/Fludrocortison gegenüber Ammoniumchlorid: Keine gastralen Irritationen (Übelkeit), schnellerer Eintritt der Azidifizierung.

1 Diagnostik

1.16.2 RTA Typ II

Der Urin-pH, der physiologischerweise sauer ist, da die distale Protonenpumpe intakt ist, wird unter Natriumbikarbonatbeladung alkalisch (Bikarbonatleck). Durch tubulären Na-K-Austausch nimmt die Kaliumausscheidung zu, Gefahr erheblicher Hypokaliämien. Am Untersuchungstag werden gleichzeitig zusätzlich bestimmt:
- Plasma-Anionen-Lücke (Plasma-Anion-Gap, PAG). $PAG = Na^+ - HCO_3^- - Cl^-$ (Angabe in mmol/l). Normalwert 8–16 mmol/l.
- Plasmabikarbonat, Normalwert 23–27 mmol/l.
- Urin-Anionen-Lücke = (Natrium + Kalium) – Chlorid, Angabe in mmol/l; normal negativ, pathologisch z.B. 23 mmol/l.
- Fraktionierte K-Ausscheidung. Normalwert 4–16 %.
- Kalziumausscheidung/d = 3–7 mmol/24 h.

Azidotische Patienten erhalten oral 5–10 Gramm Bikarbonat, z.B. am Abend und 2 h vor den Analysen. Renal tubuläre Azidose Typ II, d.h. Bikarbonatleck, proximale RTA: Bestimmung der fraktionellen Bikarbonat-Ausscheidung im Azidosestadium (steady state) und nach Beladung mit Bikarbonat.

> Fraktionelle Bikarbonatausscheidung = (Urin-Bikarbonat × Serumkreatininkonz. / Plasmabikarbonat × Urin-Kreatininkonzentration) × 100 (Angabe in %)

Metabolische Azidose: Normale Plasma-Anionen-Lücke, erniedrigter Blut-pH-Wert (< 7,35) und erniedrigte Plasma-Bikarbonat-Konzentration (< 24 mmol/l).

1.17 Langzeit-Blutdruckmessung

Kontinuierliche Blutdruckmessung über 24 h, Mindestaufzeichnungszeit ca. 20 h.

1.17.1 Indikation

Stark variierende Messwerte bei Selbst- und Gelegenheitsmessungen, Bestätigung oder Ausschluss einer arteriellen Hypertonie, Darstellung und Beurteilung der zirkardianen Rhythmik und Pulsfrequenz (chronobiologische Tag-/Nachtrhythmik), Beurteilung einer antihypertensiven Medikation, Therapiesteuerung. Bei Risikokonstellation: Adipositas, Diabetes mellitus, Gravidität, Nierentransplantation.

1.17.2 Technik

Zertifiziertes Langzeit-Gerät (z.B. Space labs), Oberarmmanschette mit Schlauch zum Registriergerät verbunden.

Angepasste Oberarmmanschette: Kinder < 10 Jahre Manschettenbreite 8–9 cm, > 10 Jahre 12–13 cm, Erwachsene 15–18 cm. Tagsüber Messung alle 15 Min., nachts alle 30 Min., Messvorgang (ohne Fehlmessungen) ca. 20 Sek., Pumpgeräusch unter 20 dB.

Während der Messphase patientenseitiges **Tätigkeitsprotokoll** (Belastungsprofil, Sport, Stress, Medikamenteneinnahme, Ruhe-/Schlafphasen etc.).

Messbereich systolisch 70–285 mmHg, diastolisch 30–200 mmHg, Herzfrequenz 40–180/Min.

Im Gerät gespeicherte Messwerte werden über ein Softwareprogramm statistisch und graphisch ausgewertet. Angabe u. a.:
- 24h-Mittelwert (Norm max. 130/80 mmHg).
- Tagesmittelwert (max. 135/85 mmHg).
- Nächtlicher Mittelwert (max. 120/70 mmHg).
- Nachtabsenkung: Mind. 10 % des Tagesmittelwertes. Auswertung fraglich bei nur kurzen nächtlichen Schlafperioden.

1.18 Molekulargenetik

1.18.1 Microarray-basierte Gen-Expressionsanalysen

Als **Microarray**-Plattformen werden Glasobjektträger oder Nylonmembran verwendet, an die DNA-Sonden in bestimmter Position adsorbiert sind. RNA-haltige Proben werden auf die Array-Oberfläche gebracht, wobei komplementäre RNA der Probe mit entsprechenden Abschnitten auf den auf der Microarray-Plattform aufgebrachten **Gensonden** assoziieren. Die Bindung wird über Fluoreszenz-markierte Nukleotide entwickelt, wobei die Hochregulierung einer Genexpression mit der Fluoreszenzintensität korreliert.

1.18.2 Protein-Nanolithographie

Organdiagnostik im Nanometermaßstab. Anwendung nanoskalierter Biochips.
Proteine definierten Ursprungs, die für diagnostische Vergleiche oder als Zielstrukturen zu verwenden sind, werden in Nanometermaßstab auf einem Chip angeordnet; die flächenartige Anordnung von Proteinen wird als „**Protein-Array**" bezeichnet. Sie sind physiologisch voll aktiv. Die im Nanometermaßstab angeordneten Proteine auf einem Chip und deren Bearbeitung auf Funktionalität, Interaktion, Biofunktionalität etc. wird als **Protein-Nanolithographie** bezeichnet. Hierzu ist die Anwendung eines sog. Rastercraft-Mikroskops erforderlich, das durch einen definierten Kontaktoszillationsmodus die auf Chipoberflächen plazierten Proteine moduliert. Die derzeitige Auflösungsgrenze der Arrays liegt bei etwa 50 nm.

1.18.3 Molekulargenetische Diagnostik ausgewählter Krankheitsbilder

DIAGNOSTIK VON GENDEFEKTEN BEI ATYPISCHEM HUS

Faktor H-Polymorphismus Y402H: Hohe Prävalenz bei atypischem hämolytisch-urämischem Syndrom (kein Bezug zu EHEC), bei membranoproliferativer GN Typ II, dense-deposit-Disease, assoziiert mit adulter Makuladegeneration (= erhöhtes Risiko).
Komplementfaktor H: Genmutationen bei atypischem HUS.
Membran-Kofaktor Protein (MCP): Genmutationen des MCP (z. B. betroffenes Exon 11 des MCP-Gens); prognostisch günstiger als Faktor-H-assoziierte Mutationen [Schmids 2007].

Factor-H-related Protein 1 (FHR1): Genort auf Chromosom 1, homolog zu Faktor H assoziiert mit HUS, allerdings keine vollständige Aktivierung des alternativen Komplementwegs.

MENKES-SYNDROM (ATP7A)

X-chromosomale Vererbung, 1:250 000. Mutationen im **ATP7A Gen** (kodiert intrazelluläres Cu^{2+}-Transportprotein) verminderte Cu^{2+}-Aufnahme/Verarmung (muskuläre Hypotonie, hyperelastische Haut), kongenitale Fehlbildungen im Urogenitaltrakt, z.B. vesikorenaler Reflux, Pyelonektasie, subpelvine Ureterstenose etc.

JUVENILE KONGENITALE SALZVERLUSTNIERE

Genetischer Defekt in der Kodierung des renalen Kalium-Kanals und des Tamm-Horsfall-Uromucoid (Kandidatengen von THG assoziiert).

KONGENITALER HOMOZYGOTER C1Q-DEFEKT

C1q im Serum unter Nachweisgrenze, C3 normal, SLE-ähnliches Bild, progredienter Verlauf mit hoher Letalität.

KONGENITALES NEPHROTISCHES SYNDROM

Finnischer Typ (NPHS 1), rezessiver Erbgang, Mutationen im NPHS1-(Nephrin) Gen; Zielantigen = Nephrin, Podozyten-spezifisch.

MTHFR-MUTATION

Genetischer Enzymdefekt mit Synthese einer gegenüber dem Wildtyp thermolabilen Tetrahydrofolsäure-Reduktase (TL-MTHFR) mit geringerer Enzymaktivität. Punktmutation in Position C677T des THRF-Gens (nahe der Folsäurebindungsstelle im MTHFR-Gen). Hyperhomocysteinämie $>> 20$ µmol/l. Pävalenz (Normalbevölkerung) für homozygote Mutation 11 %, für heterozygote Mutation 30–40 % (bei Patienten mit tiefen Beinvenenthrombosen/Lungenembolie höher). Autosomal-rezessiver Erbgang; bei Homozygotie, d.h. Genotyp 677TT (mit Homocysteinurie, Linsenektopie, Osteoporose, Oligophrenie), besonders hohes Thromboserisiko (Homocystein i.S. $>> 400$ µmol/l). Eine Kombination mit Faktor-V- und Faktor-II(G20210A)-Mutationen verstärkt das kardiovaskuläre/zerebrale (nephrosklerotische?) Risikoprofil (Thrombophilie ++) zusätzlich.

Methode: PCR, DNA-Amplifikation, Fragmentidentifikation in der Agarosegel-Elektrophorese nach Amplifikatverdau durch Restriktionsenzyme.

Probe: EDTA-Blut, ca. 4–5 ml.

FAMILIÄRE HYPERURIKÄMISCHE NEPHROPATHIE (FJHN), AUTOSOMAL-DOMINANTE MEDULLÄRE ZYSTENNIEREN, AUTOSOMAL-DOMINANTE GLOMERULOZYSTISCHE NIERENERKRANKUNG

Mutationen im Uromodulin-Gen (Tamm-Horsfall-Glykoprotein-Gen), und heterozygote Mutation C74G (Cys248Trp); T229G (Cys77Gly). MCKD- (medullary cystic kidney disease) Mutationen lokalisiert u.a. auf Chromosom 16p12 und 1q41. Meist verminderte THG-Ausscheidung.

GLOMERULONEPHRITIS, IGA-NEPHROPATHIE

Polymorphismen im Gen des vaskulären endothelialen Wachstumsfaktors (VEGF) sollen mit der Progression einer Glomerulonephritis in Zusammenhang stehen. Der

Polymorphismus G-1154A und C-2578-A im **VEGF-Gen** zeigten einen klinisch schlechteren Verlauf bei IgA-GN, fokalsegmentaler Glomerulosklerose und membranöser Glomerulonephritis.

TNF-α-Genpolymorphismus und idiopathische membranöse Glomerulonephritis: Als Suszeptibilitäts-Gene sind beschrieben: THNa-II- und TNFdII-Allele.

Polymorphismen im **C1GALT1-Gen** (Glykosylierungsaspekte bei IgA) standen in Zusammenhang mit dem Risiko einer IgA-Nephritis.

1.19 Transplantat-Monitoring

Transplantatbiopsie ▶ 1.15.1, Duplexsonographie (Bestimmung des Resistence Index), ggf MR-Angio ▶ 1.21.4.

1.19.1 HLA-Antikörper, antileukozytäre AK, HLA-Typisierung

Serologische Bestimmung von Klasse-I-Antigenen

Identifizierung der HLA-Klasse I, HLA-A, HLA-B, HLA-C-Antigene.

Methode: Komplementabhängiger Mikrolymphozytotoxizitäts-Test nach Terasaki. Verwendung von Mikrotiterplatten, beladen mit monoklonalem Antikörper oder Alloantiserum mit Antikörpern gegen definierte HLA-Antigene. Zugabe peripherer Lymphozyten von Personen, deren Gewebstyp bestimmt werden soll (peripheres Blut, Milz, Lymphknoten). Hinzugabe von Kaninchen-Komplement. Die Bindung spezifischer Anti-HLA-Antikörper an HLA-Antigene aktiviert Komplement und führt zur zytotoxischen Schädigung. Zugabe von Eosin als Vitalfarbe zur Unterscheidung toter und lebender Zellen. Der Prozentsatz von Zellen, die durch das individuelle Antiserum lysiert werden, wird bestimmt.

Serologische Bestimmung von HLA-Klasse-II-Antigenen (HLA-DR, HLA-DQ-DP)

Bestimmung über Mikrolymphozytotoxizitäts-Test unter Verwendung gereinigter B-Zellen.

Molekularbiologische Typisierung

Identifizierung über den sog. Restriktionsfragmentlängenpolymorphismus, Analyse der genomischen DNA nach Amplifizierung über Polymerase-Kettenreaktion (PCR) und Hybridisierung entweder über einen sequenzspezifischen Primer oder ein sequenzspezifisches Oligonukleotid. Einzelstranganalyse über PCR (PCR-SSCP) bzw. Nukleotidsequenzanalyse (Sequence-Based-Typing: SBT).

Gemischte Lymphozytenreaktion (zelluläre Lympholyse)

Gemischte Lymphozytenreaktion (mixed lymphocyte culture, MLC) z. B. über aus Blut gewonnenen Lymphozyten, die von 2 Individuen gewonnen kokultiviert werden und sich nach Erkennung fremder HLA-DR-Moleküle in Lymphoblasten mit verstärkter DNS-Synthese und Zellteilung umwandeln.
Dauer des Tests ca. 5 bis 6 Tage.

Einweiger oder sog. zweiweiger Test:
- Im einwegigen Test werden die Spenderlymphozyten durch Mitomycin oder Bestrahlung inaktiviert. Inaktivierte sog. Stimulatorzellen präsentieren die fremden HLA-DR-Moleküle und aktivieren die Empfängerzellen.
- Im zweiwegigen Verfahren proliferieren Spender- und Empfängerzellen auf die Präsenz von HLA-DR-Antigenen hin, wobei die Stärke der gemischten Lymphozytenreaktion über den Kerneinbau von radioaktiv markiertem H^3-Thymidin quantifiziert wird. Der Thymidin-Einbau ist ein Maß für die Lymphozytenproliferation (Stimulationsindex, SI).

$$SI = \frac{Empfänger + Spender\ (Mitomycinbehandelt)}{Empfänger + Empfänger\ (Mitomycinbehandelt)}$$

HLA-Identität besteht dann, wenn der Stimulationsindex SI < 2,0 ist.

Relative Verträglichkeit (RV) =
$$\frac{Empfänger + Spender\ (Mitomycinaktiviert) - (Empfänger + Empfänger)\ (Mitomycinaktiviert)}{Empfänger + Kontrolle\ (Mitomycinaktiviert) - (Empfänger + Empfänger)\ (Mitomycinbehandelt)}$$

HLA-Identität besteht bei RV < 20 %.

Untersuchung auf präformierte HLA-Antikörper (sog. Cross matching)

Sinn des Screening ist es, in Patientenseren (potenzielle Empfänger, Spender) alloantigenspezifische Antikörper aufzuspüren. Diese sind von Relevanz für das Risiko einer möglichen späteren Abstoßungsreaktion. Alloreaktive Antikörper können sich im Rahmen einer Autoimmunerkrankung, während einer Schwangerschaft, durch Bluttransfusionen oder vorangegangene Organtransplantationen gebildet haben. Die Antikörper gegen Gewebsmerkmale, mehrheitlich der IgG- und IgM-Klasse angehörig, betreffen solche gegen HLA-Klasse-I-spezifische Antigene (z.B. HLA BW 6, HLA-A-2, HLA-A-23 etc.), gegen HLA-Klasse-II-Antigene, d.h. HLA-DR, HLA-DP, -DQ, sowie gegen Antigen-präsentierende Zellen (Monozyten) und Endothelzellen.

Mit Hilfe des Antikörperscreening-Testes wird die Spezifität HLA-spezifischer Antikörper bestimmt, möglichst in Kenntnis der potenziellen Antigenepitope z.B. von Organspendern. Zielzellen sind aus Blut von Organspendern, gesunden Freiwilligen wie Blutspendern isolierte Lymphozyten, in der Regel von 20 Donoren, die deren Verteilung der HLA-Antigene in der Normbevölkerung entsprechen.

Ein positives Screeningergebnis bedeutet eine sog. positive Kreuzprobe, die je nach Ausfall graduiert, je nach Reaktivität des Panels (Angaben in % PRA, PRA = Panel reaktive Antibodies) angegeben wird. Überprüft wird die Toxizität der Lymphozyten zwischen Nierenspender und Nierenempfänger, wobei der „Anpassungsgrad" zwischen dem Serum des Transplantatempfängers mit Lymphozyten von 20 Donoren getestet wird. Die Wahrscheinlichkeit einer Abstoßung ist umso höher, je höher der Test auf PRA ausfällt.

Vorgehen: **Spenderlymphozyten** werden mit möglichst frischem, nicht mehr als 20 Tage altem **Empfängerserum** inkubiert (bei Lebendspendern aus Blut, bei Leichenspendern aus Lymphknoten, Milz). Mehr als 20 % lytische Lymphozyten durch das Serum des Empfängers definieren einen „positiven Crossmatch", d.h. Anwesenheit präformierter HLA-Antikörper. Im Prinzip Kontraindikation für Transplantation

(evtl. Vorbereitung inkompatibler Transplantatempfänger durch Präkonditionierung mit B-Zell-depletierenden monoklonalen Antikörpern und Immunabsorption).
Alternative Technik: Die Kreuzprobe kann auch **durchflusszytometrisch** über die fluorometrische Bestimmung panelreaktiver Antikörper an Lymphozyten erfolgen (Durchflusscytometry-Crossmatch; **Flow-Cytometry Crossmatch**), als besonders sensitives Verfahren zum Nachweis präformierter Antidonor-Antikörper gegen HLA-Epitope in Transplantatempfängern. Die durchflusszytometrische Analyse weist an Donor-Zellen **gebundenes** Immunglobulin (Anti-HLA-Antikörper) nach, ohne dass eine komplementabhängige Zytotoxizität im Spiel ist. Das Verfahren ist jedoch nicht geeignet, ein Transplantatüberleben oder eine Abstoßungsreaktion vorauszusagen. Ein über FACS-Analyse positiver Crossmatch ist keine absolute Kontraindikation für eine Transplantation, soll jedoch mit später gehäuften Abstoßungsreaktion einhergehen.

1.19.2 Genotypische Surrogatparameter einer NTX-Risikobewertung

GLUTATHION-S-TRANSFERASE-GENOTYP
Der Glutathion-S-Transferase-Genotyp GSTM-1 als „B-Allele" der Spenderniere bzw. des Spenders korreliert signifikant mit einer **verzögerten Transplantatfunktion** nach Organübertragung.

MCP-1- UND CCR-2-POLYMORPHISMEN
Der MCP-1 2518G/G-Genotyp geht mit einem **erhöhten Risiko** für akute Spätabstoßungsreaktionen einher, insbesondere dann, wenn er mit dem Chemokin-Rezeptor-II-Genotyp CCR2-V64I-Genotyp vergesellschaftet ist.

RENIN-ANGIOTENSIN-POLYMORPHISMEN
Nierentransplantierte Patienten, insbesondere Kinder und Jugendliche, die homozygot für das ACE-D-Allel sind, zeigen über die Zeit einen **schnelleren GFR-Abfall** und zwar wahrscheinlich auf nicht immunologischer Basis.

CCR5-DELETION
Liegt eine Deletionsmutante des CC-Chemokinrezeptors vor (CCR5-Δ-32), so profitieren diese Patienten von einer statistisch **besseren Transplantatüberlebensrate**, da CCR5-positive Lymphozyten mit einer Transplantatdysfunktion einhergehen können.

1.20 Post-OP-NTX-Monitoring

1.20.1 Serum / Plasma-Analysen

Kreatinin ▸ 1.2.1, Cystatin C ▸ 1.2.2, CRP ▸ 1.7.1.
Lösliches CD30 (sCD30): Verzögerter Abfall erhöhter Plasmakonzentrationen (prä-TX-Phase ca. 104 U/ml) in der post-NTX-Phase weist auf eine Abstoßungsreaktion hin. Z. B. werden innerhalb zwei Wochen nach TX SCD30-Konzentrationen von ca. 31–37 U/ml erwartet, Patienten unter NTX-Abstoßungsreaktion hatten

1 Diagnostik

Werte um 63 U/ml. Die gemeinsame Analyse mit Antikörpern gegen HLA-Klasse-II-Antigene kann das Abstoßungsrisiko abschätzen helfen.

HLA-Antikörper (AK gegen HLA-Antigene); Antileukozytäre Antikörper ▶ 1.19.1.

1.20.2 Harnanalysen

Evtl. aktives Harnsediment, vermehrte Ausscheidung an Tubulusepithelien.

Normal funktionierendes NTX: Tubuläre Form der Proteinurie oder Protein-negativ (α1-Mikroglobulin < 14 mg/g Kreatinin).

Beginnende Rejektion/Rejektion NTX:
- Wechsel des Proteinausscheidungsmusters in glomeruläre (hochmolekulare) Form: Albumin > (20) 40 mg/g Kreatinin, IgG > 10 mg/g Kreatinin.
- Anstieg tubulus-assoziierter Gewebsmarker β-NAG, γ-GT, Aminopeptidase M, NGAL (neutrohiles Gelatinase-assoziiertes Lipokalin).
- Zyto/Chemokine: Anstieg von MCP 1, MIG, sCD14 (durch das NTX infiltrierende T-Zellen/Monozyten/Makrophagen).
- CRP: Isolierter Anstieg des β2-Mikroglobulins ▶ 1.13.2.
- MIG (Interferon-γ): Gute Korrelation zu Abstoßungsreaktion ▶ 1.13.3.

Transplantatbiopsie (Banff-Klassifizierung, ▶ 1.15.5).

1.20.3 Therapeutisches Drug-Monitoring

CICLOSPORIN A

Dosisfindung und Dosisanpassung nach Nierentransplantation.

Probenart: EDTA-Vollblut, ca. 2 ml (hämolysiertes EDTA-Vollblut im Test), 12 h nach der letzen Einnahme (Talspiegel).

Referenzmethode: LC-MS/MS-Technik, HPLC, ELISA und Chemilumineszenz unter Verwendung poly- oder monoklonaler Antikörper.

Zielkonzentrationen: Erste bis dritte Woche nach Nierentransplantation 200–400 ng/ml, Erhaltungsdosis 80–150 ng/ml.

Ciclosporin A hemmt die Synthese und Sekretion proinflammatorischer Zytokine, insbesondere Interleukin 2, und damit die Aktivierung von T-Zellen und deren zytotoxischen Abkömmlinge. Im Blut ist Ciclosporin A zu ca. ⅔ an Erythrozyten und die lösliche Fraktion zu ca. 90 % an Lipoproteine gebunden.

Verschiedene Pharmaka beeinflussen den Abbau:
- **Längere** Halbwertszeiten und damit höhere Blutkonzentration sind zu erwarten unter gleichzeitiger Gabe von Antimykotika (Itraconazol, Ketoconazol, Fluconazol), Kalziumantagonisten (Diltiazem, Verapamil), Makroliden, Tetracyclinen, Kontrazeptiva.
- **Erniedrigte** Ciclosporin-A-Spiegel sind durch Enzyminduktion von Cytochrom P450 zu erwarten bei Tuberkulostatika (Isoniazid, Ethambutol, Rifampicin), Barbiturate, Phenytoin und Johanniskraut-haltigen Antidepressiva.

Tacrolimus (Tac; FK 506).

Tacrolimus hemmt wie Ciclosporin A die T-Zellaktivierung durch Suppression der Genexpression für Interleukin 2, Interleukin 3, γ-Interferon, GMCSF etc. Blockiert wird die Calcineurin-Calmodulin vermittelte Phosphorylierung eines Transkriptionsfaktors.
Abbau von Tac über das Cytochrom-P450-System (Cyp 3A4, Cyp3A5). Patienten, die homozygot für das Cyp3A5*3-Allel sind, haben keine Cytochromperoxidase-Aktivität und daher höhere Tacrolimus-Serumspiegel (und weniger akute Abstoßungsreaktionen). Heterozygote Träger (Cyp3A5*1/*3) weisen geringere Tacrolimus-Serumkonzentrationen auf (und tragen ein höheres Abstoßungsrisiko). Bioverfügbarkeit von Tacrolimus ca. 25 %, im Blut fast vollständig an Erythrozyten gebunden, wirksam ist die freie Form mit ca. 0,1 %.

Probenmaterial: EDTA-Vollblut, ca. 2 ml (Probeneinsatz als hämolysiertes Vollblut), 12 h nach letzter Einnahme (Talspiegel).

Bestimmungsmethode: Älteres Verfahren als Mikropartikelenzym-Immunoassay, neueres Verfahren EMIT (enzymverstärktes Immunoassay, DADE-Behring); beide Analyseverfahren korrelieren sehr eng.

Zielwerte (Talspiegel): 3–4 Monate nach Nierentransplantation 8–12 µg/l, danach 5–10 µg/l.

Mycophenolat-Mofetil (MMF)

Hemmstoff der Inosin-monophosphat-Dehydrogenase (IMPDH) von T. und B-Zellen. MMF ist Prodrug zu Mycophenolsäure (MPA). Die Eiweißbindung der MPA liegt bei 97 %; d.h. der nicht Albumin-gebundene freie Anteil beträgt ca. 3 %. Eliminationshalbwertszeit um 18 h. Gesamt-MMF umfasst: U.a. MMF, MPA, sowie die Metabolite als Phenolglucuronid (MPAG) und Acylglucuronid (AcMPAG).

Probenart: EDTA-Plasma; Zusatz von ortho-Phosphorsäure verhindert Hydrolyse von MMF zu MPA.

Zielwerte (als Kompromiss): Therapeutischer Talspiegel 1,3–4,5 mg/l (Immunoassay, EMIT-Verfahren), 1–3,5 mg/l im HPLC-Verfahren.

Immunoassays (EMIT, CEDIA) erfassen die gesamte MPA, nicht das freie MPA. Gesamt-und freies MPA detektieren: IMPDH-Inhibitionsassay, Enyzmrezeptor-Assay (Cobas Integra MPA), HPLC und LC-MS/MS.
Abfall der GFR, Hypalbuminämie sowie Hyperbilirubinämie erhöhen den freien MPA-Anteil. Ciclosporin A interferiert mit MMF-Spiegeln, da es den enterohepatischen Kreislauf des MMF unterbricht und dadurch zu höheren MMF-Serumkonzentrationen führt. Wird Ciclosporin A (und Glukokortikoid) bei MMF-Ciclosporin-A-Kombinationstherapie reduziert, so erhöht sich der MPA-Spiegel und erfordert eine angepasste Zielexposition.

Everolimus

Dem Sirolimus (Rapamycin)-Struktur verwandtes Immunsuppressivum. Messung über LC-MS/MS (= FPLC-Tandem-Massenspektrometrie).
Probenmaterial: EDTA-Vollblut (hämolysiertes Vollblut im Test)
Zielwert (Vollblut-Talspiegel): Etwas über 3,0 ng/ml. Obergrenze max. 8 ng/ml.

1.21 Bildgebende Verfahren

1.21.1 Sonographie, Ultraschall-Tomographie

SONOGRAPHIE DER NIERE

Standardverfahren der Nieren-Bildgebung.

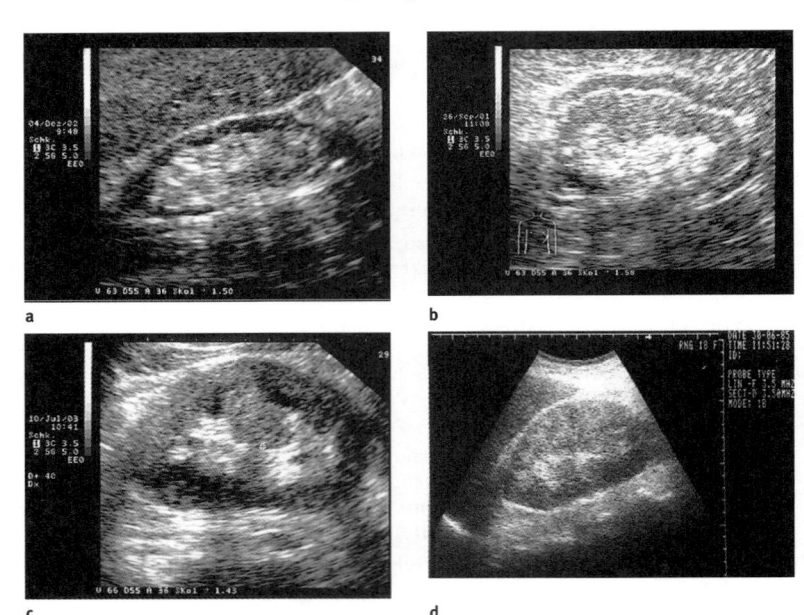

Abb. 1.25 a–e Sonografiebefunde Niere
a) Schrumpfniere: Histologisch Endstadium einer membranösen Glomerulonephritis
b) Perirenales Vakatfett (braunes Fett)
c) Bertini'sche Hypertrophie
d) Aufgehobene Rinden-Mark-Differenzierung; enges Pyelonreflexband (septisches Nierenversagen)
e) Papillenverkalkungen

Technische Besonderheiten

Ultraschallgerät (Real-Time-Verfahren, B-Schnittbild), Standardsonde 3,5 MHz, bei Transplantatnieren 5 MHz-Schallkopf, bevorzugt als Halbsektorschallkopf (Curved array), ggf. bei erschwerten anatomischen Verhältnissen Verwendung eines mechanischen oder elektronischen Sektorschallkopfs. Je höher die Ultraschallfrequenz, desto besser die Auflösung bei geringerer Abbildungstiefe. Z.B. bei 3,5–5 MHz Auflösung < 1 mm, Abbildungstiefe zwischen 10 und 16 cm; bei 7,5 MHz Auflösung < 0,6 mm, Abbildungstiefe ca. 5 cm.

Schallkopftechnologie: Zunehmende Anwendung sog. Multi-Array-Schallköpfe mit variablem Frequenzbereich von 2–12 MHz bzw. einem Frequenzbereich für Farbdoppler und gepulstem Doppler von 2 bis ca. 9 MHz. Die Bilddetektion über linear, konvex und Phased-Array-Schallköpfen ist in verschiedenen Formaten, z. B. linear, Sektor, winkelgesteuert-linear oder trapezoid möglich.

Die **Befundbeschreibung** bedient sich einer eigenen Nomenklatur, auf die im Einzelnen nicht eingegangen werden kann.

Durchführung

Keine spezielle Vorbereitung des Patienten erforderlich, die Harnblase sollte jedoch gefüllt sein. Kein Vorteil der oralen Gabe von Entschäumern. Intravenös zu gebende Kontrastverstärker möglich, gehören jedoch zzt. nicht zur Routinediagnostik.

Vorgehen: Patient liegt auf dem Rücken oder in Seitenlage, einfache Einstellung beider Nieren über ein kostales Schallfenster oder subkostal. Darstellung sog. organoptimierter Schnitte (Sagittal-Schnitt, Transversal- bzw. Axialschnitt).

Darstellung und Beschreibung der Nierengröße (Norm ca. 9,2–11,5 cm × 4,8–6 cm), der altersabhängigen Parenchymbreite (ca. 15–25 mm, ab 60 Jahre 10–18 mm), der Ausprägung der Rindenmarkdifferenzierung, der Darstellbarkeit der Markpapillen (gegenüber dem Kortex), des zentralen Pyelonreflexbandes (Grad I bis IV einer Pyektasie, Übergang in Ureterdilatation, Konkrement/Tumor etc.). Echogenität des Parenchyms (homogen, diffus oder lokal verdichtet, echoarme Strukturen mit und ohne dorsale Schallverstärkung und/oder Kantenphänomen; zystentypische Veränderungen), Oberfläche der Niere (glatt oder gewellt, Einziehungen; DD: physiologische Renkulierung); physiologisch sind Verbreiterungen oder Parenchymbuckelungen (sog. Milzbuckel) oder Hypertrophie der Columnae renales (Bertinische Säulenhypertrophie; Solitärzysten).

Ein echoarmer perirenaler Randsaum bei älteren Patienten ohne dorsale Schallverstärkung im Sinne einer „Flüssigkeit" beruht in erster Linie auf Vakatfett (braunes Fett) im Rahmen der altersabhängigen Organatrophie.

Indikation und Befunde

Primärdiagnostik bei V. a. Nierenzysten, hypo- oder hyperdensen Tumoren (z. B. echoarmen Nierenzellkarzinomen, echoreichen Angiomyolipomen = weiße Tumoren, Hämangiomen. Dokumentation atypischer Zysten (verdickte Wandstruktur, Binnenreflexe, Protrusionen), umschriebenen bzw. girlandiforme echogene Strukturverdichtungen im Bereich der Papillen bzw. des kortiko-medullären Übergangs, z. B. bei Nephrokalzinose (renal tubuläre Azidosen, medulläre Zystenniere, Morbus Bartter). Beurteilung einer Lageanomalie, Dystopie, Entwicklungsstörung (unilaterale Verschmelzungsniere), Agenesie; bi- oder unilaterale Größenunterschiede, atemabhängige Beweglichkeit, lageabhängige Veränderungen (Abkippen nach kaudal im Stehen um mehr als 1 ½ Wirbelkörperhöhen).

Die **Echogenität** der normalen Niere ist im Vergleich zu der der Leber geringer („dunkler"); typischerweise verdichtet bei infiltrativen oder speicherrelevanten Erkrankungen (akute Glomerulonephritis, interstitielle Nephritis, Strahlennephritis, L-Ketten-Nephropathie, Diabetes mellitus, nephrotisches Syndrom, Morbus Fabry, diffuse Nephrokalzinose bei chronischer Hyperkalzämie).

Transplantatmonitoring (z. B. Lymphozele, Serome).

Für spezielle Fragestellungen kontrastmittelverstärkte Sonographie (z. B. Levovist), etwa als mehrfache Bolusinjektion von insgesamt 2,5 g Emulsion („micro-bubbles") über 15 Minuten.

> ✓ Die Nebennieren, auch bilateral diffus hypertrophierte Nebennieren sind in der Regel in der konventionellen Sonographie nicht darstellbar. Nebennierentumoren sind ab ca. 2 cm von einem erfahrenen Untersucher als echogene Rundherde, Zysten und deren Einblutungen gegen oberen Nierenpol abgegrenzt darstellbar (▶ unten, Endosonographie).

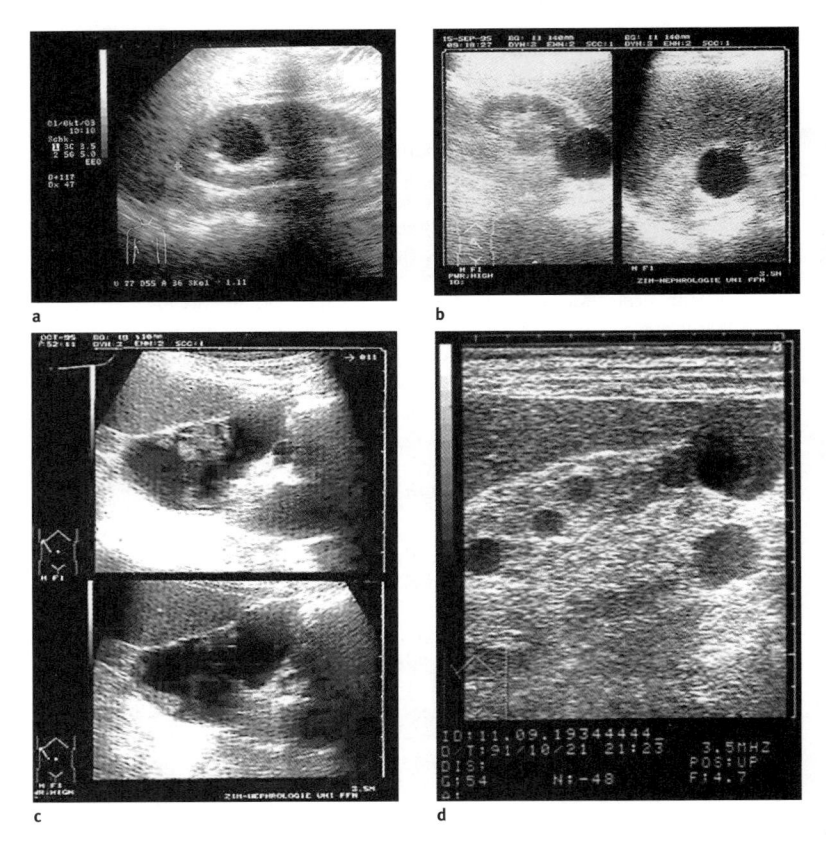

Abb. 1.26 a–d Sonographiebefunde Nierenzysten
a) Parapelvine Zyste
b) Kortikale Solitärzyste
c) Atypische Zyste mit Binnenreflexen
d) Erworbene zystische Degeneration bei ischämischer Schrumpfniere

1.21 Bildgebende Verfahren

SONOGRAPHIE DER NEBENSCHILDDRÜSEN
Nachweisgrenze eines vermuteten Nebenschilddrüsenadenoms bei ca. $5 \times 5 \times 2$ mm; diagnostische Sicherheit bei ca. 50 %. Die Sonographie ist das günstigste Verfahren, gefolgt vom planaren MIBI-Scan mit ca. 60 Euro, SPECT kostet zusätzlich ca. 70 Euro. Die MIBI-Szintigraphie einschl. der Kosten des Radionuklids und einschl. der SPECT-Technik ist etwa halb so teuer wie die Durchführung einer Kernspintomographie. Bei minimal-invasivem chirurgischem Vorgehen empfiehlt sich ein intraoperativer Schnelltest auf PTH bzw. zusätzlich die **lokoregionäre Diagnostik** über eine intraoperativ anzuwendende Sonde zur Aufnahme der Radioaktivität. Dadurch bessere Resektionsergebnisse insbesonders bei dystopen oder ektopen Nebenschilddrüsengewebe. Im sog. „**power-Doppler-Mode**" lassen sich bei nodulärer Hyperplasie Adenome aufgrund ihrer verstärkten Durchblutung oft recht gut darstellen (▶ 1.15.3, diagnostische intraoperative Gewebsauswahl für Autotransplantate, Ki67-Marker).

ENDOSONOGRAPHIE
Wurde als hilfreich bei Raumforderungen im Bereich der **Nebenniere** von < 2 cm einschließlich einer Nebennierenhyperplasie beschrieben. Die Endosonographie ist hier u. U. der MRT und CT überlegen.

FARBKODIERTE DOPPLERSONOGRAPHIE (FARBDOPPLER-SONOGRAPHIE)
Technische Besonderheiten
Überlagerung eines konventionellen B-Bildes entweder regional in Bildausschnitten oder komplett mit sog. Doppler-Messtoren. Die durch Dopplereffekt erzeugte Frequenzverschiebung wird elektronisch entweder rot (zulaufende Strömung) oder blau (entfernende Blutströmung) darstellbar.

Power-Mode
Darstellung einer Blutströmung unabhängig von deren Richtung. Orientierende Untersuchung auf globale Perfusion im Bereich der Niere, insbesondere auch auf tumorverdächtigen Raumforderungen. Gelb markierte Signale. Die Bildgebung über den Power-Mode hat mehrere Vorteile, u.a. gute Detektion bei niedrigen Flüssen, d.h. höhere Empfindlichkeit, ist winkelunabhängig und verhindert das sog. „Aliasing" („Farbumschlagsphänomen").

Über entsprechende Software sind dreidimensionale Darstellungen des Gefäßsystems der Niere möglich.

Indikation
Durch Blutfluss darstellbare Blutgefäße, Diagnostik intra- und insbesondere extrarenaler Gefäßstenosen (Nierenarterienstenose), Bestimmung des intrarenalen Gefäßwiderstandes, Diagnostik bei V.a. Nierenvenenthrombose, bei V.a. Kompresssionssyndrom der linken Nierenvene (Flussbeschleunigung der Nierenvene durch Kompression zwischen Aorta und A. mesenterica superior), Perfusionsnachweis bei renalen Raumforderungen.

Diagnostik von Nierenarterienstenosen
Aufsuchen der Nierenarterien unterhalb des Abgangs der A. mesenterica superior, subxiphoidal. Oberbauchquerschnitt, bei Mehrgefäßversorgung auch paramedianer Längsschnitt. Bei Dopplerwinkel unter 60° Bestimmung des **maximalen systolischen Flusses** („peak systolic velocity"). Die winkelkorrigierte systolische Flussgeschwin-

digkeit einer normalen Nierenarterie von 4–6 mm Durchmesser ist physiologisch und nimmt bei höhergradigen Nierenarterienstenose Flussgeschwindigkeiten von über 260 cm/Sek. an; die pathologische **Flusszunahme** hat für eine Nierenarterienstenose eine Sensitivität von 85 % und Spezifität von ca. 92 %. Bei verschlossener Nierenarterie findet sich kein Farbsignal, parallel eines stark verminderten intrarenalen Widerstandindexes. Die Farbdoppleruntersuchung bei V.a Nierenarterienstenose, insbesondere einer Transplantatniere, muss die Untersuchung der vorgeschalteten Iliakalgefäße mit umfassen, um auch dort Stenosen auszuschließen.

Renaler Widerstandsindex, Resistence Index (RI)

Diagnostisch und prognostischer Parameter, z. b. prädiktiv für eine Funktionsverschlechterung einer Nierenerkrankung und Nierentransplantaten ohne Arterienstenosen. Berechnet aus max. systolischer Flussgeschwindigkeit ($V_{max.}$ sowie der enddiastolischen Flussgeschwindigkeit $V_{min.}$).

RI nimmt mit Abstand der Nierenhauptarterie in Richtung kleinere intrarenale Gefäße kontinuierlich ab. Ein RI unter 0,5 ist ein indirektes Kriterium für eine Nierenarterienstenose). Chronisches Nierentransplantatversagen, Nephrosklerose, diabetische Nephropathie, sowie schnell fibrosierende Nephritiden gehen mit erhöhtem RI, d. h. einem RI > 0,8 einher.

Calcineurininhibitoren können den RI erhöhen, Gabe von Nitraten (Nitroglycerinspray) verringern. Der RI dient vor allem zur Überprüfung einer funktionell relevanten Nierenarterienstenose; ab ca. 50 % Stenosierungsgrad ist von einer blutdruckwirksamen Nierenarterienstenose, d. h. die arterielle Hypertonie unterhaltende Nierenarterienstenose, auszugehen, ab ca. 60–70 % reduziert sich die Nierenfunktion der stenosierten Nierenseite. Duplexsonographisch ist der Grad der Nierenarterienstenose durch Bestimmung des RI abzuschätzen, was gleichermaßen für die arteriosklerotische, ischämische („hypertensive") Nephrosklerose/Nephropathie gilt. Ist der RI > 0,80 in der kontralateralen Niere, so ist es unwahrscheinlich, dass sich postinterventionell Blutdruck und Nierenfunktion verbessern lassen. Die klinische Indikation einer möglichen Korrektur einer Nierenarterienstenose z. B. durch Angioplastie oder OP ergibt sich also über die vorherige Bestimmung des RI, der prognostisch die Richtung angibt, ob aktiv vorgegangen werden sollte oder nicht.

Diagnostik der Nierenvenenthrombose

Bei Transplantatnieren Pendelfluss, verstärkte Darstellung von Kapselgefäßen, einseitig vergrößerte, vermehrt echogene Nieren; ein fehlender venöser Abstrom ist bei Erwachsenen nicht diagnostisch verwertbar.

Farbdopplerdiagnostik bei Dialyseshunts

Erkennen von Stenosen, Thrombosen, prästenotischen Veränderungen durch turbulente Strömung, quantitative Flussmessungen. Bei Shunt-Neuanlagen Auswahl der geeigneten Gefäßprovinzen.

Arterielle Intima-Media-Dicke

Bestimmung des sonographisch evaluierten Abstandes der Grenzlinie Gefäßlumen-Intima und einer zweiten Linie, die die Kollagen enthaltende Adventitia des Gefäßes, bevorzugt der A. carotis umfasst. Anwendung eines linearen Schallkopfs von 7–10 MHz. Mehrere Messungen im Abstand von ca. 5 cm während der Systole erforderlich; aus mehreren Bestimmungen wird ein Mittelwert gebildet. Normalpersonen haben eine **Intima-Media-Dicke < 0,7**, die, parallel einer Niereninsuffizienz zunimmt (Mittelwert 0,97 mm, max. 1,75 mm).

3-D-Sonographie, Tissue harmonic imaging, Ensemble contrast imaging

Weitere innovative Entwicklungen betreffen die 3-D-Sonographie (Real-Time 3-D Imaging), das sog. Tissue harmonic imaging (THI) und das Ensemble contrast imaging (ECI), inkl. der verschiedenen Vor- und Nachverarbeitungsverfahren in der Bildprozessierung. Die Technologie des THI verbessert die Bildqualität bei schwierigen Ausgangsbedingungen (adipöser Patient) und unterscheidet besser zwischen soliden und flüssigkeitsgefüllten Strukturen und Raumforderungen. Beim THI werden zusätzlich vom Gewebe durch Eigenschwingungen reflektierte, sog. harmonische Wellen, mit sehr hoher Frequenz detektiert und mit hoher Auflösung bildtechnisch in besserer Qualität und höherer diagnostischer Sicherheit übertragen. Im konventionellen B-Mode erkennbare echogleiche Läsionen lassen sich nur über das THI darstellen.

1.21.2 Röntgen

Problematik Röntgen-Kontrastmittel (KM)

Heute werden ausnahmslos niedrig osmolale bzw. blutisotone nichtionische Monomere oder Dimere verwendet, jodhaltige Kontrastmittel (z. B. Iopamidol, Iomeprol, Iohexol, Iodixanol), deren nephrotoxisches Potenzial gegenüber den früheren hyperosmolalen, zum Teil ionischen KM, deutlich niedriger liegt.

Bolusinjektion bewirkt nach kurzer Vasodilatation eine minutenlange Vasokonstriktion (GFR-Abfall), anschließend während der Exkretionsphase eine potenziell tubulo-toxische Wirkung (u. a. durch Hemmung energiereicher Phosphate, Generation von Sauerstoffradikalen). Risikopatienten sind solche mit Diabetes mellitus, vorbestehender Niereninsuffizienz, Proteinurie, Einzelniere, Volumendepletion, unter weiterer potenziell nephrotoxischer Medikation (NSAR, Antirheumatika, Antibiotika, Antimykotika, Zytostatika, Lithium-Präparate).

Vorbereitung: Hydratation mit 0,9%-iger Kochsalzlösung (120 ml/h) bzw. ausreichende orale Flüssigkeitszufuhr zusammen mit 2×600 mg **Acetylcystein**-Brausetabletten 1 Tag vor, am Tag der Untersuchung und ein Tag nach Kontrastmittel-Applikation. Risikopatienten müssen speziell überwacht werden (Herzinsuffizienz, zuvor wiederholte KM-Gaben, bestehende Atopien, Ein- und Ausfuhrbilanzierung, Gewichtsverlauf, Blutdruck, evtl. Blutgase).

Die Nephrotoxizität bei Bence-Jones-Proteinurie beruhte seinerzeit auf dehydratisierten Patienten. Nicht belegt ist die protektive Wirkung von Kalzium-Antagonisten, atrialem natriuretischem Peptid, dagegen war die präventive Gabe von **Natrium-Bicarbonat** (154 mÄq/l) einer Infusionsgeschwindigkeit von 3 ml/kg/h über eine Stunde vor Kontrastmittelgabe sowie danach 1–2 ml/kg/h über weitere 6 h vorteilhaft. Bei nierenersatzpflichtigen Patienten ist eine „prophylaktische Dialyse" vor KM-Gabe nicht sinnvoll, dagegen kann bei elektiven KM-Untersuchungen unmittelbar danach im regulären Intervall dialysiert werden. Bei Peritoneal-Dialyse-Patienten mit guter Restfunktion änderte sich zwei Wochen nach KM-Gabe weder das tägliche Urinausscheidungsvolumen, noch die bestimmte Harnstoff- und Kreatinin-Clearance. Alle Patienten erhielten unter stationären Bedingungen 12 h vor Kontrastmittelgabe 1 Liter einer **0,9%igen Kochsalzlösung**. Der Anteil an Diabetikern lag bei 50 %.

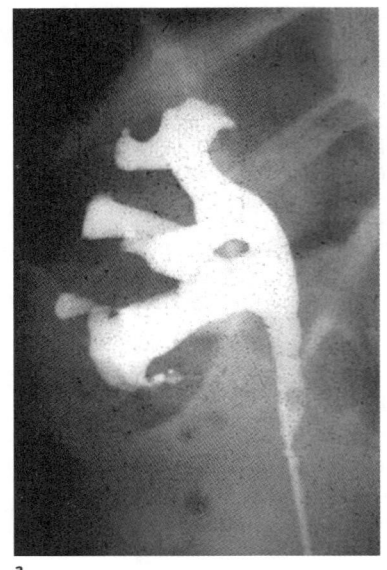

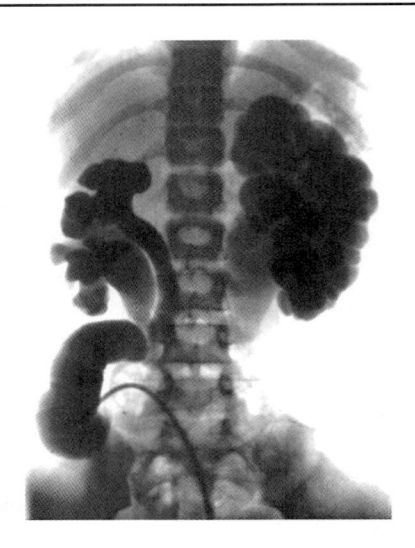

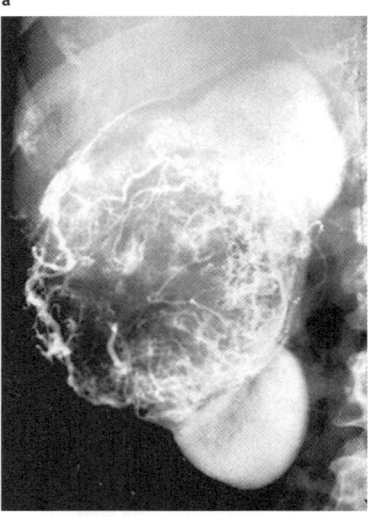

Abb. 1.27 a–c Röntgenaufnahmen
a) i.v.-Pyelographie: Papillennekrose
b) Kongenitale Refluxkrankheit
c) Angiographie: Großer Nierentumor mit atypischen Gefäßen

INTRAVENÖSE PYELOGRAPHIE

In der Regel periphervenöse Injektion von ca. 40–60 ml eines niedrig bis blutosmolalen nichtionischen Kontrastmittels, das durch seine hohe glomeruläre Filtration zu tubulären Konzentrationsanstiegen bis zum 50- und 100-fachen des Serumspiegels führt. In zeitlicher Abfolge Darstellung der **Anflutung** und **Parenchymphase** sowie der **Auswaschphase**.

Hauptindikation heute zur Darstellung der ableitenden Harnwege, insbesondere bei V.a. Nephro-/Urolithiasis, Tumoren der ableitenden Harnwege. Bei oligurischen/anurischen Patienten Möglichkeit der retrograden Pyelographie.

1.21.3 Computertomographie (Spiral-CT)

TECHNISCHE BESONDERHEITEN

Prinzip einer bildgebenden Technik über eine den Patienten umkreisende gepulste Röntgenstrahlen emittierende Röhre. Überwiegend angewendet in Form des sog. **Spiral-CT** (engl.: „helical CT"). In der Weiterführung: **Mehrzeilen-CT**, bei der simultan zzt. bis zu 64 Schichten pro Rotation erfasst werden. Über den Volumendatensatz lässt sich eine **3-D-Rekonstruktion** in wenigen Sekunden (Ganzkörperdarstellung) bei einem Schichtabstand von weniger als 0,5 mm anfertigen. Der rotierende Teil besteht u.a. aus Kollimator, Detektoren, Röntgen-Röhre und Hochspannungsstufe. Er ist über eine sog. Schleifenringverbindung mit dem stationären Teil (Computer, Hochspannungsstufe, Festplattenspeicher für die Datenakquisition und Auswertung) verbunden. Mit Hilfe der Bildrekonstruktionssoftware werden die Messsignale in ihrer räumlichen Verteilung über die Intensitätsschwächung (Schwächungswerte) quantifiziert. Angabe in Hounsfield-Einheiten = HE. Die Datengewinnung in der Spiral-CT erfolgt über die Verschiebung des Patienten bzw. der Abtastapparatur, die faktisch einem spiralen Verlauf der Röntgenstrahlung um den Patienten („unbewegliches Objekt") entspricht.

> **Cave:** Relativ hohe Strahlenbelastung.

NEPHROLOGISCHE INDIKATION UND BEFUNDE

Hauptanwendung für nephrologische Fragestellung: Ausschluss von Nierentumoren, Differenzialdiagnostik von Zysten, atypischen Zysten, Lageanomalien, Nierenagenesie, parapelviner Zysten, lokale Pyektasie, posttraumatische Veränderungen, perinephritische Abszesse, Blutungen, Analgetika-Nephropathie (Narben- und Kalzifizierungsmuster).

Hauptdomäne der Spiral-CT ist die multiplanare und 3-D-Darstellung der **Nierengefäße**, insbesondere der Ausschluss von **Nierenarterienstenosen**.

Das Protokoll umfasst: Anfertigung eines Nativscans, anschließend maschinelle Injektion eines niedrig bis normoosmolalen nicht-ionischen Röntgen-Kontrastmittels (100–150 ml, Flussrate 3 ml/Sek.), nach 30 Sekunden Start des Scanvorganges. Darstellung der arteriellen und kortikomedullären Phase (nach ca. 50 Sek.), wobei sich Nierenrinde und Nierenmark optimal abgrenzen lassen. Insbesondere geeignet zum Nachweis kleiner Raumforderungen unter 3 cm, Beurteilung des Kontrastanstieges zwischen Nierengewebe und Raumforderung in der kortikomedullären und der anschließenden nephrographischen Phase. Die Kontrastmittel-Aufnahme renaler Neoplasien ist zeitabhängig, wobei sowohl Früh- wie Spätphasenbilder ausgewertet werden müssen. Die Kontrastmittel-Aufnahme gefäßreicher Karzinome kann der der normalen Nierenrinde in der kortikomedullären Phase entsprechen, andererseits kann ein weitgehend ausgebliebener Dichteanstieg des Kontrastmittels ein Nierenkarzinom nicht ausschließen (gefäßarmes Karzinom).

Zuverlässige Darstellung einer Nierenarterienstenose oder Nierenarterienthrombose, weniger gut ist die Erfassung der Nierenvenen (Nierenvenenthrombose, Tumorzapfen durch Gefäßeinbruch). Bei V.a. Urothelkarzinom vollständige Darstellung von Nierenbecken und Ureteren-Verlauf in Spätaufnahmen. Dichtewerte bei Nierenzysten entsprechen den von Wasser (–10 bis +10 HE), sie nehmen kein Kontrastmittel auf. Problematisch ist die Darstellung von Raumforderungen, die von kleinen Zysten ausgehen (z. B. bei tuberöser Sklerose, von Hippel-Lindau-Syndrom). Unterscheidung von Komplikationen bei autosomal-dominanter polyzystischer Nierendegeneration, z. B. hyperdense Zysten (50–90 HE) als Folge von Einblutungen, Koazervatbildungen, infizierten Zysten.

Weitere Hauptindikationen: Analgetika-Nephropathie mit Nachweis typischer perlschnurartiger papillärer Kalzifikationen, rarefiziertem Parenchym, narbigen Einziehungen, sowie Frühformen hereditärer Nierenzystenerkrankungen (juvenile Nephronophthise, Darstellung erworbener Nierenzysten (Dialysepatienten), entzündliche Nierenerkrankungen, insbesondere ein- oder beidseitige akute Pyelonephritis mit vergrößertem Parenchym und hypodensen Herden. In der 3-D-Rekonstruktion Darstellung akzessorischer Nierenarterien, arterieller Mehrgefäßversorgung bei Nierenspendern, von Nierenarterienaneurysmata, Kollateralkreisläufen (z. B. splenorenaler Shunt), arteriovenöse Fisteln (z. B. nach Nierenbiopsie), Anastomosenverhältnissen einer Transplantatniere.

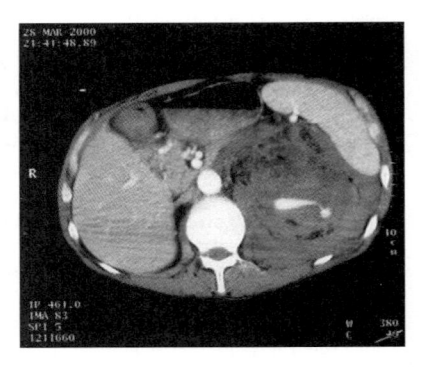

Abb. 1.28 Computertomographie: Schwere Einblutung in die linke Niere

1.21.4 Magnetresonanztomographie (MRT)

Die Magnetresonanztomographie (MRT) oder Kernspintomographie (Magnetic Resonance Imaging, MRI) kann, unter strenger Indikation, komplementär der Ultraschalltomographie und CT sinnvoll sein. Hauptdomäne sind kontrastmittelverstärkte dreidimensionale MR-Angiographien. Hoher Gewebe-Kontrast, Gefäß- und Gewebeperfusionsdarstellung, keine Verwendung jodhaltiger Röntgen-Kontrastmittel, Unterdrückung bzw. Kompensation von Atembewegungsartefakten.

TECHNISCHE BESONDERHEITEN

Die MRT bedient sich der im homogenen Magnetfeld induzierten Richtungsänderung längst der Drehimpuls bzw. Spin-Achse verteilten Wasserstoffatome. Die Schichtbilder werden elektronisch entsprechend der verteilten Kernspinresonanzsignale generiert, native Übersichtsaufnahmen erfolgen zunächst in frontaler und transversaler Orientierung, wobei sich das Nierenparenchym deutlich gegenüber Fettgewebe kontrastiert. Fett stellt sich in der T1-Sequenz hell, Flüssigkeiten dunkel

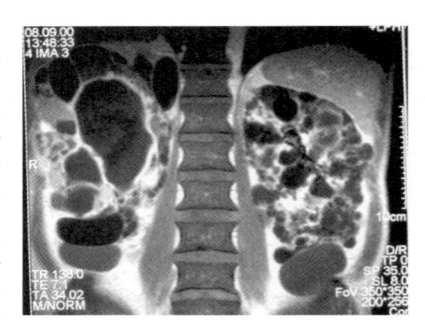

Abb. 1.29 MRT: Autosomal dominante polyzystische Nieren

dar. Einblutungen z. B. in Zysten oder ins Parenchym zeigen sich bei Nativbildern als hyperintenses T1-Signal, wobei Gewebe gegenüber Fett durch „fettsupprimierte" T1-Sequenzen erkannt wird. T1-Nativaufnahmen, insbesondere des Retroperitonealraumes, werden regelhaft durch Kontrastmittel verstärkt (▸ unten), die fettunterdrückende Sequenzen ermöglichen. T2-gewichtete Sequenzen stellen Flüssigkeit hell dar und detektieren – bei Unterdrückung von Fett – Flüssigkeiten und Muskulatur. Die anatomischen Strukturen der Niere einschließlich des Pyelons sind am besten mit **Gadolinium**-Kontrastmittel in T1-Sequenzen erkennbar und zeigen hohe Sensitivität für die Tumordiagnostik. T2-Aufnahmen dagegen eigenen sich eher zur Darstellung von Flüssigkeiten oder entzündlichen Prozessen. Nierenkarzinome sind auf T2-Aufnahmen gegenüber dem signalintensiven Nierenparenchym entweder hyper-, hypo- oder isointens, wobei isointense Tumoren nach Kontrastmittel so gut wie immer darstellbar sind.

MRT-KONTRASTMITTEL

In der MRT werden verschiedene intravenös applizierbare **Gadolinium**-DTPA-haltige Kontrastmittel angewendet. Die Dosierung liegt in der Regel zwischen 0,1–0,2 mmol/kg Körpergewicht.

Die Anwendung bei Patienten mit eingeschränkter Nierenfunktion, insbesondere Dialysepatienten ist nicht unbedenklich. Unter i.v.-Gabe von 0,09 mmol/kg Körpergewicht Gadoteredol kam es zu einer erheblichen, temporären Verschlechterung der Nierenfunktion. Unter Gadodiamid traten bei einer Kontrastmitteldosis zwischen 0,1 und 0,31 mmol/kg Körpergewicht Verhärtungen im Bereich der Haut, Unterschenkel und Unterarme mit Immobilisation der Patienten auf, sowie fibrotische Veränderungen im Bereich der Lungen, Leber, Muskeln, Herz und Niere. Vereinzelt betroffen waren auch Gadopentetsäure sowie Gadoversetamid. Das Krankheitsbild, bezeichnet als „**nephrogene systemische Fibrose**", kam in etwa 3–4 % der Fälle vor. Frühsymptome fanden sich teilweise innerhalb der ersten 2 Wochen, andere erst nach Wochen oder Monaten.

Zusätzlich kann ein „**Hyperinflammationssyndrom**" mit Sepsis bzw. SIRS-ähnlichen Symptomen einschließlich erhöhter Akute-Phase-Proteine im Serum bei Patienten mit fortgeschrittener Niereninsuffizienz, insbesondere Dialyse-Patienten beobachtet werden.

Gadoliniumhaltige Kontrastmittel sollten bei GFR unter 5 ml/Min. bzw. Dialyse nur bei speziellen Indikationen verwendet werden, wobei eine Dosierung über 0,1 mmol/kg Körpergewicht nicht überschritten werden darf. Patienten profitieren nach Gadolinium-haltigen Kontrastmitteln durch eine unmittelbar anschließende Dialyse-Behandlung.

MR-ANGIOGRAPHIE (MRA)

Indikation

Nichtinvasive Darstellung der Gefäßanatomie insbesondere der Nierenarterien, der topografischen Anatomie vor Shuntanlage, Shunt-Monitoring.

Diagnostik von Nebennieren-Tumoren, Differenzialdiagnostik von Rundherden im Nierenparenchym und des Nierenbeckens. Die MRT (als MRA) ist die exakteste Methode zur Bestimmung des Nierenvolumen: Mittleres Nierenvolumen bei Männern 202 ml, bei Frauen 154 ml).

Die MRA erlaubt neben Nierenperfusionsmessungen auch die genaue Evaluation von Nierenarterienstenosen, insbesondere in der Hochfeldbildgebung mit höheren Feldstärken.

> Ab 1. Oktober 2007 gelten für die MRA spezielle Qualitätssicherungsvereinbarungen nach § 35 Abs. II SGB V.

Verfahren

Es existieren verschiedene **MRA-Verfahren der Gefäßdarstellung** mit dem Ziel, gegenüber dem umliegenden Gewebes die optimale Kontrastdarstellung zu erhalten: Sog. **Time-of-flight** (TOF)-Methode, die Phasen-Kontrastmethode (PC-MR-Angiographie), kontrastverstärkte MR-Angio (CE-MRA), sowie das sog. fresh blood imaging (FBI).

Die **TOF-MRA** eignet sich besonders für mittlere und hohe Flüsse und ist die für die arterielle Gefäßdarstellung am weitesten entwickelte Methode. Die TOF-MRA benötigt keine Verstärkung durch Kontrastmittel, was die Gefahr Gadolinium-assoziierter Nebenwirkungen bei Patienten mit eingeschränkter Nierenfunktion und Dialysepatienten aufhebt, abgesehen vom finanziellen Vorteil.

Die **PC-MRA** hat den Vorteil quantitativer Flussinformationen, kann also z. B. Geschwindigkeitsvektoren im Bereich von Gefäßengstellen berechnen.

Die **Gadolinium-verstärkte MRA** (kontrastverstärkte MRA, CE-MRA) dient hauptsächlich der Darstellung arterieller Signale anhand des T1-Effektes des Kontrastmittels, wobei sie analog zur digitalen Subtraktionsangiographie als Subtraktionsverfahren angewendet werden kann.

Die **Fresh-Blood-Imaging** (FBI-MRA) nutzt die relativ lange T2-Relaxationszeit des Blutes im Vergleich zum umgebenden Gewebe aus (starke T2-Gewichtung), fließendes Blut wird dunkel dargestellt.

Im sog. **flow-spoiled-FBI-MRA** können sowohl Arterien wie Venen bei schnellen arteriellen Flüssen dargestellt werden. Beide erscheinen als helle Gefäße. Dunkle Arterien und helle Venen zeigen sich bei systolisch getriggerten Bildern, so dass nach Subtraktion getrennt arterielle und venöse Bildsequenzen darstellbar sind. Die Fresh-Blood-Imaging-Methoden (FBI-MRA) kommen zur Darstellung arterieller und venöser Gefäße **ohne** Kontrastmittel aus; direkte Blutflussmessungen sind mit den Verfahren zzt. nicht möglich.

Stress-MRT

Stellenwert im Rahmen der kardiovaskulären Diagnostik, v.a. Ischämiediagnostik: Dobutamin-Stress-MRT; Adenosin-Stress-MRT (mit Perfusionsdarstellung).

1.21.5 Knochendichtemessung (verschiedene Methoden)

- **Sonographie:** In Entwicklung.
- **(Periphere) quantitative CT:** Messung der physikalischen Dichte eines Knochenelements (Voxel) sowohl der Kortikalis wie der Spongiosa. Dimension: kg/Kubikmeter.
- **DEXA (Dual energy x-ray absorptiometry; Dual-Rö-Absorptiometrie):** Messung unterschiedlicher Schwächungscharakteristik zweier Röntgenquellen dichteverschiedenen Materials (hier Knochen). Messzeit ca. 6–8 Minuten.

Befundung: Sog. „**T-Wert**": Normabweichung als Vielfaches der Standardabweichung (gemessen als „peak bone-mass" LWS, Hüfte). Pathologisch, wenn 2,5 und mehr Standardabweichungen unter dem mittleren Wert eines 30-jährigen Gesunden liegt. Zahl ist dimensionslos (relative Angabe). **z-Wert:** Alters- und geschlechtsbezogene Angabe der „peak-bone-mass", normal wenn z-Wert > -1.

1.21.6 Positronen-Emissions-Tomographie (Prostatakarzinom)

Diagnostische Validität des **Cholin-PET:** Bevorzugter Einbau von Cholin in die Plasmamembranen von Prostata-Karzinomzellen. Möglichkeit der Primärdiagnostik sowie der Beurteilung bei Rezidivverdacht eines Prostatakarzinoms. Wichtig bei z. B. falsch negativer Stanzbiopsie bzw. sog. okkulten Prostatakarzinomen.

1.22 Nuklearmedizinische Nierendiagnostik

1.22.1 Nierenfunktionsszintigraphie (MAG3-Clearance)

INDIKATION
Darstellung der seitengetrennten Nierenfunktion z. b. bei Obstruktion, Dystopie, Darstellung funktionierenden Nierenrestgewebes, Teilfunktion bei Nierenresektion, funktionelle Anatomie und Topographie genetischer Varianten (z. B. Doppelnieren, unilaterale Verschmelzungsniere), Harnabflussstörungen, Belastungskontrolle bei obstruktiver Nephropathie, Diagnostik vor Nierenlebendspende, Transplantatmonitoring, Gesamtclearancebestimmung.

KONTRAINDIKATION
Schwangerschaft, bei Kindern strenge Indikation, Nierenfunktionseinschränkung mit Serumkreatinin über 3 mg/dl.

DURCHFÜHRUNG
Analyt: Technetium-99 metastabiles MAG3 (Einsatz von 100 MbqTc 99 mMAG3, mittlere Dosierung 100 Mbq, bei speziellen Fragestellungen auch mehr).

Praktisches Vorgehen: Überprüfung der Indikationsstellung, Bestimmen von Körpergewicht, Körpergröße, Nierenfunktionsparameter im Serum, laufende Medikation, Patientenaufklärung. 30 Minuten vor der Untersuchung Hydratisierung mit ca. 10 ml/kg KG 0,9% NaCl-Lsg., Entleeren der Blase direkt vor Untersuchungsbeginn, bestehende Blasenkatheter oder Nierenfisteln öffnen, Legen von zwei venösen Verweilkanülen (rechter und linker Arm), 1 × zur Blutentnahme, 1 × zur i.v.-Bolus-Injektion des Radionuklids. Liegender Patient, Einstellung des Detektors am Herzunterrand und Blasenoberrand. Bei Transplantatnieren von ventral, bei Beckennieren siehe spezielle Auswertungsanleitungen. Entnahme von 1 ml Leerblut, dann Injektion als Bolus in gekennzeichnete Venüle mit nachfolgender Gabe von 10 ml physiologischer Kochsalzlösung. Blutentnahmen unter Kontrolle einer Sekundenuhr nach 15, 20 und 25 Minuten, Arme sind nicht gestaut, vor Blutaspiration Reservieren von ca. 0,5 ml Blut. Blasenentleerung nach Untersuchungsende. (ggf. Provokation mit Schleifendiuretikum, z. B. Furosemid 40 mg i.v. bei Erwachsenen).

1 Diagnostik

Die **Auswertung** von Anflutung und Abklingen des Radionuklids erfolgt je nach Fragestellung, z.B. über Nieren mit Darstellung des Pyelons, ggf. unterteilt nach Ober- und Unterpol. Qualitätskontrolle. Dokumentation mit Darstellung der Auswerteblätter mit Funktionskurven, Sequenzbilder, Clearanceberechnungen etc. (▸ Abb. 1.23).

1.22.2 Nierenfunktionsszintigraphie unter ACE-Hemmer (sog. Captopril-Szintigramm)

Spezifische Fragestellung

Abklärung einer renovaskulären Hypertonie, d.h. hämodynamisch wirksamen Nierenarterienstenose.

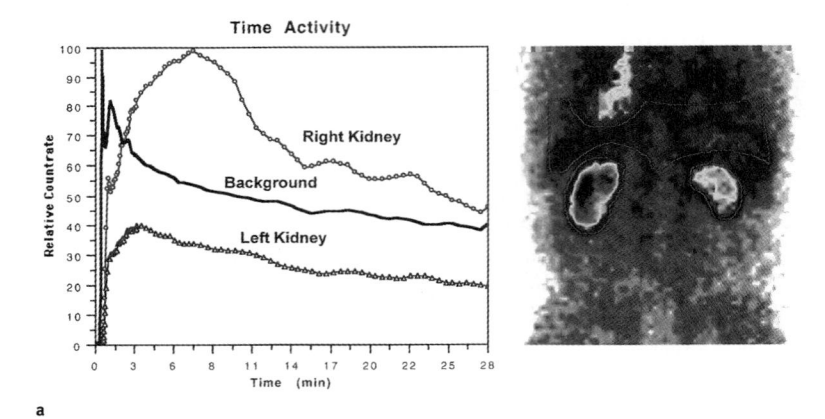

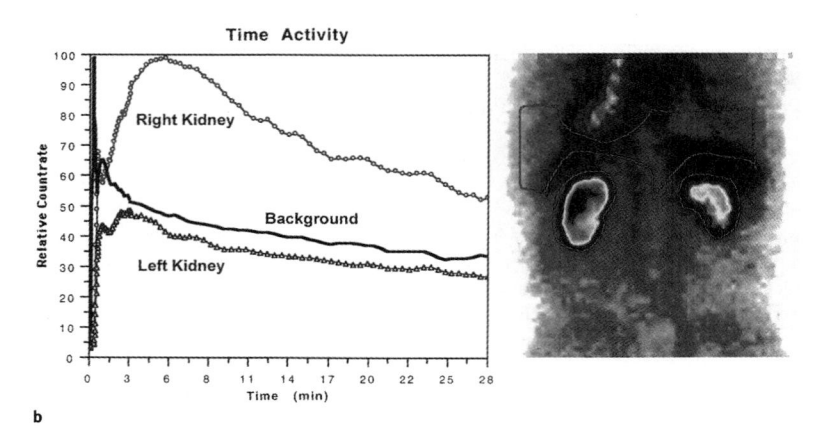

Abb. 1.30 a, b Nierenfunktionsszintigraphie (Captopril-Szintigraphie): **a)** vor Captopril-Gabe, **b)** nach Captopril-Gabe (n. Arnhold)

Vorbereitung

Drei Tage vor Testbeginn Absetzen aller ACE-Hemmer und Diuretika.
Einen Tag vor der Untersuchung Absetzen von Kalziumantagonisten.
Patient bleibt am Untersuchungstag nüchtern und ohne antihypertensive Medikation. Betarezeptorenblocker können weiter eingenommen werden.

Durchführung

Gabe von 25 mg Captopril per os, bei nicht nüchternen Patienten 50 mg Captopril. Hydratisierung, Blutdruckmessung. Vorausgesetzt werden Blutdruckwerte über 140 mm Hg systolisch. Gabe von 10 mg Furosemid i.v. 1 Minute vor Radionuklid-Gabe, Durchführung einer normalen Nierenfunktionsszintigraphie mit Technecium MAG3 mit einer Aktivität von 350–400 MBU für ein Tagesprotokoll.

Auswertungen

Als pathologisch gelten unterschiedliche Kurvenmaxima (ohne/mit Captopril) einer zeitlichen Differenz von mehr als zwei Minuten beim direkten Vergleich und/oder erniedrigte bzw. abgeflachte Maxima um mindestens 5 %. Im positiven Fall ergibt sich im Captoprilszintigramm ein sog. Akkumulationstyp der zuvor in der Basisuntersuchung nicht nachweisbar war (▶ Abb. 1.24 a, b).

Bilaterale symmetrische Veränderungen ergeben falsch positive Befunde. Das Captopril-Szintigramm beurteilt die mögliche hämodynamische Wirksamkeit einer einseitigen Nierenarterienstenose und damit inwieweit eine renovasculäre Form der Hypertonie zugrunde liegt oder nicht.

1.22.3 MIBG-Szintigraphie mit Jod-123 (Phäochromozytom)

Indikation

Lokalisationsdiagnostik eines vermuteten Phäochromozytoms in orthotoper (adrenal), insbesonders aber auch extraadrenaler Lage. Präoperative Befundverifizierung, postoperative Nachevaluierung auf Restgewebe, differenzialdiagnostische Abklärung bei Tumoren im Nierenbereich.

MIBG-speichernde Karzinoide, Neuroblastome („staging", Ausbreitung, Kontrolle vor Therapie). Bildliche Darstellung der sympathischen Innervierung des Myokards und der Lungen (z.B. nach Transplantation). Paragangliome, Ganglioneurome.

Untersuchungsprinzip

Als Noradrenalinanalogon wird Metajodbenzylguanidin (MIBG) ähnlich wie Katecholamine in chromaffine Zellen aufgenommen. Dort wird es in neurosekretorischen Granula adrenerger Gewebe, insbesonders auch Tumoren, gespeichert. Im Gegensatz zu Noradrenalin wird MIBG nicht weiter metabolisiert.

Vorbereitung

In der Vorbereitungsphase werden u.a. folgende Medikamente abgesetzt: Kalziumantagonisten, Sympathikomimetika, trizyklische Antidepressiva.

Schilddrüsenblockade mit z.B. Irenat 50 Tropfen 1 Tag vor der Untersuchung, sowie an weiteren 4 Tagen mit ca. 3 × 15 Tropfen pro Tag.

Durchführung

Applikation von 185–200 MBq Jod^{123} langsam i.v. Hierbei Überwachung des Blutdrucks, bei krisenhaftem Anstieg Gabe von Selegelin (MAO-B-Hemmer), z.B. 10 mg Deprenyl (Hemmung der Katecholaminfreisetzung). Ganzkörperaufnahmen werden nach 4–6 h und nach 22–24 h durchgeführt. Nach 24 h erfolgt ein Abdomen-SPECT.

Positiver Befund

Pathologische Anreicherung bei MIBG-speichernden Tumoren. Folgende Organe speichern normalerweise ebenfalls das Nuklid: Herz, Milz, Leber, Lunge, Nebennierenmark, Speicheldrüsen. Normale renale Exkretion des Nuklids mit Darstellung des Pyelons der Harnblase sowie der Gallenblase.

1.22.4 MIBI-Szintigraphie (Darstellung der Nebenschilddrüsen)

Spezifische Fragenstellung

Genaue Lokalisationsdiagnostik der Nebenschilddrüsen (Glandulae parathyreoideae) bei entsprechender laborchemischer Konstellation (▶ 1.5.8, Parathormon). Szintigraphische Darstellung eines heterotop transplantierten Epithelkörperchens, Darstellung einer atypischen Lage eines Epithelkörperchens (Ektopie). Differenzialdiagnostisch keine Aussagemöglichkeit zwischen Adenom und Hyperplasie.

Vorteile: Präoperative Lokalisationsdiagnostik, Vereinfachung des Eingriffs, Verkürzung der OP-Zeit, Verhinderung postoperativer Rezidive, rechtzeitige Erkennung anatomischer Lokalisationsvarianten.

Durchführung

Eingesetztes Radionuklid: Technetium-99 metastabiles Methoxy-Isobuthyl-Isonitril (^{99m}Tc-MIBI), 450–500 MBq.

Liegender Patient, i.v.-Injektion des Nuklids, Einstellung auf Schilddrüse bzw. Unterarm (transplantiertes Epithelkörperchen) bzw. Mediastinum. Statische Aufnahme von ventral jeweils für Hals und Mediastinum nach 10 Min., 60 Min., 2 h, 3 h über jeweils 5 Min. Dauer. Insgesamt acht statische Scans mit wechselndem Zoom. In der zweiten und dritten Stunde Durchführung eines SPECT der Schilddrüse und des Mediastinums. Aufnahme in zwei Ebenen bei Unterarmlokalisation mit anschließender Hautmarkierung bis das ektope Epithelkörperchen eindeutig dargestellt ist. Detektion in liegender Position des Patienten über Großfeld-Doppelkopf-Kamera.

Übliche Anschlussuntersuchung durch Ultraschalltomographie der Schilddrüse und Nebenschilddrüse bzw. der angrenzenden Halsweichteile (7,5 MHz-Schallkopf). Die vergrößerte(n) Nebenschilddrüse(n) (Adenom) stellen sich als fast echofreie runde Raumforderung(en) dar. Für die Beurteilung des MIBI-Scans ist eine euthyreote Stoffwechsellage wichtig.

Die höchste Sensivität zeigt die planare Szintigraphie, gefolgt von SPECT und Sonographie. Die räumliche Topographie insbesondere dystoper Nebenschilddrüsen erfolgt über das PET-CT, als bestes Verfahren für eine Rezidiv-Diagnostik.

1.23 Urologische Tumordiagnostik

1.23.1 Prostata-Karzinom-„Marker"

Neben dem **prostataspezifischen Antigen (PSA)** intensive Suche nach neuen, diagnostisch und prognostisch aussagekräftigen Markern, z. B. aus der Kallikrein-Familie (Kallikrein II und IV), Alpha-Methylacyl-Koenzym-A-Racemase. Hintergrund ist, dass PSA immunhistochemisch mit steigendem Tumorgrading, d. h. aggressiven Tumoren, reduziert ist bzw. verloren gehen kann. Die **Methylacyl-Koenzym-A-Racemase** dagegen wird im karzinomatösen Gewebe im Gegensatz zur gesunden Prostata hochgeregelt (mitochondriales Enzym) und ist sowohl im Primärtumor wie in Metastasen überexprimiert.

Prostata-spezifisches Membran-Antigen (PSMA): Expression sowohl in normalem wie in karzinomatös transformiertem Prostatagewebe, ähnliches Verhalten wie PSA.

Hepsin: Membrangebundene Serinprotease, die in malignem Prostataepithel hochgeregelt wird.

Überexpression von Rezeptoren gegenüber neuroendokrinen Zellsubstraten: Chromogranin A, assoziiert mit schlechter Prognose, freigesetzt als parakriner Wachstumsfaktor.

Androgen-Rezeptorprotein (AR): In Epithelzellen und Stroma der normalen wie malignen Prostata, Anwendung eingeschränkt durch nicht eindeutig reproduzierbare Methodik.

Tumor-assoziiertes nukleäres Matrixprotein (NMP): Mit den Epitopen EPCA-2-4, 2-19 und 2-22. Probenmaterial: Serum. Methodik: ELISA (Test auf EPCA-2.22, NMP-22). Oberer Grenzwert im Serum bei 30 ng/ml. Gegenüber PSA höhere Spezifität und Sensitivität, bessere diagnostische Sicherheit; Möglichkeit der Differenzierung der Karzinom-Stadien.

Biomarker im Harn: Identifizierung prostataspezifischer Gene im Harn, z. B. **DD-3/ PCA-3** (differential display code 3). Hochregulation in Prostatakarzinomzellen und in über 95 % klinisch erhaltener Patientenproben. Nach rektaler Palpation werden Prostatazellen im Harn ausgeschieden und darin über spezielle Methoden (nucleic acid sequence-based amplification assay) nachgewiesen.

Serumtest auf Autoantikörper gegen PSA: Nach klinischen Studien mit 93 % gegen 80 % präziser als konventioneller PSA-Antigen-Test.

Nachweis **zirkulierender Prostatakarzinomzellen** im Blut: Nachweis über **RT-PCR** („Reverse transcription polymerase chain reaction") in Entwicklung.

Anwendung von **Proteomics** (▶ 1.13.4): Nachweis tumorassoziierter Protein-/ Peptidmuster im Serum, Harn etc. über SELDI-TOF, MALDI-TOF, MALDI-FTMS, LC-Q-TOF sowie LC-FTMS. Darunter der Marker „Gamma-Untereinheit der Na-K-ATPase".

Cholin-PET ▶ 1.21.6.

1.23.2 Blasenkarzinom-Diagnostik

FLUORESZENZ-ZYSTOSKOPIE

Blasenseitige Instillation mit **5-Amino-Lävulinsäure** (5-ALA), die nach entsprechender Expositionszeit von ca. 3 h sich in Blasentumorzellen um den Faktor 10 anreichert und dann bevorzugt unter Blaulichtanregung eine Fluoreszenzmarkierung zeigt.

Ein moderneres, schnelleres und sensitiveres Verfahren ist die Anwendung von **Hexaminolävulinat** (Hexvix-TM): Höhere Anreicherung in Tumorzellen, größeres Fluoreszenzsignal, schnellere Einwirkzeit gegenüber 5-ALA (ca. 1 h). Die Fluoreszenzzystoskopie mit Hexaminolävulinat ist das zeitgemäße Verfahren in der Blasenkarzinom-Diagnostik.

FLUORESZENZ-IN-SITU-HYBRIDISIERUNG (FISH)

Erkennung chromosomaler Aberrationen in Zellen durch Anwendung fluoreszenzmarkierter DNA-Proben. Es sind spezielle „Sets" verfügbar, z.B. Uro-Vysion-TM. Die FISH-Technik ist erheblich sensitiver als die Urinzytologie in der Erkennung von Blasenkarzinomzellen und ist geeignet, eine intravesikal durchgeführte Behandlung auf Erfolg zu kontrollieren. Die Methode entspricht der einer sog. qualitativen molekularen Zytologie. Das Verfahrensergebnis ist abzugrenzen gegenüber Blasenepithelien, die mit Polyoma-Virus infiziert sind (Decoy-Zellen) und in etwa 13 % chromosomale Aberrationen zeigen.

HARNANALYTIK (PROTEOMICS)

Indikativ fanden sich für Blasenkarzinom typisch ca. 22 Polypeptide u.a. besonders **Fibrinopeptid A**.

2 Elektrolytstörungen und Störungen des Säure-Basen-Haushalts

Dominik M. Alscher

138	2.1	**Natrium- und Wasserhaushalt**	170	2.3.2	Hyperkalzämie
			177	2.3.3	Hypokalzämie
138	2.1.1	Regulationsmechanismen	185	2.3.4	Hyperphosphatämie
147	2.1.2	Hyponatriämie	188	2.3.5	Hypophosphatämie
152	2.1.3	Hypernatriämie	192	**2.4**	**Magnesium**
155	**2.2**	**Kaliumhaushalt**	192	2.4.1	Physiologie
155	2.2.1	Physiologie und Pathophysiologie	193	2.4.2	Hypermagnesiämie
			194	2.4.3	Hypomagnesiämie
157	2.2.2	Hypokaliämie	197	**2.5**	**Säure-Basen-Haushalt**
162	2.2.3	Hyperkaliämie	197	2.5.1	Physiologie
165	**2.3**	**Kalzium- und Phosphathaushalt**	201	2.5.2	Metabolische Azidose
			209	2.5.3	Metabolische Alkalose
165	2.3.1	Physiologie und Pathophysiologie	211	2.5.4	Respiratorische Azidose
			213	2.5.5	Respiratorische Alkalose

2.1 Natrium- und Wasserhaushalt

2.1.1 Regulationsmechanismen

SERUM-OSMOLARITÄT

> Störungen des Natriumhaushaltes führen zu Störungen der Wasserbilanz.
> Störungen des Wasserhaushaltes führen zu Störungen der Natriumkonzentration.

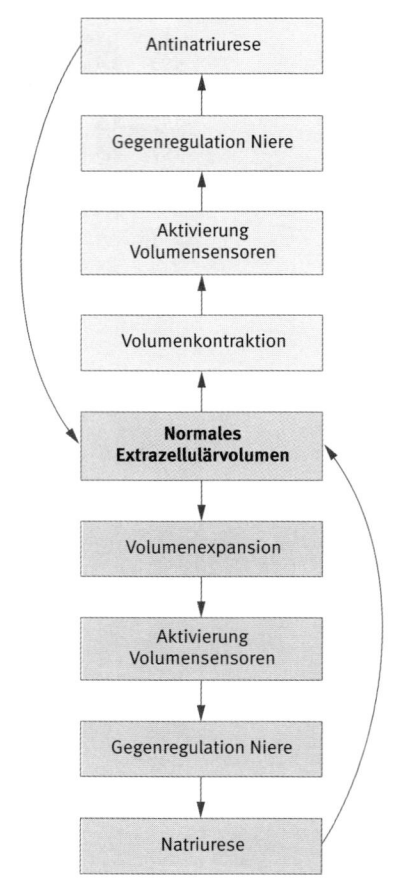

Abb. 2.1 Verknüpfung von Natrium und Wasserhaushalt mit dem Stellenwert der Niere als wesentliches Organ für die Regulation

Die Verknüpfung von Natrium- und Wasserhaushalt resultiert auch aus der Regulation der Serum-Osmolarität, die möglichst konstant gehalten wird.

2.1 Natrium- und Wasserhaushalt

Isoosmolarität = 280 mmosm/l.
Die Serum-Osmolarität berechnet sich nach der folgenden Formel:

$$\text{Serumosmolarität in mosm/l} = \left(2 \times \text{Serum-Natrium} + \frac{\text{Glukose in mg/\%}}{18} + \frac{\text{Harnstoff in mg/\%}}{6}\right)$$

(Molekulargewicht Glukose = 180, Molekulargewicht Harnstoff = 60).
Vereinfacht: Serum-Osmolarität $\cong$ 2 × Serum-Natrium.

> **REGULATIONSMECHANISMEN ZUM ERHALT DER SERUM-OSMOLARITÄT**
> - Niere: Filtration und tubuläre Rückresorption.
> - Hypophyse: ADH-Sekretion.
> - Renin-Angiotensin-Aldosteron-System (RAA).

NIERE: FILTRATION UND TUBULÄRE RÜCKRESORPTION

Die glomeruläre Filtration (GFR) beträgt 130–145 l/d (90–100 ml/Min.) bei Frauen und 165–180 l/d (115–125 ml/Min.) bei Männern. Dieses Volumen entspricht mehr als dem 10-fachen der Extrazellulärflüssigkeit und etwa dem 60-fachen des Serumvolumens. Um zu überleben, muss der Organismus die überwiegende Menge des filtrierten Wassers und Natriums tubulär reabsorbieren.

Tab. 2.1 Tubuläre Rückresorption von Natrium

Tubulus-segment	Anteil an der Na$^+$-Absorption	Transporter	Regulations-mechanismen	Blockade durch Diuretika
Proximaler Tubulus	50–55 %	Na$^+$-H$^+$-Antiporter Kotransporter mit Glukose, Aminosäuren, Phosphat, organischen Substanzen	Angiotensin II, Noradrenalin, GFR	Acetazolamid, (ACE-Hemmer)
Henle-Schleife	35–40 %	Na$^+$-K$^+$-2Cl$^-$Kotransporter	Tubulärer Fluss	Schleifendiuretika
Distaler Tubulus	5–8 %	Na$^+$-Cl$^-$Kotransporter	Tubulärer Fluss	Thiaziddiuretika
Sammelrohre	2–3 %	Na$^+$-Kanäle	Aldosteron, ANP	Spironolakton, Eplerenon

Quantitativ sind der proximale Tubulus und die Henle-Schleife am wichtigsten für die Natriumbilanz, qualitativ die Feineinstellung im Sammelrohr. Bei einer Serum-Natriumkonzentration von 145 mmol/l und einer GFR von 180 l/d werden 26 100 mmol Natrium filtriert.

✓ Bei einer Natriumaufnahme von 80–250 mmol/Tag werden > 99 % des filtrierten Natriums in der Niere reabsorbiert.

Wasser folgt Natrium, auch in den tubulären Strukturen, zumindest anfänglich. Diese werden von proximal nach distal zunehmend für Wasser undurchlässiger. Damit kann insbesondere in den Sammelrohren eine Feineinstellung der Urinosmolarität erfolgen und mehr oder weniger freies Wasser ausgeschieden werden. Die Struktur für die Feineinstellung sind die Wasserkanäle, die Aquaporine. Diese werden unter Einfluss von ADH (= antidiuretisches Hormon) vermehrt in die tubuläre Seite der Sammelrohrzellen eingebaut und führen zur isolierten Absorption von Wasser.

✓ Die Urinosmolarität kann durch die Feineinstellung in den Sammelrohren zwischen 50–1200 mosmol/l betragen. Fehlt ADH, liegt die Urinosmolarität in der gesunden Niere < 100 mosmol/l.

HYPOPHYSE: ADH-SEKRETION

Im Hypophysenhinterlappen werden u.a. ADH-Moleküle gespeichert, die in den Nuclei paraventriculares und supraoptici gebildet werden. Die Sekretion von ADH erfolgt bei Anstieg der Serumosmolarität über einen Schwellenwert von 280 mosmol/l (▶ Abb. 2.2) und bei einem Abfall des effektiven Blutvolumens. Das effektive Blutvolumen ist ein virtuelles Volumen, welches im arteriellen System präsent ist und über Barorezeptoren im Arcus aortae, in der Karotisgabel und weiteren Orten detektiert wird. Ein Abfall des effektiven Blutvolumens über 10 % (▶ Abb. 2.3) führt zur nicht-osmotischen ADH-Sekretion.

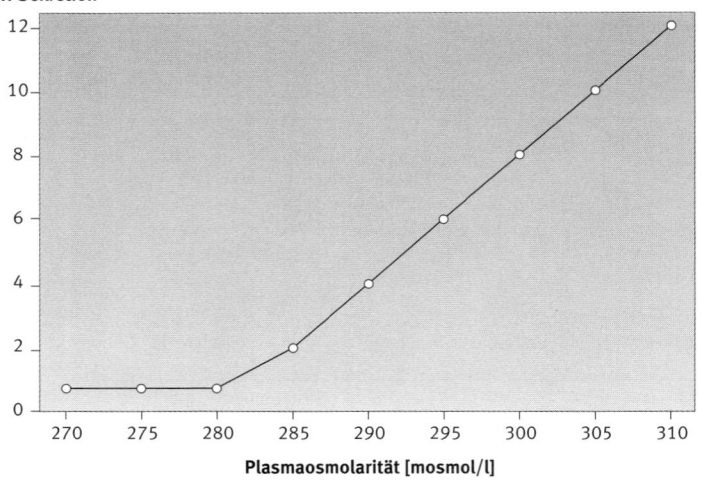

Abb. 2.2 Abhängigkeit der ADH-Sekretion von der Serum-Osmolarität. Die ADH-Sekretion ist an einen Schwellenwert gebunden. Parallel mit einer vermehrten Sekretion von ADH wird ein starkes Durstgefühl ausgelöst

2.1 Natrium- und Wasserhaushalt

ADH-Sekretion

[Diagramm: ADH-Sekretion (0–50) in Abhängigkeit von der Abnahme des effektiven Blutvolumens [%] (0–20). Die Kurve steigt exponentiell an.]

Abnahme des effektiven Blutvolumens [%]

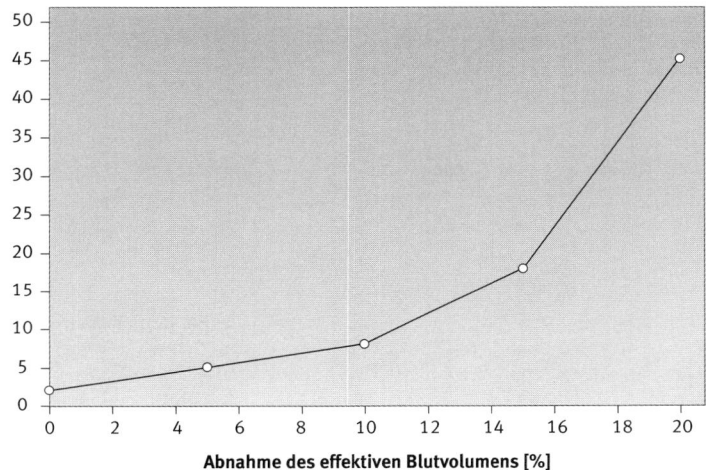

Abb. 2.3 ADH-Sekretion in Abhängigkeit vom Volumenstatus. Diese „nicht-osmotische" ADH-Stimulation begründet beispielsweise bei einer Herzinsuffizienz mit einer Verminderung des effektiven Blutvolumens die Tendenz zur Hyponatriämie

Parallel zur ADH-Sekretion wird ein starkes Durstgefühl ausgelöst. Die Halbwertszeit von ADH in der Zirkulation beträgt 15–20 Minuten. Nach Aufnahme von Flüssigkeit wird die Diurese nach 90–120 Minuten gesteigert (durch Hemmung von ADH). Innerhalb von 4 h sind bereits 80 % oral zugeführter Flüssigkeit bei vorbestehender Isovolämie wieder ausgeschieden.

✓ Unter physiologischen Bedingungen können keine größeren Hypo- oder Hyperosmolaritäten auftreten und damit keine größeren Hypo- oder Hypernatriämien.

Die Füllung des arteriellen Gefäßbettes ist abhängig vom Volumenstatus, der Pumpfunktion des Herzens, der Serumeiweiße (onkotischer Druck) und den arteriellen Wiederstandsgefäßen. Damit können bei Herz-, Nieren- oder Lebererkrankungen Abnahmen des effektiven Blutvolumens eintreten (häufig trotz vermehrtem Flüssigkeitsvolumen im Gesamtkörper), welche einerseits zu Ödemen und andererseits zu Störungen der Serumosmolarität und des Serum-Natriums führen können.

Tab. 2.2 Effektives Blut- (EBV), extrazelluläres (EZV) und Plasmavolumen (PV) und Pumpfunktion des Herzens (HMV)

	EBV	EZV	PV	HMV
Erbrechen	↓	↓	↓	↓
Herzinsuffizienz	↓	↑	↑	↓
AV-Fisteln	→	↑	↑	↑
Leberzirrhose	↓	↑	↑	→ bis ↑

2 Elektrolytstörungen und Störungen des Säure-Basen-Haushalts

RENIN-ANGIOTENSIN-ALDOSTERON-SYSTEM (RAA)

Das RAA ist verantwortlich für:
- Systemische Blutdruckregulation.
- Renale Natriumausscheidung.
- Renale Hämodynamik.

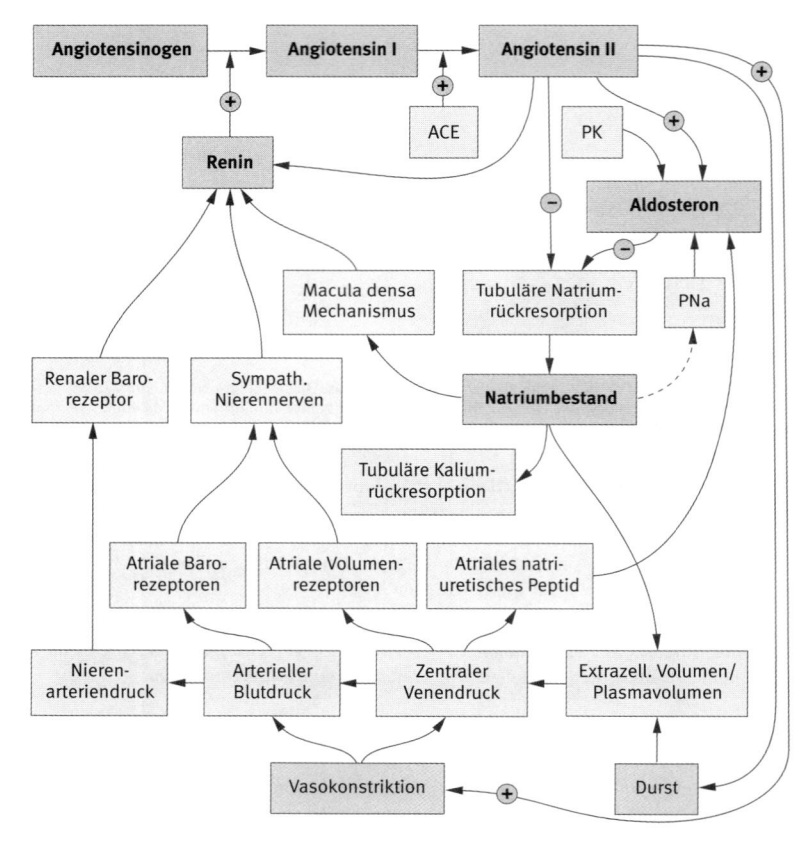

Abb. 2.4 Das Renin-Angiotensin-Aldosteron-System und die renale Natriumexkretion. SVR = Systemischer vaskulärer Widerstand, ACE = Angiotensin Converting Enzyme, Aldo = Aldosteron, UNaV = Urinausscheidung von Natrium

Renin

Renin wird in den juxtaglomerulären Zellen der Vasa afferentes der Glomerula gebildet. Es ist ein proteolytisches Enzym, welches aus Angiotensinogen das Dekapeptid Angiotensin I freisetzt. Aus Angiotensin I wird durch das Angiotensin-Converting-Enzym (ACE) Angiotensin II gebildet.

2.1 Natrium- und Wasserhaushalt

> **DREI MECHANISMEN, DIE ZU EINER VERMEHRTEN RENINFREISETZUNG FÜHREN**
> - Abfall der renalen Perfusion → Aktivierung der Barorezeptoren in den Vas afferens → Reninfreisetzung.
> - Abfall des systemischen Blutdrucks → Aktivierung kardialer Barorezeptoren → vermehrte Sympathikusaktivität → Stimulation der β_1-Rezeptoren am juxtaglomerulären Apparat → Reninfreisetzung.
> - Verminderter tubulärer Harnfluss mit vermindertem Elektrolytangebot im Bereich der Macula densa → Reninfreisetzung.

Angiotensin II (AT-II)
AT-II hat zwei Hauptwirkungen:
- Vasokonstriktion der Arteriolen.
- Renale Natriumreabsorption:
  - Wirkung am proximalen Tubulus (Natriumtransporter).
  - Stimulation der Aldosteronsekretion mit Wirkung auf die Natriumkanäle der Sammelrohre.

Beides führt zu einem Erhalt des effektiven Blutvolumens.

Aldosteron wird in der Zona glomerulosa der Nebennierenrinde produziert. Die Bildung und Freisetzung erfolgt durch:
- AT-II.
- Hyperkaliämie.
- ACTH.
- Hyponatriämie.

Aldosteron
Aldosteron wirkt direkt auf die Natriumkanäle und öffnet sie. Dadurch erhöht sich die positive Ladung des Zellinneren. Es entsteht ein Gradient, der den umgekehrten Kaliumefflux erlaubt. Dadurch ist der Kaliumtransport an die Anwesenheit von Natrium im Bereich der Sammelrohre gebunden. Fehlt Natrium, wird deutlich weniger Kalium sezerniert. Dies erklärt die klinische Beobachtung, dass bei Dehydratation eine vermehrte Neigung zu Hyperkaliämien resultiert.

ATRIALES NATRIURETISCHES PEPTID (ANP)
ANP wird von Vorhofzellen des Herzens freigesetzt. Eine vermehrte Füllung der Vorhöfe ist der adäquate Reiz. ANP hat zwei Wirkungen:
- Systemische Vasodilatation.
- Vermehrte renale Ausscheidung von Natrium und Wasser.

ANP verschließt die Natriumkanäle im Sammelrohr. Außerdem hemmt ANP die Renin- und Aldosteronfreisetzung.

SYMPATHIKUS
Bei einer Verminderung des effektiven Blutvolumens kommt es nicht nur zu einer Aktivierung des RAA, sondern auch zu einer Stimulierung des Sympathikus, der über seine Effektorhormone Noradrenalin und Adrenalin über α_1-Rezeptoren eine Vasokonstriktion und über β_1-Rezeptoren eine Steigerung des Herzminutenvolumens bewirkt. Neuere Arbeiten weisen darauf hin, dass der Sympathikus auch die Natriurese beeinflusst (▶ Abb. 2.6).

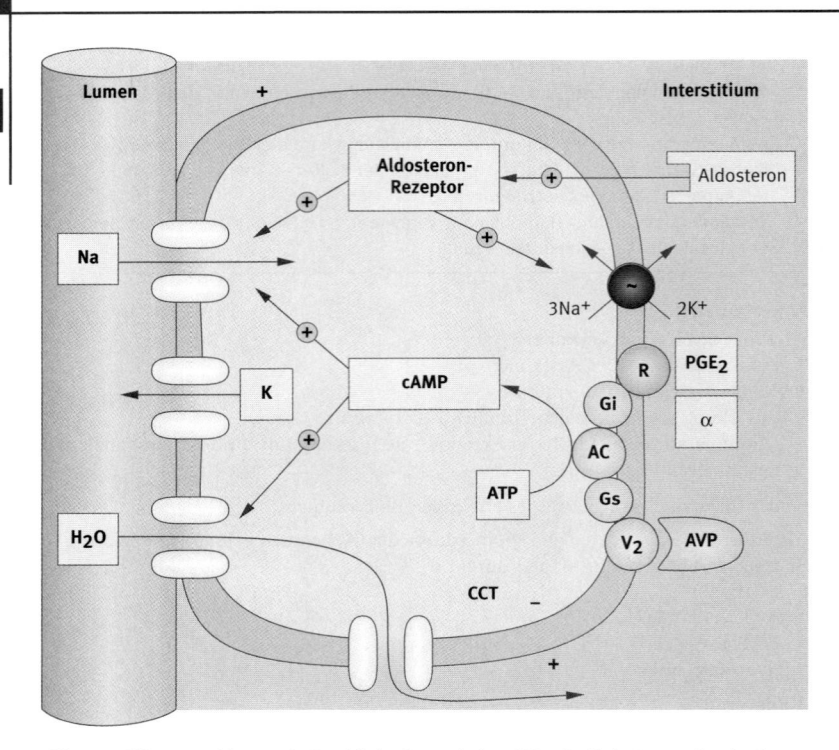

2 Elektrolytstörungen und Störungen des Säure-Basen-Haushalts

Abb. 2.5 Aldosteronwirkungen im Bereich der Sammelrohre. CCT = Kortikale Hauptzellen der Sammelrohre („cortical collecting tubule cells"), AVP = Argininvasopressin = ADH, PGE_2 = Prostaglandin E_2, R = Rezeptor, G_i = Inhibitorisches G-Protein, AC = Adenylatcyclase, G_s = Stimulatorisches G-Protein, V_2 = Vasopressinrezeptor

Gegenregulationsmechanismen der Niere auf eine Abnahme des effektiven Blutvolumens erfolgen durch Aktivierung der drei „hypovolämischen" Hormone:
- Renin.
- Noradrenalin.
- ADH.

2.1 Natrium- und Wasserhaushalt

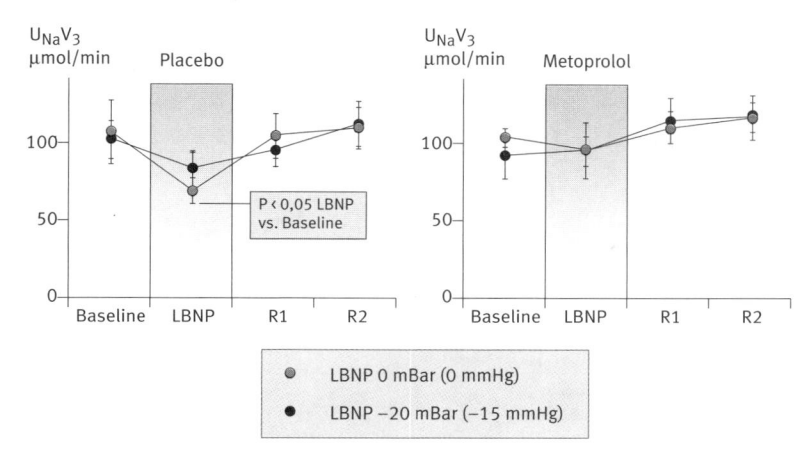

Abb. 2.6 Die Gabe eines Betablockers (Metoprolol) verhindert die renale Gegenregulation bei Abnahme des effektiven Blutvolumens (LBNP). Dies demonstriert den Einfluss des Sympathikus [Wuerzner 2005]. LBNP = „Lower Body Negative Pressure" = Unterdruck in der Umgebung; R1 / 2 = „Recovery"-Phasen, je 60 Minuten

WASSERHAUSHALT

Wasser im Körper verteilt sich wie folgt: ⅔ intrazellulär (IZR) und ⅓ extrazellulärer Raum (EZR). Der EZR teilt sich in den interstitiellen (IR) und den vaskulären Raum (VR). Im VR wiederum finden sich 85 % des Wassers venös bzw. im Niederdruckraum und 15 % arteriell.

Tab. 2.3 Verteilung des Wassers im Körper

Körperregion	Anteil	Volumen (Mann, 70 kg)
Gesamtkörper	60 % des Gesamtgewichtes	42 l
Intrazellulärer Raum (IZR)	40 % des Gesamtgewichtes	28 l
Extrazellulärer Raum (EZR)	20 % des Gesamtgewichtes	14 l
Interstitieller Raum (IR)	⅔ des EZR	9,4 l
Vaskulärer Raum (VR)	⅓ des EZR	4,6 l
Venös	85 % des VR	3,9 l
Arteriell	15 % des VR	0,7 l

Die lokale Flüssigkeitsverteilung wird durch die **Starling-Gleichung** definiert (▸ Abb. 2.7).

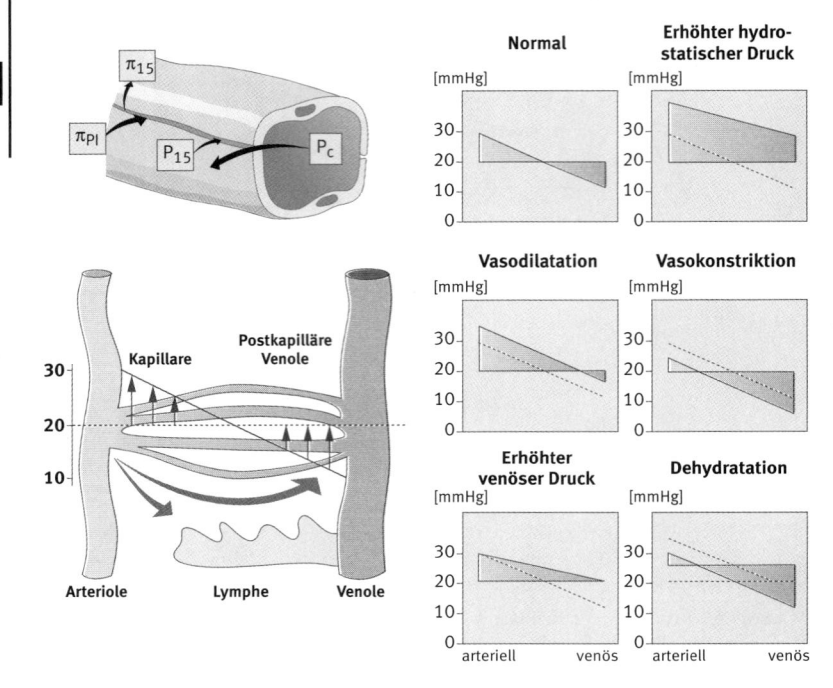

Abb. 2.7 Die Starling-Gleichung beschreibt die Kräfte, welche die lokalen Flüssigkeitstransporte im Bereich der Kapillaren bewirken. Dies sind insbesondere die hydrostatischen und onkotischen Drücke. Störungen führen beispielsweise zu Ödemen

Störungen des Wasserhaushalts

Störungen des Wasserhaushalts werden eingeteilt in **systemische** und **lokale**. Häufig finden sich beide Störungen gemeinsam. Beispielsweise haben Patienten mit Herzinsuffizienz häufig generalisiert eine Hyperhydratation und periphere Ödeme in Verbindung mit einem arteriellen „underfilling" („Pat. ist zentral trocken").

> EINTEILUNG DER STÖRUNGEN DES WASSERHAUSHALTS
> - Generalisierte Störungen.
> - Hyperhydratation.
> - Dehydratation.
> - Lokalisierte Störungen.
> - Ödeme.
> - „underfilling".

2.1 Natrium- und Wasserhaushalt

Tab. 2.4	Einteilung der Ödementstehung	
A: Erhöhter hydrostatischer Druck		
I	Volumeneffekt durch Natriumretention	Herzinsuffizienz, Nierenerkrankungen, Leberzirrhose
II	Abflusshindernis	Leberzirrhose, Thrombose
III	Erweiterung der Arteriolen	Kalziumantagonisten
B: Reduzierter onkotischer Druck (Hypalbuminämie)		
I	Verlust	Nephrotisches Syndrom, exsudative Enteropathie
II	Verminderte Synthese	Lebererkrankungen, Mangelernährung
C: Sonstige Ursachen		
I	Erhöhte Kapillarpermeabilität	„capillary leak" bei SIRS
II	Gestörter Lymphabfluss	Z. B. Armödem nach Lymphknotendissektion bei Mammakarzinom
III	Sonstige	

Ödeme gehen im Regelfall mit einer generalisierten Hyperhydratation einher. Der behandelnde Arzt muss therapeutisch den Wasserüberschuss beseitigen (Trinkmengenbeschränkung, Kochsalz-reduzierte Kost und Diuretika).

2.1.2 Hyponatriämie

> Normal hält der Organismus die Konzentration von Natrium innerhalb eines Bereiches von 138–142 mmol/l sehr konstant.

DEFINITION
Eine Hyponatriämie liegt vor, wenn das Serum-Natrium ≤ 135 mmol/l ist.

EPIDEMIOLOGIE
Eine Hyponatriämie betrifft 10–15 % aller Krankenhauspatienten.

PATHOPHYSIOLOGIE
Natrium ist das wesentliche Kation im extrazellulären Raum (EZR) und damit verantwortlich für Osmolarität und Volumen. Damit orientiert sich eine Einteilung der Hyponatriämien gleichzeitig am Füllungszustand des EZR.
Im Regelfall entspricht die Hyponatriämie einer Hyposmolarität. Ausnahmen: Bei Hyperglykämien und deutlichen Hyperurikämien besteht trotz Hyponatriämie eine Isosmolarität.

✓ Pro 100-mg%-Anstieg der Blutglukose fällt das Plasma-Natrium um 1,6 mmol/l.

Klinik

Wasser kann Zellmembranen im Regelfall frei durchqueren. Fällt Natrium schnell ab (z.B. von 139 mmol/l auf 119 mmol/l in 2 h), kommt es durch Hirnödem zum Tod. Der Anteil Wasser/100 g Trockengewicht Gehirn steigt von 380 g/100 g auf 450 g/100 g. Langsamere Anstiege können aber immer noch zu Lethargie, Krampfanfällen und weiteren neurologischen Ausfällen führen. Intrazelluläre Osmolyte führen im Verlauf zu einer Kompensation.

Symptome einer Hyponatriämie
- Agitiertheit.
- Anorexie.
- Apathie, Lethargie.
- Desorientiertheit.
- Erbrechen.
- Schwindel.
- Übelkeit.

Klinische Befunde einer Hyponatriämie
- Abgeschwächte Sehnenreflexe.
- Beeinträchtigtes Sensorium.
- Cheyne-Stokes-Atmung.
- Hypothermie.
- Krampfanfälle.
- Pathologische Reflexe.
- Pseudobulbärparalyse.

Diagnostik und Differenzialdiagnose

Das diagnostische Vorgehen bei Hyponatriämie orientiert sich am Füllungszustand des EZR und der Natriumausscheidung im Urin (▶ Abb. 2.8).

Hilfreich zur Einteilung ist die Bestimmung des Serum-Bikarbonats. Bei Volumenkontraktion findet sich eine metabolische Alkalose mit entsprechendem Anstieg, bei Euvolämie im Regelfall ein normwertiges Bikarbonat.

Eine Wasserretention bei Hyponatriämie findet sich nur, wenn gleichzeitig eine Störung der renalen Wasserexkretion vorliegt bzw. Regulationsmechanismen zum Erhalt des effektiven Blutvolumens aktiviert sind. Damit können alle generalisierten Ödemkrankheiten, insbesondere bei unkontrollierter Zufuhr von freiem Wasser, zur Hyponatriämie führen. Die Ausnahme von der Regel sind Patienten mit primärer Polydipsie, die durch die Menge der zugeführten Flüssigkeit die renalen Exkretionsmechanismen für Wasser überfordern. Die minimale Urinosmolarität beträgt 50 mosmol/l, die durchschnittliche Zufuhr von Osmolyten mit der Nahrung 600 mosmol. D.h., erst bei einer Flüssigkeitszufuhr von > 12 l/d übersteigt die Ausscheidung von Natrium über den Urin die Zufuhr mit der Nahrung.

Medikamentös verursachte Hyponatriämie

Medikamente, die Hyponatriämien verursachen können: Antidepressiva, Antipsychotika, Barbiturate, Carbamazepin, Chlorpropamid, Clofibrat, Cyclophosphamid, Morphin, nichtsteroidale-antiinflammatorische Medikamente (NSAID), Nikotin, Paracetamol, Tolbutamid, Vincristin.

Diagnostisches Vorgehen bei Hyponatriämie

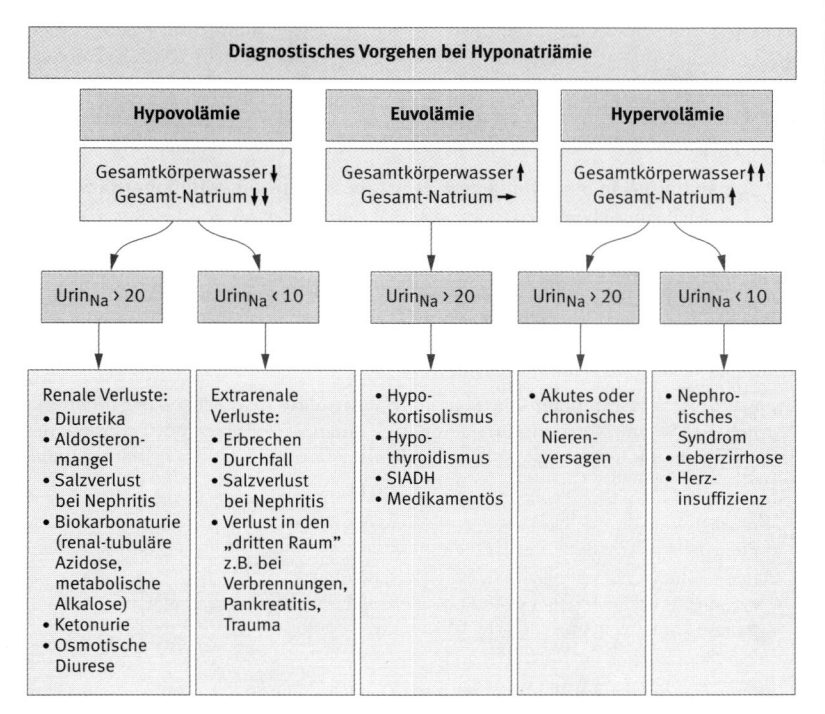

Hypovolämie		Euvolämie	Hypervolämie	
Gesamtkörperwasser ↓ Gesamt-Natrium ↓↓		Gesamtkörperwasser ↑ Gesamt-Natrium →	Gesamtkörperwasser ↑↑ Gesamt-Natrium ↑	
$Urin_{Na}$ > 20	$Urin_{Na}$ < 10	$Urin_{Na}$ > 20	$Urin_{Na}$ > 20	$Urin_{Na}$ < 10
Renale Verluste: • Diuretika • Aldosteronmangel • Salzverlust bei Nephritis • Biokarbonaturie (renal-tubuläre Azidose, metabolische Alkalose) • Ketonurie • Osmotische Diurese	Extrarenale Verluste: • Erbrechen • Durchfall • Salzverlust bei Nephritis • Verlust in den „dritten Raum" z.B. bei Verbrennungen, Pankreatitis, Trauma	• Hypokortisolismus • Hypothyroidismus • SIADH • Medikamentös	• Akutes oder chronisches Nierenversagen	• Nephrotisches Syndrom • Leberzirrhose • Herzinsuffizienz

Abb. 2.8 Diagnostisches Vorgehen bei Hyponatriämie. Das Urin-Natrium ($Urin_{Na}$) kann in einer kleinen Urinportion bestimmt werden (mmol/l) = „spot-urine"

Syndrom der inadäquaten ADH-Sekretion

Das Syndrom der inadäquaten ADH-Sekretion (= SIADH) ist zunächst eine Ausschlussdiagnose. Zunächst müssen bei Euvolämie ein Hypothyreoidismus und ein Hypokortisolismus ausgeschlossen werden.

URSACHEN FÜR EIN SIADH
- Karzinome: Lunge, Pankreas, Duodenum.
- Lungenerkrankungen: Pneumonien (bakteriell und viral), Abszesse, Tuberkulose, Aspergillose.
- ZNS-Erkrankungen: Akute Psychose, Enzephalitis, Guillain-Barré-Syndrom, Hirnabszess, Hirntumor, Meningitis, Schädel-Hirn-Trauma, Schlaganfall, Subarachnoidalblutung, subdurales Hämatom.
- Akute intermittierende Porphyrie.

Falsch-niedrige Messwerte

Wird zur Bestimmung des Natriums eine photometrische Methode verwendet, können Hypertriglyzeridämien und Paraproteinämien das Messverfahren beeinflussen. Es kommt zu falsch-niedrigen Bestimmungen, da diese Messmethoden die Natriummenge nicht nur in der flüssigen Phase, sondern auch in den Proteinen und Lipiden des Serums bestimmen. Der „Fehler" beträgt etwa 1 mmol/l für einen Anstieg der Lipide um 100 mg% und der Proteine um 1 g%. Man spricht von Pseudohyponatriämie. Wird Natrium mit einer Elektrode in der flüssigen Phase gemessen, tritt dieser „Fehler" nicht auf.

Therapie

Natriumsubstitution bei schnell bzw. langsam aufgetretener Hyponatriämie

Der Ausgleich einer Hyponatriämie wird orientiert an der Ätiologie unterschiedlich durchgeführt. Eine akute, symptomatische Hyponatriämie, die in < 48 h entstanden ist, wird schnell ausgeglichen. Ziel ist eine Anhebung des Plasma-Natriums um 2 mmol/l/h, bis die Symptome sistieren. Danach wird eine Geschwindigkeit von 0,5 mmol/l/h angestrebt. Es kann eine 3%ige NaCl-Lösung in einer Dosierung von 1–2 ml/kg KG/h verwendet werden. Die Wirksamkeit lässt sich durch Gabe von Diuretika (z.B. Schleifendiuretika) steigern.

Eine chronische, symptomatische Hyponatriämie sollte entsprechend der Richtlinie (Anstieg des Serum-Natriums um maximal 12 mmol/l/24 h) behandelt werden. Bei Hypovolämie kann zunächst isotone Kochsalzlösung (0,9%ig) zum Einsatz kommen.

> ✓ Eine schnell aufgetretene Hyponatriämie muss schnell, eine langsam aufgetretene langsam ausgeglichen werden!
> Geschwindigkeit der Anhebung des Serum-Natriums bei langsam (> 48 h) aufgetretener Hyponatriämie: 0,5 mmol/l/h bzw. 12 mmol/l/24 h.

Hintergrund für die Empfehlung der langsamen Anhebung des Natriums sind Untersuchungen an Patienten mit Hyponatriämien (< 111 mmol/l), bei denen eine schnellere Anhebung als 0,5 mmol/l/h zu neurologischen Ausfällen geführt hat. Diese lassen sich röntgenmorphologisch als periventrikuläre Entmarkungsherde detektieren und führen nicht selten zu bleibenden Ausfällen wie Schwindel, Paraparese, Quadriparese, Dysarthrie, Dysphagie und Koma.

> ❗ Schnelle Natriumsubstitution mit hypertoner NaCl-Lösung: Gefahr der zentralen, pontinen Myelinolyse!

Das Natriumdefizit lässt sich nach der folgenden Formel berechnen:

> **Berechnung Natriumdefizit**
> Natriumdefizit = Verteilungsvolumen-Natrium × Natriumdefizit/Liter.
> Natriumdefizit (Männer) = 0,6 × Sollgewicht × (Ziel-Natrium − Aktuelles Serum-Natrium).
> Natriumdefizit (Frauen) = 0,5 × Sollgewicht × (Ziel-Natrium − Aktuelles Serum-Natrium).

Beispiel: Frau, 50 kg, mit einem aktuellen Natrium von 105 mmol/l, Ziel ist ein Natrium von 120 mmol/l: Defizit 375 mosmol. NaCl-Lösung 0,9 % enthält 153 mmol/l. Bei einer Anhebung um 0,5 mmol/l/h müssen 12,5 mmol/h Natrium infundiert werden, dies entspricht 82 ml/h über 30 h. Die Substitution muss unter Kontrolle des Plasma-Natriums (alle 4 h) erfolgen.

Natriumsubstitution bei SIADH
Bei SIADH ist die Ausscheidung von hypotonem Urin nicht möglich. Eine alleinige Gabe von isotoner Kochsalzlösung verschlimmert die Hyponatriämie → Substitution mit hypertoner NaCl-Lösung. Beispielsweise können in einen Liter einer 0,9%igen NaCl-Lösung (= 9 Gramm NaCl) 5 Amp. à 10 ml NaCl 10 % (= 5 Gramm NaCl) zugegeben werden, was zu einer 1,4%igen NaCl-Lösung führt. Entsprechend des Anstieges der Serum-Natriumwerte kann auch mit konzentrierteren Lösungen, maximal bis zu 3%igen-NaCl-Lösungen, substituiert werden.

	Benötigte Mengen an NaCl-Infusion 1,5 % (= Isotonische NaCl-Infusion 0,9 % + 6 Amp. NaCl 10 % à 10 ml) zum Ausgleich eines Natriummangels bis zu einem Ziel-Na 140 mmol/l. Unter Substitution müssen die Natriumwerte zunächst 2-stündlich bestimmt werden und der Anstieg darf nicht über 0,5 mmol/l/h liegen!					
Tab. 2.5						
	Männer			**Frauen**		
Gewicht	50 kg	70 kg	90 kg	50 kg	70 kg	90 kg
S-Na 125	1,7 l	2,5 l	3,2 l	1,5 l	2,1 l	2,7 l
S-Na 120	2,3 l	3,3 l	4,3 l	1,9 l	2,7 l	3,5 l
S-Na 115	2,9 l	4,1 l	5,3 l	2,5 l	3,5 l	4,4 l
S-Na 110	3,5 l	4,9 l	6,3 l	2,9 l	4,1 l	5,3 l
S-Na 105	4,1 l	5,8 l	7,4 l	3,5 l	4,8 l	6,2 l
S-Na 100	4,7 l	6,6 l	8,5 l	3,9 l	5,5 l	7,1 l

1 Gramm Kochsalz enthält 17 mmol Natrium.

Flüssigkeitsrestriktion
Bei SIADH, aber insbesondere auch bei Hyponatriämien bei Hyperhydratation (Ödemkrankheiten), ist die Flüssigkeitsrestriktion entscheidend. Bei SIADH findet sich beispielsweise eine minimale Urinosmolarität von 500 mosmol/l. Bei Aufnahme von 700 mosmol mit der Nahrung werden 1,4 l Wasser zur renalen Exkretion der Osmolyte gebraucht. Eine zusätzliche Flüssigkeitszufuhr verstärkt die Hyponatriämie bei SIADH.

> **STUDIENLAGE: VASOPRESSINANTAGONISTEN**
> Es können wahrscheinlich zukünftig auch Vasopressinantagonisten („Aquaretika") zum Einsatz kommen. In Phase-3-Studien (RCT) konnte ein eindeutiger Effekt gezeigt werden. Beispielsweise fand sich für Lixivaptan in 112 Patienten mit Hyponatriämie bei Herzinsuffizienz, Leberzirrhose oder SIADH ein Anstieg der 24-h-Urinmenge von 1,0 auf 3,0 l, wobei passend die Osmolarität von 410 mosmol auf 185 mosmol zurückging. Durch die vermehrte Ausscheidung von freiem Wasser stieg bei Gabe von 200 mg/d das Serum-Natrium von 128 auf 136 mmol/l an (Gastroenterology 2003,124:933). Weitere Daten für weitere Substanzen liegen vor. Obwohl insgesamt die Ergebnisse vielversprechend sind, lässt sich der Stellenwert aber noch nicht eindeutig festlegen.

Tab. 2.6 Vasopressinantagonisten, die derzeit kommerziell entwickelt werden

Wirkstoff	Rezeptor	Applikation	Hersteller
Conivaptan	V1a + V2	i.v.	Astellas, Japan
Lixivaptan	V2	Oral	CardioKine, USA
Tolvaptan	V2	Oral	Otsuka, Japan
SR-121463	V2	Oral	Sanofi-Aventis, Frankreich

2.1.3 Hypernatriämie

Definition
Eine Hypernatriämie liegt vor bei einem Serum-Natrium ≥ 150 mmol/l.

Epidemiologie
Im Vergleich zu einer Hyponatriämie tritt eine Hypernatriämie deutlich seltener auf. Dies beruht darauf, dass zum Entstehen und zum Aufrechterhalten einer Hypernatriämie neben einer Störung der Konzentrationsfähigkeit auch eine Beeinträchtigung des Durstgefühls vorhanden sein muss.

✓ Hypernatriämie tritt auf bei sehr jungen Menschen, sehr alten Menschen, sehr kranken Menschen.

Klinik und Pathophysiologie
Entweder wird freies Wasser verloren, ohne dass die Regulationsmechanismen Niere und Durst diesen Verlust ausgleichen können, oder es wird Kochsalz substituiert, ohne dass die genannten Kompensationsmechanismen wirksam werden können.

Die ersten Symptome einer Hypernatriämie sind Unruhe, vermehrte Irritabilität, Lethargie. Es folgen Muskelzuckungen, Hyperreflexie, Zittern und Ataxie, dann Spastizitäten, Krampfanfälle und Tod. Die Höhe der Hypernatriämie und die Geschwindigkeit des Anstieges sind entscheidend für den Verlauf.

Pathophysiologisch liegt der Klinik eine zunehmende Dehydratation der zerebralen Zellen zugrunde. Beispielsweise findet sich experimentell normal ein Wasseranteil von 375 g Wasser/100 g Trockengewicht Gehirn. Mit Anstieg des Serum-Natriums auf 170–180 mmol/l fällt der Wasseranteil nach einer Stunde auf 355 g/100 g und nach 4 Stunden auf 340 g/100 g. Bei anhaltender Hypernatriämie setzt die Bildung von Isoosmolen ein, so dass nach 7 Tagen wieder 375 g/100 g erreicht sind.

Ätiologie
Diarrhoe
Hypotone Diarrhoe ist eine der häufigsten Ursachen für eine Hypernatriämie. Diese findet sich bei zahlreichen infektiösen Diarrhöen. Der kombinierte Natrium- und Kalium-Gehalt im Stuhl findet sich dabei zwischen 40–100 mmol/l (Serum 145–150 mmol/l). Begleitendes Fieber führt über Schwitzen zu einem weiteren Wasserverlust, und ein beeinträchtigtes Sensorium führt zum Unvermögen, über ein gesteigertes Durstgefühl den Flüssigkeitsmangel auszugleichen. Eine sekretorische

2.1 Natrium- und Wasserhaushalt

Diarrhoe, beispielsweise durch Vibrio cholerae, ist dagegen mit Serum-isotonen Flüssigkeitsverlusten verbunden.

Flüssigkeitsverluste
Schwitzen und respiratorische Flüssigkeitsverluste können je nach Elektrolytzusammensetzung – messbar sind 0–200 mosmol/l – ebenfalls zu Hypernatriämien führen.

Diabetes insipidus
Renale Wasserverluste finden sich vor allem bei Störungen der Aquaporinkanäle im Sammelrohr und damit bei angeborenen oder erworbenen ADH-Aquaporin-Störungen. Die Aquaporinkanäle sind für die Rückresorption von freiem Wasser verantwortlich, dadurch geht bei einer Beeinträchtigung der Funktion freies Wasser verloren und die Serumosmolarität steigt an. Das entspricht dem zentralen Diabetes insipidus, der zu 50 % idiopathisch auftritt, und dem nephrogenen Diabetes insipidus.

> **ERWORBENER RENALER DIABETES INSIPIDUS**
> - Chronische Nierenerkrankungen: ADPKD (familiäre Zystennieren), Analgetika-Nephropathie, fortgeschrittene Niereninsuffizienz (K/DOQI IV), medulläre-zystische Nierenerkrankungen, Pyelonephritis, obstruktive Nephropathie.
> - Elektrolytstörungen: Hypokaliämie, Hyperkalzämie.
> - Medikamente: Amphotericin, Colchicin, Lithium, Methoxyfluran, Propoxyphen, Tolazamid, Vinblastin.
> - Ernährungsbedingt: Exzessive Wassereinfuhr, reduzierte Salzzufuhr, reduzierte Proteinzufuhr.
> - Verschiedenes: Amyloidose, Plasmozytom, Sarkoidose, Sichelzellenanämie, Sjögren-Syndrom.

DIAGNOSTIK UND DIFFERENZIALDIAGNOSE
Die Diagnostik der Hypernatriämie orientiert sich an Volumenstatus, Urin-Natrium und -Osmolarität (▶ Abb. 2.9).

THERAPIE
Die Korrektur einer Hypernatriämie orientiert sich an Volumenstatus und Geschwindigkeit des Auftretens.
Bei Hypernatriämie durch Dehydratation können eine 0,45%ige NaCl-Lösung, eine ⅓-Elektrolyt- oder 5%ige Glukoselösungen verwendet werden.

> **BERECHNUNG DER SUBSTITUTIONSMENGE AN FREIEM WASSER BEI HYPERNATRIÄMIE**
> Gesamtkörperwasser (GKW) = Sollgewicht × 0,6 Männer (0,5 Frauen)
> $$\left(\frac{\text{Aktuelles Serum-Natrium}}{\text{Ziel-Serum-Natrium}}\right) \times \text{GKW} - \text{GKW} = \text{Substitutionsmenge freies Wasser}$$

Bei Hypernatriämie durch Volumenexpansion kommen Diuretika oder eine Dialyse zum Einsatz.

Diagnostisches Vorgehen bei Hypernatriämie

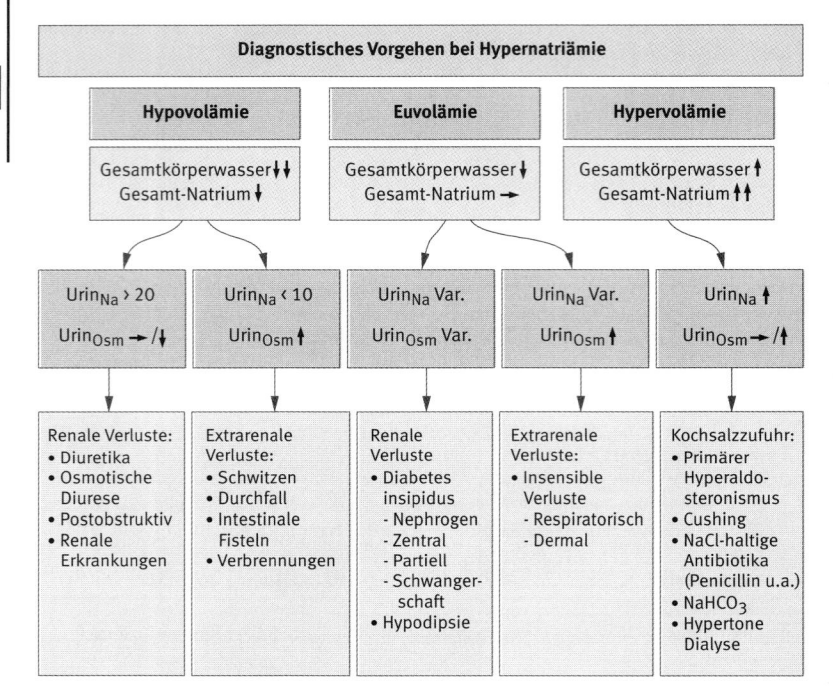

Hypovolämie	Euvolämie	Hypervolämie
Gesamtkörperwasser ↓↓ Gesamt-Natrium ↓	Gesamtkörperwasser ↓ Gesamt-Natrium →	Gesamtkörperwasser ↑ Gesamt-Natrium ↑↑

$Urin_{Na} > 20$ $Urin_{Osm} \rightarrow /\downarrow$	$Urin_{Na} < 10$ $Urin_{Osm} \uparrow$	$Urin_{Na}$ Var. $Urin_{Osm}$ Var.	$Urin_{Na}$ Var. $Urin_{Osm} \uparrow$	$Urin_{Na} \uparrow$ $Urin_{Osm} \rightarrow /\uparrow$

Renale Verluste:
• Diuretika
• Osmotische Diurese
• Postobstruktiv
• Renale Erkrankungen
	Extrarenale Verluste:
	• Schwitzen
	• Durchfall
	• Intestinale Fisteln
	• Verbrennungen
		Renale Verluste
		• Diabetes insipidus
		  - Nephrogen
		  - Zentral
		  - Partiell
		  - Schwangerschaft
		• Hypodipsie
			Extrarenale Verluste:
			• Insensible Verluste
			  - Respiratorisch
			  - Dermal
				Kochsalzzufuhr:
				• Primärer Hyperaldosteronismus
				• Cushing
				• NaCl-haltige Antibiotika (Penicillin u.a.)
				• $NaHCO_3$
				• Hypertone Dialyse

Abb. 2.9 Diagnostisches Vorgehen bei Hypernatriämie. Dieses orientiert sich an der Natriumausscheidung im Urin und der Osmolarität. Das Urin-Natrium ($Urin_{Na}$) und die Urin-Osmolarität ($Urin_{Osm}$) können in einer kleinen Urinportion bestimmt werden (mmol/l) = „spot-urine"

Eine chronische Hypernatriämie sollte langsam ausgeglichen werden. Eine Senkung des Serum-Natriums sollte 2 mmol/l/h nicht überschreiten bei maximal 50 % in 24 h.

VERLAUF UND PROGNOSE

Eine Hypernatriämie > 160 mmol/l ist mit einer 75 %igen Mortalität assoziiert. Für Kinder finden sich Angaben von 45 %, wobei ⅔ der überlebenden Kinder bleibende neurologische Ausfälle haben.

Literatur

Adrogue HJ, Madias NE: Hypernatremia. N Engl J Med 2000; 342:1493–9.
Adrogue HJ Madias NE: Hyponatremia. N Engl J Med 2000; 342:1581–9.
Ayus JC, Wheeler JM, Arieff AI: Postoperative hyponatremic encephalopathy in menstruant women. Ann Intern Med 1992; 117:891–7.
Berl T: Treating hyponatremia: damned if we do and damned if we don't. Kidney Int 1990; 37:1006–18.
Bleich M, Greger R: Mechanism of action of diuretics. Kidney Int Suppl 1997; 59:S11–5.
Canessa CM, Schild L, Buell G, Thorens B, Gautschi I, Horisberger JD, Rossier BC: Amiloride-sensitive epithelial Na+ channel is made of three homologous subunits. Nature 1994; 367:463–7.

Cluitmans FH, Meinders AE: Management of severe hyponatremia: rapid or slow correction? Am J Med 1990; 88:161–6.
De Zeeuw D, Janssen WM, De Jong PE: Atrial natriuretic factor: its (patho) physiological significance in humans. Kidney Int 1992; 41:1115–33.
Friedman E, Shadel M, Halkin H, Farfel Z: Thiazide-induced hyponatremia. Reproducibility by single dose rechallenge and an analysis of pathogenesis. Ann Intern Med 1989; 110:24–30.
Gore SM, Fontaine O, Pierce NF: Impact of rice based oral rehydration solution on stool output and duration of diarrhoea: meta-analysis of 13 clinical trials. Bmj 1992; 304:287–91.
Graber M, Corish D: The electrolytes in hyponatremia. Am J Kidney Dis 1991; 18:527–45.
Gunning ME, Brenner BM: Natriuretic peptides and the kidney: current concepts. Kidney Int 1992; Suppl 38:S127–33.
Guyton AC: Blood pressure control – special role of the kidneys and body fluids. Science 1991; 252:1813–6.
Hammond DN, Moll GW, Robertson GL, Chelmicka-Schorr E: Hypodipsic hypernatremia with normal osmoregulation of vasopressin. N Engl J Med 1986; 315:433–6.
Illowsky BP, Laureno R: Encephalopathy and myelinolysis after rapid correction of hyponatraemia. Brain 1987; 110 (Pt 4):855–67.
Karp BI, Laureno R: Pontine and extrapontine myelinolysis: a neurologic disorder following rapid correction of hyponatremia. Medicine (Baltimore) 1993; 72:359–73.
Laureno R, Karp BI: Myelinolysis after correction of hyponatremia. Ann Intern Med 1997; 126:57–62.
Lien YH, Shapiro JI, Chan L: Study of brain electrolytes and organic osmolytes during correction of chronic hyponatremia. Implications for the pathogenesis of central pontine myelinolysis. J Clin Invest 1991; 88:303–9.
Lifton RP: Molecular genetics of human blood pressure variation. Science 1996; 272:676–80.
Lohr JW: Osmotic demyelination syndrome following correction of hyponatremia: association with hypokalemia. Am J Med 1994; 96:408–13.
Phillips PA, Rolls BJ, Ledingham JG, Forsling ML, Morton JJ, Crowe MJ, Wollner L: Reduced thirst after water deprivation in healthy elderly men. N Engl J Med 1984; 311:753–9.
Schrier RW: An odyssey into the milieu interieur: pondering the enigmas. J Am Soc Nephrol 1992; 2:1549–59.
Schwartz WB, Bennett W, Curelop S, Bartter FC: A syndrome of renal sodium loss and hyponatremia probably resulting from inappropriate secretion of antidiuretic hormone. Am J Med 1957; 23:529–42.
Somero GN: Protons, osmolytes, and fitness of internal milieu for protein function. Am J Physiol 1986; 251:R197–213.
Sterns RH, Cappuccio JD, Silver SM, Cohen EP: Neurologic sequelae after treatment of severe hyponatremia: a multicenter perspective. J Am Soc Nephrol 1994; 4:1522–30.
Strange K: Regulation of solute and water balance and cell volume in the central nervous system. J Am Soc Nephrol 1992; 3:12–27.
Verbalis JG, Martinez AJ: Neurological and neuropathological sequelae of correction of chronic hyponatremia. Kidney Int 1991; 39:1274–82.
Wuerzner G, Chiolero A. Maillard M, Nussberger J, Burnier M: Metoprolol prevents sodium retention induced by lower body negative pressure in healthy men. Kidney Int 2005; 68:688

2.2 Kaliumhaushalt

2.2.1 Physiologie und Pathophysiologie

Kalium ist das Hauptkation des intrazellulären Raums. Kalium ist wesentlich für die intrazellulären Enzymfunktionen und die neuromuskulären und kardiovaskulären Erregungsvorgänge. Störungen im Sinne einer ausgeprägten Hypo- oder Hyperkaliämie führen zum Tod.

Die Zufuhr von Kalium über die Nahrung beträgt 80–100 mmol.

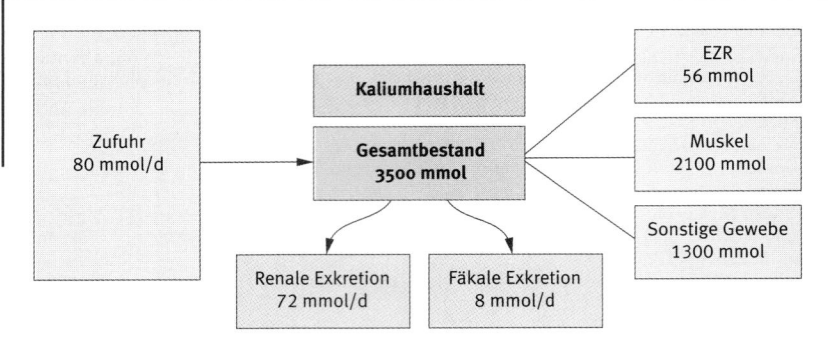

2 Elektrolytstörungen und Störungen des Säure-Basen-Haushalts

Abb. 2.10 Kaliumbilanz beim Gesunden

Bei einer GFR von 180 l/d und einer Kaliumkonzentration im Serum von 4,5 mmol/l werden täglich 810 mmol Kalium mit dem Primärharn ausgeschieden. Da letztendlich nur 10 % davon ausgeschieden werden, muss die Niere 90 % reabsorbieren. Der Quotient intrazelluläres/extrazelluläres Kalium beträgt 150/4, 98 % des Kaliums befinden sich intrazellulär. Geringe Änderungen des extrazellulären Kaliums bewirken starke Änderungen der neurophysiologischen Eigenschaften polarisierter Zellen. Deshalb benötigt der Körper Regulationsmechanismen, um Kalium von extra- nach intrazellulär zu transportieren.

REGULATION DES TRANSMEMBRANÖSEN KALIUMTRANSPORTS

Faktoren, die den transmembranösen Kaliumtransport von extra- nach intrazellulär beeinflussen und damit den Kaliumspiegel senken können:
- Insulin.
- Katecholamine über β_2-Adrenozeptoren.
- Alkalose.
- (Aldosteron).
- (Kortisol).

Faktoren, die den transmembranösen Kaliumtransport von intra- nach extrazellulär beeinflussen und damit den Kaliumspiegel erhöhen können:
- Azidose.
- Hohe Serumosmolarität.
- Hemmung der Na^+-/K^+-ATPase (z. B. Digitalisintoxikation).
- Depolarisation der motorischen Endplatten (durch z. B. Succinylcholin).
- Arginin und Lysin.

RENALE TRANSPORTMECHANISMEN

50–60 % des filtrierten Kaliums werden im proximalen Tubulus rückresorbiert. Im dicken Teil der Henle-Schleife werden im Bereich des Furosemid-empfindlichen Na^+-K^+-$2Cl^-$-Transporters und durch den Kaliumkanal (ROMK) entsprechend erste Feineinstellungen vorgenommen, so dass nachfolgend nur noch 10–15 % des filtrierten Kaliums im Tubuluslumen nachweisbar sind. Im Sammelrohr erfolgt die Sekretion von Kalium durch Kaliumkanäle in den Hauptzellen, wobei die elektrogene Natrium-Rückresorption den Hauptantrieb für eine Sekretion von Kalium und Protonen liefert. Die Bedeutung des elektrogenen Natriumtransport für die Sekretion von Kalium wird durch genetische Defekte bewiesen, die bei einer Funktionssteigerung (Liddle-Syndrom) neben einer Hypertonie auch eine Hypokaliämie zeigen und umgekehrt ein Funktionsverlust (Pseudohypoaldosteronismus) eine Hyperkaliämie bewirken kann. Aldosteron wirkt direkt auf diese Natriumkanäle und ist damit ein wichtiges Hormon in der Regulation der renalen Kaliumausscheidung.

> - Der tubuläre Harnfluss und ein Angebot an Natrium im Sammelrohr sind für die renale Kaliumausscheidung entscheidend.
> - Die Ausscheidung von nicht-resorbierbaren Anionen mit dem Urin (Bikarbonat, Penicilline etc.) führt zu einer Transporter-unabhängigen begleitenden Kaliumausscheidung als begleitendes Kation.

2.2.2 Hypokaliämie

DEFINITION
Eine Hypokaliämie liegt vor, wenn das Serum-Kalium $\leq 3,5$ mmol/l beträgt.

> **SCHWEREGRADE DER HYPOKALIÄMIE**
> - Leicht: Serum-Kalium 3,1–3,5 mmol/l, Ganzkörperdefizit 130–300 mmol.
> - Mäßig: Serum-Kalium 2,5–3,0 mmol/l, Ganzkörperdefizit 300–500 mmol.
> - Schwer: Serum-Kalium < 2,5 mmol/l, Ganzkörperdefizit > 500 mmol.

EPIDEMIOLOGIE
Eine Hypokaliämie findet sich häufig bei einer Diuretikatherapie. Unter Einnahme von Thiaziden finden sich bei 8–9 % der Patienten Hypokaliämien.

PATHOPHYSIOLOGIE UND ÄTIOLOGIE
Zu Hypokaliämie führende Störungen

Interne Bilanz: Verteilungsstörungen
- Alkalämie.
- Hypokaliämische, periodische Paralyse.
- β_2-Stimulation.
- Vitamin B_{12}, Folsäure.
- Insulingabe.
- Bariumvergiftung.

Externe Bilanz: Gesamtkörperkalium
Verlust aus dem Magen-Darm-Trakt:
- Magensaft (kaliumarm, Erbrechen $\rightarrow$ Urin-K^+ $\uparrow$).
- Diarrhoe.

Verlust über die Haut:
- Schweiß.
- Verbrennungen.

Renale Verluste:
- Volumenexpansion, Mineralokortikoidexzess.
  - Hypertonie, Renin ↑, Aldosteron ↑: Nierenarterienstenose, akzelerierte Hypertonie, primärer Hyperreninismus.
  - Hypertonie, Renin ↓, Aldosteron ↑: Primärer Hyperaldosteronismus, Nebennierenkarzinom.
  - Hypertonie, Renin ↓, Aldosteron ↓: Cushing-Syndrom, adrenale Enzymdefekte (11β- und 17α-Hydroxylase-Mangel), Liddle-Syndrom, Carbenoxolon und Lakritz.
- Volumenkontraktion + hohes distales Na^+ + Aldosteron ↑.
  - Verminderte renale Cl^--Reabsorption: Bartter-Syndrom, Gitelman-Syndrom, chloruretische Diuretika.
  - Verminderte renale Cl^--Verfügbarkeit: Erbrechen, Drainage von Magensaft, kongenitale Chloriddiarrhoe.
- Verschiedene Syndrome mit renalem K^+-Verlust, z.T. mit Hypomagnesiämie und strukturellen Nierenläsionen.
- Renale tubuläre Azidosen Typ I und Typ II (auch bei Fanconi-Syndrom).
- Nicht oder schlecht resorbierbare Anionen (Bikarbonat, Carbenicillin, Sulfat, Acetoacetat).
- Metabolische Alkalose und Azidose.

Spezielle Ursachen (beispielhaft)

Hypokaliämien unter Diuretika

Häufig treten Hypokaliämien bei Diuretikatherapie (Schleifendiuretika und Thiazide) auf. Diuretika hemmen die verschiedenen Ionentransporter, ▶ unten, Bartter- und Gitelman-Syndrom. Die Hypokaliämie basiert auf folgenden pathophysiologischen Korrelaten:
- Hohe distale Harnflussrate mit hohem Natriumangebot, dadurch vermehrte Kaliumexkretion.
- Aldosteronexzess bei Volumenkontraktion.
- Metabolische Alkalose bei Volumenkontraktion mit Bikarbonaturie und begleitender Kaliurese (begleitendes Kation).

Hypokaliämie bei gastrischer Alkalose

Es werden bei gastrischer Alkalose 2 Phasen unterschieden:
- Generationsphase.
- Gleichgewichtsphase.

In der Generationsphase entstehen über aktives Erbrechen und/oder Magensaftdrainagen durch den HCl-Verlust äquimolare Mengen Bikarbonat. Diese führen zur Alkalose und zur Bikarbonaturie, die auch unter dem Einfluss von Aldosteron bei Volumenkontraktion zur vermehrten Kaliumausscheidung als begleitendes Kation führt. Es resultiert eine hypokaliämische, hypochlorämische Alkalose.

In der Gleichgewichtsphase findet sich im Urin kaum noch Bikarbonat und nur noch wenig Natrium und Chlorid, da es zur Depletion gekommen ist. Erst die Gabe von isotonischer NaCl-Lösung demaskiert die Befunde.

Hypokaliämische periodische Paralyse (OMIM #170400)

Dies ist ein Beispiel für eine Verteilungsstörung. Die Erkrankung wird autosomal-dominant vererbt und Mutationen führen zu Strukturänderungen in Ionenkanälen. Bei Anfällen (Katecholaminexzess, Alkohol, kohlenhydratreiche Mahlzeit mit Insulinanstieg) kommt es zu einem verstärkten intrazellulären Shift von Kaliumionen und dadurch zur Paralyse.

Störungen des Säure-Basen-Haushalts
Hypokaliämien bei externen Bilanzstörungen gehen fast immer auch mit Störungen des Säure-Basen-Haushalts einher und werden dort besprochen (▸ 2.5).

Bartter- und Gitelman-Syndrom
Kenntnisse über das Bartter- und das Gitelman-Syndrom erleichtern das Verständnis renaler Transportvorgänge.

Bartter- und Gitelman-Syndrom zeigen beide:
- Hypokaliämische und hypochlorämische Alkalose.
- Hohe Ausscheidung von Na^+, K^+ und Cl^- im Urin.
- Erhöhtes Renin und Aldosteron.
- Hyperplasie des juxtaglomerulären Apparats.
- Normotensives Blutdruckverhalten.

Bartter- und Gitelman-Syndrom unterscheiden sich durch:
- Kalzium:
  - Gitelman: Hypokalzurie und Hyperkalzämie.
  - Bartter: Hyperkalzurie und Hypokalzämie.
- Magnesium:
  - Gitelman: Oft ausgeprägte Hypomagnesiämie.
  - Bartter: Eu- bis oft nur geringe Hypomagnesiämie.

Das Gitelman-Syndrom (OMIM #263800) wird durch einen genetischen Defekt verursacht, welcher zum Funktionsverlust am Na^+-Cl^--Kotransporter führt (= NCCT), dem Zieltransporter für Thiazide.

Das Bartter-Syndrom basiert auf verschiedenen genetischen Defekten an verschiedenen Transportern mit resultierend ähnlicher phänotypischer Ausprägung.
- BS Typ I: OMIM #601678, Na^+-K^+-$2Cl^-$-Kotransporter = NKCC2.
- BS Typ II: OMIM #600359, ATP-sensitiver Kaliumkanal = ROMK.
- BS Typ III: OMIM #241200, basolateraler Chloridkanal = CLC-KB.
- BS Typ IV: OMIM #602522, CLC-KB und CLC-KA.

✓ Vereinfacht gesagt, entsprechen die Auswirkungen des Gitelman-Syndroms der Gabe eines Thiaziddiuretikums, die Auswirkungen des Bartter-Syndroms der Gabe eines Schleifendiuretikums.

KLINIK

Klinische Manifestationen einer Hypokaliämie

Kardiovaskulär
- EKG-Veränderungen: U-Wellen, QT-Verlängerungen, ST-Abflachungen.
- Ventrikuläre und atriale Arrhythmien bis zum Kammerflimmern.

Neuromuskulär
- Quergestreifte Muskulatur: Schwäche, Krämpfe, Tetanie, Paralyse, Rhabdomyolyse.
- Glatte Muskulatur: Obstipation, Ileus, Harnverhalt.

2 Elektrolytstörungen und Störungen des Säure-Basen-Haushalts

Endokrin
- Kohlenhydratintoleranz.
- Diabetes mellitus.
- Hypoaldosteronismus.
- Wachstumsverzögerung.

Renal bzw. Elektrolyte
- Verminderte GFR.
- Verminderter renaler Blutfluss.
- Renaler Diabetes insipidus.
- Metabolische Alkalose.
- Zystenbildung.
- Interstitielle Nephritis.
- Tubulusschäden.
- Gesteigerte Ammoniakgenese (hepatische Enzephalopathie).

DIAGNOSTIK UND DIFFERENZIALDIAGNOSE

Die Diagnostik umfasst im Regelfall die Bestimmung der Parameter des Säure-Basen-Haushalts (pH, Bikarbonat), des Chlorids, der Nierenfunktion (Kreatinin, Harnstoff) und von Urinuntersuchungen (Urin-Natrium, Urin-Kalium, Urin-Osmolarität und ggf. Urin-Chlorid jeweils im „spot-urine").

THERAPIE

Die häufig geringen Hypokaliämien unter einer Diuretikatherapie werden von manchen Autoren als nicht behandlungsbedürftig angesehen [Gennari 1998, Kaplan 1985]. Werte unter 3 mmol/l müssen aber auf jeden Fall behandelt werden, da dann kleinste zusätzliche Störungen (Diarrhoe etc.) zu bedrohlichen Änderungen führen können. Patienten mit organischen Herzerkrankungen und elektrischer Instabilität des Myokards benötigen eher hoch-normale Kaliumspiegel.

Tab. 2.7 Kaliumsubstitution bei Hypokaliämie

Kaliumwerte im Serum	Geschätzter Mangel absolut	Oral Kalinor-Brause® 40 mmol/Tab.	Oral Kalinor-retard® 8 mmol/Tab.	i.v. Substitution
3,1–3,5 mmol/l	130–300 mmol	1–0–0–(1)	2–2–2	4 Amp. à 10 ml KCl 7,25 % = 40 mmol auf 1 l NaCl 0,9 %/d
2,5–3,0 mmol/l	300–500 mmol	1–1–1	3–3–3–3	ZVK: 10 mmol/l K⁺ über Perfusor 2- bis 4-stündliche K⁺-Kontrollen
< 2,5 mmol/l	> 500 mmol	(1–1–1)	(4–4–4–4)	ZVK: 10 bis 40 mmol/l K⁺ über Perfusor Stündlich K⁺-Kontrollen

Die Substitution kann oral oder parenteral erfolgen, wobei peripher-venös maximal 40 mmol/l Kalium substituiert werden dürfen, da es sonst zu erheblichen Venenreizungen kommt. Zentralvenöse Kaliumgaben können bis 10 mmol/h und in sehr seltenen Ausnahmefällen bis 40 mmol/h durchgeführt werden bei zwingender kontinuierlicher EKG-Monitorisierung und dann stündlichen Kaliumkontrollen! Bei eingeschränkter Nierenfunktion muss eine Substitution sehr vorsichtig und unter regelmäßigen Kontrollen erfolgen, z. B. Serum-Kalium-Bestimmungen stündlich in einer BGA.

✓ Zitrat wird 1 : 1 zu HCO_3^- umgewandelt. Ist die Hypokaliämie Folge einer Bikarbonaturie, z. B. bei metabolischer Alkalose infolge Diuretikatherapie, wird diese durch die Substitution unterhalten und der renale Kaliumverlust setzt sich fort.

Literatur

Alpern RJ, Toto RD: Hypokalemic nephropathy – a clue to cystogenesis? N Engl J Med 1990; 322:398–9.
Bettinelli A, Bianchetti MG, Girardin E, Caringella A, Cecconi M, Appiani AC, Pavanello L, Gastaldi R, Isimbaldi C, Lama G et al.: Use of calcium excretion values to distinguish two forms of primary renal tubular hypokalemic alkalosis: Bartter and Gitelman syndromes. J Pediatr 1992; 120:38–43.
Cohn JN, Kowey PR, Whelton PK, Prisant LM: New guidelines for potassium replacement in clinical practice: a contemporary review by the National Council on Potassium in Clinical Practice. Arch Intern Med 2000; 160:2429–36.
Cruz DN, Shaer AJ, Bia MJ, Lifton RP, Simon DB: Gitelman's syndrome revisited: an evaluation of symptoms and health-related quality of life. Kidney Int 2001; 59:710–7.
Cummings JH: Laxative abuse. Gut 1974; 15:758–66.
Farese RV Jr., Biglieri EG, Shackleton CH, Irony I, Gomez-Fontes R: Licorice-induced hypermineralocorticoidism. N Engl J Med 1991; 325:1223–7.
Funder JW: Apparent mineralocorticoid excess. Endocrinol Metab Clin North Am 1995; 24:613–21.
Gennari FJ: Hypokalemia. N Engl J Med 1998; 339:451–8.
Grosson CL, Esteban J, Mckenna-Yasek D, Gusella JF, Brown RH Jr.: Hypokalemic periodic paralysis mutations: confirmation of mutation and analysis of founder effect. Neuromuscul Disord 1996; 6:27–31.
Haberer JP, Jouve P, Bedock B, Bazin PE: Severe hypokalaemia secondary to overindulgence in alcohol-free „pastis". Lancet 1984; 1:575–6.
Jamison RL, Ross JC, Kempson RL, Sufit CR, Parker TE: Surreptitious diuretic ingestion and pseudo-Bartter's syndrome. Am J Med 1982; 73:142–7.
Jeck N, Konrad M, Peters M, Weber S, Bonzel KE, Seyberth HW: Mutations in the chloride channel gene, CLCNKB, leading to a mixed Bartter-Gitelman phenotype. Pediatr Res 2000; 48:754–8.
Kaplan NM, Carnegie A, Raskin P, Heller JA, Simmons M: Potassium supplementation in hypertensive patients with diuretic-induced hypokalemia. N Engl J Med 1985; 312:746–9.
Kleta R, Basoglu C, Kuwertz-Broking E: New treatment options for Bartter's syndrome. N Engl J Med 2000; 343:661–2.
Mantero F, Palermo M, Petrelli MD, Tedde R, Stewart PM, Shackleton CH: Apparent mineralocorticoid excess: type I and type II. Steroids 1996; 61:193–6.
Materson BJ: Diuretic-associated hypokalemia. Arch Intern Med 1985; 145:1966–7.
Mehrotra R, Nolph KD, Kathuria P, Dotson L: Hypokalemic metabolic alkalosis with hypomagnesuric hypermagnesemia and severe hypocalciuria: a new syndrome? Am J Kidney Dis 1997; 29:106–14.
Simon DB, Karet FE, Hamdan JM, Dipietro A, Sanjad SA, Lifton RP: Bartter's syndrome, hypokalaemic alkalosis with hypercalciuria, is caused by mutations in the Na-K-2Cl cotransporter NKCC2. Nat Genet 1996; 13:183–8.

Simon DB, Karet FE, Rodriguez-Soriano J, Hamdan JH, Dipietro A, Trachtman H, Sanjad SA, Lifton RP: Genetic heterogeneity of Bartter's syndrome revealed by mutations in the K$^+$ channel, ROMK. Nat Genet 1996; 14:152–6.

Simon DB, Lifton RP: The molecular basis of inherited hypokalemic alkalosis: Bartter's and Gitelman's syndromes. Am J Physiol 1996; 271:F961–6.

Simon DB, Nelson-Williams C, Bia MJ, Ellison D, Karet FE, Molina AM, Vaara I, Iwata F, Cushner HM, Koolen M, Gainza FJ, Gitleman HJ, Lifton RP: Gitelman's variant of Bartter's syndrome, inherited hypokalaemic alkalosis, is caused by mutations in the thiazide-sensitive Na-Cl cotransporter. Nat Genet 1996; 12:24–30.

Stewart PM, Wallace AM, Valentino R, Burt D, Shackleton CH, Edwards CR: Mineralocorticoid activity of liquorice: 11-beta-hydroxysteroid dehydrogenase deficiency comes of age. Lancet 1987; 2:821–4.

Weiner ID, Wingo CS: Hypokalemia – consequences, causes, and correction. J Am Soc Nephrol 1997; 8:1179–88.

2.2.3 Hyperkaliämie

Definition
Bei einem Serum-Kalium ≥ 5,5 mmol/l liegt eine Hyperkaliämie vor.

Epidemiologie
Eine Hyperkaliämie findet sich seltener als eine Hypokaliämie und ist fast ausschließlich mit einer eingeschränkten Nierenfunktion verbunden.

Pathophysiologie und Ätiologie

Zu Hyperkaliämie führende Störungen

Störungen der internen K$^+$-Bilanz durch K$^+$-Shift
- Azidose durch mineralische Säuren.
- Hormonmangel (Insulin, Aldosteron).
- Medikamente:
  - β-Blocker.
  - α-adrenerge Antagonisten.
  - Digitalis.
  - Succinylcholin.
  - Hypertone Lösungen.
  - Insulinantagonisten.
- Periodische, hyperkaliämische Lähmung (▶ unten).

K$^+$-Efflux aus Zellen (Katabolismus, Zellzerstörung)
- Rhabdomyolyse.
- Intravaskuläre Hämolyse.
- Akutes Tumorlysesyndrom.
- Verbrennungen.
- Crush-Syndrom.

Gesteigerte K$^+$-Zufuhr (▶ unten)
- Oral (meist nur bei Niereninsuffizienz).
- Parenteral.

Verminderte renale K$^+$-Ausscheidung
- Niereninsuffizienz (K/DOQI V).
- Morbus Addison.

- Aldosteronmangel (Typ-IV-RTA):
  - Adrenogenitales Syndrom (21-Hydroxylase-Mangel, 3-β-Hydroxysteroid-Dehydrogenase-Mangel).
  - Hyporeninämischer Hypoaldosteronismus.
- Tubuläre Defekte:
  - Pseudohypoaldosteronismus: Transportstörungen des epithelialen Na^+-Kanals; erhöhte Cl-Resorption (Gordon-Syndrom).
  - Sichelzellerkrankung.
  - Nierentransplantation.
  - Obstruktive Nephropathie.

> ✓ **PSEUDOHYPERKALIÄMIE**
> - Leukozytose, Thrombozytose (meist $10^6/\mu l$) mit In-vitro-Freisetzung von K^+ während der Gerinnung.
> - Hämolyse der Blutprobe.
> - „Staubindenhyperkaliämie".

Spezielle Ursachen

Familiäre periodische hyperkaliämische Lähmung
Anfallsartig können bei diesem genetisch bedingtem Krankheitsbild (OMIM #170500) Lähmungen auftreten, die 1–2 h andauern. Die Erkrankung wird autosomal-dominant vererbt und führt zu Mutationen im Natriumkanal SCN4A.

Gesteigerte orale oder parenterale Kaliumzufuhr
Nur bei einer renalen Ausscheidungsstörung können diätetische Belastungen zu klinisch bedeutsamen Hyperkaliämien führen. Finden sich keine Transferstörungen im Sammelrohr, muss die GFR auf unter 10 ml/Min. abgesunken sein, bevor nennenswerte Probleme auftreten. Der Transfer im Sammelrohr lässt sich berechnen (▶ Kasten).

> **TRANSTUBULÄRER K^+-GRADIENT (TTKG)**
> $$TTKG = \frac{(K^+ - Urin)/(K^+ - Plasma)}{Urin\text{-}Osmolarität / Plasma\text{-}Osmolarität}$$
> Ein Gradient > 8 zeigt einen Sammelrohrdefekt an, ein Gradient < 2 eine Aldosteronwirkung.

Medikamentös verursachte Hyperkaliämie
- Renin ↓, Aldosteron ↓:
  - Cyclooxygenasehemmer.
  - β-adrenerge Antagonisten.
  - ACE-Hemmer und AT-II-Rezeptorantagonisten.
  - Heparin.
- Hemmung der renalen K^+-Sekretion:
  - K^+-sparende Diuretika.
  - Trimethoprim.
  - Pentamidin.
  - Ciclosporin A.
  - Digitalisintoxikation.
  - Lithium.

Klinik

Betroffen sind v. a. die quergestreifte Muskulatur und das Herz.

> **EKG-Veränderungen bei Hyperkaliämie**
> - Hohe und spitze T-Wellen.
> - Verminderte R-Zacken.
> - Verbreiterung der QRS-Komplexe und Verlängerung von PR bis zu monophasischen Deformierungen.
> - Verschmelzung von QRS und T (Sinuswellenmuster).

Im Bereich der Muskulatur finden sich Lähmungen, die Patienten können teilweise nicht mehr laufen oder die Arme heben. Für die Prognose sind aber die kardialen Veränderungen im Regelfall entscheidend, die bei monophasischen Deformitäten bis zur elektromechanischen Entkopplung und Erfolglosigkeit aller Reanimationsbemühungen führen können.

Diagnostik und Differenzialdiagnose

Es empfiehlt sich zur Einordnung die Bestimmung des Blutbildes, von Natrium, Kalium, Chlorid, Magnesium, Säure-Basen-Haushalt (pH, Bikarbonat), Kreatinin und Glukose. Fakultativ können Bestimmungen von Renin, Aldosteron und Kortisol sinnvoll sein. Im Urin kann eine Bestimmung von Natrium, Kalium und Chlorid die Differenzialdiagnose erleichtern.

Therapie

Die Therapie orientiert sich an den Kaliumwerten unter Berücksichtigung der Klinik und den EKG-Veränderungen (▶ Tab. 2.8).

Weitere Therapiemöglichkeiten: Gabe von 100 ml $NaHCO_3^-$ 8,4 %, Wirkungseintritt nach 15–30 Min. β_2-Sympathomimetika haben ebenfalls einen Effekt innerhalb von 15–30 Min. (z. B. Berotec®-Spray 2 × 2 Hub).

Tab. 2.8 Therapie der Hyperkaliämie je nach Gefährdungsgrad

Grad	Kaliumspiegel	Therapie
A	> 6,0–6,5 mmol/l Lebensbedrohlich	Senkung über Austauscherharze (z. B. Resonium® 4 × 1 Messlöffel, Sorbisterit® 4 × 1 Messlöffel, Resonium-Einläufe®, Wirkungseintritt nach 30–60 Min.); engmaschige Kontrollen. Bei nur gering oder nicht eingeschränkter Nierenfunktion Schleifendiuretika
B	> 6,5–7,0 mmol/l Lebensbedrohlich	Senkung über Verstärkung des transzellulären Shifts (Insulin-Glukose-Infusion: G5 % 500 ml + 10 IE Altinsulin, BZ-Kontrollen, Wirkungseintritt nach 5–10 Min.). Bei terminaler Niereninsuffizienz Notfalldialyse (entfernt 25–30 mmol/h). Zusätzlich Maßnahmen wie bei A
C	> 7,0 mmol/l Herz-Kreislauf-Stillstand jederzeit möglich	i.v. Gabe von Kalziumglukonat, z. B. 10 % Kalziumglukonat 10 ml i.v. und Wiederholung nach 10 Min. Wirkungseintritt nach 1–2 Min., Wirkungsdauer ca. 20 Min. Zusätzlich Maßnahmen wie bei A und B. **Cave:** Digitalisierung ist KI für Kalziumgaben.

Literatur

Allon M: Treatment and prevention of hyperkalemia in end-stage renal disease. Kidney Int 1993; 43:1197–209.
Allon M, Copkney C: Albuterol and insulin for treatment of hyperkalemia in hemodialysis patients. Kidney Int 1990; 38:869–72.
Allon M, Dunlay R, Copkney C: Nebulized albuterol for acute hyperkalemia in patients on hemodialysis. Ann Intern Med 1989; 110:426–9.
Allon M, Shanklin N: Effect of albuterol treatment on subsequent dialytic potassium removal. Am J Kidney Dis 1995; 26:607–13.
Allon M, Shanklin N: Effect of bicarbonate administration on plasma potassium in dialysis patients: interactions with insulin and albuterol. Am J Kidney Dis 1996; 28:508–14.
Blumberg A, Weidmann P, Shaw S, Gnadinger M: Effect of various therapeutic approaches on plasma potassium and major regulating factors in terminal renal failure. Am J Med 1988; 85:507–12.
Cannon SC, Brown RH Jr., Corey DP: A sodium channel defect in hyperkalemic periodic paralysis: potassium-induced failure of inactivation. Neuron 1991; 6:619–26.
Conte G, Dal Canton A, Imperatore P, De Nicola L, Gigliotti G, Pisanti N, Memoli B, Fuiano G, Esposito C, Andreucci VE: Acute increase in plasma osmolality as a cause of hyperkalemia in patients with renal failure. Kidney Int 1990; 38:301–7.
Don BR, Schambelan M: Hyperkalemia in acute glomerulonephritis due to transient hyporeninemic hypoaldosteronism. Kidney Int 1990; 38:1159–63.
Don BR, Sebastian A, Cheitlin M, Christiansen M, Schambelan M: Pseudohyperkalemia caused by fist clenching during phlebotomy. N Engl J Med 1990; 322:1290–2.
Dubose TD Jr.: Hyperkalemic hyperchloremic metabolic acidosis: pathophysiologic insights. Kidney Int 1997; 51:591–602.
Dubose TD Jr.: Hyperkalemic metabolic acidosis. Am J Kidney Dis 1999; 33:XLV–XLVIII.
Edes TE, Sunderrajan EV: Heparin-induced hyperkalemia. Arch Intern Med 1985; 145:1070–2.
Kokko JP: Primary acquired hypoaldosteronism. Kidney Int 1985; 27:690–702.
Reiser IW, Chou SY, Brown MI, Porush JG: Reversal of trimethoprim- induced antikaliuresis. Kidney Int 1996; 50:2063–9.
Rimmer JM, Horn JF, Gennari FJ: Hyperkalemia as a complication of drug therapy. Arch Intern Med 1987; 147:867–9.
Weiner ID, Wingo CS: Hyperkalemia: a potential silent killer. J Am Soc Nephrol 1998; 9:1535–43.

2.3 Kalzium- und Phosphathaushalt

2.3.1 Physiologie und Pathophysiologie

Parathormon (PTH)

PTH wird aus inaktiven Vorstufen (Prä-pro-PTH) in den Nebenschilddrüsen gebildet und von dort in die Zirkulation abgegeben. PTH zirkuliert als intaktes Peptid (Aminosäuren 1–84) sowie in Form von Fragmenten (C-terminale, N-terminale, mid-regionale Peptide). Die biologische Hauptwirkung wird durch das agonistische aminoterminale Fragment (1–34) vermittelt, während das Fragment 7–84 nur antagonistisch wirksam ist. Die herkömmlichen Assays zur Bestimmung von PTH (intaktes PTH nach Nichols) erfassen zwei Epitope innerhalb der Sequenz 7–84 und damit sowohl aktivierende (CAP) als auch inhibierende Fragmente (CIP). Neuere Assays (Gesamt-PTH/Scantibodies) erfassen ein Epitop in der 1–6-Sequenz und ein weiteres Epitop im terminalen Bereich. Das gemessene PTH repräsentiert damit nur das aktivierende Hormon (CAP).

Hauptindikationen für die Messung des PTH-Spiegels: Differenzialdiagnose der Hyperkalzämie und Verlaufskontrolle bei Niereninsuffizienten und Dialysepatienten.

> **URSACHEN FÜR SCHWANKUNGEN DER PTH-SEKRETION (NAVEL-MANY UND SILVER 1990)**
> - Änderungen der Kalzium-Konzentration im Serum (innerhalb von Minuten).
> - Vermehrte Degradation von PTH (innerhalb von 1–60 Min.).
> - Geänderte Expression des Prä-Pro-PTH-Gens (Stunden bis Tage).
> - Gesteigerte Proliferation der Parathyreoidea durch Wachstumsfaktoren (für Tage und Wochen).

Neben Kalzium beeinflussen auch Aluminium, Lithium, Magnesium, Phosphat und Calcitriol die Sekretion bzw. Synthese von PTH. $1,25(OH)_2D_3$ (Calcitriol) bindet an spezifische Rezeptoren der Nebenschilddrüse, hemmt dort die Hormonsynthese, wirkt der Proliferation der Nebenschilddrüse entgegen und steigert die Kalziumempfindlichkeit der Parathyreoidea.

> **ERHÖHUNG DER SERUM-KALZIUM-KONZENTRATION DURCH PTH**
> - Ossär durch Steigerung der Knochenresorption (Aktivierung von Osteoklasten und Hemmung von Osteoblasten in Gegenwart sog. permissiver Mengen an Vitamin D_3).
> - Intestinal durch Steigerung der Kalzium- und Phosphatresorption durch Erhöhung der renalen Vitamin-D_3-Produktion.
> - Renal durch Erhöhung der Kalzium-Reabsorption durch eine direkte Wirkung am distalen Tubulus und erhöhte Vitamin-D_3-Konzentrationen.

Für den Phosphathaushalt spielt PTH eine entscheidende Rolle. Einerseits kommt es Vitamin-D-vermittelt zu einer verstärkten enteralen Phosphatresorption, zweitens führt auch eine gesteigerte Knochenresorption zu einer vermehrten Freisetzung von Phosphat. Auf der anderen Seite reduziert PTH die Reabsorption des Phosphates im proximalen Tubulus, was zu einer erhöhten Phosphatexkretion führt. Nettomäßig überwiegt bei Nierengesunden dieser phosphatsenkende Effekt des PTH.

CALCITONIN

Calcitonin ist ein Polypeptid (32 Aminosäuren), welches von den parafollikulären Zellen der Schilddrüse sezerniert wird. Die primären Zielzellen des Calcitonins sind Osteoklasten, Tubulusepithelien und Nervenzellen. An Osteoklasten führt Calcitonin durch Hemmung der Aktivität zu einer Verringerung des Effluxes von Kalzium und Phosphat und so zu einer Erniedrigung des Plasma-Kalziums und -Phosphates. Zusätzlich stimuliert Calcitonin indirekt die Bildung von $1,25(OH)_2D_3$ (s.u.), die renale Kalziumausscheidung sowie die Nettoablagerung von Kalzium im Knochen (durch Hemmung der Knochenresorption) und senkt so ein erhöhtes Kalzium und begünstigt die Knochenmineralisation. Therapeutisch wird Calcitonin in Form von Lachscalcitonin zur Behandlung der Hyperkalzämie, der Osteoporose und des Morbus Paget eingesetzt.

Vitamin D

Zwei natürliche Präkursoren von Vitamin D sind bekannt; Ergosterol in Pflanzen und 7-Dehydrocholesterin bei Säugern und beim Menschen. Beide wandeln sich unter UV-Einwirkung zu den entsprechenden Vitaminen Ergocalciferol (Vitamin D_2) und Cholecalciferol (Vitamin D_3) um. Unter physiologischen Bedingungen ist die Haut Hauptbildungsstätte (etwa 90 %) für Vitamin D.

Diätetisch zugeführtes Vitamin D spielt eine untergeordnete Rolle, kann bei fehlender UV-Exposition jedoch zur Hauptquelle der Vitamin-D-Versorgung werden. In der Leber wird Cholecalciferol durch ein spezifisches Enzym, die 25-Hydroxylase, zu $25(OH)D_2$ (25-Hydroxyergocalciferol) bzw. $25(OH)D_3$ (25-Hydroxycholecalciferol, Cholecalcifediol, Calcidiol) metabolisiert. $25(OH)D_3$ ist im menschlichen Plasma in einer Konzentration von 20–50 ng/ml vorhanden, und ist ein Indikator der Vitamin-D-Reserven. Zirkulierendes $25(OH)D_3$ wird in den proximalen Tubulusepithelien in Position 1 oder 24 hydroxyliert. 1,25- ist der aktive und 24,25-Dihydroxycholecalciferol der inaktive Metabolit.

Steuerung der Aktivität der 1α-Hydroxylase durch 3 Faktoren
- Calcitriol-Konzentration (negativer Feedback).
- PTH-Konzentration.
- Plasmaphosphatkonzentration.

Eine Hypokalzämie stimuliert via erhöhter PTH-Sekretion ebenso wie eine Hypophosphatämie die Bildung von 1,25-Vitamin-D_3, wohingegen eine Hyperkalzämie und eine Hyperphosphatämie zu einer Hemmung der Aktivität der α-Hydroxylase führen. Schwangerschaft, Wachstum oder Laktation können die Bildung des $1,25(OH)_2D_3$ ebenfalls beeinflussen. Auch bei granulomatösen Erkrankungen wie der Sarkoidose oder der Tuberkulose kommt es über eine verstärkte Bildung von $1,25(OH)_2D_3$ zu bisweilen schweren Hyperkalzämien. Im Dünndarm wird die Kalzium- und Phosphataufnahme durch Calcitriol stimuliert, im Knochen einerseits die Differenzierung und Funktion von Osteoblasten aktiviert und andererseits gleichzeitig der indirekte Einfluss des PTH auf die Osteoklasten, d. h. die Knochenresorption, ermöglicht (sog. permissive Rolle des Vitamin D bei der Wirkung des Parathormons). Aufgrund der inhibitorischen Komponente des Vitamin D auf die Parathyreoidea mit reduzierter PTH-Sekretion resultiert im Regelfall die Mineralisation des Knochens als Hauptwirkung.

Kalziumhomöostase

Interne Kalziumbilanz

Etwa 1 % des Gesamtkörper-Kalziums von 1000–1200 g befindet sich im EZR, 99 % im Knochengewebe in Form von Hydroxyapatit, davon 1 % als austauschbares Kalzium. Im Serum sind etwa 50 % des Kalziums in ionisierter Form vorhanden, 10 % liegen als Komplexsalze vor (Zitrat, Bikarbonat, Laktat), der Rest ist proteingebunden, praktisch ausschließlich an Albumin. Unter physiologischen Bedingungen sind nur etwa 10–15 % der Bindungsstellen des Albumins durch Kalzium besetzt. Alkalose erhöht die Bindungsfähigkeit des Albumins; bei gleichbleibendem Gesamt-Kalzium nimmt der ionisierte Anteil ab. Es kommt zu Symptomen des Kalziummangels, wie z.B. bei der Hyperventilationstetanie.

Externe Kalziumbilanz

Beim Gesunden schwankt der Serum-Kalziumspiegel lediglich um 6 %. Kalzium gelangt über den Darm in den Organismus und verlässt ihn über Darm und Niere. Im Gleichgewichtszustand dient der Knochen vor allem als Puffersystem. Zur Entwicklung einer Hyperkalzämie/Hyperphosphatämie bzw. einer Hypokalzämie/Hypophosphatämie muss ein deutlicher Eingriff in das Regulationssystem erfolgen.

PHOSPHATHOMÖOSTASE

Interne Phosphatbilanz

Etwa 85 % des Gesamtkörperphosphats von 500–800 g befinden sich im Skelett. Im Plasma liegt Phosphat in 2 Fraktionen vor: Filtrierbares Phosphat, das etwa 80–85 % der Gesamtmenge ausmacht, und proteingebundenes Phosphat.

Externe Phosphatbilanz

Intestinale Absorption

Die Phosphatabsorption im Dünndarm wird durch $1,25(OH)_2D_3$ (Calcitriol) ebenso gefördert wie die des Kalziums. Die durchschnittliche Nahrung enthält mehr Phosphat als Kalzium, etwa 800–1500 mg. Bei einer oralen Aufnahme von 1400 mg werden etwa 1120 mg absorbiert, 490 mg mit dem Stuhl ausgeschieden, inklusive 210 mg aus Verdauungssäften, und letztendlich 910 mg/d renal entfernt. Diese relativ hohe fraktionelle Phosphatabsorption in Verbindung mit dem hohen renalen Anteil an der Exkretion erklärt die häufige Hyperphosphatämie bei eingeschränkter Nierenfunktion. Reichliche Kalziumzufuhr kann Phosphat komplexieren und damit die fäkale Phosphatausscheidung erhöhen.

Renale Phosphatverarbeitung

Im proximalen Tubulus werden 70–90 % der filtrierten Menge resorbiert. Die Rückresorption in diesen Nephronsegmenten erfolgt hauptsächlich mit Natrium. Die Resorption wird durch niedriges Phosphat und Vitamin D stimuliert, während PTH die Aktivität der Transporter vermindert. 20–30 % des Phosphats werden distal der Henle-Schleife resorbiert. Die Rückresorptionskapazität des Tubulus für Phosphat ist begrenzt, d.h. es besteht ein sog. Transportmaximum (Tm). Das Tm für Phosphat ändert sich vor allem durch Volumenexpansion und PTH-Exzess.

Zahlreiche Faktoren wurden identifiziert, die Einfluss auf die renale Phosphatkonservierung haben (▸ Tab. 2.9).

Tab. 2.9   Faktoren mit Einfluss auf die renale Phosphatexkretion

Stimulation	Hemmung
Phosphatreiche Kost	Phosphatarme Kost
PTH	Parathyreoidektomie
Ca^{2+}	Thyroxin
Langzeitgabe Vitamin D	Akute Vitamin-D-Gabe
Glukagon	Insulin
Glukokortikoide	Wachstumshormone
Chronische Azidose	$pCO_2 \downarrow$
Volumenexpansion	Volumenkontraktion

Tab. 2.9 Faktoren mit Einfluss auf die renale Phosphatexkretion *(Forts.)*

Stimulation	Hemmung
Diuretika	
Hunger	

Indizes der renalen Phosphatverarbeitung

Diese Parameter (▸ Tab. 2.10) charakterisieren vor allem tubuläre Phosphatverlustsyndrome.

Tab. 2.10 Indizes der renalen Phosphatverarbeitung

	Bestimmung	Normalwerte
Phosphat-Clearance in ml/Min.	Ph-Cl in ml/Min. = $\dfrac{\text{U-Ph in mmol/l} \times \text{Urinvolumen in ml/Min.}}{\text{S-Ph in mmol/l}}$	5,4–16,2 ml/Min.
Tubuläre Rückresorption von Phosphat in % (TRP)	$1 - \dfrac{\text{Phosphat-Clearance}}{\text{Kreatinin-Clearance}} \times 100$	82–90 %

....
Literatur

Burtis WJ, Brady TG, Orloff JJ, Ersbak JB, Warrell RP Jr., Olson BR, Wu TL, Mitnick ME, Broadus AE, Stewart AF: Immunochemical characterization of circulating parathyroid hormone-related protein in patients with humoral hypercalcemia of cancer. N Engl J Med 1990; 322:1106–12.
Bushinsky DA, Monk RD: Electrolyte quintet: Calcium. Lancet 1998; 352:306–11.
Dirks JH: The kidney and magnesium regulation. Kidney Int 1983; 23:771–7.
Hardwick LL, Jones MR, Brautbar N, Lee DB: Magnesium absorption: mechanisms and the influence of vitamin D, calcium and phosphate. J Nutr 1991; 121:13–23.
Holick MF: Vitamin D and the kidney. Kidney Int 1987; 32: 912–29.
Kurokawa K: Calcium-regulating hormones and the kidney. Kidney Int 1987; 32:760–71.
Marx SJ: Hyperparathyroid and hypoparathyroid disorders. N Engl J Med 2000; 343:1863–75.
Miyamoto K, Tatsumi S, Morita K, Takeda E: Does the parathyroid 'see' phosphate? Nephrol Dial Transplant 1998; 13:2727–9.
Naveh-Many T, Silver J: Regulation of parathyroid hormone gene expression by hypocalcemia, hypercalcemia, and vitamin D in the rat. J Clin Invest 1990; 86:1313–9.
Reichel H, Koeffler HP, Norman AW: The role of the vitamin D endocrine system in health and disease. N Engl J Med 1989; 320:980–91.
Rodan GA, Martin TJ: Therapeutic approaches to bone diseases. Science 2000; 289:1508–14.
Slatopolsky E, Finch J, Denda M, Ritter C, Zhong M, Dusso A, Macdonald PN, Brown AJ: Phosphorus restriction prevents parathyroid gland growth. High phosphorus directly stimulates PTH secretion in vitro. J Clin Invest 1996; 97:2534–40.
Slatopolsky E, Lopez-Hilker S, Delmez J, Dusso A, Brown A, Martin KJ: The parathyroid-calcitriol axis in health and chronic renal failure. Kidney Int Suppl 1990; 29:S41–7.
Weisinger JR, Bellorin-Font E: Magnesium and phosphorus. Lancet 1998; 352:391–6.
Zierold C, Darwish HM, Deluca HF: Identification of a vitamin D-response element in the rat calcidiol (25-hydroxyvitamin D3) 24-hydroxylase gene. Proc Natl Acad Sci USA 1994; 91:900–2.

2.3.2 Hyperkalzämie

DEFINITION
Eine Hyperkalzämie liegt vor, wenn das ionisierte Kalzium > 1,30 mmol/l (Norm 1,15–1,30 mmol/l) ist. Findet sich nur eine Erhöhung des gesamten Kalziums, kann auch eine Hyperproteinämie die Ursache sein, da Kalzium eine hohe Eiweißbindung hat.

Falsch hohe Kalziumwerte (abzulesen an der korrespondierenden Albuminerhöhung) können durch Blutstauung als Folge einer Staubinde bei der Blutentnahme vorgetäuscht werden, da es in diesem Fall durch den erhöhten Rückflussdruck zu Ultrafiltration und Anstieg des proteingebundenen Kalziums kommt.

EPIDEMIOLOGIE
Prävalenz in der Allgemeinbevölkerung: 1,0–1,5 %.

ÄTIOLOGIE UND PATHOPHYSIOLOGIE
Hauptmechanismen der Hyperkalzämie: Intestinale Hyperabsorption von Kalzium und vermehrte Knochenresorption.

> ✓ 80–90 % aller Hyperkalzämien lassen sich auf einen primären Hyperparathyreoidismus oder eine Tumorerkrankung zurückführen.
> Eine schwere Hyperkalzämie (Serum-Kalzium > 3,5 mmol/l) ist fast immer tumorbedingt.

Tab. 2.11	Ursachen der Hyperkalzämie
Häufig	• Primärer Hyperparathyreoidismus (HPT) • Hyperkalzämie bei Tumoren
Gelegentlich	• Thyreotoxikose • Sarkoidose • Vitamin-D-Intoxikation • Immobilisierung • Milch-Alkali-Syndrom • Benigne familiäre hypokalzurische Hyperkalzämie • Tertiärer HPT • Thiazide
Selten	• Weitere granulomatöse Erkrankungen (TBC, Pilze, Wegener-Granulomatose, Berylliose, eosinophiles Granulom) • Theophyllinintoxikation • Massive Mammahyperplasie • Idiopathische infantile Hyperkalzämie • Lithiumintoxikationen • NNR-Insuffizienz • Vitamin-A-Intoxikation • Malignes neuroleptisches Syndrom • Aluminiumintoxikation • Sepsis • AIDS • Aspirinintoxikation • Morbus Paget mit Frakturen

2.3 Kalzium- und Phosphathaushalt

Tab. 2.11   Ursachen der Hyperkalzämie *(Forts.)*

Selten	• Hypothyreose • Nach ANV durch Rhabdomyolyse • Varianten des Milch-Alkali-Syndroms („Kreidefresser") • Aufnahme von hypertonischem Meerwasser

✓ Merkhilfe zur DD der Hyperkalzämie: „vitamins trap" (Vitaminfalle)

- V Vitamine A und D
- I   Immobilisation
- T Thyreotoxikose
- A Addison-Erkrankung
- M Milch-Alkali-Syndrom
- I   Inflammatorische Darmerkrankung
- N Neoplasien
- S Sarkoidose
- T Thiazide und andere Medikamente
- R Rhabdomyolyse
- A AIDS
- P Paget-Krankheit, parenterale Ernährung, Parathyreoideaerkrankungen.

Primärer Hyperparathyreoidismus

Ätiologie: Meist liegt ein mono- oder oligoklonales Adenom vor. Der HPT kann aber auch Symptom einer übergeordneten Störung sein (multiple endokrine Neoplasien = MEN) und ist dann häufig Folge einer polyglandulären Hyperplasie. Das Nebenschilddrüsenkarzinom ist durch ausgeprägte Hyperkalzämie (um 3,5 mmol/l = 14 mg/dl) gekennzeichnet.

Diagnostik: Sonographie der Halsregion. Im Zweifel oder bei Verdacht auf Ektopien szintigraphische Lokalisationsdiagnostik mit Technetium-99m-Sestamibi. In einzelnen Fällen ergänzend weitere Untersuchungen: MR, DSA und die selektive PTH-Bestimmung.

Therapie: Die Operationsindikation beim primären HPT mit leichter bis mäßiger Hyperkalzämie ist häufig unklar. In einer schwedischen Langzeitstudie an 172 Personen war die Überlebenszeit bei Patienten mit primärem HPT unter 70 Jahren geringer als in der Kontrollgruppe. Bei über 70-Jährigen ergab sich kein Unterschied [Palmer 1987], so dass zumindest in dieser Altersgruppe ein konservatives Vorgehen beim asymptomatischen HPT möglich erscheint [NIH-Consensus-Konferenz 1991].

Operationsindikation bei pHPT nach NIH-Consensus-Konferenz

Ein Patient sollte operiert werden bei:
- Serum-Kalzium > 3 mmol/l.
- Ausgeprägter Hyperkalzurie (> 400 mg/d).
- Symptomatik (Müdigkeit, Abgeschlagenheit, Depression, Obstipation etc.).
- HPT-bedingten Komplikationen wie Nephrolithiasis, Nephrokalzinose, schweren neuromuskulären Störungen oder Ostitis fibrosa.
- Alter jünger als 50 Jahre.

Tumorerkrankungen

Maligne Tumoren mit und ohne Skelettmetastasen können Hyperkalzämie verursachen. Neben direkter Osteolyse durch Metastasen kommen humorale Faktoren in Betracht, die die ossäre Kalziumfreisetzung begünstigen bzw. die tubuläre Kalziumrückresorption erhöhen. 80 % der Patienten mit tumorassoziierter Hyperkalzämie bilden ein Protein (PTHrP = PTH-related protein), das mit PTH-Rezeptoren reagiert.

Wirkungen von PTHrP
- Stimulation der renalen und ossären Adenylatcyclase.
- Erhöhung der renal-tubulären Reabsorption von Kalzium.
- Verstärkung der Osteoklasten-vermittelten Knochenresorption.
- Verringerung der renalen Phosphatrückresorption.
- Stimulation der 1α-Hydroxylase und damit der Bildung von Calcitriol.

Neben dem PTHrP spielen proinflammatorische Zytokine (Tumornekrosefaktor, Interleukin-1 und -6) bei der Entstehung einer paraneoplastischen Hyperkalzämie eine Rolle.

Benigne familiäre hypokalzurische Hyperkalzämie (OMIM #145980)

Autosomal-dominante Erkrankung mit einer Mutation des sog. „Kalzium-Sensing-Receptor" der Parathyreoidea. Die Plasma-Kalziumspiegel sind lebenslang erhöht. Wichtige Differenzialdiagnose der Hyperkalzämie, da die Patienten von einer Parathyreoidektomie nicht profitieren.

Klinik:
- Hyperkalzämie und Hypokalzurie.
- Die PTH-Spiegel sind bei fast allen Patienten normal (sehr selten erhöht).
- Es handelt sich um ein benignes Syndrom (selten wurde eine Pankreatitis beschrieben).

Sarkoidose

Hyperkalzurie wird bei Sarkoidose in etwa 50 % beobachtet, Hyperkalzämie in 10 %. Hauptfaktor für die Hyperkalzämie sind erhöhte $1,25(OH)_2D_3$-Spiegel, die in den aktivierten Makrophagen gebildet werden. Typisch ist folgende pathophysiologische Konstellation:
- Erhöhte $1,25(OH)_2D_3$-Spiegel mit Hyperabsorption von Nahrungskalzium.
- Suppression von PTH mit Erhöhung der renalen Kalziumausscheidung.
- Anstieg des Phosphats in den oberen Normbereich.

Therapie:
- Vermeidung von Sonnenlichtexposition.
- UV-Protektion der Haut.
- Kalzium- und Vitamin-D-arme Ernährung.
- Steroide bei persistierender massiver Hyperkalzurie.

Milch-Alkali-Syndrom

Das Milch-Alkali-Syndrom tritt auf bei Patienten, die große Mengen Kalziumkarbonat zu sich nehmen.

Pathophysiologie:
- Erhöhte intestinale Absorption von Kalzium mit leichter Hyperkalzämie.
- Erhöhte Absorption von Karbonat mit metabolischer Alkalose, die durch Koexistenz von Volumenkontraktion, Hyperkalzämie und PTH-Suppression entsteht.
- Einschränkung der Nierenfunktion, die die Hyperkalzämie verstärkt.

Klinik: Niereninsuffizienz, metabolische Alkalose und arterielle Hypertonie. Die PTH-Werte (intaktes PTH) sind normal oder niedrig.

Thiazide

Thiazide erhöhen die Kalziumrückresorption im distalen Tubulus zusammen mit Kochsalzrestriktion. Diese Wirkung der Thiazide kann bei der Behandlung kalziumhaltiger Nierensteine genutzt werden. Meist handelt es sich um eine sehr milde Hyperkalzämie, selten über 2,7 mmol/l (11 mg/dl). Bei Auftreten einer deutlichen Hyperkalzämie muss nach weiteren Erkrankungen gefahndet werden.

Seltene Ursachen

Bei granulomatösen Erkrankungen wie Tuberkulose, Pilzerkrankungen, Berylliose, eosinophilem Granulom und Morbus Wegener handelt es sich pathophysiologisch häufig ebenfalls um eine durch Calcitriol ($1,25(OH)_2D_3$) vermittelte Hyperkalzämie. Bei Nebenniereninsuffizienz kann in 50 % eine Hyperkalzämie auftreten, die z.T. durch die Hämo- und Proteinkonzentration bei Volumenkontraktion erklärt werden kann. Auch Vitamin-A-Intoxikation führt durch gesteigerte Knochenresorption zu Hyperkalzämie und Hyperkalzurie.

Beim akuten Nierenversagen durch Rhabdomyolyse kommt es initial zur Hyperphosphatämie und Ausfällung von Kalziumphosphat im verletzten Muskel. In der Erholungsphase wird das deponierte Kalzium mobilisiert, bevor die Nierenfunktion wiederhergestellt ist. Die Hyperkalzämie kann ausgeprägt sein. Das maligne neuroleptische Syndrom kann mit ausgeprägter Hyperkalzämie einhergehen. Bei der Aluminiumintoxikation im Rahmen einer chronischen Niereninsuffizienz kommt es zur aluminiuminduzierten Osteoidose. In diesem Osteoid kann Kalzium nicht abgelagert werden, so dass der Knochenpuffer bei Kalziumbelastung entfällt und Hyperkalzämie bei dann inadäquater Kalziumzufuhr (intestinal oder während der Dialyse) entsteht. Bei bestimmten Varianten des Alkalisyndroms (z.B. Exzesszufuhr von Milchprodukten bei Bulimie) bestehen die gleichen pathophysiologischen Verhältnisse (metabolische Alkalose und vermehrte intestinale Kalziumabsorption) wie beim Milch-Alkali-Syndrom. Sepsis (Zytokinproduktion), Azetylsalizylsäure-Intoxikation, Morbus Paget mit Frakturen (resorptive Hyperkalzämie), Hyperparathyreoidismus ohne messbare PTH-Erhöhung (mutantes PTH?) und Hypothyreose (Pseudohyperkalzämie?) sind seltene Ursachen von Hyperkalzämie. Bei der Aufnahme von hypertonischem Meerwasser durch die Lungen oder den Gastrointestinaltrakt bei Schwimmunfällen kann es zu massiver Hyperkalzämie und Hypermagnesiämie kommen.

KLINIK

Unspezifische Symptome: Apathie, Lethargie und Schwäche.

Organmanifestationen:
- Kardiovaskulär: Hypertonie, vaskuläre Kalzifikationen, Arrhythmien.
- Renal: Polyurie, Nierensteine, Nephrokalzinose, Hyperkalzurie, Niereninsuffizienz.
- Gastrointestinal: Anorexie, Nausea, Erbrechen, Obstipation, Ulkus, Pankreatitis.

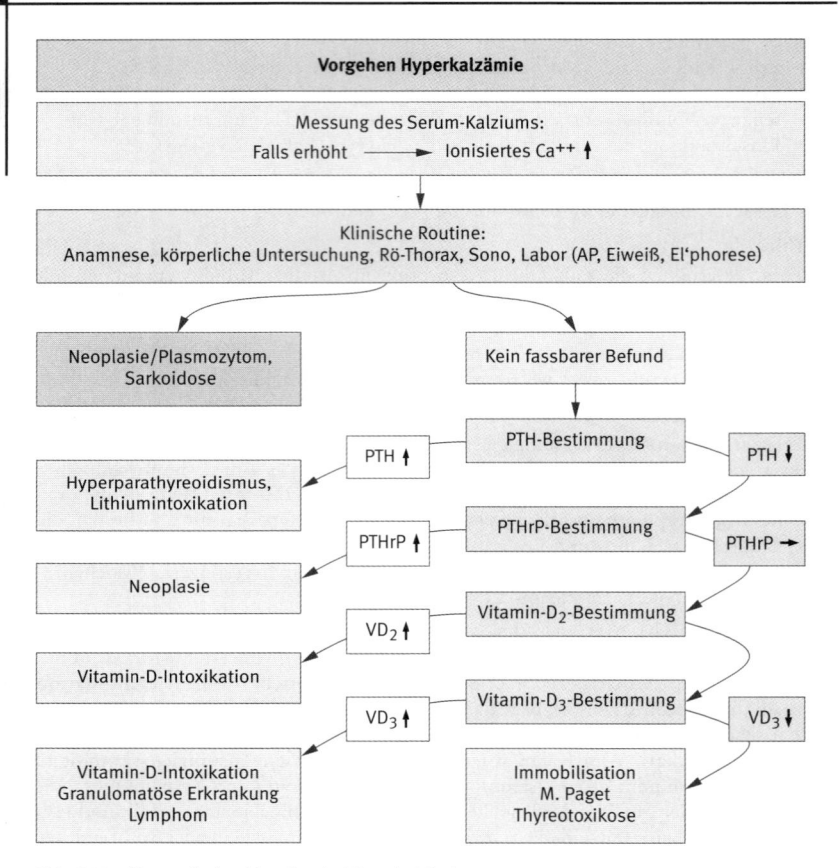

2 Elektrolytstörungen und Störungen des Säure-Basen-Haushalts

Abb. 2.11 Diagnostisches Vorgehen bei Hyperkalzämie

- Neurologisch: Kopfschmerzen, Konfusion, Halluzinationen, Depressionen, Koma.
- Rheumatologisch: Arthralgie, Muskelschwäche, Myalgien.
- Systemisch: Metastatische Kalzifikationen (Konjunktiva, Kornea, Gefäße, periartikulär).

DIAGNOSTIK UND DIFFERENZIALDIAGNOSE

Da die häufigsten Ursachen ein HPT und Malignome sind, sollten nach der Anamneseerhebung und klinischen Untersuchung zügig weitere Laboruntersuchungen erfolgen: AP, Eiweiß, PTH. PTH erlaubt schnell eine Unterscheidung in HPT und sonstige Ursachen (▶ Abb. 2.11).

THERAPIE

Allgemeine Therapieziele: Beseitigung oder Beeinflussung der Grundkrankheit, Korrektur eines Volumenmangels und begleitender Elektrolytstörungen (Kalium, Magnesium), Vermeidung von Immobilisation.

2.3 Kalzium- und Phosphathaushalt

THERAPEUTISCHES VORGEHEN BEI HYPERKALZÄMIE
1. Verminderung der intestinalen Absorption (Kalziumarme Ernährung, orale Phosphatbehandlung).
2. Erhöhung der renalen Kalziumexkretion (Volumenexpansion und Gabe eines Schleifendiuretikums).
3. Hemmung der Knochenresorption (Gabe von Bisphosphonaten, Calcitonin, Mitramycin, Cisplatin und Kaliumnitrat).
4. Dialyse.
5. Chelattherapie (EDTA, intravenöses Phosphat).

Minderung der intestinalen Absorption von Kalzium
Steroide (z. B. Prednisolon in einer Dosis von 30–50 mg/d) werden bei Überproduktion von Calcitriol im Rahmen von granulomatösen Erkrankungen (Sarkoidose, Tuberkulose) und gelegentlich auch bei Lymphomerkrankungen gegeben.

Phosphat oral verringert die Kalziumabsorption durch Bildung nichtresorbierbarer Kalziumphosphatkomplexe im Darm → Senkung des Serum-Kalziumspiegels. Reducto®-Spezial (Phosphat 613 mg pro Dragee). Dosierung: 3 × 1–3 Drg.

Steigerung der renalen Kalziumexkretion
Die Urinkalziumausscheidung kann durch Hemmung der tubulären Natriumrückresorption gesteigert werden, soweit diese mit dem Kalziumtransport verknüpft ist. Es erfolgt die gleichzeitige Gabe eines Diuretikums mit einer Kochsalzinfusion:
- Beginn mit 1–2 l 0,9%iger NaCl-Lösung i.v.
- Furosemid 40–80 mg i.v. alle 2–3 h.
- Substitution des ausgeschiedenen Urinvolumens durch 0,9%ige Kochsalzlösung und Zugabe von Kaliumchlorid (meist 20–40 mmol Kalium/l Infusion).
- Bei prolongierter Therapie Zugabe von Magnesium (10–30 mg/l).

Hemmung der Knochenresorption
Wirkstoffe zur Hemmung der Knochenresorption:
- Bisphosphonate.
- Calcitonin.
- Zytotoxische Substanzen wie Mithramycin, Cisplatin und Galliumnitrat.

Bisphosphonate hemmen die Knochenresorption durch Hemmung der Osteoklastenaktivität und Induktion einer Apoptose von Osteoklasten. Das Maximum ihrer Wirkung ist erst einige Tage nach Applikation zu erwarten. Je nach eingesetzter Substanz hält die kalziumsenkende Wirkung bis zu einigen Wochen an.

- Pamidronat wird als einmalige Injektion gegeben und kann eine Normokalzämie in einem höheren Prozentsatz als die früher übliche 3-Tages-Gabe von Etidronat bewirken. Dosierung: Wird üblicherweise dem Schweregrad der Hyperkalzämie angepasst; 30–90 mg Pamidronat gelöst in isotonischer Kochsalzlösung über 4 h. Wirkdauer: 2–4 Wochen.
- Risedronat und Alendronat sind oral verfügbare Bisphosphonate mit hoher Wirksamkeit. Dosierung: Risedronat 5 mg/d; Alendronat 5–10 mg/d oder 70 mg 1 ×/Woche.
- Etidronat ist ein lteres Bisphosphonat. Dosierung: 7,5 mg/kg KG über 4 h für 3–7 d.

Die Erfolgsquoten der Bisphosphonate sind 60–100 % aller Fälle hinsichtlich Normalisierung des Serumkalziums.

Calcitonin. Dosierung: 8 IE/kg KG/d intramuskulär oder subkutan. Erfolgsquote: Üblicherweise erfolgt die Senkung des Serum-Kalzium-Spiegels um 0,3–0,5 mmol/l innerhalb 2–3 h. Etwa 20–30 % der Patienten reagieren nicht auf das Pharmakon. Bei initialem Erfolg entwickelt sich häufig eine Resistenz.

Mithramycin ist ein antineoplastischer Wirkstoff. Dosierung: 25 µg/kg KG/8 h. Die Dosis kann nach 24–48 h. wiederholt werden. Etwa 12–24 h nach Therapiebeginn wird ein Abfall des Serumkalziums beobachtet. Nebenwirkungen: Bei protrahierter Anwendung können toxische Schäden im Knochenmark (Thrombozyten), Leber und Niere auftreten. Aus diesem Grunde bleibt der Einsatz von Mithramycin schweren tumorassoziierten Hyperkalzämieformen vorbehalten.

Cisplatin kann bei Tumorhyperkalzämie zur Senkung des Serumkalziums führen. Dosierung: 100 mg/m^2 als Infusion über 24 h.

Dialyse: Sowohl mittels Hämo- als auch mittels Peritonealdialyse ist eine Hyperkalzämie rasch und effektiv zu beseitigen. Diese Verfahren kommen nur bei schwersten Hyperkalzämieformen und/oder Patienten mit Nierenversagen bzw. schwerer dekompensierter Herzinsuffizienz in Frage.

> *!* Ein Dialysat mit niedriger Kalziumkonzentration verwenden.

Chelattherapie: Durch Phosphatinfusion und durch Infusion von EDTA (Ethylendiamintetraessigsäure) kann Kalzium im Serum, Knochen und Geweben präzipitiert werden → rasche und effektive Senkung des Serum-Kalziumspiegels. **Cave:** Die zum Teil erheblichen, mitunter sogar lebensbedrohlichen Nebenwirkungen limitieren den Einsatz dieser Therapieform, sie kommt somit im Regelfall nicht zum Einsatz. Denkbar ist die Gabe nur in lebensbedrohlichen Situationen und nach Ausschöpfung aller anderen Möglichkeiten. Neben extravaskulären Ablagerungen von Kalziumphosphat wurden auch Nebennierenrindennekrosen und tödliche Arrhythmien beobachtet.

Tab. 2.12 Therapie der Hyperkalzämie

	1. Unbekannte Ätiologie	2. Granulomatöse Erkrankungen, Lymphome/Plasmozytom
NaCl 0,9 % 2–4 l/d, Furosemid nach Volumengabe 20–160 mg i.v. alle 8 h		
Bei S-Kalzium 2,8–3,0 mmol/l	• Pamidronat 15–30 mg iv. über 4 h	• Pamidronat wie bei 1. • + Steroide, z.B. Prednisolon 50 mg oral/d oder bei Plasmozytom Dexamethason 40 mg/d über 5 Tage
Bei S-Kalzium 3,1–3,5 mmol/l	• Pamidronat 30–60 mg i.v. über 4 h	
Bei S-Kalzium > 3,6 mmol/l	• Pamidronat 60–90 mg i.v. über 4 h	
Bei hyperkalzämischer Krise	• NaCl 0,9 % 100–(200) ml/h i.v. • Dexamethason 40 mg i.v. • Pamidronat 90 mg i.v. • Ggf. Hämodialyse mit kalziumarmem Konzentrat	

Literatur

Abreo K, Adlakha A, Kilpatrick S, Flanagan R, Webb R, Shakamuri S: The milk-alkali syndrome. A reversible form of acute renal failure. Arch Intern Med 1993; 153:1005–10.
Chan AK, Duh QY, Katz MH, Siperstein AE, Clark OH: Clinical manifestations of primary hyperparathyroidism before and after parathyroidectomy. A case-control study. Ann Surg 1995; 222:402–12; discussion 412–4.
Diamond TW, Botha JR, Wing J, Meyers AM, Kalk WJ: Parathyroid hypertension. A reversible disorder. Arch Intern Med 1986; 146:1709–12.
Fitzpatrick LA: Hypercalcemia in the multiple endocrine neoplasia syndromes. Endocrinol Metab Clin North Am 1989; 18:741–52.
Friedman PA: Calcium transport in the kidney. Curr Opin Nephrol Hypertens 1999; 8:589–95.
Heath H 3rd: Familial benign (hypocalciuric) hypercalcemia. A troublesome mimic of mild primary hyperparathyroidism. Endocrinol Metab Clin North Am 1989; 18:723–40.
Kleeman CR, Norris K, Coburn JW: Is the clinical expression of primary hyperparathyroidism a function of the long-term vitamin D status of the patient? Miner Electrolyte Metab 1987; 13:305–10.
Kremer R, Shustik C, Tabak T, Papavasiliou V, Goltzman D: Parathyroid-hormone-related peptide in hematologic malignancies. Am J Med 1996; 100:406–11.
Lad TE, Mishoulam HM, Shevrin DH, Kukla LJ, Abramson EC, Kukreja SC: Treatment of cancer-associated hypercalcemia with cisplatin. Arch Intern Med 1987; 147:329–32.
Lafferty FW: Differential diagnosis of hypercalcemia. J Bone Miner Res 1991; 6: Suppl 2 S51–9; discussion S61.
Lepre F, Grill V, Ho PW, Martin TJ: Hypercalcemia in pregnancy and lactation associated with parathyroid hormone-related protein. N Engl J Med 1993; 328:666–7.
Mallette LE: The hypercalcemias. Semin Nephrol 1992; 12:159–90.
Mundy GR: Pathophysiology of cancer-associated hypercalcemia. Semin Oncol 1990; 17:10–5.
Orwoll ES: The milk-alkali syndrome: current concepts. Ann Intern Med 1982; 97:242–8.
Palmer M, Adami HO, Bergstrom R, Jakobsson S, Akerstrom G, Ljunghall S: Survival and renal function in untreated hypercalcaemia. Population-based cohort study with 14 years of follow-up. Lancet 1987; 1:59–62.
Pont A: Unusual causes of hypercalcemia. Endocrinol Metab Clin North Am 1989; 18:753–64.
Rude RK, Oldham SB, Singer FR, Nicoloff JT: Treatment of thyrotoxic hypercalcemia with propranolol. N Engl J Med 1976; 294:431–3.
Seymour JF, Gagel RF, Hagemeister FB, Dimopoulos MA, Cabanillas F: Calcitriol production in hypercalcemic and normocalcemic patients with non-Hodgkin lymphoma. Ann Intern Med 1994; 121:633–40.
Strewler GJ: The physiology of parathyroid hormone-related protein. N Engl J Med 2000; 342:177–85.

2.3.3 Hypokalzämie

DEFINITION

Definitionsgemäß ist eine echte Hypokalzämie ein Abfall des ionisierten Kalziums im Serum: Ionisiertes Kalzium < 1,15 mmol/l (Norm 1,15–1,30).

ÄTIOLOGIE, PATHOPHYSIOLOGIE UND PATHOLOGIE

Zu Hypokalzämie führende Störungen

Mit Hyperphosphatämie einhergehende Erkrankungen

- PTH-Mangel:
  - Kongenital.
  - Erworben: Parathyreopriv (J^{131}-Therapie), infiltrativ (Hämochromatose, Wilson, Sarkoidose), chronische Hypomagnesiämie, idiopathisch.

- PTH-Resistenz:
  - Pseudohypoparathyreoidismus Typ I.
  - Pseudohypoparathyreoidismus Typ II.
  - Chronische Hypomagnesiämie.
- PTH-unabhängig:
  - Endogener Phosphatstau: Niereninsuffizienz, Hämolyse, Rhabdomyolyse, Tumorlysesyndrom.
  - Exogene Phosphatüberladung, phosphathaltige Einläufe, Phosphorverbrennungen.

Mit Hypophosphatämie einhergehende Erkrankungen: Vitamin-D-Mangel
- Inadäquate Synthese, diätetischer Mangel:
  - Malabsorption.
  - Gastrektomie.
  - Dünndarmerkrankungen.
  - Pankreasinsuffizienz.
  - Cholestyramin.
- Verminderte 25α-Hydroxylierung in der Leber:
  - Chronisch biliäre Erkrankungen.
  - Vermehrter Katabolismus: Phenobarbital, Diphenylhydantoin, Glutethimid.
- Resistenz gegen Vitamin D:
  - Vitamin-D-abhängige Rachitis Typ I.
  - Vitamin-D-abhängige Rachitis Typ II.

Unterschiedliche Phosphatspiegel
- Osteoblastische Metastasen.
- Akute Pankreatitis.
- „hungry bone syndrome".
- Medikamente.
- Schwerste Krankheitszustände.
- „toxic shock syndrome".

Hypoparathyreoidismus
Hypoparathyreoidismus wird kongenital, häufiger nach Parathyreoidektomie (auch im Rahmen von Schilddrüsenoperationen) beobachtet. Akute Hypermagnesiämie (Magnesiumgaben bei EPH-Gestose) oder chronische Hypomagnesiämie hemmen sowohl die Ausschüttung als auch die Wirkung von PTH. Fehlt eine offensichtliche Ursache, spricht man von idiopathischem Hypoparathyreoidismus.

Pseudohypoparathyreoidismus
Er lässt sich biochemisch durch erhöhte PTH-Spiegel vom primären Hypoparathyreoidismus abgrenzen. Beim Typ IA (OMIM #103580) findet sich nur noch eine 50 %-Aktivität, beim Typ IB (OMIM #603233) eine vollständige Blockade. Das Vollbild der Albright-Osteodystrophie (OMIM #300800) mit Entwicklungsstörungen und Minderwuchs, geistiger Retardierung, runder Gesichtsform, Fettsucht, charakteristischer Verkürzung der 3. und 4. Ossa metacarpalia und metatarsalia findet sich beim Typ IA in 100 % und beim Typ IB nur in 15 %. Die gleichen Entwicklungsanomalien ohne die biochemischen Veränderungen des Pseudohypoparathyreoidismus werden auch als Pseudopseudohypoparathyreoidismus bezeichnet.Typische Komplikation des Hypoparathyreoidismus ist eine bilaterale Katarakt. Weiterhin werden Änderungen der Haut (Ekzem, Psoriasis und Monili-

asis) beobachtet. CT-Untersuchungen des Gehirns zeigen intrakranielle Kalzifikationen, insbesondere in Basalganglien.

Hypokalzämie durch Hypomagnesiämie
Die wichtigste klinische Manifestation der chronischen Hypomagnesiämie ist die Entwicklung von Hypokalzämie und Tetanie. Pathophysiologisch wird offensichtlich die Sekretion des PTH beeinflusst.

PTH-unabhängige Erkrankungen
Bei dieser laborchemischen Konstellation besteht ursächlich eine vermehrte exogene oder endogene Phosphatzufuhr. Hyperphosphatämie bewirkt Hypokalzämie durch Präzipitation von Kalzium. Ein Kalzium-Phosphat-Produkt über 6 (Kalzium und Phosphat jeweils in **mmol/l** gemessen) kann zu Kalziumphosphatablagerungen in Gelenken und Weichteilgewebe führen. Die häufigste Ursache ist die **Niereninsuffizienz**. Außerdem ist Phosphat das Hauptanion des Intrazellulärraums. Akuter Zellzerfall (Hämolyse, Rhabdomyolyse und Tumorlysesyndrom) bewirkt Hyperphosphatämie und konsekutive Hypokalzämie. Seltene Ursachen einer exogenen Phosphatzufuhr sind phosphathaltige Laxanzien (oral oder als Einlauf) oder phosphorinduzierte Verbrennungen.

Hypokalzämie und Hypophosphatämie
Hypokalzämie und Hypophosphatämie finden sich fast immer als Folge eines verminderten Vitamin-D-Spiegels. Vitamin-D-Mangel entsteht durch inadäquate Synthese in der Haut bei mangelnder Sonnenexposition oder Mangel in der Nahrung. Besonders betroffen sind ältere Menschen, vor allem Heimbewohner und Patienten mit besonderen Nahrungsgewohnheiten.

Hypokalzämie und variable Phosphatspiegel
Patienten mit osteoplastischen Metastasen verschiedener Genese können eine Hypokalzämie entwickeln. Die Hypokalzämie bei akuter Pankreatitis wird meistens auf Seifenbildungen durch freigesetzte Pankreaslipase zurückgeführt. Hypokalzämie findet sich in der Heilungsphase von metabolischen Knochenerkrankungen, insbesondere nach Parathyreoidektomie. Bei Vitamin-D-Mangel-Osteomalazie kann die alleinige Gabe von Vitamin D bei unzureichender Kalziumzufuhr zu symptomatischer Hypokalzämie führen. Dieses sog. „hungry bone syndrome" wird nach Parathyreoidektomie bei primärem und sekundärem Hyperparathyreoidismus gesehen. Viele Medikamente wie Zitrat, Phosphat, Bisphosphonate, Picamycin, Antikonvulsiva, Aminoglykoside, Cisplatin und Propylthiouracil können Kalzium binden, die Knochenresorption hemmen oder mit der Wirkung von PTH bzw. Vitamin D interferieren. Bei Sepsis wird häufig eine erworbene Nebenschilddrüseninsuffizienz beobachtet. Auch bei Schocksyndrom kann es zu Hypokalzämie unklarer Ursache kommen.

Störungen des Vitamin-D-Stoffwechsels mit Knochenbeteiligung
In der Differenzialdiagnose der Vitamin-D-Mangelzustände mit Knochenbeteiligung spielen vor allem die selteneren erblichen Formen der hypophosphatämischen Rachitis bzw. hypophosphatämischen Knochenerkrankungen im Erwachsenenalter eine Rolle (▶ Tab. 2.13). Kardinalsymptom ist jeweils die Hypophosphatämie, die anhand der altersabhängigen Normwerte diagnostiziert werden muss.

Tab. 2.13 Hypophosphatämische Erkrankungen

Erkrankung	Molekularer Defekt	Klinik	Therapie
X-chromosomal dominant vererbte Hypophosphatämie (Vitamin-D-resistente Rachitis) „classic VDRR" OMIM #307800	Mutationen im Gen PHEX auf Xp22.1–2 → Verlust an einer Neuropeptidase, die damit nicht zum Abbau von Phosphatoninen (FGF 23) zur Verfügung steht → renaler Phosphat-Verlust und inadäquat niedrige Vitamin-D-Spiegel	• Beginn im Kindesalter, sistiert nach Schluss der Epiphysenfugen; Hypophosphatämie besteht lebenslänglich • Röntgenologisch Rachitis und Osteosklerose mit verdickter Kortikalis in den langen Röhrenknochen; extraossäre Ossifikationen, Verkalkungen spinaler Bänder	• Anorganisches Phosphat (1–5 g) auf 5 Tagesdosen verteilt • 1,25(OH)$_2$D$_3$ (Calcitriol) 0,025–0,05 µg/kg KG in 2 Tagesdosen
Vitamin-D-abhängige Rachitis Typ I (VDDR I) OMIM #264700	Autosomal-rezessiv: Inaktivierende Mutationen im Gen für die 25-Hydroxycholecalciferol-1α-Hydroxylase auf Chromosom 12q16.	• Beginn vor dem 2. Lebensjahr • Hypophosphatämie, Hypokalzämie, Hyperaminoazidurie, erhöhtes PTH	Initial Behandlungsbeginn mit 0,0075 µg/kg KG 1,25(OH)$_2$D$_3$ (Calcitriol), Erhöhung der Dosis ggf. alle 2 Monate um 20 %, bis Heilung eintritt
Vitamin-D-abhängige Rachitis Typ II (VDDR II) IIa: OMIM #277440 IIb: OMIM #277420	Autosomal-rezessiv: Mindestens 13 Mutationen im Gen für den Vitamin-D-Rezeptor (VDR) auf 12q12-q14 sind bekannt und führen zu einer Hyporeaktivität	• Beginn im 1. Lebensjahr • Hypophosphatämie, Hypokalzämie, Hyperaminoazidurie, erhöhtes PTH, erhöhtes 1,25(OH)$_2$D$_3$ • Alopezie (Typ IIa), bzw. keine Alopezie (Typ IIb)	Pharmakologische Dosen von Vitamin D$_3$, 25(OH)D$_3$ oder 1,25(OH)$_2$D$_3$ 0,5–2 µg/d unter Laborüberwachung von Kalzium und Phosphat. Bei Vitamin-D-Resistenz Langzeitinfusionen von Kalzium, die zur Heilung des Patienten führen können
Autosomal-dominante hypophosphatämische Rachitis (ADHR) OMIM #193100	„Unsinn"-Mutationen in einem FGF-Gen (Fibroblasten-Growth-Factor) auf Chromosom 12p13.3	• Isolierte Hypophosphatämie und inadäquat normales Vitamin D • Osteomalazie • Inkonstant Deformitäten der unteren Knochen	• Anorganisches Phosphat (1–5 g) auf 5 Tagesdosen verteilt • 1,25(OH)$_2$D$_3$ (Calcitriol) 1,5–3 µg

Tab. 2.13 Hypophosphatämische Erkrankungen *(Forts.)*

Erkrankung	Molekularer Defekt	Klinik	Therapie
Hereditäre Hypophosphatämie mit Hyperkalzurie			
Idiopathische Hyperkalzurie OMIM #143870	Milder Defekt im Bereich des proximalen Tubulus	• Nephrolithiasis • Adäquater Anstieg von Vitamin D	• Anorganisches Phosphat (1–5 g) auf 5 Tagesdosen verteilt • Thiazide
Hereditäre hypophosphatämische Rachitis mit Hyperkalzurie (HHRH) OMIM #241530	Autosomal-rezessiv, genauer Defekt unbekannt, wahrscheinlich Phosphattransportstörung im proximalen Tubulus	• Hypophosphatämie mit adäquatem Anstieg von Vitamin D und Hyperkalzurie • Kurze Extremitäten, Osteomalazie	• Anorganisches Phosphat (1–5 g) auf 5 Tagesdosen verteilt
Dent-Erkrankung (Renales Fanconi-Syndrom mit Nephrokalzinose und -lithiasis) OMIM #300009	Rezessiv auf Chromosom Xp11.22 lokalisierter Defekt des Gens für den Chloridkanal CLCN5	• Nephrolithiasis • Proteinurie • Niereninsuffizienz • Inkonstant Osteomalazie	• Kochsalzrestriktion • Thiaziddiuretika • Anorganisches Phosphat (1–5 g) auf 5 Tagesdosen verteilt • 1,25(OH)$_2$D$_3$ (Calcitriol) 1,5–3 µg
Erbliche Fanconi-Syndrome			
Idiopathische Form (Fanconi-renotubuläres Syndrom = FRTS) OMIM #134600	Autosomal-dominant auf Chromosom 15q15.3	Beginn z.B. mit Laktatazidurie und Proteinurie in der Kindheit, dann in der 2. Dekade Glukosurie und Aminoazidurie und ab der 4. Dekade Osteomalazie	• 1,25(OH)$_2$D$_3$ (Calcitriol) zur Behandlung der osteomalazischen Veränderungen • Substitution der Defizite (Kalium, Bikarbonat, Phosphat)
Sekundär bei rezessiv vererbten Erkrankungen			
• Zystinose OMIM #219800 • Hereditäre Fruktoseintoleranz • Hereditäre Tyrosinämie • Galaktosämie • Morbus Wilson • Okulozerebrorenales Syndrom • Vitamin-D-abhängige Rachitisformen	Z.B. wird Zystinose durch Mutationen im Gen CTNS auf Chromosom 17p13, welches für ein lysosomales Membranprotein (Zystinosin) kodiert, verursacht → vermehrte lysosomale Speicherung von Zystin → proximale Tubulusfunktionsstörung	• Allgemein Hyperaminoazidurie, Hyperphosphaturie, Hyperurikosurie, Hyperkaliurie • Hypophosphatämie, Hypourikämie, Hypokaliämie, proximale RTA • Häufig hypophosphatämische Knochenerkrankung	• 1,25(OH)$_2$D$_3$ (Calcitriol) zur Behandlung der osteomalazischen Veränderungen • Symptomatische Substitution der Defizite (Kalium, Bikarbonat, Phosphat)

Tab. 2.13 Hypophosphatämische Erkrankungen *(Forts.)*

Erkrankung	Molekularer Defekt	Klinik	Therapie
Onkogene hypophosphatämische Knochenerkrankung	Vermehrte Bildung von Phosphatoninen (FGF 23)	Osteomalazie bei Erwachsenen bei mesenchymalen Tumoren, Prostata- und Harnblasenkarzinome	Resektion des Tumors, sonst: • Anorganisches Phosphat (1–5 g) • 1,25(OH)$_2$D$_3$ (Calcitriol) 1,5–3 µg • Octreotid (50–100 µg 3x/d s.c.)

Osteomalazie bei Vitamin-D-Mangel

Pathologische Anatomie: Histopathologisch ist die Osteomalazie wahrscheinlich am besten durch die „Doppel-Tetracyclin"-Markierung darstellbar. Breite, nicht mineralisierte Osteoidsäume allein sind ein unzuverlässiges Charakteristikum, da sie auch bei hohem Knochenumsatz (z. B. Hyperparathyreoidismus) vorkommen können.

Radiologie: Radiologisch sind die Veränderungen bei Rachitis gut charakterisiert. Nach dem Schluss der Epiphysenfugen ist die charakteristische Röntgenveränderung die sog. Looser-Umbauzone oder Pseudofraktur, die als bandartige Entkalkungszone bis auf den Schädel fast im ganzen Skelett gefunden wird.

Klinik

Die klinischen Symptome entwickeln sich in Abhängigkeit vom Ausmaß und der Dauer der Hypokalzämie. Chronische und leichte Hypokalzämie kann asymptomatisch, ein plötzlicher ausgeprägter Abfall des ionisierten Kalziums lebensbedrohlich sein.

Symptomatik:

- Neuromuskuläre Erregbarkeit mit Taubheit, Parästhesien, Muskelkrämpfe und Faszikulationen, die ohne klassische Tetanie über Jahre bestehen können. Das Chvostek-Zeichen oder das Trousseau-Zeichen sind häufig positiv, jedoch unspezifisch.
    - Chvostek-Zeichen: Beklopfen des Stammes des Nervus facialis 1–2 cm ventral des Ohrläppchens → positiv bei anschließender Kontraktion der Gesichtsmuskulatur.
    - Trousseau-Zeichen: Tritt nach dem Aufpumpen einer Blutdruckmanschette über den systolischen Blutdruck hinaus eine Pfötchenstellung der Hand ein, ist von einer Tetanie (Hypokalzämie) auszugehen. Die Pfötchenstellung besteht in einer spastikartigen Kontraktion der Fingerbeuger und Handmuskulatur.
- Tetanie als Korrelat der erhöhten Irritabilität der ZNS-Neurone durch die Hypokalzämie. Das Krankheitsbild lässt sich klinisch vom zerebralen Krampfanfall nicht immer sicher unterscheiden, wobei im Regelfall die Tetanie durch die typischen klinischen Zeichen (siehe oben) in Kombination mit Karpalspasmen („Geburtshelferhand") abgrenzbar ist.
- Basalganglienverkalkung (bei länger dauernder Hypokalzämie), gelegentlich mit extrapyramidalen Syndromen.
- Psychiatrische Syndrome einschließlich Psychosen, Depressionen und hirnorganischen Syndromen.

2.3 Kalzium- und Phosphathaushalt

- Kardiale Veränderungen (Herzinsuffizienz, Verlängerung der QT-Zeit).
- Ophthalmologische Syndrome (Neuritis nervi optici, Papillenödem, insbesondere Kataraktbildungen).
- Subkutane Verkalkungen und gelegentlich Hautnekrosen mit Entzündung bei hyperkalzämischer Arteriolopathie.

✓ ALLGEMEINE SYMPTOME BEI VITAMIN-D-MANGEL
- Knochenschmerzen.
- Muskelschwäche (gelegentlich ist die proximale Myopathie einziger klinischer Hinweis auf einen Vitamin-D-Mangel).
- Skelettdeformierungen (nicht obligat).

Vorgehen Hypokalzämie

Messung des Serum-Kalziums:
Falls vermindert ⟶ Ionisiertes Ca^{++} ↓

Magnesiumbestimmung

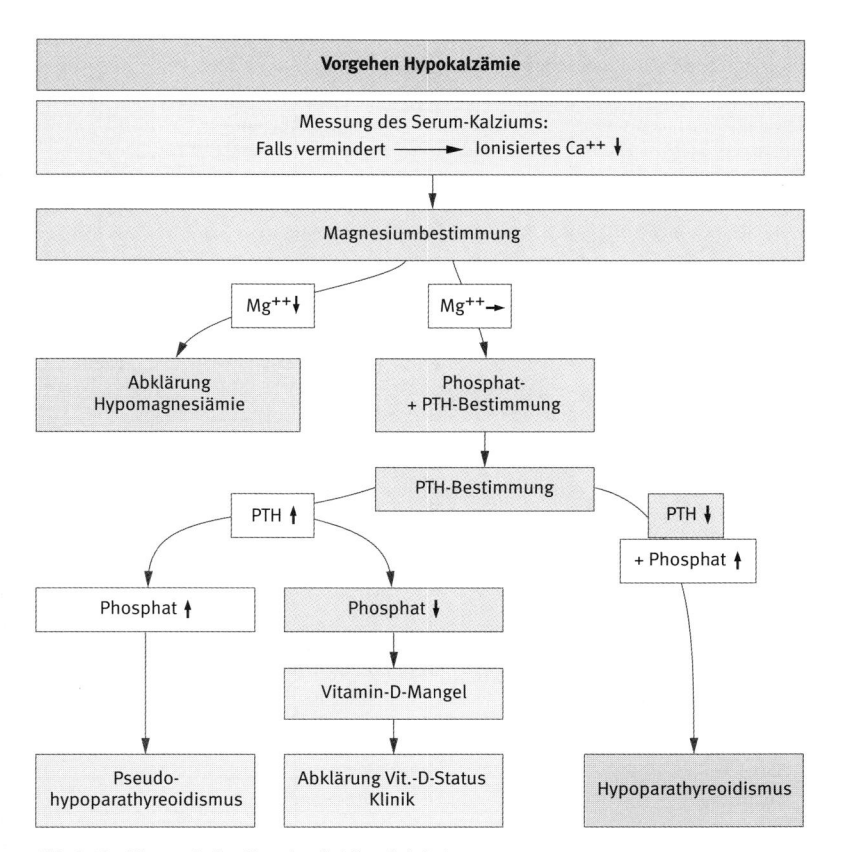

- Mg^{++} ↓ → Abklärung Hypomagnesiämie
- Mg^{++} → Phosphat- + PTH-Bestimmung

PTH-Bestimmung
- PTH ↑
  - Phosphat ↑ → Pseudohypoparathyreoidismus
  - Phosphat ↓ → Vitamin-D-Mangel → Abklärung Vit.-D-Status Klinik
- PTH ↓ + Phosphat ↑ → Hypoparathyreoidismus

Abb. 2.12 Diagnostisches Vorgehen bei Hypokalzämie

DIAGNOSTIK UND DIFFERENZIALDIAGNOSE

Wird eine Hypokalzämie festgestellt, sollte auch Magnesium bestimmt werden. Ist dieses vermindert, erfolgt die weitere Diagnostik entsprechend dem Vorgehen bei Hypomagnesiämie und der Ausgleich. Ist Magnesium normal, werden PTH und Phosphat bestimmt und es kann gemäß der Abbildung (▶ Abb. 2.12) vorgegangen werden.

THERAPIE

Vitamin-D-Präparate

Mit der Nahrung wird als Pharmakon aufgenommenes Vitamin D_3 wahrscheinlich im terminalen Dünndarm absorbiert. Dazu ist die Anwesenheit von Gallensäuren erforderlich. Die Absorption von Vitamin D_3 ist am stärksten bei einer Störung der intestinalen Fettabsorption, z.B. bei Gallensäurenmangel oder Steatorrhoe anderer Ursache, beeinträchtigt. Die hydroxylierten Vitamin-D-Metaboliten können wegen ihrer hydrophilen Eigenschaften unter Umgehung des Lymphsystems absorbiert werden.

Die Halbwertszeit von oral verabreichtem Vitamin D beträgt für Vitamin D_3 etwa 30 Tage, für $25(OH)D_3$ 15 Tage und für $1,25(OH)_2D_3$ etwa 0,2 Tage.

Kommerziell stehen Cholecalciferol, $25(OH)D_3$, $1(OH)D_3$, $1,25(OH)_2D_3$ und Dihydrotachysterol als Therapeutika zur Verfügung. International finden sich teilweise noch Analoga mit Modifikationen von Seitengruppen auf dem Markt, welche in der Behandlung des sekundären Hyperparathyreoidismus die gewünschte Suppression der PTH-Sekretion mit geringeren kalzimimetischen Wirkungen verbinden sollen. Beispiele sind 22-Oxacalcitriol, Paricalcitol und Doxercalciferol. Vitamin-D-Metaboliten sind teuer und nicht immer überlegen. Vitamin D_3 kommt vor allem bei Vitamin-D-Mangelzuständen in Betracht. So wird in der Therapie des gastrointestinalbedingten Vitamin-D-Mangels bevorzugt $25(OH)D_3$ (25-Hydroxycholecalciferol, Calcifediol) in einer Dosis von 50–250 µg/d eingesetzt.

Eine spezielle Therapieindikation von $1,25(OH)_2D_3$ ergibt sich bei der Vitamin-D-resistenten und der Vitamin-D-abhängigen Rachitis sowie bei Niereninsuffizienz.

Unerwünschte Wirkungen: Überdosierung mit vermehrter intestinaler Kalziumabsorption, Hyperkalzämie, sekundärem Hypoparathyreoidismus, Hyperkalzurie und Nierenschädigungen.

✓ Der feinste Parameter für die Überwachung einer Vitamin-D-Behandlung ist die Kalziumausscheidung im Urin. Bei einem Anstieg der Kalziumausscheidung im 24-h-Urin auf Werte über 250 mg bei Frauen bzw. 300 mg bei Männern ist meist innerhalb kurzer Zeit auch eine Hyperkalzämie zu erwarten.

Akute Hypokalzämie

> ⚠️ **NOTFALL HYPOKALZÄMIE**
> Symptomatische Hypokalzämie muss wegen der Gefahr des Laryngealspasmus bzw. des Auftretens von Krampfanfällen als Notfall angesehen werden.
> - Gabe von 200–300 mg Kalzium bereits bei den ersten Anzeichen einer Tetanie. 10 ml einer 10%igen Kalziumglukonatlösung enthalten 90 mg Kalzium.
> - Ist die Ursache der Hypokalzämie unklar → sofortige Bestimmung des Magnesiumspiegels. Bei Werten < 0,4 mmol/l (1 mg/dl) parenterale Gabe von Magnesium (▶ 2.4.3 Hypomagnesiämie). Ist die Hypokalzämie durch Hypomagnesiämie bedingt, kommt es zu einem raschen Anstieg des Serum-Kalziums.
> - Nach Parathyreoidektomie muss Kalzium häufig kontinuierlich i.v. gegeben werden. Zusätzlich Gabe von wirksamem $1,25(OH)_2D_3$ (Calcitriol, 0,5–2 µg/d), später Reduktion der Dosis) um die Auswirkungen des häufig auftretenden „hungry bone"-Syndroms zu mildern.

Chronische Hypokalzämie

Unabhängig von der Ätiologie wird eine Normalisierung durch vermehrte intestinale Absorption des Kalziums angestrebt. Dies kann durch Gabe von Vitamin-D-Präparaten oder oralem Kalzium erzielt werden. Kalzium wird meist als Kalziumglukonat in einer Dosis von 2–4 g/d substituiert, eventuell auch als Kalziumkarbonat.

Wichtig ist die Überwachung jeder Vitamin-D-Therapie durch entsprechende Laboruntersuchungen (Kalzium, Phosphat, alkalische Phosphatase, Urin-Kalziumausscheidung s.o.). Bei der Behandlung des Hypoparathyreoidismus wird heute bevorzugt $1,25(OH)_2D_3$ 0,5–3 µg/d eingesetzt.

VERLAUF UND PROGNOSE

Gut bei konsequenter Substitutionstherapie.

Literatur

Alscher DM, Mettang T, Kuhlmann U: Cure of lifelong fatigue by calcium supplementation. Lancet 2001; 358:888.
Lebowitz MR, Moses AM: Hypocalcemia. Semin Nephrol 1992; 12: 146–58.
Van Dop C: Pseudohypoparathyroidism: clinical and molecular aspects. Semin Nephrol 1989; 9:168–78.

2.3.4 Hyperphosphatämie

DEFINITION UND VORKOMMEN

Die Serumphosphatwerte sind altersabhängig. Dies muss bei der Beurteilung unbedingt berücksichtigt werden. Die Klassifikation einer Hyperphosphatämie erfolgt vor allem anhand des Serumkreatinins. Am häufigsten wird eine Hyperphosphatämie bei Niereninsuffizienz gefunden.

Ätiologie und Pathophysiologie

Die Serum-Phosphatkonzentration wird bestimmt von der Fähigkeit der Nieren, das mit der Nahrung zugeführte Phosphat zu eliminieren. Der Nierengesunde ist in der Lage, bis zu 4 g/d auszuscheiden.

Zu Hyperphosphatämie führende Störungen

> **Drei wesentliche Mechanismen, die zur Hyperphosphatämie führen**
> - Massive exogene/endogene Phosphatbelastung.
> - Chronische Niereninsuffizienz.
> - Gesteigerte proximal tubuläre Reabsorption.

Massive Phosphatzufuhr
- Exogen oral oder parenteral (+ ggf. Vit. D).
- Endogen (Chemotherapie bei Leukämien, hoch malignen NHL, Rhabdomyolyse, massive Hämolyse, maligne Hyperthermie).

Verminderte renale Ausscheidung
Einschränkung der GFR.

Erhöhte tubuläre Rückresorption
- PTH-Mangel oder Resistenz.
- Hyperthyreose.
- Akromegalie.
- Bisphosphonate.
- Tumoröse Kalzinose.
- Respiratorische Azidose.

Klinik

Hauptsymptom sind extraossäre Kalzifikationen mit Kalzium-Phosphatpräzipitaten in Muskel- und Weichteilgewebe.

Diagnostik und Differenzialdiagnose

Die häufigste Ursache für Hyperphosphatämie ist eine beeinträchtigte Nierenfunktion in Verbindung mit einer vermehrten Phosphatzufuhr an Phosphat. Daher steht die Bestimmung der Nierenfunktion bei Hyperphosphatämie an erster Stelle der diagnostischen Maßnahmen. Vorgehen ▶ Abb. 2.13.

Therapie

Eine akute schwere Hyperphosphatämie mit symptomatischer Hypokalzämie korrigiert sich meist von selbst, wenn die Nierenfunktion intakt ist. Die Anwendung von Kochsalzinfusion kann die renale Phosphatausscheidung erhöhen: NaCl 0,9 % 100–(200) ml/h i.v. Bei symptomatischer Hyperphosphatämie mit stark eingeschränkter Nierenfunktion ist die Hämodialyse die einzige effektive Therapie.

Chronische Hyperphosphatämie wird durch eine Phosphatrestriktion in der Diät und die Gabe von Phosphatbindern behandelt (▶ Tab. 2.14). Die Medikamente erhöhen die fäkale Phosphatausscheidung. Indiziert bei Niereninsuffizienz, tumoröser Kalzinose und Hyperparathyreoidismus.

2.3 Kalzium- und Phosphathaushalt

Vorgehen Hyperphosphatämie

Serum-Phosphat > 1,6 mmol/l

Nierenfunktion

- GFR > 30 ml/Min.
- Eingeschränkt Niereninsuffizienz abklären

- Renale Phosphatrückresorption ↑
- Phosphatzufuhr ↑

- Pseudohyperphosphatämie
- Hypoparathyreoidismus
- Akromegalie
- Hypothyreose
- Bisphosphonate
- Volumenkontraktion
- Tumoröse Kalzinose
- Exogen
- Endogen
  - Gewebezerfall
  - Chemotherapie bei Lymphomen/Leukämie
  - Rhabdomyolyse

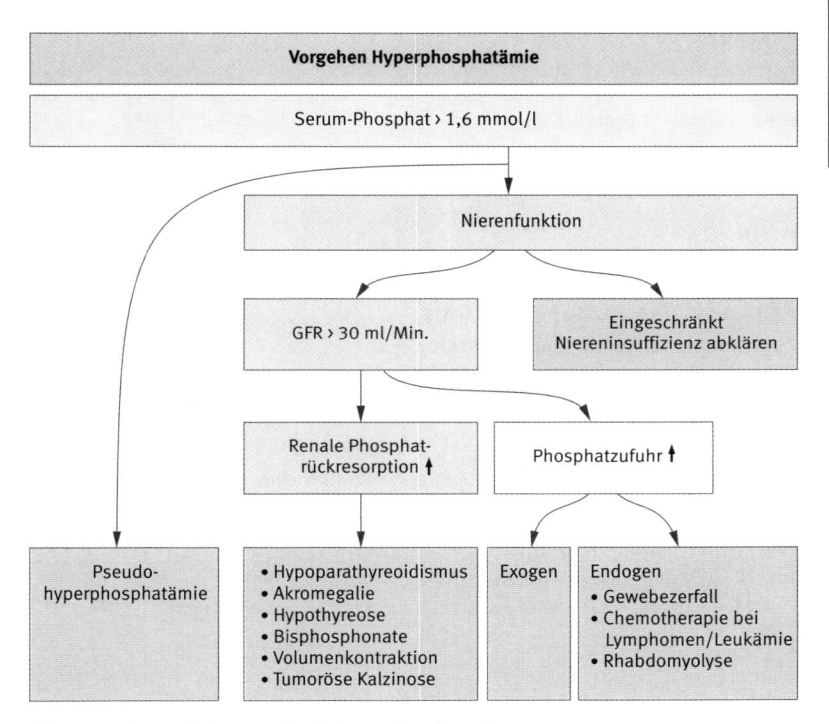

Abb. 2.13 Diagnostisches Vorgehen bei Hyperphosphatämie

Tab. 2.14 Phosphatbinder

Präparat		Dosierung
Kalziumfreie Präparate		
Aluminiumhydroxid-Gel 600 mg	Anti-Phosphat®	Ph* 1,7–2,0: 1–1–1 Ph 2,0–2,4: 2–2–2
Aluminiumchlorid-hydroxidkomplex (9:8:19) 23 H$_2$O 300 mg	Phosphonorm®	Ph 2,5–3,0: 3–3–3 Ph > 3,1: 4–4–4
Sevelamer 800 mg	Renagel®	
Kalziumhaltige Präparate		
Kalziumkarbonat 500 mg	CC-Nefro® Dreisacarb®	Ph 1,7–2,0: 2–2–2 Ph 2,0–2,4: 3–3–3 (Bei Bedarf bis 4–4–4, aber Ca × Ph im Serum muss < 7 bleiben!) Ph > 2,5: Besser Kalziumfreie Präparate
Kalziumazetat	Calcium-Nefro® 500, 700 oder 950 mg	3 × 500 mg bis maximal 8 × 950 mg, aber bei Ph > 2,5: Besser Kalziumfreie Präparate

* Phosphatkonzentration im Serum

Verlauf und Prognose

Eine Autopsiestudie ergab: 79 % aller Dialysepatienten haben vaskuläre Verkalkungen, die in 10 % zu tödlichen Gefäßverschlüssen, überwiegend der Koronarien, geführt hatten [Kuzela 1977].

2.3.5 Hypophosphatämie

Definition
Abfall des Serum-Phosphats unter den Normbereich (Norm 0,68–1,68 mmol/l).

Ätiologie und Pathophysiologie
Zu Hypophosphatämie führende Störungen
- Interne Bilanzstörungen (▶ unten):
  - Respiratorische Alkalose.
  - Nach Hypothermie.
  - Alkoholismus.
  - Hormone (Insulin, Glukagon, Androgene, Katecholamine).
  - Fruktose- und Glukosezufuhr.
  - Azidose.
  - Verbrennungen (III. Grades).
  - Behandlung einer diabetischen Ketoazidose.
  - Heilungsphase nach einer metabolischen Knochenerkrankung.
  - Nach Malnutrition.
  - Hyperalimentation.
- Renale Verluste (▶ unten):
  - Primärer und sekundärer Hyperparathyreoidismus.
  - Fanconi-Syndrom.
  - Volumenexpansion.
  - Nach Nierentransplantation.
  - Vitamin-D-resistente Rachitis.
- Gastrointestinale Verluste (▶ unten):
  - Unzureichende Zufuhr.
  - Malabsorption und Diarrhoe.
  - Therapie mit phosphatbindenden Substanzen.
- Vitamin-D-Stoffwechselstörungen.
- Akutes paracetamolinduziertes Leberversagen.

Interne Bilanzstörung
Es können verschiedene pathophysiologische Störungen vorliegen:
1. Stimulation der Glykolyse führt zur Bildung phosphorylierter Kohlenhydrate in Leber und Muskel. Die Quelle für das benötigte Phosphat stellt der extrazelluläre Phosphatpool dar. Dies führt zu einer raschen Senkung des Serumphosphatspiegels, da eine Restitution des verbrauchten Phosphats aus anderen Speicherpools (Knochen) nicht rasch verfügbar ist. Eine solche Situation besteht bei Korrektur einer diabetischen Stoffwechselentgleisung (ketoazidotisches oder hyperosmolares Koma) und der Alimentation unterernährter Alkoholiker mit glukosehaltigen Lösungen (hierbei stimuliert Glukose die endogene Insulinsekretion). Alkoholiker haben häufig zusätzlich einen (ernährungsbedingten) chronischen Phosphatmangel, der die Hypophosphatämieneigung verstärkt.

2. Nach Parathyreoidektomie im Rahmen der Behandlung eines primären oder sekundären Hyperparathyreoidismus kann es zum Bild eines sog. „hungry bone"-Syndroms mit massiver Rekalzifikation des Knochens und entsprechendem Kalzium- und Phosphatbedarf in der unmittelbaren postoperativen Phase kommen.
3. Bei Verbrennungen III. Grades stellt sich Hypophosphatämie meist nach 2–10 Tagen ein; sie kann sehr ausgeprägt werden. Die Hyperventilation mit respiratorischer Alkalose, der direkte Verlust von Extrazellulärflüssigkeit und renale Verluste nach (iatrogener) Volumenexpansion sind pathophysiologische Teilfaktoren.
4. Im Rahmen einer akuten respiratorischen Alkalose kann es ebenfalls zu einer Hypophosphatämie kommen. Frei diffusibles extrazelluläres Kohlendioxid erhöht auch rasch den intrazellulären pH, was zu einer Stimulation der Phosphofructokinaseaktivität mit nachfolgender Glykolyse führt. Gesteigerte Glykolyse ihrerseits erhöht den Phosphatbedarf und führt zur Hypophosphatämie (s. o.).

Externe Bilanzstörung

Renale Phosphatverluste
Die wichtigsten Erkrankungen sind primärer und sekundärer Hyperparathyreoidismus bei normaler Nierenfunktion. Typischerweise finden sich erhöhte PTH-Spiegel, die die Phosphatrückresorption in der Niere beeinträchtigen und zu Hypophosphatämie führen. Renale Phosphatverluste mit Hypophosphatämie sind auch ein wegweisender Laborbefund bei Vitamin-D-resistenter Rachitis, hypophosphatämischer Knochenerkrankung und Vitamin-D-abhängigen Knochenstoffwechselstörungen sowie bei erworbenem und erblichem Fanconi-Syndrom.

Gastrointestinale Phosphatverluste
Hypophosphatämie ist in diesem Zusammenhang meist Folge einer Malabsorption. Malabsorption von Vitamin D und Kalzium führt zum sekundären Hyperparathyreoidismus und erhöhter renaler Phosphatausscheidung. Die Behandlung mit Phosphatbindern (Aluminiumhydroxid, Sevelamer) führt zu erhöhter fäkaler Phosphatausscheidung und kann eine Phosphatdepletion bewirken.

✓ Am häufigsten werden gastrointestinale Phosphatverluste bei Patienten mit Niereninsuffizienz beobachtet, die mit zu hohen Dosen von Aluminiumhydroxid behandelt werden.

KLINIK

Bei ausgeprägter Hypophosphatämie (< 0,3 mmol/l) können sich schwere Organstörungen einstellen. Dazu gehören funktionelle und/oder morphologische Schäden am hämatologischen System, zentralnervösen System, an der Muskulatur und am Knochen.

Mit Ausnahme der Wirkung am Knochen resultieren die Veränderungen im Wesentlichen aus 2 biochemischen Konsequenzen des Phosphatmangels:
- Verringerung des 2,3-DPG-Spiegels (Diphosphoglycerat) mit konsekutiver Erhöhung der Affinität des Hämoglobins für Sauerstoff und damit Reduktion der Sauerstofffreisetzung im Gewebe.
- Verringerung der intrazellulären ATP-Spiegel mit Beeinträchtigung der Zellfunktionen, die auf die Bereitstellung energiereicher Phosphate angewiesen sind.

Hämatologische Dysfunktionen: Leicht gesteigerte Hämolyseneigung, beeinträchtigte Phagozytoseleistung der weißen Zellreihe, Reduktion der Thrombozyten in Zahl und Adhäsionsfähigkeit.

Zentralnervöse Störungen: Vor allem gesteigerte Irritabilität und Parästhesien bis hin zu völliger Verwirrung, Delir und Koma.

Muskuläre Störungen: Vorwiegend proximal betonte Myopathie, Dysphagie und gelegentlich Darmlähmung. Bei schwerer Hypophosphatämie mögliche Ausbildung einer Rhabdomyolyse mit konsekutivem Nierenversagen. Cave: Die im Rahmen der Rhabdomyolyse auftretende Freisetzung von Phosphat kann den hier zugrunde liegenden Phosphatmangel maskieren.

Knochen: Osteomalazie (phosphopenische Rachitis).

DIAGNOSTIK UND DIFFERENZIALDIAGNOSE

Bei der differenzialdiagnostischen Einteilung ist eine Orientierung an der renalen Phosphatausscheidung sinnvoll. Renale Verluste sind so schnell erkennbar, bei internen Bilanzstörungen oder intestinalem Verlust ist die renale Ausscheidung vermindert. Das diagnostische Vorgehen ist nach dem Flussschema (▶ Abb. 2.14) durchführbar.

Die Bestimmung des Urinphosphats ist bei Hypophosphatämie wichtig. Bei Abfall der Serumkonzentration und damit der Phosphatkonzentration im Primärharn unter die Schwelle des tubulären Maximums sinkt die Urinausscheidung rasch auf Werte bis unter 100 mg/d (Norm 900–1300 mg/d).

Umgekehrt weist eine hohe Phosphatausscheidung im Urin bei Hypophosphatämie auf eine Rückresorptionsstörung des Tubulus, etwa bei PTH-Exzess oder primären bzw. sekundären Phosphattransportstörungen hin.

THERAPIE

Alle Patienten mit ausgeprägter Hypophosphatämie (< 0,3 mmol/l $\cong$ 1 mg/dl) müssen behandelt werden. Hauptziel ist die Therapie der zugrunde liegenden Erkrankung.

Patienten mit einer respiratorischen Alkalose als Ursache benötigen meist keine Phosphattherapie. Ansonsten gilt:

Die orale Behandlung ist die sicherste Form der Therapie. Es werden 2 g/24 h in 4–5 Einzeldosen appliziert. Die Substitutionsbehandlung muss nach 24 h überprüft und bei einem Anstieg des Serumphosphates auf 0,8 mmol/l (2,5 mg/dl) beendet werden. Bei ausgeprägter Phosphatdepletion und symptomatischer Hypophosphatämie muss bei zentralnervösen Störungen in Form von gesteigerter Irritabilität und Parästhesien bis hin zu völliger Verwirrung, Delir und Koma und bei muskulären Störungen im Sinne einer Myopathie sowie einer Dysphagie parenteral Phosphat substituiert werden. Die Dosierung sollte 2 mg/kg KG in 6 h nicht übersteigen. Auch hier wird ein Anstieg der Serumspiegel bis auf Werte um 0,8 mmol/l (2,5 mg/dl) angestrebt.

Die prophylaktische i.v.-Gabe von Phosphat ist bei totaler parenteraler Ernährung gerechtfertigt, wobei 55 mg Phosphat pro 4200 kJ (1000 kcal) appliziert werden müssen.

2.3 Kalzium- und Phosphathaushalt

Vorgehen Hypophosphatämie

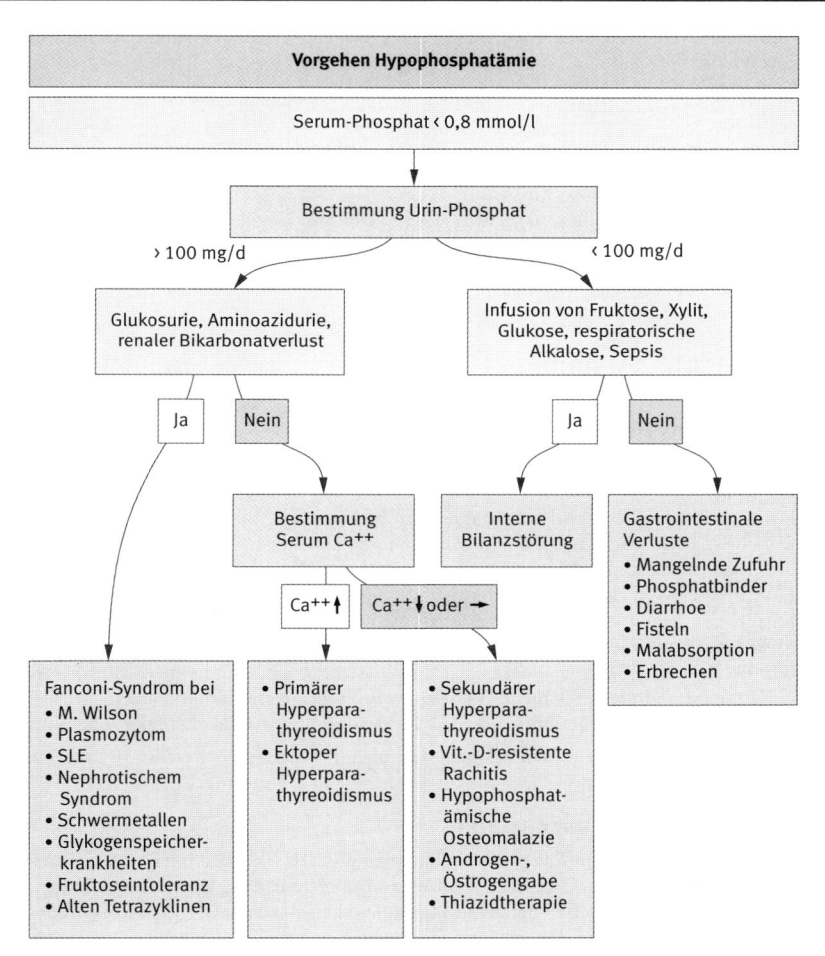

Serum-Phosphat < 0,8 mmol/l
↓
Bestimmung Urin-Phosphat

> 100 mg/d → Glukosurie, Aminoazidurie, renaler Bikarbonatverlust
- Ja → Fanconi-Syndrom bei
  - M. Wilson
  - Plasmozytom
  - SLE
  - Nephrotischem Syndrom
  - Schwermetallen
  - Glykogenspeicherkrankheiten
  - Fruktoseintoleranz
  - Alten Tetrazyklinen
- Nein → Bestimmung Serum Ca^{++}
  - Ca^{++} ↑
    - Primärer Hyperparathyreoidismus
    - Ektoper Hyperparathyreoidismus
  - Ca^{++} ↓ oder →
    - Sekundärer Hyperparathyreoidismus
    - Vit.-D-resistente Rachitis
    - Hypophosphatämische Osteomalazie
    - Androgen-, Östrogengabe
    - Thiazidtherapie

< 100 mg/d → Infusion von Fruktose, Xylit, Glukose, respiratorische Alkalose, Sepsis
- Ja → Interne Bilanzstörung
- Nein → Gastrointestinale Verluste
  - Mangelnde Zufuhr
  - Phosphatbinder
  - Diarrhoe
  - Fisteln
  - Malabsorption
  - Erbrechen

Abb. 2.14 Diagnostisches Vorgehen bei Hypophosphatämie

Literatur

Brooks MJ, Melnik G: The refeeding syndrome: an approach to understanding its complications and preventing its occurrence. Pharmacotherapy 1995; 15:713–26.

Bugg NC, Jones JA: Hypophosphataemia. Pathophysiology, effects and management on the intensive care unit. Anaesthesia 1998; 53:895–902.

Busse JC, Gelbard MA, Byrnes JJ, Hellman R, Vaamonde CA: Pseudohyperphosphatemia and dysproteinemia. Arch Intern Med 1987; 147:2045–6.

Crook M: Phosphate: an abnormal anion? Br J Hosp Med 1994; 52:200–3.

Dawson DJ, Babbs C, Warnes TW, Neary RH: Hypophosphataemia in acute liver failure. Br Med J (Clin Res Ed) 1987; 295:1312–3.

Econs MJ, Francis F: Positional cloning of the PEX gene: new insights into the pathophysiology of X-linked hypophosphatemic rickets. Am J Physiol 1997; 273:F489–98.

Kuzela DC, Huffer WE, Conger JD, Winter SD and Hammond WS: Soft tissue calcification in chronic dialysis patients. Am J Pathol 1977,86: 403–24.

Mitnick PD, Goldfarb S, Slatopolsky E, Lemann J Jr., Gray RW, Agus ZS: Calcium and phosphate metabolism in tumoral calcinosis. Ann Intern Med 1980; 92:482–7.

Nelson AE, Robinson BG, Mason RS: Oncogenic osteomalacia: is there a new phosphate regulating hormone? Clin Endocrinol (Oxf) 1997; 47:635–42.

Rubin MF, Narins RG: Hypophosphatemia: pathophysiological and practical aspects of its therapy. Semin Nephrol 1990; 10:536–45.

Silvis SE, Dibartolomeo AG, Aaker HM: Hypophosphatemia and neurological changes secondary to oral caloric intake: a variant of hyperalimentation syndrome. Am J Gastroenterol 1980; 73:215–22.

Wesson LG: Homeostasis of phosphate revisited. Nephron 1997; 77:249–66.

2.4 Magnesium

2.4.1 Physiologie

Homöostase, Verteilung und Eigenschaften

Der Gesamtkörperbestand von Magnesium beträgt ungefähr 25 g, davon 60 % im Knochen, 20 % im Muskel, der Rest in anderen Geweben. Nur 1 % des Magnesiums liegt im EZR vor. Magnesium ist ein wichtiger Kofaktor bei vielen wichtigen Enzymreaktionen des Organismus, ein Beispiel ist die magnesiumaktivierte Na^+-K^+-ATPase. Magnesium erhöht die Reizschwellen in Nervenfasern und hat in pharmakologischen Dosen oft einen curareähnlichen Effekt auf neuromuskuläres Gewebe. Es mindert den peripheren Gefäßwiderstand und senkt den Blutdruck. Hypermagnesiämie senkt die PTH-Sekretion, Hypomagnesiämie steigert sie. Bei chronischer Hypomagnesiämie wird die PTH-Sekretion jedoch ebenfalls gehemmt.

Etwa 75–80 % des Serummagnesiums sind ultrafiltrierbar; der Rest ist an Proteine gebunden. Normalwert im Serum: 0,7–1,0 mmol/l (1,7–2,4 mg/dl).

Resorption und Ausscheidung

Etwa 300 mg Magnesium werden täglich zugeführt, davon wird ein Drittel intestinal absorbiert und im Gleichgewichtszustand auch mit dem Urin ausgeschieden. Etwa 200 mg finden sich in den Fäzes. Die Nieren spielen eine wichtige Rolle in der Magnesiumhomöostase. Die renalen Transportcharakteristika von Magnesium unterscheiden sich von denen anderer Ionen. Obwohl 80 % der im Blut gelösten Menge filtriert wird, erfolgt im proximalen Tubulus nur für 15–25 % eine Reabsorption. Weitere 5–10 % werden im distalen Tubulus reabsorbiert. Der Hauptteil an filtriertem Magnesium, 60–70 %, wird im dicken, aufsteigenden Teil der Henle-Schleife passiv und parazellulär rückresorbiert. Änderungen gehen dabei der Salz- und Wasserresorption parallel. Störungen der Funktion des aufsteigenden Teils der Henle-Schleife (z. B. Bartter-Syndrom), aber auch die Hemmung von Transportern durch z. B. Diuretika, gehen häufig mit renalem Magnesiumverlust einher.

2.4.2 Hypermagnesiämie

DEFINITION
Verminderung des Serum-Magnesiums unter den Normbereich (0,70–1,00 mmol/l).

ÄTIOLOGIE UND PATHOPHYSIOLOGIE
Die häufigste Ursache für eine Hypermagnesiämie ist die chronische Niereninsuffizienz. Auch beim Nierengesunden wird gelegentlich eine ausgeprägte, klinisch nicht vermutete Hypermagnesiämie nach Einnahme von magnesiumhaltigen Laxanzien oder Antazida bei gastroenterologischen Erkrankungen beobachtet, die zu relevanten neuromuskulären Symptomen führen kann. Auch bei Schwangeren, die wegen einer Eklampsie hohe Dosen Magnesium intravenös verabfolgt bekommen, kann eine schwere symptomatische Hypermagnesiämie auftreten. Eine Reihe weiterer Störungen bzw. Erkrankungen kann zu Hypermagnesiämie führen.

Zu Hypermagnesiämie führende Störungen
Zum Teil ausgeprägte Hypermagnesiämie
- Niereninsuffizienz.
- Übermäßige Magnesiumexposition:
  - i.v. (Eklampsie etc.).
  - p.o. (Laxanzien etc.).
  - Per anum (Magnesiumhaltige Einläufe).

Milde Hypermagnesiämie
- Primärer Hyperparathyreoidismus.
- Familiäre hypokaliurische Hyperkalzämie.
- Diabetische Ketoazidose.
- Tumorlysesyndrom.
- Theophyllinintoxikation.
- Lithium.
- Milch-Alkali-Syndrom.
- NNR-Insuffizienz.

KLINIK
Magnesium besitzt einen curareähnlichen Effekt und wirkt darüber hinaus als effektiver Kalziumkanalblocker. Hieraus erklären sich die wichtigsten Auswirkungen einer Hypermagnesiämie auf kardiovaskuläre und neuromuskuläre Funktionen.

> **DREI SCHWEREGRADE DER HYPERMAGNESIÄMIE**
> - Serum-Magnesiumkonzentration 4,8–7,2 mg/dl (2–3 mmol/l): Lethargie, Benommenheit und abgeschwächte Sehnenreflexe.
> - Serum-Magnesiumkonzentration 7,2–12 mg/dl (3–5 mmol/l): Somnolenz, Hypotension, Bradykardie, fehlende Muskeleigenreflexe und Hypokalzämie.
> - Serum-Magnesiumkonzentration > 12 mg/dl (> 5 mmol/l): Paralyse, Apnoe, schwere Erregungsleitungs- und Erregungsbildungsstörungen, Herzstillstand. Parasympathische Blockade kann zu fixiert dilatierten Pupillen führen und eine Stammhirnherniation vortäuschen.

DIAGNOSTIK UND DIFFERENZIALDIAGNOSE

Die Diagnostik ist laborchemisch und die Differenzialdiagnostik orientiert sich an der Ätiologie. Unbedingt sollte die Bestimmung von Kalzium, Phosphat, Kreatinin, LDH, Na, K, und ggf. PTH erfolgen (▸ Ätiologie).

THERAPIE

Symptomatische Hypermagnesiämie ist selten und wird fast ausschließlich bei Niereninsuffizienz und vermehrter oraler Magnesiumzufuhr (etwa magnesiumhaltige Antazida) beobachtet. Bei GFR-Werten über 10 ml/Min. kann eine Volumenexpansion mit physiologischer Kochsalzlösung (NaCl 0,9 % 1–2 l), die Gabe von Furosemid (40–80 mg i.v.) und Zusatz von 2–3 Ampullen Kalziumglukonat 10 % (2–3 × 10 ml) die Symptome der Hypermagnesiämie rasch beseitigen. Bei fortgeschrittener Niereninsuffizienz wird im Einzelfall eine Dialysebehandlung notwendig.

2.4.3 Hypomagnesiämie

DEFINITION
Abfall des Serum-Magnesiums unter den Normbereich (0,70–1,00 mmol/l).

EPIDEMIOLOGIE
Eine Magnesiumdepletion findet sich bei über 10 % der hospitalisierten Patienten, in 40–60 % bei Patienten auf Intensivstationen. Fast immer ist eine Hypomagnesiämie mit anderen biochemischen Störungen wie einer Hypokaliämie, Hypokalzämie und metabolischen Alkalose verknüpft. Die Hypokaliämie ist zum einen durch eine gemeinsame zugrunde liegende Störung (Diuretikatherapie, Diarrhoe etc.) bedingt, zum anderen scheint es unter Magnesiummangel zu einem renalen Kaliumverlust zu kommen. Die Pathogenese der begleitenden Hypokalzämie ist ebenfalls komplex.

ÄTIOLOGIE UND PATHOPHYSIOLOGIE
Erst seit kurzer Zeit richtet sich die klinische Aufmerksamkeit wieder auf Folgen des Magnesiummangels. Chronische Hypomagnesiämie führt erstens zu einer Erniedrigung der PTH-Sekretion und zweitens – bedeutsamer – zu einer ossären PTH-Resistenz.

Weiterhin können Symptome erhöhter neuromuskulärer Erregbarkeit auftreten. So können neben dem Cross-Check und dem Trousseau-Zeichen auch tetaniforme Erscheinungen auftreten. Am Herzen bewirkt eine Erniedrigung des Serum-Magnesiumspiegels gehäuft ventrikuläre Arrhythmien, besonders am chemisch geschädigten oder frisch revaskularisierten Myokard (nach Bypass-Chirurgie).

Ätiologisch unterscheidet man gastrointestinale, renale und hormonelle Ursachen sowie Hypomagnesiämie als Folge medikamentöser Maßnahmen. Am bekanntesten sind in diesem Zusammenhang Hypomagnesiämie unter Thiazidbehandlung bzw. Hypomagnesiämie Nierentransplantierter unter Ciclosporintherapie.

Zu Hypomagnesiämie führende Störungen
Gastrointestinale Ursachen
- Hunger.
- Postoperativ.
- Selektive Magnesiummalabsorption.

Renale Ursachen
- Primärer renaler Magnesiumverlust.
- Gitelman-Syndrom, Bartter-Syndrom.
- Renale tubuläre Azidose.
- Diuretische Phase der akuten Tubulusnekrose.
- Postoperative Diurese.
- Nach Nierentransplantation.

Medikamente, die zu vermehrter renaler Magnesiumexkretion führen
- Diuretika.
- Aminoglykoside.
- Digoxin.
- Cisplatin.
- Ciclosporin.

Hormonelle Ursachen
- Hyperaldosteronismus.
- Hypoparathyreoidismus.
- Hyperthyreose.

Interne Bilanzstörungen
- Insulingabe.
- „hungry bone syndrome".
- Katecholaminexzess.
- Akute Pankreatitis.

Verschiedene Faktoren
- Hyperkalzämie.
- Phosphatdepletion.
- Alkoholismus.
- Volumenexpansion.
- Glukose-, Harnstoff-, Mannitdiuresen.
- Exzessive Laktation.
- Schwitzen.

KLINIK
Hypomagnesiämie bewirkt in erster Linie Symptome erhöhter neuromuskulärer Erregbarkeit. Am Herzen treten gehäuft ventrikuläre Arrhythmien auf, besonders am chemisch geschädigten oder frisch revaskularisierten Myokard (nach Bypass-Chirurgie).

DIAGNOSTIK UND DIFFERENZIALDIAGNOSE
Bei differenzialdiagnostisch unklarer Hypomagnesiämie entscheidet die Bestimmung der renalen Magnesiumausscheidung darüber, ob eine gastrointestinale oder renale Ursache der Hypomagnesiämie vorliegt. Werte < 24 mg/24 h sprechen gegen renalen Magnesiumverlust.

> **Bestimmung der fraktionellen Magnesiumexkretion**
>
> $FE_{Mg} = U_{Mg} \times P_{Cr} \times 100 / (0,7 \times P_{Mg} \times U_{Cr})$
>
> wobei U und P jeweils für die Urin- bzw. Plasmakonzentration von Magnesium (Mg) und Kreatinin (Cr) stehen.
> Werte > 2,5 % → renale Verluste.

Therapie

Bei symptomatischer Hypomagnesiämie erfolgt die Magnesiumsubstitution parenteral. Das Verteilungsvolumen von Magnesium ist etwas größer als das Extrazellulärvolumen, z.B. bei einem 70 kg schweren Patienten 20 l (EZR 12–14 l + ca. 50 % = 18–21 l).

Zur Anhebung des Magnesiumspiegels um 0,4 mmol/l (1 mg/dl) werden 200 mg Magnesium i.v. gegeben, üblicherweise innerhalb 3 h (18–21 l × 1 mg/dl (10 mg/l) = 180–210 mg Mg^{2+}). Dies entspricht z.B. ½ Amp. von Magnesium Verla® i.v. 50 % (10 ml = 20 mmol = 486,1 mg) auf Glukose 5 % 500 ml.

Bei idiopathischen renalen Magnesiumverlusten muss ggf. eine langfristige orale Behandlung durchgeführt werden. Bei diesen Patienten werden oft Dosen von 250 mg 4-mal täglich benötigt. Intravenös wird Magnesium in 5%iger Glukoselösung verdünnt infundiert, z.B. 2 Amp. von Magnesium Verla® i.v. 50 % (10 ml = 20 mmol = 486,1 mg) auf Glukose 5 % 1000 ml über 24 h.

Orale Präparate liegen in verschiedener Form vor. Im Allgemeinen kann die Gabe von Magnesiumchlorid als neutrales Salz empfohlen werden, zumal es im Hinblick auf die Resorption nicht vom pH-Wert des Magens abhängig ist. Das Salz mit dem höchsten prozentualen Magnesiumanteil ist Magnesiumoxid. Derzeit sind zahlreiche Verbindungen auf dem Markt, die in der Roten Liste eingesehen werden können (www.rote-liste.de).

Literatur

Agus ZS, Morad M: Modulation of cardiac ion channels by magnesium. Annu Rev Physiol 1991; 53:299–307.
Barton CH, Vaziri ND, Martin DC, Choi S, Alikhani S: Hypomagnesemia and renal magnesium wasting in renal transplant recipients receiving cyclosporine. Am J Med 1987; 83:693–9.
Clark BA, Brown RS: Unsuspected morbid hypermagnesemia in elderly patients. Am J Nephrol 1992; 12:336–43.
Connor TB, Toskes P, Mahaffey J, Martin LG, Williams JB, Walser M: Parathyroid function during chronic magnesium deficiency. Johns Hopkins Med J 1972; 131:100–17.
De Marchi S, Cecchin E, Basile A, Bertotti A, Nardini R, Bartoli E: Renal tubular dysfunction in chronic alcohol abuse – effects of abstinence. N Engl J Med 1993; 329:1927–34.
Geven WB, Monnens LA, Willems HL, Buijs WC, Ter Haar BG: Renal magnesium wasting in two families with autosomal dominant inheritance. Kidney Int 1987; 31:1140–4.
Hall RC, Beresford TP, Hall AK: Hypomagnesemia in eating disorder patients: clinical signs and symptoms. Psychiatr Med 1989; 7:193–203.
Kobrin SM, Goldfarb S: Magnesium deficiency. Semin Nephrol 1990;10:525–35.
Krendel DA: Hypermagnesemia and neuromuscular transmission. Semin Neurol 1990; 10:42–5.
Martin BJ, Milligan K: Diuretic-associated hypomagnesemia in the elderly. Arch Intern Med 1987; 147:1768–71.
Praga M, Vara J, Gonzalez-Parra E, Andres A, Alamo C, Araque A, Ortiz A, Rodicio JL: Familial hypomagnesemia with hypercalciuria and nephrocalcinosis. Kidney Int 1995; 47:1419–25.

Rasmussen HS, Aurup P, Goldstein K, Mcnair P, Mortensen PB, Larsen OG, Lawaetz H: Influence of magnesium substitution therapy on blood lipid composition in patients with ischemic heart disease. A double-blind, placebo controlled study. Arch Intern Med 1989; 149:1050–3.

Rizzo MA, Fisher M, Lock JP: Hypermagnesemic pseudocoma. Arch Intern Med 1993; 153:1130–2.

Shah GM, Kirschenbaum MA: Renal magnesium wasting associated with therapeutic agents. Miner Electrolyte Metab 1991; 17:58–64.

Shils ME: Experimental human magnesium depletion. Medicine (Baltimore) 1969; 48:61–85.

Vallee BL, Wacker WE, Ulmer DD: The magnesium-deficiency tetany syndrome in man. N Engl J Med 1960; 262:155–61.

Walder RY, Shalev H, Brennan TM, Carmi R, Elbedour K, Scott DA, Hanauer A, Mark AL, Patil S, Stone EM, Sheffield VC: Familial hypomagnesemia maps to chromosome 9q, not to the X chromosome: genetic linkage mapping and analysis of a balanced translocation breakpoint. Hum Mol Genet 1997; 6:1491–7.

Whang R, Whang DD, Ryan MP: Refractory potassium repletion. A consequence of magnesium deficiency. Arch Intern Med 1992; 152:40–5.

Zarraga Larrondo S, Vallo A, Gainza J, Muniz R, Garcia Erauzkin G, Lampreabe I: Familial hypokalemia-hypomagnesemia or Gitelman's syndrome: a further case. Nephron 1992; 62:340–4.

2.5 Säure-Basen-Haushalt

2.5.1 Physiologie

PH-WERT

Die Konzentration der Protonen (H$^+$) muss innerhalb enger Grenzen stabil gehalten werden. Die normale Protonenkonzentration beträgt nur 40 nmol/l (1/1 000 000 der Natrium-, Kalium- oder Chloridkonzentrationen!). Protonen sind hoch reagibel, und ein größerer Anstieg oder Abfall der Konzentration ist mit dem Leben nicht vereinbar. Die Konzentration der Protonen wird als negativ-dekadischer Logarithmus der Protonen angegeben.

$$40 \text{ nmol}/l = 40 \times 10^{-9} \text{ mol}/l = 4 \times 10^{-8} = 1 \times 10^{-7,4} \text{ mol}/l.$$

Der Wert 7,4 ist der pH-Wert und entspricht damit dem negativen, dekadischen Logarithmus und damit einer Protonenkonzentration von 40 nmol/l.

> **PHYSIOLOGISCHER BEREICH DES PH-WERTES**
> pH 7,37–7,43 entsprechend 37–43 nmol/l (pH 7,4 = 40 nmol/l)
> Bereich des pH-Wertes, der mit dem Überleben noch vereinbar ist
> pH 6,80–7,80 entsprechend 16–160 nmol/l.

Berechnung der H$^+$-Konzentration aus dem pH-Wert:
- In einem Bereich von pH 7,25–7,55 die Stellen hinter dem Komma als ganze Zahl von 80 nmol/l subtrahieren. Das Ergebnis entspricht der Protonenkonzentration (z. B. 7,25 → 80 nmol/l – 25 = 55 nmol/l).
- Ein pH-Wert von 7,0 entspricht 1×10^{-7} = 0,000 000 1 mol/l = 100 nmol/l. Für jeden Anstieg des pH um 0,1 wird dieser Wert mit 0,8 multipliziert und es resultiert eine gute Näherung an die Protonenkonzentration.

PUFFERSYSTEME

Der Organismus benötigt Systeme, um Protonen zu puffern und letztendlich auszuscheiden.

Beispiel: Bei einem pH von 7,4 befindet sich im Körper eine Protonenkonzentration von 40 nmol/l. Bei der durchschnittlichen westlichen Nahrungsaufnahme werden täglich 80 mmol/l Protonen zugeführt. Verteilt auf 40 l Körperflüssigkeit (Mann) würde der Protonengehalt ohne weitere Regulationsmechanismen um 2 mmol/l (Faktor 10^6!) steigen. Resultat wäre ein pH < 3,0, der mit dem Leben nicht vereinbar ist.

Eine Säure ist ein Protonendonator (= Spender), eine Base ein Protonenakzeptor (= Empfänger). Jede Säure wird somit nach Dissoziation eines Protons zu einer Base und umgekehrt. Der pH-Wert, bei dem eine Säure oder Base zu 50 % dissoziiert ist, wird als der pK-Wert bezeichnet und charakterisiert den Bereich, bei dem die Substanz chemisch gesehen optimale Puffereigenschaften hat. Ein Puffer ist damit eine Substanz, die leicht Protonen aufnehmen und abgeben kann. Jede Säure und jede Base kommt in Betracht, optimale Puffereigenschaften liegen bei einem dem aktuellen pH-Wert entsprechenden pK vor.

PHYSIOLOGISCHE PUFFERSYSTEME

$H_2CO_3 \leftrightarrow H^+ + HCO_3^-$
$HCl \leftrightarrow H^+ + Cl^-$
$NH_4^+ \leftrightarrow H^+ + NH_3$
$H_2PO_4^- \leftrightarrow H^+ + HPO_4^{2-}$

Die Puffer lassen sich als Kohlensäure und Nicht-Kohlensäure einteilen, um die Bedeutung der Kohlensäure zu unterstreichen. Diese entsteht aus der Kombination von H_2O und CO_2 und steht damit direkt im Gleichgewicht mit der Lungenfunktion. Durch den Metabolismus von Kohlenhydraten und Fett entstehen täglich 15 000 mmol CO_2, die abgeatmet werden müssen, damit keine Kohlensäure entsteht. Durch den Metabolismus von Proteinen, insbesondere durch Nahrungszufuhr, entstehen täglich 50–100 mmol Nicht-Kohlensäure, insbesondere H_2SO_4. Die Elimination umfasst zwei Schritte:
- Zwischenpufferung durch Bikarbonat und intrazelluläre Puffersysteme.
- Renale Exkretion.

Da alle Puffersysteme im Gleichgewicht stehen, wird häufig nur ein System zur Beschreibung des Funktionszustandes des Gesamtsystems genommen. Dies ist aus Praktikabilitätsgründen Bikarbonat. Die Formel, die Anwendung findet, ist die Henderson-Hasselbalch-Formel.

HENDERSON-HASSELBALCH-FORMEL

$pH = 6,1 + \log(HCO_3^- / 0,03 pCO_2)$

oder als vereinfachte Variante für den täglichen Gebrauch:

$H^+ = 24 \times (pCO_2 / HCO_3^-)$

(HCO_3^- = Bikarbonat im Serum, normal 23 mmol/l. pCO_2 = Kohlendioxidgas-Partialdruck im arteriellen Blut, normal 36–44 mmHg).

Tab. 2.15 Normalwerte für den Säure-Basen-Haushalt

	pH	H⁺	pCO$_2$	HCO$_3^-$
Einheiten		nmol/l	mmHg	mmol/l
Arteriell	7,37–7,43	37–43	36–44	22–26
Venös	7,32–7,38	42–48	42–50	23–27

Die Zwischenpufferung der täglichen Säurebelastung durch die durchschnittliche Kost bewirkt die folgenden Veränderungen:

80 mmol/l auf 40 l = 2 mmol/l Protonenbelastung. Bikarbonat von 24 auf 22 reduziert. Durch Bindung eines Proton an HCO$_3^-$ entsteht:

$$H^+ + HCO_3^- \rightarrow H_2CO_3 \leftrightarrow H_2O + CO_2$$

Damit steigt das CO$_2$ von 1,2 mmol/l (0,03 × 40 mmHg entsprechend der Henderson-Hasselbalch-Gleichung) um 2 mmol/l auf 3,2 mmol/l entsprechend pCO$_2$ von 107 mmHg. pH wäre dann 6,93. Der Organismus kann aber das pCO$_2$ durch vermehrte Ventilation schnell regulieren. Würde der pCO$_2$ durch Hyperventilation auf 40 mmHg gehalten werden, resultiert ein pH von 7,36. Unter physiologischen Gesichtspunkten ist das System noch effektiver, da das pCO$_2$ bei einem HCO$_3^-$-Abfall um 2 mmol/l um 3 mmHg unter den Normalwert von 40 mmHg gesenkt wird. Der resultierende pH beträgt 7,396.

AZIDOSE, ALKALOSE, AZIDÄMIE UND ALKALÄMIE

Eine tatsächliche Absenkung des pH-Wertes in den sauren Bereich wird Azidämie genannt und in den alkalischen Bereich eine Alkalämie. Prozesse, die eine Tendenz haben, den pH zu senken, werden Azidose genannt, die umgekehrten Prozesse Alkalosen. Wichtig ist zu wissen, dass durch die Gegenregulation und gemischte Störungen der pH-Wert für die Definition keine Rolle spielt, einfache Azidosen aber im Regelfall zu einer Azidämie führen können und Alkalosen zu einer Alkalämie. Bleibt der pH-Wert im Normbereich, spricht man von kompensierten Störungen, andernfalls von dekompensierten Störungen.

RENALE PROTONENELIMINATION

- Protonen werden sezerniert im Bereich des proximalen Tubulus, der Henle-Schleife und im Sammelrohr.
- Der Urin-pH kann zwischen 4,5 und 8 liegen. Bei einem pH von 4,5 ist die Protonenkonzentration um den Faktor 1000 (3 × log) gegenüber Plasma gesteigert, dies reicht aber nicht aus, um 100 mmol/l H⁺ auszuscheiden. Dafür würden 2500 l Urin benötigt. Deshalb müssen auch Puffer mit ausgeschieden werden. Diese werden durch Ammoniak (NH$_4^+$) und HPO$_4^{2-}$ repräsentiert.
- Bei einer GFR von 180 l/d und HCO$_3^-$ von 24 mmol/l werden 4320 mmol/l filtriert. Da jedes Bikarbonatmolekül ein Proton hinterlässt, muss nahezu alles reabsorbiert werden.

Ammoniak wird im proximalen Tubulus aus dem Abbau von Glutamin zu Glutamat und dann zu α-Ketoglutarat gewonnen. Letzteres wird zu HCO$_3^-$ abgebaut und stellt so die Hauptquelle für die renale HCO$_3^-$-Regeneration dar. Der Transport in den Tubulus erfolgt proximal über einen Antiporter (Na^+-NH_4^+). Im Sammelrohr erfolgt die Diffusion von NH_3. Durch Aufnahme eines Protons im sauren Urin wird das Molekül geladen und die Zellmembran impermeabel. NH_4^+ ist wahrscheinlich der wichtigste Puffer für die Ausscheidung von Säure mit der Niere, da HPO_4^{2-} maximal 30 mmol/d puffern kann und die Säurebelastung bei 80–100 mmol/d liegt.

ANIONENLÜCKE

Aus Gründen der Elektroneutralität sind Anionen und Kationen hinsichtlich ihrer Ladungen im Serum im Gleichgewicht: $Anionen^-$ = $Kationen^+$.

Anionen: Chlorid, Bikarbonat, Eiweiße (Albumine etc.), usw.

Kationen: Natrium, Kalium, Kalzium, Magnesium, usw.

> **BERECHNUNG DER ANIONENLÜCKE („ANION GAP" = AG)**
> AG = Serum-Na^+-(Serum-Cl^- + Serum-HCO_3^-) = 12 ± 2

Die Kationen werden ausreichend durch Natrium repräsentiert. Kalium, Kalzium, Magnesium etc. machen gemeinsam < 5 % aus und müssen nicht berücksichtigt werden. Die Anionen sind durch Chlorid und Bikarbonat repräsentiert, die Anionenlücke wird hauptsächlich durch die Carboxylgruppen der Aminosäuren von Albumin und weiterer Eiweiße repräsentiert. Die Bestimmung der Ladung der Eiweiße ist kompliziert, deshalb unterbleibt diese. Die Differenz zwischen Anionen und Kationen ist daher in obiger Formel nicht 0, sondern 12 ± 2 entsprechend der nicht erfassten Ladungen der Eiweiße. Bei Eiweißmangel (repräsentiert durch Albumin) muss dies berücksichtigt werden.

> **KORREKTUR DER ANIONENLÜCKE (AG) BEI HYPOALBUMINÄMIE**
> Pro Abfall Albumin um 1 g% Korrektur um 2,5 (−4).
> Beispiel: Bei einem Albumin von 2 g% (normal 4 g%) beträgt die normale Anionenlücke 7 ± 2.

Umgekehrt kann eine Vermehrung von positiv geladenen Eiweißen, wie etwa Immunglobulinen bei Plasmozytom, die Anionenlücke vermindern.

Bedeutung der Anionenlücke:
- Azidosen durch Bildung von organischen Säuren oder Vergiftungen (Salizylate, Methanol, Ethanol etc.) führen zu einer Vergrößerung der AG (da organische Säuren in H^+ und $Base^-$ dissoziieren).
- Azidosen durch intestinale Verluste bzw. durch tubuläre Störungen aus Gründen der Elektroneutralität und der Charakteristika der beteiligten Transporter im Rahmen der transmembranösen Prozesse führen zu einem Anstieg von Chlorid mit gleich bleibender AG.

KOMPENSATION VON AZIDOSEN UND ALKALOSEN

Prinzipiell führen entsprechend der Henderson-Hasselbalch-Gleichung einfache Störungen zu gleichsinnigen Änderungen der Partner im Quotienten (HCO_3^- und CO_2).

Bei einer Abweichung des pH-Wertes kann über die Puffersysteme eine Zwischenpufferung in Minuten erfolgen, die pulmonale Gegenregulation kann 6–12 h benötigen (1 Arbeitstag), die renale Gegenregulation 3–5 d (1 Arbeitswoche).

GEMISCHTE STÖRUNGEN

Es können mehrere Störungen gleichzeitig vorliegen. Beispielsweise eine metabolische Alkalose durch eine Diuretikatherapie mit Volumenkontraktion und gleichzeitig eine Laktatazidose durch Organischämien bei zunehmendem Pumpversagen.
Zum besseren Verständnis werden die Störungen in ihre Komponenten aufgelöst:

1. Metabolische Alkalose: Bikarbonat 32 (+8), Kompensation: pCO_2 44,8 mmHg (+8 × 0,6 = 4,8), pH = 7,48.
2. Metabolische Azidose: Bikarbonat 17 (−7), Kompensation: pCO_2 31,6 mmHg (−7 × 1,2 = −8,4), pH = 7,35.
3. Gemischte metabolische Alkalose und Azidose (Kombination 1. + 2.): Bikarbonat 25 (+8 +(−7) = +1), pCO_2 36,4 (+4,8 +(−8,4) = −3,6), pH = 7,46.

Auf den ersten Blick wirkt 3. wie eine allenfalls diskrete Störung des Säure-Basen-Haushalts, allerdings fällt auf, dass die diskreten Änderungen der Quotientenparameter nicht gleichsinnig sind und die Abweichung des pH nicht adäquat ist. Die Bestimmung der Anionenlücke demaskiert den Verbrauch von Bikarbonat, da dieses äquimolar durch die Milchsäure gesenkt wird:

Normal: Natrium 140 mmol/l, Chlorid 104 mmol/l, Bikarbonat 24. AG = 12.
1. Natrium 140, Chlorid 96 mmol/l, Bikarbonat 32. AG = 12.
2. Natrium 140, Chlorid 104 mmol/l, Bikarbonat 17. AG = 19.
3. Natrium 140, Chlorid 96 mmol/l, Bikarbonat 25. AG = 19.

✓ REGELN ZUR ERKENNUNG EINER GEMISCHTEN SÄURE-BASEN-STÖRUNG

1. Prüfung auf gegenläufige Anstiege bzw. Abfälle der Parameter im Quotienten der Henderson-Hasselbalch-Gleichung (HCO_3^- und pCO_2). Wenn ja, liegt eine gemischte Störung vor.
2. Bei gleichsinnigen Anstiegen bzw. Abfällen die Größe der Kompensation berechnen. Ist diese außerhalb des erwarteten Bereiches, liegt eine gemischte Störung vor.
3. Die Anionenlücke bestimmen und mit dem Bikarbonat vergleichen. Das Delta-AG entspricht bei einer einfachen metabolischen Azidose dem ΔHCO_3^- $\left(\Delta(AG_{aktuell}-AG_{normal})/\Delta(HCO_3^-{}_{aktuell}/HCO_3^-{}_{normal})\right)$.
4. Bei einer gemischten Störung die Einzelkomponenten analysieren. Mit der zuerst vorliegenden Störung beginnen (Beispiel: Pat. mit Herzinsuffizienz → metabolische Alkalose unter Diuretika, dann respiratorische Alkalose bei Hyperventilation bei zunehmender Linksherzdekompensation und zuletzt metabolische Azidose durch Laktatazidose bei kardiogenem Schock = Tripelstörung).

2.5.2 Metabolische Azidose

DEFINITION

Eine metabolische Azidose kann prinzipiell zur Azidämie führen und ist durch ein Zuviel an Nicht-Kohlensäure oder ein Zuwenig an Puffer charakterisiert. Die Säure kann exogen oder endogen addiert worden sein. Es gibt Konstellationen, bei denen alleine eine vergrößerte Anionenlücke auf eine metabolische Azidose hinweist.

> Die Suche nach und der Ausschluss einer metabolischen Azidose muss die Bestimmung der Anionenlücke umfassen.

ÄTIOLOGIE UND PATHOPHYSIOLOGIE

Zu metabolischer Azidose führende Störungen

Die Einteilung erfolgt nach der Anionenlücke.

Vergrößerte Anionenlücke (AG > 14)
- Ketoazidose: Diabetes, Alkohol, Hunger.
- Laktatazidose Typ A, Typ B.
- Vergiftungen: Glykol, Methanol, Salizylate.
- Urämie.

Normale Anionenlücke (Normal 12 ± 2)
- Gastrointestinaler HCO_3^--Verlust: Durchfälle, externe Fisteln.
- Renaler HCO_3^--Verlust: Renal tubuläre Azidose (RTA) Typ I (distal), Typ II (proximal), Typ IV (hyperkaliämisch); Azetazolamid.
- Verschiedenes: NH_4Cl-Vergiftung, Sulfatintoxikation, anhaltende Verdünnung.

✓ Mnemotechnisch kann nach Prof. Adolf Kussmaul (Kussmaul-Atmung = vertiefte Azidoseatmung bei Ketoazidose) das Wort „Kussmaul" zur Erinnerung der Ursachen einer metabolischen Azidose eingesetzt werden.

„Kussmaul" (metabolische Azidose + AG ↑)
- **K**etoazidose
- **U**rämie
- **S**alizylsäure
- **M**ethanol
- **A**ethylenglykol
- (**U**rämie)
- **L**aktat

METABOLISCHE AZIDOSEN MIT VERGRÖSSERTER ANIONENLÜCKE

Ketoazidose

Bei der diabetischen Ketoazidose findet sich typischerweise eine Erhöhung des Blutzuckers. Es handelt sich um Typ-I-Diabetiker mit absolutem Insulinmangel, die entweder als Erstmanifestation auffällig werden oder aufgrund sonstiger Umstände ihr Insulin nicht bekommen haben. Selten können auch Typ-II-Diabetiker eine Ketoazidose entwickeln. Die Ketosäuren entstehen durch partielle Oxidation von Fettsäuren; Azetoazetylsäure und β-Hydroxybuttersäure sind die wesentlichen Repräsentanten. Ketosäuren werden in Niere (bis 250 mmol) und Gehirn (750 mmol) verstoffwechselt. Im Hungerstoffwechsel kann auch bei ausbleibender Glukosezufuhr über die Ketonkörper der Stoffwechsel von Gehirnzellen aufrechterhalten werden. Das Einsetzen der Ketonkörperbildung kann über den typischen Foetor acetonicus klinisch erkannt werden. Bei Alkoholikern finden sich niedrige Insulinspiegel, hohe Spiegel gegenregulatorischer Hormone (z.B. Adrenalin) und ein vermindertes Extrazellulärvolumen. Diese Kombination bei gesteigertem Glukosebedarf induziert eine Ketonkörperbildung.

2.5 Säure-Basen-Haushalt

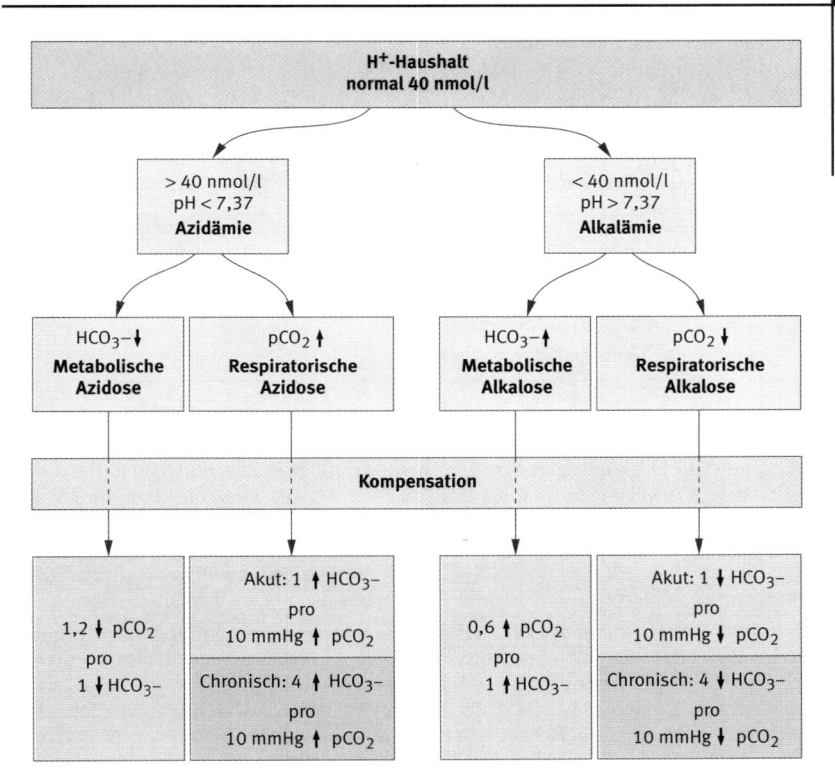

```
                    H⁺-Haushalt
                  normal 40 nmol/l
           ┌────────────┴────────────┐
      > 40 nmol/l                < 40 nmol/l
       pH < 7,37                  pH > 7,37
       Azidämie                   Alkalämie
      ┌────┴────┐                ┌────┴────┐
   HCO₃⁻↓     pCO₂↑           HCO₃⁻↑      pCO₂↓
 Metabolische Respiratorische Metabolische Respiratorische
   Azidose    Azidose          Alkalose    Alkalose
```

Kompensation

	Akut: 1 ↑ HCO₃⁻ pro 10 mmHg ↑ pCO₂		Akut: 1 ↓ HCO₃⁻ pro 10 mmHg ↓ pCO₂
1,2 ↓ pCO₂ pro 1 ↓ HCO₃⁻	Chronisch: 4 ↑ HCO₃⁻ pro 10 mmHg ↑ pCO₂	0,6 ↑ pCO₂ pro 1 ↑ HCO₃⁻	Chronisch: 4 ↓ HCO₃⁻ pro 10 mmHg ↓ pCO₂

Abb. 2.15 Die Entstehung von giftigen Abbauprodukten bei Glykol- und Methanolvergiftung. Wichtig ist die Tatsache, dass die Azidose bereits die Verstoffwechselung anzeigt und dass durch Hemmung der Alkoholdehydrogenase (kompetitiv durch Ethanol in einem Bereich von 1,5 ‰) die Giftung unterbunden werden kann

Laktatazidose

Eine Laktatazidose entsteht, wenn die Sauerstoffversorgung von Gewebe beeinträchtigt ist (Typ A) oder die Zellen Glukose nicht verarbeiten können (Typ B). Laktat entsteht als Endprodukt der anaeroben Glykolyse, bei einer vermehrten Pyruvatproduktion und bei einem erhöhten NADH:NAD⁺-Quotienten. Eine Laktatazidose aufgrund von Ischämien bzw. Hypoxämien kann schnell entstehen und kann z. B. unter körperlicher Anstrengung im Extrembereich auch bei Gesunden nachweisbar sein. Unter pathologischen Bedingungen können alle Schockformen zu einer Laktatazidose führen.

Neben dem durch den humanen Stoffwechsel entstandenen L-Laktat gibt es auch D-Laktat, welches im bakteriellen Kohlenhydratstoffwechsel auftritt. Bei Kurzdarmsyndromen ist das Wachstum entsprechender Bakterien erleichtert und es können dann nach reichlicher Kohlenhydratzufuhr metabolische Azidosen mit erhöhter Anionenlücke ohne Nachweis von Laktat auftreten (die üblichen Tests detektieren L-Laktat).

Glykol- und Methanolvergiftung

Ethanol wird durch die Alkoholdehydrogenase zu Azetaldehyd und dieses durch Azetaldehyddehydrogenase zu Azetyl-CoA abgebaut. Bei Vergiftungen mit Glykol und Methanol werden diese Enzyme ebenfalls wirksam und führen zur Giftung.

Bei Verdacht auf Vergiftungen mit Alkoholen (Ethanol, Methanol, Glykol, Isopropylalkohol etc.) kann die osmotische Lücke bestimmt werden, die einen Hinweis auf das Vorhandensein entsprechender Alkohole im Blut gibt.

> **BERECHNUNG DER OSMOTISCHEN LÜCKE**
>
> Osmotische Lücke (OL) = (Plasma-Osmolarität in mosmol/l) − (2 × Natrium in mmol/l + Glukose in mg%/18 + Harnstoff in mg%/6)
>
> Eine Differenz > 15 mosmol/l ist pathologisch.

Bei Vergiftungen mit Methanol oder Glykol erfolgt die sofortige intravenöse Gabe von Ethanol in einer Anfangsdosis von 0,6 g/kg KG über eine Spritzenpumpe sowie die Gabe von Natriumbikarbonat zum Azidoseausgleich, falls notwendig. Parallel wird eine Akut-Hämodialyse durchgeführt. Der Plasma-Ethanolspiegel wird vor und während der Dialysebehandlung zwischen 100 und 200 mg/dl (22–33 mmol/l) gehalten. Dies wird durch Gabe von Ethanol intravenös in einer Erhaltungsdosis von 66 mg/kg KG/h vor und 240 mg/kg KG/h während der Hämodialyse angestrebt und entsprechend den Ethanolspiegeln angepasst (Ziel: 1,5 ‰).

Eine interessante Alternative zur Gabe von Ethanol stellt das Antidot Fomepizol zur Behandlung der Methanol- und Ethylenglykolvergiftung dar. Fomepizol (4-Methylpyrazol) hemmt kompetitiv die ADH und unterdrückt damit die Entstehung der toxischen Metabolite. Studien haben einen sehr guten präventiven Effekt im Hinblick auf ein akutes und chronisches Nierenversagen und auf die Entstehung einer Azidose gezeigt [Brent 2001]. Fomepizol ist in Deutschland zugelassen (Fomepizole OPI 5 mg/ml®) und wird in einer Anfangsdosis von 15 mg/kg über 30–45 Min. eingesetzt. Nachfolgend wird im Falle einer Hämodialyse mit 1 mg/kg KG/h kontinuierlich infundiert. Alle 12 h Bestimmung des Serumspiegels von Glykol, solange dieser > 0,2 g/l (> 3,2 mmol/l), Wiederholung der Infusion alle 12 h. Nachteil: Sehr teure Therapie.

> **INDIKATIONEN ZUR HÄMODIALYSE BEI ALKOHOLVERGIFTUNG**
> - Blutspiegel Ethanol 5 ‰ (MG 46).
> - Blutspiegel Methanol 0,5 ‰ (MG 32).
> - Blutspiegel Glykol 0,5 ‰ (MG 62).
> - Isopropylalkohol (MG 60; ist in Sterilium enthalten)
>
> und/oder
> - Azidose mit pH ≤ 7,2.

Azetylsalizylatvergiftung (ASS)

Eine Vergiftung mit lebensbedrohlichem Ausgang kann ab einer Einnahme von 15–30 g und mit sehr hoher Gefährdung ab 12 g auftreten. Die therapeutischen Plasmaspiegel liegen bei 10–30 mg%, Vergiftungserscheinungen treten ab 40–50 mg% auf und die Indikation zur Entfernung von Salizylat auch ohne Symptome ist ab einem Plasmaspiegel > 100 mg% gegeben, bei Symptomen auch darunter.

Vergiftungen mit ASS bewirken zunächst eine respiratorische Alkalose durch direkte Stimulation des Atmungszentrums. Durch Blockierungen im oxidativen Stoffwechsel tritt dann aber zunehmend eine metabolische Azidose mit deutlich erhöhter Anionenlücke auf, dies ist Folge einer Akkumulation von Laktat und Ketonkörpern. Klinisch finden sich vor allem neurologische Symptome mit Schwindel, Bewusstseinsstörungen, Krampfanfällen und Tod. Die Salizylsäure hat einen pK_a-Wert von 3,0. Es kann über eine Alkalisierung der Anteil nicht-geladener Säure, welche über die lipophilen Membranen der Hirnzellen intrazerebral aufgenommen werden kann und für die Hauptwirkung verantwortlich ist, gesenkt werden. Weiterhin ist die renale Elimination durch Alkalisierung gebessert. Eine Studie konnte dies für die Gabe von $NaHCO_3^-$ (225 mmol über 4 h) belegen [Bloomer 1966]. Ansonsten ist eine Magenentleerung endoskopisch und die Gabe von Aktivkohle auch Stunden nach Ingestion sinnvoll. Es erfolgt die Hämodialyse zur Elimination, wobei sie verlängert erfolgen muss (4–8 h) oder rezidivierend bei engmaschigen Kontrollen der Salizylatspiegel.

! Bei Salizylatvergiftung regelmäßige Kontrollen von Salizylatspiegeln (alle 4 h) und den Parametern des Säure-Basen-Haushaltes (alle 2 h), um erneute Anstiege der Salizylatspiegel durch Umverteilungsvorgänge zu erkennen → Entgiftung mittels Hämodialyse.

Urämie
Eine ausgeprägte Einschränkung der Nierenfunktion führt zum Unvermögen, eine vermehrte diätetische Säurebelastung renal auszuscheiden, wobei dies dann zu Anstiegen der Anionenlücke führt. Allerdings finden sich teilweise auch tubuläre Azidosen, die zu Azidosen mit normaler AG führen, so dass im Einzelfall alle Mischformen möglich sind.

5-Oxoprolin
In jüngster Zeit wurden Einzelfälle von Patienten beschrieben, die bei chronischer Einnahme von Paracetamol und weiteren Manifestationsfaktoren (Mangelernährung, Schwangerschaft, Vegetarier, Niereninsuffizienz) eine metabolische Azidose, verursacht durch 5-Oxoprolin entwickelt haben [Fenves 2006]. Diese Patienten zeigten alle eine erhöhte Anionenlücke. Ursache dafür ist eine Depletion von Glutathion durch einen Mangel an Schwefel-haltigen Aminosäuren.

METABOLISCHE AZIDOSEN MIT NORMALER ANIONENLÜCKE

Unterscheidung gastrointestinaler HCO_3^--Verluste und renaler Azidifizierungsstörungen
Zur Unterscheidung gastrointestinaler HCO_3^--Verluste und renaler Azidifizierungsstörungen ist die Bestimmung der Urinionen-Nettobilanz hilfreich.

URINIONEN-NETTOBILANZ
$Urin-NH_4^+ = (Urin-Cl^-) - (Urin-Na^+ + Urin-K^+) + 80$

Entsteht eine metabolische Azidose durch intestinalen Bikarbonatverlust, erfolgt eine vermehrte Ausscheidung von Azidität, und die $Urin-NH_4^+$-Ausscheidung liegt zwischen 80–300 mmol/d. Findet sich eine tubuläre Azidose, liegt die $Urin-NH_4^+$-Ausscheidung deutlich < 80 mmol/d.

Gastrointestinale Bikarbonat-Verluste

Der GI-Trakt aboral des Magens sezerniert Bikarbonat und hält Chlorid zurück. Diarrhoe, Drainagen von Pankreas-, Galle- und Dünndarmsekret führen zum Verlust von Bikarbonat. Es resultiert eine hyperchlorämische, metabolische Azidose. Eine Variante ist die Ableitung von Urin im Rahmen einer Ureterosigmoideostomie. Der Chlorid-reiche Urin wird im Tausch gegen Bikarbonat resorbiert und es kann ebenfalls eine hyperchlorämische Azidose entstehen. Die Kontaktzeit ist entscheidend, und häufige „Blasenentleerungen" der Neoblase sind hilfreich.

Renale tubuläre Azidosen (RTA)

Der Begriff umfasst eine heterogene Gruppe von Azidifizierungsstörungen bzw. Bikarbonatsekretionsstörungen der Tubuli.

Renale tubuläre Azidose Typ I

Der Typ I ist charakterisiert durch Störungen im Sammelrohr:
- Störung der H^+-ATPase-Pumpe.
- Erhöhte parazelluläre Permeabilität mit Rückfluss von Protonen.
- Beeinträchtigung der Natriumrückresorption und damit der Protonensekretion.

Durch einzelne oder kombinierte Störungen der Azidifizierungsmechanismen der Sammelrohre kann der Urin bei RTA Typ I nicht unter pH 5,5 angesäuert werden. Weiterhin besteht eine Hypokaliämie.

> ✓ Bei einer hyperchlorämischen, metabolischen Azidose und einem Urin-pH von 5,5 und höher muss eine RTA Typ I angenommen werden, insbesondere bei gleichzeitig bestehender Hypokaliämie.

Ursachen für RTA Typ I: Sjögren-Syndrom, SLE, Amphotericintoxizität, Markschwammniere, Leberzirrhose, hereditär.

Renale tubuläre Azidose Typ II

Bei der RTA Typ II besteht eine Störung der proximalen Tubuluszellen. Der Carboanhydrase-(CA)-Hemmer Acetazolamid simuliert die Störung. Normal werden 85 % des filtrierten HCO_3^- proximal absorbiert. Durch Hemmung der Carboanhydrase sinkt HCO_3^- auf 16–18 mmol/l (von 24 mmol/l). Das restliche Bikarbonat wird komplett distal absorbiert und der Urin-pH kann unter 5,5 absinken.

Diagnose: Normal steigt bei Vorhandensein einer metabolischen Azidose die Ausscheidung des Urin-NH_4^+ auf Werte von 200–300 mmol/d an. Bleibt dies aus und liegt eine Ausscheidung < 80 mmol/d vor, kann eine RTA Typ II diagnostiziert werden. Ein anderes diagnostisches Vorgehen ist die Gabe von Bikarbonat, das zur Demaskierung des Defektes führt. Es werden dafür 2–3 mmol/kg KG HCO_3^- i.v. verabreicht ($NaHCO_3^-$ 8,4 % 1 ml = 1 mmol). Besteht bei Erreichen eines Plasma-HCO_3^- von 25 mmol/l und einem Urin-pH < 7,0 eine nennenswerte HCO_3^--Ausscheidung im Urin, liegt eine proximale RTA vor.

> **FRAKTIONELLE HCO₃⁻-AUSSCHEIDUNG:**
>
> $$FE\,HCO_3 - (\%) = 100 \times \left(\frac{\text{Urin-HCO}_3^- / \text{Plasma-HCO}_3^-}{\text{Urin-Kreatin} / \text{Plasma-Kreatin}} \right)$$
>
> Die Diagnose einer RTA Typ II ist gesichert, wenn nach Erreichen eines normalen Plasma-HCO$_3^-$ von 25 mmol/l eine fraktionelle Exkretion (FE) HCO$_3^-$ von > 15 % bestimmt wird.

Ursachen für eine RTA Typ II:
- Isolierter HCO$_3^-$-Verlust: Idiopathisch, hereditär (M. Dent), sporadisch, idiopathisch, Carboanhydrasedefekte (Osteopetrose, Azetazolamid, Hyperkaliämie).
- Generalisierte proximale Defekte (Fanconi-Syndrom; genetisch): Zystinose, Morbus Wilson, Galaktosämie, Morbus Lowe, Fruktoseintoleranz, Glykogenspeicherkrankheiten.
- Toxische Schäden: Schwermetallvergiftungen, Aminoglykoside, Paraquat.
- Dysproteinämien: Plasmozytom, Amyloidose, Leichtkettennephropathie.
- Immunstörungen: Chronisch aktive Hepatitis, Sjögren-Syndrom, SLE, Nierentumoren, interstitielle Nephritis, lymphoide Tumoren.
- Hyperparathyreoidismus: Vitamin-D-Resistenz.

Renale tubuläre Azidose Typ IV
Die RTA Typ IV bezeichnet keinen isolierten Defekt, sondern die Beeinträchtigung der NH$_4^+$-Ausscheidung bei Hyperkaliämien durch eine beeinträchtigte Wirkung von Mineralokortikoiden.

Ursachen für eine RTA Typ IV:
- Primärer Hypoaldosteronismus:
  - Morbus Addison.
  - Genetische Defekte von Enzymen.
- Isolierter Aldosteronmangel:
  - Heparinzufuhr.
  - Defekt der Kortisonmethyloxidase.
- Sekundärer Hypoaldosteronismus:
  - Diabetes mellitus.
  - Interstitielle Nephropathie.
  - Medikamente: ACE-Hemmer, Angiotensin-II-Rezeptorblocker (ARB), NSARD.
- Mineralokortikoidresistenz:
  - Obstruktive Nephropathie.
  - Sichelzellanämie.
  - Amyloidose.
  - Interstitielle Nephropathie.
  - Medikamente: Spironolacton, Amilorid, Triamteren.

KLINIK
Eine metabolische Azidose führt zur Hyperventilation und die vermehrte Atemarbeit wird als Luftnot geschildert. Bei einem pH < 7,2 kann eine zunehmende Somnolenz, Desorientiertheit und teilweise auch Agitiertheit auftreten. Weiterhin findet sich eine kardiale Pumpfunktionsstörung („depressed squeeze"). Dazu sprechen experimentelle Befunde dafür, dass das Ansprechen von Adrenozeptoren auf Katecholamine beeinträchtigt ist. Langfristig können metabolische Azidosen zu ei-

ner Beeinträchtigung des Proteinstoffwechsels führen (der Einbau verzweigtkettiger AS ist gestört), es kann eine Osteoporose entstehen, und das Wachstum ist beeinträchtigt. Weiterhin können die begleitenden Störungen zu einer Nephrokalzinose führen (RTA Typ I) oder eine Nephrolithiasis begünstigen.

DIAGNOSTIK UND DIFFERENZIALDIAGNOSE

Die Diagnostik von metabolischen Azidosen umfasst die Bestimmung folgender Parameter:
- Obligat: pH, HCO_3^-, pCO_2, Na, K, Cl, Anionenlücke (AG).
- Fakultativ: Ketonkörper, Laktat, osmotische Lücke, Alkohol, Glykol, Methanol, Salizylat, Kreatinin, Harnstoff, Urinstatus, -sediment.
- Urin: Na, K, Cl, Osmolarität, HCO_3^-.

THERAPIE

Die Therapie richtet sich nach der Ursache und sollte diese, wenn möglich, beheben. Eine akute Therapie darüber hinaus ist nach Ansicht mancher Autoren nicht notwendig, nach Ansicht anderer ab einem pH < 7,2 indiziert. Andere Autoren empfehlen akut ab einem HCO_3^- < 8 mmol/l eine Substitution von HCO_3^- (wenn Kalium > 3,0 mmol/l) [Adrogue 1998].

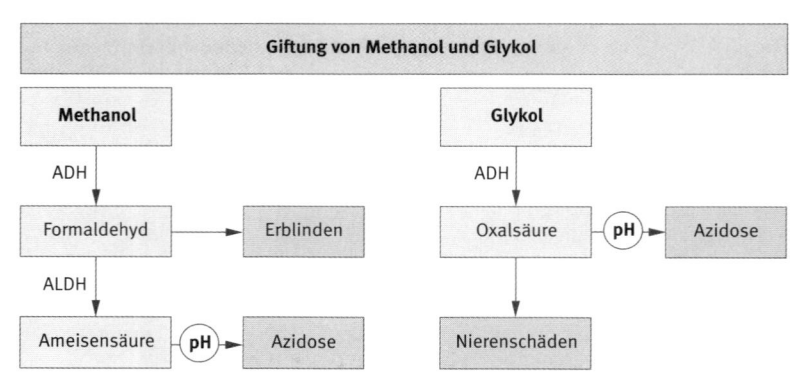

Abb. 2.16 Vorgehen bei metabolischer Azidose

EMPFEHLUNG ZUR SUBSTITUTION VON $NaHCO_3^-$ BEI EINER METABOLISCHEN AZIDOSE

Akut: Bei lebensbedrohlicher Situation und pH < 7,2 kann die Gabe von 200 ml $NaHCO_3$ 8,4 % = 200 mmol (oder 2 mmol/kg KG) erfolgen.

Beispiel: Ausgangsbefund: pH 7,18 bei HCO_3^- von 10 und pCO_2 von 28 mmHg.
HCO_3^- von 10 und Ziel-Norm 23 = Differenz 13 mmol/l auf 70 kg × 0,8 = 728 mmol/l (Verteilungsvolumen von Bikarbonat entspricht 0,8 des Körpergewichtes).

Therapie: Die Gabe von 200 mmol wird HCO_3^- von 10 auf 13,57 mmol/l ansteigen lassen.

Eine RTA Typ I lässt sich durch Gabe von Kaliumzitrat (Kalinor-Brause®) 1 mmol/kg KG/d problemlos behandeln. Zitrat wird 1 : 1 zu HCO_3^- metabolisiert und das Kalium substituiert den Kaliummangel. Eine RTA Typ II muss meist nicht behandelt werden, sollte dies aber bei symptomatischer Hypokaliämie oder manifester Azidose notwendig werden, wird mit Kaliumzitrat in einer Dosierung von 2–3 mmol/kg KG/d therapiert. Eine RTA Typ IV wird durch Behandlung der pathophysiologischen Ursache therapiert. Therapie der Vergiftungen ▶ Ätiologie und Pathophysiologie.

Verlauf und Prognose
Eine metabolische Azidose zeigt häufig eine lebensbedrohliche Erkrankung an (Laktatazidosen). Umgekehrt kann die Bestimmung der klassischen Parameter des Säure-Basen-Haushaltes (pH, pCO_2, HCO_3^-) eine Erkrankung mit Beeinträchtigung der Mikrozirkulation (Schock) belegbar ausschließen. Große Notaufnahmen führen deshalb die Bestimmung der entsprechenden Parameter als Aufnahmeuntersuchung durch, um dadurch die dringenden Notfälle schnell detektieren zu können. Der Verlauf und die Prognose einer metabolischen Azidose sind damit eng mit der zugrunde liegenden Erkrankung verknüpft und umfassen Letalitäten zwischen 0–100 % und Verläufe von Minuten bis Jahren.

2.5.3 Metabolische Alkalose

Definition
Eine metabolische Alkalose ist ein Prozess, der zu einer Alkalämie führt und der durch einen Protonenverlust oder durch einen Anstieg von Puffern (= HCO_3^-) charakterisiert ist.

Epidemiologie
Metabolische Alkalosen sind in einer internistischen Praxis oder Krankenhaus häufig, da alle Erkrankungen, die zu einer Verminderung des effektiven Blutvolumens führen, mit einer metabolischen Alkalose verbunden sind.

Ätiologie und Pathophysiologie
Zu einer metabolischen Alkalose führende Störungen
Die Einteilung der metabolischen Alkalose orientiert sich am Volumenstatus.

Volumenkontraktion
- Gastrointestinal (Urin-Cl^- < 20 mmol/l): Magensaftverlust, Erbrechen, kongenitale Chloriddiarrhoe, villöse Adenome.
- Renal (zunächst Urin-Cl^- > 20 mmol/l, dann < 20 mmol/l): Diuretika, Bartter-Syndrom, Gitelman-Syndrom, nephrotisches Syndrom.
- Sonstige (häufig Urin-Cl^- < 20 mmol/l, aber auch > 20 mmol/l): Leberzirrhose, Herzinsuffizienz, posthyperkapnisch.

Volumenexpansion (Urin-Cl^- > 20 mmol/l)
- Mineralokortikoidexzess: Primärer Hyperaldosteronismus, Glukokortikoid-reagibler Aldosteronismus, adrenogenitales Syndrom (DOC), unilaterale Nierenarterienstenose.
- Pseudohyperaldosteronismus: Liddle-Syndrom, Lakritze.
- Hypokaliämie.
- Cushing.

Vermehrte Rückresorption von Bikarbonat
Bei der metabolischen Alkalose sind zwei Phasen zu unterscheiden: Die Entstehung und die Erhaltung. Auch wenn die ursächliche Störung nicht mehr vorliegt, beispielsweise Erbrechen, kann die metabolische Alkalose weiter bestehen bleiben. Entscheidend ist die renale Schwelle zur Bikarbonatresorption, die auf einem höheren Level eingestellt wird.

Faktoren, die zu einem Anstieg des Bikarbonats durch vermehrte Rückresorption führen:
- Volumenkontraktion.
- Hypochlorämie.
- Hypokaliämie.
- Hyperkapnie.
- Hyperkalzämie.

Durch Erbrechen beispielsweise finden sich eine Volumenkontraktion, eine Hypochlorämie und eine Hypokaliämie, alles Faktoren, die das Fortbestehen der Alkalose unterhalten.

Klinik
Bei einem pH-Wert über 7,55 können Krampfanfälle und ventrikuläre Arrhythmien auftreten. Ansonsten stehen im Regelfall die Symptome der zugrunde liegenden Erkrankung im Vordergrund und bestimmen das klinische Bild.

Diagnostik und Differenzialdiagnose
Obligat: pH, HCO_3^- und pCO_2, Na^+, K^+ und Cl^-.
Zu empfehlen: Urin-Na^+, Urin-K^+ und Urin-Cl^-.

Bei einer metabolischen Alkalose findet sich die seltene Konstellation einer möglichen gegenläufigen Ausscheidung von Na^+ und Cl^-. Beispielsweise kann Natrium bei Bikarbonaturie als begleitendes Kation renal ausgeschieden und Cl^- maximal resorbiert werden. Der Wert der Urin-Cl^--Bestimmung liegt darin, dass intestinale von renalen Verlusten unterschieden werden können, wobei nach Depletierung aller Mineralien durch Diuretika dann auch Cl^- kaum im Urin nachweisbar wird.

Therapie
Metabolische Alkalose mit Volumenkontraktion
Volumengabe (z.B. NaCl 0,9 % mit ggf. Kaliumsubstitution). Bei Protonenverlust über Erbrechen/Magensonden Gabe von Säurepumpenblockern (Omeprazol, Pantoprazol etc.). Bei Diuretika-induzierter metabolischer Alkalose Gabe von Kalium sparenden Diuretika.

Tab. 2.16 Kalium sparende Diuretika

Wirkstoff	Handelsname	Dosierung
Spironolacton	Aldosteron	25–50–(100–400) mg/d
Amilorid 5 mg + HCT* 50 mg	Amilorid/HCT	1 Tabl./d
Triamteren 50 mg + HCT 25 mg	Triamteren/HCT	1 Tab./d

* Hydrochlorothiazid

Metabolische Alkalose ohne Volumenkontraktion
Die Ursache für den Hypermineralokortikoidismus sollte behoben werden. Bis dahin kann durch Gabe von Spironolacton (bis 400 mg/d) und Kaliumgabe die metabolische Alkalose behandelt werden. Dabei engmaschige Kontrollen der Kaliumwerte.

Verlauf und Prognose
Die Prognose einer metabolischen Alkalose für sich genommen ist gut, weist aber in einzelnen Fällen auf fortgeschrittene Erkrankungen hin, die wiederum eine schlechte Prognose haben können.

2.5.4 Respiratorische Azidose

Definition
Bei einer respiratorischen Azidose ist der pCO_2 für den Organismus zu hoch. Dadurch wird eine Pathophysiologie ausgelöst, die zu einer Azidämie führen kann.

Epidemiologie
Respiratorische Azidosen sind häufig und zeigen bei einem akuten Auftreten eine lebensbedrohliche Erkrankung an, die im Regelfall intensivmedizinische Maßnahmen erforderlich macht.

Ätiologie und Pathophysiologie
Zu einer respiratorischen Azidose führende akute Störungen
Erhöhte Atemarbeit
- Obstruktiv:
  - Obstruktion der oberen Atemwege: Laryngospasmus, Angioödem, Schlafapnoe, Fremdkörper, Trauma.
  - Obstruktion der unteren Atemwege: Bronchospasmus, Ödeme, Bronchiolitis, Sekret.
- Restriktiv: Pneumonien, Atelektasen, ARDS.
- Erhöhter Ventilationsbedarf: Sepsis, Lungenembolie, Hypovolämie.

Eingeschränkte Atempumpe
- ZNS: Hirnödem, Tumor, Schlaganfall, Trauma, Sedativa, Enzephalitis, Blutung.
- Neuromuskulär: Guillain-Barré, Myasthenie, Botulismus, ALS, Status epilepticus, Curare.
- Compliancestörungen Brustkorb: Rippenfrakturen, Pneumothorax, Aszites.

Zu einer akuten respiratorischen Azidose führende chronische Störungen
Erhöhte Atemarbeit
- Obstruktiv:
  - Obstruktion der oberen Atemwege: Tonsillen, Stimmbandparese, Trachealstenose, Struma, Thymusvergrößerung, Aortenaneurysma.
  - Obstruktion der unteren Atemwege: Chronisch-obstruktive Lungenerkrankungen.
- Restriktiv: Chronische Herzinsuffizienz, interstitielle Lungenerkrankungen.

Eingeschränkte Atempumpe
- ZNS: Opiatabhängigkeit, zentrale Schlafapnoe, Hirntumor, Hirnstammläsion, Hypothyreoidismus.
- Neuromuskulär: Poliomyelitis, Multiple Sklerose, amyotrophe Lateralsklerose, Muskeldystrophien, Polymyositis.
- Compliancestörungen Brustkorb: Adipositas, Kyphose, Skoliose, Fibrothorax, Brustwandtumoren.

KLINIK

Der Begriff CO_2-Narkose beschreibt gut den Zustand der zunehmenden Eintrübung bis hin zum Bewusstseinsverlust, der insbesondere eintritt, wenn der Atemantrieb bei chronischen Lungenerkrankungen vom niedrigen pO_2 abhängig ist und dieser durch Sauerstoffinsufflationen genommen wird. Reagiert man nicht schnell, endet die CO_2-Narkose tödlich. Ansonsten finden sich bei pCO_2 > 50 mmHg zunächst Kopfschmerzen, Asterixis und Papillenödem.

DIAGNOSTIK

Die Bestimmung von pH, pO_2, pCO_2, HCO_3^- und O_2-Sättigung sind obligat und werden durch Bildgebung (Röntgen-Thorax, Thorax-CT) ergänzt.

DIFFERENZIALDIAGNOSE

Diese erfolgt orientiert an der Pathogenese (▶ Ätiologie). Diagnostische Eingrenzung ▶ Abb. 2.25.

THERAPIE

> **!** Eine akute respiratorische Azidose erfordert sofortiges Handeln, im Regelfall mit intensivmedizinischen Maßnahmen.
>
> Schnelle Ursachensuche. Je nach Verlauf maschinelle Beatmung.

Eine chronische respiratorische Azidose darf nicht energisch mit erzwungener Normalisierung der pathologischen Parameter behandelt werden. Begründung:
- Der Atemantrieb wird häufig über den erniedrigten pO_2-Partialdruck gesteuert. Eine Sauerstoffgabe vermindert dann den Atemantrieb mit dramatischen Anstiegen des pCO_2 bis hin zur CO_2-Narkose.
- Häufig liegen überblähte Lungenabschnitte vor.
- Bei maschineller Beatmung mit Atemhubvolumina von 10–14 ml/kg KG können Barotraumen entstehen.

Empfehlung: Eine permissive Hyperkapniestrategie verfolgen mit Atemhubvolumina < 6 ml/kg KG. Der pCO_2 muss nicht im Normbereich sein!

VERLAUF UND PROGNOSE

Dies hängt von der Grundkrankheit ab. Bei ausbleibender Korrektur häufig letale Ausgänge.

2.5.5 Respiratorische Alkalose

DEFINITION

Bei einer respiratorischen Alkalose fällt durch vermehrte Ventilation der pCO_2 und es tritt eine Alkalämie auf.

EPIDEMIOLOGIE

Eine respiratorische Alkalose ist meistens Hinweis auf eine ernsthafte Erkrankung und damit häufig. Davon abzugrenzen ist die Hyperventilationstetanie, die unter psychischer Erregung auftritt und ebenfalls häufig ist, aber nicht lebensbedrohlich.

ÄTIOLOGIE

Zu einer respiratorischen Alkalose führende Störungen
- ZNS: Psychische Erregung (Schmerz, Angst, Psychose), Fieber, Schlaganfall, subdurales Hämatom, Enzephalitis, Tumor, Trauma.
- Hypoxämie: Anämie, Aufenthalt in großer Höhe, Rechts-Links-Shunt, Hb-Sättigungskurve nach links verschoben durch Abfall des 2,3-Diphosphoglycerols (DPG).
- Lungenerkrankungen: Lungenödem, Pneumonie, Lungenembolie, Asthma bronchiale, ARDS, Fibrose.
- Medikamentös: Salizylate, Katecholamine, Xanthin, Doxapram, Nicethamid, Katecholamine, Progesteron, Dinitrophenol, Nikotin.
- Verschiedene Ursachen: Schwangerschaft, Sepsis, Leberversagen, Hitzeschock.

KLINIK

Die Klinik richtet sich nach dem Ausmaß der Hyperventilation und des pCO_2-Abfalls. Typisch sind Beeinträchtigungen des Sensoriums, Kribbelparästhesien (Karpalspasmen, periorale Zuckungen, positives Chvostek-Zeichen) durch Abfall des ionisierten Kalziums und bei $pCO_2 < 30$ mmHg koronare Spasmen und ST-Hebungen im EKG.

DIAGNOSTIK UND DIFFERENZIALDIAGNOSE

Die Bestimmung von pH, pO_2, pCO_2, HCO_3^- und O_2-Sättigung sind obligat und werden durch Bildgebung (Röntgen-Thorax, Thorax-CT) ergänzt.

THERAPIE

Entscheidend ist die Behandlung der Grundkrankheit. Bei Hypoxämie kann die Sauerstoffapplikation (2–4 l/O_2-Nasensonde, CPAP) entscheidend sein, bei den psychischen Ursachen die Beruhigung durch „talk down", ggf. Benzodiazepine, z.B. Diazepam 5–10 mg i.v., Lorazepam (z.B. Tavor-expidet® 1,0 als Brausetablette) oder vermehrte Totraumatmung (Schlauch, Plastiktüte).

Literatur

Adrogue HJ, Madias NE: Management of life-threatening acid-base disorders. First of two parts. N Engl J Med 1998; 338:26–34.

Adrogue HJ, Madias NE: Management of life-threatening acid-base disorders. Second of two parts. N Engl J Med 1998; 338:107–11.

Adrogue HJ, Rashad MN, Gorin AB, Yacoub J, Madias NE: Assessing acid-base status in circulatory failure. Differences between arterial and central venous blood. N Engl J Med 1989; 320:1312–6.

Alpern RJ: Cell mechanisms of proximal tubule acidification. Physiol Rev 1990; 70:79–114.

Alpern RJ: Trade-offs in the adaptation to acidosis. Kidney Int 1995; 47:1205–15.

Alpern RJ, Sakhaee K: The clinical spectrum of chronic metabolic acidosis: homeostatic mechanisms produce significant morbidity. Am J Kidney Dis 1997; 29:291–302.

Alscher D: Lost in the bedside game of gaps. Lancet 2002; 360:373.

Arruda JA, Cowell G: Distal renal tubular acidosis: molecular and clinical aspects. Hosp Pract (Off Ed) 1994; 29:75–8, 82–8.

Bastani B, Purcell H, Hemken P, Trigg D, Gluck S: Expression and distribution of renal vacuolar proton-translocating adenosine triphosphatase in response to chronic acid and alkali loads in the rat. J Clin Invest 1991; 88:126–36.

Batlle D, Flores G: Underlying defects in distal renal tubular acidosis: new understandings. Am J Kidney Dis 1996; 27:896–915.

Batlle DC, Hizon M, Cohen E, Gutterman C, Gupta R: The use of the urinary anion gap in the diagnosis of hyperchloremic metabolic acidosis. N Engl J Med 1988; 318:594–9.

Bloomer HA: A critical evaluation of diuresis in the treatment of barbiturate intoxication. J Lab Clin Med 1966; 67:898–905.

Bonham JR, Rattenbury JM, Meeks A, Pollitt RJ: Pyroglutamicaciduria from vigabatrin. Lancet 1989; 1:1452–3.

Braun N, Alscher DM, Mettang T, Kuhlmann U: [Somnolent patient with progressive metabolic acidosis, increased osmotic gap and acute renal failure. Ethylene glycol poisoning]. Internist (Berl) 2002; 43:773–6.

Brent J, Mcmartin K, Phillips S, Aaron C, Kulig K: Fomepizole for the treatment of methanol poisoning. N Engl J Med 2001; 344:424–9.

Chang SS, Grunder S, Hanukoglu A, Rosler A, Mathew PM, Hanukoglu I, Schild L, Lu Y, Shimkets RA, Nelson-Williams C, Rossier BC, Lifton RP: Mutations in subunits of the epithelial sodium channel cause salt wasting with hyperkalaemic acidosis, pseudohypoaldosteronism type 1. Nat Genet 1996; 12:248–53.

Cruz DN, Huot SJ: Metabolic complications of urinary diversions: an overview. Am J Med 1997; 102:477–84.

Dass PD, Kurtz I: Renal ammonia and bicarbonate production in chronic renal failure. Miner Electrolyte Metab 1990; 16:308–14.

Dubose TD Jr.: Hyperkalemic hyperchloremic metabolic acidosis: pathophysiologic insights. Kidney Int 1997; 51:591–602.

Gabow PA: Disorders associated with an altered anion gap. Kidney Int 1985; 27:472–83.

Gabow PA, Kaehny WD, Fennessey PV, Goodman SI, Gross PA, Schrier RW: Diagnostic importance of an increased serum anion gap. N Engl J Med 1980; 303:854–8.

Galla JH, Bonduris DN, Luke RG: Effects of chloride and extracellular fluid volume on bicarbonate reabsorption along the nephron in metabolic alkalosis in the rat. Reassessment of the classical hypothesis of the pathogenesis of metabolic alkalosis. J Clin Invest 1987; 80:41–50.

Garg LC: Respective roles of H-ATPase and H-K-ATPase in ion transport in the kidney. J Am Soc Nephrol 1991; 2:949–60.

Geller DS, Rodriguez-Soriano J, Vallo Boado A, Schifter S, Bayer M, Chang SS, Lifton RP: Mutations in the mineralocorticoid receptor gene cause autosomal dominant pseudohypoaldosteronism type I. Nat Genet 1998; 19:279–81.

Halperin ML: How much „new" bicarbonate is formed in the distal nephron in the process of net acid excretion? Kidney Int 1989; 35:1277–81.

Halperin ML, Kamel KS: D-lactic acidosis: turning sugar into acids in the gastrointestinal tract. Kidney Int 1996; 49:1–8.

Igarashi T, Inatomi J, Sekine T, Cha SH, Kanai Y, Kunimi M, Tsukamoto K, Satoh H, Shimadzu M, Tozawa F, Mori T, Shiobara M, Seki G, Endou H: Mutations in SLC4A4 cause permanent isolated proximal renal tubular acidosis with ocular abnormalities. Nat Genet 1999; 23:264–6.

Kamel KS, Briceno LF, Sanchez MI, Brenes L, Yorgin P, Kooh SW, Balfe JW, Halperin ML: A new classification for renal defects in net acid excretion. Am J Kidney Dis 1997; 29:136–46.

Kassirer JP, Schwartz WB: Correction of metabolic alkalosis in man without repair of potassium deficiency. A re-evaluation of the role of potassium. Am J Med 1966; 40:19–26.

Kassirer JP, Schwartz WB: The response of normal man to selective depletion of hydrochloric acid. Factors in the genesis of persistent gastric alkalosis. Am J Med 1966; 40:10–8.

Kurtz I, Dass PD, Cramer S: The importance of renal ammonia metabolism to whole body acid-base balance: a reanalysis of the pathophysiology of renal tubular acidosis. Miner Electrolyte Metab 1990; 16:331–40.

Lifton RP, Gharavi AG, Geller DS: Molecular mechanisms of human hypertension. Cell 2001; 104:545–56.

Oh MS, Carroll HJ: The anion gap. N Engl J Med 1977; 297:814–7.

Palmer BF, Alpern RJ: Metabolic alkalosis. J Am Soc Nephrol 1997; 8:1462–9.

Pitt JJ, Hauser S: Transient 5-oxoprolinuria and high anion gap metabolic acidosis: clinical and biochemical findings in eleven subjects. Clin Chem 1998; 44:1497–503.

Sabatini S, Kurtzman NA: The maintenance of metabolic alkalosis: factors which decrease bicarbonate excretion. Kidney Int 1984; 25:357–61.

Schoolwerth AC: Regulation of renal ammoniagenesis in metabolic acidosis. Kidney Int 1991; 40:961–73.

Stacpoole PW, Wright EC, Baumgartner TG, Bersin RM, Buchalter S, Curry SH, Duncan C, Harman EM, Henderson GN, Jenkinson S et al.: Natural history and course of acquired lactic acidosis in adults. DCA-Lactic Acidosis Study Group. Am J Med 1994; 97:47–54.

Uribarri J, Douyon H, Oh MS: A re-evaluation of the urinary parameters of acid production and excretion in patients with chronic renal acidosis. Kidney Int 1995; 47:624–7.

Warnock DG: Uremic acidosis. Kidney Int 1988; 34:278–87.

Weil MH, Rackow EC, Trevino R, Grundler W, Falk JL, Griffel MI: Difference in acid-base state between venous and arterial blood during cardiopulmonary resuscitation. N Engl J Med 1986; 315:153–6.

Weisfeldt ML, Guerci AD: Sodium bicarbonate in CPR. Jama 1991; 266:2129–30.

3 Dialyse

Jörg Beimler, Ralf Dikow, Christian Morath, Vedat Schwenger und Martin Zeier

218	3.1	**Extrakorporale Verfahren/Hämodialyse**
218	3.1.1	Indikation zur Dialysebehandlung Martin Zeier
219	3.1.2	Vorbereitung des Patienten
220	3.1.3	Diätetische Maßnahmen
222	3.1.4	Intermittierende Hämodialyse-Behandlung
225	3.1.5	Infektionsprophylaxe
226	3.1.6	Dialysekonzentrat
226	3.1.7	Dialysemembranen
229	3.1.8	Umgang mit dem Dialysegerät
229	3.1.9	Qualität der Dialysebehandlung
231	3.2	**Peritonealdialyse**
231	3.2.1	Einleitung
232	3.2.2	Prinzip der Peritonealdialyse
233	3.2.3	Mögliche Verfahren
234	3.2.4	Vergleich PD und Hämodialyse
235	3.2.5	Patientenauswahl und integratives Behandlungskonzept
237	3.2.6	Katheterimplantation und postoperatives Management
237	3.2.7	Nachsorge
241	3.2.8	Dialysat-Lösungen
243	3.2.9	Ein- und Auslaufprobleme
244	3.2.10	PD-assoziierte Peritonitis
252	3.2.11	Tunnelinfektion
253	3.2.12	Exit-Infekt
253	3.2.13	Leckagen und Hernien
254	3.2.14	Katheterdislokation
254	3.2.15	Beendigung der PD-Therapie
255	3.3	**Nierenersatztherapie auf der Intensivstation**
255	3.3.1	Klinische Konsequenzen des akuten Nierenversagens auf der Intensivstation
256	3.3.2	Konservative Therapie des akuten Nierenversagens auf Intensivstation
256	3.3.3	Indikation zur Nierenersatztherapie/Beginn der Nierenersatztherapie
258	3.3.4	Auf Intensivstation eingesetzte Nierenersatzverfahren
260	3.3.5	Einfluss der Art des Nierenersatzverfahrens auf Letalität und Erholung der Nierenfunktion
261	3.3.6	Einfluss der Dosis auf die Letalität
263	3.4	**Antikoagulation während der Nierenersatztherapie**
263	3.4.1	Unfraktioniertes Heparin
264	3.4.2	Alternative Antikoagulationsverfahren
265	3.4.3	Antikoagulation bei stark blutungsgefährdeten Patienten
266	3.5	**Apherese**
266	3.5.1	Definition
267	3.5.2	Allgemeine technische Aspekte
268	3.5.3	Selektive Aphereseverfahren
271	3.5.4	Unerwünschte Wirkungen und Komplikationen
271	3.5.5	Antikoagulation
272	3.5.6	Indikationen zur therapeutischen Apherese

3.1 Extrakorporale Verfahren/ Hämodialyse

Christian Morath, Martin Zeier und Vedat Schwenger

Zur Behandlung der terminalen Niereninsuffizienz stehen überwiegend zwei anwendbare Dialyseverfahren zur Verfügung:
- Hämodialyse.
- Peritonealdialyse (▶ 3.2).

Beim akuten Nierenversagen kommen mehrere extrakorporale Verfahren zur Anwendung:
- Hämodialyse.
- Hämofiltration.
- Hämodiafiltration.
- Verlängerte Niedrigflussdialyse (Slow low efficiency daily dialysis; SLEDD; ▶ 3.3.4).

Sowohl die Hämofiltration als auch die Hämodiafiltration können als chronische Dialyseverfahren angewandt werden. Ihr Haupteinsatzgebiet liegt heute vorwiegend in der Intensivmedizin (▶ 3.3).

3.1.1 Indikation zur Dialysebehandlung

Martin Zeier

Der Beginn der Urämie wird unterschiedlich definiert und auch in diversen Studien unterschiedlich gehandhabt. Untersuchungen scheinen darüber hinaus zu belegen, dass auch die zugrunde liegende Nierenerkrankung eine Rolle spielt. So profitieren vermutlich Patienten, die aufgrund einer diabetischen Nephropathie dialysepflichtig werden, von einer früheren Initiierung der Dialysetherapie.

Parameter zur Festlegung des Dialysebeginns

- Üblicherweise wird ein Abfall der glomerulären 0 von < 15 ml/Min., spätestens aber ab 10 ml/Min. als Indikation für den Beginn der Dialysetherapie angesehen (Bestimmung der Dialysequalität bei CAPD ▶ 3.2).
- Die Bestimmung der Nierenrestfunktion kann anhand der errechneten glomerulären Filtrationsrate (GFR) erfolgen [Levey 1993]. Es werden verschiedene Parameter wie Alter, Geschlecht, S-Kreatinin, Rest-Stickstoff und Albumin hinzugezogen. Alternativ kann die Nierenfunktion über eine 24-h-Sammelurinmessung bestimmt werden.

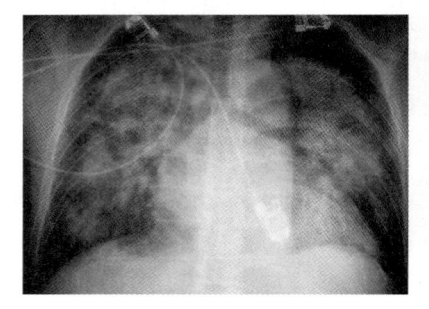

Abb. 3.1 Lungenödem als Zeichen der Überwässerung

- Volumenstatus (▶ Abb. 3.1).
- Elektrolytstörungen wie Hyperkaliämie und Überwässerung, die medikamentös nicht mehr beherrschbar sind.
- Ein Serumharnstoffwert > 200 mg/dl gilt in den meisten Fällen als Indikation für eine Dialysebehandlung, wobei dies immer im Kontext mit der klinischen Symptomatik zu sehen ist.

- Ein abfallender Hämoglobingehalt des Blutes deutet ebenfalls auf eine fortgeschrittene Urämie hin.

! Bei Prädialyse-Erythropoetin-Gabe bessert sich der Hb-Wert trotz fortschreitender Urämie.

3.1.2 Vorbereitung des Patienten *Martin Zeier*

VORSTELLUNG DES PATIENTEN ZUR DIALYSEVORBEREITUNG

Eine rechtzeitige Überweisung zum Nephrologen und eine entsprechende Dialysevorbereitung, sobald ein Fortschreiten des Nierenfunktionsverlustes absehbar ist, wirken sich sehr positiv auf den Patienten aus [Schwenger 2006]. Dagegen ist eine zu späte Zuweisung mit längerer Krankenhausaufenthaltsdauer, höherer Morbidität und letztlich auch mit einer höheren Mortalitätsrate der Patienten assoziiert. Es müssen mehr zentralvenöse Katheter (▶ Abb. 3.2) zum Dialysebeginn eingesetzt werden mit dem konsekutiven Risiko von systemischen Infektionen.

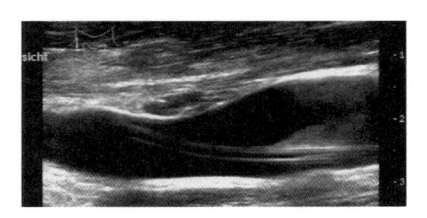

Abb. 3.2 Intravenöser Verweilkatheter (V. jugularis interna); B-Bild-Sonographie

Die Empfehlungen der KDIGO-Konferenz zur chronischen Nierenerkrankung [Moe 2006] lauten, dass spätestens ab einem Stadium IV der Niereninsuffizienz der Patient über mögliche Dialyseverfahren zu informieren und für die Entscheidung über das entsprechende Dialyseverfahren vorzubereiten ist.

SHUNTANLAGE

Entscheidet sich der Patient nach einem ausführlichen Gespräch für die Hämodialyse, ist eine Shuntanlage erforderlich.

! Vor Shuntanlage dürfen auf keinen Fall Blutabnahmen an den Unterarmen durchgeführt werden.

Es sollte überprüft werden, ob eine Mediasklerose der Unterarme vorliegt, weil dann eine höherliegende Anastomose zur adäquaten Shuntentwicklung erforderlich ist (▶ Abb. 3.3). Werden native Shunts rechtzeitig angelegt, wird eine Gefäßprothese (Gore-tex) nur in Ausnahmefällen erforderlich.

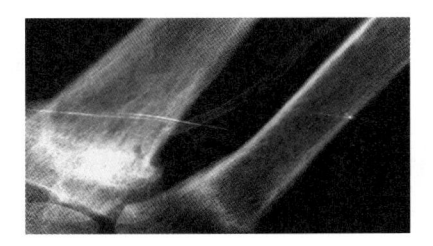

Abb. 3.3 Unterarmgefäß mit Mediasklerose

✓ Der Patient muss darauf hingewiesen werden, bei einem Shuntverschluss umgehend seinen behandelnden Nephrologen aufzusuchen, da eine frühzeitige Thrombektomie den Shunt häufig retten kann. Außerdem ist der Patient darüber zu informieren, dass er einen speziellen Armschutz tragen muss, wenn Tätigkeiten mit Verletzungsgefahr der Unterarme ausgeübt werden.

ZENTRALER VENENKATHETER

Ist eine Shuntanlage nicht rechtzeitig möglich, kommen zentrale Venenkatheter zur Anwendung. Auf der Intensivstation wird z. B. der so genannte Shaldon-Katheter in der Guide-wire-Technik gelegt. Grundsätzlich sollte hier die Vena jugularis interna als Punktionsstelle verwendet werden, um spätere Stenosen der Vena subclavia (▸ 3.3) zu vermeiden. Leider ist bei vielen Patienten aufgrund der späten Überweisung, schlechter peripherer Venenverhältnisse, fortgeschrittener Herzinsuffizienz usw. ein permanenter zentraler Verweilkatheter indiziert. Er wird üblicherweise chirurgisch über die Vena jugularis externa subkutan angelegt. Der Katheter bedarf einer besonderen Pflege, da er mit einem erhöhten Infektionsrisiko vergesellschaftet ist. Untersuchungen haben gezeigt, dass diese Katheter mit einem Biofilm überzogen sind, auf dem Bakterien haften. Eine kürzlich durchgeführte Studie [Krishnasami 2002] zeigt, dass die Instillation einer Antibiotikamischung zum Blocken des Katheters prophylaktisch eine Reduktion der Bakterien auf dem Biofilm herbeiführen kann.

SCHULUNG ZUR PERITONEALDIALYSE

Entscheidet sich der Patient für die Peritonealdialysebehandlung, erfolgt eine intensive ambulante Schulung, um dieses Heimdialyseverfahren zu erlernen. Nach Katheterimplantation (▸ 3.2.6) kann der Patient mit der Peritonealdialyse beginnen und das Verfahren zu Hause durchführen.

HEIMHÄMODIALYSE

Ein weiteres Heimdialyseverfahren ist die Heimhämodialyse, die einer intermittierenden Hämodialyse außerhalb des Dialysezentrums entspricht und von speziell trainierten Patienten und deren Familienmitgliedern zu Hause durchgeführt werden kann.

3.1.3 Diätetische Maßnahmen   *Martin Zeier*

Es besteht ein gewisses Dilemma zwischen der Zufuhr von Energie und den entsprechenden Stoffwechsel-bedingten Veränderungen.

KALIUM- UND PHOSPHAT-RESTRIKTION

Problematisch für den Dialysepatienten sind die Hyperkaliämie und die Hyperphosphatämie.

Die Vermeidung der Hyperkaliämie ist existenziell wichtig. Besonders kaliumhaltige Nahrungsmittel (▸ Tab. 3.1) sollten daher vom Dialysepatienten vermieden werden, insbesondere dann, wenn die Restausscheidung unter einen Liter abfällt, was nach wenigen Monaten bis ein Jahr nach Dialyseinitiierung oftmals der Fall ist.

Zusätzlich sollte auf eine Beschränkung der Phosphatzufuhr geachtet werden, was aufgrund des Phosphatgehaltes vieler Nahrungsmittel mitunter nur schwer möglich ist. Reichhaltig an Phosphat sind Lebensmittel, denen Phosphat zugesetzt wurde, wie z. B. Wurstwaren und Cola (▶ Tab. 3.1). Der Phosphatzusatz muss mit E-Nummern gekennzeichnet werden. Da die Dialysekost relativ eiweißreich sein sollte und proteinreiche Lebensmittel, insbesondere tierische Lebensmittel, gleichzeitig einen hohen Phosphatgehalt aufweisen, ist der Einsatz von Phosphatbindern meist unumgänglich. Sie werden direkt zu den Mahlzeiten eingenommen und vermindern die Aufnahme von Phosphat aus dem Darm.

Tab. 3.1   Kalium- und Phosphat-reiche Lebensmittel

Kalium-reiche Lebensmittel	Phosphat-reiche Lebensmittel
Trockenobst	Vollkornprodukte
Obstsorten: Aprikose, Banane, Melone, Beeren, Kiwi, Nektarine	Hülsenfrüchte
Gemüsesorten: Artischocke, Bambussprossen, Blumenkohl, Broccoli, Endivie, Feldsalat, Fenchel, Grünkohl, Kartoffeln, Kohlrabi, Löwenzahn, Rettich, Sellerie, Spinat, Süßkartoffel	Weizenkeime und Weizenkleie
Aus Kartoffeln hergestellte Fertigprodukte	Milch und Milchprodukte, Hartkäse, Schmelzkäse
Tomatenmark, Tomatensaft	Hühnereigelb, Fisch, Fleisch und Innereien
Hülsenfrüchte, Sojamehl	Kakao und Schokolade
Pilze	Nüsse und Mandeln
Nüsse, Samen, Kastanien	Wurstsorten, denen Phosphat zugesetzt wird
Fleischextrakt	Cola
Hefe	
Kakao und Schokolade, Wein, Säfte	

KALORIEN- UND PROTEINZUFUHR

Bei chronischen Dialysepatienten ist eine Malnutrition (unzureichende Protein- und Kalorienzufuhr) mit einer schlechteren Prognose sowie erhöhter Morbidität und Mortalität vergesellschaftet.

Die Abschätzung des Ernährungsstatus ist laborchemisch u. a. durch die Bestimmung von Albumin, Gesamteiweiß, Cholesterin, Phosphat und der proteinkatabolen Rate (PCR) mithilfe der Harnstoffkinetik möglich. Anamnestische und klinische Parameter zur Beurteilung des Ernährungsstatus umfassen Gewichtsverlauf, Bodymass-Index, Appetitverhalten, funktionelle Beeinträchtigung, Symptome der Unterernährung, Muskelmasse usw. Ein weiterer Parameter, der auf eine ausreichende Ernährung hindeutet, ist die Protein-Stickstoff appearance (PNA) oder der häufiger angewandte Serumalbumin-Spiegel. Der angestrebte Wert beträgt > 4 g/dl.

Mehrere Studien haben gezeigt, dass eine enge Beziehung zwischen Malnutrition und Mortalität besteht [Hakim und Levin, 1993]. Als Messparameter wird hierzu gerne die Protein Catabolic Ratio (PCR) hinzugezogen. Bei einem PCR-Wert von < 0,65 g/kg/d war die Hospitalisationsdauer und die Mortalität um ein Vielfaches höher als bei PCR-Werten > 1,2. Die PCR errechnet sich aus den Kt/V und dem prä- und postdialytischen Harnstoffwert.

Die **Energiezufuhr** wird individuell ermittelt und richtet sich unter anderem nach Alter, Geschlecht, dem aktuellen Gewicht, den körperlichen Aktivitäten und nach begleitenden anderen Erkrankungen. Der durchschnittliche Energiebedarf liegt bei 35 kcal/kg Körpergewicht. Zu beachten ist, dass bei Dialysepatienten das sog. Sollgewicht (Normalgewicht/Gewicht nach der Dialyse) zugrunde gelegt werden muss. Beispiel: 70 kg Normalgewicht × 35 kcal = 2450 kcal täglicher Energiebedarf.

Die **Eiweißzufuhr** wird ebenso wie die Energiemenge nach individuellen Bedürfnissen ermittelt. Der durchschnittliche tägliche Eiweißbedarf liegt bei Hämodialyse bei 1,0–1,2 g Eiweiß pro kg Sollgewicht, bei Peritonealdialyse (▶ 3.2) wird eine tägliche Eiweißzufuhr bis 1,5 g Eiweiß pro kg Sollgewicht empfohlen.

> **BEISPIEL ZUR BERECHNUNG DES TÄGLICHEN EIWEISSBEDARFS**
> Bei Hämodialyse: 70 kg Sollgewicht × 1–1,2 g Eiweiß = 70–84 g täglicher Eiweißbedarf.
> Bei CAPD: 70 kg Sollgewicht × 1–1,5 g Eiweiß = 70–105 g täglicher Eiweißbedarf.

Die Eiweißaufnahme erfolgt über tierische und pflanzliche Nahrungsmittel. Dialysepatienten sollten die Hälfte ihres Eiweißbedarfes über tierische Nahrungsmittel decken.

Bei beiden Dialyseverfahren wird dem Körper Eiweiß entzogen. Das begründet den erhöhten Eiweißbedarf im Vergleich zu der Zeit vor Dialysebeginn. Der Verlust ist bei Bauchfelldialyse größer als bei Hämodialyse. Zu beachten ist ein erhöhter Eiweißbedarf bei vorliegender Peritonitis (= Bauchfellentzündung), da hierbei ein erhöhter Eiweißverlust besteht.

Folge einer zu geringen Eiweißaufnahme und der oft damit verbundenen ungenügenden Energiezufuhr ist ein Abbau körpereigenen Proteins. Durch Abbau von Muskelmasse werden Kalium, Phosphor und Wasser frei und es kann zu weiteren unerwünschten Nebenwirkungen (Hyperkaliämie, Überwässerung) kommen.

FLÜSSIGKEITSRESTRIKTION

Bezüglich des Wasserhaushaltes werden zur täglichen Ausscheidungsmenge 500 ml Flüssigkeit hinzugerechnet und dies dem Patienten als Höchstmenge der Tagesflüssigkeitszufuhr empfohlen. Suppen und andere Flüssigspeisen sind hier ebenfalls als Flüssigkeit zu werten.

3.1.4 Intermittierende Hämodialyse-Behandlung   *Martin Zeier*

Eine Hämodialysebehandlung erfolgt üblicherweise 3-mal pro Woche für mindestens 4–5 Stunden in einem Dialysezentrum.

SHUNTPFLEGE

Die Dialyse wird über den angelegten Dialyseshunt durchgeführt, wobei die regelmäßige Punktion an unterschiedlichen Stellen zu erfolgen hat.

Fehlpunktionen sind möglichst zu vermeiden, um den Shunt lange funktionsfähig zu halten. Ganz besonders wichtig ist, dass die Punktionsstellen nach Dialyse ausreichend lange vorsichtig komprimiert werden, um keine Peripunktionshämatome zu induzieren.

Heimdialyse

Die intermittierende Hämodialyse kann auch als Heimdialyseverfahren durchgeführt werden. Die Dialysen werden entweder intermittierend wie im Dialysezentrum oder auch mit kürzeren Zeitabständen beispielsweise über 3 Stunden täglich als so genannte tägliche Heimhämodialyse durchgeführt. Das Heimhämodialyseverfahren erfordert zunächst ein umfangreiches Training sowohl des Patienten als auch der Person, die dann die Hämodialyse zu Hause betreut. Häufig sind es Familienangehörige, die die Heimdialyse durchführen. Neuerdings wird auch die Heimhämodialyse als tägliche Dialyse vom Patienten allein durchgeführt und telemetrisch überwacht. Hierzu gibt es bereits ermutigende Ansätze, die auch wissenschaftlich durch Publikationen belegt sind und einen hohen Grad an Sicherheit aufweisen. Besonders viel Erfahrung liegt in Toronto vor, wo erstmals eine solche Heimhämodialyse-Behandlung mit telemetrischer Überwachung eingerichtet wurde [Pierratos 2006].

Im Falle der Heimdialyse müssen sich Patient und Arzt zeitlich abstimmen, wann die Dialysen durchgeführt werden. Darüber hinaus ist der Arzt per Rufbereitschaft jederzeit für den Patienten erreichbar.

Volumenentzug bei der chronischen Dialyse

Ermittlung des Dialysesollgewichts (Trockengewicht)

Üblicherweise wird vor der Dialysebehandlung ein Sollgewicht des Patienten festgelegt, das am Ende der Dialyse zu erreichen ist. Dieses Dialysesollgewicht oder auch Trockengewicht wird klinisch und mithilfe technischer Untersuchungen ermittelt.

- Klinische Beurteilung: Der Patient weist nach der Dialyse einen möglichst normalen Blutdruck auf, ist ödemfrei und hat auch im Flachliegen keine Atemnot.
- Technische Untersuchungsmethoden:
  - Vena-cava-Sonographie. Vor und nach der Dialysebehandlung wird der Vena-cava-Durchmesser ermittelt. Üblicherweise strebt man einen Vena-cava-Durchmesser von < 10 mm an (▶ Abb. 3.4). Außerdem sollte die Vena cava atemvariabel sein.
  - Röntgenthorax. Der Herzdurchmesser sollte weniger als die Hälfte des Thoraxdurchmessers betragen. Dies ist nach wie vor eine sehr gute Methode zur Volumenabschätzung.
  - Bioimpedanzmessung.

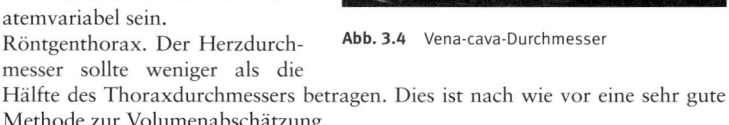

Abb. 3.4 Vena-cava-Durchmesser

Wichtig ist die Verlaufskontrolle, um eine Veränderung des Sollgewichts rechtzeitig zu erfassen.

Ermittlung des Sollgewichts bei einem überwässerten Patienten, der neu an die Dialyse kommt

Häufig werden Patienten überwässert zum ersten Mal dialysiert. Klinisch ist dies anhand der Ödeme, Atemnot und des entgleisten Blutdrucks dokumentierbar. Diese Patienten sollten mehr als dreimal pro Woche dialysiert und das Trockengewicht pro Dialysesitzung um 0,5–1 kg reduziert werden. In der Regel sind hier mehrere Dialysesitzungen erforderlich. Vorher sollten die Antihypertensiva schrittweise reduziert werden, um unerwünschten Hypotonien vorzubeugen. Liegt der Blutdruck am Ende der Dialyse eher bei hypotensiven Werten (< 110 mmHg systolisch) und klagen die Patienten über Muskelkrämpfe, sollte das Sollgewicht um 500 g erhöht und dann als erstes das Trockengewicht festgelegt werden.

✓ Beachte das lag-Phänomen: Die Normalisierung des Blutdrucks nach Volumenentzug hinkt dem Erreichen des Sollgewichts hinterher.

Mithilfe der neuen Dialysemaschinen kann man heute die Ultrafiltration, d. h. die Menge Wasser, die pro Stunde entzogen werden sollte, genau festlegen. Die Ultrafiltrationsmengen sollten bei älteren Menschen und Diabetikern niedriger gewählt werden. Von diesen Patienten werden häufig Ultrafiltrationsmengen von nur 500–600 ml/h gerade noch vertragen. Dies bedeutet, dass bei entsprechender Differenz zum Sollgewicht eine längere Dialysezeit erforderlich sein kann oder auch Zwischendialysen erfolgen müssen.

MEDIKAMENTÖSE THERAPIE BEI DIALYSE

Antihypertensiva

Bis zum Erreichen des Sollgewichts muss die Blutdruckmedikation mehrmals adaptiert werden. Leider sind dennoch viele Dialysepatienten nicht ganz frei von Antihypertensiva. Die antihypertensive Therapie bei Hämodialysepatienten ist nicht unproblematisch, weil durch Volumenentzug an der Dialyse und gleichzeitiger antihypertensiver Therapie eine hypotensive Krise ausgelöst werden kann. Bewährt haben sich als antihypertensive Therapie die zentralen Sympatholytika, niedrig dosierte Betablocker, ACE-Hemmer und Kalziumantagonisten.

✓ Kalziumantagonisten sollten möglichst nicht vor der Dialysebehandlung, sondern erst danach verabreicht werden, da eine periphere Weitstellung der Gefäße bei gleichzeitigem Volumenentzug zu erheblichen hypotensiven Episoden führen kann.

Da das sympathische Nervensystem beim chronisch nierenkranken Patienten aktiviert ist und die kardiovaskuläre Mortalität steigt – insbesondere der plötzliche Herztod [Herzog 2005] tritt gehäuft auf –, ist der Einsatz von Sympatholytika und Betablockern empfehlenswert.

Phosphatbinder

Aufgrund der verminderten Phosphatausscheidung über die Niere kommt es zur Phosphatakkumulation. Dies führt zum einen zum sekundären Hyperparathyreoidismus und begünstigt zum anderen die Vasosklerose der großen und mittelgroßen Gefäße [Amann 1999].

> ✓ Die Hyperphosphatämie stellt einen der wichtigsten kardiovaskulären Risikofaktoren des Dialysepatienten dar [Fabbian 2005].

Üblicherweise sollte der Phosphatspiegel vor Dialyse bei < 2 mmol/l liegen. Erreicht wird dies durch den Einsatz so genannter Phosphatbinder. Hierzu zählen Kalzium-haltige Phosphatbinder wie Kalziumcarbonat und Kalziumazetat sowie Ionenaustauschharze wie Renagel [Kuhlmann 2006]. Aluminium-haltige Phosphatbinder werden immer seltener eingesetzt (< 10 %). Neuerdings steht auch Lanthanum als Phosphatbinder zur Verfügung. Hierzu sind die klinischen Erfahrungen noch sehr eingeschränkt (▶ 10.8.4, sekundärer Hyperparathyreoidismus).

Erythropoetin, Eisensubstitution

Aufgrund des Nierenversagens kommt es zu einem absoluten Mangel an Erythropoetin mit verminderter Erythropoese. Dies wird durch die intravenöse oder subkutane Gabe von Erythropoetin ausgeglichen. Der Ziel-Hb-Wert sollte nach derzeitiger Studienlage bei > 11–12 g/l liegen [Drüeke 2006, Singh 2006].

Durch eine adäquate Eisensubstitution bei Eisenmangel kann Erythropoetin eingespart werden. Neben der Messung des Ferritinspiegels sollte die Eisenbindungskapazität bzw. die Anzahl der hypochromen Erythrozyten gemessen werden.

3.1.5 Infektionsprophylaxe *Martin Zeier*

Der Infektionsprophylaxe kommt auf der Dialysestation eine herausragende Bedeutung zu. Die Infektionsprophylaxe auf der Dialysestation muss durch eine umfassende Schulung und Information des Personals gewährleistet werden. Außerdem müssen allgemeine Hygienemaßnahmen strikt eingehalten werden. Es empfiehlt sich, das Dialysezentrum oder die stationäre klinische Dialyseeinheit von einem Fachhygienebeauftragten in regelmäßigen zeitlichen Abständen prüfen zu lassen.

Die konsequenten prophylaktischen Maßnahmen haben in den letzten Jahren zu einem deutlichen Rückgang besonders von Hepatitis-B-Infektionen geführt. Die Hauptübertragungsquelle für Hepatitis-B-Virus (HBV), Hepatitis-C-Virus (HCV) und des Humanen Immundefizienz-Virus (HIV) stellt Blut dar. Daher ist die Vermeidung von Blutkontakten eine wirksame Infektionsprophylaxe.

Dialysepatienten mit HBV-, HCV- oder HIV-Infektionen müssen an jeweils zugeordneten Dialysegeräten behandelt werden. HBsAg-positive Patienten müssen zusätzlich zu den oben genannten Maßnahmen räumlich getrennt dialysiert werden.

IMPFUNGEN

Eine aktive Immunisierung der Patienten, vor allem gegen HBV, ist vor Dialysebeginn unerlässlich. Aufgrund der bei Niereninsuffizienz eingeschränkten Immunantwort sollte die Impfung mit doppelter Dosis mindestens dreimal im Abstand von 0, 1 und 6 Monaten erfolgen. Eine vierte Impfung im neunten Monat führt zu einer weiteren Steigerung der Impfantwort um etwa 15 %. Der Impferfolg sollte spätestens im 9. Monat überprüft werden. Neben den Empfehlungen der Deutschen Arbeitsgemeinschaft Klinischer Nephrologie [www.nephrologie.de] soll zusätzlich noch auf die Empfehlungen des Robert Koch-Instituts verwiesen werden [www.rki.de].

Vorgehen bei Auftreten multiresistenter Erreger

Weltweit ist eine Zunahme von multiresistenten Erregern festzustellen. Problemkeime auf der nephrologischen Station sind hauptsächlich der resistente Staphylococcus aureus (MRSA) und der Vancomycin-resistente Enterococcus (VRE). Patienten mit diesen multiresistenten bakteriellen Infektionen sind räumlich zu trennen. Entsprechende Schutzmaßnahmen wie Schutzbekleidung, Handschuhe und Mundschutz sind Vorschrift. Auch bei lediglich nachgewiesener Kolonisation und fehlender Infektion sind MRSA-Patienten isoliert unter entsprechenden hygienischen Voraussetzungen zu dialysieren, und eine Eradikation der nasalen MRSA-Besiedelung mithilfe einer entsprechenden Salbe (Mupirucin) ist erforderlich. Eine systemische MRSA-Infektion ist antibiogrammgerecht zu behandeln.

3.1.6 Dialysekonzentrat *Martin Zeier*

Grundsätzlich wird für die intermittierende Dialyse eine Dialysierflüssigkeit benötigt, die die Blut führende Seite der Dialysekapillare (Dialysemembranen) umspült. Die Dialysierflüssigkeit sollte im Gegenstrom zum Blutfluss mit einem Volumen von 500 ml/Min. fließen. Sie besteht grundsätzlich aus einer Mischung aus Reinwasserpermeat, hergestellt über eine Umkehrosmose-Anlage mit einem vorgeschalteten Enthärter unter Zufuhr eines so genannten Dialysekonzentrats in einem spezifischen Mischverhältnis. Das Reinwassersystem (in der Regel Zentralversorgung) darf an keiner Stelle eine Keimzahl von mehr als 100 colony forming units überschreiten, wobei coliforme Keime überhaupt nicht nachweisbar sein dürfen. Die Qualität des Reinwassers sollte vierteljährlich kontrolliert und dokumentiert werden. Im Hinblick auf die Wasserhärte ist darüber hinaus die Wasseranalyse des regionalen Wasseranbieters (Stadt/Landkreis/Wasserzweckverband) zu beachten.

Die flüssigen Konzentrate enthalten in der Regel Bicarbonat und Glukose. Die Kontamination ist heute trotz dieser Zumischung niedrig, da Bicarbonat in Form des Bibag zur Verfügung steht und Glukose dem so genannten sauren Bicarbonat zugemischt ist.

Üblicherweise beträgt die Endkonzentration in der Dialysierflüssigkeit für Natrium zwischen 135 und 140 mmol/l, Kalium variiert zwischen 2 und 4 mmol/l und die Kalziumkonzentration liegt bei 1,5 mmol/l. Bei hyperkalzämischen Patienten können Dialysatkalziumkonzentrationen von 1–1,25 mmol/l gewählt werden. Vorsicht ist im Hinblick auf Hypokalzämie geboten. Bei hypokalzämischen Patienten nach Hyperparathyrektomie können Konzentrate bis 1,75 mmol/l gewählt werden.

Die Anionenkonzentration besteht üblicherweise aus Chlorid (109 mmol/l), Bicarbonat (32 mmol/) und Azetat (3 mmol/l). Die Wirkstoffzusammensetzung der fertigen Dialysatlösung sollte in der Regel nicht um mehr als 5 % gegenüber den Herstellerangaben schwanken. Die Keimbelastung in der Dialysierflüssigkeit darf einen Wert von 200 colony forming units pro ml und eine Endotoxinbelastung von 0,5 EU/ml nicht überschreiten.

3.1.7 Dialysemembranen *Christian Morath, Martin Zeier und Vedat Schwenger*

Der Dialysator mit der Dialysemembran ist die zentrale Einheit der Dialysemaschine, die Schnittstelle zwischen Patientenblut und Dialysierflüssigkeit. Zum Einsatz kommen heute in erster Linie Kapillar- oder Hohlfaserdialysatoren, aber auch Plattendialysatoren. Für die Nierenersatztherapie steht eine Vielzahl an unterschiedlichen Membranen zur Verfügung. Im Wesentlichen unterscheidet man bioinkompatible Dialysemembranen (Zellulose-basiert; unsubstituiert und substituierte – Cuprophan und Zellulose-Azetat) und biokompatible Membranen (synthetisch – Polyamid, Polyacrylnitril, Polymethylmetacrylat, Polysulfon). Weiterhin unterscheidet man so genannte Low-flux- und High-flux-Membranen. Von High-Flux-Membran spricht man wenn der Ultrafiltrationsfaktor über 10 ml/mmHg/h liegt. In Deutschland werden überwiegend synthetische Kapillardialysatoren verwendet (Low-flux oder High-flux). Die Porengröße der synthetischen Membranen ist hierbei größer als bei Cuprophan-Membranen. Tabelle 3.2 gibt einen Überblick über die Merkmale von Kapillar-Dialysatoren.

Die Anforderungen an einen optimalen Dialysator sind:
- Große Austauschfläche bei kleinem Gehäuse.
- Gute Clearance-Daten der Membran.
- Optimale Flussgeometrie für Blut und Dialysat.
- Geringes Blutfüllvolumen.
- Biokompatibilität von Materialien und Desinfektionsmitteln.
- Geringe Herstellungskosten.
- Gutes Handling.

LEISTUNGSDATEN DES DIALYSATORS

Der Stofftransport im Dialysator erfolgt bei der konventionellen Hämodialyse überwiegend über diffusiven Transport, in Abhängigkeit von der Porengröße kommt auch vermehrt konvektiver Transport hinzu (Haupttransportweg bei der Hämofiltration). Die Größe des Stofftransportes durch Diffusion wird durch die Dialysance und Clearance beschrieben.

Die Ultrafiltrationsleistung eines Dialysators wird durch seinen **Ultrafiltrationskoeffizienten** vorgegeben. Der Ultrafiltrationskoeffizient gibt an, wie viel Milliliter Flüssigkeit bei einem Transmembrandruck von einem mmHg Druckdifferenz pro Stunde entzogen werden.

Bei Hämofiltern kommt es aufgrund einer größeren Porengröße und eines hohen Ultrafiltrationskoeffizienten zunehmend zu konvektivem Transport. In diesem Zusammenhang wird der Begriff des Siebkoeffizienten benutzt. Der Siebkoeffizient beschreibt das Verhältnis einer bestimmten Substanz im Filtrat zur Konzentration im Blut. Ein Siebkoeffizient von 0 bedeutet, dass der jeweilige Stoff die Membran nicht passiert, bei einem Koeffizienten von 1 wird die Substanz zu 100 % filtriert.

BIOKOMPATIBILITÄT

Der Begriff der Biokompatibilität ist letztendlich nicht eindeutig geklärt. Im Wesentlichen wird er verwendet, um die Aktivierung von zellulären und plasmatischen Blutbestandteilen nach Kontakt mit Membranen zu beschreiben. Eine Komplement- und Leukozytenaktivierung wurde unter unsubstituierten Zellulose-Cuprophan-Membranen beobachtet.

Bei chronischen Dialyse-Patienten konnte gezeigt werden, dass die Mortalität bei Patienten, die mit semi-synthetischen und synthetischen (biokompatiblen) Membranen dialysiert wurden, ca. 25 % unter der Mortalität von Patienten lag, die mit Zellulosemembranen (bioinkompatibel) behandelt wurden. Als Ursachen für den Mortalitätsunterschied wurden eine bessere residuale Nierenfunktion und ein besserer Ernährungsstatus bei diesen Patienten diskutiert [Hakim 1998]. Zudem scheinen biokompatible Membranen im Vergleich zu den bioinkompatiblen Zellulose-basierten Membranen mit weniger Infektionen bei chronischen Dialysepatienten assoziiert zu sein.

Bei der Akutdialyse auf Intensivstation konnte ebenfalls ein Vorteil für biokompatible Membranen ausgemacht werden. Hierzu liegen u. a. zwei Meta-Analysen aus dem Jahr 2002 vor. In einer Analyse 7 kontrollierter Studien wurden biokompatible Dialysemembranen (synthetisch) mit bioinkompatiblen Dialysemembranen (Zellulose-basiert; Cuprophan und Zellulose-Azetat) verglichen [Jaber 2002]. Die Letalität betrug 45 % (n = 172) in der biokompatiblen Gruppe versus 46 % (n = 156) in der bioinkompatiblen Gruppe, wobei in der bioinkompatiblen Gruppe die Zellulose-Azetat-Membranen den Cuprophan-Membranen überlegen zu sein schienen. Eine Meta-Analyse von insgesamt 10 prospektiven Studien zeigte einen signifikanten Unterschied in der Letalität zu Gunsten der biokompatiblen Dialysemembranen, wobei kein signifikanter Unterschied im Hinblick auf die Erholung der Nierenfunktion bestand [Subramanian 2002]. Allerdings war dieser Unterschied in der Letalität, wie zuvor schon beschrieben, v. a. auf das schlechtere Abschneiden der unsubstituierten Zellulose-Membranen (Cuprophan) zurückzuführen.

LOW-FLUX- UND HIGH-FLUX-DIALYSATOREN

Die Datenlage hinsichtlich eines Vorteils von High-flux-Dialysatoren gegenüber Low-flux-Dialysatoren in der Behandlung von chronischen Dialysepatienten ist uneinheitlich. In der HEMO-Studie [Eknoyan 2002] war bei Patienten, die mit High-flux-Dialysatoren behandelt wurden, kein Überlebensvorteil zu beobachten, verglichen mit Patienten, die mit Low-flux-Dialysatoren behandelt wurden. In einer zweiten Analyse zeigte sich jedoch, dass die kardiale Sterblichkeit vermindert war. Weiterhin war die Gesamt-Mortalität reduziert bei Patienten, die länger als 3,7 Jahre an Dialyse waren. Bestätigt werden diese positiven Effekte von High-flux-Dialysatoren durch eine weitere Studie; auch hier profitieren v. a. die Patienten von High-flux-Dialysatoren, die sich bereits längere Zeit an Dialyse befinden [Chauveau 2005].

Hinsichtlich Akutdialyse gibt es wenige Daten zum Vergleich von High-flux- versus Low-flux-Membranen. Eine Studie aus Slowenien an insgesamt 72 Patienten mit akutem Nierenversagen im Rahmen eines Multiorganversagens hat den Einfluss einer Behandlung mit einem Low-flux-Dialysator (n = 38) versus einem High-flux-Dialysator (n = 34) untersucht [Ponikvar 2001]. Es zeigte sich kein Vorteil für einen der beiden Dialysatoren hinsichtlich Letalität, Erholung der Nierenfunktion und Zeit bis zur Erholung der Nierenfunktion.

Tab. 3.2	Überblick über die Merkmale von Kapillar-Dialysatoren			
Dialysator	Oberfläche (m^2)	UF-Koeffizient (ml/h × mmHg)	Harnstoff-Clearance (ml/Min.)*	Vitamin B_{12}-Clearance (ml/Min.)*
High-flux	0,7–2,4	20–60	165–195	80–160
Low-flux	0,4–2,4	1,7–18,0	125–193	20–125
* Die Angaben beziehen sich auf einen Blutfluss von 200 ml/Min.				

3.1.8 Umgang mit dem Dialysegerät *Martin Zeier*

STERILISATION UND DESINFEKTION VON DIALYSEGERÄTEN

Die Oberfläche der Dialysegeräte sollte nach jeder Behandlung mittels Wischdesinfektion mit hierfür zugelassenen Mitteln gereinigt werden. Die Sterilisation des Dialysatkreislaufs wird mit den empfohlenen Desinfektionsmitteln des Herstellers durchgeführt und führt in der Regel zur ausreichenden Keimreduktion. Bei Verwendung von Chemikalien muss vor Beginn der folgenden Dialysebehandlung sichergestellt werden, dass diese nicht mehr in der Dialysierflüssigkeit nachweisbar sind. Bei der heute fast ausschließlich durchgeführten Bicarbonatdialyse ist nach etwa jeder zweiten Dialysebehandlung eine Entkalkung des maschinenseitigen Dialysesystems (i.d.R mit Zitronensäure) erforderlich. Nach der Entkalkung sollte mit einem alkalischen Desinfektionsmittel gemäß Herstellerangaben eine weitere Desinfektion erfolgen. Dies gilt insbesondere für Maschinen, die bei Hepatitis-B- oder -C-Patienten eingesetzt wurden.

ENTSORGUNG VON DIALYSEMATERIALIEN

Bei der Hämodialyse fällt ein nicht unerheblicher Anteil an Kunststoffmaterial (Schlauchsysteme, Dialysatoren, Infusionsbeutel, Konzentratkanister, Spritzen, Kanülen, Unterlagen, Einmalhandschuhe) an. Abfälle und deren Beseitigung werden in fünf Klassen A–E eingeteilt. Blutkontaminierte Abfälle von Dialysepatienten mit Hepatitis B und C sind wie die Abfälle aus der Gruppe B (Krankenhausspezifischer Abfall) mit dem üblichen Hausmüll (Gruppe A) zu entsorgen. Verletzungsgefährliche, spitze Gegenstände sind der Gruppe C (Infektiöser Abfall) zuzuordnen.

3.1.9 Qualität der Dialysebehandlung *Martin Zeier*

Bei der Festlegung und Überwachung einer adäquaten Dialysebehandlung bei Hämodialyse, Heimhämodialyse und Peritonealdialyse (▶ 3.2) haben sich verschiedene Kontrolluntersuchungen bewährt.

Zu den klinischen Parametern gehören regelmäßige klinische Visiten und körperliche Untersuchungen sowie fakultative konsiliarische Untersuchungen zur Beurteilung des körperlichen Zustandes des Patienten. Beurteilt werden das allgemeine Wohlbefinden, der Gewichtsverlauf, Ernährungszustand, Appetit, die Blutdruckeinstellung und das Ausmaß der renalen Anämie. Weitere Messgrößen sind Knochen- und Mineralstoffwechsel (Serum-Phosphat prädialytisch, Parathormon).

Der Kontrolle des Gefäßzuganges (Dialyseshunt) kommt eine besondere Rolle zu. Falls der Eindruck besteht, dass z.B. der Dialyseshunt nicht optimal funktioniert, ist eine so genannte Rezirkulationsmessung angezeigt. Die Rezirkulation ergibt sich aus dem Quotient von Serumharnstoff nach der Kapillare entnommen und dem Harnstoff im Patientenblut. Am sichersten ist eine Blutentnahme an der kontralateralen Hand. Der Quotient sollte < 10 % sein. Außerdem empfiehlt es sich, eine Shunt-Sonographie durchzuführen (▶ Abb. 3.5 und 3.6).

Die Parameter der Dialyseeffektivität werden in aller Regel mit einem adäquaten Dialysator (▶ 3.1.7) bei dreimal wöchentlicher Dialysebehandlung und einer Mindestdauer von 4–5 Stunden pro Behandlung sowie einem Blutfluss von 200–350 ml/Min. erreicht.

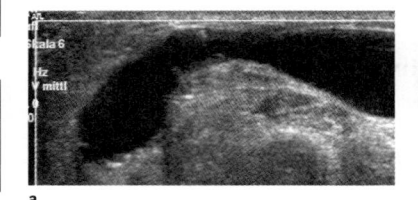

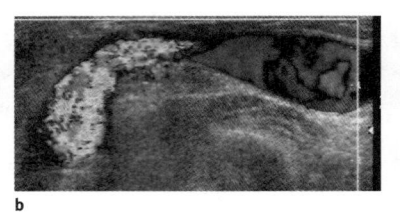

Abb. 3.5 a, b a) Duplexsonographische Darstellung eines normalen Dialyseshunts; **b)** B-Bild-Darstellung

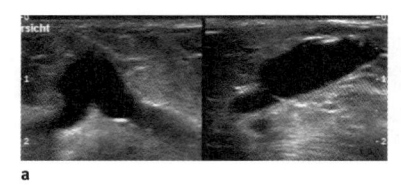

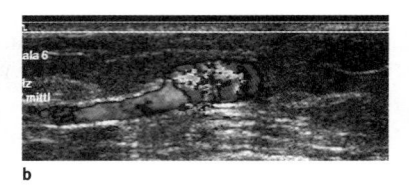

Abb. 3.6 a, b a) Duplexsonographische Darstellung einer Shunt-Anastomose; **b)** B-Bild-Darstellung

Es gibt verschiedene Parameter, um die Dialysequalität zu messen. Hierzu zählen u.a. die Dialysedosis (Kt/V), das Ausmaß des Proteinumsatzes (PCR = protein catabolic ratio) oder die mittlere wöchentliche Harnstoffkonzentration (TAC = time average concentration). Um reproduzierbare und vergleichbare Ergebnisse zu erzielen, ist die Bestimmung der Harnstoffkonzentration zu Beginn oder am Ende der Dialysebehandlung obligat. Am Ende der Dialysebehandlung sollte die Blutentnahme aus dem arteriellen Blutschlauch erfolgen, nachdem die Blutflussgeschwindigkeit für mindestens 15–30 Sek. auf 50–100 ml/Min. reduziert wurde, um Rezirkulationsprobleme zu vermeiden.

Bei postdialytischer Hyperkaliämie, Inappetenz und prädialytisch ungewöhnlich hohen Harnstoffwerten muss eine Rezirkulation des Shunts ausgeschlossen werden. Dies erfolgt üblicherweise über einen so genannten Rezirkulationstest, bei dem das Verhältnis zwischen Harnstoffbestimmung aus dem arteriellen Blutschlauch und dem kontralateralen Handrücken (systemischer Harnstoff) nicht über 10 % liegen sollte. Eine Rezirkulation liegt dann vor, wenn entweder ein zu geringer Blutfluss in den Shunt auftritt (Anastomosenstenose) oder eine verminderte Dilatation der führenden Arterie (Mediasklerose) bzw. eine signifikante periphere oder zentrale Abflussstenose vorliegt. Hier kommen moderne Ultraschallverfahren, bei zentralen Stenosen auch die Kernspintomographie, zur Anwendung.

Die Dialysedosis (Kt/V) und der PCR sollten regelmäßig in Abständen von 3 Monaten oder bei Therapieänderungen ermittelt werden. Dabei sollten die Werte für Kt/V über 1,2 und für die relative Harnstoffreduktion bei mindestens > 1,2, bezogen auf die einzelnen Dialysebehandlungen pro Woche liegen. Jedoch dürfen auch bei günstigeren Ergebnissen Dauer und Frequenz der Hämodialyse nicht auf weniger als 3×4 Stunden wöchentlich reduziert werden (▶ 3.1.3, PCR).

··················
Literatur

Amann K, Gross ML, London GM, Ritz E. Hyperphosphataemia – a silent killer of patients with renal failure? Nephrol Dial Transplant. 1999; 14:2085–7. Review.
Chauveau P et al. Dialyzer membrane permeability and survival in hemodialysis patients. Am J Kidney Dis 2005; 45:565–571.
Drüeke TB; Locatelli F, Clyne N, Eckardt K-U, Macdougall IC, Tsakiris D, Burger H-U, Scherhag A. Normalization of hemoglobin level in patients with chronic kidney disease and anemia. N Engl J Med 2006; 355:2071–84.
Eknoyan G et al. Effect of dialysis dose and membrane flux in maintenance hemodialysis. N Engl J Med 2002; 347:2010–2019.
Fabbian F, Catalono C, Orlandi V, Conte MM, Lupo A, Catizone L. Evaluation of aortic arch calcification in hemodialysis patients. J Nephrol 2005; 18:289–293.
Hakim RM, Levin N. Malnutrition in Hemodialysis patients. American Journal of Kidney Diseases 1993; 21(2):125–37.
Hakim RM. Influence of the dialysis membrane on outcome of ESRD patients. Am J Kidney Dis 1998; 32:S71–S75.
Herzog CA, Li S, Winhandl ED, Strief JW, Collins AJ, Gilbertson DT. Survival of dialysis patients after cardiac arrest and the impact of implantable cardioverter defibrillators. Kidney Int 2005; 68:818–825.
Jaber BL et al. Effect of biocompatibility of hemodialysis membranes on mortality in acute renal failure: a meta-analysis. Clin Nephrol 2002; 57:274–282.
Krishnasami Z, Carlton D, Bimbo L, Taylor ME, Balkovetz DF; Barker J, Allon M. Management of hemodialysis catheter-related bacteremia with an adjunctive antibiotic lock solution. Kidney Int 2002; 61:1136–1142.
Kuhlmann MK. Management of hyperphosphatemia. Hemodial Int 2006; 10:338–345.
Levey AS, Greene T, Schluchter MD, Cleary PA, Teschan PE, Lorenz RA, Molitch ME, Mitch WE, Siebert C, Hall PM, et al. Glomerular filtration rate measurements in clinical trials. Modification of Diet in Renal Disease Study Group and the Diabetes Control and ComplicationsTrial Research Group. J Am Soc Nephrol 1993; 4:1159–71.
Moe S, Drueke T, Cunningham J, Goodman W, Martin K, Olgaard K, Ott S, Sprague S, Lameire N, and Eknoyan G. Definition, evaluation, and classification of renal osteodystrophy: A posisiton statement from Kidney Disease: Improving Global Outcomes (KDIGO). Kidney International 2006; 69:1945–1953.
Pierratos A, McFarlane P, Chan CT, Kwok S, Nesrallah G. Daily hemodialysis 2006. State of the art. Minerva Urol Nefrol 2006; 58:99–115.
Ponikvar JB et al. Low-flux versus high-flux synthetic dialysis membrane in acute renal failure: prospective randomized study. Artif Organs 2001; 25:946–950.
Schwenger V, Zeier M. Contrast-enhanced sonography as early diagnostic tool of chronic allograft nephropathy. Nephrol Dial Transplant 2006; 10:2694–2696.
Singh AK, Szczeck L, Tang KL, Barnhart H, Sapp S, Wolfson M, Reddan D. Correction of anemia with Epoitin Alf in chronic kidney disease. New Engl J Med 2006; 355:2085–98.
Subramanian S et al. Influence of dialysis membranes on outcomes in acute renal failure: a meta-analysis. Kidney Int 2002; 62:1819–1823.

3.2 Peritonealdialyse

Ralf Dikow, Martin Zeier und Vedat Schwenger

3.2.1 Einleitung

Die Peritonealdialyse ist ein seit Jahrzehnten etabliertes Nierenersatzverfahren. Technische Neuerungen wie Doppelkammerbeutel und benutzerfreundliche geschlossene Systeme ließen in den letzten Jahren die Komplikationsrate deutlich sinken. Die Peritonealdialyse ist heute der Hämodialyse hinsichtlich Entgiftung und Mortalität prinzipiell gleichwertig und kein konkurrierendes, sondern ein ergänzendes Verfahren. Für geeignete Patienten bedeutet sie häufig eine höhere Lebensqualität. Die renale Restfunktion bleibt länger erhalten, die Trinkmenge muss entsprechend weniger beschränkt werden. Weiter müssen weniger Diätverbote v. a. bei Obst und Gemüse beachtet werden. Belastende Blutdruckschwankungen treten seltener auf. Den Patienten wird eine höhere örtliche und zeitliche Flexibilität bewahrt.

Allen Patienten mit einer Niereninsuffizienz im Stadium IV sollte sowohl die Peritonealdialyse als auch die Hämodialyse (▶ 3.1) im Arztgespräch ergebnisoffen angeboten werden. Die Entscheidung für ein Verfahren bedeutet nicht, dass ein späterer Wechsel zum anderen ausgeschlossen ist.

In Deutschland werden heute nur 5 % der terminal niereninsuffizienten Patienten mit der Peritonealdialyse behandelt. In anderen Ländern wie den Niederlanden, Australien oder Kanada liegt der Prozentsatz mit etwa 30 % deutlich höher.

> **EXKURS: GESCHICHTLICHES ZUR PERITONEALDIALYSE**
> In den 1930er-Jahren wurden in Deutschland die ersten Peritonealdialysen bei Patienten mit akutem Nierenversagen durchgeführt. Die erste chronische Peritonealdialyse (damals über 7 Monate) im eigentlichen Sinne wurde von Ruben 1956 durchgeführt. Der Durchbruch der Peritonealdialyse erfolgte durch die Entwicklung von geschlossenen Schlauchsystemen und von kommerziell hergestellten Peritonealdialysat-Lösungen. Tenckoff setzte 1968 elastische Dauerkatheter anstelle der bislang gebräuchlichen starren Stilett-Katheter ein, 1976 stellten dann Popovich und Montcrief das Konzept des 5 × täglichen Wechsels zu je 2 l vor. Unter anderem war es Oreopoulos, der 1977 PVC-Beutel für Dialysatlösungen mitentwickelte. Den entscheidenden Durchbruch, insbesondere in Bezug auf die Peritonitis-Rate, erbrachte dann die Einführung der Doppelbeutel-Systeme Anfang der 1990er-Jahre. Seit diesem Zeitpunkt sind die Peritonitis-Raten so gering, dass die Peritonealdialyse als gleichwertiges und oftmals mit besserer Lebensqualität einhergehendes Verfahren angewendet werden kann.

3.2.2 Prinzip der Peritonealdialyse

Bei der Bauchfelldialyse dient das körpereigene Bauchfell als semipermeable Dialysemembran. Harnpflichtige Substanzen bewegen sich aus dem Lumen der peritonealen Kapillaren entlang eines Konzentrationsgradienten durch das Interstitium des Bauchfells über die Mesothelbarriere in die Peritonealhöhle, in die zuvor durch einen permanenten Katheter eine sterile Dialysatlösung gegeben wurde. Flüssigkeit kann dem Körper durch die Zugabe einer osmotisch wirksamen Substanz (Glukose oder Glukosepolymere oder Aminosäuren) in das Dialysat entzogen werden.

Nach derzeitiger Vorstellung besitzt das Bauchfell 3 verschiedene Arten von Poren (3-Poren-Modell), die seine Eigenschaft als semipermeable Membran begründen:
- Ultrakleine Poren (Radius 0,5 nm): Durchlässig nur für Wasser (so genannte Aquaporine).
- Kleine Poren (Radius 5 nm): Durchlässig für Wasser und kleinmolekulare Substanzen.
- Große Poren (Radius 25 nm): Durchlässig auch für großmolekulare Substanzen.

Durch diese verschiedenen Poren sind am Bauchfell folgende Transportvorgänge möglich:
- Diffusion.
- Osmotische Ultrafiltration.
- Konvektion.
- Rückresorption.

Da die Beschaffenheit des Bauchfells individuell unterschiedlich ausfällt (Dichte des Kapillarnetzes, Verhältnis der verschiedenen Porentypen, zelluläre Zusammensetzung), unterscheiden sich Geschwindigkeit und Effektivität von Ultrafiltration und Toxinelimination von Patient zu Patient. Die Transporteigenschaften des Bauchfells ändern sich auch mit der Dauer der Therapie (Fibrosierungs- und Sklerosierungsprozesse) und müssen daher regelmäßig überwacht werden (▶ 3.2.7, PET-Test).

Für eine adäquaten Entgiftung und Entwässerung wird für die Peritonealdialyse eine ausreichende renale Restfunktion empfohlen. Bei der Bestimmung der Qualität des Dialyseverfahrens (Kt/V) werden sowohl die renale als auch die peritoneale Clearance berücksichtigt und miteinander verrechnet (▶ 3.1.9). Die Bewahrung der renalen Restfunktion ist wesentliche Aufgabe des betreuenden Nephrologen (Vermeidung unnötiger Röntgenkontrast-Applikationen, keine Gabe von Nephrotoxika wie nicht-steroidale Antiphlogistika oder Aminoglykoside).

3.2.3 Mögliche Verfahren

KONTINUIERLICHE AMBULANTE PERITONEALDIALYSE, CAPD

In Deutschland am häufigsten eingesetztes Verfahren. Bei der kontinuierlichen ambulanten Peritonealdialyse (CAPD) wechselt der Patient 3–5 ×/d eigenständig sein Dialysat. Dialysatmenge und -zusammensetzung orientieren sich an der Größe des Patienten, an seiner Bauchfellbeschaffenheit sowie an seiner renalen Restfunktion. In der Regel reichen für den durchschnittlichen erwachsenen Patienten 4 Beutelwechsel pro Tag mit einer Menge von 2 Liter je Beutel aus. Die Wechsel sollten alle 6 h erfolgen, kleinere Abweichungen sind bei der Einbettung in den individuellen Tagesablauf des Patienten möglich. Die Behandlung muss 7 Tage in der Woche ohne Unterbrechung fortgesetzt werden.

Das sterile Dialysat gelangt über ein geschlossenes Schlauchsystem über den permanenten Peritoneal-Katheter in die Bauchhöhle. Das Schlauchsystem wird anschließend diskonnektiert, die Flüssigkeit verweilt 6 h im Bauchraum. Anschließend wird das verbrauchte Dialysat in einen Leerbeutel abgelassen und eine neue, angewärmte Dialysatfüllung in die Peritonealhöhle gegeben.

AUTOMATISCHE PERITONEALDIALYSE (APD)

Neben der CAPD spielt die automatische Peritonealdialyse (APD) in der Praxis eine wichtige Rolle (▶ Tab. 3.3). Eine Maschine (Cycler) steuert Zufuhr, Verweilzeit und Ablauf vorgewärmter Dialysatlösungen. Bei Patienten mit raschem peritonealem Transport (▶ 3.2.7, PET-Test) kann so durch schnelle Dialysatwechsel ein hoher osmotischer Gradient aufrechterhalten werden. Die Indikation zur Cycler-APD besteht daher primär bei Patienten mit Ultrafiltrationsversagen aufgrund raschem peritonealem Transport. Sie kann aber auch bei Patienten eingesetzt werden, die nicht selbstständig Beutelwechsel durchführen können oder wollen (Kinder, ältere Menschen). Das Verfahren kann nachts während des Schlafes durchgeführt werden.

Tab. 3.3 Verschiedene Formen der automatischen Peritonealdialyse (APD)

Bezeichnung	Bedeutung	Verfahren
CCPD	Kontinuierliche zyklische Peritonealdialyse	Nachts 4–6 Dialysatwechsel, tagsüber verbleibt eine Dialysatfüllung in der Bauchhöhle
NIPD	Nächtliche intermittierende Peritonealdialyse	Nachts 4–6 Dialysatwechsel, am Morgen Ablauf, tagsüber keine Dialysatfüllung in der Bauchhöhle
TPD	Tidaldialyse	Hoher nächtlicher Volumenaustausch mit initialer Füllung des Bauchraums, anschließend zyklischer Austausch einer Teilmenge des Dialysats
IPD	Intermittierende Peritonealdialyse	Zentrumsbehandlung, meist 3 ×/Woche für jeweils 8–12 h für multimorbide Patienten

3.2.4 Vergleich PD und Hämodialyse

Die PD hat sich insbesondere durch technische Veränderungen zu einem der Hämodialyse gleichwertigen Verfahren entwickelt. In vielen Zentren werden sowohl Hämodialyse- als auch Peritonealdialyse-Verfahren durchgeführt. Dennoch wird die Peritonealdialyse oftmals als kompetitives und weniger als komplementäres Verfahren angesehen. Ein Grund für die häufigere Wahl der Hämodialyse ist die Spätzuweisung des Patienten zum Nephrologen. Spät zugewiesene Patienten entscheiden sich häufiger für die Hämodialysebehandlung als für die Peritonealdialysebehandlung, zumal die Patienten in der Akutsituation in der Regel nur mit der Hämodialyse konfrontiert werden [Lameire 1999].

> ✓ Die Peritonealdialyse ist in der Therapie des **akuten** Nierenversagens der Hämodialyse in Bezug auf Mortalität unterlegen [Puh 2002].

Zahlreiche Studien haben die Mortalitätsraten beider Verfahren untersucht und miteinander verglichen. Die Ergebnisse dieser Studien sind jedoch kaum miteinander vergleichbar, da die Patienten entweder einer Prä-Selektion unterliegen, die Studien nicht randomisiert durchgeführt wurden oder nur Einzelzentrum-Erfahrungen wiedergeben [Fenton 1997]. Während einige Arbeiten eine verminderte Mortalität bei Peritonealdialyse zeigen, beobachten andere genau das Gegenteil. In neueren Arbeiten zeichnet sich ab, dass das Überleben der Patienten, die mit PD behandelt werden, in den ersten zwei Jahren nach Beginn der Nierenersatztherapie im Vergleich zur Hämodialyse, besser ist. Innerhalb der ersten 5 Jahre scheint sich die Mortalität dieser beiden Verfahren nicht wesentlich zu unterscheiden; nach einem Zeitraum von etwa 5 Jahren ist das Überleben der mit Hämodialyse behandelten Patienten besser. Dies korreliert klinisch mit einer nachlassenden renalen Restfunktion und anatomisch mit Veränderungen am Bauchfell, die Clearance und Ultrafiltration beeinträchtigen.

Bezüglich der renalen Restfunktion zeigten mehrere Untersuchungen, dass diese bei Peritonealdialysepatienten im Vergleich zu Hämodialysepatienten länger erhalten bleibt. Die peritoneale Clearance scheint keinen Einfluss auf die Mortalität zu haben, insofern ist eine beliebige Steigerung der peritonealen Clearance nicht sinnvoll. Hingegen konnte in der CANUSA [Bargmann 2001] und in der NECOSAD-2-Studie [Termorshuizen 2003] gezeigt werden, dass die residuale Nierenfunktion einen erheblichen Einfluss auf die Patienten-Mortalität und auf die Lebensqualität hat.

3.2.5 Patientenauswahl und integratives Behandlungskonzept

In nephrologischen Zentren sollen den Patienten möglichst alle drei möglichen Formen der Nierenersatztherapie (Peritonealdialyse, Hämodialyse, [Lebend]-Nierentransplantation) ergebnisoffen angeboten und je nach sozialer und medizinischer Situation empfohlen werden.

INDIKATION ZUR PERITONEALDIALYSE

Früher wurden mit Peritonealdialyse oftmals nur besonders kreislaufinstabile oder multimorbide ältere Patienten behandelt. Heutzutage gewinnt die Peritonealdialyse in dem von Gokal [Gokal 2002] vorgeschlagenen integrativen Behandlungskonzept (▸ unten) zunehmend an Bedeutung. Voraussetzung dafür ist jedoch, dass die Peritonitisrate so gering wie möglich gehalten wird.

✓ In größeren Behandlungszentren ist eine Peritonitisrate < 1 Peritonitis pro 60 Behandlungsmonate anzustreben.

Geeignet für die Peritonealdialyse sind zunächst alle Patienten, die motiviert sind, ein solches Heimdialyseverfahren durchzuführen. Nach einer ausreichenden Schulung stellen steriler Verbandswechsel und sorgfältiger Materialumgang – auch beim älteren Patienten – kein Problem dar. Fragliche häusliche Hinderungsgründe (genügend große Räumlichkeiten? Haustiere?) können ggf. durch einen Hausbesuch einer Fachpflegekraft ausgeräumt werden. Auch ist die Peritonealdialyse möglich, wenn nicht der Patient selbst, sondern ein Angehöriger zuverlässig das Verfahren durchführt.

KONTRAINDIKATION ZUR PERITONEALDIALYSE

Prinzipiell spricht keine renale Grunderkrankung gegen die Peritonealdialyse als Nierenersatzverfahren. Bei Zystennierenpatienten sollte allerdings zuvor mittels MRT-Abdomen Nierengröße und Zystenstatus (Einblutungen? Infektionen?) und mittels Koloskopie eine schwere Divertikulose ausgeschlossen werden.

Auch das Ausmaß der Ko-Morbidität (koronare Herzerkrankung, Herzinsuffizienz, Diabetes mellitus) ist keine Kontraindikation für eine Peritonealdialyse. Im Gegenteil gelingt bei Patienten mit schwerer Herzinsuffizienz und wiederholten Volumendekompensationen durch die PD oftmals eine gute Steuerung des Volumenhaushalts und eine Verbesserung in der NYHA-Einstufung. Auch wird keine zusätzliche kardiale Belastung durch eine AV-Fistel provoziert. Diabetiker haben gegenüber Nichtdiabetikern keine vermehrten Komplikationen an der PD. Auch eine Adipositas ist per se, z.B. bei ausreichender renaler Restfunktion, keine Kontraindikation für die PD, der Patient muss aber über das erhöhte OP-Risiko sowie über Wundheilungsstörungen aufgeklärt werden.

Kontraindikationen für eine Peritonealdialyse:
- Nicht sanierbare Hernien.
- Verwachsungsbauch.
- Chronisch entzündliche Darmerkrankung.

- Rezidivierende Divertikulitiden.
- Ileostoma, Kolostoma.
- Mangelnde Selbstständigkeit, keine dritte Person, die das Verfahren durchführen kann.
- Manifeste Psychose und Depression.
- Fehlende hygienische Einsicht.

INTEGRATIVES BEHANDLUNGSKONZEPT

Wird die Peritonealdialyse weniger als konkurrierendes denn als komplementäres Verfahren zur Hämodialyse angesehen, ist auch ein späterer Verfahrenswechsel von der Peritonealdialyse zur Transplantation bzw. zur Hämodialyse sinnvoll. Mit Eintritt der terminalen Niereninsuffizienz kann, wenn keine Möglichkeit zu einer präemptiven Lebendnierentransplantation besteht, z.B. mit der Peritonealdialyse begonnen und dann im Verlauf eine Transplantation durchgeführt werden, bzw. bei nicht transplantationsfähigen Patienten nach einigen Jahren der Wechsel auf die Hämodialyse erfolgen. Der PD kommt hier die Funktion eines so genannten überbrückenden Verfahrens (bridging) zu. Durch rechtzeitigen Wechsel des Verfahrens zur Hämodialyse kann zusätzlich die überproportionale Mortalität der Peritonealdialyse-Patienten jenseits des 5. Behandlungsjahres vermieden werden.

In einer Analyse von Van Biesen [Van Biesen 2003] wurden Patienten, die mit einem integrativen Behandlungskonzept behandelt wurden, d.h. von Peritonealdialyse zur Hämodialyse wechselten, retrospektiv mit Patienten, die initial nur mit Hämodialyse behandelt wurden, verglichen. Hier zeigte sich eine höhere Überlebensrate der mit einem integrativen Therapiekonzept behandelten Patienten.

Idealerweise wird mit Eintritt der terminalen Niereninsuffizienz der Patient primär mit der Peritonealdialyse behandelt und dann bei Rückgang der residualen Nierenfunktion einem Verfahrenswechsel zur Hämodialyse unterzogen. Neben geringeren Kosten hat dies auch eine Schonung der Gefäßzugänge zur Folge. Die renale Restfunktion wird deutlich länger bewahrt. Der Patient kann möglicherweise über mehrere Jahre ein Heimdialyseverfahren durchführen, und damit unter Umständen seinen Beruf weiter in Vollzeit ausüben. Er wechselt dann mit nachlassender Nierenrestfunktion oder zunehmender Morbidität in die Hämodialyse.

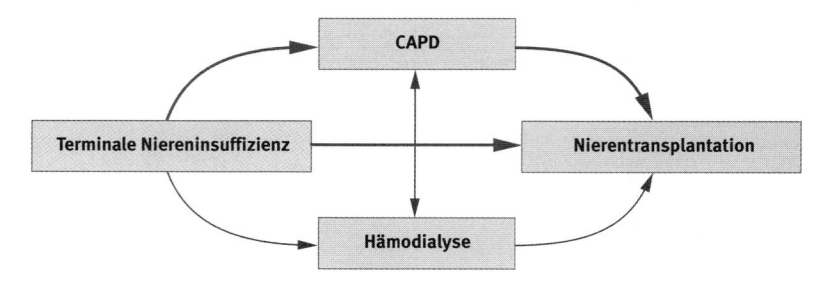

Abb. 3.7 Integratives Behandlungskonzept

3.2.6 Katheterimplantation und postoperatives Management

Präoperativ: Ausschluss von Hernien; eventuell vorhandene Hernien müssen im Vorfeld der PD-Katheterimplantation (optimal mit 8 Wochen Abstand) saniert werden.

Am Abend vor der Operation: Einzeichnen der Gürtellinie am Bauch, damit der Exit durch den Chirurgen darüber angelegt wird. Für die Seitenwahl des Katheters müssen einerseits Voroperationen (z.B. Appendektomie) berücksichtigt werden, zum anderen muss der Patient den Katheter gut erreichen und einsehen können. Der Katheter sollte lateral der Linea alba implantiert werden und die Linea nicht kreuzen.

Am OP-Tag: Interdisziplinäres Vorgehen. Nach erfolgter Implantation durch den Chirurgen wird vom Nephrologen oder einer Fachpflegekraft die Dichtigkeit nach Verschluss des Peritoneums überprüft. 500 ml einer Standard-PD-Lösung werden über ein PD-System intraabdominell verabreicht. Anschließend erfolgt ein kompletter Auslauf. Hierbei ist auf Leckagen zu achten. Ggf. muss eine Fibrinklebung bzw. eine erneute Übernähung erfolgen. Wenn möglich, erfolgt der Beginn der PD nach ca. 5-tägiger Pause mit 4 Beutelwechseln zu je 500 ml einer Standard-PD-Lösung. Bei Leckagen oder schwieriger Implantation empfiehlt sich eine Pause von 7–10 Tagen vor PD-Beginn.

Der Katheter selbst wird nach dem Eintritt über die Haut zum Schutz vor Infektionen über eine Strecke von ca. 10 cm subkutan getunnelt, bevor er durch das Peritoneum in die Bauchhöhle übertritt. Der Katheter wird mittels zweier Muffen (oder Cuffs) auf seiner Strecke spannungsfrei in der Bauchwand verankert. Die äußere Muffe schließt kurz unterhalb der Haut, die innere Muffe kurz vor dem Durchtritt durch das Peritoneum. Die intraperitoneale Spitze des Katheters soll im Douglas-Raum zum Liegen kommen.

Postoperativ: Am ersten Tag wird die korrekte Lage des Katheters im Douglas-Raum mittels einer Röntgen-Leeraufnahme des Abdomens im Stehen überprüft. Der Patient kann zügig mit oraler Kost aufgebaut werden. Der stationäre Aufenthalt soll intensiv zur Schulung des Patienten hinsichtlich sterilen Arbeitens, reibungslosen Beutelwechseln und Erkennen von Komplikationen genutzt werden. Vor stationärer Entlassung muss eine Sonographie des Katheter-Verlaufs (Tunnel-Sono) erfolgen.

3.2.7 Nachsorge

PD-AMBULANZ

Die Nachsorge erfolgt bei unkompliziertem Verlauf alle 4–6 Wochen in der PD-Ambulanz (▶ Tab. 3.4). Gleichzeitig muss für den außergewöhnlichen Fall bzw. Notfall („trüber Beutel", klinische Zeichen einer Peritonitis, Materialfehler, Beschädigung des Katheters) zumindest eine 24h-Rufbereitschaft zur Verfügung stehen, damit sich der Patient sofort an einen PD erfahrenen Arzt wenden kann.

Anamnese

Prüfen der Protokolle (der Patient notiert täglich Blutdruck, Gewichtsverlauf, Ein- und Ausfuhrbilanz, Ultrafiltrationsmenge sowie Eigenausscheidung).

Nach Problemen im häuslichen Bereich oder am Arbeitsplatz oder durch den Beutelwechsel fragen.

Körperliche Untersuchung

Auf Zeichen der Überwässerung (Ödeme? Gewichtszunahme? Blutdruckanstieg? Auskultatorisch pulmonale Rasselgeräusche?) achten. Ggf. muss die Anzahl der Beutelwechsel oder die Glukosekonzentration in den einzelnen Beuteln angepasst werden. Gleichzeitig müssen mögliche Veränderungen von Kt/V oder PET, speziell bei längerer PD-Dauer, bedacht werden. Veränderungen der renalen Restfunktion müssen stets erfragt werden.

Die Gewichtszunahme bei PD-Patienten kann aber auch eine erhöhte Glukose-Resorption über das Bauchfell als Ursache haben (Kalorienmast). Dies schließt eine gleichzeitige Mangel-/Fehlernährung durch Aminosäuren-Verlust nicht aus (▸ unten).

Beurteilung des Exit und – je nach Ausprägung von Hautreizung oder Entzündung – Klassifizierung (▸ Tab. 3.5). Nach gründlicher Inspektion Reinigung mit Octenisept und anschließend steriler Verbandswechsel. Das Zwischenstück des Katheters ist halbjährlich unter sterilen Bedingungen zu wechseln. Nach erfolgtem Zwischenstück-Austausch erfolgt ein sofortiger Beutelwechsel mit einmaliger intraperitonealer Gabe von 2 g Cefazolin.

Labor

Gewinnung einer Dialysatprobe (idealerweise vor dem Auslauf) und Anfertigung eines quantitativen Sediments mit Zellzahl-Bestimmung.

Zu prüfende Laborwerte ▸ Tab. 3.4. Bei PD-Patienten ist besonders auf Zeichen einer Mangelernährung zu achten (Erniedrigung der Serum-Albuminwerte), da körpereigene Aminosäuren über das Dialysat in relevantem Ausmaß verloren gehen können. Generell sollen Patienten mit CAPD eine eiweißreiche Kost (> 1,2 g/ kg KG/d) zu sich nehmen.

Tab. 3.4	Empfohlene regelmäßige Untersuchungen bei PD-Patienten [Heidelberger Standard]
Jede ambulante Vorstellung	◆ Anamnese ◆ Blutdruck, Gewicht ◆ (Symptomorientierte) Körperliche Untersuchung ◆ Exitkontrolle, Verbandswechsel ◆ Blutabnahme: Natrium, Kalium, Kalzium, Phosphat, Kreatinin, Harnstoff, CK, LDH, GOT, GPT, AP, GGT, Eiweiß, Albumin, Amylase, CRP, Blutbild, venöse Blutgase ◆ Dialysatsediment mit Zellzahlbestimmung
Halbjährlich	◆ Zwischenstückwechsel ◆ Differenzial-Blutbild ◆ Quick, PTT ◆ Ferritin, hypochrome Erythrozyten ◆ PTH intakt ◆ Hepatitis B und C ◆ Nasenabstrich ◆ Exit-Abstrich ◆ Kt/V ◆ PET ◆ Sammelurin mit Kreatinin-Clearance und Proteinurie

Tab. 3.4	Empfohlene regelmäßige Untersuchungen bei PD-Patienten [Heidelberger Standard] *(Forts.)*
Jährlich	◆ Haemoccult-Test ◆ PSA (bei männlichen Patienten über 50 Jahre) ◆ TSH basal ◆ Homozystein ◆ Folsäure ◆ HIV ◆ Aluminium im Serum ◆ Sonographie: Nieren, übrige Abdominalorgane, Tunnel

Tab. 3.5	Klassifizierung der Katheter-Austrittsstelle [Heidelberger Schema]
Grad 0	◆ Keine Rötung ◆ Trocken ◆ Keine Krustenbildung
Grad 1	◆ Rötung bis ca. 2 mm vom Katheterrand ◆ Geringe Krustenbildung ◆ Nicht schmerzhaft ◆ Keine aktive Infektion
Grad 2	◆ Rötung bis ca. 5 mm vom Katheterrand ◆ Schwellung ◆ Seröse Exsudation ◆ Deutliche Krustenbildung ◆ Schmerzhaft ◆ Aktive Infektion
Grad 3	◆ Rötung > 5 mm vom Katheterrand ◆ Eitrige Sekretion ◆ Schwellung ◆ Schmerzhaft

PERITONEALER ÄQUILIBRATIONSTEST (PET)

Die Zusammensetzung der Peritonealmembran ist bei verschiedenen Patienten unterschiedlich. Daher müssen die individuellen Eigenschaften des Bauchfells in einem Funktionstest überprüft werden. Am häufigsten wird hierfür der peritoneale Äquilibrationstest (PET) verwendet. Nach dem morgendlichen Auslauf wird ein Einlauf mit einer standardisierten Dialysatlösung (2,5%ige Glukose) durchgeführt. Initial, sowie nach 2 und 4 h werden Dialysatproben entnommen, ferner eine Blutprobe zu Beginn der Untersuchung. Aus diesen Proben wird der Dialysat-Plasma-Quotient von Kreatinin und Harnstoff zu den Zeitpunkten 0, 2 und 4 h ermittelt. Daneben wird das Verhältnis Dialysatglukose nach 2 bzw. 4 h im Vergleich zum Zeitpunkt 0 berechnet. Die ermittelten Werte können auf graphischen Auswertungsschablonen eingezeichnet werden (▶ Abb. 3.8).

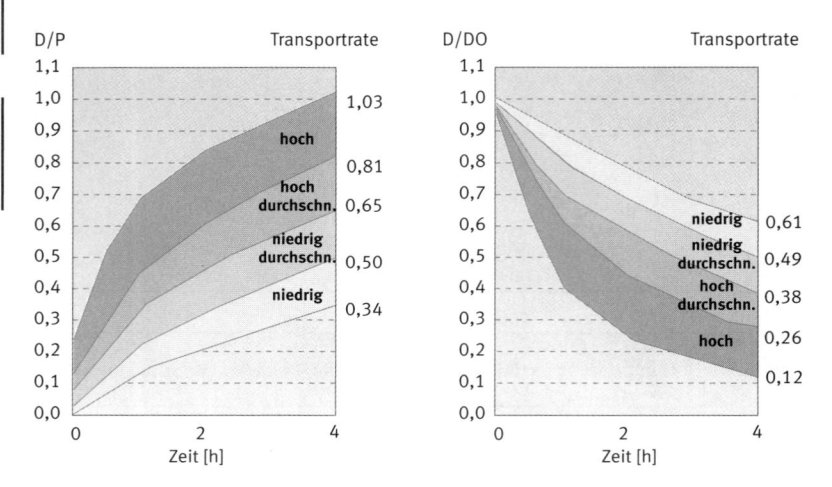

Abb. 3.8 Graphische Auswertungsvorlage des PET-Tests (linkes Feld für Kreatinin und Harnstoff, rechtes Feld für Glukose)

Anschließend kann die individuelle Transportrate abgelesen werden. Es werden vier Hauptformen unterschieden:
- Niedrige Transportrate.
- Niedrige durchschnittliche Transportrate.
- Hohe durchschnittliche Transportrate.
- Hohe Transportrate.

Da sich die Eigenschaften des Peritoneums durch die permanente Beanspruchung als biologische Dialysemembran fortlaufend ändern, sollte der PET-Test regelmäßig (halbjährlich) wiederholt werden.

Die ermittelte Transportrate hat unter Umständen klinische Konsequenzen für den Patienten. So ist bei niedriger Transportrate zunächst zu überprüfen, ob die Patienten von höheren Füllvolumina und längerer Verweildauer der intraperitonealen Flüssigkeit profitieren. Eventuell besteht bei unzureichender Toxinelimination die Notwendigkeit eines Verfahrenswechsels auf die Hämodialyse.

Patienten mit hoher Transportrate können von einem Cycler-unterstützten PD-Verfahren profitieren, da durch zu rasche Glukose-Resorption keine ausreichende Ultrafiltration stattfinden kann.

Neuere Leitlinien empfehlen eine abgewandelte PET-Durchführung. Durch Verwendung einer 4%igen Glukoselösung wird ein maximaler osmotischer Druckgradient aufgebaut. Hierduch wird eine größtmögliche Ultrafiltration erzwungen. Weniger als 400 ml Ultrafiltrat nach 4 h intraperitonealer Verweildauer gelten hierbei schon als Ultrafiltrationsversagen. Die Benutzung einer 4%igen Glukoselösung erlaubt überdies eine Beurteilung der Funktion der Aquaporinkanälchen im Bauchfell. Deren Nutzung wird vor allem durch einen hohen osmotischen Gradienten erlaubt. Es kommt zu einem raschen Einstrom von freiem Wasser in die Peritonealhöhle, wodurch die Konzentration des Dialysatnatriums sinkt („Natrium-Knick" nach einer Stunde).

BESTIMMUNG DER DIALYSEQUALITÄT (KT/V)

Die Qualität der Dialyse sollte – neben der regelmäßigen Erfassung klinischer Urämiezeichen – halbjährlich durch die Bestimmung des Kt/V überprüft werden. Nach den DOQI-Empfehlungen sollte das wöchentliche Kt/V von Patienten mit Peritonealdialyse über 1,7 betragen. Dabei muss die renale Restfunktion berücksichtigt werden. Renale und peritoneale Harnstoff-Clearance werden in folgender Formel zusammengefasst:

$Kt/V = (Clu + Clp) \times 7 / KG * f$
Clu = Harnstoff-Clearance Urin (= (Harnstoffkonz. i. Urin/Harnstoffkonz. i. Serum) × 24-h-Urinvolumen)
Clp = Harnstoff-Clearance Peritoneum (= (Harnstoffkonz. i. Dialysat/Harnstoffkonz. i. Serum) × (Dialysatvolumen + 24-h-Ultrafiltrat))
KG = Körpergewicht in kg
f = Harnstoffverteilungsvolumen (Körpergewicht × 0,58)

Die Formel zeigt, dass ein Rückgang der renalen Restfunktion unmittelbar die Dialysequalität eines Patienten mit Peritonealdialyse beeinflusst. Das Sistieren der Eigenausscheidung kann zum Verfahrenswechsel zwingen (▶ 3.2.15).

3.2.8 Dialysat-Lösungen

Dialysat-Lösungen enthalten prinzipiell:
- Elektrolyte (Natrium, Chlorid, Magnesium, Kalzium).
- Puffer (Laktat und/oder Bikarbonat).
- Osmotika (Glukose, Glukosepolymere oder Aminosäuren).

Frühere Dialysate, die als Einkammersysteme geliefert wurden, waren aufgrund ihres niedrigen pH-Werts sowie ihres hohen Gehalts von Glukoseabbauprodukten (GDPs) der Grund für pathologische Veränderungen am Peritoneum. Glukoseabbauprodukte führen zur Bildung von „advanced glycation end products" (AGEs). AGEs beschleunigen den biologischen Alterungsprozess von Geweben.

Durch die Benutzung neuerer Doppelkammer-Beutelsysteme, bei denen die Glukose während der Hitzesterilisation von den katalysierenden Puffern und Elektrolyten separiert ist, konnte die Bildung von GDPs deutlich reduziert werden. Die beiden Kammern werden erst kurz vor dem Einlauf vom Patienten durch Knickung der Doppelbeutel zusammengeführt, so dass deutlich weniger toxische Abbauprodukte die Zellen des Peritoneums angreifen können.

Immer noch wird zumeist Glukose als osmotisches Agens verwendet. Meist werden Lösungen mit einer Glukosekonzentration von ca. 1,5 %, 2,5 % oder 4 % verwendet. Zur Unterstützung der Ultrafiltration muss, wenn allein mit Standardlösungen keine ausreichende Gewichtskontrolle erreicht werden kann, für jeden Patienten ein individuelles Tagesschema mit unterschiedlich konzentrierten Beuteln zusammengestellt werden. Prinzipiell sollen die Konzentrationen immer so niedrig wie möglich gewählt werden.

Nachteil der Glukose als osmotisches Agens ist eine rasche Resorption über das Bauchfell und damit eine nachlassende Ultrafiltration. Die Glukoseresorption bedeutet überdies eine kalorische Belastung mit Hyperinsulinismus, Hyperglykämie bei Diabetikern und Hypertriglyzeridämie.

Es wurden daher alternative osmotische Substanzen im niedrig- wie auch im hochmolekularen Bereich gesucht.

Im niedrigmolekularen Bereich können heute Aminosäurelösungen eingesetzt werden. Pro Tag kann ein solcher Beutel verwendet werden; er sollte zeitgleich mit einer sättigenden Mahlzeit verwendet werden, um die Verstoffwechselung der Aminosäuren zu vermeiden.

Im hochmolekularen Bereich kommen Glukosepolymere zum Einsatz. Hier wird das Polymer Icodextrin verwendet. Icodextrin führt zu einer langsamen, aber stetigen Ultrafiltration bei allen Transporttypen. Aufgrund dieses Wirkprofils sollte Icodextrin unbedingt länger als 6 h in der Bauchhöhle verbleiben. Es empfiehlt sich die Gabe als Nachtbeutel. Pro 24 h kann ein Beutel mit Icodextrin verwendet werden. Die Resorption von Icodextrin kann zu Hyponatriämien (sehr selten schwer ausgeprägt) führen. Icodextrin wird zu Maltose abgebaut, dadurch werden Serum-Amylase-Spiegel falsch niedrig bestimmt. Klinisch besonders relevant ist eine Beeinflussung von Blutzuckermessgeräten, die auf der Glukosedehydrogenase (GDH)-Methode basieren; hier wird der Blutzuckerspiegel falsch zu hoch gemessen; Geräte mit Glukoseoxidase (GOD)-Methode arbeiten hingegen unter Icodextrinbelastung fehlerfrei. Gängige Blutzuckermessgeräte und die verwendete Methodik ▶ Tab. 3.6.

Tab. 3.6 Blutzuckermessgeräte und die zugrunde liegende Messmethode

Firma	Handelsname	Messverfahren
Abbott	Precision PCx	GDH-PQQ
	Precision Q.I.D.	Ausgelistet
	Precision Sof-Tact	Ausgelistet
	Precision Xtra	GDH-PQQ
	Precision Xceed	GDH-PQQ
	FreeStyle	GDH-PQQ
	FreeStyle mini	GDH-PQQ
Bayer	Ascensia Elite	GOD
	Ascensia Elite XL	GOD
	Ascensia Breeze	GOD
	Ascensia Contour	GDH-PQQ
	Ascensia Dex 2	GOD
B. Braun	Omnitest-Sensor	GOD
Life Scan	One Touch Ultra	GOD
	One Touch Ultra Smart	GOD
	One Touch Gluco Touch	GOD
	InDuo	GOD

Tab. 3.6 Blutzuckermessgeräte und die zugrunde liegende Messmethode *(Forts.)*

Firma	Handelsname	Messverfahren
Menarini	Glucomen Glyco	GOD
	Glucomen PC	GOD
	GlucoDay	GOD
Roche	Accu-Chek Comfort	GDH-PQQ
	Accu-Chek Compact	GDH-PQQ
	Accu-Chek Sensor	GDH-PQQ
	Accu-Trend Glucose	GOD

GDH = Glukosedehydrogenase
GOD = Glukoseoxidase
GDH-PQQ = Glukosedehydrogenase pyrroloquinoline quinone

3.2.9 Ein- und Auslaufprobleme

VERZÖGERTER ODER NICHT MÖGLICHER BEUTELEINLAUF

- Ursache zunächst im System suchen: Klemmen nicht geöffnet, Dorn nicht gebrochen, Schlauch abgeknickt, fehlerhafte Konnektierung.
- Dann Katheter vorsichtig und steril mit NaCl anspülen.
- Bei auch danach nicht befriedigendem Beuteleinlauf:
  - Röntgen-Übersichtsaufnahme des Abdomens zur Prüfung der korrekten Katheterlage. Bei intraabdominellem Umschlag Einleitung abführender Maßnahmen, evtl. auch Einlauf mit höherem Volumen und dann hüpfende Bewegungen.
  - Tunnelsonographische Darstellung des subkutanen und intramuskulären Verlaufs des Katheters (Kompression z. B. durch Hämatom?).

VERZÖGERTER ODER FEHLENDER BEUTELAUSLAUF

- Prüfen des Systemaufbaus auf Anwendungsfehler.
- Einnahme von verschiedenen Positionen (Sitzen, Liegen in Rücken- oder Seitlage) beim Auslaufversuch.
- Bei Erfolglosigkeit:
  - Katheter steril und vorsichtig mit NaCl anspülen. Gelingt dabei eine problemlose Injektion, aber keine Aspiration, so ist die Ursache meist in der intraabdominellen Lage des Katheters (Anliegen an Darmschlinge) zu finden. Abführende Maßnahmen sowie – wenn möglich – Erhöhung der Dialysatmenge können dieses Problem lösen.
  - Diagnostik wie bei Einlaufverzögerungen.

✓ Patienten mit persistierenden Auslaufproblemen oder Schmerzen beim Auslauf profitieren unter Umständen von einer Tidaldialyse, bei der stets ein Teil des Dialysats im Bauchraum verbleibt (▶ 3.2.9).

3.2.10 PD-assoziierte Peritonitis

Klinik

Die PD-assoziierte Peritonitis ist von der Peritonitis im eigentlichen Sinne, z. B. Peritonitis nach Hohlorganperforation zu unterscheiden. Der klinische Verlauf ist aufgrund der regelmäßigen (therapeutischen) Spülungen meist blande. Klinische Zeichen sind Abdominalschmerzen und Dialysattrübung, Fieber, Übelkeit, Erbrechen.

> !
> - Die Patienten darauf hinweisen, dass bei unklaren Unterbauchschmerzen, bzw. Dialysattrübung eine sofortige Vorstellung im Zentrum erfolgen muss.
> - Eine initiale antibiotische Therapie durch den Patienten muss vermieden werden, da die Keimgewinnung bei der PD-assoziierten Peritonitis von großer Bedeutung ist.

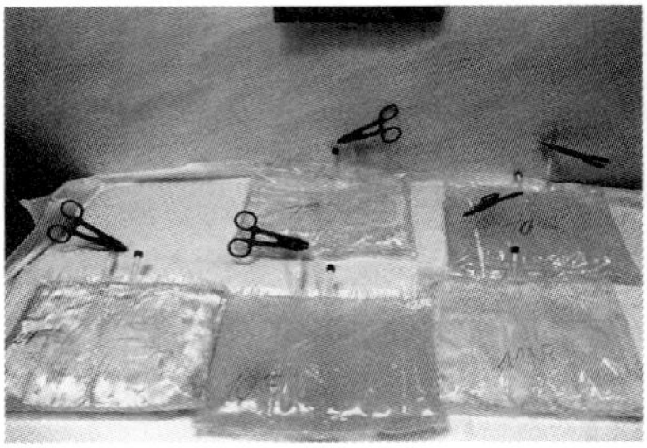

Abb. 3.9 CAPD-Dialysatbeutel bei Peritonitis

Pathogenese und Infektionswege

Im Gegensatz zur chirurgischen oder spontan bakteriellen Peritonitis überwiegt die Anzahl der grampositiven Erreger. Durch Verbesserung der CAPD-Systeme, insbesondere Einführung der geschlossenen CAPD-Systeme, ließ sich die Zahl der grampositiven Peritonitiden (überwiegend Staphylokokken) deutlich reduzieren.

Folgende Infektionswege werden unterschieden:
- Kontamination (intraluminal).
- Katheterassoziiert (periluminal).
- Gastrointestinal.
- Sonstige.

Kontamination

Die Hauptquelle für PD-assoziierte Peritonitiden stellt die Kontamination während des Beutelwechsels durch Handhabungsfehler dar. Hierdurch bedingt liegen meist grampositive Erreger, insbesondere Staphylococcus epidermidis und Staphylococcus aureus vor. Durch Einführung des geschlossenen Y-Systems wurde die Rate der durch Kontamination bedingten Peritonitiden deutlich gesenkt, dies betrifft insbesondere die koagulasenegativen Staphylokokken.

Die Besonderheit der Staphylokokkeninfektion ist die Adhärenz am PD-Katheter durch Biofilmbildung. Hierdurch werden häufig Rezidive verursacht.

Eine Assoziation zwischen Nasenkeimbesiedelung mit Staphylococcus aureus und Katheter-Infektion bzw. PD-Peritonitis konnte gezeigt werden [Luzar 1990]. Mittels Phagentypisierung wurde nachgewiesen, dass die Staphylokokkenstämme der Nase mit den Exitisolaten übereinstimmen. Zu beachten ist, dass immerhin etwa 50 % der PD-Patienten nasale Staphylococcus-aureus-Träger sind. Mehr als ⅔ aller Staphylococcus-aureus-Peritonitiden wiederum sind mit Katheterinfekten assoziiert. Nasale Staphylococcus-aureus-Träger haben ein 2- bis 6-fach höheres Risiko, eine Staphylococcus-aureus-Peritonitis zu erleiden. In einer prospektiven Studie [Swartz 1991] konnte die Wirksamkeit einer Sanierung der nasalen Kontamination mit Staphylococcus aureus auf die Peritonitisrate gezeigt werden. Um Risikopatienten zu erfassen bzw. eine sinnvolle Prävention zu betreiben, sollten regelmäßige Nasenabstriche von Personal **und** Patienten durchgeführt werden. Nasale Besiedelung mit Staphylococcus aureus sollte therapiert werden.

> ✓ Nach erfolgreicher Dekontamination wird die Nasenschleimhaut oft rasch wieder besiedelt. → Periodische Behandlung oder zusätzliche orale Antibiotikatherapie.

Katheterassoziierter Infektionsweg
Ca. 20 % der PD-Peritoniden sind PD-Katheter-assoziiert. Begünstigend hierfür sind Exit- und Tunnelinfekte des PD-Katheters; die Ausbreitung erfolgt entlang des Katheters. In prospektiven Untersuchungen [Read 1989] konnte gezeigt werden, dass Exitinfekte und Kathetertunnelinfekte zu erhöhten Peritonitisraten führten.

Exitinfekte werden häufig durch Staphylococcus aureus und epidermidis sowie Pseudomonas aeruginosa verursacht, Tunnelinfekte durch Staphylococcus aureus und Pseudomonas.

Die Therapie des Exitinfekts mit Staphylococcus aureus erfolgt bei geringer Umgebungsreaktion lokal mit Mupirozinsalbe, bei ausgeprägter Umgebungsentzündung oral mit Clindamycin oder Levofloxacin.

Mit einem Tunnelinfekt einhergehende Peritoniden hingegen sind oftmals für antibiotische Therapie refraktär. Ein Tunnelinfekt bei PD-Peritonitis bedarf daher oftmals eines Wechsels des PD-Katheters bzw. Wechsel des Therapieverfahrens auf z. B. Hämodialyse.

Bei Vorliegen einer Peritonitis und Exitinfekt mit Staphylococcus aureus oder Pseudomonas ist ebenfalls aufgrund der Biofilmbildung und Rezidivneigung häufig ein Katheterwechsel notwendig. Katheterinfektionen können durch Biofilmbildung zur rekurrenten Peritonitis mit demselben Mikroorganismus innerhalb von 4 Wochen führen.

Bei Katheterinfektion mit Pseudomonas muss in der Regel der PD-Katheter wegen der schlechten Sanierbarkeit und der Pseudomonas-assoziierten hohen Morbidität umgehend entfernt werden. Es existieren lediglich Einzelberichte [Nguyen 1987] einer erfolgreichen Sanierung eines Katheterinfektes mit Pseudomonas.

Gastrointestinaler Infektionsweg
Bei Vorliegen einer gramnegativen Peritonitis oder Infektion mit Anaerobiern muss eine gastrointestinale Genese ausgeschlossen werden, hier spielt insbesondere die Hohlorganperforation (z. B. Divertikelperforation) eine große Rolle. Gramnegative Peritoniden durch Einzelkeime (z. B. E. coli) können natürlich auch durch Kontamination bedingt sein. Bei Vorliegen einer gramnegativen Mischflora muss auch ohne eindeutigen Fokus von einer Hohlorganperforation ausgegangen werden. Eine endoskopische Abklärung des Darmes vor PD-Beginn kann sinnvoll sein, das Risiko von Hohlorganperforationen wird dadurch jedoch nicht reduziert.

Sonstige Peritonitiden
Sonstige Peritonitiden können z.B. durch hämatogene Streuung nach invasiven Prozeduren entstehen, stellen jedoch eine absolute Seltenheit dar.

DIAGNOSE
Kriterien für das Vorliegen einer PD-Peritonitis:
- Abdominalschmerzen.
- Trübes Dialysat (DD ▶ Kasten).
- Mehr als 100 Leukozyten/µl Dialysat.
- Positive Dialysatkulturen.

> **INITIALE DIAGNOSTIK BEI PD-PERITONITIS**
> - Dialysatsediment, quantitatives Sediment (wenn möglich, aus erstem trübem Beutel).
> - Gramfärbung aus zentrifugiertem Dialysat.
> - Dialysatkulturen: Anaerob, aerob, ggf. auf Pilze (z.B. bei Antibiotikatherapie).
> - Bakteriologische Abstriche (Nase, Exit – Staphylokokkenträger?).
> - Diff.-BB, CRP, Retentionswerte, Elektrolyte, Transaminasen, Amylase.
> - Röntgen-Abdomen-Übersicht im Stehen (freie Luft?), PD-Tunnelsonographie.

Gramfärbung
Bei Vorliegen eines trüben Dialysates muss vor Beginn der antibiotischen Therapie aus dem Dialysatzentrifugat eine Gramfärbung durchgeführt werden. Entsprechend der Gramfärbung wird die antibiotische Therapie bis zum Vorliegen des Antibiogramms festgelegt.

Bakteriologische Abstriche
Nasen- und Exitabstriche erfolgen bei Vorliegen einer PD-Peritonitis zur Identifizierung von Staphylokokkenträgern. Sanierung mit z.B. Mupirozinsalbe. Prophylaktisch kann die Peritonitisrate durch Staphylokokkensanierung reduziert werden.

Dialysatkulturen
Vor der antibiotischen Therapie werden anaerobe und aerobe Dialysat- und Blutkulturen angelegt. In der Regel genügen 20 ml des Dialysats zur Kultur. Leider erbringt die Dialysatkultur nicht immer positive Ergebnisse. Nach Vorliegen eines Antibiogramms muss die antibiotische Therapie entsprechend adaptiert werden.

> **DIFFERENZIALDIAGNOSE DER DIALYSATTRÜBUNGEN**
> - Infektiöse Peritonitis: (polymorph nukleäre) Leukozyten.
> - Eosinophile Peritonitis.
> - Chylöser Aszites.
> - Hämorrhagie: Menstruation, Ovulation, Blutung durch Zystenruptur (Niere, Ovar).
> - Peritonealkarzinose
> - Pankreatitis.

Bei Vorliegen eines trüben Dialysats muss die Diagnostik, u.a. Kulturen und quantitatives Dialysatsediment, möglichst aus dem ersten trüben Beutel durchgeführt werden. Bei Nachweis von mehr als 100 Leukozyten/µl liegt eine Peritonitis vor.

> In der Frühphase nach Initiierung der PD kann selten eine eosinophile Peritonitis durch Reaktion auf Fremdmaterialien des PD-Katheters oder des Systems auftreten. Bei eosinophiler Peritonitis ist eine antibiotische Therapie nicht notwendig, ggf. sind Steroide und / oder Antihistaminika indiziert.

Da in der Zählkammer nur die Gesamtanzahl der Leukozyten erfasst wird, wurde von einigen Autoren vorgeschlagen, die Anzahl der polymorph nukleären Neutrophilen anzugeben. Diese ist sensitiver für die infektiöse Peritonitis als die Gesamtanzahl der Leukozyten, die Bestimmung jedoch auch deutlich aufwendiger.

Labor
Differenzialblutbild (Erhöhung der Eosinophilen?), Infektwerte sowie Pankreaswerte und Transaminasen zum Ausschluss einer anderen Genese des akuten Abdomens.

> Entzündungswerte, wie z.B. das CRP, können bei der PD-Peritonitis verzögert ansteigen.

Tunnelsonographie
PD-assoziierte Peritonitiden mit Kathetertunnelinfekt sind häufig durch Staphylococcus aureus oder Pseudomonas bedingt. Die Tunnelsonographie stellt ein einfaches und hilfreiches diagnostisches Mittel darum Katheterinfekte zu identifizieren. Bei Vorliegen eines Katheterinfektes ist oftmals aufgrund der hohen Rezidivrate eine Katheterexplantation notwendig.

Röntgen-Abdomen-Übersicht im Stehen
Zum Nachweis von freier abdominaler Luft, z.B. bei Hohlorganperforation. Bei gramnegativer Peritonitis und freier Luft im Abdomen ist die chirurgische Vorstellung obligat.

Diagnostik unter laufender Therapie
Täglich Dialysatsediment, ggf. Therapieanpassung der antibiotischen Therapie bei therapierefraktärer Peritonitis nach 72 h.

✓ Seltene Ursachen einer PD-assoziierten Peritonitis bedenken: Leckage des PD-Systems z.B. bedingt durch Produktionsfehler oder unsachgemäße Handhabung und folgende Kontamination, Endotoxin-verunreinigte Beutel oder Medikamenten-assoziierte Peritonitiden.

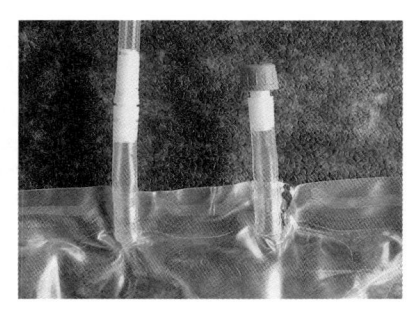

Abb. 3.10 Defektes PD-Beutel-System durch unsachgemäße Lagerung bzw. Handhabung

Therapie

Nach Abnahme der Dialysatkulturen und Durchführung der Gramfärbungen muss umgehend mit der antibiotischen Therapie begonnen werden.

Das Konzept der schnellen Beutelwechsel (Lavage) wurde zwischenzeitlich verlassen, da sich gezeigt hat, dass diese ohne Vorteil sind [De Groc 1983, Ejlersen 1991]. Durch Lavage scheint die zelluläre und humorale Infektabwehr durch Ausspülung von Makrophagen und Leukozyten beeinträchtigt. Bei starken Schmerzen kann dennoch ein schneller Beutelwechsel symptomatisch nützlich sein. Eine adäquate Schmerztherapie sollte nicht vernachlässigt werden.

Zur Therapie der PD-Peritonitis gehört auch der Wechsel des Zwischenstücks bzw. der Katheterverlängerung.

> **Initiale Therapie bei PD-Peritonitis**
> - Ggf. (z. B. bei starken Schmerzen) schneller Beutelwechsel.
> - Einlauf 1. Dialysatbeutel mit 1 g Cefazolin (oder 1,5 g = 20 mg/kg KG) und 1 g Ceftazidim (oder 1,5 g = 20 mg/kg KG).
> - Weiterführen der Antibiose (400 mg Cefazolin pro Beutel und 1,5 g Ceftazidim in Nachtbeutel; bei anurischen Pat. alternativ 1 g Cefazolin und 1 g Ceftazidim jeweils als Einmalgabe in Nachtbeutel).
> - 6-stündlicher Beutelwechsel mit CAPD 1,5 % (evtl. Regime anpassen).

Empirische Therapie

Gemäß den Leitlinien der ISPD 2006 [www.ispd.org/treatment_guidelines.html] wird bei PD-Peritonitis initial eine empirische Therapie mit einem Cefazolin in Kombination mit Ceftazidim durchgeführt. Beide Antibiotika können in einen Dialysatbeutel eingegeben werden. Für die Dosierung ist die renale Restfunktion zu berücksichtigen.

Die Antibiotika-Applikation erfolgt intraperitoneal, oftmals als nächtliche Einmalgabe.

In einigen Zentren wird die Therapie der PD-assoziierten Peritonitis ambulant durchgeführt. Aufgrund einer möglichen Hohlorganperforation und der Möglichkeit des Therapieversagens sollte zumindest die initiale Therapie unter stationären Bedingungen erfolgen. In ca. 20 % der Fälle erbringt die Dialysatkultur keinen Befund. Bei klinischer Besserung unter antibiotischer Therapie mit Cefazolin und Ceftazidim kann Ceftazidim abgesetzt werden. Die Behandlungsdauer sollte 12–14 d betragen. Bei therapierefraktärer Peritonitis und negativen Dialysatkulturen muss nach 72–96 h eine Reevaluation bzw. Untersuchung auf Pilzinfektion erfolgen. Eine Katheterentfernung ist zu erwägen.

> **Exkurs: Vancomycin zur Therapie der PD-assoziierten Peritonitis**
> Während noch 1993 nach Empfehlung der ISPD [Keane 1993] die empirische Therapie aus Vancomycin plus Ceftazidim oder einem Aminoglykosid bestand, wurde 1996 dem Anstieg von Vancomycin-resistenten Mikroorganismen Rechnung getragen und zwischenzeitlich von Vancomycin Abstand genommen. Erschwerend kommt hinzu, dass Vancomycin-Resistenz in der Regel auch mit Resistenz gegenüber anderen Antibiotika, u.a. Penicillinen und auch Aminoglykosiden assoziiert ist. Vancomycin sollte in der Therapie der PD-assoziierten Peritonitis als Reserve-Antibiotikum den Resistenzfällen vorbehalten sein.

Therapiedauer

Die antibiotische Therapie wird für 12 Tage durchgeführt, zumindest aber für 7 Tage nach Vorliegen eines klaren Dialysats. Aus diesem Grund ist eine Therapie über 14–21 Tage keine Seltenheit. Bei Vorliegen von Staphylococcus-aureus-Infektionen wird eine 3-wöchige Therapie durchgeführt.

Grampositive Erreger

Staphylococcus epidermidis

Staphylococcus epidermidis ist die häufigste Ursache einer PD-assoziierten Peritonitis. In der Regel sind diese nicht mit Tunnelinfektionen assoziiert und gehen eher mit einem milderen Verlauf einher. Bei Vorliegen von Staph. epidermidis und anderen grampositiven Organismen kann Ceftazidim abgesetzt werden. Wenn Sensitivität im Antibiogramm gegeben ist, wird die empirisch eingeleitete Therapie mit Cefazolin fortgesetzt. Bei Vorliegen eines multiresistenten Staphylococcus epidermidis und fehlendem Therapieansprechen kann z. B. auf Clindamycin oder Vancomycin gewechselt werden.

Staphylococcus aureus

Peritonitiden mit Staphylococcus aureus präsentieren sich oftmals mit einem schwereren Krankheitsbild als z. b. Staphylococcus-epidermidis-Peritonitiden. Komplizierend kommt die hohe Rate an Tunnelinfektionen und Neigung zu rekurrenter Peritonitis durch Adhärenz am Katheter (Biofilmbildung) hinzu.

Die Prophylaxe z. B. durch nasale Dekontamination mit Mupirocin bei Patient und Personal hat aufgrund der hohen „Durchseuchung" und des deutlich höheren Risikos, eine Staphylococcus-aureus-Peritonitis zu erleiden, eine besondere Bedeutung.

Bei Vorliegen von Penicillin-sensitiven Staphylokokken kann Ceftazidim abgesetzt werden, die intraperitoneale Antibiose mit Cefazolin sollte für 12–14 d weitergeführt werden. Bei Vorliegen eines MRSA sollte Cefazolin durch Vancomycin ersetzt werden (30 mg/kg KG i.p. 1 × alle 5–7 d), zusätzlich kann Rifampicin oral verabreicht werden.

Streptokokken

Streptokokken verursachen ca. 10–15 % der Peritonitiden. Die häufigsten Subtypen sind Streptococcus viridans und Enterokokken (▶ unten). Streptokokken sprechen klinisch gut auf Ampicillin und z. B. Cefazolin an.

Enterokokken

Bei Nachweis von Enterokokken in der Dialysatkultur muss eine gastrointestinale Ursache der Peritonitis ausgeschlossen werden. Bei Vorliegen von Enterokokken wird die Gabe von Ampicillin 125 mg/l Dialysat und die Gabe von Aminoglykosiden in Abhängigkeit des Antibiogramms empfohlen.

Gramnegative Erreger

Gramnegative Peritonitiden gehen oftmals mit einem schwereren Verlauf einher als grampositive Peritonitiden. Es besteht häufiger die Notwendigkeit einer Katheterentfernung und eines Verfahrenswechsels.

E. coli, Klebsiellen, Proteus

Bei Vorliegen eines Einzelkeims mit z.B. E. coli, Klebsiellen oder Proteus kann Cefazolin gestoppt werden, Ceftazidim wird weitergeführt. Bei Vorliegen von multiplen gramnegativen Organismen erfolgt die chirurgische Vorstellung bei V.a.

Hohlorganperforation. Das Gleiche gilt auch bei Vorliegen von anaeroben Erregern, hier sollte eine Hohlorganperforation obligat ausgeschlossen werden. Ist eine Hohlorganperforation ausgeschlossen, kann die Therapie mit Metronidazol in Kombination mit Ceftazidim oder einem Aminoglykosid erfolgen. Metronidazol kann oral verabreicht werden.

Pseudomonas

Kompliziert ist der Verlauf bei Vorliegen einer Pseudomonasperitonitis. Meist liegt eine Katheter-assoziierte Infektion vor. Durch Biofilmbildung ist die antibiotische Therapie meist ineffektiv und eine Katheterentfernung notwendig. Einige Zentren führen auch bei Pseudomonasperitonitis eine antibiotische Therapie durch, die Ergebnisse sind jedoch enttäuschend. Bei Vorliegen einer Pseudomonasperitonitis kann Ceftazidim weitergeführt und zusätzlich z.B. Ciprofloxacin verabreicht werden. Bei antibiotischer Therapie sollte mit 2 Antipseudomonaswirkenden Antibiotika über mindestens 21 Tage behandelt werden.

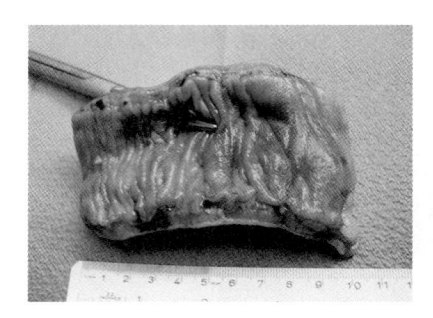

Abb. 3.11 Perforiertes Sigmadivertikel als Ursache einer gramnegativen CAPD-Peritonitis bei einem 34-jährigen Patienten

Pilzinfektionen

Wegen der oftmals langen Kultivierungszeit ist die Gramfärbung hilfreich. Bei Vorliegen einer Pilzinfektion ist die Katheterentfernung aufgrund der schlechten Prognose anzustreben. In kleineren Übersichten [Goldie 1996] zeigte sich ein Überlebensvorteil der Patienten mit Pilzperitonitis, bei denen der PD-Katheter entfernt wurde. Einige Zentren behandeln Pilzperitonitiden mit Amphotericin oder Azolen, wobei die Azole oral gegeben werden können. Fluconazol scheint hier dem Ketoconazol aufgrund der besseren Peritonealpenetration überlegen zu sein. Die Therapie sollte über 4–6 Wochen fortgeführt werden.

Mykobakterien

In unseren Breitengraden ist die mykobakterielle Peritonitis eine Rarität. Aufgrund der langen Kultivierungszeit von 6 Wochen ist bei Verdacht eine PCR notwendig. Eine Katheterentfernung und mehrmonatige Dreifachtherapie sind notwendig. Neben der tuberkulösen Peritonitis werden vermehrt nicht-tuberkulöse Peritonitiden beobachtet.

Peritonitis bei APD-Patienten

Generell ist die Peritonitisrate bei APD aufgrund der geringeren Konnektionshäufigkeit niedriger als bei CAPD. Das Erregerspektrum entspricht dem der CAPD-Patienten, die antibiotische Therapie wird gemäß den Richtlinien zur CAPD-Peritonitis [www.ispd.org/treatment_guidelines.html] durchgeführt. Oftmals wird bei Vorliegen einer Peritonitis bei APD-Patienten aus pragmatischen Gründen auf CAPD umgesetzt. Pharmakokinetische Studien für APD-Patienten liegen nicht vor.

Therapieversagen

Bei Persistieren der Symptome erfolgt nach 72 h eine Reevaluation der Situation:
- Erneute Abklärung einer Hohlorganperforation.
- Ausschluss einer gynäkologischen Ursache des Infektes.
- Ausschluss einer Pilzinfektion.
- Tunnelsonographie zum Nachweis eines möglichen Tunnelinfektes: Obligat bei Nachweis von Staphylococcus aureus oder Pseudomonas im Exitabstrich oder in der Blut- oder Dialysatkultur.
- Bei unklaren Fällen ggf. CT-Untersuchung zum Ausschluss eines intraabdominalen Abszesses

Je nach Art und Resistenz des Keimes kann ggf. Vancomycin oder Rifampicin hinzugefügt werden. Bei fehlendem Therapieansprechen sollte eine Katheterentfernung nach 96 h erfolgen.

In manchen Zentren wird bei Vorliegen einer Pseudomonas- oder einer Pilzinfektion umgehend eine Katheterentfernung durchgeführt.

Rezidive Peritonitis

Als rezidive Peritonitis wird eine erneute Peritonitis innerhalb von 4 Wochen nach Beendigung der antibiotischen Therapie mit demselben Mikroorganismus bezeichnet. Oftmals liegt hier eine Katheterinfektion vor. Ein erneuter antibiotischer Versuch nach Vorlage des Antibiogramms kann erfolgen. Meist ist hier aber die Katheterentfernung notwendig.

Sklerosierende Peritonitis

Die sklerosierende Peritonitis ist ein seltenes (Inzidenz ca. 0,5 %), jedoch bedrohliches Ereignis. Sie geht mit schwerer peritonealer Fibrose und mit raschem Ultrafiltrationsversagen einher. Die Genese ist letztendlich nicht geklärt, sie scheint mit rezidivierender Peritonitis, langer Dialysezeit und unadäquater Dialyse assoziiert zu sein.

Katheterneuimplantation

Bei Katheterinfektion liegen keine Daten zum optimalen Zeitintervall zwischen Katheterexplantation und Katheterneuimplantation vor. Einzelberichte zeigen, dass eine einzeitige Katheterimplantation bei gleichzeitiger Explantation möglich ist. Dies sollte bei Pseudomonas- oder Pilzinfektionen vermieden werden.

Konsequenzen der Peritonitis

70–90 % der Peritonitiden sprechen auf die antibiotische Therapie an. Begünstigend ist hier das Fehlen eines Exitinfektes oder eines Tunnelinfektes. Abszedierung bei Vorliegen einer Peritonitis ist selten. Die PD-Katheterentfernung bedingt einen Verfahrenswechsel.

Peritonitiden ziehen morphologische Veränderungen des Peritoneums nach sich. Von Bedeutung ist die submesotheliale Fibrosierung, die im weiteren Verlauf mit Dialysatversagen und Ultrafiltratversagen einhergeht. Es sollte dann rechtzeitig ein Shunt für die Hämodialysebehandlung angelegt werden.

Prophylaxe der PD-Peritonitis

1. Katheterimplantation im „Kompetenzzentrum". Prophylaktische Antibiotikagabe bei Katheterimplantation, z. B. Cefazolin.
2. Adäquate Schulung des Personals und der Patienten (aseptische Technik, Mundschutz, inklusive Nachschulungen, spezifisches PD-Personal).
3. Baden erst dann, wenn Exit komplett abgeheilt ist.
4. Exitpflege: Trockener Exit, Entfernung von Krusten und eingewachsenen Haaren, Vermeiden von Externa am Exit, mechanischer Schutz (steriler? Exitverband).
5. Durchführen des Zwischenstückwechsels durch Fachpersonal.
6. Adäquater und hygienisch sauberer Dialyseplatz.
7. Prophylaktische Antibiotikagabe bei Zwischenstückwechsel oder Diskonnektion des Systems durch z. B. Katheterschädigung.
8. Behandlung nasaler Staphylococcus-aureus-Träger und Staphylokokken-Exitinfekte mit z. B. Mupirocinsalbe.
9. Ursachenabklärung bei jeder Peritonitis.

3.2.11 Tunnelinfektion

Erreger: Vor allem Staphylococcus aureus und Pseudomonas aeruginosa.

Klinik: Schmerzen, die sich auf den Katheterverlauf projizieren, einhergehend mit Schwellung und Rötung. Eventuell kann bei Ausstreichen des geschwollenen Gewebes Eiter am Exit hervortreten.

Diagnostik: Sonographisch zeigt sich ein echoarmer Saum, der den Katheter lokal oder über einen längeren Verlauf umgibt. Zur Diagnostik gehört neben dem Exit- sowie einem Nasenabstrich unbedingt ein Dialysatsediment zum Ausschluss einer Begleitperitonitis.

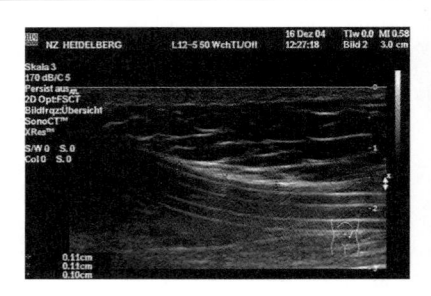

Abb. 3.12 Sonographischer Nachweis eines PD-Tunnelinfekts

Therapie: Die systemische Therapie erfolgt nach Antibiogramm des Abstrichs. Sollte Pseudomonas aeruginosa am Exit nachgewiesen werden, empfiehlt sich die Explantation des Katheters, da eine Sanierung kaum gelingt und eine Peritonitis häufig folgt.

3.2.12 Exit-Infekt

In der Regel tritt ein Exit-Infekt nicht häufiger als alle 14–40 Monate pro Patient auf.

Erreger: V. a. Staphylococcus epidermidis, Staphylococcus aureus und Pseudomonas aeruginosa.

Klinik: Lokale Rötung, Schwellung und eitrige Sekretion im Exitbereich.

Diagnostik: Abstriche des Exits und der Nase, Tunnelsonographie (Tunnel-Infekt?), Dialysatsediment (Peritonitis?).

Therapie: Systemische Antibiose nach Abstrich und Antibiogramm.

Prophylaxe: Subtile, sterile Exitpflege; Behandlung von nasalen Staphylococcus-aureus-Trägern mit Mupirocin-Salbe.

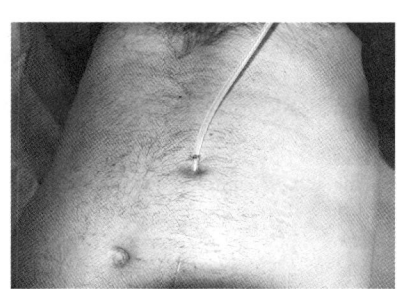

Abb. 3.13 Exit-Infekt bei einem 40-jährigen CAPD-Patienten

3.2.13 Leckagen und Hernien

Durch den **erhöhten intraabdominellen Druck** treten bei Patienten mit Peritonealdialyse Leisten-, Nabel- und Narbenhernien gehäuft auf. Bereits vor Katheterimplantation müssen etwaige Bruchpforten inspiziert und ggf. verschlossen werden (▶ 3.2.6). Das Auftreten von Hernien während der Peritonealdialyse ist keine Kontraindikation für die Fortführung dieser Nierenersatztherapie. Allerdings muss während der chirurgischen Sanierung und der Einheilungsphase für einige Wochen eine Hämodialyse (bevorzugt über einen permanenten Vorhofkatheter) durchgeführt werden.

Leckagen durch den Tunnel sind bei sorgfältigem chirurgischem Vorgehen selten. Peritoneale Schwachstellen wie Laparoskopie- oder Laparotomie-Öffnungen können Ursache für den Austritt von Dialysatflüssigkeit in die Bauchwand (**Bauchwandödem**) sein. Selten, aber klinisch eindrucksvoll ist der Durchtritt von PD-Flüssigkeit durch (bislang unbekannte) Zwerchfellhernien in die Pleurahöhle. Resultat ist ein **Hydrothorax** mit zunehmender Dyspnoe. Die Diagnose ist einfach mittels **Pleurapunktion und Glukosestix** zu stellen. In einem solchen Fall muss die PD-Therapie definitiv beendet und eine Hämodialyse eingeleitet werden.

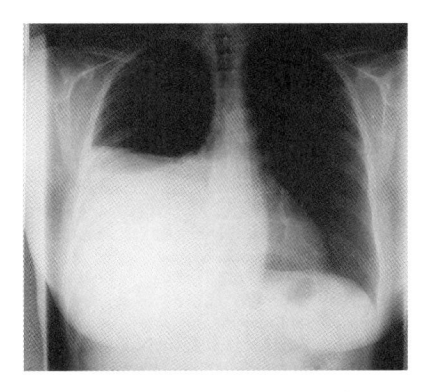

Abb. 3.14 Hydrothorax durch zuvor unbekannte Zwerchfellhernie unmittelbar nach Beginn der CAPD-Therapie

3.2.14 Katheterdislokation

Anamnestisch berichten die Patienten über einen erschwerten Auslauf bzw. stark schwankende Auslaufmengen bei identischer Verweilzeit. Eine Röntgen-Leeraufnahme des Abdomens überprüft die korrekte Lage des Katheters im Douglas-Raum.

3.2.15 Beendigung der PD-Therapie

Auch bei guter Compliance und Vermeiden infektiöser Komplikationen kommt es meist nach einigen Jahren zu einer nachlassenden Clearance und Ultrafiltration bei Peritonealdialyse.

Bei einer sich verschlechternden Dialysequalität (Kt/V deutlich unter 1,7, häufig bedingt durch Rückgang der Nieren-Restfunktion) muss ein Verfahrenswechsel auf die Hämodialyse in Erwägung gezogen werden. Dieser Wechsel sollte gemäß dem integrativen Behandlungskonzept (▶ 3.2.5) nicht zu spät erfolgen, um einen Mortalitätsanstieg zu vermeiden.

....
Literatur

Bargman JM, Thorpe KE, Churchill DN: CANUSA Peritoneal Dialysis Study Group. Relative contribution of residual renal function and peritoneal clearance to adequacy of dialysis: a re-analysis of the CANUSA study. J Am Soc Nephrol. 2001; 12:2158–2162.

Carbtree JH, Burchette RJ: Prospective comparison of downward and lateral peritoneal dialysis catheter tunnel-tract and exit-site directions. Perit Dial Int 2006; 26:677–683.

De Groc F, Rottenbourg J, Jacy D, Jarlier V, N'Guyen J, Legrain M: Peritonitis during continious ambulatory peritoneal dialysis. Lavage treatment or not? A prospective study. Nephrology 1983; 4:24–27.

Ejlersen E, Brandi L, Lokkegaard H, Ladefoged J, Kopp R, Haarh P: Is initial (24 hours) lavage necessary in treatment of CAPD peritonitis? Perti Dial Int 1991; 11:38–42.

Fenton SS, Schaubel DE, Desmeutles M, Morrison HI, Mao Y, Copleston P, Jeffery JR, Kjellstrand CM. Hemodilysis versus peritoneal dialysis: a comparison of adjusted mortality rates. Am J Kidney Dis 1997; 30:334–342.

Goldie SJ, Kiernan-Tridle L, Torres C, Gorban-Brennan N, Dunne D, Kliger AS, Finkelstein FO: Fungal peritonitis in a large chronic peritoneal dialysis population: a report of 55 episodes. Am J Kidney Dis 1996; 28:86–91.

Gokal R, Hutchinson A. Dialysis therapies for end-stage renal disease: Semin Dial 2002; 15:220–226.

Keane WF, Wverett ED, Golper TA, Gokal R, Halstenson C, Kawaguchi Y, Piranino B, Riella M Vas S, Verbrugh HA: Pertoneal dialysis-related peritonitis treatment recommendations. 1993 update. The Ad Hoc Advisory committee on Peritonitis management. International Society for peritoneal Dialysis. Perit Dial Int 1993; 13:14–28.

Lameire N, Van Biesen W: The pattern of referral of patients with end-stage renal disease to the nephrologist--a European survey. Nephrol Dial Transplant 1999; 14:16–23.

Luzar MA, Coles GA, Faller B, Slingeneyer A, Dah GD, Briat C, Wone C, Knefati Y, Kessler M, Peluso F: Staphylococcus aureus nasal carriage and infection in patients on continuous ambulatory peritoneal dialysis. N Engl J Med 1990; 322:505–509.

Nguyen V, Swartz RD, Reynolds J, Wilson D; Port FK: Successful treatment of Pseudomonas peritonitits during continuous ambulatory peritoneal dialysis. Am J Nephrol 1987; 7:38–43.

Puh NH: Hemofiltration and peritoneal dialysis in infection-associated acute renal failure in Vietnam. N Engl J Med 2002; 347:895.

Read RR, Eberwein P, Dasgupta MK, Grant SK, lam K, Nickel JC, Costerton JW: Peritonitis in peritoneal dialysis: bacterial colonization by biofilm spread along the catheter surface. Kidney Int 1989; 35:614–621.

Swartz R, Messana j, Starmann B, Weber M, Renolds J: Preventing Staphylococcus aureus infection during chronic peritoneal dialysis. J Am Soc Nephrol 1991; 2:1085–1091.

Termorshuizen F, Korevaar JC, Dekker FW, van Manen JG, Boeschoten EW, Krediet RT: NECOSAD Study Group. The relative importance of residual renal function compared with peritoneal clearance for patient survival and quality of life: an analysis of the Netherlands Cooperative Study on the Adequacy of Dialysis (NECOSAD)-2. Am J Kidney Dis 2003; 41:1293–1302.

Van Biesen W, Vanholder R, Lameire N: Dialysis strategies in critically ill acute renal failure patients. Curr Opin Crti Care 2003; 9:491–495.

3.3 Nierenersatztherapie auf der Intensivstation

Vedat Schwenger, Christian Morath und Martin Zeier

3.3.1 Klinische Konsequenzen des akuten Nierenversagens auf der Intensivstation

EPIDEMIOLOGIE

20–25 % aller Patienten auf Intensivstation erleiden ein akutes Nierenversagen, oftmals im Rahmen eines Multiorganversagens oder einer Sepsis. Etwa 40–65 % dieser Patienten müssen einer Nierenersatztherapie zugeführt werden, wobei in diesem Patienten-Kollektiv trotz Verbesserung von intensivmedizinischen Maßnahmen und Nierenersatzverfahren die Letalität überproportional hoch ist. 5–30 % aller Patienten, die ein ANV auf Intensivstation überleben, bleiben langfristig dialysepflichtig [Lameire 2005, Maher 1989, Morgera 2002, Tonelli 2002].

ANV UND LETALITÄT

Für zahlreiche Risikopopulationen wurde ein Zusammenhang zwischen der Entwicklung eines ANV und einer erhöhten Letalität gezeigt. Bei Patienten nach Kontrastmittelgabe konnte das ANV als unabhängiger Risikofaktor identifiziert werden, der mit einer überproportional hohen Letalität assoziiert ist (5,5-fach erhöhtes Risiko) [Levy 1996]. Für Patienten nach kardiochirurgischen Eingriffen stellt das ANV den stärksten unabhängigen Prädiktor für das Patienten-Überleben dar (Odds-Ratio 7,9) [Chertow 1998]. Der Schweregrad einer begleitenden Sepsis hat großen Einfluss auf die Inzidenz des ANV (5–51 %) [Rangel-Frausto 1995]. Die Kombination von Sepsis und ANV wirkt sich hierbei besonders ungünstig auf das Überleben der Patienten aus. Die Letalität bei Patienten mit Sepsis und ANV liegt je nach Studie bei bis zu 70 % verglichen mit einer Letalität von 45 % bei Patienten, die ein ANV ohne Sepsis erleiden [Schrier 2004]. Ein Vergleich von Patienten mit ANV, sowie Patienten, die aufgrund einer vorbestehenden Niereninsuffizienz auf Intensivstation dialysiert werden mussten, demonstriert den unabhängigen Effekt des ANV auf die Letalität. Für Patienten mit terminaler Niereninsuffizienz und Dialyse lag die Letalität bei 11 %, Patienten, die ein ANV entwickelten und dialysiert werden mussten, hatten eine Letalität von 57 % [Clermont 2002]. Die Ursachen der erhöhten Letalität bei Patienten mit ANV verglichen zu Patienten mit ähnlicher Krankheitsintensität ohne ANV sind vielfältig. Zum einen werden metabolische Faktoren, wie z.B. Hyperglykämie und Hyperlipidämie diskutiert, andererseits kommt es im ANV zu einer Depletion anti-oxidativer Substanzen, zur Inflammation und herabgesetzter Immunkompetenz, mit Auswirkungen nicht nur auf die Nieren, sondern den gesamten Organismus (▸ Tab. 3.8). Die Nierenersatztherapie kann zusätzliche negative Effekte auf den Organismus haben [Druml 2004]. In den letzten Jahren wurde eine Veränderung des Spektrums des ANV auf Intensivstation beobachtet, ausgelöst durch zunehmende Ko-Morbidität [Mehta 2004]. Patienten mit ANV auf Intensivstation haben häufig vorbestehende schwerwiegende Begleiterkrankungen, wie chronische Niereninsuffizienz, KHK, Diabetes mellitus oder chronischen Leberschaden mit entsprechend erhöhter Letalität.

3.3.2 Konservative Therapie des akuten Nierenversagens auf Intensivstation

Prinzipiell sollten bereits vor Eintreten eines ANV Risiko-Patienten identifiziert und nach Möglichkeit durch konservative Maßnahmen das Eintreten eines ANV vermieden werden (z. B. Hydrierung vor Kontrastmittel-Untersuchungen). Ist das ANV bereits eingetreten, so muss umgehend die zugrunde liegende Ursache identifiziert und wenn möglich, behoben werden (z. B. Korrektur prä- oder postrenaler Ursachen des ANV).

Zur konservativen Therapie des ANV zählen zudem:
- Bilanzierung von Ein- und Ausfuhr.
- Kritische Durchsicht der verabreichten Medikamente und ggf. Absetzen nephrotoxischer Substanzen.
- Dosisanpassung von Medikamenten an die tatsächliche Nierenfunktion.
- Optimierung des Herzzeitvolumens und renalen Blutflusses.
- Enterale oder parenterale Ernährung.
- Identifizierung und frühzeitige Behandlung von Infektionen.
- Optimale pflegerische Betreuung.
- Behandlung von Komplikationen.
- Frühzeitiger Beginn mit einem Nierenersatzverfahren [Lameire 2005, Esson 2002].

3.3.3 Indikation zur Nierenersatztherapie / Beginn der Nierenersatztherapie

Absolute Indikationen zur Einleitung eines Nierenersatzverfahrens bei Patienten mit ANV (▸ auch Tab. 3.7):
- Konservativ nicht beherrschbare Hyperkaliämie, insbesondere wenn bereits Herz-Rhythmusstörungen auftreten.
- Diuretika-resistentes Lungenödem bzw. kardiale Dekompensation.
- Urämisches Syndrom (urämische Perikarditis, Übelkeit, Erbrechen, gastrointestinale Blutung, Vigilanzminderung).
- Intoxikationen mit dialysablen Toxinen.
- Schwere metabolische Azidose.

✓ Bei Intoxikationen sind die Besonderheiten der Pharmakokinetik des Toxins zu berücksichtigen (z. B. Rückverteilung bei Lithium-Intoxikation). Die Rücksprache mit der Giftzentrale wird hier empfohlen.

3.3 Nierenersatztherapie auf der Intensivstation

Tab. 3.7 Indikationen und Kontraindikationen zur Nierenersatztherapie sowie Komplikationen der Nierenersatztherapie

(Absolute) Indikationen zur Nierenersatztherapie

- Konservativ nicht beherrschbare Hyperkaliämie (mit Herzrhythmusstörungen)
- Hypervolämie (mit Lungenödem / kardialer Dekompensation)
- Oligurie / Anurie
- Urämische Enzephalopathie
- Urämische Perikarditis
- Urämische gastrointestinale Blutung
- Stark erhöhte Harnstoff-Konzentration (> 150 mg/dl)
- Metabolische Azidose (pH < 7,0)
- Intoxikation mit dialysablen Toxinen

(Absolute) Kontraindikationen zur Nierenersatztherapie

- Extreme Hyper- oder Hyponatriämie (Differenz S-Natrium zu Dialysat-Natrium > 8–10 mmol/l)
- Hirnödem
- Extreme Kreislaufinstabilität

Komplikationen der Nierenersatztherapie

- Dysäquilibrium-Syndrom mit Hirnödem (z. B. zu schnelle Natrium- / Harnstoffelimination)
- Pontine Myelinolyse (zu schnelle Anhebung des S-Natriums)
- Hämolyse (z. B. Abknicken des Schlauchsystems)
- Kreislaufinstabilität
- Blutung durch Antikoagulation
- Anaphylaktoide Reaktionen
- Blutleck des Schlauchsystems

Bei kritisch kranken Patienten mit ANV (insbesondere im Rahmen des Multiorganversagens oder der Sepsis) auf Intensivstation sollte möglichst vor Auftreten von „Sekundärkomplikationen" mit der Nierenersatztherapie begonnen werden. Größere randomisierte Studien zur Frage des Zeitpunktes des Beginns der Nierenersatztherapie fehlen ebenso wie der ideale Marker zur Feststellung des Vorliegens, bzw. des Schweregrades eines ANV. In den letzten Jahren ist man jedoch zunehmend dazu übergegangen, kritisch kranke Patienten mit ANV frühzeitig einem Nierenersatzverfahren zuzuführen. Als Marker zur Therapieentscheidung zur Dialyse beim kritisch kranken Patienten mit ANV wird zumeist der BUN, bzw. Serum-Harnstoff verwendet, sowie die Urinausscheidung.

> BUN = „blood urea nitrogen" / Harnstoff-Stickstoff (anglo-amerikanischer Raum); entspricht dem Stickstoffanteil des Harnstoffs.
>
> Umrechnung: BUN × 2,143 = Serum-Harnstoff

Kleinere Studien konnten zeigen, dass das Patientenüberleben bei Einleitung eines Nierenersatzverfahrens ab einem Serum-Harnstoff von ca. 150–190 mg/dl verbessert ist, verglichen zu einem späteren Beginn [Palevsky 2006]. In einer retrospektiven Arbeit konnte gezeigt werden, dass bei Patienten mit ANV nach Trauma ein früher Dialysebeginn (BUN von 43 mg/dl bzw. Serum-Harnstoff von 92 mg/dl) gegenüber einem späten Dialysebeginn (BUN von 95 mg/dl bzw. Serum-Harnstoff von 204 mg/dl) hinsichtlich des Patientenüberlebens von Vorteil ist [Gettings 1999].

Dieser frühzeitige Beginn mit einer Nierenersatztherapie darf aber nicht mit der so genannten „prophylaktischen" Dialyse (vor Eintritt eines manifesten ANV) verwechselt werden, die teilweise bei Patienten, z. B. nach Kontrastmittelgabe oder bei Crush-Niere propagiert wurde (und teilweise immer noch propagiert wird). Eine „prophylaktische" Dialyse vor Eintritt eines manifesten ANV sollte nicht durchgeführt werden, sie kann mit einem erhöhten Risiko zur Entwicklung eines ANV assoziiert sein.

3.3.4 Auf Intensivstation eingesetzte Nierenersatzverfahren

Es stehen zahlreiche Nierenersatzverfahren zur Therapie auf Intensivstation zur Verfügung:
- Peritonealdialyse.
- (Intermittierende) Hämodialyse (HD).
- Kontinuierliche veno-venöse Hämofiltration (CVVH).
- Kontinuierliche veno-venöse Hämodiafiltration (CVVHDF).
- Langsame, verlängerte tägliche Dialyse/langsame, niedrig effiziente tägliche Dialyse („Slow extended daily dialysis", „Slow low efficiency daily dialysis", SLEDD).
- Kontinuierliche arteriovenöse Hämofiltration (CAVH).
- Bergströmverfahren/Ultrafiltration.

PERITONEALDIALYSE

Die Peritonealdialyse spielt beim ANV nur eine untergeordnete Rolle. Sie wird zum Teil bei ANV bei Säuglingen und Kleinkindern erfolgreich eingesetzt. Außerdem hat die Peritonealdialyse auch einen gewissen Stellenwert in der Behandlung des ANV bei Erwachsenen in weniger entwickelten Regionen dieser Welt, wobei sie z. B. der CVVH hinsichtlich Letalität und Erholung vom ANV unterlegen ist [Phu 2002].

HÄMODIALYSE (HD)

Zur Durchführung der Hämodialyse (HD) bei ANV auf Intensivstation wird üblicherweise ein doppellumiger zentralvenöser Zugang (z. B. Shaldon-Katheter) benötigt, über den ein hoher Blutfluss (> 200 ml/Min.) zu erzielen ist. Bei der Hämodialyse erfolgt die Elimination harnpflichtiger Substanzen v. a. über diffusiven Transport. Die Diffusion ist der wichtigste Eliminationsmechanismus von kleinmolekularen Substanzen (MG bis ca. 1000 Da). Die Hämodialyse auf Intensivstation erfolgt üblicherweise über 3–5 h jeden oder jeden zweiten Tag. Insbesondere bei Erstdialyse besteht bei zu rascher Entgiftung die Gefahr des Dysäquilibriums mit dem Risiko eines Hirnödems.

KONTINUIERLICHE VENO-VENÖSE HÄMOFILTRATION (CVVH)

Bei der kontinuierlichen veno-venösen Hämofiltration (CVVH) wird analog der HD das Blut des Patienten in einem Blutschlauchsystem über den Hämofilter geleitet. Bei der CVVH wird dem Blut ein Ultrafiltrat („Plasmawasser") entzogen, welches durch eine zumeist Bikarbonat-gepufferte Substitutionslösung ersetzt wird (abzüglich der gewünschten Netto-Gewichtsabnahme). Die Flüssigkeit kann vor dem Hämofilter (Prä-Dilution) oder hinter dem Hämofilter (Post-Dilution) substituiert werden. Bei der Hämofiltration erfolgt die Elimination harnpflichtiger Substanzen v. a. über konvektiven Transport infolge des transmembranösen Druckgradienten. Die Elimination kleinmolekularer Substanzen, wie z. B. Harnstoff und Kreatinin (insbesondere bei Prä-Dilution), ist hierbei deutlich schlechter als bei der HD. Durch Konvektion werden mittelgroße Moleküle (MG 15 000–

20 000 Da) mit dem „Plasmawasser" entfernt. Diese Mittelmolekül-Clearance (z. B. β2-MG) spielt beim akuten Nierenversagen im Gegensatz zur chronischen Dialyse eine eher untergeordnete Rolle. Die CVVH wird auf Intensivstation üblicherweise über mindestens 24 h als kontinuierliches Verfahren eingesetzt [Ronco 2005].

Kontinuierliche veno-venöse Hämodiafiltration (CVVHDF)
Bei der kontinuierlichen veno-venösen Hämodiafiltration (CVVHDF) handelt es sich um eine Hämofiltration mit gleichzeitiger Hämodialyse. Aufgrund der Kombination von diffusivem und konvektivem Transport kommt es zu einer guten Elimination von klein- und mittelmolekularen Substanzen, wobei dieser Effekt aufgrund der Interaktion beider Verfahren nicht einer Summe der Einzelverfahren entspricht [Ronco 2005]. Demgegenüber steht ein vergleichsweise hoher technischer und finanzieller Aufwand.

„Slow low efficiency daily dialysis" (SLEDD)
Sowohl (intermittierende) HD als auch CVVH haben spezifische Vor- und Nachteile (▶ Tab. 3.8). Eine Weiterentwicklung der Verfahren führt zu einer Angleichung im Sinne so genannter Hybridtechniken. Eine dieser Hybridtechniken ist die „Slow low efficiency daily dialysis" (SLEDD), die die Vorteile der HD und der CVVH vereinigt [Fliser 2004, Kielstein 2004]. Es handelt sich um eine Dialysebehandlung, die statt der üblichen 3–5 h/d über 8–12 h (möglich sind allerdings auch bis zu 24 h) täglich durchgeführt wird. Technisch werden diese hybriden Nierenersatzverfahren mit leicht modifizierten Geräten, wie sie zur intermittierenden HD verwendet werden, durchgeführt, z. B. dem Genius-Dialysesystem. Das technische Prinzip des Genius-Dialysesystems beruht auf den ersten verfügbaren Dialysegeräten (so genannten „Tanknieren"). Das Dialysat für die Therapie befindet sich in einem luftfreien Glasbehälter (75 l bzw. 90 l Fassungsvermögen). Das frische Dialysat wird aus dem oberen Teil des Glasbehälters entnommen, das verbrauchte Dialysat wird in den unteren Teil des Glasbehälters zurückgeleitet. Aufgrund unterschiedlicher Temperatur und Stoffkonzentration in frischem und verbrauchtem Dialysat (niedrigere Temperatur und höhere Stoffkonzentration in verbrauchtem Dialysat verglichen mit frischem Dialysat) kommt es zu keiner nennenswerten Vermischung im Bereich der Grenzschicht [Dhondt 2003]. Die SLEDD-Behandlung kann natürlich auch mit jeder anderen Dialysemaschine durchgeführt werden.

Tab. 3.8	Vor- und Nachteile kontinuierlicher versus intermittierender Nierenersatzverfahren auf Intensivstation
Kontinuierliche Nierenersatztherapie	**Intermittierende Nierenersatztherapie**
• Hämodynamische Stabilität, da Volumenentzug über 24 h • Bessere Volumenkontrolle • Kontinuierliche Entgiftung über 24 h • Niedrigere Harnstoff-Clearance • Fehlende Patientenverfügbarkeit • Stärkere Antikoagulation • Meist fixe Dialysat-Zusammensetzung • Höhere Kosten	• Kreislaufinstabilität, da kürzeres Zeitfenster für Volumenentzug • Schlechtere Volumenkontrolle • Schnellere Entgiftung (Gefahr des Dysäquilibriums, Hirnödem) • Höhere Harnstoff-Clearance • Zeit für Mobilisierung und Untersuchungen der Patienten, da kürzere Behandlung • Weniger Antikoagulation • Variable Dialysat-Zusammensetzung • Niedrigere Kosten

3.3.5 Einfluss der Art des Nierenersatzverfahrens auf Letalität und Erholung der Nierenfunktion

Bei kritisch kranken Patienten mit ANV auf Intensivstation wird heute üblicherweise ein Hämodialyse- (HD) oder Hämofiltrationsverfahren (CVVH/CVVHDF) angewandt. Mehrere prospektive Studien sowie zwei Metaanalysen haben sich mit der Frage beschäftigt, welches Nierenersatzverfahren zur Behandlung des kritisch kranken Patienten mit ANV auf Intensivstation das geeignete ist [Tonelli 2002, Augustine 2004, Guerin 2002, Mehta 2001, Kellum 2002]. Zum Teil zeigen diese Untersuchungen, dass mit kontinuierlichen Nierenersatzverfahren (im Vergleich zu den intermittierenden Nierenersatzverfahren) eine bessere Kreislaufstabilität zu erzielen ist, jedoch findet sich kein signifikanter Unterschied hinsichtlich Letalität oder renaler Rekompensation. Bei den meisten Studien handelt es sich um ein unselektiertes Patientenkollektiv; ob bestimmte Subgruppen, wie z. B. kreislaufinstabile Patienten oder Patienten im septischen Schock von einer kontinuierlichen Nierenersatztherapie mehr profitieren würden, lässt sich aufgrund der vorliegenden Arbeiten nicht beantworten. Insgesamt lässt sich aufgrund der Datenlage nicht abschließend beurteilen, ob eines der Verfahren, kontinuierliche oder intermittierende Nierenersatzverfahren, überlegen ist. Die Inhomogenität der untersuchten Patienten-Kollektive, sowie die verschiedenen eingesetzten Behandlungsverfahren/Behandlungsdosen, machen einen Vergleich verschiedener Studien sehr schwierig. Neuere Verfahren, Hybridtechniken wie die „Slow low efficiency daily dialysis" (SLEDD), die die Vorteile von HD und CVVH miteinander verbinden, stehen zunehmend zur Verfügung.

Bisher gibt es nur wenige, allerdings viel versprechende Studien zur Therapie des ANV auf Intensivstation mit der „Slow low efficiency daily dialysis" (SLEDD) [Kielstein 2004, Kumar 2000]. Es zeigte sich im 12h-SLEDD verglichen mit 24h-CVVH kein signifikanter Unterschied hinsichtlich verschiedener Kreislaufparameter (mittlerer arterieller Blutdruck, Herzfrequenz, Katecholaminverbrauch) bei gleicher Dialyse-Effektivität (Harnstoffelimination, Netto-Ultrafiltration – „Netto-Gewichtsabnahme"), jedoch deutlich geringerem Heparin-Bedarf. Unterschiede hinsichtlich Morbidität und Letalität lassen sich für die SLEDD (im Vergleich zu anderen Verfahren) aufgrund der bisher vorliegenden Studien mit geringen Fallzahlen allerdings noch nicht abschließend beurteilen.

Nach aktueller Studienlage scheint es keinen Unterschied hinsichtlich der Letalität zu geben, wenn man kritisch kranke Patienten auf Intensivstation entweder mit HD oder CVVH/CVVHDF behandelt, wobei zur CVVHDF nur wenig Daten vorliegen. Jedoch ist gerade die Volumenbilanzierung bei kreislaufinstabilen kritisch kranken Patienten auf Intensivstation bei intermittierender (z. B. 4 h/d) HD nur schwer zu erreichen. Die spezifischen Vorteile von HD und CVVH/CVVHDF werden in Hybridtechniken (z. B. SLEDD) vereint und in Zukunft aufgrund einfacher Anwendbarkeit und niedriger Kosten zunehmend an Bedeutung gewinnen.

✓ Die Peritonealdialyse sollte zur Behandlung des (erwachsenen) Patienten mit ANV auf der Intensivstation nicht zum Einsatz kommen.

Bei allen genannten Nierenersatzverfahren ist jedoch auch Vorsicht geboten, denn abhängig vom gewählten Nierenersatzverfahren (intermittierend versus kontinuierlich; Hämodialyse versus Hämofiltration) sowie dem Blut- und Dialysat-/ Substituatfluss, finden sich bei kritisch kranken Patienten auf Intensivstation deutliche Unterschiede in der Kinetik der verabreichten Medikamente. Eine Unter- oder Überdosierung von z. B. Antibiotika kann in diesem Patienten-Kollektiv dramatische Konsequenzen nach sich ziehen. Deshalb sind auch gerade auf diesem Gebiet noch zahlreiche Untersuchungen (für alle genannten Nierenersatzverfahren) notwendig, um die optimale Therapie für den Patienten gewährleisten zu können.

3.3.6 Einfluss der Dosis auf die Letalität

Während die Art des angewandten Nierenersatzverfahrens auf Intensivstation (mit Ausnahme der Peritonealdialyse) keinen Einfluss auf die Letalität zu haben scheint, bestimmt die verabreichte Dosis (unabhängig vom gewählten Verfahren) die Letalität von Patienten mit ANV auf Intensivstation im Wesentlichen mit. Für die CVVH konnte gezeigt werden, dass bei einer Ultrafiltration von 35 ml/h/kg KG oder 45 ml/h/kg KG das Überleben von Patienten mit ANV auf Intensivstation signifikant höher lag als bei einer Ultrafiltration von 20 ml/h/kg KG [Ronco 2000]. Für die HD konnte bei intensivpflichtigen Patienten mit ANV ebenfalls ein positiver Effekt einer erhöhten Dialysedosis auf die Patienten-Letalität demonstriert werden [Schiffl 2002]. Patienten wurden entweder mit täglicher HD oder intermittierender HD (jeden zweiten Tag) therapiert. Das Wochen-Kt/V (Maß für die Dialyse-Effektivität: K = Clearance in ml/Min.; t = Behandlungszeit in Minuten; V = Volumen des Körperwassers in Liter) lag in der Gruppe der täglich dialysierten Patienten deutlich höher. In dieser Gruppe war die Letalität mit 28 % gegenüber 46 % (intermittierende HD) deutlich niedriger, auch zeigte sich ein deutlich kürzerer Zeitraum bis zur Remission des ANV.

✓ Das ANV auf Intensivstation ist ein ernstzunehmender Risikofaktor, der mit einer deutlich erhöhten Letalität einhergeht. Das Überleben der Patienten hängt in erheblichem Ausmaß von der Dosis (Quantität) der zugeführten Behandlung ab, unabhängig vom gewählten Verfahren. Die Erzielung der adäquaten Dialysedosis ist teilweise aus finanziellen und logistischen Gründen schwer durchführbar. So bedeutet eine CVVH mit einer Ultrafiltration von 35 ml/h/kg KG bei einem Patienten von 90 kg, dass mehr als 3 l/h Substituat verwendet werden müssen [Ronco 2000].

Literatur

Augustine JJ, Sandy D, Seifert Th, Paganini EP: A randomized controlled trial comparing intermittent with continuous dialysis in patients with ARF. Am J Kidney Dis 2004; 44:1000–7.
Chertow GM, Levy EM, Hammermeister KE, Grover F, Daley J: Independent association between acute renal failure and mortality following cardiac surgery. Am J Med 1998; 104:343–8.
Clermont G, Acker CG, Angus DC, Sirio CA, Pinsky MR, Johnson JP: Renal failure in the ICU: comparison of the impact of acute renal failure and end-stage renal disease on ICU outcomes. Kidney Int 2002; 62:986–96.
Dhondt AW, Vanholder RC, De Smet RV, Claus SA, Waterloos MA, Glorieux GL, Delanghe JR, Lameire NH: Studies on dialysate mixing in the Genius single-pass batch system for hemodialysis therapy. Kidney Int 2003; 63:1540–7,
Druml W: Acute renal failure is not a „cute" renal failure! Intensive Care Med 2004; 30:1886–90.

Esson ML, Schrier RW: Diagnosis and treatment of acute tubular necrosis. Ann Intern Med 2002; 137:744–52.

Fliser D, Kielstein JT: A single-pass batch dialysis system: an ideal dialysis method for the patient in intensive care with acute renal failure. Curr Opin Crit Care 2004; 10:483–8.

Gettings LG, Reynolds HN, Scalea T: Outcome in post-traumatic acute renal failure when continuous renal replacement therapy is applied early vs. late. Intensive Care Med 1999; 25:805–13.

Guerin C, Girard R, Selli JM, Ayzac L: Intermittent versus continuous renal replacement therapy for acute renal failure in intensive care units: results from a multicenter prospective epidemiological survey. Intensive Care Med 2002; 28:1411–8.

Kellum JA, Angus DC, Johnson JP, Leblanc M, Griffin M, Ramakrishnan N, Linde-Zwirble WT: Continuous versus intermittent renal replacement therapy: a meta-analysis. Intensive Care Med 2002; 28:29–37.

Kielstein JT, Kretschmer U, Ernst T, Hafer C, Bahr MJ, Haller H, Fliser D: Efficacy and cardiovascular tolerability of extended dialysis in critically ill patients: a randomized controlled study. Am J Kidney Dis 2004; 43:342–9.

Kumar VA, Craig M, Depner TA, Yeun JY: Extended daily dialysis: A new approach to renal replacement for acute renal failure in the intensive care unit. Am J Kidney Dis 2000; 36:294–300.

Lameire N, Van Biesen W, Vanholder R: Acute renal failure. Lancet 2005; 365:417–30.

Levy EM, Viscoli CM, Horwitz RI: The effect of acute renal failure on mortality. A cohort analysis. Jama 1996; 275:1489–94.

Maher ER, Robinson KN, Scoble JE, Farrimond JG, Browne DR, Sweny P, Moorhead JF: Prognosis of critically-ill patients with acute renal failure: APACHE II score and other predictive factors. Q J Med 1989; 72:857–66.

Mehta RL, McDonald B, Gabbai FB, Pahl M, Pascual MT, Farkas A, Kaplan RM: A randomized clinical trial of continuous versus intermittent dialysis for acute renal failure. Kidney Int 2001; 60:1154–63.

Mehta RL, Pascual MT, Soroko S, Savage BR, Himmelfarb J, Ikizler TA, Paganini EP, Chertow GM: Spectrum of acute renal failure in the intensive care unit: the PICARD experience. Kidney Int 2004; 66:1613–21.

Morgera S, Kraft AK, Siebert G, Luft FC, Neumayer HH: Long-term outcomes in acute renal failure patients treated with continuous renal replacement therapies. Am J Kidney Dis 2002; 40:275–9.

Palevsky PM: Dialysis modality and dosing strategy in acute renal failure. Semin Dial 2006; 19:165–70.

Phu NH, Hien TT, Mai NT, Chau TT, Chuong LV, Loc PP, Winearls C, Farrar J, White N, Day N: Hemofiltration and peritoneal dialysis in infection-associated acute renal failure in Vietnam. N Engl J Med 2002; 347:895–902.

Rangel-Frausto MS, Pittet D, Costigan M, Hwang T, Davis CS, Wenzel RP: The natural history of the systemic inflammatory response syndrome (SIRS). A prospective study. Jama 1995; 273:117–23.

Ronco C, Bellomo R, Homel P, Brendolan A, Dan M, Piccinni P, La Greca G: Effects of different doses in continuous veno-venous haemofiltration on outcomes of acute renal failure: a prospective randomised trial. Lancet 2000; 356:26–30.

Ronco C, Levin NW: Mechanisms of solute transport in extracorporeal therapies. Contrib Nephrol 2005; 149:10–7.

Schiffl H, Lang SM, Fischer R: Daily hemodialysis and the outcome of acute renal failure. N Engl J Med 2002; 346:305–10.

Schrier RW, Wang W: Acute renal failure and sepsis. N Engl J Med 2004; 351:159–69.

Tonelli M, Manns B, Feller-Kopman D: Acute renal failure in the intensive care unit: a systematic review of the impact of dialytic modality on mortality and renal recovery. Am J Kidney Dis 2002; 40:875–85.

3.4 Antikoagulation während der Nierenersatztherapie

Christian Morath, Martin Zeier, Vedat Schwenger

Aufgrund des extrakorporalen Kreislaufes und dem damit einhergehenden Kontakt von Patienten-Blut mit Fremdmaterialien/-oberflächen und Luft während der verschiedenen Nierenersatzverfahren (ausgenommen hiervon ist die Peritonealdialyse) kommt es unter Therapie zur Gerinnungsaktivierung, die eine Antikoagulation erforderlich macht [Ouseph 2000].

3.4.1 Unfraktioniertes Heparin

Die Antikoagulation während der Nierenersatztherapie erfolgt üblicherweise mit unfraktioniertem Heparin, wobei die Dosierung wenig standardisiert ist und von Zentrum zu Zentrum variiert. Die gängige Heparinisierung besteht aus einem initialen Bolus (z.B. 1000–5000 IE Heparin) und einer Erhaltungsdosis (z.B. 500–2500 IE/h Heparin über Perfusor), verabreicht in den arteriellen Schlauch des extrakorporalen Kreislaufes. Die Antikoagulation im extrakorporalen Kreislauf wird mittels der so genannten ACT („activated clotting time") monitorisiert (Zielbereich: 150–200 Sek.).

> ✓ Die erforderliche Heparin-Dosis ist in erheblichem Maße von der Blutflussgeschwindigkeit abhängig: Je niedriger die Blutflussgeschwindigkeit, desto höher ist das Risiko der Koagel-Bildung im extrakorporalen Blutschlauchsystem.

Zu berücksichtigen ist zudem die Adsorption von Heparin an die Polymere, z.B. der Membran.

Unerwünschte Wirkungen und Komplikationen

Unerwünschte Wirkungen der Heparin-Antikoagulation: Blutungen (unabhängig von der Art des Antikoagulans, Dosierungsfehler!), Anstieg der Leberenzyme, Haarausfall, Thrombozytopenie, Verstärkung einer vorbestehenden Azidose, Osteoporose, Hautnekrosen, Priapismus, Hypotonie, Bradykardie sowie lokalisierte oder generalisierte allergische Reaktionen.

Bei Auftreten der genannten unerwünschten Wirkungen sollte eine Umstellung des Antikoagulans, z.B. auf ein niedermolekulares Heparin, erwogen werden.

Die schwerwiegendste Nebenwirkung ist sicherlich die Ausbildung einer Heparin-induzierten Thrombozytopenie (HIT) und hier insbesondere des Typ 2. Hierbei handelt es sich um eine dosisunabhängige allergische Antikörper-bedingte Thrombozytopenie, die sich 4–14 Tage nach Therapiebeginn manifestiert. Es kann zum gehäuften Auftreten von venösen oder arteriellen Thrombosen kommen, die Heparin-Gabe muss sofort eingestellt werden. Die Diagnosesicherung erfolgt durch Nachweis der spezifischen Plättchenantikörper. Als alternative Antikoagulation stehen z.B. Hirudin oder Danaparoid zur Verfügung, niedermolekulare Heparine dürfen bei nachgewiesener HIT ebenfalls nicht zum Einsatz kommen (▶ auch 3.4.2).

3.4.2 Alternative Antikoagulationsverfahren

Niedermolekulare Heparine

Alternativ werden teilweise niedermolekulare Heparine eingesetzt. Zur Überwachung ist jedoch die aufwändigere und Zeit-intensivere Bestimmung der Anti-Faktor-Xa-Aktivität notwendig, zudem haben niedermolekulare Heparine verglichen mit unfraktioniertem Heparin eine deutlich längere Halbwertszeit (1–2 × tägliche Gabe ausreichend). Aus genannten Gründen kommen niedermolekulare Heparine im Bereich der Akutdialyse üblicherweise nicht zum Einsatz. Bei chronischer Dialyse werden niedermolekulare Heparine insbesondere bei Unverträglichkeit von unfraktioniertem Heparin eingesetzt (z.B. Haarausfall). Das Blutungsrisiko unter niedermolekularen Heparinen ist entgegen initialer Erwartungen nicht reduziert. Vorteile könnten in der geringeren Antikörperbildung, die zur Immunthrombozytopenie (HIT Typ 2, ▸ 3.4.1) führt, liegen.

Danaparoid

Bei Vorhandensein eines HIT Typ 2 sollte eine Antikoagulation mit Danaparoid durchgeführt werden. Als Monitoring wird ebenfalls die Anti-Faktor-Xa-Aktivität bestimmt. Es wird die Nierenersatztherapie (je nach Verfahren) mit ca. 2500–3750 IE als Bolus vor der Behandlung durchgeführt (▸ Tab. 3.9).

Tab. 3.9	Dosierungsschema von Danaparoid-Natrium bei Hämodialyse und Hämofiltration			
Hämodialyse				
	1. Dialyse	**2. Dialyse**	**3. und jede weitere Dialyse**	
KG (kg)			Anti-Xa-Plasma-Spiegel (U/ml) < 0,4	Anti-Xa-Plasma-Spiegel (U/ml) > 0,4
< 55	2500 [1]	2000 [1]	2000 [1]	Kein Danaparoid
> 55	3750 [1]	2500 [1]	2500 [1]	1.500 [1] nur bei Fibrinfäden
Vor der 2. und jeder weiteren Dialyse Anti-Xa-Plasma-Spiegel bestimmen zur Dosierung der 3. und folgenden Dialyse.				
Hämofiltration				
KG (kg)	**Bolus**	**Infusion**		
		1. – 4. Stunde	5. – 8. Stunde	> 8 Stunden
< 55	2.000 [1]	400 [2]	150–400 [2,3]	150–400 [2,3]
> 55	2.500 [1]	600 [2]	400 [2]	200–600 [2,3]

[1] Anti-Xa-Einheiten (U) i.v.-Bolus
[2] Anti-Xa-Einheiten U/h
[3] Um einen Anti-Xa-Plasma-Spiegel von 0,5–1,0 U/ml zu erreichen

Hirudin

Die Antikoagulation mit Hirudin ist bei Niereninsuffizienz zu vermeiden, da Hirudin fast ausschließlich renal eliminiert wird und somit eine einzige Applikation zu einer therapeutischen Antikoagulation bzw. zu einem stark erhöhten Blutungsrisiko für mehrere Tage führen kann.

Weitere alternative Antikoagulationsverfahren mit z. B. direkten Thrombin-Inhibitoren oder Prostazyklinen kommen nicht routinemäßig zur Anwendung und sollen hier nicht weiter erläutert werden.

3.4.3 Antikoagulation bei stark blutungsgefährdeten Patienten

KEINE ODER NUR NIEDRIG DOSIERTE ANTIKOAGULATION

Bei stark blutungsgefährdeten Patienten oder Patienten nach größeren operativen Eingriffen kann eine Nierenersatztherapie auch mit deutlich geringerer Antikoagulation durchgeführt werden, wie z. B. Gabe von lediglich 250 IE/h Heparin ohne vorherigen Bolus, teilweise ist über mehrere Stunden auch eine Nierenersatztherapie ohne jegliche Antikoagulation möglich. Allerdings kommt es hierbei gehäuft zum „Clotting" von Filter und extrakorporalem Schlauchsystem, mit den damit für den Patienten verbundenen Blutverlusten und den erhöht anfallenden Materialkosten, sowie einer geringeren Dialyse-Effizienz. Verstärkt wird das „Clotting" durch die Gabe von Blutprodukten oder infundierten Lipiden. Vermindert werden kann das „Clotting" durch periodische (alle 15–60 Min.) so genannte „Flushs", bei denen 100–200 ml Kochsalzlösung über den Dialysator gegeben werden. Alternativ kann man sich die Tatsache zu Nutze machen, dass Dialysatoren mehr oder weniger stark Heparin binden. Das Spülen des Dialysators für 30 Min. vor Therapie mit z. B. 20 000 IE unfraktioniertem Heparin, sowie die anschließende Entfernung des ungebundenen Heparins, haben deutlich weniger „Clotting"-Ereignisse während Dialyse zur Folge. Eine weitere Alternative stellt eine regionale Antikoagulation dar, entweder mit Zitrat oder mit unfraktioniertem Heparin und Protamin.

REGIONALE ZITRATANTIKOAGULATION

Insbesondere bei starker Blutungsgefährdung ist die regionale Zitratantikoagulation eine interessante Alternative zur Antikoagulation mit Heparin. Zitrat wird in den arteriellen Schlauch des extrakorporalen Kreislaufs infundiert und bildet Komplexe mit Kalzium und Magnesium. Durch den konsekutiven Verbrauch an ionisiertem Kalzium wird die Gerinnungskaskade im extrakorporalen Kreislauf inhibiert. Vor der Re-Infusion des Blutes zum Patienten wird unter engmaschigem Kalzium-Monitoring Kalzium substituiert, um zum einen eine Hypokalzämie beim Patienten zu vermeiden, andererseits, um eine strikt regionale Antikoagulation zu gewährleisten. Hierdurch kommt es zu keiner systemischen Antikoagulation. Das infundierte Zitrat wird hepatisch zu Bikarbonat metabolisiert und kann somit eine metabolische Alkalose hervorrufen. Die Metabolisierung ist insbesondere bei ausgeprägter Leberinsuffizienz zu berücksichtigen. Ebenfalls ist zu beachten, dass Zitrat als Natriumkomplex infundiert wird und somit während der Behandlung eine niedrigere Natriumzufuhr angestrebt werden muss, um eine Hypernatriämie zu vermeiden. Bei der regionalen Antikoagulation sollte das ionisierte Kalzium im venösen Schlauch bei 0,25–0,35 mmol/l liegen. Eine Überwachung des systemischen Kalziums ist zu empfehlen. Ggf. muss die Kalzium-Substitution angepasst werden. Ein Anstieg des Gesamt-S-Kalziums oder der S-Anionenlücke kann ein Zeichen für Kumulation von Zitrat-Kalzium-Komplexen sein [Morgera 2004].

Literatur

Ouseph R, Ward RA. Anticoagulation for intermittent hemodialysis. Semin Dial 2000; 13:181–187.

Morgera S et al. Metabolic complications during regional citrate anticoagulation in continuous venovenous hemodialysis: single-center experience. Nephron Clin Pract 2004; 97:c131–136.

3.5 Apherese

Jörg Beimler und Martin Zeier

3.5.1 Definition

Als Apherese werden Behandlungsverfahren bezeichnet, die eine extrakorporale Elimination pathogener Proteine, proteingebundener pathogener Substanzen oder Zellen aus dem Blut bzw. Blutplasma erlauben. Man unterscheidet therapeutische Apherese und Zytapherese. Im Rahmen der therapeutischen Apherese wird weiterhin der unselektive Plasmaaustausch (Plasmapherese) von den selektiven Aphereseverfahren unterschieden.

THERAPEUTISCHE APHERESE

Extrakorporales Blutreinigungsverfahren zur therapeutischen Elimination pathogener Proteine oder Zellen, bei dem der pathogene Blutbestandteil verworfen wird.

Unselektive Plasmapherese (Plasmaaustausch)

Beim unselektiven Plasmaaustausch (plasma exchange) wird das Plasma im extrakorporalen Kreislauf mit Hilfe eines Membranplasmaseparators oder einer Zentrifuge von den Blutzellen getrennt. Das gesamte Plasma wird verworfen, neben pathogenen werden somit auch andere, physiologisch wichtige Eiweiße eliminiert. Daher ist eine isovolämische Substitutionslösung mit Elektrolyten, Humanalbumin oder Frischplasma erforderlich. Zusammen mit der Substitutionslösung erhält der Patient die zuvor separierten Blutzellen reinfundiert.

Die Überwachung des extrakorporalen Kreislaufs erfolgt mittels speziell entwickelter Geräte, alternativ können auch Geräte für die Hämoperfusion oder Hämofiltration verwendet werden.

Vorteile: Einfacher Aufbau des extrakorporalen Kreislaufs, generelle Anwendbarkeit des Verfahrens für alle der Apherese zugänglichen Pathogene, Effektivität bei nicht genau bekannter Pathogenstruktur und relativ geringes extrakorporales Volumen.

Nachteile: Immunglobulin- und Gerinnungsfaktor-Depletion, Gefahr einer Unverträglichkeit des substituierten Fremdeiweißes und einer hyperonkotischen Substitution sowie potenzielle Infektionsgefahr bei der Übertragung von Pathogenen mit der Substitutionslösung.

Selektive Aphereseverfahren

Bei den selektiven Plasmaphereseverfahren wird mit Hilfe von Adsorption, Präzipitation oder Filtration das pathogene Protein aus dem separierten Plasma entfernt. Aus dem über die Primärtrennung separierten Plasma wird in einem Sekundärkreislauf entweder durch einen weiteren Filtrationsprozess (Sekundärtrennung) oder durch Adsorption (immunologisch oder physikalisch-chemisch) oder durch Präzipitation das Pathogen entfernt. Das gereinigte Plasma wird anschließend dem Patienten ohne wesentlichen Volumenverlust reinfundiert. Auf eine Substitutionslösung kann somit verzichtet werden. Die selektive Plasmapherese erfordert spezielle Geräte, die sowohl den extrakorporalen Blutkreislauf als auch den Sekundärkreislauf überwachen.

Typische selektive Aphereseverfahren und deren Funktionsprinzip ▸ Tab. 3.10.

Tab. 3.10 Selektive Aphereseverfahren und ihr Funktionsprinzip

Aphereseverfahren	Funktionsprinzip / Ligand
Ig-Immunadsorption	Anti-Immunglobulin-Antikörper (Ig-Therasorb)
Protein-A-Immunadsorption	Staphylokokken-Protein A (Immunosorba, Prosorba)
Peptid-Immunadsorption	Peptide (Coraffin, Globaffin)
Aminosäuren-Immunadsorption	Immobilisiertes Tryptophan, Phenylalanin
LDL-Immunadsorption	Anti-Apoprotein-B100-Antikörper (LDL-Therasorb)
LDL-Chemoadsorption	Dextransulfat-Cellulose (Liposorber)
DALI	Polyacrylat-Eupergit
HELP	Heparin-Präzipitation
Doppelfiltration	Polyvinyl-Alkohol, Polypropylen
Kryofilter	Kryofiltration
Glycosorb	Blutgruppenantigen
Leukozytenapherese	Cellulose-Acetat, Polyester (Cellsorba, ADA)

ZYTAPHERESE

Verfahren zur extrakorporalen Trennung von Blutbestandteilen, die als Spendersubstanzen eingesetzt werden. Es ermöglicht die selektive Gewinnung von Thrombozyten, Blutplasma oder Erythrozyten zur Herstellung von Blutprodukten in der Transfusionsmedizin oder peripherer Blutstammzellen zur Stammzelltransplantation (Stammzellapherese).

3.5.2 Allgemeine technische Aspekte

Die meisten Aphereseverfahren erfordern vor der eigentlichen Plasmabehandlung zunächst eine Primärtrennung von Plasma und Blutzellen. Die extrakorporale Entfernung pathogener Substanzen aus dem Blut im Rahmen einer Aphereseb ehandlung erfolgt entweder durch Separation des Plasmas mit Hilfe eines Membranplasmaseparators oder mit Hilfe einer Hämozentrifuge. Während Filtrationsverfahren in ihrer Handhabung als unkomplizierter gelten, besitzen sie den Nachteil der Bildung einer Sekundärmembran im Plasmafilter mit Einschränkung der Filtrationseffektivität. Im Gegensatz dazu kann mittels Zentrifugation ohne zeitliche Einschränkung eine nahezu unbegrenzte Menge Plasma gewonnen werden. Im Gegensatz zu den Plasmaseparationsverfahren können bei den Vollblutaphereseverfahren die pathogenen Eiweiße selektiv und ohne vorherige Plasmaseparation bzw. Einsatz einer Substitutionslösung direkt aus dem Blut adsorbiert werden. Über einen extrakorporalen Kreislauf wird analog dem Verfahren der extrakorporalen Hämodialyse Blut aus einer peripheren Vene oder einem zentralvenösen Katheter mittels einer Blutpumpe entnommen und nach Elimination des gewünschten Plasmabestandteils dem Patienten wieder zurückgegeben. Für die meisten Aphereseverfahren ist ein kontinuierlicher Blutfluss von mindestens 60–80 ml/Min erforderlich. Der Gefäßzugang kann in Abhängigkeit von den individuellen Gefäßverhältnissen des Patienten periphervenös (mind. 16 Gauge) oder zentralvenös erfolgen. Erlauben die Gefäßverhältnisse keine dauerhafte Apheresebehandlung, kann diese auch über eine arteriovenöse Fistel durchgeführt werden.

Der Filtratfluss beträgt bei der Plasmaseparation in der Regel ca. 30 % des Blutflusses (Plasmafluss ca. 20–30 ml/Min.), je nach Indikation wird etwa das Ein- bis Zweifache des Plasmavolumens des Patienten behandelt. Bei Behandlung von einem bzw. von zwei Plasmavolumina kann pro Behandlung theoretisch eine maximale Reduktion des Pathogens auf 37 % bzw. 14 % des Ausgangswertes erzielt werden. Diese Effektivität wird jedoch in der Praxis meist nicht erreicht. In Abhängigkeit vom vorliegenden Krankheitsbild sind in der Akutphase einer Aphersebehandlung meist tägliche oder zweitägliche Behandlungen sinnvoll, bei chronischen Erkrankungen können je nach individueller Krankheitsaktivität Behandlungsintervalle von mehreren Wochen ausreichend sein.

3.5.3 Selektive Aphereseverfahren

ADSORPTIONSVERFAHREN

Die auf Adsorption basierenden Verfahren ermöglichen die Elimination bestimmter Proteinklassen oder spezifischer pathogener Antikörper. Technisch basieren die Systeme zur Immunadsorption z.T. auf einem Doppelsäulenverfahren. Während eine Säule mit Plasma perfundiert wird, wird gleichzeitig die andere Säule mit Puffer eluiert und regeneriert. Der Vorteil dieser Verfahren liegt unter anderem in der Möglichkeit, große Plasmavolumina zu behandeln. Aufgrund der hohen Kosten solcher Doppelsäulensysteme wird jedoch eine Wiederverwendung der Säulen notwendig. Haupteinsatzgebiet der Adsorbertechnologien sind die Lipidapherese mit selektiver Entfernung von LDL und Lipoprotein A sowie die Immunadsorption zur selektiven Elimination von Immunglobulinen.

Lipidapherese

Unter der Lipidapherese versteht man die selektive Entfernung von Low Density Lipoproteinen, LDL und Lipoprotein A, Lp(a).

Aphereseverfahren zur Lipidapherese [Thompson 2003]

- **LDL-Immunadsorption:** Das Immunadsorptionssystem LDL-Therasorb® (Doppelsäulensystem) besteht aus einem Adsorber mit polyklonalen Anti-Apoprotein-B-Antikörpern (Schaf), welche auf Sepharose immobilisiert sind und die Apo-B-haltigen Lipoproteine LDL und Lp(a) aus dem Plasma adsorbieren.
- **Chemoadsorption:** Das Liposorber®-System basiert auf der Adsorption von LDL und Lp(a) aus dem Plasma an Dextransulfat/Zellulose (DSC). Die Adsorptionswirkung beruht auf der Interaktion zwischen negativ geladenem Liganden und positiv geladenem Apo-B-Anteil der Lipoproteine.
- **LDL-Präzipitation:** Bei der HELP®-Apherese (Heparin induzierte extrakorporale LDL-Präzipitation) werden LDL, Lp(a), im Unterschied zu den anderen genannten Verfahren, aber auch Fibrinogen bei saurem pH von 5,12 mittels Heparin im extrakorporalen Kreislauf aus dem Plasma gefällt und per Filtrationsverfahren

eliminiert. Das gereinigte Plasma läuft in einem zweiten Schritt über einen Heparinadsorber und einen Dialysator zur Entfernung des Puffers.
- **LDL-Hämoperfusion:** Das DALI®-System ermöglicht die direkte Adsorption von LDL und Lp(a) aus dem Vollblut. Polyacrylat-Liganden ermöglichen eine elektrostatische Adsorption der Lipoproteine direkt aus dem Vollblut. Ähnlich dem Prinzip der Aktivkohlehämoperfusion werden bei einem Vollblutaphereseverfahren mit Hilfe adsorbierender Substanzen, die sich in granulierter Form in einer Adsorberpatrone befinden, pathogene Substanzen direkt aus dem Blut mehr oder weniger selektiv entfernt.
- **Doppelfiltration:** Das Doppelfiltrationsverfahren (Kaskadenfiltration, ▶ unten) ist in der Lage, Lipoproteine basierend auf einem Sekundärfilter kleinerer Porengröße aus dem Plasma zu eliminieren.

Immunadsorption

Unter Immunadsorption versteht man die Elimination immunologisch aktiver Moleküle mittels Bindung an immobilisierte Proteine, Aminosäuren oder Peptide.

Selektive Immunadsorptions-Verfahren zur Elimination von Immunglobulinen

- **Protein-A-Immunadsorption:** Immunadsorptionsverfahren auf der Basis von Staphylokokken-Protein-A-Liganden sind das Immunosorba®-System (Doppelsäulenverfahren) sowie das Prosorba®-System (Einmalsäulen), sie verwenden als Liganden Staphylokokken-Protein A mit Sepharose bzw. Silica-Matrix als Trägersubstanz. Es werden die Immunglobulin-Subklassen IgG1, IgG2 und IgG4 komplett und in geringerem Ausmaß die Subklasse IgG3 adsorbiert.
- **Peptid-basierte Immunadsorption:** Beim Immunadsorptionsverfahren Globaffin® wird das synthetische Peptid GAM® als Ligand an Sepharose immobilisiert. Die Bindungseigenschaften entsprechen weitestgehend denen des Protein A. Es handelt sich ebenfalls um ein regenerierbares Doppelsäulenverfahren. Beim Verfahren Coraffin® desselben Herstellers können bei Patienten mit dilatativer Kardiomyopathie über zwei Antigen-bindende Peptiddomänen des β1-adrenergen Rezeptors spezifisch Autoantikörper gegen den β1-adrenergen Rezeptor des Herzmuskels eliminiert werden.
- **Anti-human-Immunglobulin-basierte Immunadsorption:** Beim Ig-Therasorb®-Verfahren sind polyklonale Anti-human-Immunglobulin-Schafsantikörper auf Sepharose immobilisiert. Diese Adsorber können alle vier IgG-Subklassen, z. T. aber auch IgM und IgA adsorbieren.
- **Aminosäuren-basierte Immunadsorption:** Das System Immusorba® (Einmalsystem) arbeitet auf der Basis von immobilisierten Tryptophan- oder Phenylalanin-Liganden, welche an eine Polyvinylethanol-Gelmatrix gebunden sind.
- **Blutgruppen-Antigen-basierte Immunadsorption:** Zur selektiven Elimination von Anti-A- oder Anti-B-Blutgruppen-Antikörpern stehen zwei Glycosorb®-Adsorber (Einmalsystem) zur Verfügung. Hierzu werden die Blutgruppen-Antigene A oder B auf einer Sepharosematrix immobilisiert.

DOPPELFILTRATION (KASKADENFILTRATION, MEMBRAN-DIFFERENZIAL-FILTRATION)

Die Doppelfiltration verwendet nach Separation des Plasmas durch Primärtrennung in einem Sekundärkreislauf einen zweiten Filter kleinerer Porengröße (Cut-off 25–40 nm). So können höhermolekulare pathogene Proteine wie IgM, LDL, Fibrinogen, Lp(a) oder α2-Makroglobulin im Sekundärfilter zurückhalten werden, während Albumin im Plasma verbleibt. Wegen der Trennung nach Molekülgröße eignet sich dieses Verfahren nur zur Entfernung von hochmolekularen Pathogenen. Klassische Indikationen sind Hyperviskositätssyndrom, M. Waldenström oder Hypercholesterinämie. Wird die Doppelfiltration zur Behandlung von Mikrozirkulationsstörungen eingesetzt, spricht man auch von Rheopherese (z. B. altersabhängige Makuladegeneration).

KRYOFILTRATION

Der Einsatz der Kryofiltration bei Kryoglobulinämie beruht auf einem Membran-Differenzial-Filtrationsverfahren. Das separierte Plasma wird zur Präzipitation der Kryoglobuline auf 4 °C abgekühlt und nach Abtrennung der Präzipitate mit Hilfe eines Kryofilters (größerer Porendurchmesser) nach Wiedererwärmung auf Körpertemperatur reinfundiert.

LEUKOZYTENAPHERESE

Die Leukozytenapherese verwendet Cellulose-Acetat (ADA-Säule) oder Polyesterfasern (Cellsorba) zur selektiven Adsorption von Leukozyten aus dem Blut. Mittels Leukozytenapherese können pro Behandlung bis zu 99 % der zirkulierenden Granulozyten und Monozyten und bis zu 70 % der zirkulierenden Lymphozyten entfernt werden. Ihr erfolgreicher Einsatz wurde z. B. im akuten Krankheitsschub bzw. der Remissionserhaltung bei chronisch entzündlichen Darmerkrankungen wie Colitis ulcerosa oder M. Crohn erprobt.

EXTRAKORPORALE LEBERERSATZVERFAHREN

Indikation ist der temporäre Ersatz der Entgiftungsfunktion der Leber als Überbrückung (Bridging) bis zu einer Lebertransplantation oder bis zur Regeneration des Lebergewebes. Derzeit befinden sich verschiedene extrakorporale Leberersatzverfahren im klinischen Einsatz:
- Der Bilirubin-Gallensäure-Adsorber ermöglicht nach initialer Plasmaseparation die Adsorption von negativ geladenem Bilirubin und Gallensäuren an ein Styrol-Divinyl-Benzol-Copolymer-Harz mit anschließender Reinfusion des Plasmas.
- Das Prometheus®-System trennt durch Filtration Toxin-bindende Proteine über eine für Albumin hochpermeable Membran. In einem Sekundärkreislauf werden die Proteine an Adsorber gebunden, auch hier wird das gereinigte Filtrat wieder reinfundiert.
- Das Molecular Adsorbent Recirculating System MARS® beruht auf einem Verfahren, das Albumin-gebundene Toxine über einen für Albumin impermeablen Hohlfaserfilter aus einem extrakorporalen Kreislauf aufnimmt. In einem zweiten Schritt kann das albuminhaltige Dialysat über einen weiteren Dialysator sowie über zwei Adsorbersäulen (Aktivkohle und Anionenaustauscher) von den Albumin-gebundenen Toxinen gereinigt werden.
- Bei der so genannten Albumindialyse wird in einem Hämodialyseverfahren der Dialysierflüssigkeit 5%iges Albumin zugesetzt. Albumin-gebundene Toxine können in einem für Albumin impermeablen High-flux-Dialysator über die Bindung an das toxinfreie Albumin in der Dialysierflüssigkeit eliminiert werden.

PHOTOPHERESE

Die extrakorporale Photopherese ist eine Photoimmuntherapie, basierend auf einem Photopheresesystem in Kombination mit 8-Methoxypsoralen, um Leukozyten zu entfernen und zu behandeln. Während der extrakorporalen Photopherese werden Leukozyten selektiv aus dem Blut entfernt, mit 8-Methoxypsoralen behandelt und schließlich in einer Photoaktivationskammer UVA-Strahlung ausgesetzt. Technisch gesehen ist die extrakorporale Photopherese eine Kombination einer Leukapherese und einer PUVA- Behandlung. Die so behandelten Leukozyten werden dann dem Patienten reinfundiert. Ein immunmodulierender Effekt dieses Verfahrens wird diskutiert.

3.5.4 Unerwünschte Wirkungen und Komplikationen

Je nach Behandlungsverfahren können wie bei anderen extrakorporalen Therapieverfahren auch unerwünschte Wirkungen auftreten. Komplikationen treten häufiger bei Aphereseverfahren mit Einsatz von Frischplasma (FFP) als mit Albumin auf.

✓ Am häufigsten sind Zitrat-assoziierte unerwünschte Wirkungen wie Hypokalzämie oder metabolische Alkalose. Die Bildung von löslichem Kalziumzitrat führt zu einer Senkung des freien Kalziums. Regelmäßiges Monitoring der Kalziumkonzentration und prophylaktische Kalziumgabe können die Gefahr der Hypokalzämie minimieren.

Wichtige Komplikationen:
- Symptomatische Hypotension.
- Anaphylaxie (Frischplasmagabe).
- Störungen des Elektrolythaushaltes (z. B. Zitrat-bedingte Hypokalzämie, Hypokaliämie).
- Störungen des Säure-Basen-Haushaltes (z. B. Zitrat-bedingte metabolische Alkalose)
- Blutungsneigung (Depletion von Gerinnungsfaktoren, Antikoagulation).
- Infektionsgefahr (Depletion von Immunglobulinen, FFP-Gabe).
- Senkung von Medikamentenspiegeln (bei hoher Proteinbindung).
- Unverträglichkeit von ACE-Hemmern bei Verwendung negativ geladener Adsorber.
- Heparin-induzierte Thrombozytopenie.
- Hämolyse.
- Blutverluste.
- Luftembolie.

3.5.5 Antikoagulation

Für die Antikoagulation stehen die gleichen Medikamente wie für andere intermittierende und kontinuierliche Eliminationsverfahren zur Verfügung. Hierzu zählen unfraktioniertes Heparin, niedermolekulare Heparine, Orgaran, Hirudin und Zitrat. Standardmäßig wird die Antikoagulation mit Heparin oder mit Na-Zitrat oder einer Mischantikoagulation aus beidem durchgeführt. Die Wahl der Antikoagulation ist von dem angewendeten Verfahren und der klinischen Situation abhängig. Ziel der Antikoagulation ist eine möglichst biokompatible Behandlung des Blutes ohne Aktivierung des Gerinnungs- oder des Komplementsystems oder der zellulären Blutbestandteile (Stimulation von Monozyten, Granulozyten, Thrombozyten, Hämolyse).

3.5.6 Indikationen zur therapeutischen Apherese

Der Einsatz der therapeutischen Apherese erfolgt in der Regel nicht als Therapie der ersten Wahl, sondern oft als Alternativ- bzw. Rescue-Verfahren.

Die Deutsche Arbeitsgemeinschaft für Klinische Nephrologie [www.nephrologie.de] hat 2003 in ihrem Apheresestandard verschiedene Verfahren der therapeutischen Apherese gegenübergestellt und deren Indikationsmöglichkeiten bei verschiedenen Krankheitsbildern definiert. Ähnliche Guidelines wurden von der American Association of Blood Banks und der American Society for Apheresis erstellt [Smith 2003]. Da die Apheresetherapie mit hohen Kosten verbunden ist, wurde besonderer Wert auf die geprüfte Wirksamkeit der Verfahren gelegt und diese als Evidenzklasse und Härtegrad der klinischen Indikation belegt.

Indikationen zur therapeutischen Apherese

Nephrologische Krankheitsbilder:
- Goodpasture-Syndrom (Anti-GBM-Syndrom).
- ANCA-assoziierte Vaskulitis mit RPGN.
- Systemischer Lupus erythematodes mit RPGN.
- Thrombotische Mikroangiopathie (HUS / TTP).
- Fokal-sklerosierende Glomerulosklerose (Rezidiv nach Transplantation).
- Nierentransplantation hochimmunisierter Patienten.
- Blutgruppen-inkompatible Lebendnierentransplantation.
- Akute humorale Abstoßung nach Nierentransplantation.

Neurologische Krankheitsbilder:
- Guillain-Barré-Syndrom.
- Myasthenia gravis.
- Multiple Sklerose.
- Chronische, demyelinisierende Polyradikuloneuritis.

Sonstige Krankheitsbilder:
- Familiäre Hypercholesterinämien.
- Rheumatoide Arthritis.
- Akutes bzw. acut-on-chronic-Leberversagen.
- Altersabhängige Makuladegeneration.
- Plötzlicher sensorineuraler Hörverlust.
- Dilatative Kardiomyopathie.
- Entzündliche Darmerkrankungen (ulzerative Colitis, M. Crohn).
- Hyperviskositätssyndrom (multiples Myelom, M. Waldenström).
- Phytansäurespeicherkrankheit (M. Refsum).
- Hemmkörperhämophilie.
- Pemphigus vulgaris.

Familiäre Hypercholesterinämie

Autosomal-dominante Erkrankung mit funktionell oder molekulargenetisch nachweisbarem LDL-Rezeptormangel. Die Erkrankung ist gekennzeichnet durch akzelerierte Arteriosklerose bereits in jungen Jahren und frühzeitiger Mortalität aufgrund koronarer Herzerkrankung bzw. Schlaganfällen.

Man unterscheidet 2 Formen:
- Homozygote Form mit besonders schlechter Prognose. Die Indikation zur Apheresebehandlung als Primärprävention besteht hier bereits im Kindesalter.
- Heterozygote familiäre Hypercholesterinämie (LDL-Cholesterin meist < 300 mg/dl). Die LDL-Apherese ist nur im Sinne einer Sekundärprävention bei gesicherter koronarer Herzerkrankung und LDL-Cholesterinwerten > 130 mg/dl trotz maximaler konservativer Therapie über mindestens drei Monate indiziert.

In Abhängigkeit von der Effektivität des gewählten Lipidapherese-Verfahrens sind wöchentliche oder auch 14-tägige Behandlungsintervalle erforderlich.

Weitere Indikationen für die Lipidapherese sind die isolierte Lp(a)-Erhöhung mit progredienter koronarer Herzkrankheit oder das Chylomikronämie-Syndrom mit akuter Pankreatitis [Matsuzaki 2002].

Rapid-progrediente Glomerulonephritis (RPGN)

RPGN Typ I: Goodpasture-Syndrom (Anti-GBM-Syndrom)

Beim Goodpasture-Syndrom mit Lungen- und Nierenbeteiligung (Hämoptysen und progrediente Nierenfunktionsverschlechterung) besteht die Therapie der Wahl aus Plasmaaustausch in Kombination mit einer immunsuppressiven Therapie mit Steroiden und Cyclophosphamid. Beim Anti-GBM-Syndrom liegen Autoantikörper gegen die nicht-kollagenöse Domäne des Kollagens Typ IV der glomerulären Basalmembran mit gleichzeitiger Affektion der alveolären Basalmembran vor.

Empfohlen wird ein täglicher unselektiver Plasmaaustausch von 40–60 ml/kg KG gegen Humanalbumin, bei pulmonaler Beteiligung sollte Frischplasma statt Humanalbumin als Substitutionslösung eingesetzt werden, um die Gefahr einer schweren Lungenblutung zu vermeiden (Verlust von Gerinnungsfaktoren). Insgesamt werden meist 5–10 Behandlungen im täglichen bzw. zweitäglichen Abstand durchgeführt. Für die Immunadsorption (Protein A, Tryptophan, Peptid-GAM, Anti-humanes Immunglobulin) konnte eine dem Plasmaaustausch vergleichbare Wirksamkeit gezeigt werden.

> ✓ Liegt bei Diagnosestellung bereits ein dialysepflichtiges Nierenversagen vor, ist eine Apheresebehandlung nicht mehr erfolgreich.

Therapieziel ist neben der Kontrolle pulmonaler Komplikationen und der Wiederherstellung der renalen Funktion ein deutlicher Abfall der Anti-GBM-Antikörper bzw. ein dauerhaftes Verschwinden der Antikörper [Leva 2001].

RPGN Typ II: Systemischer Lupus erythematodes (SLE) mit Lupusnephritis

Die Indikation zum Einsatz eines Athereseverfahrens bei SLE besteht bei Resistenz bzw. Kontraindikation gegenüber einer konventionellen immunsuppressiven Therapie. Das klinische Bild ist durch einen schweren, akuten Verlauf mit Multiorganbefall und Lupusnephritis im Sinne einer rapid-progredienten Glomerulonephritis gekennzeichnet.

Die RPGN Typ II ist eine Immunkomplexnephritis, beim SLE können in unterschiedlicher Ausprägung Anti-ds-DNS-Antikörper, Anti-Sm-Antikörper und Antiphospholipidantikörper nachgewiesen werden. Eingesetzt werden vor allem Immunadsorptionsverfahren (Protein A, Peptid-GAM, Tryptophan, Dextransulfat). Qualitätskriterien sind auch hier die Absenkung der Antikörpertiter (Anti-ds-DNS) sowie eine Besserung der Organmanifestationen [Gaubitz 2003].

RPGN TYP III: Granulomatöse ANCA-assoziierte Vaskulitis (Wegener-Granulomatose), mikroskopische Polyangiitis

Bei Vorliegen einer ANCA-assoziierten, immunhistologisch negativen (pauci-immune), rasch progredient verlaufenden Glomerulonephritis spricht man von einer RPGN Typ III. Sie ist gekennzeichnet durch den fehlenden Nachweis von Anti-GBM-Antikörpern oder Immunkomplexen in der Nierenbiopsie.

Indikation zur Apherese ist auch hier ein florides Krankheitsbild mit progredienter Niereninsuffizienz mit Resistenz bzw. Kontraindikation gegenüber einer konventionellen immunsuppressiven Therapie.

Eine initial fortgeschrittene Niereninsuffizienz und/oder Glomerulosklerose und interstitieller Fibrose galten lange Zeit als Argumente gegen eine Apheresebehandlung. Aktuelle Daten der MEPEX-Studie zeigen jedoch nach Plasmapheresetherapie eine signifikant höhere Rate an dialyseunabhängigen Patienten (Patienten, die bei Therapiebeginn olig-/anurisch waren). In der MEPEX-Studie wurde geprüft, ob additiv zur Standardtherapie eine Plasmapheresetherapie (7 × 60 ml/kg in 2 Wochen) einer Methylprednisolonpulstherapie (15 mg/kg an 3 konsekutiven Tagen) in Hinblick auf das dialyseunabhängige, renale Überleben überlegen ist. Die Behandlung erfolgt mittels therapeutischem Plasmaaustausch oder Immunadsorption (Protein A, Peptid-GAM) in Kombination mit einer immunsuppressiven Therapie. Der Therapieerfolg wird gemessen am Abfall des ANCA-Titers und der Proteinase-3- bzw. Myeloperoxydaseantikörper [Gaskin 2002].

THROMBOTISCHE MIKROANGIOPATHIE

Das hämolytisch-urämische Syndrom (HUS) und die thrombotisch-thrombozytopenische Purpura (TTP) stellen ätiologisch unterschiedliche Krankheitsbilder mit Coombs-Test-negativer hämolytischer Anämie, Thrombozytopenie und zunehmender Niereninsuffizienz auf der Basis einer thrombotischen Mikroangiopathie dar.

In Abhängigkeit der zugrunde liegenden Ätiologie bzw. der klinischen Situation (zentralnervöse Symptomatik, schwere Hämolyse, Thrombopenie, progrediente Niereninsuffizienz) besteht die Indikation zur therapeutischen Plasmapherese.

Ursachen für angeborene HUS-/TTP-Formen sind zum einen das Fehlen der von-Willebrand-Faktor-spaltenden Protease (ADAMTS-13) mit konsekutiver Akkumulation von großen vWF-Multimeren und Plättchenaggregation bzw. Formen des so genannten atypischen HUS mit Mutationen von Komplementfaktoren (Faktor-H-, Faktor-I-Mutation). Bei den erworbenen Formen kann eine Antikörperbildung gegen ADAMTS-13 vorliegen.

Das Behandlungsziel der therapeutischen Apherese kann somit einerseits im Ersetzen des fehlenden Enzyms ADAMTS-13 (FFPs), andererseits in der Elimination des erworbenen Antikörpers bzw. der vWF-Multimere liegen. Therapie der Wahl ist die Substitution von Frischplasma bzw. die Plasmaaustauschtherapie mit konventionellem Frischplasma in einer Dosis von 20–40 ml/kg KG (mindestens 1 Patientenplasmavolumen gegen FFP) [Rock 1991]. Begleitend werden Steroide gegeben, eine Thrombozytengabe ist kontraindiziert und sollte nur bei lebensbedrohlichen Blutungen erfolgen. Üblicherweise erfolgen zumindest 5–10 Behandlungen innerhalb von 7–14 d. Behandlungsziel ist die Rückbildung der Hämolyse bzw. ein Anstieg der Thrombozytenzahl in den Normbereich. Im Anschluss daran sind zur Senkung des Rezidivrisikos noch mindestens 2 zusätzliche Plasmaaustauschbehandlungen zu empfehlen. Bei fehlendem Ansprechen bzw. progredientem Krankheitsbild ist ein Versuch mit kryopräzipitatfreiem Frischplasma als Substitutionslösung möglich.

✓ Das typische HUS des Kindes- bzw. des Erwachsenenalters (seltener: Diarrhoe, E.-coli-0157-assoziiert) erfordert in der überwiegenden Zahl der Fälle aufgrund seines Spontanverlaufs keine Apheresebehandlung. Sekundäre Formen (Medikamenten-assoziiert, Knochenmarktransplantation, Schwangerschaft, maligne Tumoren) sprechen z.T. auf eine Apheresebehandlung sehr viel schlechter an als idiopathische HUS/TTP-Formen. Die Therapieentscheidung zur Plasmabehandlung muss hier immer auch in Abhängigkeit von der Schwere des klinischen Verlaufs als Einzelfall nach den oben genannten Richtlinien erfolgen.

FOKAL-SKLEROSIERENDE GLOMERULOSKLEROSE (FSGS)

Bei einem Teil der Fälle einer primären fokalen, segmentalen Glomerulosklerose (FSGS) rezidiviert die Erkrankung (bis zu 50 %) nach Nierentransplantation.

Die Indikation zur Plasmaaustauschbehandlung besteht bei Rezidiv der Erkrankung im Transplantat mit frühzeitigem erneutem Nachweis einer Proteinurie. Lediglich in Einzelfällen ist ein Ansprechen auf die Plasmabehandlung auch bei therapierefraktärem nephrotischem Syndrom beschrieben, das unter einer Immunsuppression über 6 Monate nicht in Remission zu bringen war. Experimentelle Ansätze lassen bei einem Teil der FSGS-Fälle einen permeabilitätssteigernden Faktor als mögliche Ursache vermuten.

Methode der Wahl ist der unselektive Plasmaaustausch gegen Humanalbumin. Ziel ist ein Rückgang der Proteinurie < 3,5 g/d sowie ggf. eine Stabilisierung bzw. Verbesserung der Transplantatfunktion [Franke 2000].

NIERENTRANSPLANTATION BEI HOCHIMMUNISIERTEN PATIENTEN

Nach den Allokationskriterien von Eurotransplant gilt ein Patient als hochimmunisiert („highly sensitized"), wenn er mehr als 85 % Panel-reaktiver Antikörper (PRA) besitzt. Aufgrund dieser Immunisierung erhalten diese Patienten seltener und oft erst nach längerer Wartezeit ein geeignetes Nierenangebot. Gegen HLA-Antigene hochimmunisierte Patienten besitzen ein hohes Risiko einer humoralen oder vaskulären Abstoßung oder eines positiven Crossmatchs vor Transplantation. Selbst bei negativem Crossmatch vor Transplantation weisen diese Patienten im Vergleich zu nicht-immunisierten Patienten ein schlechteres Transplantatüberleben auf.

Die therapeutische Apherese erlaubt die Elimination des HLA-Antikörpers bei hochimmunisierten Patienten vor und unmittelbar nach einer geplanten Nierentransplantation. Eine Elimination von HLA-Antikörpern kann mittels unselektivem Plasmaaustausch oder Immunadsorption (Protein A, Peptid-GAM, Anti-human-Ig) erfolgen. Ziel der perioperativen Entfernung der HLA-Antikörper ist zunächst, ein präoperativ negatives Crossmatch zu erhalten und in der unmittelbaren postoperativen Phase (bis zu 4 Wochen) schwere humorale Abstoßungen zu verhindern und so ein adäquates Transplantatüberleben zu ermöglichen. Die Vorbereitung hochimmunisierter Patienten umfasst neben der therapeutischen Apherese meist auch die Gabe immunmodulierender Substanzen wie intravenöser Immunglobuline, Antithymozytenglobulin oder Anti-CD20-Antikörper (Rituximab).

In einer rezent vorgestellten Studie zur perioperativen Immunadsorption (Protein A) bei 40 hochimmunisierten Patienten lag das Transplantatüberleben nach 3 Jahren bei ca. 75 %, ca. 30 % der Patienten erlebten eine behandlungsbedürftige akute humorale Rejektion. Bei 9 Patienten konnte ein zunächst positives Crossmatch durch eine einmalige präoperative Immunadsorption negativ gemacht und somit die Transplantation ermöglicht werden [Lorenz 2005].

AKUTE HUMORALE ABSTOßUNG NACH NIERENTRANSPLANTATION

Die akute, humoral vermittelte Abstoßungsreaktion ist gekennzeichnet durch C4d-Ablagerungen in den peritubulären Kapillaren (BANFF-Klassifikation) und den Nachweis Donor-spezifischer HLA-Antikörper beim Empfänger. Die Donor-spezifischen HLA-Antikörper können aufgrund einer vorbestehenden Immunisierung vorhanden sein oder auch erst nach der Transplantation de novo gebildet werden.

Ziel der therapeutischen Apherese ist die Elimination des HLA-Antikörpers und konsekutive Verbesserung der Transplantatfunktion. In einer Pilotstudie konnte bei 10 Patienten (9/10 dialysepflichtig zum Zeitpunkt der Diagnose) mit bioptisch gesicherter C4d-positiver akuter humoraler Abstoßung die Wirksamkeit einer Immunadsorption (Protein A) gezeigt werden. Nach durchschnittlich 9 Adsorptionsbehandlungen konnte bei 80 % der Patienten ein Ansprechen erzielt werden (durchschnittliches Kreatinin 1,5 mg/dl nach 14 Monaten). 10 % der behandelten Patienten blieben jedoch dialysepflichtig. Die gleiche Arbeitsgruppe verglich in einer randomisierten Studie bei Patienten mit schwerer C4d-positiver akuter humoraler Abstoßung eine Immunadsorptionsbehandlung mit einer Konversion auf Tacrolimus ohne therapeutische Apherese sowie einer Rescuemöglichkeit zur Immunadsorption nach 3 Wochen. Nach Einschluss von 10 Patienten wurde die Studie frühzeitig terminiert, da alle Patienten unter Immunadsorption auf die Behandlung ansprachen, während 4/5 Patienten ohne Immunadsorption dialysepflichtig blieben und eine Rescuetheapie nach 3 Wochen ohne Erfolg blieb [Boehmig 2006].

AB0-INKOMPATIBLE LEBENDNIERENTRANSPLANTATION

AB0-Antigene sind nicht nur auf der Erythrozytenoberfläche, sondern auch auf Gefäßendothel vorhanden. Um eine Reaktion der Blutgruppenantikörper des Empfängers mit den Blutgruppenantigenen auf dem renalen Gefäßendothel des Spenderorgans und somit eine hyperakute Abstoßung zu verhindern, wurden in den letzten Jahren verschiedene Protokolle entwickelt, die eine erfolgreiche Blutgruppen-inkompatible Nierentransplantation ermöglichen.

Während Behandlungsschemata in den USA eine Elimination der Blutgruppenantikörper mittels unselektivem Plasmaaustausch erreichen, wird in Japan vor allem die Doppelfiltrations-Apherese eingesetzt. Im Unterschied hierzu wird in Europa an wenigen Zentren („Stockholm-Protokoll") eine spezifische Immunadsorption (Glycosorb) durchgeführt. Die Glycosorbsäulen enthalten immobilisierte Blutgruppenantigene A oder B und ermöglichen so eine selektive Adsorption der Blutgruppenantikörper. Typischerweise werden präoperativ 4 und postoperativ 3 Immunadsorptionen durchgeführt. Analog dem Vorgehen bei hochimmunisierten Patienten beinhalten die Protokolle neben der therapeutischen Apherese auch die frühzeitige Gabe immunmodulierender Substanzen, wie z. B. intravenöse Immunglobuline. Die früher übliche Splenektomie wurde weitestgehend durch die Gabe von Anti-CD20-Antikörpern (Rituximab) ersetzt [Tyden 2005].

Literatur

Boehmig GA et al. Immunoadsorption in Severe C4d-Positive Acute Kidney Allograft Rejection: A Randomized Controlled Trial. Am J Transplant 2006; 6:1–5.

Franke D et al. Treatment of FSGS with plasma exchange and immunoadsorption. Ped Nephrol 2000; 14:965–969.

Gaskin G et al. Adjuctive Plasmaexchange is superior to methylprednisolone in acute renale failure due to ANCA-associated glomerulonephritis. J Am Soc Nephrol 2002; 13:F-FC010.

Gaubitz M et al. Immunoadsorption in systemic lupus erythematosus: different techniques and their current role in medical therapy. Ther Apher Dial 2003; 7:183–8.

Levy et al. Long-term outcome of antiglomerular-basement membrane antibody disease treated with plasma exchange and immunosuppression. Ann Intern Med 2001; 134:1033.

Lorenz et al. Peritransplant immunoadsorption: a strategy enabling transplantation in highly sensitized crossmatch-positive cadaveric kidney allograft recipients. Transplantation 2005; 79:696–701.

Matsuzaki M et al. Intravscular ultrasound evaluation of coronary plaque regression by low density lipoprotein-apheresis in familial hypercholesterolemia (LACMART trial). J Am Coll cardiol 2002; 40:2002–2007.

Rock et al. Comparison of plasma exchange with plasma infusion in the treatment of thrombotic thrombocytopenic purpura. N Eng J Med 1991; 325:393.

Smith JW et al. for the AABB Hemapheresis Committee. Therapeutic apheresis: a summary of current indication categories endorsed by the AABB and the American Society for Apheresis. Transfusion 2003; 43:820–822.

Thompson GR. LDL Apheresis. Atherosclerosis 2003; 167:1–13.

Tyden G et al. AB0-incompatible kidney transplantation without splenectomy using antigen-specific immunoadsorption and rituximab. Am J Transplant 2005; 5:145–148.

Internet

www.nephrologie.de

4 Glomeruläre Nierenkrankheiten

Teut Risler

- 280 **4.1 Definition**
- 280 **4.2 Klassifikation**
- 280 4.2.1 Einteilung nach Ätiologie
- 281 4.2.2 Klinische Einteilung
- 281 **4.3 Diagnostik**
- 281 4.3.1 Anamnese
- 281 4.3.2 Klinik
- 282 4.3.3 Labor
- 282 4.3.4 Bildgebende Verfahren
- 282 **4.4 Therapieprinzipien**
- 283 **4.5 Verlaufskontrolle**
- 283 **4.6 Spezielle Krankheitsbilder**
- 283 4.6.1 Nephritisches Syndrom
- 285 4.6.2 Rapid progressive Glomerulonephritis
- 287 4.6.3 Geringe Proteinurie mit oder ohne Hämaturie
- 290 4.6.4 Nephrotisches Syndrom
- 301 4.6.5 Chronische Glomerulonephritis

4.1 Definition

Glomerulonephritiden sind immunopathogenetisch vermittelte Erkrankungen, die diffus, segmental oder fokal die Glomeruli befallen. Betroffen und ursächlich für die Symptome sind das Endothel, die Basalmembran und Podozyten.

Verlaufsformen:
- Nephrotische Verlaufsform (▶ 3.6.4): Ödem, ausgeprägte Proteinurie, Hypoproteinämie, Hyperlipoproteinämie.
- Nephritische Verlaufsform (▶ 3.6.1): Hämaturie, Hypertonie, Proteinurie.

Glomerulonephritiden können auch oligosymptomatisch (Mikrohämaturie und geringe Proteinurie) verlaufen.

Den sekundären Glomerulonephritiden oder Glomerulopathien liegen nicht primär entzündliche krankhafte Veränderungen der Glomeruli (z.B. diabetische Nephropathie, renale Amyloidose) oder hereditäre Nephropathien (Zystennieren, Alport-Syndrom) zugrunde.

4.2 Klassifikation

4.2.1 Einteilung nach Ätiologie

PRIMÄRE GLOMERULONEPHRITIDEN

Die Glomeruli sind die führenden oder vorherrschend beteiligten Strukturen. Eine sekundäre Ursache ist nicht erkennbar. Einteilung nach histologischem Befund:
- Postinfektiöse (endokapilläre) GN ▶ 4.6.1.
- IgA-Glomerulonephritis.
- „Minimal-change"-Nephropathie.
- Fokal-segmental sklerosierende GN.
- Membranöse GN.
- Membranoproliferative (mesangiokapilläre) GN Typ I, Typ II, Typ III.

SEKUNDÄRE GLOMERULONEPHRITIDEN ODER GLOMERULOPATHIEN BEI SYSTEMERKRANKUNGEN

Glomerulonephritiden
- Systemische Vaskulitiden (▶ 7.1), z.B. Wegener-Granulomatose, mikroskopische Polyangiitis, Kryoglobulinämie, Morbus Behçet, Purpura Schoenlein-Henoch.
- Systemischer Lupus erythematodes (▶ 7.5).
- Goodpasture-Syndrom (▶ 7.1.3).
- Diabetische Nephropathie (▶ 6).
- Assoziiert mit verschiedenen Infektionen, z.B. Viren (z.B. Hepatitis B und C, HIV), Bakterien (z.B. Endokarditis, Sepsis), Mykoplasmen, Lues, Malaria, Schistosomiasis.
- Heroinassoziiert.

Glomerulopathien
- Hereditär (▶ 12), z.B. Alport-Syndrom.
- Amyloidose (▶ 7.3), Plasmozytom (▶ 7.2), rheumatoide Arthritis (▶ 7.7).
- Leichtkettenglomerulopathien (▶ 7.2.4), z.B. Plasmozytom.
- Assoziiert mit Sichelzellanämie.
- Paraneoplastisch bedingt, z.B. solide Tumoren, Lymphome.

4.2.2 Klinische Einteilung

- Nephritisches Syndrom (▶ 4.6.1): Oligurie, Hämaturie und Proteinurie.
  - Im Sediment einzelne Leukozyten.
  - Klinisch imponieren Ödeme (häufig periorbital) und eine arterielle Hypertonie.
- Rapid progressive Glomerulonephritis (▶ 4.6.2):
  - Mit nephritischem Sediment.
  - Bereits ausgeprägte Niereninsuffizienz.
  - Oft Zeichen einer Vaskulitis.
- Geringe Proteinurie mit oder ohne Hämaturie (▶ 4.6.3): Meist Zufallsbefund.
- Nephrotisches Syndrom (▶ 4.6.4): Proteinurie von > 3,5 g/d.
  - Hypalbuminämie.
  - Ödeme der abhängigen Körperpartien (Beine, Anasarka).
  - Hyperlipoproteinämie, z. B. Gesamt-Cholesterin > 400 mg/dl, Triglyzeride > 500 mg/dl).
- Chronische Glomerulonephritis (▶ 4.6.5): Endstadium vieler glomerulärer Erkrankungen mit Niereninsuffizienz, arterieller Hypertonie und Schrumpfnieren.

4.3 Diagnostik

4.3.1 Anamnese

- Familienanamnese und eigene Anamnese:
  - Nierenerkrankungen in der Familie.
  - Zystennieren (Dialysepatienten in der Familie?).
  - Schwerhörigkeit (V. a. Alport-Syndrom).
  - Kopfschmerzen (V. a. Hypertonie).
- Angaben zur Veränderung von Farbe (wasserklar, kein konzentrierter Urin) und Menge (< 100 ml Anurie, < 500 ml Oligurie > 2000 ml Polyurie) des Urins. Schäumen des Urins (Proteinurie).
- Gelenkbeschwerden? (Vaskulitiden).
- Respiratorische Probleme unklarer Ursache, häufige Infektionen im Nasen-Rachen-Raum? (Postinfektiöse GN, IgA-Nephropathie, Morbus Wegener).
- Auslandsaufenthalte mit Infektionen?
- Hinweise auf Drogenabusus?
- Bekannte arterielle Hypertonie?

4.3.2 Klinik

- Ödeme.
- Erhöhter Blutdruck.
- Blässe.
- Lymphknotenvergrößerungen (Halslymphknoten, Infekte, Tumoren).
- Petechien.

4.3.3 Labor

URINDIAGNOSTIK

Stufe I:
- Teststreifen I: Erys, Leukos, Albumin, Glukose, Ketone, Nitrit.
- Teststreifen II: Mikroalbuminurie.

Stufe II (bei positivem Befund in Stufe I):
- 24-h-Eiweißausscheidung (bzw. im Spot-Urin Albumin/Kreatinin-Ratio).
- 24-h-Elektrolytausscheidung.
- 24-h-Kreatinin-Clearance.
- Urin-Eiweiß-SDS, PAGE-Elektrophorese, Bence-Jones-Eiweiß.
- Urinkultur.
- Urinsediment (frischer Urin essenziell für Erythrozytenmorphologie, Zylinder).

SERUMANALYSEN

Stufe I:
- Retentionswerte (Kreatinin, Harnstoff, Harnsäure).
- Elektrolyte, Transaminasen.
- Gesamteiweiß mit Eiweißelektrophorese.
- Differenzialblutbild, CRP, Lipidstatus, LDH.

Stufe II (bei verdächtigem Befund aus Stufe I), je nach Verdachtsdiagnose:
- Hepatitisserologie (B, C, A), ANA, anti-Doppelstrang-DNS-AK, Kryoglobuline, Cardiolipin-AK, Komplement (C3, C4, CH50), c- und p-ANCA, anti-GBM-AK.
- Serologische Analysen paraneoplastisch bedingter Glomerulopathien (solide Tumoren, Lymphome), Immunelektropherese (Plasmozytom, Amyloidose).

Weitergehende Diagnostik, z.B. Augenfundusuntersuchung bei Hypertonie und Diabetes, 24h-Blutdruckmessung.

4.3.4 Bildgebende Verfahren

- Obligat: Sonographie von Nieren, Harnblase und Oberbauchorganen (z.B. Größe, Parenchymveränderungen).
- Röntgen-Thorax.
- Weitere bildgebende Verfahren je nach Verdachtsdiagnose, z.B. Zysten, Tumoren: CT, NMR. Urogramm obsolet.

✓ Bei zwingenden Indikationen Nierenbiopsie; nur durch erfahrenen Nephrologen durchzuführen. Transkutane, ultraschallgesteuerte Nadelbiopsie (Biopsieautomaten, z.B. Biopsie) des unteren Nierenpols.

4.4 Therapieprinzipien

Die Therapie der glomerulären Erkrankungen zielt auf die Beseitigung oder die Besserung des zugrunde liegenden Prozesses (immunologisch, infektiologisch, toxisch, metabolisch) mit dem Ziel, die Nierenfunktion zu erhalten. Eine Therapie wird eine mögliche Ursache der glomerulären Erkrankung, aber auch Symptome, die das

Krankheitsbild beeinflussen, behandeln. So werden die sekundären glomerulären Erkrankungen (Tumoren, Systemerkrankungen etc.) durch die Beseitigung der Grundkrankheit therapiert. Die primären glomerulären Erkrankungen, deren Ursache nicht bekannt ist, werden unter der Annahme eines immunologischen Geschehens immunsuppressiv behandelt. Die symptomatische Behandlung versucht, Risikofaktoren wie Blutdruck, Proteinurie etc. so zu beeinflussen, dass zum einen die Nierenfunktion erhalten bleibt und zum anderen das hohe kardiovaskuläre Risiko dieser Patienten vermindert wird.

Die Behandlung der sekundären glomerulären Erkrankungen wird in den entsprechenden Kapiteln beschrieben. Wegen der Vielzahl der therapeutischen Ansätze bei den meist histologisch definierten primären glomerulären Erkrankungen wird die immunsuppressive Therapie bei den einzelnen Krankheitsbildern abgehandelt.

4.5 Verlaufskontrolle

Bei zunächst nicht therapiebedürftigem Befund halbjährliche oder jährliche Kontrolluntersuchung. Bei symptomatischer Therapie und Erreichen der Zielparameter (RR 130/80 mmHg, Proteinurie < 1 g/24 h) vierteljährliche Kontrollen. Bei immunsuppressiver Behandlung häufiger entsprechend dem Therapieplan.
- Körperliche Untersuchung einschließlich RR-Messung.
- Serum:
  - Nierenretentionswerte, Gesamteiweiß und Serumelektrophorese, Kreatinin-Clearance, Elektrolyte, Serumlipide, Leberwerte.
  - Bei Systemerkrankungen Kontrolle von ANCA, CRP, anti-DNS-AK, Komplementfaktoren, Blutbild.
- Urin: Sediment, Proteinurie quantitativ und qualitativ (SDS-E'phorese).
- Sonstige Maßnahmen: Sonographie.

4.6 Spezielle Krankheitsbilder

4.6.1 Nephritisches Syndrom

Definition
- Akute, meist postinfektiöse Glomerulonephritis oder rapid-progressive Glomerulonephritis.
- Eine strikte Unterscheidung ist klinisch häufig nicht möglich.

Ätiologie
- Infektionen:
  - Häufig Streptokokken.
  - Endokarditis.
  - Abszess.
  - Shuntinfektion bei behandeltem Hydrozephalus.
- Systemerkrankungen (v.a. Vaskulitiden).
- Primäre, histologisch definierte Glomerulonephritiden.

Klinik
- Patient ist schwer krank.
- Häufige Symptome:
  - Fieber.
  - Eingeschränkte Nierenfunktion.
  - Ödeme.
  - Hoher Blutdruck.

Geht ein Streptokokkeninfekt voraus (Tonsillitis 14 d oder Erysipel 28 d), lässt sich die Diagnose **postinfektiöse Glomerulonephritis** mit großer Wahrscheinlichkeit stellen.

Ödemformen
- Periorbitale Ödeme: Typisch für die postinfektiöse Glomerulonephritis.
- Ödeme in den abhängigen Körperpartien, Perikard- und Pleuraergüsse sowie Aszites: Typisch für Eiweißmangel bei nephrotischem Syndrom. Während die Ödeme zunächst eindrückbar sind, werden sie bei chronischem Verlauf hart.

Diagnostik
DD zum nephrotischen Syndrom ▶ 4.6.4.
- Urinbefund:
  - Ausgeprägte Hämaturie.
  - > 5 % Akanthozyten.
  - Erythrozytenzylinder.
  - Leukozyten.
  - Proteinurie meist < 3 g/24 h.
- Serologie für differenzialdiagnostische Hinweise (▶ auch Tab. 4.1):
  - ANA, Doppelstrang-DNS-AK bei Lupus erythematodes.
  - C-ANCA bei Wegener-Granulomatose.
  - pANCA bei mikroskopischer Polyangiitis.
  - Anti-Basalmembran-AK bei Anti-Basalmembran-Nephritis, Goodpasture-Syndrom.
- Histologische Untersuchung: Zum Ausschluss einer rapid progressiven Glomerulonephritis (▶ 4.6.2).

✓ Pneumonische Infiltrate, alveoläres oder interstitielles Lungenödem evtl. mit Hämoptysen sind immer verdächtig auf das pulmorenale Syndrom bei Systemerkrankungen wie LE, Vaskulitiden, Goodpasture-Syndrom.

Tab. 4.1 Wegweisende Befunde bei nephritischem Syndrom nach Ätiologie

Ursache des nephritischen Syndroms	Wegweisende Befunde
Infektionen	
Streptokokken	C3 ↓, C4 ↔
Endokarditis	C3 ↓, Blutkultur +
Abszess	C3 ↔/↑, C4 ↔/↑, Blutkultur +
Shuntinfektion	C3 ↓, Blutkultur +

Tab. 4.1 Wegweisende Befunde bei nephritischem Syndrom nach Ätiologie *(Forts.)*

Ursache des nephritischen Syndroms	Wegweisende Befunde
Systemerkrankungen	
IgA-Vaskulitis	IgA i.S. ↑
Lupus erythematodes	• ANA, Doppelstrang-DNS-AK • C3 ↓, C4 ↓

↑ erhöht, ↓ erniedrigt, ↔ normal, + positiv

THERAPIE

Postinfektiöse Glomerulonephritis:
- Gezielte antibiotische Therapie der Infektion (häufig schon abgeklungen).
- Symptomatische Therapie: Fieber senken, hochkalorische Ernährung mit normalem Proteinanteil (0,8–1,0 g/kg KG/d), bilanzierte (1,5–2 Liter) Flüssigkeitszufuhr.
- Hypertonie (meist Folge einer Flüssigkeitsretention) zunächst mit Schleifendiuretika und – falls nicht ausreichend – mit anderen Antihypertensiva in Kombination behandeln.

VERLAUF UND PROGNOSE

- Klinische Besserung nach einer Woche.
- Nierenfunktion normalisiert sich nach 4–6 Wochen.
- Hämaturie persistiert noch Monate, eine geringe Proteinurie mitunter über Jahre.
- Prognose meist gut.
- Nur wenige Patienten entwickeln eine arterielle Hypertonie, eine wieder zunehmende Proteinurie und eine Niereninsuffizienz nach 10–40 Jahren.

4.6.2 Rapid progressive Glomerulonephritis

EINTEILUNG UND ÄTIOLOGIE

Die histologische und serologische Diagnostik differenziert zwischen drei Entitäten:
- Rasch progrediente Glomerulonephritis mit linearen Immunglobulinablagerungen an der glomerulären Basalmembran:
  - Anti-Basalmembran-Nephritis.
  - Bei gleichzeitigem Lungenbefall: Goodpasture-Syndrom.
- Rasch progrediente Glomerulonephritiden mit granulären Immundepots:
  - Lupus erythematodes.
  - Postinfektiöse GN.
  - IgA-Glomerulonephritis, Purpura Schoenlein-Henoch.
  - Endokarditis.
- Rasch progrediente Glomerulonephritis ohne Ablagerung von Immunglobulinen:
  - M. Wegener.
  - Mikroskopische Polyangiitis.

Diagnostik
Biopsie: Glomeruläre Halbmondbildung in > 50 % der in der Biopsie sichtbaren Glomeruli.

Tab. 4.2 Wegweisende Befunde bei rapid progressiver GN nach Ätiologie

Ursache der rapid progressiven GN	Wegweisende Befunde
Lineare Immunglobulinablagerungen an der glomerulären Basalmembran	
Anti-Basalmembran-Nephritis	
Goodpasture-Syndrom	Anti-GMB-AK, auch zugleich ANCA
Granuläre Immundepots	
Lupus erythematodes	• ANA, Doppelstrang-DNS-AK • C3 ↓, C4 ↓
Postinfektiöse GN	C3 ↓, C4 ↔
Endokarditis	• C3 ↓, C4 ↔ • Blutkultur + • ANCA
IgA-GN	• IgA i.S. ↑ • C3 ↔, C4 ↔
Ohne Ablagerung von Immunglobulinen	
M. Wegener	cANCA
Mikroskopische Polyangiitis	pANCA

↑ erhöht, ↓ erniedrigt, ↔ normal, + positiv

Therapie

Typ I (Anti-Basalmembrannephritis)
Methylprednisolon 500 –1000 mg i.v. z.B. an Tagen 1 bis 3, ab Tag 4: Prednisolon 1 mg/kg KG/d über drei bis sechs Monate in der Dosis schrittweise reduzieren und Cyclophosphamid als vierwöchige Stoßtherapie: 750 mg/m² KOF, zusammen mit Uromitexan 1200 mg (Mesna-cell®) als Prophylaxe einer Zystitis. Plasmaaustausch (> 4 Liter) gegen Frischplasma [Pusey 2003, Levy 2001, Jennette 2003].

Typ II (idiopathische rapid progressive Immunkomplexnephritis)
Methylprednisolon 500 –1000 mg i.v. z.B. an Tagen 1 bis 3, ab Tag 4: Prednisolon 1 mg/kg KG/d über drei bis sechs Monate in der Dosis schrittweise reduzieren und Cyclophosphamid als vierwöchige Stoßtherapie: 750 mg/m² KOF, zusammen mit Uromitexan 1200 mg (Mesna-cell®) als Prophylaxe einer Zystitis [Nakayama 2002]. Kein Vorteil eines zusätzlichen Plasmaustausches gegen Frischplasma oder Humanalbumin [McIntyre 2001, Tumlin 2003, Raff 2005, Illei 2001].

Typ III (pauci-immune rapid progressive Glomerulonephritis)
Methylprednisolon 500 –1000 mg i.v. z.B. an Tagen 1 bis 3, ab Tag 4: Prednisolon 1 mg/kg KG/d über drei bis sechs Monate in der Dosis schrittweise reduzieren und Cyclophosphamid als vierwöchige Stoßtherapie: 750 mg/m² KOF, zusammen mit Uromitexan 1200 mg (Mesna-cell®) als Prophylaxe einer Zystitis [Nakayama 2002]. Bei Remission Cyclophosphamid auf Azathioprin umsetzen [Jayne 2003, Langford 2003].

Verlauf und Prognose

Die rapid progressive GN schreitet unbehandelt in ca. 90 % innerhalb von Wochen bis Monaten zur Niereninsuffizienz fort.

- Antibasalmembran-Nephritis: Auch unter der Therapie ist bei bereits eingeschränkter Nierenfunktion nicht mit einer Normalisierung zu rechnen.
- Rapid progressive Vaskulitiden: Die Nierenfunktion kann sich deutlich verbessern.

Die Prognose ist abhängig von der Nierenfunktion bei Beginn der Therapie und dem Schweregrad der interstitiellen Fibrose in der Nierenbiopsie.

4.6.3 Geringe Proteinurie mit oder ohne Hämaturie

Definition

Meist Zufallsbefund einer Mikrohämaturie (meist Akanthozytose) und nicht nephrotischer Proteinurie. Die Patienten sind klinisch unauffällig.

Klinik

- Patient ohne Beschwerden.
- Im Urin werden zufällig Erythrozyten gefunden (Mikrohämaturie) oder der Patient bemerkt beim Wasserlassen dunkelroten Urin, meist ohne Brennen oder Schmerzen (Makrohämaturie).
- Meist gleichzeitig Infekt des oberen Respirationstraktes.

Diagnostik

▸ auch Abb. 4.1.

- Sediment:
  - Erythrozyten, mit Akanthozyten > 5 %. Bei einer Makrohämaturie ist der Anteil der Akanthozyten wegen der hohen Zahl der roten Blutkörperchen schwer festzulegen.
  ! Der Nachweis von Akanthozyten ist entscheidend für die weitere Diagnostik, andernfalls Blutung in die ableitenden Harnwege ausschließen.
  - Leukozyten sind nicht zu sehen.
- Urin: Eiweiß nachweisbar, meist < 3 g/d.
- Zur Sicherung der Differenzialdiagnose ist eine Nierenbiopsie indiziert. Problem: In den meisten Fällen besteht in diesem Stadium einer Glomerulonephritis keine therapeutische Option.

Häufigste Diagnose: IgA-Nephropathie (▸ unten). Dabei oft Infektnachweis der oberen Luftwege und meist IgA im Plasma erhöht.

Die Diagnose kann in einzelnen Fällen klinisch nur vermutet werden. Die Indikation zur Biopsie muss jeweils genau abgewogen werden, insbesondere dann, wenn eine arterielle Hypertonie, eine Proteinurie (> 1 g/24 h) und eine Einschränkung der Nierenfunktion eintritt. Dann ist eine Biopsie notwendig, um die Diagnose zu sichern und um ggf. eine immunsuppressive Therapie der histologisch nachgewiesenen Glomerulonephritis einzuleiten.

Ein 2–4 Wochen vorausgehender (Poststreptokokken-Glomerulonephritis) oder aktuell ablaufender (IgA-Nephropathie) Infekt weist auf unterschiedliche glomeruläre Erkrankungen hin.

4 Glomeruläre Nierenkrankheiten

Asymptomatische Proteinurie

Quantitative Proteinexkretion
GFR-Bestimmung

- GFR normal / Nicht-nephrotische Proteinurie
  - Test nach Nachtruhe
    - (+) Persistierende Proteinurie
      - Kontrolle nach 6–12 Mon.
        - Protein im Urin
        - GFR
        - RR
      - GFR und RR normal: Jährliche Kontrolle
    - (–) Orthostatische Proteinurie
      - Keine weitere Diagnostik
  - GFR oder RR pathologisch / Proteinurie ↑
- GFR ↓
  - Serologie, Sonographie
  - Nierenbiopsie

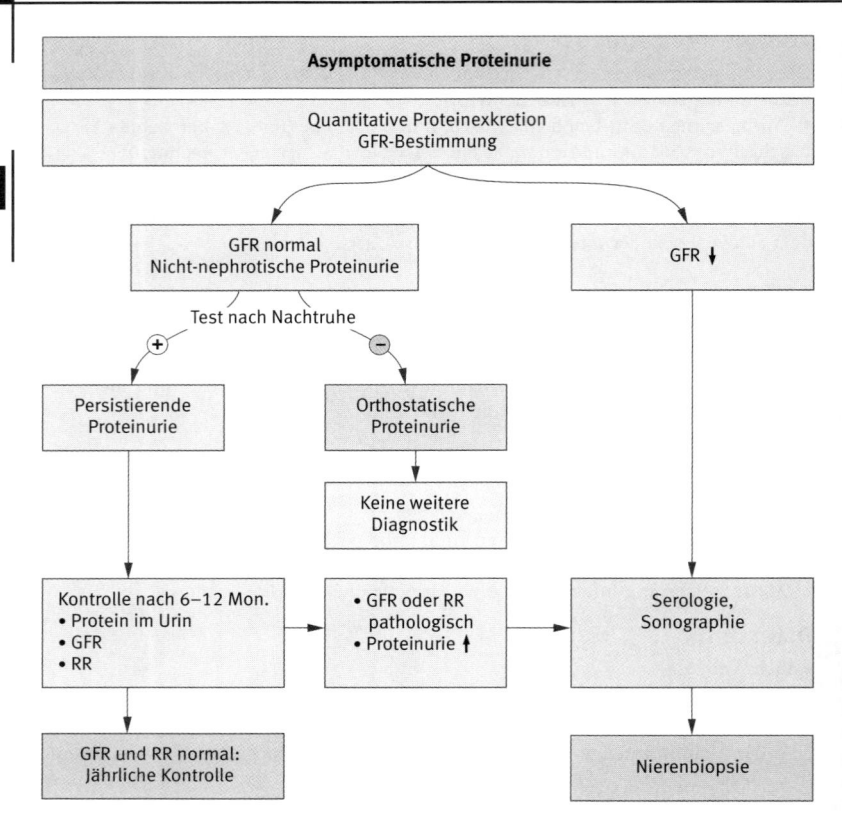

Abb. 4.1 Vorgehen bei asymptomatischer Proteinurie

Werden bei Hämaturie keine Akanthozyten (Erythrozyten, die aus der Niere stammen) oder Erythrozytenzylinder gefunden, urologische Abklärung, um im Bereich der Niere und der ableitenden Harnwege eine Blutungsquelle (Tumor, Stein usw.) auszuschließen.

DIFFERENZIALDIAGNOSEN

Differenzialdiagnostisch kommen eine Reihe histologisch definierter Krankheitsbilder in Frage:
- Normalbefund.
- Syndrom der dünnen Basalmembran.
- Alport-Syndrom (▶ 3.2).
- Mesangioproliferative GN (meist IgA-Nephropathie).
- Postinfektiöse GN.
- Fokal-segmental sklerosierende GN.
- Membranoproliferative GN.

Therapie
Ziel ist eine Beseitigung der Albuminurie durch ACE-Hemmer oder eine entsprechende Kombinationstherapie. Z.B. Ramipril beginnend mit 2,5 mg 1 ×/d bis auf 20 mg 1 ×/d steigern. Zur Verstärkung der ACE-Hemmer ist ein Diuretikum (12,5 mg/d Hydrochlorothiazid (Estdrix®), 10 mg/d Xipamid (Aquaphor®) oder 2,5 mg Indapamid (Natrilix®) indiziert. Falls kein Erfolg, mit einem Angiotensin-Rezeptor-Blocker kombinieren, z.b. beginnend mit Losartan 25 mg 1 ×/d bis auf 100 mg 1 ×/d oder Irbesartan 75 mg 1 ×/d bis auf 300 mg täglich steigern.

Bei einer geringen Proteinurie mit oder ohne Hämaturie ist eine immunsuppressive Therapie nicht indiziert.

Häufigste Diagnose: IgA-Nephropathie

Definition und Ätiologie
Die IgA-Nephropathie ist eine mesangioproliferative Glomerulonephritis mit diffuser Ablagerunge von IgA in den Nieren. Die Purpura Schoenlein-Henoch (▸ 7.1.3) ist eine systemische Vaskulitis mit Befall von Haut, Darm, Gelenken und der Nieren. Histologisch imponiert eine Ablagerung von IgA im Gewebe, wobei die histologischen Veränderungen in der Niere nicht von denen einer IgA-Nephropathie differenziert werden können.

Eine Ursache für die IgA-Ablagerung ist bis heute nicht gefunden worden. Auffällig sind die in mehr als 50 % der Fälle anamnestisch zu erhebenden Infektionen (Bakterien und Viren), besonders des Nasen-Rachen-Raumes. Da bei der IgA-Nephropathie kein spezifisches Antigen nachgewiesen werden kann, ist von einer unspezifischen Reaktion auf unterschiedliche fremde Antigene auszugehen. Eine andere Ursache könnte eine bei der IgA-Nephropathie nachgewiesene Veränderung der IgA-Glykosylierung sein. Für einen solchen Defekt spricht auch das häufige Rezidiv der IgA-Nephropathie im Nierentransplantat. Obwohl es einige Familien mit gehäufter familiär auftretender IgA-Nephropathie gibt, treten mehr als 90 % der Fälle sporadisch auf. Die unterschiedliche Inzidenz der IgA-Nephropathie in den verschiedenen Ländern liegt sehr wahrscheinlich an der unterschiedlichen Indikation zu einer Nierenbiopsie. In Japan werden fast alle Patienten mit einer Mikrohämaturie biopsiert, in den USA nur sehr wenige.

Klinik und Diagnostik
Die Mikrohämaturie mit Nachweis von Akanthozyten mit oder ohne Proteinurie ist das typische klinische Korrelat. Sind keine Akanthozyten nachweisbar, muss eine andere Blutungsquelle im Harntrakt gesucht werden. Etwa die Hälfte der Patienten bemerkt irgendwann einmal eine Makrohämaturie. Meist tritt das für den Patienten alarmierende Symptom während einer Infektion, meist einer des Nasen-Rachen-Raumes auf. Ein nephrotisches Syndrom tritt nur in etwa 5 % der Patienten und dann meist im fortgeschrittenen Stadium bei defekter Basalmembran auf. Häufiger ist ein nephrotisches Syndrom bei Patienten, bei denen gleichzeitig eine Minimal-change-Nephropathie oder eine andere aktive mesangioproliferative Glomerulopathie wie eine IgM-Nephropathie vorliegt. Da ein nephrotisches Syndrom eine Indikation zur Nierenbiopsie ist, wird man diese Fälle histologisch differenzieren können.

Therapie der IgA-Nephropathie
- Konsequente Blutdrucksenkung, bevorzugt mit ACE-Hemmern oder Kombination von ACE-Hemmern und Angiotensin-Rezeptorblockern. Ziel: < 130/85 mmHg [Praga 2003, Nakao 2003].

- Immunsuppressive Therapie nur bei Patienten mit Risikofaktoren für eine progrediente Niereninsuffizienz: Hypertonie, Proteinurie und Niereninsuffizienz.
  - Erste Wahl: Bei Proteinurie > 1 g/24 h und verminderter Nierenfunktion Methylprednisolon 1 g i.v. für drei Tage Monat 1, 3, 5 und Prednisolon 0,5 mg/kg KG jeden 2. Tag für 6 Monate [Pozzi 2004]. Alternative Mycophenolat Mofetil nicht gesichert [Frisch 2005].
  - Zweite Wahl: Prednisolon zunächst 40 mg/d p.o., reduzieren auf 10 mg im Zeitraum von 2 Jahren. Zusätzlich Cyclophosphamid 1,5 mg/kg KG/d für 3 Monate, dann umstellen auf Azathioprin 1,5 mg/kg KG/d für 2 Jahre [Ballardie 2004]
- Fischöl (bis zu 12 g/d über Monate bis Jahre) umstritten [Alexopoulos 2004].

Verlauf und Prognose
- Prognose gut, wenn Alport-Syndrom (▶ 3.2) und eine Glomerulonephritis ausgeschlossen sind.
- Bei gesicherter IgA-Nephropathie und Auftreten einer Hypertonie, einer Proteinurie (> 1 g/24 h) und einer Einschränkung der Nierenfunktion ist (trotz Therapie) bei 25 % der Patienten mit einer terminalen Niereninsuffizienz zu rechnen.

4.6.4 Nephrotisches Syndrom

ÄTIOLOGIE
Häufigste Ursachen:
- Diabetische Nephropathie (Diabetes mellitus Typ I und II, ▶ 6).
- Primäre Glomerulonephritiden:
  - Minimal-Change-Glomerulopathie (z.B. Allergien, Medikamente ▶ unten, M. Hodgkin).
  - Fokal-segmental sklerosierende Glomerulonephritis (z.B. bei HIV-Infektion, Heroinabusus).
  - Mesangioproliferative GN: IgA, IgM.
  - Membranöse Glomerulonephritis (z.B. bei Lupusnephritis, Malignome von Mamma, Lunge, GIT, Hepatitis B und C, Malaria, Medikamente ▶ unten).
  - Membranoproliferative Glomerulonephritis: Typ I (Nephritisfaktor C4), Typ II (Nephritisfaktor C3).
- Sekundäre Glomerulopathie:
  - Kryoglobulinämie bei membranoproliferativer GN (Hepatitis C, B, Viren, Bakterien, Kollagenosen).
  - Amyloid (z.B. bei Plasmozytom, chronischer Entzündung, familiärem Mittelmeerfieber).
- Nierenvenenthrombose.

Medikamente und Drogen, die eine Glomerulonephritis bewirken können:
- Interferon (Minimal-Change-Glomerulopathie).
- Penicillamin (membranöse Glomerulonephritis).
- Gold (membranöse Glomerulonephritis).
- NSAID (membranöse Glomerulonephritis).
- Heroin (fokal-segmental sklerosierende Glomerulonephritis).

4.6 Spezielle Krankheitsbilder

✓ Die membranöse GN ist bis zum Beweis des Gegenteils eine sekundäre Glomerulonephritis. Nicht selten ist sie mit Infektionen assoziiert, v.a. mit Hepatitis B und C. Sie kommt bei Tumoren der Lunge, der Brust und des Gastrointestinaltraktes, Hodgkin- und Non-Hodgkin-Lymphomen vor.

PATHOGENESE

Mechanismen der Proteinurie bei glomerulären Erkrankungen

- Sensibilisierte T-Zellen → Glomeruläre Epithelzellen
- Glomeruläre Antikörperablagerung → Mesangialzellen, Endothelzellen, GBM
- Sensibilisierte T-Zellen → ANCA (anti-neutrophil cytoplasmatic antibodies)

Mesangialzellen, Endothelzellen, GBM → Komplement → C5b-9, C5a

C5a → Neutrophile und Makrophagen

Nephrotische Proteinurie:
- Minimal-change-GN
- Fokal segmental sklerosierende GN
- Membranöse GN

Proteinurie, GFR ↓:
- IgA Nephropathie
- Poststreptokokken GN
- SLE IV
- Membranoproliferative GN Typ I
- Anti-GBM vermittelte GN
- ANCA
- Rapid progressive GN

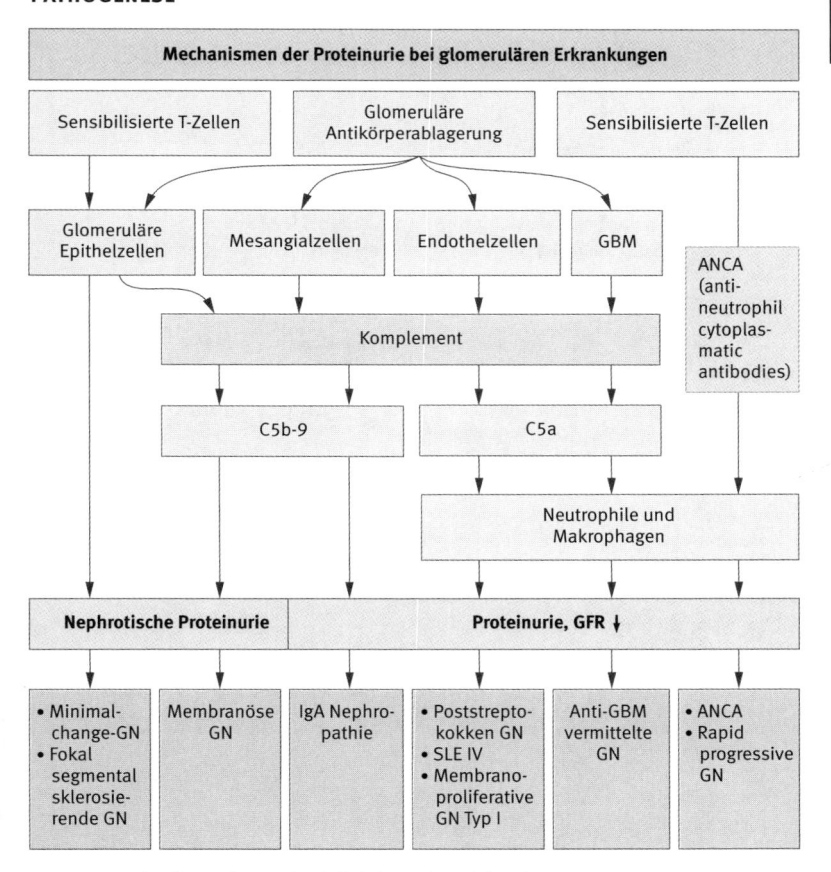

Abb. 4.2 Mechanismen der Proteinurie bei glomerulären Erkrankungen

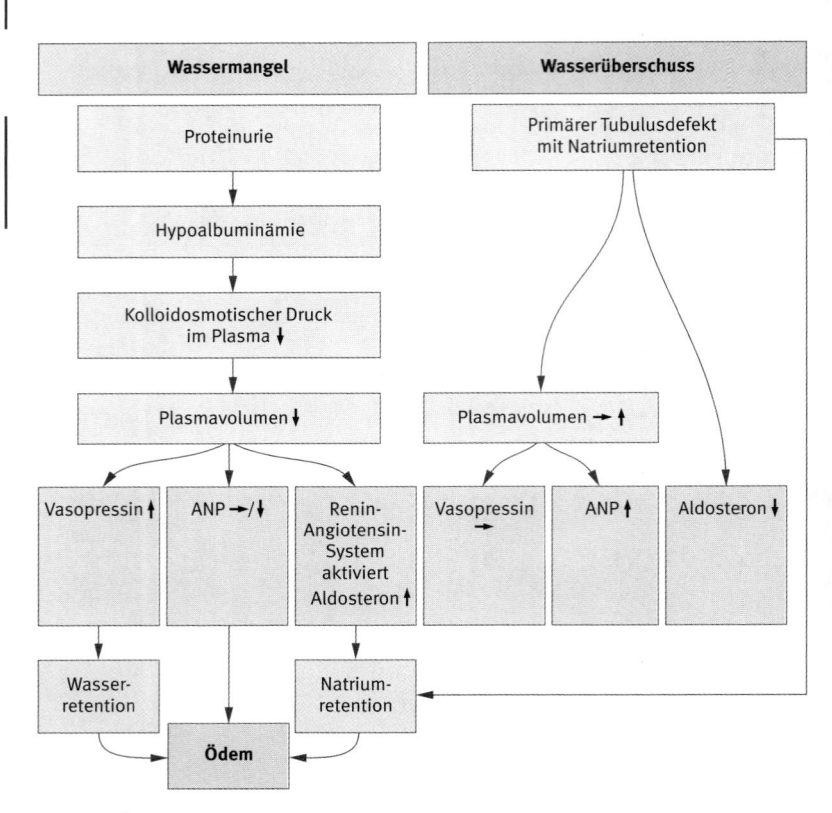

Abb. 4.3 Ödementstehung beim Nephrotischen Syndrom

4.6 Spezielle Krankheitsbilder

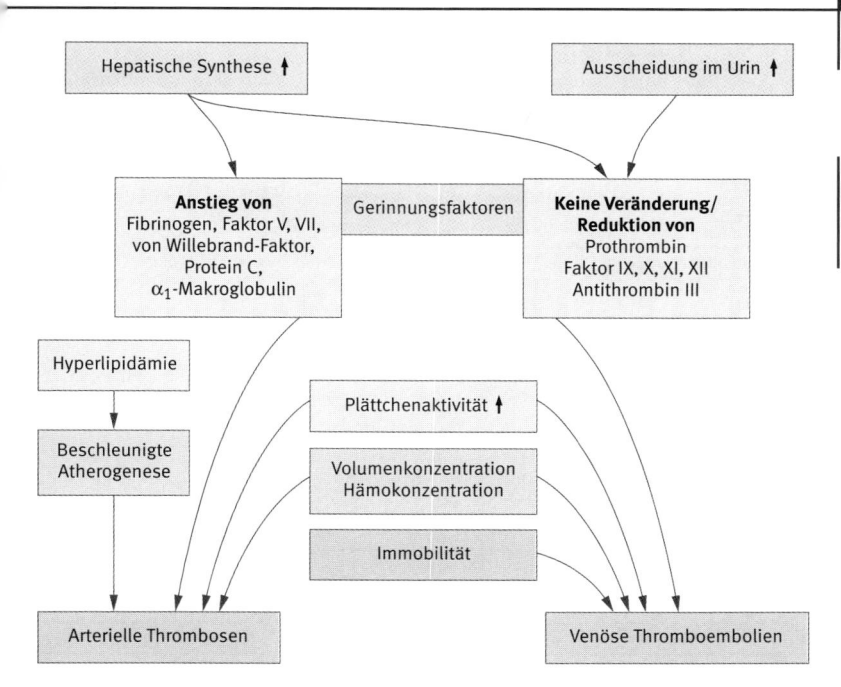

```
Hepatische Synthese ↑                    Ausscheidung im Urin ↑
        │                                           │
        ▼                                           ▼
┌──────────────────────┐                 ┌──────────────────────┐
│   Anstieg von        │ Gerinnungs-     │ Keine Veränderung/   │
│ Fibrinogen, Faktor V,│  faktoren       │   Reduktion von      │
│ VII, von Willebrand- │                 │     Prothrombin      │
│ Faktor, Protein C,   │                 │ Faktor IX, X, XI, XII│
│ α₁-Makroglobulin     │                 │   Antithrombin III   │
└──────────────────────┘                 └──────────────────────┘

Hyperlipidämie
    │
    ▼
Beschleunigte              Plättchenaktivität ↑
Atherogenese
                           Volumenkonzentration
                           Hämokonzentration

                                  Immobilität

Arterielle Thrombosen                    Venöse Thromboembolien
```

Abb. 4.4 Entstehung von Gerinnungsstörungen beim Nephrotischen Syndrom

KLINIK
Erheblicher renaler Eiweißverlust:
- Eiweißausscheidung > 3,5 g/d/1,73 m² KOF (Nephrotisches Syndrom).
- Ödeme (▶ Abb. 4.3): Erhebliche Ödeme v.a. an den abhängigen Partien (Gewichtszunahme oft mehr als 10 kg) beeinträchtigen den Patienten.
- Hypoproteinämie, Hyperlipoproteinämie.

Komplikationen:
- Thrombosen und Lungenembolien als Folge von Gerinnungsstörungen (▶ Abb. 4.4).
- Infekte wegen des Verlustes von Immunglobulinen.

> ✓ **STOFFWECHSELSTÖRUNGEN BEIM NEPHROTISCHEN SYNDROM**
> Das nephrotische Syndrom verursacht Fettstoffwechselstörungen und in diesem Zusammenhang können an den medialen Orbitarändern Xanthelasmen entstehen. Der chronische Eiweißmangel kann zu einer Vergrößerung der Halbmonde am Nagelfalz bis zu einem durchgehend weißen Nagel führen.

4 Glomeruläre Nierenkrankheiten

DIAGNOSTIK UND DIFFERENZIALDIAGNOSEN

Bei Ausschluss einer diabetischen Nephropathie ist eine Nierenbiopsie indiziert, da nur eine histologische Diagnose Ursache und Stadium der Erkrankung klären kann und eine gezielte Therapieoption ermöglicht.

Tab. 4.3 Symptomatik und Diagnostik bei Nephritischem und bei Nephrotischem Syndrom

Nephritisches Syndrom	Parameter	Nephrotisches Syndrom
Akut	Beginn	Schleichend
↑	RR	↔
↑	ZVD	↔/↓
+	Ödeme	+++
+	Proteinurie	+++
++	Hämaturie	+/−
↔/↓	Serumalbumin	↓↓

↑ erhöht, ↓ erniedrigt, ↔ normal, + mäßig, ++ stark, +++ sehr stark, − liegt nicht vor

Tab. 4.4 Wegweisende Befunde bei Nephrotischem Syndrom nach Ätiologie

Ursache des Nephrotischen Syndroms	Wegweisende Befunde
Diabetische Nephropathie	
Diabetes mellitus	BZ ↑
Minimal-Change-Glomerulopathie	
Allergien	
M. Hodgkin	
Interferon	
Fokal segmental sklerosierende Glomerulonephritis	
HIV-Infektion	HIV-AK
Heroinabusus	
Mesangioproliferative Glomerulonephritis	
IgA-induziert	
IgM-induziert	
Membranöse Glomerulonephritis	
Lupus erythematodes	Anti-DNS-AK
Malignome	
Hepatitis B bzw. C	HBV-Ag bzw. anti-HCV-AK
Malaria	
Penicillamin, Gold, NSAID	
Membranoproliferative Glomerulonephritis	
Typ I	C3 ↓, C4 ↓
Typ II	C3 ↓, C4 ↔
Typ III	C3 nephritischer Faktor

Tab. 4.4 Wegweisende Befunde bei Nephrotischem Syndrom nach Ätiologie

Ursache des Nephrotischen Syndroms	Wegweisende Befunde
Sonstige Ursachen	
Plasmozytom, chron. Entzündung, familiäres Mittelmeerfieber	Leichtketten, Amyloid ↑

↑ erhöht, ↓ erniedrigt, ↔ normal

THERAPIE

Therapieprinzipien
Bei einem Nephrotischen Syndrom ist die symptomatische Therapie standardisiert. Therapieziel ist die Verbesserung oder der Erhalt der Nierenfunktion mit Reduktion der Proteinurie.

Allgemeine Maßnahmen
- Diät: Eiweißzufuhr 0,8–1,0 g/kg KG. Eine zusätzliche Eiweißzufuhr führt lediglich zu vermehrter Eiweißausscheidung. Daher bleibt es auch bei Patienten mit einem erheblichen Eiweißverlust bei der oben angegebenen Eiweißzufuhr. Die bei diesen Patienten drohende Malnutrition muss durch eine kalorienreiche Diät mit einem hohen Anteil von Kohlenhydraten und Fett bei unveränderter Eiweißzufuhr verhindert werden.
- Kochsalzeinfuhr auf ca. 5 g/d beschränken. Kontrolle: Da Na-Einfuhr ≅ Na-Ausfuhr enthält der 24-h-Sammelurin bei einer NaCl-Einfuhr von 5 g ca. 80 mmol/l Natrium.
- Trinkmenge an Diurese anpassen: Ausfuhr (Liter) = Einfuhr (Liter) + 500 ml. Einfuhr nicht unter 1,5 Liter reduzieren, da dies zu einer Hypovolämie (intravaskulär) führt mit der Gefahr eines akuten Nierenversagens. Da eine Flüssigkeitsbilanz für den Patienten sehr schwierig zu erstellen ist, ist die tägliche Messung des Körpergewichtes die Methode der Wahl zur Abschätzung des Flüssigkeitsvolumens.
- Diuretika können das Flüssigkeitsvolumen des Körpers und damit das Körpergewicht reduzieren. Da beim Nephrotischen Syndrom aufgrund des niedrigen onkotischen Druckes ein großer Anteil der Flüssigkeit im Interstitium liegt, muss dieser Anteil zurück in die Gefäße gebracht und von den Nieren ausgeschieden werden. Dies ist nur möglich durch eine Erhöhung des onkotischen und eine Verringerung des hydraulischen Druckes. Da der onkotische Druck in den Gefäßen nur kurzfristig etwa durch Albumininfusionen erhöht werden kann, ist die Verringerung des hydraulischen Druckes durch eine flache Lage im Bett leichter zu erreichen. Thiazid- und Schleifendiuretika wirken nur vom Tubulus aus. Sie werden im Darm resorbiert und an Albumin gebunden an den proximalen Tubulus gebracht und dort in das Tubuluslumen transportiert. Ist das Serumalbumin auf Werte unter 2 g/dl abgefallen, kann nicht genug des oral aufgenommenen Diuretikums den Tubulus erreichen. Hier ist die i.v.-Infusion von z.B. 250 mg Furosemid gelöst in 50 ml Albumin 5 % sehr gut wirksam. Die Dosis sollte so gewählt werden, dass eine tägliche Volumenreduktion gemessen am Körpergewicht von 1 kg nicht überschritten wird.
- Eine Thromboseprophylaxe ist bei einem Serumalbumin < 2,5 g/dl notwendig, um eine der gefährlichsten Komplikationen des Nephrotischen Syndroms, die Lungenvenenthrombose, zu vermeiden. Eine i.v. oder s.c. Verabreichung von Heparin ist nur wirksam bis zu einer 50 % reduzierten Konzentration des Antithrombin III,

das beim Nephrotischen Syndrom renal eliminiert wird. Sicherer ist die Gabe von Vit.-K-Antagonisten Cumarin (Marcumar®), Ziel ist ein INR von 2.
- Eiweißausscheidung. Konsequente Therapie mit ACE-Hemmern, evtl. kombiniert mit Diuretikum und Angiotensinrezeptorblockern zur Reduktion der Proteinurie und, falls vorhanden, der arteriellen Hypertonie (RR syst. > 130 mmHg, RR diast. > 80 mmHg). Z.B. Ramipril beginnend mit 2,5 mg 1 ×/d bis auf 20 mg 1 ×/d steigern. Falls kein Erfolg, kombinieren mit einem Angiotensin-Rezeptorblocker, z.B. beginnend mit Losartan 25 mg 1 ×/d bis auf 100 mg 1 ×/d steigern. Verstärkt wird die Wirkung durch eine niedrige Dosis eines Thiazids (z.B. Hydrochlorothiazid 12,5–25 mg/d) oder bei einer Niereninsuffizienz (GFR < 30 ml) durch die orale oder i.v. Gabe eine Schleifendiuretikums (z.B. morgens und mittags 20 mg Torasemid p.o. oder 100 mg Torasemid in 50 ml Albumin 5 % gelöst i.v. über 6 h i.v.).
- Fettstoffwechselstörungen: Bei länger bestehender Hypercholesterinämie und Persistenz des nephrotischen Syndroms ist aufgrund der nachgewiesenen atherogenen Wirkung eine Therapie mit CSE-Hemmern indiziert. Ziel ist die Normalisierung des Fettstoffwechsels.

Immunsuppressive Therapie

Indikationen: Prinzipiell indiziert bei Nephrotischem Syndrom und bei RPGN.

Voraussetzung: Histologisch gesicherte Diagnose mit deutlichen Aktivitätszeichen und (wenn nicht RPGN) endogene Kreatinin-Clearance > 20 ml/Min.

Derzeit kommen zur immunsuppressiven Therapie der Glomerulonephritiden folgende Medikamente in Frage:
- Kortikosteroide.
- Ciclosporin/Tacrolimus.
- Cyclophosphamid.
- Azathioprin und Mycophenolat Mofetil.
- Rapamycin (▶ Kasten).

✓ Rapamycin ist bei primären Glomerulonephritiden nur in Form von Therapieversuchen angewendet worden. Dabei zeigte sich ein nur geringes Ansprechen der Proteinurie und häufig eine Verschlechterung der Niereninsuffizienz, so dass Rapamycin zurzeit nicht empfohlen werden kann.

Als extrakorporale immunmodulierende Techniken werden Plasmapherese und Immunadsorption eingesetzt (experimentell).

Therapie der Grunderkrankung

Sekundäre Glomerulonephritiden profitieren von der Beseitigung der Grunderkrankung. Deshalb steht die Therapie der Grunderkrankung im Vordergrund, z.B. Behandlung von Tumoren, Lymphomen, Plasmozytom ▶ 7.2.

Spezielle Therapieempfehlungen

Unter Berücksichtigung der Therapieziele beachten, dass Therapieschemata nur für einige Formen der Glomerulonephritiden als wirksam gesichert sind (z.B. der Minimal-change-Glomerulonephritis).

Bei der Mehrzahl der Glomerulonephritiden basieren die eingesetzten Therapieschemata auf positiven Ergebnissen von kontrollierten Studien mit kleiner Patientenzahl oder retrospektiven Studien. Zur Therapieentscheidung sollen validierte Risikofaktoren herangezogen werden, die einen progredienten Spontanverlauf der jeweiligen Glomerulonephritis erkennen lassen und damit die Entscheidung zur risikoreicheren immunsuppressiven Therapie rechtfertigen.

MINIMAL-CHANGE-GLOMERULOPATHIE

Definition und Epidemiologie
Die Minimal-Change-Glomerulopathie ist mit 50–70 % die häufigste Glomerulonephritis im Kindesalter. Im Erwachsenenalter ist sie nur bei 20–35 % Ursache eines nephrotischen Syndroms. Die Erkrankung wird über den bioptischen Befund der Nieren definiert. Der histologische Befund ist unauffällig. Der elektronenmikroskopische Befund zeigt eine Verschmälerung und Unterbrechung der Fußfortsätze. Im Gegensatz zur fokal segmental sklerosierenden Glomerulonephritis finden sich keine Glomeruloskleroseherde in der Biopsie. Da Skleroseherde fokal auftreten, kann eine Biopsie nicht repräsentativ sein. Bei Steroidresistenz muss eine FSGS als Differenzialdiagnose berücksichtigt und eine erneute Nierenbiopsie durchgeführt werden.

Ätiologie
In den meisten Fällen ist eine Ursache der Erkrankung nicht bekannt. Der Immunstatus der Patienten kann verändert sein wie bei Patienten mit einer Allergie oder Lymphomen. Auch Medikamente wie Interferon-α können eine Minimal-Change-Glomerulopathie begünstigen.

Klinik
Die Patienten kommen wegen zunehmender Ödeme der abhängigen Körperpartien. Das Nephrotische Syndrom wird durch eine Hypoproteinämie infolge einer Albuminurie verursacht. Daher ist das Risiko, Infekte oder Thrombosen zu erleiden, etwas erhöht. Durch die mögliche Hypoalbuminämie verbunden mit einer intravaskulären Hypovolämie kann ein akutes Nierenversagen auftreten. Patienten werden nicht terminal niereninsuffizient.

Therapie
- Prednisolon 1 mg/kg KG/d, Initialdosis über vier bis acht Wochen; bei Remission (Proteinurie < 1 g/d) alternierende Therapie oder „Ausschleichen" über drei Monate [Nolascu 1986].
- Bei Rezidiv während der Dosisreduktion oder zwei bis drei Monate nach Behandlungsende: Erneute Steroidtherapie mit gleicher Initialdosis; bei Remission (Proteinurie < 1 g/d) alternierende Therapie oder „Ausschleichen" über sechs Monate [Nakayama 2002].
- Bei Steroidresistenz (fehlende Remission nach acht Wochen Initialtherapie) oder bei schwerer Steroidnebenwirkung [Tse 2003]:
  – Empfehlung einer Rebiopsie zur Diagnosesicherung.
  – Ciclosporin A 3–5 mg/kg KG/d (Vollblutkonzentration vor Gabe 80–120 ng/ml; evtl. Schwellendosis zur Remissionserhaltung prüfen). Die Ciclosporin-A-Therapie soll über 1 Jahr als Monotherapie fortgesetzt werden, bevor ein Auslassversuch unternommen werden kann. Bei Nichtansprechen auf Ciclosporin A ist eine Cyclophosphamidtherapie möglich. Ein Behandlungsversuch mit Cyclophosphamid 2–3 mg/kg KG/d soll auf max. 12 Wochen begrenzt werden [Ponticelli 1993]. Anstelle des Cyclophosphamids kann wegen geringerer Toxizität Mycophenolat Mofetil eingesetzt werden [Day 2002]

Fokal segmentale Glomerulosklerose (FSGS)

[Übersicht: Meyrier 2004, Stirling 2005].

Definition und Ätiologie

Die FSGS ist eine segmental sklerosierende Glomerulonephritis mit vermehrter extrazellulärer Matrix und deutlich verminderten und veränderten Fußfortsätzen. Die Ätiologie der FSGS ist sehr unterschiedlich (▶ Tab. 4.4). Entsprechend werden sekundäre Formen von primären unterschieden, deren Ursachen nicht geklärt sind. Die Erkrankung tritt meist sporadisch, aber in seltenen Fällen familiär gehäuft auf.

Klinik und Risiken

Die primäre FSGS ist gekennzeichnet durch ein schnell auftretendes nephrotisches Syndrom mit allen dazugehörigen Risiken.

Unbehandelt besteht ein hohes Risiko einer progressiven Niereninsuffizienz. Nur ca. 10 % Spontanremissionen. 70 % sprechen auf eine Therapie an.

Risikofaktor Proteinurie: Beim Nephrotischem Syndrom sind nach 5 Jahren 10–30 %, nach 10 Jahren 45–70 % der Patienten terminal niereninsuffizient, bei geringerer Proteinurie sind weniger als 15 % terminal niereninsuffizient.

Risikofaktor Niereninsuffizienz: Bei Serum-Kreatinin > 1,3 mg/dl sind nach 10 Jahren 73 % der Patienten terminal niereninsuffizient; bei normalem Serum-Kreatinin überwiegend normale Nierenfunktion.

Risikofaktor interstitielle Fibrose in der Biopsie: Fortschreiten der Niereninsuffizienz wahrscheinlich, Therapie weniger wirksam.

Therapie

- Prednisolon 1 mg/kg KG/d über maximal 12 bis 16 Wochen. Reduktion bei eiweißfreiem Urin, Erhaltungstherapie über drei Monate (z. B. alternierend). Die Prednisolontherapie muss mindestens drei Monate versucht werden, bevor eine Steroidresistenz diagnostiziert werden kann [Banfi 1991, Korbet 2002]. Tritt innerhalb der vier Monate keine ausreichende Reduzierung der Proteinurie auf, so soll die alleinige Prednisolontherapie beendet und ein Behandlungsversuch mit Calcineurininhibitoren unternommen werden. Das Gleiche gilt für Patienten mit einer Steroidabhängigkeit (bei Dosisreduktion der Steroide Rezidiv des nephrotischen Syndroms).
- Ciclosporin A 3–5 mg/kg KG/d (Vollblutkonzentration vor Gabe 80–120 ng/ml; evtl. Schwellendosis zur Remissionserhaltung ermitteln), ggf. in Kombination mit Steroiden [Ponticelli 1993, Cattran 1999]. Therapiedauer mindestens sechs Monate, Wiederholung bei Rezidiv, bei Teilremission Dauertherapie, bei Vollremission Versuch zur Beendigung der Therapie durch langsame Dosisreduktion, jedoch häufig Dauertherapie erforderlich. Kann unter einer Ciclosporin-A-Monotherapie keine Remission des nephrotischen Syndroms erreicht werden, so ist eine Cyclophosphamidtherapie möglich.
- Tacrolimus 2 × 2 mg/d (trough level 4–7 ng/ml) führte in einer kleinen Studie zu einer Teilremission von > 75 %. Die Erfahrungen mit Tacrolimus sind begrenzt [Duncan 2004].
- Bei Versagen der Therapie mit Calcineurininhibitoren kann ein Versuch der Therapie mit Mycophenolat Mofetil [Cattran 2004] oder Cyclophosphamid gemacht werden. In zwei retrospektiven Studien konnte gezeigt werden, dass Mycophenolat Mofetil die Proteinurie reduzierte und die Nierenfunktion stabilisierte. Bei steroidabhängigen Patienten konnte unter Mycophenolat Mofetil das

Steroid abgesetzt werden. Cyclophosphamid wird eingesetzt bei Patienten, die steroidresistent oder -abhängig sind und wegen einer Vaskulitis und einer erheblichen interstitiellen Fibrose in der Biopsie für Calcineurininhibitoren weniger geeignet sind [Banli 1991]. Chlorambucil ist weniger wirksam bei vermehrten Komplikationen [Heering 2004].
- Mycophenolat Mofetil 500–1000 mg morgens und abends für 6 Monate [Cattran 2004].
- Cyclophosphamid 2,5 mg/kg KG/d p.o. über maximal 12 Wochen, Dosisanpassung nach Blutbild (Leukozyten).
- Die Wirksamkeit der Plasmapherese ist nicht gesichert. Das zu entfernende Agens könnte ein Permeabilitätsfaktor sein, der in einzelnen Labors nachgewiesen werden kann, dessen Bedeutung für das Wiederauftreten der FSGS mit nephrotischem Syndrom nach Nierentransplantation diskutiert wird. Bei der Therapie der primären FSGS hat die Plasmapherese bisher keinen Stellenwert.

Prognose
Die Prognose hängt vom Therapieerfolg ab: Gute Prognose nach Ansprechen der Therapie, beste Prognose bei kompletter Remission (Proteinurie < 200 mg/24 h), geringer bei Teilremission (< 3,5 g/24 h). Langfristig ungünstig ist eine Kortisonresistenz (kein Ansprechen auf die Gabe von Kortison nach mehr als 6 Monaten) oder Kortisonabhängigkeit (Rezidiv der Proteinurie bei Reduktion der Kortisondosis).

MEMBRANÖSE NEPHROPATHIE
Definition und Ätiologie
Die membranöse Nephropathie ist charakterisiert durch eine Ablagerung von Immunglobulin G und Komplement im subepithelialen Anteil der Basalmembran. In etwa 70 % der Fälle ist die Ätiologie nicht bekannt. Häufige sekundäre membranöse Nephropathien sind die nach Infektionen – hauptsächlich Hepatitis B – oder soliden Tumoren – meist im fortgeschrittenen Alter – nephrotischen Verlaufsformen.

Therapie
Indikationsstellung
Die Indikation zu einer immunsuppressiven Therapie bei einer membranösen Nephropathie muss gut abgewogen werden, da bis zu 30 % der Patienten unter einer symptomatischen Therapie eine Spontanremission, bis zu 40 % eine Teilremission und nur 25–40 % eine terminale Niereninsuffizienz erleiden [Schieppati 1993]. Grundsätzlich ist eine Beobachtungszeit von mindestens 6 Monaten sinnvoll, wenn keine Risikofaktoren eine sofortige Therapie nahelegen.
- Risikofaktoren: Bereits verminderte Nierenfunktion, symptomatisches nephrotisches Syndrom (Proteinurie > 8 g/d) und männliches Geschlecht.
- Prognostisch gute Faktoren. Nach drei Jahren ohne Therapie eine normale Nierenfunktion, weibliches Geschlecht, keine interstitielle Fibrose in der Biopsie, schnelles Ansprechen auf die Therapie.

Therapieempfehlung
[Cattran 2005].
- Prednisolon 1 mg/kg KG/d in Kombination mit Ciclosporin A 3–5 mg/kg KG/d in zwei Dosen (trough level im Blut 100–120 ng/ml) [Cattran 2001] **oder**
- Ciclosporin-A-Monotherapie: Ciclosporin A 3–5 mg/kg KG/d in zwei Dosen (trough level im Blut 100–120 ng/ml) [Cattran 1995] **oder**

- Kombinierter sequenzieller Einsatz von Methylprednisolon (1 g/d 1.–3.Tag, dann 0,5 mg/kg KG bis Tag 28) Monat 1, 3, 5 und Cyclophosphamid (0,2 mg/kg KG/d) Monat 2, 4, 6 (Ponticelli-Schema [Ponticelli 1995]).

Bei Patienten mit einer Niereninsuffizienz bis CKD 3 kann eine tägliche Gabe von Cyclophosphamid 0,2 mg/kg KG die Nierenfunktion stabilisieren. Keine Daten zur Erfolgswahrscheinlichkeit [Jindal 1992].

Therapie der idiopathischen membranösen Nephropathie

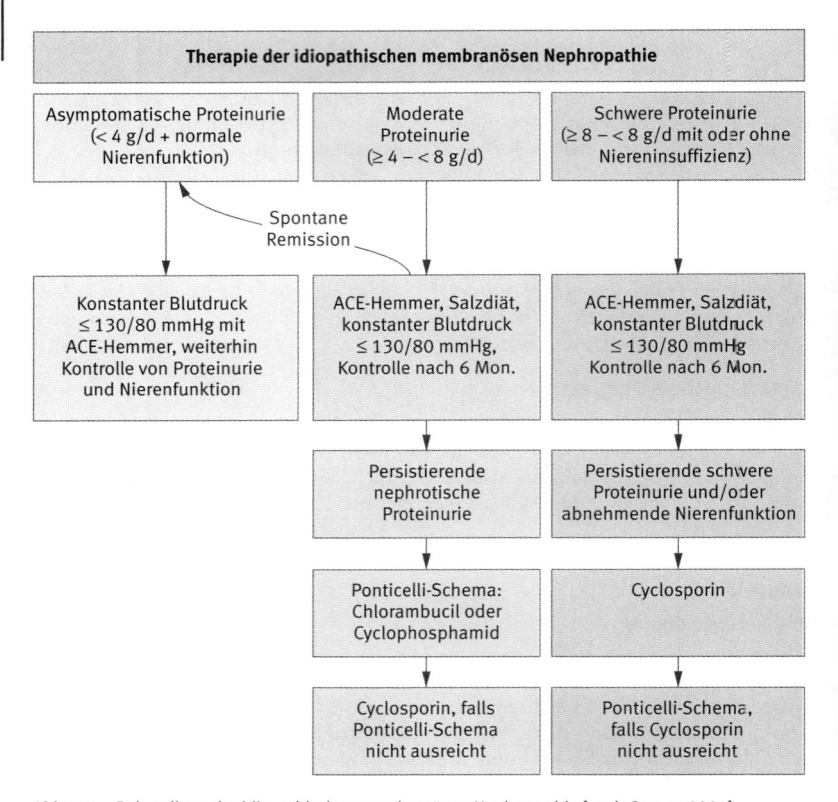

Asymptomatische Proteinurie (< 4 g/d + normale Nierenfunktion)	Moderate Proteinurie (≥ 4 – < 8 g/d)	Schwere Proteinurie (≥ 8 – < 8 g/d mit oder ohne Niereninsuffizienz)

Spontane Remission

Konstanter Blutdruck ≤ 130/80 mmHg mit ACE-Hemmer, weiterhin Kontrolle von Proteinurie und Nierenfunktion	ACE-Hemmer, Salzdiät, konstanter Blutdruck ≤ 130/80 mmHg, Kontrolle nach 6 Mon.	ACE-Hemmer, Salzdiät, konstanter Blutdruck ≤ 130/80 mmHg Kontrolle nach 6 Mon.
	Persistierende nephrotische Proteinurie	Persistierende schwere Proteinurie und/oder abnehmende Nierenfunktion
	Ponticelli-Schema: Chlorambucil oder Cyclophosphamid	Cyclosporin
	Cyclosporin, falls Ponticelli-Schema nicht ausreicht	Ponticelli-Schema, falls Cyclosporin nicht ausreicht

Abb. 4.5 Behandlung der idiopathischen membranösen Nephropathie [nach Cattran 2001]

✓ BESONDERHEITEN BEI DER THERAPIE
- Steroide sind als Monotherapie nicht wirksam [Cattran 1989].
- Chlorambucil hat mehr Nebenwirkungen als Cyclophosphamid [Branta 1998].
- Eine monatliche Cyclophosphamid-Stoßtherapie ist weniger effizient als eine niedrig dosierte tägliche Therapie [Ponticelli 1995], wegen geringerer Toxizität trotzdem indiziert.

MEMBRANOPROLIFERATIVE GLOMERULONEPHRITIS

Definition und Ätiologie
Die membranoproliferative Glomerulonephritis Typ I und III ist in den meisten Fällen sekundär verursacht durch eine Hepatitis C mit oder ohne Kryoglobuline. Als Ursache für den Typ II kommen Komplementdefekte in Frage. Die primären Formen sind selten.

Therapie
- Symptomatische Therapie, falls kein Nephrotisches Syndrom oder Einschränkung der Nierenfunktion.
- Proteinurie > 1 g/24 h ACE-Hemmer (Ramipril, Benazepril, Perindopril) oder AT1-Blocker (Losartan, Irbesartan, Valsartan). Ziel: Proteinurie möglichst weit unter 1 g/24 h.

> **STUDIENLAGE**
> - Der Erfolg einer Therapie mit Kortikosteroiden ist bei Erwachsenen nicht gesichert [Braun 1999].
> - Mit Aspirin und Dipyridamol konnte bei 18 Patienten die Proteinurie reduziert und die Nierenfunktion stabilisiert werden [Donadio 1984].
> - Mycophenolat Mofetil konnte bei 5 von 5 Patienten die Proteinurie verringern [Jones 2004].

4.6.5 Chronische Glomerulonephritis

DEFINITION
Das Endstadium der glomerulären Erkrankungen mit progredienter Niereninsuffizienz.

KLINIK UND DIAGNOSTIK
- Geringe Proteinurie und Hämaturie.
- Oft Glukosurie in Verbindung mit eingeschränkter Nierenfunktion (Glomerulumfiltrat < 30 ml, entsprechend einem Serum-Kreatinin > 2 mg/dl).
- Arterielle Hypertonie.
- Sonographisch darstellbare Verkleinerung der Nieren ist typisch.

THERAPIE

Therapeutische Strategie
Bis heute ist es nicht möglich, die bereits eingetretene interstitielle Fibrose zu beheben → lediglich symptomatische Therapie möglich. Es besteht jedoch die Option, das Fortschreiten der Fibrose zu verlangsamen oder gar zu stoppen.

Symptomatische Therapie
- Antihypertensiva: ACE-Hemmer (AT1-Rezeptorantagonist), Diuretikum, β-Blocker, Kalziumantagonist (meist Kombinationsbehandlung notwendig).
- Zielblutdruck < 130/80 mmHg, bei Proteinurie < 120/80 mmHg [Jennette 2003].
- Eiweißzufuhr 0,6–0,8 g/kg KG/24 h.
- Trinkmenge mindestens 1,5–2 Liter.

4 Glomeruläre Nierenkrankheiten

- Anämiebehandlung mit Eythropoetin (▶ 10.8.3).
- Kalzium-Phosphat-Metabolismus anpassen (▶ 10.8.4).
- Hypercholesterinämie mit CSE-Hemmern behandeln (▶ 10.8.2).
- Rauchen aufgeben, nephrotoxische Substanzen vermeiden.

Literatur

Alexopoulos E: Treatment of primary IgA nephropathy. Kidney Int 2004; 65:341.

Ballardie FW: IgA nephropathy treatment 25 years on: can we halt progression? The evidence base. Nephrol Dial Transplant 2004; 19:1041.

Banfi G, Moriggi M, Sabadini E, et al.: The impact of prolonged immunosuppression on the outcome of idiopathic focal-segmental glomerulosclerosis with nephrotic syndrome in adults. A collaborative retrospective study. Clin Nephrol 1991; 36:53.

Branten JW, Reichert LJ, Koene AP, Wetzels JF: Oral cyclophosphamide versus chlorambucil in the treatment of patients with membranous nephropathy and renal insufficiency. QJM 1998; 91:359.

Braun MC, West CD, Strife CF: Differences between membranoproliferative glomerulonephritis types I and III in long-term response to an alternate-day prednisone regimen. Am J Kidney Dis 1999; 34:1022.

Cattran D, Wang MM, Appel G, et al.: Mycophenolate mofetil in the treatment of focal segmental glomerulosclerosis.Clin Nephrol 2004; 62:405.

Cattran D: Management of membranous nephropathy. When and what for treatment. J Am Soc Nephrol 2005; 16:1188.

Cattran DC, Appel GB, Hebert LA, et al.: Cyclosporine in patients with steroid-resistant membranous nephroparhy: A randomized trial. Kidney Int 2001; 59:1484

Cattran DC, DelmoreT, Roscoe J, et al.: A randomized controlled trial of prednisone in patients with idiopathic membranous nephropathy. N Engl J Med 1989; 320:210.

Cattran EDC, Appel GB, Hebert LA, et al.: for the North American Nephrotic Syndrome Study Group. A randomized trail of cyclosporine in pathients with steroid-resistant focal segmental glomerulosclerosis. Kidney Int 1999; 56:2220.

Cattran DC, Greenwood C, Richie S, et al.: A controlled trial of cyclosporine in patients with progressive membranous nephropathy. Kidney Int 1995; 47:1130.

Choe MJ, Eustace JA, Gimenez LF, et al.: Mycophenolate mofetil treatment for primary glomerular diseases. Kidney Int 2002; 61:1098.

Day CJ, Cockwell P, Lipkin GW, et al.: Mycophenolate mofetil in the treatment of resistant idiopathic nephrotic syndrome. Nephrol Dial Transplant 2002; 17:2011.

Donadio JV Jr, Anderson CF, Mitchell JC 3rd, et al.: Membranoproliferative glomerulonephritis. A prospective clinical trail of platelet-inhibitor therapy. N Engl J Med 1984; 310:1421.

Duncan N, Dhaygude A, Owen J, et al.: Treatment of focal and segmental glomerulosclerosis in adults with tacrolimus monotheraphy. Nephrol Dial Transplant 2004; 19:3062.

Frisch G, Lin J, Rosenstock J et al: Mycophenolat mofetil (MMF) vs. placebo in patients with moderately advanced IgA nephropathy: a double-blind randomized controlled trial. Nephrol Dial Transplant 2005; 20; 2139–2145

Heering P, Braun N, Mullejans R, Ivens K: Cyclosporine A and chlorambucil in the treatment of idiopathic focal segmental glomerulosclerosis. Am J Kidney Dis 2004; 43:10.

Illei GG, Austin HA, Crane M, et al.: Combination therapy with pulse cyclophosphamide plus pulse methylprednisolone improves long-term renal outcome without adding toxicity in patients with lupus nephritis. Ann Intern Med 2001; 135:248.

Jayne D, Rasmussen N, Andrassy K, Bascon P: A randomized trail of maintenance therapy for vasculitis associated with anitneutrophil cytoplasmic autoantibodies. N Engl J Med 2003; 349:36.

Jennette JC: Rapidly progressive crescentic glomerulonephritis. Kidney Int 2003; 63:1164.

Jindal KK, West M, Bear R, Goldstein M: Long-term benefits of therapy with cyclophosphamide and prednisone in patients with membranous glomerulonephritis and impaired renal function. Am J Kidney Dis 1992; 19:61.

Jones G, Juszczak M, Kingdon E, et al.: Treatment of idiopathic membranoproliferative glomerulonephritis with mycophenolate mofetil and steroid. Nephrol Dial Transplant 2004; 19:3160.
Korbet SM: Treatment of primary focal segmental glomerulosclerosis, Kidney Int 2002; 62:2301.
Langford CA: Treatment of ANCA-associated vasculitis. N Engl J Med 2003; 349:3.
Levy JB, Turner AN, Rees AJ, Pusey CD: Long-term outcome of anti-glomerular basement membrane antibody disease treated with plasma exchange and immunosuppression. Ann Intern Med 2001;134:1033.
McIntyre CW, Fluck RJ, Lambie SH: Steroid and cyclophosphamide therapy for IgA nephropathy associated with crescenteric change: An effective treatment. Clin Nephrol 2001; 56:193.
Meyrier A: Nephrotic focal segmental glomerulosclerosis in 2004: an update. Nephrol Dial Transplant 2004; 19:2437.
Nakao N, Yoshimura A, Morita H, et al.: Combined treatment of angiotensin-II- receptor blocker and angiotensin-converting-enzyme inhibitor in non diabetic renal disease (COOPERATE): A randomized controlled trial. Lancer 2003; 361:117.
Nakayama, M, Katafuchi, R, Yanase, T, et al. Steroid responsiveness and frequency of relapse in adult-onset minimal change nephrotic syndrome. Am J Kidney Dis 2002; 39:503.
Nolasco F, Cameron JS, Heywood EF, et al.: Adult-onset minimal change nephrotic syndrome: A long-term follow-up. Kidney Int 1986; 29:1215.
Pokhariyal S, Gulati S, Prasad N, et al.: Duration of optimal therapy for idiopathic focal segmental glomerulosclerosis. J Nephrol 2003; 16:691.
Ponticelli C, Edefonti A, Ghio L, et al.: Cyclosporin versus cyclophosphamide for patients with steroid-dependent and frequently relapsing idiopathic nephrotic syndrome: An multicentre randomized controlled trial. Nephrol Dial Transplant 1993; 8:1326.
Ponticelli C, Rizzoni G, Edefonti A, et al.: A randomized trial of cyclosporine in steroid-resistant idiopathic nephrotic syndrome. Kidney Int 1993; 43:1377.
Ponticelli C, Zucchelli P, Paserini P, et al.: A 10-year follow-up of a randomized study with methylprednisolone and chlorambucil in membranous nephropathy. Kidney Int 1995; 48:1600.
Pozzi C, Andrulli S, Del Vecchio, Melis P.: Corticosteroid effectiveness in IgA nephropathy: long term results of a randomized, controlled trial. J Am Soc Nephrol 2004; 15:157.
Praga M, Gutierrez E, Gonzalez E, Morales E: Treatment of IgA nephropathy with ACE inhibitors: A randomized and controlled trial. J Am Soc Nephrol 2003; 14:1578.
Pusey CD: Anti-glomerular basement membrane disease. Kidney Int 2003; 64:1535.
Raff A, Hebert T, Pullman J, Coco M: Crescentic post-streptococcal glomerulonephritis with nephrotic syndrome in the adult: is aggressive therapy warranted? Clin Nephrol 2005; 63:375.
Schieppati A, Mosconi L, Perna A, et al.: Prognosis of untreated patients with idiopathic membranous nephropathy. N Engl J Med 1993; 329:85.
Stirling CM, Mathieson P, Boulton-Jones JM, et al.: Treatment and outcome of adult patients with primary focal segmental glomerulosclerosis in five UK renal units. QJM 2005; 98:443.
Troyanov S, Wall CA, Miller JA, et al.: Focal and segmental glomerulosclerosis: Definition and relevance of a partial remission. J Am Soc Nephrol 2005; 16:1061.
Tse KC, Lam MF, Yip PS, Li FK: Idiopathic minimal change nephrotic syndrome in older adults: steroid responsiveness and pattern of relapses. Nephrol Dial Transplant 2003; 18:1316.
Tumlin JA, Lohavichan V, Hennigar R. Crescentic, proliferative IgA nephropathy: Clinical and histological response to methylprednisolone and intravenous cyclophosphamide. Nephrol Dial Transplant 2003; 18:1321.

5 Tubulointerstitielle Nierenerkrankungen
Nils Heyne

- 306 **5.1 Einführung**
- 306 5.1.1 Definitionen
- 307 5.1.2 Klassifikation tubulointerstitieller Nierenerkrankungen
- 308 5.1.3 Mechanismen tubulointerstitieller Nierenschädigung
- 310 5.1.4 Histopathologie
- 311 5.1.5 Klinische Verlaufsformen
- 314 5.1.6 Basisdiagnostik
- 317 5.1.7 Prognostische Implikationen
- 317 **5.2 Akute tubulointerstitielle Nierenerkrankungen**
- 317 5.2.1 Medikamentös induzierte akute interstitielle Nephritis
- 323 5.2.2 Akute Pyelonephritis
- 328 5.2.3 Hantavirus-Nephropathie
- 333 5.2.4 Tubulointerstitielle-Nephritis-und-Uveitis-(TINU-) Syndrom
- 335 5.2.5 Cast-Nephropathie
- 341 **5.3 Chronisch tubulointerstitielle Nierenerkrankungen**
- 341 5.3.1 Analgetikanephropathie
- 346 5.3.2 Chinese-Herb-Nephropathie
- 350 5.3.3 Balkan-Nephropathie
- 354 5.3.4 Strahlennephropathie
- 356 5.3.5 Schwermetallnephropathien
- 360 5.3.6 Lithiumnephropathie
- 364 5.3.7 Tubulointerstitielle Nephritis bei Sarkoidose
- 366 5.3.8 Tubulointerstitielle Nephritis bei Sjögren-Syndrom
- 368 5.3.9 Chronische Pyelonephritis und Refluxnephropathie
- 371 5.3.10 Tubulointerstitielle Veränderungen bei zystischen Nierenerkrankungen
- 373 5.3.11 Metabolische Nephropathien
- 375 **5.4 Partialstörungen der Tubulusfunktion**
- 376 5.4.1 Renal tubuläre Azidosen
- 379 5.4.2 Fanconi-Syndrom
- 381 5.4.3 Diabetes insipidus renalis

5.1 Einführung

5.1.1 Definitionen

Tubulointerstitielle Nierenerkrankungen sind eine heterogene Gruppe von Erkrankungen, die sich in Ätiologie, Pathogenese, klinischem Verlauf und Prognose grundlegend unterscheiden. Ihnen gemeinsam, und begriffsbestimmend, ist eine akute oder chronische Schädigung des tubulointerstitiellen Kompartiments der Niere.

Tubulointerstitielle Nierenerkrankungen entstehen entweder durch primäre Schädigung des Tubulointerstitiums oder sekundär, als Folge einer Läsion anderer Kompartimente (glomerulär, vaskulär) der Niere.

- **Interstitielle Nephritis:** Akute inflammatorische Reaktion des Interstitiums der Niere.
- **Tubulointerstitielle Nephritis:** Das entzündliche Infiltrat greift auf die Tubuli über oder geht von diesen aus.
- **Tubulointerstitielle Nephropathie:** Nicht entzündliche Genese der tubulointerstitiellen Schädigung.

Nach klinischem Verlauf erfolgt eine Unterteilung in akute und chronisch tubulointerstitielle Nierenerkrankungen. Die chronisch tubulointerstitielle Fibrose ist gemeinsame Endstrecke aller renalen Erkrankungen, unabhängig von Pathogenese und Lokalisation der primären Läsion.

HISTORIE TUBULOINTERSTITIELLER NIERENERKRANKUNGEN

Tubulointerstitielle Nierenerkrankungen werden erstmals gegen Ende des 19. Jahrhunderts in der Literatur erwähnt und als eigenständige Krankheitsentität erkannt.

Jean-Martin Charcot (1825–1893) beschreibt 1878 in seinen „Lectures on Bright's Disease of the Kidney" am Pariser Hôpital Salpêtrière erstmalig charakteristische histopathologische Veränderungen des Tubulointerstitiums. Er unterscheidet eine akute Phase, die nur als Zufallsbefund in Autopsien untersucht werden könne, von einer chronischen Phase, an deren Ende der Tod stehe. Anhand lichtmikroskopischer Untersuchungen beschreibt er die akute Phase als gekennzeichnet durch ein zelluläres Infiltrat bei ansonsten unauffälligem Tubulointerstitium, wohingegen in der chronischen Phase die Tubuli dilatiert, mit abgeflachtem Epithel und eingebettet in fibrilläres Bindegewebe erscheinen.

Der amerikanische Pathologe William Thomas Councilman (1854–1933) erkennt 1898 als erster die akute interstitielle Nephritis als eigenständige Erkrankung, die er als postinfektiöse Komplikation von Diphtherie oder Scharlach findet.

5.1.2 Klassifikation tubulointerstitieller Nierenerkrankungen

Zur Klassifikation tubulointerstitieller Nierenerkrankungen existieren eine Vielzahl unterschiedlicher Einteilungen, die sich an Ätiologie, Pathogenese oder klinischem Verlauf orientieren. Die umfassendste Klassifikation tubulointerstitieller Nierenerkrankungen ist die WHO-Klassifikation.

Für die klinische Arbeit bewährt hat sich eine Einteilung in Erkrankungen mit primärer oder sekundärer Schädigung des Tubulointerstitiums, sowie nach zugrunde liegenden Pathomechanismen, die auch für das vorliegende Kapitel gewählt wird.

Tab. 5.1	Klassifikation tubulointerstitieller Nierenerkrankungen
Erkrankungen mit primärer Schädigung des Tubulointerstitiums	
Allergisch-hypererg	Akute interstitielle Nephritis
Infektiös	Akute Pyelonephritis Hantavirus-Nephropathie HIV-Nephropathie
Immunvermittelt	Sarkoidose Sjögren-Syndrom TINU-Syndrom Transplantatrejektion
Toxisch	Analgetikanephropathie Lithiumnephropathie Calcineurin-Inhibitor-Toxizität Chinese-Herb-Nephropathie Schwermetallnephropathien
Physikalisch	Strahlennephropathie
Metabolisch	Hypokaliämische Nephropathie Hyperkalzämische Nephropathie Uratnephropathie
Hereditär	Zystinose Primäre Hyperoxalurie Markschwammniere Sichelzellanämie
Neoplastisch	Multiples Myelom Leichtkettenerkrankung
Endemisch	Amyloidose
Idiopathisch	Balkan-Nephropathie
Erkrankungen mit sekundärer Beteiligung des Tubulointerstitiums	
Glomeruläre Nierenerkrankungen	
Vaskuläre Nierenerkrankung	
Strukturelle Nierenschädigung	Zystische Nierenerkrankungen Obstruktive Uropathie Refluxive Nierenerkrankungen

5.1.3 Mechanismen tubulointerstitieller Nierenschädigung

Das Tubulointerstitium der Niere ist ein komplexes funktionelles und strukturelles Gefüge, das für die funktionelle Integrität der Niere entscheidend ist.

> **AUFBAU UND ZUSAMMENSETZUNG DES TUBULOINTERSTITIUMS**
> Tubuli und ihr Zwischenzellraum bilden das als Tubulointerstitium bezeichnete Kompartiment der Niere. Es macht etwa 80 % des renalen Volumens aus und umfasst Anteile des Kortex, der äußeren und inneren Medulla sowie der Papille. Das Tubulointerstitium besteht aus zellulären und Matrixbestandteilen. An zellulären Bestandteilen werden unterschieden:
>
> - Typ 1 interstitielle Zellen, vergleichbar den Fibroblasten, die für den Auf- und Abbau der extrazellulären Matrix verantwortlich sind.
> - Typ 2 interstitielle Zellen, die Makrophagen mit der Fähigkeit zur Phagozytose sowie dendritische Zellen, die für die Antigenpräsentation verantwortlich sind, umfassen.
>
> Neben residenten Zellen finden sich auch Zellen der systemischen Zirkulation (u. a. Lymphozyten, Mastzellen) im Tubulointerstitium.
>
> Die extrazelluläre Matrix besteht aus Kollagen (vorwiegend Typ I und III), Proteoglykanen, Glykoproteinen und interstitieller Flüssigkeit. Das Tubulointerstitium bildet ein strukturelles Gerüst für die einzelnen Nephren und ist Transportweg für Sauerstoff, Flüssigkeit und Soluta. Das Tubulointerstitium liefert die für tubuläre Reabsorption und Harnkonzentrierung erforderlichen osmotischen Gradienten und ist Bildungsstätte von Hormonen (u. a. Erythropoetin, Prostaglandine) und Zytokinen.

Eine **primäre Schädigung des Tubulointerstitiums** kann je nach Ätiologie entweder indirekt durch eine entzündliche oder immunologische Reaktion erfolgen oder durch direkte Zytotoxizität. Direkte zytotoxische Mechanismen sind abhängig von kumulativer Dosis und Dauer der Exposition. Indirekten Formen liegt zumeist ein dosisunabhängiger Mechanismus im Sinne einer Hypersensitivitätsreaktion oder einer T-Zell-vermittelten Zytotoxizität zugrunde.

Das Spektrum möglicher Ursachen ist breit und umfasst neben allergisch-hyperergen Reaktionen auch Schädigungsmechanismen infektiöser, immunologisch bedingter, toxischer oder metabolischer Ätiologie, sowie hereditäre Erkrankungen. Zudem existieren endemische und idiopathische Formen (▸ Tab. 5.1). Spezifische Pathomechanismen und jeweilige Krankheitsbilder ▸ 5.2 und 5.3.

Eine **sekundäre Schädigung des Tubulointerstitiums** findet sich im Verlauf von Nierenerkrankungen mit primärer Läsionen im Bereich anderer Kompartimente, insbesondere bei glomerulären Nierenerkrankungen (▸ 4), sowie vaskulären und obstruktiven Nephropathien.

Glomeruläre Nierenerkrankungen führen über die anhaltende Filtration von Eiweiß und anderen Makromolekülen zu einer Freisetzung vasoaktiver Substanzen und proinflammatorischer Zytokine. Zudem tragen Ischämie und möglicherweise kreuzreaktive Immunogenität zu einer sekundären Schädigung des Tubulointerstitiums bei (▸ Abb. 5.1).

Forschungserkenntnisse der letzten Jahre haben zu einem besseren Verständnis von Pathophysiologie und Bedeutung der renalen Fibrogenese geführt. Sie wird heute verstanden als eine sequenzielle Abfolge unterschiedlicher Pathomechanismen, an deren Ende die progrediente tubulointerstitielle Fibrose steht.

```
                    ┌─────────────────┐
                    │   Glomeruläre   │
                    │      Läsion     │
                    └────────┬────────┘
                             ▼
                    ┌─────────────────┐
                    │   Glomerulärer  │
                    │ Kapillardruck ↑ │
                    └────────┬────────┘
                             ▼
                   ┌──────────────────┐      ┌──────────────┐
                   │ Vermehrte Filtration│──▶│  Proteinurie │
                   │ von Plasmaproteinen │   └──────────────┘
                   └────────┬─────────┘
```

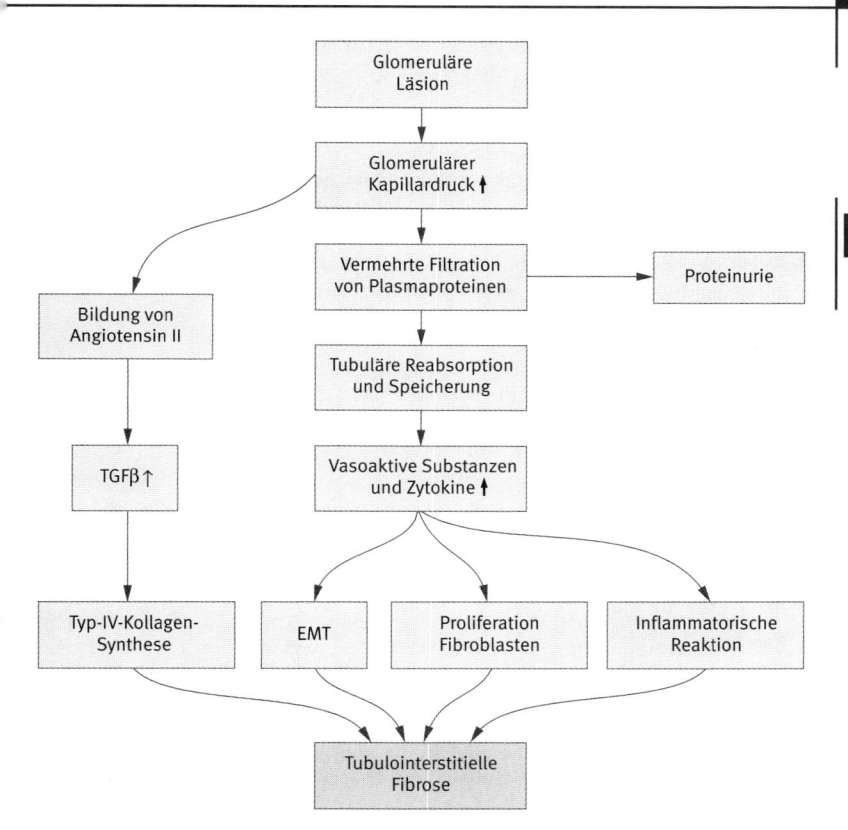

(Flussdiagramm: Glomeruläre Läsion → Glomerulärer Kapillardruck↑ → Vermehrte Filtration von Plasmaproteinen → Proteinurie; Tubuläre Reabsorption und Speicherung → Vasoaktive Substanzen und Zytokine↑ → EMT, Proliferation Fibroblasten, Inflammatorische Reaktion → Tubulointerstitielle Fibrose. Nebenzweig: Bildung von Angiotensin II → TGFβ↑ → Typ-IV-Kollagen-Synthese → Tubulointerstitielle Fibrose.)

Abb. 5.1 Pathomechanismen der sekundären tubulointerstitiellen Nierenschädigung bei glomerulären Erkrankungen

---

PATHOMECHANISMEN DER RENALEN FIBROGENESE

- Progredienter Verlust funktionsfähigen Nierenparenchyms mit kompensatorischer Hyperfiltration, Erhöhung des glomerulären Kapillardruckes und Filtration von Makromolekülen (u. a. Albumin, Transferrin, Komplement).
- Vermehrte tubuläre Reabsorption filtrierter Makromoleküle und Freisetzung von vasoaktiven Substanzen sowie proinflammatorischer Zyto- und Chemokine (u. a. TGF-β, TNF-α, IL-1, MCP1, RANTES, IFN-γ).
- Aktivierung nephritogener T-Lymphozyten und Immunantwort in Form einer tubulointerstitiellen Nephritis.
- Übergang residenter, epithelialer Tubuluszellen in migratorische mesenchymale Fibroblasten-ähnliche Zellen unter Auflösen des Zell-Zell-Verbandes, Verlust des polaren Aufbaus und Migration in das renale Interstitium (Epithelial-mesenchymale Transition, EMT).
- Proliferation residenter und migratorischer Fibroblasten mit überschießender Produktion kollagener Matrix, Auflösung des tubulointerstitiellen Gefüges, Apoptose eingeschlossener Zellen und Ausbildung fibrotischen Narbengewebes.

Die chronisch tubulointerstitielle Fibrose ist gemeinsame Endstrecke aller renalen Erkrankungen, unabhängig von Pathogenese und Lokalisation der primären Läsion.

5.1.4 Histopathologie

Ungeachtet des breiten Spektrums an Erkrankungen, die mit einer tubulointerstitiellen Nierenschädigung einhergehen und der komplexen zugrunde liegenden Pathomechanismen ist die Bandbreite histopathologischer Veränderungen vergleichsweise schmal.

Aus histopathologischer Sicht lassen sich folgende tubulointerstitielle Veränderungen abgrenzen:
- Akute interstitielle Nephritis.
- Tubulointerstitielle Nephritis.
- Granulomatöse tubulointerstitielle Nephritis.
- Akute granulozytäre tubulointerstitielle Nephritis.
- Chronisch tubulointerstitielle Nephropathie.
- Chronisch tubulointerstitielle Fibrose.

Die folgenden charakteristischen Befunde definieren histologisch das Bild einer akuten (tubulo)interstitiellen Nephritis:
- Ein entzündliches Infiltrat aus mononukleären Zellen (T-Lymphozyten, Monozyten und Makrophagen) im Interstitium der Niere. Auch Plasmazellen, Eosinophile und wenige neutrophile Granulozyten können vorkommen. Das Infiltrat ist häufig fokal ausgeprägt und betrifft vor allem die Regionen des tiefen Kortex und der äußeren Medulla (kortikomedullärer Übergang).
- Ein begleitendes interstitielles Ödem, das zu einer Aufweitung des Interstitiums und zu einer Distension der Tubuli führt.
- Überschreitet das Infiltrat die tubuläre Basalmembran und greift, vor allem in distalen Abschnitten, auf die Tubuli über, so liegt eine begleitende Tubulitis vor. Eine Tubulitis oder tubuläre Läsionen definieren das histologische Bild der tubulointerstitiellen Nephritis.
- Fokale Läsionen des Tubulus reichen von einer Abflachung des Epithels bis hin zur Tubuluszellnekrose und Ruptur der tubulären Basalmembran mit Exsudation von Tubulusflüssigkeit in das Interstitium. In diesem Falle findet sich eine ausgeprägte lokale Entzündungsreaktion, oft zirkulär um den entsprechenden Tubulusabschnitt herum. Begleitet wird dies von regenerativen Zeichen wie pleomorphe Nuclei und mitotische Zellen.
- Gefäße und Glomeruli sind im Akutstadium in der Regel unauffällig.

Eine vorbestehende Nierenschädigung sowie Begleiterkrankungen können das Ausmaß der tubulointerstitiellen Schädigung beeinflussen.

Die Immunfluoreszenz sowie die Elektronenmikroskopie sind in der Regel unauffällig. In seltenen Fällen kann bei medikamentös induzierter akuter interstitieller Nephritis eine granuläre oder lineare Fixation von IgG entlang der tubulären Basalmembran als Hinweis auf das Vorliegen von Antikörpern gegen die tubuläre Basalmembran oder gebundene Arzneimittelhaptene beobachtet werden.

Eine Sonderstellung nimmt die **granulomatöse tubulointerstitielle Nephritis** ein. Sie ist charakterisiert durch die Ausbildung nichtverkäsender Granulome mit wenigen Riesenzellen im Interstitium und einem begleitenden nichtgranulomatösen entzündlichen Infiltrat. Sie wird beobachtet bei akuter interstitieller Nephritis durch nichtsteroidale Antiphlogistika, einer Nierenbeteiligung im Rahmen eines TINU-Syndroms (▶ 5.2.4) oder bei granulomatösen Systemerkrankungen (▶ 7).

Die **akute granulozytäre tubulointerstitielle Nephritis** ist das histologische Korrelat der akuten Pyelonephritis, mit einem Infiltrat polymorphkerniger Granulozyten im Tubulointerstitium der Niere.

Die Entstehung einer **chronisch tubulointerstitiellen Nephropathie** beruht auf einer toxischen, nicht-entzündlichen Genese. Histologisches Kennzeichen ist eine ausgeprägte tubuläre Schädigung mit Verdickung der tubulären Basalmembran und dilatierten oder atrophen Tubuli, die durch interstitielle Fibrose separiert werden. Tubuläre Zylinder aus zellulärem Debris und Tamm-Horsfall-Protein können vorkommen. Da unterschiedliche Nephronsegmente eine variable Empfindlichkeit für bestimmte Noxen aufweisen, kann die Lokalisation der tubulären Läsion unter Umständen hinweisgebend sein auf das auslösende Agens. Spezifische histopathologische Veränderungen und jeweilige Krankheitsbilder ▶ 5.2 und 5.3.

Gemeinsames histologisches Merkmal chronisch tubulointerstitieller Nierenerkrankungen ist die Ausbildung einer **chronisch tubulointerstitiellen Fibrose**. Hierbei handelt es sich um eine unspezifische gemeinsame Endstrecke unterschiedlicher progredienter Nierenerkrankungen. Die chronisch tubulointerstitielle Fibrose ist charakterisiert durch die Trias interstitielle Fibrose, Tubulusatrophie und (sekundäre) Glomerulosklerose. In Abhängigkeit von der Grunderkrankung kann sie fokal oder diffus auftreten. In diesem Stadium ist jedoch häufig histopathologisch eine Differenzierung der zugrunde liegenden Ursache nicht mehr möglich.

5.1.5 Klinische Verlaufsformen

Tubulointerstitielle Nierenerkrankungen können klinisch mit akutem oder chronischem Verlauf auftreten.

AKUTE TUBULOINTERSTITIELLE NIERENERKRANKUNGEN

Akute interstitielle Nephritiden machen in unselektierten Kollektiven etwa 2–3 % der Diagnosen aller Nierenbiopsien aus. Bei Patienten, die aufgrund eines akuten Nierenversagens biopsiert werden, liegt dieser Anteil bei 5–15 %. Die tatsächliche Inzidenz ist jedoch weit höher anzunehmen, da nur ein geringer Anteil der Patienten biopsiert wird. Akute interstitielle Nierenerkrankungen können in jedem Alter auftreten, sind aber bei Kindern und Jugendlichen selten.

Das Spektrum zugrunde liegender Ursachen hat sich mit der Zeit gewandelt. Vor der Verfügbarkeit von Antibiotika waren infektassoziierte Formen der akuten interstitiellen Nephritis die häufigste Ursache. So erfolgte die Erstbeschreibung des Krankheitsbildes als postinfektiöse Komplikation nach Scharlach oder Diphtherie. Erreger, für die ein häufigeres Auftreten infektassoziierter tubulointerstitieller Nephritiden beschrieben ist ▶ Tab. 5.2.

Heute machen medikamentös induzierte Formen drei Viertel der Fälle aus; hierbei sind wiederum Antibiotika in etwa einem Drittel der Fälle das auslösende Agens. Ältere Patienten mit Polypharmazie sind besonders häufig betroffen.

Tab. 5.2 Erreger infektassoziierter tubulointerstitieller Nephritiden

Bakterien	Viren	Andere
• Brucellen • Legionellen • Leptospiren • Yersinien • Corynebacterium diphtheriae • Mycobacterium tuberculosis • Salmonellen • Staphylokokken • Streptokokken • Escherichia coli	• CMV • EBV • Hanta • HSV • Hepatitis B • HIV • Masern • Polyoma	• Rickettsien • Toxoplasmen • Leishmanien • Chlamydien • Mykoplasmen

Tab. 5.3 Ursachen akuter interstitieller Nephritiden nach Häufigkeit

Medikamentös induzierte akute interstitielle Nephritis	70–80 %
Infektassoziierte akute interstitielle Nephritis	10–15 %
Akute interstitielle Nephritis bei Systemerkrankungen • Sarkoidose • Sjögren-Syndrom • Systemischer Lupus erythematodes (SLE) • Kryoglobulinämie • Wegenersche Granulomatose	5–10 %
Tubulointerstitielle-Nephritis-und-Uveitis-Syndrom (TINU)	‹ 1 %
Idiopathisch (EBV-assoziiert)	‹ 1 %

Das Ausmaß der Nierenfunktionsverschlechterung reicht von klinisch asymptomatisch bis zum akuten Nierenversagen mit Notwendigkeit einer Nierenersatztherapie. Die klinische Symptomatik ist in der Regel nicht spezifisch für eine tubulointerstitielle Nierenschädigung. Im Vergleich zu Patienten mit glomerulären Erkrankungen zeigen Patienten mit tubulointerstitiellen Nierenerkrankungen jedoch häufiger:

- Eine nur gering ausgeprägte Proteinurie, zumeist unter 1500 mg/d, mit hohem Anteil niedermolekularer Proteine. Ein nephrotisches Syndrom wird praktisch nicht beobachtet (Ausnahme: Akute medikamentös induzierte interstitielle Nephritis nach NSAID).
- Ein eingeschränktes Konzentrationsvermögen mit Polyurie und Nykturie sowie darüber hinausgehende Zeichen der Tubulusschädigung (renal tubuläre Azidose, Salzverlust).
- Eine (sterile) Pyurie anstelle einer Mikrohämaturie.
- Eine für den Grad der Nierenfunktionseinschränkung ausgeprägte Anämie (Ausnahme: Autosomal dominante polyzystische Nierenerkrankung, ADPKD).
- Eine geringere Ödemneigung.
- Eine nur gering ausgeprägte arterielle Hypertonie.

Mit fortschreitender Nierenfunktionsverschlechterung verwischen diese Unterschiede zunehmend.

Diagnostisch wegweisend sein können isolierte Partialstörungen der Tubulusfunktion. Hierzu zählen der Diabetes insipidus renalis (▶ 5.4.3), das Fanconi-Syndrom (▶ 5.4.2) und renal tubuläre Azidosen (▶ 5.4.1). Aufgrund der unterschiedlichen Empfindlichkeit einzelner Nephronabschnitte für einzelne Noxen können Partialstörungen der Tubulusfunktion die Lokalisation der Schädigung eingrenzen und im Einzelfall eine Differenzialdiagnose tubulointerstitieller Nierenerkrankungen ermöglichen.

CHRONISCH TUBULOINTERSTITIELLE NIERENERKRANKUNGEN

Chronisch tubulointerstitielle Nierenerkrankungen sind vom klinischen Verlauf oft oligosymptomatisch. Die Progressionsrate einer Nierenfunktionsverschlechterung ist sehr variabel und hängt von einer Vielzahl begleitender Faktoren ab. Zur Progressionshemmung als wirksam erwiesen haben sich folgende Interventionen:
- ACE-Inhibitoren/AT_1-Rezeptorantagonisten zur Senkung des glomerulären Kapillardruckes und Reduktion der Eiweißausscheidung.
- Blutdruckeinstellung auf einen Zielwert < 125/75 mmHg.
- Vermeidung nephrotoxischer Medikamente und Diagnostika.
- Ausreichende Flüssigkeitszufuhr.
- Ausgleich von Anämie, Azidose und Kalzium-/Phosphathaushalt.
- Optimierung der Blutzuckereinstellung.
- Korrektur der Hyperlipidämie.
- Nikotinkarenz.

Klinisch relevante Krankheitsbilder und spezielle Aspekte ▶ 5.2 und 5.3.

TUBULOINTERSTITIELLE NIERENERKRANKUNGEN NACH TRANSPLANTATION

▶ auch 11, Nierentransplantation.

Tubulointerstitielle Veränderungen sind auch in der transplantierten Niere von großer klinischer Relevanz. Neben dem klassischen Spektrum an Ursachen kommen spezifische Krankheitsbilder hinzu, die bei nicht transplantierten Patienten klinisch keine Rolle spielen.

Die **akute zelluläre (interstitielle) Rejektion** entspricht von den histopathologischen Veränderungen dem Bild einer akuten tubulointerstitiellen Nephritis. Die Behandlung erfolgt mittels Steroidstoß und Intensivierung der Immunsuppression, in steroidresistenten Fällen ist eine Antikörpertherapie indiziert. Fälle von medikamentös induzierten akuten interstitiellen Nephritiden sind auch nach Nierentransplantation beschrieben, selbst in der frühen Posttransplantationsphase unter intensiver Immunsuppression. Mehr als ein Drittel der Patienten macht innerhalb der ersten drei Monate nach Nierentransplantation eine klinisch häufig oligosymptomatische akute Transplantatpyelonephritis durch. Diese wird begünstigt durch die Immunsuppression und die bei voller Harnblase häufig refluxive Ureterplastik oder eine noch einliegende Harnleiterschienung. Rezidivierende subklinische Pyelonephritiden des Transplantates sind prognostisch mit einem schlechteren Organüberleben assoziiert. Eine Cytomegalievirus(CMV)-Infektion oder Reaktivierung kann zu einer Verschlechterung der Transplantatfunktion unter dem Bild einer tubulointerstitiellen Nephritis führen.

Chronisch tubulointerstitielle Nephritiden finden sich bei Polyoma(BK)-Virus-Infektionen der Transplantatniere, die zunehmend häufiger beobachtet werden. Histologisch zeigt sich auch hier das Bild einer tubulointerstitiellen Nephritis; charakteristisch ist die ausgeprägte Tubulitis mit schweren tubulären Veränderungen, sowie intranukleäre Viruseinschlüsse. Immunhistochemisch ist die Färbung für SV40 positiv. Die chronische tubulointerstitielle Fibrose ist Korrelat der chronischen Schädigung des Transplantates durch immunologische Faktoren, Infektionen, Calcineurin-Inhibitor-Toxizität, Reflux und arterielle Hypertonie. Das Ausmaß der tubulointerstitiellen Fibrose korreliert mit der Organfunktion und der weiteren Prognose hinsichtlich dem Transplantatüberleben.

5.1.6 Basisdiagnostik

Die angeführten klinischen und laborchemischen Untersuchungen sind ein diagnostisches Basisprogramm zur Abklärung des Verdachts einer tubulointerstitiellen Nierenerkrankung (▶ 1, Nephrologische Diagnostik). Weiterführende Diagnostik und im Einzelfall sinnvolle Spezialuntersuchungen je nach Krankheitsbild ▶ 5.2 und 5.3.

Bei tubulointerstitiellen Nierenerkrankungen ist die zugrunde liegende Ursache oft bereits klinisch/anamnestisch fassbar!

ANAMNESE
- Eigen-, Berufs- und Familienanamnese.
- Medikamentenanamnese, einschließlich Homöopathika, Nahrungsergänzungsstoffe, Diäten, Anabolika, traditionelle chinesische Medizin.
- Leitfragen:
  – Infektionen, systemische und Harnwegsinfekte (Dysurie, Pollakisurie).
  – Miktionsbeschwerden, Nykturie, Polyurie, Makrohämaturie, Urinschäumen.
  – Zeichen der Systemerkrankung (Haut-, Gelenk- und Augenveränderungen, Sicca- oder Raynaud-Symptomatik).
  – Chronischer Schmerzmittelbedarf.
  – Auslandsaufenthalte.
  – Exposition gegenüber Schwermetallen oder Lösungsmitteln.

LEITSYMPTOME DER KLINISCHEN UNTERSUCHUNG
- Arterielle Hypertonie.
- Ödeme.
- Hautveränderungen (Exanthem, Petechien).
- Gelenk- oder Augenbeteiligung.
- Klopfschmerzhaftes Nierenlager.
- Palpable Raumforderung (zystische Nierenerkrankungen).

URINDIAGNOSTIK
Spontanurin zur Urindiagnostik sollte als Mittelstrahlurin gewonnen werden.

Tab. 5.4 Urindiagnostik

Spontanurin	Teststreifen I	Urin-Stix
	Teststreifen II	Mikroalbuminurie
	Eiweißausscheidung	(Albumin-/Kreatinin-Ratio)
	Eiweißdifferenzierung	
	Urinosmolalität/spezifisches Gewicht	
	Urinbakteriologie	
	Urinsediment	
24-h-Sammelurin	Eiweißausscheidung	
	Elektrolytausscheidung	
	Kreatininclearance	
	Harnstoffclearance (KT/V)	

Für die einzelnen Urinuntersuchungen sind im Folgenden typische Befundkonstellationen aufgeführt.

Eiweißausscheidung und -differenzierung
In der Regel Proteinurie < 1500 mg/d, bei akuter interstitieller Nephritis durch nichtsteroidale Antiphlogistika (NSAID) oder bei assoziierter Minimal-Change-Glomerulonephritis (▸ 4.6.4) auch deutlich höher. In der Eiweißdifferenzierung findet sich ein hoher Anteil niedermolekularer Proteine (α_1- und β_2-Mikroglobulin, Lysozym).

Urinsediment
- In der Mehrzahl der Fälle Mikrohämaturie mit Nachweis weniger Erythrozyten, keine Akanthozyten.
- Sterile Leukozyturie (bei bakterieller Pyelonephritis Keimnachweis).
- Nachweis eosinophiler Granulozyten als Hinweis auf allergisch-hypererges Geschehen.
- Hyaline oder granulierte Zylinder, Epithelzellzylinder, selten Leukozytenzylinder, dann hinweisgebend auf Pyelonephritis, keine Erythrozytenzylinder.
- Epithelzellen des Tubulus und der ableitenden Harnwege.

✓ NACHWEIS UND STELLENWERT DER EOSINOPHILURIE
Der Nachweis erfolgt mittels Hansel-Färbung (Methylenblau/Eosin); die Färbung gilt als positiv, wenn mehr als 1 % der Leukozyten im Sediment anfärbbar sind.

Die diagnostische Sensitivität liegt bei 67 %, die Spezifität bei 83–87 %.

Eine Eosinophilurie ist nicht spezifisch für eine akute (tubulo)interstitielle Nephritis, man findet diese auch bei anderen Erkrankungen; u.a. bei rapid-progressiven Glomerulonephritiden, akuter Prostatitis oder renalen Cholesterinembolien.

Im Kontext anderer klinischer und laborchemischer Marker kann die Eosinophilurie dennoch differenzialdiagnostisch wertvoll sein, insbesondere zur Abgrenzung der akuten interstitiellen Nephritis von einer akuten Tubulusnekrose.

Bei akuter interstitieller Nephritis durch nichtsteroidale Antiphlogistika (NSAID) fehlt typischerweise eine Eosinophilurie.

Urin-pH
Ein im Vergleich zum systemischen pH-Wert inadäquat hoher Urin-pH kann hinweisend sein auf eine renal tubuläre Azidose (▶ 5.4.1).

Urinosmolalität
Bei unter Flüssigkeitsrestriktion nicht adäquat ansteigender Urinosmolalität muss differenzialdiagnostisch an eine distal tubuläre Schädigung und einen renalen Diabetes insipidus (▶ 5.4.3) gedacht werden.

SERUMANALYSEN
- Blutbild einschließlich Differenzialblutbild.
- Retentionswerte (Kreatinin, Harnstoff, Kreatinin- oder Cystatin-C-Clearance.
- Elektrolyte und Säure-Basen-Status.
- Gesamtweiß, Transaminasen.
- CRP, ggf. Procalcitonin.
- Immunologische Parameter bei V.a. Systemerkrankung.

BILDGEBUNG
Sonographie: Eine Ultraschalluntersuchung von Nieren und ableitenden Harnwegen ist obligat. Insbesondere können Informationen zu Nierengröße, Parenchymbreite und Binnenreflexmuster gewonnen, sowie ein Harnstau lokalisiert oder ausgeschlossen werden. Eine Dopplersonographie lässt Rückschlüsse auf die Perfusionsverhältnisse zu.

Eine weiterführende Bildgebung ist nur in Einzelfällen bei pathologischem oder nicht eindeutigem Ultraschallbefund sinnvoll. Spezielle Indikationen ▶ 5.2 und 5.3.

NIERENBIOPSIE
Die Nierenbiopsie ist der Goldstandard zur Sicherung der Diagnose einer tubulointerstitiellen Nephritis. Sie ist in der Regel in unklaren oder prolongiert verlaufenden Fällen indiziert, sowie in Fällen, in denen differenzialdiagnostisch auch eine rapid progressive Glomerulonephritis nicht sicher ausgeschlossen werden kann.

Bei chronischen Nierenerkrankungen kann das Ausmaß der tubulointerstitiellen Fibrose therapieentscheidend sein, so dass eine (Re-)Biopsie indiziert ist. Bei fortgeschrittener Parenchymsaumverschmälerung und kleinen Nieren (< 85 mm) ist eine Biopsie in der Regel nicht mehr sinnvoll.

Die Nierenbiopsie erfolgt sonographisch gesteuert mit automatischen Biopsiesystemen. In erfahrenen Zentren liegt die Rate signifikanter Komplikationen (relevante Nachblutungen, AV-Fisteln, Verletzung anderer Organe, Verlust der Niere) unter 1%.

Kontraindikationen zur Biopsie:
- Einzelniere (auch funktionelle).
- Schrumpfnieren.
- Unkontrollierte arterielle Hypertonie.
- Nicht korrigierbare Gerinnungsstörungen.
- Harnwegsinfekte.

5.1.7 Prognostische Implikationen

Die tubulointerstitielle Fibrose ist gemeinsames charakteristisches Merkmal aller chronischen Nierenerkrankungen, unabhängig von Pathogenese und Lokalisation der primären Läsion. Das Ausmaß der chronisch tubulointerstitiellen Schädigung korreliert mit dem Grad der Nierenfunktionseinschränkung. Darüber hinaus konnte in einer Reihe von Arbeiten gezeigt werden, dass das Ausmaß der tubulointerstitiellen Fibrose einen prognostischen Marker für die weitere Progression der Nierenfunktionsverschlechterung darstellt. Unabhängig von der Grunderkrankung lag der prognostische Vorhersagewert tubulointerstitieller Veränderungen wesentlich höher als derjenige glomerulärer oder vaskulärer Veränderungen. Die Hinzunahme glomerulärer und vaskulärer Veränderungen zu einem gemeinsamen Schädigungsindex führt zu keiner Verbesserung der prognostischen Aussagekraft gegenüber der alleinigen Betrachtung tubulointerstitieller Veränderungen. Dies konnte sowohl für Erkrankungen der Eigennieren als auch für das Fortschreiten der chronischen Transplantatglomerulopathie gezeigt werden.

Literatur
Baker RJ, Pusey CD: The changing profile of acute tubulointerstitial nephritis. Nephrol Dial Transplant 2004; 19:8–11.
Charcot JM: Lectures on Bright´s disease of the kidneys. Progrès Médical, Bourneville & Sevestre, Wood Wand Co, New York, Publishers 1878.
Councilman WJ: Acute interstitial nephritis. J Exp Med 1898; 3:303–420.
Harris RC, Neilson EG: Towards a unified theory of renal progression. Annu Rev Med 2006; 57:365–380.
Rastegar A, Kashgarian M: The clinical spectrum of tubulointerstitial nephritis. Kidney Int 1998; 54:313–327.
Rodríguez-Iturbe B, Johnson RJ, Herrera-Acosta J: Tubulointerstitial damage and progression of renal failure. Kidney Int 2005; 68 (Suppl 99):S82–S86.
Schainuck LI, Striker GE, Cutler RE, Benditt EP: Structural-functional correlations in renal disease. Hum Pathol 1970; 1:631–641

5.2 Akute tubulointerstitielle Nierenerkrankungen

5.2.1 Medikamentös induzierte akute interstitielle Nephritis

Man is the only animal with an incessant desire to take drugs (William Osler).

Definition
In zeitlichem Zusammenhang mit einer Medikamentenexposition stehende akute, in der Regel (teil)reversible Nierenfunktionsverschlechterung als Folge einer T-Zell-vermittelten Hypersensitivitätsreaktion.

Epidemiologie

Eine akute (tubulo)interstitielle Nephritis findet sich in unselektierten Kollektiven bei etwa 2–3 % aller Nierenbiopsien. Bei Patienten, die aufgrund eines akuten Nierenversagens biopsiert werden, liegt dieser Anteil bei 5–15 %.

Medikamente sind die häufigste Ursache einer akuten interstitiellen Nephritis und machen bis zu 75 % aller Fälle aus; etwa ein Drittel davon ist Antibiotika-assoziiert.

Die Erstbeschreibung des Krankheitsbildes erfolgte nach Gabe des β-Lactam-Antibiotikums Methicillin, das heute in Europa und den USA nicht mehr im Handel ist. Unter Therapie mit Methicillin über mindestens 10 Tage ist in bis zu 17 % der Fälle das Auftreten medikamentös induzierter akuter interstitieller Nephritiden beschrieben.

Ätiologie

Eine Unzahl an Wirkstoffen fast aller Substanzgruppen werden als potenzielle Auslöser einer medikamentös induzierten akuten interstitiellen Nephritis genannt. Nur für wenige Arzneimittel ist dieses jedoch mit einer gewissen Regelhaftigkeit beschrieben. Vielen Einzelfallberichten fehlt der stringente Nachweis eines kausalen Zusammenhangs, d. h. der sichere Ausschluss anderer (auch anderer medikamentöser) Ursachen und die bioptische Sicherung einer akuten (tubulo)interstitiellen Nephritis.

Wichtigste Auslöser medikamentös induzierter akuter interstitieller Nephritiden ▸ Tab. 5.5.

Tab. 5.5	Häufige Auslöser medikamentös induzierter akuter interstitieller Nephritiden
Antibiotika	◆ Penicilline ◆ Cephalosporine ◆ Trimethoprim-Sulfamethoxazol ◆ Fluorchinolone ◆ Aminoglykoside ◆ Rifampicin
Salicylate	◆ Acetylsalicylsäure ◆ 5-Aminosalicylate
NSAID und Coxibe	
Diuretika	◆ Thiazide ◆ Schleifendiuretika
Antazida	◆ H_2-Blocker ◆ Protonenpumpeninhibitoren
Urikostatika	◆ Allopurinol
Virustatika	◆ Indinavir, Aciclovir
Interferon	
Antikonvulsiva	◆ Phenytoin

PATHOGENESE UND PATHOLOGIE

Der medikamentös induzierten akuten interstitiellen Nephritis liegt eine T-Zell-vermittelte Hypersensitivitätsreaktion zugrunde; es handelt sich damit um ein dosisunabhängiges Geschehen. Die Immunogenität von Arzneimitteln und Metaboliten beruht auf der kovalenten Bindung an Plasmaproteine unter Bildung von Hapten-Carrier-Komplexen, die sowohl eine B- als auch T-Zell-Antwort des Immunsystems initiieren können. Auch eine direkte Interaktion mit dem T-Zell-Rezeptor wird postuliert. Analog zu anderen arzneimittelinduzierten Hypersensitivitätsreaktionen (i.e. Arzneimittelexanthem) sind auch bei Patienten mit medikamentös induzierter akuter interstitieller Nephritis medikamentenspezifische T-Zellen in peripherem Blut nachweisbar. Neuere Arbeiten weisen zudem auf die Bedeutung von B-Zellen hin, die über eine Freisetzung proinflammatorischer Zyto- und Chemokine, Antigenpräsentation, T-Zell-Aktivierung und Neolymphangiogenese an der Entstehung und Progression entzündlicher tubulointerstitieller Veränderungen beteiligt sind.

Histologisch findet sich ein fokales interstitielles Infiltrat aus überwiegend mononukleären Zellen (Lymphozyten, Monozyten, Makrophagen) vor allem im Bereich des kortikomedullären Übergangs. Vereinzelt lassen sich Eosinophile und wenige neutrophile Granulozyten nachweisen. Ein interstitielles Ödem und eine begleitende Tubulitis, vor allem distaler Tubulusabschnitte, ist typisch. Selten findet sich in der Immunhistologie eine granuläre oder lineare Fixation von IgG und C3 entlang der tubulären Basalmembran, als Hinweis auf gebundene Arzneimittelhaptene. In fortgeschrittenen Stadien finden sich eine zunehmende Tubulusatrophie und eine interstitielle Fibrose.

Eine Sonderstellung nimmt die **granulomatöse tubulointerstitielle Nephritis** ein. Sie ist charakterisiert durch die Ausbildung nichtverkäsender Granulome mit wenigen Riesenzellen im Interstitium und begleitendem entzündlichem Infiltrat.

KLINIK

Typischerweise kommt es wenige Tage bis im Mittel etwa 2 Wochen nach Einnahme der auslösenden Substanz zu einer Nierenfunktionsverschlechterung, einhergehend mit geringer Proteinurie und auffälligem Urinsediment; Ödeme oder hypertensive Blutdruckwerte fehlen häufig. Der Zeitrahmen ist sehr variabel und reicht von ein bis zwei Tagen (Rifampicin) bis zu mehr als 18 Monate nach Therapiebeginn (NSAID).

Das klinische Spektrum reicht von einer asymptomatischen Nierenfunktionsverschlechterung bis zu einer generalisierten Hypersensitivitätsreaktion mit akutem Nierenversagen; in etwa einem Drittel der Fälle ist eine Nierenersatztherapie erforderlich. Flankenschmerzen, als Kapseldehnungsschmerz, werden in etwa der Hälfte der Fälle beobachtet, ebenso eine Mikrohämaturie und Pyurie.

> **KLINISCHES VOLLBILD DER MEDIKAMENTÖS INDUZIERTEN AKUTEN INTERSTITIELLEN NEPHRITIS**
> (nach Gabe von Methicillin, beschrieben in den 1960er und 1970er Jahren)
> - Oligo-Anurie.
> - Fieber.
> - Arthralgien.
> - Symmetrisches makulopapulöses Exanthem.
> - Eosinophilie und -urie.
> - Urinsediment mit Erythrozyten, Leukozyten und Leukozytenzylindern.
> - Mäßiggradige Proteinurie (< 1000 mg/d).
> - Zeichen der tubulären Schädigung (Fanconi-Syndrom, RTA).

Im Gegensatz zu den historischen Methicillin-assoziierten Fällen sind bei anderen auslösenden Substanzen extrarenale Manifestationen in der Regel nicht oder nur in abgeschwächter Form zu finden. Jedes einzelne dieser Symptome kommt in weniger als der Hälfte der Patienten mit akuter medikamentös induzierter interstitieller Nephritis vor. Die Trias aus Fieber, makulopapulösem Exanthem und Eosinophilie findet sich in etwa 10 % der Fälle, das Vollbild in weniger als 5 % der Patienten.

Einige klinische Besonderheiten weist die akute interstitielle Nephritis nach Einnahme von NSAID auf: Sie tritt auch nach einer längeren Latenzzeit auf; Fieber, Exantheme oder Eosinophilie fehlen in der Regel, und die Eiweißausscheidung liegt in 75 % der Fälle über 1000 mg/24 h. Wichtigste Differenzialdiagnosen sind die hämodynamisch vermittelte akute Tubulusnekrose, die renale Papillennekrose und die NSAID-induzierte membranöse Glomerulonephritis.

DIAGNOSTIK UND DIFFERENZIALDIAGNOSE

Bei einer Verschlechterung der Nierenfunktion in zeitlichem Zusammenhang mit einer Medikamenteneinnahme müssen differenzialdiagnostisch erwogen werden:
- Akute tubulointerstitielle Nephritis.
- Akute Tubulusnekrose durch Grunderkrankung oder Medikamententoxizität.
- Immunkomplexnephritis nach Infekt, der zur Antibiotikagabe führte.

Zur Basisdiagnostik (Urin- und Serumanalysen) ▶ 5.1.6. Ein Urinsediment mit Nachweis einer Eosinophilurie kann die Diagnose erhärten, beweisend ist letztendlich nur eine Nierenbiopsie. Zum Stellenwert der Eosinophilurie ▶ 5.1.6.

THERAPIE

Zu Management und Therapie medikamentös induzierter interstitieller Nephritiden liegen keine randomisierten, kontrollierten Studien vor. Ein praxisorientierter Algorithmus zum klinischen Vorgehen bei Verdacht der medikamentös induzierten akuten interstitiellen Nephritis ▶ Abb. 5.2.

5.2 Akute tubulointerstitielle Nierenerkrankungen

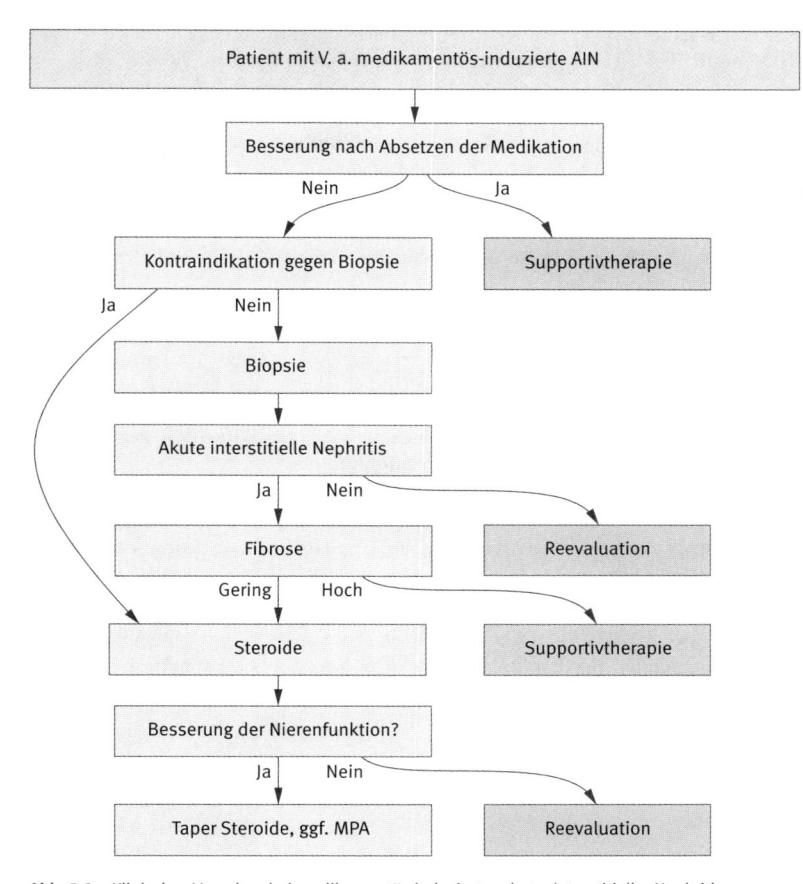

```
                    Patient mit V. a. medikamentös-induzierte AIN
                                      │
                                      ▼
                    Besserung nach Absetzen der Medikation
                         Nein                Ja
                          │                   │
                          ▼                   ▼
              Kontraindikation gegen Biopsie   Supportivtherapie
          Ja            Nein
           │             │
           │             ▼
           │           Biopsie
           │             │
           │             ▼
           │     Akute interstitielle Nephritis
           │          Ja        Nein
           │           │          │
           │           ▼          ▼
           │        Fibrose    Reevaluation
           │     Gering   Hoch
           │        │       │
           ▼        ▼       ▼
              Steroide       Supportivtherapie
                 │
                 ▼
         Besserung der Nierenfunktion?
              Ja        Nein
               │          │
               ▼          ▼
       Taper Steroide,  Reevaluation
         ggf. MPA
```

Abb. 5.2 Klinisches Vorgehen bei medikamentös induzierter akuter interstitieller Nephritis

An erster Stelle steht das Absetzen des potenziell auslösenden Agens. Bei mehreren in Frage kommenden Substanzen müssen alle beendet werden. Besteht eine vitale Indikation, kann im Einzelfall ein Lymphozyten-Proliferationstest oder der Nachweis medikamentenspezifischer T-Zellen einen Hinweis auf die auslösende Substanz geben und ein gezieltes Umsetzen auf ein Alternativpräparat ermöglichen.

Bei klinisch mildem Verlauf mit nur geringer Verschlechterung der Nierenfunktion kann der Spontanverlauf unter symptomatischer Therapie einige Tage abgewartet werden. Bei Erholung der Nierenfunktion ist keine medikamentöse Therapie erforderlich. Kommt es innerhalb eines Zeitraums von 3–5 Tagen zu keiner Verbesserung der Nierenfunktion, sollte eine Nierenbiopsie angestrebt werden.

Bei höhergradig eingeschränkter Nierenfunktion oder bioptisch gesicherter akuter interstitieller Nephritis ist die Gabe von Steroiden (z. B. Prednisolon, beginnend mit 1 mg/kg KG/d und Taper über 4–6 Wochen) indiziert. Eine durch NSAID ausgelöste akute interstitielle Nephritis spricht häufig schlecht auf Steroide an. In schweren Fällen kann der Versuch einer hochdosierten Stoßtherapie (Prednisolon 500–1000 mg/d über 3 Tage) vorangestellt werden. Vor hochdosierter Steroidgabe sollte nach klinischer Notwendigkeit und zeitlich vertretbarem Rahmen ein Fokusausschluss erfolgen.

Neuere Untersuchungen zeigen die Wirksamkeit von Mycophenolsäure (MPA) bei Steroidunverträglichkeit oder zur Einsparung von Steroiden bei steroidabhängiger akuter interstitieller Nephritis.

Bei Zeichen der fortgeschrittenen Nierenschädigung mit ausgeprägter Tubulusatrophie und interstitieller Fibrose ist eine längere immunsuppressive Therapie nicht mehr Erfolg versprechend.

Verlauf und Prognose

In der Mehrzahl der Fälle führt das Absetzen der auslösenden Medikation zu einer spontanen Erholung der Nierenfunktion. Ein Rückgang des Serum-Kreatinins ist häufig innerhalb weniger Tage zu beobachten, die vollständige Erholung der Nierenfunktion kann 4–6 Wochen in Anspruch nehmen. Etwa 30–40 % der Patienten erreichen nicht wieder ihre Ausgangsnierenfunktion.

Für die Prognose von Bedeutung ist die Dauer des akuten Nierenversagens; der Grad der Nierenfunktionsverschlechterung (Höhe des Serum-Kreatinins, Notwendigkeit einer passageren Nierenersatztherapie) spielt für die Prognose der Nierenfunktion keine Rolle.

Die Notwendigkeit einer Steroidtherapie ist nicht mit einer schlechteren Prognose verbunden, wohl aber ein verzögertes Ansprechen der Nierenfunktion auf Steroide.

Prognostisch ungünstige Faktoren für eine Erholung der Nierenfunktion sind:
- Dauer des akuten Nierenversagens > 14 Tage.
- Verzögertes Ansprechen auf Steroide.
- In der Biopsie:
  – Diffuses (anstelle fokales) interstitielles Infiltrat.
  – Granulomatöse tubulointerstitielle Nephritis.
  – Tubuläre Atrophie und interstitielle Fibrose.

Bei (akzidenteller) Reexposition ist eine Rekurrenz der interstitiellen Nephritis zu erwarten.

Literatur

Clarkson MR, Giblin L, O`ConnelL F, O`Kelly P, Walshe JJ, Conlon P, O`Meara Y, Dormon A, Campbell E, Donohue J: Acute interstitial nephritis: clinical features and response to corticosteroid therapy. Nephrol Dial Transplant 2004; 19:2778–2783.

Heller F, Lindenmeyer MT, Cohen CD, Brandt U, Draganovici D, Fischeder M, Kretzler M, Anders H-J, Sitter T, Mosberger I, Kerjaschki D, Regele H, Schlöndorff D, Segerer S: The contribution of B cells to renal interstitial inflammation. Am J Pathol 2007; 170:457–468.

Kodner CM, Kudrimoti A: Diagnosis and management of acute interstitial nephritis. Am Fam Physician 2003; 67:2527–2534.

Preddie DC, Markovitz GS, Radhakrishnan J, Nickolas TL, D´Agati VD, Schwimmer JA, Gardenswartz M, Rosen R, Appel GB: Mycophenolate Mofetil for the treatment of interstitial nephritis. Clin J Am Soc Nephrol 2006; 1:718–722.

Spanou Z, Keller M, Britschgi M, Yawalkar N, Fehr T, Neuweiler J, Gugger M, Mohaupt M, Pichler WJ: Involvement of drug-specific T cells in acute drug-induced interstitial nephritis. J Am Soc Nephrol 2006; 17:2919–2927.

5.2.2 Akute Pyelonephritis

Definition

Akute bakterielle Infektion des Tubulointerstitiums der Niere mit Pyurie und systemischen Entzündungszeichen. In der Regel handelt es sich um eine vom Harntrakt ausgehende, aszendierende Infektion der Niere.

Man unterscheidet zwei Formen der akuten Pyelonephritis:
- **Unkomplizierte akute Pyelonephritis:** Ambulant erworbene Infektion ohne Prädispositionsfaktoren.
- **Komplizierte akute Pyelonephritis:** Nosokomiale Infektion, multiresistente Erreger, schwere systemische Entzündungszeichen, Risikofaktoren (Diabetes mellitus, Immunsuppression, Gravidität, vesikoureteraler Reflux, obstruktive Uropathie), akute Pyelonephritis des Mannes.

Synonym: Akute granulozytäre tubulointerstitielle Nephritis.

Epidemiologie

Bei Frauen wird die Inzidenz der akuten Pyelonephritis mit 28–36/10 000 Patientinnen/Jahr angegeben. Männer sind seltener betroffen. Generell nimmt die Inzidenz akuter Pyelonephritiden mit dem Alter zu.

Gravidität: Die Inzidenz der akuten Pyelonephritis in der Schwangerschaft liegt bei 140/10 000 Geburten. Nulliparae sind häufiger betroffen. Mehr als die Hälfte der Infektionen erfolgt im zweiten Trimenon. Wird eine asymptomatische Bakteriurie im ersten Trimenon nicht behandelt, liegt das Risiko für eine symptomatische Harnwegsinfektion im Verlauf der Schwangerschaft bei 30–40 %.

Ätiologie

Das Keimspektrum der unkomplizierten akuten Pyelonephritis ist vergleichsweise eng; 70–95 % der Infektionen sind durch uropathogene Escherichia coli bedingt, gefolgt von Staphylokokken (5–10 %) sowie selten Enterokokken, Proteus mirabilis, Klebsiellen, Ureaplasma urealyticum oder Mycoplasma hominis (< 5 %). Bei älteren Patienten ist der Anteil Escherichia-coli-bedingter Infektionen geringer.

Bei komplizierten Infektionen findet sich neben Escherichia coli ein breiteres Keimspektrum mit Staphylokokken, Enterokokken, Klebsiellen, Citrobacter, Pseudomonaden und Pilzinfektionen. Das Keimspektrum in der Schwangerschaft unterscheidet sich nicht.

Escherichia coli sind in 20–30 % der Fälle gegen β-Lactam-Antibiotika und Cephalosporine der ersten Generation resistent. Enterokokken weisen zunehmend Resistenzen gegen Fluorquinolone auf.

Pathogenese und Pathologie

Die weitaus größte Zahl akuter Pyelonephritiden entsteht durch Keimaszension aus den ableitenden Harnwegen. Selten ist eine hämatogene oder lymphogene Streuung, auch distanter Foci, in die Niere.

Als Risikofaktoren für eine Bakteriurie und aszendierende Infektionen gelten Fehlbildungen der ableitenden Harnwege, refluxive oder obstruktive Uropathien, Blasenentleerungsstörungen mit Restharnbildung, Nierensteine, geschwächte Abwehrlage (Diabetes mellitus, Immunsuppression), einliegende Katheter und transurethrale Eingriffe. In der Schwangerschaft begünstigen ein erhöhter Blasendruck durch den Uterus sowie Kompression der Ureteren das Auftreten von Pyelonephritiden.

Bei aszendierender Infektion intrarenale Ausbreitung von Medulla in Richtung Kortex.

KLINIK

Eine akute Pyelonephritis manifestiert sich mit Fieber, abdominellen Beschwerden (Übelkeit, Erbrechen, Subileus), Flankenschmerzen und klopfschmerzhaftem Nierenlager. Klinische Zeichen des Harnwegsinfektes (Dysurie, Pollakisurie, Urge-Symptomatik) finden sich in nur etwa der Hälfte der Patienten, auch wenn eine Zystitis vorliegt. Schüttelfrost und hypotone Blutdruckregulation sind Zeichen der Bakteriämie (bei überwiegend gramnegativen Erregern auch bei Bakteriämie nur in etwa 30 % der Fälle). Fieber und Flankenschmerzen unterscheiden mit großer Sicherheit eine Infektion der Niere von einem symptomatischen Harnwegsinfekt.

Das Spektrum klinischer Beschwerden reicht von subfebrilen Temperaturen und leichter Dysurie bis hin zur manifesten Urosepsis. Insbesondere bei älteren Patienten, bei komplizierten Pyelonephritiden und bei immunsupprimierten Patienten finden sich klinisch oligosymptomatische Verläufe.

Die **emphysematöse Pyelonephritis** ist eine seltene, schwere nekrotisierende Verlaufsform der akuten Pyelonephritis mit gasbildenden Bakterien (Escherichia coli, Pseudonas aeruginosa, Proteus mirabilis) und Gasansammlungen in ableitenden Harnwegen, Nierenparenchym oder perirenal (Nachweis mittels Abdomenübersicht, Sonographie oder CT, zumeist unilateraler Befund). Hauptrisikofaktoren sind ein Diabetes mellitus (90 %) sowie obstruktive Uropathien; Frauen sind häufiger betroffen als Männer. Eine perkutane Abszessdrainage oder Nephrektomie kann erforderlich sein, das Risiko schwerer septischer Komplikationen liegt bei 30–80 %.

DIAGNOSTIK UND DIFFERENZIALDIAGNOSE

Die Diagnose der akuten Pyelonephritis wird klinisch und laborchemisch gestellt.

Die Urindiagnostik umfasst Teststreifen, Urinsediment und Urinbakteriologie. Der alleinige Einsatz von Teststreifen ist aufgrund fehlender Sensitivität (Leukozyten oder Nitrit positiv: 75–84 %) nicht ausreichend; insbesondere bei niedriger Keimzahl. Staphylokokken und Enterokokken produzieren zudem kein Nitrit. Die meisten Patienten mit akuter Pyelonephritis haben Zeichen der systemischen Infektion (Leukozytose, Erhöhung von CRP und Procalcitonin).

Im Urinsediment findet sich in fast 100 % der Fälle eine Pyurie; fehlt diese, ist eine akute Pyelonephritis unwahrscheinlich. Leukozytenzylinder sind selten, aber beweisend für eine Mitbeteiligung der Niere. Eine Hämaturie findet sich bei begleitender Zystitis, ist aber nicht Ausdruck einer schwerwiegenderen Infektion. Der direkte Nachweis von Bakterien gelingt häufig und ist in der Gramfärbung von hoher diagnostischer Aussagekraft.

Die Urinbakteriologie ist in 80–95 % der Fälle positiv (> 10 000 colony forming units, CFU). Ein Keimnachweis in geringerer Keimzahl (< 10 000 CFU) stellt bei Männern und in der Schwangerschaft eine Behandlungsindikation dar.

Diagnostische Wertigkeit der jeweiligen Untersuchungen ▶ Tab. 5.6.

Tab. 5.6 Urinuntersuchungen: Diagnostische Wertigkeit bei Harnwegsinfektion

Test	Befund	Sensitivität (%)	Spezifität (%)
Teststreifen	Leukozyten oder Nitrit pos.	75–84	82–98
Urinsediment	> 5 Leukozyten / Gesichtsfeld	72–95	48–82
	Hämaturie	44	88
Gramfärbung	> 1 Bakterium / Gesichtsfeld	93	95

Die Abnahme von Blutkulturen ist bei unkomplizierten Pyelonephritiden nicht indiziert. Bei komplizierten Pyelonephritiden findet sich unter stationärer Therapie in 10–20 % der Fälle eine positive Blutkultur.

Ein Schwangerschaftstest sollte erfolgen, wenn eine Gravidität nicht sicher ausgeschlossen werden kann.

Sonographie: Eine Ultraschalluntersuchung von Nieren und ableitenden Harnwegen ist obligat, insbesondere zum Ausschluss einer obstruktiven Uropathie. Eine erweiterte Bildgebung ist nur in ausgewählten Fällen indiziert.

Indikationen zur erweiterten Bildgebung (CT, MRT) unter sorgfältiger Nutzen-Risiko-Abwägung sind:
- V.a. Obstruktion, Nephrolithiasis.
- V.a. Papillennekrose, Abszess oder penetrierende Infektion.
- Schlechtes Ansprechen auf antibiotische Therapie (Fieber > 72 h).
- Polyzystische Nierenerkrankung (infizierte Zysten).

CT-morphologisch nachweisbare intrarenal hypodense Areale entsprechen dem akuten interstitiellen Ödem im Rahmen der akuten granulozytären interstitiellen Nephritis und sind reversibel.

Eine weiterführende urologische Diagnostik ist bei Nephrolithiasis sowie obstruktiver oder refluxiver Uropathie erforderlich.

Eine respiratorische Alkalose kann ein frühes Zeichen einer beginnenden Urosepsis sein.

THERAPIE

Algorithmus zum Management von Patienten mit akuter Pyelonephritis ▶ Abb. 5.3.

Die unkomplizierte akute Pyelonephritis kann ambulant behandelt werden. Abhängig von dem klinischen Bild des Patienten, Begleiterkrankungen, der Compliance und der Möglichkeit der ambulanten Nachsorge kann in bis zu einem Drittel der Fälle eine (initial) stationäre Therapie indiziert sein.

5 Tubulointerstitielle Nierenerkrankungen

Tab. 5.7 Indikationen zur stationären (Initial-)Therapie

Absolute Indikationen	Relative Indikationen
• Parenterale Hydratation erforderlich • Komplizierte Pyelonephritis • Verdacht der Urosepsis • Unsichere Diagnose • Obstruktive Uropathie • Gravidität	• Alter > 60 Jahre • Anomalien der ableitenden Harnwege • Immunkompromittierte Patienten • Noncompliance • Fehlende hausärztliche Anbindung

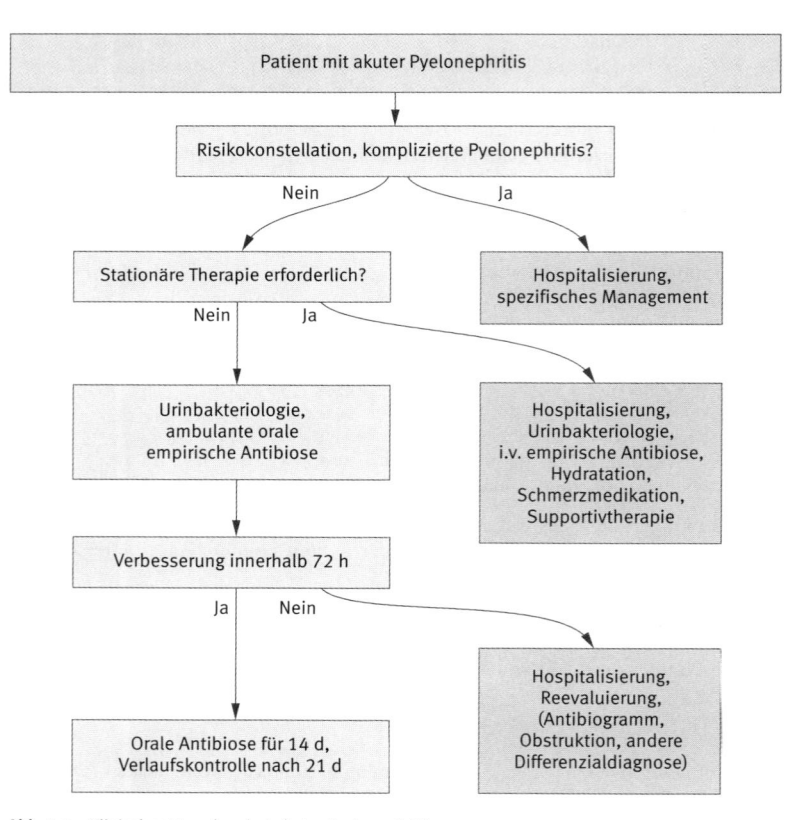

Abb. 5.3 Klinisches Vorgehen bei akuter Pyelonephritis

Die Therapie der akuten Pyelonephritis besteht aus einem ausreichenden Flüssigkeitsdurchsatz (Urinmenge > 2000 ml/d, ggf. i.v. Hydratation), einer empirischen antibiotischen Therapie sowie ggf. einer analgetischen und spasmolytischen Medikation. Zur kalkulierten Antibiotikatherapie kommen Fluorquinolone, Cephalosporine der 2. und 3. Generation, Trimethoprim-Sulfamethoxazol und β-Lactam-

Antibiotika zum Einsatz. Bei komplizierten Pyelonephritiden kann ein Grampräparat bei der Wahl der empirischen Antibiose hilfreich sein.

Bei gramnegativen Erregern eignet sich ein orales Fluorquinolon (Ciprofloxacin, Levofloxacin, für Moxifloxacin ist das Erreichen therapeutischer Wirkspiegel in der Niere nicht bewiesen). Bei grampositiven Erregern sollte ein β-Lactam-Antibiotikum (Amoxicillin/Clavulansäure) bis zum Erhalt des Antibiogramms hinzugenommen werden. Trimethoprim-Sulfamethoxazol ist aufgrund des Resistenzspektrums zur alleinigen Primärtherapie nicht geeignet. Eine klinische und laborchemische Verlaufskontrolle muss nach drei Tagen erfolgen.

Die empfohlene Behandlungsdauer liegt bei 14 (bis 21) Tagen, eine Pyelonephritis bei Männern sollte 4–6 Wochen behandelt werden. Eine kürzere Therapiedauer ist aufgrund des hohen Rezidivrisikos nicht ausreichend; insbesondere bei β-Lactam-Antibiotika ist bei einer Behandlungsdauer von unter 14 Tagen von einer erhöhten Rezidivrate auszugehen.

Bei komplizierter akuter Pyelonephritis ist die stationäre (Initial-)Therapie obligat. In der Schwangerschaft ist eine Antibiose mit Penicillin (z.B. Ampicillin) oder Cephalosporinen der 2. und 3. Generation sicher und effektiv. Fluorquinolone sind teratogen und in der Schwangerschaft kontraindiziert. Die Initialtherapie sollte parenteral und unter stationären Bedingungen erfolgen. In 90 % der Patientinnen ist nach 24 h eine ambulante Verlaufskontrolle und eine Umstellung auf eine orale Antibiose möglich. Eine engmaschige ambulante Anbindung ist notwendig, insbesondere eine Kontrolle des Urinbefundes nach Beenden der antibiotischen Therapie.

VERLAUF UND PROGNOSE

Eine innerhalb von 14 Tagen auftretende erneute akute Pyelonephritis ist als rekurrierende Infektion anzusehen; häufig findet sich hier das gleiche Erregerspektrum. In der Regel ist dieses Folge einer nicht ausreichenden Therapiedauer.

Eine erneute Infektion im Abstand von mehr als 14 Tagen wird als eine unabhängige Neuinfektion gewertet und behandelt.

Bei wiederholten Pyelonephritiden mit stets gleichem Erregerspektrum sind eine Bildgebung und eine urologische Abklärung erforderlich.

Wichtigste Komplikation ist die Urosepsis mit einer Mortalität von 15 %, bei septischem Schock bis über 50 %. Überwiegend sind gramnegative Erreger zu finden.

In der Schwangerschaft liegt das Risiko einer rekurrierenden Pyelonephritis bei 6–8 %. Sie ist assoziiert mit einem erhöhten Risiko vorzeitiger Wehen und niedrigem Geburtsgewicht.

....
Literatur
Ramakrishnan K, Scheid DC: Diagnosis and management of acute pyelonephritis in adults. Am Fam Physician 2005; 71:933–942.
Yao J, Gutierrez OM, Reiser J: Emphysematous pyelonephritis. Kidney Int 2007; 71:462–465.

5.2.3 Hantavirus-Nephropathie

DEFINITION

Durch Infektion mit Erregern der Hantaviridae hervorgerufenes Krankheitsbild, das unter dem Begriff „Hämorrhagisches Fieber mit Nierenbeteiligung" (HFRS, hemorrhagic fever with renal syndrome) zusammengefasst wird.

In Europa meist als milde Verlaufsform durch den Virustyp Puumala, die als Nephropathia epidemica bezeichnet wird.

In Nord- und Südamerika führen Infektionen mit den „new world hantaviruses" zum klinischen Bild des „Hantavirus-induzierten kardiopulmonalen Syndroms" (HCPS, human cardiopulmonary syndrome).

EPIDEMIOLOGIE

Hantavirus-Infektionen zählen zu den „emerging infectious diseases" mit zunehmender Verbreitung. Die Inzidenz der Erkrankung in Deutschland liegt bei 0,54 Erkrankungen/100 000 Einwohner/Jahr (2005), im Vergleich zu den Vorjahren mit deutlich steigender Tendenz. Dies ist in fast allen mitteleuropäischen Ländern zu beobachten.

Im Jahr 2005 wurden nach Angaben des Robert-Koch-Institutes in Deutschland insgesamt 448 Fälle von Hantavirus-Infektionen gemeldet, fast ausschließlich (98 %) durch den Virustyp Puumala. In Europa kommen zudem Infektionen mit den Virustypen Hantaan und Dobrava vor; Infektionen mit anderen Virustypen entstammen in der Regel dem nichteuropäischen Ausland.

Ein saisonaler Gipfel wird in den Frühsommermonaten erreicht. Eine ausgeprägte regionale Häufung wird beobachtet (▶ Abb. 5.4), wobei ein Vordringen vor ländlichen in großstädtische Gebiete zu beobachten ist.

In einer bundesweiten Fall-Kontrollstudie zu Verbreitung und Risikofaktoren von Hantavirus-Infektionen (2006) sind in einer multivariaten Analyse als unabhängige Expositionsrisiken beschrieben: Tätigkeit im Bauwesen, Bemerken von Mäusen oder Exkrementen in der Umgebung, Wohnort mit Distanz < 100 m zu bewaldetem Gebiet.

Aufgrund der unspezifischen Krankheitssymptome der Nephropathia epidemica muss von einer hohen Dunkelziffer subklinisch verlaufender und nicht diagnostizierter Fälle ausgegangen werden.

Die Seroprävalenz von Antikörpern gegen Hantaviren liegt in der Gesamtbevölkerung bei etwa 1–2 %.

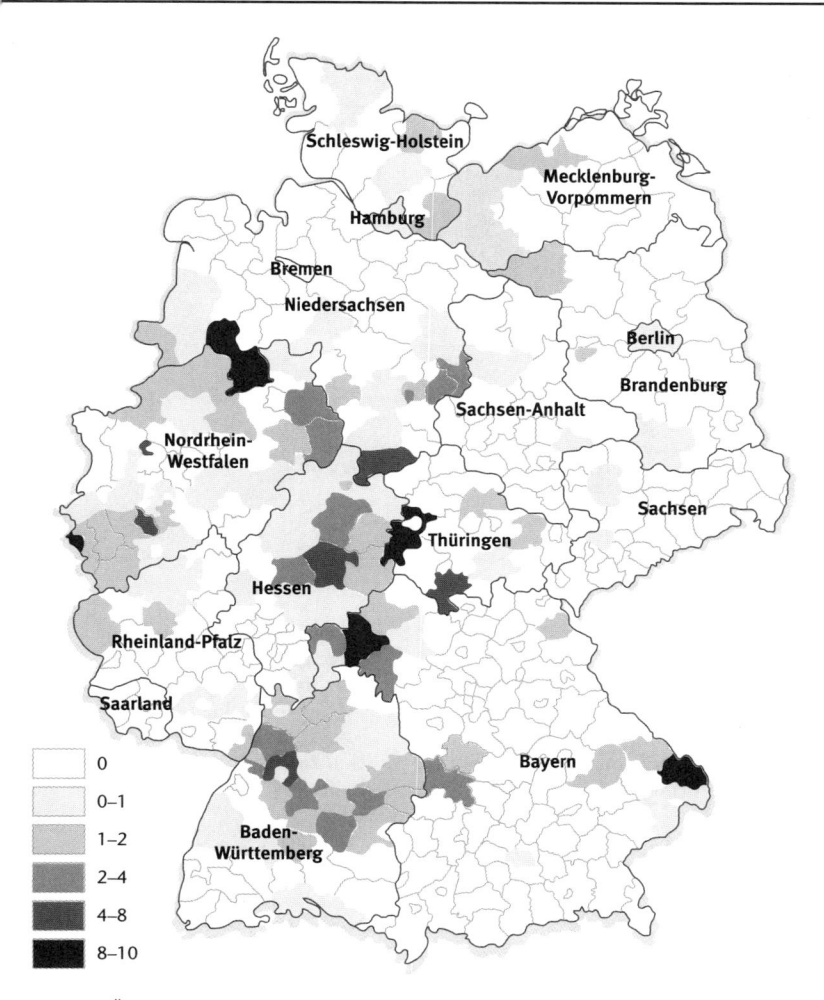

Abb. 5.4 Übermittelte Hantavirus-Infektionen pro 100 000 Einwohner nach Kreis, Deutschland, 2005. Mit freundlicher Genehmigung des Robert-Koch-Institutes, Berlin

ÄTIOLOGIE

Hantaviridae gehören zur Familie der Bunyaviridae, Genius Hantavirus. Hantaviridae kommen weltweit vor; natürliches Reservoir sind asymptomatisch infizierte Nagetiere, die das Virus über Saliva, Urin und Fäzes ausscheiden. Der Mensch infiziert sich in der Regel aerogen durch Inhalation virushaltiger Aerosole oder Schleimhautkontakt kontaminierter Hände. Die Inkubationszeit liegt bei zwischen 2 und 4 Wochen (Zeitspanne 5–60 Tage).

Tab. 5.8 Hantaviridae

Virustyp	Reservoir	Verbreitung	Krankheitsbild
Puumala	Clethrionomys glareolus (Rötelmaus)	Nord-, West- und Mitteleuropa	Nephropathia epidemica
Dobrava	Apodemus flavicollis (Gelbhalsmaus) Apodemus agrarius (Brandmaus)	Mittel- und Osteuropa, Balkan	HFRS
Hantaan	Apodemus agrarius (Brandmaus)	Südostasien, östliches Russland, Südeuropa	HFRS
Tula	Microtus arvalis (Feldmaus)	Süd- und Osteuropa, östliches Russland	HFRS
Seoul	Rattus norvegicus, Rattus rattus (verschiedene Rattenarten)	Weltweit	HFRS
Sin Nombre	Peromyscus maniculatus (Hirschmaus)	USA, Kanada	HCPS
Andes Oran	Oligoryzomys longicaudatus (Reisratte)	Südamerika	HCPS

PATHOGENESE UND PATHOLOGIE

Einer Infektion mit Hantaviridae folgt die Virusreplikation in Makrophagen und Endothelzellen der Gefäße, insbesondere von Lunge und Niere. Das virale Nukleokapsid-Protein gelangt nach Bindung an zelluläre Oberflächenproteine ($\alpha_v\beta_3$-Integrin) und nachfolgender Endozytose in die Zelle. Eine Infektion führt über Freisetzung von Zyto- und Chemokinen (u. a. TNF-α, Interferon-γ, IL-6) sowie direkter Interaktion mit dem $\alpha_v\beta_3$-Integrin-Molekül zu einer Schrankenstörung mit gesteigerter endothelialer Permeabilität (capillary leak syndrome).

Histologisch zeigt sich das Bild einer akuten interstitiellen Nephritis mit mononukleärem Infiltrat. Ein ausgeprägtes interstitielles Ödem ist Ausdruck der erhöhten Kapillarpermeabilität; in schweren Fällen finden sich interstitielle Hämorrhagien, vor allem im Bereich des kortikomedullären Übergangs. Glomeruläre Veränderungen sind selten, trotz der teilweise deutlichen Proteinurie.

KLINIK

Nephropathia epidemica: Symptomatische Infektionen manifestieren sich mit akut einsetzendem hohem Fieber, Kopfschmerzen, Myalgien, Flankenschmerzen oder abdominellen Beschwerden sowie oligurischem akutem Nierenversagen. Eine passagere Thrombozytopenie in der Frühphase der Erkrankung ist charakteristisch. Nicht selten finden sich konjunktivale Einblutungen und Petechien an Gaumen und stammbetonten Hautabschnitten.

Zeichen der Nierenbeteiligung sind eine Oligurie, Azotämie, Proteinurie und Hämaturie. Die Proteinurie umfasst Albumin und niedermolekulare Proteine und kann bis zu mehreren Gramm pro Tag betragen. Akanthozyten, als Zeichen der glomerulären Hämaturie, finden sich nicht. Nach 3–4 Tagen beginnt die Rekonvaleszenz mit Einsetzen einer Polyurie; die Notwendigkeit einer Nierenersatztherapie ist selten.

Das gemeinsame Auftreten mehrerer der angeführten Symptome kann hinweisend sein auf das Vorliegen einer Nephropathia epidemica:
- Akuter Krankheitsbeginn und Fieber > 38 °C.
- Oligurie, Azotämie.
- Proteinurie und/oder Hämaturie.
- Cephalgien, Myalgien.
- Abdominelle Beschwerden.
- Passagere Thrombopenie.

HFRS: Die Erkrankung verläuft in charakteristischen Phasen. Krankheitsbeginn mit hohem Fieber und grippaler Symptomatik, häufig Cephalgien mit Photophobie und Visusverschlechterung; nach 3–4 Tagen ausgeprägte abdominelle und lumbale Beschwerden, konjunktivale und petechiale Einblutungen, Schwindel und Erbrechen, zudem ausgeprägte Flüssigkeitsexsudation und Hypotonie bis hin zum hypovolämischen Schock und akutem Nierenversagen. Eine Nierenersatztherapie ist häufig erforderlich. Selten sind extrarenale Manifestationen von Leber, Herz oder ZNS.

HCPS: Initial hochfieberhafte Phase mit unspezifischen grippalen Symptomen; 4–10 Tage nach Symptombeginn rasche Entwicklung eines progredienten Atemnotsyndroms (ARDS) mit kardiopulmonaler Dekompensation.

DIAGNOSTIK UND DIFFERENZIALDIAGNOSE

Leitfragen der Anamnese: Wohn- und Aufenthaltsort der letzten 2–4 Wochen (regionale Häufung), berufliche Tätigkeit, Sport-/Outdoor-Aktivitäten, Gartenarbeit, Renovierungs- und Entrümpelungsarbeiten. Eine diesbezüglich leere Anamnese ist jedoch nicht selten.

Die Diagnose einer Hantavirus-Infektion wird aufgrund klinischer und serologischer Befunde gestellt. Der serologische Ausschluss einer Hantavirus-Infektion sollte bei allen Patienten mit Fieber, Flankenschmerzen und akutem Nierenversagen erfolgen.

Als serologische Nachweismethoden stehen zur Verfügung:
- ELISA mit spezifischen rekombinanten Antikörpern gegen Nukleokapsidproteine. Bei Symptombeginn weisen Patienten in der Regel IgM-, IgA- und häufig bereits IgG-Antikörper auf. Der Puumala-spezifische ELISA zeigt eine Kreuzreaktivität mit dem Subtyp Hantaan.
- Immunoblot oder Immunfluoreszenz, auch als Bestätigungstest für grenzwertige ELISA-Befunde.
- Direkte Virusanzucht (z. B. aus Biopsiematerial); in der Akutphase möglich, aber schwierig.
- Eine Serotypisierung kann mittels Virusneutralisationstest im Speziallabor erfolgen.

Im Urinsediment finden sich in der akuten Erkrankungsphase Tubulusepithelien mit ausgeprägt vergrößerten Nucleoli, die nach Abklingen der Infektion verschwinden. In diesen Zellen lässt sich Hantavirus-Antigen nachweisen.

Die nachgewiesene Erkrankung ist nach §7 des Infektionsschutzgesetzes meldepflichtig.

Therapie

Die Therapie der Hantavirus-Infektion ist symptomatisch; eine spezifische Therapie steht nicht zur Verfügung. HFRS und HCPS erfordern in der Regel eine intensivmedizinische Betreuung.

Ribaverin besitzt anti-hantavirale Aktivität; in Einzelfällen erwies sich bei HFRS oder HCPS eine frühzeitige Gabe von Ribaverin als erfolgreich. In neueren Untersuchungen konnte keine ausreichende therapeutische Wirksamkeit gezeigt werden, so dass die Wertigkeit von Nukleosidanaloga nicht gesichert ist.

Verschiedene Strategien der aktiven und passiven Immunisierung befinden sich in der präklinischen Entwicklung, an einer europäischen Vakzine wird gearbeitet.

Aufgrund fehlender Therapieoptionen kommt der Prävention von Hantavirus-Infektionen entscheidende Bedeutung zu. Hierzu zählen insbesondere die Expositionsprophylaxe mit konsequenter Bekämpfung von Mäusen in Wohn- und Nutzräumen sowie der sicheren Beseitigung von Exkrementen. Alkohol und haushaltsübliche Desinfektionsmittel zerstören das Kapsid der Viren und sind zur Oberflächenreinigung geeignet.

Verlauf und Prognose

Der Verlauf der Nephropathia epidemica ist benigne und führt in der Regel innerhalb kurzer Zeit zu einer Restitutio ad integrum und einer Normalisierung der Nierenfunktion. Ein Übergang in eine chronische Niereninsuffizienz ist nicht beschrieben.

Longitudinale Untersuchungen zeigen 5 Jahre nach durchgemachter Hantavirus-Infektion eine leichte glomeruläre Hyperfiltration, vermehrte Albuminausscheidung und eine (renoparenchymatöse) arterielle Hypertonie. Nach einer Nachbeobachtungszeit von 10 Jahren waren diese Veränderungen nicht mehr nachweisbar.

Die Letalität der Nephropathia epidemica liegt bei < 1 %. Infektionen mit anderen Virustypen führen zu einer höheren Letalität (HFRS: 5–15 %, HCPS 40–50 %).

Eine überstandene Infektion führt wahrscheinlich zu einer Virustyp-spezifischen Immunität.

Literatur

Epidemiologisches Bulletin 40/2006. Robert Koch Institut. http://www.rki.de.
Miettinen MH, Mäkelä SM, Ala-Houhala IO, Huhtala HSA, Kööbi T, Valeri AI, Pasternak AI, Pörsti AI, Mustonen JT: Ten-year prognosis of Puumala hantavirus-induced acute interstitial nephritis. Kidney Int 2006; 69:2043–2048.
Muranyi W, Bahr U, Zeier M, van der Woude FJ: Hantavirus infection. J Am Soc Nephrol 2005; 16:3669–3679.

5.2.4 Tubulointerstitielle-Nephritis-und-Uveitis-(TINU-) Syndrom

DEFINITION
1975 erstmals beschriebenes Syndrom aus tubulointerstitieller Nephritis und anteriorer Uveitis.

EPIDEMIOLOGIE
Insgesamt selten diagnostiziertes Krankheitsbild; in der Literatur sind weniger als 200 Fälle beschrieben. Vorkommen vor allem bei Jugendlichen und jungen Erwachsenen (medianes Alter 15 Jahre); Frauen und Männer sind in einem Verhältnis von 2 (bis 3) : 1 betroffen. Eine familiäre oder geographische Häufung ist nicht beschrieben; eine Assoziation mit bestimmten HLA-Typen (-A2, -A24, -DR4, -B27) wird vermutet.

In einer retrospektiven Analyse von 1985 Patienten mit Uveitis lag in 1,7 % der Fälle ein TINU-Syndrom vor. Bei Patienten mit akuter bilateraler anteriorer Uveitis stieg dieser Anteil auf 10 % der Fälle, bei den unter 20-Jährigen lag in einem Drittel der Fälle ein TINU-Syndrom zugrunde.

ÄTIOLOGIE
Die Ätiologie des Krankheitsbildes ist unverstanden. Ob es sich um ein eigenständiges, idiopathisches Krankheitsbild oder eine frühe extrapulmonale Manifestation der Sarkoidose handelt, ist umstritten. Begleitende Infektionen mit Chlamydien oder Mykoplasmen sind beschrieben, ohne gesicherten kausalen Zusammenhang.

PATHOGENESE UND PATHOLOGIE
Die zugrunde liegenden Pathomechanismen sind unklar; eine autoimmune Genese der Erkrankung wird – auch aufgrund der Assoziation mit anderen Autoimmunerkrankungen, vor allem der Schilddrüse – vermutet. Eine Reihe von Untersuchungen deutet auf eine primäre Störung der T-Zell-Funktion hin.

Histologisch zeigt sich in der Niere das klassische Bild einer akuten tubulointerstitiellen Nephritis mit ausgeprägtem mononukleärem Infiltrat. Seltener findet sich eine granulomatöse tubulointerstitielle Nephritis; in diesen Fällen lassen sich nichtverkäsende Granulome als Ausdruck der Systemerkrankung häufig auch in Knochenmark und Lymphknoten nachweisen.

KLINIK
Das klinische Bild wird geprägt durch eine unspezifische, grippeähnliche Symptomatik sowie die Augen- und Nierenbeteiligung:

Systemisch: Abgeschlagenheit, Fieber, Gewichtsverlust, Cephalgien, Myalgien, Arthralgien.

Uveitis: In der Mehrzahl der Fälle akut einsetzende anteriore Uveitis mit konjunktivaler Injektion, Schmerzen und Sicca-Symptomatik. Eine Photophobie sowie eine Visusverschlechterung können auftreten. Häufig Befall beider Augen, seltener ist eine unilaterale oder alternierende Uveitis. Sehr selten ist eine posteriore Uveitis, in Einzelfällen ist eine Iridozyklitis beschrieben. Die Uveitis kann mehrere Wochen vor, zeitgleich oder bis zu drei Monate nach einer Nierenbeteiligung auftreten.

Tubulointerstitielle Nephritis: Flankenschmerzen, Polyurie, Nykturie, sterile Leukozyturie, Hämaturie, milde Proteinurie und Zeichen der Tubulusschädigung (Aminoazidurie, Glukosurie, renal tubuläre Azidose), selten akutes Nierenversagen.

DIAGNOSTIK UND DIFFERENZIALDIAGNOSE

Die meisten Patienten sind primär in der Hand des Ophthalmologen. Bei „idiopathischen" oder rezidivierenden Uveitiden sollte vor allem bei jüngeren Patienten auch an das Vorliegen eines TINU-Syndroms gedacht werden. Aufgrund der zeitlichen Divergenz zwischen Augen- und Nierenbeteiligung ist hier eine gezielte Anamnese erforderlich. Zur Sicherung der tubulointerstitiellen Nephritis ist in der Regel eine Nierenbiopsie indiziert.

Differenzialdiagnostisch sind bei einer tubulointerstitiellen Nephritis mit Augenbeteiligung insbesondere rheumatologische Erkrankungen (Sarkoidose, Sjögren-Syndrom, systemischer Lupus erythematodes, Wegenersche Granulomatose, M. Behçet) und Infektionen (Toxoplasmose, Brucellose, Tuberkulose) abzugrenzen. Hilfreich für die Differenzialdiagnose sind die Form der Augenbeteiligung (akute bilaterale anteriore Uveitis) und der Befall anderer Organe. Insbesondere die Abgrenzung zur Nierenbeteiligung bei Sarkoidose (▶ 5.3.7) oder Sjögren-Syndrom (▶ 5.3.8) kann jedoch schwierig sein, sofern andere charakteristische Organbeteiligungen fehlen.

THERAPIE

Bei nur gering ausgeprägter tubulointerstitieller Nephritis kann unter engmaschiger Überwachung zugewartet werden. Bei Verschlechterung der Nierenfunktion ist die Gabe von Steroiden (z. B. Prednisolon, Initialdosis 1 mg/kg KG) indiziert, mit anschließend langsamem Taper über 3–6 Monate, je nach klinischem Ansprechen.

Zur Therapie der Uveitis ist eine systemische oder lokale Steroidtherapie wirksam. Ein isoliertes okuläres Rezidiv sollte mit topischen Steroiden behandelt werden, bei häufigen Rezidiven ist eine systemische Immunsuppression (Ciclosporin A, Mycophenolsäure) zur Einsparung von Steroiden indiziert. Eine frühzeitige und engmaschige ophthalmologische Anbindung ist erforderlich.

VERLAUF UND PROGNOSE

Der Verlauf der tubulointerstitiellen Nephritis ist in der Regel günstig, Spontanremissionen sind beschrieben. Rezidive sind möglich, aber selten. Die Prognose ist abhängig vom Grad der tubulointerstitiellen Fibrose, jedoch entwickeln nur wenige Patienten eine chronische Niereninsuffizienz.

Im Gegensatz zur tubulointerstitiellen Nephritis zeigt die Uveitis eine hohe Rezidivneigung. Bei rezidivierenden Uveitiden treten in bis zu 20 % der Fälle intraokuläre Komplikationen (Synechien, chorioretinale Narbenbildung, Makulaödem, Katarakt, Glaukom) auf.

Literatur

Dobrin RS, Vernier RL, Fish AL: Acute eosinophilic interstitial nephritis and renal failure with bone marrow lymph node granulomas and anterior uveitis. Am J Med 1975; 59:325.

Mackensen F, Smith JR, Rosenbaum JT: Enhanced recognition, treatment and prognosis of tubulointerstitial nephritis and uveitis syndrome. Ophthalmology 2007; 114:995–999.

Takemura T, Okada M, Hino S, Fukushima K, Yamamoto S, Isokawa S, Okada M, Yoshioka K: Course and outcome of tubulointerstitial nephritis and urveitis syndrome. Am J Kidney Dis 1999; 34:1016–1021.

5.2.5 Cast-Nephropathie

DEFINITION
(Sub)akute tubulointerstitielle Nephritis bei Leichtkettenmyelom aufgrund einer Copräzipitation filtrierter monoklonaler freier Leichtketten mit Tamm-Horsfall-Protein und Okklusion distaler Tubulusabschnitte durch Leichtkettenzylinder (Casts).

EPIDEMIOLOGIE
Etwa 50 % der Patienten mit Multiplem Myelom haben bei Diagnosestellung bereits eine eingeschränkte Nierenfunktion; bei knapp 10 % liegt eine dialysepflichtige Niereninsuffizienz vor. Bei zwei Drittel der Patienten werden die Diagnosen Multiples Myelom und akutes Nierenversagen innerhalb eines Monats gestellt, in 40 % der Fälle ist das akute Nierenversagen die erste klinische Manifestation des Multipen Myeloms. Eine Cast-Nephropathie ist die häufigste Form der leichtkettenassoziierten Nierenbeteiligung.

Das Auftreten einer Nierenfunktionsverschlechterung ist prognostisch für die Patienten entscheidend. Das mediane Überleben liegt für Patienten mit einem Serum-Kreatinin < 1,4 mg/dl bei 44 Monaten und sinkt bei einem Serum-Kreatinin zwischen 1,4 und 2 mg/dl und > 2 mg/dl auf 18 und weniger als 4 Monate.

ÄTIOLOGIE
Freie Leichtketten lassen sich auch beim Gesunden in geringer Menge im Serum nachweisen.

> **PHYSIOLOGIE FREIER LEICHTKETTEN**
> Freie Leichtketten werden bei der Synthese von Immunglobulinen im Überschuss produziert und in den Blutkreislauf sezerniert. Unter physiologischen Bedingungen entstehen etwa 500 mg freie Leichtketten pro Tag, im Verhältnis κ/λ von 2 : 1. Die Elimination erfolgt über das retikulohistiozytäre System sowie über die Niere. Freie Leichtketten werden glomerulär filtriert, im proximalen Tubulus reabsorbiert und lysosomal abgebaut. Aufgrund der höheren renalen Clearance von κ-Leichtketten (MG 22 kd) im Vergleich zu den als Dimere oder höher polymerisiert vorliegenden λ-Leichtketten ist der κ/λ-Quotient im Serum in der Regel < 1.
>
> Die Reabsorption freier Leichtketten im proximalen Tubulus unterliegt einer Sättigungskinetik. Bei überschießender monoklonaler Produktion freier Leichtketten kommt es oberhalb einer filtrierten Menge von etwa 30 g/d zu einer Überlaufproteinurie und dem Auftreten freier Leichtketten im Endharn. Diese wird als Bence-Jones-Proteinurie bezeichnet.

Monoklonale Immunglobulinfragmente in Form von leichten oder schweren Ketten können zu unterschiedlichen Formen der Nierenbeteiligung führen. Es wird vermutet, dass Hypermutationen der Immunglobulinfragmente für die Nephrotoxizität und damit für die Lokalisation und Ausprägung der Nierenschädigung bestimmend sind. Diese Vorstellung wird untermauert durch die Tatsache, dass eine Infusion isolierter humaner freier Leichtketten im Tierexperiment zu exakt der gleichen renalen Läsion führt.

5 Tubulointerstitielle Nierenerkrankungen

Eine leichtkettenassoziierte Nierenbeteiligung ist in Form einer Cast-Nephropathie, einer Leichtkettennephropathie (MIDD, monoclonal immunoglobulin deposition disease), der leichtkettenassoziierten (AL-)Amyloidose oder in Form einer der seltenen, kristallinen intrazellulären Ablagerung freier Leichtketten im Tubulointerstitium (crystal storing histiocytosis) möglich (▸ Tab. 5.9). Die jeweiligen Formen der Nierenbeteiligung treten in der Regel nicht parallel auf.

Tab. 5.9 Formen der leichtkettenassoziierten Nierenbeteiligung

	Cast-Nephropathie	MIDD	AL-Amyloidose	Crystal storing histiocytosis
Paraproteine	Freie Leichtketten κ oder λ	Freie leichte oder schwere Ketten, κ oder λ	Freie Leichtketten, überwiegend λ	Freie Leichtketten κ
Lokalisation	Distaler Tubulus, intratubulär	Glomeruläre und tubuläre Basalmembran	Glomerulär oder tubulointerstitiell	Intrazytoplasmatisch, Tubuli und Interstitium
Ablagerung	Copräzipitation mit Tamm-Horsfall-Protein	Granulär	Fibrillär	Kristallin
Anfärbbarkeit	Eosinophil (HE), Kongorot negativ	Kongorot negativ	Kongorot positiv	Kongorot negativ
Proteinurie	Bence-Jones	Bence-Jones	Bence-Jones (80 %) Nephrotisches Syndrom (30–50 %)	
Klinik	Akutes Nierenversagen	Chronische Niereninsuffizienz	Chronische Niereninsuffizienz	Chronische Niereninsuffizienz

Nicht primär tubulointerstitielle Formen der Nierenbeteiligung (Leichtkettennephropathie, Amyloidose) ▸ 7, Vaskulitiden und Systemerkrankungen.

PATHOGENESE UND PATHOLOGIE

Für die Nephrotoxizität freier Leichtketten sind zwei Pathomechanismen von Bedeutung:
- Eine direkte, dosisabhängige Tubulotoxizität ist insbesondere für κ-Leichtketten und Fragmente beschrieben, die nicht an Tamm-Horsfall-Protein binden. Klinisch führt dies zu einer Störung der proximal tubulären Funktion und einem erworbenen Fanconi-Syndrom (▸ 5.4.2).
- Eine Copräzipitation freier Leichtketten mit Tamm-Horsfall-Protein und Okklusion distaler Tubulusabschnitte durch Protein-Leichtkettenzylinder (Casts).

Die Reabsorption freier Leichtketten im proximalen Tubulus unterliegt einer Sättigungskinetik. Bei überschießender monoklonaler Produktion freier Leichtketten kommt es oberhalb einer filtrierten Menge von etwa 30 g/d zu einer Überlaufproteinurie und dem Auftreten freier Leichtketten im Endharn. Diese wird als Bence-Jones-Proteinurie bezeichnet.

5.2 Akute tubulointerstitielle Nierenerkrankungen

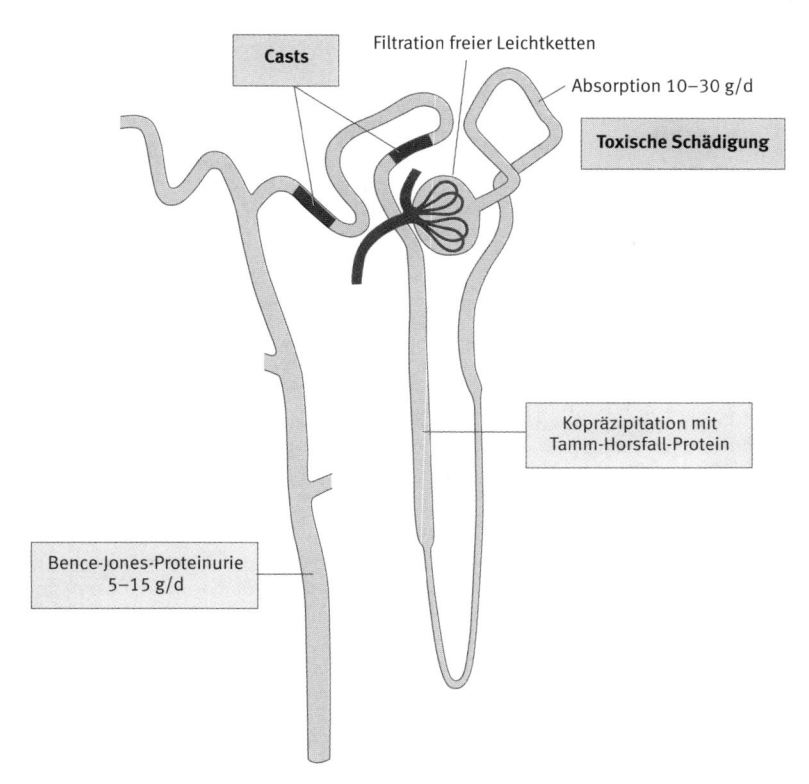

Abb. 5.5 Cast-Nephropathie

Tamm-Horsfall-Protein ist ein Mukoprotein von etwa 80 kDa Größe, das im dicken aufsteigenden Ast der Henleschen Schleife sezerniert wird. Die physiologische Bedeutung liegt unter anderem in der Abwehr aszendierender Infektionen aus dem Urogenitaltrakt. Tamm-Horsfall-Protein besitzt eine spezifisch freie leichtkettenbindende Sequenz. Bei Überschreiten einer kritischen Konzentration freier Leichtketten im distalen Tubulus kommt es zur Aggregation und Copräzipitation mit Tamm-Horsfall-Protein und zu einer mechanischen Okklusion des Tubuluslumens. Das Ausmaß von Aggregation und Präzipitation sind abhängig von Art und Konzentration der Leichtkette, pH-Wert, tubulärer Flussrate, luminaler Konzentration von Natrium, Kalzium und Chlorid sowie anderen Cofaktoren.

Risikofaktoren, die zu einer vermehrten Präzipitation führen ▶ Tab. 5.10.

Tab. 5.10 Cast-Nephropathie: Risikofaktoren

Risikofaktor	Pathomechanismus
Volumendepletion	Verminderung der tubulären Flussrate
Schleifendiuretika	Erhöhung der luminalen Konzentration von Na^+ und Cl^-
Hyperkalzämie	
Kontrastmittel	Förderung der Leichtkettenaggregation
Niedriger Urin-pH	Vermehrte Aggregation mit Tamm-Horsfall-Protein
NSAID	

Patienten mit reinem Leichtkettenmyelom haben ein erhöhtes Risiko für die Entwicklung einer Leichtkettennephropathie und sind in Serien mit akutem Nierenversagen überrepräsentiert (20 % insgesamt, 30 % in ANV-Serien). Das Risiko der Leichtkettennephropathie nimmt mit der Tumorlast und der Menge an freien Leichtketten im Urin zu.

Histopathologie

Histologisch ist die Cast-Nephropathie charakterisiert durch das Vorkommen intraluminaler Proteinzylinder (Casts) im distalen Tubulus, die Tamm-Horsfall-Protein und freie Leichtketten enthalten. Die Differenzierung in κ- oder λ-Leichtketten erfolgt immunhistochemisch. In der Standardfärbung (Hämatoxylin/Eosin) sind diese Casts intensiv eosinophil, mit teils solidem, teils fragmentiertem Aspekt. Häufig findet sich ein umgebendes Infiltrat aus Makrphagen und Riesenzellen. Die Tubuluszellen sind atroph, mit abgeflachtem Epithel und teils nekrotisch. Bei Ruptur der tubulären Basalmembran kommt es zum histologischen Bild einer tubulointerstitiellen Nephritis. Im Gegensatz zum Ausmaß der tubulointerstitiellen Veränderungen korreliert die Menge an Casts nicht mit der Nierenfunktion.

KLINIK

Aufgrund der unspezifischen Symptome erfolgt die Diagnosestellung eines Multiplen Myeloms häufig erst in einem späten Stadium. Ein Multiples Myelom sollte differenzialdiagnostisch bei allen über 40-jährigen Patienten mit unklarem (sub)akutem Nierenversagen und blandem Urinbefund ausgeschlossen werden. In 40 % der Fälle ist ein akutes Nierenversagen erste klinische Manifestation eines Multiplen Myeloms.

Eine Bence-Jones-Proteinurie wird typischerweise durch Teststreifen **nicht erfasst**. Der Nachweis einer Proteinurie im 24h-Sammelurin bei negativem Teststreifen ist hochsuggestiv auf das Vorliegen einer Bence-Jones-Proteinurie. Andere nephrologische Befunde (Aminoazidurie und Fanconi-Syndrom als Zeichen der proximalen Tubuluszellschädigung, niedrige Anionenlücke aufgrund kationischer Paraproteine) sind unspezifisch und nicht regelhaft zu finden. Eine Cast-Nephropathie manifestiert sich klinisch in 50 % der Fälle als akutes Nierenversagen und zeigt typischerweise ein relativ blandes Urinsediment.

DIAGNOSTIK UND DIFFERENZIALDIAGNOSE

> **HISTORIE BENCE-JONES-PROTEINURIE**
> Von Henry Bence Jones (1818–1873) 1847 erstmals beschriebene Ausscheidung eines Paraproteins aus den freien Leichtketten (κ/λ) der Immunglobuline im Urin. Der Nachweis über die klassische Bence-Jones-Reaktion (Präzipitation der freien Leichtketten bei Erhitzen des Urins auf 45–60 °C und erneutes In-Lösung-Gehen bei weiterem Erhitzen) ist heute zugunsten einer nephelometrischen Bestimmung aufgegeben worden.

Der Nachweis monoklonaler freier Leichtketten erfolgt in der Serum- und Urinelektrophorese, sowie der Immunfixation. Die Serumelektrophorese kann bei Patienten mit reinem Leichtkettenmyelom unauffällig sein. Ein Assay zur quantitativen Bestimmung freier Leichtketten (κ/λ) in Serum und Urin ist seit kurzer Zeit kommerziell erhältlich. Bei entsprechender Klinik und Nachweis eines monoklonalen Paraproteins in Serum und Urin ist eine leichtkettenassoziierte Nierenbeteiligung wahrscheinlich.

Differenzialdiagnostisch muss insbesondere eine Verschlechterung der Nierenfunktion durch eine hyperkalzämische Nephropathie, eine medikamentös induzierte akute interstitielle Nephritis oder ein prärenales akutes Nierenversagen (akute Tubulusnekrose) ausgeschlossen werden.

Die Sicherung der Diagnose einer Cast-Nephropathie ist nur durch eine Nierenbiopsie möglich. Insbesondere bei atypischer Klinik, großer Proteinurie (V. a. MIDD oder Amyloidose) oder aktivem Urinsediment (V. a. Glomerulonephritis oder tubulointerstitielle Nephritis) sollte eine Nierenbiopsie angestrebt werden. Insgesamt ist die Indikation jedoch streng zu stellen, da die Komplikationsrate aufgrund der häufig assoziierten hämorrhagischen Diathese erhöht ist.

Bei Patienten mit einem bereits diagnostizierten Multiplen Myelom und akutem Nierenversagen ist eine Nierenbiopsie nur indiziert, wenn Zweifel an der Ursache des Nierenversagens bestehen oder zum Beispiel vor Therapieentscheidungen eine prognostische Aussage hinsichtlich einer möglichen Verbesserung der Nierenfunktion erforderlich ist.

THERAPIE

Die Initialtherapie der Cast-Nephropathie ist auf eine zügige Korrektur reversibler Ursachen einer Nierenfunktionsverschlechterung ausgerichtet, sowie auf eine Reduktion der Tumorzelllast.

Zur Vermeidung einer Bildung weiterer Leichtkettenpräzipitate sollte bei Patienten, die nicht bereits volumenüberladen oder anurisch sind, eine zügige (Re-)Hydratation mit physiologischer Kochsalzlösung angestrebt werden. Auch bei oligurischen Patienten sollte initial unter engmaschiger Überwachung ein kontrollierter Volumenersatz erfolgen. Obwohl klinisch in ihrem Nutzen nicht belegt, wird, mit dem Ziel einer besseren Löslichkeit und einer verminderten Bindung an anionisches Tamm-Horsfall-Protein, häufig eine Harnalkalisierung angestrebt (Urin-pH > 7; Kontrolle mittels Teststreifen). Eine Hyperkalzämie kann – nach Rehydratation – durch die Gabe von Schleifendiuretika und Bisphosphonaten günstig beeinflusst werden. Bei höhergradig eingeschränkter Nierenfunktion ist die Gabe von Bisphosphonaten kontraindiziert. Die Hyperurikämie ist durch Allopurinol oder ggf. Rasburicase zu kontrollieren. Nephrotoxische Medikamente oder Diagnostika, insbesondere Kontrastmittel, sollten gemieden werden.

Eine schnelle Reduktion leichtkettenproduzierender Plasmazellen ist durch einen Dexamethason-Stoß (Dexamethason 20–40 mg/d über 3 Tage) zu initiieren. Je nach Alter und klinischer Situation des Patienten (Erstdiagnose, Rezidivsituation, Begleiterkrankungen) beinhalten aktuelle Protokolle zusätzlich eine Chemotherapie mit Cyclophosphamid, Vincristin/Adriamycin (VAD), Doxorubicin, Thalidomid oder Bortezumib. Patienten, die für eine autologe Stammzelltransplantation in Frage kommen, erhalten kein Melphalan (Alexanian-Schema), da Melphalan die Mobilisation von Stammzellen erschwert. Eine Niereninsuffizienz ist keine Kontraindikation für eine autologe Stammzelltransplantation, geht aber mit einer erhöhten transplantationsassoziierten Mortalität einher.

Ist die Notwendigkeit einer Nierenersatztherapie abzusehen, sollte frühzeitig begonnen werden.

Zur Reduktion der Menge freier Leichtketten ist in der Vergangenheit in kleinen Serien immer wieder eine Plasmaseparation angewandt worden. Die Effektivität ist häufig nur gering, bedingt vor allem durch das hohe Verteilungsvolumen freier Leichtketten. Insgesamt ist die Datenlage heterogen; eine kürzlich publizierte Metaanalyse konnte keinen klinischen Nutzen für die Plasmaseparation nachweisen.

Eine wesentlich effektivere extrakorporale Elimination freier Leichtketten ist durch Hämodialyse unter Verwendung von proteinpermeablen high-cut-off-Membranen (~60 kD) möglich. Hierüber können große Mengen freier Leichtketten eliminiert werden; aufgrund des hohen Verteilungsvolumens sind auch hier längere (6–8 h) und wiederholte Behandlungen erforderlich. Der Albuminverlust über die Membran erfordert in der Regel im Verlauf mehrerer Behandlungen eine Albuminsubstitution. In Kombination mit einer effektiven Chemotherapie zur Reduktion der Tumorzelllast ist jedoch eine rasche Absenkung der Konzentration freier Leichtketten möglich. Erste klinische Ergebnisse lassen eine Verbesserung von Nierenfunktion und Blutungskomplikationen erwarten; prospektiv randomisierte Studien stehen derzeit noch aus.

Auch eine Reihe pharmakologischer Ansätze mit dem Ziel einer Beeinflussung der Copräzipitation freier Leichtketten mit Tamm-Horsfall-Protein sowie der Hemmung inflammatorischer Zytokine (MAPK38, NFκB) befindet sich in frühen Phasen der klinischen Entwicklung. Aussichtsreichste Substanz ist derzeit das Neuropeptid PACAP38 (pituitary adenylat cyclase activating polypeptide).

VERLAUF UND PROGNOSE

Unter zügiger Initialtherapie ist bei etwa 50 % der Patienten mit akutem Nierenversagen innerhalb eines Monats eine Erholung der Nierenfunktion zu erreichen. Nach drei Monaten benötigen 50–65 % der Patienten mit Cast-Nephropathie weiterhin eine Nierenersatztherapie.

Prognostisch ungünstige Faktoren für eine Erholung der Nierenfunktion sind eine vorbestehende Nierenschädigung, eine längere Dauer oder verzögerte Therapie des akuten Nierenversagens sowie das Vorliegen von mehr als zwei Risikofaktoren (▶ Tab. 5.10). Das mediane Überleben an Dialyse beträgt etwa 6 Monate.

Ob durch extrakorporale Elimination freier Leichtketten die renale Prognose günstig beeinflusst werden kann, ist zurzeit Gegenstand klinischer Untersuchungen.

Literatur

Herrera GA, Sanders PW: Paraproteinemic renal diseases that involve the tubulointerstitium. In Herrera GA (ed): The kidney in plasma cell dyscrasias. Conrib Nephrol, Basel, Karger, 2007; 153:105–115.

Hutchison CA, Cockwell P, Reid S, Chandler K, Mead GP, Harrison J, Hattersley J, Evans ND, Chappell MJ, Cook M, Goehl H, Storr M, Bradwell AR: Efficient removal of immunoglobulin free light chains by hemodialysis for multiple myeloma: in vitro and in vivo studies. J Am Soc Nephrol 2007; 18:886–895,

Korbet SM, Schwartz MM: Multiple Myeloma. J Am Soc Nephrol 2006; 17:2533–2545.

5.3 Chronisch tubulointerstitielle Nierenerkrankungen

5.3.1 Analgetikanephropathie

DEFINITION

Die klassische Analgetikanephropathie (Phenacetin-Niere) ist eine eigene Krankheitsentität und bezeichnet eine chronisch progrediente Nierenerkrankung mit typischer Histopathologie (Kapillarsklerose, Papillennekrose, tubulointerstitielle Fibrose) als Folge einer langjährigen Einnahme Phenacetin enthaltender (Misch-) Analgetika. Sie ist assoziiert mit einer erhöhten Rate an Malignomen der ableitenden Harnwege.

Davon abzugrenzen, und begrifflich oftmals nicht sauber getrennt, ist ein unspezifischer Beitrag eines chronischen Analgetikaabusus zur Progression einer Nierenfunktionsverschlechterung anderer Genese. Er führt nicht zur typischen Histopathologie (insbesondere Papillennekrosen) und ist nicht mit einer erhöhten Inzidenz von Malignomen verbunden. Hierfür sollte der Begriff „Analgetika-bedingte Nierenschädigung" verwendet werden.

EPIDEMIOLOGIE

Die Analgetikanephropathie im klassischen Sinne ist ein historisches Krankheitsbild und kommt heutzutage (fast) nicht mehr vor. Dies belegt eindrucksvoll die von Mihatsch und Mitarbeitern Ende 2006 publizierte Autopsiestudie der Jahre 2000–2002, in der sich – gut zwanzig Jahre, nachdem Phenacetin vom Arzneimittelmarkt verschwunden ist – kein Fall einer klassischen Analgetikanephropathie mehr nachweisen ließ. Dies gilt ungeachtet aller weiterhin frei verkäuflicher Mischanalgetika.

Die Studie setzt einen Endpunkt unter eine jahrelange kontroverse Diskussion, ob auch andere, nicht Phenacetin enthaltende Mischanalgetika zum klassischen Bild der Analgetikanephropathie führen. Eine Reihe epidemiologischer Studien zur Prävalenz der Analgetikanephropathie nach Rücknahme Phenacetin enthaltender Präparate vom Markt hatte zu sehr gegensätzlichen Ergebnissen geführt. Retrospektiv ist dieses am ehesten dem unterschiedlichen Zeitpunkt des Verbots Phenacetin enthaltender Präparate (Europa, USA, Australien) sowie der Verwendung von Surrogatparametern (i.e. Anstieg des Serum-Kreatinins, terminale Niereninsuffizienz mit Notwendigkeit einer Nierenersatztherapie) als Endpunkte der jeweiligen Untersuchungen zuzuschreiben.

Im Gegensatz zur Analgetikanephropathie nimmt die Inzidenz der Analgetika-bedingten (acute on chronic) Nierenschädigung kontinuierlich zu. Dies gilt insbesondere für den steigenden Anteil älterer Patienten.

> **Historie Analgetikanephropathie**
> Spühler und Zollinger beschrieben Anfang der 1950er Jahre erstmals einen Zusammenhang zwischen tubulointerstitiellen Nierenveränderungen und der Einnahme Phenacetin enthaltender Mischanalgetika in der Region Basel und den Tälern der Schweizer Uhrenindustrie. Ähnliche Befunde wurden in Folge aus Schweden, Belgien und Australien berichtet. Eine regionale Häufung ist typisch. Die Patienten sind zumeist mittleren Alters; Frauen sind häufiger betroffen als Männer.
>
> In den 1970er und frühen 1980er Jahren war die Analgetikanephropathie mit starken regionalen Unterschieden in bis zu 20 % der Fälle (Belgien, Schweiz) Ursache einer terminalen Niereninsuffizienz. In Deutschland ist Phenacetin seit 1986 nicht mehr im Handel.

PATHOGENESE UND PATHOLOGIE

Bei der klassischen Analgetikanephropathie führen toxische Metabolite von Phenacetin zu einer progredienten Nierenfunktionsverschlechterung und Entwicklung einer terminalen Niereninsuffizienz. Entscheidend für die Nephrotoxizität ist die Kumulativdosis (> 1000 mg Phenacetin). Die Toxizität von Phenacetinmetaboliten wird durch Kombination mit Acetylsalicylsäure, Coffein oder Codein in analgetischen Mischpräparaten (APC-Analgetika: Aspirin, Phenacetin, Coffein) verstärkt. Die Ursache liegt in einer Störung der renalen Hämodynamik; Salicylate hemmen die Prostaglandinsynthese, und Coffein kann zu Adenosin metabolisiert werden, das im Gegensatz zum restlichen Gefäßbett in der Niere eine ausgeprägte Vasokonstriktion auslöst.

Obgleich Phenacetin seit mehr als zwei Jahrzehnten nicht mehr im Handel ist, haben erst in jüngster Zeit zwei grundlegende Erkenntnisse zu einem Verstehen der nephrotoxischen Wirkung von Phenacetin geführt: Die hohe Reacetylierung der Hauptmetabolite von Phenacetin über nephrotoxische Intermediärprodukte (futile reacetylation, 2006) sowie die potente COX-2-inhibitorische Wirkung des Metaboliten p-Phenetidin (2003).

> **Nephrotoxizität von Phenacetin, Paracetamol und Metaboliten**
> Phenacetin ist ein Anilinderivat. Durch Deethylierung entsteht als Hauptmetabolit (~80 %) Acetaminophen (Paracetamol), welches in konjugierter Form als Glukonat oder Sulfat renal eliminiert wird. Zu etwa 20 % wird Phenacetin zu anderen Metaboliten, insbesondere p-Phenetidin und weiter zu p-Aminophenol, welches direkt nephrotoxisch ist, metabolisiert. Beide Metabolite sind in geringer Menge im Endharn zu finden; das Verhältnis der Metabolite ist dosisabhängig. Das geringe Verteilungsvolumen von 1–2 l/kg KG und eine niedrige Plasmaeiweißbindung (33 %) führen zu einer hohen freien Konzentration von Phenacetin und p-Phenetidin. Im Tubuluslumen kommt es zu einer weiteren Aufkonzentrierung.
>
> Sowohl Acetaminophen als auch p-Aminophenol können zu Phenacetin reacetyliert werden und den Kreislauf erneut durchlaufen. Das Ausmaß der Reacetylierung ist substanzabhängig und liegt nach Gabe von Paracetamol bei 1–2 %, bei Phenacetin jedoch bei 25–40 % der Hauptmetabolite. Somit besteht insbesondere bei Phenacetin ein konstant hoher molekularer Fluss durch toxische Metabolite (u. a. p-Aminophenol).

Diese hohe Reacetylierungsrate konnte erst massenspektroskopisch durch Messungen von Deuterium-markiertem Phenacetin dokumentiert werden. Neben dem substanzspezifischen Risiko besteht ein patientenimanentes Risiko, da das Ausmaß der Reacetylierung genetisch determiniert ist und vom individuellen Acetylierungspotenzial abhängt.

p-Phenetidin, lange Zeit nur als Sulf- und Methämoglobinbildner bekannt, ist bereits in nano- bis mikromolaren Konzentrationen ein potenter Inhibitor der Prostaglandinsynthese und vermindert die COX-2-Expression. p-Phenetidin könnte so über eine renale Vasokonstriktion zur Nephrotoxizität von Phenacetin beitragen.

Acetaminophen (Paracetamol), welches das Phenacetin in Mischanalgetika ersetzt hat, ist nicht nephrotoxisch. In höherer Dosis (beginnend ab etwa dem Zwei- bis Dreifachen der zugelassenen Höchstdosis) ist jedoch die hepatische Konjugation gesättigt, und Acetaminophen wird über Cytochrom P450 zu hepatotoxischen Intermediärprodukten metabolisiert.

Zusammenfassend wird die Nephrotoxizität von Phenacetin heute als Folge der im Vergleich zu Paracetamol signifikant höheren Reacetylierung mit hohem metabolischem Fluss durch nephrotoxische Metabolite sowie der COX-2-inhibitorischen, vasokonstriktiven Wirkung des Metaboliten p-Phenetidin gesehen.

Für nicht phenacetinhaltige Analgetika ist das Risiko der Entwicklung einer terminalen Niereninsuffizienz bei chronischer Einnahme in Studien gut untersucht. Kein Risiko besteht für Acetylsalicylsäure. Für Paracetamol ist die Datenlage uneinheitlich; die Interpretation wird zudem durch die teilweise Untersuchung in Mischpräparaten erschwert. NSAID einschließlich Coxibe bergen das Risiko eines arzneimittelinduzierten akuten Nierenversagens (▶ 17). Bei bereits vorgeschädigter Niere (acute on chronic) besteht zudem ein erhöhtes Risiko für die Entwicklung einer chronischen Niereninsuffizienz. Für nicht phenacetinhaltige Mischanalgetika besteht keine Assoziation mit einer erhöhten Rate urothelialer Neoplasien.

Histopathologie

Das histopathologische Bild der klassischen Analgetikanephropathie besteht aus einer ausgeprägten Kapillarsklerose vor allem medullärer Gefäße, dem Nachweis von Papillennekrosen und einer chronisch tubulointerstitiellen Fibrose.

Pathogenetisch an erster Stelle steht eine toxische Endothelschädigung mit thrombotischer und sklerotischer Schädigung vor allem der Vasa recta und der medullären Gefäße. Folge dieser Kapillarsklerose ist eine progrediente Ischämie und Hypoxie der Medulla, bis hin zum Infarkt der Papille und der Ausbildung von Papillennekrosen. Nekrosen der Papille können entweder nur die Papillenspitze umfassen, fokal oder generalisiert auftreten. Die Atrophie der suprapapillären Medulla und des darüberliegenden Kortex führt zu einer chronisch tubulointerstitiellen Nephropathie und den klassischen Einziehungen der Nierenoberfläche. In fortgeschrittenem Stadium finden sich sekundäre Veränderungen der Glomeruli. Im Langzeitverlauf treten vermehrt urotheliale Neoplasien (Urothelzellkarzinome, Übergangszellkarzinome) auf.

Eine Reihe von Faktoren machen die renale Medulla zu einer besonders vulnerablen Region. Bereits unter physiologischen Bedingungen ist der medulläre Sauerstoffpartialdruck sehr niedrig. Zudem werden nephrotoxische Substanzen in der Medulla stark aufkonzentriert. Das Auftreten von Papillennekrosen ist nicht pathognomonisch für die Analgetikanephropathie. Sie finden sich in unterschiedlicher Häufigkeit auch bei anderen Krankheitsbildern (▶ Tab. 5.11).

Tab. 5.11 Differenzialdiagnose und Inzidenz von Papillennekrosen

Diabetische Nephropathie	50–60 %
Obstruktive Uropathie	10–40 %
Analgetikanephropathie	15–20 %
Nierenbeteiligung bei Sichelzellanämie	10–15 %
Transplantatrejektion	< 5 %
Akute medikamentös induzierte interstitielle Nephritis	< 5 %
Akute Pyelonephritis	< 5 %

Acetylsalicylsäure potenziert die Wirkung toxischer Phenacetinmetabolite in der Medulla u. a. durch Verringerung der intrazellulären Glutathionreserve und Entkopplung der oxidativen Phosphorylierung.

KLINIK

Das klinische Bild der Analgetikanephropathie ist unspezifisch und geprägt von einer langsam progredienten Nierenfunktionsverschlechterung. Als Zeichen der tubulointerstitiellen Nierenschädigung finden sich eine Polyurie, der Nachweis niedermolekularer Proteine im Urin, eine sterile Leukozyturie sowie eine früh einsetzende renale Anämie. Eine arterielle Hypertonie ist häufig; das kardiovaskuläre Risiko ist deutlich erhöht.

Nierenkoliken ohne Steinnachweis können, ebenso wie Miktionsbeschwerden mit plötzlich abbrechendem Harnfluss, hinweisend sein auf Papillennekrosen. Diese treten erst spät im Verlauf der Erkrankung auf. Papillennekrosen können einen Nidus für rezidivierende Harnwegsinfektionen bilden, die dann häufig ein gleiches Keimspektrum aufweisen. Eine Mikrohämaturie kann hinweisend sein auf Papillennekrosen oder ein Malignom der ableitenden Harnwege.

Auch das klinische Bild der Analgetika-bedingten Nierenschädigung ist unspezifisch. Klinisch ist diese oft Teil eines größeren Symptomkomplexes, der als **Analgetikaabusus-Syndrom** bezeichnet wird. Hierzu gehören neuropsychiatrische Auffälligkeiten sowie gastrointestinale, hämatologische und dermatologische Manifestationen. Symptome dieser Organsysteme können – zeitlich häufig vor Auftreten einer chronischen Niereninsuffizienz – auf einen möglichen Analgetikaabusus hinweisen.

DIAGNOSTIK UND DIFFERENZIALDIAGNOSE

Anamnese und typische Befunde

Ein chronischer Schmerzmittelabusus ist anamnestisch häufig schwer zu eruieren oder wird von den Patienten negiert. Oft kann nur aus indirekten Zeichen auf einen möglichen Schmerzmittelabusus geschlossen werden. Das Zusammentreffen folgender Befunde sollte an einen Analgetikaabusus denken lassen und Anlass für eine gezielte Medikamentenanamnese sein:
- Niereninsuffizienz bei Patienten mit chronischen Schmerzzuständen, oft unterschiedlicher Lokalisation (Cephalgien, Lumboischialgien, Arthralgien) und ohne fassbaren Fokus. Häufig Frauen in mittlerem Lebensalter.
- Deutliche Anämie bei geringgradiger Niereninsuffizienz.

5.3 Chronisch tubulointerstitielle Nierenerkrankungen

- Koinzidenz (nicht urämisch bedingter) gastrointestinaler Ulzera oder Erosionen.
- Nierenkoliken ohne Steinnachweis.
- Nachweis medullärer Kalzifikationen oder Papillenverkalkungen.
- Schrumpfnieren und uroheliale Neoplasien.

Basisdiagnostik (Urin- und Serumanalysen) ▶ 5.1.6. Der Nachweis von Schmerzmittelmetaboliten im Urin ist möglich (Gerichtsmedizin).

Bildgebende Verfahren

Sonographie: Sonomorphologisch zeigen sich in der Regel verkleinerte Nieren mit angehobenem Binnenreflexmuster und unregelmäßiger Organkontur. Für die klassische Analgetikanephropathie sind narbige Einziehungen des Kortex charakteristisch; Kalzifikationen der Markpyramiden (medulläre Nephrokalzinose) oder der Papillenregion, sowie Papillennekrosen können nachweisbar sein.

Computertomographie: Für die klassiche Analgetikanephropathie ist das Nativ-CT der Sonographie hinsichtlich Sensitivität und Spezifität gering überlegen. Bei Analgetika-bedingter Nierenschädigung konnte eine 2006 publizierte Untersuchung aus den USA [National Analgesic Nephropathy Study] diese Ergebnisse nicht reproduzieren. Die CT-morphologischen Kriterien (kleine Nieren, Organkontur mit narbigen Einziehungen, papilläre Kalzifikationen) waren bei Patienten mit terminaler Niereninsuffizienz und schwerem Analgetikaabusus (ohne Phenacetin) nicht mit ausreichender Häufigkeit vorhanden, um als sensitives diagnostisches Kriterium verwertbar zu sein.

Ausscheidungsurographie: Papillennekrosen können als deformierte Papillen oder als Kontrastmittelaussparungen in Kelchsystem oder Nierenbecken sichtbar werden. Eine Ausscheidungsurographie ist nur bei V.a. Papillennekrosen und radiologisch unklarem Befund indiziert.

Zur Wertigkeit der **Kernspintomographie** liegen keine Untersuchungen vor.

Differenzialdiagnose

Wichtige Differenzialdiagnosen umfassen andere tubulointerstitielle Nephropathien, insbesondere obstruktive und polyzystische Nierenerkrankungen sowie die Chinese Herb Nephropathie (▶ 5.3.2). Der Ausschluss einer myelomassoziierten Nierenbeteiligung ist in dieser Konstellation immer erforderlich (▶ 5.2.5, Cast-Nephropathie, sowie ▶ 7, Vaskulitiden und Systemerkrankungen).

THERAPIE

Die entscheidende therapeutische Maßnahme ist ein Beenden des unkontrollierten Analgetikakonsums und, sofern erforderlich, die Umstellung auf eine ärztlich überwachte, differenzierte Schmerztherapie. Hierbei sollten potenziell nephrotoxische Substanzen nicht mehr zur Anwendung kommen. Bei chronischer Einnahme von Coffein oder Codein enthaltenden Mischanalgetika kann eine suchtmedizinische Unterstützung sinnvoll sein.

Die nephrologische Therapie ist supportiv mit dem Ziel der Progressionshemmung (▶ 5.1.7) und beinhaltet die konsequente Blutdruckeinstellung (Zielwert < 125/75 mmHg), die gezielte Therapie von Harnwegsinfektionen, eine Reduktion der Proteinurie durch ACEI oder AT_1-Rezeptorantagonisten sowie den Ausgleich von Störungen des Säure-Basen- und Elektrolythaushaltes.

Aufgrund der Assoziation mit Malignomen der ableitenden Harnwege ist eine engmaschige Nachsorge (halbjährliche Kontrolle auf Mikrohämaturie, Urinzytologie,

Verlauf und Prognose

Verlauf und Prognose der Analgetikanephropathie sind abhängig vom Grad der Nierenfunktionseinschränkung. Gelingt es, den Analgetikaabusus zu beenden, ist in frühen Stadien eine Stabilisierung der Nierenfunktion möglich. Nephrotoxische Substanzen sowie Acetylsalicylsäure sollten konsequent vermieden werden. In fortgeschrittenen Stadien ist in der Regel eine weitere Funktionsverschlechterung unausweichlich.

Unabhängig von der Entwicklung der Nierenfunktion kommt es bei etwa 10 % der Patienten mit Analgetikanephropathie im Langzeitverlauf zu urothelialen Neoplasien. Risikofaktoren sind eine hohe kumulative Dosis an Phenacetin, eine lange Expositionsdauer und weibliches Geschlecht. Die Latenzzeit bis zum Auftreten urothelialer Neoplasien liegt im Median bei 22 Jahren. Die Analgetika-bedingte Nierenschädigung ist nicht mit einer erhöhten Rate urothelialer Neoplasien assoziiert.

Transplantation: Die Erkrankung stellt keine Kontraindikation für eine Nierentransplantation dar. Aufgrund der erhöhten Inzidenz urothelialer Neoplasien muss im Rahmen der vorbereitenden Untersuchungen ein Tumorausschluss mittels Ureterorenoskopie und Bürstenzytologie erfolgen. Die Wertigkeit einer präemptiven bilateralen Nephroureterektomie bei negativer invasiv gewonnener Zytologie ist nicht gesichert. Unter Immunsuppression ist in der Transplantationsnachsorge eine engmaschige (alle 3–6 Monate) Verlaufskontrolle mittels Urinzytologie erforderlich.

Literatur

Elseviers MM, de Broe ME: A long-term prospective controlled study of analgesic abuse in Belgium. Kidney Int 1995; 48:1912–1919.

Heinrich WL, Clark RL, Kelly JP, Buckalew VM, Fenves A, Finn WF, Shapiro JI, Kommel PL, Eggers P, Agodoa LE, Porter GA, Shapiro S, Toto R, Anderson T, Cupples LA, Kaufman DW: Non-contrast enhanced computerized tomography and analgesic related kidney disease: Report of the National Analgesic Nephropathy Study. J Am Soc Nephrol 2006; 17:1472–1480.

Kankuri E, Solatunturi E, Vapaatalo H: Effects of phenacetin and its metabolite p-phenetidine on COX-1 and COX-2 activities and expression in vitro. Thromb Res 2003; 110:299–303.

Mihatsch MJ, Khanlari B, Brunner FP: Obituary to analgesic nephropathy – an autopsy study. Nephrol Dial Transplant 2006; 21:3139–3145.

Nicholls AW, Wilson ID, Godejohann M, Nicholson JK, Shockcor JP: Identification of phenacetin metabolites in human urine after administration of phenacetin-C^2H_3: Measurement of futile deacetylation via HPLC/MS-SPE-NMR and HPLC-ToF MS. Xenobiotica 2006; 36:615–629.

5.3.2 Chinese-Herb-Nephropathie

Definition

Subakute, toxisch bedingte tubulointerstitielle Nephropathie nach Einnahme Aristolochia fangchi enthaltender Phytotherapeutika; erstmals beschrieben – und namensgebend – nach Einnahme pflanzlicher chinesischer Heilpräparate zur Gewichtsreduktion. Im Langzeitverlauf assoziiert mit einer hohen Inzidenz urothelialer Neoplasien. Der Terminus wird teilweise als Überbegriff für eine Nierenschädigung auch durch andere pflanzliche Heilpräparate verwendet.

Synonym: Aristolochia-assoziierte Nephropathie.

Epidemiologie

Anfang der 1990er Jahre wurde in Belgien innerhalb kurzer Zeit eine Häufung überwiegend jüngerer Frauen mit fortgeschrittener Niereninsuffizienz nach mehrmonatiger Einnahme eines chinesischen Heilpräparates zur Gewichtsreduktion beobachtet. In den folgenden Jahren wurden über 100 Fälle dokumentiert. Eine klinische und vom histologischen Bild sehr ähnliche Serie wurde 2000 in Taiwan nach Einnahme einer Mischung chinesischer Heilkräuter beschrieben. Hier waren 12 Patienten betroffen.

Außerhalb dieser Serien ist die Chinese-Herb-Nephropathie in der Literatur nur anhand von Fallberichten dokumentiert.

Nach Schätzungen der Weltgesundheitsorganisation (WHO) stehen für mehr als zwei Drittel der Weltbevölkerung traditionelle pflanzliche Heilmittel für die Behandlung von Erkrankungen an erster Stelle. Auch in den westlichen Industrieländern wächst der Markt für pflanzliche Heilmittel (u.a. der traditionellen chinesischen Medizin) und Nahrungsergänzungsstoffen seit vielen Jahren kontinuierlich.

Aufgrund der Vielzahl unterschiedlicher Phytotherapeutika und der unspezifischen Symptomatik ist davon auszugehen, dass die Dunkelziffer nicht erfasster Fälle hoch ist.

Ätiologie

Phytotherapeutika können aus einer Reihe von Gründen und durch unterschiedliche Pathomechanismen nephrotoxisch wirken.

Ursachen der Nephrotoxizität von Phytotherapeutika:
- Nicht bekannte oder unterschätzte Toxizität.
- Verwechslung von Bestandteilen (uneinheitliche Nomenklatur, Übersetzungsfehler, falsche Auszeichnung).
- Chargendifferenzen (Zusammensetzung, Extraktion und Verarbeitung, Bioverfügbarkeit).
- Nicht deklarierte Inhaltsstoffe.
- Belastung mit Schwermetallen, Pestiziden oder Mikroorganismen.
- Interaktion mit Begleitmedikation.

Insbesondere über Internet oder internationalen Versandhandel vertriebene, im Ausland hergestellte Produkte bergen das Risiko einer Gesundheitsschädigung. Teilweise fehlen standardisierte Kontrollen bei Anbau, Ernte, Zusammenstellung und Versand, so dass erhebliche Chargendifferenzen möglich sind. Auch eine Kontrolle hinsichtlich Umweltgiften, insbesondere Schwermetalle, ist nicht immer gewährleistet.

> **PHYTOTHERAPEUTIKA: RECHTLICHE SITUATION IN DEUTSCHLAND**
> Die Einfuhr pflanzlicher Grundstoffe unterliegt nicht dem Arzneimittelgesetz (AMG). Zu einem Medikament werden Grundstoffe durch die patientenspezifische Zusammenstellung in der Apotheke. Dieser obliegt mindestens die Prüfung der Grundstoffe auf Identität, sowie – falls kein Identifikationszertifikat nach §6 und §11 der Apothekenbetriebsordnung vorliegt – die Prüfung auf Reinheit, Gehalt und Schwermetallbelastung. Ein Identifikationszertifikat wird heute meist vom Importeur oder spezialisiertem Großhandel erstellt.
>
> Phytotherapeutika der Traditionellen Chinesischen Medizin (TCM) sind in der Regel apothekenpflichtig; die Verwendung dieser Präparate gilt als sicher. Granulate oder alkoholische Extrakte ohne Möglichkeit der Eingangsprüfung dürfen von Apotheken nicht verwendet werden. Alkoholische Extrakte pflanzlicher Grundstoffe unterliegen nach AMG der Zulassungspflicht, eine Registrierung als traditionell angewandtes Mittel ist nicht möglich.
>
> Der Handel mit Aristolochia spp. enthaltenden Substanzen ist weltweit verboten.

PATHOGENESE UND PATHOLOGIE

Aristocholsäuren sind aflatoxinähnliche Alkenylphenylderivate und direkt zytotoxisch. Über eine Erhöhung der intrazellulären Kalziumkonzentration und Aktivierung von Caspasen induzieren Aristocholsäuren die Apoptose proximaler Tubuluszellen. Die Nephrotoxizität von Aristolochia wird durch die gleichzeitige Einnahme vasoaktiver Substanzen, die zu einer renalen Vasokonstriktion führen (nichtsteroidale Antiphlogistika, Serotoninantagonisten, Sympathomimetika) verstärkt.

Die Kanzerogenität von Aristolochia spp. beruht auf der Bildung aristocholsäurehaltiger DNA-Addukte und ist dosisabhängig (kumulative Menge > 200 g). Eine genetische Disposition (u.a. Mutation des Tumorsuppressorgens p53) wird vermutet.

Histopathologie

Lichtmikroskopisch zeigt sich das Bild einer chronischen tubulointerstitiellen Nephropathie mit kortikal betonter, ausgeprägter tubulointerstitieller Fibrose und Tubulusatrophie bei einem auffällig geringen oder vollständig fehlenden entzündlichen Infiltrat im Interstitium. Die Aa. interlobulares und Vasa afferentia zeigen sich wandverdickt mit Intimaschwellung als Zeichen der Endothelschädigung. Die Glomeruli sind weitgehend unauffällig. Immunhistologie und Elektronenmikroskopie sind nicht wegweisend.

Mit der Erkrankung assoziiert ist eine hohe Rate von urothelialen Neoplasien (bis zu 50 % der Patienten mit CKD Stadium V), vor allem der oberen ableitenden Harnwege. Histologisch handelt es sich vor allem um Urothel- oder Übergangszellkarzinome. Ein weiteres Viertel der Patienten weist schwere urotheliale Dysplasien oder Carcinomata in situ auf.

Das histopathologische Bild, einschließlich Dysplasien und Malignomen der ableitenden Harnwege, lässt sich tierexperimentell nach Gabe von Aristocholsäuren reproduzieren.

Klinik

Der klinische Verlauf ist oligosymptomatisch; die Diagnose wird häufig erst spät gestellt. Häufig bestehen eine Polyurie sowie eine niedermolekulare Proteinurie und Aminoazidurie (▸ 5.4.2, Fanconi-Syndrom) als Zeichen der proximal tubulären Schädigung. Die Anämie ist ausgeprägt im Vergleich zum Grad der Nierenfunktionseinschränkung, eine arterielle Hypertonie fehlt charakteristischerweise. Eine Mikrohämaturie kann erstes Zeichen einer ansonsten klinisch asymptomatischen Urothelzelldysplasie sein.

Der zeitliche Rahmen des Auftretens klinischer Befunde ist sehr variabel und reicht von wenigen Monaten nach Beginn bis zu mehreren Jahren nach Beenden der Einnahme der Phytopharmaka.

Diagnostik und Differenzialdiagnostik

Zur Basisdiagnostik (Urin- und Serumanalysen) ▸ 5.1.6. Die klinischen und laborchemischen Befunde sind unspezifisch; wegweisend ist die Nierenbiopsie.

Eine auffallende Diskrepanz zwischen vergleichsweise kurzem Krankheitsverlauf und bereits weit fortgeschrittener tubulointerstitieller Fibrose sollte an die Möglichkeit einer Aristolochia-assoziierten Nephropathie denken lassen.

Differenzialdiagnostisch müssen eine Analgetikanephropathie (▸ 5.3.1) sowie – bei entsprechendem Hintergrund des Patienten – eine Balkan-Nephropathie (▸ 5.3.3) ausgeschlossen werden. Beide Erkrankungen sind ebenfalls mit einer erhöhten Rate an Neoplasien der ableitenden Harnwege assoziiert.

✓ **Die dezidierte Frage nach der Einnahme von Phytotherapeutika, Teemischungen und Nahrungsergänzungsstoffen gehört in jede Medikamentenanamnese.**

Therapie

Die Behandlung ist symptomatisch mit dem Ziel der Progressionshemmung (▸ 5.1.7). Eine spezifische Therapie existiert nicht.
- Korrektur von Anämie, Azidose und Kalzium-/Phosphathaushalt.
- Einsatz von ACE-Inhibitoren oder AT_1-Rezeptor-Antagonisten zur Senkung von glomerulärem Kapillardruck und Eiweißausscheidung sowie der Verlangsamung der interstitiellen Fibrose.
- Absetzen des vermutlich auslösenden Agens und einer potenziell nephrotoxischen Begleitmedikation.

Eine unkontrollierte Studie weist trotz der nur gering ausgeprägten entzündlichen Komponente auf einen möglichen Nutzen von Steroiden hin (z. B. Prednisolon, beginnend mit 1 mg/kg KG und anschließendem Taper über 3–6 Monate), sofern nicht mehr als eine mittelgradige Einschränkung der Nierenfunktion vorliegt (Serum-Kreatinin 1,8–3,9 mg/dl [159–345 µmol/l]).

Verlauf und Prognose

Verfügbare Nachbeobachtungsstudien zeigen bei Patienten mit einem Serum-Kreatinin unter 2 mg/dl (177 µmol/l) im Langzeitverlauf eine stabile Nierenfunktion. Bei höhergradiger Einschränkung der Nierenfunktion ist eine progrediente Nierenfunktionsverschlechterung bis hin zur Notwendigkeit einer Nierenersatztherapie zu erwarten. Berichtete Zeiträume liegen zwischen 6 und 24 Monaten. Die kumulativ eingenommene Dosis korreliert als einziger Parameter mit der Progression der Erkrankung sowie dem Risiko der Malignomentstehung.

Transplantation: Die Erkrankung stellt keine Kontraindikation für eine Nierentransplantation dar. Aufgrund der erhöhten Inzidenz urothelialer Neoplasien muss im Rahmen der vorbereitenden Untersuchungen ein Tumorausschluss mittels Ureterorenoskopie und Bürstenzytologie erfolgen. Die Wertigkeit einer präemptiven bilateralen Nephroureterektomie bei negativer invasiv gewonnener Zytologie ist nicht gesichert.

Unter Immunsuppression ist in der Transplantationsnachsorge eine engmaschige (alle 3–6 Monate) Verlaufskontrolle mittels Urinzytologie erforderlich. Eine Rekurrenz der Grunderkrankung nach Transplantation ist nicht beschrieben.

Literatur

Hsin Y-H, Cheng C-H, Tzen JTC, Wu M-J, Shu K-H, Chen H-C: Effect of aristolochic acid on intracellular calcium concentration and its links with apoptosis in renal tubular cells. Apoptosis 2006; 11:2126–2177.

Liang C, Hamour S, Sheaff M, Miller R, Woolfson R: Chinese herbal uropathy and nephropathy. Lancet 2006; 368:338.

Northier JL, Martinez MC, Schmeiser HH, Arlt VM, Bieler CA, Petein M, Depierreux MF, De-Pauw L, Abramovicz D, Vereerstraeten P, Vanherweghem JL: Urothelial carcinoma associated with the use of chinese herb (Aristolochia fangchi). N Engl J Med 2000; 342:1686–1692.

Vanherweghem JL, Abramovicz D, Thielemans C, Depierreux M: Effects of steroids on the progression of renal failure in chronic interstitial renal fibrosis. A pilot study in chinese herbs nephropathy. Am J Kidney Dis 1996; 27:209–215.

Vanherweghem JL, Depierreux M, Tielemans C, Abramovicz D, Dratwa M, Jadoul M, Richard C, Vandervelde D, Verbeelen D, Vanhaelen-Fastre R, et al: Rapidly progressive interstitial fibrosis in young women. Association with slimming regimen including chinese herbs. Lancet 1993; 341:387–391.

5.3.3 Balkan-Nephropathie

Definition

Endemische, geographisch eng begrenzte, progrediente tubulointerstitielle Nephropathie, im Langzeitverlauf in bis zu 50 % der Fälle assoziiert mit urothelialen Neoplasien.

Epidemiologie

Die Erkrankung ist geographisch eng auf die Region entlang der Donau und ihren Zuflüssen auf dem Balkan begrenzt, die sich von Bosnien-Herzegovina über Serbien, Kroatien und Bulgarien bis nach Rumänien erstreckt (▶ Abb. 5.6). Innerhalb der Region liegt die Inzidenz der Balkan-Nephropathie bei 0,5–4,4 %, mit abnehmender Tendenz. In Teilregionen ist die Erkrankung in bis zu 10 % der Dialysepatienten Ursache der terminalen Niereninsuffizienz.

Betroffen ist fast ausschließlich die Landbevölkerung; Männer und Frauen erkranken in gleichem Maße. Es erkranken typischerweise Patienten, die mehr als 15–20 Jahre in der endemischen Region gelebt haben. Wer die Region vor dem Alter von 15 Jahren verlässt, bleibt verschont, während Immigranten – unabhängig von genetischem Hintergrund – nach 15–20 Jahren erkranken können.

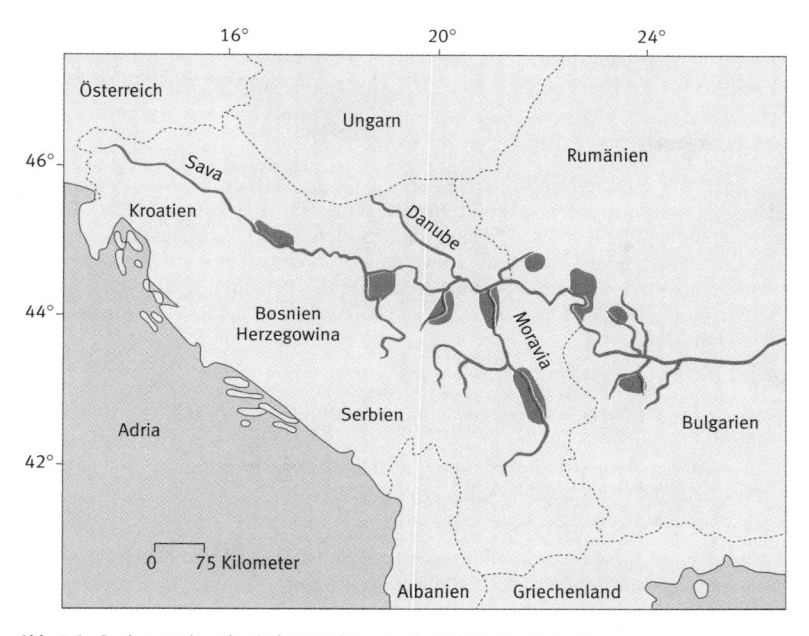

Abb. 5.6 Regionen mit endemischem Vorkommen der Balkan-Nephropathie

ÄTIOLOGIE

Die Ätiologie der Balkan-Nephropathie ist unverstanden. Aufgrund der geographischen Stabilität der Erkrankung haben sich Studien auf genetische Faktoren sowie Umwelteinflüsse konzentriert.

Obwohl eine Vielzahl von Umweltfaktoren (Schwermetalle, Spurenelemente, Toxine) untersucht wurde, konnte bislang in keinem Fall ein kausaler Zusammenhang gesichert werden: Diskutiert wurden insbesondere Ochratoxin A, ein nephrotoxisches Mykotoxin, das bei Patienten mancher Teilregionen in erhöhter Konzentration in Blut und Urin nachweisbar ist, möglicherweise als Folge einer Verunreinigung von Lebensmitteln. Auch Aristocholsäuren (Aristolochia spp.) sind aufgrund der Ähnlichkeit histopathologischer Veränderungen von Balkan-Nephropathie und Chinese-Herb-Nephropathie (▶ 5.3.2) immer wieder angeführt worden. Da die meisten Endemiegebiete in der Nähe oberflächlicher Kohleflöze des Pleozäns liegen, wurde auch eine vermehrte Belastung mit kanzerogenen aromatischen Kohlenwasserstoffen (u.a. Anilin, Naphthylamin) aus dem Wasser dieser Kohleschichten vermutet.

Hinweise auf eine genetische Disposition ergeben sich vor allem aus der familiären Häufung der Erkrankung. Eine kürzlich publizierte Studie weist zudem auf ein Risiko von materneller Seite hin. So zeigen Nachkommen weiblicher, nicht aber männlicher Patienten mit Balkan-Nephropathie im Vergleich zu Kindern gesunder Eltern signifikant kleinere Nieren, eine niedrigere Kreatininclearance sowie eine vermehrte Ausscheidung von Albumin und β_2-Mikroglobulin, als möglicherweise frühe Form der Erkrankung.

Insgesamt erscheint eine genetische Disposition, zusammen mit einer u. U. in utero beginnenden, langjährigen (> 15 Jahre) Exposition gegenüber noch nicht identifizierten Umweltfaktoren, als die wahrscheinlichste Ursache der Balkan-Nephropathie.

PATHOLOGIE

Patienten mit Balkan-Nephropathie entwickeln im Verlauf der Erkrankung sehr kleine Schrumpfnieren mit charakteristisch glatter Organkontur, ohne Einziehungen und ohne Kalzifikationen. Histopathologisch besteht ein auffallend gering ausgeprägtes interstitielles Infiltrat sowie eine führende tubuläre Atrophie und tubulointerstitielle Fibrose. Bei etwa der Hälfte der Patienten findet sich ein Urothelkarzinom des Nierenbeckens oder der Ureteren, in 15 % der Fälle mit bilateralem Befall.

KLINIK

- Bereits früh Partialstörungen der Tubulusfunktion (Aminoazidurie, Glukosurie, niedermolekulare Proteinurie).
- Im weiteren Verlauf Einschränkung der Harnkonzentrierung mit Polyurie und Nykturie und Rückgang des Glomerulumfiltrats.
- Häufig deutliche renale Anämie.

Typischerweise führt die Erkrankung in der fünften oder sechsten Lebensdekade zu einer dialysepflichtigen chronischen Niereninsuffizienz. In dieser Phase finden sich bei 50 % der Patienten urotheliale Neoplasien; eine Mikrohämaturie kann erster Hinweis hierauf sein.

DIAGNOSTIK UND DIFFERENZIALDIAGNOSE

Zur Basisdiagnostik (Urin- und Serumanalysen) ▶ 5.1.6. Die Diagnose einer Balkan-Nephropathie muss bei Patienten in Erwägung gezogen werden, die aus einem Endemiegebiet stammen oder dort mindestens 15 Jahre gelebt haben, insbesondere bei positiver Familienanamnese.

Die Balkan-Nephropathie ist eine Ausschlussdiagnose. Differenzialdiagnostisch muss an andere Ursachen chronisch tubulointerstitieller Nierenerkrankungen gedacht werden, bei Assoziation mit einer urothelialen Neoplasie insbesondere an eine Analgetikanephropathie (▶ 5.3.1) und die Chinese-Herb-Nephropathie (▶ 5.3.2). Differenzialdiagnostische Kriterien ▶ Tab. 5.12.

Tab. 5.12	Differenzialdiagnose tubulointerstitieller Nephropathien in Assoziation mit urothelialer Neoplasie		
	Analgetikanephropathie	**Chinese-Herb-Nephropathie**	**Balkan-Nephropathie**
Ätiologie	Phenacetin	Aristolochia spp.	Genetische und Umweltfaktoren
Latenz	> 10–15 Jahre	6–24 Monate	> 15–20 Jahre
Familiäre Häufung	Nein	Nein	Ja
Bildgebung	Schrumpfnieren, narbige Einziehungen	Schrumpfnieren	Schrumpfnieren, glatte Organkontur

5.3 Chronisch tubulointerstitielle Nierenerkrankungen

Tab. 5.12 Differenzialdiagnose tubulointerstitieller Nephropathien in Assoziation mit urothelialer Neoplasie *(Forts.)*

	Analgetikanephropathie	Chinese-Herb-Nephropathie	Balkan-Nephropathie
Histologie			
• Interstitielles Infiltrat	++	–/+	+
• Fibrose	++	+++	++
• Tubulusatrophie	++	++	+++
• Apoptose	Unklar	Ja	Ja
• Papillennekrosen	Ja	Nein	Nein
• Endothelschädigung	++	+	–
• Glomerulosklerose	+	–/+	–/+
• Malignität	+	+++	+++

THERAPIE

Die Behandlung ist symptomatisch, eine spezifische Therapie existiert nicht. Ziel ist die Progressionshemmung (▶ 5.1.7) mit konsequenter Blutdruckeinstellung auf einen Zielwert < 125/75 mmHg sowie die Korrektur von Anämie, Azidose, Elektrolytstörungen und Kalzium-/Phosphathaushalt. Eine nephrotoxische Begleitmedikation sollte beendet werden.

Aufgrund der Assoziation mit urothelialen Neoplasien ist eine mindestens einmal jährliche urologische Verlaufskontrolle (Mikrohämaturie, Urinzytologie, sowie ggf. weiterführende Diagnostik mittels Schnittbilddiagnostik oder Ureterorenoskopie) ratsam.

VERLAUF UND PROGNOSE

Die Erkrankung führt in der Regel in der fünften oder sechsten Lebensdekade zu einer dialysepflichtigen terminalen Niereninsuffizienz. Nachkommen erkrankter Patientinnen scheinen ein höheres Risiko für die Entwicklung einer Balkan-Nephropathie zu haben, sofern sie über das 15. Lebensjahr hinaus in einer endemischen Region verbleiben.

Transplantation: Eine Balkan-Nephropathie stellt keine Kontraindikation für eine Nierentransplantation dar. Aufgrund der hohen Inzidenz urothelialer Neoplasien in Stadium CKD V muss im Rahmen der vorbereitenden Untersuchungen ein Tumorausschluss mittels Ureterorenoskopie und Bürstenzytologie erfolgen. Unter Immunsuppression ist nach Transplantation eine halbjährliche Verlaufskontrolle mittels Urinzytologie erforderlich. Eine Rekurrenz nach Transplantation ist nicht beschrieben.

Literatur

Dimitrov P, Tsolova S, Georgieva R, Bozhilova D, Simeonov V, Bonev A, Karmaus W: Clinical markers in adult offspring of families with and without balkan endemic nephropathy. Kidney Int 2006; 69:723–729.

Feder Gl, Radovanovic Z, Finkelmann RB. Relationship between weathered coal deposits and the etiology of balkan endemic nephropathy. Kidney Int Suppl 1991; 34:S9–S11.

Stefanovic V, Toncheva D, Atanasova S, Polanakovic M: Etiology of balkan endemic nephropathy and associated urothelial cancer. Am J Nephrol 2006; 26:1–11.

5.3.4 Strahlennephropathie

Definition
Durch externe oder interne Strahlenexposition der Nieren ausgelöste strukturelle Nierenschädigung. Verlauf als akute Strahlennephritis oder als klinisch oligosymptomatische chronische Nephropathie mit einer Latenzzeit von Jahren.

Ätiologie
Eine strahleninduzierte Nierenschädigung wird nach klassischer Radiatio mit ganz oder partiell im Strahlengang liegender Niere (external beam radiation, Ganzkörperbestrahlung, Total body irradiation, TBI), sowie nach Strahlenexposition der Niere im Rahmen einer metabolischen Endoradiotherapie oder Radioimmuntherapie beobachtet.

Bei der metabolischen Endoradiotherapie werden spezifische rezeptorbindende Liganden, in der Regel Peptide oder niedermolekulare Proteine, sowie monoklonale Antikörper und deren Fragmente für eine gerichtete Radionuklidtherapie herangezogen (u. a. ^{111}In-DTPA, ^{90}Y-DOTATOC, ^{90}Y-DTPA-Minigastrin, ^{177}Lu-DOTATATE). Sind diese Liganden gegen Zellen des Immunsystems gerichtet, spricht man von einer Radioimmuntherapie (u. a. ^{131}I-tositumo-mab, ^{90}Y-obritumomab).

Pathogenese und Pathologie
Die Niere ist ein strahlensensitives Organ. Bei externer Radiatio führt eine renal absorbierte Dosis > 23 Gy bei 5 % aller Patienten innerhalb von 5 Jahren zu einer klinisch relevanten radiogenen Nierenschädigung. Die Strahlensensitivität der Niere kann durch gleichzeitige Chemotherapie erhöht sein. So ist in einer 2006 publizierten Metaanalyse eine biologische Effektivdosis von > 16 Gy im Rahmen der Ganzkörperbestrahlung vor Stammzelltransplantation im Langzeitverlauf mit einer erhöhten Inzidenz einer Nierenfunktionsverschlechterung verbunden.

Im Gegensatz zur externen Radiatio führt die Endoradiotherapie zu einer kontinuierlichen, niedrigdosierten Strahlenbelastung, mit heterogener Verteilung innerhalb der Niere. Die Strahlenexposition einzelner Nephronsegmente ist hierbei abhängig vom Emissionsverhalten des verwendeten Radionuklids sowie der Pharmakokinetik des Carriermoleküls. Je nach Konjugat ergeben sich für das gleiche Radionuklid unterschiedliche Verteilungsmuster und Dosisverteilungen innerhalb der Niere. Gelabelte Peptide, niedermolekulare Proteine und Antikörperfragmente werden glomerulär frei filtriert, proximal tubulär reabsorbiert und lysosomal abgebaut. Sie gehen mit einer höheren Strahlenexposition kortikaler Nephronsegmente einher. Komplette Antikörper unterliegen aufgrund des Molekulargewichtes nicht mehr der glomerulären Filtration. Konjugiert an Emitter mit entsprechender Pfadlänge (Eindringtiefe, z. B. für den β-Emitter ^{90}Y: 5,7 mm, entsprechend etwa 150 Zelldurchmessern) können jedoch auch sie mit einer relevanten renalen Strahlenexposition einhergehen.

Neben der direkten Strahlentoxizität mit Schädigung von vor allem Gefäßendothel und Tubulusepithel führen Ischämie und sekundäre Entzündungsreaktion zu progredienten tubulointerstitiellen Veränderungen.

Histopathologie
Histologisch findet man bei akuter radiogener Nephritis führend glomeruläre und vaskuläre Läsionen mit wandverdickten Kapillaren, Intimaproliferation und Mi-

krothrombenbildung sowie duplizierten Basalmembranen mit Deposits vergleichbar der thrombotischen Mikroangiopathie (häufig bei Kindern, sowie unter begleitender Chemotherapie oder Gabe von Ciclosporin). Größere Gefäße zeigen fibrinoide Nekrosen; in späteren Stadien kommen tubulointerstitielle Veränderungen hinzu. Bei nur teilweise im Strahlengang liegender Niere sind diese Veränderungen scharf begrenzt.

Bei chronischer Strahlennephropathie, insbesondere auch bei endogener Strahlenexposition duch metabolische Radiotherapie oder Radioimmuntherapie ist die chronisch tubulointerstitielle Nephropathie führend, mit nur geringen vaskulären und glomerulären Veränderungen.

Klinik
Zwei Verlaufsformen werden unterschieden:
- **Akute Strahlennephritis:** Innerhalb von 6–12 Monaten nach Dosisapplikation auftretende Nierenfunktionsverschlechterung mit Ödemen, Hämaturie, unselektiver Proteinurie und auch akzeleriert verlaufender, klinisch führender Hypertonie.
- **Chronische Strahlennephropathie:** Häufig mit großer Latenzzeit (1–5 Jahre) auftretende chronische Nierenfunktionsverschlechterung, klinisch oft oligosymptomatisch.

Diagnostik und Differenzialdiagnose
Eine therapeutische Strahlenexposition ist anamnestisch in der Regel zu klären; aufgrund der teilweise langen Latenzzeit ist ein gezieltes Nachfragen erforderlich. Zur Abschätzung der renalen Strahlenexposition sollte eine Rücksprache mit den behandelnden Radioonkologen oder Nuklearmedizinern erfolgen. Wichtigste Differenzialdiagnose der akuten radiogenen Nephritis ist eine akute Glomerulonephritis. Akanthozyten können auch bei akuter radiogener Nephritis nachweisbar sein, ggf. ist eine Nierenbiopsie indiziert.

Therapie
Eine spezifische Therapie der Strahlennephropathie ist nicht möglich. Die Behandlung ist supportiv, wichtig ist insbesondere eine stringente Blutdruckeinstellung (Zielwert < 125/75 mmHg). ACE-Inhibitoren und AT_1-Rezeptorantagonisten haben in einigen Arbeiten einen günstigen Einfluss auf die Progression der Nierenfunktionsverschlechterung gezeigt. Entscheidende Bedeutung kommt der Vermeidung oder Reduktion einer Strahlenexposition der Nieren zu.

Bei externer Radiatio werden die Nieren, soweit möglich, aus dem Strahlenfeld herausgenommen und abgeschirmt, zudem wird die Strahlendosis fraktioniert verabreicht.

Bei metabolischer Endoradiotherapie ist eine Reduktion der renalen Strahlenexposition durch Verminderung der renalen Radionuklidaufnahme oder Erhöhung der Radionuklidclearance möglich.

Die renale Radionuklidaufnahme kann durch gleichzeitige Infusion kationischer Aminosäuren (i.e. Arginin, Lysin) verringert werden. Für ^{111}In-DTPA ist eine Abnahme der proximal tubulären Reabsorption um bis zu 40 % gezeigt; für andere Radionuklide ist die Effektivität geringer. Bei Verwendung kommerzieller Aminosäurelösungen sind hohe Infusionsvolumina erforderlich; weitere Nachteile liegen in der resultierenden Hyperkaliämie sowie häufig Übelkeit aufgrund der hyperosmolaren Volumenbelastung.

Eine Erhöhung der renalen Radionuklidclearance ist beispielsweise durch Konjugation des Radiolabels über ein z. B. im proximalen Tubulus enzymatisch spaltbares Bindeglied möglich. Das freie Radionuklid kann so unmittelbar mit dem Harn ausgeschieden werden, auch wenn das Carriermolekül der proximal tubulären Reabsorption unterliegt.

Grundsätzlich sollte bei metabolischer Endoradiotherapie aufgrund der inhomogenen Dosisverteilung über der Niere mit in der Regel höherer Strahlenexposition kortikaler Nephronsegmente nicht die Gesamtniere, sondern der Kortex zur Dosimetrie herangezogen werden.

VERLAUF UND PROGNOSE

Für die akute Strahlennephritis ist ein Übergang in eine chronische Niereninsuffizienz beschrieben. Insbesondere bei vorbestehender Nierenschädigung ist eine rasche Verschlechterung der Nierenfunktion bis hin zur terminalen Niereninsuffizienz möglich. Eine ausgeprägte renoparenchymatöse Hypertonie ist charakteristisch.

Eine chronische Strahlennephropathie führt mit einer zeitlichen Latenz von Monaten bis mehreren Jahren zu einer fortschreitenden Nierenfunktionsverschlechterung und arteriellen Hypertonie. Das Ausmaß der Nierenfunktionsverschlechterung ist variabel; in etwa einem Drittel der Fälle wird eine Nierenersatztherapie erforderlich.

Literatur
Cassady JR: Clinical radiation nephropathy. Int J Radiat Oncol Biol Phys 1995; 31:1249–1256.
Kal HB, van Kempen-Harteveld ML: Renal dysfunction after total body irradiation. Dose effect relationship. Int J Radiat Oncol Biol Phys 2006; 65:1228–1232.
Lambert B, Cybulla M, Weiner SM, van de Wiele C, Ham H, Dierckx R, Otte A: Renal toxicity after radionuclide therapy. Radiation Res 2004; 161:607–611.

5.3.5 Schwermetallnephropathien

DEFINITION
Unter dem Begriff Schwermetallnephropathien werden toxische Nierenschädigungen nach chronischer Exposition gegenüber Blei, Cadmium, Quecksilber, Arsen oder Gold zusammengefasst. Die in Europa häufigste Form ist die Blei-Nephropathie.

BLEI-NEPHROPATHIE

Epidemiologie
Zur Epidemiologie der Blei-Nephropathie liegen keine gesicherten Zahlen vor; eine relevante Dunkelziffer nicht erkannter Erkrankungen ist wahrscheinlich. Eine Bleiexposition erfolgt entweder berufsbedingt (Hochöfen- und Minenarbeiter, Batterieherstellung, Kühlerbau, Baugewerbe) oder umweltbedingt (Trinkwasser, Nahrungsmittel, bleihaltige Farben und Glasuren, verbleite Kraftstoffe). Ein Schwellenwert ist nicht definiert.

Die Bleibelastung ist weltweit rückläufig. Daten der amerikanischen National Health and Nutrition Examination Survey (NHANES) III (2001–2004) gehen für die USA von einer medianen Bleibelastung eines Erwachsenen von 1,56 µg/dl aus, gegenüber 13,1 µg/dl in NHANES II (1976–1980).

Bleihaltige Wasserleitungen werden in Deutschland seit den 1970er Jahren nicht mehr verwendet; vereinzelt finden sie sich noch in vor 1935 erbauten Häusern. Der Grenzwert für Blei im Trinkwasser liegt in Deutschland bei 25 µg/l.

Kinder bis zum 6. Lebensjahr sind besonders gefährdet, da sie bis zu 50 % des aufgenommenen Bleis resorbieren. Erwachsene resorbieren dagegen nur 5–10 %.

Pathogenese und Pathologie

Zwei Pathomechanismen der bleiassoziierten Nierenschädigung werden diskutiert:
- Bei hoher Bleibelastung (> 70 µg/dl) führt die Akkumulation filtrierten Bleis im proximalen Tubulus zu direkter Zytotoxizität. Blei unterbindet die Atmungskette und interferiert mit dem Kalziumstoffwechsel der Zelle. Blei kann zudem komplex an Proteine gebunden und nukleär abgelagert werden, was zu veränderter Genexpression führt.
- In niedriger Konzentration (bis < 5 µg/dl) stellt Blei einen Cofaktor für andere Risikofaktoren (arterielle Hypertonie, Hyperurikämie) dar, der die Progressionsrate einer chronischen Nierenfunktionsverschlechterung beeinflusst.

Eine Reihe von Genpolymorphismen führt zu einer veränderten Blei-Toxikokinetik. Insbesondere Polymorphismen der δ-Aminolävulinsäure-Dehydratase sind mit erhöhten Blutspiegeln und einer verminderten Sequestration von Blei in den Knochen verbunden. Ob dies auch für die Blei-Nephropathie von Bedeutung ist, ist nicht gesichert. Die Coexposition mit anderen Schwermetallen, insbesondere Cadmium, steigert das Risiko einer bleibedingten Nierenschädigung.

> ✓ **RISIKOFAKTOREN DER ERHÖHTEN BLEITOXIZITÄT**
> - Kinder bis zum 6. Lebensjahr.
> - Polymorphismen der δ-Aminolävulinsäure-Dehydratase.
> - Niedrige sozioökonomische Schicht.
> - Kalziumsupplementation.
> - Eisenmangel.
> - Coexposition mit anderen Schwermetallen.

Bei chronischer Exposition kann auch eine sehr niedrige (umweltbedingte) Bleiexposition zu einer Verschlechterung des Glomerulumfiltrates und Entwicklung einer arteriellen Hypertonie führen. Aufgrund der erhöhten Resorption sind wiederum insbesondere Kinder gefährdet.

Histopathologie

Ein Zusammenhang zwischen chronischer Bleiexposition und tubulointerstitiellen Veränderungen wurde erstmals 1862 beschrieben. Bei akuter Bleiexposition finden sich histologisch pathognomonische, überwiegend nukleäre eosinophile Einschlusskörperchen im proximalen Tubulus, vor allem im S_3-Segment. In der Elektronenmikroskopie finden sich charakteristische Ablagerungen fibrillären Materials sowie geschwollene Mitochondrien mit osmiophilen Deposits in den Cristae.

In chronischem Stadium zeigt sich eine tubulointerstitielle Fibrose und fokale Tubulusatrophie bei nur gering ausgeprägten zellulären Infiltraten. Einschlusskörperchen fehlen zumeist. In diesem Stadium ist die Histopathologie differenzialdiagnostisch nicht wegweisend.

Klinik

Frühzeichen der Nierenbeteiligung bei chronischer Bleiintoxikation sind Partialstörungen der Tubulusfunktion (▶ 5.4) mit Aminoazidurie, Glukosurie, Phosphaturie und proximaler (Typ II) renal tubulärer Azidose. Ein hyporeninämischer Hyperaldosteronismus ist häufig. In späteren Stadien finden sich neben der progredienten Nierenfunktionsverschlechterung charakteristischerweise eine arterielle Hypertonie sowie – aufgrund der gestörten Harnsäuresekretion – eine Hyperurikämie mit rezidivierenden Gichtanfällen.

Diagnostik und Differenzialdiagnose

Anamnestische Hinweise für eine vermehrte Bleiexposition sind selten. Eine chronische Niereninsuffizienz mit arterieller Hypertonie und einer symptomatischen Gicht in der Vorgeschichte sollte differenzialdiagnostisch – insbesondere bei Frauen – immer an eine Bleibelastung denken lassen und zu einer gezielten Anamnese (Berufsanamnese, bei älteren Patienten auch Frage nach Kriegsgefangenschaft) führen. Häufig laufen diese Patienten unter der Verdachtsdiagnose einer hypertensiven Nephropathie oder einer Uratnephropathie. In Studien zeigten mehr als 50 % dieser Patientengruppe im EDTA-Mobilisationstest eine erhöhte Bleibelastung.

Laborchemisch können folgende Parameter zur Diagnose einer akuten oder chronischen Bleibelastung hilfreich sein:
- Die Bestimmung der **Bleikonzentration im Serum** spiegelt mit einer Halbwertszeit von 30 Tagen eine kurz zurückliegende exogene Bleibelastung wider, zusammen mit einer gewissen Äquilibration aus Weichteilgewebe und Knochen. Bei Bleikonzentrationen > 20 µg/dl ist aufgrund der gestörten Häm-Synthese die Protoporphyrin-Konzentration in den Erythrozyten erhöht. Da bei chronischer Exposition mehr als 90 % des Bleis im Knochen gespeichert vorliegen, ist die Bestimmung der Bleikonzentration im Serum zur Beurteilung einer chronischen Bleiexposition diagnostisch nicht wegweisend.
- Ein besserer Indikator der kumulativen Bleibelastung ist die Bestimmung des **Bleigehalts im Knochen**. Die Halbwertszeit ossär gespeicherten Bleis liegt in trabekulärem Knochen (gemessen in der Regel in Patella oder Calcaneus) bei 1–16 Jahren, in kortikalem Knochen (gemessen in der Regel in der Mitte der Tibia) bei 10–30 Jahren.
- Das beste Maß für den bioverfügbaren Pool von Blei aus Blut, Weichteilgewebe und Knochen ist die **Menge an chelierbarem Blei**. Zur Verwendung kommen die Gabe von $CaNa_2$-EDTA (2 × 500 mg i.v. im Abstand von 12 h) oder der besser verträglichen 2,3-Dimercaptosuccinylsäure. Aufgrund der nur langsamen Ausscheidung ist ein Sammelurin über drei aufeinander folgende Tage erforderlich. Eine Bleiausscheidung im Urin von > 600 µg/72 h ist diagnostisch beweisend für eine erhöhte Bleibelastung des Organismus.

Therapie, Verlauf und Prognose

Therapeutische Optionen beschränken sich auf die Expositionsprophylaxe und ggf. einen Therapieversuch mit Chelatoren. Bei gering- bis mittelgradig reduzierter Nierenfunktion ist hierunter in Studien eine Stabilisierung der Nierenfunktion oder Verlangsamung der Progression beschrieben. Zudem kann die Inzidenz von Gichtanfällen gesenkt werden. Eine höhergradig eingeschränkte Nierenfunktion bei Blei-Nephropathie wird in der Regel nicht beeinflusst.

Andere Schwermetallnephropathien

Cadmium

Eine Cadmiumexposition erfolgt berufsbedingt (Galvanikbetriebe, Farbstoffe), über Nahrungsmittel oder das Zigarettenrauchen. Die Cadmiumaufnahme in Europa beträgt in etwa 8–30 µg/d, wovon 1–2 µg/d resorbiert werden. Eisenmangel verstärkt die Cadmiumresorption. Die Halbwertszeit von Cadmium liegt bei 10–30 Jahren. Bei einer Cadmiumausscheidung im Urin von > 2–3 µg/g Kreatinin ist von einer kritischen Cadmiumkonzentration auszugehen.

Resorbiertes Cadmium wird hepatisch an Metallothionein konjugiert, glomerulär filtriert und proximal tubulär reabsorbiert. Der Cadmium-/Metallothionein-Komplex ist direkt zytotoxisch. Klinische Zeichen der Cadmiumtoxizität sind Partialstörungen der Tubulusfunktion (▶ 5.4) mit Aminoazidurie, Glukosurie, Phosphat- und Hyperkalzurie sowie Isosthenurie. Cadmium ist lithogen.

Spezifische diagnostische Marker der Cadmiumtoxizität existieren nicht; Chelatoren sind wirkungslos und verstärken die Cadmiumtoxizität. Aufgrund fehlender therapeutischer Optionen hat die Expositionsprophylaxe oberste Priorität.

Quecksilber

Quecksilber wird zur Herstellung von Farben, Thermo- und Sphygmomanometern sowie in in der Zahnmedizin (Amalgam) verwendet. Historisch wurde Quecksilber auch therapeutisch verwendet, sowohl systemisch (Therapie der Lues, Diuretika) als auch in topischer Applikation (Psoriasis, Wundversorgung [Mercurochrom]).

Eine Exposition gegenüber Quecksilber entsteht über die Nahrung (Fisch), durch akzidentelle Ingestion oder Inhalation quecksilberhaltiger Dämpfe aus zerbrochenen Thermometern (Kinder) oder beim Ersatz von Amalgamfüllungen. Im Irak (1955) und in Japan (1970) sind epidemische Intoxikationen mit organischen Quecksilberverbindungen dokumentiert.

Die Nephrotoxizität von Quecksilber ist seit Anfang des 19. Jahrhunderts bekannt. Beschrieben ist eine direkte, dosisabhängige Tubulotoxizität (Screening und Verlaufskontrolle über β-NAG im Urin), sowie eine große Proteinurie, der zumeist eine membranöse Glomerulonephritis (▶ 4.6.4), selten eine Minimal-change-Läsion (▶ 4.6.4) zugrunde liegt. Beide Veränderungen sind reversibel. Quecksilberkonzentration in Blut und Urin korrelieren mit der Exposition; eine relevante Intoxikation besteht bei Quecksilberkonzentrationen oberhalb 100 µg/l. Bei akuter Quecksilberintoxikation kann ein Versuch der Chelation unternommen werden; zum Einsatz kommen D-Penicillamin, $CaNa_3$-EDTA oder 2,3-Dimercapto-1-propansulfonat.

Literatur

Brewster UC, Perazella MM: A review of chronic lead intoxication: An unrecognized cause of chronic kidney disease. Am J Med Sci 2004; 327:341–347.

Ekong EB, Jaar BG, Weaver VM: Lead-related nephrotoxicity: A review of the epidemiologic evidence. Kidney Int 2006; 70:2074–2084.

Hellstrom L, Elinder CG, Dahlberg B, Lundberg M, Jarup L, Persson B, Axelson O: Cadmium exposure and end stage renal disease. Am J Kidney Dis 2001; 38:1001–1008.

Lin JL, Lin-Tan DT, Hsu KH, Yu CC: Environmental lead exposure and progression of chronic renal diseases in patients without diabetes. N Engl J Med 2003; 348:277–286.

Lin JL, Lin-Tan DT, Li YC, Chen KH, Huang YL: Low-level exposure to lead and progressive chronic kidney diseases. Am J Med 2006; 119:707.e1–9.

5.3.6 Lithiumnephropathie

Definition
Durch langjährige Einnahme von Lithiumsalzen hervorgerufene chronische Nierenschädigung mit führenden tubulointerstitiellen Veränderungen.

Darüber hinaus lassen sich folgende Formen einer Lithium-assoziierten Nierenbeteiligung abgrenzen:
- Akutes Nierenversagen bei Lithiumintoxikation.
- Lithium-assoziierter Diabetes insipidus renalis.

Epidemiologie
Unter Therapie mit Lithium treten in etwa 30–50 % der Fälle renale Nebenwirkungen, zumeist in Form eines Konzentrierungsdefektes auf; etwa 10 % entwickeln im Verlauf einen manifesten Diabetes insipidus renalis. Betroffene Patienten weisen in bis zu 50 % der Fälle auch ein Jahr nach Absetzen der Therapie eine eingeschränkte Fähigkeit zur Harnkonzentrierung auf.

Ein Drittel aller Patienten hat im ersten Jahr mindestens eine Episode akuter Lithiumtoxizität. Eine chronische Lithiumnephropathie wird in 15–20 % der Patienten beobachtet.

Ätiologie
Lithium wird seit Ende des 19. Jahrhunderts zur Therapie uni- und bipolarer affektiver Störungen und schizoaffektiver Psychosen, sowie zur Prophylaxe des Cluster-Kopfschmerzes eingesetzt. Schätzungen zufolge werden gegenwärtig etwa 0,1 % der erwachsenen Bevölkerung mit Lithium therapiert.

Lithium hat eine geringe therapeutische Breite. Therapeutische Lithiumkonzentrationen im Serum (Talspiegel) liegen bei 0,6–1,5 µmol/l. Intoxikationserscheinungen treten bei Spiegeln oberhalb etwa 1,5–2,5 µmol/l auf, bei älteren Patienten auch darunter.

Eine Steigerung der Lithiumtoxizität ist möglich durch direkte Arzneimittelinteraktionen (Thiaziddiuretika, Amilorid, Carbamazepin, Haloperidol u. a.) oder durch Medikamente, die zu einer Reduktion des Glomerulumfiltrats führen (NSAID, ACEI, AT_1-RA u.a.).

Pathogenese und Pathologie
Lithiumionen haben nach enteraler Resorption aufgrund fehlender Eiweißbindung ein hohes Verteilungsvolumen; die Elimination erfolgt fast ausschließlich über die Niere. Die Plasma-Halbwertszeit liegt je nach Nierenfunktion bei 18 bis über 36 h. In der Niere verhält sich Lithium wie Natrium und wird analog überwiegend in proximalem Tubulus, Henlescher Schleife und frühdistalen Tubulusabschnitten reabsorbiert. Im Austausch für Natrium ist Lithium Substrat unterschiedlicher Natriumkanäle (NHE3, NKCC2, ENaC).

Lithium kann zu einer Reihe von Veränderungen der Nierenfunktion führen:
- Wird Lithium anstelle von Natrium reabsorbiert, führt dies zu einer vermehrten Natriurese. Zudem hemmt Lithium die unter Kontrolle von Aldosteron stehende Expression von ENaC im kortikalen Sammelrohr, was den weiteren Natriumverlust begünstigt.

- Lithium veringert die Fähigkeit, den Endharn zu konzentrieren und führt zu einem renalen Diabetes insipidus (▶ 5.4.3). Unter physiologischer Antidiurese führt Arginin-Vasopressin (AVP) zu einer Stimulation der Adenylatzyklase und nachfolgender Aktivierung der Proteinkinase A (PKA) in den Hauptzellen des Sammelrohres. PKA phosphoryliert Aquaporin-2 (AQP-2), induziert dessen Translokation in die apikale Zellmembran und ermöglicht so die Harnkonzentration. Lithium hemmt die Stimulation der Adenylatzyklase durch AVP und führt zu einer verminderten Dichte von AQP-2 in der apikalen Zellmembran. Aktuelle experimentelle Arbeiten zeigen darüber hinaus eine direkte Inhibition der AQP-2-mRNA-Expression durch Lithium, unabhängig von Adenylatzyklase- und cAMP-Spiegeln.
- Durch intrazelluläre Akkumulation und eine Störung der distal tubulären Azidifizierung kann Lithium zu einer (inkompletten) distal (Typ I) renal tubulären Azidose führen (▶ 5.4.1).
- Aufgrund von Natriurese und verminderter Fähigkeit der Harnkonzentrierung steigert Lithium das Risiko eines prärenalen akuten Nierenversagens.

Die Pathomechnismen, über die Lithium zur Ausbildung einer chronisch tubulointerstitiellen Nephropathie führt, sind nicht geklärt.

Histopathologie

Ein akutes Nierenversagen bei Lithiumintoxikation zeigt histologisch das Bild einer akuten Tubulusnekrose. Hinweisgebend auf Lithium als Ursache kann der Nachweis PAS-positiver glykogenhaltiger Granula, vor allem im Bereich distaler Tubulusabschnitte sein. Die Veränderungen sind reversibel.

Die chronische Lithiumnephropathie ist gekennzeichnet durch eine ausgeprägte tubulointerstitielle Fibrose, die weit über das Maß der glomerulären und vaskulären Läsionen hinausgeht. Pathognomonisch sind Ektasien und Mikrozysten vor allem distaler Tubulusabschnitte, die in in etwa 40 % der Fälle nachweisbar sind.

Selten ist das Auftreten einer Lithium-assoziierten Minimal Change Glomerulonephritis (▶ 4.6.4); in aktuellen Publikationen wird auch ein relevanter Anteil von Patienten mit fokal segmentaler Glomerulosklerose (FSGS, ▶ 4.6.4) beschrieben.

KLINIK

Renale Nebenwirkungen von Lithium werden meist innerhalb eines Monats nach Therapiebeginn manifest, bei Überdosierungen auch früher. Unter Dauertherapie sind klinische Nebenwirkungen auch bei Talspiegeln im therapeutischen Bereich zu beobachten.

Häufigste Nebenwirkung ist ein renaler Diabetes insipidus unterschiedlicher Ausprägung (▶ 5.4.3). Klinisch imponieren eine Polyurie (20 % der Fälle) und Polydipsie (40 % der Fälle). Eine Nykturie kann als Surrogatmarker ein erster Hinweis auf eine Polyurie sein. Das Ausmaß des Konzentrationsdefektes korreliert mit der Dauer der Lithiumtherapie.

Die häufig (bis zu 50 %) zu beobachtende distale (Typ 1) renal tubuläre Azidose (▶ 5.4.1) ist klinisch in der Regel ohne Bedeutung. Selten wird ein nephrotisches Syndrom beobachtet. In sehr seltenen Fällen kann Lithium die Ursache einer Hyperkalzämie sein. Ursache ist eine vermehrte Parathormonsekretion durch Verschiebung des Setpoints der PTH-Regulation.

Die akute Lithiumintoxikation ist charakterisiert durch gastrointestinale, neurologische und kardiovaskuläre Symptome. Hierzu zählen Erbrechen und Diarrhöen, grobschlägiger Tremor, Schwindel und Sehstörungen, Dysarthrie, Ataxie, Faszikulationen sowie Rigor und Myoklonien. Häufig findet sich eine Hyperreflexie, die Krampfschwelle ist erniedrigt. Eine zunehmende Vigilanzminderung bis hin zu Sopor und Koma wird beobachtet. Die Polyurie fördert die Kreislaufdepression, das Risiko kardialer Arrhythmien ist erhöht. Die akute Lithiumintoxikation erfordert in der Regel eine intensivmedizinische Überwachung.

DIAGNOSTIK UND DIFFERENZIALDIAGNOSE

Zur Basisdiagnostik (Urin- und Serumanalysen) ▸ 5.1.6. Zur Diagnostik bei V.a. renalen Diabetes insipidus ▸ 5.4.3.

Spezielle Diagnostik:
- Bestimmung der Lithiumkonzentration im Serum.
- Drogenscreening.
- Bestimmung von Plasma- und Urinosmolalität.
- Bei nephrotischem Syndrom: Nierenbiopsie.

Differenzialdiagnostisch müssen bei einer Polyurie eine (obsessive) Polydipsie, ein zentraler Diabetes insipidus, eine polyurische Phase nach akutem Nierenversagen sowie ein Diabetes mellitus ausgeschlossen werden. Insbesondere die psychiatrische Grunderkrankung oder eine Xerostomie als Nebenwirkung zentral wirksamer Medikamente kann eine Polydipsie unterhalten. Die Unterscheidung zwischen Polydipsie, zentralem und renalem Diabetes insipidus erfolgt mittels Durstversuch und Vasopressin-Belastung (▸ 5.4.3).

THERAPIE

Aus forensischen Gründen sollte in jedem Fall, vor allem bei kombinierten Intoxikationen, die telefonische Rücksprache mit einer Giftzentrale erfolgen. Eine aggressive Flüssigkeitssubstitution ist häufig erforderlich; eine Monitorüberwachung und ggf. intensivmedizinische Betreuung sind ratsam.

> ⚠️ **THERAPIE DER AKUTEN LITHIUMINTOXIKATION**
>
> Flüssigkeitssubstitution und forcierte Diurese sowie eine Harnalkalisierung können in leichten Fällen oder bei fehlender Möglichkeit zur Hämodialyse angewandt werden.
>
> **Cave:** Diuretika können über eine Natriumdepletion die Lithiumtoxizität erhöhen.
> - Extrakorporale Detoxikation:
>   - Die **Hämodialyse** ist die effektivste Methode der Lithiumentfernung; die Clearance entspricht aufgrund der fehlenden Plasmaeiweißbindung in etwa dem Blutfluss und kann bis zu 300 ml/Min. erreichen. Aufgrund der nach 6–8 h beginnenden Rückverteilung (Rebound) sind in der Regel wiederholte Dialysen an mehreren Tagen erforderlich. Eine hohe Natriumkonzentration im Dialysat verbessert die Lithiumelimination.
>   - Unter **kontinuierlicher Hämofiltration** (CVVH) ist über 24–36 h mit einem Dialysatfluss von 4000 ml/h eine mittlere Clearance von etwa 50 ml/Min. zu erzielen. Nach dieser Zeit tritt oftmals kein signifikanter Rebound mehr auf. Die Verwendung einer Tankniere (GENIUS-System, sustained low efficiency daily dialysis, SLEDD) ist kontraindiziert, da sich Lithium im Gegensatz zu Harnstoff im Tanksystem verteilt.

> – Die **Hämoperfusion** ist aufgrund der geringen Adsorption von Lithium an Aktivkohle nicht effektiv.
>
> ! Die orale Gabe von Aktivkohle ist unwirksam.

Als Richtlinien für die Indikation zum Einsatz extrakorporaler Verfahren können gelten:
- Schwere Intoxikationen mit Vigilanzminderung oder Konvulsionen.
- Anhaltende gastrointestinale Resorption und ansteigende Plasmaspiegel.
- Progrediente Verschlechterung der klinischen Situation.
- Begleiterkrankungen, die Komplikationen wahrscheinlich machen.
- Akutes Nierenversagen/ineffiziente Diurese.

Bei beginnendem renalen Diabetes insipidus kann ein Therapieversuch mit Amilorid erfolgen. Amilorid blockiert die distal tubuläre Reabsorption von Lithium und führt häufig zu einer Abnahme der Urinmenge. Bei ausgeprägtem Diabetes insipidus renalis ist Amilorid nicht mehr wirksam. Wie bei anderen Formen des renalen Diabetes insipidus ist die vorsichtige Gabe eines Thiaziddiuretikums, ggf. in Kombination mit einem nichtsteroidalen Antiphlogistikum wirksam (▶ 5.4.3). In allen Fällen ist eine engmaschige Kontrolle der Lithiumspiegel erforderlich. Bei zumeist nur partieller AVP-Resistenz kann zudem ein Therapieversuch mit dDAVP erfolgen. Ein länger bestehender renaler Diabetes insipidus ist nach Absetzen von Lithium häufig nicht vollständig reversibel.

VERLAUF UND PROGNOSE

Die Prognose des akuten Nierenversagens im Rahmen einer akuten Lithiumintoxikation ist gut; rezidivierende Episoden führen zu einer Verschlechterung der Nierenfunktion und sind eine Indikation zur Umstellung der Therapie. Die Mortalität der akuten Lithiumintoxikation liegt bei etwa 15 %, nicht alle Symptome sind reversibel.

Die chronische Lithiumnephropathie führt in der Regel zu einer langsamen Verschlechterung der Nierenfunktion, die Notwendigkeit einer Nierenersatztherapie ist jedoch selten. Beenden der Lithiumtherapie führt meist zu einer Stabilisierung der Nierenfunktion. Prognostisch ungünstige Voraussetzungen sind eine bereits fortgeschrittene Nierenfunktionsverschlechterung (Serum-Kreatinin > 2,5 mg/dl [221 μmol/l]) sowie eine fokal segmentale Glomerulosklerose. Patienten mit glomerulärer Minimalläsion haben nach Absetzen von Lithium eine gute Prognose, eine Rekurrenz ist aber möglich.

Literatur

Li Y, Shaw S, Kamsteeg EJ, Vandewalle A, Deen PM: Development of lithium-induced nephrogenic diabetes insipidus is dissociated from adenylyl cyclase activity. J Am Soc Nephrol 2006; 17:1063–1072.

Markowitz GS, Radhakrishnan J, Kambham N, Valeri AM, Hines WH, D´Agati VD: Lithium nephrotoxicity: a progressive combined glomerular and tubulointestitial nephropathy. J Am Soc Nephrol 2000; 11:1439–1448.

5.3.7 Tubulointerstitielle Nephritis bei Sarkoidose

DEFINITION
Die Sarkoidose ist eine Systemerkrankung unklarer Ätiologie und durch die Ausbildung nichtverkäsender Granulome in betroffenen Organen gekennzeichnet. Klinisch führend ist zumeist eine pulmonale, kutane oder okuläre Manifestation; eine isolierte renale Sarkoidose ist beschrieben.

EPIDEMIOLOGIE
Eine Nierenbeteiligung findet sich in 20–50 % der Patienten mit Sarkoidose. Klassische Form der Nierenbeteiligung ist eine granulomatöse tubulointerstitielle Nephritis (▶ 7.4.3), in etwa 20 % der Fälle. Häufiger findet sich eine Nephrolithiasis oder Nephrokalzinose, als Folge der gestörten Kalziumhomöostase. Eine ausgeprägte Hyperkalzämie kann zum Bild der hyperkalzämischen Nephropathie (▶ 7.4.2) führen. Selten sind glomeruläre Nierenbeteiligungen (▶ 7.4.4).

ÄTIOLOGIE
Die Ätiologie der Erkrankung ist unverstanden; ein autoimmunes Geschehen, getriggert durch Infektionen (i.e. Mykoplasmen, Mykobakterien) oder Umweltfaktoren wird angenommen. Eine genetische Disposition ist wahrscheinlich.

PATHOGENESE UND PATHOLOGIE
Die Störung des Kalziumstoffwechsels beruht auf der Bildung von 1α-Hydrolase in Epitheloidzellen und aktivierten pulmonalen Makrophagen. Diese ermöglicht die extrarenale Bildung von $1,25(OH)_2$-Cholecalciferol, die nicht der Regulation duch Parathormon, Calcitriol und Calcitonin unterliegt. Folge ist die gesteigerte enterale Absorption von Kalzium, eine vermehrte Kalziumfreisetzung aus dem Knochen sowie eine erhöhte tubuläre Kalziumreabsorption.

Die Pathogenese der granulomatösen tubulointerstitiellen Nephritis ist unverstanden; eine autoimmune Genese wird angenommen. Etwa 10 % der Patienten mit Sarkoidose entwickeln eine common variable immunodeficiency.

Histopathologie
Charakteristisch ist eine granulomatöse tubulointerstitielle Nephritis mit Ausbildung nicht-verkäsender Epitheloidzellgranulome mit Langhansschen Riesenzellen und schmalem Lymphozytensaum. Die mehrkernigen Riesenzellen können sternförmige Einschlüsse (Asteroidkörper) oder Kalzium-Protein-Körper (Schaumann-Körper) enthalten. Zumeist findet sich ein mononukleäres Infiltrat aus überwiegend Monozyten und Makrophagen; in fortgeschrittenen Stadien eine Tubulusatrophie und interstitielle Fibrose. Bei Vorliegen einer Hyperkalzurie treten interstitielle Verkalkungen bis hin zur Nephrokalzinose auf.

KLINIK
Eine Nierenbeteiligung in Form einer granulomatösen tubulointerstitiellen Nephritis ist klinisch häufig oligosymptomatisch. Ein Konzentrationsdefekt mit Polyurie lässt sich, ebenso wie Partialstörungen der Tubulusfunktion (▶ 5.4) bei gezielter Untersuchung nachweisen. Eine Nykturie ist oftmals erstes klinisches Zeichen der Isosthenurie. Eine Nierenfunktionsverschlechterung ist langsam progredient; seltene Spätkomplikation ist eine renoparenchymatöse Hypertonie.

Aufgrund der gestörten Kalziumhomöostase findet sich in etwa 50 % der Patienten eine Hyperkalzurie; eine Hyperkalzämie ist mit 5–20 % deutlich seltener. In etwa 10 % der Fälle findet sich eine Nephrolithiasis, die klinische Erstmanifestation einer Sarkoidose sein kann. Sehr selten ist eine Nephrokalzinose, in weniger als 5 % der Patienten. Eine Verschlechterung der Nierenfunktion als Folge einer Hyperkalzämie ist in Abhängigkeit von der Dauer zumeist reversibel.

Diagnostik und Differenzialdiagnose

Eine erhöhte Aktivität des Angiotensin-Konversionsenzyms (ACE) im Serum wird aufgrund der Aktivierung des Monozyten-/Makrophagensystems bei unterschiedlichen granulomatösen Erkrankungen beobachtet. Eine ACE-Aktivität, die den oberen Referenzbereich um mehr als 50 % überschreitet, gilt als wichtiger diagnostischer Hinweis auf eine Sarkoidose und ist als Verlaufsparameter für die Granulomlast des Körpers gut zu verwerten. Bei ausschließlich renaler Sarkoidose ist die diagnostische Aussagekraft geringer.

Der Nachweis von Granulomen in der Niere ist nicht pathognomonisch für die Sarkoidose.

Differenzialdiagnose der granulomatösen tubulointerstitiellen Nephritis
- Nierenbeteiligung bei:
  – Sarkoidose.
  – Sjögren-Syndrom.
  – TINU-Syndrom.
  – M. Wegener.
  – Tuberkulose.
- Medikamentös-induzierte granulomatöse tubulointerstitielle Nephritis.
- Xanthogranulomatöse Pyelonephritis.

Auch bei Patienten mit Sarkoidose ist eine granulomatöse tubulointerstitielle Nephritis häufig medikamentös induziert. Ursache sind häufig nichtsteroidale Antiphlogistika (NSAID).

Eine Augenbeteiligung in der Anamnese sollte vor allem bei jüngeren Patienten an ein TINU-Syndrom (▶ 5.2.4) denken lassen; die Augenbeteiligung muss nicht zeitgleich vorliegen.

Therapie

Die Therapie einer granulomatösen tubulointerstitiellen Nephritis bei Sarkoidose besteht in der Gabe von Steroiden (z. B. Prednisolon initial 1 mg/kg KG/d für 6–8 Wochen und Taper über 6–12 Monate). Ein Ansprechen kann häufig bereits nach 10–14 Tagen beobachtet werden. Ein Therapieversuch kann auch bei fortgeschrittener interstitieller Fibrose zu einer Stabilisierung der Nierenfunktion führen.

Eine niedrig dosierte Erhaltungstherapie (Prednisolon 5–7,5 mg/d) ist in der Regel erforderlich; zur Steroideinsparung kommen Quinolone (Hydroxychloroquin) oder Mycophenolsäure zum Einsatz. Einzelfallberichte existieren zum Einsatz des TNF-α-Antikörpers Infliximab.

Steroide verbessern zudem die Kalziumhomöostase durch Hemmung der 1α-Hydrolase in Epitheloidzellen und Makrophagen. Die erforderliche Dosis ist deutlich geringer als zur Therapie der granulomatösen tubulointerstitiellen Nephritis.

Verlauf und Prognose

Unter Steroidtherapie zeigt sich häufig eine rasche Besserung der Nierenfunktion; die Entwicklung einer terminalen Niereninsuffizienz ist selten. Ob eine vollständige Remission erzielt werden kann, ist von der Dauer und Schwere der Erkrankung und dem Ausmaß der tubulointerstitiellen Fibrose abhängig. Eine mögliche Assoziation der Sarkoidose mit renalen und urothelialen Neoplasien wird diskutiert.

Transplantation: Die Sarkoidose stellt keine Kontraindikation für eine Nierentransplantation dar. Aufgrund der möglichen Assoziation mit Neoplasien der Niere und ableitenden Harnwege sollte im Rahmen der vorbereitenden Untersuchungen ein Tumorausschluss erfolgen. Unter Immunsuppression ist eine Verlaufskontrolle mittels Urinzytologie sinnvoll. Eine Rekurrenz der granulomatösen interstitiellen Nephritis nach Transplantation ist beschrieben.

Literatur
Berliner AR, Haas M, Choi MJ: Sarcoidosis: The nephrologist's perspective. Am J Kidney Dis 2006; 48:856–870.
Gobel U, Kettritz R, Schneider W, Luft FC: The protean face of of renal sarcoidosis. J Am Soc Nephrol 2001; 12:616–623.
Rajakariar R, Sharples EJ, Raftery MJ, Sheaff M, Yaqoob MM: Sarcoid tubulo-interstitial nephritis: Long-term outcome and response to corticosteroid therapy. Kidney Int 2006; 70:165–169.

5.3.8 Tubulointerstitielle Nephritis bei Sjögren-Syndrom

Definition
Autoimmunerkrankung mit Sicca-Syndrom aufgrund lymphoplasmazellulärer Infiltration und Fibrose der Gll. lacrimales und Speicheldrüsen. Eine Mitbeteiligung der Niere in Form einer tubulointerstitiellen Nephritis oder Immunkomplex-Glomerulonephritis (▶ 7.2) ist möglich.

Epidemiologie
Die Inzidenz einer tubulointerstitiellen Nephritis bei primärem Sjögren-Syndrom wird mit 2–15 % angegeben.

Ätiologie
Die Ätiologie der Erkrankung ist unverstanden; eine autoimmune Genese und Störung der B-Zell-Funktion wird angenommen.

Pathogenese und Pathologie
Histopathologisch zeigt sich das Bild einer chronisch tubulointerstitiellen Nephritis mit mononukleärem Infiltrat aus überwiegend T-Lymphozyten, Monozyten und Plasmazellen; in fortgeschritteneren Stadien finden sich eine Tubulusatrophie und interstitielle Fibrose. Auch eine granulomatöse tubulointerstitielle Nephritis mit Nachweis nicht-verkäsender Granulome ist beschrieben.

Klinik

Tubulointerstitielle Nephritiden treten zumeist innerhalb weniger Jahre nach Diagnosestellung eines Sjögren-Syndroms auf. Typische klinische Manifestationen beruhen auf Partialstörungen der Tubulusfunktion (▶ 5.4).

Eine distal (Typ I) renal tubuläre Azidose (▶ 5.4.1) findet sich in bis zu 25 % der Fälle, sie ist zumeist gering ausgeprägt. Die resultierende Hypokaliämie kann klinisch erstes Zeichen einer Nierenbeteiligung sein. Ein Diabetes insipidus renalis (▶ 5.4.3) mit Polyurie und Polydipsie findet sich in bis zu 13 % der Fälle.

Im Gegensatz dazu sind glomeruläre Nierenbeteiligungen Spätkomplikationen nach langjährigem Krankheitsverlauf (im Mittel 8–10 Jahre).

Diagnostik und Differenzialdiagnose

Die Diagnose des Sjögren-Syndroms beruht auf der Klinik (Xerophthalmie und Keratoconjunctivitis sicca, Xerostomie), dem Nachweis von Autoantikörpern (u. a. antinukleäre Antikörper [ANA], anti-Ro/SSA, anti-La/SSB) sowie dem bioptischen Nachweis lymphozellulärer Infiltrate in Tränen- oder Speicheldrüsen. Sekundäre Formen finden sich bei rheumatoider Arthritis, systemischem Lupus erythematodes (SLE) oder Polymyositis. Insbesondere die Sicca-Symptomatik ist jedoch ein unspezifisches Symptom und findet sich u. a. als Arzneimittelnebenwirkung.

Die klinischen Zeichen der Nierenbeteiligung sind nicht pathognomonisch. Glomeruläre Veränderungen sind bei primärem Sjögren-Syndrom sehr selten, so dass die Kombination aus Sicca-Symptomatik und Glomerulonephritis an ein sekundäres Sjögren-Syndrom bei SLE denken lassen sollte. Eine Augenbeteiligung, insbesondere eine Uveitis, die nicht zeitgleich vorliegen muss, erfordert differenzialdiagnostisch den Ausschluss eines TINU-Syndroms (▶ 5.2.4).

Therapie

Bei ausgeprägterer tubulointerstitieller Nephritis ist die Gabe von Steroiden (z. B. Prednisolon initial 0,5–1 mg/kg KG/d für 4–6 Wochen und Taper über 3–6 Monate) indiziert. Ein Ansprechen kann häufig bereits innerhalb weniger Wochen beobachtet werden.

Verlauf und Prognose

Unter Steroidtherapie zeigt sich in der Regel eine rasche Besserung der Nierenfunktion; die Entwicklung einer terminalen Niereninsuffizienz ist sehr selten.

....
Literatur

Bossini N, Savoldi S, Fracheschini F, Mombelloni S, baronio M, Cavazzana I, Viola BF, Valzorio B, Nazzucchelli C, Cattaneo R, Scolari F, Maiorca R: Clinical and morphological features of kidney involvement in primary Sjögren´s syndrome. Nephrol Dial Transplant 2001; 16:2328–2336.

Goules A, Masouridi S, Tsioufas AG, Ioannidis JP, Skopouli FN, Moutsopoulos HM: Clinically significant and biopsy-documented renal involvement in primary Sjögren syndrome. Medicine 2000; 79:241–249.

5.3.9 Chronische Pyelonephritis und Refluxnephropathie

Definition

Chronische Pyelonephritis: Historischer, wenig präziser Begriff, verwendet für eine makroskopisch narbig veränderte Niere bei persistierender oder chronisch rezidivierender granulozytärer tubulointerstitieller Nephritis. Endzustand ist die pyelonephritische Schrumpfniere. Der Terminus bezeichnet keine eigene Krankheitsentität, sondern vielmehr einen Symptomkomplex infolge eines vesikoureteralen Refluxes und assoziierter Infektionen. Rezidivierende Infektionen ohne refluxive oder obstruktive Komponente führen in der Regel nicht zu einer narbigen Destruktion des Nierengewebes.

Eine Sonderform ist die **xanthogranulomatöse Pyelonephritis**. Hierbei handelt es sich um eine einseitige bakterielle destruierende Entzündung der Niere, die radiologisch oftmals nur schwer von einer Raumforderung der Niere abzugrenzen ist.

Refluxnephropathie: Abakterielle tubulointerstitielle Nephropathie infolge eines chronisch vesikoureteralen Refluxes aufgrund angeborener Fehlbildungen der ableitenden Harnwege.

Epidemiologie

Ein vesikoureteraler Reflux unterschiedlicher Ausprägung findet sich bei 0,4–1,8 % aller Neugeborenen. Jungen sind häufiger betroffen als Mädchen, die Erkrankung kommt mit autosomal-dominantem Erbgang familiär gehäuft vor. Antenatal ist ein vesikoureteraler Reflux ab der 17.–20. Schwangerschaftswoche erkennbar. Ein vesikoureteraler Reflux ist im Kindesalter in 50 % der Fälle Ursache rezidivierender Harnwegsinfekte. Bei zeitgerecht geborenen Kindern kommt es bis zum Erreichen des 2. Lebensjahrs in bis zu 40 % der Fälle zu einem spontanen Ausheilen der Erkrankung. Nur wenige Kinder entwickeln eine Refluxnephropathie. Dessen ungeachtet, ist sie die häufigste Ursache einer terminalen Niereninsuffizienz im Kindesalter.

Beim Erwachsenen liegt in etwa 5 % der Patienten mit Harnwegsinfekten ein vesikoureteraler Reflux zugrunde.

Ätiologie

In der Mehrzahl der Fälle ist eine angeborene Fehlbildung der ableitenden Harnwege Ursache eines vesikoureteralen Refluxes, z. B.:
- Ureterovesikale Fehlinsertionen.
- Verlegungen der ableitenden Harnwege durch Tumoren, Steine oder angeborene Klappen.
- Neurogene Blasenentleerungsstörungen.

Im Erwachsenenalter können Harnwegsinfektionen zu einem passageren vesikoureteralen Reflux führen.

Patienten nach Nierentransplantation weisen auch bei technisch sehr guter Insertion des Ureters bei normaler Miktion einen geringen Reflux auf. Der kurze Transplantatureter sowie die Immunsuppression prädisponieren zu (teilsweise subklinisch verlaufenden) Transplantatpyelonephritiden, die mit einem signifikant verschlechterten Transplantatüberleben verbunden sind.

Pathogenese und Pathologie

Die wichtigsten Pathomechanismen, die zu einer Refluxnephropathie führen, sind die rezidivierenden Druckanstiege im Bereich der ableitenden Harnwege, sowie durch den vesikoureteralen Reflux begünstigte rezidivierende Infektionen. Als Ursache der erhöhten Infektneigung wird vor allem die refluxbedingte Stase im Bereich des oberen Harntraktes gesehen. Aufgrund der Anatomie der Sammelrohröffnungen sind vor allem die Papillen an Ober- und Unterpol der Niere von einem vesikoureteralen Reflux betroffen. Entsprechend finden sich Zeichen der Refluxnephropathie vermehrt in den Polregionen der Niere. Chronisch tubulointerstitielle Veränderungen führen im Verlauf zu einer sekundären Schädigung anderer Kompartimente der Niere. In utero und in den ersten Lebensjahren ist die Empfindlichkeit der Niere für eine refluxive Schädigung besonders hoch.

Makroskopisch finden sich verkleinerte Nieren mit tiefen fokalen narbigen Einziehungen von Kortex und Medulla, vor allem der Polregionen. Die Calices sind verplumpt und der Ureter kann erheblich dilatiert und torquiert sein. Histopathologisch zeigt sich in den betroffenen Regionen eine ausgeprägte Tubulusatrophie mit eosinophilen Zylindern und eine zellarme interstitielle Fibrose. Eine sekundäre fokal segmentale Glomerulosklerose ist häufig. Charakteristisch ist das Nebeneinander schwerer Veränderungen und weitgehend unveränderten Parenchyms in den nicht betroffenen Arealen. Bei florider Infektion zeigt sich das Bild einer granulozytären tubulointerstitiellen Nephritis. Histopathologisch ähnliche Veränderungen finden sich auch bei der obstruktiven Nephropathie. Die unilaterale Ureterobstruktion ist ein klassisches tierexperimentelles Modell der tubulointerstitiellen Fibrose.

Klinik

Die häufigste klinische Manifestation der Refluxnephropathie sind komplizierte Harnwegsinfektionen. In fortgeschrittenem Stadium weisen bis zu 60 % der Patienten eine arterielle Hypertonie auf. Eine Proteinurie und eine fortschreitende Nierenfunktionsverschlechterung sind ein Hinweis auf eine sekundäre fokal segmentale Glomerulosklerose.

Diagnostik und Differenzialdiagnose

Bei rezidivierenden Harnwegsinfekten oder sonographisch erweitertem Nierenbecken muss ein vesikoureteraler Reflux ausgeschlossen werden. Methode der Wahl ist die Miktionszystureterographie. Im Einzelfall kann zusätzlich eine Blasendruckmessung erforderlich sein. Zur Darstellung von Kelchdeformitäten werden die Ausscheidungsurographie oder ein ^{99}Tc-DMSA Scan eingesetzt. Auch die Kontrastmittelsonographie kommt zunehmend zur Anwendung. Ein Routinescreening bei asymptomatischen Kindern ist nur bei Geschwistern und Nachkommen von Patienten mit vesikoureteralem Reflux indiziert.

Die Einteilung des vesikoureteralen Refluxes erfolgt anhand von Ausmaß des retrograden Flusses und Dilatation des Ureters, sowie der Veränderungen des Kelchsystems, vor allem der Calices minores (▶ Tab. 5.13).

Tab. 5.13	Stadieneinteilung des vesikoureteralen Refluxes
Stadium	Grad des vesikoureteralen Refluxes
I	Nur Ureter
II	Ureter, Nierenbecken und Kelche, ohne anatomische Veränderungen
III	Dilatation von Ureter und Nierenbecken, gering verplumpte Kelchöffnungen
IV	Deutlich dilatierter und torquierter Ureter, Dilatation von Nierenbecken und Kelchsystem, erhaltene papilläre Impressionen in der Mehrzahl der Kelche
V	Schwere Dilatation und Torquierung von Ureter, Nierenbecken und Kelchsystem, Papillenspitzen in der Mehrzahl der Kelche nicht mehr abgrenzbar

Eine diagnostische Einstufung sollte immer erst nach Abheilen akuter Infektionen erfolgen. Zur Beurteilung der funktionellen Relevanz eines unilateralen Refluxes ist eine seitengetrennte Nierensequenzszintigraphie indiziert.

Therapie

Wichtigstes Therapieziel in jedem Alter ist die Vermeidung weiterer Narbenbildung und einer Progression der Nierenfunktionsverschlechterung.

Im Kindesalter ist die konsequente Behandlung von Harnwegsinfektionen und eine antibiotische Langzeitprophylaxe die Therapie der Wahl in den Stadien I–IV. Randomisierte Studien zu Auswahl und Dauer der Prophylaxe existieren nicht. Eine Indikation zur operativen Revision (Antirefluxplastik) besteht nach aktuellen Guidelines bei einem Reflux im Stadium V, bei rezidivierenden Infektionen unter Antibiotikaprophylaxe (auch bei Complianceproblemen), bei großen Ureterostien (Golflochostien) und bei bilateralem höhergradigem Reflux. Eine periinterventionelle Antibiose über 3–6 Monate wird empfohlen.

Im Erwachsenenalter besteht generell keine Indikation zur chirurgischen Intervention. Bei jungen Frauen mit Kinderwunsch und antibiotikaresistenten Harnwegsinfektionen bei Grad-V-Reflux kann im Einzelfall eine Antirefluxplastik indiziert sein. Ein operatives Vorgehen bei niedrigeren Refluxstadien verringert die Inzidenz pyelonephritischer Episoden, hat jedoch keinen Einfluss auf die Progression der Nierenfunktionsverschlechterung. Im Vordergrund steht die konsequente Therapie und Prophylaxe von Harnwegsinfektionen sowie eine stringente Blutdruckeinstellung.

Verlauf und Prognose

Für die Prognose entscheidend ist eine frühzeitige Diagnosestellung, da das Risiko der Narbenbildung in den ersten Lebensjahren am höchsten ist. Das Ausmaß des Refluxes korreliert als einziger Faktor mit dem Risiko der Nierenfunktionsverschlechterung.

Risikofaktoren der Nierenfunktionsverschlechterung bei Refluxnephropathie:
- Bilateraler Reflux.
- Ausgeprägte Schädigung im Kindesalter.
- Arterielle Hypertonie.
- Sekundäre fokal segmentale Glomerulosklerose.
- Proteinurie.

Etwa 10 % der Kinder mit Refluxnephropathie entwickeln eine terminale Niereninsuffizienz. In der Schwangerschaft ist das Risiko der Präeklampsie bei vesikoureteralem Reflux deutlich erhöht. Bei bekannter Erkrankung der Mutter sollte aufgrund der familiären Häufung bereits in utero eine sonographische Verlaufskontrolle des Kindes auf das Vorliegen eines vesikoureteralen Refluxes erfolgen.

Literatur
Craig JC, Irwig LM, Knight JF, Roy LP: Does treatment of vesicoureteral reflux in childhood prevent end-stage renal disease attributable to reflux nephropathy? Pediatrics 2000; 105:1236–1241.

Dillon MJ, Goonasekera CD: Reflux nephropathy. J Am Soc Nephrol 1998; 9:2377–2382.

5.3.10 Tubulointerstitielle Veränderungen bei zystischen Nierenerkrankungen

DEFINITION
Tubulointerstitielle Nephropathie aufgrund genetisch determinierter, angeborener oder erworbener zystischer Transformation oder Degeneration des Tubulointerstitiums.

ÄTIOLOGIE
Einem zystischen Umbau des Tubulointerstitiums können sehr unterschiedliche Nierenerkrankungen zugrunde liegen. Sie lassen sich einteilen in hereditäre und nicht-hereditäre Erkrankungen; bei nicht genetisch determinierten Erkrankungen wird zwischen angeborenen und erworbenen Formen unterschieden. Die historische Einteilung nach Potter und Osathanondh wurde verlassen.

Klassifikation zystischer Nierenerkrankungen

Genetisch determinierte Erkrankungen
- Autosomal-dominante polyzystische Nierenerkrankung (ADPKD).
- Autosomal-rezessive polyzystische Nierenerkrankung (ARPKD).
- Zysten bei autosomal-dominanten Fehlbildungssyndromen: Phakomatosen, Tuberöse Sklerose.
- Zysten bei autosomal-rezessiven Fehlbildungssyndromen: Meckel-Syndrom.
- Zysten bei X-chromosomal-dominanten Fehlbildungssyndromen.
- Zysten bei Chromosomenanomalien (Trisomie 13, 18 und 21).
- Markzystenerkrankungen: Juvenile Nephronophthise, Markzystennieren.

Nicht genetisch determinierte Erkrankungen
- Einfache Nierenzysten.
- Sekundäre zystische Degeneration.
- Multilokuläre Zysten.
- Multizystische Nierendysplasie.
- Markschwammnieren.

SPEZIELLE KRANKHEITSBILDER
Klinisch relevante tubulointerstitielle Nephropathien, die im Rahmen nicht genetisch determinierter zystischer Nierenerkankungen vorkommen, sind in folgendem Abschnitt zusammengefasst. Hereditäre zystische Nierenerkrankungen ▶ 12.

Einfache Nierenzysten

Einfache Nierenzysten sind die häufigste Raumforderung der Niere. Als sonographischer Zufallsbefund sind bei etwa 50 % der über 50-Jährigen zu finden. Die Inzidenz nimmt mit dem Alter zu; M : F = ca. 2 : 1. Bilaterale oder multilokuläre einfache Nierenzysten sind bei jungen Patienten selten.

Je nach Lokalisation unterscheidet man kortikale oder parapelvine Nierenzysten. Einfache Nierenzysten entstehen vermutlich aus tubulären Divertikeln; die genaue Pathogenese ist jedoch unklar. Die Zysten sind gefüllt mit bernsteinfarbener, interstitieller Flüssigkeit und haben keine Verbindung zum Harntrakt.

Die Mehrzahl einfacher Zysten verursacht keine Symptome, je nach Größe und Lokalisation können vor allem durch parapelvine Zysten umgebende Strukturen, auch des ableitenden Harnsystems, komprimiert werden, was zu einer Entlastung (perkutane Punktion, ggf. laparoskopische Decorticatio) zwingt. Selten ist ein Kapselspannungsschmerz der Niere; eine Infektion einer einfachen Nierenzyste ist eine Rarität. Hier müssen differenzialdiagnostisch ein Nierenabszess, eine eingeblutete Zyste sowie ein Nierenzellkarzinom (▸ 15.6) ausgeschlossen werden. Eine Abgrenzung ist teilweise auch in der Schnittbilddiagnostik (CT, MRT) schwierig.

Sekundäre zystische Degeneration

Eine sekundäre zystische Degeneration der Nieren kann bei langjähriger chronischer Niereninsuffizienz, insbesondere auch unter Nierenersatztherapie, auftreten. Die Zysten können das gesamte Nierenparenchym durchsetzen. Infektionen der Zysten können auftreten und erfordern eine oft lang dauernde Antibiose und ggf. eine Nephrektomie. Die Indizenz von Nierentumoren ist nicht erhöht, die Diagnose, vor allem im Frühstadium, jedoch erschwert. Die differenzialdiagnostische Abgrenzung zu polyzystischen Nierenerkrankungen (▸ 12.3.1) erfolgt durch die normale Nierengröße und eine hinsichtlich zystischer Nierenerkrankungen leeren Familienanamnese.

Multilokuläre Nierenzysten

Synonym: Zystisches Nephrom, papilläres Zystadenom.

Multilokuläre Nierenzysten entstammen dem metanephritischen Blastom. Es handelt sich um solitäre, multilokuläre Zysten, häufig septiert, die immer unilateral auftreten. Eine Verbindung untereinander oder zum ableitenden Harnsystem besteht nicht. Es ist nicht klar, ob es sich um eine Störung der Nephrogenese (Hamartom) oder eine benigne, ausdifferenzierte Variante eines Wilms-Tumors (▸ 15.4.1) handelt.

Etwa die Hälfte der Erkrankungen wird im Kindesalter bis zum 4. Lebensjahr manifest, mit ausgeglichener Geschlechterverteilung. Im Erwachsenenalter ist ein Vorkommen bei Frauen häufiger. Das Ausmaß der Zysten nimmt häufig einen ganzen Nierenpol ein. Multilokuläre Nierenzysten sind in der Regel asymptomatisch; Komplikationen (Hämaturie, Nephrolithiasis, Obstruktion) sind selten. Therapie der Wahl ist eine Nierenteilresektion, die Prognose ist sowohl im Kindes- als auch im Erwachsenenalter exzellent.

Multizystische Nierendysplasie

Angeborene, unilaterale zystische Dysplasie des Nierenparenchyms, häufig assoziiert mit Fehlbildungen der ableitenden Harnwege. Extrarenale Fehlbildungen (Herz, Gastrointestinaltrakt, Meningen) können assoziiert sein. Differenzialdiagnostisch müssen ein Wilms-Tumor (▶ 15.4.1) und eine Hydronephrose ausgeschlossen werden. Die bilaterale Form führt zum intrauterinen Fruchttod.

Markschwammniere

Die Markschwammniere ist eine angeborene Nierenfehlbildung mit zystischer Erweiterung und Verkalkung der Sammelrohre. Sie findet sich als asymptomatischer Zufallsbefund im Ausscheidungsurogramm mit einer Frequenz von etwa 1 : 5000; Patienten mit Nephrolithiasis haben in bis zu 20 % der Fälle zumindest eine milde Form der Markschwammniere.

Histopathologisch finden sich im Bereich der Markpyramiden papillär dilatierte Sammelrohre und davon ausgehende Zysten mit einem Durchmesser von etwa 1–8 mm. Die Nieren sind normal groß; makroskopisch imponiert das geschnittende Organ wie ein Schwamm. Die Zysten haben Verbindung zum ableitenden Harnsystem und können Leukozyten, Blut und Zelldetritus enthalten. Fast immer lassen sich Verkalkungen bis hin zur Nephrokalzinose oder kalziumhaltige Nierensteine (70 % Kalziumphosphat, 30 % Kalziumoxalat) nachweisen. In der Mehrzahl der Fälle (75 %) sind beide Nieren betroffen, unilaterale Befunde oder auch Befunde nur einer Markpyramide sind beschrieben.

Die Mehrzahl der Patienten ist klinisch asymptomatisch. Etwa 50 % der Patienten weisen eine Hyperkalzurie auf, oftmals in Kombination mit einer distal (Typ I) renal tubulären Azidose (▶ 5.4.1). Hyperkalzurie und verminderte Citratausscheidung begünstigen die Entstehung von Nierensteinen. Beschwerden treten meist im 4. oder 5. Lebensjahrzehnt von Seiten der Nephrolithiasis (Koliken, Hämaturie, Pyurie) oder rezidivierender Harnwegsinfekte auf. Eine arterielle Hypertonie gehört nicht zum Krankheitsbild.

Die Diagnose wird im Ausscheidungsurogramm gestellt, nach Kontrastmittelgabe sind die erweiterten Sammelrohre gut darstellbar. Bei Vorliegen einer Nephrokalzinose kann die Diagnose zudem sonographisch, in der Abdomenübersicht oder CT-morphologisch gestellt werden.

Eine Therapieindikation besteht bei symptomatischer Markschwammniere; behandeln lassen sich nur die Komplikationen. Bei Hyperkalzurie sind Thiaziddiuretika zur Prophylaxe der Nephrolithiasis wirksam; eine Steintherapie unterscheidet sich nicht vom Normalpatienten. Harnwegsinfekte müssen frühzeitig und ausreichend lange behandelt werden, auch bei geringer Keimzahl. Die Prognose der Erkrankung ist gut; das Risiko einer progredienten Nierenfunktionsverschlechterung liegt auch bei symptomatischen Patienten unter 10 %.

5.3.11 Metabolische Nephropathien

DEFINITION

Durch chronische Elektrolytverschiebungen (in der Regel Hypokaliämie oder Hyperkalzämie) hervorgerufene funktionelle oder strukturelle Nierenschädigung.

PATHOGENESE UND PATHOLOGIE

Hypokaliämische Nephropathie: Eine chronische Kaliumdepletion führt bei Werten < 3 mmol/l zu funktionellen Veränderungen im Sinne eines Diabetes insipidus renalis (▶ 5.4.3). Ursache ist eine Arginin-Vasopressin-(AVP)-Resistenz des distalen Tubulus mit verminderter Stimulation der Adenylatzyklase und Downregulation der Aquaporin-2-(AQP-2)-Expression. Strukturelle Schäden entstehen bei chronischer Hypokaliämie durch Aktivierung proinflammatorischer Zyto- und Chemokine (u. a. IGF-1, TGF-β) sowie Komplement, mit Ausbildung einer tubulointerstitiellen Fibrose.

Histopathologisch zeigt sich bereits nach wenigen Wochen eine charakteristische Vakuolisierung vor allem proximaler Tubuluszellen. Diese Veränderungen sind reversibel. Schwere chronische Hypokaliämien führen zu progredienter Tubulusatrophie und interstitieller Fibrose sowie zur Ausbildung von Mikrozysten vor allem im Bereich der Medulla.

Hyperkalzämische Nephropathie: Eine chronische Hyperkalzämie führt in etwa 20 % der Fälle über eine direkte Downregulation der Aquaporin-2-(AQP-2)-Expression zu einem Diabetes insipidus renalis (▶ 5.4.3) sowie zu einer distal (Typ I) renal tubulären Azidose (▶ 5.4.1). Eine Serum-Kalziumkonzentration > 3 mmol/l führt über eine direkte renale Vasokonstriktion zu einer Abnahme des Glomerulumfiltrats, bis hin zum akuten Nierenversagen. Azidose, Hyperkalzurie und verminderte Citratausscheidung begünstigen die Entstehung von Nierensteinen.

Histopathologisch findet sich bei chronischer Hyperkalzämie eine progrediente Tubulusatrophie mit tubulointerstitieller Fibrose sowie eine Nephrokalzinose. Die Veränderungen betreffen überwiegend die Medulla, können aber auch im kortikalen Tubulointerstitium nachweisbar sein.

KLINIK

Hypokaliämische Nephropathie: Klinisch entwickeln sich über einen Zeitraum von Wochen eine Polyurie und Nykturie sowie eine Polydipsie. Häufig entwickeln sich eine Hyponatriämie (verminderte Natriumreabsorption) und eine hypochlorämische Alkalose. Die Fähigkeit der Niere, durch verminderte Sekretion und aktive Reabsorption Kalium zu retinieren, ist nicht kompromittiert. Eine vermehrte Bildung von Ammoniak in der Niere kann bei Patienten mit fortgeschrittener Leberzirrhose das Auftreten enzephalopathischer Störungen begünstigen.

Hyperkalzämische Nephropathie: Klinisch imponieren eine Polyurie und Nykturie aufgrund des renalen Konzentrierungsdefektes. Zudem können Beschwerden von Seiten einer Nephrolithiasis auftreten. Insgesamt sind die klinischen Symptome unspezifisch; für das klinische Bild sind oftmals Symptome anderer Organsysteme, insbesondere Obstipation, Muskelschwäche, Palpitationen und neuropsychiatrische Auffälligkeiten bestimmend.

DIAGNOSTIK UND DIFFERENZIALDIAGNOSE

Zur Basisdiagnostik (Urin- und Serumanalysen) ▶ 5.1.6. Zudem sollte die Elektrolytausscheidung (ohne Diuretika) im 24h-Sammelurin quantifiziert werden.

Hypokaliämische Nephropathie: Differenzialdiagnostisch müssen andere Ursachen des renalen Diabetes insipidus (▶ 5.4.3) ausgeschlossen werden. Eine medulläre Zystenbildung findet sich auch bei der Markschwammniere (▶ 5.3.10), die jedoch mit typischem Verkalkungsmuster einhergeht, das bei der hypokaliämischen Nephropathie fehlt. Die wichtigsten Ursachen der chronischen Hypokaliämie sind alle Formen des Hypoaldosteronismus, ein Diuretika- oder Laxanzienabusus sowie (induziertes) chronisches Erbrechen, u. a. bei bulimischen Essstörungen.

Hyperkalzämische Nephropathie: Differenzialdiagnostisch müssen andere Ursachen der distal tubulären Schädigung und Nephrokalzinose ausgeschlossen werden. Hierzu zählen insbesondere tubulointerstitielle Veränderungen aufgrund von Medikamenten (u.a. Lithiumnephropathie ▸ 5.3.6, Nukleosidinhibitoren), granulomatösen Systemerkrankungen (Sarkoidose ▸ 5.3.7, Sjögren-Syndrom ▸ 5.3.6) sowie zystischen Nierenerkrankungen (Markschwammniere ▸ 5.3.10). Wichtigste Differenzialdiagnosen der Hyperkalzämie sind ein primärer Hyperparathyreoidismus sowie Malignome und granulomatöse Systemerkrankungen.

Therapie

Die Therapie besteht aus der Behandlung der Grunderkrankung und dem Ausgleich der Elektrolytstörung.

Ein Ausgleich der chronischen Hypokaliämie erfolgt durch Kaliumsubstitution und den Einsatz von Aldosteronantagonisten. Diuretika und Laxanzien sollten gemieden werden. Aufgrund der hohen intrazellulären Kaliumkonzentration ist eine vollständige Repletion nur über einen längeren Zeitraum zu erzielen.

Die Korrektur der Hyperkalzämie besteht aus der aggressiven Hydratation mit Kochsalzlösung. Schleifendiuretika steigern bei symptomatischer Hyperkalzämie die renale Kalziumexkretion, sind bei Nephrolithiasis oder Nephrokalzinose jedoch mit Vorsicht zu verwenden. Bisphosphonate können die Nierenfunktion verschlechtern und sind bei höhergradiger Einschränkung der Nierenfunktion kontraindiziert.

Verlauf und Prognose

Die mit einer metabolischen Nephropathie einhergehenden funktionellen und strukturellen Veränderungen der Niere sind in den ersten Monaten reversibel. Bei chronisch fortbestehender Elektrolytverschiebung ist eine progrediente Nierenfunktionsverschlechterung, bis hin zur terminalen Niereninsuffizienz zu erwarten.

Literatur

Kokko JP, Tannen RL (Hrsg): Fluids and electrolytes (1996), 3. Edition, W.B. Saunders, Philadelphia, USA.

Rosen S, Greenfeld Z, Bernheim J, Rathaus M, Potjarni E, Brezis M: Hypercalcemic nephropathy: Chronic disease with predominant inner medullary stripe injury. Kidney Int 1990; 37:1067–1075.

Torres VE, Young WP Jr., Offord KP, Hattery RR: Association of hypokalemia, aldosteronism and renal cysts. N Engl J Med 1990; 322:345–351.

5.4 Partialstörungen der Tubulusfunktion

Tubulointerstitielle Nierenerkrankungen führen zu charakteristischen Veränderungen der Tubulusfunktion. Aufgrund der unterschiedlichen Empfindlichkeit einzelner Nephronabschnitte finden sich – je nach Ätiologie der zugrunde liegenden Erkrankung – häufig isolierte Partialstörungen des proximalen oder distalen Tubulus. Diese gehen einher mit charakteristischen klinischen Symptomen und können diagnostisch wegweisend sein.

✓ Für Partialstörungen der Tubulusfunktion gilt: Die Lokalisation der Schädigung bestimmt die Art der tubulären Läsion, das Ausmaß den Schweregrad.

5.4.1 Renal tubuläre Azidosen

Definition
Defiziente renale Regulation des Säure-Basen-Haushaltes aufgrund einer Partialstörung der Tubulusfunktion im proximalen oder distalen Tubulus. Ursache ist entweder eine Störung der Reabsorption von Bicarbonat oder eine unzureichende Sekretion von Protonen. Ist die Schädigung ausgeprägt genug, führt sie zu einer hyperchlorämischen metabolischen Azidose mit entweder Hypo-, Normo- oder Hyperkaliämie. Man unterscheidet drei Typen der renal tubulären Azidose (RTA):
- RTA Typ I: Distaler Tubulus.
- RTA Typ II: Proximaler Tubulus.
- RTA Typ IV: Spätdistaler Tubulus.

Die Klassifikation/Nummerierung entspricht der Reihenfolge der Erstbeschreibung.

Ätiologie
RTA Typ I
- Idiopathisch.
- Genetisch determiniert.
- Autoimmunerkrankungen (u. a. Sjögren-Syndrom, Kryoglobulinämie).

RTA Typ II
- Idiopathisch.
- Genetisch determiniert.
- Medikamentös (u. a. Ifosfamid, Acetazolamid).
- Leichtkettenassoziierte Nierenerkrankungen.
- Toxisch (u. a. Schwermetalle).

RTA Typ IV
- Aldosteronmangel: Hyporeninämischer Hypoaldosteronismus, Diabetes mellitus, Medikamente (NSAID, ACE-Inhibitoren, AT_1-Rezeptor-Antagonisten).
- Aldosteronresistenz: Chronisch tubulointerstitielle Nierenerkrankungen.

Pathogenese
RTA Typ II: Störung der proximal tubulären Bicarbonatreabsorption
Unter physiologischen Bedingungen reabsorbiert der proximale Tubulus 80–90 % des filtrierten Bicarbonats. Ist die proximal tubuläre Reabsorption von HCO_3^- gestört, verliert der Organismus Bicarbonat mit dem Endharn, da die Reabsorptionskapazität des distalen Tubulus für HCO_3^- gering ist. Mit zunehmendem Bicarbonatverlust sinkt die Konzentration von HCO_3^- im Serum, bis die filtrierte Menge im proximalen Tubulus wieder reabsorbiert werden kann. An diesem Punkt stellt sich ein neues Fließgleichgewicht ein; die Bicarbonaturie ist selbstlimitierend. Über eine Aktivierung des Renin-Angiotensin-Systems (vermehrte distal tubuläre Beladung mit Natrium) kommt es zu einer begleitenden Hypokaliämie. Eine RTA Typ II kann isoliert oder in Verbindung mit einem Fanconi-Syndrom (▶ 5.4.2) auftreten.

RTA Typ I: Störung der distal tubulären Protonensekretion

Die distal tubuläre Sekretion von Protonen trägt entscheidend zur Azidifizierung des Urins und zur Elimination so genannter fixer Säuren, die nicht abgeatmet werden können, bei. Störungen der Protonensekretion führen zu einer unzureichenden Harnazidifizierung (Urin-pH > 5,5) trotz Vorliegens einer systemischen Azidose. Als Ursache einer gestörten distal tubulären Protonensekretion kommen in Frage:
- Verminderte Aktivität der H^+-/K^+-ATPase.
- Rückdiffusion von Protonen aufgrund erhöhter Permeabilität der apikalen Membran.
- Verminderte distal tubuläre Natriumreabsorption und Abnahme des elektrochemischen Gradienten für die H^+-Sekretion.

Die RTA Typ I kann als inkomplette Form vorliegen, bei der die Nettosäuresekretion ausreichend ist, um eine systemische Azidose zu verhindern.

RTA Typ IV: Aldosteronmangel oder distal tubuläre Aldosteronresistenz

Ein Aldosteronmangel tritt bei primärer Nebennierenrindeninsuffizienz oder hyporeninämischem Hypoaldosteronismus, insbesondere bei diabetischer Nephropathie, auf. Zudem kommen Medikamente, die in das Renin-Angiotensin System (RAAS) eingreifen, als Ursache in Frage. Einer renalen Aldosteronresistenz liegt zumeist eine chronisch tubulointerstitielle Erkrankung zugrunde.

Die wichtigsten klinischen und laborchemischen Charakteristika zur Differenzialdiagnose renal tubulärer Azidosen ▶ Tab. 5.14.

Tab. 5.14 Charakteristika renal tubulärer Azidosen

RTA Typ II	RTA Typ I	RTA Typ IV
Selten	Sehr selten	Häufig
Störung der proximal tubulären HCO_3^--Reabsorption	Störung der distal tubulären H^+-Sekretion	Aldosteronmangel, distal tubuläre Aldosteronresistenz
[HCO_3^-] Serum 16–18 mmol/l	[HCO_3^-] Serum bis < 10 mmol/l	[HCO_3^-] Serum > 15 mmol/l
Urin pH < 5,5	Urin pH > 5,5	Urin pH < 5,5
Hypokaliämie	Hypokaliämie	Hyperkaliämie

KLINIK

Folgende Konstellationen können klinisch und laborchemisch hinweisend auf das Vorliegen einer renal tubulären Azidose sein:

RTA Typ II
- Hyperchlorämische metabolische Azidose ohne Anionenlücke.
- Im steady state:
  - [HCO_3^-] Serum 16–18 mmol/l.
  - Urin: pH < 5,5 und fehlende Anionenlücke.
- Hypokaliämie.
- Fakultativ: Fanconi-Syndrom, im Kindesalter Wachstumsverzögerung.

RTA Typ I
- Hyperchlorämische metabolische Azidose ohne Anionenlücke.
- Urin: pH > 5,5 mit Anionenlücke.
- Hyperkalzurie, Nephrolithiasis oder Nephrokalzinose.
- Hypokaliämie.

RTA Typ IV
- Milde hyperchlorämische metabolische Azidose ohne Anionenlücke.
- Im steady state:
  - [HCO_3^-] Serum > 15 mmol/l.
  - Urin: pH < 5,5.
- Hyperkaliämie.

DIAGNOSTIK UND DIFFERENZIALDIAGNOSE

Zur Basisdiagnostik (Urin- und Serumanalysen) ▶ 5.1.6. Algorithmus zum differenzialdiagnostischen Vorgehen bei Verdacht auf renal tubuläre Azidose ▶ Abb. 5.7.

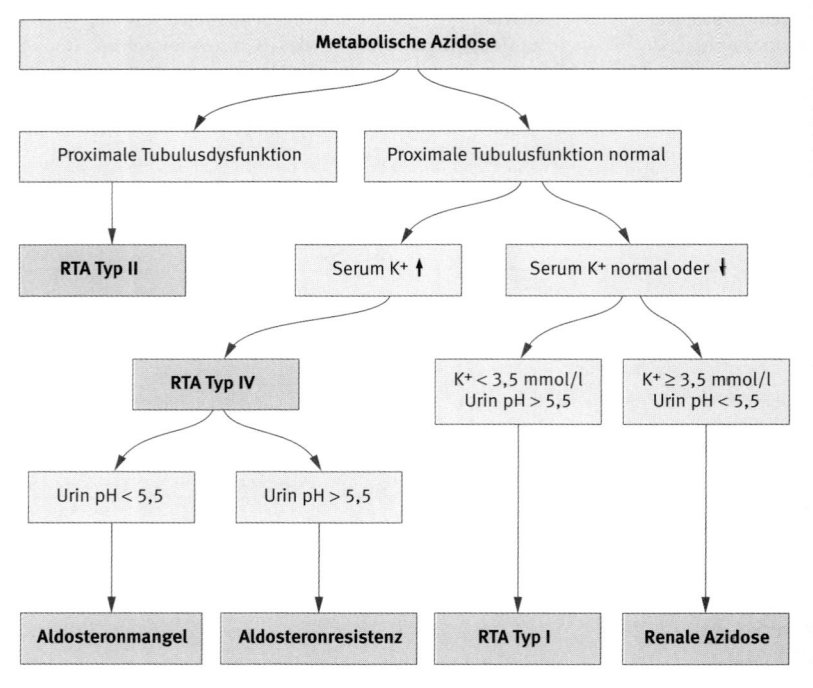

Abb. 5.7 Differenzialdiagnose renal tubulärer Azidosen

Darüber hinaus kommen spezielle Funktionstests bei der Differenzierung renal tubulärer Azidosen zur Anwendung. Sie sichern die Diagnose und das Ausmaß der Funktionseinschränkung.

Spezielle Funktionstests bei RTA Typ II
Bicarbonat-Belastungstest: Infusion von $NaHCO_3$ (0,5–1 mmol/h/kg KG) und Messung von Urin-pH und $[HCO_3^-]$ im Urin. Ein Anheben der Bicarbonatkonzentration im Serum über die proximal tubuläre Reabsorptionsschwelle führt zu einem raschen Anstieg des Urin-pH auf > 7,5. Die fraktionelle HCO_3^--Ausscheidung liegt bei > 15 % (Normalwert: 5 %).

Spezielle Funktionstests bei RTA Typ I
Alkalibelastung und Messung des CO_2-Partialdrucks (pCO_2): Infusion von $NaHCO_3$ (0,5–1 mmol/h/kg KG) und Messung des pCO_2 in Blut und Urin. Die Sammlung des Urins muss unter Ölimmersion erfolgen. Patienten mit normaler distal tubulärer Protonensekretion bauen einen Urin-pCO_2 von 60–100 mmHg auf. Bei RTA Typ I kann der Urin-pCO_2 nicht über den Blut-pCO_2 hinaus angehoben werden.

Säurebelastung und Messung der Nettosäureexkretion: Alternativ ist ein Säurebelastungstest mittels Infusion von Ammoniumchlorid (NH_4Cl, 1 mmol/kg) oder Furosemid (40 mg i.v.) und Messung der titrierbaren Nettosäuresekretion möglich. Bei intakter distal tubulärer Azidifizierung steigt diese auf mehr als das Doppelte an.

✓ Differenzialdiagnostisch muss zu allen Formen eine klassische renale Azidose bei akutem Nierenversagen oder chronischer Niereninsuffizienz abgegrenzt werden. Laborchemisch zeigt sich hier eine hypochlorämische metabolische Azidose mit positiver Anionenlücke.

THERAPIE
RTA Typ II: Beim Erwachsenen ist eine Korrektur der milden Azidose zumeist nicht erforderlich. Eine Alkalitherapie erfordert hohe Bicarbonatdosen (3–5 mmol/d/kg KG) und aggraviert die Hypokaliämie. Im Kindesalter ist ein Ausgleich der Azidose obligat.

RTA Typ I: Ein Ausgleich der Azidose ist sinnvoll; bei zumeist deutlicher Hypokaliämie und der Prädisposition zu Nephrolithiasis und Nephrokalzinose bietet sich der Einsatz von Kaliumcitrat (1–2 mmol/d/kg KG) an.

RTA Typ IV: In den meisten Fällen ist keine Therapie erforderlich, ggf. bessert ein Ausgleich der Hyperkaliämie (Kaliumrestriktion, Thiaziddiuretika) auch die Azidose. Bei Aldosteronmangel ist die Gabe eines synthetischen Mineralokortikoids (Fludrocortison 0,05–0,1 mg/d morgens) wirksam (**Cave:** Volumenbelastung).

5.4.2 Fanconi-Syndrom

DEFINITION
Globale Störung der proximalen Tubulusfunktion mit Verlust von Aminosäuren, Glukose, Phosphat, Bicarbonat und anderen Soluta.
Benannt nach dem Pädiater Giudo Fanconi (Schweiz), obwohl nicht in allen Aspekten erstmals von ihm beschrieben.
Synonym: Debré-deToni-Fanconi-Syndrom.

5 Tubulointerstitielle Nierenerkrankungen

Ätiologie

Ein breites Spektrum von Erkrankungen kann mit einem Fanconi-Syndrom einhergehen. Man unterscheidet eine idiopathische von genetisch bedingten oder erworbenen Formen:
- Idiopathisch.
- Genetisch determiniert:
  - Zystinose.
  - Galaktosämie.
  - Tyrosinämie.
  - Hereditäre Fruktoseintoleranz.
  - Glykogenosen.
  - M. Wilson.
  - Mitochondropathien.
- Erworben:
  - Leichtkettenmyelom.
  - Amyloidose, PNH.
  - Schwermetalle.
  - Medikamente: Carboanhydrasehemmer, Aminoglykoside, Ifosfamid, Cisplatin, Tenofovir, Valproinsäure.
  - Tubulointerstitielle Nephritiden.
  - Akute Tubulusnekrose (ATN).
  - Transplantatrejektion.

Im Kindesalter ist die Zystinose häufigste Ursache eines Fanconi-Syndroms. Beim Erwachsenen steht klinisch eine Nierenbeteiligung bei Leichtkettenmyelom mit Bence-Jones-Proteinurie an erster Stelle, gefolgt von medikamentös induzierten Formen. Passager lässt sich ein (inkomplettes) Fanconi-Syndrom in der Erholungsphase nach akutem Nierenversagen (akuter Tubulusnekrose) beobachten.

Pathogenese

Als Ursache eines Fanconi-Syndroms werden folgende Pathomechanismen diskutiert:
- Störungen der mitochondrialen Energiegewinnung.
- Schädigung proximal tubulärer Carrier in der apikalen Membran.
- Ineffektive Endozytose und Lysosomenfunktion.
- Veränderte Permeabilität des Tubulusepithels.

Aufgrund der diffusen proximal tubulären Funktionsstörung ist eine Schädigung spezifischer Carriermoleküle unwahrscheinlich. Experimentelle Daten lassen eine Störung des zellulären Energiehaushaltes als wichtigste Ursache vermuten.

Klinik

Genetisch bedingte Formen des Fanconi-Syndroms manifestieren sich im ersten Lebensjahr (▶ 12) und führen zu Knochendeformitäten und Wachstumsretardierung. Erworbene Formen können in jedem Lebensalter auftreten und manifestieren sich im Erwachsenenalter im Langzeitverlauf vor allem durch Störungen des Knochenstoffwechsels.

Klinik des Fanconi-Syndroms:
- Glukosurie.
- Aminoazidurie.
- Phosphaturie.
- Urikosurie.
- Renal tubuläre Azidose Typ II: Azidose, Bicarbonaturie.

Diagnostik
Die Diagnose erfolgt durch den Nachweis einer erhöhten fraktionellen Ausscheidung von Aminosäuren, Glukose, Phosphat und Bicarbonat sowie dem Nachweis einer proximal (Typ II) renal tubulären Azidose (▸ 5.4.1).

Therapie
Im Erwachsenenalter ist die Therapie symptomatisch und besteht aus der Korrektur von Flüssigkeitshaushalt und Azidose (▸ 5.4.1) sowie ggf. der Supplementation mit dem Harn verlorener Substanzen. Insbesondere Phosphat und 1,25-Dihydroxycholecalciferol müssen supplementiert werden. Ein diätetischer Ersatz von Glukose oder Aminosäuren ist in der Regel nicht erforderlich; einige Leitlinien raten zum Ersatz von L-Carnitin zur Verbesserung der Muskelkraft, die Datenlage ist jedoch uneinheitlich.

Therapie im Kindesalter ▸ 12.

5.4.3 Diabetes insipidus renalis

Definition
Durch renale Arginin-Vasopressin-(AVP, Synonym: ADH-)Resistenz bedingter Konzentrationsdefekt der Niere mit Polyurie und Polydipsie. Man unterscheidet angeborene von erworbenen Formen des Diabetes insipidus renalis.

Synonym: Nephrogener Diabetes insipidus, sekundärer Diabetes insipidus.

Ätiologie
Ursachen des erworbenen Diabetes insipidus renalis:
- Altersinvolution der Niere.
- Chronische Niereninsuffizienz.
- Chronische Elektrolytverschiebungen: Hypokaliämie, Hyperkalzämie.
- Sichelzellanämie.
- Sjögren-Syndrom.
- Amyloidose der Niere.
- Chronische Malnutrition.
- Medikamente: Lithium, Amphotericin B, Foscarnet, Cidofovir.
- Schwangerschaft.

Angeborene Formen des Diabetes insipidus ▸ 12.

Pathogenese und Pathologie
Unter physiologischen Bedingungen wird die Urinmenge im Wesentlichen durch die Flüssigkeitszufuhr bestimmt. Osmorezeptoren im Hypothalamus registrieren die Plasmaosmolalität und regeln über Durstgefühl und AVP-Ausschüttung die Flüssig-

keitsaufnahme und Diurese. Bei Patienten mit renalem Diabetes insipidus ist die Urinosmolalität aufgrund des Konzentrierungsdefektes weitgehend fixiert, und die (osmolale) tubuläre Beladung mit Soluta bestimmt die Flüssigkeitsausscheidung.

In Abhängigkeit der zugrunde liegenden Ursache führen folgende Pathomechanismen allein oder in Kombination zur Entstehung eines renalen Diabetes insipidus:
- Abnahme des medullären Konzentrationsgradienten.
- Hemmung der renalen Adenylatzyklase.
- Downregulation der Aquaporin-2-Expression.

In der Schwangerschaft kann eine aus der Plazenta freigesetzte Peptidase (Vasopressinase) ab dem dritten Trimenon zu einem gestationsbedingten Diabetes insipidus renalis führen.

KLINIK

Klinisch imponieren eine Polyurie und Nykturie sowie eine Polydipsie. Da bei erworbenem Diabetes insipidus renalis in der Regel keine vollständige Vasopressin-Resistenz vorliegt, liegt die Urinmenge zumeist zwischen 3000 und 5000 ml/24 h. Unter Umständen kann eine deutliche Exsikkose vorliegen. Im Gegensatz zum zentralen Diabetes insipidus ist der Beginn schleichend.

Im höheren Alter führt die physiologische Abnahme der Konzentrierungsfähigkeit der Niere zu einer milden Form des Diabetes insipidus renalis.

DIAGNOSTIK UND DIFFERENZIALDIAGNOSE

Zur Basisdiagnostik (Urin- und Serumanalysen) ▸ 5.1.6. Differenzialdiagnostisch muss die Abgrenzung gegenüber einer (obsessiven) Polydipsie und einem zentralen Diabetes insipidus erfolgen. Zudem müssen eine polyurische Phase nach (u. U. subklinischem) akutem Nierenversagen und ein Diabetes mellitus ausgeschlossen werden.

Die Trennung zwischen Polydipsie, zentralem und renalem Diabetes insipidus erfolgt mittels Durstversuch und AVP-Belastung. Die Untersuchung sollte unter stationären Bedingungen stattfinden; eine Substitution mit AVP muss 12 h vor Beginn des Durstversuches beendet werden.

Für den Durstversuch wird die Flüssigkeitszufuhr ausgesetzt; Körpergewicht, Serum- und Urinosmolalität sowie Urinvolumen werden stündlich bestimmt. Der Anstieg der Urinosmolalität spiegelt das Konzentrationsvermögen der Niere wider. Bei ausbleibendem Anstieg der Urinosmolalität oder Erreichen einer Serumosmolalität von 300 mosmol/kg H_2O erfolgt die AVP-Belastung mittels nasaler Applikation von dDAVP (Desmopressin, 2 Hübe).

Abbruchkriterien: Abnahme des Körpergewichtes um mehr als 3 %; Anstieg der Urinosmolalität auf > 300 mosmol/kg H_2O.

Bewertung: Bei zentralem Diabetes insipidus kommt es auf Gabe von dDAVP zu einem raschen Anstieg der Urinosmolalität auf mehr als das Doppelte und einer Abnahme der Urinmenge. Bei renalem Diabetes insipidus kann durch Dursten eine Urinosmolalität von 300 mosmol/kg H_2O erreicht werden, ein weiterer Anstieg durch dDAVP ist meist nur gering. Bei Polydipsie kann eine leichte Einschränkung der Konzentrierungsfähigkeit vorliegen (Anstieg der Urinosmolalität auf etwa 500 mosmol/kg H_2O), dDAVP führt zu keiner Steigerung der Urinosmolalität.

Therapie

Zur Behandlung des renalen Diabetes insipidus stehen eine Reihe therapeutischer Optionen zur Verfügung. Ein Therapieerfolg beruht unter anderem darauf, dass bei erworbenen Formen zumeist nur eine partielle AVP-Resistenz vorliegt. Folgende Strategien sind wirksam:

Diuretika (Benzodiathiazine): Thiaziddiuretika führen über eine Aktivierung des tubuloglomerulären Feedbacks (TGF) zu einer Abnahme des Glomerulumfiltrats. Zudem steigert die diuretikaassoziierte Hypovolämie kompensatorisch die proximal tubuläre Reabsorption von Natrium und Wasser. Hierdurch gelangt weniger Flüssigkeit in die distalen Tubulusabschnitte und das Sammelrohr, in denen die Reabsoprtion unter Kontrolle von AVP steht. Häufig lässt sich hierüber die Urinmenge auf etwa die Hälfte reduzieren. Schleifendiuretika hingegen erhöhen eine AVP-Resistenz und sind kontraindiziert.

Natrium- und Eiweißrestriktion: Die verminderte osmotische Beladung der Tubuli reduziert die Urinmenge bei eingeschränktem Konzentrierungsvermögen (osmolale Clearance).

Nichtsteroidale Antiphlogistika (NSAID): Prostaglandine regulieren den Tonus des Vas afferens und damit den glomerulären Kapillardruck. Die Hemmung der renalen Prostaglandinsynthese führt zu einer Abnahme des Glomerulumfiltrats und verbessert indirekt die Wirkung von AVP an der Niere. **Cave:** Risiko des akuten Nierenversagens!

dDAVP: Die hochdosierte Gabe synthetischen AVPs kann bei zumeist nur partieller AVP-Resistenz effektiv sein.

Ein durch Hypokaliämie oder Hyperkalzämie induzierter Diabetes insipidus renalis ist nach Ausgleich der Elektrolytstörung zumeist spontan reversibel.

6 Diabetische Nephropathie

Sabine Wolf und Ingo Rettig

386	6.1	**Stadieneinteilung**	398	6.5.4	Primär- und Sekundärprävention
386	6.2	**Epidemiologie**	399	6.5.5	Herzinsuffizienz und diabetische Nephropathie
386	6.3	**Diagnostik**			
386	6.3.1	Serumanalyse	400	**6.6**	**Schwangerschaft bei diabetischer Nephropathie**
387	6.3.2	Urinanalyse			
388	6.3.3	Screening der diabetischen Nephropathie	400	6.6.1	Auswirkungen der Schwangerschaft auf die Niere
388	6.3.4	Nierenbiopsie			
389	6.3.5	Verlaufskontrolle	402	6.6.2	Betreuung bei geplanter Schwangerschaft
389	**6.4**	**Therapeutische Ansätze bei diabetischer Nephropathie**	403	6.6.3	Betreuung während der Schwangerschaft
389	6.4.1	Beeinflussung der Risikofaktoren	405	6.6.4	Postpartale Betreuung
390	6.4.2	Blutzuckerkontrolle	406	**6.7**	**Nierenersatzverfahren und Vorbereitung**
392	6.4.3	Antihypertensive Behandlung	406	6.7.1	Epidemiologie
394	6.4.4	Protein-Reduktion	406	6.7.2	Indikationen
395	6.4.5	Sonstige Therapieempfehlungen	406	6.7.3	Hämodialyse und Peritonealdialyse
396	6.4.6	Prophylaxe des Kontrastmittel-induzierten Nierenversagens	408	6.7.4	Transplantation
			413	**6.8**	**Exkurs: Grundlagen der Diabetologie**
397	**6.5**	**Kardiale Komplikationen bei der diabetischen Nephropathie**	413	6.8.1	Prädiabetische Stoffwechsellage
397	6.5.1	Epidemiologie	413	6.8.2	Diabetes-Screening und Diagnose
398	6.5.2	Risikofaktoren und Pathophysiologie	415	6.8.3	Ätiologische Klassifikation
398	6.5.3	Diagnostik	416	6.8.4	Ideale Therapieziele

6 Diabetische Nephropathie

6.1 Stadieneinteilung

Tab. 6.1 Diabetische Nephropathie [Mogensen 1983]

Nephropathie-Stadium	Albuminausscheidung	Serum-Kreatinin	GFR/RPF
I Hyperperfusion	Erhöht	Normal	Erhöht
II Klinische Latenz	Normal	Normal	Normal bis erhöht
III Beginnende Nephropathie	Persistierende Mikroalbuminurie	Normal	Normal bis erhöht
IV Klinisch manifeste Nephropathie	Makroalbuminurie	Im Normbereich ansteigend	Abnehmend
V Niereninsuffizienz	Makroalbuminurie	Erhöht	Erniedrigt

6.2 Epidemiologie

Im Jahr 2000 gibt es nach Schätzungen weltweit 150 Millionen Diabetiker, bis zum Jahr 2025 wird sich die Zahl wahrscheinlich verdoppeln.

In Deutschland gibt es derzeit ca. 5 Mio. Menschen mit einem bekannten Diabetes mellitus, die Zahl der bisher nicht erkannten Diabetiker wird auf 2–3 Millionen geschätzt.

Der Anteil der Patienten mit Diabetes, unter Patienten, die sich einem Nierenersatzverfahren unterziehen müssen (Prävalenz), lag in Deutschland 2005 bei 28 % (Typ 2 24 %, Typ 1 4 %). Für den gleichen Zeitraum lag die Inzidenz bei Typ-2-Diabetikern bei 32 % und bei Typ-1-Diabetikern bei 3 % [Quasi Niere Bericht 2005/2006].

Sowohl Typ-1- als auch Typ-2-Diabetiker entwickeln eine diabetische Nephropathie, wobei das Risiko für beide Typen gleich ist.

Etwa 30 % der Diabetiker entwickeln eine diabetische Nephropathie als Spätkomplikation: Histologisch liegt eine diabetische Glomerulosklerose nach Kimmelstiel-Wilson vor.

6.3 Diagnostik

6.3.1 Serumanalyse

- Kreatinin, Harnstoff, Harnsäure, Natrium, Kalium, Kalzium, Phosphat, Magnesium, venöser Säure-Basen-Status (Std-Bikarbonat), Gesamteiweiß, Albumin, CK, GOT, TSH, Parathormon, 1,25-OH-Vitamin-D.
- GFR (MDRD).
- Gelegenheits-Blutzucker, HbA_{1c}.
- Gesamt-Cholesterin, LDL-Cholesterin, HDL-Cholesterin, Triglyzeride.

6.3.2 Urinanalyse

ALBUMINURIE

Diabetische Nephropathie mit Albuminurie

Der typische Befund ist die Proteinurie mit überwiegendem Anteil einer Albuminurie. Selten findet sich bei Patienten mit einer diabetischen Nephropathie auch eine mikroskopische Hämaturie. Zwar kommen auch selten Zellzylinder bei der diabetischen Nephropathie vor, diese können aber auch auf eine andere Ursache der Nephropathie hinweisen.

Tab. 6.2 Definition der Albuminurie

	Normoalbuminurie	Mikroalbuminurie	Makroalbuminurie
Zeitlich festgelegte Sammelperiode	< 20 µg / Min.	20–199 µg / Min.	≥ 200 µg / Min.
24h-Sammelurin	< 30 mg / 24 h	30–299 mg / 24h	≥ 300 mg / 24 h
Albumin / Kreatinin-Ratio (Männer)	< 20 mg / g U-Krea	20–300 mg / g U-Krea	> 300 mg / g U-Krea
Albumin / Kreatinin-Ratio (Frauen)	< 30 mg / g U-Krea	30–300 mg / g U-Krea	> 300 mg / g U-Krea

! Cave: Nicht diabetische Nierenerkrankungen sollten bei Makroalbuminurie ausgeschlossen werden.

Kurzfristige Erhöhung der Mikroalbuminurie durch: Schlecht eingestellten Blutzucker, körperliche Anstrengung, Harnwegsinfekte, Blutdruckerhöhung, Herzinsuffizienz, akute fieberhafte Infekte oder operative Eingriffe.

Diabetische Nephropathie ohne Albuminurie

Bei erwachsenen Diabetikern mit einer chronischen Niereninsuffizienz Stadium 3 oder höher kann die Albuminurie fehlen. Die alleinige Bestimmung der Albuminurie würde diese Patientengruppe mit diabetischer Nephropathie nicht erfassen [Kramer 2005]. Mit Hilfe des Kreatininwertes, des Alters und des Geschlechts sollte daher die GFR nach der vereinfachten Formel der MDRD-Studie (▶ 17.2.3) einmal jährlich berechnet werden.

MIKROALBUMINURIE

Mikroalbuminurie (30–300 mg Albumin/24h-Urin) ist ein diagnostisches Frühsymptom und ein prädiktiver Indikator für die spätere Entwicklung einer diabetischen Nephropathie.

Mikroalbuminurie ist auch ein eigenständiger Risikofaktor für die Entwicklung von kardiovaskulären Komplikationen.

Etwa 30 % der Patienten mit Typ-1-Diabetes entwickeln innerhalb von 5–15 Jahren eine Mikroalbuminurie.

Etwa 80 % aller Patienten mit Typ-1-Diabetes und persistierender Mikroalbuminurie entwickeln nach 10–15 Jahren eine Makroalbuminurie (> 300 mg Albumin/24 h), bei Patienten mit Typ-2-Diabetes sind es 20–40 % aller Patienten.

6.3.3 Screening der diabetischen Nephropathie

Jährlicher Test auf Mikroalbuminurie: Bei Typ-1-Diabetes ab einer Diabetesdauer > 5 Jahre; bei Typ-2-Diabetes mit Beginn der Diagnose und während der Schwangerschaft.
Jährliche Kontrolle des Serumkreatinins bei allen Diabetikern unabhängig von der Urinalbumin-Ausscheidung. Das Serumkreatinin soll nicht alleine zur Bestimmung der Nierenfunktion verwendet werden, aber es kann zur Abschätzung der GFR mit Hilfe von Cockroft-Gault oder neueren Formeln wie MDRD-GFR nach Levey herangezogen werden [Levey 1999], ▶ 17.2.3.

> **✓ 3 MÖGLICHE SCREENINGMETHODEN AUF MIKROALBUMINURIE**
> - Urinalbumin / Urinkreatinin-Ratio im Spontanurin – empfohlene Methode.
> - 24-h Sammelurin: Vorteil der zusätzlichen Kreatinin-Clearance.
> - Zeitlich festgelegte Sammelperiode z. B. über 4 h oder über Nacht (meist im Rahmen von Forschungsprotokollen angewandt).

Zum Screening können Schnelltests eingesetzt werden. Die alleinige Bestimmung der Albuminurie auf dem spezifischen Teststreifen ohne Serumkreatinin-Bestimmung ist zwar preiswerter, aber unterliegt Einflussgrößen wie dem Hydratationszustand zum Zeitpunkt der Messung, die durch die Variation der Urinkonzentration zu falsch positiven und falsch negativen Befunden führen kann.
Der Test auf Mikroalbuminurie wird innerhalb von 3–6 Monaten 3mal wiederholt. 2 positive Tests sprechen für eine Mikroalbuminurie.

6.3.4 Nierenbiopsie

Gewöhnlich wird die Diagnose der diabetischen Nephropathie durch die klinischen Kriterien (bekannter Diabetes mellitus ohne und mit Sekundärkomplikationen, Mikroalbuminurie mit und ohne Nierenfunktionseinschränkung) und nach Ausschluss anderer Nierenerkrankungen gestellt. Die Nierenbiopsie wird nur durchgeführt, wenn die klinische Präsentation ungewöhnlich ist. Eine Nierenbiopsie muss durchgeführt werden, wenn der Verdacht auf eine nicht-diabetische Nierenerkrankung besteht. Etwa 25 % der Patienten mit diabetischer Nephropathie Typ 2 weisen zusätzliche renale Veränderungen auf. Dies ist bei Patienten mit diabetischer Nephropathie Typ 1 sehr viel seltener.

Indikation zur Nierenbiopsie:
- Pathologisches Harnsediment (dysmorphe Erythrozyten, Erythrozyten- oder Leukozytenzylinder).
- Rasche Nierenfunktionsverschlechterung.
- Rasche Zunahme einer Proteinurie.
- Abwesenheit einer diabetischen Retinopathie.
- Diabetesdauer < 5 Jahre bei Typ-1-Diabetes.
- Klinische oder laborchemische Hinweise auf eine nicht-diabetische Systemerkrankung.

6.3.5 Verlaufskontrolle

Je nach Stadieneinteilung der Niereninsuffizienz sollten 2–4 ×/Jahr folgende Parameter überprüft werden:
- Nierenretentionswerte.
- Albuminurie.
- Gesamtcholesterin, HDL- und LDL-Cholesterin.
- Ruhe- und Belastungs-EKG.
- Augenhintergrund.
- Angiologischer Status (Atherosklerose der Karotiden und AVK der Extremitätenarterien).
- Blutdruckmessungen (Selbstmessung und 24h-Messung).

6.4 Therapeutische Ansätze bei diabetischer Nephropathie

6.4.1 Beeinflussung der Risikofaktoren

Die Entwicklung einer diabetischen Nephropathie kann durch viele Risikofaktoren beschleunigt werden und nicht alle sind beeinflussbar.

RISIKOFAKTOREN DER DIABETISCHEN NEPHROPATHIE
- Hyperglykämie.
- Bluthochdruck.
- Mikroalbuminurie.
- Nikotin.
- Schwangerschaft.
- Erhöhte Eiweißzufuhr.
- Hypercholesterinämie und Hypertriglyzeridämie.
- Hyperhomozysteinämie.
- Alter.
- Diabetesdauer.
- Zusätzliche Retinopathie.
- Männliches Geschlecht.
- Genetische Faktoren.

ALLGEMEINE BEHANDLUNGSEMPFEHLUNGEN

Bei Vorliegen einer diabetischen Nephropathie beträgt die Proteinrestriktion 0,8 g/kg KG. Eine weitere Reduktion der Eiweißaufnahme ist zur Nephroprotektion empfohlen, falls sich die Nierenfunktion weiterhin verschlechtert, obwohl die Blutglukose und der Blutdruck unter Verwendung von ACE-Hemmern oder Angiotensin-Rezeptorblockern optimal kontrolliert sind.

Zur Behandlung der Mikro- und Makroalbuminurie sollen entweder ACE-Hemmer oder Angiotensin-Rezeptorblocker verwendet werden, außer in der Schwangerschaft.

6 Diabetische Nephropathie

> ! Bei Verwendung von ACE-Hemmern, Angiotensin-Rezeptorblockern oder Diuretika müssen die Serumkaliumwerte kontrolliert werden.

Die Kontrolle der Mikroalbuminurie/Proteinurie wird regelmäßig empfohlen, um das Ansprechen der Therapie und die Gefahr der Progression der Nephropathie abzuschätzen.

Zusätzliche Betreuung durch einen Nephrologen, sobald die GFR < 60 ml/Min./ 1,73 m^2 abgefallen ist oder Probleme in der Kontrolle des Blutdruckes oder der Hyperkaliämie auftreten.

> **MASSNAHMEN ZUR RISIKOREDUKTION DER PROGRESSION DER DIABETISCHEN NEPHROPATHIE**
> - Optimierung der Blutglukose.
> - Optimierung des Blutdruckes.
> - Reduktion der Proteinaufnahme auf 0,8 g/kg KG in allen Stadien der chronischen Niereninsuffizienz.

6.4.2 Blutzuckerkontrolle

BEDEUTUNG DER „NORMAL-NAHEN" BLUTZUCKEREINSTELLUNG

Die Progredienz der diabetischen Nephropathie ist abhängig von der Güte der Blutzuckereinstellung.

Die besondere Bedeutung der Blutzuckerkontrolle bei der Prävention der diabetischen Nephropathie konnte durch große klinische Studien für den Diabetes mellitus Typ 1 und 2 belegt werden.

Der Benefit einer konsequenten Blutzuckereinstellung bei Patienten, die bereits eine diabetische Nephropathie haben, ist weniger klar. Es besteht Evidenz, dass andere Faktoren, wie zum Beispiel ein ansteigender Blutdruck, ein Fortschreiten in besonderem Maß perpetuieren.

Effekt der Blutzuckereinstellung auf Hyperfiltration und Nierengröße

Patienten mit Typ-1-Diabetes haben eine GFR, die meist 20–40 % über der von gleichaltrigen Normalpersonen liegt. Eine Phase der Hyperfiltration findet sich auch bei Typ-2-Diabetikern.

Die Hyperfiltration ist abhängig von der Güte der Blutzuckereinstellung. Ein Anstieg der GFR findet sich bei Blutzuckerspiegeln um 240 mg/dl. Bei höheren Glukosekonzentrationen wird die GFR wieder normal oder sogar vermindert. Die Hyperfiltration ist sowohl bei Typ-1- als auch Typ-2-Diabetikern innerhalb von Wochen bis Monaten durch eine intensivierte Insulin-Therapie und eine optimierte Blutzuckereinstellung reversibel.

Die Nierengröße kann sich bei neu diagnostizierten Typ-1- und Typ-2-Diabetikern unter einer intensivierten Insulintherapie innerhalb von drei Monaten zurückbilden. Bei monatelanger Hyperglykämie findet sich eine irreversible Vergrößerung der Nieren. Die Bedeutung der renalen Hyperplasie bei vorangeschrittener Erkrankung ist unklar.

Effekt der Blutzuckereinstellung auf die Proteinurie

Studien in der Phase der Mikroalbuminurie (20–200 mg/l) weisen auf einen Benefit eher in Bezug auf eine Verzögerung als auf eine wirkliche Prävention der Progression der diabetischen Nephropathie hin.

Anfangs ist ein Anstieg der Urin-Albumin-Exkretion durch eine konsequente Blutzuckereinstellung reversibel. Langzeitbeobachtungen ergaben inkongruente Ergebnisse, zeigen jedoch, dass eine konsequente Blutzuckereinstellung zu einer Verminderung der Urin-Albumin-Exkretion führt.

✓ Fragestellung: Kann eine konsequente Blutzuckereinstellung die Progression der diabetischen Nephropathie verzögern?

Zusammengefasst bestehen Hinweise, dass die intensivierte Blutzuckerkontrolle die Progression der diabetischen Nephropathie verzögert. Aber diese ist verglichen mit der Renoprotektion durch andere Faktoren wie der Blutdruckeinstellung gering.

EINFLUSS DER NEPHROPATHIE AUF ANTIDIABETIKA

Insulin

Der Insulinabbau in der Niere und in extrarenalen Abbauorten ist bei der Niereninsuffizienz verzögert. Sinkt die GFR, so steigt die HWZ sowohl von endogenem als auch exogen verabreichtem Insulin. Daher verringert sich der Insulinbedarf. Zusätzliche Faktoren, die den Insulinbedarf beeinflussen, sind Katabolismus, verminderte Nahrungsaufnahme und verringerte körperliche Aktivität. Auch sinkt der Insulinbedarf unter der Hämodialysebehandlung, da die Insulinresistenz durch Entfernung von Insulinantagonisten meist weniger ausgeprägt ist.

Orale Antidiabetika

Die meisten Sulfonylharnstoffe bzw. deren zum Teil aktive Metaboliten werden über die Niere ausgeschieden, sodass es bei Niereninsuffizienz zu Kumulation kommen kann. Um Hypoglykämien zu vermeiden, müssen deshalb auch Sulfonylharnstoffe bei Patienten mit diabetischer Nephropathie entsprechend der Blutzuckerwerte reduziert werden.

Biguanide

Metformin (▶ 17.3.2): Inzidenz der Laktatazidose 0–0,084 Fälle/1000 Patientenjahre, vor allem bei Patienten mit eindeutigen Kontraindikationen, u.a. Kreatinin > 1,2 mg/dl oder Kreatinin-Clearance < 60–70 ml/Min. (www.uptodate.com).

Sulfonylharnstoffe

Tab. 6.3 Bei Niereninsuffizienz nur eingeschränkt einsetzbare Sulfonylharnstoffe

	Anfangsdosis	Höchstdosis	Gegenanzeigen
Glibenclamid	1,25–2,5 mg	10,5 mg	Kreatinin-Clearance < 50 ml/Min.[*]
Gliclazid	30 mg	120 mg	Schwere Niereninsuffizienz[**]
Glimepirid	1 mg	6 mg	Kreatinin-Clearance < 22 ml/Min.[*]
Glipizide	2,5 mg	40 mg	Kreatinin-Clearance < 10 ml/Min.[*]
Gliquidon	15 mg	120 mg	Kreatinin-Clearance < 30 ml/Min.[**]

[*] US-Drug information aus www.uptodate.com [**] www.fachinfo.de

Meglitinide
- Repaglinid:
  - Bis Kreatinin-Clearance > 40 ml/Min.: Initiale Dosis muss nicht reduziert werden.
  - Kreatinin-Clearance 20–40 ml/Min.: Beginn 0,5 mg vor Mahlzeit, vorsichtige Dosissteigerung.
- Nateglinid: Keine Anwendungsbeschränkung, aber Vorsicht wegen Hypoglykämie-Suszeptibilität.

Alpha-Glykosidase-Hemmer
- Acarbose: ab Kreatinin-Clearance < 25 ml/Min.: Akkumulation möglich; AUC sechsmal vergrößert gegenüber normaler Nierenfunktion, fehlende Erfahrung, deshalb nicht empfohlen (www.uptodate.com).
- Miglitol: Ab Kreatinin-Clearance < 25 ml/Min. sehr wenig Erfahrung (www.uptodate.com).

PPAR-Agonisten (Peroxisome proliferator-activated receptor-Agonisten)
- Rosiglitazon: ab Kreatinin-Clearance < 30 ml/Min. begrenzte Erfahrung, daher vorsichtige Verwendung (www.fachinfo.de).
  Cave: Gegenanzeigen u. a. Herzinsuffizienz NYHA I–IV.
- Pioglitazon: Bei Dialysepatienten wenig Erfahrungen, bei Kreatinin-Clearance keine Dosisanpassung erforderlich (Fachinformation).
  Cave: Gegenanzeigen u. a. Herzinsuffizienz NYHA I–IV.

6.4.3 Antihypertensive Behandlung

BLUTDRUCK-ZIELWERTE

Ein Blutdruck ≥ 130/80 mmHg bei einem Routine-Diabetes-Besuch muss zu einem anderen Zeitpunkt innerhalb eines Monats kontrolliert werden. Ein erstmalig gemessener Blutdruck ≥ 160/100 mmHg bedarf sofortiger medikamentöser Intervention.

Das Blutdruckziel beträgt < 130/80 mmHg bei allen Diabetes-Patienten.

Liegt zusätzlich eine Niereninsuffizienz vor, so sollte der Blutdruck max. 120/75 mmHg betragen.

Zur Blutdruckkontrolle hat sich die Selbstmessung bewährt. Um die unkontrollierten Blutdruckanstiege in der Nacht aufzudecken wird die 24-h-Blutdruckkontrolle empfohlen. Sie dient auch als Verlaufskontrolle nach Beginn der antihypertensiven Behandlung.

Eine aufgehobene zirkadiane Tag-/Nachtabsenkung kann bei Diabetikern als Hinweis auf einen existenten oder entstehenden Endorganschaden gewertet werden.

THERAPIE DES BLUTHOCHDRUCKS
Änderung des Lebensstils
- Reduzierte Na-Aufnahme (3–6 g/d).
- Gewichtsreduktion, falls notwendig: Langsam und gleichmäßig 1 kg pro Monat abnehmen. **Optimal: Body Mass Index bis 25,0 kg/m².**
- Vermehrte Aufnahme von frischen Früchten, Gemüse, Low-fat-Produkten.
- Vermeiden von exzessivem Alkoholkonsum.
- Vermehrte körperliche Aktivität.
- Raucherentwöhnung.

Medikamentöse Blutdrucksenkung
Patienten mit einem Blutdruck ≥ 140/90 mmHg benötigen neben der Änderung des Lebensstils eine medikamentöse Blutdrucksenkung.

Die meisten Patienten mit Diabetes benötigen zur antihypertensiven Therapie mehr als ein Blutdruckmedikament, um den Zielblutdruck zu erreichen.

✓ Bei älteren Patienten wird der Blutdruck nur langsam gesenkt, um Komplikationen zu vermeiden.

Primäre Therapie der Nephropathie mit ACE-Hemmer oder/und AT-II-Antagonisten
Nephroprotektion durch ACE-Hemmer:
- Normotensive Diabetiker (Typ 1 und Typ 2) mit Mikroalbuminurie:
  - Verhinderung des Fortschreitens zur Makroalbuminurie.
  - Verhinderung der Progression der Nephropathie.
- Hypertensive Typ-1-Diabetiker mit Albuminurie: Verhinderung der Progression der Nephropathie.
- Hypertensive Typ-2-Diabetiker mit Mikroalbuminurie: Verhinderung des Fortschreitens zur Makroalbuminurie (auch Angiotensin-II-Antagonisten).

Nephroprotektion durch AT-II-Antagonisten:
- Hypertensive Typ-2-Diabetiker mit Mikroalbuminurie: Verhinderung des Fortschreitens zur Makroalbuminurie (auch ACE-Hemmer).
- Hypertensive Typ-2-Diabetiker mit Niereninsuffizienz (Kreatinin > 1,5 mg/dl) und Makroalbuminurie: Verhinderung der Progression der Nephropathie.

Nephroprotektion durch ACE-Hemmer und AT-II-Antagonisten:
- Additive Wirkung (Kombination effektiver als Einzelsubstanzen; meist Verwendung einer niedrigen Dosierung beider Substanzklassen).
- ! Cave: Hyperkaliämie-Neigung und Nierenfraktionsverschlechterung
- Bei unzureichender Blutdrucksenkung: zusätzliches Thiazid-Diuretikum

Kalzium-Antagonisten vom Dihydropyridin-Typ (Amlodipin, Isradipin, Nisoldipin) bei diabetischer Nephropathie:
- Keine primäre Monotherapie: höhere Rate nicht-tödlicher und tödlicher Myokardinfarkte und Schlaganfälle.
- Nur zusätzlich zu ACE-Hemmer oder Angiotensin-II-Antagonisten.

ACE-Hemmer- und AT-II-Antagonisten-Unverträglichkeit:
- Nicht-Dihydropyridin-Kalzium-Antagonisten (reduzieren die Albuminurie auch während der Schwangerschaft).
- β-Blocker.
- Diuretika.

Fragestellung: Sollen ACE-Hemmer auch bei normotensiven Patienten mit einer diabetischen Nephropathie verabreicht werden?

ACE-Hemmer verzögern die Progression der diabetischen Nephropathie durch Reduktion der Proteinurie, auch durch nicht hämodynamische Mechanismen. Dennoch sollten regelmäßig Serumelektrolyte und Kreatinin bestimmt werden, da bei Diabetikern die Gefahr eines hyporeninämischen Hypoaldosteronismus und einer arteriosklerotischen Nierenarterienstenose besteht.

6 Diabetische Nephropathie

> **STUDIENLAGE**
>
> UKPDS zeigte bei normoalbuminurischen hypertensiven Typ-2-Diabetikern, dass durch eine Senkung des Blutdruckes von 154/87 auf 144/82 mmHg eine absolute Risikoreduktion von 8 % über 6 Jahre für die Entstehung einer Mikroalbuminurie erreicht werden konnte [UKPDS 1998].
>
> In der HOPE-Studie konnte gezeigt werden, dass eine ACE-Hemmer-Therapie über 4,5 Jahre bei Typ-2-Diabetikern das Risiko für die Entwicklung einer Proteinurie um 2 % senkte [HOPE study and MICRO-HOPE substudy 2000]. Auch das kardiovaskuläre Risiko wurde um 25 % gesenkt, sowohl bei normaler als auch bei milde eingeschränkter Nierenfunktion [Mann 2001].
>
> Unter der Gabe von Angiotensin-II-Antagonisten bei mikroalbuminurischen Typ-2-Diabetikern entwickelten nur 5 % eine diabetische Nephropathie über 2 Jahre im Vergleich zur Kontrollgruppe mit 15 %. Dieser Effekt war unabhängig vom Blutdruck [Parving 2001].
>
> In einer Studie mit Typ-2-Diabetikern und bereits eingeschränkter Nierenfunktion bei diabetischer Nephropathie kam es unter Angiotensin-II-Antagonisten bei 17 % zu einer Serumkreatinin-Verdopplung innerhalb 2,6 Jahre während 25 % in der Kontrollgruppe. Dieser Effekt war unabhängig vom Blutdruck. Es wurde kein Effekt auf die Mortalität gefunden [Lewis 2001].

6.4.4 Protein-Reduktion

EINFLUSS EINER DIÄTETISCHEN PROTEINRESTRIKTION

> Fragestellung: Kann eine diätetische Proteinrestriktion in der frühen diabetischen Nephropathie die Nierenfunktion erhalten?

Die Progressionsrate der GFR beträgt ohne Therapie:
- Bei Typ-1-Diabetikern mit Proteinurie ca. 9–14 ml/Min./Jahr.
- Bei Typ-2-Diabetikern mit Nephropathie ca. 6 ml/Min./Jahr.

Bei Typ-1-Diabetikern reduziert die Proteinrestriktion die Verschlechterung der Nierenfunktion auf ca. 8 ml/Min./Jahr. Für Typ-2-Diabetiker ist die Evidenz eingeschränkt, vor allem durch die fehlende Compliance der Patienten.

Eine Meta-Analyse ergab, dass der Effekt einer diätetischen Proteinrestriktion auf die Verschlechterung der Nierenfunktion bei Typ-1-Diabetikern größer war als bei Nicht-Diabetikern [Kasiske 1998].

Zwar berichtet die MDRD (Modification of Diet in Renal Disease)-Studie, dass die Proteinrestriktion eine Verschlechterung der Nierenfunktion nicht beeinflusst, jedoch waren nur 25 Patienten mit Typ-2-Diabetes rekrutiert, Typ-1-Diabetiker waren ausgeschlossen [Levey 1996].

EINFLUSS DER PROTEINQUALITÄT

> Fragestellung: Spielt nur die Proteinrestriktion an sich oder auch die Auswahl des Proteins eine Rolle (Quantität vs Qualität)?

Es wurden 3 unterschiedliche Proteindiäten bei Patienten mit IDDM verglichen [Pecis 1994]: Die gewöhnliche Diät mit 1,4 g/kg KG/d, die Niedrig-Protein-Diät mit 0,5 g/kg KG/d und eine Eiweiß-modifizierte Diät mit 1,4 g/kg KG/d, wobei rotes Fleisch durch Geflügel und Fisch ersetzt wurde. Die Fisch- und Geflügel-Diät hatte die gleichen Effekte auf die GFR wie die Niedrig-Protein-Diät, wurde aber von den Patienten besser akzeptiert (Studiendauer nur 3 Wochen).

Hypothese: Niedrigere Spiegel der Aminosäuren Glycin, Alanin und Arginin in Geflügel und Fisch verglichen mit rotem Fleisch führen zu diesem Effekt.

Empfehlung: Geflügel, Fisch und vegetarische Kost sollten bevorzugt werden – jedoch sind keine ausreichenden Studien vorhanden.

SCHLUSSFOLGERUNG

Proteinrestriktion kann das Fortschreiten der Niereninsuffizienz bei Diabetikern mit einer Frühform der diabetischen Nephropathie aufhalten, wenn auch nur in geringem Maße. Größere und längere Studien zu Typ-2-Diabetikern werden benötigt.

Bei Typ-1-Diabetikern besteht ein Zusammenhang zwischen der Proteinzufuhr und der Albuminausscheidung. Für Patienten mit Typ-2-Diabetes liegen keine entsprechenden Daten vor.

Empfohlene Proteinzufuhr 0,6–0,8 g/kg KG/d. Manche Autoren empfehlen auch eine moderate Proteinrestriktion bei Diabetikern von 1,0 g/kg/d, um die Compliance der Diabetiker zu verbessern, da sie bereits eine Fett- und Kohlenhydrat-reduzierte Diät durchführen müssen.

Eine stärkere Proteinrestriktion kann zu einer Mangelernährung führen.

Eine Diätberaterin sollte hinzugezogen werden, um den empfohlenen Proteinanteil der Mahlzeiten zusammenzustellen.

Ungeklärte Fragen zur Proteinrestriktion:
- Qualität vs Quantität der Proteindiät? Besteht ein Einfluss auf die Progredienz des Nierenfunktionsverlustes?
- Besteht ein zusätzlicher Nutzen der Proteinrestriktion zur ACE- oder Angiotensinhemmertherapie, wenn die Proteinrestriktion über die geringere Eiweißbelastung der Nephrone und damit reduzierten Hyperfiltration der Niere wirkt?

6.4.5 Sonstige Therapieempfehlungen

Tab. 6.4 Management der diabetischen Nephropathie

	Normale Albuminurie	Mikroalbuminurie	Proteinurie
Hauptmerkmale	• Urin-Albumin-Exkretion ↔ • RR evtl. ↑ (Typ-2-Diabetes)	• Urin-Albumin-Exkretion ↑ • RR ↑ • Kardiovaskuläres Risiko ↑	• Urin-Albumin-Exkretion ↑ • RR ↑ • GRF ↑ • Kardiovaskuläres Risiko ↑ • Andere diabetische Komplikationen wahrscheinlich
Hauptziel	Primärprävention	Verhinderung einer Progression	Verhinderung der Nierenfunktionsverschlechterung

Tab. 6.4 Management der diabetischen Nephropathie *(Forts.)*

	Normale Albuminurie	Mikroalbuminurie	Proteinurie
Glykämische Kontrolle	Normale Blutglukose HbA$_{1c}$ < 6,5 %	Normale Blutglukose HbA$_{1c}$ < 6,5 %	
Antihypertensive Therapie	Ideal < 130/80 mmHg Primärtherapie: ACE-Hemmer	Ideal < 130/80 mmHg Primärtherapie: ACE-Hemmer oder AT-II-Antagonist	125/75 mm Hg bei einer Proteinurie > 1 g/24 h Primärtherapie: ACE-Hemmer oder AT-II-Antagonist
Lebensstiländerung	• Kohlenhydrate reduzieren • Rauchverbot • Salzrestriktion	• Kohlenhydrate reduzieren • Rauchverbot • Salzrestriktion	• Kohlenhydrate reduzieren • Rauchverbot • Salzrestriktion • Proteinrestriktion • Fett-reduzierte Diät
Medizinische Zentren	Diabetes-Team*	Diabetes-Team* Wahrscheinlich: Augenarzt, Kardiologe	Diabetes-Team*, Nephrologe Wahrscheinlich: Augenarzt, Kardiologe Möglicherweise: Gefäßchirurg, Radiologe
Zusätzliche Ziele	Reduktion der kardiovaskulären Risiken Azetylsalizylsäure bei Diabetikern (75–162 mg/d) in Abhängigkeit von zusätzlichen Faktoren**	Reduktion der kardiovaskulären Risiken Azetylsalizylsäure bei Diabetikern (75–162 mg/d) in Abhängigkeit von zusätzlichen Faktoren**	Reduktion der kardiovaskulären Risiken Azetylsalizylsäure bei Diabetikern (75–162 mg/d) in Abhängigkeit von zusätzlichen Faktoren**

* Diabetes-Team: Diabetes-spezialisierter Allgemeinmediziner oder Internist, Augenarzt, Diabetes-spezialisierte Krankenpflege, Diätassistenten, Fußpflege, orthopädischer Schuhmacher
** Azetylsalizylsäure Primärprävention: Jeder Diabetiker mit zusätzlichem kardiovaskulärem Risikofaktor (z. B. Alter > 40 J., Nikotin, Hypertonie, Adipositas, Albuminurie, Hyperlipidämie, fam. Risiko), außer: Alter < 21 J.
Azetylsalizylsäure Sekundärprävention: Jeder Diabetiker mit Myokardinfarkt, Gefäßbypass, zerebrovaskulärem Insult (auch TIA), arterielle Verschlusserkrankung, Claudicatio, Angina.
↔: Normal; ↑: Erhöht

6.4.6 Prophylaxe des Kontrastmittel-induzierten Nierenversagens

Die diabetische Nephropathie ist ein Risikofaktor für das Kontrastmittel-induzierte Nierenversagen (KMN).

Empfehlungen zur Prophylaxe des Kontrastmittel-induzierten Nierenversagens (▶ auch 17.1.5):
- Adäquat hydrieren (NaCl 0,9 % 1–1,5 ml/kg KG/h 12 h vor und nach KM-Untersuchung entsprechend 100–150 ml/h). **Cave:** Herzinsuffizienz!
- KM-Dosis reduzieren.
- Nephrotoxische Medikamente absetzen (NSAR, etc.).
- ACC 600 mg p.o. vor und nach KM-Gabe.
- Einsatz niedrig osmolarer KM; bei Hochrisikopatienten mit Niereninsuffizienz und Diabetes iso-osmolare KM verwenden.

- Mindestabstand von 5 Tagen bei wiederholten KM-Gaben.
- Gadolinium-haltige KM mit einer max. Dosis von 0,3 mmol/kg KG verabreichen (dies ist nicht für radiologische diagnostische Prozeduren geeignet). **Cave:** Gefahr der nephrogenen systemischen Fibrose (NSF) im akuten Nierneversagen und der chronischen Niereninsuffizeinz (GFR < 30 ml/ Min./1.73 m^{2}KOF). Siehe aktuelle Empfehlungen der FDA (US Food and Drug Administration): http://fda.gov.

Die Prävention des KMN durch Hämodialyse oder Hämofiltration ist bisher nicht belegt.

Verlauf:
- Kontrolle der Nierenfunktionsparameter 24 h nach KM-Gabe.
- Kreatinin-Maximum meist 3 Tage nach KM-Gabe.
- Ggf. Fortführung der Hydratation über 24 h hinaus.
- Entlassung erst, wenn der Kreatinin-Anstieg beherrscht ist.

6.5 Kardiale Komplikationen bei der diabetischen Nephropathie

6.5.1 Epidemiologie

Patienten mit Diabetes mellitus besitzen ein höheres kardiovaskuläres Morbiditäts- und Mortalitätsrisiko gegenüber Nicht-Diabetikern, wobei Frauen ein größeres Risiko als Männer aufweisen.

An der Dialyse werden > 50 % der Todesfälle auf kardiovaskuläre Ereignisse zurückgeführt.

Die Koronarsklerose zeigt beim Diabetiker eine bevorzugt proximale Lokalisation bei allerdings auch diffusem Befall der distalen Koronarien (small vessel disease).

Die häufig schon früh bestehende zusätzliche kardiovaskuläre autonome diabetische Neuropathie erklärt die erhöhte Inzidenz von stummen Ischämien und asymptomatischen Myokardinfarkten und prädestiniert zu ischämisch getriggerten Rhythmusstörungen.

> **STUDIENLAGE**
> ACE-Hemmer besitzen einen nachgewiesenen kardioprotektiven Effekt bei Diabetikern und Nicht-Diabetikern [HOPE-Trial 2000, Gerstein 2002].
>
> Angiotensin-II-Rezeptor-Blocker sind renoprotektiv bei Patienten mit Diabetes und Albuminurie (IRMA2, IDNT und RENAAL) [Robdy 2000, Lewis 2001, Brenner 2001]. In keiner dieser Studien konnte eine Besserung der kardiovaskulären Morbidität und Mortalität festgestellt werden, ausgenommen ist die Herzinsuffizienz in der RENAAL-Studie.
>
> In der Behandlung der Herzinsuffizienz gab es bezüglich der Mortalität zwischen dem Angiotensin-II-Rezeptor-Antagonisten Valsartan, dem Captopril, wie auch der Kombinationsbehandlung keine signifikanten Unterschiede [VALIANT-Studie; Maggioni 2005].

6 Diabetische Nephropathie

6.5.2 Risikofaktoren und Pathophysiologie

KARDIOVASKULÄRE RISIKOFAKTOREN
- Diabetes mellitus – Hyperglykämie, Insulinresistenz/Hyperinsulinämie.
- Lipidstoffwechselstörungen.
- Übergewicht.
- Hypertonie.
- Rauchen.
- Geschlecht und positive Familienanamnese.
- Mikroalbuminurie: Eigenständiger Risikofaktor. Die Progressionsrate der Mikroalbuminurie korreliert mit vermehrten kardiovaskulären Ereignissen bei Diabetikern.

PATHOPHYSIOLOGIE
5 pathophysiologische Faktoren der Arteriosklerose bei Diabetikern:
- Hyperglykämie resultierend aus Insulinmangel und Insulinresistenz.
- Akkumulation von „advanced glycation end-products" (AGEs).
- Endotheliale Dysfunktion.
- Inflammation/Entzündungsreaktion.
- Hyperkoagulabilität.

6.5.3 Diagnostik

Nicht-invasiv: Belastungs-EKG, Stressechokardiographie, SPECT-Myokardszintigraphie.

Neue bildgebende Verfahren, die noch nicht Bestandteil der offiziellen Leitlinienempfehlung für die Routinediagnostik der KHK sind:
- Elektronenstrahltomographie (EBCT).
- Mehrzeilencomputertomographie (MSCT).
- Magnetresonanztomographie (MRT).

Invasiv: Linksherzkatheter (Lävokardiogramm, Koronarangiographie)
Diagnostisches Screening zur koronaren Herzerkrankung bei diabetischen Patienten ▶ 6.5.4.

6.5.4 Primär- und Sekundärprävention

BEEINFLUSSUNG DER RISIKOFAKTOREN
Lebensstiländerung: Gewichtsabnahme, Nikotinkarenz, Bewegung, gesunde Ernährung.

Aggressive Behandlung der beeinflussbaren traditionellen Risikofaktoren: Therapie der Lipidstoffwechselstörung, der Hypertonie, der Hyperkoagulabilität, des Rauchens und der Hyperglykämie (Ziel $HbA_{1c} < 6,5$ %).

Medikamentöse Therapieprinzipien:
- Lipidsenker: HMG-CoA-Reduktase-Inhibitoren (Statine) – auch zur Progressionsverlangsamung der diabetischen Nephropathie. Ziel-LDL < 100 mg/dl.

- Antihypertensiva (Hemmer des Renin-Angiotensin-Systems und kardioselektive β-Blocker oder Carvedilol).
- Thrombozytenfunktionshemmer: Azetylsalizylsäure 75–162 mg/d als Sekundärprävention und als Primärprävention bei allen diabetischen Patienten. Eine Anwendung von ASS bei Diabetikern < 21 Jahre wird aufgrund der Gefahr des Reye-Syndroms nicht empfohlen. Bei NW alternativ Clopidogrel. Die Kombination aus beiden Substanzen reduziert zwar kardiovaskuläre Ereignisse, jedoch um den Preis eines erhöhten Blutungsrisikos.
- Omega-3-Fettsäuren.

Behandlung der symptomatischen KHK mit Angina pectoris: Nitrate zur akuten Schmerzlinderung sowie in der Dauertherapie mit β-Blockern und/oder Kalziumantagonisten zur Verbesserung der Ischämietoleranz.

SCREENING

Es ist nicht bewiesen, dass eine frühzeitige kardiovaskuläre Intervention bei asymptomatischen Diabetikern die Prognose verbessert. Das Screening von asymptomatischen Diabetikern bleibt deshalb kontrovers. Auch das Vorliegen von 2 oder mehreren Risikofaktoren hilft nicht eindeutig, die diabetischen Patienten mit einer stummen Myokardischämie zu detektieren – eine Stress-Echokardiographie wird daher nicht routinemäßig empfohlen.

Eine diagnostische Stress-Echokardiographie wird empfohlen bei Vorliegen von typischen oder atypischen Symptomen und einem abnormen Ruhe-EKG. Ebenfalls bei Patienten mit einer Anamnese einer peripheren AVK oder Arteriosklerose der Karotiden oder Alter > 35 J, die eine Lebensstiländerung mit sportlicher Aktivität planen [ADA Consensus Statement 1998].

6.5.5 Herzinsuffizienz und diabetische Nephropathie

WESENTLICHE URSACHEN DER HERZINSUFFIZIENZ
- Arterielle Hypertonie.
- Koronare Herzerkrankung.
- Autonome diabetische Kardiomyopathie, bei Niereninsuffizienz auch urämische Kardiomyopathie.

Risikofaktoren für die Entwicklung einer Herzinsuffizienz beim Diabetiker: Dauer des Diabetes, Insulintherapie, periphere arterielle Verschlusskrankheit, erhöhtes Kreatinin und mangelhafte Kontrolle der Blutzuckerwerte.

DIAGNOSTIK DER HERZINSUFFIZIENZ

Unterscheidet sich von der üblicherweise durchgeführten Diagnostik des Nicht-Diabetikers nicht.

BNP-Bestimmung zur Erkennung der asymptomatischen linksventrikulären Dysfunktion und Prognosebeurteilung.

CHARAKTERISTISCHE KARDIALE VERÄNDERUNGEN BEI HERZINSUFFIZIENTEN DIABETIKERN

Reduzierte systolische Funktion und vermehrte linksventrikuläre Hypertrophie mit erhöhter arterieller Steifigkeit (diastolische Compliancestörung) ist bei Diabetikern häufiger als bei Nicht-Diabetikern.

Eine kardiale autonome Neuropathie ist für die Entwicklung einer Herzinsuffizienz wesentlich und führt zu einer inadäquaten Herzfrequenzregulation (Ruhetachykardie und Frequenzstarre). Sie beeinflusst die Prognose der diabetischen Patienten negativ.

THERAPIE DER HERZINSUFFIZIENZ

Unterscheidet sich nicht von der des Nicht-Diabetikers.

Salzarme Kost, Volumenreduktion 1–1,5 l/d, Meiden von Alkohol, regelmäßige Gewichtskontrolle.

Bei systolischer Herzinsuffizienz: ACE-Hemmer oder AT-II-Rezeptor-Antagonisten und β-Rezeptorenblocker reduzieren die Letalität.

Bei diastolischer Herzinsuffizienz: Der niedrigst verträgliche Blutdruck wird angestrebt mittels Diuretika, ACE-Hemmer, AT-II-Rezeptor-Antagonisten und β-Rezeptorenblocker.

Spironolacton hat zusätzlichen positiven Nutzen (**cave**: Hyperkaliämie und strenge Indikationsstellung bei vorbestehender Niereninsuffizienz).

Ein neu aufgetretenes Vorhofflimmern sollte versuchsweise in den Sinusrhythmus überführt werden.

> ✓ **KONTRAINDIZIERTE ORALE ANTIDIABETIKA**
> - Glitazone führen zu einer Flüssigkeitsretention mit peripheren Ödemen und sind bei herzinsuffizienten diabetischen Patienten in Deutschland kontraindiziert.
> - Metformin sollte bei eingeschränkter Nierenfunktion ab einem Kreatinin › 1,2 mg/dl wegen der Gefahr einer Laktatazidose und ab einer Herzinsuffizienz im Stadium NYHA III oder einer behandelten Herzinsuffizienz ersetzt werden.

6.6 Schwangerschaft bei diabetischer Nephropathie

6.6.1 Auswirkungen der Schwangerschaft auf die Niere

Siehe auch ▶ 14.1.

RISIKEN BEI VORBESTEHENDER NEPHROPATHIE

Asymptomatische Bakteriurie 6–8 % bei Diabetikerinnen → regelmäßige Kontrolle und frühzeitige antibiotische Therapie.

Pyelonephritis-Risiko während der Schwangerschaft ist bei Diabetikerinnen erhöht: 10 % (Normalbevölkerung 1–2 %).

Pathophysiologisch: Zunehmende Hyperfiltration mit ansteigender Proteinurie im Verlauf der Schwangerschaft.

Für Frauen mit vorbestehender Nephropathie besteht ein hohes Risiko für eine Verschlechterung der chronischen Hypertonie, SS-induzierten Hypertonie oder Präeklampsie von etwa 40–70 %. Gemeinsame Symptome sind: Blutdrucksteigerung, Proteinurie und zunehmende Ödembildung. Die Differenzialdiagnose ist schwierig, aber wichtig, da sich die Therapie unterscheidet. Bei der Präeklampsie steht die rasche Entbindung im Vordergrund. Die chronische Hypertonie wird durch Adjustieren der antihypertensiven Medikation behandelt.

PRÄEKLAMPSIE

Die Präeklampsie (▶ 14.2.2) ist die häufigste Schwangerschaftskomplikation bei diabetischer Nephropathie.

Für Low-dose-Azetylsalizylsäure (▶ 14.2.2) bei Patientinnen mit geringem Risiko für die Entwicklung einer Präeklampsie (Erstschwangerschaft) gibt es keine Evidenz. Für Frauen mit mittlerem bis hohem Risiko (frühere Schwangerschaft mit Präeklampsie) gibt es keine generellen Empfehlungen für die Azetylsalizylsäure-Prophylaxe, sie wird jedoch häufig eingesetzt. Optimaler Beginn 12.–14. Gestationswoche.

> **! Cave:** Frühzeitiges Absetzen der Azetylsalizylsäuretherapie vor Entbindung (5 Tage vor geplanter Entbindung)!

Verschlechterung der Nierenfunktion und aufgepfropfte Präeklampsie führen zu einer frühzeitig geplanten oder notfallmäßigen Entbindung (an antenatale Kortikosteroide zur Lungenreifung denken, darunter engmaschige BZ-Überwachung).

Komplikationen: Disseminierte intravasale Gerinnung (DIC), mikroangiopathische hämolytische Anämie (HELLP = hemolysis, elevated liver enzymes, low platelets ▶ 14.2.2) und akutes Nierenversagen (HUS = Hämolytisch-urämisches Syndrom ▶ 14.3.1).

PROGRESSION DER DIABETISCHEN NEPHROPATHIE

Schwangere mit diabetischer Nephropathie müssen mit einer Zunahme der Proteinurie rechnen, auch bei einer vorbestehenden Mikroalbuminurie, die häufig postpartal wieder die Ausgangswerte erreicht.

Nicht das Ausmaß der Proteinurie bestimmt die Progression der diabetischen Nephropathie durch die Schwangerschaft, sondern die Nierenfunktion vor Eintritt der Schwangerschaft sowie eine unkontrollierte Hypertonie während der Schwangerschaft oder postpartal.

Bei progredienter Nierenfunktionsverschlechterung muss der Zeitpunkt der Entbindung nach Abschätzung des Risikos für Mutter und Kind individuell und interdisziplinär entschieden werden.

Tab. 6.5 Risiko der Progression der diabetischen Nephropathie in Abhängigkeit des Serumkreatinins

Stadium der Niereninsuffizienz	Kreatinin-Bereich [mg/dl]	Progressionsrisiko	Risiko für ESRD* [%]
Keine oder mild	< 1,4	Keines	5
Mild – moderat	1,4–2,8	40	20
Moderat – schwer	> 2,8	100	75

* End Stage Renal Disease

6 Diabetische Nephropathie

Tab. 6.6 Die wichtigsten diabetesabhängigen Schwangerschaftskomplikationen

Mutter	Kind
• Stoffwechselentgleisung • Hypoglykämie und Hyperglykämie / Ketoazidose • Harnwegsinfekte • Schwangerschaftsinduzierte Hypertonie • Fortschreiten der mikrovaskulären Komplikationen (diabetische Retinopathie) und der makrovaskulären Probleme (koronare Herzerkrankung) • Erhöhtes Thromboembolie-Risiko • Geburtshilfliche Komplikationen • Abortneigung 15 % • Präeklampsie • Frühgeburt • Mütterliche Infektion	• Makrosomie • Fehlbildungen • Plazentainsuffizienz • Hydramnion • Postnatales Atemnotsyndrom • Neonatale Hypoglykämie • Neonatale Hyperbilirubinämie • Perinatale Mortalität 2–4 %

6.6.2 Betreuung bei geplanter Schwangerschaft

Aufklärung

Die diabetische Nephropathie ist ein Risikofaktor für den Verlauf einer Schwangerschaft bei diabetischen Frauen. 6 % davon sind Patientinnen mit Typ-1-Diabetes.

Bei Diabetikerinnen im reproduktiven Alter erfolgt die Aufklärung bezüglich einer Schwangerschaft umgehend nach Feststellung des Diabetes mellitus. Dies fördert die langfristige Compliance und die Planung einer Schwangerschaft unter möglichst optimaler Stoffwechselkontrolle.

√ Schwangerschaft eher im früheren Lebensalter planen, bevor sich diabetische Folgeschäden entwickelt haben.

Diabetes und Schwangerschaft sind ein Hochrisiko für Mutter und Kind – ausführliche Aufklärung bezüglich der eigenen Gesundheit und dem Risiko für das Kind (▸ 6.6.1).

Normalerweise geplante Entbindung: 36.–38. SSW. Bei guter Blutzucker- und Blutdruckeinstellung und guter fetaler Entwicklung des Ungeborenen ist eine Spontangeburt möglich, auch bei früher diabetischer Nephropathie mit Mikroalbuminurie.

Bei Proteinurie, Hypertonie und eingeschränkter Nierenfunktion ist meist eine frühere Entbindung notwendig.

Das Ausmaß der Niereninsuffizienz korreliert mit dem Komplikationsrisiko in der Schwangerschaft und postpartal.

Präkonzeptionelles Management

Durch die optimale präkonzeptionelle Betreuung der Diabetikerin ohne schwere vorbestehende Folgeschäden ist eine Morbidität und Mortalität für Mutter und Kind wie bei einer Normalschwangerschaft zu erreichen. Wenigstens 3 Monate vor Eintritt der Schwangerschaft muss eine adäquate Blutzuckereinstellung erreicht sein.

Maßnahmen:
- Diabeteseinstellung optimieren:
  - Den Blutzuckerspiegel im Normbereich halten, Hypoglykämien vermeiden.
  - BZ-Kontrolle 4–6 ×/d, intensive Basal-Bolus-Insulin-Pläne.
  - Zielwerte: $HbA_{1c} < 6\,\%$.
  - Mittlere Blutglukose ca. 100 mg/dl (5,5 mmol/l).
  - Blutglukose Tages-Nachtprofil kontrollieren.
  - Nüchtern-Werte < 90 mg/dl (< 5 mmol/), 1 h postprandial < 140 mg/dl (< 7,8 mmol/l), 2 h postprandial < 120 mg/dl (< 6,7 mmol/l).
- Normalisierung des Blutdruckes (Ziel < 130/80 mmHg; Kontrolle durch Eigenmessungen und 24h-Blutdruckmessung).
  - Präkonzeptionell konnte durch die Gabe von ACE-Hemmern und Angiotensin-II-Rezeptor-Blockern ein langfristig nephroprotektiver Effekt bei Patientinnen mit Mikroalbuminurie nachgewiesen werden, der auch über die Schwangerschaft hinaus reicht. Diese Mittel dürfen aber während der Schwangerschaft nicht verabreicht werden und müssen auf andere Antihypertensiva umgestellt werden (▶ 6.6.3).
  - Postpartal wieder frühzeitige Umstellung auf ACE-Hemmer oder Angiotensin-II-Rezeptor-Blocker (▶ 6.6.4).
- Augenhintergrund-Kontrollen und ggf. frühzeitige Behandlung der Retinopathie.
- Monitoring der Nierenfunktion (Kreatinin, GFR, Albumin-/Proteinurie).
- Urinkultur.
- Intensive Schulung bzgl. Ernährung und BZ-Selbstkontrolle und mögliche Interventionen.

Interdisziplinäre Betreuung: Diabetologe DDG, Gynäkologe, Neonatologe, Diätberater/in, Nephrologe, Ophthalmologe.

6.6.3 Betreuung während der Schwangerschaft

MONITORING DER SCHWANGERSCHAFT
Nach Eintritt der Schwangerschaft ist die Patientin in einem Zentrum zur Betreuung schwangerer Diabetikerinnen vorzustellen, eine enge Kooperation der interdisziplinären Institutionen ist notwendig.

Tab. 6.7 Eckdaten der Schwangerschaftsbetreuung	
Fehlbildungssonographie	16.–20. SSW
Ultraschall/Doppler	1 ×/Monat ab 24. SSW
CTG	1 ×/Woche ab 32. SSW
Besuch beim Diabetologen	Alle 2 Wochen
HbA_{1c}	1 ×/Monat
Ophthalmologe	1 ×/Trimenon

DIAGNOSTISCHE BESONDERHEITEN

Während der Schwangerschaft wird die Diagnose der diabetischen Nephropathie bei einer Proteinurie oder Makroalbuminurie > 300 mg/d innerhalb der ersten 20 SSW gestellt – ein Harnwegsinfekt muss ausgeschlossen sein.

> ❗ Bestimmung des Albumin-/Kreatinin-Quotienten im Spontanurin wird empfohlen, um die in der Schwangerschaft bestehende Hyperfiltration zu umgehen.

Cave: Serum-Kreatinin > 1,5 mg/dl und schwangerschaftsunabhängiger Hochdruck: Große Gefahr von Schwangerschaftskomplikationen und der Progredienz der Niereninsuffizienz bis zur Dialysepflicht. An das falsch niedrige Serumkreatinin aufgrund der Hyperfiltration denken!

Weiterer Risikofaktor: Proteinurie > 3 g/24 h.

Eine neu aufgetretene große Proteinurie kann auf eine zusätzliche Systemerkrankung hinweisen. Der systemische Lupus erythematodes exazerbiert oft während der Schwangerschaft (▶ 7.5). Zur Diagnose-Sicherung Vaskulitis-Screening durchführen: Nierenbiopsie entsprechend des klinischen Verlaufs oder nach Beendigung der Schwangerschaft.

THERAPEUTISCHE STRATEGIE

Der Verlauf einer diabetischen Nephropathie kann während einer Schwangerschaft günstig beeinflusst werden durch Kontrolle des Blutzuckers und des Blutdrucks.

Kontrolle des Blutzuckers

Erfolgt bereits vor der Konzeption (▶ 6.6.2): Ziel-HbA_{1c} < 6 %, um das Fehlbildungsrisiko für das Kind zu reduzieren und die glomeruläre Hyperfiltration zu minimieren (renale Protektion).

Kontrolle des Blutdrucks

Zur Verlangsamung der Progression der Nierenfunktionsverschlechterung. Blutdruckwerte < 110/65 mmHg sind mit fetaler Entwicklungsverzögerung assoziiert. Blutdruck-Ziel < 130/80 mmHg.

> ❗ ACE-Hemmer und AT-II-RezeptorAntagonisten müssen wegen der Gefahr von Fehlbildungen durch andere Substanzen ersetzt werden.

Orale antihypertensive Therapie im Langzeitverlauf in der Schwangerschaft

- Alpha-Methyldopa: 375–1500 mg/d – Mittel der ersten Wahl, da Einziges in der Schwangerschaft ausreichend untersuchtes Antihypertensivum.
- Dihydralazin: 50–100 mg/d; bei Monotherapie Reflextachykardie möglich, die durch die Kombination mit Alpha-Methyldopa oder β1-selektivem Rezeptorblocker vermindert werden kann.
- β1-selektive Rezeptorenblocker und nichtselektive β-Rezeptorenblocker mit intrinsischer sympathikomimetischer Aktivität, z. B. Metoprolol 50–100 mg/d oder Atenolol bis zu 25–50 mg/d. NW: β-Rezeptorenblocker können zu einer intrauterinen Wachstumsverzögerung führen.

- Nifedipin: Im 1. Trimenon aufgrund von embryotoxischen und teratogenen Effekten im Tierversuch nicht geeignet. Im späteren Schwangerschaftsverlauf unzureichende Langzeiterfahrung bei Mutter und Kind, ab der 2. Hälfte der Schwangerschaft eher günstige Einzelerfahrungen.
- Verapamil: Wenig Erfahrung. Einsatz nur bei Schwangeren mit tachykarden supraventrikulären Rhythmusstörungen. **Cave:** Risiko der Hypotension bei gleichzeitiger Verabreichung von Magnesiumsulfat.

6.6.4 Postpartale Betreuung

FRÜHE POSTPARTALE VERSORGUNG

- Sofortiges Adjustieren der Insulintherapie, da rascher Rückgang des Insulinbedarfs (Hypoglykämiegefahr!).
- Umstellung der antihypertensiven Medikation mit Rücksicht auf evtl. Laktation (▶ unten).
- Diätetische Empfehlungen.
- Geeignete Kontrazeption besprechen.
  - Die kombinierte Östrogen-Gestagen-haltige Pille sollte bei Frauen mit Risiken für vaskuläre Komplikationen vermieden werden.
  - Alternativ: Progesteron-haltige Pille, aber die Patientinnen müssen auf die erhöhte Fehlerrate hingewiesen werden.
  - Levonorgestrel-freisetzende Spirale: Sicheres Verhütungsmittel, führt zur geringen Erhöhung zirkulierender Hormonspiegel.

> Die in der Schwangerschaft angestiegene Proteinurie ist nach etwa 3 Monaten wieder auf den Ausgangswert zurückgekehrt.

ORALE ANTIHYPERTENSIVE THERAPIE WÄHREND DER STILLZEIT

- Alpha-Methyl-Dopa: Geht zwar in die Muttermilch über, wird aber vom Säugling in so geringen Mengen aufgenommen, dass keine Organwirkung zu erwarten ist.
- Dihydralazin: Es gilt Ähnliches wie für Alpha-Methyldopa.
- β-Rezeptorenblocker gelangen auch in die Muttermilch; als Mittel der Wahl wird Metoprolol empfohlen, da es im Gegensatz zu anderen β-Blockern nur eine geringe Konzentration in der Muttermilch erreicht.
- Kalzium-Antagonisten wie Nifedipin, Nitrendipin und Verapamil erreichen nur sehr geringe Konzentrationen in der Muttermilch, so dass kindliche Wirkungen weitgehend auszuschließen sind.
- ACE-Hemmer gehen nur minimal in die Muttermilch über. Kindliche Auswirkungen sind nicht zu erwarten. Jedoch ist eine klinische Überwachung der Säuglinge ratsam.

Weiterführende Empfehlungen siehe Leitlinie der Deutschen Liga zur Bekämpfung des hohen Blutdruckes e.V.: Hochdruck in der Schwangerschaft und während der Stillperiode. http://www.paritaet.org/hochdruckliga/schwang.htm.

6 Diabetische Nephropathie

6.7 Nierenersatzverfahren und Vorbereitung

6.7.1 Epidemiologie

- 24 % der Dialysepatienten mit Nierenersatzverfahren sind Typ-2-Diabetiker, 4 % Typ-1-Diabetiker (Prävalenz) [QUASI-Niere Report 2005/2006].
- 2005 stieg die Inzidenz bei Typ-2-Diabetikern auf 32 %, die der Typ-1-Diabetiker ist gesunken und beträgt 3 %, möglicherweise aufgrund einer verbesserten Blutzucker- und Blutdruckkontrolle [QUASI-Niere Report 2005/2006].
- Weltweit ist der Diabetes mellitus die häufigste Ursache für Patienten mit Nierenersatzverfahren (USA 45–50 %).
- Insulinpflichtige Typ-1-Diabetiker besitzen das größte Risiko für die Progression zur terminalen dialysepflichtigen Niereninsuffizienz.

6.7.2 Indikationen

Indikation zum Nierenersatz bei Patienten mit einer nicht-diabetischen Nierenerkrankung ab einer GFR von 10 ml/Min., bei diabetischen Patienten ab einer GFR < 15 ml/Min., da sie häufiger Komplikationen aufweisen.

Indikationen für die frühe Einleitung eines Nierenersatzverfahrens: Kachexie und Malnutrition, metabolische Azidose, Flüssigkeitsretention und Hyperkaliämie, die medikamentös nicht behandelbar sind. Zeichen und Symptome der Urämie wie urämische Perikarditis, Übelkeit und Erbrechen, Durchfälle und Pruritus.

Mögliche Nierenersatzverfahren:
- Hämodialyse ▸ 3.1.
- Peritonealdialyse ▸ 3.2.
- Nierentransplantation ▸ 11.
- Kombinierte Nieren- und Pankreastransplantation ▸ 11.

✓ Aufklärung des Patienten und seiner nächsten Angehörigen über die möglichen Nierenersatzverfahren ab einer GFR 20–30 ml/Min.

6.7.3 Hämodialyse und Peritonealdialyse

VORBEREITUNG DES PATIENTEN

- Regelmäßige klinische Kontrolle der Patienten, der Nierenfunktion und des Blutdruckes.
- Zur Blutdruckkontrolle vorzugsweise ACE-Hemmer oder Angiotensin-II-Blocker, um die Progression der Nierenfunktionsverschlechterung aufzuhalten.
- Erhalten einer geeigneten Vene für die arteriovenöse Fistel.
- Prävention der Malnutrition: Ein weiteres Mortalitätsrisiko für Diabetiker ist die Malnutrition. Aufgrund der Protein-Restriktion im prädialytischen Stadium, des persistierenden Proteinverlustes über den Urin, des geringen Appetits und einer Gastroparese bei autonomer Neuropathie besteht zu Dialysebeginn ein niedriges Serum-Albumin. Intensive Dialyse, diätetische Unterstützung, Ernährungsberatung. Bei Vorliegen einer autonomen Neuropathie prokinetische Medikamente wie Metoclopramid, um die intestinale Motilität zu verbessern.

- Prävention der kardiovaskulären Erkrankung – Behandlung von Hypertonie, Anämie, Hyperlipidämie und anderen Faktoren.
- Monitoring der Anämie, metabolischen renalen Azidose, renalen Osteodystrophie und deren Behandlung.
- Kontrolle der Virusserologie (Hepatitis B, C, HIV) und chronischer Infektionen wie Tuberkulose.
- Aktive Immunisierung gegen Hepatitis B und Pneumokokken.
- Aufklärung des Patienten über das Nierenersatzverfahren.
- Vorbereitung auf die Dialysemodalität, für die sich der Patient entschieden hat:
  – Hat sich der Patient für die Hämodialyse entschieden, frühzeitige Anlage der arteriovenösen Fistel am nicht dominanten Arm planen, am besten ab einer Kreatinin-Clearance von < 20 ml/Min., zumindest 1 Monat vor Dialysebeginn. Aufgrund der erschwerten Gefäßsituation ist bei Diabetikern eine Reifungszeit des AV-Shunts von 12–36 Wochen von Vorteil. Ein synthetischer Graft kann nach 2 Wochen punktiert werden, 8 Wochen Einheilung sind aufgrund möglicher Wundheilungsstörungen anzustreben.
  – Wird eine Peritonealdialyse durchgeführt, Implantation eines Peritonealkatheters optimalerweise 1 Monat vor Dialysebeginn. Das Peritonitis-Risiko ist für Diabetiker nicht höher als für Nicht-Diabetiker.
  – Ist der permanente Zugang zu Dialysebeginn noch nicht ausgereift oder befahrbar, so muss ein Kurzzeitverweilkatheter gelegt und intermittierend eine Hämodialyse durchgeführt werden.
- ! Cave: Eine Katheter- oder Shunt-assoziierte Infektion oder Sepsis ist ein Morbiditäts- oder Mortalitätsrisiko für dialysepflichtige Diabetiker. Parenterale Antibiotikagabe ist notwendig, um Komplikationen zu vermeiden.

HÄMODIALYSE VERSUS PERITONEALDIALYSE

Für die Auswahl des Dialyseverfahrens werden folgende Faktoren berücksichtigt:
- Komorbidität.
- Häusliche Situation.
- Unabhängigkeit und Motivation des Patienten – soziale und familiäre Unterstützung.
- Toleranz des Volumen-Shifts: Diabetiker mit einer autonomen Neuropathie leiden häufig unter hypotensiven Episoden an der Hämodialyse. An der CAPD ist die Volumenentfernung kontinuierlicher und dadurch schonender für Herz-Kreislauf.
- Gefäß-Status und abdominelle Situation.
- Risiko und Vorgeschichte von Infektionen.

Empfehlungen:

- Jüngere Diabetiker ohne schwere Komorbiditäten sollten bei entsprechender Eignung für die CAPD empfohlen werden. Ältere Diabetiker mit instabiler kardialer Hämodynamik, Gefäßproblemen oder fortgeschrittener Neuropathie werden meist in Zentrumsdialysen behandelt. Einen internationalen Konsens gibt es darüber nicht.
- Die Heim-Hämodialyse besitzt die höchste Überlebensrate.

- Patienten mit einer schweren Herzinsuffizienz profitieren von der Peritonealdialyse, da der Volumenentzug kontinuierlich stattfindet und kardial besser toleriert werden kann.
- Für die optimale Dosis der Hämodialyse und CAPD gibt es für diabetische Patienten keine eigenständigen Richtwerte und sie sollte deshalb denen der Nicht-Diabetiker entsprechen (▶ 3).

MANAGEMENT VON ANHALTENDEN HYPOTENSIONEN AN DER HÄMODIALYSE

- Bikarbonat-Dialyse.
- Kühlung der Dialysatlösung um 2 °C.
- Längere Dialyse mit niedriger Ultrafiltrationsrate.
- Hämofiltration.
- Midodrin 2,5–5 mg vor Dialyse – Kontraindikationen und NW-Profil beachten!
  ▶ www.fachinfo.de.

Weitere Komplikationen bei der Hämodialyse ▶ 3.1.

PROGNOSE

Das Patientenüberleben von Diabetikern ist geringer als das der Nicht-Diabetiker an der Dialyse, die eine terminale Niereninsuffizienz aufgrund einer anderen renalen Ursache aufweisen.

Das 5-Jahres-Patientenüberleben der Diabetiker an der Hämodialyse oder Peritonealdialyse beträgt nur etwa 25 %.

- Ursache ist in 50 % eine kardiovaskuläre Komplikation.
- Weitere Ursachen für die erhöhte Mortalität sind der Ernährungszustand des Diabetikers und eine inadäquate Dialysedosis. Für jede 0,1-Verschlechterung der Dialyseeffektivität Kt/V steigt die Mortalität um etwa 7 % an.

6.7.4 Transplantation

NIERENTRANSPLANTATION

Indikation

Bei einer GFR < 30 ml/Min. erfolgt die initiale Evaluation für die Nierentransplantation in einem Transplantationscenter (National Kidney Foundation K/DOQI Richtlinien).

Ergebnisse und Prognose

- Erhöhtes Mortalitätsrisiko bei Diabetikern nach Nierentransplantation um 10–20 % im Vergleich zu nicht-diabetischen Patienten mit terminaler Niereninsuffizienz 3–5 Jahre nach Transplantation [Bleyer 2001]. Jedoch ist das Überleben im Vergleich zu Diabetikern an der Dialyse deutlich verbessert: Die Überlebensrate nach Nierentransplantation liegt bei ca. 60 % für Typ-2-Diabetiker nach fünf Jahren. Die 5-Jahres-Überlebensrate unter Hämodialyse und Peritonealdialyse bei dieser Patientengruppe liegt bei weniger als 25 %.
- Ursache der erhöhten Sterblichkeit: Kardiovaskuläre Komplikationen.
- Die jährliche Sterberate von Transplantationspatienten beträgt nur ⅓ der von diabetischen Patienten an der Dialyse. Dies kann durch die Selektion gesünderer Patienten zur Nierentransplantation bedingt sein.

- Es gibt keinen Unterschied im Nierentransplantatüberleben zwischen Patienten mit Diabetes und Patienten mit anderen Ursachen für die Niereninsuffizienz. 5-Jahres-Transplantatüberleben: 57,3 % für Diabetes-mellitus-Patienten vs. 59 % für Nicht-Diabetiker.
- Die Nierentransplantation geht mit einer erheblich verbesserten Lebensqualität und Möglichkeiten der Rehabilitation einher.

Komplikationen

Koronare Herzkrankung

- Diabetische nierentransplantierte Patienten haben ein 3-fach erhöhtes Risiko für kardiovaskuläre Ereignisse wie ischämische Herzerkrankung, als die Normalbevölkerung. Diabetische Frauen scheinen ein noch höheres Risiko aufzuweisen. Die KHK ist oftmals nicht mit den konventionellen kardiovaskulären Risikofaktoren assoziiert.
- Kortikosteroide, Calcineurin-Inhibitoren (Ciclosporin und Tacrolimus) sowie mTOR-Hemmer (Sirolimus/ Everolimus) verursachen zusätzlich Fettstoffwechselstörungen.
- Ein hohes Homozystein persistiert, insbesondere bei eingeschränkter Transplantatfunktion der Niere.

Präventionsmaßnahmen:
- Jährliche nicht invasive kardiologische Untersuchungen von Patienten auf der Transplantationswarteliste. Bei Risikopatienten und neu aufgetretenen kardialen Symptomen oder kardiovaskulären Ereignissen kardiologische Reevaluation und Entscheid über den Verbleib auf der Warteliste. In Einzelfällen bei Hochrisikopatienten (z.B. bekannte KHK) auch invasive kardiologische Diagnostik routinemäßig nach einem festgelegten Intervall (z.B. alle 1–3 Jahre).
- Die präoperative Koronarintervention oder Revaskularisation bei einer signifikanten Koronarstenose verbessert das Patientenüberleben.
- Prävention und Modifikation von kardiovaskulären Risikofaktoren nach Nierentransplantation.

✓ Patienten mit einer schweren koronaren Herzkrankung, die interventionell nicht verbessert werden kann, sind keine geeigneten Kandidaten für eine Nierentransplantation.

Harnwegsinfekte

- Häufiger bei transplantierten diabetischen Patienten aufgrund der höheren Inzidenz einer Blasenentleerungsstörung bei autonomer Neuropathie.
- Weitere Risikofaktoren: Anatomisch bedingter Reflux durch Ureterplastik, immunsuppressive Therapie, Fremdmaterial wie Ureterschienen.
! Gefahr der Septikämie beachten!
- Erhöhtes Risiko einer Candidurie durch Hyperglykämie und Glukosurie.
- Bei Vorliegen einer schweren autonomen Blasenfunktionsstörung intermittierende Einmal-Selbstkatheterisierung.
- Langzeit-antimikrobielle Prophylaxe wird empfohlen – am besten nach Resistogramm.

Komplikationen der Immunsuppression
Erhöhte Gefahr einer Malignomentstehung unter der Langzeit-Immunsuppression.

Wiederkehren der diabetischen Nephropathie im Transplantat
- Entwickelt sich in nahezu allen Transplantatempfängern ohne Pankreas- oder Inselzelltransplantation. Meist als glomeruläre Basalmembranverdickung und mesangiale Expansion nach 2 Jahren, gefolgt durch die Hyalinisierung der afferenten und efferenten Arteriolen nach 4 Jahren. Die klassisch nodulären Läsionen der diabetischen Glomerulosklerose rekurrieren nur selten im Transplantat.
- Mögliche Ursachen: Ungenügende Blutzucker-Kontrolle und/oder Insulin-Mangel.
- Klinik: Proteinurie.
- Prognose: Langsame Verschlechterung der Transplantatfunktion über Jahre mit langsamerer Progredienz als in den nativen diabetischen Nieren. Transplantatverlust aufgrund der rekurrierenden diabetischen Nephropathie ist selten.

Sekundäre Komplikationen
- Höheres Katarakt-Risiko für Diabetiker, zusätzlich auch durch immunsuppressiv eingesetzte Kortikosteroide. Regelmäßiges Monitoring (auch der Retinopathie) durch Ophthalmologen.
- Durch Kortikosteroide und erhöhte Insulin-Clearance durch ein funktionierendes Nierentransplantat erhöhte Blutzuckerwerte → engmaschige BZ-Kontrolle. Diabetiker, die an der Dialyse mit Diät oder oralen Antidiabetika eingestellt waren, müssen nach der Transplantation zur besseren BZ-Kontrolle auf Insulin umgestellt werden.

Knochenerkrankung
- Die Osteoporose-Gefahr und das Risiko für Knochenbrüche ist durch die Langzeit-immunsuppressive Therapie mit Kortikosteroiden erhöht.
- Innerhalb der ersten 6 Monate nach Transplantation kann bis zu ⅓ der Knochendichte verloren gehen, u.a. zurückzuführen auf die hohen Steroiddosen in der frühen Transplantationsphase. Stabilisierung ab Steroid-Erhaltungsdosis 7,5 mg/d.
- Erhöhtes Risiko für Frakturen bei diabetischen Nierentransplantations-Empfängern (Inzidenz bis zu 40–49 %).
- Diagnostik: Knochendichte-Messung mittels CT-gesteuerter Osteodensitometrie oder DXA-Messung.
- Therapie: Vitamin D, Calcium, Bisphosphonate (**cave:** Nierenfunktion!).

Post-Transplantations-Diabetes
- 5–10 % der Nierentransplantierten entwickeln einen Post-Transplantations-Diabetes.
- Risikofaktoren: Ciclosporin und Tacrolimus, höheres Alter und größerer Body-Mass-Index.

KOMBINIERTE NIEREN- UND PANKREASTRANSPLANTATION (NPTX)
Indikation
Selektierte Typ-1-Diabetiker mit terminaler diabetischer Nephropathie.

> ✓ Die Nieren- oder kombinierte Nieren-Pankreas-Transplantation sollte jedem geeigneten diabetischen Patienten mit terminaler Niereninsuffizienz angeboten werden. Die Transplantationsfähigkeit muss in regelmäßigen Zeitintervallen kritisch überdacht werden.

Ergebnisse und Prognose

- Ein zusätzliches Pankreastransplantat zu einer Transplantatniere beeinflusst die Gesamtmortalität und die Transplantatfunktion der Niere nicht.
- Signifikant erhöhtes Patientenüberleben nach kombinierter Nieren-Pankreas-Transplantation im Vergleich zur isolierten Nierentransplantation und zu Diabetikern auf der Transplantationswarteliste (77 %, 56 %, 40 %; p = 0,01 für NPTx vs Warteliste) [La Rocca 2001].
- Die verbesserte Lebensqualität bedingt durch die Freiheit bezüglich Insulintherapie und Dialyse ist der bedeutendste Gewinn nach kombinierter NPTx.
- Reduzierte Progression der diabetologischen Spätfolgen durch Normalisierung der Nüchtern-Glukose sowie der HbA_{1c}-Spiegel.
- Die Fertilität kann bei Frauen nach erfolgreicher NPTx wiederhergestellt werden.

Komplikationen

Metabolische Beeinträchtigung

NPTx mit Blasendrainage ist oft verbunden mit dem Verlust großer Mengen Bikarbonat-reicher Pankreassekrete in den Urin. Folge ist eine metabolische Azidose mit normaler Anionenlücke, Hyponatriämie, Volumenverlust. Die Hyponatriämie ist Folge einer ADH-Aktivierung durch die Hypovolämie und den Flüssigkeitsersatz mit freiem Wasser.

Therapie: Natriumbikarbonat-Ersatz.

Die enterische exokrine Pankreasdrainage führte zu einer Verbesserung der Azidose und der Volumendepletion.

Akute Rejektion

- Höhere Rejektionsrate nach kombinierter NPTx als nach isolierter NTx.
- Akute Abstoßung im Pankreastransplantat alleine ist selten.
- Monitoring zur akuten Rejektion der Niere: Serumkreatinin, GFR und Nierenbiopsie.
- Monitoring zur akuten Rejektion des Pankreas: Urin-Amylase bei Blasen-drainierten PTx sowie die Serum-Amylase und -Lipase, allerdings mit nur geringer Spezifität.
- Serum-Glukose ist erst bei fortgeschrittener Abstoßung erhöht und deshalb für die Diagnostik der akuten PTx-Abstoßung nicht geeignet.
- Nadelbiopsie des Pankreastransplantates perkutan mit radiologischer Hilfe oder bei Blasen-drainierten PTx auch zystoskopisch möglich.

Hyperglykämie

3 unterschiedliche Mechanismen:
- Pankreasdysfunktion infolge Abstoßung, chirurgischer Schwierigkeiten oder infolge Calcineurin-Inhibitor-Therapie.
- De-novo-Typ-2-Diabetes infolge Kortikosteroiden.
- Rekurrierendes autoimmunes Geschehen am Pankreastransplantat trotz immunsuppressiver Therapie (z.B. bei schlechtem HLA-Match): Biopsie des Pankreas-Transplantates oder Insulin-Antikörper.

Literatur

ADA Consensus Statement: Consensus development conference on the diagnosis of coronary heart disease in people with diabetes: 10–11 February 1998, Miami, Florida. American Diabetes Association. Diabetes Care 1998; 21:1551.

Bleyer A, Donaldson L, McIntosh M et al.: Relationship between underlying renal disease and renal transplantation outcome. Am J Kidney Dis 2001; 37:1152–61.

Brenner BM, Cooper ME, de Zeeuw D, et al.: Effects of losartan on renal and cardiovascular outcomes in patients with type 2 diabetes and nephropathy. N Engl J Med 2001; 345:861–9).

Frei U, Schober-Halstenberg HJ: Nierenersatztherapie in Deutschland, Bericht über Dialysebehandlung und Nierentransplantation in Deutschland 2005/2006.

Gerstein HC, Reduction of cardiovascular events and microvascular complications in diabetes with ACE inhibitor treatment: HOPE and MICRO-HOPE. Diabetes Metab Res Rev 2002; 18 (Suppl 3): S 82–5.

Heart Outcomes Prevention Evaluation Study Investigators. Effects of ramipril on cardiovascular and microvascular outcomes in people with diabetes mellitus: results of the HOPE study and MICRO-HOPE substudy. Lancet 2000; 355:253–9.

Kasiske BL, Lakatua JDA, Ma JZ, Louis TA: A meta-analysis of the effects of dietary protein restriction on the rate of decline in renal function. Am J Kid Dis 1998; 31:954–61.

Kramer H, Molitch ME: Screening for Kidney Disease in Adults with Diabetes. Diabetes Care 2005; 28:7.

La Rocca E, Fiorina P di, Carlo V, et al.: Cardiovascular outcomes after kidney-pancreas and kidney-alone transplantation. Kidney Int 2001; 60:1964.

Levey AS, Adler S, Caggiula AW: For the Modification of Diet in Renal Disease Study Group. Effects of dietary protein restriction on the progression of advanced renal disease. Am J Kidney Dis 1996; 27:652–63.

Levey AS, Bosch JP, Lewis JB, Greene T, Rogers N, Roth D: A more accurate method to estimate glomerular filtration rate from serum creatinine: a new prediction equation. Modification of Diet in Renal Disease Study Group. Ann Intern Med. 1999 Mar 16; 130(6):461–70.

Lewis EJ, Hunsicker LG, Clarke WR, Berl T, Pohl MA, Lewis JB, Ritz E, Atkins RC, Rohde R, Raz I: Renoprotective effect of the angiotensin-receptor antagonist irbesartan in patients with nephropathy due to type 2 diabetes. N Engl J Med 2001; 345:851–60.

Mann JFE, Gerstein HC, Pogue J, Bosch J, Yusef S: Renal insufficiency as a predictor of cardio vascular outcomes and the impact of ramipril; the HOPE randomised trial. Ann Intern Med 2001; 134:629–36.

Parving HH, Lehnert H, Brochner-Mortensen J, Gomis R, Andersen S, Arner P: The effect of irbesartan on the development of diabetic nephropathy in patients with type 2 diabetes. N Engl J Med 2001; 345:870–8.

Pecis M, de Azevedo MJ, Gross JL: Chicken and fish diet reduces glomerular hyperfiltration in IDDM patients. Diabetes Care 1994; 17:665–72.

QUASI-Niere http://www.quasi-niere.de: Liste der öffentlichen Jahresberichte: Nierenersatztherapie in Deutschland, Bericht über Dialysenbehandlung und Niernetransplantation in Deutschland 2005/2006.

Robdy RA, Rohde RD, Clarke WR, et al.: The Irbesartan Type II Diabetic Nepropathy Trial: study design and beseline patient characteristics. For the Collaborative Study Group. Nephrol Dial Transplant 2000; 15:487–97.

UKPDS: Tight blood pressure control and risk of macrovascular and microvascular complications in type 2 diabetes: (UKPDS 38). United Kingdom Prospective Diabetes Study Group. BMJ 1998; 317:703–13.

VALIANT-Studie: Maggioni AP, Fabbri G. VALIANT (VALsartan In Acute myocardial iNfarcTion) trial. Expert Opin Pharmacother 2005 Mar; 6(3):507–12.

Internet

QUASI Niere. Erhebung von Daten über Dialysepatienten und Patienten nach Nierentransplantation. Jahresbericht 2005/2006; http://www.quasi-niere.de/berichte.

Leitlinie der Deutschen Liga zur Bekämpfung des hohen Blutdruckes e.V.: Hochdruck in der Schwangerschaft und während der Stillperiode. http://www.paritaet.org/hochdruckliga/schwang.htm.

6.8 Exkurs: Grundlagen der Diabetologie

6.8.1 Prädiabetische Stoffwechsellage

Der chronischen Hyperglykämie geht meist voraus ein Stadium der prinzipiell reversiblen Glukosestoffwechselstörung oder eines „Prä-Diabetes" (▶ Abb. 6.1). Die abnorme Nüchtern-Glukose (Impaired Fasting Glucose, IFG) und die gestörte Glukosetoleranz (Impaired Glucose Tolerance, IGT) sind häufig mit dem metabolischen Syndrom vergesellschaftet (Adipositas, Dyslipidämie, Hypertonie). Außer während einer Schwangerschaft sind IFG und IGT keine klinischen Entitäten (Gestationsdiabetes).

Durch Lebensstilmodifikation (Gewichtsabnahme von 5–10 kg, regelmäßiges körperliches Training) ist es bei „Prä-Diabetes" möglich, die Manifestation eines Diabetes mellitus Typ 2 hinauszuzögern.

Die chronische Hyperglykämie führt zu Dysfunktion und Schäden von Organen (Augen, Nieren, Nerven, Herz, Gefäße). Diese sind abhängig von der Güte der Stoffwechseleinstellung (▶ 6.8.4, Ideale Therapieziele).

Die Früherkennung einer Glukosestoffwechselstörung ist deshalb präventiv (▶ 6.8.2, Diabetes-Screening).

Stadium	Normoglykämie	Hyperglykämie	
Typ	Normale Glukoseregulation	IFG oder IGT (Prä-Diabetes)	Diabetes mellitus (kein Insulin — Insulin für Überleben — Glukosekontrolle)
Typ 1*	←		→
Typ 2	←		→
Andere Typen **	←		→
Gestationsdiabetes **	←		→

Abb. 6.1 Entwicklungsstadien des Glukosestoffwechsels: Diabetes mellitus ist die bedeutendste Form der Glukosestoffwechselstörung. Voraus gehen eine z.T. normoglykämische Disposition und der „Prä-Diabetes" (IFG oder IGT). Fließende Übergänge zwischen den Phasen sind möglich.
* Typ 1: Nach Erstmanifestation kann passager ohne spezifische Therapie eine normoglykämische Phase auftreten („Honeymoon-Remission")
** In seltenen Fällen, z. B. Vacor-Intoxikation oder Typ-1-Diabetes in der Schwangerschaft, kann eine Insulin-Therapie auch zur Komavermeidung notwendig sein

6.8.2 Diabetes-Screening und Diagnose

Screening

Nüchtern-Blutglukose-Konzentrationsbestimmung bei Personen mit Risikofaktoren, die 45 Jahre oder älter sind. Wiederholung nach drei Jahren.

Risikofaktoren
- Diabetes mellitus Typ 2 bei erstgradigen Verwandten.
- Übergewicht (BMI > 25 kg/m^2) und körperliche Inaktivität.
- Arterielle Hypertonie (Blutdruck > 140/80 mmHg).
- Dyslipoproteinämie mit HDL-Cholesterin ≤ 35 mg/dl (< 0,9 mmol/l) und/oder Triglyzeride ≥ 250 mg/dl (2,85 mmol/l).

6 Diabetische Nephropathie

- Nach Gestationsdiabetes oder nach Geburt eines Kindes mit Geburtsgewicht > 4000 g.
- Früherer Nachweis einer gestörten Glukosetoleranz (IGT) oder einer abnormen Nüchtern-Glukose (IFG).
- Makrovaskuläre Erkrankungen.
- Albuminurie.

Diagnosekriterien der Prä-Diabetes-Stadien

Abnorme Nüchtern-Glukose (IFG)

Nüchtern-Plasmaglukose (FPG): Mindestens 8 h vor Messung keine Zufuhr kalorienhaltiger Nahrungsmittel, Glukose im Plasma messen.
- Normale Nüchtern-Glukose: < 100 mg/dl.
- Abnorme Nüchtern-Glukose: 100–125 mg/dl.
- Hinweis auf Diabetes mellitus: ≥ 126 mg/dl.

Gestörte Glukosetoleranz (IGT)

Oraler Glukose-Toleranz-Test (OGTT): Gabe von 75 g Glukose nüchtern; nicht wenn FPG ≥ 126 mg/dl oder Gelegenheits-Plasmaglukose ≥ 200 mg/dl.

2-h-Glukose-Wert im Plasma:
- < 140 mg/dl: Normal.
- 140–199 mg/dl: Gestörte Glukosetoleranz.
- ≥ 200 mg/dl: Hinweis auf Diabetes mellitus.

Screening auf Gestationsdiabetes (GDM)

Indikation

Bei jeder Schwangeren sollte ein Screening durchgeführt werden, außer geringes Risiko.

Geringes Risiko, wenn alle der folgenden Kriterien erfüllt:
- < 25 Jahre.
- BMI < 26 kg/m^2.
- Kein erstgradig Verwandter mit Diabetes.
- Anamnestisch keine Hinweise für eine Glukosestoffwechselstörung.
- Keine ethnische Gruppe mit hoher Diabetesprävalenz.

Risikoassessment bei der ersten pränatalen Visite:
- Bei hohem Risiko (Übergewicht, anamnestisch GDM, Glukosurie, familiäre Diabeteshäufung) Test so früh als möglich, ggf. Wiederholung in der 24.–28. SSW.
- Bei moderatem Risiko: Test in der 24.–28. SSW.

Diagnostisches Vorgehen

Zwei-Stufen-Test:
- 50-g-OGTT (unabhängig von Tageszeit, nicht nüchtern): Wenn 1-h-Glukose im Plasma ≤ 140 mg/dl → vollständiger 75-g-OGTT.
- 75-g-OGTT (nüchtern, nicht wenn FPG ≥ 126 mg/dl oder Gelegenheits-Plasmaglukose ≥ 200 mg/dl):
  – Nüchtern-Glukose im Plasma < 95 mg/dl.
  – 1-h-Glukose im Plasma < 180 mg/dl.
  – 2-h-Glukose im Plasma < 155 mg/dl.

Wenn mindestens zwei Werte erhöht: GDM.

Wenn ein Wert erhöht: Pathologische Glukosetoleranz in der Schwangerschaft.

Therapieziele
- Nüchtern/präprandial: Glukose 60–90 mg/dl.
- 1 h nach Beginn der Mahlzeit Glukose ≤ 140 mg/dl.
- 2 h nach Beginn der Mahlzeit Glukose ≤ 120 mg/dl.

Therapie
- Ernährungsumstellung.
- Insulin-Therapie.

DIAGNOSEKRITERIEN DIABETES MELLITUS
- Symptome der Hyperglykämie (Polyurie, Polydipsie, ungeklärter Gewichtsverlust) und gleichzeitig Gelegenheits-Plasmaglukose ≥ 200 mg/dl oder
- FPG ≥ 126 mg/dl oder
- 2-h-Glukose im Plasma ≥ 200 mg/dl.

Diabetes mellitus: 2 Kriterien an unterschiedlichen Tagen erfüllt.

6.8.3 Ätiologische Klassifikation

Tab. 6.8 Ätiologische Klassifikation des Diabetes mellitus

I	Diabetes mellitus Typ 1: Etwa 5–10 %, durch autoimmunogene Destruktion der Langerhans-β-Zellen	
	• Typ 1a: Autoantikörper gegen Glutamat-Dehydrogenase (GAD), Insellzellen (IC-AK), Insulin oder Tyrosin-Phosphatase IA-2 und IA-2β nachweisbar • Typ 1b: Autoantikörper nicht nachweisbar (5–10 %)	
II	Diabetes mellitus Typ 2: Etwa 90–95 %	
III	Andere Diabetesformen	
	A	Genetische Defekte der β-Zell-Funktion, z. B. MODY-Formen, mitochondriale DNA
	B	Genetische Defekte der Insulinwirkung
	C	Erkrankungen des exokrinen Pankreas, z. B. Pankreatitis, zystische Fibrose, Hämochromatose
	D	Endokrinopathien, z. B. Hyperkortisolismus, Hyperthyreose, Wachstumshormon- oder Katecholaminexzess
	E	Medikamentös induzierter Diabetes, z. B. Vacor (Rodentizid), Pentamidin, Glukokortikoide, Nikotinamid, Diazoxid, β-adrenerge Agonisten, Schilddrüsen-Hormon, Thiazide, α-Interferon und andere
	F	Bestimmte Infektionen, z. B. kongenitale Röteln, CMV
	G	Seltene Formen des immun-mediierten Diabetes
	H	Andere genetische Syndrome mit Diabetes, z. B. Down, Klinefelter, Turner, Huntington und andere
IV	Schwangerschaftsdiabetes	

6.8.4 Ideale Therapieziele

- $HbA_{1c} \leq 6,5\ \%$.
- BZ nüchtern und präprandial: 80–120 mg/dl (4,4–6,7 mmol/l).
- Gesamt-Cholesterin < 180 mg/dl (< 4,7 mmol/l).
- LDL < 100 mg/dl (< 2,6 mmol/l).
- HDL > 45 mg/dl (> 1,2 mmol/l).
- Triglyzeride < 150 mg/dl (< 1,7 mmol/l).
- Albuminurie: < 20 mg/l.
- Blutdruck:
  - RR < 130/< 85 mmHg.
  - RR < 120/< 80 mmHg (sofern tolerierbar) bei Albuminurie > 20 mg/l.
- Nikotinverzicht.
- Bei Übergewicht: Gewichtsreduktion anstreben.
- Korrektur eines evtl. vorliegenden prothrombotischen Zustandes.

....
Literatur

American Diabetes Association: Diagnosis and Classification of diabetes mellitus, Diabetes Care 2006; 29 (Suppl. 1):S43–48.

Häring HU, Matthaei S: Behandlung des Typ 2 Diabetes mellitus. http://leitlinien.net/, AWMF Nr. 057/012K, 2002.

Scherbaum WA, Kerner W: Definition, Klassifikation und Diagnostik des Diabetes mellitus. http://leitlinien.net/, AWMF Nr. 057/002K, 2005.

....
Internet

Adressen von Fachgesellschaften und anderen wichtigen Institutionen:

http://www.deutsche-diabetes-gesellschaft.de: Evidenzbasierte Leitlinien der Deutschen Diabetes-Gesellschaft.

http://leitlinien.net – Index Leitlinien Diabetes-Gesellschaft.

www.versorgungsleitlinien.de/themen/diabetes2: Nationale Versorgungs-Leitlinien – Typ 2 Diabetes.

Scottich Intercollegiate Guidelines Network. Guideline: management of diabetes. http://www.sign.ac.uk/guidelines/published/index.html.

http://leitlinien.net/. AWMF Nr. 046–001 Leitlinien für die Prävention, Erkennung, Diagnostik und Therapie der arteriellen Hypertonie der Deutschen Liga zur Bekämpfung des hohen Blutdruckes e.V. (Deutsche Hochdruckliga), 2003.

http://www.paritaet.org/rr-liga/schwang.htm. Leitlinie: Hochdruck in der Schwangerschaft und während der Stillperiode, 1999.

Weiter- und Fortbildungsangebote im Internet (CME) Diabetes care:

www.diabetes-cme.de: Leitlinien-basierte Fortbildung im Internet.

http://www.cmeondiabetes.com: Internetportal über Insulinresistenz und Typ 2 Diabetes. Tägliche Aktualisierung von Tagungs- und Kongressberichten sowie Aktualisierung wichtiger Studienergebnisse.

http://www.ndei.org: National Diabetes Education Initiative: Präsentationsfolien, wissenschaftliche Publikationen und internationale CME-Aktivitäten.

7 Vaskulitiden und Systemerkrankungen
Marion Haubitz

418	7.1	**Vaskulitiden**	473	7.4.2	Störungen des Kalziummetabolismus
418	7.1.1	Definition			
418	7.1.2	Klassifikation	475	7.4.3	Granulomatöse interstitielle Nephritis
420	7.1.3	Primäre Vaskulitiden mit Befall der kleinen Gefäße			
			476	7.4.4	Glomeruläre Erkrankungen
441	7.1.4	Primäre Vaskulitiden mit Befall der mittleren Gefäße	476	**7.5**	**Systemischer Lupus erythematodes**
444	7.1.5	Primäre Vaskulitiden mit Befall der großen Gefäße	476	7.5.1	Definition
			477	7.5.2	Epidemiologie
445	7.1.6	Weitere Vaskulitiden mit möglichem renalem Befall	477	7.5.3	Ätiologie und Pathogenese
			478	7.5.4	Pathologie und Klassifikation
452	**7.2**	**Plasmozytom**	481	7.5.5	Klinik
452	7.2.1	Grundlagen	482	7.5.6	Diagnose
454	7.2.2	Myelomniere (cast nephropathy)	483	7.5.7	Therapie
			487	7.5.8	Verlauf und Prognose
458	7.2.3	AL-Amyloidose	491	**7.6**	**Sklerodermie**
461	7.2.4	Leichtketten-Erkrankung (light-chain deposition disease)	491	7.6.1	Definition
			492	7.6.2	Epidemiologie
			492	7.6.3	Ätiologie und Pathogenese
464	7.2.5	Schwerketten-Erkrankung (heavy-chain-deposition disease)	493	7.6.4	Pathologie
			493	7.6.5	Klinik
464	7.2.6	Myelom-assoziierte Tubulopathien	494	7.6.6	Diagnose
			494	7.6.7	Therapie
464	7.2.7	Nierenerkrankung durch Hyperkalzämie	496	7.6.8	Verlauf und Prognose
			497	**7.7**	**Nierenbeteiligung bei rheumatischen Erkrankungen**
465	7.2.8	Nierenerkrankung durch andere myelomassoziierte Ursachen			
			498	7.7.1	Rheumatoide Arthritis
468	**7.3**	**Amyloidose**	500	7.7.2	Sjögren-Syndrom
468	7.3.1	Grundlagen	501	7.7.3	Spondylitis ankylosans (Morbus Bechterew)
469	7.3.2	AA-Amyloidose			
471	7.3.3	β2-Mikroglobulin-Amyloidose	502	7.7.4	Polymyositis, Dermatomyositis
472	**7.4**	**Sarkoidose**	502	7.7.5	Mixed Connective Tissue Disease
472	7.4.1	Grundlagen			

7 Vaskulitiden und Systemerkrankungen

7.1 Vaskulitiden

7.1.1 Definition

Kennzeichen der Vaskulitiden sind Entzündungsprozesse in den Wänden von Blutgefäßen. Es können Gefäße unterschiedlichen Typs und Größe betroffen sein. Ein wichtiges Diagnosekriterium zur Differenzierung einzelner Vaskulitiden ist oft das Muster der Organmanifestation. Die Nieren können in unterschiedlicher Schwere und Häufigkeit bei nahezu allen Vaskulitiden betroffen sein, es treten auch ausschließlich renale Manifestationen auf.

7.1.2 Klassifikation

PRIMÄRE – SEKUNDÄRE VASKULITIDEN

Primäre Vaskulitis
Die Vaskulitis ist die wesentliche krankhafte Veränderung.

Sekundäre Vaskulitis
Die Gefäßentzündung tritt als Teilaspekt eines anderen krankhaften Prozesses auf oder ist medikamentenassoziiert, z.B. durch:
- Infektionen:
  - Bakterien, z.B. Streptokokken, Borrelien, Mykobakterien, Spirochäten.
  - Viren, z.B. Hepatitis-, HIV-, Herpesviren.
  - Pilze.
  - Parasiten.
- Autoimmunerkrankungen:
  - Lupus erythematodes.
  - Sarkoidose.
  - Sklerodermie.
  - Rheumatoide Arthritis.
  - Sjögren-Syndrom.
  - Dermatomyositis.
- Neoplasien:
  - Haarzell-Leukämie.
  - Andere lymphoproliferative Erkrankungen.
  - Solide Tumoren.
- Medikamente bzw. Chemikalien. Es ist überwiegend die Haut betroffen:
  - Antibiotika.
  - Antiphlogistika.
  - Thyreostatika.
  - Dextran.
  - Zytostatika.
  - Rauchgifte.

Im Folgenden soll nur auf die primären Vaskulitiden eingegangen werden.

Einteilung nach Grösse der befallenen Gefässe

Neuere Einteilungen der primären Vaskulitiden [Jennette 1994] orientieren sich an der Größe der befallenen Gefäße (▶ Tab. 7.1), da eine ätiologisch-pathogenetische Klassifikation aufgrund nicht ausreichender Kenntnisse noch nicht möglich ist.

Für die Polyarteriitis nodosa (früher klassische Panarteriitis nodosa) ist der ausschließliche Befall der mittleren und in geringerem Umfang auch der größeren Gefäße (Arterien) ohne Beteiligung der kleinen Gefäße (Kapillaren, Arteriolen und Venolen) charakteristisch (▶ Abb. 7.1). Eine Glomerulonephritis als Manifestation einer Vaskulitis an kleinen Gefäßen schließt eine Polyarteriitis nodosa definitionsgemäß aus.

Tab. 7.1 Einteilung primärer Vaskulitiden

Gefäßtyp	Erkrankung	Antikörper
Klein	Granulomatöse ANCA-assoziierte Vaskulitis (Wegener-Granulomatose)	Meist c-ANCA
	Mikroskopische Polyangiitis	Meist p-ANCA
	Churg-Strauss-Syndrom	Häufiger p-ANCA
	Purpura Schoenlein-Henoch	Immunkomplexe mit IgA
	Kryglobulinämie	Kryoglobuline
	Goodpasture-Syndrom	Anti-GBM-Antikörper
Mittel	Polyarteriitis nodosa	–
	Kawasaki-Syndrom	–
Groß	Arteriitis temporalis	–
	Takayasu-Arteriitis	–

Vaskulitiden kleiner Gefäße
Unterteilung in Erkrankungen mit oder ohne nachweisbare Ablagerungen von Immunglobulinen in der Histologie.

Keine oder wenig Immunglobulinablagerungen („pauci-immune" Vaskulitis)
- Granulomatöse ANCA-assoziierte Vaskulitis (Wegener-Granulomatose).
- Mikroskopische Polyangiitis.
- Churg-Strauss-Syndrom.

Häufig jedoch Nachweis von antineutrophilen zytoplasmatischen AK (ANCA) im Serum [Falk 1990, Gross 1993]. Nachweis dieser Auto-AK hat im Gegensatz zu den unspezifischen serologischen Veränderungen (BSG ↑, CRP ↑ und andere Akutphasenproteine ↑), die bei allen Vaskulitiden in unterschiedlichem Ausmaß gefunden werden und zur Beurteilung der Krankheitsaktivität herangezogen werden können, eine hohe Spezifität für die Diagnose [Gross 1993]. Bei den ANCA unterscheidet man in der Immunfluoreszenz mit alkoholfixierten Granulozyten einen c-ANCA (zytoplasmatisches Muster = zentral betontes Muster der Immunfluoreszenz = klassischer ANCA) vom p-ANCA (perinukleäre Fluoreszenz). Die c-ANCA entsprechen meist Autoantikörpern, die gegen Proteinase-3 gerichtet sind, die p-ANCA überwiegend Autoantikörpern gegen Myeloperoxidase [Gross 1993]. Proteinase-3 und Myeloperoxidase sind Enzyme der Granulozytengranula.

7 Vaskulitiden und Systemerkrankungen

Über die diagnostische Wertigkeit hinaus scheinen die ANCA auch in der Pathogenese eine Rolle zu spielen (▸ unten).

Immunglobulinablagerungen aber kein ANCA
- Purpura Schoenlein-Henoch.
- Kryoglobulinämie.
- Goodpasture-Syndrom, sollte auch zu den Vaskulitiden gezählt werden.

Meist können keine ANCA nachgewiesen werden. Allerdings finden sich bei diesen Vaskulitiden Immunglobulinablagerungen (IgA bei der Purpura Schoenlein-Henoch, IgG beim der Kryoglobulinämie und beim Goodpasture-Syndrom).

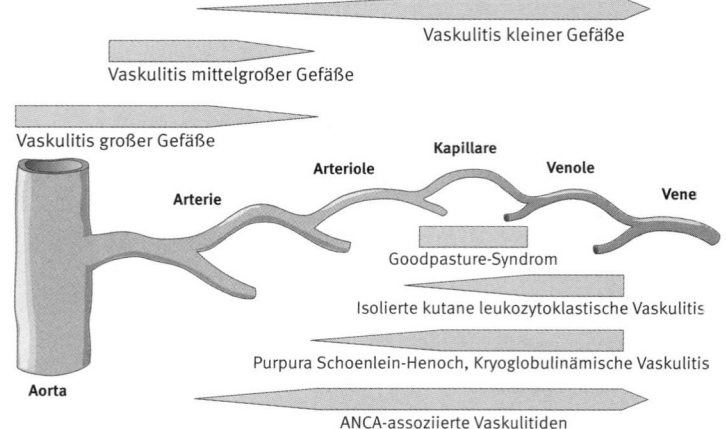

Abb. 7.1 Gefäßbefall bei primären Vaskulitiden [Jennette 1994]

7.1.3 Primäre Vaskulitiden mit Befall der kleinen Gefäße

GRANULOMATÖSE ANCA-ASSOZIIERTE VASKULITIS (WEGENER-GRANULOMATOSE)

Definition
Die granulomatöse ANCA-assoziierte Vaskulitis (Wegener-Granulomatose) ist eine nekrotisierende granulomatöse Entzündung der kleinen und mittleren Gefäße (Kapillaren, Venolen, Arteriolen und Arterien) mit überwiegender Manifestation im Respirationstrakt und den Nieren.

Epidemiologie
- Alle Altersstufen betroffen, Häufung im 4. und 5. Lebensjahrzehnt.
- Inzidenz:
  - 4,9/1 Mio. in Spanien.
  - 10,5/1 Mio. in Norwegen.
- Prävalenz in Nordeuropa ca. 100, in Deutschland zwischen 42 (im Süden) und 58 (im Norden)/1 Mio. Einwohner [Watts 2004].

Ätiologie
- Unklar.
- Häufig Befall des Respirationstraktes, sowie oft Infekt einem Rezidiv vorausgehend → Rolle von Infekten der Atemwege anzunehmen.

Pathogenese
Für eine pathogenetische Bedeutung der bei über 95 % der Patienten mit akuter systemischer Erkrankung im Serum vorhandenen ANCA sprechen zahlreiche In-vitro- und In-vivo-Befunde sowie Tiermodelle. Diese haben zu folgender Hypothese der Pathogenese geführt [Gross 1993, Jennette 1993] (der initiale Schritt, die Entstehung der Autoantikörper, könnte hierbei durch eine Immunreaktion gegen ein Antisensepeptid des ANCA-Antigens oder durch ein „molekulares Mimicry" hervorgerufen sein [Pendergraft 2004]):
- Stimulation ruhender Granulozyten und Monozyten durch z. B. im Rahmen eines Infektes freigesetzte Zytokine (IL-1, IL-6, IL-8 und TNF-α).
- Infolge dieser Stimulation Translokation der zunächst intragranulären Zielantigene der ANCA (bei der Wegener-Granulomatose Proteinase-3) auf die Zellmembran.
- Gleichzeitiges Exprimieren von Adhäsionsmolekülen sowohl an der Leukozyten- als auch an der Endothelzellmembran. Es können sich nun Granulozyten an die Endothelzellen binden.
- Die durch Bindung der ANCA an ihre Zielantigene aktivierten Leukozyten bewirken zytotoxische Läsionen durch Bildung freier Sauerstoffradikale und Degranulation mit Freisetzung von Proteasen an den vaskulären Endothelzellen.
- Die freigesetzten Proteasen können auch zu Schäden an der glomerulären Basalmembran führen.

Neben den Infekten als Trigger geben mehrere Untersuchungen Hinweise auf eine Bedeutung einer Silikatexposition für die Kleingefäßvaskulitiden [Hogan 2001, Beaudreuil 2005]. Auch scheint ein erhöhtes Risiko für Personen in der Landwirtschaft zu bestehen, eine ANCA-assoziierte Kleingefäßvaskulitis zu entwickeln [Watts 2004].

Pathologie

Histologie allgemein
- Nekrotisierende Vaskulitis, die überwiegend die Arteriolen und kleinen Arterien und Venen betrifft.
- Charakteristisch sind palisadenförmige Granulome zum Teil mit vielkernigen Riesenzellen im Gewebe nahe der beteiligten Gefäße ▶ Abb. 7.2.

Histologie der Niere
- Die **lichtmikroskopische Untersuchung** der Nierenbiopsie zeigt meist eine fokal segmental nekrotisierende Glomerulonephritis oft mit extrakapillärer Proliferation (Halbmondbildung) ▶ Abb. 7.3.
- Es treten abgesehen von einer Vermehrung der Mesangiumzellen und der Granulozyten Nekrosen einzelner Kapillarschlingen oder ganzer Lobuli auf. Zusätzlich oft Thromben in den Kapillarschlingen und Plättchenaggregate.
- Im Interstitium, besonders in der Nachbarschaft von Glomeruli, können mononukleäre Zellinfiltrate vorhanden sein.
- Der Nachweis charakteristischer Granulome in der Niere gelingt selten. Ebenfalls selten ist eine Entzündung renaler Gefäße außerhalb der Glomeruli (zirkuläre fibrinoide Nekrosen, obliterierende Endangiitis und Thromben) nachzuweisen.

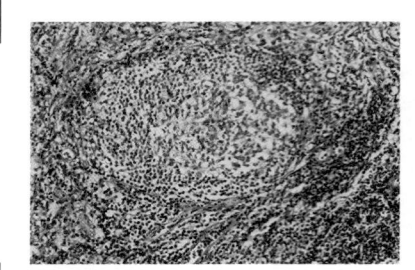

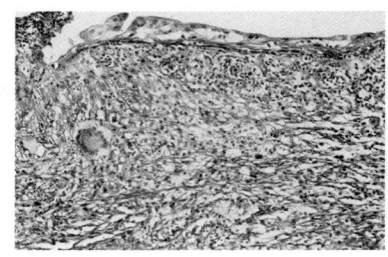

Abb. 7.2 Typisches Granulom mit Riesenzelle (Masson-Trichrom-Färbung)

- **Immunfluoreszenzmikroskopie:** Es bestehen keine oder nur unspezifische Immunglobulin- und Komplementablagerungen in den nekrotischen Arealen → Bezeichnung „pauci-immune" Glomerulonephritis.

Schon nach kurzer Verlaufszeit der Glomerulonephritis weisen die meisten Patienten eine Tubulusatrophie und interstitielle Fibrose unterschiedlichen Ausmaßes auf. Diese Befunde, wie auch die Anzahl der nicht betroffenen Glomeruli (positive Korrelation) und das Ausmaß der Tubulitis (negative Korrelation), korrelieren mit der Prognose [Hauer 2002] [de Lind van Wijngaarden 2006].

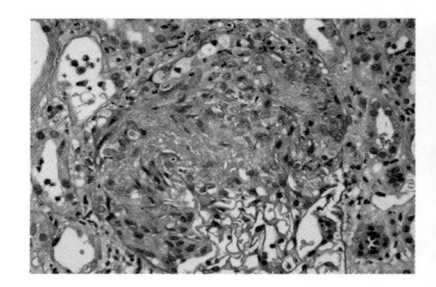

Abb. 7.3 Nekrotisierende Glomerulonephritis mit extrakapillärer Proliferation

Klinik

Initialstadium

Die Erkrankung beginnt meist im HNO-Bereich und kann über einen langen Zeitraum lokal begrenzt bleiben:
- Meist besteht eine chronische ulzerierende Rhinitis und Sinusitis mit hämorrhagisch-purulentem Sekret.
- Infolge einer Zerstörung von Knorpel und Stützgewebe der Nase sowie des Nasenseptums kann es zur Ausbildung einer Sattelnase kommen. Die Knorpel- und Knochendestruktion schreitet bei unbehandelter Erkrankung fort und kann zur Zerstörung der Nasennebenhöhlenbegrenzung und des Orbitabodens führen.
- Es kann eine ulzerierende Tracheitis auftreten, die im Verlauf zu einer subglottischen Stenose führen kann.
- Eine Augenbeteiligung zeigt sich neben einer Konjunktivitis, einer Iridozyklitis und einer Skleritis mit dem Auftreten von Granulomen der Orbita, die häufig zum Exophthalmus und zum Visusverlust führen.

Generalisierung

Bei der Generalisierung der Erkrankung sind vor allem Lunge und Nieren betroffen, prinzipiell kann jedoch jedes Organ befallen sein.

- Die pulmonale Manifestation äußert sich in Husten, Hämoptoe und Dyspnoe. Im Röntgenbild des Thorax finden sich häufig solitäre oder multiple noduläre Verdichtungen, teilweise mit Hohlraumbildung ▶ Abb. 7.4. Die Herde variieren in der Größe, können sich teilweise rasch verändern und treten meist beidseitig auf. Steht eine Alveolitis im Vordergrund, finden sich konfluierende infiltrative Transparenzminderungen. Diese schwere Lungenbeteiligung führt nicht selten zur akuten vitalen Bedrohung des Patienten.
- Als Zeichen der renalen Manifestation (50 bis > 70 % der Patienten) finden sich meist eine mäßige Proteinurie, eine Hämaturie mit Erythrozytenzylindern (nephritisches Sediment) und eine fortschreitende Niereninsuffizienz. Bei unbehandelten Fällen nimmt die Nierenerkrankung in der Regel einen fulminanten Verlauf mit Entwicklung einer terminalen Niereninsuffizienz innerhalb weniger Monate.

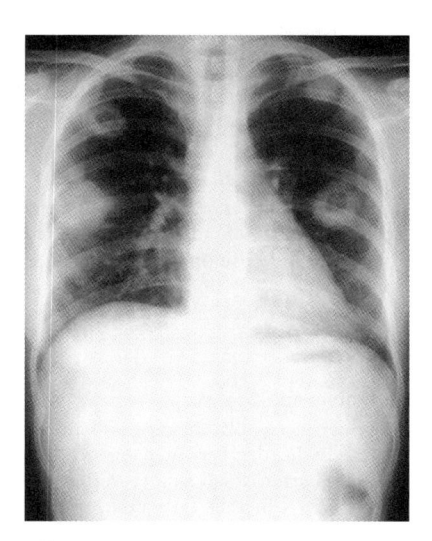

Abb. 7.4 Granulomatöse Rundherde mit zentraler Einschmelzung

- Eine kutane Vaskulitis (palpable Purpura, Ulzera) tritt bei 25–50 % der Patienten auf.
- Die Inzidenz einer Beteiligung des Nervensystems (peripher und/oder zentral) wird häufig unterschätzt. Kernspinuntersuchungen zeigen bei nahezu 20 % der Patienten eine meningeale und/oder parenchymale Beteiligung. Symptome können Kopfschmerzen, Krämpfe, eine Hirnstamm- oder Halbseitensymptomatik oder eine Depression sein.
- Etwa 70 % der Patienten klagen über wechselnde Arthralgien und Myalgien.
- Fast alle Patienten geben Allgemeinsymptome wie Fieber, Nachtschweiß, Gewichtsverlust an.

Diagnose

Am bedeutsamsten sind das klinische Bild und der Nachweis von ANCA. Der histologische Nachweis der charakteristischen Granulome gelingt häufig nicht.

Nachweis von ANCA

Ein positiver c-ANCA zeigt mit einer Spezifität von ca. 90 % und einer Sensitivität von fast 95 % eine granulomatöse ANCA-assoziierte Vaskulitis (Wegener-Granulomatose) an. Davon ausgenommen sind Erkrankungen in Remission oder Teilremission sowie die limitierte Manifestation der Vaskulitis im HNO-Bereich oder an den Augen [Gross 1993]. Die Spezifität wird durch den Nachweis der Proteinase-3 als Antigen der ANCA noch erhöht.

Der c-ANCA-Titer zeigt zusätzlich eine gewisse Assoziation zur Krankheitsaktivität. Rezidive gehen häufig mit einem Anstieg der ANCA-Titer einher [Terveaert

1990] bzw. die Wahrscheinlichkeit eines Rezidivs steigt bei positivem c-ANCA an [Booth 2003, Hogan 2005].

Bei ca. 5 % der Patienten findet sich jedoch ein p-ANCA [Hoffman 1992], der gegen Myeloperoxidase gerichtet ist. Bei einzelnen Patienten werden auch andere Zielantigene nachgewiesen (z. B. Elastase). Nur selten bleibt das Antigen unbekannt.

Entzündungszeichen

Laborchemisch treten bei systemischer Manifestation unspezifische, eine Entzündung belegende Befunde auf wie eine mäßiggradige normozytäre Anämie und Leukozytose ohne Eosinophilie, eine Erhöhung der BSG und der Akutphasenproteine vor allem des CRPs auf. Neuere Untersuchungen haben gezeigt, dass zirkulierende Endothelzellen und endotheliale Mikropartikel Marker der Krankheitsaktivität und auch differenzialdiagnostisch hilfreich sein können [Woywodt 2003, Erdbruegger 2006].

Nierenbiopsie

Trotz der wertvollen diagnostischen Information, die ein positiver ANCA-Befund gibt, sollte bei den Patienten versucht werden, eine Vaskulitis histologisch nachzuweisen. Hierfür ist bei renaler Manifestation die Nierenbiopsie besonders geeignet, zumal nicht selten die Nierenerkrankung mit einer rapiden Funktionsverschlechterung erst zur Diagnose führt. Dies ist insbesondere aufgrund der notwendigen aggressiven Immunsuppression wichtig, da falsch positive ANCA vor allem bei Infektionserkrankungen (z. B. bei Endokarditis) nachgewiesen wurden [Chirinos 2006].

✓ Differenzialdiagnostisch kann die Abgrenzung der granulomatösen ANCA-assoziierten Vaskulitis (Wegener-Granulomatose) von der mikroskopischen Polyangiitis (▶ unten) manchmal schwierig sein, da die Klinik und der ANCA nicht immer eine eindeutige Zuordnung ermöglichen. Es muss jedoch abgewogen werden, wie weit man im Versuch der histologischen Sicherung durch den Nachweis von Granulomen gehen will (z. B. Durchführung einer offenen Lungenbiopsie), da bei der zurzeit nahezu identischen Behandlung beider Erkrankungen diese diagnostische Unsicherheit keine therapeutischen Konsequenzen hat.

Therapie

Die Therapie der granulomatösen ANCA-assoziierten Vaskulitis (Wegener-Granulomatose) hat sich von einer schematisierten Anwendung des Fauci-Protokolls [Fauci 1979] zu einer individuellen und weniger toxischen Behandlungsstrategie entwickelt, die Organmanifestation und Schwere, Patientenalter und individuelle Risikofaktoren (z. B. vermehrte Knochenmarktoxizität bei eingeschränkter Nierenfunktion) einbezieht. Es wird zwischen Therapien zur Remissionsinduktion und Remissionserhaltung unterschieden.

Remissionsinduktion

Für die Therapieentscheidung ist vor allem wichtig, ob eine lokalisierte Erkrankung des oberen Respirationstraktes, eine frühe systemische Manifestation oder bereits eine fortgeschrittene generalisierte Vaskulitis vorliegt.

7.1 Vaskulitiden

Bei auf den oberen Respirationstrakt begrenzter granulomatöser ANCA-assoziierter Vaskulitis ohne ausgedehnten Befund (Initialstadium):
- Trimethoprim/Sulfamethoxazol (Co-trimoxazol; 2 × 960 mg/d oral) alleine oder in Kombination mit Prednisolon [DeRemee 1988].
- Lokale Therapie der Rhinitis mit fettenden Salben oder Nasenöl und Kochsalzspülung mittels Nasendusche (nicht durch Studien belegt, aber vermutlich sinnvoll).
- Lokale antibiotische Therapie durch Mupirocin bei Nachweis von Staphylococcus aureus im Nasenabstrich (ebenfalls nicht gut durch Evidenz gestützt, aber weit verbreitet).

Bei Erfolglosigkeit oder bei Patienten mit systemischer Manifestation ohne lebensbedrohliche Erkrankung mit normaler Nierenfunktion:
- Methotrexat 0,3 mg/kg KG wöchentlich i.v. beginnend mit 15 mg [Sneller 1995, de Groot 2002].
- Prednisolon 1 mg/kg KG täglich oral, Dosisreduktion nach 2 Wochen.

> **STUDIENLAGE**
> In einer randomisierten Studie der EUVAS-Gruppe mit 100 Patienten in diesem Erkrankungsstadium wurde eine initiale Therapie mit Methotrexat (15–25 mg wöchentlich oral oder i.v.) in Kombination mit Prednisolon 1 mg/kg KG mit einer klassischen Induktionstherapie mit Cyclophosphamid (2 mg/kg KG täglich oral) in Kombination mit Prednisolon verglichen [de Groot 2002]. Bei 59 % der Patienten konnte eine Remission nach 3 Monaten und bei 83 % nach 6 Monaten erreicht werden. Diese Remissionszahlen unterschieden sich nicht signifikant von denen der Cyclophosphamidgruppe mit 65 und 84 %. Nach einem Jahr wurde die Therapie beendet, was zu einer sehr hohen Rezidivrate führte, die mit 69 % in der Methotrexatgruppe höher als in der Cyclophosphamidgruppe mit 42 % lag. Hieraus lässt sich schließen, dass eine längerfristige immunsuppressive Therapie bei dieser Erkrankung zur Remissionserhaltung notwendig ist.

Als unerwünschte Wirkungen von Methotrexat werden Anstieg der Leberenzyme und gelegentlich eine Knochenmarktoxizität beobachtet, sehr selten eine interstitielle Alveolitis. Methotrexat wird renal eliminiert und kann bei einem Serumkreatinin > 150 µmol/l bzw. Clearance < 50 ml/Min. nicht mehr gegeben werden. Hier kann durch Kumulation der Substanz eine unmittelbar lebensbedrohliche Situation mit Zytopenie und schwerer Mukositis entstehen. Da Methotrexat ein kompetitiver Hemmstoff der Dihydrofolatreduktase ist, kann bei leichten unerwünschten Wirkungen 24 h nach Methotrexatgabe Folsäure eingenommen werden, um die Toxizität zu minimieren.

Bei Erfolglosigkeit oder bei renaler Manifestation mit Nierenfunktionseinschränkung:
- Steroide (zunächst hoch dosiert, initial Methylprednisolon i.v. 0,5 g/d für 3 Tage, dann oral Prednisolon 1 mg/kg KG). Nach initial hoher Prednisolongabe soll die Prednisolondosis nach 14 Tagen reduziert werden (zunächst um 10 mg/Woche, später um 5 mg/Woche und ab einer Dosis von 15–20 mg um 2,5 mg/Woche), so dass man nach 4–5 Monaten mit einer Dosis < 10 mg/d therapiert. Auch alternierende Steroidgaben jeden zweiten Tag wurden empfohlen [Fauci 1979].
- Cyclophosphamid. Therapiedauer – früher meist ein Jahr – wird zunehmend kürzer angesetzt.

- Nicht lebensbedrohliche Manifestation ohne schwere Nierenfunktionseinschränkung: Cyclophosphamid zur Remissionsinduktion für 3–6 Mon., anschließend Azathioprin [Jayne 1999].
- Renale Manifestation im Vordergrund oder hohes Infektionsrisiko (Patient älter als 60 Jahre): Cyclophosphamid i.v. (0,75 g/m^{2}KOF, bei Kreatininclearance < 30 ml/Min. Reduktion initial auf 0,5 g/m^{2}KOF) alle 4 Wo.

STUDIENLAGE
Erfahrungen in einer randomisierten Studie bei Patienten mit ANCA-assoziierter Vaskulitis (Wegener-Granulomatose oder mikroskopische Polyangiitis) zeigten eine vergleichbare Wirksamkeit der i.v. Applikation im Vergleich zur oralen Gabe (trotz Dosisreduktion bei Nierenfunktionseinschränkung) bei signifikant weniger unerwünschten Wirkungen (▶ Abb. 7.5) [Haubitz 1998]. Dieser Befund wird durch eine weitere Studie bestätigt [Guillevin 1997]. So wird vor allem eine deutlich geringere Knochenmarktoxizität (insbesondere weniger Leukopenien) und eine reduzierte Rate schwerer Infektionen beobachtet. Langfristig ist mit einer Reduktion des Tumorrisikos und der Gonadentoxizität zu rechnen, da beide von der Gesamtdosis abhängig sind. Eine hämorrhagische Zystitis, wie sie früher bei oraler Cyclophosphamidgabe häufig beschrieben wurde, trat in beiden Gruppen nicht auf. Dies ist auf die hohe Flüssigkeitszufuhr bei den Patienten zurückzuführen. Dennoch sollte erwogen werden, Patienten mit i.v. und auch Patienten mit oraler Cyclophosphamidgabe nach Aufklärung über das Allergierisiko (bei Autoimmunerkrankungen erhöht) Uromitexan (Mesna®) zur Prophylaxe der Blasentoxizität zu geben (bei oraler Gabe Dosis äquivalent der Cyclophosphamiddosis).

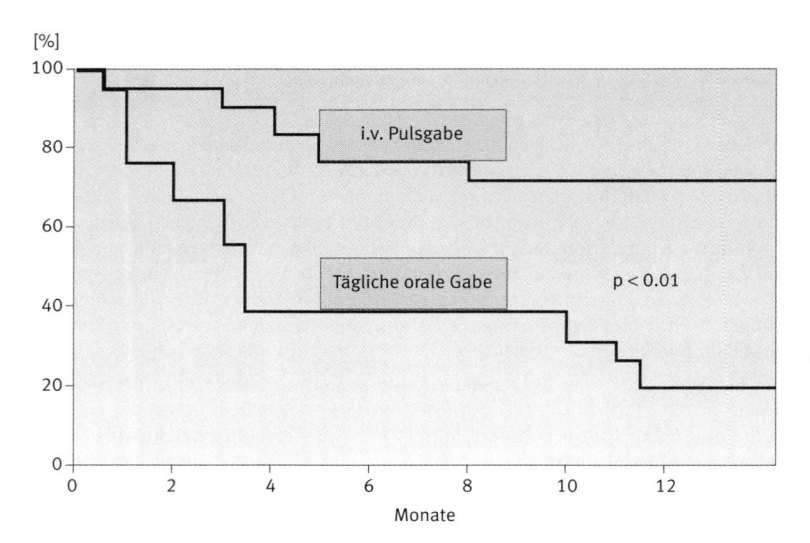

Abb. 7.5 Frühtoxizität von Cyclophosphamid bei ANCA-assoziierter Vaskulitis in Abhängigkeit vom Applikationsweg (angegeben ist der Prozentsatz der Patienten ohne Toxizität)

Bei Patienten mit schwerer Nierenmanifestation (Kreatinin > 500 µmol/l und/oder Dialyse): Indikation zur Plasmapherese.

STUDIENLAGE
Erste Daten einer randomisierten Studie der EUVAS-Gruppe (7 Plasmapheresen mit 60 ml/kg KG oder i.v. Methylprednisolon 3 Tage 15 mg/kg KG) zeigten nach 3 Monaten, dass in der Plasmapherese-Gruppe nur 15 % der Patienten eine chronische Nierenersatztherapie benötigten, während in der Gruppe ohne Plasmapherese 37 % der Patienten bereits chronische Dialysepatienten geworden waren. Die Überlegenheit der Plasmapheresetherapie blieb auch im weiteren Verlauf erhalten. Allerdings zeigte diese Studie eine inakzeptabel hohe Mortalität von mehr als 15 % der Patienten nach nur drei Monaten in beiden Gruppen [Gaskin 2002]. Nach einem Jahr waren in der Studie ein Viertel der Patienten verstorben. Dies war auf eine extrem hohe Rate von Infektionen zurückzuführen, wahrscheinlich bedingt durch das hohe Alter der Patienten und die orale Cyclophosphamidtherapie.

Bei therapierefraktärem Verlauf der ANCA-assoziierten Vaskulitis:
Es konnten kürzlich gute Erfolge mit der Gabe eines anti-CD20 Antikörpers (Rituximab) erzielt werden [Keogh 2005, Flossmann 2006]. Vier Gaben von 375 mg/m^2 in wöchentlichem Abstand führen zu einer nahezu kompletten Depletion von CD20 positiven B-Zellen. Remission konnte bei mehr als 90 % der Patienten erreicht werden. Große randomisierte Studien werden zeigen, ob Rituximab als Induktionstherapie in Zukunft sogar Cyclophosphamid ersetzen kann.

Weitere Therapieoptionen bei refraktärem Verlauf:
- Plasmapherese (vor allem bei renaler und pulmonaler Manifestation).
- Immunglobuline (0,4 g/kg i.v. an fünf Tagen) [Gaskin 2001].
- Noch wenige Erfahrungen existieren zur Gabe von Antithymozytenglobulin (ATG) (5 mg/kg i.v. für zehn Tage) [van der Woude 2001, Hagen 1995] oder 15-Deoxyspergualin [van der Woude 2001].
- Trotz negativem Resultat einer randomisierten Studie zur Hemmung von TNF-α mit Etanercept [The Wegener's Granulomatosis Etanercept Trial Research Group 2005] bleibt die Blockade von TNF eine Therapieoption, wie die Erfolge von Infliximab bei therapierefraktärer granulomatöser ANCA-assoziierter Vaskulitis (Wegener-Granulomatose) zeigten [Lamprecht 2002].
- Bei granulomatöser Hautbeteiligung sind Dapsone [Zhu 2001] oder – in Analogie zu therapeutischen Erfolgen bei M. Behçet [Ossandon 2002] – Thalidomid versucht worden.

Remissionserhaltung
Über 50 % der Patienten erleiden ein Rezidiv im Krankheitsverlauf. Die Rezidive tragen erheblich zur Entwicklung chronischer Organschäden bei und erhöhen die Gefahr therapiebedingter Nebenwirkungen.

Rezidive können von Infekten getriggert werden. Vor allem eine Kolonisation des oberen Respirationstrakts mit Staphylococcus aureus erhöht die Rezidivrate [Stegemann 1994]. Eine langfristige Gabe von **Co-trimoxazol** (2 × 960 mg/d) zusätzlich zur immunsuppressiven Therapie konnte in einer plazebokontrollierten Studie die Rezidivrate signifikant senken [Stegeman1996]. Weniger effektiv war Co-trimoxazol als alleiniges immunsuppressives Medikament in anderen Studien [Reinhold-Keller 1996].

Die besten Daten zur Rezidivprophylaxe liegen für **Azathioprin** vor. In einer randomisierten EUVAS-Studie [Jayne 2003] bei Patienten mit systemischer ANCA-assoziierter Vaskulitis (Wegener-Granulomatose oder mikroskopische Polyangiitis) ohne lebensbedrohliche Manifestation und ohne schwere Nierenbeteiligung wurden Patienten nach dem Erreichen einer Remission randomisiert und entweder mit Cyclophosphamid weiterbehandelt (insgesamt 1 Jahr) oder auf eine Therapie mit Azathioprin (2 mg/kg KG) umgestellt. Gleichzeitig wurde in beiden Gruppen anfangs noch 15 mg Prednisolon gegeben. Die Azathiopringruppe zeigte keine signifikant erhöhte Rate von Rezidiven [Jayne 2003]. Die Kurzzeittoxizität war in der Azathiopringruppe nur tendenziell niedriger, die Differenz erreichte keine Signifikanz. Die vorliegenden Daten aus retrospektiven Untersuchungen lassen allerdings eine signifikant niedrigere Langzeittoxizität (weniger Tumoren, geringe Rate irreversibler Infertilität, geringeres Risiko für ein myelodysplastisches Syndrom) erwarten.

WEITERE STUDIEN
Über positive Erfahrungen mit Ciclosporin [Haubitz 1998], Mycophenolatmofetil [Nowack 1999], Leflunomid [Metzler 1999] und Methotrexat [de Groot 1996] wurde ebenfalls berichtet. Diese Studien sind jedoch nicht kontrolliert und umfassen meist eine begrenzte Patientenzahl.

Die notwendige Dauer der Rezidivprophylaxe ist bislang nicht geklärt. Für Azathioprin sind Daten aus einer neuen EUVAS-Studie zu erwarten. Ergebnisse zur Wertigkeit von ANCA-Titern im Verlauf weisen darauf hin, dass Patienten mit positiven c-ANCA ein deutlich höheres Rezidivrisiko haben als Patienten, die ANCA-negativ sind [Booth 2003, Hogan 2005]. Hieraus könnte möglicherweise eine unterschiedliche immunsuppressive Therapie resultieren. Im klinischen Alltag findet man jedoch häufig Patienten mit dauerhaft erhöhten ANCA-Titern ohne jegliche Krankheitsaktivität.

Verlauf und Prognose
Die mittlere Lebenserwartung ohne Therapie liegt bei 5 Monaten, wobei vor allem die terminale Niereninsuffizienz und Lungenversagen zum Tode führten.

Mit einer immunsuppressiven Therapie (Steroide und Cyclophosphamid) überlebten mehr als 90 % der Patienten in einer mittleren Beobachtungszeit von 4 Jahren [Fauci 1983]. Andere Autoren beschrieben jedoch deutlich niedrigere Überlebenszahlen. Hierbei spielt natürlich neben der Organmanifestation das Alter der Patienten und die Therapie eine entscheidende Rolle. Auch wird zunehmend nicht mehr zwischen den ANCA-assoziierten Kleingefäßvaskulitiden unterschieden.

Die Zahlen für das 1-Jahres-Überleben der Patienten liegen zwischen 78 und 99 %, die für das 5-Jahres-Überleben zwischen 63 und ca. 90 % [Luqmani 2006].

Risikofaktoren für eine erhöhte Mortalität [Booth 2003, Little 2004]:
- Höheres Alter.
- Terminale Niereninsuffizienz.
- Initiales Kreatinin von > 200 µmol/l.
- Sepsis.
- Erniedrigter Karnofsky-Score bei Diagnosestellung.
- Lungenbeteiligung.

Retrospektive Daten zeigen eine 5-Jahres-Überlebenrate von 90 % mit einer i.v. Cyclophosphamid-Bolustherapie und 85 % mit einer täglichen oralen Cyclophosphamidgabe. Bezüglich der Nierenfunktion konnten Verbesserungen bei ca. ⅔ der

Patienten erreicht werden. Dennoch entwickeln bei einer Nachbeobachtung von 5 Jahren 20–50 % der Patienten mit Nierenbeteiligung ein terminales Nierenversagen. Nach 5 Jahren zeigen ca. 70 % der Patienten, die eine i.v. Cyclophosphamid-Bolustherapie erhielten, eine unabhängige Nierenfunktion. Die Prognose der Nierenerkrankung hängt hierbei entscheidend vom Ausmaß der Nierenfunktionseinschränkung bei Therapiebeginn ab [Hogan 1996]. Daher ist eine rasche Diagnose und Therapieeinleitung wichtig. Neben dem Kreatinin hat sich die Zahl der nicht betroffenen Glomeruli in der Histologie, die Tubulitis und die interstitielle Fibrose sowie das Alter des Patienten als wichtiger prognostischer Parameter erwiesen [Hauer 2002].

Erstaunlicherweise haben Patienten mit einer granulomatösen ANCA-assoziierten Vaskulitis (Wegener-Granulomatose) eine bessere Prognose hinsichtlich des Erhalts der Nierenfunktion als Patienten mit einer mikroskopischen Polyangiitis [de Lind van Wijngaarden 2006]. Dies ist möglicherweise auf eine raschere Diagnostik bei aggressiverem Verlauf zurückzuführen.

Bei den genannten Studien fällt jedoch die große Variabilität zwischen Histologie, Kreatinin und Therapieansprechen auf, so dass Folgerungen aus einer großen Zahl von Patienten zwar gezogen werden können, für den einzelnen Patienten die Vorhersage seiner Prognose zu unsicher ist. Rezidive verschlechtern die Prognose der Nierenfunktion erheblich [Hogan 2005, Slot 2003].

Patienten, die neben einem ANCA (meist gegen MPO gerichtet) auch anti-GBM-Antikörper aufweisen, hatten eine deutlich schlechtere Prognose, so dass nur etwa 50 % der Patienten nach einem Jahr noch lebten und nur 25 % eine unabhängige Nierenfunktion hatten [Levy 2004].

Mikroskopische Polyangiitis

Definition
Nekrotisierende Vaskulitis der kleinen Gefäße (Kapillaren, Arteriolen und Venolen) ohne Granulome. Die Nierenbeteiligung dominiert das Krankheitsbild und ein pulmonaler Befall ist häufig. Eine gleichzeitige Vaskulitis der kleinen und mittelgroßen Arterien ist möglich.

Die früher als „idiopathisch" bezeichnete, offenbar isoliert auftretende „pauci-immune" fokal nekrotisierende Glomerulonephritis mit positivem ANCA-Nachweis (meist p-ANCA, seltener c-ANCA) wird von vielen Autoren als renal begrenzte Manifestation der mikroskopischen Polyangiitis aufgefasst. Davson et al. unterschieden 1948 [Davson 1948] erstmals die mikroskopische Panarteriitis (heute mikroskopische Polyangiitis) von der klassischen Panarteriitis nodosa (heute Polyarteriitis nodosa) durch ein Überwiegen der glomerulären Manifestation bei der mikroskopischen Panarteriitis. Die derzeit gültige Definition dieser beiden Erkrankungen [Jennette 1994] nennt als Unterscheidungskriterium den Befall der kleinen Gefäße bei der mikroskopischen Polyangiitis, „small vessel vasculitis"; klinisch imponierend mit Glomerulonephritis und Lungeninfiltraten. Die Polyarteriitis nodosa dagegen ist durch eine nekrotisierende Entzündung der mittleren Gefäße ohne Beteiligung der Kapillaren und Arteriolen definiert → es tritt keine Glomerulonephritis auf.

Epidemiologie
Erkrankungsgipfel > 60 J.

Die Inzidenz ist umgekehrt zur granulomatösen ANCA-assoziierten Vaskulitis (Wegener-Granulomatose) [Watts 2004]:
- In Spanien 11,6/1 Mio. Einwohner
- In Norwegen nur 2,7/1 Mio. Einwohner.

Will man die Inzidenzen in unterschiedlichen Ländern vergleichen, ist die Frage der rein renalen ANCA-assoziierten Vaskulitiden wichtig. So betrug in einer nordamerikanischen retrospektiven Untersuchung ANCA-assoziierter Vaskulitiden der Anteil dieser Patienten 27 % [Hogan 2005].

Ätiologie und Pathogenese

ANCA: Ähnlicher Einfluss der ANCA wie bei der granulomatösen ANCA-assoziierten Vaskulitis (Wegener-Granulomatose; ▶ oben). Bei 60–90 % der Patienten mit mikroskopischer Polyangiitis liegen p-ANCA vor, deren Zielantigen meist die Myeloperoxidase ist [Falk 1990, Gross 1993]. Der Nachweis von c-ANCA ist seltener.

Eine replikative Hepatitis spielt im Gegensatz zur Polyarteriitis nodosa, bei der in der Pathogenese bei einem Teil der Patienten ein virales Antigen (meist Hepatitis-B-Virus) beteiligt ist, bei der mikroskopischen Polyangiitis keine Rolle.

Pathologie

Histologie allgemein

- Nekrotisierende Vaskulitis: Betrifft überwiegend die Arteriolen und kleinen Arterien und Venen.
- Keine Granulome.

Histologie der Niere

- Die lichtmikroskopische Untersuchung der Nierenbiopsie zeigt eine fokal segmental nekrotisierende Glomerulonephritis mit extra-kapillären Proliferationen (Halbmondbildung).
- Im Interstitium finden sich oft mononukleäre Zellinfiltrate.
- Bei den meisten Patienten besteht bereits bei Diagnosestellung eine Tubulusatrophie unterschiedlichen Ausmaßes.
- Eine Vaskulitis außerhalb der glomerulären Kapillaren lässt sich nur bei einem kleinen Teil der Biopsien nachweisen.
- Immunfluoreszenzmikroskopisch bestehen keine oder nur unspezifische Immunglobulinablagerungen („pauci-immune" Glomerulonephritis).

In der Nierenbiopsie sind die granulomatöse ANCA-assoziierte Vaskulitis (Wegener-Granulomatose) und die mikroskopische Polyangiitis fast nie zu unterscheiden.

Klinik

- Renale Manifestation (nephritisches Sediment, mäßige Proteinurie, Nierenfunktionseinschränkung mit rasch progredientem Verlauf) bei mehr als 90 % der Patienten.
- Hypertonie bei 20–30 % der Patienten, häufig in Begleitung einer vaskulitisbedingten fortgeschrittenen Niereninsuffizienz.
- Häufig Lungenbeteiligung mit Dyspnoe und Hämoptoe. Im Thoraxbild finden sich lokalisierte oder diffuse Infiltrate.
- Häufig Hautbeteiligung (palpable Purpura).
- Nicht selten gastrointestinale Symptome. Der Nachweis einer gastrointestinalen Vaskulitis ist oft schwierig und gelingt häufig erst im Rahmen einer Operation aufgrund von Komplikationen (z.B. Perforation, akutes Abdomen, ▶ Abb. 7.6).

- Neurologische Manifestationen (peripher fast immer eine Mononeuritis multiplex) bei > 20 % der Patienten. Häufig bleiben schwere Defekte mit dauerhaften Beschwerden und Schmerzen.
- Konjunktivitis oder Iridozyklitis bei Befall der Augen.
- Allgemeinsymptome wie Fieber, Nachtschweiß und Gewichtsverlust bei fast allen Patienten.
- Zwei Drittel der Patienten klagen über Arthralgien und Myalgien.
- Im Gegensatz zur granulomatösen ANCA-assoziierten Vaskulitis (Wegener-Granulomatose) findet sich nur selten ein Befall des oberen Respirationstrakts.

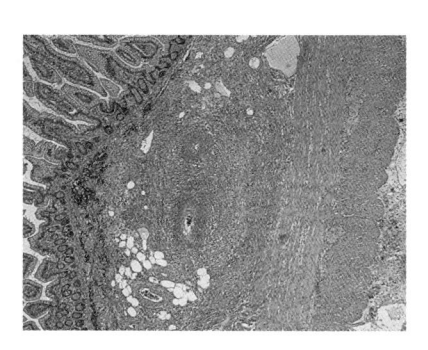

Abb. 7.6 Schwere Vaskulitis; Op-Präparat bei Dünndarmperforation

Diagnose
- Klinisches Bild (Beteiligung der Nieren und der Lunge).
- Positive p-ANCA bei etwa 60–90 % der Patienten. Das Antigen ist fast immer die Myeloperoxidase [Gross 1993]. Positive c-ANCA, meist gegen die Proteinase-3 gerichtet, sind seltener.
- Erhöhte Akutphasenproteine.
- Erhöhte zirkulierende Endothelzellen und endotheliale Mikropartikel [Woywodt 2003, Erdbruegger 2006].
- Histologischer Nachweis einer nekrotisierenden Vaskulitis der kleinen Gefäße, meist mit einer Nierenbiopsie.

✓ Eine Beteiligung kleiner und mittlerer Arterien schließt die Erkrankung nicht aus, so dass im Einzelfall bei der mikroskopischen Polyangiitis auch Aneurysmen auftreten können (▶ Abb. 7.7), wie sie normalerweise für die Polyarteriitis nodosa typisch sind. Die Unterscheidung zwischen der mikroskopischen Polyangiitis und der granulomatösen ANCA-assoziierten Vaskulitis (Wegener-Granulomatose) kann schwierig sein. Dies hat jedoch bei der gleichen initialen Behandlungsstrategie keine Konsequenzen.

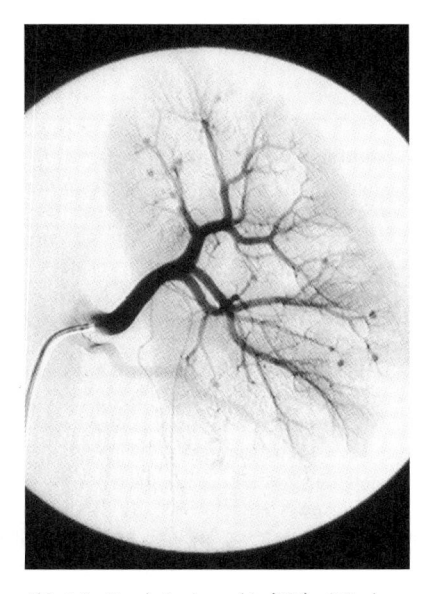

Abb. 7.7 Renale Angiographie (DSA) mit Nachweis von Aneurysmen

Therapie

✓ Bei den Therapieempfehlungen zur mikroskopischen Polyangiitis muss bedacht werden, dass erst in neueren Studien Patienten mit dieser Erkrankung klar von anderen Krankheitsentitäten abgegrenzt werden. In älteren Untersuchungen wurden diese Patienten häufig noch als mikroskopische Form der Polyarteriitis nodosa klassifiziert.

Für die **Induktionstherapie** gelten mit Ausnahme des fehlenden Initialstadiums die gleichen Therapieprinzipien wie für die granulomatöse ANCA-assoziierte Vaskulitis (Wegener-Granulomatose, ▶ oben). In die von der EUVAS-Gruppe durchgeführten Studien wurden Patienten mit granulomatöser ANCA-assoziierter Vaskulitis (Wegener-Granulomatose) und mikroskopischer Polyangiitis eingeschlossen.

Bei der Therapie zur **Remissionserhaltung** liegen analog der granulomatösen ANCA-assoziierten Vaskulitis (Wegener-Granulomatose) die meisten Daten für Azathioprin vor. Weiterhin können Methotrexat, Ciclosporin A und Leflunomid eingesetzt werden. Auch Mycophenolatmofetil wird zunehmend verwendet.

> **STUDIENLAGE**
> Eine aktuelle EUVAS-Studie wird klären, ob Mycophenolatmofetil Azathioprin wie bei der Prophylaxe von Abstoßungsreaktionen bei Nierentransplantierten Patienten auch bei der Rezidivprophylaxe bei ANCA-assoziierter Vaskulitis überlegen ist. Neuere Daten zeigen allerdings eine geringere Rezidivhäufigkeit der mikroskopischen Polyangiitis im Vergleich zur granulomatösen ANCA-assoziierten Vaskulitis (Wegener-Granulomatose) bzw. ein geringeres Rezidivrisiko bei fehlender Beteiligung des oberen und unteren Respirationstrakts und negativem Proteinase 3-ANCA [Booth 2003, Hogan 2005], so dass bei diesen Patienten die Therapie zur Remissionserhaltung möglicherweise früher beendet werden kann.

Verlauf und Prognose

In vielen älteren Veröffentlichungen, die sich mit der Therapie und Prognose der Polyarteriitis nodosa befassten, wurde die mikroskopische Polyangiitis nicht von der klassischen Polyarteriitis nodosa mit ausschließlichem Befall der mittleren Gefäße unterschieden.

Spätere Berichte die auf einer größeren Zahl von Patienten mit mikroskopischer Polyangiitis [Adu 1987, Nachman 1996, Savage 1985] basieren, haben jedoch unterschiedliche Therapiestrategien (meist Steroide und Cyclophosphamid bzw. Azathioprin, teilweise mit Plasmapherese). Somit sind keine Studien verfügbar, die auf Untersuchungen eines großen Patientenkollektivs mit einheitlichen therapeutischen Strategien, vergleichbar dem von Fauci et al. 1983 bei der granulomatösen ANCA-assoziierten Vaskulitis (Wegener-Granulomatose), basieren.

In neueren Veröffentlichungen wird zunehmend nicht mehr zwischen den ANCA-assoziierten Kleingefäßvaskulitiden unterschieden (▶ oben, Verlauf und Prognose bei granulomatöser ANCA-assoziierter Vaskulitis = Wegener-Granulomatose).

Veröffentlichungen, die zwischen mikroskopischer Polyangiitis und granulomatöser ANCA-assoziierter Vaskulitis (Wegener-Granulomatose) unterscheiden, deuten auf eine schlechtere Prognose der mikroskopischen Polyangiitis hin mit einem 5-Jahresüberleben der Patienten zwischen 45–74 % [Lane 2005, Guillevin 1999].

Dies könnte möglicherweise auf ein höheres Alter mit zunehmender Infektionsgefährdung, eine spätere Diagnose und eine weniger aggressive Therapie zurückzuführen sein. Bezüglich des renalen Überlebens hatten nach 2,5 Jahren noch 80 % der Patienten eine unabhängige Nierenfunktion [Nachman 1996], in einer weiteren Studie lebten nach 6 Jahren noch 55 % mit einer unabhängigen Nierenfunktion [Guillevin 1999].

CHURG-STRAUSS-SYNDROM

Definition
Granulomatöse Entzündung des Respirationstrakts mit einer nekrotisierenden Vaskulitis der kleinen und mittleren Gefäße (Kapillaren, Arteriolen, Venolen, kleine Arterien). Die Granulome weisen eine auffällige Infiltration mit Eosinophilen auf. Klinische Assoziation zu Asthma und Bluteosinophilie. Die Nieren können als moderat verlaufende interstitielle Nephritis, aber auch als nekrotisierende Glomerulonephritis beteiligt sein.

Epidemiologie
Es erkranken Männer und Frauen zwischen 15 und 86 Jahren.

Prävalenz [Watts 2004]:
- 11/1 Mio. Einwohner in Frankreich.
- 38/1 Mio. Einwohner in Großbritannien.

Ätiologie und Pathogenese
Die Ätiologie ist nicht bekannt. Eine allergische Ursache wurde vermutet, der Nachweis einer exogen-allergischen Auslösung konnte jedoch nicht erbracht werden. T-Zellen, die Th-2 Zytokine wie IL-4 und IL-13 produzieren (in Analogie zum Asthma), über IL-5 aktivierte eosinophile Granulozyten, die gewebsschädigende Proteine aus ihren Granula freisetzen, und anti-MPO-ANCA sind wahrscheinlich an der Pathogenese der Vaskulitis beteiligt.

Pathologie

Histologie allgemein
- Nekrotisierende Vaskulitis sowohl kleiner als auch mittelgroßer Gefäße.
- Charakteristisch sind Granulome mit nekrotischem Zentrum, welches sterbende oder bereits tote eosinophile Granulozyten neben stark veränderten Kollagenfasern enthält und von radial angeordneten Epitheloidzellen und Riesenzellen umgeben ist.

Histologie der Niere
- In der Nierenbiopsie werden interstitielle Granulome mit eosinophilen Infiltraten und teilweise eine nekrotisierende Vaskulitis der extraglomerulären Gefäße nachgewiesen.
- Bei Befall der Glomeruli dominiert eine fokal segmentale meist nekrotisierende Glomerulonephritis oft mit extrakapillären Proliferationen (Halbmondbildung) ohne Immunglobulinablagerungen.

Klinik
- Häufig Luftnot und Fieber.
- Asthma bronchiale und andere allergische Reaktionen oft Monate bis Jahre vor Auftreten der Vaskulitis.

- Neben der Lunge können der obere Respirationstrakt, die Nieren (ca. 25 % der Patienten), der Gastrointestinaltrakt und die Haut (ca. 50 % der Patienten), das Nervensystem (Mono- oder Polyneuropathie bei ⅔ der Patienten) befallen sein.
- ! Häufig lebensbedrohlich: Kardiale Beteiligung (Perikarditis bei bis zu einem Viertel der Patienten, Myokarditis bei mehr als 10 %).
- In der älteren Literatur wurde meist eine moderat verlaufende interstitielle Nierenerkrankung mit einer geringen bis mäßigen Mikrohämaturie und Proteinurie sowie einer Hypertonie beschrieben ohne progressiven Nierenfunktionsverlust. In neueren Studien wird jedoch häufig eine nekrotisierende Glomerulonephritis mit rapid progressivem Verlauf beobachtet [Sinico 2006].

Diagnose
- Klinisches Bild.
- Bluteosinophilie (> 10 % im Differenzialblutbild, bis zu 80 % der Gesamtleukozytenzahl).
- Oft erhöhter Serum-IgE-Spiegel.
- Bronchoskopischer Befund.
- Typische Histologie.
- Nachweis von ANCA, meist gegen die Myeloperoxidase gerichtet [Gross 1993, Guillevin 1993, Sable-Fourtassou 2005], bei ca. 40 bis 75 % der Patienten im akuten Krankheitsstadium. Bei Patienten mit renaler Manifestation ist der ANCA-Nachweis häufiger als bei Patienten ohne Nierenbeteiligung [Sinico 2006, Sable-Fourtassou 2005], insbesondere wenn eine nekrotisierende Glomerulonephritis vorliegt.

Differenzialdiagnose
- Andere Vaskulitiden.
- Akute und chronische eosinophile Pneumonie.
- Parasitosen.
- Eosinophile Leukämie.
- Idiopathisches Hypereosinophiliesyndrom (Abgrenzung kann schwierig sein).

Therapie
Bedingt durch die geringere Inzidenz dieser Erkrankung gibt es keine großen Therapiestudien. Bei einer Manifestation ohne Risikofaktoren (d.h. Alter < 50, Gewichtsverlust < 10 %, keine Herz-, Nieren-, Gastrointestinaltrakt- oder ZNS-Manifestation) kann ein Versuch mit **Prednisolon** als Monotherapie durchgeführt werden.

Cyclophosphamid wird gegeben bei Versagen oder beim Vorliegen von Risikofaktoren [Gayraud 2001].

> **STUDIENLAGE**
> In Frankreich durchgeführte prospektive randomisierte und multizentrische Studien zeigten, dass eine i.v. Cyclophosphamidbolusgabe hinsichtlich der Remissionsinduktion dem oralen Fauci-Protokoll gleichwertig war [Gayraud 1997]. Die unerwünschten Wirkungen sind geringer. In diese Studie wurden jedoch auch Patienten mit Polyarteriitis nodosa eingeschlossen. Eine additive Plasmapherese (zusätzlich zu Steroiden und i.v. Cyclophosphamidbolusgaben) erbringt vermutlich keinen besseren Erfolg im Vergleich zu einer Strategie ohne Plasmapherese [Guillevin 1997].

Bei therapierefraktärer Erkrankung kann möglicherweise die Behandlung mit **Interferon-α** eine Remission induzieren [Tatsis 1998]. Der therapeutische Effekt dieser Substanz wird vermutlich über eine direkte Hemmung der Eosinophilen vermittelt. **Rituximab** und **TNF-α-Inhibitoren** stellen neue Therapieansätze dar [Koukoulaki 2006, Arbach 2002].

Die Daten zur Remissionserhaltung sind insgesamt spärlich. War initial eine Cyclophosphamidgabe notwendig, sollte eine Therapie mit **Azathioprin** oder – bei normaler Nierenfunktion – **Methotrexat** angeschlossen werden.

Verlauf und Prognose
Bevor Steroide zur Behandlung eingesetzt wurden, starben 50–95 % der Patienten innerhalb eines Jahres [Chumbley 1977]. Die mittlere Überlebenszeit betrug 4,5 Jahre. Häufige Todesursachen waren pulmonale und zerebrale Blutungen sowie eine Herzinsuffizienz.

In einer prospektiven Therapiestudie mit Prednisolon mit oder ohne Cyclophosphamid wurde über ein 5-Jahres-Überleben von 79 % berichtet [Guillevin 1996]. Reid et al. beschrieben in Ihrer retrospektiven Studie ein 5-Jahres-Überleben von 60 % [Reid 1998].

Zur Prognoseabschätzung konnten fünf Faktoren (Kreatinin, Proteinurie, Kardiomyopathie, gastrointestinale und ZNS-Beteiligung) verwendet werden. Beim Fehlen der Faktoren lag das 5-Jahres-Überleben bei 89 %, waren mehr als zwei Faktoren vorhanden bei 55 % [Guillevin 1996]. In einer kürzlich veröffentlichten Studie von Sinico et al. mit 116 Patienten waren nach im Mittel 4,5 Jahren nur 10 Patienten verstorben, wobei 5 dieser Patienten eine renale Manifestation zeigten. Die Nephropathie ist folglich ein prognostisch ungünstiger Faktor.

PURPURA SCHOENLEIN-HENOCH

Definition
Vaskulitis der kleinen Gefäße (Kapillaren, Venolen, Arteriolen) mit vor allem IgA enthaltenden Immunkomplexablagerungen. Charakteristisch ist die akute Purpura der Haut assoziiert mit Arthritiden [Schoenlein 1837], kolikartigen Bauchschmerzen sowie einer Nephritis [Henoch 1874].

Epidemiologie
Die Erkrankung tritt hauptsächlich zwischen dem 2. und 10. Lebensjahr auf – sie ist die häufigste Vaskulitis im Kindesalter. Es können aber auch Erwachsene betroffen sein. Männer : Frauen = 2 : 1.

Inzidenz [Watts 2004]:
- Kinder: 20/1 Mio.
- Erwachsene: 3,4–14,3/1 Mio. Einwohner. Die Inzidenz im Erwachsenenalter wurde lange unterschätzt.

Ätiologie und Pathogenese
Noch ungeklärt. Vermutet wird, dass der Erkrankungsbeginn durch Kontakte mit Fremdantigenen getriggert ist (Infekte, Medikamente). In der Haut und in den Glomeruli wurden Ablagerungen von Immunglobulinen – vor allem IgA – sowie Komplementfaktoren, die für eine Aktivierung des alternativen Weges sprechen, nachgewiesen. Bei ca. 50 % der Patienten sind die Serum-IgA-Spiegel erhöht, wobei überwiegend polymeres IgA vorliegt. Vermutlich sind die erhöhten Spiegel auf eine vermehrte IgA-Produktion zurückzuführen. Für eine Immunkomplexerkrankung

sprechen Art und Lokalisation der Ablagerungen im Glomerulum und der Nachweis zirkulierender Immunkomplexe, die IgA und IgG enthalten. Die zirkulierenden IgA-Immunkomplexe bei Patienten mit renaler Manifestation sind durch Galaktose-defizientes IgA1 charakterisiert, welches sich auch im Mesangium vermehrt findet und zu einer mesangialen Proliferation in vitro führt [Novak 2005].

Pathologie
Haut: Perivaskuläre Infiltration mit Granulozyten und mononukleären Zellen mit Austritt von Erythrozyten und immunfluoreszenzoptischem Nachweis von IgA, C3, Fibrin/Fibrinogen.

Nierenbiopsie: Im typischen Fall ist lichtmikroskopisch eine fokal segmental mesangioproliferative Glomerulonephritis zu erkennen (▶ IgA-Nephropathie). Bei schwerer Ausprägung, v.a. bei dem seltenen rapid progressiven Verlauf, werden Granulozyteninfiltrate, Kapillarthromben, fokal segmentale Nekrosen und extrakapilläre Proliferationen (Halbmondbildungen) unter Umständen diffus in allen Glomeruli gefunden. Die Immunfluoreszenz zeigt IgA-Ablagerungen im Mesangium und in geringerer Ausprägung entlang der Glomerulumkapillaren. Seltener finden sich IgG (69 %), IgM (30 %) sowie C3 (80 %) und Properdin (69 %) [Counahan 1977].

> ✓ Da sich die histologischen Bilder der Glomeruli bei der Purpura Schoenlein-Henoch bei den überwiegend leichten Verlaufsformen nur wenig von denen der IgA-Nephropathie unterscheiden wird die IgA-Nephropathie von einigen Autoren als nicht systemische Form der Purpura Schoenlein-Henoch betrachtet [Nakamoto 1978].

Klinik
- Purpurfarbenes makulopapulöses Exanthem an der Glutealregion und an den Streckseiten der Extremitäten.
- Arthralgien vorwiegend der Knie- und Sprunggelenke (häufig mit Schwellungen).
- Gastrointestinale Beschwerden (75 % der Patienten) bis zu kolikartigen heftigen Schmerzen mit Meläna und Hämatemesis (typisch für die Erkrankung), die wahrscheinlich auf entzündlichen Gefäßveränderungen mit Ischämie beruhen.
- Nierenbeteiligung bei ca. 40 % der erwachsenen Patienten. Sie kann initial vorhanden sein oder den übrigen Symptomen folgen und zeigt sich durch eine Mikro- oder Makrohämaturie und eine Proteinurie. Typischerweise treten Mikrohämaturie und Proteinurie nur vorübergehend auf, die Nierenfunktion bleibt normal. Einige Patienten zeigen jedoch eine persistierende oder rezidivierende Hämaturie und Proteinurie mit stetig zunehmendem Nierenfunktionsverlust, wobei es häufiger zur Entwicklung einer terminalen Niereninsuffizienz kommt. In Einzelfällen kann die Purpura Schoenlein-Henoch an der Niere auch unter dem Bild eines akuten nephritischen Syndroms, sehr selten eines nephrotischen Syndroms oder einer rapid progressiven Glomerulonephritis verlaufen.
- Selten Beteiligung des ZNS und der Lungen.

> ✓ Häufig treten Hauterscheinungen, Arthralgien und gastrointestinale Symptome zur gleichen Zeit auf. Der Verlauf der Erkrankung ist nicht selten schubartig und kann sich über Monate erstrecken.

Diagnose
- Charakteristisches klinisches Bild.
- Erhöhte IgA-Spiegel bei 50 % der Patienten, meist unauffällige Komplementfaktoren.
- Hautbiopsie: IgA-Ablagerungen, nur selten Nierenbiopsie zur Diagnose notwendig.
- Einzelne Autoren haben über einen positiven Nachweis von ANCA (vor allem der Klasse IgA) berichtet [Lin 1993, Ronda 1994]. Dies konnte jedoch von anderen nicht bestätigt werden [Robson 1994, Sinico 1994].

Therapie
Es gibt keine prospektiven Studien zur immunsuppressiven Therapie der Purpura Schoenlein-Henoch. Therapieerfahrungen existieren überwiegend für Kinder und betreffen sehr kleine Patientenzahlen. Es ist nicht bekannt, inwieweit die bei Kindern gewonnenen Erkenntnisse [Dillon 2002] auf Erwachsene übertragen werden können. Bei schwerem nephrotischem Syndrom sollte ein zeitlich begrenzter Therapieversuch mit **Steroiden** erwogen werden. Bei rapidem Funktionsverlust und histologischem Nachweis von Nekrosen und Halbmonden ist eine i.v. **Cyclophosphamid-Bolustherapie** wie bei ANCA-assoziierter Vaskulitis empfehlenswert.

Verlauf und Prognose
Im Vergleich zu den ANCA-assoziierten Vaskulitiden hat die Purpura Schoenlein-Henoch eine bessere Prognose. Nach 10 Jahren lebten noch 65 % der Patienten, die mittlere Überlebenszeit lag bei 15 Jahren, wobei das mittlere Alter bei Erstmanifestation 50 Jahre betrug und die Haupttodesursache Karzinome waren [Pillebout 2002]. Eine Restitution ad integrum wird bei der Mehrzahl der Patienten beschrieben. Allerdings entwickeln bis zu 5 % der Kinder nach 10 Jahren eine terminale Niereninsuffizienz. Im Erwachsenenalter ist die Prognose der Nierenfunktion deutlich ungünstiger. Eine terminale Niereninsuffizienz tritt nach 5 Jahren bei 10–20 % der Patienten auf [Pillebout 2002, Shrestha 2006]. Risikofaktoren sind vor allem eine eingeschränkte Nierenfunktion, eine interstitielle Fibrose und eine tubuläre Atrophie bei Diagnosestellung, männliches Geschlecht, Alter 16–29 Jahre (versus > 30 Jahre) sowie das Ausmaß der Proteinurie im Verlauf (> 1 g/d) bzw. die Entwicklung eines Hochdrucks [Shrestha 2006].

KRYOGLOBULINÄMIE
Definition
Vaskulitis der kleinen Gefäße mit Ablagerung von Immunkomplexen, die aus in der Kälte präzipitierenden Immunglobulinen bestehen. Haut und Nieren sind häufig betroffen.

Es werden je nach Zusammensetzung der Ablagerungen drei Typen der Erkrankung unterschieden:
- **Typ I:** Eine Immunglobulinkomponente oder deren Leichtkette, monoklonalen Ursprungs.
- **Typ II und III:** Gemischte Kryoglobulinämien. Das Kryopräzipitat besteht aus zwei, in seltenen Fällen bei Typ III auch aus drei Immunglobulinen.
  - Typ II: Ablagerungen aus monoklonalen (häufiger auch IgM) und polyklonalen Immunglobulinen.
  - Typ III: Ablagerungen aus polyklonalen Immunglobulinen.

Epidemiologie

Kryoglobulinämien, die bei Kollagenosen, Infektionen, Lymphomen, Plasmozytom und anderen Erkrankungen auftreten, werden als sekundäre Kryoglobulinämien bezeichnet.

Die Häufigkeit einer essenziellen (primären) Kryoglobulinämie liegt nach neueren Studien wahrscheinlich unter 10 %.

Bei den sekundären Kryoglobulinämien hat der Anteil der Hepatitis-C-assoziierten Fälle erheblich zugenommen (mittlerweile mehr als 80 % der früher als essenziell eingestuften Kryoglobulinämien des Typs II und III [Ferri 1991]). Die Erkrankung tritt meist zwischen dem 40. und 50. Lebensjahr auf.

Erkrankungen mit möglicher sekundärer Kryoglobulinämie

- Infektionen:
  - Viral: Hepatitis C und B, CMV, EBV u.a.
  - Bakteriell: Endokarditis (z.B. Streptokokken), Tuberkulose, Lepra, Lues u.a.
  - Parasitär: Malaria, Trypanosomiasis u.a.
- Hämatologische Erkrankungen:
  - Multiples Myelom.
  - Morbus Waldenström.
  - Monoklonale Gammopathie unklarer Signifikanz.
  - Non-Hodgkin-Lymphome.
- Kollagenosen:
  - Sjögren-Syndrom.
  - SLE.
  - Sklerodermie.
  - Polymyositis.
  - Chronische Polyarthritis.
- Paraneoplastisch: Nierenzellkarzinom.
- Lebererkrankungen:
  - Hepatitis C und B.
  - Alkoholinduzierte Zirrhose.
  - Autoimmunhepatitis.

Ätiologie und Pathogenese

Während die polyklonalen Immunglobuline wahrscheinlich durch Aufrechterhaltung und Verstärkung einer primär physiologischen Immunreaktion entstehen, sind die monoklonalen Immunglobuline Folge einer abnormen Proliferation spezifischer B-Zell-Klone und gehören daher zu den lymphoproliferativen Erkrankungen.

Es liegen vor allem Erkenntnisse zur Pathogenese der HCV-assoziierten Kryoglobulinämie vor. Hier kommt es über eine B-Lymphozytenaktivierung zunächst zu einer polyklonalen Typ-III-Kryoglobulinämie. Diese geht durch Selektion spezifischer B-Zellklone durch HCV-kodierte Antigene in eine Typ-II-Kryoglobulinämie (mit einem monoklonalen IgM-Rheumafaktor) über. Eine weitere Selektion kann zum Lymphom führen. Die Prävalenz der Kryoglobuline bei der Hepatitis C ist wesentlich höher als die der Vaskulitis, so dass man von einer längeren Phase einer asymptomatischen Kryoglobulinämie ausgehen muss.

Pathologie

Typisch ist eine Immunkomplexvaskulitis der kleinen Gefäße (die Hautbiopsie zeigt eine leukozytoklastische Vaskulitits). In der Niere findet sich in ca. 80 % der Patienten eine membranoproliferative exsudative Glomerulonephritis (▶ Abb. 7.8). Bei anderen Patienten kann eine segmentale mesangiale Proliferation ohne Kapillarveränderungen oder mit Matrixexpansion und zentrilobulärer Sklerose gefunden werden.

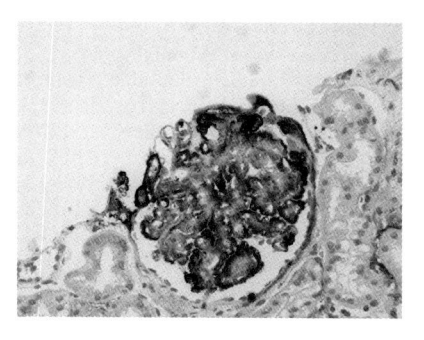

Abb. 7.8 Membranoproliferative Glomerulonephritis bei Kryoglobulinämie (IgM-Nachweis) (freundlicherweise zur Verfügung gestellt von Dr. Mengel, Abteilung Pathologie, MHH)

Die membranoproliferative Glomerulonephritis bei Kryoglobulinämie unterscheidet sich von anderen membranoproliferativen Glomerulonephritiden (beim SLE oder idiopathisch) durch ausgeprägtere Monozyteninfiltrate und eine stärkere, diffuse Verdickung der Basalmembran, hervorgerufen durch die Interposition von Monozyten.

Trotz der oft ausgeprägten intrakapillären Proliferation und Exsudation finden sich nicht häufig extrakapilläre Proliferationen.

Neben den glomerulären Veränderungen können interstitielle Infiltrate nachweisbar sein. Eine Vaskulitis findet sich bei einem Drittel der Patienten.

Präzipitate von Kryoglobulinen in den glomerulären Kapillaren finden sich hauptsächlich bei schwerer akuter Nierenmanifestation. Immunologisch lassen sich in den Präzipitaten die gleichen Immunglobuline nachweisen wie im Kryopräzipitat des Serums. Auch finden sich häufig C3 und in einem Drittel der Fälle C4 sowie Fibrinogen.

Elektronenmikroskopisch zeigen die subendothelialen und intraluminalen Ablagerungen fibrilläre oder kristalloide Strukturen. Durch die gesteigerte Aufnahme von Immunglobulinen sind in den Monozyten zahlreiche Phagolysosomen nachweisbar.

Klinik

- Vielgestaltiges klinisches Bild.
- Hautpurpura (> 70 % der Patienten).
- Arthralgien und Arthritis mit allgemeiner Schwäche.
- Periphere Neuropathie (40–70 %).
- Pulmonaler Befall (meist eine subklinische lymphozytäre Alveolitis)
- Nierenmanifestation: Membranoproliferative Glomerulonephritis.
- Selten ZNS-Vaskulitis, gastrointestinale Vaskulitis und Herzbeteiligung.
- Die Nierenbeteiligung bei 20–50 % der Patienten zeigt sich meist in einer Mikrohämaturie, Proteinurie unterschiedlichen Ausmaßes (20 % nephrotisches Syndrom) und einer mäßigen Nierenfunktionseinschränkung. 80 % der Patienten entwickeln eine Hypertonie [Kamar 2006]. Bei 25 % der Patienten findet sich ein akuter Verlauf, häufig mit einer Makrohämaturie und einem akuten oligo-anurischen Nierenversagen, welches meist rückbildungsfähig ist, oft schon vor Einleitung einer immunsuppressiven oder antiviralen Therapie. Bei einzelnen Patienten wurde auch über eine rapid progressive Glomerulonephritis berichtet.

Diagnose
- Klinisches Bild.
- Nachweis von Rheumafaktoren.
- ! Nachweis der Kryoglobuline. Eine frühe Abkühlung der Probe vermeiden!
- Komplementverbrauch (vor allem C4 und C1q sind erniedrigt); korreliert oft besser als die Kryoglobulinspiegel (Kryokrit) mit der Krankheitsaktivität.
- ! Die Transaminasen sind bei HCV-assoziierter Kryoglobulinämie (HCV-RNA kann im Serum und 1000fach höher auch im Kryopräzipitat nachgewiesen werden) nur bei ca. der Hälfte der Patienten dauerhaft erhöht. Normale Transaminasen schließen daher eine Kryoglobulinämie nicht aus.
- Hautbiopsie: Vaskulitis.

Differenzialdiagnose
- Eine Kryofibrinogenämie alleine oder in Kombination mit Kryoglobulinen kann auch zu einer Vaskulitis führen [Blain 2000]; → Kryofibrinogenbestimmung im Plasma.
- Beim Vorliegen einer kryoglobulinämischen Vaskulitis muss nach möglichen Grunderkrankungen gesucht werden. Vor allem Infektionen (Hepatitis, HIV, EBV, CMV und Endokarditis), Kollagenosen und myeloproliferative Erkrankungen müssen ausgeschlossen werden.
- Bei Patienten mit Hepatitis C treten auch andere Nierenerkrankungen (z. B. membranöse Glomerulonephritis, thrombotische Mikroangiopathie) vermehrt auf.

Therapie

Sekundäre Kryoglobulinämien
Neben der allgemeinen symptomatischen Therapie (Blutdruckkontrolle, Blockade des Renin-Angiotensin-Systems, Statine bei Hyperlipidämie) steht die Behandlung der Grunderkrankung im Vordergrund.

Bei **Hepatitis-C-assoziierter Kryoglobulinämie** (Typ II) sollte eine antivirale Therapie mit pegyliertem Interferon-α in Kombination mit Ribavirin für mindestens 48 Wochen durchgeführt werden [Cacoub 2005, Mazzaro 2005] (bei eingeschränkter Nierenfunktion Dosisanpassung des Ribavirins notwendig). Diese Therapie hat sich – allerdings bei einer kleinen Patientengruppe – als effektiv und sicher erwiesen. So konnte bei 8 von 9 Patienten eine komplette Remission der Vaskulitis erreicht werden [Caboub 2005] und eine Elimination der Virämie bei 7 Patienten. Diese Raten sind höher als nach Gabe von nicht pegyliertem Interferon-α [Cacoub 2002, Zuckerman 2000], obwohl mit einer mittleren Behandlungszeit von 13,5 Monaten eine kürzere Therapiedauer gewählt wurde. Bezüglich der Nierenfunktion kann zumindest eine Stabilisierung erreicht werden sowie ein deutlicher Rückgang der Proteinurie.

Zur **Immunsuppression** vor allem zur Kontrolle der akuten Krankheitsphase und bei Versagen der antiviralen Therapie werden Steroide (Methylprednisolon-Pulse und anschließend Prednisolon) und Plasmapheresen eingesetzt, bei schwerer Erkrankung auch Cyclophosphamid. Hierbei kann die Immunsuppression die Virustiter erhöhen, scheint die Hepatitis jedoch bei den meisten Patienten nicht zu verschlechtern. Auch können eine antivirale und eine immunsuppressive Therapie kombiniert eingesetzt werden. Dies sollte die Gefahr einer vermehrten Virusreplikation vermindern. Neuerdings wurde über die Gabe von Rituximab, einem Antikörper gegen CD20, zur Therapie der kryoglobulinämischen Vaskulitis auch bei Assoziation mit einer Hepatitis C berichtet. Die klinische Ansprechrate lag bei 80 % [Sansonno 2003, Zaja 2003, Roccatello 2004]. Auch wurden erstaunlich gute Therapieerfolge nach Nierentransplantation beschrieben, hier scheint allerdings das Infektionsrisiko höher zu sein [Basse 2006].

Essenzielle Kryoglobulinämie
Die Therapie richtet sich nach der Schwere der Manifestation.

In erster Linie kommen Plasmapheresen zur Entfernung der Kryoglobuline zum Einsatz [Madore 1996]. Ein übliches Plasmapherese-Schema umfasst den Austausch eines Plasmavolumens 3 ×/Woche für zwei oder drei Wochen; zur Therapiekontrolle kann der Kryokrit im Verlauf bestimmt werden.

Zusätzlich zur Plasmapherese sollten insbesondere bei aggressiver Erkrankung Steroide und Cyclophosphamid-Bolustherapie i.v. eingesetzt werden um die Kryoglobulinproduktion zu unterdrücken. So lässt sich bei der Mehrzahl der Patienten eine Remission induzieren [Campise 1999, Frankel 1992]. Kasuistisch wurde auch über Erfahrungen mit anti-TNF-Therapiestrategien berichtet [Aeberli 2002]. Kürzlich wurden erste Erfahrungen mit Rituximab publiziert [Ghijsels 2004, Bryce 2006].

Verlauf und Prognose
Die Nierenfunktion ist bei den chronischen Verlaufsformen meist nur mäßig eingeschränkt, und es kommt über Jahre nur zu einer langsamen Verschlechterung.

Für die Gesamtgruppe der Kryoglobulinämien wurde kürzlich in einer retrospektiven Studie mit 66 Patienten ein 5-Jahres-Überleben von über 70 % und ein 10-Jahres-Überleben von ca. 50 % angegeben [Bryce 2006].

Bei der essenziellen Kryoglobulinämie liegt die Mortalität innerhalb von 10 Jahren bei 30 %, wobei hauptsächlich vaskuläre Ereignisse zum Tode führen. Eine terminale Niereninsuffizienz kann nach 10 Jahren bei 10 % der Patienten erwartet werden.

Bei den sekundären Kryoglobulinämien hängt die Prognose von der Grundkrankheit ab.

GOODPASTURE-SYNDROM
Das Goodpasture-Syndrom wird mittlerweile von einigen Nephrologen zu den Kleingefäßvaskulitiden gezählt. Pathogenese, Klinik und Therapie ▶ 4.

7.1.4 Primäre Vaskulitiden mit Befall der mittleren Gefäße

POLYARTERIITIS NODOSA (KLASSISCHE PANARTERIITIS NODOSA)
Definition
Nekrotisierende Entzündung der mittleren Gefäße ohne Beteiligung kleiner Gefäße (Arteriolen, Kapillaren oder Venolen) und folglich ohne Glomerulonephritis.

Epidemiologie
Die Polyarteriitis tritt vor allem im mittleren Lebensalter auf. Prävalenz in Deutschland: 2–9/Mio. Einwohner [Watts 2004]. Bei genauer Anwendung der Chapel-Hill-Nomenklatur ist mit einer noch niedrigeren Prävalenz zu rechnen [Selga 2006].

Ätiologie und Pathogenese

Ablagerungen von Immunkomplexen in der Gefäßwand sind pathogenetisch bedeutsam. Bei 20–54 % der Patienten konnte Hepatitis-B-Antigen nachgewiesen werden [Johnson 1990], ebenso wie zirkulierende Immunkomplexe, die HBs-Ag und anti-HBs-Ag enthielten, sowie HBs-Ag und Immunglobuline in der Gefäßwand. Eine andere Gruppe berichtete über einen positiven Nachweis von Antikörpern gegen Hepatitis-C bei 20 % der Patienten [Carson 1993]. Somit scheint zumindest für einen Teil der Patienten ein Zusammenhang zwischen der Vaskulitis und einem viralen Antigen zu bestehen.

Pathologie

Es sind multiple bis linsengroße Knötchen entlang der Gefäße nachweisbar, wobei die Gefäßverzweigungen Prädilektionsstellen sind. Die mikroskopische Untersuchung zeigt fokale Nekrosen der Lamina elastica interna und der Media sowie ein Intimaödem. Es resultiert eine proliferative obliterierende Endarteriitis, die zu einer Minderversorgung mit Ischämie und Infarkten in den betroffenen Arealen führt. Nach Zerstörung und Fragmentierung der Lamina elastica interna gibt die übrige Gefäßwand dem Druck nach, und es entstehen Mikroaneurysmen.

Die Nierenbiopsie zeigt fibrinoide Nekrosen in den Segmenten der Aa. arcuatae und interlobulares mit einer entzündlichen Reaktion auch um die Gefäße. Häufig werden hypertensive Veränderungen in den kleineren Arterien und Arteriolen und teilweise Zeichen ischämischer Schäden mit Tubulusatrophie, periglomerulärer Fibrose und alten Infarkten gefunden. Die Polyarteriitis nodosa lässt sich jedoch nierenbioptisch nur in Ausnahmefällen sichern, da die Veränderungen nicht spezifisch sind. Ob bei der Nierenbiopsie häufiger mit Komplikationen wie Blutungen und Aneurysmenbildung gerechnet werden muss, ist nicht geklärt.

Klinik

Je nach Organbefall sehr unterschiedliche Symptomatik:
- Allgemeinsymptome (Fieber, Gewichtsverlust, Schwäche).
- Arthralgien, Myalgien und Muskelschwäche.
- Abdominelle Schmerzen: Bei gastrointestinalem Befall können Darm, Leber, Gallenblase, Pankreas und Appendix betroffen sein, wobei Blutungen oder Infarzierungen auftreten.
- Nierenbeteiligung (bei ca. 70 % der Patienten):
  – Hämaturie, nur selten ausgeprägte Proteinurie. Pathogenetischer Hauptfaktor ist die renale Ischämie, hervorgerufen durch eine Arteriitis der Aa. interlobares und Aa. arcuatae, gelegentlich auch der extraparenchymatös gelegenen Verzweigungsstellen der A. renalis.
  – Sehr häufig reninabhängiger Hypertonus, der maligne verlaufen kann.
  – Flankenschmerzen als Folge renaler Infarkte. Rupturierte Aneurysmen können zu parenchymalen oder perinephritischen Blutungen führen.
  – Eine rapid fortschreitende Niereninsuffizienz ist sehr ungewöhnlich, aber nach längerem Verlauf entwickelt sich eine zunehmende Nierenfunktionseinschränkung, deren Ursache sowohl ischämische Läsionen als auch eine Hypertonie-bedingte Nephrosklerose sind.
- Häufig Beteiligung der Koronararterien; kann die Patienten vital gefährden.
- Zentralnervöse Störungen und periphere neurologische Symptome (z. B. Mononeuritis multiplex).
- Haut: Livedo reticularis.

Diagnose
- Klinisches Bild.
- Histologisches Bild.
- Angiographischer Nachweis der Aneurysmen vor allem in den Koronararterien, den Nierenarterien und dem hepatischen Versorgungsgebiet. Sie sind jedoch nicht spezifisch, da selten auch bei der mikroskopischen Polyangiitis oder in Ausnahmefällen bei der granulomatösen ANCA-assoziierten Vaskulitis (Wegener-Granulomatose) Aneurysmen gefunden wurden.
- Labor: Unspezifische Erhöhung des CRPs und Leukozytose. Bei einem Teil der Patienten positiver Nachweis einer replikativen Hepatitis B oder C.

Therapie
Nicht Hepatitis-B- oder -C-assoziierte Polyarteriitis
Die Standardtherapie der nicht Hepatitis-B- oder -C-assoziierten Polyarteriitis basiert auf einer Kombination von Steroiden und i.v. Cyclophosphamid-Bolusgaben. So konnte in einer prospektiven Studie mit einem gemischten Patientenkollektiv (Polyarteriitis nodosa und Churg-Strauss-Syndrom) bei Patienten mit Risikofaktoren (Kreatinin > 200 µmol, Proteinurie > 1 g/d, Magen-Darm-Trakt- bzw. ZNS-Beteiligung, Kardiomyopathie) ein besseres Überleben bei zusätzlicher Cyclophosphamidgabe erreicht werden [Guillevin 1996], wobei eine längere Gabe (12 Monate) mit einer geringeren Rezidivrate assoziiert war [Guillevin 2003].

Zusätzliche Plasmapheresen scheinen bei der nicht Hepatitis-assoziierten Polyarteriitis nodosa keine Vorteile zu bringen [Guillevin 1992].

Das Problem auch der prospektiven Studien liegt wie bei früheren Untersuchungen in einer gemischten Patientenpopulation, so dass bis heute sowohl für die Therapie als auch die Rezidivrate und die Prognose Daten aus größeren, eindeutig definierten Patientenkollektiven fehlen.

Hepatitis-B- oder -C-assoziierte Polyarteriitis
Bei Patienten mit replikativer Hepatitis B wurde über gute Erfolge einer antiviralen Therapie (früher Vidarabin, dann Interferon-α, jetzt Lamivudin) gemeinsam mit Plasmapheresen (möglicherweise Beeinflussung der Immunkomplexbildung durch die Antikörperentfernung) nach kurzzeitiger Steroidgabe berichtet [Guillevin 2005], wobei in dieser Patientengruppe eine deutliche Verminderung der Virusreplikation mit Serokonversion erreicht wurde. Für Patienten mit replikativer Hepatitis C wurde eine antivirale Therapie erfolgreich eingesetzt [Cacoub 2001].

Verlauf und Prognose
Die schlechte Prognose unbehandelter Patienten konnte durch die Einführung einer immunsuppressiven Therapie erheblich verbessert werden. Allein durch die Behandlung mit ACTH und Steroiden stieg das 5-Jahres-Überleben von weniger als 20 % auf 50 % an [Frohnert 1967, Leib 1979]. Nach Gabe von Steroiden und Cyclophosphamidpulsen über 6 bzw. 12 Monate wurde ein 3-Jahres-Überleben von 74 bzw. 85 % erreicht [Guillevin 2003]. Allerdings basieren diese Angaben auf einer gemischten Patientenpopulation (Polyarteriitis nodosa und mikroskopische Polyangiitis), so dass die Prognose der Polyarteriitis nodosa möglicherweise doch schlechter ist. So starben in einer kleinen Gruppe 6 von 10 Patienten innerhalb von 5 Jahren. Zwei Patienten entwickelten eine terminale Niereninsuffizienz, wobei beide sowohl einen malignen Hochdruck als auch ein Rezidiv hatten [Selga 2006].

KAWASAKI-SYNDROM

Das Kawasaki-Syndrom ist eine Vaskulitis mittelgroßer Gefäße, die im Kindesalter auftritt. Es kann mit Fieber und multiplen Organmanifestationen einhergehen und zeigt häufig eine lebensgefährliche Beteiligung der Koronargefäße. Eine renale Manifestation ist selten.

7.1.5 Primäre Vaskulitiden mit Befall der großen Gefäße

ARTERIITIS TEMPORALIS (RIESENZELLARTERIITIS)

Definition
Granulomatöse Arteriitis der Aorta und ihrer großen Äste mit Befall der extrakraniellen Äste der A. carotis. Die A. temporalis ist häufig betroffen.

Epidemiologie
Die Arteriitis temporalis ist die häufigste Vaskulitis im Erwachsenenalter. Die Patienten sind fast immer älter als 40 Jahre, und die Erkrankung ist häufig assoziiert mit einer Polymyalgia rheumatica.

Klinik
- Kopf- und Kauschmerzen.
- Schulter- und Beckengürtelbeschwerden.
- Allgemeinsymptome.
! Befall am Auge, z.B. anteriore ischämische Optikusneuropathie: Indikation zur Therapie auch ohne histologische Sicherung.

> ✓ Obwohl es sich um eine Vaskulitis der großen Gefäße handelt, gibt es Einzelfallberichte über das Auftreten einer nekrotisierenden Glomerulonephritis bei klinisch und histologisch diagnostizierten Patienten [Droz 1979, O'Neill 1976]. Hier muss ebenso wie bei der Takayasu-Arteriitis neben einer ungewöhnlichen Beteiligung kleiner Gefäße an zwei unabhängige Erkrankungen gedacht werden. Auch kann eine Arteriitis der Arteria temporalis im Rahmen einer granulomatösen ANCA-assoziierten Vaskulitis (Wegener-Granulomatose) oder eines Churg-Strauss-Syndroms auftreten.

Therapie
Steroide. Die initiale Dosis liegt bei 35–160 mg Prednisolon (bis zu 2 mg/kg) und richtet sich nach der Schwere der Manifestation (insbesondere der Gefahr des Visusverlustes). Die Therapiedauer liegt zwischen 1 bis 4 Jahren. Zunehmend werden andere Immunsuppressiva eingesetzt (Methotrexat, anti-TNF-Strategien), um die Steroiddosis reduzieren zu können. Da die vaskulären Läsionen bei der Arteriitis temporalis neben TNF auch IL-1 und IFN-γ enthalten, könnten auch anti-Zytokintherapien sinnvoll sein.

TAKAYASU-ARTERIITIS

Definition und Epidemiologie
Die Takayasu-Arteriitis ist eine seltene nekrotisierende, granulomatöse Vaskulitis mit Manifestation vor allem an der Aorta und den abgehenden Gefäßästen. Sie betrifft typischerweise junge Frauen.

Klinik

Oft unspezifischer Beginn mit Allgemeinsymptomen, dann Gefäßverschlüsse der Abgänge der Aorta oder eine Koronararteriitis.

Die Nierenmanifestation (angiographisch > 70 % der Patienten) [Hall 1985] ist bei Befall der großen renalen Gefäße durch einen renovaskulären Hypertonus gekennzeichnet. Eine glomeruläre Erkrankung ist sehr selten, doch wurde eine gering ausgeprägte mesangial proliferative Glomerulonephritis mit Immunkomplexablagerungen beschrieben [Takagi 1984]. In Einzelfällen fand sich eine fokal nekrotisierende Glomerulonephritis [Hosoda 1973]. Neben einer ungewöhnlichen Beteiligung kleiner Gefäße sollte dann auch an zwei unabhängige Erkrankungen gedacht werden.

Therapie

Primäre Therapie sind Steroide in einer Dosierung von etwa 1 mg/kg. Bei etwa 50 % der Patienten wird durch Steroide alleine keine Remission erreicht. Dann sollte zunächst Methotrexat zum Einsatz kommen [Hoffman 1994], evtl. auch Azathioprin.

> **STUDIENLAGE**
> Zur Therapie mit Cyclophosphamid liegen im Vergleich zu den anderen Vaskulitiden nur wenige Erfahrungen vor. Über eine schlechtere Wirksamkeit verglichen mit Methotrexat ist berichtet worden [Mevorach 1992]. Erste positive Erfahrungen mit Mycophenolatmofetil sind ebenfalls publiziert worden [Daina 1999], und anti-TNF-Strategien zeigten ermutigende Erfolge [Hoffman 2004].

7.1.6 Weitere Vaskulitiden mit möglichem renalem Befall

MORBUS BEHÇET

Typische Symptomtrias:
- Augenläsion (Iritis, Iridozyklitis oder Chorioretinitis).
- Aphthöse Stomatitis.
- Aphthös-ulzeröser Genitalschleimhautbefall.

Die Zuordnung der Erkrankung zu den Vaskulitiden erfolgt aufgrund des gemeinsamen histologischen Substrats der Organmanifestationen: Gefäßentzündung mit Befall der Kapillaren und postkapillärer Venolen mit Infarzierungen und lymphoplasmazellulären Infiltrationen.

Neben Augen und Schleimhäuten kann jedes Organsystem befallen sein:
- Arthritis (häufig).
- Befall des Gastrointestinaltraktes (häufig).
- Zentralnervensystem (ca. 10 % der Patienten).
- Niere: Selten klinische Manifestation, häufig jedoch Immunkomplexablagerungen ohne proliferative Veränderungen. In Einzelfällen wurden eine fokal segmental nekrotisierende Glomerulonephritis [Gamble 1979, Olsson 1980], eine proliferative Glomerulonephritis und eine IgA-Nephropathie beschrieben [Akpolat 2002]. Im Gegensatz zur granulomatösen ANCA-assoziierten Vaskulitis (Wegener-Granulomatose) und zur mikroskopischen Polyangiitis fanden sich mesangiale und subendotheliale IgG- und Komplementablagerungen.

Eine seltene Komplikation beim Morbus Behçet ist die Entwicklung einer sekundären AA-Amyloidose mit renaler Beteiligung [Akpolat 2002, Dilsen 1988].

Rezidivierende Polychondritis

Seltene Erkrankung mit entzündlicher Destruktion von knorpelhaltigen und proteoglykanreichen Geweben.

Symptomatik:
- Bilaterale Ohrmuschel- und eine nasale Chondritis.
- Rheumatische Beschwerden.
- Augenentzündungen (Keratitis, Episkleritis).
- Respiratorische Insuffizienz bei Befall der Atemwege (50 % der Patienten).

Eine fokal segmental nekrotisierende Glomerulonephritis mit interstitiellen Infiltraten meist ohne Immunglobulinablagerungen wurde beschrieben [Chang-Miller 1987]. Alle biopsierten Patienten zeigten eine mesangiale Proliferation. Patienten mit einer renalen Manifestation waren meist älter, zeigten häufiger eine systemische Vaskulitis und hatten eine schlechtere Prognose.

Lymphomatoide Granulomatose

Bei dieser Erkrankung finden sich angioinvasive Infiltrate atypischer polymorpher lymphoider Zellen.

Lungenbeteiligung: Obligat, teilweise treten massive Hämoptysen auf. Im Thoraxbild zeigen sich Rundherde vorwiegend in den basalen Abschnitten. Die schwere Lungenbeteiligung ist die Haupttodesursache.

Nierenbeteiligung (ca. 50 % der Patienten): Interstitielle Infiltrate und Granulome meist um die Gefäße und diese infiltrierend. Gefäßverschlüsse und Infarkte können auftreten. Keine Glomerulonephritis. Meist nur moderate Nierenfunktionseinschränkung.

Literatur

Adu D, Howie AJ, Scott DG, Bacon PA, McGonigle RJ, Micheal J: Polyarteritis and the kidney. QJM 1987; 62(239):221–37.

Aeberli D, Oertle S, Mauron H, Reichenbach S, Jordi B, Villiger PM: Inhibition of the TNF-pathway: use of infliximab and etanercept as remission-inducing agents in cases of therapy-resistant chronic inflammatory disorders. Swiss Med Wkly 2002; 132(29–30):414–22.

Akpolat T, Akkoyunlu M, Akpolat I, Dilek M, Odabas AR, Ozen S: Renal Behcet's disease: a cumulative analysis. Semin Arthritis Rheum 2002; 31(5):317–37.

Arbach O, Gross WL, Gause A: Treatment of refractory Churg-Strauss-Syndrome (CSS) by TNF-alpha blockade. Immunobiology 2002; 206(5):496–501.

Basse G, Esposito L, Mengelle C, Kamar N, Ribes D, Lavayssiere L, Pillet A, Suc B, Barange K, Rostaing L: Predictive factors for cytomegalovirus infection after orthotopic liver transplantation using an ultrasensitive polymerase chain reaction assay. Transplant Proc 2006; 38(7):2339–41.

Beaudreuil S, Lasfargues G, Laueriere L, El Ghoul Z, Fourquet F, Longuet C, Halimi JM, Nivet H, Buchler M: Occupational exposure in ANCA-positive patients: a case-control study. Kidney Int 2005; 67(5):1961–6.

Blain H, Cacoub P, Musset L, Costedoat-Chalumeau N, Silberstein C, Chosidow O, Godeau P, Frances C, Piette JC: Cryofibrinogenaemia: a study of 49 patients. Clin Exp Immunol 2000; 120(2):253–60.

Booth AD, Almond MK, Burns A, Ellis P, Gaskin G, Neild GH, Plaisance M, Pusey CD, Jayne DR: Outcome of ANCA-associated renal vasculitis: a 5-year retrospective study. Am J Kidney Dis 2003; 41(4):776–84.

Bryce AH, Dispenzieri A, Kyle RA, Lacy MQ, Rajkumar SV, Inwards DJ, Yasenchak CA, Kumar SK, Gertz MA: Response to rituximab in patients with type II cryoglobulinemia. Clin Lymphoma Myeloma 2006; 7(2):140–4.

Cacoub P, Lidove O, Maisonobe T, Duhaut P, Thibault V, Ghillani P, Myers RP, Leger JM, Servan J, Piette JC: Interferon-alpha and ribavirin treatment in patients with hepatitis C virus-related systemic vasculitis. Arthritis Rheum 2002; 46(12):3317–26.

Cacoub P, Maisonobe T, Thibault V, Gatel A, Servan J, Piette JC: Systemic vasculitis in patients with hepatitis C. J Rheumatol 2001; 28(1):109–18.

Cacoub P, Saadoun D, Limal N, Sene D, Lidove O, Piette JC: PEGylated interferon alfa-2b and ribavirin treatment in patients with hepatitis C virus-related systemic vasculitis. Arthritis Rheum 2005; 52(3):911–5.

Campise M, Tarantino A: Glomerulonephritis in mixed cryoglobulinaemia: what treatment? Nephrol Dial Transplant 1999; 14(2):281–3.

Carson CW, Conn DL, Czaja AJ, Wright TL, Brecher ME: Frequency and significance of antibodies to hepatitis C virus in polyarteritis nodosa. J Rheumatol 1993; 20(2):304–9.

Chang-Miller A, Okamura M, Torres VE, Michet CJ, Wagoner RD, Donadio JV Jr., Offord KP, Holley KE: Renal involvement in relapsing polychondritis. Medicine (Baltimore) 1987; 66(3):202–17.

Chirinos JA, Corrales-Medina VF, Garcia S, Lichtstein DM, Bisno AL, Chakko S: Endocarditis associated with antineutrophil cytoplasmic antibodies: a case report and review of the literature. Clin Rheumatol 2006; Jan 27:1–6.

Chumbley LC, Harrison EG Jr., DeRemee RA: Allergic granulomatosis and angiitis (Churg-Strauss syndrome). Report and analysis of 30 cases. Mayo Clin Proc 1977; 52(8):477–84.

Counahan R, Cameron JS: Henoch-Schonlein nephritis. Contrib Nephrol 1977; 7:143–65.

Daina E, Schieppati A, Remuzzi G: Mycophenolate mofetil for the treatment of Takayasu arteritis: report of three cases. Ann Intern Med 1999; 130(5):422–6.

Davson H, Duke-Elder WS: The distribution of reducing substances between the intra-ocular fluids and blood plasma, and the kinetics of penetration of various sugars into these fluids. J Physiol 1948; 107(2):141–152.

de Groot K, Muhler M, Reinhold-Keller E, Paulsen J, Gross WL: Induction of remission in Wegener's granulomatosis with low dose methotrexate. J Rheumatol 1998; 25(3):492–5.

de Groot K, Rasmussen N, Cohen Terwaert JW, Jayne DR, and EUVAS f.: Randomized trial of cyclophosphamide versus methotrexate for induction of remission in „non-renal" ANCA-associated vasculitis. Cleve Clin J Med 2002; 69(Suppl 2):116.

de Groot K, Reinhold-Keller E, Tatsis E, Paulsen J, Heller M, Nolle B, Gross WL: Therapy for the maintenance of remission in sixty-five patients with generalized Wegener's granulomatosis. Methotrexate versus trimethoprim/sulfamethoxazole. Arthritis Rheum 1996; 39(12):2052–61.

de Lind van Wijngaarden RAF, Hauer HA, Wolterbeek R, Jayne DRW, Gaskin G, Rasmussen N, Noel LH, Ferrario F, Waldherr R, Hagen EC, Bruijn JA, Bajema IM for the European Vasculitis Study Group (EUVAS): Clinical and Histologic Determinants of Renal Outcome in ANCA-Associated Vasculitis: A Prospective Analysis of 100 Patients with Severe Renal Involvement. J Am Soc Nephrol 2006; 17(8):2264–2274.

DeRemee RA: The treatment of Wegener's granulomatosis with trimethoprim/sulfamethoxazole: illusion or vision? Arthritis Rheum 1988; 31(8):1068–74.

Dillon MJ: Henoch-Schonlein purpura (treatment and outcome). Cleve Clin J Med 2002; 69 Suppl 2:SII121–3.

Dilsen N, Konice M, Aral O, Erbengi T, Uysal V, Kocak N, Ozdogan E: Behcet's disease associated with amyloidosis in Turkey and in the world. Ann Rheum Dis 1988; 47(2):157–63.

Droz D, Noel LH, Leibowitch M, Barbanel C: Glomerulonephritis and necrotizing angiitis. Adv Nephrol Necker Hosp 1979; 8:343–63.

Erdbruegger U, Grossheim M, Hertel B, Wyss K, Kirsch T, Borgan PK, Woywodt A, Haller H, Haubitz M: Endothelial microparticles are elevated in ANCA associated vasculitis. J Am Soc Nephrol 2006; 17:309A.

Falk RJ: ANCA-associated renal disease. Kidney Int 1990; 38(5):998–1010.

Fauci AS, Haynes BF, Katz P, Wolff SM: Wegener's granulomatosis: prospective clinical and therapeutic experience with 85 patients for 21 years. Ann Intern Med 1983; 98(1):76–85.

Fauci AS, Katz P, Haynes BF, Wolff SM: Cyclophosphamide therapy of severe systemic necrotizing vasculitis. N Engl J Med 1979; 301(5): 235–8.

Ferri C, Greco F, Longombardo G, Palla P, Moretti A, Marzo E, Mazzoni A, Pasero G, Bombardieri S, Highfield P et al.: Association between hepatitis C virus and mixed cryoglobulinemia [see comment]. Clin Exp Rheumatol 1991; 9(6): 621–4.

Flossmann O, Jones RB, Jayne DR, Luqmani RA, Should rituximab be used to treat antineutrophil cytoplasmic antibody associated vasculitis? Ann Rheum Dis 2006; 65(7):841–4.

Frankel AH, Singer DR, Winearls CG, Evans DJ, Rees AJ, Pusey CD: Type II essential mixed cryoglobulinaemia: presentation, treatment and outcome in 13 patients. QJM 1992; 82(298):101–24.

Frohnert PP, Sheps SG: Long-term follow-up study of periarteritis nodosa. Am J Med 1967; 43(1):8–14.

Gamble CN, Wiesner KB, Shapiro RF, Boyer WJ: The immune complex pathogenesis of glomerulonephritis and pulmonary vasculitis in Behcet's disease. Am J Med 1979; 66(6):1031–9.

Gaskin G, Jayne D: Adjunctive plasma exchange is superior to methylprednisolone in acute renal failure due to ANCA-associated glomerulonephritis. Jam Soc Nephrol 2002; 13 [SupplS]: 2A–3A.

Gaskin G, Pusey CD: Plasmapheresis in antineutrophil cytoplasmic antibody-associated systemic vasculitis. Ther Apher 2001; 5(3):176–81.

Gayraud M, Guillevin L, Cohen P, Lhote F, Cacoub P, Deblois P, Godeau B, Ruel M, Vidal E, Piontud M, Ducroix JP, Lassoued S, Christoforov B, Babinet P: Treatment of good-prognosis polyarteritis nodosa and Churg-Strauss syndrome: comparison of steroids and oral or pulse cyclophosphamide in 25 patients. French Cooperative Study Group for Vasculitides. Br J Rheumatol 1997; 36(12):1290–7.

Gayraud M, Guillevin L, le Toumelin P, Cohen P, Lhote F, Casassus P, Jarrousse B: Long-term followup of polyarteritis nodosa, microscopic polyangiitis, and Churg-Strauss syndrome: analysis of four prospective trials including 278 patients. Arthritis Rheum 2001; 44(3): 666–75.

Ghijsels E, Lerut E, Vanrenterghem Y, Kuypers D: Anti-CD20 monoclonal antibody (rituximab) treatment for hepatitis C-negative therapy-resistant essential mixed cryoglobulinemia with renal and cardiac failure. Am J Kidney Dis 2004; 43(5):e34–8.

Gross WL, Schmitt WH, Csernok E: ANCA and associated diseases: immunodiagnostic and pathogenetic aspects. Clin Exp Immunol 1993; 91(1):1–12.

Guillevin L, Cevallos R, Durand-Gasselin B, Lhote F, Jarrousse B, Callard P: Treatment of glomerulonephritis in microscopic polyangiitis and Churg-Strauss syndrome. Indications of plasma exchanges, Meta-analysis of 2 randomized studies on 140 patients, 32 with glomerulonephritis. Ann Med Interne (Paris) 1997; 148(3):198–204.

Guillevin L, Cohen P, Mahr A, Arene JP, Mouthon L, Puechal X, Pertuiset E, Gilson B, Hamidou M, Lanoux P, Bruet A, Ruivard M, Vanhille P, Cordier JF: Treatment of polyarteritis nodosa and microscopic polyangiitis with poor prognosis factors: a prospective trial comparing glucocorticoids and six or twelve cyclophosphamide pulses in sixty-five patients. Arthritis Rheum 2003; 49(1):93–100.

Guillevin L, Cordier JF, Lhote F, Cohen P, Jarrousse B, Royer I, Lesavre P, Jacquot C, Bindi P, Bielefeld P, Desson JF, Detree F, Dubois A, Hachulla E, Hoen B, Jacomy D, Seigneuric C, Lauque D, Stern M, Longy-Boursier M: A prospective, multicenter, randomized trial comparing steroids and pulse cyclophosphamide versus steroids and oral cyclophosphamide in the treatment of generalized Wegener's granulomatosis. Arthritis Rheum 1997; 40(12):2187–98.

Guillevin L, Durand-Gasselin B, Cevallos R, Gayraud M, Lhote F, Callard P, Amouroux J, Casassus P, Jarrousse B: Microscopic polyangiitis: clinical and laboratory findings in eighty-five patients. Arthritis Rheum 1999; 42(3):421–30.

Guillevin L, Fain O, Lhote F, Jarrousse B, Le Thi Huong D, Bussel A, Leon A: Lack of superiority of steroids plus plasma exchange to steroids alone in the treatment of polyarteritis nodosa and Churg-Strauss syndrome. A prospective, randomized trial in 78 patients. Arthritis Rheum 1992; 35(2):208–15.

Guillevin L, Lhote F, Gayraud M, Cohen P, Jarrousse B, Lortholary O, Thibult N, Casassus P: Prognostic factors in polyarteritis nodosa and Churg-Strauss syndrome. A prospective study in 342 patients. Medicine (Baltimore) 1996; 75(1):17–28.

Guillevin L, Mahr A, Callard P, Godmer P, Pagnoux C, Leray E, Cohen P: Hepatitis B virus-associated polyarteritis nodosa: clinical characteristics, outcome, and impact of treatment in 115 patients. Medicine (Baltimore), 2005; 84(5):313–22.

Guillevin L, Visser H, Noel LH, Pourrat J, Vernier I, Gayraud M, Oksman F, Lesavre P: Antineutrophil cytoplasm antibodies in systemic polyarteritis nodosa with and without hepatitis B virus infection and Churg-Strauss syndrome – 62 patients. J Rheumatol 1993; 20(8):1345–9.

Hagen EC, de Keizer RJ, Andrassy K, van Boven WP, Bruijn JA, van Es LA, van der Woude FJ: Compassionate treatment of Wegener's granulomatosis with rabbit anti-thymocyte globulin. Clin Nephrol 1995; 43(6):351–9.

Hall S, Barr W, Lie JT, Stanson AW, Kazmier FJ, Hunder GG: Takayasu arteritis. A study of 32 North American patients. Medicine (Baltimore) 1985; 64(2):89–99.

Haubitz M, Koch KM, Brunkhorst R: Cyclosporin for the prevention of disease reactivation in relapsing ANCA-associated vasculitis. Nephrol Dial Transplant 1998: 13(8):2074–6.

Haubitz M, Schellong S, Gobel U, Schurek HJ, Schaumann D, Koch KM, Brunkhorst R: Intravenous pulse administration of cyclophosphamide versus daily oral treatment in patients with antineutrophil cytoplasmic antibody-associated vasculitis and renal involvement: a prospective, randomized study. Arthritis Rheum 1998; 41(10):1835–44.

Hauer HA, Bajema IM, Van Houwelingen HC, Ferrario F, Noel LH, Waldherr R, Jayne DR, Rasmussen N, Bruijn JA, Hagen EC: Determinants of outcome in ANCA-associated glomerulonephritis: a prospective clinico-histopathological analysis of 96 patients. Kidney Int 2002; 62(5):1732–42.

Hoffman GS, Kerr GS, Leavitt RY, Hallahan CW, Lebovics RS, Travis WD, Rottem M, Fauci AS: Wegener granulomatosis: an analysis of 158 patients. Ann Intern Med 1992; 116(6): 488–98.

Hoffman GS, Leavitt RY, Kerr GS, Rottem M, Sneller MC, Fauci AS: Treatment of glucocorticoid-resistant or relapsing Takayasu arteritis with methotrexate. Arthritis Rheum 1994; 37(4):578–82.

Hoffman GS, Merkel PA, Brasington RD, Lenschow DJ, Liang P: Anti-tumor necrosis factor therapy in patients with difficult to treat Takayasu arteritis. Arthritis Rheum 2004; 50(7):2296–304.

Hogan SL, Falk RJ, Chin H, Cai J, Jennette CE, Jennette JC, Nachman PH: Predictors of relapse and treatment resistance in antineutrophil cytoplasmic antibody-associated small-vessel vasculitis. Ann Intern Med 2005; 143(9):621–31.

Hogan SL, Nachman PH, Wilkman AS, Jennette JC, Falk RJ: Prognostic markers in patients with antineutrophil cytoplasmic autoantibody-associated microscopic polyangiitis and glomerulonephritis. J Am Soc Nephrol 1996; 7(1):23–32.

Hogan SL, Satterly KK, Dooley MA, Nachman PH, Jennette JC, Falk RJ: Silica exposure in anti-neutrophil cytoplasmic autoantibody-associated glomerulonephritis and lupus nephritis. J Am Soc Nephrol 2001; 12(1):134–42.

Hosoda Y, Iri H, Hata J, Wakasugi A: Granulomatous aortitis associated with necrotizing angiitis and glomerulonephritis. Acta Pathol Jpn 1973; 23(1):129–38.

Jayne D, Rasmussen N, and group, f.t.E.s.: A randomized trial of maintenance therapy for vasculitis associated with antineutrophil cytoplasmatic autoantibodies. N Engl J Med. 2003; 349(1): 3–4.

Jennette JC, Falk RJ, Andrassy K, Bacon PA, Churg J, Gross WL, Hagen EC, Hoffman GS, Hunder GG, Kallenberg CG et al.: Nomenclature of systemic vasculitides. Proposal of an international consensus conference. Arthritis Rheum 1994; 37(2):187–92.

Jennette JC, Falk RJ: Pathogenic potential of anti-neutrophil cytoplasmic autoantibodies. Adv Exp Med Biol 1993; 336:7–15.

Johnson RJ, Couser WG: Hepatitis B infection and renal disease: clinical, immunopathogenetic and therapeutic considerations. Kidney Int 1990; 37(2):663–76.

Kamar N, Rostaing L, Alric L: Treatment of hepatitis C-virus-related glomerulonephritis. Kidney Int 2006; 69(3):436–9.

Keogh KA, Wylam ME, Stone JH, Specks U: Induction of remission by B lymphocyte depletion in eleven patients with refractory antineutrophil cytoplasmic antibody-associated vasculitis. Arthritis Rheum 2005; 52(1):262–8.

Koukoulaki M, Smith KG, Jayne DR: Rituximab in Churg-Strauss syndrome. Ann Rheum Dis 2006; 65(4):557–9.

Lamprecht P, Voswinkel J, Lilienthal T, Nolle B, Heller M, Gross WL, Gause A: Effectiveness of TNF-alpha blockade with infliximab in refractory Wegener's granulomatosis. Rheumatology (Oxford) 2002; 41(11):1303–7.

Lane SE, Watts RA, Shepstone L, Scott DG: Primary systemic vasculitis: clinical features and mortality. QJM 2005; 98(2): 97–111.

Leib ES, Restivo C, Paulus HE: Immunosuppressive and corticosteroid therapy of polyarteritis nodosa. Am J Med 1979; 67(6):941–7.

Levy JB, Hammad T, Coulthart A, Dougan T, Pusey CD: Clinical features and outcome of patients with both ANCA and anti-GBM antibodies. Kidney Int 2004; 66(4):1535–40.

Lin JJ, Stewart CL, Kaskel FJ, Fine RN: IgG and IgA classes of anti-neutrophil cytoplasmic autoantibodies in a 13-year-old girl with recurrent Henoch-Schonlein purpura. Pediatr Nephrol 1993; 7(2):143–6.

Little MA, Nazar L, Farrington K: Outcome in glomerulonephritis due to systemic small vessel vasculitis: effect of functional status and non-vasculitic co-morbidity. Nephrol Dial Transplant 2004; 19(2):356–64.

Luqmani RA, Flossmann O: Outcome in small-vessel systemic vasculitis. J Rheumatol 2006; 33(7):1224–7.

Madore F, Lazarus JM, Brady HR: Therapeutic plasma exchange in renal diseases. J Am Soc Nephrol 1996; 7(3):367–86.

Mazzaro C, Zorat F, Caizzi M, Donada C, Di Gennaro G, Maso LD, Carniello G, Virgolini L, Tirelli U, Pozzato G: Treatment with peg-interferon alfa-2b and ribavirin of hepatitis C virus-associated mixed cryoglobulinemia: a pilot study. J Hepatol 2005; 42(5):632–8.

Metzler C, Loew-Friedrich I, Reinhold-Keller E, Schmitt WH, Gross WL: Maintenance of remission with leflunomide in Wegener's granulomatosis. Arthritis Rheum 1999; 42:1466.

Mevorach D, Leibowitz G, Brezis M, Raz E: Induction of remission in a patient with Takayasu's arteritis by low dose pulses of methotrexate. Ann Rheum Dis 1992; 51(7):904–5.

Nachman PH, Hogan SL, Jennette JC, Falk RJ: Treatment response and relapse in antineutrophil cytoplasmic autoantibody-associated microscopic polyangiitis and glomerulonephritis. J Am Soc Nephrol 1996; 7(1):33–9.

Nakamoto Y, Asano Y, Dohi K, Fujioka M, Iida H, Kida H, Kibe Y, Hattori N, Takeuchi J: Primary IgA glomerulonephritis and Schonlein-Henoch purpura nephritis: Clinicopathological and immunohistological characteristics. QJM 1978; 47(188):495–516.

Novak J, Tomana M, Matousovic K, Brown R, Hall S, Novak L, Julian BA, Wyatt RJ, Mestecky J: IgA1-containing immune complexes in IgA nephropathy differentially affect proliferation of mesangial cells. Kidney Int 2005; 67(2):504–13.

Nowack R, Gobel U, Klooker P, Hergesell O, Andrassy K, van der Woude FJ: Mycophenolate mofetil for maintenance therapy of Wegener's granulomatosis and microscopic polyangiitis: a pilot study in 11 patients with renal involvement. J Am Soc Nephrol 1999; 10(9):1965–71.

Olsson PJ, Gaffney E, Alexander RW, Mars DR, Fuller TJ: Proliferative glomerulonephritis with crescent formation in behcet's syndrome. Arch Intern Med 1980; 140(5):713–4.

O'Neill WM Jr., Hammar SP, Bloomer A: Giant cell arteritis with visceral angiitis. Arch Intern Med 1976; 136(10):1157–60.

Ossandon A, Cassara EA, Priori R, Valesini G: Thalidomide: focus on its employment in rheumatologic diseases. Clin Exp Rheumatol 2002; 20(5):709–18.

Pendergraft WF 3rd, Preston GA, Shah RR, Tropsha A, Carter CW Jr., Jennette JC, Falk RJ: Autoimmunity is triggered by cPR-3(105–201), a protein complementary to human autoantigen proteinase-3. Nat Med 2004; 10(1):72–9.

Pillebout E, Thervet E, Hill G, Alberti C, Vanhille P, Nochy D: Henoch-Schonlein Purpura in adults: outcome and prognostic factors. J Am Soc Nephrol 2002; 13(5):1271–8.

Reid AJ, Harrison BD, Watts RA, Watkin SW, McCann BG, Scott DG: Churg-Strauss syndrome in a district hospital. QJM 1998; 91(3):219–29.

Reinhold-Keller E, De Groot K, Rudert H, Nolle B, Heller M, Gross WL: Response to trimethoprim/sulfamethoxazole in Wegener's granulomatosis depends on the phase of disease. QJM 1996; 89(1):15–23.

Robson WL, Leung AK, Woodman RC: The absence of anti-neutrophil cytoplasmic antibodies in patients with Henoch-Schonlein purpura. Pediatr Nephrol 1994; 8(3):295–8.

Roccatello D, Baldovino S, Rossi D, Mansouri M, Naretto C, Gennaro M, Cavallo R, Alpa M, Costanzo P, Giachino O, Mazzucco G, Sena LM: Long-term effects of anti-CD20 monoclonal antibody treatment of cryoglobulinaemic glomerulonephritis. Nephrol Dial Transplant 2004; 19(12):3054–61.

Ronda N, Esnault VL, Layward L, Sepe V, Allen A, Feehally J, Lockwood CM: Antineutrophil cytoplasm antibodies (ANCA) of IgA isotype in adult Henoch-Schonlein purpura. Clin Exp Immunol 1994; 95(1): 49–55.

Sable-Fourtassou R, Cohen P, Mahr A, Pagnoux C, Mouthon L, Jayne D, Blockmans D, Cordier JF, Delaval P, Puechal X, Lauque D, Viallard JF, Zoulim A, Guillevin L: Antineutrophil cytoplasmic antibodies and the Churg-Strauss syndrome. Ann Intern Med 2005; 143(9): 632–8.

Sansonno D, De Re V, Lauletta G, Tucci FA, Boiocchi M, Dammacco F: Monoclonal antibody treatment of mixed cryoglobulinemia resistant to interferon alpha with an anti-CD20. Blood 2003; 101(10):3818–26.

Savage CO, Winearls CG, Evans DJ, Rees AJ, Lockwood CM: Microscopic polyarteritis: presentation, pathology and prognosis. QJM 1985; 56(220):467–83.

Selga D, Mohammad A, Sturfelt G, Segelmark M: Polyarteritis nodosa when applying the Chapel Hill nomenclature – a descriptive study on ten patients. Rheumatology (Oxford) 2006; 45(10):1276–81.

Shrestha S, Sumingan N, Tan J, Alhous H, McWilliam L, Ballardie F: Henoch Schonlein purpura with nephritis in adults: adverse prognostic indicators in a UK population. QJM 2006; 99(4):253–65.

Sinico RA, Di Toma L, Maggiore U, Tosoni C, Bottero P, Sabadini E, Giammarresi G, Tumiati B, Gregorini G, Pesci A, Monti S, Balestrieri G, Garini G, Vecchio F, Buzio C: Renal involvement in Churg-Strauss syndrome. Am J Kidney Dis 2006; 47(5):770–9.

Sinico RA, Tadros M, Radice A, Pozzi C, Quarenghi M, Comotti C, Gregorini G, Castiglione A, Arrigo G, D'Amico G: Lack of IgA antineutrophil cytoplasmic antibodies in Henoch-Schonlein purpura and IgA nephropathy. Clin Immunol Immunopathol 1994; 73(1):19–26.

Slot MC, Tervaert JW, Franssen CF, Stegeman CA: Renal survival and prognostic factors in patients with PR3-ANCA associated vasculitis with renal involvement. Kidney Int 2003; 63(2):670–7.

Sneller MC, Hoffman GS, Talar-Williams C, Kerr GS, Hallahan CW, Fauci AS: An analysis of forty-two Wegener's granulomatosis patients treated with methotrexate and prednisone. Arthritis Rheum 1995; 38(5): 608–13.

Stegeman CA, Tervaert JW, de Jong PE, Kallenberg CG: Trimethoprim-sulfamethoxazole (cotrimoxazole) for the prevention of relapses of Wegener's granulomatosis. Dutch Co-Trimoxazole Wegener Study Group. N Engl J Med 1996; 335(1):16–20.

Stegeman CA, Tervaert JW, Sluiter WJ, Manson WL, de Jong PE, Kallenberg CG: Association of chronic nasal carriage of Staphylococcus aureus and higher relapse rates in Wegener granulomatosis. Ann Intern Med 1994; 120(1):12–7.

Takagi M, Ikeda T, Kimura K, Saito Y, Ishii M, Takeda T, Murao S: Renal histological studies in patients with Takayasu's arteritis. Report of 3 cases. Nephron 1984; 36(1):68–73.

Tatsis E, Schnabel A, Gross WL: Interferon-alpha treatment of four patients with the Churg-Strauss syndrome. Ann Intern Med 1998; 129(5): 370–4.

Tervaert JW, Huitema MG, Hene RJ, Sluiter WJ, The TH, van der Hem GK, Kallenberg CG: Prevention of relapses in Wegener's granulomatosis by treatment based on antineutrophil cytoplasmic antibody titre. Lancet 1990; 336(8717):709–11.

The Wegener's Granulomatosis Etanercept Trial (WGET) Research Group: Etanercept plus Standard Therapy for Wegener's Granulomatosis. N Engl J Med 2005; 352(4):351–361.

van der Woude FJ, Schmitt WH, Birck R, Nowack R, Gobel U, Drexler JM, Hotta O: Immunosuppression in ANCA-associated vasculitis. Transplant Proc 2001; 33(3):2225–6.

Watts RA, Scott DG: Epidemiology of the vasculitides. Semin Respir Crit Care Med 2004; 25(5):455–64.

Woywodt A, Streiber F, de Groot K, Regelsberger H, Haller H, Haubitz M: Circulating endothelial cells as markers for ANCA-associated small-vessel vasculitis. Lancet 2003; 361(9353):206–10.

Zaja F, De Vita S, Mazzaro C, Sacco S, Damiani D, De Marchi G, Michelutti A, Baccarani M, Fanin R, Ferraccioli G: Efficacy and safety of rituximab in type II mixed cryoglobulinemia. Blood 2003; 101(10):3827–34.

Zhu YI, Stiller MJ: Dapsone and sulfones in dermatology: overview and update. J Am Acad Dermatol 2001; 45(3):420–34.

Zuckerman E, Keren D, Slobodin G, Rosner I, Rozenbaum M, Toubi E, Sabo E, Tsykounov I, Naschitz JE, Yeshurun D: Treatment of refractory, symptomatic, hepatitis C virus related mixed cryoglobulinemia with ribavirin and interferon-alpha. J Rheumatol 2000; 27(9):2172–8.

7.2 Plasmozytom

7.2.1 Grundlagen

DEFINITION

Maligner Tumor terminal differenzierter klonaler Plasmazellen.

Syn.: Multiples Myelom.

Klinische Symptome entstehen durch diffuse oder multilokuläre Infiltration des Knochenmarks mit Osteolysen und Verdrängung der normalen Hämatopoese sowie durch die Produktion monoklonaler Immunglobuline oder Immunglobulinfragmente (meist Leichtketten oder Schwerketten).

EPIDEMIOLOGIE

Inzidenz: 3/100 000 Einwohner; der Erkrankungsgipfel liegt zwischen dem 50. und 70. Lebensjahr.

Bei ca. 50 % der Patienten kommt es zu einer Nierenbeteiligung. Hierbei muss mit ganz unterschiedlichen Erkrankungen gerechnet werden (▶ Tab. 7.2). Auch können bei einem Patienten mehrere renale Manifestationen gleichzeitig beobachtet werden.

Tab. 7.2 Nierenerkrankungen beim multiplen Myelom

Erkrankung	Typisches klinisches / histologisches Merkmal
Myelomniere	Lamellierte Zylinder, deg. Tubulusepithel
AL-Amyloidose	Fibrillen; Kongorot positiv; doppelbrechend
Leichtketten-Erkrankung (LCDD)	Ablagerung von Leichtketten
Schwerketten-Erkrankung (HCDD)	Ablagerung von Schwerketten
Tubuläre Störungen	
♦ Fanconi-Syndrom	Hyperaminoazidurie, Glukosurie
♦ Proximale tubuläre Azidose	Azidose

Tab. 7.2 Nierenerkrankungen beim multiplen Myelom *(Forts.)*

Erkrankung	Typisches klinisches/histologisches Merkmal
Niereninsuffizienz durch	
• Hyperkalzämie	Hyperkalzämie
• Hyperviskosität	Plasmakonzentration monoklonaler Ig ↑↑↑
• Hyperurikämie	Hyperurikämie bei großer Tumormasse/-zerfall
Membranoproliferative GN	Kryoglobuline
Plasmazellinfiltrate	Direkte Infiltrate
Rhabdomyolyse	Leichtkettenablagerung in der Muskulatur
Pyelonephritis/Sepsis	Immundefekt mit gehäuften Infektionen

ÄTIOLOGIE, PATHOGENESE UND KLINIK

Wichtige klinische Symptome des Plasmozytoms sind Knochenschmerzen, häufige Infektionen und Allgemeinsymptome wie Gewichtsverlust und rasche Ermüdbarkeit. Bei ca. 50 % der Patienten kommt es zu einer Nierenbeteiligung, wobei ein großer Teil der Erkrankungen durch Ablagerung der monoklonalen Immunglobuline bzw. deren Fragmente verursacht wird. Dass die Niere für diese Ablagerungen besonders prädisponiert ist, liegt einerseits am hohen Plasmafluss und an der glomerulären Filtration, andererseits an der dominanten Rolle des renalen Tubulus in Bezug auf den Leichtketten-Metabolismus. Die unterschiedlichen renalen Manifestationen ▶ 7.2.2–7.2.8.

DIAGNOSE

✓ Da die Symptome unspezifisch sind, ist es wichtig, an das multiple Myelom zu denken. Das gilt besonders für die renale Beteiligung. So sollte bei allen Patienten über 50 Jahre eine Myelom-assoziierte Nierenerkrankung in die Differenzialdiagnose der akuten und chronischen Niereninsuffizienz einbezogen werden.

- **Serumelektrophorese:** Typische M-Gradienten („peakartige" Erhöhung der γ-Globulinfraktion).
- **Immunfixation** auch zur Bestimmung von Schwer- und Leichtkettentyp.
- **Knochenmarkdiagnostik:** Zytologische (Aspiration) und die histologische (Stanze) Befundung. Molekulare Zytogenetik und Genexpressionsanalyse: Wichtig zur Prognoseabschätzung [Herzenberg 2000].
- **Skelettstatus** und ggf.:
  – Computertomogramm: Knochendestruktionen sind auch ohne Kontrastmittel gut beurteilbar.
  – Kernspintomographie: Infiltration der Knochenmarkräume.
- **Blutuntersuchung:** Eine Hyperkalzämie ist häufig, eine normochrome, normozytäre Anämie haben 50 % der Patienten.
- **Urindiagnostik:** Protein- und Leichtkettenausscheidung (Bence-Jones-Proteinurie) und Urinelektrophorese; bei V. a. Nierenbeteiligung Nierenbiopsie.

7 Vaskulitiden und Systemerkrankungen

Tab. 7.3 Kriterien zur Diagnosestellung „multiples Myelom" [Durie & Salmon 1986]

Majorkriterien	
1	Plasmazelltumor
2	Knochenmarkplasmozytose > 30 %
3	Monoklonales IgG > 35 g/l oder Monoklonales IgA > 20 g/l oder Bence-Jones-Proteinurie > 1 g/d
Minorkriterien	
A	Knochenmarkplasmozytose 10–30 %
B	Monoklonales IgG < 35 g/l
C	Lytische Knochenläsionen
D	Suppression der polyklonalen Immunglobuline

Die Diagnose ist gesichert, wenn mindestens ein Major- und ein Minorkriterium oder drei Minorkriterien vorhanden sind (Ausnahme: 1 + A reichen nicht aus). Bei Diagnose durch Minorkriterien muss sowohl A als auch B vorhanden sein.

7.2.2 Myelomniere (cast nephropathy)

Epidemiologie

Bei fast einem Drittel der Patienten mit multiplem Myelom entwickelt sich eine Myelomniere. Umgekehrt zeigen Nierenbiopsieregister eine Häufigkeit zwischen 2,9 und 4,8 % an [Schena 1997, Rychlik 2004].

Pathogenese

Bei der Pathogenese spielt neben der Präzipitation von Leichtketten und Tamm-Horsfall-Protein zu intratubulären Zylindern mit der Folge der tubulären Obstruktion die direkte Tubulotoxizität der Immunglobulin-Leichtketten die entscheidende Rolle. Beim Gesunden werden 0,9 g freie Leichtketten pro Tag synthetisiert, während es beim Myelompatienten zwischen 3 und 85 g sind. Freie Leichtketten werden, bedingt durch ihr niedriges Molekulargewicht (22 500 D), glomerulär filtriert und im proximalen Tubulus resorbiert. Die Präzipitation beim Myelom ist eine Folge der großen Menge glomerulär filtrierter Leichtketten, die im proximalen Tubulus nur zu einem geringen Teil resorbiert werden können. Die verbleibenden Leichtketten werden durch Flüssigkeitsresorption konzentriert und präzipitieren mit Tamm-Horsfall-Protein und Albumin im distalen Tubulus und im Sammelrohr. Diese großen Zylinder blockieren den Tubulus und führen zu einer zellulären Reaktion. Hierbei ist die Neigung der Leichtketten zur Präzipitation individuell sehr unterschiedlich und hängt keineswegs nur von der Menge ab [Solomon 1991]. Die Affinität zum Tamm-Horsfall-Protein und der isoelektrische Punkt spielen eine entscheidende Rolle. Auch eine hohe Natriumkonzentration im Tubulus scheint die Präzipitation zu fördern. Dies ist klinisch relevant, da Schleifendiuretika die Natriumkonzentration im distalen Tubulus erhöhen, und somit möglicherweise die Bildung von Zylindern fördern. Für die Tubulustoxizität der Leichtketten scheint eine Akkumulation in den Lysosomen (auch bedingt durch eine Resistenz gegenüber lysosomalen Proteasen aufgrund struktureller Veränderungen) entscheidend. In der Folge kommt es zur proximalen Tubuluszellatrophie.

Pathologie

Die Myelomniere ist histologisch durch typische lamellierte Zylinder im distalen Tubulus und in den Sammelrohren (selten auch im proximalen Tubulus) und degenerative Veränderungen im Tubulusepithel gekennzeichnet (▶ Abb. 7.9 a). Die Zylinder lassen sich mit Eosin stark und mit PAS nur schwach rot färben und sind oft von mononukleären Zellen, abgeschilferten Tubuluszellen und charakteristischerweise Histiozyten und mehrkernigen Riesenzellen umgeben (▶ Abb. 7.9 b). Letztere phagozytieren auch Zylinderfragmente. In den Zylindern liegen nicht selten rhomboide oder nadelförmige Kristalle, wie sich teilweise schon lichtmikroskopisch vermuten [Pirani 1987] und in der Elektronenmikroskopie darstellen lässt. Da auch hyaline Zylinder gefunden werden, ist eine Myelomniere nicht leicht auszuschließen [Pirani 1987]. Immunhistologisch lassen sich in den Zylindern meist λ-, seltener κ-Leichtketten nachweisen.

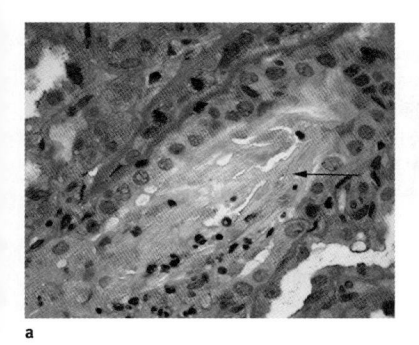

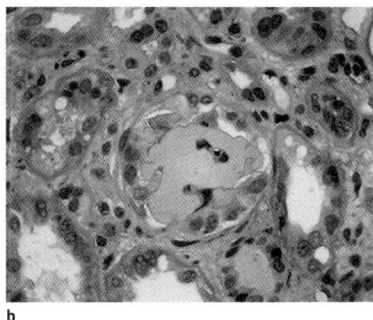

Abb. 7.9 a, b Myelomniere. **a)** Typische fragmentierte Zylinder im Tubuluslumen. **b)** Zylinder im Tubuluslumen umgeben von Makrophagen

Neben der Schädigung des distalen Tubulus treten auch Veränderungen am proximalen Tubulus auf. Die Zellen sind abgeflacht, häufig auch atrophisch. Mit der Atrophie der Tubuluszellen gehen oft Veränderungen des Interstitiums einher wie interstitielle Infiltrate und eine interstitielle Fibrose, die mit dem Ausmaß der Niereninsuffizienz korreliert. Die Glomeruli sind mit Ausnahme einer allenfalls diskreten mesangialen Matrixvermehrung meist nicht verändert.

Klinik

- Proteinurie: Im Urin werden bei der Myelomniere überwiegend Bence-Jones-Proteine und nur geringe Mengen Albumin ausgeschieden. Die Proteinurie liegt bei 75 % der Patienten unter 3 g/d [Alexian 1969]. Dies unterscheidet die Myelomniere von der Leichtketten-Erkrankung und der Amyloidose, bei denen häufig ein nephrotisches Syndrom beobachtet wird.
- Urinsediment: Enthält in der Regel keine Erythrozyten.
- Nierenfunktion: Häufig eingeschränkt. So hatten von 998 Patienten < 75 Jahre 43 % ein Kreatinin > 130 µmol/l [MacLennan 1994]. Eine weit fortgeschrittene Niereninsuffizienz lag bei ca. 10 % der Patienten vor. Bei Patienten, die sich primär beim Nephrologen vorstellen, ist der Anteil mit schwerer Niereninsuffizienz deutlich höher [Winearls 1995]. Eine Myelomniere wird vor allem bei Patienten

mit hoher Tumormasse beobachtet. Ein anderes Charakteristikum ist die hohe Prävalenz eines reinen Leichtkettenmyeloms [Winearls 1995]. Manifestationsfaktoren für ein akutes Nierenversagen sind Hyperkalzämie, Exsikkose, Infektionen und nicht-steroidale Antiphlogistika.

> ✓ Die früher oft angeschuldigten Röntgenkontrastmittel scheinen keine wesentliche Rolle zu spielen [McCarthy 1992]. Dennoch sollte auf einen ausgeglichenen Volumenstatus und die Gabe von Flüssigkeit vor und nach der Kontrastmittelgabe geachtet werden.

THERAPIE, VERLAUF UND PROGNOSE

Konventionelle Chemotherapie

Die Kombination von Melphalan und Prednison (MP) [Alexanian 1969] ist noch immer Standard für die primäre Induktion bei älteren Patienten, während die Hochdosistherapie mit autologer Stammzelltransplantation (≙ Stammzellsupport) für jüngere Patienten etabliert wurde [Attal 1996].

Eine Metaanalyse mit 6633 Patienten, die in 27 randomisierten Studien entweder mit einer Polychemotherapie oder MP alleine behandelt wurden, zeigte ein vergleichbares medianes Überleben von 2,5 Jahren, obwohl die Ansprechrate in der Polychemotherapiegruppe signifikant besser war [Myeloma Trialists Collaborative Group 2001]. Auch eine Analyse von Untergruppen, eingeteilt nach dem Eingangskreatinin, zeigte keinen Unterschied im Überleben.

Nach Remissionsinduktion wird eine Remissionserhaltungstherapie nicht generell empfohlen, da keine oder nur marginale Vorteile für das Überleben gezeigt wurden. Bei einer Nierenfunktionseinschränkung sollte an eine Reduktion der Melphalandosis gedacht werden, wenn auch die renale Clearance für die Elimination nicht entscheidend ist.

Hochdosistherapie

Seit den ersten Hochdosistherapien konnte die therapieassoziierte Mortalität erheblich gesenkt werden und liegt nun bei Hochdosistherapien und autologer Stammzelltransplantation (Patienten jünger als 60–65 Jahre), bei nur 5 % [Barlogie 1986, Bensinger 1996, Jagannath 1990]. In einer prospektiven Studie wurde das progressionsfreie 5-Jahres-Überleben mit 28 % versus 10 % bei einer konventionellen Therapie angegeben, das Überleben überhaupt mit 52 % versus 12 % [Attal 1996].

In den meisten Protokollen erhalten die Patienten eine Vorbehandlung mit 4–6 Zyklen einer konventionellen Therapie (häufig Vincristin, Adriamycin und Dexamethason), um die Tumorlast zu reduzieren.

> ✓ Melphalan ist stammzelltoxisch und sollte zur Vorbehandlung nicht gegeben werden.

Die peripheren Stammzellen werden nach Stimulation mit Granulocyte colony stimulating factor in der Regenerationsphase nach zytoreduktiver Chemotherapie mit z.B. Cyclophosphamid aus dem peripheren Blut gewonnen. Anschließend erfolgt eine Hochdosistherapie, oft Melphalan 200 mg/m^2. Ein bis zwei Tage später werden die Stammzellen reinfundiert, wobei die Regeneration 12–14 Tage dauert.

Auch Myelompatienten mit Niereninsuffizienz konnten erfolgreich behandelt werden, wobei die therapieassoziierte Mortalität und Morbidität höher lagen [Haubitz 2006]. Bei Patienten mit einer Kreatininclearance < 30 ml/Min. sollte die Melphalandosis um 25–50 % reduziert werden [Carlson 2005, Carlson et al. 2005].

Allogene Knochenmark- oder Stammzelltransplantation
Diese Therapie wurde bei ausgewählten jungen Patienten durchgeführt [Gahrton 1991, Bensinger 1996b]. Ein Langzeitüberleben wurde bei einigen Patienten erreicht (wahrscheinlich aufgrund des Graft-versus-Myeloma-Effekts). Die Therapie war aber mit einer hohen transplantationsassoziierten Mortalität behaftet (40 %), bedingt durch Infektionen und eine GvHD, so dass die 5-Jahres-Überlebensrate nur 20–30 % betrug und damit eher niedriger als nach autologer Transplantation lag [Björkstrand 1996]. Protokolle mit einer reduzierten Konditionierung werden evaluiert, und eine sequenzielle Transplantation (zunächst autolog dann allogen mit reduzierter Konditionierung) erscheint viel versprechend. Für Patienten mit einer Niereninsuffizienz liegen kaum Daten vor.

Thalidomid und Bortezomib
Neue Therapiekonzepte verwenden Thalidomid oder Bortezomib (ein Proteasom-Inhibitor). Thalidomid kann bei Patienten mit unterschiedlichen Graden der Niereninsuffizienz und auch bei Dialyse in unveränderter Dosis gegeben werden [Eriksson 2003]. Erfahrungen bei einer begrenzten Zahl von Patienten mit Niereninsuffizienz legen nahe, dass Bortezomib bei diesen Patienten eine vergleichbare Wirksamkeit und Toxizität (Zytopenie, Diarrhoe, Elektrolytentgleisung, Polyneuropathie) hat [Jagannath 2005].

Supportive Therapie
Bisphosphonate: Bei Knochenbeteiligung zur Langzeitgabe indiziert. Sie wirken antiosteoklastisch, senken den Kalziumspiegel und reduzieren Ereignisse von Seiten der Knochenmanifestation. Als Komplikationen wurde eine fokal segmentale Sklerose [Markowitz 2001] beobachtet.

Bei der Myelomniere kann das Präzipitationsrisiko vermindert werden durch:
- Volumengabe (Urinvolumen > 3 l).
- Senkung einer Hyperkalzämie.
- Alkalisierung des Urin-pH > 7.
- Vermeidung von Schleifendiuretika.

Außer bei Hyperviskosität sind Plasmapheresen nicht indiziert, da eine Wirksamkeit in neueren Studien nicht belegt werden konnte [Clark 2005].

Prognose
Außer möglicherweise bei allogener Transplantation ist das multiple Myelom nicht heilbar, und es wird trotz Therapie nur ein mittleres Überleben von ca. 4 Jahren erreicht. Eine Niereninsuffizienz führt statistisch zu einer deutlich schlechteren Prognose hinsichtlich des Patientenüberlebens. So waren in einer früheren Studie ein Jahr nach Diagnose nur noch 50 % der Patienten mit einem Kreatinin > 200 µmol/l am Leben, gegenüber fast 80 % der Patienten mit einem Kreatinin < 130 µmol/l [MacLennan 1989]. Auch bei Hochdosistherapie und Stammzellsupport haben Patienten mit einer Niereninsuffizienz im Stadium IV und V eine deutlich schlechtere Prognose (30 % versus 70 % Überleben nach 2 Jahren) [Carlson 2005].

Chronische Nierenersatztherapie und Transplantation

Patienten mit terminaler Niereninsuffizienz können gleichwertig mit Hämodialyse oder Peritonealdialyse behandelt werden, wobei das erhöhte Infektionsrisiko durch Erkrankung und Therapie bei der Peritonealdialyse beachtet werden muss. In älteren Studien wird bei terminaler Niereninsuffizienz über eine 1-Jahres-Überlebensrate von ca. 50 % berichtet [Clark 1999] mit einem Abfall auf 25 % im dritten Jahr. Auch eine neuere retrospektive Untersuchung bei Patienten mit meist fortgeschrittenem Myelom erbrachte keine besseren Ergebnisse [Magee 1998], wobei keine Hochdosistherapie mit Stammzellsupport angewandt wurde. Bezüglich einer Nierentransplantation beim multiplen Myelom sind in einer Übersichtsarbeit [Sammett 1996] 8 Fälle zusammengestellt mit einer Überlebenszeit von im Mittel 3 Jahren. Die Autoren kommen zu dem Schluss, dass eine Transplantation auch für diese Patienten erwogen werden sollte, sofern eine Remission der Erkrankung erreicht wurde, oder es sich um ein gering aktives Myelom handelt. Da keine Nierenhistologien verfügbar sind, kann keine Aussage bezüglich einer Rekurrenz getroffen werden. Von Bühler et al. wurde 2002 über zwei erfolgreiche kombinierte Nieren- und Knochenmarktransplantationen berichtet. Hierbei führte die Transplantation zur kompletten Remission bzw. zu einer gering aktiven Erkrankung (geringer Nachweis von Leichtketten bei unauffälligem Knochenmark), und es konnte eine Toleranz induziert werden. So wurde Ciclosporin beendet, ohne dass es zu einer Abstoßung des Nierentransplantates gekommen wäre.

7.2.3 AL-Amyloidose

EPIDEMIOLOGIE UND PATHOGENESE

Die AL-Amyloidose kommt durch vermehrte Synthese von Leichtketten und ihre Ablagerung in der extrazellulären Matrix zustande. Meist enthält dabei das AL-Amyloid nur Fragmente der Leichtketten, meist solche der variablen Region, häufig mit atypischer Aminosäurensequenz, die möglicherweise die Wahrscheinlichkeit der Fibrillenentstehung erhöhen. Die Ursache der AL-Amyloidose ist bei 20–35 % der Patienten ein multiples Myelom. Umgekehrt entwickeln bis zu 15 % der Patienten mit multiplem Myelom eine AL-Amyloidose.

Wichtig ist allerdings, dass bei 50–65 % der Patienten mit AL-Amyloidose im Serum oder Urin zwar ein Paraprotein nachweisbar ist, die diagnostischen Kriterien für ein multiples Myelom jedoch nicht erfüllt sind. Bei diesen Patienten ist eine aggressive therapeutische Strategie besonders schwierig festzulegen.

Bei einer kleinen Zahl von Patienten können mit Immunfixation weder im Serum noch im Urin Paraproteine nachgewiesen werden. Dennoch liegt bei diesen Patienten eine vermehrte Leichtketten-Synthese vor. Diese werden abgelagert und können zu erheblichen Organschäden führen.

PATHOLOGIE

In der Lichtmikroskopie zeigen sich diffuse oder noduläre glomeruläre Ablagerungen von amorphem hyalinem Material primär mesangial und später auch in den kapillären Schlingen (▶ Abb. 7.10 a). Auch in den kleinen Arterien und in der tubulären Basalmembran kann sich AL-Amyloid ablagern. Die Amyloidfibrillen lassen sich in der Kongorot-Färbung nachweisen und sind polarisationsoptisch doppelbrechend (▶ Abb. 7.10 b, c).

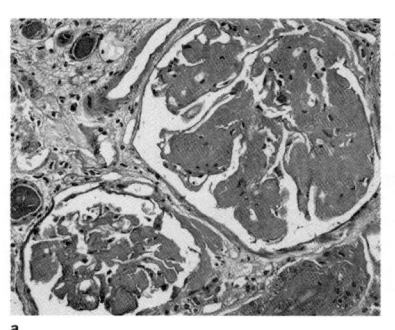

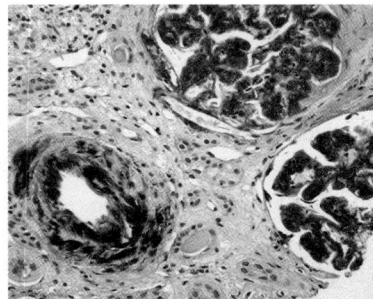

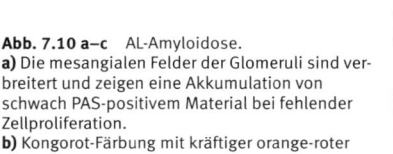

Abb. 7.10 a–c AL-Amyloidose.
a) Die mesangialen Felder der Glomeruli sind verbreitert und zeigen eine Akkumulation von schwach PAS-positivem Material bei fehlender Zellproliferation.
b) Kongorot-Färbung mit kräftiger orange-roter Anfärbung mesangial in den Glomeruli und in der Wand einer benachbarten Arteriole.
c) Kongorot-Färbung im polarisierenden Licht mit grüner Doppelbrechung des Amyloids.

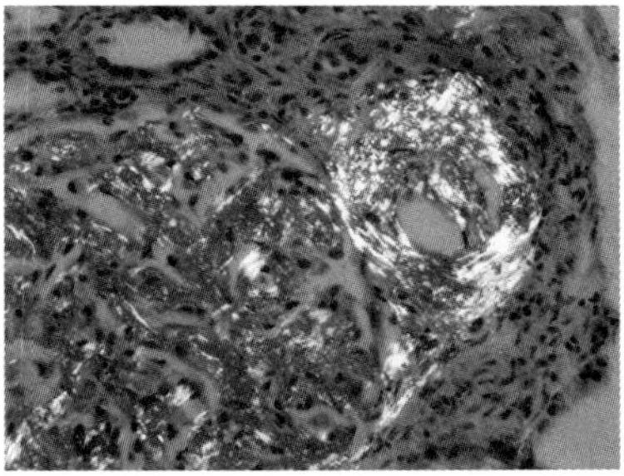

Immunhistologisch lassen sich monoklonale λ- oder κ-Leichtketten nachweisen. Selten zeigen sich Amyloidablagerungen in den Gefäßen, die zu einer Lumeneinengung führen.

✓ Mit den histologischen Läsionen variiert die Klinik. So haben die meisten Patienten mit glomerulärer Beteiligung eine Proteinurie mit nephrotischem Syndrom ohne wesentliche Nierenfunktionseinschränkung. Demgegenüber haben Patienten mit Gefäßbeteiligung durch eine verminderte Perfusion eine stärkere Niereninsuffizienz ohne nephrotisches Syndrom.

In der Elektronenmikroskopie finden sich meist die charakteristischen irregulär angeordneten Fibrillen mit einem Durchmesser von 7–10 nm. Die Größe und Anordnung unterscheidet die Amyloidose von der fibrillären/immuntaktoiden Nephropathie, wo große Fibrillen mit einem Durchmesser über 20 nm nachgewiesen werden können.

KLINIK

Bei der AL-Amyloidose können mit Ausnahme des ZNS alle Organe befallen sein.

Häufig betroffene Organe:
- Niere: Am häufigsten betroffen (über 50 %). Leitsymptom sind oft Ödeme aufgrund eines nephrotischen Syndroms mit schwerer Hypalbuminämie. Eine Mi-

krohämaturie ist nicht häufig. Bei Diagnosestellung haben bereits 43 % der Patienten ein erhöhtes Kreatinin [Gertz 2002, Kyle 1995].
- Herz: Kardiomyopathie (initial bei ⅓ der Patienten); entscheidend für die Prognose und wichtig für therapeutische Strategien.
- Leber: Irreguläre Hepatomegalie mit Erhöhung der alkalischen Phosphatase.
- Nervensystem: Periphere Polyneuropathie und Karpaltunnelsyndrom.
- Die charakteristische Makroglossie tritt nur bei wenigen Patienten auf.

Wichtig sind außerdem Allgemeinsymptome wie Abgeschlagenheit, Leistungsverminderung und Gewichtsverlust (in fortgeschrittenem Stadium auch bedingt durch Malabsorption aufgrund der autonomen Neuropathie oder der Ablagerung von Amyloid im Gastrointestinaltrakt). Eine Blutungsneigung kann z. B. durch Amyloidablagerungen in den Gefäßen oder durch einen defizienten Faktor X bedingt sein.

Die Patienten mit Amyloidose sind im Gegensatz zu anderen Niereninsuffizienten häufig normo- bis hypoton, wobei ein Teil der Patienten unter orthostatischen Beschwerden leidet (Kardiomyopathie und gestörte Vasokonstriktion aufgrund der Amyloidablagerungen in den Gefäßwänden).

Diagnose
- Histologie mit Amyloid.
- Histologischer Leichtkettennachweis.
- Immunfixation im Serum und Urin zum Nachweis der monoklonalen Immunglobuline bzw. Leichtketten.
- Knochenmarkhistologie.

Mit diesen Methoden können monoklonale Immunglobuline bei fast 90 % der Patienten im Serum und/oder Urin nachgewiesen werden, mit neueren Verfahren (free light chain assay) bei einem noch deutlich höheren Prozentsatz. Zur Bestimmung des Ausmaßes der Amyloidablagerungen und zum Monitoring des Progresses wurden Szintigraphien angewandt. Dabei scheint die Verwendung einer Jod^{123}-markierten Amyloid-P-Komponente am effektivsten zu sein [Falk 1997].

Therapie, Verlauf und Prognose
Die Prognose der Patienten mit AL-Amyloidose ist schlecht. Das mittlere Überleben bei 229 Patienten betrug 12 Monate, bei Patienten mit Myelom sogar nur 5 Monate. Die kardiale Manifestation war für 40 % der Todesfälle verantwortlich [Gertz 1992, Kyle 1983].

Einzige therapeutische Option ist die Reduktion der Leichtkettenproduktion, nachdem initial viel versprechende Therapiestrategien zum Abbau von Amyloid (Deoxydoxorubicin, ein Anthrazyklin [Gianni 1995], und ein kompetitiver Inhibitor der Serum-Amyloid-P-Komponente [Pepys 2002]) enttäuscht haben [Gertz 2002] bzw. nicht weiterverfolgt wurden. Eine Therapie mit oralem Melphalan und Prednison erbrachte, bedingt durch nicht ausreichende Eradikation des Myeloms bzw. der Plasmazelldyskrasie, nicht den gewünschten Erfolg (medianes Überleben nur 16 bis 18 Monate) [Übersicht in Casserly 2003]. Eine hochdosierte Melphalangabe mit Stammzelltransplantation bei ausgewählten Patienten hatte bessere Erfolge bedingt durch eine komplette Remission bei ca. 40 % der Patienten (4-Jahres-Überleben 60 %) Bei diesen Patienten konnte auch häufig eine progressive Abnahme der Proteinurie erreicht werden. Bei Patienten mit eingeschränkter Nierenfunktion oder gar terminaler Niereninsuffizienz muss mit einer höheren Toxizität der Therapie gerechnet werden (z. B. schwere Mukositiden, häufigere Erythrozyten- und Thrombozytentransfusionen) [Casserly 2003], und das Überleben ist schlechter. Patienten mit Herzbeteiligung haben eine sehr schlechte Prognose, und eine Ejektionsfraktion von < 40 % sowie ein systolischer Blutdruck < 90 mmHg sollten eine Transplantation ausschließen.

Chronische Nierenersatztherapie und Transplantation
Die meisten Erfahrungsberichte beziehen Patienten mit AL- und AA-Amyloidose ein. Das Patientenüberleben ist niedrig und liegt bei ca. 70 % nach einem Jahr.

Gertz et al. berichteten bei 37 Patienten mit AL-Amyloidose, die während der Erkrankung dialysiert wurden, über ein Überleben von 75 % nach 1 Jahr, 45 % nach 2 Jahren und 20 % nach 5 Jahren [Gertz1992]. Die mittlere Überlebenszeit vom Zeitpunkt der Dialyse an betrug nur 8 Monate.

Bei Patienten mit Hypotension und/oder orthostatischen Beschwerden sollte eine Peritonealdialysebehandlung vorgezogen werden, zumal bei Hämodialyse der Gefäßzugang ein großes Problem darstellt. Die Herzbeteiligung stellt auch an der Dialyse den wichtigsten prognostischen Faktor dar.

Es gibt nur wenige Berichte über Nierentransplantationen bei Patienten mit AL-Amyloidose. Hartmann et al. [Hartmann 1992] beschreiben bei 52 Patienten mit einer Amyloidose, wobei nur 8 Patienten eine AL-Amyloidose hatten, eine hohe Frühmortalität bedingt durch Pneumonie oder Sepsis. Vor allem Patienten über 45 Jahre hatten eine schlechte Prognose (Patientenüberleben nur 66 % nach 1 Jahr). Eine Rekurrenz einer AL-Amyloidose wurde nicht beobachtet. Über ein 21-jähriges Überleben eines Patienten nach intensiver Chemotherapie, davon 10 Jahre mit funktionierendem Transplantat, berichteten Goldsmith et al. [Goldsmith 1996]. Positive Resultate gaben auch Casserly et al. nach Hochdosistherapie und Stammzelltransplantation an [Casserly 2003].

7.2.4 Leichtketten-Erkrankung (light-chain deposition disease)

Epidemiologie und Pathogenese

Die Leichtketten-Erkrankung ist durch Ablagerungen von monoklonalen Leichtketten oder deren Fragmenten in verschiedenen Organen gekennzeichnet, wobei diese sind nicht fibrillär wie bei der Amyloidose sind.

Nach dem italienischen Biopsieregister wird in 2,4 % der Nierenbiopsien eine Leichtketten-Erkrankung gefunden, sie ist damit etwa halb so häufig wie die Myelomniere. Die Nierenmanifestation dominiert häufig den klinischen Verlauf der Erkrankung. Männer erkranken doppelt so häufig wie Frauen, und das mittlere Erkrankungsalter liegt bei 58 Jahren [Pozzi 2003].

Bei zwei Drittel der Patienten mit Leichtketten-Erkrankung liegt ein multiples Myelom vor, bei den anderen Patienten lässt sich keine maligne hämatologische Erkrankung nachweisen, und bei 6 % der Patienten sind weder im Serum noch im Urin monoklonale Immunglobuline nachweisbar [Pozzi 2003].

Pathologie

Charakteristisch für die Leichtketten-Erkrankung sind die eosinophilen, PAS-positiven Ablagerungen an der tubulären Basalmembran vorwiegend im distalen Tubulus und im Sammelrohr. Die Tubuluszellen sind oft atrophisch, es finden sich jedoch keine Bence-Jones-Zylinder im Tubuluslumen.

Lichtmikroskopisch findet sich eine noduläre mesangiale Sklerose (▶ Abb. 7.11 a). Differenzialdiagnostisch muss eine diabetische Glomerulosklerose abgegrenzt werden. Die glomeruläre Basalmembran ist jedoch bei der Leichtketten-Erkrankung nicht so regelmäßig verdickt, und die nodulären Strukturen sind gleichmäßiger verteilt. Außerdem wird keine extensive Hyalinose der efferenten Arteriolen beobachtet. Bei der Leichtkettenerkrankung können keine Fibrillen nachgewiesen werden, die Ablagerungen sind somit Kongorot-negativ.

Immunhistologisch lassen sich meist κ-Leichtketten in den Noduli, entlang der glomerulären Basalmembran und peritubulär nachweisen (▶ Abb. 7.11 b).

In der Elektronenmikroskopie finden sich charakteristischerweise feingranuläre elektronendichte Ablagerungen im Mesangium sowie entlang der glomerulären Basalmembran. Auch im Tubulus finden sich fein- bis grobgranuläre elektronendichte Ablagerungen entlang der Basalmembran. In einigen Fällen können die glomerulären Veränderungen einer membranoproliferativen Glomerulonephritis Typ II sehr ähnlich sein.

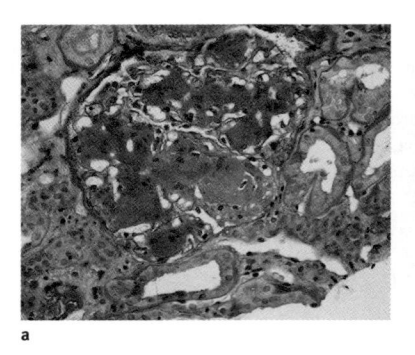

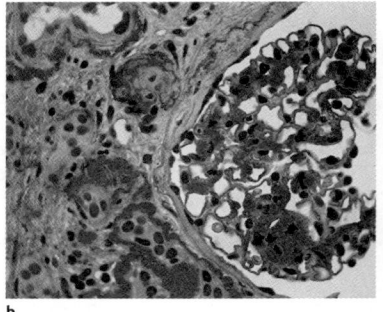

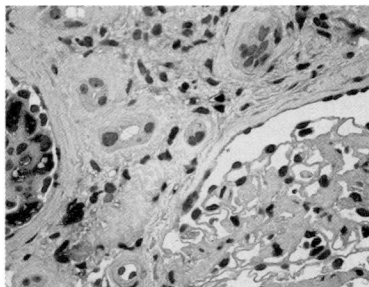

Abb. 7.11 a–c Leichtketten-Glomerulopathie.
a) Noduläre Verbreiterung des Mesangiums ohne Zellproliferation
b, c) Typ κ. Immunhistochemie auf κ- (b) und λ-Leichtketten (c) zeigt eine Leichtkettenrestriktion zu Gunsten von κ bei IgG-κ-Plasmozytom. Kräftige Anfärbung des Mesangiums und der Basalmembranen von Glomeruli und Tubuli.

Klinik

- Meist liegt bei Diagnosestellung bereits eine fortgeschrittene Niereninsuffizienz vor (Kreatinin 336 µmol/l [Pozzi 2003]), wobei Patienten mit einem multiplen Myelom höhere Kreatininwerte haben und häufig einen rapid-progressiven Verlauf. Bei mehr als 80 % der Patienten besteht eine meist unselektive Proteinurie > 1 g, bei 40 % sogar ein nephrotisches Syndrom. Eine Mikrohämaturie wird bei ⅓ der Patienten beobachtet.
- Eine Herzbeteiligung ist häufig. So berichteten Pozzi et al. über 21 von 63 symptomatischen Patienten, mehr als 50 % mit einer kongestiven Kardiomyopathie [Pozzi 2003].
- Auch die Leber ist nicht selten betroffen (19 von 63 Patienten).
- Weniger häufig ist ein Befall der Milz und des Nervensystems. Auch über Manifestation an Darm und Lunge wurde berichtet.

Diagnose

▸ 7.2.3 (AL-Amyloidose), nur dass kein Amyloid nachgewiesen werden kann.

Therapie, Verlauf und Prognose

Bei Patienten mit multiplem Myelom als Grunderkrankung sollte dieses therapiert werden. Liegt kein Myelom vor, ist die therapeutische Entscheidung schwieriger. In Analogie zur AL-Amyloidose wurden auch ohne Myelom Alkylanzien, meist Melphalan, und Prednison eingesetzt [Buxbaum 1990, Pozzi 2003], allerdings mit eingeschränktem Erfolg (mittleres Überleben ca. 4 Jahre). Patienten mit multiplem Myelom und Patienten mit extrarenalen Leichtkettenablagerungen hatten dabei eine schlechtere Prognose [Pozzi 2003]. Demgegenüber berichteten Pozzi et al. über 5 Patienten (ein Patient ohne Myelom) mit Hochdosistherapie und autologer Stammzelltransplantation, die nach einer Beobachtungszeit von im Mittel 44 Monaten alle lebten, wobei nur ein Patient dialysiert werden musste. Auch die Daten von Royer et al. [Royer 2004] scheinen bei jungen Patienten mit Leichtketten-Erkrankungen für eine Hochdosischemotherapie mit autologem Stammzellsupport zu sprechen. Da kontrollierte Studien fehlen, muss die Therapieentscheidung im Einzelfall getroffen werden.

Chronische Nierenersatztherapie und Transplantation

Patienten mit chronischer Nierenersatztherapie haben im Vergleich zu Patienten ohne terminale Niereninsuffizienz kein schlechteres Überleben, wobei Hämodialyse und Peritonealdialyse gleichwertig sind [Pozzi 2003].

Die Frage einer Nierentransplantation bei Patienten mit Leichtkettennephropathie wird kontrovers diskutiert. So berichteten Leung et al. [Leung 2004] bei 7 Patienten über eine schlechte Prognose mit Rekurrenz bei 5 Patienten nach 2 bis 45 Monaten, wobei 4 Patienten verstarben und einer dialysepflichtig wurde. Ein weiterer Patient verstarb bei Myelomprogression ohne Rekurrenz in der Transplantatniere. Die Autoren raten daher von einer Nierentransplantation bei diesen Patienten ab. Auch Short et al. haben in einer älteren Arbeit 7 Patienten aus der Literatur zusammengestellt, die ähnlich negative Resultate zeigten (4 am Myelom bzw. Sepsis verstorbene Patienten und Rekurrenz bei 6 von 7 Patienten; mittleres Transplantatüberleben unter 3 Jahre). Demgegenüber berichteten Royer et al. [Royer 2004] über einen erfolgreich transplantierten Patienten. Wir haben bei zwei Patienten Rezidive 4 und 6 Jahre nach der Nierentransplantation beobachtet [Merkel 2004], wobei ein Patient 8 Jahre nach der Transplantation dialysepflichtig wurde, die andere Patientin nach 6 Jahren noch ein funktionierendes Transplantat hatte. So kann man diese Patienten nach Ausschluss einer malignen Erkrankung durchaus zur Nierentransplantation zulassen.

7.2.5 Schwerketten-Erkrankung (heavy-chain-deposition disease)

Selten können bei Patienten mit multiplem Myelom, Proteinurie und Niereninsuffizienz in der Nierenhistologie neben Leichtketten auch monoklonale Immunglobulin-Schwerketten gefunden werden. Noch seltener sind nur Schwerketten nachweisbar. Klinisch und pathologisch unterscheiden sich diese Patienten nicht von denen mit einer Leichtkettenerkrankung [Aucouturier 1993]. Über ein Rezidiv nach Transplantation wurde berichtet [Herzenberg 2000].

7.2.6 Myelom-assoziierte Tubulopathien

Bei Patienten mit multiplem Myelom können auch isoliert tubuläre Störungen beobachtet werden. So werden ein Konzentrierungsdefekt und eine renale Azidose häufiger, ein Phosphatverlust selten beobachtet. Ein Myelom-assoziiertes Fanconi-Syndrom ist eine Rarität. So beobachteten Ma et al. [Ma 2004] in einem Zeitraum von mehr als 30 Jahren nur 16 Patienten mit einem Fanconi-Syndrom bei multiplem Myelom.

7.2.7 Nierenerkrankung durch Hyperkalzämie

EPIDEMIOLOGIE

Bei 30–40 % der Patienten mit multiplem Myelom tritt eine Hyperkalzämie mit Symptomen wie Apathie, Verwirrtheit, Übelkeit, Erbrechen, Obstipation bis zum Ileus, Adynamie, Muskelschwäche und Arrhythmien auf. Bei schwerer Hyperkalzämie droht das Koma.

ÄTIOLOGIE

Ursachen sind Osteolysen mit Osteoklastenaktivierung durch Mediatoren wie TNF, Interleukin-6 oder Prostaglandinen aus den B-Zell-Klonen. Auch konnten in Einzelfällen erhöhte Spiegel von PTH-related Peptid nachgewiesen werden [Saito 2000].

PATHOGENESE

An der Niere führt die Hyperkalzämie zur Polyurie durch eine verminderte Natriumresorption an der Henleschen Schleife sowie eine verminderte Wasserpermeabilität im Sammelrohr bei reduziertem osmotischem Gradienten im Nierenmark. Die Folge ist eine Exsikkose mit Verminderung der glomerulären Filtrationsrate. Weiterhin tragen eine Vasokonstriktion der afferenten Arteriolen und somit eine Erniedrigung des glomerulären Ultrafiltrationsdrucks zur GFR-Senkung bei. Bei Hyperkalzurie steigt außerdem die Tubulustoxizität der Leichtketten an. Besteht die Hyperkalzämie über einen längeren Zeitraum, kann dies zur Nephrokalzinose führen.

Therapie

Therapeutisch am wichtigsten ist eine rasche Beseitigung der Dehydratation mit physiologischer Kochsalzlösung. Schleifendiuretika reduzieren die Kalziumabsorption (**cave** Myelomniere). Intravenös gegebene Bisphosphonate senken das Kalzium oft gut, allerdings mit einer Latenz von einem Tag. Auch Glukokortikoide sind beim multiplen Myelom wirksam, allerdings weniger als die Bisphosphonate. Kalzitonin senkt den Kalziumspiegel innerhalb von Stunden, ist aber selten notwendig.

7.2.8 Nierenerkrankung durch andere myelomassoziierte Ursachen

- Bei hoher Konzentration des Myelomproteins kann es zu einem **Hyperviskositätssyndrom** kommen, welches sich an der Niere mit einer verminderten Urinkonzentrationsfähigkeit und einem Absinken der GFR manifestiert. Therapie der Wahl ist die Plasmapherese.
- Bei starkem Zerfall von Plasmazellen kann, wie bei anderen malignen Tumoren, die Harnsäurekonzentration erheblich steigen. Harnsäure wird glomerulär filtriert und fällt bei hohen Konzentrationen vor allem bei saurem Urin-pH im distalen Tubulus aus mit der Folge einer **obstruktiven Nephropathie** z.t. bis zur Dialysepflichtigkeit, wobei die Prognose bei richtiger Therapie meist gut ist. Wichtig zur Prophylaxe sind Flüssigkeitszufuhr, Gabe von Allopurinol und Alkalisierung des Urins.
- Auch eine **Hyperphosphatämie** wurde beim multiplen Myelom beobachtet, welche durch Präzipitation von Kalzium-Phosphat-Kristallen im Tubulus zur Nierenfunktionsbeeinträchtigung führen kann (**cave** Alkalisierung: Präzipitationsrisiko erhöht).
- Eine **Kryoglobulinämie** kann auftreten, die zu einer membranoproliferativen Glomerulonephritis führen kann (▶ 4.6.4).
- Selten kommt es beim multiplen Myelom zu einer **direkten Infiltration** der Nieren mit Plasmazellen.
- Über eine **Rhabdomyolyse** mit akutem Nierenversagen durch muskuläre Ablagerung von Leicht-Ketten wurde berichtet [Farah 2005].
- Nicht zuletzt sollte man bei Niereninsuffizienz an **infektionsbedingte Komplikationen** wie Pyelonephritis und Sepsis denken.

Literatur

Alexanian R, Haut A, Kahn AU, Lane M, McKelvey EM, Migliore PJ et al. Treatment for multiple myeloma. Combination chemotherapy with different melphalan dose regimens. JAMA 1969; 208:1680–5.

Attal M, Harousseau JL, Stoppa AM, Sotto JJ, Fuzibet JG, Rossi JF et al. A prospective, randomized trial of autologous bone marrow transplantation and chemotherapy in multiple myeloma. N Engl J Med 1996; 335:91–7.

Aucouturier P, Khamlich AA, Touchard G, Justrabo E, Cogne M, Chauffert B et al. Brief report: Heavy-chain depostion disease. New Engl J Med 1993; 329:1389–93.

Barlogie B, Hall R, Zander A, Dicke K, Alexanian R. High-dose melphalan with autologous bone marrow transplantationfor multiple myeloma. Blood 1986; 67:1298–301.

Bensinger WI, Rowley SD, Demirer T, Lilleby K, Schiffman K, Clift RA et al. Highdose therapy followed by autologous heamtopoietic stemcell infusion for patients with multiple myeloma. J Clin Oncol 1996; 14:1447–56.

Bensinger WI, Buckner CD, Anasetti C, Clift R, Storb R, Barnett T et al. Allogeneic bone marrow transplantation for multiple myeloma: an analysis of risk factors on outcome. Blood 1996b; 88:2787–93.

Björkstrand B, Ljungman P, Svensson H, Hermans J, Alegre A, Apperley J et al. Allogeneic bone marrow transplantation versus autologous stem cell transplantation in multiple myeloma: a retrospective case-matched study from the European Group for Blood and Bone Marrow Transplantation. Blood 1996; 88:4711–16.

Bühler LH, Spitzer TR, Sykes M, Sachs DH, Demonico FL, Tolkoff-Rubin N et al. Induction of kidney allograft tolerance after transient lymphohematopoietic chimerism in patients with multiple myeloma and end-stage renal disease. Transplantation 2002; 74:1405–9.

Buxbaum JN, Chuba JV, Hellman GC, Solomon A, Gallo GR. Monoclonal immunoglobulin deposition disease: light chain and light and heavy chain deposition diseases and their relation to light chain amyloidosis. Clinical features, immunopathology, and molecular analysis. Ann Intern Med 1990; 112:455–64.

Carlson K. Melphalan 200 mg/m^2 with blood stem cell support as first-line myeloma therapy: impact of glomerular filtration rate on engraftment, transplantation-related toxicity and survival. Bone Marrow Transplant 2005; 35:985–90.

Carlson K, Hjorth M, Knudsen LM. Toxicity in standard melphalan-prednisone therapy among myeloma patients with renal failure – a retrospective analysis and recommendations for dose adjustment. British J Haematol 2005; 128:631–5.

Casserly LF, Fadia A, Sanchorawala V, Seldin DC, Wright DG, Skinner M, Dember LM. High-dose intravenous melphalan with autologous stem cell transplantation in AL amyloidosis-associated end-stage renal disease. Kidney Int 2003; 63:1051–57.

Clark AD, Shetty A, Soutar R. Renal failure and multiple myeloma: pathogenesis and treatment of renal failure and management of underlying myeloma. Blood Reviews 1999; 13:79–90.

Clark WF, Stewart AK, Rock GA, Sternbach M, Sutton DM, Barrett BJ et al. Plasma exchange when myeloma presents as acute renal failure. Ann Int Med 2005; 143:777–84.

Durie BG. Staging and kinetics of multiple myeloma. Semin Oncol 1986; 13:300–9.

Eriksson T, Hoglund P, Turesson I, Waage A, Don BR, Vu J et al. Pharmacokinetics of thalidomide in patients with impaired renal function and while on and off dialysis. J Pharm Pharmacol 2003; 55:2702–6.

Falk RH, Comenzo RL, Skinner M. The systemic amyloidoses. New Engl J Med 1997; 337:899–909.

Farah R, Farah R, Kolin M, Cohen H, Kristal B. Light chain muscle deposition caused rhabdomyolysis and acute renal failure in patients with multiple myeloma. Clin Nephrol 2005; 63:50–3.

Gahrton G, Tura S, Ljungman P, Belanger C, Brandt L, Cavo M et al. Allogeneic bone marrow transplantation in multiple myeloma. New Engl J Med 1991; 325:1267–73.

Gianni L, Bellotti V, Gianni AM, Merlini G. New drug therapy of amyloidoses: resorption of AL-type deposits with 4'-Iodo-4'-deoxyorubicin. Blood 1995; 86:855–61.

Gertz MA, Robert AK, O'Fallon WM. Dialysis support of patients with primary systemic amyloidosis. Arch Intern Med 1992; 152:2245–50.

Gertz MA, Lacy MQ, Dispenzieri A, Cheson BD, Barbogie B, Kyle RA et al. A multicenter phase II trial of 4'-iodo-4'deoxydoxorubicin in primary amyloidosis (AL). Amyloid 2002; 9:24–30.

Goldsmith DJ, Sandooran D, Short CD, Mallick NP, Hohnson RW. Twenty-one years survival with systemic AL-amyloidosis. Am J Kidney Dis 1996; 28:278–82.

Hartmann A, Holdaas H, Fauchald P, Nordal KP, Berg KJ, Talseth T et al. Fifteen years experience with renal transplantation in systemic amyloidosis. Transplant Inter 1992; 5:15–8.

Haubitz M, Peest D. Myeloma – new approaches to combined nephrological-haematological management. Nephrol Dial Transplant 2006; 21:582–90.

Herzenberg AM, Kiaii M, Magil AB. Heavy chain deposition disease: recurrence in a renal transplant and report of IgG(2) subtype. Am J Kidney Dis 2000; 35:25.

Hose D, Cremer FW, Goldschmidt H. Multiples Myelom: Diagnostik, Klinik und Therapie. Spektrum 2005; 1:14–23.

Jagannath S, Barlogie B, Dicke K, Alexanian R, Zagars G, Cheson B et al. Autologous bone marrow transplantation in multiple myeloma: identification of prognostic factors. Blood 1990; 76:1860–66.

Jagannath S, Barlogie B, Berenson JR, Singhal S, Alexanian R, Srkalovic G et al. Bortezomib in recurrent and/or refractory multiple myeloma. Initial clinical experience in patients with impaired renal function. Cancer 2005; 103:1195–200.

Kyle RA, Gretz MA. Amyloidosis (AL): clinical and laboratory features in 229 cases. Mayo Clin Proc 1983; 58:665–83.

Kyle RA, Gretz MA. Primary systemic amyloidosis: clinical and laboratory features in 474 cases. Semin Hematol 1995; 32:45–59.

Leung N, Lager DJ, Gertz MA, Wilson K, Kanakiriya S, Fervenza FC. Long-term outcome of renal transplantation in light-chain deposition disease. Am J Kidney Dis 2004; 43:147–53.

Ma CX, Lacy MQ, Rompala JF, Dispensieri A, Rajkumar SV, Greipp PR et al. Acquired Fanconi sindrome is an indolent disorder in the absence of overt multiple myeloma. Blood 2004; 104:40–2.

MacLennan IC, Cooper EH, Chapman CE, Kelly KA, Crockson RA. Renal failure in myelomatosis. Eur J Haematol 1989; 432 (Suppl51):60–5.

MacLennan IC, Drayson M, Dunn J. Multiple myeloma. Br Med J 1994; 308:1033–6.

Magee C, Vella JP, Tormey WP, Walshe JJ. Multiple myeloma and renal failure: one center's experience. Renal Failure 1998; 20:597–606.

Markowitz GS, Appel GB, Fine PL, Fenves AZ, Loon NR, Jagannath S et al. Collapsing focal segmental glomerulosclerosis following treatment with high-dose pamidronate. J Am Soc Nephrol 2001; 12:1164–72.

McCarthy CE, Becker JA. Multiple myeloma and contrast media. Radiology 1992; 183:519–21.

Merkel S, Peest D, Haller H, Schwarz A. Leichtkettenbildende Erkrankungen nach Nierentransplantation. Kidney Blood Press Res 2004; 27:486.

Myeloma Trialists' Collaborative Group. Interferon as therapy for multiple myeloma: an individual patient data overview of 24 randomized trials and 4012 patients. Br J Haematol 2001; 113:1020–34.

Pepys MB, Herbert J, Hutchinson Wl, Tennent GA, Lachmann HJ, Gallimore JR et al. Targeted pharmacological depletion of serum amyloid P component for treatment of human amyloidosis. Nature 2002; 417:254–9.

Pirani CL, Silva F, D'Agati V, Chander P, Striker l. Renal lesions in plasma cell dyscrasias: ultrastructural observations. Am J Kid Dis 1987; 10:208–21.

Pozzi C, Dámico M, Fogazzi GB, Curionie S, Ferrario F, Pasquali S et al. Light chain deposition disease with renal involvement: clinical characteristics and prognostic factors. Am J Kid Dis 2003; 42:1154–63.

Royer B, Arnulf B, Martinez F, Roy L, Flageul B, Etienne I et al. High dose chemotherapy in light chain or light and heavy chain deposition disease. Kidney Int 2004; 65:642–48.

Rychlik I, Jancova E, Tesar V, Kolsky A, Lach J, Stejskal J et al. The Czech registry of renal biopsies. Occurrence of renal diseases in the years 1994–2000. Nephrol Dial Transplant 2004; 19:3040–49.

Saito O, Kurosu M, Ando Y, Kusano E, Asano Y. High PTHrP level induced hypercalcemia and acute renal failure in a multiple myeloma patient. Nippon Jinzo Gakkai Shi 2000; 42:41–6.

Sammett D, Dagher F, Abbi R, Tomasula J, Elaney V, Butt K. Renal transplantation in multiple myeloma: case report and review of the literature. Transplantation 1996; 62:1577–80.

Schena FP. Survey of the Italian registry of renal biopsies. Frequency of the renal diseases for 7 consecutive years. Nephrol Dial Transplant 1997; 12:418–26.

Solomon A, Weiss DT, Kattine AA. Nephrotoxic potential of Bence Jones proteins. New Engl J Med 1991; 324:1845–51.

Winearls G. Acute myeloma kidney. Kidney Int 1995; 48:1347–61.

7.3 Amyloidose

7.3.1 Grundlagen

Definition

Amyloidosen sind gekennzeichnet durch extrazelluläre Ablagerungen von fibrillärem Material in Geweben und Organen. Die nicht verzweigten Fibrillen haben einen Durchmesser von 7,5–10 nm. Amyloid lässt sich mit Kongorot anfärben und zeigt eine apfelgrüne Doppelbrechung im polarisierten Licht (▶ Abb. 7.10 b und c).

Die Amyloidosen werden nach dem Präkursorprotein (Leichtketten, Serumamyloid A, β2-Mikroglobulin, Transthyretin und andere) als auch nach der Verteilung der Amyloiddepots (lokalisiert versus systemisch) eingeteilt (▶ Tab. 7.4). Obwohl die Präkursorproteine völlig unterschiedlich sind, kann das Amyloid später nicht morphologisch unterschieden werden.

Tab. 7.4 Klassifikation der häufigsten Amyloidosen

Typ	Präkursorprotein	Betroffene Organe
Systemische Amyloidosen		
AL-Amyloidose	Ig-Leichtketten	Niere, Leber, Herz, Milz, GIT, Gefäße, Lunge, Nerven, Zunge
AA-Amyloidose	Serumamyloid A	Milz, Leber, Niere
Hereditäre Amyloidose	TTR, Lysozym, ApoA1, ApoA2, Fibrinogen, Gelsolin	Je nach Präkursor
Senile systemische Amyloidose	TTR	Herz, Gefäße, Muskeln, Fettgewebe
Dialyse-assoziierte Amyloidose	β2-Mikroglobulin	Muskuloskeletales System, Herz, Synovia
Lokalisierte Amyloidosen		
Lokalisierte Amyloidose	Ig-Leichtketten	Haut, Respirationstrakt, Urogenitaltrakt u. a.
Alzheimer-Erkrankung	A-Amyloid-Präkursorprotein	Gehirn
Diabetes mellitus Typ 2	Amylin	Pankreas
Creutzfeldt-Jakob	Prionenprotein	Gehirn

TTR = Transthyretin
ApoA1 = Apolipoprotein A1
GIT = Gastrointestinaltrakt

Ätiologie und Pathogenese

Für die Entstehung eines Amyloids scheint die Möglichkeit des Präkursors, eine β-Faltspaltstruktur „anzunehmen", entscheidend, zusammen mit der Tatsache einer Überproduktion (beispielsweise AA-Amyloidose) bzw. einer gestörten Elimination (β2-Mikroglobulinamyloidose). Die Theorie zur Entstehung von Amyloid geht über eine Entwicklung vom löslichen Präkursor, über nicht stabile Fragmente oder Varianten und eine intermediäre Faltung zur Selbstaggregation und Amyloidfibrillenbildung mit Zerstörung der Architektur und Funktion des Gewebes. Möglicherweise lagern sich aber schon die Fragmente oder die Produkte der intermediären Faltung ab. Für die Ablagerung scheint die Entstehung eines „Nukleus", der zur weiteren Polymerisation führt, entscheidend [Jarrett 1993].

Eng mit den Amyloidfibrillen assoziiert finden sich Glykosaminoglykane, die zur Stabilisierung der Fibrillen beitragen, und Serum-Amyloid-P (serum amyloid-P component), ein Leptin, welches bei Anwesenheit von Kalzium resistent gegenüber der Proteolyse ist und somit möglicherweise den Abbau von Amyloidfibrillen verhindert. Jod^{123}-markiertes Serum-Amyloid-P wird bei der Szintigraphie zur Darstellung bzw. Monitoring der systemischen Amyloidosen verwendet [Hawkins 1988, Hawkins 1993].

Die Prädisposition der Nieren für die Amyloidablagerungen liegt in der kontinuierlichen Exposition der Glomeruli und der Tubuli zu Plasmaproteinen. Renale Amyloidosen treten vor allem bei AL- und AA-Amyloidosen auf. Die β2-Mikroglobulinamyloidose stellt eine Komplikation der terminalen Niereninsuffizienz dar. Andere Präkursorproteine sind verantwortlich für seltene familiäre Amyloidosen, auf die in diesem Zusammenhang nicht eingegangen werden soll.

7.3.2 AA-Amyloidose

AL-Amyloidose
▶ 7.2.3.

Epidemiologie und Ätiologie

Der AA-Amyloidose mit Serumamyloid A (SAA) als Präkursorprotein liegt ein chronischer Entzündungsprozess mit vermehrter Produktion dieses Akutphasenproteins zugrunde. Daher ist die AA-Amyloidose eine Komplikation der Grunderkrankung und tritt nach einem längeren Krankheitsverlauf auf (meist 8–14 Jahre). Mit der Möglichkeit einer effektiven Therapie vieler Infektionen und chronisch entzündlicher Erkrankungen hat sich das Spektrum und die Epidemiologie der AA-Amyloidose zumindest in Westeuropa und Nordamerika erheblich gewandelt. Während in älteren Serien chronisch bakterielle Infektionen, vor allem die Tuberkulose, dominierten, sind es jetzt chronisch inflammatorische Erkrankungen aus dem rheumatischen Formenkreis, am häufigsten die rheumatoide Arthritis (5–10 % aller Patienten mit rheumatoider Arthritis in England), die zur Amyloidose führen.

Neben der Produktion des Präkursors müssen noch andere Faktoren eine Rolle spielen. So ist beispielsweise die Inzidenz der AA-Amyloidose in Amerika deutlich niedriger als in England und dort wiederum weniger häufig als in Skandinavien, obwohl es keine Unterschiede in der Häufigkeit chronisch entzündlicher Erkrankungen gibt.

Das Alter der Patienten mit AA-Amyloidose bei Diagnosestellung liegt bei 57 bzw. 56 Jahren [Browning 1985, Gertz 1991]. M : F = 1 : 1.

Pathologie

Die renale Histologie der AA-Amyloidose unterscheidet sich nicht wesentlich von den Veränderungen bei AL-Amyloidose (▶ 7.2.3). In der Immunhistochemie kann jedoch aufgrund des anderen Präkursorproteins eine positive Färbung mit Antiseren gegen SAA erreicht werden. Das histologische Ausmaß der Amyloidablagerung korreliert nicht mit der Klinik (beispielsweise dem Ausmaß der Proteinurie).

> **!** Bei allen Biopsien muss an ein gesteigertes Blutungsrisiko durch Amyloidablagerungen in den Gefäßen gedacht werden.

KLINIK

Die Amyloidablagerungen können ausgeprägt sein, ohne dass zunächst Symptome auftreten.

- Leitsymptome bei Nierenbeteiligung (65–91 % der Patienten): Proteinurie oft bis zum nephrotischen Syndrom, Niereninsuffizienz [Browning 1985, Gertz 1991].
- Magen-Darm-Beschwerden mit Durchfall, Verstopfung, Malabsorption (bis zu 25 % der Patienten).
- Beteiligung des Herzens und des peripheren Nervensystems selten (im Gegensatz zur AL-Amyloidose).

DIAGNOSE

> ✓ Entscheidend: Daran denken!

- Sonographisch große Nieren, häufig kein Hochdruck.
- Messung der Akutphasenproteine.
- Histologie mit AA-Amyloid.

Das Ausmaß der Amyloidablagerungen kann auch szintigraphisch mit markiertem Serum-Amyloid-P (SAP) ohne Gefährdung der Patienten nachgewiesen werden [Hawkins 1988, Hawkins 1993].

THERAPIE

Behandlung der Grunderkrankung mit dem Ziel, den Entzündungsprozess zu unterdrücken und damit die Akutphasenproteinsynthese zu minimieren (z. B. eine anti-TNF-Therapie bzw. eine anti-CD20-Therapie bei der rheumatoiden Arthritis).

Bei erfolgreicher Therapie kann es sogar zu einer Rückbildung des Amyloids kommen [Hawkins 1993]. Kürzlich wurde über positive Ergebnisse mit Fibrilex, einem niedrig-molekularen Sulfat, welches mit der Fibrillenbildung interferiert, berichtet [Garceau 2001].

VERLAUF UND PROGNOSE

Ohne erfolgreiche Therapie der Grunderkrankung ist die Prognose ungünstig. Nach Diagnosestellung sterben 50 % der Patienten innerhalb von 5 Jahren trotz der Möglichkeit einer Nierenersatztherapie. Eine terminale Niereninsuffizienz entwickeln nahezu alle Patienten innerhalb von 2–5 Jahren, wenn die zugrunde liegende Erkrankung nicht kontrolliert werden kann. Wie für alle Patienten mit terminaler Niereninsuffizienz sind kardiovaskuläre Komplikationen die Haupttodesursache. Die Prognose scheint dabei nicht abhängig von der Art der Dialyse (Hämodialyse versus Peritonealdialyse) zu sein.

Eine Nierentransplantation konnte erfolgreich bei Patienten mit AA-Amyloidose durchgeführt werden. Es bestand jedoch eine deutlich höhere Frühmortalität aufgrund von Infektionen [Pasternack 1986]. Sind die ersten Monate überstanden, ist die Prognose relativ gut, da die Progression der extrarenalen Amyloidose deutlich geringer als bei Dialysepatienten ist, wohl bedingt durch die immunsuppressive Therapie für das Transplantat. Über eine Rekurrenz der Amyloidose im Transplantat wurde berichtet, wobei die Gefahr des Transplantatverlustes nicht hoch war [Hartmann 1992].

SONDERFORMEN DER AA-AMYLOIDOSE
Familiäres Mittelmeerfieber
Das familiäre Mittelmeerfieber, eine autosomal-rezessiv vererbte Erkrankung, bei der vor allem sephardische Juden, Armenier und Türken betroffen sind, ist charakterisiert durch Episoden mit Fieber, heftigen Schmerzen (Pleuritis, Peritonitis) und Synovitis. Diese akut entzündlichen Schübe gehen mit einem stark erhöhten SAA einher und führen unbehandelt bei mehr als 70 % der Patienten zu einer AA-Amyloidose.

Krankheitsepisoden und vor allem die Amyloidose können bei den meisten Patienten durch frühzeitige Therapie mit Colchicin als Dauermedikation verhindert werden. Ist es bereits zu einer Amyloidose gekommen, kann mit Colchicin die Progression der Erkrankung nur bei etwa 25 % der Patienten verhindert werden, bei bereits bestehender Niereninsuffizienz ist die Ansprechrate noch geringer [Livneh 1994]. Die Colchicintherapie sollte auch nach einer Nierentransplantation weitergeführt werden, um eine Amyloidose im Transplantat zu verhindern.

Muckle-Wells-Syndrom
Das Muckle-Wells-Syndrom ist eine seltene autosomal-dominante Erkrankung mit inkompletter Penetranz, die durch Attacken von Fieber, Urtikaria, Arthralgien und/oder Arthritis, durch allmählichen Hörverlust und das Auftreten einer AA-Amyloidose mit Bevorzugung der Nieren gekennzeichnet ist. Über Therapieerfolge mit dem IL-1-Rezeptor-Antagonisten (Anakinra) wurde berichtet [Dybowski 2006].

7.3.3 β2-Mikroglobulin-Amyloidose

Patienten mit einer terminalen Niereninsuffizienz und mehr als 5 Jahren chronischer Hämodialyse entwickelten Ablagerungen, die aus β2-Mikroglobulin bestehen und mit radioaktiv markiertem β2-Mikroglobulin nachgewiesen werden können [Floege 2001]. Die Prävalenz der klinischen Symptome nahm mit den Dialysejahren zu und nahezu alle Patienten, die 20 Jahre dialysiert worden waren, hatten Symptome wie ein Karpaltunnelsyndrom, Schmerzen in den großen Gelenken, Knochenzysten, pathologische Frakturen und Amyloidmassen im Weichteilgewebe [Zingraff 1991]. Diese Ablagerungen wurden auf die hohen Plasmakonzentrationen von β2-Mikroglobulin (20–70 mg/l gegenüber 1–2 mg/l beim Gesunden [Koch 1992, Zingraff 1991]) zurückgeführt. Daher wurde versucht, das Molekül durch effektivere Dialyseverfahren (High-flux-Membranen, Hämodiafiltration, Hämofiltration mit hochpermeablen synthetischen Membranen) zu eliminieren (Molekulargewicht von β2-Mikroglobulin: 11 815 D). Der Rückgang der Inzidenz und der Schwere der Erkrankungen in den letzten Jahren ist jedoch wahrscheinlich auf die bessere Wasserqualität und die Absorption von Pyrogenen durch die Dialysemembranen und damit den geringeren Entzündungsreiz zurückzuführen [Lonnemann 2002].

Literatur

Browning MJ, Banks RA, Tribe CR, Hollingworth P, Kingswood C, Mackenzie JC, Bacon PS. Ten years' experience of an amyloid clinic – a clinicopathological study. QJM 1985; 54:213–27.

Dybowski F, Jakobs B, Altmeyer P, Braun J. Successful treatment of clinical manifestations of Muckle-Wells syndrome with anakinra. Dtsch Med Wochenschr 2006; 25:1863–6.

Floege F, Schäffer J, Koch KM. Scintigraphic methods to detect β2-microglobulin associated amyloidosis. Nephrol Dial Transplant 2001; 16:12–16.

Garceau D, Gurbinde C, Laurin J. Safety, tolerability and pharmacokinetic profile of Fibrilex (anti-AA amyloid agent) in healthy and renal impaired subjects. In Apathy D. ed. Amyloid and Amyloidosis. Hungary 2001; 116–118.

Gertz MA, Kyle RA. Secondary systemic amyloidosis: response and survival in 64 patient. Medicine Baltimore 1991; 70:246–56.

Hartmann A, Holdaas H, Fauchald P, Nordal KP, Berg KJ, Talseth T, Leivastad T, Brekke IB, Flatmark A. Fifteen years' experience with renal transplantation in systemic amyloidosis. Transpl Int 1992; 5:15–8.

Hawkins PN, Myers MJ, Lavender JP, Pepys MB. Diagnostic radionuclide imaging of amyloid: biological targeting by circulating human serum amyloid P component. Lancet 1988; i:1413–8.

Hawkins PN, Richardson S, Vigushin DM, David J, Kelsey CR, Gray RE, Hall MA, Woo P, Lavender JP, Pepys MB. Serum amyloid P component scintigraphy and turnover studies for diagnosis and quantitative monitoring of AA amyloidosis in juvenile rheumatoid arthritis. Arthritis Rheum 1993; 36:842–51.

Jarrett JT, Lansbury PT. Seeding „one-dimensional crystallization" of amyloid: a pathogenic mechanism in Alzheimer's disease and scrapie? Cell 1993; 73:1055–8.

Koch KM. Dialysis-related amyloidosis. Kidney Int 1992; 41:1416–29.

Livneh A, Zemer D, Langevitz P, Laor A, Sohar E, Pras M. Colchicin treatment of AA amyloidosis of familial Mediterranean fever. Arthritis Rheumatol 1994; 37:1804–11.

Lonnemann G, Koch KM. β2-Mikroglobulin Amyloidosis: effects of ultrapure dialysate and type of dialyser membrane. J Am Soc Nephrol 2002; 13:72–7.

Pasternack A, Ahonen J, Kuhlback B. Renal transplantation in 45 patients with amyloidosis. Transplantation 1986; 42:598–601.

Zingraff J, Drueke T. Can the nephrologist prevent dialysis-related amyloidosis. Am J Kidney Dis 1991; 18:1–11.

7.4 Sarkoidose

7.4.1 Grundlagen

Definition

Systemerkrankung mit nicht verkäsenden Granulomen, die nahezu alle Organe betreffen kann: Vor allem Lungen, Haut, lymphatisches System, Leber, Herz, Skelett und ZNS, subklinisch nicht selten auch die Nieren.

Epidemiologie

Die Sarkoidose tritt weltweit auf mit regionalen Unterschieden. Afroamerikaner haben eine bis zu 10fach höhere Inzidenz und einen eher chronischen Verlauf im Vergleich zu Kaukasiern. Die Prävalenz variiert zwischen 10 und 650 auf 1 Million Einwohner (in Europa deutlich höher im Norden als im Süden). Bei Angaben zur Prävalenz muss natürlich die Vielzahl asymptomatischer Verläufe, die nicht erfasst werden, bedacht werden. Frauen sind häufiger betroffen (ca. zwei Drittel der Erkrankten).

Ätiologie, Pathogenese und Klinik

Es wird postuliert, dass die Sarkoidose eine Autoimmunreaktion auf eine Infektion oder ein Umweltagens bei bestehender genetischer Disposition darstellt [Baughman 2003]. An der Granulomentstehung sind aktivierte Makrophagen und T-Lymphozyten beteiligt, wobei der Stimulus der Aktivierung unbekannt bleibt. Für die Rekrutierung und Proliferation von zirkulierenden T-Lymphozyten (über IL-2) und Monozyten sind aktivierte T-Helfer-Zellen verantwortlich, ebenso für die Inhibition der Makrophagenmigration, die damit im Granulom akkumulieren können. Helferzellen und rekrutierte Zellen sezernieren Mediatoren, die den Entzündungsprozess verstärken. Als renale Manifestation können unterschiedliche Erkrankungen entstehen (▸ Tab. 7.5), deren Pathogenese, Klinik und Therapie sich erheblich unterscheiden.

Tab. 7.5 Renale Erkrankungen bei der Sarkoidose [Berliner et al. 2006]

Erkrankung	Häufigkeit, typisches klinisches Merkmal
Hyperkalzämie	10–20 % der Patienten; Polyurie, Dehydratation
Hyperkalzurie	50 % der Patienten, Filtration des erhöhten Kalziums und verminderte tubuläre Absorption; Gefahr: Nephrokalzinose, Nephrolithiasis
Granulomatöse interstitielle Nephritis	Relativ selten. Niereninsuffizienz bei sonographisch oft großen Nieren und häufig unauffälligem Sediment
Glomeruläre Erkrankungen	Selten. Sehr unterschiedliche Erkrankungen. Am häufigsten membranöse Glomerulonephritis
Tubuläre Störungen	Häufiger. Fanconi-Syndrom, tubuläre Azidose, Konzentrationsdefekte
Renovaskuläre Erkrankung	Selten. Schwerer Hypertonus, Nierenarterienstenose
Obstruktive Uropathie	Selten. Extrarenale Lymphknotenmassen oder eine direkte Manifestation im Urogenitaltrakt führen zur Obstruktion

Extrarenale Manifestationen:
- Lungensymptome stellen bei den meisten Patienten die Hauptsymptomatik (Dyspnoe, trockener Husten).
- Lymphadenopathie (meist biliäre Lymphknotenschwellung in der Röntgenaufnahme des Thorax).
- Augen- und die Hautsymptome (z. B. Keratokonjunktivitis, Iridozyklitis, Erythema nodosum u. a.).
- Allgemeinsymptome wie Leistungsminderung, evtl. Fieber, Arthritis.
- Beteiligung von Leber, Milz und Nervensystem.

7.4.2 Störungen des Kalziummetabolismus

Ätiologie und Pathogenese

Für Störungen durch Hyperkalzämie und Hyperkalzurie ist eine vermehrte gastrointestinale Kalziumabsorption und eine vermehrte Osteoklastenaktivität aufgrund erhöhter 1,25-Vitamin-D_3-Spiegel (Calcitriol) verantwortlich. Dieses entsteht bei der Sarkoidose extrarenal in den Granulomen und den Alveolarmakrophagen durch die 1α-Hydroxylierung von Vitamin D_3.

Bei einigen Patienten können jedoch auch normale 1,25-Vitamin-D_3-Spiegel gemessen werden, so dass hier noch andere Mediatoren eine Rolle spielen. So wurden bei einem Teil der Patienten erhöhte Serumspiegel von PTH-related Protein gemessen und dessen Expression in den Granulomen nachgewiesen [Zeimer 1998].

Die Hyperkalzurie ist auf die erhöhte Menge filtrierten Kalziums zusammen mit einer Verminderung der tubulären Absorption aufgrund des supprimierten PTHs (durch Calcitriol) zurückzuführen. Andere tubuläre Dysfunktionen sind häufig mit der Hyperkalzämie oder der granulomatösen interstitiellen Nephritis assoziiert.

PATHOLOGIE, KLINIK UND DIAGNOSE
Renale Manifestation:
- Zu den klinischen Zeichen der Hyperkalzämie gehören Polyurie und Dehydratation. Als Folgen der Hyperkalzämie treten eine Reduktion der glomerulären Filtrationsrate (über eine Vasokonstriktion der Vasa afferens), tubuläre Nekrosen und bei chronischer Hyperkalzämie eine interstitielle Entzündung mit Fibrose und schließlich eine Nephrokalzinose auf. Eine chronische Niereninsuffizienz entwickelt sich.
- Kalziumoxalatsteine treten bei ca. 10 % der Patienten auf und können zur Obstruktion führen.
- ! Typisch für die bei einer Sarkoidose beobachtete Nierenmanifestation ist die Nierenfunktionsverschlechterung bei Sonnenexposition (steigender Vitamin-D-Spiegel).

Für die renale Beteiligung ist diagnostisch die Hyperkalzämie und die Hyperkalzurie wegweisend, die bei bis zu 50 % der Patienten auftritt und häufig unerkannt bleibt. Es finden sich erhöhte 1,25-Vitamin-D_3-Spiegel und ein niedriges intaktes PTH. Erhöhte ACE-Spiegel (bei ca. der Hälfte der Patienten) können zur Kontrolle der Krankheitsaktivität herangezogen werden [Studdy 1989].

THERAPIE, VERLAUF UND PROGNOSE
Therapie der Hyperkalzämie:
- Adäquate Hydratation.
- Verminderte Vitamin-D- und Kalziumzufuhr.
- Vermeidung von Sonnenexposition.
- Steroidtherapie: Steroide inhibieren die 1α-Hydroxylaseaktivität und vermindern die Vitamin-D-Wirkung auf die intestinale Kalziumabsorption und die Knochenresorption. Eine Normalisierung der Kalziumspiegel wird meist innerhalb weniger Tage erreicht, wobei die notwendigen Dosen niedrig sind (10–40 mg Prednisolon/d).
- Bei Kontraindikation und Intoleranz gegenüber Steroiden wurden bei einzelnen Patienten Chloroquin und Hydroxychloroquin oder Ketoconazol eingesetzt [Zeimer 1998].

Die Prognose ist gut.

7.4.3 Granulomatöse interstitielle Nephritis

ÄTIOLOGIE UND PATHOGENESE
Die granulomatöse interstitielle Nephritis ist die klassische histologische Veränderung bei der renalen Sarkoidose. Entstehung der Granulome ▶ 7.4.1. Selten kann eine granulomatöse Entzündung zu renovaskulären Veränderungen (Nierenarterienstenose) oder zu einer obstruktiven Uropathie führen.

PATHOLOGIE
Die Nierenhistologie zeigt nicht-verkäsende Granulome (▶ Abb. 7.12). Diese sind eine Ansammlung von Epitheloid- und mehrkernigen Riesenzellen, umgeben von einem Randwall aus Lymphozyten und Makrophagen, in Assoziation mit einer mehr oder weniger stark ausgeprägten Fibrose. In der Niere liegen die granulomatösen entzündlichen Infiltrate im Kortex. Es zeigt sich eine große Variation bezüglich des Ausmaßes der Granulome. Die interstitielle Infiltration korreliert mit dem Grad der Fibrose. Die Glomeruli sind unauffällig oder zeigen eine leichte mesangiale Hypertrophie und eine Verdickung der Basalmembran.

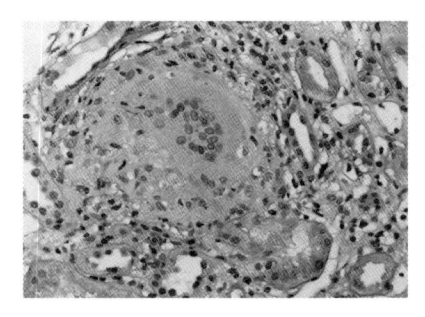

Abb. 7.12 Granulom bei granulomatöser interstitieller Nephritis

DIFFERENZIALDIAGNOSE
- Tuberkulose.
- Brucellose.
- Pilzinfektion.
- Medikamenten-bedingte allergische Reaktion (meist nicht-steroidale Antiphlogistika oder Antibiotika).
- Fremdkörperreaktion.
- Granulomatöse ANCA-assoziierte Vaskulitis.
- Lymphom.

In einer retrospektiven Untersuchung [Bijol 2006] konnte nur knapp ein Drittel der interstitiellen granulomatösen Nephritiden auf eine Sarkoidose zurückgeführt werden.

KLINIK
94 in der Literatur veröffentlichte Patienten (erstaunlicherweise fast zwei Drittel Männer, mittleres Alter 47 Jahre) [Berliner 2006] zeigten bei Präsentation eine überwiegend schwere Niereninsuffizienz (mittleres Kreatinin 424 µmol), eine Proteinurie meist unter 1 g/d und zur Hälfte ein unauffälliges Sediment. Ein Fünftel der Patienten hatte zusätzlich eine Hyperkalzämie.

Therapie, Verlauf und Prognose

Die granulomatöse interstitielle Nephritis spricht oft innerhalb von Tagen gut auf Steroide an. Als initiale Dosis wird von den meisten Autoren 1 mg Prednisolon/kg KG verwendet. Eine Reduktion der Dosis sollte je nach Verlauf, Nebenwirkungen und extrarenalen Symptomen nach spätestens 4 Wochen erfolgen. Die meisten Patienten erfahren eine Besserung ihrer Nierenfunktion, die häufig dramatisch ist, eine Normalisierung ist allerdings selten. In der Studie von Berliner 2006 brauchten von den Patienten, die Steroide erhielten, nur 7 eine Dialyse. Ein zu frühes Ende der Therapie kann zu Rezidiven führen [Guenel 1988].

Sollte sich eine terminale Niereninsuffizienz entwickeln, kann eine Transplantation mit guter Prognose durchgeführt werden. Über ein Rezidiv im Transplantat wurde berichtet, ein Transplantatverlust trat jedoch nicht auf [Berliner 2006].

7.4.4 Glomeruläre Erkrankungen

Glomeruläre Erkrankungen werden selten beobachtet und können allein oder gemeinsam mit einer granulomatösen interstitiellen Nephritis auftreten. Ihr Spektrum reicht von einer membranösen Glomerulonephritis, über eine FSGS, eine IgA-Nephropathie bis zur nekrotisierenden Glomerulonephritis [Berliner 2006]. Am häufigsten wird eine membranöse Glomerulonephritis beobachtet.

Literatur

Baughman R, Lower E, Du Bois R. Sarcoidosis. Lancet 2003; 361:1111–8.
Berliner AR, Haas M, Choi MJ. Sarcoidosis: the nephrologist's perspective. Am J Kid Dis 2006; 48:856–70.
Bijol V, Mendez G, Nose V, Rennke H. Granulomatous interstitial nephritis: a clinicopathologic study of 46 cases from a single institution. Int J Surg Pathol 2006; 14:57–63.
Guenel J, Chevet D. Nephropathies interstitielles de la sarcoidose. Effet de al corticotherapie et evolution a long terme. Etude retrospective de 22 observations. Nephrologie 1988; 9:253–7.
Studdy P, Bird R. Serum angiotensin converting enzyme in sarcoidosis - its value in present clinical practice. Ann Clin Biochem 1989; 26:13–1.
Zeimer H, Greenaway T, Slavin J, Hards DK, Zhou H, Doery JC et al. Parathyroid-hormone-related protein in sarcoidosis. Am J Pathol 1998; 152:17–21.

7.5 Systemischer Lupus erythematodes

7.5.1 Definition

Der Lupus erythematodes ist eine durch komplexe Störungen der zellulären und humoralen Immunantwort charakterisierte Systemerkrankung, bei der unterschiedliche Organe befallen sein können und Autoantikörper gegen unterschiedliche Zellantigene nachgewiesen werden.

Die systemische Natur der Erkrankung wurde erstmals von Kaposi 1872 beschrieben [Smith 1988].

7.5.2 Epidemiologie

Die Erkrankung tritt vor allem bei Frauen zwischen dem 25. und 35. Lebensjahr auf, es können aber auch Kinder und Erwachsene im hohen Alter erkranken. Männer sind selten betroffen (Verhältnis M : F = 1 : 10).
Die Inzidenz liegt nach einer Metaanalyse, die Arbeiten zwischen 1965 und 1995 einbezieht, im Mittel bei 73/1 Mio. Einwohner [Jacobson 1997], die Prävalenz bei 273. Andere Untersuchungen zeigen höhere Prävalenzen um 400 oder sogar über 1000 (amerikanische Studien mit Telefoninterviews) pro 1 Mio. Einwohner [Hochberg 1995].

7.5.3 Ätiologie und Pathogenese

ÄTIOLOGIE

Die Ätiologie ist bis heute ungeklärt.

Für eine **genetische Komponente** spricht die familiäre Häufung, besonders bei eineiigen Zwillingen, die höhere Inzidenz bei Afroamerikanern sowie eine Assoziation zu bestimmten HLA-Merkmalen und Polymorphismen pathogenetisch möglicherweise relevanter Gene. Außerdem finden sich bei einem Teil der Patienten Komplementdefekte (C1-, C4-Defizienz) und Veränderungen, die zu einer reduzierten Elimination von Immunkomplexen führen.

Exogene Auslöser für einen Schub der Erkrankung:
- UV-Strahlen.
- Hormonelle Umstellungen (vor allem Schwangerschaft und Geburt).
- Medikamente (beispielsweise Hydralazin, Procainamid und Antikonvulsiva) bei medikamentös induziertem SLE, der allerdings milder verläuft und durch den Nachweis von Histon-Antikörpern und nur selten anti-ds-DNS-Antikörpern gekennzeichnet ist.

PATHOGENESE

Faktoren der Pathogenese scheinen eine polyklonale Hyperaktivität der B-Zellen oder Defekte der T-Zell-Autoregulation zu sein, so dass autoreaktive T-Zellen die Deletion im Thymus überleben.

Von pathogenetischer Relevanz scheint außerdem eine Störung in der Apoptose bzw. der Elimination apoptotischer Zellen zu sein, die zu einer Vermehrung von Kernantigenen bzw. Nukleosomen in der Zirkulation führen und damit zur Aktivierung von T-Helfer-Zellen. Nachfolgend werden autoreaktive B-Zellen stimuliert, was zur Produktion von Autoantikörpern führt. Diese Autoantikörper bestimmen die weitere Pathogenese, indem sie zu histiozytotoxischen bzw. Immunkomplexreaktionen führen. So können Autoantikörper gegen Blutzellen zu einer Zytopenie führen, solche gegen Plasmaproteine zu einer Blutungsneigung, anti-Phospholipid-Antikörper zu vermehrten Thrombosen, Antikörper gegen Gewebeantigene zur Immunkomplexbildung.

Für die Pathogenese der Lupusnephritis [Tang 2005] ist die Immunkomplexbildung entscheidend, wobei sich diese in der Zirkulation oder – bei der Lupusnephritis wichtig – in situ bilden können. Die Immundepots treten dabei entlang der Kapillarwände, subepithelial und subendothelial und im Mesangium auf. Die Immunglobulinablagerungen bzw. die zelluläre Penetration der anti-DNS-Antikörper induzieren (teilweise über eine Komplementaktivierung) die Freisetzung bzw. Hochregulation von Mediatoren (wie beispielsweise TGF-Beta, PDGF, IL-1, IL-6). Auch führen sie zur vermehrten Expression von Adhäsionsmolekülen und zu einer Chemotaxis und Aktivierung myelomonozytärer Zellen mit der Folge eines Entzündungsprozesses, der die später beschriebenen glomerulären Veränderungen verursacht.

> **KOMPLEMENTPARADOXON**
> Für eine ausführliche Darstellung zur Pathogenese der Lupusnephritis sei auf weiterführende Literatur verwiesen, zumal Daten aus Tierstudien bzw. Untersuchungen bei SLE-Patienten widersprüchliche Befunde liefern, die schwierig zu interpretieren sind. Hier sei nur auf das Komplementparadoxon hingewiesen. So ist die Komplementaktivierung durch Immunkomplexe der klassische Mechanismus, der zur Gewebsverletzung führt, und histologisch können in der Niere beim SLE Komplementkomponenten (C3, C4 und C1q) nachgewiesen werden („full-house pattern"). Andererseits führen hereditäre Komplementdefekte des klassischen Weges zum SLE (> 90 % der Patienten mit fehlendem C1q oder C4 entwickeln einen SLE) [Tang 2005].

7.5.4 Pathologie und Klassifikation

Die morphologischen Veränderungen in den Nieren sind nicht durch ein einheitliches Bild gekennzeichnet, sondern unterscheiden sich erheblich. Alle Formen der Glomerulonephritis können beim SLE auftreten. Auch eine thrombotische Mikroangiopathie (▶ Abb. 7.15) wurde beobachtet.

Klassifikation in 6 Grundklassen (WHO, zuletzt 2003 aktualisiert [Weening 2004], ▶ Tab. 7.6):

- Klasse I: **Minimale mesangiale Lupusnephritis.** Die Glomeruli zeigen mesangiale Immunkomplexe, aber keine mesangiale Zellvermehrung.
- Klasse II: **Mesangioproliferative Lupusnephritis.** Es finden sich mesangiale Immunkomplexe und eine mesangiale Hyperzellularität.
- Klasse III: Bei der **fokalen** (< 50 % der Glomeruli betroffen), segmental oder global endo- und/oder extrakapillär proliferativen **Lupusnephritis** können die Läsionen aktiv proliferativ (auch nekrotisierend) oder chronisch/sklerosierend sein. Typisch sind subendotheliale Immundepots mit oder ohne mesangiale Veränderungen. Neben den glomerulären Veränderungen findet sich eine Tubulusatrophie oder interstitielle Fibrose unterschiedlichen Ausmaßes.
- Klasse IV (▶ Abb. 7.13): Bei der **diffusen Lupusnephritis** handelt es sich um ein prinzipiell ähnliches histologisches Bild wie bei der Klasse III, nur mit dem Unterschied, dass die endo- und/oder extrakapillär proliferativen Läsionen mehr als 50 % der Glomeruli betreffen. Eine diffuse Hyperzellularität ist typisch. Immundepots im Mesangium und in den Kapillarwänden sind häufig. Sowohl bei Klasse III als auch bei Klasse IV können in der Immunhistologie Immunglobuline, Komplementfaktoren und Fibrinogen nachgewiesen werden. Elektronenmikroskopisch dominieren bei beiden subendotheliale Immundepots.

- Klasse V (▸ Abb. 7.14): Hier findet sich eine diffuse **membranöse Glomerulonephritis** mit verdickten Kapillarschlingen, die durch subepitheliale und extramembranöse Depots zustande kommen. In der Immunhistologie finden sich periphere granuläre Depots von Immunglobulinen, die auch mit mesangialen Depots einhergehen können. Treten zusätzlich zur membranösen Glomerulonephritis fokale oder diffuse proliferative Läsionen auf, wird dies als Lupusnephritis V + III bzw. V + IV klassifiziert.
- Klasse VI: Diese Veränderungen charakterisieren den **morphologischen Spätschaden**. So sieht man über 90 % fokal oder diffus vernarbte Glomeruli mit tubulärer Atrophie und interstitieller Fibrose.

Bei allen Klassen kann man bei einem Teil der Patienten in den Endothelzellen tubuloretikuläre Strukturen finden, die relativ spezifisch für die Lupusnephritis sind.

Tab. 7.6	**Klassifikation der morphologischen Veränderungen der Lupusnephritis [Weening 2004]**	
Klasse I	Minimale mesangiale Lupusnephritis	
Klasse II	Mesangioproliferative Lupusnephritis	
Klasse III	Fokale Lupusnephritis (< 50 % der Glomeruli beteiligt)	
	A	Aktive Läsionen (fokal proliferative Lupusnephritis)
	A/C	Aktive und chronische Läsionen (fokal proliferative und sklerosierende Lupusnephritis)
	C	Chronisch inaktive Läsionen mit glomerulären Narben (fokal sklerosierende Lupusnephritis)
Klasse IV	Diffuse Lupusnephritis (> 50 % der Glomeruli beteiligt)	
	S (A)	Aktive Läsionen (diffuse segmental proliferative Lupusnephritis)
	G (A)	Aktive Läsionen (diffuse global proliferative Lupusnephritis)
	S (A/C)	Aktive und chronische Läsionen (diffuse segmental proliferative und sklerosierende Lupusnephritis)
	G (A/C)	Aktive und chronische Läsionen (diffuse global proliferative und sklerosierende Lupusnephritis)
	S (C)	Chronisch inaktive Läsionen mit glomerulären Narben (diffuse sklerosierende Lupusnephritis)
	G (C)	Chronisch inaktive Läsionen mit glomerulären Narben (diffuse global sklerosierende Lupusnephritis)
Klasse V	Membranöse Lupusnephritis	
Klasse VI	Fortgeschrittene sklerosierende Lupusnephritis	

Neben den glomerulären Veränderungen haben viele Patienten vor allem mit Klasse IV eine tubulointerstitielle Nephritis mit Immundepots in den tubulären Basalmembranen und interstitiellen Infiltraten. Neben den vaskulären Immunkomplexablagerungen kann bei SLE als Gefäßmanifestation auch eine **thrombotische Mikroangiopathie** (▸ Abb. 7.15) und sehr selten eine „echte" Vaskulitis beobachtet werden, die einer nekrotisierenden Arteriitis entspricht [Grone 1996].

7 Vaskulitiden und Systemerkrankungen

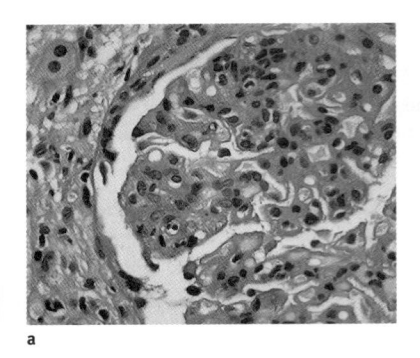

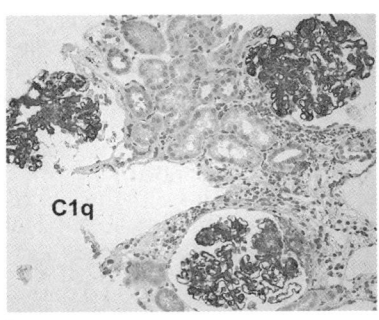

Abb. 7.13 a, b Lupusnephritis Klasse IV (diffus proliferativ).
a) Lichtmikroskopie. **b)** Immunhistologie für C1q

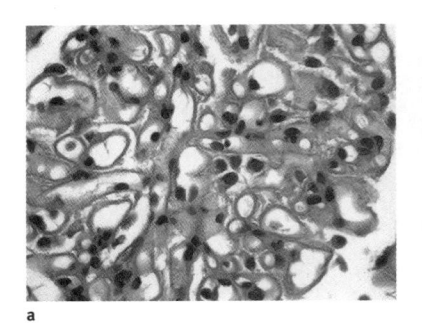

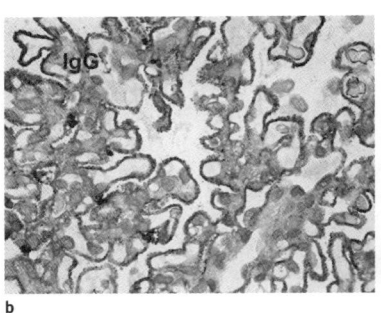

Abb. 7.14 a, b Lupusnephritis Klasse V (membranöse Nephritis).
a) Lichtmikroskopie. **b)** Immunhistologie für IgG

Da aus den Laborbefunden nicht sicher auf den WHO-Typ der Lupusnephritis geschlossen werden kann, besteht die Notwendigkeit einer frühzeitigen Nierenbiopsie schon beim Auftreten einer geringen Proteinurie oder Erythrozyturie. Die in der Nierenbiopsie gefundenen glomerulären Veränderungen sind neben den Chronizitäts- und Aktivitätszeichen maßgeblich bestimmend für die Auswahl der Therapie und für die Prognose des Patienten bzw. seiner Nierenfunktion [Austin 1994]. Die Häufigkeit der einzelnen Klassen in den Nierenbiopsien wird natürlich durch die Indikationsstellung zur Biopsie beeinflusst. Mehr als die Hälfte der biopsierten Patienten haben eine Klasse-III- oder -IV-Lupusnephritis und damit eine schwere Manifestation mit Indikation zur aggressiven im-

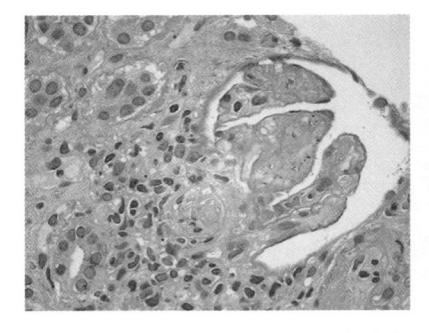

Abb. 7.15 Thrombotische Mikroangiopathie bei SLE

munsuppressiven Therapie. Ein Klasse-V-Befund wird bei 10–15 % der Patienten gefunden. Serielle Nierenbiopsien haben gezeigt, dass nicht selten eine Transformation zwischen den Klassen auftritt. Neben einer Verschlechterung von beispielsweise Klasse II zu Klasse IV wird nach Therapie auch ein Wechsel von IV nach V beobachtet.

7.5.5 Klinik

ALLGEMEINE KLINISCHE SYMPTOMATIK

Das klinische Bild ist sehr variabel:
- Hautveränderungen sind häufig erste Symptome, die oft über Jahre als einzige Befunde fassbar sein können (Schmetterlingserythem, diskoide Hautveränderungen, Raynaud-Phänomen und eine Photosensibilität).
- Arthralgien als Ausdruck der nicht destruierenden Polyarthritis können ebenfalls als frühe Symptome auftreten.
- Lungenbeteiligung: Atemabhängige Beschwerden, hervorgerufen durch eine Pleuritis, treten bei mehr als der Hälfte der Patienten auf. Weiter können sich eine Alveolitis und später eine Lungenfibrose und/oder eine pulmonale Hypertonie entwickeln.
- Herzbeteiligung: Am häufigsten ist eine Perikarditis, aber auch eine Myokarditis bzw. Endokarditis (Libman-Sacks) wird beobachtet.
- Manifestation am zentralen Nervensystems: Z. B. mit Wesensveränderungen, Anfällen, Hirninfarkten (häufiger bei Patienten mit anti-Cardiolipin-Antikörpern) oder Kopfschmerzen.
- Hämatologische Manifestation: Kann alle drei Zellreihen betreffen mit Leukopenie, Thrombopenie, Anämie, und zu den entsprechenden Symptomen führen.
- Allgemeinsymptome: Abgeschlagenheit und Schwäche, Gewichtsverlust und Fieber sowie Übelkeit.
- Lymphknotenvergrößerungen und Splenomegalie finden sich bei einen Viertel der Patienten.
- Nierenbeteiligung: Die Nieren sind klinisch bei 50–80 % der Patienten im Krankheitsverlauf betroffen. Histologische Untersuchungen lassen jedoch eine Beteiligung bei mehr als 95 % der Patienten vermuten. Das Spektrum der Nierensymptomatik reicht von geringen Auffälligkeiten im Urinstatus bis zum akuten Nierenversagen. Nahezu alle Patienten mit einer Lupusnephritis haben eine Proteinurie, wobei ein nephrotisches Syndrom bei ca. der Hälfte der Patienten beobachtet wird. Eine Erythrozyturie (80 %) und eine Zylindrurie (hyaline und granulierte Zylinder bei einem Drittel der Patienten, Erythrozytenzylinder bei 10 %) sind häufig. Eine Nierenfunktionseinschränkung findet sich bei Diagnosestellung bereits bei 20–60 % der Patienten.

RISIKO IN DER SCHWANGERSCHAFT

Während einer **Schwangerschaft und postpartal** kann sich die Aktivität einer bereits bestehenden Lupusnephritis verstärken oder diese neu auftreten [Ruiz-Irastorza 1996] und sich außerdem ein schwer einstellbarer Hochdruck entwickeln. Daher sollten Schwangere engmaschig überwacht und die immunsuppressive Therapie entsprechend angepasst bzw. die Kontraindikationen beachtet werden (so für Cyclophosphamid und MMF). Außerdem besteht ein erhöhtes Risiko für Aborte (vor allem bei Patientinnen mit Anti-Phospholipid-Antikörpern), Frühgeburten und eine Wachstumsretardierung), sowie das Risiko eines neonatalen SLE mit kardialen Blockbildern bei Patientinnen mit Antikörpern gegen SS-A und SS-B [Boh 2004].

ANTI-PHOSPHOLIPID-SYNDROM

Ein sekundäres **Anti-Phospholipid-Syndrom** tritt nicht selten in Verbindung mit dem SLE auf. Neben dem Nachweis von Anti-Phospholipid-Antikörpern sind klinisch charakteristisch rezidivierende venöse und arterielle Thrombosen, Spätaborte, Thrombozytopenie, Schlaganfälle, neuropsychiatrische Auffälligkeiten und eine Livedo reticularis. An den Nieren finden sich luminale Gefäßverschlüsse oft mit arteriolärer Hyperplasie von glatten Muskelzellen und in den Glomeruli Thromben. Klinisch imponieren die Niereninsuffizienz und der arterielle Hypertonus.

7.5.6 Diagnose

Aufgrund der großen klinischen Variabilität wurden Klassifikationskriterien zur Diagnose entwickelt [Tan 1982] und 1997 revidiert [Hochberg 1997] (▶ Kasten).

> **SLE-KRITERIEN DES AMERICAN COLLEGE OF RHEUMATOLOGY (ACR CRITERIA)**
> - Schmetterlingserythem (über Wangen und Nasenrücken)
> - Diskoider Lupus (erhabene, gerötete, hyperkeratotische Effloreszenzen mit Schuppen)
> - Photosensibilität
> - Schleimhautulzera
> - Arthritis (≥ 2 Gelenke, nicht erosiv)
> - Serositis (Pleuritis / Perikarditis)
> - Nierenbeteiligung
> - ZNS-Beteiligung
> - Hämatologische Veränderungen (hämolytische Anämie, Leukopenie, Thrombopenie)
> - Immunologische Veränderungen (anti-ds-DNS, anti-Sm, Anti-Phospholipid-Antikörper)
> - Antinukleäre Antikörper (ANA)

Sind mindestens vier Kriterien erfüllt, ergibt sich eine Spezifität und Sensitivität für die Diagnose SLE von > 95 %. Die typischen Laborbefunde sind in diesen Klassifikationskriterien bereits mit vertreten. So findet sich im Serum von Patienten eine ganze Reihe von Autoantikörpern. Der wichtigste „Suchtest" ist der Nachweis von antinukleären Antikörpern (ANA), die gegen verschiedene Zellkernbestandteile gerichtet sind. Sie sind bei nahezu allen SLE-Patienten nachweisbar, zeigen aber keine hohe Spezifität, da sie auch bei vielen anderen Autoimmunerkrankungen und nicht selten bei älteren Gesunden vorkommen. Eine hohe Spezifität, allerdings eine geringere Sensitivität, haben demgegenüber Antikörper gegen Doppelstrang-DNS (ds-DNS) oder gegen nukleäres Glykoprotein (Sm-Antigen). Weitere extrahierbare Kernantigene (ENA), gegen die Autoantikörper nachgewiesen werden können, sind SS-A (Ro) (häufig beim Sjögren-Syndrom, aber auch bei SLE mit Nierenbeteiligung), SS-B (La) und nRNP. Kinder von Patientinnen mit anti-Ro- und anti-La-Antikörpern unterliegen der Gefahr einer intrauterinen bzw. postpartalen Reizleitungsblockade bzw. eines neonatalen SLE [Boh 2004]. Anti-Phospholipid-Antikörper, am häufigsten Anti-Cardiolipin-Antikörper, bei etwa 30 % der Patienten nachweisbar, können in der Gerinnungsanalyse häufig zu einer verlängerten PTT führen (Lupusantikoagulans).

Bei den meisten Patienten treten die Autoantikörper schon lange vor der klinischen Manifestation auf [Arbuckle 2003]. Besonders ANA, anti-Ro, anti-La und Anti-Phospholipid-Antikörper können Jahre vor der Diagnose bereits vorhanden sein, während anti-ds-DNS-Antikörper kürzer vor der Manifestation auftreten und anti-Sm und anti-nRNP erst Monate vor der Diagnose positiv sind. Die Zunahme der Autoimmunität bis zum Ausbruch der Erkrankung kann außerdem als Hinweis auf die Bedeutung der Autoantikörper bei der Pathogenese gewertet werden.

Als Aktivitätshinweis des SLE sollte neben dem Titer der Anti-ds-DNS-Antikörper die Komplementkonzentration bestimmt werden (vor allem C3 korreliert mit der Krankheitsaktivität, schlechtere Korrelation zeigt C4 und die hämolytische Gesamtaktivität, CH50). Wichtig ist, dass im Gegensatz zu beispielsweise den Vaskulitiden das CRP fast immer normal ist.

Zur Erfassung der Gesamtaktivität des SLE wurden mehrere Indizes vorgeschlagen. Die am häufigsten verwendeten sind der SLEDAI (systemic lupus erythematosus disease activity index) [Bombardier 1992], der SLAM (systemic lupus erythematosus activity measure) [Liang 1989] und der BILAG (British Isles Lupus Assessment Group) [Symmons 1988].

7.5.7 Therapie

Die optimale Therapie der Lupusnephritis bleibt bis heute eine Herausforderung, vor allem aufgrund der sehr unterschiedlichen Manifestation und Prognose. Auch kann eine Aussage über den Erfolg einer Therapie bezüglich der Nierenfunktion erst nach 5 oder mehr Jahren getroffen werden, wie die NIH-Studie von 1986 [Austin 1986] und eine Metaanalyse von Flanc et al. zeigen [Flanc 2004]. So konnte im Langzeitverlauf eine Überlegenheit einer zusätzlichen Cyclophosphamidgabe gegenüber einer alleinigen Steroidtherapie bezüglich dem Erhalt der Nierenfunktion nachgewiesen werden. Eine Überlegenheit bezüglich des Patientenüberlebens konnte jedoch nicht gezeigt werden [Flanc 2004], was sicher auf die erheblichen Nebenwirkungen der Cyclophosphamidgabe zurückzuführen ist. Die Beurteilung der Studien wird außerdem erschwert durch oft kleine Patientenzahlen, uneinheitliche Regime und unterschiedliche Patientengruppen (Kaukasier mit guter Prognose versus Afroamerikaner mit schlechter Prognose).

Über die Therapieziele besteht jedoch Einigkeit: Erreichen einer Remission (zurzeit bei Kaukasiern bzw. Chinesen bis zu 62 % bzw. 81 % der Patienten [Houssiau 2002, Chan 2000]), die Vermeidung von Rezidiven (diese treten derzeit bei mindestens 30 % der Patienten auf [Ponticelli 1998]) und eine möglichst geringe Toxizität. Bei den Therapienebenwirkungen sind außer den Effekten der Steroidgabe vor allem die Toxizität der Cyclophosphamidtherapie mit schweren, lebensgefährlichen Infektionen und Gonadenschädigung sowie die Erhöhung des Tumorrisikos zu nennen. Die schweren Nebenwirkungen haben dazu geführt, dass in letzter Zeit die als Standard der proliferativen Lupusnephritis (Klasse III und IV) verwendeten Cyclophosphamidpulsgaben häufiger hinterfragt wurden, zumal mehrere Studien Hinweise gaben, dass vor allem MMF [Chan 2005, Ginzler 2005] Cyclophosphamid in Zukunft zumindest bei einem Teil der Patienten ersetzen kann.

Für die **Lupusnephritis Klasse II** ist eine Therapie mit Cyclophosphamid nicht indiziert. Es fehlen aber Studien, die Daten zur Therapie mit beispielsweise Steroiden allein versus Azathioprin oder MMF oder auch Chloroquin oder MTX zusätzlich liefern.

Wichtig ist bei allen Klassen der Lupusnephritis eine optimale Blutdruckeinstellung und die Blockade des Renin-Angiotensin-Systems, da zusätzlich zum antiproteinurischen Effekt eine immunmodulatorische Wirkung wahrscheinlich ist → Reduktion der TGF-β-Expression, Reduktion von Zytokinen, die zu einer Glomerulosklerose beitragen (IL-4 und IL-10) [De Albuquerque 2004].

INITIALE THERAPIE DER PROLIFERATIVEN LUPUSNEPHRITIS KLASSE III, KLASSE IV

Cyclophosphamid

Vierwöchentliche Cyclophosphamidpulsgaben (meist 0,75–1 g/m^2 i.v.) werden bis heute von den meisten Zentren gemeinsam mit einer hochdosierten Steroidgabe (oft 0,5 g Methylprednisolon für 3 Tage, anschließend 1 mg/kg KG Prednisolon) angewandt. Die am häufigsten gewählte Therapiedauer beträgt 6 Monate. Eine Reevaluation der Patienten nach 3 Monaten sollte in jedem Fall durchgeführt werden, da bei Patienten, die zu diesem Zeitpunkt bereits eine Remission erreicht haben, auf weitere Cyclophosphamidgaben verzichtet werden kann, wenn keine extrarenalen Manifestationen dazu zwingen. Eine Erhaltungstherapie (▸ unten) ist jedoch weiterhin notwendig, sonst muss mit renalen Rezidiven gerechnet werden.

Einige neuere Studien wenden auch orale Cyclophosphamidgaben an [Chan 2000, Mok 2001]. Aufgrund der erheblich höheren Kurzzeit- und Langzeittoxizität ist das jedoch nicht empfehlenswert. Das gilt auch für das längerfristige 30-monatige NIH-Regime [Boumpas 1992], welches in einer Studie mit 6 monatlichen Cyclophosphamidgaben verglichen wurde. Die kurzfristige Therapie schnitt dabei schlechter ab, wobei die Patienten aufgrund einer fehlenden weiteren zytotoxischen Therapie nach 6 Monaten im kurzen Therapiearm häufiger renale Rezidive hatten, und das mittlere Ausgangskreatinin mit 177 µmol höher als im langen Therapiearm mit 142 µmol lag. Darüber hinaus waren in dieser Studie nur Patienten mit schwerer Lupusnephritis eingeschlossen (eingeschränkte Nierenfunktion und/oder Halbmonde oder Nekrosen in mehr als 25 % der Glomeruli), und der Anteil der Afroamerikaner lag bei über 40 % [Boumpas 1992]. Dies lässt auf eine schlechtere Prognose der in Amerika therapierten Patienten schließen, möglicherweise bedingt durch den ethnischen Hintergrund, den sozioökonomischen Status und die spätere Diagnose. Dies bestätigt indirekt die Euro-Lupusnephritis-Studie, die mit sechs fixen Cyclophosphamidgaben von nur 500 mg, alle 14 Tage gegeben, sehr gute Erfolge, aber weniger Infektionen hatte [Houssiau 2004]. In dieser Patientengruppe hatte allerdings nur ein Fünftel der Patienten eine eingeschränkte Nierenfunktion und nur ein Viertel ein nephrotisches Syndrom.

Die Euro-Lupusnephritis-Studie [Houssiau 2004] und Daten von Korbet et al. [Korbet 2000] zeigen außerdem die Bedeutung eines raschen Therapieerfolgs. So ist die langfristige Prognose für die Nierenfunktion deutlich besser, wenn nach 6 Monaten Therapie eine Proteinurie unter 1 g/d und ein stabiles Kreatinin erreicht wurde [Houssiau 2004]. Korbet et al. konnten zeigen [Korbet 2000], dass bei Nichterreichen einer Remission nicht nur das renale Überleben dramatisch sinkt (von 94 % auf 46 % nach 5 Jahren und von 94 % auf 31 % nach 10 Jahren), sondern auch das Patientenüberleben (von 95 % auf 69 % nach 5 Jahren, von 95 % auf 60 % nach 10 Jahren).

Wichtig bei der Gabe von Cyclophosphamid ist die Minimierung von Nebenwirkungen (Blasenschutz mit Bewässerung und Mesna, Pneumozystitisprophylaxe, Gonadenschutz). So konnte kürzlich mit der Gabe eines Gonadotropin-releasing-

Hormon-Analogons bei Frauen mindestens 1 bis 2 Wochen vor Cyclophosphamidgabe eine signifikante Reduktion der Inzidenz einer vorzeitigen Menopause erreicht werden [Somers 2005]. Ein späterer Therapiebeginn ist wegen einer möglichen initialen Sensibilisierung der Gonaden zu gefährlich [Pendse 2004]. Darüber hinaus muss natürlich die Möglichkeit einer potenziellen Steigerung der Krankheitsaktivität durch die hormonale Intervention bedacht werden. Für männliche Patienten ist die Standardstrategie die Kryokonservierung von Spermien; auch eine Testosterontherapie wurde vorgeschlagen [Masala 1997].

MMF

MMF wurde erstmals in einer großen prospektiven Studie von Chan et al. erfolgreich bei Patienten mit Lupusnephritis angewandt [Chan 2000, Chan 2005]. Andere Studien folgten [Ginzler 2005, Hu 2002, Ong 2005]. Wenn auch Limitationen bestanden (kurze Nachbeobachtung, zu wenige Patienten, relativ gute Nierenfunktion der Patienten), zeigen diese Studien, dass MMF in einer Dosis von 2–3 g/d eine zumindest vergleichbare Wirksamkeit bei verminderter Toxizität hatte. Eine große randomisierte Studie mit über 300 Patienten, die Cyclophosphamidpulsgaben mit einer hochdosierten MMF-Therapie (3 g/d Zieldosis) initial und anschließend bei Therapieansprechen MMF mit Azathioprin vergleicht, sollte in Kürze eine gute Datenbasis für fundierte Therapieentscheidungen liefern. Bei Patienten mit einer Niereninsuffizienz im Stadium IV, sowie bei Patienten mit einer progressiv verlaufenden Glomerulonephritis liegen keine Daten bezüglich MMF vor. Gleiches gilt für Patienten mit einer schweren extrarenalen Manifestation (beispielsweise ZNS-Beteiligung).

Andere Therapieoptionen

Neben Cyclophosphamid und MMF wurden bei einer limitierten Anzahl von Patienten Calcineurininhibitoren (Ciclosporin oder Tacrolimus) mit Erfolg eingesetzt [Tam 1998, Mok 2005], wobei unter Tacrolimus kein Anstieg des Serumkreatinins

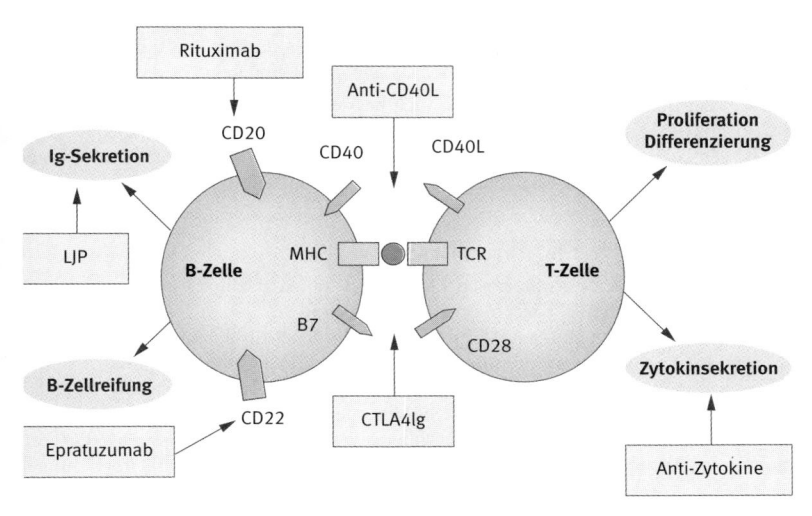

Abb. 7.16 Wichtige Interaktionen zwischen B- und T-Zellen und mögliche Therapieansätze für die Zukunft (Rituximab ≙ Anti-CD20-Antikörper, Epratuzumab ≙ Anti-CD22-Antikörper, LYP ≙ Konstrukt aus vier ds-DNS-Helices, die Anti-ds-DNS-Antikörper binden, CTLA4Ig ≙ Fusionsprotein, das in die Cortimulation eingreift, indem es die Interaktion CD28–B7 inhibiert)

beobachtet wurde. Als „Rescuetherapie" bei fehlendem Ansprechen wurden neben Steroidpulsgaben, die Erfolg versprechend sind, höhere Cyclophosphamiddosen, Plasmapheresen (mit enttäuschenden Ergebnissen [Leweis 1992]), Azathioprin hochdosiert und Stammzelltransplantationen verwendet. Auf der Basis eines besseren Verständnisses der Pathophysiologie und der Interaktion zwischen B- und T-Zellen werden neue Therapieansätze entwickelt (▶ Abb. 7.16). Rituximab, ein Anti-CD20-Antikörper, der bereits für die rheumatoide Arthritis zugelassen ist und zu einer B-Zell-Depletion für ca. 6 Monate führt, ist besonders Erfolg versprechend [Looney 2004]. Auch Therapieansätze, die beispielsweise kostimulatorische Moleküle und Zytokine als Target haben, werden in Studien bereits angewandt.

ERHALTUNGSTHERAPIE BEI PROLIFERATIVER LUPUSNEPHRITIS KLASSE III UND IV

Nachdem eine Remission oder zumindest eine Teilremission erreicht wurde, ist eine weitere Therapie notwendig. Zurzeit wird meist Azathioprin gegeben (Beginn mit 2 mg/kg nach Blutbildkontrolle, später Reduktion auf 1 mg/kg KG möglich).

> **!** Allopurinolgabe kontraindiziert.

Eine Studie von Contreras et al. [Contreras 2004], die allerdings zur Erhaltungstherapie nur wenige Kaukasier einschloss, zeigte die Überlegenheit einer Azathioprin- oder MMF-Therapie gegenüber einer Cyclophosphamidpulsgabe alle 3 Monate, vor allem hinsichtlich der Toxizität. Darüber hinaus hatten Patienten mit MMF (0,5–3 g/d) auch signifikant weniger renale Rezidive im Vergleich zu Patienten mit einer Cyclophosphamidtherapie. Es bestand kein statistischer Unterschied zwischen Azathioprin und MMF (bei allerdings kleiner Patientenzahl). Neue Studien zum Vergleich von Azathioprin und MMF haben begonnen. Neben Azathioprin und MMF kann, vor allem bei Unverträglichkeit (bei Azathioprin überwiegend allergische Hautreaktion, Fieber, Leberenzymanstieg und Knochenmarktoxizität; bei MMF vor allem gastrointestinale Nebenwirkungen), Ciclosporin eingesetzt werden.

Wie bei der initialen Therapie, gibt es auch bei der Erhaltungstherapie neue Ansätze. So bindet beispielsweise ein Konstrukt aus vier ds-DNS Helices, LJP 394, an anti-ds-DNS-Antikörper und führt zu einem Abfall der Autoantikörpertiter [Alarcon-Segovia 2003]. Die klinische Wirksamkeit (Reduktion renaler Rezidive) ist nicht bewiesen.

THERAPIE DER LUPUSNEPHRITIS KLASSE V

Bei der Therapie der membranösen Lupusnephritis steht zunächst die adjuvante, nicht immunsuppressive Therapie mit einer Blockade des Renin-Angiotensin-Systems im Vordergrund. Diese sollte neben einer Blutdruckeinstellung (< 130/80 mmHg) und der antiproteinurischen Wirkung einen immunmodulatorischen Effekt haben (Reduktion der TGF-β-Expression, Reduktion von Zytokinen, die zu einer Glomerulosklerose beitragen [De Albuquerque 2004]). Aufgrund eines nephrotischen Syndroms mit Serumalbuminspiegeln unter 25 bzw. unter 20 g/l ist häufig eine Antikoagulation und eine Behandlung der Hyperlipidämie notwendig.

Bezüglich der immunsuppressiven Therapie gibt es keine guten Daten. So werden Steroide allein mit und ohne Cyclophosphamid oder Ciclosporin, aber auch Azathioprin oder MMF eingesetzt [Übersicht von Houssiau 2004]. Bei wenigen Patienten wurde auch Rituximab mit Erfolg angewandt.

7.5.8 Verlauf und Prognose

Verlauf und Prognose der Lupusnephritis sind bei Männern schlechter als bei Frauen. Afroamerikaner und Lateinamerikaner haben eine deutlich schlechtere Prognose im Vergleich zu Kaukasiern [Barr 2003]. Davon unabhängig wirkt sich ein niedriger sozioökonomischer Status negativ aus. Hinsichtlich des Patientenüberlebens (10-Jahres-Überleben ca. 80 % [Schattner 2003]; mittlerweile möglicherweise steigend aufgrund einer verbesserten Therapie und mehr Aufmerksamkeit bezüglich der akzelerierten Arteriosklerose, ▶ unten) hat sich in den letzten Jahren eine „bimodale" Mortalität gezeigt. Initial dominieren, neben den Todesfällen durch die Aktivität der Erkrankung, die Infektionen als Nebenwirkung der Therapie. Jenseits des ersten Jahres gewinnen kardiovaskuläre Ereignisse zunehmend an Bedeutung [Abu-Shakra 1995, Jacobsen 1999]. Als Zeichen der akzelerierten Arteriosklerose bei SLE konnten bei 43 % der Frauen zwischen 20 und 46 Jahren ohne kardiovaskuläre Symptome Perfusionsanomalien [Sun 2001] nachgewiesen werden. Es bestand eine endotheliale Dysfunktion, die Zahl der Plaques in der A. carotis war erhöht, ebenso die Intima-, Mediadicke [Roman 2003, Bruce 2005, Svenungsson 2001] (▶ Abb. 7.17). Darüber hinaus führten kardiovaskuläre Ereignisse in dieser Patientengruppe doppelt so häufig zum Tode [Ward 1999]. Mit der Schwere des SLE und der chronischen Schädigung wächst das Risiko [Roman 2003].

Für die Prognose der Nierenfunktion ist das Kreatinin bei Therapiebeginn wichtig. Als histologisch negative Parameter sind schwere aktive und viele chronische Läsionen in der Nierenhistologie zu nennen [Austin 1994]. Anti-Phospholipid-Antikörper führen zu einer Verschlechterung der Prognose von Patienten mit Lupusnephritis [Moroni 2004]. Sie sind klar mit der Entwicklung einer chronischen Niereninsuffizienz assoziiert. Möglicherweise spielen hierbei thrombotische Ereignisse und ein persistierender arterieller Hypertonus eine Rolle. Bezüglich der Therapie der proliferativen Lupusnephritis ist ein früher Erfolg (nach 6 Monaten)

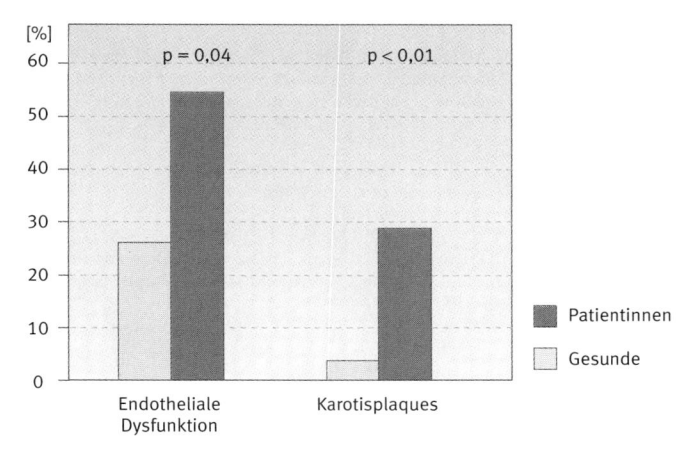

Abb. 7.17 Prävalenz subklinischer Arteriosklerose bei Frauen mit SLE [Bruce 2005]

ein prognostisch sehr wichtiger Faktor [Houssiau 2004]. Renale Rezidive verschlechtern die Prognose erheblich [Moroni 1996].

Nach einer retrospektiven Analyse von 659 Patienten über einen Zeitraum von 1960 bis 1988 entwickelten ca. 20 % der Patienten nach 10 Jahren eine terminale Niereninsuffizienz [GINSEL 1992]. Aufgrund der verbesserten therapeutischen Möglichkeiten scheint nach neueren Studien die Prognose besser zu sein [Houssiau 2002, Contreras 2004, Illei 2001].

Bei aller zurzeit möglicher immunsuppressiver Therapie darf nicht vergessen werden, dass bei vielen Patienten nach Beginn einer chronischen Nierenersatztherapie die Krankheitsaktivität abnimmt [Morini 2003] (der Lupus als gezähmter Wolf). Bei Patienten, die weiterhin Aktivität zeigen, kann aufgrund der Nebenwirkungen die Therapie allerdings schwierig sein. Bei Patienten mit Anti-Phospholipid-Antikörpern kommen häufiger Shuntprobleme hinzu. Die Therapie die Wahl für Patienten mit terminaler Niereninsuffizienz ist die Nierentransplantation. Nach Stratifizierung sind Patienten- und Transplantatüberleben vergleichbar dem anderer Nierentransplantierter [Briggs 1999], wobei diese Ergebnisse jedoch nicht unumstritten sind [Übersicht Moroni et al. 2003]. Bei den überwiegend jungen Patienten muss vor allem auf die akzelerierte Arteriosklerose geachtet werden. Die Rezidivrate wird meist als niedrig angegeben (< 5 %), aber neuere Untersuchungen berichten über eine erheblich höhere Zahl von Rezidiven (bis zu 30 % [Goral 2003]).

Literatur

Abu-Shakra M, Urowitz MB, Gladman DD, Gough J. Mortality studies in systemic lupus erythematosus. Results from a single center. II. Predictor variables for mortality. J Rheumatol 1995; 22(7):1265–70.

Alarcon-Segovia D, Tumlin JA, Furie RA, McKay JD, Cardiel MH, Strand V, Bagin RG, Linnik MD, Hepburn B. LJP 394 for the prevention of renal flare in patients with systemic lupus erythematosus: results from a randomized, double-blind, placebo-controlled study. Arthritis Rheum 2003; 48(2):442–54.

Arbuckle MR, McClain MT, Rubertone MV, Scofield RH, Dennis GJ, James JA, Harley JB. Development of autoantibodies before the clinical onset of systemic lupus erythematosus. N Engl J Med 2003; 349(16):1526–33.

Austin HA 3rd, Boumpas DT, Vaughan EM, Balow JE. Predicting renal outcomes in severe lupus nephritis: contributions of clinical and histologic data. Kidney Int 1994; 45(2):544–50.

Austin HA 3rd, Klippel JH, Balow JE, le Riche NG, Steinberg AD, Plotz PH, Decker JL. Therapy of lupus nephritis. Controlled trial of prednisone and cytotoxic drugs. N Engl J Med 1986; 314(10):614–9.

Barr RG, Seliger S, Appel GB, Zuniga R, D'Agati V, Salmon J, Radhakrishnan J. Prognosis in proliferative lupus nephritis: the role of socio-economic status and race/ethnicity. Nephrol Dial Transplant 2003; 18(10):2039–46.

Boh EE. Neonatal lupus erythematosus. Clin Dermatol 2004; 22(2):125–8.

Bombardier C, Gladman DD, Urowitz MB, Caron D, Chang CH. Derivation of the SLEDAI. A disease activity index for lupus patients. The Committee on Prognosis Studies in SLE. Arthritis Rheum 1992; 35(6):630–40.

Boumpas DT, Austin HA 3rd, Vaughn EM, Klippel JH, Steinberg AD, Yarboro CH, Balow JE. Controlled trial of pulse methylprednisolone versus two regimens of pulse cyclophosphamide in severe lupus nephritis. Lancet 1992; 340(8822):741–5.

Briggs JD, Jones E. Renal transplantation for uncommon diseases. Scientific Advisory Board of the ERA-EDTA Registry. European Renal Association-European Dialysis and Transplant Association. Nephrol Dial Transplant 1999; 14(3):570–5.

Bruce IN. 'Not only...but also': factors that contribute to accelerated atherosclerosis and premature coronary heart disease in systemic lupus erythematosus. Rheumatology (Oxford) 2005; 44(12):1492–502.

Chan TM, Li FK, Tang CS, Wong RW, Fang GX, Ji YL, Lau CS, Wong AK, Tong MK, Chan KW, Lai KN. Efficacy of mycophenolate mofetil in patients with diffuse proliferative lupus nephritis. Hong Kong-Guangzhou Nephrology Study Group. N Engl J Med 2000; 343(16):1156–62.

Chan TM, Tse KC, Tang CS, Mok MY, Li FK. Long-term study of mycophenolate mofetil as continuous induction and maintenance treatment for diffuse proliferative lupus nephritis. J Am Soc Nephrol 2005; 16(4):1076–84.

Contreras G, Pardo V, Leclercq B, Lenz O, Tozman E, O'Nan P, Roth D. Sequential therapies for proliferative lupus nephritis. N Engl J Med 2004; 350(10):971–80.

De Albuquerque DA, Saxena V, Adams DE, Boivin GP, Brunner HI, Witte DP, Singh RR. An ACE inhibitor reduces Th2 cytokines and TGF-beta1 and TGF-beta2 isoforms in murine lupus nephritis. Kidney Int 2004; 65(3):846–59.

Flanc RS, Roberts MA, Strippoli GF, Chadban SJ, Kerr PG, Atkins RC. Treatment of diffuse proliferative lupus nephritis: a meta-analysis of randomized controlled trials. Am J Kidney Dis 2004; 43(2):197–208.

Ginzler EM, Dooley MA, Aranow C, Kim MY, Buyon J, Merrill JT, Petri M, Gilkeson GS, Wallace DJ, Weisman MH, Appel GB. Mycophenolate mofetil or intravenous cyclophosphamide for lupus nephritis. N Engl J Med 2005; 353(21):2219–28.

GISNEL. Lupus nephritis: prognostic factors and probability of maintaining life-supporting renal function 10 years after the diagnosis. Gruppo Italiano per lo Studio della Nefrite Lupica (GISNEL). Am J Kidney Dis 1992; 19(5):473–9.

Goral S, Ynares C, Shappell SB, Snyder S, Feurer ID, Kazancioglu R, Fogo AB, Helderman JH. Recurrent lupus nephritis in renal transplant recipients revisited: it is not rare. Transplantation 2003; 75(5):651–6.

Grone HJ. Systemic lupus erythematosus and antiphospholipid syndrome. Pathologe 1996; 17(6):405–16.

Hochberg MC, Perlmutter DL, Medsger TA, Steen V, Weisman MH, White B, Wigley FM. Prevalence of self-reported physician-diagnosed systemic lupus erythematosus in the USA. Lupus 1995; 4(6):454–6.

Hochberg MC. Updating the American College of Rheumatology revised criteria for the classification of systemic lupus erythematosus. Arthritis Rheum 1997; 40(9):1725.

Houssiau FA, Vasconcelos C, D'Cruz D, Sebastiani GD, de Ramon Garrido E, Danieli MG, Abramovicz D, Blockmans D, Mathieu A, Direskeneli H, Galeazzi M, Gul A, Levy Y, Petera P, Popovic R, Petrovic R, Sinico RA, Cattaneo R, Font J, Depresseux G, Cosyns JP, Cervera R. Early response to immunosuppressive therapy predicts good renal outcome in lupus nephritis: lessons from long-term followup of patients in the Euro-Lupus Nephritis Trial. Arthritis Rheum 2004; 50(12):3934–40.

Houssiau FA, Vasconcelos C, D'Cruz D, Sebastiani GD, Garrido Ed Ede R, Danieli MG, Abramovicz D, Blockmans D, Mathieu A, Direskeneli H, Galeazzi M, Gul A, Levy Y, Petera P, Popovic R, Petrovic R, Sinico RA, Cattaneo R, Font J, Depresseux G, Cosyns JP, Cervera R. Immunosuppressive therapy in lupus nephritis: the Euro-Lupus Nephritis Trial, a randomized trial of low-dose versus high-dose intravenous cyclophosphamide. Arthritis Rheum 2002; 46(8):2121–31.

Houssiau FA. Management of lupus nephritis: an update. J Am Soc Nephrol 2004; 15(10):2694–704.

Hu W, Liu Z, Chen H, Tang Z, Wang Q, Shen K, Li L. Mycophenolate mofetil vs cyclophosphamide therapy for patients with diffuse proliferative lupus nephritis Chin Med J (Engl) 2002; 115(5):705–9.

Illei GG, Austin HA, Crane M, Collins L, Gourley MF, Yarboro CH, Vaughan EM, Kuroiwa T, Danning CL, Steinberg AD, Klippel JH, Balow JE, Boumpas DT. Combination therapy with pulse cyclophosphamide plus pulse methylprednisolone improves long-term renal outcome without adding toxicity in patients with lupus nephritis. Ann Intern Med 2001; 135(4):248–57.

Jacobsen S, Petersen J, Ullman S, Junker P, Voss A, Rasmussen JM, Tarp U, Poulsen LH, van Overeem Hansen G, Skaarup B, Hansen TM, Podenphant J, Halberg P. Mortality and causes of death of 513 Danish patients with systemic lupus erythematosus. Scand J Rheumatol 1999; 28(2):75–80.

Jacobson DL, Gange SJ, Rose NR, Graham NM. Epidemiology and estimated population burden of selected autoimmune diseases in the United States. Clin Immunol Immunopathol 1997; 84(3):223–43.

Korbet SM, Lewis EJ, Schwartz MM, Reichlin M, Evans J, Rohde RD. Factors predictive of outcome in severe lupus nephritis. Lupus Nephritis Collaborative Study Group. Am J Kidney Dis 2000; 35(5):904–14.

Lewis EJ, Hunsicker LG, Lan SP, Rohde RD, Lachin JM. A controlled trial of plasmapheresis therapy in severe lupus nephritis. The Lupus Nephritis Collaborative Study Group. N Engl J Med 1992; 326(21):1373–9.

Liang MH, Socher SA, Larson MG, Schur PH. Reliability and validity of six systems for the clinical assessment of disease activity in systemic lupus erythematosus. Arthritis Rheum 1989; 32(9):1107–18.

Looney RJ, Anolik JH, Campbell D, Felgar RE, Young F, Arend LJ, Sloand JA, Rosenblatt J, Sanz I. B cell depletion as a novel treatment for systemic lupus erythematosus: a phase I/II dose-escalation trial of rituximab. Arthritis Rheum 2004; 50(8):2580–9.

Masala A, Faedda R, Alagna S, Satta A, Chiarelli G, Rovasio PP, Ivaldi R, Taras MS, Lai E, Bartoli E. Use of testosterone to prevent cyclophosphamide-induced azoospermia. Ann Intern Med 1997; 126(4):292–5.

Mok CC, Ho CT, Siu YP, Chan KW, Kwan TH, Lau CS, Wong RW, Au TC. Treatment of diffuse proliferative lupus glomerulonephritis: a comparison of two cyclophosphamide-containing regimens. Am J Kidney Dis 2001; 38(2): 256–64.

Mok CC, Tong KH, To CH, Siu YP, Au TC. Tacrolimus for induction therapy of diffuse proliferative lupus nephritis: an open-labeled pilot study. Kidney Int 2005; 68(2): 813–7.

Moroni G, Quaglini S, Maccario M, Banfi G, Ponticelli C. „Nephritic flares" are predictors of bad long-term renal outcome in lupus nephritis. Kidney Int 1996; 50(6): 2047–53.

Moroni G, Tantardini F, Ponticelli C. Renal replacement therapy in lupus nephritis. J Nephrol 2003; 16(6):787–91.

Moroni G, Ventura D, Riva P, Panzeri P, Quaglini S, Banfi G, Simonini P, Bader R, Meroni PL, Ponticelli C. Antiphospholipid antibodies are associated with an increased risk for chronic renal insufficiency in patients with lupus nephritis. Am J Kidney Dis 2004; 43(1):28–36.

Ong LM, Hooi LS, Lim TO, Goh BL, Ahmad G, Ghazalli R, Teo SM, Wong HS, Tan SY, Shaariah W, Tan CC, Morad Z. Randomized controlled trial of pulse intravenous cyclophosphamide versus mycophenolate mofetil in the induction therapy of proliferative lupus nephritis. Nephrology (Carlton) 2005; 10(5):504–10.

Pendse S, Ginsburg E, Singh AK. Strategies for preservation of ovarian and testicular function after immunosuppression. Am J Kidney Dis 2004; 43(5):772–81.

Ponticelli C, Moroni G. Flares in lupus nephritis: incidence, impact on renal survival and management. Lupus 1998; 7(9):635–8.

Roman MJ, Shanker BA, Davis A, Lockshin MD, Sammaritano L, Simantov R, Crow MK, Schwartz JE, Paget SA, Devereux RB, Salmon JE. Prevalence and correlates of accelerated atherosclerosis in systemic lupus erythematosus. N Engl J Med 2003; 349(25):2399–406.

Ruiz-Irastorza G, Lima F, Alves J, Khamashta MA, Simpson J, Hughes GR, Buchanan NM. Increased rate of lupus flare during pregnancy and the puerperium: a prospective study of 78 pregnancies. Br J Rheumatol 1996; 35(2):133–8.

Schattner A, Liang MH. The cardiovascular burden of lupus: a complex challenge. Arch Intern Med 2003; 163(13):1507–10.

Smith CD, Cyr M. The history of lupus erythematosus. From Hippocrates to Osler. Rheum Dis Clin North Am 1988; 14(1):1–14.

Somers EC, Marder W, Christman GM, Ognenovski V, McCune WJ. Use of a gonadotropin-releasing hormone analog for protection against premature ovarian failure during cyclophosphamide therapy in women with severe lupus. Arthritis Rheum 2005; 52(9):2761–7.

Sun SS, Shiau YC, Tsai SC, Lin CC, Kao A, Lee CC. The role of technetium-99m sestamibi myocardial perfusion single-photon emission computed tomography (SPECT) in the detection of cardiovascular involvement in systemic lupus erythematosus patients with non-specific chest complaints. Rheumatology (Oxford) 2001; 40(10): 1106–11.

Svenungsson E, Jensen-Urstad K, Heimburger M, Silveira A, Hamsten A, de Faire U, Witztum JL, Frostegard J. Risk factors for cardiovascular disease in systemic lupus erythematosus. Circulation 2001; 104(16):1887–93.

Symmons DP, Coppock JS, Bacon PA, Bresnihan B, Isenberg DA, Maddison P, McHugh N, Snaith ML, Zoma AS. Development and assessment of a computerized index of clinical disease activity in systemic lupus erythematosus. Members of the British Isles Lupus Assessment Group (BILAG). QJM 1988; 69(259):927–37.

Tam LS, Li EK, Leung CB, Wong KC, Lai FM, Wang A, Szeto CC, Lui SF. Long-term treatment of lupus nephritis with cyclosporin A. QJM 1998; 91(8):573–80.

Tan EM, Cohen AS, Fries JF, Masi AT, McShane DJ, Rothfield NF, Schaller JG, Talal N, Winchester RJ. The 1982 revised criteria for the classification of systemic lupus erythematosus. Arthritis Rheum 1982; 25(11):1271–7.

Tang S, Lui SL, Lai KN. Pathogenesis of lupus nephritis: an update. Nephrology (Carlton) 2005; 10(2):174–9.

Ward MM. Premature morbidity from cardiovascular and cerebrovascular diseases in women with systemic lupus erythematosus. Arthritis Rheum 1999; 42(2):338–46.

Weening JJ, D'Agati VD, Schwartz MM, Seshan SV, Alpers CE, Appel GB, Balow JE, Bruijn JA, Cook T, Ferrario F, Fogo AB, Ginzler EM, Hebert L, Hill G, Hill P, Jennette JC, Kong NC, Lesavre P, Lockshin M, Looi LM, Makino H, Moura LA, Nagata M. The classification of glomerulonephritis in systemic lupus erythematosus revisited. J Am Soc Nephrol 2004; 15(2):241–50.

7.6 Sklerodermie

7.6.1 Definition

Die Sklerodermie ist eine seltene Erkrankung, die durch einen entzündlichen Prozess des Bindegewebes mit Beteiligung der Gefäße gekennzeichnet ist und im Verlauf zu einer Fibrosierung der Gewebe führt. Es wird eine lokalisierte Form (Sclerodermia circumscripta), bei der nur die Hautverhärtungen bestehen, von einer systemischen (systemische Sklerose) unterschieden. Bei letzterer liegt auch eine Beteiligung der inneren Organe vor.

Folgende Formen der systemischen Sklerose werden anhand des Verteilungsmusters der Hautveränderungen unterschieden [LeRoy 1988]:
- Limitierte Sklerodermie. Begrenzter Befall der Hände und Füße, der distalen Unterarme und Unterschenkel oder des Gesichtes (früher als CREST-Syndrom bezeichnet mit den Symptomen Kalzinose, Raynaud-Phänomen, Motilitätsstörung des Ösophagus, Sklerodaktylie und Teleangiektasien).
- Diffuse Sklerodermie: Disseminierter Hautbefall unter Einbeziehung der proximalen Extremitäten und des Stammes.

Beide Gruppen unterscheiden sich auch hinsichtlich der Beteiligung innerer Organe, serologischer Marker und der Mortalität.

7.6.2 Epidemiologie

Prävalenz: 65–265/1 Mio. Einwohner [Lawrence 1998].
Die Erkrankung manifestiert sich meist zwischen dem 30. und 50. Lebensjahr. Bis zu 80 % der Erkrankten sind Frauen.

7.6.3 Ätiologie und Pathogenese

Bei der Ätiologie spielen wahrscheinlich eine genetische Disposition, Umweltfaktoren und die Immunreaktion eine Rolle.

- Für einen genetischen Hintergrund sprechen die Bevorzugung von Frauen, eine, wenn auch seltene, familiäre Disposition [Arnett 2001], die Häufung bei einem bestimmten Indianerstamm [Arnett 1996] und eine erhöhte Frequenz bestimmter HLA-Antigene und Polymorphismen pathophysiologisch möglicherweise relevanter Gene [Reveille 1992].
- Bei den Umweltfaktoren könnten Silikate und Pestizide von Bedeutung sein [Charles 2006], ein viraler Infekt könnte als Trigger fungieren. Die Bedeutung von Mikrochimärismen (abgeleitet von der sklerodermiformen GvHD nach Stammzelltransplantation) ist umstritten [Charles 2006].
- Die antinukleären Antikörper, die histologische Entzündungsreaktion und die gesteigerten profibrotischen Zytokine sprechen für eine Immunreaktion.

Eine endotheliale Schädigung und eine vaskuläre Dysfunktion mit gestörter Vasodilatation stellen womöglich den ersten Schritt in der Pathogenese dar [Charles 2006]. Hier könnten erhöhte Endothelinspiegel, TGFβ aus aktivierten Lymphozyten und CTGF (connective tissue growth factor) beteiligt sein. Auch bei der Pathogenese der Fibrose scheint ein gesteigertes TGFβ-Signaling, welches zur vermehrten Kollagenproduktion führt, eine Rolle zu spielen, wobei auch CTGF über eine gesteigerte Kollagenproduktion und IL-4 als profibrotisches Zytokin beteiligt sein können [Charles 2006]. Auch konnten stimulierende Autoantikörper gegen den PDGF-Rezeptor nachgewiesen werden, die beispielsweise zu einer vermehrten Typ-I-Kollagenexpression führen [Baroni 2006]. Die bei der Sklerodermie entstehende Fibrose ist gekennzeichnet durch eine Vermehrung von Kollagen Typ 3 und vor allem Typ 1. Neben der endothelialen Schädigung und der vermehrten Fibrose spielen möglicherweise auch gestörte Reparaturmechanismen eine Rolle. So gibt es Hinweise auf eine reduzierte Zahl von endothelialen Stammzellen [Kuwana 2004] bzw. auf ihre funktionelle Störung [Del Papa 2006]. Für die Pathogenese der renalen Krise scheint die Vasokonstriktion renaler Gefäße mit der Folge der akuten Minderperfusion der wichtigste Faktor zu sein, wobei diese zur Aktivierung des Renin-Angiotensin-Systems führt, was in einem Circulus vitiosus mündet.

7.6.4 Pathologie

In der Nierenhistologie steht die konzentrische Intimaverbreiterung der Aa. interlobulares und arcuatae sowie der Arteriolen bis zur Obliteration im Vordergrund. Sie führt zur Sklerose der zugehörigen Glomeruli und zur Tubulusatrophie. Die Proliferationen können die Elastica interna zerstören, wobei glatte Muskelzellen in die Intima einwandern. Die Glomeruli können Basalmembranverdickungen sowie Obliterationen der Kapillaren wie bei maligner Hypertonie aufweisen. Bei Patienten mit Sklerodermie können sie jedoch auch ohne Hypertonie auftreten. In der renalen Krise finden sich zusätzlich Nekrosen und Mikrothrombosen in den Interlobulararterien bis in die glomerulären Arteriolen (▶ Abb. 7.18).

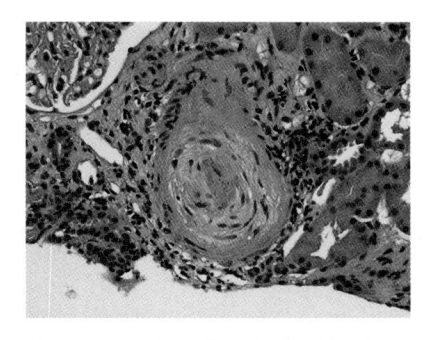

Abb. 7.18 Renale Manifestation bei Sklerodermie: Schwere Gefäßveränderungen wie bei maligner Hypertonie

Der immunhistologische Befund ist unspezifisch. Der renale Gehalt an Kollagen Typ 3 ist deutlich gesteigert, eine weniger starke Vermehrung findet sich auch für Kollagen Typ 1.

7.6.5 Klinik

- Hautveränderungen (Raynaud-Symptomatik, Sklerodaktylie, Nekrosen vor allem der Fingerkuppen) stehen vor allem initial im Vordergrund.
- Später finden sich Einschränkungen der Beweglichkeit (▶ Abb. 7.19).
- Mikrostomie und Teleangiektasien im Gesicht.
- Verkürzung des Zungenbändchens.
- Ösophagusmotilitätsstörung.
- Lunge: Pleuritis, Lungenfibrose und pulmonale Hypertonie.
- Herz: Perikarditis, Myokardfibrose.
- Gelenke: Nichterosive Polyarthritis.
- Nierenbeteiligung: Bei 13 % der Patienten. Eine pathologische Urinelektrophorese liegt jedoch bei fast einem Drittel der Patienten vor. Diese ist assoziiert mit diffuser Hautbeteiligung, längerem Krankheitsverlauf sowie pulmonaler und gastrointestinaler Beteiligung und zeigt eine erhöhte Morbidität der Patienten an [Seiberlich 2006].

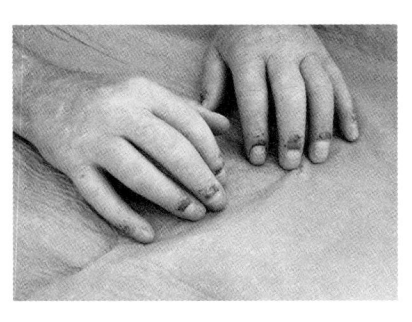

Abb. 7.19 Schwere Hautmanifestation mit Sklerodaktylie und Nekrosen. Maximal möglicher Faustschluss des Patienten.

> ✓ Eine frühe Diagnose der renalen Manifestation ist wichtig, um rechtzeitig eine vasoprotektive Therapie mit ACE-Hemmern bzw. AT-2-Rezeptor-Antagonisten zu beginnen.

7.6.6 Diagnose

Die Diagnose basiert auf der Anamnese (ein Raynaud-Phänomen tritt beispielsweise bei > 95 % der Patienten auf) und vor allem dem Untersuchungsbefund.

Autoantikörper finden sich schon in den frühesten Stadien. Bei der limitierten kutanen Sklerodermie (früher CREST-Syndrom) finden sich Anti-Centromer-Antikörper (> 80 %) und bei der diffus-kutanen Sklerodermie Anti-Topoisomerase-Antikörper (Scl-70). Bei Herz- und Nierenmanifestation Anti-RNS-Polymerase und bei Lungen- und Herzbeteiligung Anti-U3-RNP.

Die Kapillarmikroskopie mit Megakapillaren und avaskulären Felderungen bei > 90 % der Patienten hat eine große diagnostische Relevanz. Auch zeigen sich Permeabilitätsstörungen.

Bei der chronischen Nierenmanifestation treten neben einem Hypertonus eine mäßiggradige Proteinurie, Mikrohämaturie und ein langsamer renaler Funktionsverlust auf.

7.6.7 Therapie

Die Therapie sollte die vaskuläre Dysfunktion, die immunologische Aktivität und die Fibrose im Blick haben. Außerdem ist es wichtig, die organassoziierten Komplikationen adäquat zu behandeln.

Für die **vasodilatative Therapie** kommen Nitrate, Kalziumantagonisten, Serotonininhibitoren und Phosphodiesteraseinhibitoren in Betracht [Denton 2004]. Vasodilatativ und möglicherweise ein Remodelling unterstützend, scheinen ACE-Inhibitoren, Angiotensin-Rezeptorblocker, Prostaglandinanaloga und Endothelinrezeptorblocker zu sein. Die Studienlage ist allerdings nicht ausreichend, da meist kleine Patientengruppen über einen kurzen Zeitraum untersucht wurden. Kürzlich veröffentlichte erste Daten lassen hoffen, dass sich Statine auch über die Erhöhung primär erniedrigter endothelialer Stammzellen positiv auf die Progression der Sklerodermie auswirken [Kuwana 2006].

Zur **immunsuppressiven Therapie** wurde in frühen Stadien Methotrexat angewandt, wobei die Signifikanz der Besserung fraglich erscheint. Cyclophosphamid wird vor allem bei Alveolitis bzw. Lungenfibrose verwendet [Martinez 2006]. Calcineurininhibitoren können die Hautmanifestationen verbessern, bergen jedoch das Risiko renaler Komplikationen. Eine hochdosierte Steroidgabe zur Therapie der Hautveränderungen erhöht das Risiko renaler Krisen. Eine randomisierte, doppelblinde Studie zur Photoperesetherapie erbrachte eine signifikante Verbesserung der Haut- und Gelenkmanifestation [Knobler 2006]. Rapamycin erscheint durch seinen antiproliferativen Effekt viel versprechend, bislang gibt es jedoch nur Erfahrungen mit einzelnen Patienten. Auch über die Anwendung von ATG bzw. Rituximab, Infliximab und Etanercept liegen nur unzureichende Daten bzw. Fallberichte vor [Stratton 2001, Adams 2006]. Große Studien zur Rolle einer autologen Stammzelltransplantation werden gerade durchgeführt [ASTIS in Europa und SCOT trial in den USA; Denton 2005], hier bleiben die Resultate abzuwarten.

Bezüglich einer **antifibrotischen Therapie** gibt es keine überzeugenden Resultate. Wichtige Kandidaten wären TGF-β bzw. Mediatoren des TGF-β-Signaling. Eine nti-TGF-β1-Therapie zeigte jedoch keine Erfolge [Denton 2006].

Bezüglich der **renalen Manifestation** sind ACE-Hemmer das Mittel der Wahl, wenn dies auch nicht durch randomisierte Studien belegt ist. Retrospektive Untersuchungen von Steen et al. [Steen 1990] zeigten ein 1-Jahres-Überleben von 70 % bei Patienten mit einer renalen Krise, die ACE-Hemmer erhalten haben, versus 20 % bei Patienten ohne ACE-Hemmer-Therapie. Auch ohne Hypertonus ist die Gabe sinnvoll, ebenso wie bei chronischer Nierenmanifestation. Studien zur prophylaktischen Gabe fehlen. ACE-Hemmer sollten auch bei dialysepflichtigen Patienten gegeben werden, da hierunter eine Erholung der Nierenfunktion noch nach Monaten möglich ist [Steen 1990]. Sollte der Blutdruck unter der ACE-Hemmer-Gabe nicht normalisiert sein, können prinzipiell alle Antihypertensiva angewendet werden, wobei Kalziumantagonisten (aufgrund der positiven Wirkung auf die Raynaud-Symptomatik) bevorzugt werden sollten.

Für die pulmonale Hypertension können Iloprost (Prostazyklin), Sildenafil und Bosentan (Endothelin-Rezeptor-Antagonist) angewandt werden.

Chronische Nierenersatztherapie und Transplantation. Bei terminaler Niereninsuffizienz können Hämodialysen oder Peritonealdialysen durchgeführt werden. Das Hauptproblem bei der Hämodialyse ist die unzureichende Ausbildung einer Fistel bzw. eine Verschlechterung der Durchblutungssituation distal der Fistel. Zur Beurteilung möglicher Probleme mit der Peritonealmembran einerseits und einer möglichen Überlegenheit der Peritonealdialyse andererseits liegen keine ausreichenden Daten vor. Bezüglich der Lebenserwartung zeigen Daten des amerikanischen Nierenregisters ein mit 49 % deutlich schlechteres 2-Jahres-Überleben von Sklerodermiepatienten im Vergleich zu anderen Dialysepatienten, wobei nicht zwischen den Dialysemodalitäten unterschieden wird [Abbott 2002]. Es gibt Hinweise, dass unter einer chronischen Hämodialysetherapie eine Besserung der Haut- und anderer Symptome eintreten kann [Denton 2004]. Dies scheint jedoch auch für die Zeit nach einer Nierentransplantation zu gelten [Gibney 2004]. Insgesamt beruhen die meisten Daten zur Transplantation auf sehr kleinen Patientenzahlen und sind widersprüchlich. Auch wurde in Fallberichten über Rekurrenz bzw. das Auftreten einer Mikroangiopathie berichtet [Gibney 2004]. Eine große Untersuchung mit 259 für eine Nierentransplantation gelisteten Patienten erbrachte ein deutlich besseres Überleben nach Transplantation (90 % 1-Jahresüberleben, und 79,5 % 3-Jahres-Überleben) im Vergleich zu den Patienten, die nicht transplantiert wurden (81 % 1-Jahres-Überleben und 55 % 3-Jahres-Überleben; p = 0,005). Dies deutet auf einen möglichen Vorteil einer Kombinationstherapie zur Immunsuppression hin. Leider gingen viele Transplantate früh verloren (1-Jahres-Transplantatüberleben 68 %; 3-Jahres-Transplantatüberleben 60 %), wobei die Ursachen vielfältig waren (überwiegend Tod mit funktionierendem Transplantat, akute Rejektion und Thrombosen bzw. Mikroangiopathie). Eine Rekurrenz der Erkrankung ist vor allem bei Patienten zu befürchten, die nach einer renalen Krise in ihren Eigennieren innerhalb von einem Jahr dialysepflichtig wurden [Pham 2005]. Eine renale Krise im Transplantat scheint sich häufiger durch eine Verschlechterung der Hautmanifestation, eine Anämie und kardiale Komplikationen anzukündigen [Pham 2005].

7.6.8 Verlauf und Prognose

Verlauf und Prognose sind sehr variabel, mit 10-Jahres-Überlebensraten zwischen 42 und 74 % [Silman 1991].
- Die Beteiligung von Lunge, Herz und Niere verschlechtert die Prognose entscheidend.
- Auch eine diffuse Hautmanifestation führt zu einem deutlich schlechteren Überleben von nur 30 % nach zehn Jahren, nach 20 Jahren waren alle Patienten verstorben [Barnett 1988].
- Für bestimmte Autoantikörper (z. B. Anti-RNS-Polymerase) und einige andere Serummarker konnte eine Assoziation zur Prognose gezeigt werden.
- Männer haben eine schlechtere Prognose als Frauen und Afroamerikaner eine schlechtere als die weiße Bevölkerung.
- Patienten mit terminaler Niereninsuffizienz haben mit nur 49 % ein deutlich reduziertes 2-Jahres-Überleben [Abbott 2002]. Eine Transplantation verbessert die Prognose signifikant und sollte daher den Patienten angeboten werden.

Literatur

Abbott KC, Trespalacios FC, Welch PG, Agodoa LYC. Scleroderma at end stage renal disease in the United States: Patient characteristics and survival. J Nephrol 2002; 15:236–40.

Adams AB, Barillas-Arias L, Angeles ST, MacDermott EJ, Barinstein L, Lehmann TJA. Cyclophosphamide and rituximab combination therapy for the treatment of juvenile-onset scleroderma: 6 patient case series. Arthritis Rheum 2006: 54 (Suppl. 9):169.

Arnett FC, Howard FK, Tan JM, Moulds JM, Bias WB, Durban E et al. Increased prevalence of systemic sclerosis in a native American tribe in Oklahoma: association with an Amerindian HLA haplotype. Arthritis Rheum 1996; 39:1362–70.

Arnett FC, Cho M, Chatterjee S, Aquiilar MB, Reveille JD, Mayes MD. Familial occurrence gen frequencies and relative risks for systemic sclerosis in three US cohorts. Arthritis Rheum 2001; 44:1956–63.

Barnett AJ, Miller MH, Littlejohn GO. A survival study of patients with scleroderma diagnosed over 30 years (1953–1983): the value of a simple cutaneous classification in the early stages of the disease. J Rheumatol 1988; 15:276–83.

Baroni SS, Santillo M, Bevilacqua F, Luchetti M, Spadoni T, Mancini M et al. Stimulatory autoantibodies to the PDGF receptor in systemic sclerosis. New Engl J Med 2006; 354(25):2667–76.

Charles C, Clements P, Furst DE. Systemic sclerosis: hypothesis-driven treatment strategies. Lancet 2006; 367:1683–91.

Del Papa N, Quirici N, Soligo D, Scavullo C, Cortiana M, Borsotti C et al. Bone marrow endothelial progenitors are defective in systemic sclerosis. Arthritis Rheum 2006; 54:2605–15.

Denton CP, Sweny P, Abdulla A, Black CM. Acute renal failure occurring in scleroderma treated with cyclosporine A: a report of three cases. Br J Rheumatol 2004; 33:90–2.

Denton CP, Black CM. Targeted therapy comes of age in scleroderma. Trends in immunology 2005; 26:596–602.

Denton CP, Merkel PA, Furst DE. Arthritis Rheum 2006; 56:323–33.

Gibney EM, Parikh CR, Jani A, Fischer MJ, Collier D, Wiseman AC. Kidney transplantation for systemic sclerosis improves survival and may modulate disease activity. Am J Transplant 2004; 4:2027–31.

Knobler RM, French LE, Kim Y, Bisaccia E, Graninger W, Nahavandi H et al. A randomized, double-blind, placebo-controlled trial of photopheresis in systemic sclerosis. J Am Acd Dermatol 2006; 54:793–9.

Kuwana M, Okazaki Y, Yasuoka H, Kawakami Y, Ikeda Y. Defective vasculogenesis in systemic sclerosis. Lancet 2004; 364:603–10.

Kuwana M, Kuburaki J, Okazaki Y, Yasuoka H, Kawakami Y, Ikeda Y. Increase in circulating endothelial precursors by atorvastatin in patients with systemic sclerosis. Arthritis Rheum 2006; 53:1946–51.

Lawrence RC, Helmick CG, Arnett FC, Deyo RA, Felson DT, Giannini EH et al. Estimates of the prevalence of arthritis and selected musculoskeletal disorders in the United States. Arthritis Rheum 1998; 41:778–99.

LeRoy EC, Black C, Fleischmajer R, Jablonska S, Krieg T, Medsger TA et al. Scleroderma (systemic sclerosis): classification, subsets, and pathogenesis. J Rheumatol 1988; 15:202–5.

Martinez FJ, McCune WJ. Cyclophosphamide for scleroderma lung disease. N Engl J Med 2006; 354(25):2797–8.

Pham P-T T, Pham P-C T, Danovitch GM, Gritsch HA, Singer J, Wallace WD, Hayashi R, Wilkinson AH. Predictors and risk factors for recurrent scleroderma renal crisis in the kidney allograft: case report and review of the literature. Am J Transplant 2005; 5:2565–69.

Reveille JD, Brady J, MacLeod St, Clair M, Durban E. HLA-DPB1 alleles and autoantibody subsets in SLE, Sjogren's syndrome and progressive systemic sclerosis: a question of disease relevance. Tissue Antigens 1992; 40:445–81.

Seiberlich B, Hunzelmann N, Krieg T, Weber M, Schulz-Lohoff E. Deutsches Netzwerk für systemische Sklerodermie: Charakterisierung von Nierenschäden bei Sklerodermie-Patienten mittels Proteinanalyse des Urins. Abstrakt GFN Essen 2006.

Silman AJ. Scleroderma and survival. Ann Rheum Dis 1991; 50:267–9.

Steen VD, Constantino JP, Shapiro AP, Medsger TA. Outcome of renal crisis in systemic sclerosis: relation to availability of angiotensin converting enzyme inhibitors. Ann Intern Med 1990; 113:352–7.

Steen VD. Renal involvement in systemic sclerosis. In: Clements PJ, Furst DE, eds. Systemic sclerosis, 2nd edn. New York, NY, USA: Lippincott Williams & Wilkins 2004; 279–292.

Stratton RJ, Wilson H, Black CM. Pilot study of anti-thymocyte globulin plus mycophenolate mofetil in recent-onset diffuse scleroderma. Rheumatology 2001; 40:84–8.

7.7 Nierenbeteiligung bei rheumatischen Erkrankungen

Die renalen Manifestationen bei den rheumatischen Erkrankungen, auf die im Folgenden ausschließlich eingegangen wird, lassen sich meist drei großen Gruppen zuordnen:

1. Therapieinduzierte Nierenerkrankungen aufgrund einer Medikamententoxizität.
2. Sekundäre renale Amyloidose als Folge des chronischen Entzündungsprozesses mit einer Stimulation der Akutphasenreaktion und vermehrter Bildung und Ablagerung von Serumamyloid-A-Protein (SAA).
3. Glomeruläre oder tubuläre Erkrankungen, jedoch ist nur in einigen Fällen ein pathogenetischer Zusammenhang deutlich. Vor allem bei den beschriebenen Glomerulonephritiden im Rahmen rheumatischer Erkrankungen handelt es sich häufig um Fallberichte bzw. kleine Patientenzahlen, so dass eine Assoziation nicht gesichert ist und eine Koinzidenz nicht völlig ausgeschlossen werden kann. Auch muss die diagnostische Nähe der rheumatischen Erkrankungen zu anderen Kollagenosen wie dem SLE, bei dem glomeruläre Veränderungen häufig sind, bedacht werden.

7.7.1 Rheumatoide Arthritis

Definition
Chronisch-entzündliche Systemerkrankung mit vorwiegend symmetrischer Arthritis. Befallen sind im Wesentlichen die kleinen Finger- und Fußgelenke, aber prinzipiell können alle übrigen Gelenke sowie Sehnen, Bänder, Faszien und Muskeln betroffen sein. Daneben können auch andere Organe und Organsysteme erkranken.

Klinik und Pathologie

Medikamentös bedingte Nierenschädigung
Am weitaus häufigsten ist eine therapieinduzierte Nierenerkrankung aufgrund einer Medikamententoxizität. Hier spielte früher die **Gold- und Penicillaminnephropathie** die größte Rolle, wobei in den letzten Jahren diese Medikamente immer seltener eingesetzt wurden. In Abhängigkeit von der Dosis tritt bei ca. 10 % der Patienten, die mit Gold und bei bis zu 30 % der Patienten, die mit Penicillamin therapiert werden, eine Proteinurie auf [Bacon 1976, Furst 1977]. Auch ein nephrotisches Syndrom kann sich entwickeln. Eine Mikrohämaturie ist selten. Meistens besteht keine deutliche Reduktion der Kreatininclearance, obwohl bei einigen Patienten Nierenfunktionseinschränkungen unterschiedlichen Grades im Rahmen der Gold- bzw. Penicillamingabe berichtet wurden. Die meisten Patienten haben eine membranöse Glomerulonephritis [Bacon 1976, Hall 1988, Vaamonde 1970]. Selten wurde eine Minimal-change- oder eine mesangioproliferative Glomerulonephritis beschrieben [Hall 1988]. Es besteht eine genetische Disposition für die Entwicklung einer Proteinurie. So sind besonders Patienten gefährdet, bei denen HLA-DR3 und/oder HLA-B8 nachgewiesen wurden.

Bei der akuten Nierenschädigung durch **nichtsteroidale Antiphlogistika** muss ein hämodynamisches Nierenversagen von einer akuten interstitiellen Nephritis unterschieden werden (beides wird selten beobachtet). Auch unter einer Therapie mit selektiven COX-2-Hemmern wurden interstitielle Nephritiden beobachtet [Esteve 2005]. Ein hämodynamisches Nierenversagen tritt nur bei Patienten mit vorgeschädigter Niere oder in einer klinischen Situation mit erhöhten Angiotensin-II- und Katecholaminspiegeln auf (z.B. Natriumdepletion). Hier kann durch die Hemmung der Prostaglandinsynthese und damit des Gegenregulationsmechanismus eine renale Vasokonstriktion mit akutem Nierenversagen entstehen. Bei der akuten interstitiellen Nephritis wird klinisch eine Proteinurie häufiger bis zum nephrotischen Syndrom beobachtet, wobei das Nierenversagen wenige Wochen, aber auch bis zu eineinhalb Jahren nach Therapiebeginn auftreten kann [Adams 1986, Clive 1984]. Die Biopsie zeigt eine akute interstitielle Nephritis mit fokalen interstitiellen Lymphozyteninfiltraten und vakuolenartiger Degeneration des proximalen und distalen Tubulus ohne die für eine allergische interstitielle Nephritis typische Eosinophilie und Eosinophilurie. An den Glomeruli zeigt sich lediglich eine Fusion der Fußfortsätze der Epithelzellen [Adams 1986, Clive 1984]. Als Ursache wurde eine T-Lymphozytenaktivation vermutet [Clive 1984].

Im Verlauf der Jahre wurde eine zunehmende Häufigkeit von Papillennekrosen und einer chronischen interstitiellen Nephritis bei Patienten mit rheumatoider Arthritis beobachtet, besonders in Ländern mit einem hohen Analgetikaverbrauch. Dies wurde auf die chronische Einnahme von **Mischanalgetika** (meist Acetylsalicylsäure und ein Anilid – früher Phenacetin jetzt Paracetamol) zurückgeführt. In Europa fand sich bei Nierenbiopsien von Patienten mit rheumatoider Arthritis bei 13–28 % der Patienten eine chronische interstitielle Nephritis [Brun 1965, Scott 1981], während sie in den USA nicht nachgewiesen wurde [Pollak 1962].

Kürzlich wurde über die Induktion einer interstitiellen Nephritis durch **Leflunomid** berichtet [Haydar 2004].

Bei Gabe von **Ciclosporin** muss vor allem bei hohen Dosen und einer Kombination mit nichtsteroidalen Antiphlogistika mit einer Ciclosporintoxizität gerechnet werden.

In einer 2001 veröffentlichten prospektiven Studie zur Frage einer renalen Erkrankung bei Patienten mit neu diagnostizierter rheumatoider Arthritis [Koseki 2001] zeigte sich, dass eine Proteinurie eher auf eine Medikamenten-assoziierte Erkrankung hinweist, während eine Mikrohämaturie mit einer Aktivität der Grunderkrankung assoziiert ist.

Renale Amyloidose

Die sekundäre renale Amyloidose wird in Autopsien bei bis zu 17 % der Patienten gefunden [Mutru 1976] und ist damit die zweithäufigste Nierenschädigung bei der rheumatoiden Arthritis. Sie ist Folge des chronischen Entzündungsprozesses mit einer Stimulation der Akutphasenreaktion und vermehrter Bildung und Ablagerung von Serumamyloid-A. Sie geht mit einer Proteinurie einher, die mit der Zeit zunimmt und oft zum nephrotischen Syndrom führt. Eine Mikrohämaturie ist selten. Die Mehrzahl der Patienten entwickelt eine terminale Niereninsuffizienz (▶ 7.3). Eine intensive Therapie der rheumatoiden Arthritis kann die SAA-Amyloidose verhindern [Kaipiainen-Seppanen 2000] bzw. ihren Verlauf günstig beeinflussen [Chevrel 2001].

Rheumatoide Arthritis und Glomerulonephritis

Bei Patienten mit rheumatoider Arthritis tritt eine Glomerulonephritis selten auf. Frühere Untersuchungen ließen zunächst an einer Glomerulonephritis im Rahmen einer rheumatoiden Arthritis zweifeln. In weiteren Studien und Fallberichten wurde jedoch häufiger über Patienten mit Proteinurie und/oder Erythrozyturie oder bioptisch gesicherter Glomerulonephritis berichtet, auch wenn zuvor keine Behandlung mit Gold oder Penicillamin durchgeführt worden war [Beaman 1987, Friedman 1980, Sellars 1983, Sihvonen 2004, Skrifvars 1979]. Es wurde meist eine mesangial proliferative Glomerulonephritis mit oder ohne IgA-Ablagerungen oder eine membranöse Glomerulonephritis beschrieben [Sihvonen 2004]. Auch über eine Glomerulonephritis mit Halbmonden und fokal segmental nekrotisierenden Veränderungen meist mit spärlichen Immunglobulinablagerungen und klinisch einem raschen Funktionsverlust wurde berichtet [Kutznetsky 1986, Leatherman 1982]. Bei diesen Patienten bestanden meist Hinweise auf eine extrarenale Vaskulitis, so dass das klinische Bild an eine mikroskopische Polyangiitis erinnert. Auch über Patienten mit einer ANCA-assoziierten nekrotisierenden Glomerulonephritis wurde berichtet [Qarni 2000, Stokes 2005, Sugimoto 2006], wobei auch an eine Koexistenz gedacht werden muss [Douglas 2003]. Umgekehrt scheint jedoch nach Untersuchungen an größeren Patientenkollektiven mit rheumatoider Arthritis und einer aktiven Vaskulitis (meist Hautulzerationen, Mononeuritis multiplex, Perikarditis – das Bild ähnelt einer Polyarteriitis nodosa) eine schwerwiegende Beteiligung der Nieren sehr selten zu sein [Scott 1981, Vollertsen 1986], so dass die Beziehung der rapid progressiven Glomerulonephritis zur Vaskulitis bei der rheumatoiden Arthritis ungeklärt ist.

Therapie, Verlauf und Prognose

Medikamentös bedingte Nierenerkrankungen

Die durch **Gold** und **Penicillamin** verursachten Nierenerkrankungen haben nach Absetzen der Noxe meist eine gute Prognose. Die Proteinurie erreicht häufig nach einem Monat ein Maximum und reduziert sich langsam. Der Urinbefund normalisiert sich bei vielen Patienten innerhalb eines Jahres, bei den meisten Patienten innerhalb von 2 Jahren [Hall 1988, Hall 1989]. Selten entwickelt sich eine Nierenfunktionseinschränkung. Erneute Exposition mit der gleichen Dosis führt zum Rezidiv der Erkrankung, wobei bei einigen Patienten niedrigere Dosen toleriert wurden.

Bei der akuten interstitiellen Nephritis und bei der hämodynamisch bedingten Nierenfunktionsverschlechterung infolge einer Therapie mit **nicht-steroidalen Antiphlogistika** ist die Schädigung meist reversibel nach Absetzen der Noxe, wobei die Erholung Monate dauern kann [Clive 1984]. Bei der chronischen interstitiellen Nephritis durch **Analgetikaabusus** kann nach Absetzen der Noxe die Progression meist verhindert werden, wenn die Nierenschädigung nicht bereits zu fortgeschritten ist.

Amyloidose

Die Behandlung der Grunderkrankung zur Suppression der chronischen Stimulation der Entzündungsreaktion steht im Vordergrund. Dies ist auch bei schon bestehender Nierenfunktionseinschränkung noch sinnvoll, da eine Verlangsamung der Funktionsverschlechterung erreicht werden kann.

Nekrotisierende Glomerulonephritis

Es konnte teilweise eine deutliche Verbesserung der Nierenfunktion nach Therapie mit Prednison und Cyclophosphamid erreicht werden [Kutznetsky 1986].

7.7.2 Sjögren-Syndrom

Definition und Epidemiologie

Symptom-Trias:
- Verminderte Sekretion der Tränen- und Speicheldrüsen.
- Keratoconjunctivitis sicca.
- Xerostomie.

Primäres Sjögren-Syndrom: Auftreten der Symptome alleine.

Sekundäres Sjögren-Syndrom: Auftreten der Symptome in Verbindung mit anderen Bindegewebserkrankungen (vor allem der rheumatoiden Arthritis, seltener auch des SLE).

Die Angaben zur Häufigkeit einer renalen Erkrankung schwanken zwischen 5 und 30 % [Pavlidis 1982, Pease 1989, Skopouli 2001]. Das Zeitintervall zwischen den ersten Symptomen des Sjögren-Syndroms und der renalen Symptomatik kann variieren, beträgt aber meist mehrere Jahre.

Klinik, Pathologie und Therapie

Am häufigsten wird eine **interstitielle Nephritis** beobachtet [Pavlidis 1982, Ren 2001, Skopouli 2001, Tu 1968]. Meist tritt eine milde Proteinurie ohne Erythrozyturie auf sowie eine tubuläre Funktionsstörung – renale tubuläre Azidose (überwiegend vom distalen Typ) mit der Folge einer hyperchlorämischen Azidose, eines

Konzentrationsdefekts (nephrogener Diabetes insipidus mit Polyurie) sowie selten ein Fanconi-Syndrom [Kahn 1962, Skrifvars 1979]. Histologisch finden sich, meist fokal, interstitielle Infiltrate mit Lymphozyten und Plasmazellen, ein interstitielles Ödem und auch eine tubuläre Atrophie. Auch wurden bei einzelnen Patienten entlang der tubulären Basalmembran IgG- und C3-Ablagerungen beobachtet [Winer 1977], was als initialen pathogenetischen Faktor die Ablagerung von Immunkomplexen annehmen lässt. Andere Autoren vermuten aufgrund des Überwiegens der T-Zellen in den interstitiellen Infiltraten einen zellvermittelten Mechanismus [Gerhardt 1978].

Die renale Azidose ist im Allgemeinen nicht behandlungsbedürftig. Bei stärkerer Ausprägung (evtl. mit schwerer Hypokaliämie und Osteomalazie) sollte Natriumbicarbonat gegeben werden. Eine immunsuppressive Therapie sollte lediglich bei ausgedehnten interstitiellen Infiltraten und eingeschränkter Nierenfunktion erwogen werden, wobei Steroide und Cyclophosphamid Erfolg versprechend sind.

Eine **Glomerulonephritis** beim primären Sjögren-Syndrom wird nur in kasuistischen Mitteilungen beschrieben (mesangial proliferative, membranöse oder fokal proliferative Glomerulonephritis) [Moutsopoulos 1978, Ren 2001, Safar 1964, Skopouli 2001], wobei diese möglicherweise Übergangsformen zum sekundären Sjögren-Syndrom bei SLE darstellen. Pathogenetisch liegt eine Immunkomplexgenese nahe, da in der Immunfluoreszenz granuläre IgG-, IgM- und C3-Ablagerungen in den Glomeruli nachgewiesen werden konnten [Moutsopoulos 1978]. Nach Gabe von Steroiden trat eine rasche Besserung der Nierenfunktion ein. Im Rahmen einer Vaskulitis, wie sie beim primären Sjögren-Syndrom beobachtet werden kann [Alexander 1983], wurde bei einzelnen Patienten eine Vaskulitis in der Niere beschrieben [Alexander 1983, Tsokos 1987].

7.7.3 Spondylitis ankylosans (Morbus Bechterew)

Die Spondylitis ankylosans ist eine chronische Erkrankung des Achsenskeletts, bei der neben entzündlichen Prozessen vor allem ossifizierende Umbauvorgänge vorherrschen und zur Versteifung der Wirbelsäule führen.

Eine renale Funktionsstörung ist nicht häufig. Meist wird sie bei weniger als 10 % der Patienten angegeben, wobei kürzlich eine retrospektive Untersuchung bei 210 Patienten eine Inzidenz von 13 % beschrieb [Ben Taarit 2005]. Neben den durch nicht-steroidale Antiphlogistika verursachten Nierenschädigungen (▸ 7.7.1) sind die renale Amyloidose und die meist kasuistisch berichteten Glomerulonephritiden zu nennen. Die renale Amyloidose tritt bei bis zu 15 % der Patienten mit Verläufen über 30 Jahre auf [Lehtinen 1980, Lehtinen 1983] und ist für ein Fünftel der Todesfälle verantwortlich. Bei Patienten mit einer Glomerulonephritis zeigte sich meist eine IgA-Nephropathie [Ben Taarit 2005, Jennette 1982, Shu 1986, Strobel 1998]. Außerdem scheint die Inzidenz von Nierensteinen gesteigert zu sein [Ben Taarit 2005, Canales 2006, Korkmaz 2005]. Über einzelne Patienten mit einer retroperitonealen Fibrose und Entwicklung einer Obstruktion der Ureteren wurde berichtet [Bezza 2002, Iglesia Martinez 1992]. Ob es sich hier jedoch um eine Assoziation zwischen beiden Erkrankungen oder um eine Koinzidenz handelt, ist unklar.

7.7.4 Polymyositis, Dermatomyositis

Bei diesen Erkrankungen liegt eine entzündliche Myopathie vor, die die quergestreifte Muskulatur diffus betrifft. Die Patienten klagen über Muskelschwäche. Meist finden sich EMG-Veränderungen und fast immer eine Erhöhung der Muskelenzyme im Serum. Besteht zusätzlich eine Hautbeteiligung, handelt es sich um eine Dermatomyositis.

Eine Nierenbeteiligung ist selten. Bei sehr schwerem Krankheitsverlauf wurde über ein akutes Nierenversagen aufgrund einer Rhabdomyolyse mit Myoglobinurie berichtet [Thakur 1996, Tsai 2004]. Selten entwickeln Patienten eine Proteinurie und Veränderungen im Urinsediment. Histologisch konnte eine mesangial proliferative Glomerulonephritis mit Immunglobulin- und Komplementablagerungen im Mesangium bei der Polymyositis nachgewiesen werden [Dyck 1979, Takizawa 2006]. Eine Therapie mit Kortikosteroiden unter Umständen in Kombination mit Ciclosporin und Immunglobulinen erscheint Erfolg versprechend. Bei der Dermatomyositis wurde eine membranöse Glomerulonephritis beschrieben [Takizawa 2006].

7.7.5 Mixed Connective Tissue Disease

Das Syndrom ist durch ein Überlappen klinischer Merkmale des SLE, der Sklerodermie und der Polymyositis bei gleichzeitigem Nachweis von hochtitrigen Kernantikörpern gegen Ribonukleoproteine (Anti-U1-RNP-Antikörper) gekennzeichnet [Sharp 1972].

In 10–50 % der Fälle findet sich eine Nierenbeteiligung mit variabler klinischer Symptomatik. Oft besteht nur eine milde Proteinurie, teilweise mit Erythrozyturie [Kitridou 1986], jedoch wird bei ca. ⅓ der Patienten eine schwere Proteinurie bis zum nephrotischen Syndrom beschrieben. Auch ein Nierenfunktionsverlust bis zur Dialysepflichtigkeit wurde beobachtet [Kitridou 1986]. Die Nierenbiopsie zeigt ein variables Bild, welches in Bezug auf die glomerulären Veränderungen an die histologischen Befunde beim SLE erinnert. Eine membranöse und eine mesangial proliferative Glomerulonephritis sind am häufigsten vertreten [Ito 2006]. Die vaskulären Veränderungen, Intimasklerose, teilweise mit Mediahyperplasie ohne Nekrose, sind denen bei Sklerodermie vergleichbar.

Ein Therapieversuch mit Steroiden bei nephrotischem Syndrom erscheint gerechtfertigt [Kitridou 1986], bei renalen Veränderungen wie beim SLE und vor allem bei fibrosierender Alveolitis kommen auch Immunsuppressiva wie Cyclophosphamid in Betracht [Venables 2006]. Viele Patienten lassen sich nach längerem Krankheitsverlauf nicht mehr dem Sharp-Syndrom zuordnen. Fast die Hälfte entwickelt eine Sklerodermie, nicht wenige Patienten einen SLE, einige eine rheumatoide Arthritis, so dass die Erkrankung möglicherweise nur einem Zwischenstadium entspricht und sich die Therapie nach den jeweils vorherrschenden Symptomen richten sollte [Venables 2006].

Literatur

Adams DH, Howie AJ, Michael J, McConkey B, Bacon PA, Adu D. Non-steroidal anti-inflammatory drugs and renal failure. Lancet 1986; 1:57–9.

Alexander EL, Arnett FC, Provost TT, Stevens MB. Sjögren's syndrome: association of anti-Ro (SS-A) antibodies with vasculitis, hematologic abnormalities, and serologic hyperreactivity. Ann Intern Med 1983; 98:98–103.

Bacon PA, Tribe CR, Mackenzie JC, Verrier JJ, Cumming RH, Amer B. Penicillamine nephropathy in rheumatoid arthritis. A clinical, pathological and immunological study. QJM 1976; 45:661–84.

Beaman M, Adu D, Howie AJ, McConkey B, Michael J, Popert AJ. Rheumatoid arthritis and IgA nephropathy. Brit J Rheumatol 1987; 26:299–302.

Ben Taarit C, Ajlani H, Ben Moussa F, Bwen Abdallah T, Ben Maiz H, Khedher A. Renal involvement in ankylosing spondylitis: concerning 210 cases. Rev Med Intern 2005; 26:966–9.

Bezza A, El Maghraoui A, Ghadouane M, Tabache F, Abouzahir A, Abbar M et al. Idiopathic retroperitoneal fibrosis and ankylosing spondylitis. A new case report. Joint and Spine 2002; 69:502–5.

Brun C, Olsen TS, Raaschou F, Sorensen AWS. Renal biopsy in rheumatoid arthritis. Nephron 1965; 2:65–81.

Canales BK, Leonard SM, Singh JA, Orzano IM, Zimmermann B, Weiland D, Monga M, Krug HE. Sponyloarthropathy: an independent risk factor for kidney stones. J Endourol 2006; 20:542–6.

Chevrel G, Jenvrin C, McGregor B, Miossec P. Renal type AA amyloidosis associated with rheumatoid arthritis: a cohort study showing improved survival on treatment with pulse cyclophosphamide. Rheumatology 2001; 40:821–5.

Clive DM, Stoff JS. Renal syndromes associated with nonsteroidal antiinflammatory drugs. New Engl J Med 1984; 310:563–72.

Douglas G, Bird K, Flume P, Silver R, Bolster. M. Wegener's granulomatosis in patients with rheumatoid arthritis. J Rheumatol 2003; 30:2064–9.

Dyck RF, Katz A, Gordon DA, Johnson M, Shainhouse Z, Cardella CJ, Bear RA. Glomerulonephritis associated with polymyositis. J Rheumatol 1979; 6:336–44.

Esteve JB, Launay-Vacher V, Brocheriou I, Grimaldi A, Izzedine H. COX-2 inhibitors and acute interstitial nephritis: case report and review of the literature. Clin Nephrol 2005; 63:385–9.

Friedman R, Gallo GR, Buxbaum JN. Renal disease in rheumatoid arthritis. Arthritis Rheum 1980; 23:781–3.

Furst D, Levine S, Srinivasan R, Metzger AL, Bangert R, Paulus HE. A double-blind trial of high versus conventional dosages of gold salts for rheumatoid arthritis. Arch Rheum 1977; 20:1473–80.

Gerhardt RE, Loebl DH, Rao RN. Interstitial immunofluorescence in nephritis of Sjögren's syndrome. Clin Nephrol 1978; 10:201–7.

Hall CL. Gold nephropathy. Nephron 1988; 50:265–72.

Hall CL. The natural course of gold and penicillamine nephropathy: a long-term study of 54 patients. Adv Exp Med Biol 1989; 252:247–56.

Haydar AA, Hujairi N, Kirkham B, Hangartner R, Goldsmith DJA. Chronic overdose of leflunomide inducing interstitial nephritis. Nephrol Dial Transplant 2004; 19:1334–5.

Helin HJ, Korpela MM, Mustonen JT, Pasternack AI. Renal biopsy findings and clinicopathologic correlations in rheumatoid arthritis. Arthritis Rheumat 1995; 38:242–7.

Iglesia Martinez F, Gil JG, Veiga GG, Garcia FR, Rodriguez NG, Sandoval AA. The association of idiopathic retroperitoneal fibrosis and ankylosing spondylitis. J Rheumatol 1992; 19:1147–9.

Ito S, Nakaura T, Kurosawa R, Miyamae T, Imagawa T, Mori M, Aihara Y, Yokota S. Glomerulonephritis in children with mixed connective tissue disease. Clin Nephrol 2006; 66:160–5.

Jennette JC, Ferguson AL, Moore MA, Freemann DG. IgA nephropathy associated with seronegative spondylarthropathies. Arthritis Rheum 1982; 25:144–9.

Kahn M, Merritt AD, Wohl MJ, Orloff J. Renal concentrating defects in Sjögren's syndrome. Ann Intern Med 1962; 56:883–95.

Kaipiainen-Seppanen O, Myllykangas-Luosujarvi R, Lampainen E, Ikaheimo R. Intensive treatment of rheumatoid arthritis reduces need for dialysis due to secondary amyloidosis. Scand J Rheumatol 2000; 29:232–5.

Kitridou RC, Akmal M, Turkel SB, Ehremann GR, Quismoria FP, Massry SG. Renal involvement in mixed connective tissue disease: a longitudinal clinicopathologic study. Sem Arthritis Rheumat 1986; 16:135–5.

Korkmaz C, Ozcan A, Akcar N. Increased frequency of ultrasonographic findings suggestive of renal stones in patients with ankylosing spondylitis. Clin Exp Rheumatol 2005; 23:389–92.

Koseki Y, Terai C, Moriguchi M, Uesato M, Kamatani N. A prospective study of renal disease in patients with early rheumatoid arthritis. Ann Rheum Dis 2001; 60:327–31.

Kutznetsky KA, Schwartz MM, Lohmann LA, Lewis EJ. Necrotizing glomerulonephritis in rheumatoid arthritis. Clin Nephrol 1986; 26:257–64.

Leatherman JW, Sibley RK, Davies SF. Diffuse intrapulmonary hemorrhage and glomerulonephritis unrelated to anti-glomerular basement membrane antibody. Am J Med 1982; 72:401–3.

Lehtinen K. Cause of death in 79 patients with ankylosing spondylitis. Scand J Rheumatol 1980; 9:145–7.

Lehtinen K. Seventy-six patients with ankylosing spondylitis seen after 30 years of disease. Scand J Rheumatol 1983; 12:5–11.

Moutsopoulos HM, Balow JE, Lawley TJ, Stahl NI, Antonovych TT, Chused TM. Immune complex glomerulonephritis in sicca syndrome. Am J Med 1978; 64:955–60.

Mutru O, Koota K, Isomake H. Causes of death in autopsied rheumatoid arthritis patients. Scand J Rheumatol 1976; 5:239–40.

Pavlidis NA, Karsh J, Moutsopoulos HM. The clinical picture of primary Sjögren's syndrome: A retrospective study. J Rheumatol 1982; 9:685–95.

Pease CT, Shattles W, Charles PJ, Venables PJW, Maini RN. Clinical, serological and HLA phenotypes subsets in Sjögren's syndrome. Clin Exp Rheumatol 1989; 7:181–4.

Pollak VE, Pirani CL, Steck IE, Kark RM. The kidney in rheumatoid arthritis: Studies by renal biopsy. Arthritis Rheum 1962; 5:1–8.

Qarni MU, Kohan DE. Pauci-immune necrotizing glomerulonephritis complicating rheumatoid arthritis. Clin Nephrol 2000; 54:54–8.

Ren H, Chen N, Chen X, Fu X, Jiang Y, Hao C, Dong D. Clinical and pathologic analysis of Sjögren's syndrome with renal impairment. A report of 84 cases. Zhonghua Eni Ke Zah Zhi 2001; 40:367–9.

Safar M, Barietz J, Lagrue G, Samareq P, Milliez P. Association d'un syndrome nephrotique et d'un syndrome de Gougerot-Sjögren. Sem Hop Paris 1964; 40:1423–5.

Scott DGI, Bacon PA, Tribe CR. Systemic rheumatoid vasculitis: a clinical and laboratory study of 50 cases. Medicine 1981; 60:288–97.

Sellars L, Siamopoulos K, Wilkinson R, Leokapand T, Morley AR. Renal biopsy appearances in rheumatoid disease. Clin Nephrol 1983; 20:114–20.

Sihvonen S, Korpela M, Mustonen J, Laippala P, Pasternack A. Renal disease as a predictor of increased mortality among patients with rheumatoid arthritis. Nephron Clin Pract 2004; 96:107–14.

Sharp GC, Irvin WS, Tan EM, Gould GR, Holman HS. Mixed connective tissue disease – an apparently distinct rheumatic disease syndrome associated with a specific antibody to an extractable nuclear antigen. Am J Med 1972; 52:148–59.

Shillitoe EJ, Daniels TE, Whitcher JP, Strand CV, Talal N, Greenspan JS. Antibody to cytomegalovirus in patients with Sjögren syndrome. Arthritis Rheum 1982; 25:260–5.

Shu KH, Lian JD, Yang YF, Lu YS, Wang JY, Lan JL, Chou G. Glomerulonephritis in ankylosing spondylitis. Clin Nephrol 1986; 25:169–74.

Skopouli FN. Kidney injury in Sjögren's syndrome. Nephrol Dial Transplant 2001; 16(Suppl65):63–4.

Skrifvars B. Immunofluorescence study of renal biopsies in chronic rheumatoid arthritis. Scand J Rheumatol 1979; 8:241–7.

Stokes MB, Foster K, Markowitz GS, Ebrahimi F, Himes W, Kaufman D et al. Development of glomerulonephritis during anti-TNF-α therapy for rheumatoid arthritis. Nephrol Dial Transplant 2005; 20:1400–6.

Strobel ES, Fritschka E. Renal diseases in ankylosing spondylitis: review of the literature illustrated by case reports. Clin Rheumatol 1998; 17:524–30.

Sugimoto T, Koyama T, Kanasaki K, Morita Y, Yokomaku Y, Deji N et al. Anti-neutrophil cytolasmic antibodies-related necrotising crescentic glomerulonephritis in a patient with rheumatoid arthritis. Nephrology 2006; 11:478.

Takizawa Y, Kanda H, Sato K, Kawahata K, Yamaguchi A, Uozaki H et al. Polymyositis associated with focal mesangial proliferative glomerulonephritis with depositions of immune complexes. Clin Rheumatol 2006 [Epub ahead of print].

Thakur V, DeSalvo J, McGrath H, Weed S, Garcia C. Case report: polymyositis-induced myoglobinuric acute renal failure. Am J Med Science 1996; 312:85–7.

Tsai CN, Liu MF, Lin TS, Wang CR. Rhabdomyolysis and acute renal failure in a polymyositis patient. Mod Rheumatol 2004; 14:422–3.

Tsokos M, Lazarou SA, Moutsopoulos HM. Vasculitis in primary Sjögren's syndrome. Histologic classification and clinical presentation. Am J Clin Pathol 1987; 88:26–30.

Tu WH, Shearn MA, Lee JC, Hopper J. Interstitial nephritis in Sjögren's syndrome. Ann Intern Med 1968; 69:1163–70.

Vaamonde CA, Hunt FR. The nephrotic syndrome as a complication of gold therapy. Arthritis Rheum 1970; 13:826–34.

Venables PJ. Mixed connective tissue disease. Lupus 2006; 15:132–7.

Vollertsen RS, Conn DL, Ballard DJ, Ilstrup DM, Kazmar RE, Silverfield JC. Rheumatoid vasculitis: Survival and associated risk factors. Medicine 1986; 65:365–75.

Winer RL, Cohen AH, Sawhney AS, Gorman JT. Sjögren's syndrome with immune complex tubulointerstitial renal disease. Clin Immunol Immunpathol 1977; 8:494–503.

8 Hypertonie

Karlwilhelm Kühn und Helmut Felten

508	8.1	**Einleitung und Definition**
508	8.2	**Epidemiologie**
509	8.3	**Ätiologie**
509	8.3.1	Ätiologie der primären (essenziellen) Hypertonie
510	8.3.2	Ätiologie der sekundären Hypertonie
511	8.4	**Klassifikation**
513	8.5	**Diagnostik**
513	8.5.1	Basisdiagnostik
514	8.5.2	Spezielle Diagnostik
516	8.5.3	Diagnostik bei sekundärer Hypertonie
517	8.6	**Klinik und Besonderheiten verschiedener Hypertonieformen**
517	8.6.1	Prähypertonie (hochnormaler Blutdruck)
517	8.6.2	Primäre Hypertonie
518	8.6.3	Maligne Hypertonie
518	8.6.4	Hypertonie im Alter
519	8.6.5	Hypertonie bei Kindern und Jugendlichen
519	8.6.6	Sekundäre Hypertonie
523	8.7	**Therapie**
523	8.7.1	Ziele einer antihypertensiven Therapie
523	8.7.2	Verordnung und Einhaltung einer antihypertensiven Therapie
523	8.7.3	Nicht-medikamentöse Therapie der Hypertonie
524	8.7.4	Medikamentöse Therapie der primären Hypertonie
528	8.7.5	Therapie des hypertensiven Notfalls
529	8.7.6	Therapie der Hypertonie im Alter
529	8.7.7	Hypertoniebehandlung bei Schlaganfällen
530	8.7.8	Hypertoniebehandlung bei Kindern und Jugendlichen
530	8.7.9	Therapiemöglichkeiten bei sekundärer Hypertonie
535	8.8	**Prognose der Hypertonie bei antihypertensiver Behandlung**
535	8.8.1	Behandlungsqualität der Hypertonie
536	8.8.2	Prognose bei Therapie der Prähypertonie (hochnormaler Blutdruck)
536	8.8.3	Prognose bei Hypertonie und Diabetes mellitus

8.1 Einleitung und Definition

Die Abweichung vom auf das jeweilige Lebensalter bezogenen normalen Blutdruck mit konstant erhöhten Werten für den systolischen und/oder diastolischen Blutdruck wird als Hypertonie bezeichnet.

Bei 90–95 % der Betroffenen handelt es sich um eine **primäre** essenzielle Hypertonie, d.h. es liegt hier keine spezifische Ursache zugrunde, deren Behandlung bzw. Beseitigung zur Normalisierung des Blutdrucks führt (▶ auch 8.7).

Die Einteilung des Schweregrads einer Hypertonie orientiert sich beim Einzelnen nicht allein an der Höhe seiner Blutdruckwerte, sondern auch an dem damit verbundenen **kardiovaskulären Risiko** (▶ 8.4).

8.2 Epidemiologie

Die arterielle Hypertonie ist eine der häufigsten internistischen Erkrankungen:
- In Deutschland haben 55 % der 35- bis 64-Jährigen Erwachsenen eine arterielle Hypertonie, was eine wesentlich höhere Prävalenz ist als beispielsweise in Kanada [Wolf-Maier et al. 2003].
- Die Häufigkeit der Hypertonie nimmt mit dem Lebensalter zu [Sharma et al. 2004].
- In der Altersgruppe 60–80 Jahre liegt die Hypertonierate bei 60–70 % [Burt et al. 1995].
- Die häufigste Form im Alter ist die isolierte systolische Hypertonie [van der Giet 2005].
- Unter Berufstätigen waren am Arbeitsplatz 64 % Hypertoniker. Von diesen waren nur 7 % adäquat behandelt [Lüders et al. 2006].
- Repräsentative Stichproben der Augsburger Bevölkerung im Rahmen des MONICA-Projektes zeigen, dass sich innerhalb von 10 Jahren (1984/85 bis 1994/95) die Prävalenz der Hypertonie nicht wesentlich verändert hat. Normale Blutdruckwerte (RR < 130/85 mmHg) waren bei < 40 % der männlichen und < 60 % der weiblichen Personen im Alter zwischen 25 und 74 Jahren vorhanden [Gasse et al. 1995, Gasse et al. 2001].
- Es gibt geographische Unterschiede beim Auftreten einer Hypertonie: Zwischen 1997 und 2001 wurde bei 25- bis 64-Jährigen eine höhere Hypertonie-Prävalenz in Nord-Ostdeutschland (57 % der Männer, 32 % der Frauen) als in der südlichen Augsburger Region (36 % der Männer, 23 % der Frauen) registriert [Löwel et al. 2006].
In beiden Regionen waren bei den Hypertonikern ein BMI > 30 kg/m^2 und ein Diabetes mellitus signifikant häufiger nachweisbar als bei Normotonikern.

8.3 Ätiologie

8.3.1 Ätiologie der primären (essenziellen) Hypertonie

Die Ätiologie der primären Hypertonie ist multifaktoriell.

EXOGENE UND ENDOGENE FAKTOREN

Faktoren (z.B. exogene), die mit der Entwicklung der essenziellen Hypertonie assoziiert sind:
- Adipositas.
- Stressfaktoren.
- Kochsalzeinnahme.
- Alkoholgenuss.
- Lipidstoffwechselstörung.
- Medikamente (z.B. Ovulationshemmer).

Für die Pathogenese wird die Bedeutung u.a. folgender Faktoren diskutiert:
- Sympathikus-Aktivität.
- Endotheliale Dysfunktion.
- Renin-Angiotensin-Aldosteron-System.
- Natrium-Stoffwechsel.
- Beschaffenheit der arteriellen Gefäßwand.

GENETISCHE FAKTOREN

Bei der Entwicklung der essenziellen Hypertonie spielen ursächlich auch Varianten blutdruck-determinierender Gene eine wichtige Rolle.

Es ist davon auszugehen, dass 40 % der Blutdruck-Variabilität auf genetischer Grundlage erfolgt [Brand 2006]. Ein **einziges** für die Entwicklung der Hypertonie verantwortliches mutiertes Gen ist nicht vorhanden. Vielmehr muss von der Bedeutung mehrerer Gene bzw. deren Mutation mit jeweils geringeren Einzeleffekten ausgegangen werden, z.B. für:
- Endothelin-1.
- Endothelin-Konversionsenzym-1b.
- Aldosteron-Synthase.
- Angiotensin-Konversionsenzym.
- Angiotensinogen.
- Angiotensin-Typ-I- und -Typ-II-Rezeptor.

Wenn mehrere Genvarianten zusammentreffen (Genpolymorphismus), kann sich das Hypertonie-Risiko deutlich potenzieren [Staessen et al. 2001].

> ✓ Zukünftig könnte bei der antihypertensiven Therapie das genetische Profil des Einzelnen für eine individuell angepasste Therapie eine Rolle spielen. Eine erste Aufgabe auf diesem Wege ist die Feststellung, ob ein Hypertoniker salzsensitiv ist oder nicht [Sacks et al. 2001].

8.3.2 Ätiologie der sekundären Hypertonie

Bei 5–10 % der Hypertoniker ist eine sekundäre Hypertonie vorhanden. Ursächlich am häufigsten treten renoparenchymatöse Erkrankungen und die renovaskuläre Hypertonie auf. Ätiologisch spielen u. a. Faktoren wie die renale Natriumelimination sowie die lokale Wirkung von Renin-Angiotensin eine Rolle, ohne dass die Hypertonie-Entwicklung vollständig geklärt ist (▶ Tab. 8.1).

Bei den hormonellen Ursachen der sekundären Hypertonie (▶ Kasten) korreliert beim Phäochromozytom die Katecholaminausschüttung mit der Hypertonie. Beim Conn-Syndrom besteht eine erhöhte Aldosteron-Produktion, beim Morbus Cushing eine erhöhte Kortisol-Produktion, wobei diese Hormone zur Hypertonieentwicklung beitragen, aber deren Ausprägung vermutlich nicht allein bestimmen.

URSACHEN DER SEKUNDÄREN HYPERTONIE
- Nierenerkrankungen (am häufigsten)
  - Reno-parenchymatöse Erkrankungen
  - Renovaskuläre Hypertonie
- Hormonelle Erkrankungen
  - Phäochromozytom
  - Conn-Syndrom
  - Cushing-Syndrom
  - Hyperthyreose
- Monogenetische Hypertonieformen (▶ Tab. 8.1)
- Andere sekundäre Hypertonieformen
  - Aortenisthmusstenose
  - Schlaf-Apnoe-Syndrom
  - Medikamentös induziert
  - Schwangerschaft

MONOGENETISCHE HYPERTONIEFORMEN

Bei diesen genetisch determinierten Formen sind die Pathomechanismen weitgehend auf molekularer Basis aufgeklärt. Es handelt sich im Wesentlichen um Veränderungen der Natrium-Reabsorption in der Niere, welche entscheidend durch den NaCl-Transporter im distalen Tubulus und den epithelialen Natriumkanal (EnaC) im Sammelrohr beeinflusst wird [Maier und Hoyer 2006]. Durch Genmutation hervorgerufene Syndrome ▶ Tab. 8.1.

Tab. 8.1 Monogenetische Hypertonieformen

Entitäten	Pathomechanismen
Liddle-Syndrom	Gesteigerte Natrium-Reabsorption im Sammelrohr infolge Mutation des EnaC [Hansson et al. 1995]
Syndrom des apparenten Mineralkortikoidexzesses (AME)	Verminderter Abbau von Kortisol zu Kortison bedingt durch einen Defekt der 11-β-Hydroxysteroid-Dehydrogenase (11-β-HSD) führt zur Stimulierung des Mineralkortikoidrezeptors durch Kortisol mit gesteigerter Natrium-Reabsorption im Sammelrohr [Mune et al. 1995].

Tab. 8.1	Monogenetische Hypertonieformen *(Forts.)*
Entitäten	**Pathomechanismen**
	Erworbener AME: Durch Glycyrrhetinsäure (Lakritze) wird ebenfalls die 11-β-HSD gehemmt [Stewart et al. 1987]
Glukokortikoid-supprimierbarer Hyperaldosteronismus (GSH)	Eine ACTH-getriggerte Überproduktion von Aldosteron, die durch Dexamethason supprimierbar ist, führt zu einer gesteigerten renalen Natrium-Reabsorption [Toka und Luft 2002]
Konstitutive Aktivierung des mineralkortikoiden Rezeptors	Bedingt durch Mutation des MC-Rezeptors können Steroide, z.B. auch Progesteron (bei Schwangerschaft), diesen stimulieren und zu gesteigerter Natrium-Reabsorption führen [Rafestin-Oblin et al. 2003]
Gordon-Syndrom	Fehlende Hemmung des NaCl-Kotransporters im distalen Tubulus und dadurch gesteigerte Natrium-Reabsorption [Lalioti et al. 2006]

8.4 Klassifikation

In den Leitlinien der Deutschen Hypertonie-Gesellschaft 2005 [Leitlinien der DHL 2005] werden die verschieden hohen Blutdruckwerte (▶ Tab. 8.2) und zusätzliche Risikofaktoren mit dem kardiovaskulären Risiko in Beziehung gesetzt (▶ Tab. 8.3). Daraus lässt sich der jeweilige Schweregrad der Hypertonie ableiten, wobei sich diese Einteilung an die Empfehlungen der WHO/ISH anlehnt [Guidelines ISH 1999].

✓ Die früher vorhandene Bezeichnung einer „Grenzwert-Hypertonie" ist nach dieser Klassifikation nicht mehr vorhanden.

Hochnormale Blutdruckwerte betreffen den Bereich 130–139/85–89 mmHg (▶ Tab. 8.2) und werden auch als **Prähypertonie** bezeichnet [Chobanian et al. 2003]. Von Prähypertonie Betroffene können innerhalb von 5 Jahren manifeste Hypertonie-Formen entwickeln [Julius et al. 2006].

Tab. 8.2	Definitionen und Klassifikation der Blutdruckstufen [DHL-Leitlinien 2005]	
Kategorie	**Systolisch (mmHg)**	**Diastolisch (mmHg)**
Optimal	‹ 120	‹ 80
Normal	120–129	80–84
Hochnormal	130–139	85–89
Hypertonie Stufe 1 (leicht)	140–159	90–99
Hypertonie Stufe 2 (mittel)	160–179	100–109
Hypertonie Stufe 3 (stark)	≥ 180	≥ 110
Isolierte systolische Hypertonie	≥ 140	› 90

Sowohl dem systolischen als auch dem diastolischen Blutdruck kommt isoliert eine Risikobedeutung zu. Wenn der systolische Wert in eine höhere Stufe fällt (▶ Tab. 8.2) als der diastolische (und umgekehrt), dann gilt in der Einteilung jeweils die höhere Hypertonie-Kategorie.

Klassifizierung der Hypertonie unter Prognosegesichtspunkten
Das Langzeitrisiko für unterschiedlich hohe Blutdruckwerte wird unter Einbeziehung zusätzlicher, die Prognose beeinflussenden Faktoren ▶ Tab. 8.3 definiert. Diese Kategorisierung führt beispielsweise dazu, bei noch normotonen Blutdruckwerten, aber klinisch manifester kardiovaskulärer Erkrankung, bereits den Begriff „Hypertonie" zu verwenden.

Beim **Langzeitrisiko** handelt es sich um das kardiovaskuläre Risiko bezogen auf 10 Jahre. Im Einzelnen betrifft das entweder
- einen kardiovaskulär bedingten Tod,
- einen nicht tödlichen Schlaganfall oder
- einen Myokardinfarkt.

Die Wahrscheinlichkeit, eines dieser Ereignisse innerhalb von 10 Jahren zu erfahren (▶ Tab. 8.3), liegt bei:
- Schwachem Risiko < 15 %.
- Mäßig erhöhtem Risiko zwischen 15–20 %.
- Hohem Risiko zwischen 20–30 %.
- Sehr hohem Risiko > 30 %.

Neben der unterschiedlichen Höhe des arteriellen Blutdrucks werden folgende Parameter in die Risikobewertung (▶ Tab. 8.3) mit einbezogen:
- Risikofaktoren:
  - Männer > 55 Jahre.
  - Frauen > 65 Jahre.
  - Rauchen.
  - Dyslipidämie (u.a. Gesamtcholesterin > 200 mg/dl).

Tab. 8.3	Risikobewertung bei unterschiedlichen Blutdruckwerten in mmHg (SBD = systolischer Blutdruck, DBD = diastolischer Blutdruck) und zusätzlich die Prognose beeinflussenden Faktoren [DHL-Leitlinien 2005]				
Risikofaktoren (RF), Begleiterkrankungen, Endorganschäden	**120–129 SBD oder 80–84 DBD**	**130–139 SBD oder 85–89 DBD**	**140–159 SBD oder 90–99 DBD**	**160–179 SBD oder 100–109 DBD**	**≥ 180 SBD oder ≥ 110 DBD**
Keine anderen RF	Durchschnittl. Risiko Ø	Durchschnittl. Risiko Ø	Schwach erhöhtes Risiko	**Mäßig erhöhtes** Risiko	**Hohes** Risiko
1 bis 2 RF	Schwach erhöhtes Risiko	Schwach erhöhtes Risiko	**Mäßig erhöhtes** Risiko	**Mäßig erhöhtes** Risiko	**Sehr hohes** Risiko
> 3 RF oder Endorganschäden oder Diabetes	**Mäßig erhöhtes** Risiko	**Hohes** Risiko	**Hohes** Risiko	**Hohes** Risiko	**Sehr hohes** Risiko
Klinisch manifeste kardiovaskuläre Erkrankung	**Hohes** Risiko	**Sehr hohes** Risiko	**Sehr hohes** Risiko	**Sehr hohes** Risiko	**Sehr hohes** Risiko

- Kardiovaskuläre Familienanamnese.
- Bauchfettleibigkeit.
- C-reaktives Protein > 2 mg/dl.
■ Kriterien für Endorganschäden:
- Linksventrikuläre Hypertrophie.
- Verdickte Arterienwand (A. carotis).
- Serum-Kreatinin leicht erhöht.
- Mikroalbuminurie.
■ Diabetes mellitus:
- Nüchternblutzucker > 126 mg/dl.
- Postprandiale Blutzuckerwerte > 200 mg/dl.
■ Klinisch manifeste kardiovaskuläre Erkrankungen:
- Zerebrovaskuläre Erkrankungen, z.B. ischämischer Schlaganfall.
- Herzerkrankungen, z.B. Myokardinfarkt oder chronische Herzinsuffizienz.
- Nierenerkrankungen, z.B. diabetische Nephropathie.
- Periphere Gefäßerkrankungen.
- Fortgeschrittene Retinopathie, z.B. Hämorrhagien, Exsudate.

8.5 Diagnostik

Hauptziele der Diagnostik:
■ Schweregradbestimmung der Hypertonie.
■ Differenzierung zwischen primärer und sekundärer Hypertonie.
■ Erkennen zusätzlicher kardiovaskulärer Risikofaktoren.
■ Erkennen hypertoniebedingter Endorganschäden.

8.5.1 Basisdiagnostik

ANAMNESE

■ Symptome (z.B. Schwindel, Kopfschmerzen, Dyspnoe).
■ Hinweise für krisenhafte Blutdruckanstiege.
■ Medikamenteneinnahme (z.B. Lakritze, Kontrazeptiva, Amphetamine, Antihypertensiva).
■ Gewichtsverlauf.
■ Nikotin, Alkohol.
■ Diabetes mellitus.
■ Koronare Herzerkrankung, Claudicatio intermittens, zerebrale Durchblutungsstörungen.
■ Schnarchen (Schlafapnoe).
■ Familienanamnese (u.a. Hypertonie, Apoplexie).

KÖRPERLICHE UNTERSUCHUNG

■ Pulsqualität.
■ Blutdruckmessung an beiden Armen.
■ Blutdruckmessung im Stehen und Liegen.
■ Körpergewicht, Körpergröße.
■ Herz- und Lungenbefund.
■ Gefäßstatus (u.a. Leisten- und Fußpulse).
■ Augenhintergrund.

8 Hypertonie

Laboruntersuchungen
- Blutbild.
- Serum: Kreatinin, Kalium, Natrium, Cholesterin (HDL-Cholesterin), Triglyzeride, Harnsäure, Glukose (Hb_{A1c}).

Urin
- Protein (Mikroalbuminurie, Makroalbuminurie).
- Urinsediment.

Apparative Diagnostik
- EKG.
- Röntgen-Thorax.
- Duplexsonographie (Niere, Nierenarterien, Aorta, A. carotis).

8.5.2 Spezielle Diagnostik

Blutdruckmessungen

> ✓ Basis der Blutdruckmessung ist nach wie vor die Methode nach Riva-Rocci [Riva-Rocci 1896] und Korotkow [Korotkow 1905]. Bei dieser Messung entspricht der systolische Blutdruck-Wert dem Auftreten der Korotkow-Töne (Phase I) und der diastolische Wert dem Verschwinden der Korotkow-Töne (Phase V).

Für die Selbstmessung werden statt der Quecksilber-Sphygmomanometer oszillographische halbautomatische oder automatische Blutdruckmessgeräte angewendet.

Bei der Patientenbetreuung werden drei Arten von Blutdruckmessungen angewendet:
- Praxis- und Krankenhausmessung.
- Selbstmessung.
- 24-h-Messung.

Blutdruckgrenzwerte für die unterschiedlichen Messverfahren ▶ Tab. 8.4.

Besonderheiten bei den verschiedenen Verfahren
- Für die Blutdruck-Selbstmessung und die 24-h-Blutdruckmessung sollten nur validierte Geräte verwendet werden [Tholl et al. 2006].
- Eine „Weißkittel-Hypertonie" liegt z.B. bei einer Diskrepanz der Praxis-Messung (RR normal < 140/90 mmHg) im Vergleich zur 24-h-Messung (RR normal im Median < 130/80 mmHg/24 h) vor [DHL-Leitlinien 2005].
- Die 24-h-Blutdruckmessung ist für die Einschätzung des kardiovaskulären Risikos besser geeignet als andere Blutdruckmessmethoden [Staessen et al. 1999, Robinson et al. 2003].
- Ein aufgehobener nächtlicher Blutdruckabfall in der 24-h-Blutdruckmessung bedarf der Abklärung einer sekundären Hypertonie.
- Eine medikamentöse antihypertensive Therapie lässt sich mit 24-h-Blutdruckmessung besser monitorisieren als mit konventioneller Blutdruckmessung [Coats et al. 1992].

Tab. 8.4 Blutdruckgrenzwerte bei Praxis-Messung, 24-h-Blutdruckmessung und Selbstmessung [DHL-Leitlinien 2005]

	SBP (mmHg)	DBP (mmHg)
Praxis oder Klinik	140	90
24-h gesamt	130	80
24-h Tagphase	135	85
24-h Nachtphase	120	75
Zu Hause (Selbstmessung)	135	85

SBP = systolischer Blutdruck, DBP = diastolischer Blutdruck

DIAGNOSTIK VON ENDORGANSCHÄDEN

Das kardiovaskuläre Risiko bei Hypertonie wird entscheidend von den Endorganschäden beeinflusst, die bei unzureichender Diagnostik unterschätzt werden [Cuspidi et al. 2002]. Die Endorganschäden betreffen in erster Linie Herz und Gefäße sowie renale und zerebrale Veränderungen.

Diagnostik renaler Veränderungen

Einschränkung der **glomerulären Filtrationsrate (GFR)**. Wird mit Hilfe der MDRD-Formel errechnet [Levey et al. 1999]:

$$eGFR\ (ml/Min./1{,}73\ m^2)\ ist = 186 \times (S\text{-Kreatinin}\ mg/dl)_{-1{,}157} \times Alter\ (Jahre)_{-0{,}203}$$

Proteinurie:
- Nachweis einer **Makroalbuminurie** mittels Urinstix, Gesamtproteinbestimmung pro 24 h.
- Nachweis einer **Mikroalbuminurie** z.B. mittels Micral-Test (2 positive von 3 morgendlichen Urinproben).
    - Die Proteinurie ist im Vergleich zur eingeschränkten GFR der entscheidendere Risiko-Faktor für den Progress der Nierenschädigung [Halbesma et al. 2006].
    - Die Mikroalbuminurie ist ein Parameter der diabetischen Nephropathie; sie tritt ohne Diabetes auch bei Hypertonie auf.
    - Der Nachweis einer Mikroalbuminurie bedeutet ein erhöhtes kardiovaskuläres Risiko bei Hypertonie [Hillege et al. 2002].

Morphologische Veränderungen der Niere (Duplex-Sonographie):
- Verdichtetes Parenchym.
- Erhöhte Widerstandsindizes.
- Reduktion der Organlänge.

Diagnostik von Herz- und Gefäßveränderungen

EKG und **Echokardiographie**: Bei allen Hypertonikern indiziert im Hinblick auf eine linksventrikuläre Hypertrophie.

Durch Echokardiographie mögliche Beurteilungen:
- Linksventrikuläre Hypertrophie.
- Linksventrikuläre systolische Funktion [Aurigemma et al. 2002].
- Diastolische Funktion [Working Group Report 1998].
- Linksventrikuläre Wandbewegungsstörung.

Weitere Untersuchungen wie Belastungs-EKG, Myokardszintigraphie, Koronar-CT, NMR und Koronarangiographie sind z.b. der Diagnostik der koronaren Herzerkrankung vorbehalten.

Duplexsonographie der Arteria carotis:
- Zur Bestimmung der Intima/Mediadicke (normal < 0,9 mm).
- Zum Nachweis von Gefäßplaques.

Beide Parameter haben Aussagekraft hinsichtlich des Risikos, einen Schlaganfall oder einen Myokardinfarkt zu erleiden [Simon et al. 2002], wobei der Nachweis von Plaques prognostisch ungünstiger ist als eine verdickte Intima/Media.

> **NEUE DIAGNOSTISCHE METHODEN**
>
> Bei Patienten mit Hypertonie hat das Gefäßendothel eine pathophysiologische Bedeutung [Taddei und Salvetti 2002]. Untersuchungstechniken wie der Augmentationsindex sind jedoch aufwändig und werden bisher nicht routinemäßig eingesetzt [Schmidt und Schmieder 2006].
>
> Zirkulierende Marker wie NO, Endotheline oder Zytokine werden als Messparameter in Zukunft eine Rolle spielen.

Diagnostik zerebraler Veränderungen
Der Schlaganfall ist ein häufiger und sehr gravierender Endorganschaden bei Hypertonie. Das **Computertomogramm (CT)** wird zur Diagnose des Schlaganfalls benutzt. Das **Kernspintomogramm (NMR)** identifiziert besser stumme Hirninfarkte, insbesondere die tiefer gelegenen „lakunären" Infarkte [Rice et al. 1997].

So genannte „white matter lesions", die als Folge mikrovaskulärer Veränderungen in der weißen Substanz im NMR nachweisbar sind, können u.a. als früher Marker für ein Schlaganfallrisiko bei Hypertonie gewertet werden [Wong et al. 2002].

Augenhintergrund: Es gibt 4 Grade der hypertensiven Retinopathie, wobei Grad III (Hämorrhagien, Exsudate) und Grad IV (Papillenödem) für eine schwere Endorganschädigung sprechen. Dagegen treten arterioläre Veränderungen (Grad I und II) bei Hypertonikern häufig am Augenhintergrund auf und korrelieren vermutlich nicht mit Endorganschäden, wie z.B. linksventrikuläre Hypertrophie, Plaques in der A. carotis oder Mikroalbuminurie [Cuspidi et al. 2001].

8.5.3 Diagnostik bei sekundärer Hypertonie

Klinische Kriterien für eine sekundäre Hypertonie [nach Bönner 2006]:
- Hinweise aus Basisdiagnostik.
- Initial bereits hoher Blutdruck (Schweregrad 3).
- Krisenhafte Blutdruckverläufe.
- Nächtlicher Blutdruckanstieg.
- Junger Patient (ohne familiäre Disposition).
- Therapieresistenz (unter Dreifach-Medikamentenkombination).
- Unerwarteter, anhaltender Blutdruckanstieg unter Therapie.
- Progrediente Nierenfunktionseinschränkung.

8.6 Klinik und Besonderheiten verschiedener Hypertonieformen

Tab. 8.5 Häufigste sekundäre Hypertonieformen und orientierende Diagnostik [nach Bönner 2006]

Erkrankung	Diagnostik
Nierenarterienstenose	Duplexsonographie
Renoparenchymatöse Erkrankungen	Basisdiagnostik
Obstruktives Schlaf-Apnoe-Syndrom	Polygraphie
Conn-Syndrom	• Aldosteron im 24-h-Urin • PA/PRA-Quotient > 300 oder PA/PRC-Quotient > 50 (bei PA > 150 pg/ml)
Cushing-Syndrom	Dexamethason-Suppressionstest
Phäochromozytom	Katecholamine/Metanephrine im 24-h-Urin
Hyperthyreose	TSH-Spiegel

PA = Plasmaaldosteron; PRC = Plasmareninkonzentration; PRA = Plasmareninaktivität

8.6 Klinik und Besonderheiten verschiedener Hypertonieformen

Tab. 8.6 Einteilung der Hypertonie nach klinischen Gesichtspunkten

Prähypertonie (hochnormaler Blutdruck)	Abhängig von exakter RR-Messung
Primäre Hypertonie	90–95 %
Maligne Hypertonie	Ca. 1 %
Hypertonie im Alter	Von der Demographie abhängig
Hypertonie bei Kindern und Jugendlichen	Von der Demographie abhängig
Sekundäre Hypertonieformen	5–10 %

8.6.1 Prähypertonie (hochnormaler Blutdruck)

- RR-Werte 135–139/85–89 mmHg (▶ 8.4).
- Das kardiovaskuläre Risiko ist erhöht [Vasan et al. 2001], wobei andere Risikofaktoren wie Adipositas oder Diabetes mit zu berücksichtigen sind.
- Die linksventrikuläre Hypertrophie ist im follow up ausgeprägter als bei Normotensiven [Markus et al. 2006].
- Eine antihypertensive Therapie (ACE-Hemmer) reduziert signifikant den Progress in das Stadium einer manifesten Hypertonie [Lüders et al. 2006].

8.6.2 Primäre Hypertonie

Symptomatik

- Häufig unauffällig.
- Unspezifisch: Kopfschmerzen, Schwindel, präkordiale Dysästhesie, Nasenbluten.
- Im Verlauf: Kardiovaskuläre Symptomatik (Folgeerkrankungen), z.B. Belastungsdyspnoe bei Linksherzinsuffizienz, Angina pectoris.

Genese (multifaktoriell)

- Genetische Faktoren (familiäre Disposition).
- Umweltfaktoren: Adipositas, Alkoholkonsum, Kochsalzzufuhr, Stressfaktoren [Lüders et al. 2006].
- Insulinresistenz [Sasson et al. 1993] mit metabolischem Syndrom (Hypertonie, Adipositas, Hypertriglyceridämie, niedriges HDL-Cholesterin, Blutzucker-Erhöhung).

Verlauf

- Am häufigsten systolische **und** diastolische Hypertonie, seltener **isolierte** diastolische bzw. **isolierte** systolische Hypertonie [Franklin et al. 2005].
- Abhängig von konsequenter antihypertensiver Therapie (RR < 140/90 mmHg) unter Arzt-Aufsicht [Sharma et al. 2004].

8.6.3 Maligne Hypertonie

Klinische Zeichen und Laborveränderungen bei maligner Hypertonie
- Blutdruckwerte konstant systolisch > 200 mmHg; diastolisch > 120 mmHg.
- Fundus hypertonicus III oder IV.
- Progrediente Nierenfunktionseinschränkung.
- Linksherzinsuffizienz mit Lungenödemen.

Labor (fakultativ):
- Hypokaliämie (Renin ↑).
- LDH-Erhöhung.
- Thrombopenie.
- Fragmentozyten.

Bei schwerer Hypertonie und progredienter Nierenfunktionseinschränkung kann es sich um eine **maligne Nephrosklerose** handeln, morphologisch gekennzeichnet durch eine zwiebelschalenartige Obliteration der Arteriolen. Der Diagnosebeweis ist – nach Blutdrucknormalisierung – nur durch Nierenbiopsie möglich. Differenzialdiagnose: Hämolytisch-urämisches Syndrom (HUS; ▶ 3.5.6) oder thrombotisch-thrombozytopenische Purpura (TTP; ▶ 3.5.6).

8.6.4 Hypertonie im Alter

Während in früheren Therapiestudien häufig ein Blutdruck von 160 mmHg systolisch bei Patienten > 65 Jahre als oberer Normwert angesehen wurde, gilt heute ein Blutdruck > 140/90 mmHg bei Patienten > 65 Jahre als Hypertonie.

Unter 60- bis 65-Jährigen sind danach 60–70 % der Patienten hyperton. Die häufigste Form der Altershypertonie ist die systolische Hypertonie.

Im Vordergrund steht im höheren Lebensalter die **primäre** Hypertonie. Allerdings ist bei Erstmanifestation einer Hypertonie im Alter oder plötzlicher Verschlechterung der Hypertonie bei Patienten > 60 Jahre an eine **sekundäre** Hypertonie zu denken.

Bedeutung einer adäquaten Therapie

Die Senkung des erhöhten Blutdrucks führt bis zu einem Lebensalter von 80 Jahren zu einer Reduzierung der kardio- und zerebrovaskulären Komplikationen und damit zu einer Lebensverlängerung.

Interventionsstudien bei Patienten im Alter zwischen 60 und 80 Lebensjahren haben bei **isolierter systolischer Hypertonie** [Staesen et al 1997] und denen mit **gemischten Hypertonieformen** [Hansson et al 1999] zu einer signifikanten Reduktion der Schlaganfall-Morbidität sowie der kardiovaskulären Mortalität geführt.

8.6.5 Hypertonie bei Kindern und Jugendlichen

Definition: Als Hypertonie wird im Kindes- und Jugendalter eine dauerhafte Erhöhung des systolischen und/oder diastolischen Blutdrucks über die 95er-Perzentile der Altersnorm bezeichnet.

Die **Diagnose** kann erst nach Bestätigung durch wiederholte Blutdruckmessung gestellt werden („Weißkittelhypertonie").

Für die Beurteilung der Blutdruckwerte gibt es körpergrößenabhängige Referenzwerte, d.h. getrennte Normwerte sowohl für die Gelegenheits-Blutdruckmessung als auch für die ambulante Blutdruckmessung [Working Group on Hypertension Control in Children and Adolescents 1996].

Epidemiologie: Die Prävalenz der primären Hypertonie liegt bei Kindern < 10 Jahren zwischen 1 und 3 % [Sinaiko 1996], bei Kindern > 10 Jahre ist die Prävalenz in den USA 4–5 %, bei Jugendlichen höher und zunehmend. Für die Prävalenz ist zu berücksichtigen, dass die Adipositas im Kindes- und Jugendalter zunimmt [Sorof et al. 2004].

Ursachen: Am häufigsten ist die Hypertonie bei Kindern < 10 Jahre sekundär verursacht, z.B. durch Nierenerkrankungen, Aortenisthmus-Stenose, endokrine Störungen oder Gendefekte [Wiszynska et al. 1992, Sinaiko 1996].

Klinik: Die Hypertonie tritt initial symptomlos auf. Erst bei langfristigem Verlauf, insbesondere bei maligner Form, können Kopfschmerzen, Schwindel, Übelkeit und Sehstörungen auftreten.

Therapie: Kinder und Jugendliche mit **chronischer** arterieller Hypertonie sollen eine langfristige medikamentöse Behandlung erhalten, um sekundäre Organschäden zu verhindern (▶ 8.7.8).

8.6.6 Sekundäre Hypertonie

Einteilung der sekundären Hypertonie-Formen ▶ 8.3.2.

Renoparenchymatöse und renovaskuläre Erkrankungen
Renoparenchymatöse Erkrankungen
Die häufigsten renoparenchymatösen Erkrankungen, die mit einer Hypertonie einhergehen können:
- Diabetische Nephropathie (bei Typ-I- und Typ-II-Diabetes, ▶ 6).
- Glomerulonephritiden, ▶ 4.
- Interstitielle Nephritiden, ▶ 5.
- Zystennieren, ▶ 12.3.1.
- Systemerkrankungen mit Nierenbeteiligung (Morbus Wegener, SLE; ▶ 7).

Nierenarterienstenose

Einseitige oder doppelseitige Nierenarterienstenosen sind zu ca. 50 % die Ursache für eine renale Hypertonie. Hämodynamisch relevant ist ein Stenosegrad > 70 %.
- Fibromuskuläre Dysplasie: 25 % aller Nierenarterienstenosen. Tritt vor allem bei Jugendlichen und jüngeren Frauen auf.
- Atherosklerotische Form: 75 % aller Nierenarterienstenosen.

> **KLINISCHE ZEICHEN, DIE FÜR EINE NIERENARTERIENSTENOSE (NAST) SPRECHEN**
> - Jugendliche Hypertonie.
> - Schwer einstellbare Hypertonie (> 3 Medikamente).
> - Erstmanifestation der Hypertonie > 60 Jahre.
> - Akuter Blutdruckanstieg trotz Hypertoniebehandlung.
> - S-Kreatinin-Anstieg > 25 % unter ACE-Hemmer- oder AT1-Rezeptor-Antagonisten-Therapie.
> - Hypertonie und Hypokaliämie.
> - Rezidivierende Lungenödeme bei Hypertonie.
> - Größendifferenz der Nieren > 1,5 cm.

Die **Diagnostik** von Nierenarterienstenosen (NAST) erfolgt mit der Duplexsonographie. Sensitivität und Spezifität sind anderen bildgebenden Verfahren überlegen [Krumme und Donauer 2006].

Bedeutung hat in den letzten Jahren als Screening-Methode auch die NMR-Angiographie erhalten [Fain et al. 2001], die als weiteres bildgebendes Verfahren in Betracht kommt.

Bei Diagnosestellung einer NAST und Indikation zur Intervention ist eine arterielle DSA in Dilatationsbereitschaft anzustreben (▶ 8.7).

Für die Intervention von Nierenarterienstenosen hat sich die Katheter-Technik in den letzten Jahren entscheidend verbessert [Holden et al. 2006].

ENDOKRINE FORMEN DER SEKUNDÄREN HYPERTONIE

Phäochromozytom

Klinik
- Krisenhafte Blutdruckanstiege, Tachykardien (auffallend blasse Haut in der Krise).
- Alternativ: Persistierende Hypertonie (ca. 50 %).
- Psychische Veränderungen.
- Gewichtsverlust.
- 25 % treten familiär auf.

Diagnosesicherung
- 24-h-Blutdruckmessung (keine Nachtabsenkung).
- 24-h-Urin: Katecholamine, Metanephrine ↑.
- Bei grenzwertigen Befunden Clonidin-Test mit 300 μg p.o. (bei Phäochromozytom **keine** Suppression der Katecholamine im Plasma) [Sjoberg et al. 1992].
- Sonographie der Nebennieren.
- MBIG (speziell geeignet für extraadrenale Lokalisation).
- CT oder NMR der Nebennieren [Lenz et al. 2002].

Primärer Aldosteronismus (Conn-Syndrom)
Klinik
- Therapieresistente Hypertonie.
- Hypokaliämie und Normokaliämie (letzteres häufiger).

Diagnosesicherung
- 24-h-Blutdruckmessung (keine Nachtabsenkung).
- Aldosteron-Renin-Quotient im Blut (▶ Tab. 8.5) [Reincke et al. 2003]. **Cave:** Aldosteron-Antagonisten vorher absetzen.
- NaCl-Belastungs-Test mit Plasmaaldosteron-Bestimmung (keine Suppression).
- Sonographie und CT (Bildgebung).
- Bilaterale Nebennieren(NNR)-Hyperplasie (ca. 60 %), NNR-Adenom (ca. 30 %) [Vonend und Rump 2006, Diederich et al. 2007].

Cushing-Syndrom
Klinik
- 70–80 % Hypophysenadenom, 20 % Nebennierenadenom, selten paraneoplastisch.
- Stammfettsucht, Stiernacken, Hirsutismus.
- Hypertonie in 80 % [Orth 1995].
- Hypokaliämie, Polyglobulie.

Diagnosesicherung
- 24-h-Blutdruckmessung.
- 24-h-Urin-Ausscheidung von Kortisol ↑.
- Dexamethason-Suppressions-Test [Niemann 2002].
- CT oder NMR der Nebennieren (Bildgebung).

DIFFERENZIALDIAGNOSE DER HYPOKALIÄMISCHEN HYPERTONIE
- Diuretika-behandelte Hypertonie, ▶ 8.7.
- Primärer Aldosteronismus.
- Renovaskuläre Hypertonie.
- Maligne Hypertonie, ▶ 8.6.3.
- Morbus Cushing.
- Lakritzeabusus.
- Monogenetisch bedingte Hypertonie, ▶ 8.3.2.
  – Liddle-Syndrom.
  – Apparenter Mineralkortikoidexzess (AME).
  – Glukokortikoid-supprimierbarer Hyperaldosteronismus (GSH).
  – Konstitutive Mineralkortikoid-Rezeptor-Aktivierung.

Hyperthyreose
Klinik
- Große Blutdruckamplitude, Tachykardien.
- Warme Haut, Wärmeempfindlichkeit.

Diagnosesicherung
TSH, T3- und T4-Bestimmung, Schilddrüsen-Szintigraphie, Schilddrüsen-Sonographie.

Andere sekundäre Hypertonieformen

Aortenisthmusstenose

Klinik
- Hypertonieform bei Kindern und Jugendlichen.
- Femoralis-, Poplitea- und Fußpulse im Regelfall schwach oder gar nicht tastbar.
- Blutdruckmessung an Armen und Beinen different.
- Auskultation eines systolischen Geräusches (Thorax-Dorsalseite).

Diagnosesicherung
Röntgen-Thorax, Duplexsonographie, Angiographie.

Schlafapnoe-Syndrom
Eine obstruktive Schlafapnoe fördert die Hypertonie-Entwicklung auch tagsüber.

Diagnosesicherung
- Anamnese.
- 24-h-Blutdruckmessung (non-dipping).

Medikamenteninduzierte Hypertonie
Blutdruckerhöhende Medikamente:
- Kortikosteroide.
- Orale Kontrazeptiva.
- Östrogen-Substitution.
- Lakritze.
- Nichtsteroidale Antiphlogistika.
- Ciclosporin A.
- Erythropoietin.
- Amphetamine.
- Ephedrin (Nasentropfen).

Schwangerschafts-assoziierte Hypertonie
Hypertensive Schwangerschaftserkrankungen treten bei ca. 5–7 % der Schwangeren auf [Zang et al. 1997, Rath 1999].

Formen der Schwangerschaftshypertonie:
- Chronische Hypertonie: Vorbestehend, unabhängig von der Schwangerschaft.
- Schwangerschaftshypertonie: Im 3. Trimenon auftretend, passager bis einige Tage nach Entbindung.
- Präeklampsie: > 20. Schwangerschaftswoche, schwere Hypertonie, Ödeme, Harnsäure erhöht, Proteinurie.

Bei Schwangeren mit chronischer Hypertonie kann zusätzlich das Bild einer Gestose auftreten („Pfropfgestose"). Patientinnen mit Präeklampsie können als Komplikation eine Eklampsie oder ein HELLP-(Hemolysis, Elevated, Liver enzymes, Low Platelet count)Syndrom entwickeln [Sibai et al. 1995].

Hypertonie in der Schwangerschaft ▶ 14.2.

8.7 Therapie

8.7.1 Ziele einer antihypertensiven Therapie

Ziel der antihypertensiven Therapie ist die Reduzierung der kardiovaskulären Morbidität und Mortalität.

Die Hypertonie ist dabei nur ein Risikofaktor. Das bedeutet, dass andere Risikofaktoren identifiziert und gleichzeitig ebenfalls behandelt werden müssen [Jackson et al. 2006]. Beispielsweise stellt ein hochnormaler Blutdruck (130–139/85–89 mmHg) bei gleichzeitigem Vorliegen eines Diabetes mellitus oder eines Endorganschadens ein hohes Risiko dar (▶ 8.3, Tab. 8.3) und bedarf einer antihypertensiven Therapie [Vasan et al. 2001].

Die Risikoreduktion für Schlaganfälle, schwerwiegende andere kardiovaskuläre Ereignisse, Herzinsuffizienz sowie die kardiovaskuläre Mortalität wurde in Relation zum Grad der Blutdrucksenkung in zahlreichen Interventionsstudien belegt [Blood pressure lowering treatment Trialist's Collaboration 2003].

8.7.2 Verordnung und Einhaltung einer antihypertensiven Therapie

Die Blutdruckeinstellung bei behandelten Hypertonikern ist bisher nicht befriedigend. Der Anteil überhaupt behandelter Hypertoniker ist in Deutschland wesentlich niedriger (26 %) als in den USA (52,5 %) [Wolf-Maier et al. 2004]. Der Anteil behandelter Hypertoniker mit akzeptablem Blutdruck < 140/90 mmHg ist mit 23 % in Deutschland ebenfalls niedriger als mit 31 % in den USA [Middeke 2005].

Für eine Reihe von Regionen gilt die Regel: Nur die Hälfte der Hypertoniker ist bekannt, davon die Hälfte behandelt und hiervon wiederum nur die Hälfte kontrolliert [Marques-Vidal et al. 1997, Weinehall et al 2002].

Die Gründe für diese unzureichende Blutdruckeinstellung liegen u. a.:
- In der mangelnden Therapietreue (Compliance) und damit verbundenem Therapieabbruch seitens der Patienten [Isetts et al. 2003].
- In der mangelnden nachhaltigen Kontrolle bei antihypertensiver Langzeit-Behandlung von Hypertonikern („Arzt-Compliance").

8.7.3 Nicht-medikamentöse Therapie der Hypertonie

Nicht-medikamentöse Maßnahmen zur Senkung des Blutdrucks:
- Gewichtsreduktion: Die Gewichtsreduktion, insbesondere in der Kombination mit körperlicher Aktivität [Reid et al. 1994] und Reduzierung des Alkoholkonsums [Puddey et al. 1992], hat einen signifikanten antihypertensiven Effekt.
- Alkohol < 30 g/d.
- Kochsalzeinnahme < 5 g/d: Ca. 40–50 % der Patienten mit primärer Hypertonie sind salzsensitiv. Offenbar ist bei Übergewichtigen eine erhöhte Salzsensitivität vorhanden [Rocchini et al. 1998].
- Nikotinkarenz: Bei Nikotinkarenz ist der antihypertensive Effekt gering [Primaleta et al. 2001], dagegen besteht ein günstiger Effekt auf das kardiovaskuläre Risiko. Durch Rauchen wird allerdings der Effekt einer antihypertensiven Therapie reduziert [Zanchetti et al. 2003].

8 Hypertonie

Tab. 8.7	Änderung des Lebensstils – Einfluss auf die Blutdrucksenkung [nach JNC7 Report 2003]
Maßnahmen	**Angenommene Senkung des systolischen Blutdrucks (mmHg)**
Körpergewichtsreduktion (normal BMI 18,5–25 kg/m²)	5–20 mmHg pro 10 kg Gewichtsverlust
DASH-Diät (gemüsereich, fettarm)	8–14 mmHg
Kochsalzbeschränkung (6 g NaCl/d)	2–8 mmHg
Körperliche Aktivität (30 Min. zügiges Laufen täglich)	4–9 mmHg
Moderater Alkoholkonsum (< 30 g/d)	2–4 mmHg

- Körperliche Bewegung (Sport).
- Stressberuhigung.
- Ernährung mit Gemüse und Obst: Die obst- und gemüsereiche sowie fettmodifizierte DASH (Dietary Approach to Stop Hypertension)-Diät (USA) hat in der Kombination mit Salzrestriktion einen deutlich blutdrucksenkenden Effekt [Appel et al. 2006].

8.7.4 Medikamentöse Therapie der primären Hypertonie

Vor Beginn einer medikamentösen Therapie, aber auch in Kombination mit ihr, sind die nicht-medikamentösen Maßnahmen (▶ 8.7.3) auszuschöpfen. Dies gilt insbesondere für Hypertoniker mit **schwachem** oder **mäßig** erhöhtem Risiko (▶ 8.4, Tab. 8.3).

Bei Hypertonikern mit **hohem** oder **sehr hohem** Risiko (▶ Tab. 8.3) ist eine medikamentöse Behandlung von Beginn an anzustreben. Dabei sind die Zielblutdruckwerte zu beachten.

ZIELBLUTDRUCKWERTE

Zielblutdruckwerte bei verschiedenen klinischen Voraussetzungen (mit konventioneller Blutdruckmessung; in Anlehnung an DHL-Leitlinien 2001):
- Primäre Hypertonie: < 140/90 mmHg.
- Diabetes mellitus: < 135/85 mmHg, falls tolerabel < 130/80 mmHg.
- Niereninsuffizienz < 130/80 mmHg.
- Proteinurie > 1 g/d: < 125/75 mmHg.

Besonderheiten

- Zielblutdruckwerte sind Richtwerte, die individuell angepasst werden müssen, insbesondere bei Komorbidität.
- Im Hinblick auf die Blutdruckeinstellung ist eine Medikamenten-Unverträglichkeit frühzeitig zu erfassen.
- Für Diabetiker mit Hypertonie ist eine intensivere Blutdrucksenkung im Hinblick auf das kardiovaskuläre Risiko von Vorteil [Blood Pressure Lowering Treatment Trialist's Collaboration 2000].

- Systolische Zielblutdruckwerte sind nur in einigen Therapiestudien erreicht worden [Schrier et al. 2002, PROGRESS Collaborative Study Group 2001].
- Diastolische Zielblutdruckwerte mit günstiger Prognose wurden dagegen in den Interventions-Studien häufiger erreicht [DHL Leitlinien 2005].

Blutdruckeinstellung bei Niereninsuffizienten ▸ 10.8.1.

STRATEGIEN DER MEDIKAMENTÖSEN ANTIHYPERTENSIVEN THERAPIE

Im Vergleich zu den DHL-Leitlinien 2001 sind die DHL-Leitlinien 2005 [in Anlehnung an die Guidelines der European Society of Hypertension 2003] modifiziert worden. Danach gilt bezüglich medikamentöser Strategien (▸ Abb. 8.1):

- Zielblutdruck (je nach Ausgangsblutdruck) nicht abrupt, sondern mit Therapie über Wochen anstreben. Dazu gibt es mehrere Möglichkeiten:
  – Beginn mit **Monotherapie**, ggf. Dosissteigerung und bei Bedarf Hinzufügen je eines weiteren Antihypertensivums.
  – Beginn mit **Monotherapie**, ggf. Dosissteigerung und bei Nicht-Effektivität jeweils Ersatz durch Monotherapie mit einem anderen Hypertensivum.
  – Beginn mit niedrig dosierter **Zweier-Kombinations-Therapie** (fixe Kombination), ggf. Dosissteigerung und bei Nicht-Effektivität Hinzufügen eines weiteren Antihypertensivums.
- Bei Hypertonie-Grad 2 und 3 (▸ 8.4, Tab. 8.2) ist initial bereits eine Zweierkombination anzustreben [Hansson et al. 1998].
- Für den Vorteil einer Kombinationstherapie (2 Medikamente) gibt es nur wenige evidenzbasierte Daten (▸ unten).
- Eine fixe Kombination von 2 Medikamenten ist für die Patienten „Compliance"-fördernd.

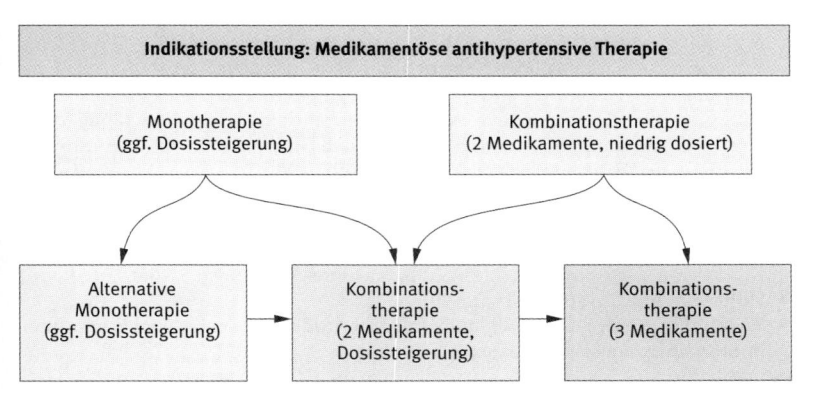

Abb. 8.1 Strategien der medikamentösen Hypertonie-Therapie [nach DHL-Leitlinien 2005, European Society of Hypertension (ESH)-Guidelines 2003]

ANTIHYPERTENSIVE MEDIKATION
Antihypertensiva erster Wahl

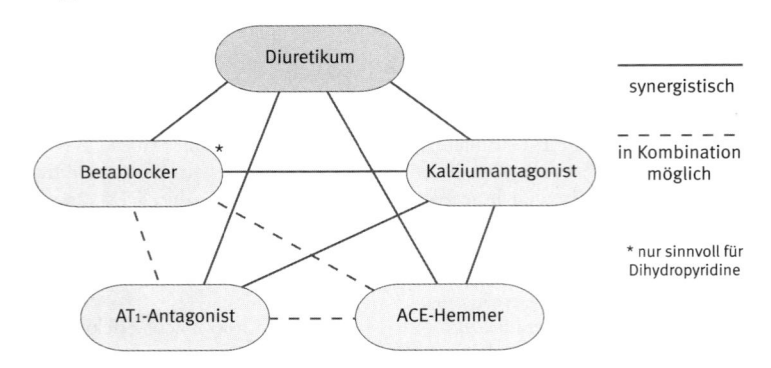

Abb. 8.2 Antihypertensiva erster Wahl als Monotherapie und ihre Kombinationsmöglichkeiten [nach DHL-Leitlinien 2005, ESH-Leitlinien 2003]

- Für Antihypertensiva erster Wahl (▶ Abb. 8.2), für die einzeln in Studien eine Senkung der kardiovaskulären Morbidität und Mortalität nachgewiesen wurde, gilt, dass sie ihre volle antihypertensive Wirkung als Monotherapie erst nach ca. 4 Wochen erreichen.
- Meta-Analysen von Interventions-Studien haben die Rolle von Betablockern als Antihypertensivum erster Wahl kürzlich kritisch hinterfragt, speziell deren antihypertensive Wirkung und die Reduzierung des Schlaganfall-Risikos [Lindholm et al. 2005, Mann 2007].
- Bei Kontraindikationen oder Nebenwirkungen der Antihypertensiva erster Wahl sind alternativ α_1-Blocker und zentrale Antisympathotonika einsetzbar.
- Aufgrund der Ergebnisse der ALLHAT-Studie (häufigere Entwicklung einer Herzinsuffizienz unter Doxazosin) wurden α_1-Blocker nicht mehr als Antihypertensiva erster Wahl empfohlen [ALLHAT-Studie 2000].
- Zentrale Antisympathotonika haben bei hoher Dosierung erhebliche Nebenwirkungen.
- Bei den Antihypertensiva erster Wahl sind bei den einzelnen Substanzen deren Untergruppen zu berücksichtigen (z.B. Kalzium-Antagonisten vom Nifedipin-, Diltiazem- und Verapamil-Typ).
- Wegen mangelnder Erfahrung und fehlender Studienergebnisse sind Renin-Inhibitoren bisher nicht berücksichtigt [Gradmann et al. 2005].

Medikamenten-Kombinationen
Vorteile der antihypertensiven Kombinationsbehandlung:
- Verbesserte Blutdruckeinstellung.
- Verbesserte Compliance (bei Fix-Kombination).
- Synergistische Wirkung.
- Geringere Dosierung der Einzelsubstanz mit reduzierten Nebenwirkungen.

Zweierkombination

Überwiegend synergistische Zweierkombinationen, die potenziell auch für fixe Kombinationen in Betracht kommen:
- Diuretikum plus Betablocker.
- Diuretikum plus ACE-Hemmer.
- Diuretikum plus AT_1-Rezeptor-Antagonist.
- Diuretikum plus Ca-Antagonist.
- Ca-Antagonist plus Betablocker.
- Ca-Antagonist plus ACE-Hemmer.

Bei der Kombination von Ca-Antagonisten mit Betablockern sollten Ca-Antagonisten vom Dihydropyridin-Typ bevorzugt werden.

Für die **fixen** Zweierkombinationen gibt es einige Studien, die eine adäquate Blutdrucksenkung im Vergleich zur Monotherapie belegen [Chalmers et al. 2000, Mourad et al. 2004].

In Hinblick auf Endorganprotektion stehen weitere Studienergebnisse mit fixer Zweierkombination noch aus [ADVANCE Collaborative Group 2001].

Dreifachkombination

Kombinationen mit 3 Antihypertensiva, die bei nicht ausreichender Effizienz einer Zweierkombination (trotz Dosissteigerung) empfohlen werden können [DHL-Leitlinien 2001]:
- Diuretikum plus ACE-Hemmer plus Ca-Antagonist.
- Diuretikum plus Betablocker plus Vasodilatator*.
- Diuretikum plus zentrales Antisympathotonikum plus Vasodilatator*.

* Unter Vasodilatatoren werden subsumiert Ca-Antagonisten, ACE-Hemmer, AT_1-Rezeptor-Antagonisten, α_1-Blocker, Dihydralazin.

Maßnahmen bei Therapie-Resistenz

Der Verdacht auf eine „Therapie-Resistenz" besteht bei ausreichend hoch dosierter Dreifachtherapie, ohne dass der Blutdruck adäquat gesenkt werden kann (< 140/90 mmHg).

Dennoch sind zunächst andere Ursachen auszuschließen:
- Pseudoresistente Hypertonie:
  - Weißkittelhypertonie.
  - Falsche Größe der Blutdruckmanschette.
  - Gefäßverkalkung (mangelnde Komprimierbarkeit).
- Sekundäre Hochdruckform.
- Nicht ausreichende medikamentöse Therapie:
  - Unterdosierung.
  - Falsche Dosisintervalle.
  - Kombination von Medikamenten mit gleichem Wirkmechanismus.
- Mangelnde Compliance:
  - Absetzen wegen Nebenwirkungen.
  - Einnahme nur nach „Bedarf".
- Entgegenwirkende Pharmaka:
  - Erythropoietin.
  - NSAR.
  - Lakritze.
  - Steroide.

- Andere Ursachen:
  - Chronische Schmerzzustände.
  - Nicht erkannte progrediente Gewichtszunahme.

8.7.5 Therapie des hypertensiven Notfalls

Zu unterscheiden ist eine hypertensive Krise vom hypertensiven Notfall:
- Bei der **hypertensiven Krise** handelt es sich um eine akute Blutdruckentgleisung **ohne** akute Organschädigung.
- Beim **hypertensiven Notfall** (RR > 200/120 mmHg) sind bedrohliche sekundäre Organschäden vorhanden, die eine sofortige Therapie erfordern:
  - Nachgewiesene zerebrale Blutung.
  - Linksherzinsuffizienz/Lungenödem.
  - Angina pectoris/Myokardinfarkt.
  - Aortendissektion.
  - Hypertensive Enzephalopathie.

> Bei Verdacht auf diese Komplikationen ist eine sofortige stationäre Einweisung erforderlich.

Die medikamentöse Behandlung sollte zunächst auf ein Blutdruck-Niveau von 150/100 mmHg ausgerichtet sein.

> **MEDIKAMENTÖSE THERAPIE BEI HYPERTENSIVEM NOTFALL**
> (in Anlehnung an DHL-Leitlinien 2001 und 2005)
> DD des hypertensiven Notfalls ▶ Tab. 8.8.
>
> **Mögliche ambulante Notfall-Therapie**
> - 1,2 mg Nitroclycerin (als Spray oder Kapsel).
> - 5 mg Nifedipin oder Nitrendipin p.o.
>   (nicht bei instabiler Angina pectoris oder Myokardinfarkt).
> - 12,5–25 mg Urapidil i.v.
> - 0,075 mg Clonidin i.v.
>
> **Mögliche stationäre Therapie**
> - Intravenöse Dauerinfusionen:
>   - Nitroglycerin
>   - Clonidin
>   - Urapidil
>   - Dihydralazin
>   - In Extremfällen Natrium-Nitroprussid
> - i.v.-Gabe von Furosemid (bei Überwässerung).
> - Extrakorporale Ultrafiltration (Dialyse) bei Überwässerung und Niereninsuffizienz.

Tab. 8.8	Differenzialdiagnose des „hypertensiven Notfalls" [Brakemeyer et al. 2002]
Entität	**Therapeutische Intervention**
Hypertensive Entgleisung (z. B. bei zerebraler Ischämie)	Zunächst abwartende Haltung
Maligne Hypertonie (▶ 8.6.3)	Stationäre Behandlung mit antihypertensiver Mehrfachkombination
„Hochdruckkrise" bei Sklerodermie	Bei bekannter Diagnose ACE-Hemmer- oder AT1-Rezeptor-Antagonisten-Gabe unter intensiver Überwachung von Blutdruck und Nierenfunktion
Doppelseitige Nierenarterienstenose (NAST) mit Lungenödem	Intensivtherapie u. a. mit i.v. Furosemid oder Dialysebehandlung. Später NAST-Dilatation
Akutes Medikamenten-Absetz-Syndrom	Z. B. bei Langzeit-Therapie mit Clonidin oder Betablockern. Ausschleichen dieser Medikamente

8.7.6 Therapie der Hypertonie im Alter

Überwiegend handelt es sich im Alter um eine systolische Hypertonie. Aber es tritt auch die gemischte Hypertonieform auf (▶ 8.6.4).

Die Behandlung der Hypertonie (> 140/90 mmHg) im Alter ist umso effizienter, je höher der Blutdruck ist, speziell bei Typ-II-Diabetikern [Staessen et al. 1997].

Bei RR-Werten von 160/90 mmHg sind zunächst **nichtmedikamentöse** Therapie-Maßnahmen indiziert.

Die **medikamentöse** Hochdruck-Therapie – mit signifikanter Reduzierung von kardiovaskulären Ereignissen – ist studienmäßig für Diuretika, Betablocker, Ca-Antagonisten und ACE-Hemmer belegt [SHEP Cooperative Research Group 1991, Dahlöf et al. 1991, Staessen et al 2000, Wing et al. 2003].

Bei Nichtabsenkung des nächtlichen Blutdrucks („non-dippers"), aber auch beim Gegenteil, nämlich zu starker medikamentöser Absenkung des diastolischen Blutdrucks < 70 mmHg („extreme dippers") ist bei alten Patienten, die eine Koronar- und Zerebralsklerose aufweisen, mit einer Zunahme myokardialer und zerebraler Ischämien zu rechnen [Kario et al. 2001, Middeke 2005].

✓ Die Blutdrucksenkung beim alten Patienten sollte generell vorsichtig dosiert und allmählich erfolgen [Holzgreve und Middeke 1993].

8.7.7 Hypertoniebehandlung bei Schlaganfällen

Für die Prävention von Schlaganfällen hat die antihypertensive Therapie bei Hypertonikern einen signifikanten Effekt [Metaanalyse Gueffier et al. 1997]. Danach beträgt die Risikoreduktion bei Männern 43 % (für nicht-tödliche und tödliche Schlaganfälle) und bei Frauen 29 % (für tödliche Schlaganfälle).

Eine Reduzierung des systolischen Blutdruckes um 10 mmHg vermindert auf Dauer das Schlaganfall-Risiko um ein Drittel [Lawes et al. 2004].

Beim Auftreten eines Schlaganfalles (zerebrale Ischämie) kann die krisenhafte Blutdruckerhöhung durchaus nur vorübergehend vorhanden sein. Von daher ist eine abrupte medikamentöse Blutdrucksenkung nicht sinnvoll [Willmot et al. 2004].

Kürzliche publizierte Interventionsstudien haben einen günstigen Effekt einer antihypertensiven Therapie (nach Auftreten eines Schlagfanfalles) im Hinblick auf Rezidiv-Schlaganfälle gezeigt [PROGRESS Collaborative Group 2001, MOSES Study Group 2005].

In der ACCESS[Acute Candesartan Cilexetil Therapy in Stroke Survivers]-Studie führte eine im Mittel 30 h nach ischämischem Schlaganfall durchgeführte Hypertonie-Behandlung mit Candesartan im Vergleich zu Placebo zu einer 47,5%igen Senkung von zerebralen Folge-Ereignissen [Schrader et al. 2003].

8.7.8 Hypertoniebehandlung bei Kindern und Jugendlichen

Im Kindesalter < 10 Jahre ist die Abklärung einer **sekundären** Hypertonie und deren Ursachenbeseitigung vorrangig.

Bei der Hypertoniebehandlung der **primären** Hypertonie im Kindes- und Jugendalter stehen zunächst die nichtmedikamentösen Maßnahmen im Vordergrund, insbesondere die Reduzierung des Übergewichts [Sorof und Daniels 2002, 4. Report of High Blood Pressure in Children and Adolescents 2004].

Die medikamentöse Therapie erfolgt mit konsequenter Blutdrucksenkung, ggf. unter Einsatz einer Mehrfach-Therapie, vergleichbar der im Erwachsenen-Alter [4. Report of High Blood Pressure in Children and Adolescents 2004].

8.7.9 Therapiemöglichkeiten bei sekundärer Hypertonie

ANTIHYPERTENSIVE THERAPIE BEI RENOPARENCHYMATÖSEN ERKRANKUNGEN

Der Verlauf der Nierenerkrankungen wird entscheidend durch die Blutdrucksenkung beeinflusst. Das trifft auf diabetische und nicht-diabetische Nierenerkrankungen gleichermaßen zu.

Aufgrund von Studienergebnissen wird ein Blutdruck von 130/80 mmHg als Therapieziel angestrebt, bei Proteinurie < 1 g/d ein Blutdruck von 125/75 mmHg [Peterson et al. 1995].

Eine effiziente Blutdrucksenkung führt zu einer Progressionsverzögerung der Nierenfunktionseinschränkung.

In einer Meta-Analyse von Interventionsstudien wurde bereits 1995 gezeigt, dass unter allen Antihypertensiva – unabhängig vom Ausmaß der Blutdrucksenkung – ACE-Hemmer den günstigsten Effekt auf eine Reduktion der Proteinurie haben [Weidmann et al. 1995].

Die Proteinurie ist per se ein ungünstiger Prognosefaktor für den Progress der Niereninsuffizienz [Keane et al. 2003].

Diabetische Nephropathie

Diabetiker mit normalen und hypertensiven Blutdruckwerten sowie Nachweis einer Mikroalbuminurie oder Proteinurie (> 0,5 g/d) bedürfen einer konsequenten antihypertensiven Therapie.

ACE-Hemmer (gut belegt für Typ-1-Diabetiker) und AT1-Rezeptor-Antagonisten (gut belegt für Typ-2-Diabetiker) führen im Vergleich zu anderen Antihypertensiva zu einer effizienteren Verzögerung der Niereninsuffizienz [Hausberg et al. 2005], (▶ 6.4.1).

Wegen der hohen kardiovaskulären Morbidität, speziell bei niereninsuffizienten Diabetikern, sollte eine antihypertensive Therapie sowohl das renale als auch das kardiovaskuläre Risiko reduzieren.

Die National Kidney Foundation Hypertension and Diabetic Executive Committee Working Group [Bakris et al. 2000] empfahl in diesem Kontext folgende antihypertensive Substanzen:
- ACE-Hemmer.
- AT1-Rezeptor-Antagonisten.
- Betablocker.
- Kalziumantagonisten.
- Diuretika.

Nicht-diabetische Nephropathie

Die Studienlage bei diesen Patienten ist nicht so vielfältig wie bei Patienten mit diabetischer Nephropathie. Aber auch hier ist belegt, dass ACE-Hemmer – wie bei diabetischer Nephropathie – im Vergleich zu anderen Antihypertensiva einen besseren nephroprotektiven Effekt haben [Maschio 2000].

Bei Patienten mit starker Proteinurie scheint eine Kombination von ACE-Hemmern und AT1-Rezeptor-Antagonisten zu einer effektiveren Progressionsverzögerung bzw. auch Reduktion der Proteinurie zu führen als eine Monotherapie mit einer dieser beiden Substanzen, was auch für Patienten mit diabetischer Nephropathie anzunehmen ist [Nakao et al. 2003, Wolf und Ritz 2005, Mc Kannon et al. 2006].

THERAPIE DER RENOVASKULÄREN HYPERTONIE

> **INDIKATIONEN ZUR ANGIOGRAPHIE MIT DILATATION, GGF. STENT-APPLIKATION BEI NAST > 70 %**
> 1. Nicht einstellbare Hypertonie mit medikamentöser Dreifachkombination.
> 2. Nicht einstellbare Hypertonie mit medikamentöser Zweifachkombination und Endorganschäden.
> 3. Rezidivierendes Lungenödem.
> 4. Progredienter S-Kreatinin-Anstieg (bei Ausschluss anderer Ursachen).
> 5. Doppelseitige NAST oder NAST bei funktioneller Einzelniere mit zwingender Indikation zur ACE-Hemmer- oder AT1-Rezeptor-Antagonisten-Therapie (z.B. Herzinsuffizienz).
>
> [nach Böhm et al. 2003]

Die Indikation zur chirurgischen Intervention (Bypass) bei NAST ist derzeitig speziellen Indikationen vorbehalten, auch wenn die Offenheitsrate von Bypässen gegenüber Katheter-Dilatationen (ohne Stents) günstiger zu sein scheint.

Die Dilatation bei **fibromuskulärer Dysplasie** geht mit einer 50- bis 75%igen Blutdrucksenkung einher [Slovut und Olin 2004, de Fraisenelle et al. 2003]; die Rezidivstenose-Rate liegt zwischen 7–27 % bei einem follow up von 6–24 Monaten [Slovut und Olinh 2004].

Dagegen führt die Dilatation der **atherosklerotischen NAST** im Vergleich zu medikamentöser Hochdruck-Therapie nicht zu besseren Ergebnissen bei der Hypertonie-Behandlung [von Jaarsfeld et al. 2001].
Bei 50 % der Patienten mit atherosklerotischer NAST tritt im Verlauf kein Progress der Stenosierung ein [Caps et al. 1998].

Für die Dilatation (Stent) atherosklerotischer NAST, die nicht aus Gründen wie oben im Kasten dargelegt, sondern primär unter dem Gesichtspunkt des renalen Funktions-Erhaltes erfolgen, liegen bisher keine eindeutigen Kriterien für oder gegen eine Intervention aus prospektiv kontrollierten Studien a) mit bestmöglicher Technik [Holden et al. 2006] und b) im Vergleich zu einer konservativen antihypertensiven Therapie vor [Krumme und Donauer 2006].

Ein wichtiger Gesichtspunkt ist der Verlauf der kardiovaskulären Morbidität und Mortalität bei dilatierter und nicht-dilatierter atherosklerotischer NAST [Conlon et al. 2001, Kennedy et al. 2003, Wright et al. 2005].

Derzeit werden für die obigen Fragestellungen prospektiv kontrollierte Studien durchgeführt [CORAL- und DYNAMIC-Studie].

THERAPIEMÖGLICHKEITEN BEI ENDOKRINER HYPERTONIE
Phäochromozytom
- Operative Sanierung anstreben, z. B. durch minimal-invasive Adrenalektomie.
- Vorher 7–10 Tage α-Blockade mit Phenoxybenzamin [Lenz et al. 2002].

Primärer Aldosteronismus (Morbus Conn)
- Bei gesichertem Adenom laparoskopische Adrenalektomie, dadurch Hypertonie- und Hypokaliämie-Beseitigung in 60–70 % [Young 1999].
- Bei beidseitiger NNR-Hyperplasie Therapie mit Spironolacton 50–400 mg/d (im Regelfall 50–150 mg), alternativ mit Amilorid [Reincke et al. 2003].
- Bei persistierender Hyperplasie zusätzliche Gabe von Betablockern, ACE-Hemmern, Ca-Antagonisten.

Cushing-Syndrom
- Operative Sanierung von Hypophysen- bzw. Nebennieren-Adenom bei gesicherter Diagnose.
- Medikamentös kann versucht werden, die Steroide z. B. mit Ketoconazol zu hemmen.

Hyperthyreose
- Behandlung der Grunderkrankung, z. B. Radio-Iod-Therapie.
- Hypertonie-Behandlung präferenziell mit Betablockern bei vermutlich erhöhter Dichte von Beta-Rezeptoren.

THERAPIE ANDERER SEKUNDÄRER HYPERTONIEFORMEN
Aortenisthmusstenose
Der Spontanverlauf bei Aortenisthmusstenose ist ungünstig bei einer mittleren Lebenserwartung von 35 Jahren. Die häufigsten Todesursachen sind kardiovaskuläre Folgen der exzessiven Hypertonie.

Bei Kenntnis der Diagnose sollte eine baldige Korrektur der Aortenisthmusstenose erfolgen. Diese Korrektur kann prinzipiell chirurgisch oder durch Dilatation (auch mit Stent) durchgeführt werden.

Für Kinder < 6 Monate ist die chirurgische Korrektur zu bevorzugen. Für Kinder > 6 Monate bis 5 Jahre sind beide Verfahren diskutabel, für Kinder > 5 Jahre bis in das jugendliche Alter hat die Dilatation mit Stent möglicherweise Vorteile.

Bisher existieren für diese Therapieoptionen als Grundlage nur wenig Langzeitstudien [Fawzy et al. 2004, Cowley et al. 2005, Marshall und Lock 2005].

Auch nach Korrektur der Aortenisthmusstenose, insbesondere bei Jugendlichen, ist weiterhin mit einer Persistenz der Hypertonie zu rechnen, die medikamentös behandelt werden muss.

Schlafapnoe-Syndrom

Patienten mit obstruktivem Schlafapnoe-Syndrom haben in etwa 50% eine manifeste Hypertonie, regelmäßig jedoch eine nächtliche Blutdruckerhöhung. Initial tritt zunächst eine isolierte diastolische Hypertonie auf [Sharabi et al. 2003].

Eine nCPAP-Behandlung zur Beseitigung der pharyngealen Obstruktion führt – wenn sie effektiv ist – auch zur Blutdrucksenkung und zur Beseitigung der nächtlichen Blutdruckerhöhung [Minemura et al. 1998].

Bei permanenter Hypertonie ist eine medikamentöse Therapie erforderlich.

ANTIHYPERTENSIVE THERAPIE BEI SCHWANGERSCHAFT

Tab. 8.9	Antihypertensiva und ihre Einsatzmöglichkeit bei Schwangerschaft [nach DHL-Leitlinien 2001, ESH-Guidelines 2003]
Antihypertensiva	**Wirkungen / Nebenwirkungen**
Geeignet	
Alpha-Methyl-Dopa	Therapie der 1. Wahl für die gesamte Zeit der Schwangerschaft
Bedingt geeignet	
Metoprolol, Atenolol (selektive Beta-1-Rezeptor-Blocker)	Evtl. potenzierender Effekt bei intrauteriner Wachstumsreduzierung
Nifedipin	Nicht im ersten Trimenon
Verapamil	Keine Langzeiterfahrungen. Geeignet bei tachykarden supraventrikulären Herzrhythmusstörungen
Dihydralazin	Zurückhaltung bei i.v.-Gabe im Notfall [Magee et al. 1999]
Diuretika	Generell Zurückhaltung bei Plasmavolumenreduktion (z. B. Präeklampsie)
Nicht geeignet	
ACE-Hemmer	Akutes Nierenversagen bei Neugeborenen bekannt
AT_1-Rezeptor-Antagonisten	Im Analogieschluss zu ACE-Hemmern zu betrachten
Übrige Antihypertensiva	Zu wenig Studienergebnisse bekannt. Im Einzelfall nur nach detaillierter Information über ihre Anwendung in der Schwangerschaft

8 Hypertonie

Für eine Hypertonie-Behandlung bei Schwangerschaft gilt:
- Bei RR-Werten > 140/90 mmHg sollten zunächst allgemeine, nicht-medikamentöse Maßnahmen (z.B. körperliche Schonung, Stressreduktion) ergriffen werden.
- Wenn die RR-Werte > 160/100 mmHg persistieren, ist eine stationäre Behandlung mit antihypertensiver medikamentöser Therapie indiziert [Rath et al. 2000].
! Generell sollte eine abrupte Blutdrucksenkung wegen des Risikos einer verminderten utero-plazentaren Durchblutung vermieden werden.
- Der Nutzen von Acetylsalicylsäure, aber auch von Kalzium und Magnesium zur Prophylaxe einer Präklampsie hat sich nicht bestätigt [CLASP Collaborative Group 1994, Bucher et al. 1996].
- Bei Auftreten einer Präklampsie ist dagegen die Gabe von Magnesium die Therapie der Wahl, um z.B. die Entwicklung einer Eklampsie (mit zerebralen Krämpfen) zu vermeiden [Greene 2003].

DIFFERENZIALTHERAPIE BEI HYPERTONIE

Tab. 8.10 Indikation und Kontraindikation für Antihypertensiva bei Hypertonie-Behandlung unter Berücksichtigung von Begleiterkrankungen [nach JNC7 2003]

Begleiterkrankungen	Antihypertensiva
	Bevorzugte Medikamentengabe
Herzinsuffizienz	ACE-Hemmer oder AT_1-Rezeptor-Antagonisten; Aldosteron-Antagonist (bei schwerer Herzinsuffizienz)
Post-Myokardinfarkt-Behandlung	ACE-Hemmer, Betablocker
Proteinurische renoparenchymatöse Erkrankungen	ACE-Hemmer oder AT_1-Rezeptor-Antagonisten
Angina pectoris	Betablocker, Kalzium-Antagonisten
Vorhofflimmern (Tachyarrhythmie)	Betablocker, Kalzium-Antagonisten (nicht Dihydropyridin)
	Vorteilhaft bei Komorbidität
Benigne Prostatahypertrophie	Alpha-Blocker
Essenzieller Tremor	Betablocker (nicht kardioselektiv)
Hyperthyreose	Betablocker
Migräne	Betablocker, Kalzium-Antagonisten
Osteoporose	Thiazid-Diuretika
Raynaud-Syndrom	Dihydropyridin (Kalzium-Antagonisten)
	Kontraindikationen
Angioödem	ACE-Hemmer
Asthma bronchiale	Betablocker
Depression	Reserpin
Schwangerschaft	ACE-Hemmer und AT_1-Rezeptor-Antagonisten
AV-Block 2. oder 3. Grades	Betablocker, Verapamil (Kalzium-Antagonist)
Doppelseitige Nierenarterienstenosen	ACE-Hemmer, AT_1-Rezeptor-Antagonisten

Tab. 8.10	Indikation und Kontraindikation für Antihypertensiva bei Hypertonie-Behandlung unter Berücksichtigung von Begleiterkrankungen [nach JNC7 2003] *(Forts.)*
Begleiterkrankungen	**Antihypertensiva**
	Nachteilige Auswirkungen auf Begleiterkrankungen
Gicht	Diuretika
Depression	Betablocker, zentraler α-Agonist
Hochnormales Serum-Kalium	Aldosteron-Antagonist, ACE-Hemmer, AT_1-Rezeptor-Antagonisten

8.8 Prognose der Hypertonie bei antihypertensiver Behandlung

Aufgrund von Angaben der WHO folgt nach der Mangelernährung und dem Rauchen die Hypertonie als Ursache für die Gesamtsterblichkeit mit 5,8 % an dritter Stelle [Michaud et al. 2001].

Die Prävalenz für Hypertonie ist in Deutschland mit ca. 40 % im internationalen Vergleich relativ hoch [Middeke 2005]. Diese Zahl korrespondiert wiederum mit der hohen Schlaganfall-Prävalenz, die in Deutschland bei 41,2 pro 100 000 Einwohnern liegt [Wolf-Maier et al. 2003].

8.8.1 Behandlungsqualität der Hypertonie

Ein **kontrollierte** Blutdruckeinstellung von Hypertonie-Patienten ist in Deutschland gerade unter dem Gesichtspunkt sekundärer Organschäden (und damit der Morbidität und Mortalität) noch verbesserungsbedürftig.

In der Hypertension and Diabetic Risk Screening and Awareness (HYDRA)-Studie wurden 45 125 Patienten in Deutschland unselektiert bei Hausärzten überprüft. 39 % aller Probanden (und 67 % der über 60-Jährigen) hatten eine Hypertonie. Von diesen erhielten ca. die Hälfte (48 %) nach Angaben der Hausärzte eine antihypertensive Therapie und von denen waren wiederum 57 % blutdruckkontrolliert. Wenn man als Maßstab für die Hypertonie einen RR-Wert von > 140/90 mmHg zugrunde legt, wären von allen Hypertonikern nur 19 % adäquat behandelt [Sharma et al. 2004].

Angesichts der noch nicht ausreichenden Behandlungsqualität der Hypertonie in Deutschland lässt sich durch eine besser überwachte antihypertensive Therapie eine weitere Reduktion zerebro- und kardiovaskulärer Morbidität und Mortalität erreichen.

Kontrollierte Studien haben gezeigt, dass bei konsequenter Hypertonie-Behandlung langfristig eine Reduktion der koronaren Herzerkrankung um ca. 37 % und von Schlaganfällen um ca. 56 % erzielt werden kann [MacMahon et al. 1990, MacMahon 2000].

8.8.2 Prognose bei Therapie der Prähypertonie (hochnormaler Blutdruck)

Für die Gesamtprognose der Hypertoniker spielt die frühzeitige Erfassung einer Hypertonie eine entscheidende Rolle. In diesem Zusammenhang ist die Registrierung und ggf. Behandlung der Patienten mit hochnormalem Blutdruck (130–139/85–89 mmHg) für den Langzeitverlauf von eminenter Bedeutung.

Neben nicht-medikamentösen Maßnahmen haben medikamentöse Interventionsstudien bei hochnormalem Blutdruck belegt, dass die Einnahme von 16 mg Candesartan pro Tag [„TROPHY"-Studie, Julius et al. 2006] oder 5 mg Ramipril pro Tag [„PHARAO"-Studie, Lüder et al. 2006] gegenüber Placebo zu einer signifikant verminderten Ausbildung einer manifesten Hypertonie (im Kurzzeitverlauf) führt. Diese Resultate erhalten noch mehr Gewicht, wenn bei hochnormalem Blutdruck zusätzlich andere Risikofaktoren vorliegen.

8.8.3 Prognose bei Hypertonie und Diabetes mellitus

In der HYDRA-Studie (▶ 8.8.1) hatte jeder 3. Patient eine Hypertonie, jeder 8. Patient einen Diabetes mellitus. Der BMI war bei Patienten > 60 Jahre zu 75 % erhöht.

Das kardiovaskuläre Risiko von Diabetikern ist gegenüber nichtdiabetischen Patienten etwa 4-fach gesteigert und erhöht sich nochmals bei Auftreten einer diabetischen Nephropathie bzw. einer Niereninsuffizienz [Kühn et al. 2007].

Neben der konsequenten **Stoffwechseleinstellung** kommt der **Hypertonie-Behandlung** für die Prognose eine entscheidende Bedeutung zu [UKPDS-Group 1998].

Der Nachweis einer **Proteinurie** ist ein Risikofaktor sowohl für die Progression der Nierenerkrankung als auch für die kardiovaskuläre Mobidität und Mortalität. Eine antihypertensive Therapie reduziert sowohl das renale als auch das kardiovaskuläre Risiko bei Diabetikern signifikant. Dabei sind ACE-Hemmer und AT1-Rezeptor-Antagonisten (oder beide kombiniert) Antihypertensiva erster Wahl [Sarafidis et al. 2007, Elliot und Mayer 2007].

Literatur

Appel LJ et al. Dietary approaches to prevent and treat hypertension. A scientific statement from the American Heart Association. Hypertension 2006; 47:296–308.

Aurigemma GP, Gottdiener JS, Shemanski L et al. Predictive value of systolic and diastolic function for incident congestive heart failure in the elderly: The Cardiovascular Health Study. J Am Coll Cardiol 2001; 37:1042–1048.

Bakris GL, Williams M, Dworkin L et al. Preserving renal function in adults with hypertension and diabetes: A consensus approach. Am J Kidney Dis 2000; 36:646–661.

Blood Pressure Lowering Treatment Trialist's Collaboration. Effects of different blood-pressure-lowering regimes on major cardiovascular events; results of prospectively-designed overviews of randomised trials. Lancet 2003; 362:1527–1535.

Blood Pressure Lowering Treatment Trialist's Collaboration. Effects of ACE inhibitors calcium antagonists, and other blood-pressure lowering drugs: results of prospectively designed overviews of randomised trials. Lancet 2000; 356:1955–1964.

Blumenfeld JD, Laragh JH. Management of hypertensive crisis: The scientific basis for treatment decisions. Am J Hypertension 2001; 14:1154–1167.

Böhm M, Fries R, Hennen B et al. Interdisziplinäres Konsenspapier zur Renovasopathie mit perkutaner transluminaler Nierenarteriendilatation. Dtsch Med Wochenschr 2003; 128:150–156.
Brakemeier S, Eichler I, Hoyer J. Der hypertensive Notfall. Dtsch Med Wochenschr 2002; 127:2392–2395.
Brand E. Wer erbt was? Genetik der primären Hypertonie. Dtsch Med Wochenschr 2006; 131:2616–2617.
Bucher HC, Guyatt GH, Cook RJ et al. Effect of Kalzium Supplementation on pregnancy induced hypertension and preeclampsia: a meta-analysis of randomised controlled trials. JAMA 1996; 275:1131–1117.
Burt VL, Whelton P, Rocella EJ et al. Prevalence of hypertension in the US adult population. Results from the 3. National Health and Nutrition Examination Survey, 1988–1991. Hypertension 1995; 25:305–313.
Caps MT, Perissinotto C, Zierler RE et al. Prospective study of atherosclerosic disease progression in the renal artery. Circulation 1998; 98:2866–2872.
Chalmers J et al. Long-term efficacy of a new, fixed, very low-dose angiotensin-converting enzyme combination in elderly hypertensive patients. J Hypertens 2000; 18:327–337.
Chobanian AV, Bakris GL, Black HR et al. The Seventh Report of the Joint National Committee on prevention, detection, evaluation, and treatment of high blood pressure: the JNC7 report JAMA 2003; 289:2560–2572.
CLASP: A randomised trial lowdose aspirin for the prevention and treatment of preeclampsia among 9364 preynant women. CLASP (Collaborative Low-dose Aspirin Study in Pregnancy). Collaborative Group. Lancet 1996; 343:619–629.
Coats AJS, Radaelli A, Clark SJ et al. The influence of ambulatory blood pressure monitoring. The design and interpretation of trials in hypertension. J Hypertens 1992; 10:385–391.
Conlon PJ, Little MA, Pieper K et al. Severity of renovascular disease predicty mortality in patients undergoing coronary angiography. Kidney Int 2001; 60:1490–1497.
Cowley CG, Orsmond GS, Fevla P et al. Long-term, randomized comparison of balloon angioplasty and surgery for native coarctation of the aorta in childhood. Circulation 2005; 111:3453.
Cuspidi C, Ambrosioni E, Mancia G et al. Role of echocardiography and carotid ultrasonography in stratifying risk in patients with essential hypertension: the Assessment of Prognostic Risk Observational Survey. J Hypertens 2002; 20:1307–1314.
Cuspidi C, Macca G, Salemo M et al. Evaluation of target organ damage in arterial hypertension: which role for qualitative funduscopic examination? Ital Heart J 2001; 2:702–706.
Dahlöf B, Lindholm LH, Hansson H et al. Morbidity and mortality in the Swedish trial in old patients with hypertension (STOP Hypertension). Lancet 1991; 338:1281–1285.
de Fraissinette B, Garcier JM, Dien V et al. Percutaneous transluminal angioplasty of dysplastic stenoses of the renal artery: results on 70 adults. Cardiovasc Intervent Radiol 2003; 26:46–51.
Diederich S, Bidlingmaier M, Quinkler M, Reincke M. Diagnostik des primären Hyperaldosteronismus. Med Klinik 2007; 102:16–22.
Elliot W, Meyer PM. Incident diabetes in clinical trials of antihypertensive drugs: A network meta-analysis. Lancet 2007; 369:201–207.
European Society of Hypertension – European Society of Cardiology guidelines for the management of arterial hypertension. J Hypertens 2003; 21:1011–1053.
European Society of Hypertension. European Society of Cardiology guidelines for the management of arterial hypertension 2003. J Hypertens 2003; 21:1011–1052.
Fain SB, King BF, Breen JF et al. High-spatialresolution contrastenhanced MR angiography of the renal arteries: a prospective comparison with digital subtraction angiography. Radiology 2001; 218:481–490.
Fawzy ME, Awad M, Hassan W et al. Long-term outcome (up to 15 years) of balloon angioplasty of discrete native coarctation of the aorta in adolescents and adults. J Am Coll Cardiol 2004; 43:1062.
Franklin SS, Pio JR, Wong ND et al. Predictors of new-onset diastolic and systolic hypertension: the Framingham Heart Study. Circulation 2005; 111:1121–1127.

Gasse C, Hense H, Streber J et al. Assessing hypertension management in the community-trends of prevalence, detection, treatment, and control of hypertension in the MONICA Projekt Augsburg 1984–1995. J Hum Hypertens 2001; 15:27–36.

Gasse C, Streber J, Döring A et al. Population trends in antihypertensive drug use: results from the MONICA Augsburg Projekt 1984 to 1995. J Clin Epidemiol 1999; 52:695–703.

Gradmann AH, Schmieder RE, Lins RL et al. Circulation 111, 2005; 1012–1018

Greene MF. Magnesium sulphate for preeclampsia. N Engl J Med 2003; 348:275–276.

Gueyffier F, Boutitie F, Boissel JP et al. The effect of antihypertensive drug treatment on cardiovascular outcomes in women and men. Results from a meta-analysis of individual patient data in randomised controlled trials. Annals Intern Med 1997; 126:761–767.

Guidelines Sub-Committee. 1999 World Health Organization-International Society of Hypertension guideline for the management of hypertension. J Hypertens 1999; 17:151–183.

Halbesma et al. Macroalbuminuria is a better risk marker than low estinated GFR to identify individuals at risk for accelerated GFR loss in population screening. J Am Soc Nephrol 2006; 17:2582–2590.

Hansson C, Lindholm LH, Ekbom T et al. Randomised trial of old and new antihypertensive drugs in elderly patients: cardiovascular mortality and morbidity of the Swedish Trial in Old Patients with Hypertension – 2 Study. Lancet 1999; 354:1751–1756.

Hansson JH, Schild L, Lu Y et al. De novo missense mutation of the beta subunit of the epithelial sodium channel causes hypertension and Liddle syndrome identifying a proline-rich segment critical for regulation of channel activity. Proc Natl Acad Sci USA 1995; 92:11495–11499.

Hansson L, Zanchetti A, Carruthers SG et al. Effects of intensive blood pressure lowering and low dose aspirin in patients with hypertension: principal results of the Hypertension Optimal Treatment (HOT) randomised trial. Lancet 1998; 351:1755–1762.

Hausberg M, Kosch M, Pavenstädt H, Rahn KH. Hypertonie bei diabetischer Nephropathie. Nieren- und Hochdruckkrankheiten 2005; 34:499–507.

Hillege HL, Fidler V, Diercks GFH et al. For the Prevention of Renal and Vascular End Stage Disease (PREVEND) Study Group. Urinary albumin excretion predicts cardiovascular and noncardiovascular mortality in general population. Circulation 2002; 106:1777–1782.

Holden A, Hill A, Jaff MR, Pilmore H. Renal artery stent revascularisation with embolic protection in patients with ischemic nephropathy. Kidney Int 2006; 70:948–955.

Holzgreve H, Middeke M. Treatment of hypertension in the elderly. Drugs 1993; 46:24–31.

Jackson R, Lawes CM, Benett DA et al. Treatment with drugs to lower blood pressure on the risk of cardiovascular disease. Lancet 2005; 365:434.

Julius S, Nestritt SD, Egan BM et al. Trial of Preventing Hypertension (TROPHY) Study Investigators. Feasibility of treating prehypertension with an angiotensin-receptor blocker. N Engl J Med 2006; 354:1685–1697.

Kario K, Pickering Th, Matsuro T et al. Stroke prognosis and abnormal nocturnal blood pressure fall in older hypertensives. Hypertension 2001; 38:852–857.

Keane WF, Brenner BM, De Zeeun D et al. The risk of developing endstage renal disease in patients with type 2 diabetes and nephropathy: The RENAAL Study. Kidney Int 2003; 63:1499–1507.

Kennedy et al. Renal insufficiency as a productor of adverse events and mortality after renal artery stent placement. Am J Kidney Dis 2003; 42:926–935.

Kolloch R, Offers E. Behandlungskonzepte bei therapierefraktärer Hypertonie (Treatment concepts in therapy refractory hypertension). Fortschr Med 1998; 116:22–26.

Korotkoff N. On methods of studying blood pressure. Bull Imperial Mil Med Acad 1905; 11:365–367.

Kostis JB, Davis BR, Cutler J et al. Prevention of heart failure by antihypertensive drug treatment in older persons with isolated systolic hypertension. SHEP Cooperative Research Group JAMA 1997; 278:212–216.

Krumme B, Donauer J. Atherosclerotic renal artery stenosis and reconstruction. Kidney Int 2006; 70: 543–1547.

Kühn K, Dikow R, Drognitz O, Felten H, Hasslacher Ch, Hopt T, Kirste G, Kleophas W, Plum J, Risler T, Ritz E, Wanner Ch. Diabetes und Nierenersatztherapie UNI-MED Verlag, Bremen-London-Boston, 2007.

Lalioti MD, Zhang J, Volkmann HM et al. Wnk4 controls blood pressure and protassium homeostasis via regulation of mass and activity of the distal convoluted tubule. Nat Genet 2006; 38:1124–1132.

Lawes CMM, Benett DA, Feigin VL, Rodgers A. Blood pressure and stroke. An overview of published reviews. Stroke 2004; 35:1024–1033.

Leitlinien für die Prävention, Erkennung, Diagnostik und Therapie der arteriellen Hypertonie. Dtsch Med Wochenschr 2001; 126 (Suppl. 4):S201–S238.

Leitlinien zur Diagnostik und Behandlung der arteriellen Hypertonie. Deutsche Hochdruckliga e.V. DHL®-Deutsche Hypertonie-Gesellschaft. Nieren- und Hochdruckkrankheiten 2005; 34:491–498.

Lenz T, Gossmann J, Schulte KL et al. Diagnosis of phaeochromozytoma. Clin Lab 2002; 48:5–18.

Levey AS, Bosch JP, Lewis JB et al. A more accurate method to estimate glomerular filtration rate from serum creatinine: a new prediction equation Medication of Diet in Renal Disease Study Group. Ann Int Med 1999; 130:461–470.

Lindholm LH, Carlberg B, Samuelsson O: Should β-blockers remain first choice in the treatment of primary hypertension? A metaanalysis. Lancet 2005; 366:1545–1553.

Löwel H, Meisinger C, Meier M et al. Epidemiologie der arteriellen Hypertonie in Deutschland. Ausgewählte Ergebnisse bevölkerungsrepräsentativer Querschnittsstudien. Dtsch Med Wochenschr 2006; 131:2586–2591.

Lüders S, Hammersen F, Kulschewski et al. Stress-assoziierte Hypertonie am Arbeitsplatz – Ergebnisse des STARLET-Projekts. Dtsch Med Wochenschr 2006; 131:2580–2585.

Lüders S, Schrader J, Zidek W et al. Ambulatory blood pressure measurement in prehypertension. Analysis of the PHARAO-Study: Prevention of Hypertension with the ACE-inhibitor Ramipril in patients with high-normal blood pressure – a prospective, randomised, controlled preventional trial of the German Hypertension League. Dtsch Med Wochenschr 2006; 131:S147, Abstract V13.

MacKinnon M, Shurraw S, Akbari A et al: Combination therapy with an angiotensin receptor blocker and an ACE inhibitor in proteinuric renal disease: A systematic review of the efficacy and safety data. Am J Kidney Dis 2006; 48:8–20.

MacMahon S, Peto R, Cutler J et al. Blood pressure, stroke, and coronary heart disease. Part 1, prolonged differences in blood pressure: prospective observational studies corrected for the regression dilution bias. Lancet 1990; 335:765–774.

MacMahon S. Blood pressure and risk of cardiovascular disease. N Engl J Med 2000; 342:,50–51.

Magee LA, Orustein MP, von Dadelszen P. Fortnightly review: management of hypertension in pregnancy. BMJ 1999; 318:1332–1336.

Maier T, Hoyer J. Monogenetische Hypertonie. Dtsch Med Wochenschr 2006; 131:2601–2604.

Mann JFE. What's new in hypertension? Nephrol Dial Transplant 2007; 22:47–52.

Markus MRP, Stritzke P, Lieb W et al. Prehypertension as a risk factor for incident ventricular hypertrophy – Results of the prospective population based MONICA/KORA investigation. Dtsch Med Wochenschr 2006; 131:S169, Abstract K 252.

Marques-Vidal P, Tuomilehto J. Hypertension awareness, treatment and control in the communitiy: is the rile of the halves still valid? J Hum Hypertens 1997; 11:213–220.

Marshall AC, Lock JE. Leaving neverland: a randomized trial for coarctation shows pediatric interventional cardiology is growing up. Circulation 2005; 111:3347.

Maschio G: Antihypertensive therapy for nondiabetic nephropathy. Am J Kidney Dis 35, liv–lvi (2000)

Michaud CM, Murray Ch, Bloom BR. Burden of Disease-Implicantions for Future Research. JAMA 2001; 285:535–539.

Middeke M. Arterielle Hypertonie. Georg Thieme Verlag Stuttgart, 2005.

Minemura H, Akashiba T, Yamamoto et al. Acute effects of nasal continuous positive airway pressure on 24-hour blood pressure and catecholamines in patients with obstructive sleep apnoe. Intern Med 1998; 37:1089–1013.

Mourad J et al. Comparison of different therapeutic strategies in hypertension: a low-dose combination of perindopril/indipamide versus a sequential monotherapy or a stepped-case approach. J Hypertens 2004; 22:2279–2386.

Mune T, Rogerson FM, Nikkila H et al. Human hypertension caused by mutations in the kidney isozyme of 11 beta-hydroxysteroid dehydrogenase. Nat Genet 1995; 10:394–399.

Nakao N, Yoshimura A, Morila H et al. Combination treatment of angiotensin II-receptor blocker and angiotensin-converting-enzyme inhibitor in non-diabetic renal disease (COOPERATE): a randomised controlled trial. Lancet 2003; 361:117–124.

Niemann LK. Diagnostik tests for Cushing's syndrome. Am NY Acad Sci 2002; 970:112–118.

Orth DN. Cushing's Syndrome. Engl J Med 1995; 332:791–803.

Peterson JC, Adler S, Burkart JM et al. Blood pressure control, proteinuria, and the progression of renal disease. The modification of Diet in Renal Disease Study. Ann Intern Med 1995; 123:754–762.

Price TR, Manolio TA, Kronmal RA et al. Silent brain infarction on magnetic resonance imaging and neurological abnormalities in community-dwelling older adults: the Cardiovascular Health Studies. Stroke 1997; 28:1158–1164.

Primatesta P, Falaschetti E, Gupta S et al. Association between smoking and blood pressure evidence from the health survey for England. Hypertension 2001; 37:187–193.

PROGRESS Collaborative Study Group. Randomised trial of perindopril based blood pressure-lowering regimen among 6108 individuals with previous stroke or transient ischaemic attack. Lancet 2001; 358:1033–1041.

Puddey IB, Parker M, Bellin LJ et al. Effects of alcohol and caloric restrictions on blood pressure and serum lipids in overweight men. Hypertension 1992; 20:533–541.

Rafestin-Oblin ME, Souque A, Bocchi B et al. The severe form of hypertension caused by the activating S 81 mutation in the mineral corticoid receptor is cortisone related. Endocrinology 2003; 144:528–533.

Randomised comparison of stent Angioplasty and Best Medical Therapy in Severe Renal Artery Stenosis (SAMT)-Studie. Koordination Zeller (Bad Krozingen).

Rath A. Hypertensive Schwangerschaftserkrankungen. Der Gynäkologe 1999; 32:432–442.

Rath W, Heilmann L, Farichi A. Arbeitsgemeinschaft Schwangerschaftshochdruck/Gestose: Empfehlungen für Diagnostik und Therapie bei Bluthochdruck in der Schwangerschaft. Frauenarzt 2000; 41:139–142.

Reich CM, Dart AM, Dewar EM, Jennings GL. Interactions between the effects of exercise and weight loss on risk factors, cvardiovascular haemodynamics and left ventricular structure in overweight subjects. J Hypertens 1994; 12:291–301.

Reincke M, Seiler L, Rump LC. Normokaliämischer primärer Hyperaldosteroismus. Dtsch Ärztebl 2003; 100:A184–A190.

Riva-Rocci S. Un nuovo sfigmomanometro. Gazz Med Torino 1896; 47:981–996.

Robinson TG, Dawson SN, Ahmed U et al. Twenty-four hour systolic pressure predicts long-term mortality following acute stroke. J Hypertens 2001; 19:2127–2134.

Rocchini AP, Key J, Bondine D et al. The effect of weight loss on the sensivity of blood pressure to sodium in obese adolescents. N Engl J Med 1989; 321:580–585.

Sacks FM, Svetkly LP, Vollmer WM et al. for the DASH-Sodium Collaborative Research Group. Effects on blood pressure of reduced dietary sodium, and the Dietary Approaches to Stop Hypertension (DASH) diet. DASH-Sodium Collaborative Research Group. N Engl J Med 2001; 344:3–10.

Sarafidis PA, Khosia N, Bakris GL. Antihypertensive therapy in the presence of proteinuria. Am J Kidney Dis 2007; 49:12–26.

Sasson Z, Rasooly Y, Bhesania T et al. Insulin resistance is an important determinant of left ventricular mass in the obese. Circulation 1993; 88:1431–1436.

Schmidt MW, Schmieder RE. Bewährte und neue Parameter hypertensiver Endorganschäden. Dtsch Med Wschr 2006; 131:H20–H23.

Schrader J, Lüders St, Kulschewski A et al. for the MOSES Study Group. Morbidity and mortality after stroke. Eposartan compared with Nitrendipine for secondary prevention. Principal results of a prospective randomised controlled study (MOSES). Stroke 2005; 36:1218–1226.

Schrader J, Lüders St, Kulschweski A et al. The ACCESS Study. Evaluation of Acute Candesartan Cilexetil Therapy in Stroke Survivors. Stroke 2003; 34:1699–1703.
Schrier RW, Estacio RO, Esler A et al. Effects of aggressive blood pressure control in normotensive type 2 diabetic patients ond albuminuria, retinopathy and stroke. Kidney Int 2002; 61:1086–1097.
Sharma AM, Wittchen HU, Kirch W et al. High prevalence and poor control of hypertension in primary care: cross-sectional study. J Hypertens 2004; 22:479–486.
Shasabin Y, Scope A, Chorney N et al. Diastolic blood pressure is the first to rise in association with early subclinical obstructive sleep apnoe: lessons from periodic excamination screening. Am J Hypertens 2003; 16:236–239.
SHEP Cooperative Research Group. Prevention of stroke in the presence of normal systolic blood pressure in the middle-aged elderly? Am J Hypertens 1997; 10:634–639.
Sibai BM, Ramadan MK, Chari RS, Friedman SA. Pregnancies complicated by HELLP syndrome: subsequent pregnancy outcome and long-term prognosis. Am J Obstet Gynecol 1995; 172:125–129.
Simon A, Gariepy J, Chironi G et al. Intima-media thickness: a new tool for diagnosis and treatment of cardiovascular risk. J Hypertens 2002; 20:159–169.
Sinaiko AR. Hypertension in children. N Engl J Med 1996; 335:1968–1973.
Sjoberg PJ, Simcic KJ, Kidd GS. The clonidine suppression test for pheochromocytoma. A review of its utility and pitfalls. Arch Intern Med 1992; 152:1193–1197.
Slovut DP, Olin JW. Fibromuscular dysplasia. N Engl J Med 2004; 350:1862–1872.
Sorof J, Daniels S. Obesity hypertension in children: a problem of epidemic proportions. Hypertension 2002; 40:441.
Sorof JM, Lai D, Turner et al. Overweight, ethnicity, and the prevalence of hypertension in school-aged children. Pediatrics 2004; 113:475.
Staessen JA, Fabard R, Thijs L et al. Randomised double-blind comparison of placebo and active treatment for older patients with isolated systolic hypertension. Lancet 1997; 350:757–764.
Staessen JA, Fagard R, Thijs L et al. Randomized double-blind comparison of placebo and active treatment for older patients with isolated systolic hypertension. The Systolic Hypertension in Europe (Syst-Eur) Trial Investigators. Lancet 1997; 350:757–764.
Staessen JA, Gasowski J, Wang JG et al. Risks of untreated and treated isolated systolic hypertension in the elderly: meta-analysis of outcome trials. Lancet 2000; 355:865–872.
Staessen JA, Thijs L, Fagard R et al. Predecting cardiovascular risk using conventional vs ambulatory blood pressure in older patients with systolic hypertension. JAMA 1999; 282:539–546.
Staessen JA, Wang JG, Brand E et al. Effects of three candidate gens on prevalence and incidence of hypertension in a Caucasion population. J Hypertens 2001; 19:1349–1358.
Stewart PM, Wallace AM, Valentino R et al. Mineralcorticoid activity of liquorice 11-beta-hydroxysteroid dehydrogenase deficiency comes of age. Lancet 1987; 2:821–824.
Taddei S, Salvetti A. Endothelial dysfunction in essential hypertension: Clinical implications. J Hypertens 2002; 20:1671–1674.
The ADVANCE Collaborative Group. Rationale and design of the ADVANCE study: a randomised trial of blood pressure lowering and intensive glucose control in high-risk individuals with type 2 diabetic mellitus. J Hypertens 2001; 19 (Suppl. 4):S21–S28.
The ALLHAT Officers and Coordinatiors for the ALLHAT Collaborative Research Group. Major cardiovascular events in hypertensive patients randomised to diaxozine vs chlorthalidone. The antihypertensive and lipid-lowering treatment to prevent heart attack trial (ALLHAT). JAMA 2000; 283:1967–1975.
The fourth report on the diagnosis, evaluation, and treatment of high blood pressure in children and adolescents. Pediatrics 2004; 114:555.
Tholl U, Anlauf M, Lichtblau L et al. Das Prüfsiegelprotokoll der Deutschen Hochdruckliga zur klinischen Validierung von Blutmessgeräten. Dtsch Med Wochenschr 2006; 131:H31–H36.
Toka HR, Luft FC. Monogenic forms of human hypertension. Semin Nephrol 2002; 22:81–88.

Update on the 1987 Task Force Report on High Blood Pressure in Children and Adolescents: a working group report from the National High Blood Pressure Education Program Working Group on Hypertension Control in Children and Adolescents. Pediatrics 1996; 98:649–658.

Van der Giet M. Isolierte systolische Hypertonie. Dtsch Med Wochenschr 2005; 130:2653–2656.

Vasan RS, Larson MG, Leip EP et al. Impact of high normal blood pressure on the risk of cardiovascular disease. N Engl J Med 2001; 345:1291–1292.

Vasan RS, Larson MG, Leip EP et al. Impact of high-normal blood pressure on the risk of cardiovascular disease. N Engl J Med 2001; 345:1291.

von Jaarsfeld B, Krijnen P, Pietermann H et al. The effect of balloon angioplasty on hypertension in atherosclerotic renal artery stenosis. N Engl J Med 2001; 342:1007–1014.

Vonend O, Rump LC. Normokaliämischer primärer Hyperaldosteroismus. Dtsch Med Wochenschr 2006; 131:H24–H27.

Weidmann P, Schneider M, Böhlen L. Therapeutic efficacy of different antihypertensive drugs in human diabetic nephropathy: An updated meta-analysis. Nephrol Dialysis Transplant 1995; 10:39–45.

Weinehall L, Ohgreen B, Persson M et al. High remaining risk in poorly treated hypertension: the ‚rule of the halves' still exists. J Hypertens 2002; 20:2081–2088.

Willmot M, Leonardi-Bee J, Bath PM. High blood pressure in acute stroke and subsequent outcome: a systemic review. Hypertension 2004; 43:18–24.

Wing L, Reid C, Ryan PH et al. A comparison of outcomes with angiotensin-converting-enzymes inhibitors and diuretics for hypertension in the elderly. N Engl J Med 2003; 348:533–542.

Wolf G, Ritz E. Combination therapy with ACE inhibitors and angiotensin II-receptor blockers to halt progression of chronic renal disease: Pathophysiology and indications. Kidney Int 2005; 67:799–812.

Wolf-Maier K, Cooper RS, Banegos IR et al. Hypertension prevalence and blood pressure levels in 6 European countries, Canada, and the United States. JAMA 2003; 289:2263–2369.

Wolf-Maier K, Cooper RS, Kramer H. Hypertension treatment and control in five European countries, Canada, and the United States. Hypertension 2004; 43:10–17.

Wong TY, Klein R, Sharett AR et al. Cerebral white matter lesions, retinopathy and incidental stroke. JAMA 2002; 288:67–74.

Working Group Report. How to diagnose diastolic heart failure. European Study on Diastolic Heart Failure. Eur Heart J 1998; 19:990–1003.

Wright et al. Left ventricular morphology and function in patients with atherosclerotic renovascular disease. J Am Soc Nephrol 2005; 16:2746–2753.

Wyszynska T, Cichocka E, Wieteska-Klimczak et al. A single pediatric center expirence with 1025 children with hypertension. Acta Paediatr 1992; 81:244.

Young WF. Primary aldosteronism. Endocrinol Metab Clin North Am 1995; 24:593–612.

Zanchetti A, Hansson L, Clement D et al. Benfits and risk of more intensive blood pressure lowering in hypertensive patients of the HOT study with different risk profiles: does a J-shaped curve exist in smokers? J Hypertens 2002; 20:1461–1464.

Zang J, Zeisler J, Hatch MC, Bewkowitz G. Epidemiology of pregnancy-induced hypertension. Epidemiol Rev 1997; 19:218–232.

Internet

www.clinicaltrials.gov. Cardiovascular Outcomes with Renal Atherosclerotic Lesions (CORAL)-Studie (USA). Benefits of medical therapy plus stenting for renal atherosclerotic lesion.

www.hochdruckliga.de. Bönner G. Rationelle Erstdiagnostik bei Verdacht auf sekundäre Hypertonie. Journal by Fax 6. Jahrgang 04, 2006.

9 Akutes Nierenversagen

Bernhard K. Krämer und Bernhard Banas

- 544 **9.1 Definition**
- 544 **9.2 Epidemiologie und Ätiologie**
- 547 **9.3 Pathogenese und Pathologie**
- 547 9.3.1 Pathogenese der ischämischen ATN
- 548 9.3.2 Pathogenese der KM-induzierten Nephropathie
- 548 9.3.3 Pathogenese der Arzneimittelnephrotoxizität
- 549 9.3.4 Risikofaktoren für das Auftreten einer KM-induzierten Nephropathie
- 550 **9.4 Klinik**
- 550 **9.5 Diagnostik**
- 551 9.5.1 Laborparameter beim akuten Nierenversagen
- 552 9.5.2 Sonographie
- 553 9.5.3 Weitere Diagnostik
- 553 **9.6 Differenzialdiagnose**
- 553 9.6.1 DD des akuten Nierenversagens
- 554 9.6.2 DD der kontrastmittelinduzierten Nephropathie
- 555 **9.7 Therapie**
- 555 9.7.1 Prävention und Therapie in der Frühphase des ANV
- 558 9.7.2 Therapie des manifesten akuten Nierenversagens
- 560 **9.8 Verlauf und Prognose**

9.1 Definition

Das akute Nierenversagen ist ein multifaktorieller Prozess, der mit einer Nierenfunktionsverschlechterung innerhalb weniger Tage (bis Wochen) einhergeht.

Kontrastmittel-induzierte Nephropathie wird im Allgemeinen definiert als Serumkreatininanstieg um 0,5 mg/dl oder um 25 %, obwohl die klinische Relevanz dieser Definition zu Recht kritisiert worden ist.

Die ADQI(Acute Dialysis Quality Initiative)-Gruppe hat zur Vereinheitlichung der Definition (und damit auch der Vergleichbarkeit von Studien) eine Einteilung des akuten Nierenversagens in 3 Schweregrade empfohlen [Bellomo et al. 2004]:
- **Risiko**, d. h. GFR-Abnahme um > 25 % oder Urinausscheidung von < 0,5 ml/kg/h (~35 ml/h) für > 6 h.
- **Schädigung**, d. h. GFR-Abnahme um > 50 % oder Urinausscheidung von < 0,5 ml/kg/h (~35 ml/h) für > 12 h.
- **Versagen**, d. h. GFR-Abnahme um > 75 % oder Urinausscheidung von < 0,3 ml/kg/h (~21 ml/h) für > 24 h oder Anurie (< 50 ml Urinausscheidung in 24 h) für > 12 h.

9.2 Epidemiologie und Ätiologie

Inzidenz des **akuten Nierenversagens:**
- 100–600/Million und Jahr, das entspricht ca. 8000 bis 48 000 Patienten in Deutschland pro Jahr.
- Stationäre Patienten 2–5 %.
- Intensivpflichtige Patienten 5–50 % [Lameire et al. 2005].

Wenn man eine etwas striktere Definition einer **kontrastmittelinduzierten Nephropathie** wählt (d. h. Kreatininanstieg > 1 mg/dl oder > 50 %), dann ist das Risiko bei normaler Nierenfunktion vernachlässigbar gering, 4–11 % bei mäßiger Niereninsuffizienz (Plasmakreatinin 1,5–4,0 mg/dl), 9–38 % bei mäßiger Niereninsuffizienz kombiniert mit Diabetes mellitus und > 50 % bei Ausgangskreatininwerten > 4–5 mg/dl insbesondere beim Vorliegen einer diabetischen Nephropathie [Parfrey et al. 1989, Rudnick et al. 1995].

Bei 7500 Patienten, die eine **PTCA** erhielten, kam es immerhin bei 3,3 % zu einem Kreatininanstieg > 0,5 mg/dl (bei 25 % bei Ausgangskreatininwerten > 2 mg/dl); ein so definiertes akutes Nierenversagen ging mit einer auf 22 % (vs. 1,4 %) erhöhten Krankenhaussterblichkeit und einer höheren 5-Jahres-Mortalität von 45 % (vs. 15 %) einher [Rihal et al. 2002]. Immerhin müssen 0,4–0,8 % der Patienten, die Kontrastmittel im Rahmen einer Koronarintervention erhalten, einer zumindest vorübergehenden Dialysetherapie zugeführt werden.

Eine akute Tubulusnekrose als Folge einer **Aminoglykosidnephrotoxizität** (Kreatininanstieg um > 0,5 bzw. 1,0 mg/dl) tritt in immerhin 10 bzw. 20 % der mit Aminoglykosiden behandelten Patienten auf. Der Grad der Aminoglykosidnephrotoxizität hängt von der Zahl der kationischen Aminogruppen ab, wobei Gentamycin, Tobramycin, Netilmicin (je fünf Aminogruppen) und Amikacin (vier Aminogruppen) eine intermediäre Toxizität aufweisen. Zwischen diesen Aminoglykosiden scheint es keine gesicherten klinisch relevanten Unterschiede in der Toxizität zu geben. Frühe Präparationen von **Vancomycin** waren mit Nephrotoxizität assoziiert. Die Nephrotoxizität einer Vancomycinmonotherapie wird heutzutage als gering eingeschätzt (und mag oft mit der Komorbidität assoziert sein). Möglicherweise gibt es jedoch eine additive Wirkung bei gleichzeitiger Gabe eines Aminoglykosids.

Das **Cisplatin-induzierte akute Nierenversagen**, das von einem Magnesiumverlust begleitet wird, tritt in 25–42 % der behandelten Patienten auf mit milder und anfänglich reversibler Verlaufsform.

Die **akute interstitielle Nephritis** tritt zu 71 % medikamenteninduziert (davon ⅓ Antibiotika), zu 15 % infektionsassoziiert, zu 8 % idiopathisch, zu 5 % im Rahmen des TINU-Syndroms (tubulointerstitielle Nephritis und Uveitis) und zu 1 % bei Sarkoidose auf [Baker & Pusey 2004]. Die wichtigsten Medikamente mit Relevanz für das Auftreten einer akuten interstitiellen Nephritis sind NSAIDs (einschließlich COX-2-Hemmer), Penicilline (früher Methicillin), Cephalosporine, Rifampicin, Sulfonamide (Trimethoprim-Sulfamethoxazol, sehr viel seltener Furosemid, Bumetanid, Thiazide), Ciprofloxacin, Cimetidin, Allopurinol, Omeprazol, Indinavir und 5-ASA. Infektiöse akute interstitielle Nephritiden wurden beschrieben für Legionellen, Leptospiren, CMV, EBV, Streptokokken, Polyoma-Virus und viele weitere Infektionserreger. Weiterhin tritt eine akute interstitielle Nephritis im Rahmen von verschiedenen Autoimmunerkrankungen auf (Sarkoidose, Sjögren, TINU). Die Verwendung von **COX-2-Inhibitoren** oder **NSAIDs** führt beispielsweise bei älteren Patienten mit vorbestehender leichter Niereninsuffizienz zu einer Abnahme der GFR um ~5–10 ml/Min. Die Häufigkeit des Auftretens eines (unterschiedlich definierten) akuten Nierenversagens liegt bei Patienten mit normalem Risiko immerhin bei 1–2 % [Krämer et al. 2004]. Bei massiver **Hämolyse** kann bei bis zu 50 % der Patienten ein akutes Nierenversagen auftreten; bei der **Rhabdomyolyse** liegen die Zahlenangaben zwischen 20 bis > 50 %.

In einer Studie aus Madrid an 748 Patienten mit akutem Nierenversagen in 13 tertiären Krankenhäusern fanden sich die folgenden Ursachen [Liano et al. 1996]:
- ATN (akute Tubulusnekrose) in 45 %.
- Prärenal in 21 %.
- „Acute on chronic" in 13 % (meist ATN/prärenal).
- Harnwegsobstruktion in 10 %.
- Glomerulonephritis/Vaskulitis in 4 %.
- Akute interstitielle Nephritis in 2 %.
- Atheroembolisch in 1 %.

Eine Untersuchung der PICARD (Program to Improve Care in Acute Renal Disease)-Gruppe an 618 Patienten mit akutem Nierenversagen in 5 amerikanischen Zentren [Mehta et al. 2004] fand als häufigste Ursachen ischämische ATN (einschließlich Sepsis und Hypotonie), akutes Nierenversagen bei persistierenden prärenalen Ursachen (Hypovolämie, Hämorrhagie), Nephrotoxizität (Kontrastmittel, Rhabdomyolyse), akutes Nierenversagen bei Herzerkrankungen (Herzinsuffizienz, Schock) bzw. Lebererkrankungen (hepatorenales Syndrom, Leberzirrhose, ▶ 9.5.1) und multifaktorielle Ursachen.

Die wichtigsten Ursachen des prärenalen, intrarenalen und postrenalen akuten Nierenversagens ▶ Tab. 9.1–9.3.

Tab. 9.1 Ursachen eines prärenalen Nierenversagens

1) Intravaskuläre Volumendepletion	• Blutung • Renaler Flüssigkeitsmangel (Diuretikatherapie, Diabetes insipidus, osmotische Diurese) • Gastrointestinaler Flüssigkeitsverlust (Erbrechen, Diarrhoe) • Intrakorporale Volumenumverteilung (Pankreatitis, Verbrennungen, Peritonitis) • Exsikkose durch perkutanen Flüssigkeitsverlust (Schwitzen)
2) Verminderte kardiale Auswurfleistung	• Herzinsuffizienz / kardiogener Schock • Perikardtamponade • Lungenembolie
3) Vasodilatation	• Septischer Schock • Gefäßdilatierende Substanzen (Antihypertensiva) • Anaphylaktischer Schock
4) Renale Perfusionsstörung	• Nierenarterienstenosen
5) Unzureichender renaler Filtrationsdruck	• ACE-Hemmer-Therapie • Hepatorenales Syndrom

Tab. 9.2 Ursachen eines postrenalen Nierenversagens

1) Beidseitiger Ureterverschluss (bzw. Verschluss des Ureters bei funktioneller Einzelniere)	• Nierensteine • Blutkoagel • Tumorassoziierte Ureterkompression • Ureterstrikturen • Retroperitonealfibrose
2) Blasenhalsobstruktion	• Prostatahypertrophie, -karzinom • Blasentumoren
3) Urethrale Harnabflussstörung	• Urethralklappen • Urethralstrikturen

Tab. 9.3 Ursachen eines intrarenalen Nierenversagens

1) Makrovaskuläre Störungen	• Embolie (Blut, Cholesterin) • Nierenarterienthrombose • Arteriosklerose • Nierenvenenthrombose
2) Mikrovaskuläre Störungen	• Vaskulitis • Thrombotische Mikroangiopathien
3) Glomeruläre Erkrankungen	• Glomerulonephritiden • Glomerulosklerose

Tab. 9.3	Ursachen eines intrarenalen Nierenversagens *(Forts.)*
4) Akute interstitielle Nephritis	• Medikamenteninduziert (z. B. Antibiotika) • Infektionsassoziiert • Idiopathisch • TINU-Syndrom (tubulointerstitielle Nephritis und Uveitis) • Sarkoidose
5) Akute Tubulusnekrose	• Renale Ischämie • Nephrotoxische Substanzen • Endogen tubulotoxische Substanzen (Myoglobin, Harnsäure, Hämoglobin, Paraproteine)

9.3 Pathogenese und Pathologie

9.3.1 Pathogenese der ischämischen ATN

Die Pathogenese der ischämischen ATN verläuft in den Schritten:
- Prärenale Faktoren.
- Initiale Schädigung.
- Verstärkte Schädigung.
- Persistierende Schädigung.
- Reparatur.

Wesentliche histopathologische Befunde umfassen den Verlust intakter und nekrotischer Tubuluszellen mit Verlegung des tubulären Lumens durch zellulären Debris. Der Erholung der Nierenfunktion nach wenigen Wochen geht die zelluläre Regeneration mit Mitosen voran.

Das Ausmaß der Nierenfunktionseinschränkung bei der ATN erscheint häufig viel ausgeprägter als die gefundenen histopathologischen Veränderungen. Mögliche Ursachen dieser Diskrepanz:
- Die Obstruktion einer verhältnismäßig kleinen Zahl von Sammelrohren kann zum Filtrationsstop in vielen Nephronen führen, da Tubuli von vielen Nephronen in das gleiche Sammelrohr drainiert werden.
- Die Kombination aus erhaltener glomerulärer Filtration bei gestörter Funktion proximaler und Henle-Schleife-Tubuluszellen führt zu erhöhten NaCl-Konzentrationen an der Macula densa mit Aktivierung des tubuloglomerulären Feedbackmechanismus in Form einer Vasokonstriktion der afferenten Arteriole (mit dem Ziel, die GFR zu vermindern).
- Der „Backleak" von Flüssigkeit, die über die geschädigte Tubulusbarriere „filtriert" wird.

Weitere wesentliche Mechanismen der ATN umfassen eine **Endothelschädigung,** die zur schweren Störung des mikrovaskulären Blutflusses führt. Die reduzierte mikrovaskuläre Durchblutung wiederum führt zur verminderten renalen Perfusion, zur renalen Hypoxie, zur tubulären Ischämie und in der Folge zur verminderten GFR. Dysfunktion der Endothelschicht führt zu verstärkter vaskulärer Reaktivität, erhöhter Permeabilität, Leukozytenaktivierung und trägt zum „Backleak" bei. Eine **Tubulusschädigung/-dysfunktion** ist im Allgemeinen am schwersten im frühen proximalen Tubulus und in den äußermedullären Tubulusabschnitten: S3-Segment des proximalen Tubulus und dicker aufsteigender Teil der Henle-Schleife. Die Anfälligkeit der entsprechenden Tubulusabschnitte für ischämische Schäden wird durch die schon physiologischerweise aufgrund von niedrigem medullärem Blutfluss und Sauerstoffaustausch im Gegenstromprinzip bestehende medulläre Hypoxie mit pO_2-Werten von 10–20 mmHg erklärt. Unzureichende Oxygenierung bei der ATN führt in der Folge zu intrazellulärer Kalziumakkumulation, zur Bildung reaktiver Sauerstoffspezies, ATP-Depletion und Apoptose. Diese Mechanismen resultieren u. a. im Zelltod, aber auch im Abschilfern von lebenden Zellen aufgrund einer gestörten Adhäsion an die tubuläre Basalmembran. Im Rahmen dieser Schädigungsprozesse werden auch Integrinrezeptoren (von basolateral) nach luminal transloziert, wo sie zur tubulären Obstruktion beitragen. **Komplementaktivierung** mit Aktivierung des alternativen Weges und Bildung des „Membrane-Attack-Komplexes" C5–C9 scheint ein sehr frühes Ereignis bei der ischämischen ATN zu sein.

9.3.2 Pathogenese der KM-induzierten Nephropathie

Bei der **kontrastmittelinduzierten Nephropathie** werden als wesentliche Mechanismen diskutiert:
- Renale Vasokonstriktion (Endothelinfreisetzung, Adenosinfreisetzung, verminderte NO-Freisetzung, erhöhte Viskosität von hochosmolaren und isoosmolaren Kontrastmitteln).
- Tubuläre Toxizität (direkte Toxizität, reaktive Sauerstoffspezies).

9.3.3 Pathogenese der Arzneimittelnephrotoxizität

Bei der **Aminoglykosidnephrotoxizität** geht man von einer ladungsabhängigen endozytotischen Aufnahme des Aminoglykosids über Megalin im proximalen Tubulus aus; danach akkumulieren die Aminoglykoside in Lysosomen, hemmen die lysosomale Funktion und sind dadurch zytotoxisch. Alternativ wird eine Aktivierung des extrazellulären Kalzium-Sensing-Rezeptors auf proximalen Tubuluszellen durch das Aminoglykosid diskutiert.

Die Nephrotoxizität nach **Amphotericin-B-Gabe** scheint sowohl durch direkte tubuläre Schädigung als auch Vasokonstriktion verursacht zu werden. Amphotericin B wird in die Tubulusmembran integriert und erhöht so die tubuläre Permeabilität (u. a. von NaCl) mit Aktivierung des tubuloglomerulären Feedbacks.

Cisplatin hat seine nephrotoxischen Nebenwirkungen als Folge einer direkten Tubulustoxizität (u. a. durch hochreaktive Hydroxylradikale).

Das akute Nierenversagen durch **NSAIDs** wird durch die Prostaglandinsynthesehemmung verursacht. Damit fällt insbesondere in pathophysiologischen Situationen mit Stimulation von Vasopressoren (Katecholamine, RAAS) wie bei Herzinsuffizienz, Leberzirrhose, nephrotischem Syndrom, Nierenfunktionseinschränkung die antagonisierende Wirkung von Prostaglandinen weg, mit der Folge der renalen Ischämie und Verminderung der glomerulären Filtration [Krämer et al. 2004].

Akutes Nierenversagen auf dem Boden einer intratubulären Präzipitation von **Kristallen** sieht man neben der Uratnephropathie beispielsweise unter (intravenöser) Therapie mit Aciclovir, hohen Dosen von Sulfonamid-Antibiotika, Ethylenglykolintoxikation (+ Oxalatablagerung), Extremdosen von Vitamin C (+ Oxalatablagerung), aber auch unter Methotrexat und Indinavir.

Tierexperimentell werden weitere Mechanismen der akuten Tubulusnekrose diskutiert:
- Translokation der Na^+/K^+-ATPase nach luminal.
- Freisetzung ungebundenen Eisens.
- Zelluläre Rezeptoren wie PPAR β, TLR2.
- Adhäsionsmoleküle wie ICAM-1.
- Immunzellen, z. B. T-Zellen.
- Chemokinrezeptoren wie CCR2.
- Proinflammatorische Mediatoren wie TNF α, IL-6, IL-7, BMP-7.

Tab. 9.4 Mechanismen des medikamenteninduzierten akuten Nierenversagens

Mechanismus	Medikament
Reduktion der renalen Perfusion	NSAIDs, ACE-Hemmer, Ciclosporin A, Tacrolimus, Kontrastmittel, Amphotericin B, IL-2
Direkte Tubulustoxizität	Aminoglykoside, Kontrastmittel, Cisplatin, Ciclosporin A, Tacrolimus, Amphotericin B, Methotrexat, Foscavir, Pentamidin, Schwermetalle, i.v. Ig
Rhabdomyolyse (Hämpigment-induzierte Tubulustoxizität)	Kokain, Alkohol, CSE-Hemmer
Intratubuläre Obstruktion	Aciclovir, Sulfonamid, Ethylenglykol, Vitamin C, Methotrexat, Indinavir
Tubulointerstitielle Nephritis	Penicilline, Cephalosporine, Sulfonamide, Rifampicin, Ciprofloxacin, NSAIDs, Thiazide, Furosemid, Cimetidin, Phenytoin, Allopurinol
HUS	Ciclosporin A, Tacrolimus, Mitomycin, Kokain, Chinin, konjugierte Östrogene, Ticlopidin

9.3.4 Risikofaktoren für das Auftreten einer KM-induzierten Nephropathie

Risikofaktoren für das Auftreten einer kontrastmittelinduzierten Nephropathie sind in erster Linie eine präexistierende Niereninsuffizienz (Serumkreatinin > 1,5 mg/dl, GFR < 60 ml/Min.), aber auch Diabetes mellitus, Volumenmangel, Herzinsuffizienz und hohe Röntgenkontrastmittelmengen [Barret & Parfrey 2006].

Ein unkompliziertes Plasmozytom geht per se wohl nicht mit einem wesentlich erhöhten Risiko einer kontrastmittelinduzierten Nephropathie einher; ein Vermeiden von Volumendepletion ist bei diesem Krankheitsbild von besonderer Bedeutung.

Die Erstgenerationskontrastmittel sind hochosmolare (1400–1800 mosmol/kg) und ionische Monomere, wohingegen die zweite Generation von Kontrastmitteln niedriger osmolare (500–850 mosmol/kg, damit aber immer noch hyperosmolar im Vergleich zu Plasma) und nichtionische Monomere, wie z. B. das Iohexol sind. Die neuesten Kontrastmittel sind isoosmolare (~290 mosmol/kg) Dimere wie Ioxidanol.

Bei Hochrisikopatienten sind „niedrig" osmolare und isoosmolare Kontrastmittel mit einer geringeren Häufigkeit von kontrastmittelinduzierter Nephropathie assoziiert. Neueste Studien erbrachten jedoch keinen überzeugenden Beweis für einen Vorteil der isoosmolaren Kontrastmittel gegenüber den niederosmolaren Kontrastmitteln. Interessanterweise können auch insbesondere höhere Mengen von Gadolinium eine „kontrastmittelinduzierte" Nephropathie hervorrufen.

9.4 Klinik

Symptome des akuten Nierenversagens:
- Verminderte Urinausscheidung:
  - Oligurie (< 500 ml Urin/24 h).
  - Anurie (< 50 ml Urin/24 h; meist bei Obstruktion, Kreislaufschock).
- Hypertonie, Ödeme.
- Urämiezeichen wie Appetitlosigkeit, Übelkeit, Erbrechen, Verwirrtheit.
- Brauner/roter Urin bei Rhabdomyolyse oder RPGN/akute GN (▶ 4.6.2).

Patienten mit akuter interstitieller Nephritis präsentieren sich klassischerweise auch mit allergischen Symptomen wie Exanthem (15 %), Fieber (27 %), Eosinophilie (23 %), Trias (10 %) [Baker & Pusey 2004]. Das bedeutet gleichzeitig, dass viele Patienten nicht die klassischen Symptome aufweisen (z. B. 90 % keine Trias aus Exanthem, Fieber, Eosinophilie).

Beim Vorliegen einer Amphotericin-B-induzierten Nephrotoxizität kommt es neben der Nierenfunktionseinschränkung auch (aufgrund der Tubulustoxizität) häufig zu einer Hypokaliämie, einer Hypomagnesiämie und einer hyperchlorämischen metabolischen Azidose sowie einer Polyurie und Polydipsie.

9.5 Diagnostik

Aufgrund von **Anamnese, Klinik, einfacher Laborparameter** und **Sonographie** lassen sich die große Mehrzahl von Patienten mit akutem Nierenversagen diagnostizieren und auch den entsprechenden Untergruppen zuordnen (▶ Abb. 9.1):
- Akute Tubulusnekrose (ATN) nach Ischämie/Nephrotoxinen.
- Prärenale Funktionsstörung bei Volumenmangel, Herzinsuffizienz, Leberzirrhose, Sepsis.
- Harnwegsobstruktion (Hydronephrose in der Sonographie).
- Akute Glomerulonephritis/Vaskulitis („aktives Sediment", „B-Symptomatik").
- Akute interstitielle Nephritis (Anamnese, Eryzylinder, Eosinophile im Urin).

✓ Anamnestisch bedeutsam ist das Erfragen **nephrotoxischer Medikamente:**
- Röntgenkontrastmittel.
- Antibiotika: Aminoglykoside ≫ Vancomycin; Pentamidin.
- Antimykotika: Amphotericin B.
- Virustatika: Foscarnet, Cidofovir.
- Cisplatin.
- Nichtsteroidale Antiphlogistika (NSAIDs), COX-2-Hemmer.
- Hämpigmente: Rhabdomyolyse bei CSE-Hemmer, i.v. Drogen.
- Mannitol/Sucrose.

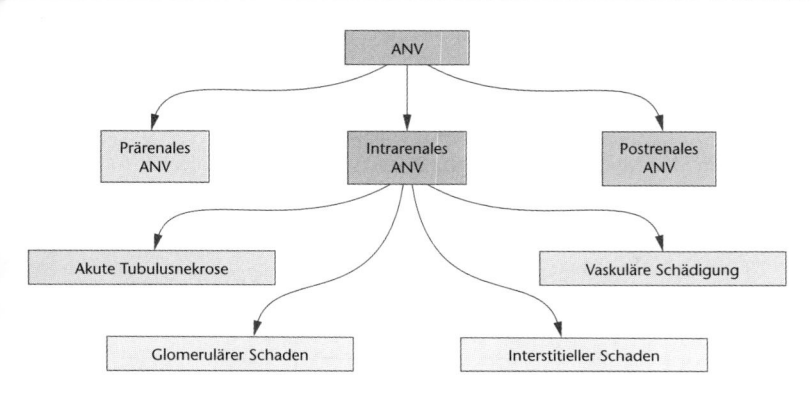

Abb. 9.1 Untergruppen des ANV

9.5.1 Laborparameter beim akuten Nierenversagen

- Kreatininanstieg bei ATN > 0,3–0,5 mg/dl/d; häufig 1–2 mg/dl/d.
- Urin-Natrium gemessen als fraktionelle Natriumausscheidung FE_{Na}.

FE_{Na} gibt den Prozentsatz filtrierten Natriums an, der im Urin ausgeschieden wird (normalerweise ~1 %). Die filtrierte Natriummenge wird als Produkt aus der glomerulären Filtrationsrate, abgeschätzt als Kreatininclearance $(U_{Cr} \times V) : P_{Cr}$, und der Plasma-Natriumkonzentration P_{Na} (im Nenner) und die Natriumexkretion als Produkt aus Urinvolumen V und Urinnatriumkonzentration U_{Na} (im Zähler) errechnet:

$$FE_{Na} \text{ in Prozent} = \frac{U_{Na} \times V}{P_{Na} \times [(U_{Cr} \times V) : P_{Cr}]} \times 100$$

Umgeformt und verkürzt ergibt sich daraus:

$$FE_{Na} \text{ in Prozent} = \frac{U_{Na} \times V}{P_{Na} \times U_{Cr}} \times 100$$

Beispielsweise errechnet sich aus einem P_{Na} von 135 mmol/l, einem U_{Na} von 40 mmol/l, einem P_{Cr} von 3,5 mg/dl und einem U_{Cr} von 130 mgl/dl:
$FE_{Na} = 40 \times 3,5 \times 100 / 135 \times 130 = 14\,000 / 17\,550 = 0,798\,\%$.

Die FE_{Na} ist der genaueste Parameter zur Unterscheidung zwischen prärenaler Azotämie/akutem Nierenversagen und akuter Tubulusnekrose. Ein Wert von < 1 % spricht für eine prärenale Nierenfunktionsstörung und ein Wert > 2 % für eine ATN. Werte zwischen 1 und 2 % sind nicht diagnostisch. Die hohe FE_{Na} bei ATN wird verursacht durch Salzverlust bei tubulärer Funktionsstörung und durch kompensatorische Steigerung der FE_{Na} bei Kochsalzüberladung bei niedriger GFR. Im Vergleich zur FE_{Na} ist die Urinnatriumkonzentration per se wesentlich weniger aussagefähig. Weiterhin wird die FE_{Na} durch den Gebrauch von Schleifendiuretika

gesteigert und kann damit an diagnostischer Aussagekraft verlieren. Vor diesem Hintergrund wurden weitere Urinparameter evaluiert:
- Die fraktionelle Lithium-Clearance < 15 % bei prärenaler Nierenfunktionsstörung und > 25 % bei ATN war sehr gut prädiktiv; allerdings ist die Messung von niedrigen Lithiumkonzentrationen nur selten verfügbar.
- Als sehr akkurater und weithin verfügbarer Test hat sich kürzlich die fraktionelle Harnstoff-Clearance FE_{Urea} erwiesen. Bei Patienten mit a) prärenaler Funktionsstörung, b) prärenaler Störung + Schleifendiuretikum und c) ATN betrug die FE_{Na} 0,4 %, 2,1 % und 8,9 % und die fraktionelle Harnstoff-Clearance FE_{Urea} 28 %, 24 % und 59 % [Carvounis et al. 2002].
- Beim hepatorenalen Syndrom wird eine Urinnatriumausscheidung < 10 mmol/l als diagnostisches Kriterium allgemein verwendet.

> **KENNZEICHEN EINES HEPATORENALEN SYNDROMS**
> - Dekompensierte Leberzirrhose.
> - Hypotonie.
> - Oligurie.
> - Nichtansprechen auf Flüssigkeitsgabe.
> - Hyponatriämie.
> - Blandes Urinsediment.
> - Urinnatriumkonzentration < 10 mmol/l.

Im **Urinsediment** finden sich bei der ATN granuläre und Epithelzellzylinder sowie Tubulusepithelzellen, Erythrozytenzylinder, Erythrozyten und Leukozyten bei akuter Glomerulonephritis, kaum Sedimentveränderungen bei der prärenalen Nierenfunktionsstörung, jedoch Leukozyten, Eosinophile und Erythrozyten bei der akuten interstitiellen Nephritis.

> ✓ **SPEZIELLE LABORPARAMETER:**
> - cANCA, pANCA (renale Vaskulitis).
> - Hyperkalzämie, ggf. PTH, ggf. Immun-Elektrophorese, Bence-Jones-Proteinurie.

9.5.2 Sonographie

Die Ultraschalluntersuchung der Nieren ist eine schnelle, einfache und kostengünstige Methode, um eine postrenale Genese des akuten Nierenversagens zu erkennen bzw. auszuschließen. Deshalb besteht eine Indikation zur Sonographie bei allen Patienten mit unklarem ANV.

In der Diagnostik des prä- und intrarenalen ANV spielt die Ultraschalluntersuchung nur eine untergeordnete Rolle. Sonographisch können sich normal große bis vergrößerte Nieren, häufig mit einem verbreiterten Parenchymsaum mit relativ echoarmem Reflexmuster finden, jedoch sind diese Zeichen unspezifisch und ohne Ausgangsuntersuchung oft schwierig zu interpretieren [O'Neill, Nephron Clinical Practice 2006]. Beispielsweise kann man beim akuten Nierenversagen auf dem Boden einer chronischen Niereninsuffizienz im sonographischen Befund naturgemäß auch die Zeichen der chronischen Schädigung (echoreiches Reflexmuster bei schmalem Parenchymsaum und eher kleinen Nieren) finden.

9.5.3 Weitere Diagnostik

Falls diagnostische Zweifel bestehen, muss in jedem Fall idealerweise am Aufnahmetag eine **Nierenbiopsie** erfolgen, die spätestens am Folgetag den Ausschluss einer RPGN bzw. einer akuten interstitiellen Nephritis erlaubt. Bei einem entsprechenden Verdacht muss unter Umständen eine **Renovasographie** zum Ausschluss von Nierenartierenembolien/-thrombosen erfolgen. Ein positiver Befund in der **Galliumszintigraphie** der Nieren kann zur Diagnose akute interstitielle Nephritis beitragen, falls man keine Nierenbiopsie durchführen möchte/kann.

9.6 Differenzialdiagnose

9.6.1 DD des akuten Nierenversagens

Differenzialdiagnosen des akuten Nierenversagens sind (▶ Tab. 9.1–9.3, Abb. 9.2):
- Akute Tubulusnekrose ATN.
- Prärenale Nierenfunktionsstörung.
- Akute interstitielle Nephritis.
- Akute Harnwegsobstruktion.
- Akute Glomerulonephritis/Vaskulitis.

Durch Laboruntersuchungen aus Urin und Blut, bildgebende Verfahren wie Sonographie und u. U. eine Nierenbiopsie lässt sich in aller Regel eine exakte Diagnose stellen.

UNTERSCHEIDUNG PRÄRENALE NIERENFUNKTIONSSTÖRUNG UND ATN

Die Unterscheidung zwischen prärenaler Nierenfunktionsstörung und akuter Tubulusnekrose erfolgt, neben der Bestimmung der Urinparameter FE_{Na} (▶ 9.5.1) und fraktionelle Harnstoff-Clearance FE_{Urea}, insbesondere auch über die Antwort auf einen Flüssigkeitsausgleich: Bei prärenaler Funktionsstörung erfolgt innerhalb von 1–3 Tagen eine Normalisierung der Kreatininwerte auf Ausgangsniveau (**Cave:** Eine solche rasche Besserung kann es natürlich auch mal bei ATN z.B. nach suprarenaler Aortenchirurgie geben).

Zusätzliche diagnostische Sicherheit gibt eine hohe BUN/Kreatinin-Ratio > 20 : 1 bei prärenaler Nierenfunktionsstörung (vermehrte passive Reabsorption von Harnstoff bei gesteigerter proximaler Reabsorption von NaCl) im Vergleich zu 10–15 : 1 bei ATN. Hoher Harnstoff bei GIT-Blutung oder Katabolie und niedriger Harnstoff bei eiweißarmer Kost und niedriger Harnstoffbildung bei Lebererkrankungen können als Störgrößen fungieren.

Erwartungsgemäß ist das Urinsediment bei prärenaler Nierenfunktionsstörung (bis auf einzelne hyaline Zylinder) unauffällig, während sich bei der akuten Tubulusnekrose fast immer Veränderungen des Urinsediments mit schmutzig braunen Zylindern, Tubulusepithelzylindern und Tubulusepithelien finden. Die Urinosmolalität liegt bei der akuten Tubulusnekrose typischerweise auf Plasmaniveau (üblicherweise < 350 mosmol/kg, nahezu immer < 450 mosmol/kg) aufgrund des Verlustes der Konzentrationsfähigkeit, wohingegen eine Urinosmolalität von > 500 mosmol/kg eindeutig für eine prärenale Nierenfunktionsstörung spricht. Schlussendlich spricht eine Urin-zu-Plasmakreatinin-Ratio > 40 für eine prärenale Nierenfunktionsstörung und unter 20 für eine akute Tubulusnekrose.

✓ Bei vorbestehender Nierenerkrankung versagen die genannten Parameter häufig (vorbestehend aktives Sediment und hohe FE_{Na}). Der neue Parameter NGAL (Neutrophil Gelatinase-associated Lipocalin; wohl renoprotektiv bei akuter Tubulusnekrose) scheint zumindest bei Kindern nach kardiopulmonalem Bypass prädiktiv für das Auftreten eines akuten Nierenversagens zu sein [Mishra et al. 2005].

Tab. 9.5 Parameter zur Unterscheidung zwischen akuter Tubulusnekrose und prärenaler Funktionsstörung

	Akute Tubulusnekrose (ATN)	Prärenale Funktionsstörung
FE_{Na}	› 2 %	‹ 1 %
FE_{Urea}	› 50 %	‹ 35 %
Flüssigkeitsausgleich	Meist kein Effekt	Ausgangs-Kreatinin in 1–3 d
BUN/Kreatinin	10–15 : 1	› 20 : 1
Urinsediment	Schmutzigbraune und Epithel-Zylinder, Epithelzellen	Blande; hyaline Zylinder
Urinosmolalität	‹ 350 (‹ 450) mosmol/kg	› 500 mosmol/kg
Urin/Plasmakreatinin	‹ 20 : 1	› 40 : 1
Δ Plasmakreatinin*	› 0,3–0,5 mg/dl/d	Langsamer + fluktuierend
Urinnatrium*	› 40 mmol/l	‹ 20 mmol/l
Urinvolumen*	Oligurisch oder nichtoligurisch	Meist niedrig/oligurisch

* Wenig zuverlässiger Parameter

9.6.2 DD der kontrastmittelinduzierten Nephropathie

Bei der kontrastmittelinduzierten Nephropathie stellt, neben z. B. der akuten Tubulusnekrose oder der akuten interstitiellen Nephritis, insbesondere das atheroembolische Nierenversagen (Cholesterinemboliesyndrom) eine relevante Differenzialdiagnose dar. Die Häufigkeitsangaben für das Cholesterinemboliesyndrom reichen bis zu 0,8 % von 1786 Patienten, die sich einer Herzkatheteruntersuchung unterzogen [Fukumoto 2003].

Wesentliche Charakteristika des Cholesterinemboliesyndroms sind:
- Andere embolische Läsionen (z.B. Retina, Intestinum, Zehen; „blue toe"-Syndrom) oder Livedo reticularis.
- Eosinophilie/Hypokomplementämie.
- Verzögerte Entwicklung der Niereninsuffizienz (Tage bis Wochen).
- Langwieriger Verlauf ohne wesentliche Erholungstendenz.

Bis zu 50–60 % der Patienten erleiden ein spontanes Cholesterinemboliesyndrom und die restlichen haben iatrogene Ursachen wie Angiographie und seltener operative Eingriffe. Die fraglich kausale Rolle der Antikoagulation muss offen bleiben. Jedoch wird eine mögliche kausale Rolle als unwahrscheinlich und insbesondere quantitativ wenig bedeutsam eingeschätzt.

9.7 Therapie

9.7.1 Prävention und Therapie in der Frühphase des ANV

Die Prävention der akuten Tubulusnekrose bei Risikopatienten oder Patienten in der Frühphase des akuten Nierenversagens beinhaltet das bewusste Vermeiden von Hypotension, Hypovolämie und Nephrotoxinen.

Für die Prävention der **kontrastmittelinduzierten Nephropathie** hat sich neben der Vermeidung von Kontrastmittelgaben (strenge Indikationsstellung, alternative Bildgebung z. B. mittels MR-Angiographie) die Hydrierung mit intravenöser Zufuhr von 0,9%iger NaCl-Lösung mit 1 ml/kg KG/h für 24 h beginnend 2–12 h vor Kontrastmittelgabe bei Hochrisikopatienten bewährt. Zusätzlich sollten alle Hochrisikopatienten (Kreatinin ≥ 1,5 mg/dl oder GFR < 60 ml/Min.; insbesondere bei zusätzlich bestehendem Diabetes mellitus) niedrig osmolares Röntgenkontrastmittel (nicht jedoch zwingend isoosmolares Kontrastmittel wie Ioxidanol bei fehlender wissenschaftlicher Evidenz der Überlegenheit gegenüber niedrig osmolaren Substanzen in der CARE-Studie an 414 Patienten) bei sicher indizierter Kontrastmittelgabe in möglichst niedriger Menge erhalten [Krämer et al. 1999, Barrett & Parfrey 2006, Solomon 2006: CARE-Studie]. Ein potenziell günstiger Effekt von isotoner Natriumbikarbonatlösung als Hydrierungslösung im Vergleich zu isotoner NaCl-Lösung muss erst in weiteren Studien bestätigt werden. Ebenfalls ist unklar, ob orale Hydrierungsprotokolle genauso effektiv wie die intravenöse Hydrierung sind. Einige Kliniker unterbrechen die Gabe von Diuretika, NSAIDs und ACE-Hemmern am Tag der Röntgenkontrastmittelgabe, obwohl hierzu kontrollierte Studien fehlen. Weitere Therapieansätze zur Prävention der kontrastmittelinduzierten Nephropathie haben sich als nicht erfolgreich (ANP, Endothelinrezeptorblockade) oder als nicht ausreichend belegt (Kalziumantagonisten, Prostaglandin E, Statine) erwiesen. Theophyllin ▶ unten.

Zur Prävention der **Aminoglykosidnephrotoxizität** ist die tägliche Einmalgabe des Aminoglykosids (die proximal tubuläre Aufnahme des Aminoglykosids ist sättigbar und eine höhere Einmaldosis führt somit nicht zu stärkerer Toxizität, muss aber seltener gegeben werden) und die engmaschige Blutspiegelkontrolle des Aminoglykosids generell zu empfehlen. **Vancomycinspiegel** sollten gemessen werden bei i.v.-Gabe > 4 Tage, bei Dialysepatienten (die eine zweite Dosis benötigen), gleichzeitiger Gabe anderer Nephrotoxine und wechselnder/unklarer Nierenfunktion.

Bei **akuter interstitieller Nephritis** stellt das Weglassen des auslösenden Agens die wesentliche Maßnahme dar. Darüber hinaus erscheint beim Verdacht auf das Vorliegen einer akuten interstitiellen Nephritis (idealerweise nach bioptischer Sicherung) eine Therapie mit Prednisolon (1 mg/kg KG) als empfehlenswert. Darunter sollte sich eine rasche Besserung der Nierenfunktion innerhalb von 1–2 Wochen ergeben.

Zur Prävention der **Amphotericin-B**-induzierten Nephrotoxizität hat sich, neben dem Vermeiden hoher Dosen und gleichzeitiger Gabe von anderen Nephrotoxinen, eine Salzbeladung (1 l 0,9%iger NaCl-Lösung über 1 h vor Amphotericin-B-Gabe i.v.) und die lipidbasierte Formulierung bewährt. Durch die Verwendung einer lipidbasierten Formulierung von Amphotericin B lässt sich die Nephrotoxizität etwa halbieren.

Beim **Cisplatin-induzierten akuten Nierenversagen** hat sich eine aggressive Hydrierung mit NaCl-Zufuhr als sehr erfolgreich erwiesen. Beispielsweise werden 250 ml/h 0,9%iger NaCl-Lösung vor und nach der Cisplatin-Gabe zugeführt und zudem

Cisplatin in 250 ml hyperosmolarer NaCl-Lösung (3 %) angewendet. Möglicherweise wird Amifostin in der Zukunft zur Prävention des Cisplatin-induzierten akuten Nierenversagens Verwendung finden. Zudem kann durch die Verwendung von Carboplatin (statt Cisplatin) die Häufigkeit eines akuten Nierenversagens deutlich weiter vermindert werden.

NSAIDs sollten möglichst niedrig dosiert und über einen möglichst kurzen Zeitraum eingesetzt werden. Falls die dauerhafte Gabe unvermeidbar ist, muss zumindest eine gleichzeitige Dehydration strikt vermieden werden.

Eine **kristallinduzierte Nephropathie** (z.B. Uratnephropathie, Aciclovir, Sulfonamid-Antibiotika, Ethylenglykolintoxikation, Vitamin C, Methotrexat, Indinavir) kann durch ausreichende Hydrierung, Vermeiden von Bolusgaben und Dosisanpassung, ggf. Urin-Alkalisierung meistens verhindert werden.

Beim **Rhabdomyolyse-/Hämolyse-induzierten** akuten Nierenversagen hat sich zur Behandlung/Prävention, neben der Behandlung der Grunderkrankung, die rasche und großzügige (!) Volumengabe und die Urinalkalisierung (pH > 6,5; **cave:** Hypokalzämie) bewährt.

Beim **hepatorenalen Syndrom** kommen neben der häufig nicht möglichen Verbesserung der hepatischen Funktion Vasopressin-Analoga wie Ornipressin und Terlipressin zur Reduktion der Vasodilatation im Splanchnikusgebiet in Kombination mit Albumininfusionen (zur Expansion des zirkulierenden Volumens) zum Einsatz. Günstige Ergebnisse wurden auch berichtet für eine Kombination aus selektiver alpha1-adrenerger Vasokonstriktion (Midodrin) und Gabe des Somatostatinanalogons Octreotide. Falls bei einzelnen selektierten Patienten möglich, kann sich auch eine TIPS-Anlage als günstig zur Behandlung des akuten Nierenversagens erweisen.

Bei Patienten mit etablierter akuter Tubulusnekrose hat die Gabe eines **Schleifendiuretikums** keinen Einfluss auf die Schwere und Dauer des akuten Nierenversagens [Shilliday et al. 1997]. Die Wirkung des Schleifendiuretikums scheint im Wesentlichen in der Steigerung der Urinproduktion der wenigen noch funktionierenden Nephrone zu bestehen (nicht jedoch in der Rekrutierung geschädigter Nephrone). Dies trifft auch auf die röntgenkontrastmittelinduzierte Nephropathie/akute Tubulusnekrose zu, wo sich die Gabe von Furosemid (und Mannitol) sogar eher als ungünstig erwiesen hat [Solomon et al. 1994]. Mehrere Studien zeigten unter der Gabe von Schleifendiuretika bei der akuten Tubulusnekrose sogar Trends für erhöhte Mortalität, verzögerte Erholung der Nierenfunktion und verlängerten Krankenhausaufenthalt [Mehta et al. 2002, Uchino et al. 2004]. Zudem kann die hohe Schleifendiuretikadosis zu permanenter Taubheit führen.

Das Ansprechen auf Schleifendiuretika in kleinen unkontrollierten Studien in der Frühphase der akuten Tubulusnekrose hat gezeigt, dass Patienten, die auf die Gabe von Furosemid (aber auch Mannitol oder Dopamin) mit einer Steigerung der Urinausscheidung reagieren, ein besseres Outcome aufweisen. Man muss allerdings davon ausgehen, dass die Gruppe mit Ansprechen weniger schwer erkrankt waren (kürzere Oliguriedauer, höhere Baseline-Urinausscheidung, höhere Urinosmolalität). Zusammenfassend kann die Gabe eines Schleifendiuretikums in keiner Phase der akuten Tubulusnekrose empfohlen werden. Einige Kliniker verwenden mittelhoch dosierte Schleifendiuretika (z.B. 10–20 mg Furosemid i.v./h) beim akuten Nierenversagen, um durch die höhere Urinausscheidung das „Handling" des Patienten zu erleichtern.

Die Gabe von **Dopamin** in „Nierendosis" zur Prophylaxe bzw. Therapie der akuten Tubulusnekrose ist in den letzten Jahren wegen Erfolgslosigkeit verlassen worden.

9.7 Therapie

Das Konzept der Gabe von niedrig dosiertem Dopamin schien plausibel, da Dopamin in niedriger Dosierung (~10 mg/h) interlobuläre Arterien sowie afferente und efferente Arteriolen dilatiert und damit zu einer deutlichen Steigerung der renalen Durchblutung, jedoch kaum zur Steigerung der GFR führt. Diese Befunde, die tierexperimentell und bei gesunden Versuchspersonen erhoben wurden, scheinen jedoch nicht auf Intensivpatienten übertragbar zu sein, bei denen auch niedrig dosiertes Dopamin zur Vasokonstriktion führen kann. In einer Studie an 328 Patienten mit Oligurie oder einem Kreatininanstieg und Zeichen eines SIRS (Systemic Inflammatory Response Syndrome) erfolgte die randomisierte Behandlung mit niedrig dosiertem Dopamin oder Placebo ohne Vorteil hinsichtlich des Verlaufs der Nierenfunktion oder der Dialysenotwendigkeit [Bellomo et al. 2000]. Ähnliche Ergebnisse wurden auch bei Untersuchungen von Patienten nach großer Gefäßchirurgie und Herzchirurgie berichtet. Dementsprechend wurde auch im Jahr 2005 in einer Metaanalyse von 61 Studien mit 3359 Patienten gezeigt, dass niedrig dosiertes Dopamin zwar am ersten Tage der Therapie die Urinausscheidung zu steigern vermochte, jedoch a) keine Mortalitätsvorteile, und b) keinen Vorteil hinsichtlich der Dialysenotwendigkeit aufwies [Friedrich et al. 2005]. Darüber hinaus ist auch die Gabe von niedrig dosiertem Dopamin mit dem Risiko schwerer Komplikationen assoziiert wie Tachykardie, Arrhythmien, Vorhofflimmern, Myokardischämie, intestinale Ischämie mit bakterieller Translokation.

Der Dopaminrezeptoragonist **Fenoldapam** wies in einer kleinen randomisierten Studie an 80 herzchirurgischen Patienten keinen Vorteil gegenüber Dopamin auf, wohingegen bei 110 Intensivpatienten mit frühem akutem Nierenversagen mehr Patienten unter Fenoldapam eine Abnahme der Kreatininwerte um > 10 % aufwiesen (allerdings bestand kein Unterschied im maximalen Kreatininwert und in der Urinausscheidung) [Bove et al. 2005, Brienza N et al. 2006]. Bei 315 Patienten mit einem mittleren Serumkreatininwert von 1,8 mg/dl hatte die Gabe von Fenoldapam keinen Effekt auf das Auftreten einer kontrastmittelinduzierten Nephropathie (34 % vs. 30 %) [Stone et al. 2003]. Somit werden weitere große randomisierte Studien benötigt, um die mögliche Rolle von Fenoldapam zu definieren.

Der erfolgreiche Einsatz des Antioxidans **Acetylcystein** zur Verhinderung einer kontrastmittelinduzierten Nephropathie wurde erstmals im Jahr 2000 publiziert [Tepel et al. 2000]. Danach wurden mehr als 20 randomisierte Studien mit widersprüchlichen Ergebnissen und mehr als 11 Metaanalysen, die zu unterschiedlichen Schlussfolgerungen kamen, publiziert. Nichtsdestotrotz steht eine definitive Antwort auf die Frage, ob Acetylcystein die kontrastmittelinduzierte Nephropathie verhindern kann, aus. Diese Situation ist zum Teil bedingt durch eine signifikante statistische Heterogenität (d.h. das Ausmaß der Variation der Ergebnisse zwischen verschiedenen Studien übertrifft das, was man durch Zufall alleine erwarten könnte) und klinische Heterogenität (z.B. unterschiedliche Patientenpopulationen, elektive Kontrastmittelapplikation versus Kontrastmittelgabe beim akuten Myokardinfarkt, Einschlusskriterien, Begleittherapie) in diesen Studien, die ein sinnvolles Poolen von Daten der Einzelstudien nicht zulassen [Bagshaw et al. 2006]. Somit kann derzeit trotz mehr als 2500 in Studien untersuchter Patienten der Einsatz von Acetylcystein zur Prävention der kontrastmittelinduzierten Nephropathie nicht empfohlen werden [Krämer & Hoffmann 2006]. Weiterhin gibt es Hinweise auf eine nierenfunktionsunabhängige Beeinflussung der Kreatininwerte durch Acetylcystein. Einige Kliniker setzen jedoch Acetylcystein unter Hinweis auf die niedrigen Kosten und die gute Verträglichkeit zur Prävention der kontrastmittelinduzierten Nephropathie ein. Mögliche Bedenken, die mit einer solchen Vorgehensweise verbunden sind, umfassen, dass die „in der Handhabung einfache" Acetylcystein-Prophylaxe dazu führen könnte, dass z.B. die Hydrierung unterbleibt, die Sorge vor einer seltenen allergischen Reaktion und die in der Summe doch nicht ganz unerheblichen Kosten bei sehr breiter Verwendung. Die Frage der Verwendung von Acetylcystein als Prävention der akuten Tubulusnekrose anderer Ätiologie ist wesentlich weniger intensiv untersucht worden. Bei knapp 300 Patienten vor ACVB-Operation mit vorbestehenden Risikofaktoren (wie Alter > 70 Jahre, vorbestehende Nierenfunktionsstörung, Diabetes, Linksherzinsuffizienz, geplante Klappen-OP) erfolgte eine randomisierte Zuteilung zu Acetylcystein oder Placebo. Acetylcystein hatte in dieser Studie keinen signifikanten Effekt auf die postoperative Nierenfunktion [Burns et al. 2005].

Zur Prävention der kontrastmittelinduzierten Nephropathie wurde **Theophyllin** in mehreren Studien untersucht, die im Wesentlichen gezeigt haben, dass Theophyllin bei adäquater Hydrierung keinen wesentlichen Zusatznutzen zur Prävention aufweist. Somit würde eine mögliche Indikation bei Patientengruppen bestehen bleiben, die z.B. wegen Herzinsuffizienz nicht hydriert werden können. Allerdings ist die Datenlage nicht gut genug, um eine generelle Empfehlung aussprechen zu können [Erley 1994, Erley 1999, Bagshaw & Ghali 2005]. Bei Z.n. ACVB-OP war der prophylaktische Einsatz von Theophyllin in einer kleinen Studie ohne Effekt.

Eine **prophylaktische Hämodialyse** oder Hämofiltration zur Prävention der kontrastmittelinduzierten Nephropathie ist bei der bestehenden Studienlage nicht indiziert, da sich die Hämodialyse eher als nachteilig für den weiteren Nierenfunktionsverlauf erwiesen hat und da durch eine prolongierte prophylaktische Hämofiltration das Auftreten einer kontrastmittelinduzierten Nephropathie naturgemäß nicht beurteilt werden kann.

9.7.2 Therapie des manifesten akuten Nierenversagens

Therapeutische Ziele beim manifesten akuten Nierenversagen sind:
- Beibehaltung der Flüssigkeits- und Elektrolytbalance.
- Vermeiden weiterer Nephrotoxine.
- Ausreichende Ernährung.
- Korrektur reversibler prä- und postrenaler Ursachen.
- Ggf. Infektionskontrolle.
- Vermeiden von weiteren Komplikationen durch Monitoring (Vitalparameter, Labor).
- Angepasste Medikamentendosierung.

Überwässerung und Hyperkaliämie treten naturgemäß häufiger beim oligurischen Patienten auf.

Zur Therapie/Prophylaxe der **Hyperkaliämie** kommen diätetische Restriktion der Kaliumzufuhr, Vermeiden von kaliumhaltigen Medikamenten/kaliumsparenden Diuretika, Azidoseausgleich mit Natriumbikarbonat und der Einsatz von Kaliumbindern (Kationenaustauscherharze wie Polystyrolcodivinylbenzolsulfonsäure) zum Einsatz.

Die **Kochsalz-** und **Flüssigkeitszufuhr** richtet sich nach Urinmenge und insensiblen Flüssigkeitsverlusten (~1 l/d) sowie endogener Wasserbildung aus Nahrungsbestandteilen (~0,5 l/d). Somit müssen beim afebrilen, anurischen Patienten nur 0,5 l Wasser pro Tag substituiert werden. Schleifendiuretika sollten in einer solchen Situation (zur Volumenkontrolle) allenfalls mittelhoch dosiert werden (▶ 9.7.1, Furosemid-Tagesdosis 250–500 mg).

Die Gabe von **Erythropoetin** beim akuten Nierenversagen kann, zumindest laut einer retrospektiven Kohortenstudie, ohne Nachteil erfolgen. Eine adäquate Ernährung des Patienten mit akutem Nierenversagen ± Dialysepflichtigkeit muss sichergestellt werden. Dies erfordert häufig eine parenterale oder sondengestützte Ernährung. Bevorzugt wird auch bei dieser Patientengruppe die enterale Ernährung. Die empfohlene Kalorienzufuhr liegt bei ~25 kcal/kg/d.

Zur Therapie des persistierenden, fortgeschrittenen akuten Nierenversagens kommen die üblichen **Nierenersatzverfahren** zum Einsatz. Potenzielle Probleme des Einsatzes von Dialyseverfahren ergeben sich in diesem Zusammenhang durch eine dialyseassoziierte Abnahme der Urinausscheidung, die Exazerbation des akuten Nierenversagens durch eine dialyseassoziierte Hypotension und die Freisetzung von u. a. Komplement durch die Verwendung von bioinkompatiblen Membranen. Allerdings scheinen sich diese pathophysiologisch begründeten Überlegungen nicht relevant auf den klinischen Verlauf auszuwirken (▶ unten). Generell wird eine Nierenersatztherapie beim akuten Nierenversagen, in der Regel als Hämodialyse, bei niedrigeren Retentionswerten als bei langsam progredienter chronischer Niereninsuffizienz eingeleitet, obwohl die diesbezügliche Datenlage nicht einheitlich ist.

> **INDIKATIONEN ZUR AKUTDIALYSE BEIM AKUTEN NIERENVERSAGEN**
> - Refraktäre Volumenüberladung (z. B. Fluid lung, intraktable Hypertonie).
> - Urämiezeichen wie Perikarditis, Neuropathie, Enzephalopathie.
> - Hyperkaliämie > 6,0–6,5 mmol/l.
> - Azidose < 7,1–7,2.
> - Azotämie mit Harnstoff > 170–215 bzw. BUN > 80–100 mg/dl.
> - Hypernatriämie > 155 mmol/l, Hyponatriämie < 120 mmol/l.
> - Hyperthermie.
> - Überdosierung mit dialysierbarem Medikament/Toxin/Droge.

Verfügbare Daten sprechen für Vorteile einer häufigeren und intensiveren Nierenersatztherapie. Bei 160 Intensiv-Patienten, die entweder täglich oder 2-täglich hämodialysiert wurden, ergab sich ein signifikanter Überlebensvorteil von 28 % gegenüber 46 % bei Einsatz der täglichen (und damit intensiveren) Dialyse [Schiffl et al. 2002]. Ähnliche Ergebnisse hat eine Kohortenstudie für die intermittierende Hämodialyse an 512 Patienten erbracht (besseres Überleben mit höherem Kt/V). Daraus abgeleitet wurden Empfehlungen, einen „Steady-State"-Harnstoff von < 150 bzw. BUN von < 70 mg/dl zu erreichen. Im Rahmen von Intensivdialysen werden die gesteckten Ziele (Zeitdauer, Kt/V etc.) häufig nicht erreicht. Eine prospektive, randomisierte Studie zur CVVH an 425 Intensiv-Patienten erbrachte ebenfalls, dass eine hohe Hämofiltrationsrate (= erhöhte Intensität) von ≥ 35 ml/kg/h (~60 l/d) die besten Ergebnisse erbrachte [Ronco et al. 2000]. In einer kürzlich publizierten Studie an 360 überwiegend beatmungspflichtigen und katecholaminpflichtigen Intensivpatienten konnte gezeigt werden, dass die intermittierende Hämodialyse (alle 48 h à 5,2 h) der CVVHDF absolut gleichwertig ist sowohl hinsichtlich der metabolischen Kontrolle (mittlere Harnstoffkonzentrationen um 90–100 mg/dl) als auch harter klinischer Endpunkte wie Gesamtmortalität [Vinsonneau et al. 2006]. Obwohl einige Studien Vorteile für biokompatible Dialysemembranen in der Behandlung des akuten Nierenversagens erbrachten, konnte eine kürzlich durchgeführte Metaanalyse diesen Vorteil biokompatibler Membranmaterialien nicht mehr bestätigen [Alonso et al. 2005, Jörres et al. 1999]. Nichtsdestotrotz stellen biokompatible Dialysemembranen, für die kaum noch ein Kostenunterschied besteht, den Therapiestandard dar.

9.8 Verlauf und Prognose

Beim Intensivpatienten mit akutem Nierenversagen ist die Mortalität aufgrund der Grunderkrankung und häufig bestehendem Multiorganversagen sehr hoch (z.B. 42 % bei Entlassung bei frühem akutem Nierenversagen – mit ~25 % Dialysenotwendigkeit – oder 41 % 14 Tage nach Therapieende bzw. 67 % nach 60 Tagen bei dialysepflichtigem ANV) [Bellomo et al. 2000, Jörres at al. 1999, Vinsonneau et al. 2006]. Im Vergleich dazu ist das Risiko einer permanenten Dialyseabhängigkeit relativ gering (3 % nach 90 Tagen bzw. 1 Patient bei Entlassung dialysepflichtig bei 115 Patienten, die bis zum Tag 60 überlebt haben) [Jörres at al. 1999, Vinsonneau et al. 2006]. Allerdings kann es bei sehr lange andauerndem akutem Nierenversagen häufiger zu einer permanenten Dialyseabhängigkeit oder einer chronischen Niereninsuffizienz kommen mit Zahlenangaben bis zu 16 % beim älteren Patienten. Bei Patienten mit ATN erholt sich die Nierenfunktion meist innerhalb von 1 bis 3 Wochen.

Die Mortalität bei Patienten mit akutem Nierenversagen auf Intensivstation wird negativ beeinflusst durch männliches Geschlecht, Oligurie, Beatmung, Myokardinfarkt, Schlaganfall, chronische Immunsuppression, schlechten Ernährungsstatus, APACHE-II-Score. Der Verlauf der radiokontrastinduzierten Nephropathie zeigt typischerweise einen Kreatininanstieg in den ersten 24–48 h nach Kontrastmittelgabe. In den allermeisten Fällen ist das akute Nierenversagen nach Kontrastmittelgabe nichtoligurisch und nimmt einen milden Verlauf mit beginnender Besserung der Nierenfunktion nach 3–5 Tagen. Bei 1800 Patienten, die Koronarinterventionen erhielten, benötigten jedoch immerhin 0,8 % eine Dialysebehandlung mit einer erhöhten Krankenhausmortalität von 36 % (vs. 1 %) [McCullough et al. 1997]. 13–50 % der Patienten, die eine Dialyse nach Kontrastmittelgabe benötigen, bleiben permanent dialysepflichtig [Barrett & Parfrey 2006]. Die Amphotericin-B-induzierte Nephrotoxizität ebenso wie das NSAID-induzierte akute Nierenversagen sind in der Regel nach Therapieende rasch reversibel. Ebenfalls kommt es in aller Regel nach kurzzeitigem suprarenalem Abklemmen der Aorta bei der Aortenaneurysmachirurgie zu einer raschen Erholung der Nierenfunktion.

Literatur

Alonso A, Lau J, Schmid CH et al.: Biocompatible hemodialysis membranes for acute renal failure. Cochrane Database Syst Rev 2005.

Bagshaw SM, Ghali WA: Theophylline for prevention of contrast-induced nephorpathy: A systematic review and meta-analysis. Arch Intern Med 2005; 165:1087.

Bagshaw SM et al.: Acetylcysteine in the prevention of contrast-induced nephropathy. A case study of the pitfalls in the evolution of evidence. Arch Intern Med 2006; 166:161–166.

Baker RJ, Pusey CD: The changing profile of acute tubulointerstitial Nephritis. Nephrol Dial Transplant 2004; 19:8.

Barrett BJ & Parfrey PS: Preventing nephropathy induced by contrast medium. N Engl J Med 2006; 354:379–386.

Bellomo R, Chapman M, Finfer S et al.: Low-dose dopamine in patients with early renal dysfunction: A placebo-controlled randomised trial. Lancet 2000; 356:2139.

Bellomo R, Ronco C, Kellum JA et al.: Acute renal failure – definition, outcome measures, animal models, fluid therapy and information technology needs: The Second International Consensus Conference of the Acute Dialysis Quality Initiative (ADQI) Group. Crit Care 2004; 8:R204.

Bove T, Landoni G, Calabro MG et al.: Renoprotective action of fenoldapam in high-risk patients undergoing cardiac surgery: A prospective, double-blind, randomized clinical trial. Circulation 2005; 111:3230.

Brienza N, Malcangi V, Dalfino L et al.: A comparison between fenoldapam and low-dose dopamine in early renal dysfunction of critically ill patients. Crit Care Med 2006; 34:707.

Burns KE, Chu MW, Novock RJ et al.: Perioperative N-acetylcysteine to prevent renal dysfunction in high risk patients undergoing CABG surgery: A randomized controlled trial. J Am Med Assoc 2005; 294:342.

Carvounis CP, Nisar S, Guro-Razuman S. Significance of the fractional excretion of urea in the differential diagnosis of acute renal failure. Kidney Int 2002; 62:2223.

Erley CM, Duda SH, Schlepckow S et al.: Adenosine antagonist theophylline prevents the reduction of glomerular filtration rate after contrast media application. Kidney Int 1994; 45:1425.

Erley CM, Duda SH, Rehfuss D et al.: Prevention of radiocontrast-media-induced nephropathy in patients with pre-existing renal insufficiency by hydration in combination with the adenosine antagonist theophylline. Nephrol Dial Transplant 1999; 14:1146.

Fukumoto Y, Tsutsui H, Tsuchihashi M et al.: The incidence and risk factors of cholesterol embolization syndrome, a complication of cardiac catheterization: A prospective study. J Am Coll Cardiol 2003; 42:211.

Friedrich JO, Adhikari N, Herridge MS, Beyene J. Meta-analysis: Low-dose dopamine increases urine output but does not prevent renal dysfunction or death. Ann Intern Med 2005; 142:510.

Jörres A, Gahl GM, Dobis C et al.: Haemodialysis-membrane biocompatibility and mortality of patients with dialysis-dependent acute renal failure: A prospective randomised multicentre trial. International Multicentre Study Group. Lancet 1999; 354:1337.

Krämer BK, Kammerl M, Schweda F, Schreiber M: A primer in radiocontrast-induced nephropathy. Nephrol Dial Transplant 1999; 14:2830.

Krämer BK, Kammerl M, Kömhoff M: Renal cyclooxygenase-2 (COX-2). Physiological, pathophysiological, and clinical implications. Kidney Blood Press Res 2004; 27:43.

Krämer BK, Hoffman U: Practice Point. Benefit of acetylcysteine for prevention of contrast-induced nephropathy after primary angioplasty. Nature Clin Practice Nephrol 2007; 3:10.

Lameire N, Van Biesen W, Vanholder R. Acute renal failure. Lancet 2005; 365:417.

Liano F, Pascual J, and the Madrid Acute Renal Failure Study Group: Epidemiology of acute renal failure: A prospective, multicenter, community-based study. Kidney Int 1996; 50:811.

Mehta RL, Pascual MT, Soroko S, Chertow GM: Diuretics, mortality, and nonrecovery of renal function in acute renal failure. J Am Med Assoc 2002; 288:2547.

Mehta RL, Pascual MT, Soronko S et al.: Spectrum of acute renal failure in the intensive care unit: The PICARD experience. Kidney Int 2004; 66:1613.

McCullough PA, Wolyn R, Rocher LL et al.: Acute renal failure after coronary intervention: Incidence, risk factors, and relationship to mortality. Am J Med 1997; 103:368.

Mishra J, Dent C, Tarabishi R et al. : Neutrophil gelatinase-associated lipocalin (NGAL) as a biomarker for acute renal injury after cardiac surgery. Lancet 2005; 365:1231.

O'Neill WC: B-mode sonography in acute renal failure. Nephron Clin Pract 2006; 103:c19.

Parfrey PS, Griffiths SM, Barrett BJ et al.: Contrast material-induced renal failure in patients with diabetes mellitus, renal insufficiency, or both. N Engl J Med 1989; 320:143.

Rihal CS, Textor SC, Grill DE et al.: Incidence and prognostic importance of acute renal failure after percutaneous coronary intervention. Circulation 2002; 105:2259.

Ronco C, Bellomo R, Homel P et al.: Effects of different doses in continuous veno-venous haemofiltration on outcomes of acute renal failure: A prospective randomised trial. Lancet 2000; 356:26.

Rudnick MR, Goldfarb S, Wexler L et al.: Nephrotoxicity of ionic and nonionic contrast media in 1196 patients: A randomized trial. Kidney Int 1995; 47:254.

Schiffl H, Lang SM, Fischer R: Daily hemodialysis and the outcome of acute renal failure. N Engl J Med 2002; 346:305.

Shilliday IR, Quinn KI, Allison MEM. Loop diuretics in the management of acute renal failure: A prospective, double-blind, placebo-controlled, randomized study. Nephrol Dial Transplant 1997; 12:2592.

Solomon R, Werner C, Mann D et al.: Effects of saline, mannitol, and furosemide on acute decreases in renal function induced by radiocontrast agents. N Engl J Med 1994; 331:1416.

Stone GW, McCullough PA, Tumlin JA et al.: Fenodapam mesylate for the prevention of contrast-induced nephropathy – A randomized controlled trial. J Am Med Assoc 2003; 290:2284.

Tepel M et al.: Prevention of radiographic-contrast-agent-induced reductions in renal function by acetylcysteine. N Engl J Med 2000; 343:180–184.

Uchino S, Doig GS, Bellomo R et al.: Diuretics and mortality in acute renal failure. Crit Care Med 2004; 32:1669.

Vinsonneau C, Camus C, Combes A et al. : Continuous venovenous haemodiafiltration versus intermittent haemodialysis for acute renal failure in patients with multiple-organ dysfunction syndrome: A multicentre randomised trial. Lancet 2006; 368:379.

10 Chronische Niereninsuffizienz

Jan Galle und Kai Lopau

564	10.1	Definition
564	10.2	Ätiologie
565	10.3	Epidemiologie
566	10.4	Klassifizierung
566	10.4.1	Stadieneinteilung
566	10.4.2	Klinische Relevanz der einzelnen Stadien
567	10.5	Klinik
567	10.5.1	Stadienabhängige Symptomatik
568	10.5.2	Urämiesymptome
568	10.5.3	Proteinurie und Mikroalbuminurie
569	10.6	Diagnostik
569	10.6.1	Bestimmung der Nierenfunktion
570	10.6.2	Nierenbiopsie
573	10.6.3	Diagnostisches Vorgehen bei Niereninsuffizienz ohne bekannte Ursache
574	10.6.4	Begleitende Diagnostik
574	10.7	Komplikationen
575	10.7.1	Allgemeine Komplikationen bei nachlassender Nierenfunktion
576	10.7.2	Komplikationen häufiger Grunderkrankungen
577	10.7.3	Komplikationen durch Therapiemaßnahmen
578	10.7.4	Kardiovaskuläres Risiko bei chronischer Niereninsuffizienz
586	10.8	Therapie der Komplikationen und Begleiterkrankungen
586	10.8.1	Antihypertensive Therapie bei chronischer Niereninsuffizienz
599	10.8.2	Lipidsenkende Therapie
604	10.8.3	Therapie der renalen Anämie
610	10.8.4	Therapie des sekundären Hyperparathyreoidismus und von Kalzium-Phosphat-Stoffwechselstörungen
621	10.9	Diätetische Therapiemaßnahmen bei Niereninsuffizienz
621	10.9.1	Epidemiologie und Ätiologie der Malnutrition bei CKD
621	10.9.2	Abschätzung des Ernährungsstatus
623	10.9.3	Empfehlungen bei chronischer Niereninsuffizienz Stadium CKD 3 bis 5
624	10.9.4	Empfehlungen für dialysepflichtige Patienten
626	10.10	Vorbereitungen für das Nierenersatzverfahren
626	10.10.1	Zuweisung zum Nephrologen und Beratung des Patienten
627	10.10.2	Anlage des Dialysezugangs
628	10.10.3	Beginn der Nierenersatztherapie
629	10.10.4	Präemptive Nierentransplantation

10.1 Definition

Die chronische Niereninsuffizienz (CNI) ist charakterisiert durch entweder:
- Anzeichen einer Nierenschädigung für ≥ 3 Monate, definiert als strukturelle oder funktionelle Nierenveränderung, mit oder ohne Einschränkung der glomerulären Filtrationsrate; oder:
- Glomeruläre Filtrationsrate < 60 ml/Min./1,73 m^2 für ≥ 3 Monate, mit oder ohne Anzeichen einer Nierenschädigung.

Bestimmung der Nierenfunktion ▶ 10.6.1.

10.2 Ätiologie

Die Ätiologie der chronischen Niereninsuffizienz ist außerordentlich heterogen. Dies liegt in dem Umstand begründet, dass einerseits spezifische, primäre Nierenerkrankungen zur chronischen Niereninsuffizienz führen können, andererseits aber die Niere bei einer Vielzahl von Erkrankungen, die nicht primär die Nieren betreffen, mit betroffen ist. Hervorzuheben sind bei den primären Nierenerkrankungen die glomerulären Erkrankungen und bei den nicht-primär renalen Erkrankungen die arterielle Hypertonie und der Diabetes mellitus. Des Weiteren spielen hereditäre und kongenitale Nierenerkrankungen v.a. im jüngeren Lebensalter eine wichtige Rolle, während beim älteren Menschen vaskuläre und postrenale Ursachen in den Vordergrund treten. Auch infektiöse und toxische Ursachen sind zu nennen.

✓ Das akute Nierenversagen während eines stationären Krankenhausaufenthalts ist häufig iatrogen bedingt, v.a. durch nicht-sachgemäßen Einsatz von Röntgen-Kontrastmittel und Antibiotikagabe.

Primäre Nierenerkrankungen:
- Glomeruläre Erkrankungen (Glomerulonephritiden).
- Tubulointerstitielle Nierenerkrankungen (interstitielle Nephritis).

Nierenbeteiligung bei Systemerkrankungen:
- Diabetes mellitus.
- Arterielle Hypertonie.
- Systemische Vaskulitiden (M. Wegener, Mikroskopische Polyangiitis).
- Hämolytisch-urämisches Syndrom und thrombotisch-thrombozytopenische Purpura.
- Sarkoidose.
- Multiples Myelom.
- Amyloidose.
- Lupus erythematodes.
- Harnsäurenephropathie.
- Morbus Fabry (alpha-Galactosidasemangel).

Kongenitale und hereditäre Nierenerkrankungen:
- Polyzystische Nierenerkrankung.
- Nephronophthise.
- Hereditäre Tubulopathien.
- Hereditäre Glomerulopathien.

Postrenale Ursachen der chronischen Niereninsuffizienz:
- Prostatahyperplasie und -karzinom.
- Nephrolithiasis.
- Retroperitonealfibrose.
- Refluxnephropathie, Harnwegsobstruktion.

Vaskuläre Ursachen der chronischen Niereninsuffizienz:
- Nierenarterienstenose (ein- oder beidseitig).
- Fibromuskuläre Dysplasie.

Infektiöse Ursachen der chronischen Niereninsuffizienz:
- Chronische Pyelonephritis (Sonderform: Xanthogranulomatöse Nierenerkrankung).
- Tuberkulose.

Toxische Nephropathien:
- Analgetikaabusus („Phenacetin-Niere").
- Antibiotikanebenwirkungen (Aminoglykoside).
- Röntgen-Kontrastmittelschäden.
- Akute und chronische Niereninsuffizienz durch Cyclooxygenase-Hemmer („Rheumamittel").

10.3 Epidemiologie

Chronische Nierenerkrankungen sind weltweit auf dem Vormarsch.

In Europa betrug im Jahr 2005 die jährliche Inzidenz neuer Patienten mit Stadium 5 der chronischen Niereninsuffizienz (CNI), d.h. der Notwendigkeit zu einer Nierenersatztherapie, 135/1 Mio. Einwohner. Dies entsprach einer Verdopplung der Inzidenz innerhalb einer Dekade.

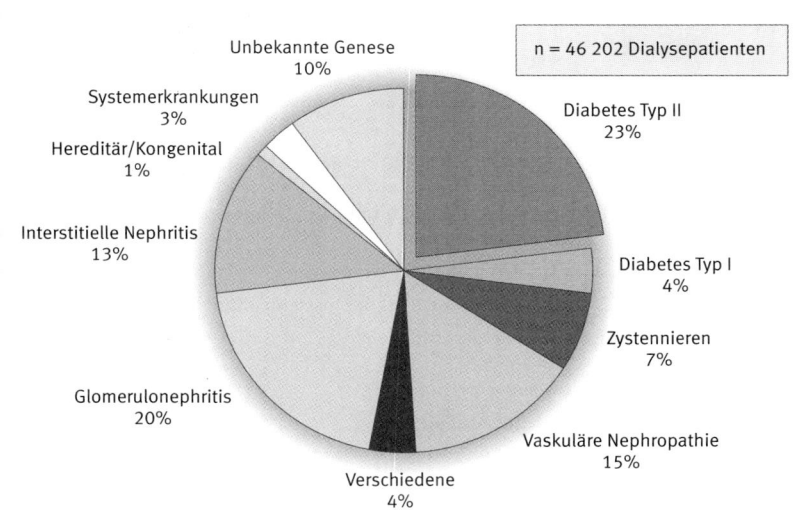

Abb. 10.1 Diagnoseverteilung aller bei QuaSi-Niere erfassten lebenden Dialysepatienten in Nierenersatztherapie (Prävalenz) 2004 [QuaSi Niere Bericht 2004]

n = 46 202 Dialysepatienten

- Diabetes Typ II 23%
- Diabetes Typ I 4%
- Zystennieren 7%
- Vaskuläre Nephropathie 15%
- Verschiedene 4%
- Glomerulonephritis 20%
- Interstitielle Nephritis 13%
- Hereditär/Kongenital 1%
- Systemerkrankungen 3%
- Unbekannte Genese 10%

Deutschland wies im Jahr 2004 etwa 61 000 Dialysepatienten auf (inkl. 2824 Peritonealdialysepatienten) [QuaSi-Niere Bericht 2004].

Betroffen von der zunehmenden Inzidenz der CNI sind nicht nur die westlichen Industrienationen, sondern in zunehmendem Maß auch die Schwellenländer.

Ursächlich hierfür sind v. a. 2 Faktoren:
- Die demographische Entwicklung mit zunehmendem Lebensalter.
- Die zunehmende Inzidenz von Diabetes mellitus und metabolischem Syndrom als Auslöser einer Nierenparenchymschädigung.

10.4 Klassifizierung

10.4.1 Stadieneinteilung

Nierenschädigungen weisen ein weites Schweregradspektrum auf. Dies erfordert eine einheitliche Klassifizierung.

Die Einteilung der chronischen Nierenschädigung erfolgt nach Empfehlungen der Deutschen Gesellschaft für Nephrologie bzw. der National Kidney Foundation entsprechend der glomerulären Filtrationsrate in 5 Stadien (▶ Tab. 10.1).

Tab. 10.1 **Stadieneinteilung der chronischen Nierenschädigung [NKF K/DOQI, AJKD 2002; 39:Sppl. 1]**

GFR [ml/Min./1,73 m^2]	Stadium	Prävalenz in Bevölkerung > 20 LJ
> 90	1 Nierenschaden mit normaler oder erhöhter GFR	3,3 %
60–89	2 Leichte Niereninsuffizienz	3,0 %
30–59	3 Moderate Niereninsuffizienz	4,3 %
15–29	4 Schwere Niereninsuffizienz	0,2 %
< 15	5 Nierenversagen	0,1 %

10.4.2 Klinische Relevanz der einzelnen Stadien

Stadium 1: Normale GFR; optimaler Zeitpunkt für Diagnostik und Progressionsverzögerung, z. B. bei Mikroalbuminurie.

Stadium 2: Progressionsabschätzung und -verzögerung.

Stadium 3: Erhöhtes kardiovaskuläres Risiko; Dosisanpassung der Medikation.

Stadium 4: Progredienz der Niereninsuffizienz.
- Betreuung durch Nephrologen.
- Vorbereitung auf Nierenersatztherapie.

Stadium 5: Einleitung Nierenersatztherapie.

Bestimmung der Nierenfunktion ▶ 10.6.1.

10.5 Klinik

Die klinische Symptomatik der chronischen Niereninsuffizienz ist entsprechend der heterogenen Ätiologie sehr uneinheitlich und hängt darüber hinaus vom Stadium der Nierenerkrankung ab. Allgemein bleibt festzustellen, dass die Entwicklung einer chronischen Niereninsuffizienz äußerst symptomarm und unspezifisch verlaufen kann. So lässt sich dann auch erklären, warum auch im Jahr 2007 noch ein beträchtlicher Teil der Patienten mit einer Nierenersatztherapie behandelt wird, ohne dass es je zu einer frühzeitigen und exakten nephrologischen Diagnosestellung kam.

10.5.1 Stadienabhängige Symptomatik

FRÜHSYMPTOMATIK BEI PRIMÄREN NIERENERKRANKUNGEN

✓ Eine für alle primären Nierenerkrankungen typische klinische Frühsymptomatik gibt es nicht.

Eine Verschlechterung der Nierenfunktion kann bis zum Stadium 3 völlig inapparent verlaufen. Erst ab dem Übergang zum Stadium 4 der Nierenerkrankungen treten klinische Symptome der begleitenden Probleme auf, insbesondere renale Anämie und Verschlechterung der Stoffwechselsituation mit Adynamie.

In den frühen Stadien der Nierenerkrankungen steht daher die heterogene klinische Symptomatik der auslösenden Erkrankung (▶ 10.2) ganz im Vordergrund, bzw. die Symptomatik der spezifischen primären Nierenerkrankung, z. B. ein nephrotisches Syndrom mit Beinödemen, oder die Rotfärbung des Urins im Rahmen einer Makrohämaturie bei Glomerulonephritis.

SPÄTSYMPTOMATIK BEI CHRONISCHER NIERENINSUFFIZIENZ

Renale Anämie: Zu einer Abnahme der endogenen Erythropoetin-Produktion und Entwicklung einer renalen Anämie kommt es etwa ab dem Stadium 3/4 der Nierenerkrankungen, mit erheblicher interindividueller Variabilität. Insbesondere Patienten mit polyzystischer Nierendegeneration produzieren gelegentlich sogar im Stadium 5, d. h. unter Hämodialysetherapie, noch ausreichend Erythropoetin (▶ 10.7.4).

Sekundärer Hyperparathyreoidismus: Eine Abnahme der renalen Hydroxylierung von Vitamin D wird bereits im Stadium 2/3 der chronischen Niereninsuffizienz gemessen; klinisch bzw. laborchemisch apparent wird dies aber erst im Endstadium der Nierenerkrankungen. Klinische Symptome können dann Knochenschmerzen sein, laborchemisch fällt ein hohes Parathormon und ein erhöhtes $Ca^{2+} \times PO_4$-Produkt auf (▶ 10.7.4).

SYMPTOME DES ENDSTADIUMS DER NIERENERKRANKUNGEN

Im Endstadium der Nierenerkrankung, also kurz vor der Unabdingbarkeit der Einleitung einer Nierenersatztherapie, treten Urämiesymptome auf (▶ 10.5.2).

Dies kann sich zusätzlich durch folgende Symptome ankündigen:
- Akut nachlassende Diurese.
- Flankenschmerzen.
- Verschlechterung der arteriellen Hypertonie.
- Entfärbung des Urins.

10 Chronische Niereninsuffizienz

- Gewichtszunahme durch Wassereinlagerung.
- Akute Dyspnoe (**Cave:** Drohendes Lungenödem!).

10.5.2 Urämiesymptome

Bis Nierenerkrankung Stadium 3 in der Regel asymptomatischer Verlauf; ab Nierenerkrankung Stadium 4/5 Beschwerden durch allgemeine Urämiesymptome und die sich entwickelnde renale Anämie (▶ 10.7.1).

Allgemeine Urämiesymptome:
- Leistungsschwäche.
- Müdigkeit, Abgeschlagenheit.
- Appetitlosigkeit.
- Gastrointestinale Beschwerden (Übelkeit, Erbrechen).
- Juckreiz.
- Neuromuskuläre Symptome (Muskelkrämpfe).
- Urämische Polyneuropathie.
- Knochenschmerzen.
- Impotenz.

Ausgeprägte Urämiesymptome (Nierenerkrankung Stadium 5):
- Enzephalopathie, bis hin zum urämischen Koma.
- Perikarditis, Pleuritis.
- Dyspnoe durch Flüssigkeitsretention (Beinödeme, Lungenödem, Herzinsuffizienz).
- Schwer kontrollierbare arterielle Hypertonie.
- Blutungsneigung.

✓ Die ausgeprägten Urämiesymptome stellen in der Regel eine sofortige Dialyseindikation dar.

10.5.3 Proteinurie und Mikroalbuminurie

DEFINITION PROTEINURIE: > 300 mg ALBUMIN/24 h.
Definition Mikroalbuminurie: 20–200 mg Albumin/l Urin, bzw. 30–300 mg Albumin/24 h.

Proteinurie
Allgemeine Einteilung und Diagnostik der Proteinurie ▶ 1.13 (Diagnostik).
Proteinurie ist vor allem:
- Leitsymptom von Nierenerkrankungen.
- Progressionsfaktor von Nierenerkrankungen.
- Risikofaktor bzw. Indikator für kardiovaskuläre Erkrankungen.

Mikroalbuminämie
Diagnostik: Qualitativ über einen Urinstix relativ einfach zu erfassen.

! Die häufig verwandten Kombinations-Streifenteste sprechen erst bei Eiweißwerten jenseits der Mikroalbuminurie an! Daher: Einsatz spezieller Teststreifen (z. B. Mikral®).

Vorkommen: Die eingeschränkte Nierenfunktion ist häufig mit einem renalen Eiweißverlust vergesellschaftet; Mikroalbuminurie (ebenso Proteinurie) kann aber schon bei normaler GFR auftreten, wie es insbesondere im frühen Verlauf der diabetischen Nephropathie häufig vorkommt. Hier ist die Mikroalbuminurie tatsächlich fast immer das erste Zeichen der renalen Schädigung und tritt lange vor einem Verlust bzw. einer Einschränkung der Nierenfunktion auf.

Relevanz: Unabhängig von der Genese der Mikroalbuminurie bzw. Proteinurie lässt schon der Nachweis geringer Mengen im Urin auf ein erhöhtes kardiovaskuläres Risiko schließen [Hillege 2002]. Subanalysen z.B. der LIFE(Losartan Intervention For Endpoint Reduction in Hypertension)-Studien lassen erkennen, dass die Mikroalbuminurie nicht nur prognostischen Aussagewert besitzt, sondern dass die Senkung der Mikroalbuminurie durch Hemmer des Renin-Angiotensin-Systems, im Falle der LIFE-Studie durch Losartan, auch mit einer Senkung der kardiovaskulären Ereignisse einhergeht [Ibsen 2005].

10.6 Diagnostik

10.6.1 Bestimmung der Nierenfunktion

Um die GFR sicher zu beurteilen, ist die Messung des Serumkreatinins nicht ausreichend, da es nicht linear mit dem Glomerulusfiltrat korreliert.

Es kann bereits ein deutlicher Abfall der GFR vorliegen, bevor das Serumkreatinin über die Normgrenzen ansteigt (▶ Abb. 10.2).

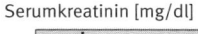

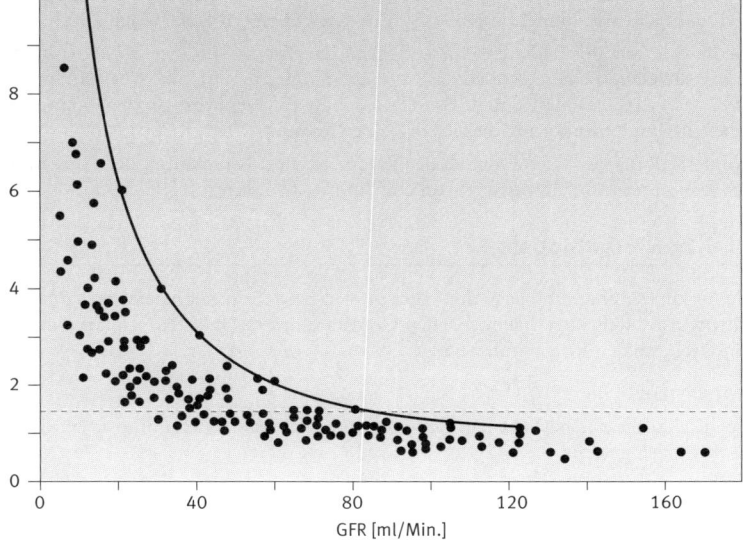

Abb. 10.2 Beziehung Serumkreatinin und GFR bei 171 Patienten [Shemesh 1985]

10 Chronische Niereninsuffizienz

Bei abnehmender Muskelmasse, z. B. bei älteren Menschen, oder bei geringer Muskelaktivität, z. B. infolge Immobilisation, ist eine zuverlässige Einschätzung der Nierenfunktion mit Hilfe des Kreatinins daher kaum möglich.

Die Gesellschaft für Nephrologie, im Einklang mit den Leitlinien der US-National Kidney Foundation/Kidney Disease Outcomes Quality Initiative (K/DOQI), rät deshalb davon ab, Kreatinin als einzige Größe zur Bestimmung der Nierenfunktion heranzuziehen. Empfohlen wird stattdessen die Einschätzung der Nierenfunktion anhand der GFR unter Einsatz der MDRD-Formel (entnommen aus der Modification of Diet in Renal Disease-Studie [Levey 1999]). Diese Formel lieferte die bislang am besten validierte Vorhersage für die GFR im Vergleich zu gemessener Clearance bei Patienten mit einer GFR < 60 ml/Min., also den Patienten mit Niereninsuffizienz Stadium 3 und erhöhtem kardiovaskulären Risiko. Ein praktischer Vorteil dieser Formel besteht bei Patienten, die sich in einem steady state befinden, darin, dass die Abschätzung der GFR mit in der Labor-EDV vorhandenen Daten vorgenommen werden kann (Alter, Geschlecht und Serumkreatinin). Zusatzkosten entstehen dabei nicht.

MDRD-Formel
GFR (ml/Min./1,73 m^2) = $186 \times$ (Serumkreatinin, mg/dl)$^{-1,154} \times$ (Alter, Jahre)$^{-0,203}$ ($\times\, 0{,}742$ bei Frauen).

Bei Patienten mit schwarzer Hautfarbe ist das Ergebnis mit dem Faktor 1,21 zu multiplizieren.

Bei kalkulierten Werten > 60 ml/Min. sollte nicht der kalkulierte Wert, sondern nur „GFR nach MDRD > 60 ml/Min." angegeben werden.

Bei Kindern sollte die GFR-Berechnung nicht nach der MDRD-Formel, sondern nach der Schwartz- und Counahan-Barratt-Gleichung erfolgen [Hogg 2003].

Die Berechnung der GFR über die endogene Kreatinin-Clearance im 24h-Sammelurin stellt keine bessere Nierenleistungsbestimmung dar, als die Abschätzung der GFR nach der MDRD-Formel. Die Gesellschaft für Nephrologie (GfN) empfiehlt daher die Implementierung dieser Formelbestimmung.

Online-Kalkulatoren zur Eingabe der Parameter und Berechnung der GFR finden sich z. B. unter http://www.nephron.com/mdrd/default.html.

10.6.2 Nierenbiopsie

Die perkutane Nierenbiopsie, die Mitte des letzten Jahrhunderts erstmals durchgeführt wurde, stellt den diagnostischen Goldstandard der meisten primären und sekundären renalen Erkrankungen dar.

INDIKATION

Die Indikation zur perkutanen, Sonographie-gestützten Nierenbiopsie wird vom Nephrologen gestellt.

Die häufigsten Indikationen sind das nephritische Sediment mit dysmorphen Erythrozyten glomerulären Ursprungs sowie die Proteinurie mit eingeschränkter oder auch normaler Nierenfunktion (▶ Tab. 10.2).

Tab. 10.2 Indikationen zur Nierenbiopsie [Grabensee 2005]

1.	Hämaturie • Isolierte Mikrohämaturie mit dysmorphen Erythrozyten bei längerer Persistenz • Zusätzlich Hypertonie, Proteinurie oder eingeschränkte Nierenfunktion • Mikrohämaturie bei potenziellem Transplantatdonor
2.	Nephritisches Syndrom
3.	Nephrotisches Syndrom
4.	Rasch progrediente Glomerulonephritis (RPGN)
5.	Chronische Niereninsuffizienz
6.	Systemerkrankungen • Vaskulitiden, systemischer Lupus erythematodes (SLE), malignes Lymphom, monoklonale Gammopathien, Amyloidosen und seltene genetische Erkrankungen mit renaler Beteiligung • Diabetes mellitus, wenn Verlauf der Erkrankung und fehlende extrarenale Mikroangiopathien renale Befunde nicht erklären
7.	Akutes Nierenversagen (ANV) • Unklare Ursache • Umstände nicht mit ischämischem bzw. toxischem ANV („tubuläre Nekrose") vereinbar • Hinweise auf primär renale Erkrankung
8.	Schwangerschaft • Schweres symptomatisches nephrotisches Syndrom • Besonderer Verlauf bei SLE • Unklares ANV
9.	Transplantatniere • ANV länger als 5–10 Tage nach OP • Akute Rejektion versus Calcineurininhibitortoxizität • Akute oder chronische Nierendysfunktion und / oder Proteinurie bzw. nephrotisches Syndrom • Möglicherweise Kontrollbiopsien zu definierten Zeitpunkten

KONTRAINDIKATION

Relative Kontraindikationen:
- Funktionelle oder anatomische Einzelniere.
- Schrumpfniere (< 8 cm Längsdurchmesser).
- Nierentumoren.
- Harnwegsinfekte oder Nierenabszesse.
- Multiple Nierenzysten.

Absolute Kontraindikationen:
- Hämorrhagische Diathese inkl. Antikoagulation, z.B. Thrombozytenaggregationshemmer, Marcumar® oder therapeutische Heparinisierung.
- Unkontrollierte arterielle Hypertonie.
- Unkooperativer Patient.

VORBEREITUNG

- Aufklärung des Patienten in der Regel 24 h vor der Punktion; abweichend davon unmittelbar vor Punktion in Notfallsituationen, z.B. akutes Nierenversagen bei

V.a. rapid-progrediente Glomerulonephritis (RPGN) mit der Notwendigkeit zu sofortiger Therapieeinleitung.
- Blutbilduntersuchung (Hämoglobin, Thrombozytenzahl), Gerinnungstests (INR, PTT), Blutdruckmessung, Anamneseerhebung (Blutungsneigung? Unverträglichkeitsreaktionen auf Lokalanästhetika?).
- Urinuntersuchung (Ausschluss Harnwegsinfekt).
- Absetzen von Heparin am Tag vor der Biopsie; Marcumar® entsprechend INR früher absetzen, z.B. 5 Tage vor Biopsie umstellen auf Heparin, dann Heparin-Pausierung am Tag vor Biopsie.

Technik
- In der Regel in Bauchlage, bei sehr adipösen Patienten oder orthopnoischen Patienten auch im Sitzen; evtl. Unterlagerung des Abdomens durch ein Kissen, um durch ventrale Kompression die Nieren nach dorsal zu mobilisieren.
- Sonographische Darstellung der Niere, Überprüfung der Atemverschieblichkeit, evtl. Darstellung arterieller Gefäße im Farbdoppler, eindeutige Abgrenzbarkeit zu benachbarten Strukturen (Milz, evtl. Leber).
- Hautdesinfektion im Bereich der Punktionsstelle.
- Infiltration der Haut und des Punktionskanals mittels Lokalanästhetikum (z.B. 10 ml 1%iges Lidocain®).
- In der Regel Punktion des kaudalen Pols der linken Niere.
- Feinnadelbiopsie (meist reichen 18-G-Nadeln aus) mittels einer automatisierten Vorrichtung („Biopsiepistole"), evtl. unter Nutzung eines speziellen Ultraschallkopfes, der durch einen eigens dafür vorgesehenen Kanal die Biopsienadel führt.
- Alternative Methoden: Transjugulär; laparoskopisch; chirurgisch offen; diese Varianten kommen aber nur sehr selten und bei spezifischen Indikationen zum Einsatz.
- Einfacher Druckverband auf die Punktionsstelle, Kompression von außen mittels Sandsack für 4 h.
- Einhalten von Bettruhe nach der Nierenpunktion, in der Regel 24 h.
- (Neu-)Beginn einer Antikoagulation mit intravenösen Heparinen frühestens 24 h nach Biopsie, strenge Blutdrucküberwachung.
- (Neu-)Beginn einer oralen Antikoagulation nach Möglichkeit erst nach 5 Tagen nach Biopsie.

Anforderungen seitens des Pathologen
- 5 bis mehr als 10 Glomeruli sind Voraussetzung für eine Diagnosestellung, in Abhängigkeit auch der zu diagnostizierenden Erkrankung (z.B. fokal segmental sklerosierende Glomerulonephritis).
- Umfassende anamnestische Angaben, insbesondere zu klinischen Beschwerden, Blutdruck, Nierenfunktion, Nierengröße, Urinsediment, Proteinurie, Dauer bzw. Progredienz der Erkrankung; serologische Befunde.

Besonderheiten bei der Biopsie bei Transplantatnieren
Indikationen zur Nierenbiopsie bei Nierentransplantierten
- Abklärung Abstoßung (interstitiell/vaskulär).
- Calcineurininhibitor-Toxizität.
- Chronisches Transplantatversagen.
- Rekurrenz der Grunderkrankung.
- Protokollbiopsien.

Besonderheiten bei der Durchführung
- Patientenlagerung meist in Rückenlage.
- Punktion meist im Bereich des kranialen Nierenpols, in Abhängigkeit von der genauen anatomischen Lage.
- Darstellung der Gefäßstrukturen vor Punktion mittels Farbdoppler.
- Punktionstechnik und Kontraindikationen ansonsten ▸ oben.

KOMPLIKATIONEN
- Makrohämaturie.
- Perirenales Hämatom.
- Arteriovenöse Fistelung.

Diese Komplikationen sind insgesamt bei Beachtung der Kontraindikationen sehr selten, nur in Einzelfällen werden eine Erythrozytentransfusion oder eine Blasenspülung bei Tamponade notwendig. Eine eher als Spätkomplikation auftretende arteriovenöse Fistelung lässt sich zumeist mittels einer radiologischen Intervention (Platzierung von Coils) verschließen.

10.6.3 Diagnostisches Vorgehen bei Niereninsuffizienz ohne bekannte Ursache

Die außerordentlich heterogene Ätiologie der chronischen Niereninsuffizienz (▸ 10.2) erschwert die Differenzialdiagnose.

Zu Eingrenzung der Ursache sind zunächst 2 prinzipielle Fragen zu beantworten:
- Akutes oder chronisches Problem?
- Prärenales, renales, oder postrenales Problem?

Diese 2 prinzipiellen Fragen lassen sich zumeist durch eine gezielte Anamneseerhebung, das Heranziehen vorhandener und ggf. schon älterer Laborbefunde und die körperliche Untersuchung beantworten. Je nach Ergebnis wird dann eine weiterführende, spezifische Diagnostik eingeleitet.

Prärenales Nierenversagen wird meist im Rahmen eines Akutgeschehens auftreten (Hypovolämie, Exsikkose, Blutungsschock, Sepsis, Trauma), streng genommen muss man aber auch die häufige Nierenarterienstenose dazuzählen, die unbehandelt in eine chronische Niereninsuffizienz mündet. Die Diagnose lässt sich in aller Regel klinisch in Verbindung mit der Anamnese stellen, mit Ausnahme der Nierenarterienstenose, für deren Diagnosestellung bildgebende Verfahren benötigt werden.

Postrenales Nierenversagen kann sich akut (Harnleitersteine) wie chronisch (angeboren; Refluxnephropathie; Prostatahyperplasie; Retroperitonealfibrose) manifestieren. Neben der Klinik (Flankenschmerz? Prall gefüllte Harnblase?) ist die sonographische Diagnostik hier beweisend.

Renales Nierenversagen ist die eigentliche Domäne der Nephrologie, hierunter subsummieren sich die spezifischen Nierenerkrankungen (Glomerulonephritiden etc., ▸ 10.2). Um diese weiter abzuklären, bedarf es der weiterführenden diagnostischen Maßnahmen, zumeist auch der feingeweblichen Untersuchung (▸ 10.6.2).

10.6.4 Begleitende Diagnostik

Spezifisch nephrologische Diagnostik ▶ 1.
Die begleitende Diagnostik der chronischen Niereninsuffizienz ist so weit gefächert wie ihre Ätiologie.
Die wichtigsten Untersuchungen, die natürlich nicht alle parallel zum Einsatz kommen sollen, sondern sich aus bestimmten anamnestischen und klinischen Hinweisen ergeben, sind:
- **Blutuntersuchungen:** Blutbild (renale Anämie? Thrombozytämie oder -penie?) inkl. Fragmentozyten (HUS!), Elektrolyte inkl. $Ca^{2+} \times PO_4$-Produkt, Retentionswerte mit GFR-Kalkulation, LDH und Haptoglobin (Hämolyse?), Eiweiß/Albumin, C-reaktives Protein, Lipidparameter (Nephrotisches Syndrom!), Glukosestoffwechsel, Eiweißelektrophorese (Paraproteinämie?), Eisenstatus mit Transferrinsättigung.
- **Urinuntersuchungen:** Urinsediment inkl. Erythrozytenmorphologie (Akanthozyten!), (Mikro-)Albuminurie, Bence-Jones-Proteinurie bei spez. Verdacht, Albumin-/Kreatinin-Ratio.
- **Serologische Untersuchungen:** ANAs, ANCAs, Anti-Basalmembran-AKs bei V. a. rapid progrediente Glomerulonephritis (RPGN), CMV-Status, Hanta-Virus.
- **Hormondiagnostik:** Vitamin D, Parathormon, Erythropoetin, Renin-/Aldosteron-Quotienten.
- **Bildgebende Verfahren:** Sonographie mit farbkodierter Duplexsonographie (FKDS) der Nierenarterien, CT, MRT, Ausscheidungsurographie (selten), Nativ-Röntgen (kalkdichte Strukturen bei Uro-TBC oder Nephrolithiasis).
- **Blutdruckmessung:** Praxismessung, ambulante 24h-RR-Messung.
- **Erfassung von Endorganschäden:** Augenhintergrund (Gefäßveränderungen?), EKG, Echokardiographie (Herzhypertrophie, Septumdicke?).
- **Kardiologische Diagnostik:** EKG, Echokardiographie, Belastungs-EKG, Koronarangiographie, Langzeit-EKG.
- **Neurologische Diagnostik:** Nervenleitgeschwindigkeit (Polyneuropathie?).

10.7 Komplikationen

Die chronische Niereninsuffizienz zählt zu den schwersten und komplikationsträchtigsten Erkrankungen im internistischen Spektrum. Die Komplikationen der chronischen Niereninsuffizienz hängen wie die klinischen Symptome vom Stadium und auch von der auslösenden Ursache der Nierenerkrankung ab. So treten kardiovaskuläre Erkrankungen z. B. besonders häufig bei Pat. mit diabetischer Nephropathie auf. Und schließlich kann die Therapie der Grunderkrankung erhebliche Risiken beinhalten, z. B. die Immunsuppression bei immunologischen Erkrankungen.

> ⚠ **LEBENSBEDROHLICHE AKUTKOMPLIKATIONEN**
> - Überwässerung mit der Gefahr des Lungenödems.
> - Klinik: Dyspnoe bis Orthopnoe, feuchte Rasselgeräusche über der Lunge, Pleuraerguss, gestaute Halsvenen, periphere Ödeme.
> - Hyperkaliämie mit Gefahr der Asystolie. Klinik: Evtl. Muskelschmerzen und Krämpfe, Adynamie, im EKG hohe spitze T-Wellen. Insbesondere seit der Renaissance der Aldosteron-Antagonisten zur Behandlung der chronischen Herzinsuffizienz treten.

> Hyperkaliämie-Notfälle bei Patienten mit chronischer Niereninsuffizienz massiv gehäuft auf.
> - Hypokaliämie (z.B. nach hoch dosierten Schleifendiuretika) mit Gefahr des Kammerflimmerns. Klinik: Unspezifisch.
> - Hyponatriämie durch Hyperhydratation oder nach hoch dosierten Schleifendiuretika. Klinik: Verwirrtheitszustände bis hin zum Koma (Gefahr der pontinen Myelolyse).
> ! Hypokaliämie und Hyponatriämie sind insbesondere ein Problem der Diuretikatherapie mit sequenzieller Tubulusblockade (Schleifendiuretikum + Thiaziddiuretikum kombiniert).
> - Metabolische Azidose. Klinik: Unspezifisch, Übelkeit, Adynamie, tiefe Atmung.

10.7.1 Allgemeine Komplikationen bei nachlassender Nierenfunktion

KARDIOVASKULÄRES RISIKO

Hauptkomplikation bei nachlassender Nierenfunktion ist die Zunahme der kardiovaskulären Erkrankungen und Mortalität aufgrund einer akzelerierten Arteriosklerose. Allgemein gilt, dass jegliche Form der Nierenerkrankung mit einem erhöhten kardiovaskulären Risiko einhergeht, abhängig – d.h. umgekehrt proportional – zur Nierenfunktion. Dieser Effekt ist schon ab den frühesten Stadien der Nierenerkrankungen nachzuweisen (▸ 10.7.4).

RENALE ANÄMIE

Die renale Anämie resultiert aus einer nachlassenden Erythropoetinsynthese. Damit ist etwa ab Nierenerkrankung Stadium 3 zu rechnen, mit großer interindividueller Streuung. Insbesondere Pat. mit polyzystischer Nierendegeneration entwickeln erst relativ spät eine renale Anämie. Kardiovaskuläre Folgen der renalen Anämie ▸ 10.7.4.

SEKUNDÄRER HYPERPARATHYREOIDISMUS (sHPT) MIT FRAKTURRISIKO

Der sHPT tritt als Folge einer nachlassenden renalen Vitamin-D-Hydroxylierung auf. Während man einen Rückgang der $1,25\text{-}(OH)_2$-Vitamin-D-Bildung schon ab Nierenerkrankung Stadium 2 messen kann, wirkt sich dies erst im Stadium 4/5 messbar auf die Parathormonbildung im Sinne eines sHPT aus. Folgen des sHPT sind vielfältig; im Vordergrund stehen Effekte auf den Knochenstoffwechsel mit Knochensubstanzverlust (Effekte des sHPT auf kardiovaskuläre Erkrankungen ▸ 10.7.4).

Durch den sekundären Hyperparathyreoidismus entwickelt sich v.a. im Stadium 5 der Nierenerkrankungen ein Substanzdefekt der Knochen im Sinne einer Osteoporose, oft auch begleitet von einer Osteomalazie. Dadurch steigt das Frakturrisiko erheblich. Gleichzeitig kommt es im Zusammenhang mit dem meist erhöhten $Ca^{2+} \times PO_4$-Produkt zu einer akzelerierten Arteriosklerose im Sinne einer Mönckeberg'schen Mediasklerose (▸ 10.7.4).

IMMUNDEFIZIENZ UND TUMORRISIKO

Jede weiter fortgeschrittene Nierenerkrankung (etwa ab Stadium 4) geht mit einer allgemeinen Immundefizienz einher, d.h. Pat. sind allgemein anfälliger für Infektionskrankheiten. Möglicherweise ist auch das allgemein erhöhte Tumorrisiko von Pat. mit fortgeschrittener Nierenerkrankungen in diesem Zusammenhang zu sehen.

Polyneuropathie und ZNS

Insbesondere Pat. an Hämodialyse leiden häufig unter einer Polyneuropathie, die zumeist die untere Extremität betrifft. Wiederum sind Pat. mit Diabetes mellitus besonders stark betroffen. Dies äußert sich als Sensibilitätsstörung, aber auch als Hyperalgesie und z. B. „Brennen der Fußsohlen", und als motorische Unruhe („restless legs syndrome").

Ebenfalls klagen Pat. im Stadium 4/5 der Nierenerkrankung über ein Nachlassen der Konzentrationsfähigkeit und der allgemeinen intellektuellen Leistungsfähigkeit, sowie allgemeine Müdigkeit. Paradoxerweise werden gleichzeitig oft Schlafstörungen genannt.

Malnutrition

Ab Stadium 4 sollte regelmäßig das Gewicht und die Verteilung der Muskelmasse kontrolliert werden, da es zu einem fortschreitenden Muskelabbau kommt. Auch hier sind Pat. mit Diabetes mellitus besonders stark betroffen, die auch nach Einleitung einer Nierenersatztherapie lange Zeit benötigen, verloren gegangene Substanz wieder aufzubauen.

Amenorrhoe und Fertilität

Frauen mit Nierenerkrankung Stadium 5 erleben oft eine Amenorrhoe verbunden mit Infertilität. Dies ist mit einer Verbesserung der Entgiftung, wie sie z. B. nach erfolgreicher Nierentransplantation eintritt, wieder reversibel.

10.7.2 Komplikationen häufiger Grunderkrankungen

Komplikationen bei Diabetes mellitus

- „Diabetisches Spätsyndrom" mit allen Folgeschäden wie Retinopathie, Neuropathie, diabetischer Fuß, koronare Herzkrankheit, Kreislaufdysregulation, Magenentleerungsstörung.
- Hypo- und Hyperglykämie.
- Metabolische Azidose.
- Koma.

Komplikationen bei arterieller Hypertonie

- Herzhypertrophie.
- Herzinsuffizienz.
- Akutes Linksherzversagen mit Lungenödem.
- Apoplex.
- Hypertensive Retinopathie („Fundus hypertonicus").
- Akzelerierte Arteriosklerose mit koronarer Herzkrankheit.

Komplikationen bei systemischen, ANCA-positiven Vaskulitiden, SLE, Kollagenosen

- Allgemeinsymptomatik mit Abgeschlagenheit, Schwäche, Appetitlosigkeit.
- Arthritische („rheumatische") Beschwerden.
- Lungenbeteiligung (bronchitische Beschwerden bis hin zu Hämoptysen und Lungenversagen, Asthma bronchiale bei Churg-Strauss-Syndrom).
- Hautveränderungen.

- ZNS-Beteiligung (buntes Bild).
- HNO-Beteiligung („chronischer Schnupfen" bei M. Wegener).

KOMPLIKATIONEN BEI POLYZYSTISCHER NIERENERKRANKUNG
- Zerebrale Blutung aus Hirnbasisaneurysmen.
- Zysteneinblutung und -infektion.
- Intestinale Beschwerden durch Verdrängung.

KOMPLIKATIONEN BEI SARKOIDOSE
- Symptome und Komplikationen in Abhängigkeit der befallenen Regionen.
- Hyperkalzämie mit entsprechenden Nebenwirkungen.

KOMPLIKATIONEN BEI MULTIPLEM MYELOM
- Knochenbefall mit Schmerzen und Instabilität.
- Hyperkalzämie mit entsprechenden Nebenwirkungen.
- Anämie.
- Immuninkompetenz.
- Zeichen der konsumierenden Erkrankung.

KOMPLIKATIONEN BEI AMYLOIDOSE
Herzinsuffizienz bei kardialer Beteiligung (sehr schlechte Prognose).

KOMPLIKATIONEN BEI M. FABRY
- Herzinsuffizienz bei kardialer Beteiligung.
- Hyperalgesie.

KOMPLIKATIONEN BEI HARNSÄURENEPHROPATHIE
- Arthritis („Podagra": Befall des Großzehengrundgelenks).
- Gichttophi.
- Uratsteine.

10.7.3 Komplikationen durch Therapiemaßnahmen

KOMPLIKATIONEN BEI IMMUNSUPPRESSION
- Infektionen mit opportunistischen Keimen im Rahmen der Immuninkompetenz, Sepsis.
- Infertilität bzw. Gefahr der Fruchtschädigung.
- Malignomentstehung.
- Knochenmarksdepression.

KOMPLIKATIONEN BEI DIURETIKATHERAPIE
- Elektrolytverschiebung (Thiazide und Schleifendiuretika: Hyponatriämie und Hypokaliämie; Gefahr von zentralnervösen bzw. Rhythmusstörungen).
- Exsikkose mit Gefahr eines akuten prärenalen Nierenversagens auf dem Boden eines chronischen Nierenversagens.
- Harnsäureerhöhung mit Risiko eines Gichtanfalls.
- Entstehung eines Diabetes mellitus Typ II (Thiazid-Diuretika).

Komplikationen bei antihypertensiver Therapie
- Hypotension (Schwindel).
- Hyperkaliämie mit Rhythmusstörungen und Krämpfen (Renin-Angiotensin-System-Inhibitoren).
- Bradykarde Rhythmusstörungen (β-Blocker, Verapamil-ähnliche Ca^{2+}-Antagonisten.

Komplikationen bei lipidsenkender Therapie
- Rhabdomyolyse (v. a. bei Kombination Statin + Fibrat!).
- Leberenzymerhöhung (bei Absetzen reversibel).

Komplikationen bei nicht-steroidalen Antiphlogistika
- Gefahr eines akuten Nierenversagens auf dem Boden eines chronischen Nierenversagens.
- Chronisches Nierenversagen durch chronisch interstitielle Nephritis.
- Gastritis bzw. gastrointestinale Blutung.

Komplikationen bei Vitamin-D-Therapie
- Hyperkalzämie.
- Adyname Knochenerkrankung bei übermäßiger PTH-Suppression.
- Akzelerierte Arteriosklerose durch erhöhtes $Ca^{2+} \times PO_4$-Produkt.

10.7.4 Kardiovaskuläres Risiko bei chronischer Niereninsuffizienz

Zusammenhang GFR und kardiovaskuläre Erkrankungen

Patienten mit einer auch nur leicht eingeschränkten Nierenfunktion sind in hohem Maße von kardiovaskulären Komplikationen bedroht; mit zunehmender Einschränkung wächst auch das kardiovaskuläre Risiko überproportional an (▶ Abb. 10.3).

Dies betrifft auch Patienten nach erfolgreicher Nierentransplantation, die ihre kardiovaskuläre Beeinträchtigung mit in die Zeit nach der Transplantation übernehmen; so ist der häufigste Grund für ein Transplantatversagen der Tod des Empfängers.

Bereits im Stadium 1 einer Nierenerkrankung nimmt das kardiovaskuläre Risiko erheblich zu und steigt mit abnehmender GFR kontinuierlich weiter an.

Das Phänomen, dass nur relativ wenige der vielen nierenkranken Patienten terminal niereninsuffizient werden und dialysiert werden müssen, könnte mit der bereits in früheren Stadien eingetretenen kardiovaskulären Letalität zusammenhängen: Die Patienten versterben, bevor sie fortgeschrittenere Stadien der Niereninsuffizienz erreichen. Aus dem United States Renal Data System (USRDS) geht für Dialysepatienten ein Risiko von 60 % hervor, an einer Herzerkrankung zu sterben. Davon versterben 13 % plötzlich.

Ereignisrate [%]

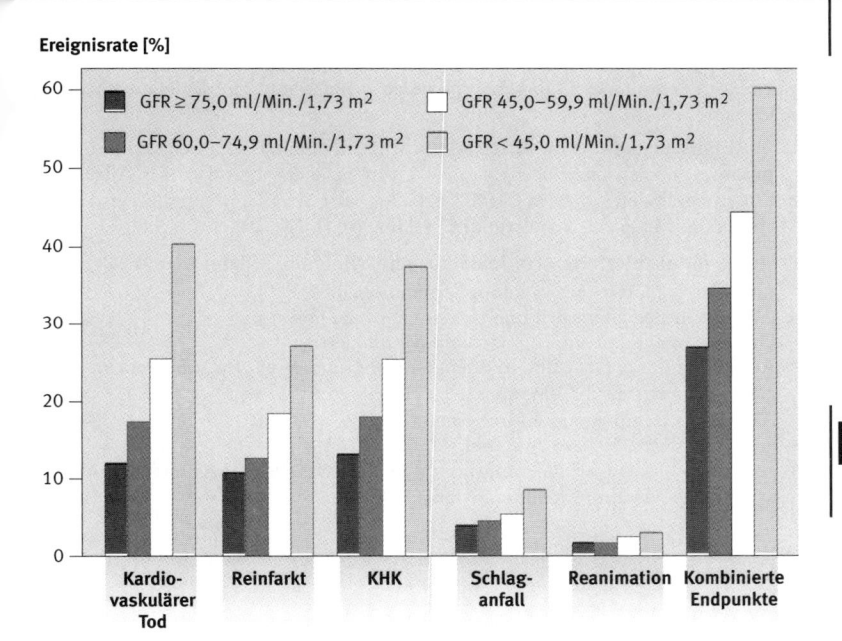

Abb. 10.3 Zusammenhang zwischen kardiovaskulären Erkrankungen und der GFR [Anavekar 2004]

ATHEROSKLEROSE VERSUS ARTERIOSKLEROSE

Pathophysiologie

Die Pathophysiologie der Atherosklerose bei niereninsuffizienten Patienten wird teilweise von denselben Mechanismen unterhalten wie bei nicht niereninsuffizienten Patienten: Arterielle Hypertonie, Fettstoffwechselstörungen, Diabetes mellitus, allgemeine Risikofaktoren.

Zusätzlich kommen eine Reihe spezifischer Faktoren bei den niereninsuffizienten Patienten zum Tragen, die zu einem anderen Typus arteriosklerotischer Läsionen beitragen (▶ Abb. 10.4).

Patienten mit Nierenerkrankungen weisen eine vorzeitige („akzelerierte") Arteriosklerose auf, ein Zusammenhang, der schon vor über 30 Jahren festgestellt wurde [Linder 1974]. Dies ist von einer deutlich erhöhten Inzidenz an kardiovaskulären Erkrankungen begleitet, und in der

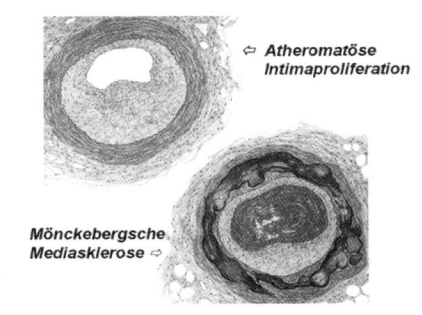

Abb. 10.4 Mönckeberg-Mediasklerose versus atheromatöse Gefäßveränderung

10 Chronische Niereninsuffizienz

Tat stellt die kardiovaskuläre Mortalität die Haupttodesursache der Patienten mit chronischer Niereninsuffizienz dar. Die Beziehung Nierenerkrankungen – kardiovaskuläre Erkrankungen gilt schon ab einem frühen Stadium der Niereninsuffizienz.

Dabei unterscheidet sich die Arteriosklerose des Urämikers deutlich von der Atheromatose, d. h. den fettreichen Plaques, die man überwiegend in der Allgemeinbevölkerung findet. So wird beim Urämiker vorrangig der Verkalkungstyp der Mönckeberg-Mediasklerose gefunden (▶ Abb. 10.4).

Faktoren für akzelerierte Arteriosklerose bei Niereninsuffizienz
- Erhöhter oxidativer Stress und Inflammation.
- Anämie als Begleiterscheinung chronischer Niereninsuffizienz.
- Dyslipoproteinämie und Lipoprotein-Modifizierung.
- Akkumulation von asymmetrischem Dimethyl-L-Arginin (ADMA), einem endogenen Hemmer der NO-Synthase.
- Aktiviertes Renin-Angiotensin-System.
- Gestörter Ca^{2+}/PO_4-Stoffwechsel.
- Fehlen von Anti-Kalzifizierungsfaktoren: Fetuin-A (α_2-Heremans-Schmid-Glykoprotein); Metalloproteinasen-Mangel.

- Reactive Oxygen Species
- Anämie, Eisen
- Asymmetric Dimethyl Arginine
- Dyslipoproteinämie
- Lipoprotein-Modifizierung
- Aktiviertes Renin-Angiotensin-System
- Ca^{++}/PO_4-Stoffwechsel
- Fetuin, DMP-Mangel

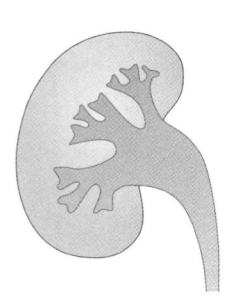

Risikofaktoren

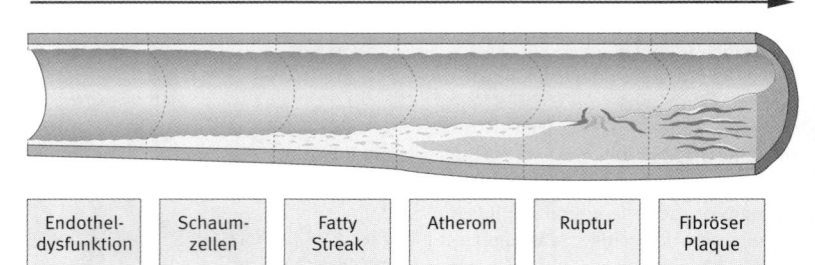

| Endotheldysfunktion | Schaumzellen | Fatty Streak | Atherom | Ruptur | Fibröser Plaque |

Abb. 10.5 Spezifische Risikofaktoren für akzelerierte Arteriosklerose bei chronischer Niereninsuffizienz

Zusammenhang renale Anämie und kardiovaskuläre Erkrankungen
Therapie der renalen Anämie ▶ 10.8.3.

Auftreten der renalen Anämie
Mit einer renalen Anämie ist ab Nierenerkrankung Stadium 3 zu rechnen, wobei in den Stadien der mäßigen Niereninsuffizienz Patienten mit Diabetes mellitus in einem höheren Prozentsatz eine Anämie entwickeln als Patienten ohne Diabetes mellitus.

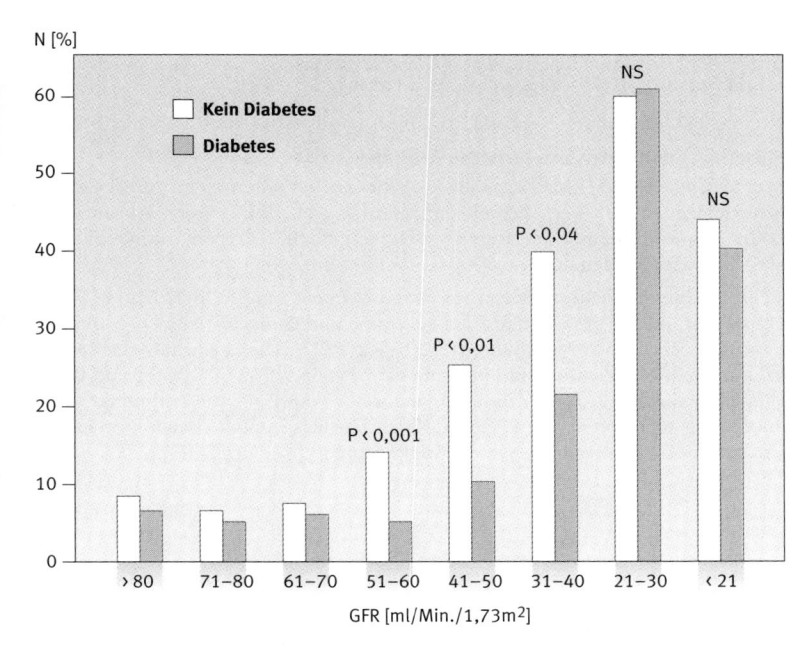

Abb. 10.6 Korrelation von GFR und Anämie bei Patienten mit und ohne Diabetes mellitus (NHANES III Registerdaten) [Astor 2002]

Allgemeine Begleiterscheinungen der renalen Anämie
Die mit chronischer Niereninsuffizienz vergesellschaftete Adynamie der Patienten ist unter anderem auf die renale Anämie zurückzuführen. Korrektur der Anämie durch ESF (Erythropoese stimulierende Faktoren, ▶ 10.8.3) trägt erheblich zur Verbesserung der Lebensqualität der Patienten mit chronischer Niereninsuffizienz bei.

Kardiovaskuläre Begleiterscheinungen der renalen Anämie
Die Anämie als Begleiterscheinung chronischer Niereninsuffizienz ist mit Herzhypertrophie und erhöhter kardiovaskulärer Letalität assoziiert. Auch bei Patienten ohne bekannte KHK – aber auch mit manifester KHK, z.B. nach perkutanen koronaren Interventionen – erhöht eine Anämie die Letalität drastisch. Zusätzlich spielt die häufig die Anämie begleitende Eisensubstitution möglicherweise eine pathogenetisch wichtige Rolle. So findet sich bei Dialysepatienten eine positive Korrelation zwischen der intravenösen Eisentherapie, Markern für oxidativen Stress, und der Intima-Media-Dicke als Parameter der Arteriosklerose.

ZUSAMMENHANG SEKUNDÄRER HYPERPARATHYREOIDISMUS UND KARDIOVASKULÄRE ERKRANKUNGEN

Auftreten des sekundären Hyperparathyreoidismus

Mit abnehmender GFR kommt es zu einer Abnahme der renalen Hydroxylierung des aktiven Vitamin D_3, also zu einem Mangel an $1,25(OH)_2$-Cholecalciferol. Klinisch relevant wird dieser Mangel etwa ab Nierenerkrankung Stadium 3 (▶ Abb. 10.7).

Infolgedessen kommt es zu einem Anstieg der Parathormon-Sekretion, etwa ab Nierenerkrankung Stadium 3–4 (▶ Abb. 10.7).

Eine klinisch relevante Retention von Phosphat und eine Erhöhung des $Ca^{2+} \times PO_4$-Produkts werden erst ab Nierenerkrankung Stadium 4–5 beobachtet.

Wichtige Faktoren, die zum sekundären Hyperparathyreoidismus führen ▶ Abb. 10.8.

Pathophysiologie der akzelerierten Arteriosklerose

Neuere Studien legen nahe, dass die ausgeprägte Verkalkungstendenz der großen und kleinen Gefäße bei Niereninsuffizienz (▶ Abb. 10.4) über Störungen im $Ca^{2+} \times PO_4$-Stoffwechsel im Rahmen des sekundären Hyperparathyreoidismus (sHPT) erklärt werden kann.

Schon ab einer Niereninsuffizienz Stadium 3 treten Störungen im Vitamin-D-Stoffwechsel auf, die zur gesteigerten PTH-Sekretion und damit $Ca^{2+} \times PO_4$-Mobilisation aus Knochen und Darm führen [Martinez 1997]. Übersteigt das $Ca^{2+} \times PO_4$-Produkt die Löslichkeit im Blut, kommt es zur Präzipitation in Gewebe und Gefäßwänden. Dabei hängt die Präzipitation nicht nur vom $Ca^{2+} \times PO_4$-Produkt alleine ab, sondern auch von der Anwesenheit Kalzifizierungs-inhibitorischer Proteine, wie dem Fetuin-A (α_2-Heremans-Schmid-Glykoprotein) [Ketteler 2003].

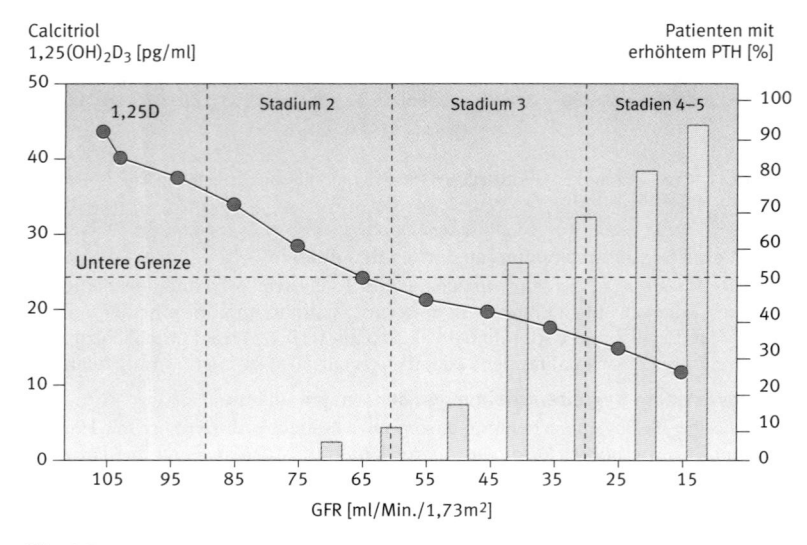

Abb. 10.7 Stadien der Niereninsuffizienz in Relation zum Vitamin-D-Mangel und zur Entwicklung des sekundären Hyperparathyreoidismus (sHPT)

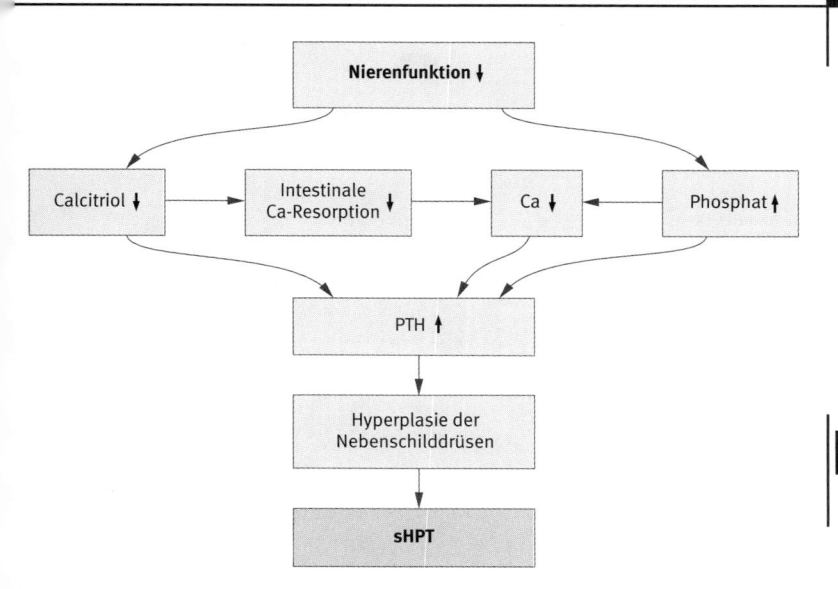

Abb. 10.8 Pathogenese des sekundären Hyperparathyreoidismus

Paradigmenwechsel in der Therapie des sekundären Hyperparathyreoidismus
Diese Erkenntnisse warfen ein neues Licht auf die Behandlung des sHPT (▸ 10.8.4) mit Vitamin D. Im vergangenen Jahrzehnt erfolgte die Vitamin-D-Substitution der Patienten mit chronischer Niereninsuffizienz in erster Linie mit Blick auf den gestörten Knochenstoffwechsel, wie er im Rahmen der unzureichenden renalen Calcidiol-Hydroxylierung und des daraus resultierenden sekundären sHPT auftritt.

Diese Problematik nimmt zwar weiterhin einen zentralen Aspekt in der Versorgung der Dialysepatienten ein. Es wurde aber erkannt, dass aktives, d.h. 1,25-hydroxyliertes Vitamin D, in diesem Kontext eine zweischneidige Rolle spielt: Einerseits wirkt es günstig auf die Entstehung und den Fortbestand des sHPT und reduziert Parathormonspiegel, andererseits kann es zu einer unerwünschten Erhöhung des $Ca^{2+} \times PO_4$-Produkts und somit zur akzelerierten Arteriosklerose beitragen.

Trotz teilweise unerwünschter Effekte des aktiven Vitamin D kann aber in Hinblick auf die vielfältigen Funktionen des Vitamin-D-Systems nicht gänzlich auf eine Substitution verzichtet werden.

10 Chronische Niereninsuffizienz

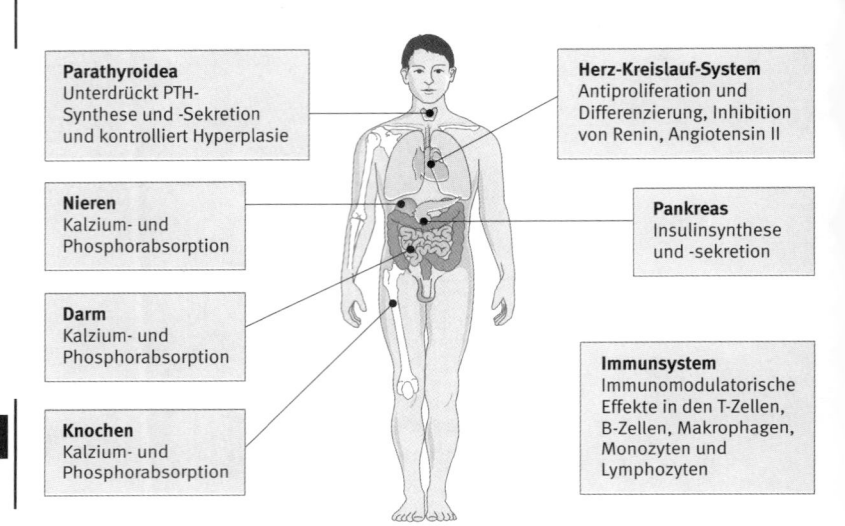

Parathyroidea
Unterdrückt PTH-Synthese und -Sekretion und kontrolliert Hyperplasie

Herz-Kreislauf-System
Antiproliferation und Differenzierung, Inhibition von Renin, Angiotensin II

Nieren
Kalzium- und Phosphorabsorption

Pankreas
Insulinsynthese und -sekretion

Darm
Kalzium- und Phosphorabsorption

Knochen
Kalzium- und Phosphorabsorption

Immunsystem
Immunomodulatorische Effekte in den T-Zellen, B-Zellen, Makrophagen, Monozyten und Lymphozyten

Abb. 10.9 Effekte von aktiviertem Vitamin D [nach Brown 1999]

Tab. 10.3 Paradigmenwechsel in der Therapie von sHPT / $Ca^{2+} \times PO_4$-Haushalt [nach Moe 2004]

Frühere Therapie	Heute empfohlene Therapie
Aggressive PTH-Suppression	Vorsicht vor Übersuppression; Rolle neuer PTH-Assays?
Hoch dosiert aktives Vitamin D	Selektiverer Einsatz von aktivem Vitamin D, möglicherweise mit neuen Vitamin-D-Analoga
Hoch dosiert kalziumhaltige Phosphatbinder	Vermeidung hoch dosierter kalziumhaltiger Phosphatbinder
$Ca^{2+} \times PO_4$-Produkt ≤ akzeptabel	$Ca^{2+} \times PO_4$-Produkt < 55 zur Reduzierung der extraskelettalen Kalzifikation
Wenig Beachtung des 25-(OH)-Vitamin-D-Status	Erkenntnis, dass 25-(OH)-Vitamin-D-Mangel häufig ist

Literatur

Anavekar NS, McMurray JJV, Velazquez EJ, Solomon SD, Kober L, Rouleau JL, White HD, Nordlander R, Maggioni A, Dickstein K, Zelenkofske S, Leimberger JD, Califf RM, Pfeffer MA: Relation between Renal Dysfunction and Cardiovascular Outcomes after Myocardial Infarction. The New England Journal of Medicine 2004; 351:1285–1295.

Astor BC: Arch Int Med 2002; 162:1401.

Brown AJ, Dusso A, Slatopolsky E: Vitamin D. Am J Physiol 1999; 277:F157–F175.

Drueke T, Witko-Sarsat V, Massy Z, Descamps-Latscha B, Guerin AP, Marchais SJ, Gausson V, London GM: Iron therapy, advanced oxidation protein products, and carotid artery intima-media thickness in end-stage renal disease. Circulation 2002; 106:2212–2217.

Eknoyan G, Lameire N, Barsoum R, Eckardt KU, Levin A, Levin N, Locatelli F, MacLeod A, Vanholder R, Walker R, Wang H: The burden of kidney disease: Improving global outcomes. Kidney Int 2004; 66:1310–1314.

Foley RN, Murray AM, Li S, Herzog CA, McBean AM, Eggers PW, Collins AJ: Chronic kidney disease and the risk for cardiovascular disease, renal replacement, and death in the United States Medicare population, 1998 to 1999. J Am Soc Nephrol 2005; 16:489–495.

Galle J: Atherosclerosis and arteriitis: implications for therapy of cardiovascular disease. Herz 2004; 29:4–11.

Go AS, Chertow GM, Fan D, McCulloch CE, Hsu Cy: Chronic Kidney Disease and the Risks of Death, Cardiovascular Events, and Hospitalization. N Engl J Med 2004; 351:1296–1305.

Goodman WG, London G, Amann K, Block GA, Giachelli C, Hruska KA, Ketteler M, Levin A, Massy Z, McCarron DA, Raggi P, Shanahan CM, Yorioka N: Vascular calcification in chronic kidney disease. Am J Kidney Dis 2004; 43:572–579.

Grabensee B: Significance of renal biopsy for nephrology. Dtsch Med Wochenschr 2005; 130:2012–2016.

Herzog CA, Ma JZ, Collins AJ: Comparative survival of dialysis patients in the United States after coronary angioplasty, coronary artery stenting, and coronary artery bypass surgery and impact of diabetes. Circulation 2002; 106:2207–2211.

Hillege HL, Fidler V, Diercks GF, van Gilst WH, De Zeeuw D, van Veldhuisen DJ, Gans RO, Janssen WM, Grobbee DE, de Jong PE: Urinary albumin excretion predicts cardiovascular and noncardiovascular mortality in general population. Circulation 2002; 106:1777–1782.

Hogg RJ, Furth S, Lemley KV, Portman R, Schwartz GJ, Coresh J, Balk E, Lau J, Levin A, Kausz AT, Eknoyan G, Levey AS: National Kidney Foundation's Kidney Disease Outcomes Quality Initiative clinical practice guidelines for chronic kidney disease in children and adolescents: evaluation, classification, and stratification. Pediatrics 2003; 111:1416–1421.

Ibsen H, Olsen MH, Wachtell K, Borch-Johnsen K, Lindholm LH, Mogensen CE, Dahlof B, Devereux RB, de Faire U, Fyhrquist F, Julius S, Kjeldsen SE, Lederballe-Pedersen O, Nieminen MS, Omvik P, Oparil S, Wan Y: Reduction in Albuminuria Translates to Reduction in Cardiovascular Events in Hypertensive Patients: Losartan Intervention for Endpoint Reduction in Hypertension Study. Hypertension 2005; 45:198–202.

K/DOQI clinical practice guidelines for chronic kidney disease: evaluation, classification, and stratification. AmJ Kidney Dis 2002; 39:S1–266.

Ketteler M, Bongartz P, Westenfeld R, Wildberger JE, Mahnken AH, Bohm R, Metzger T, Wanner C, Jahnen-Dechent W, Floege J: Association of low fetuin-A (AHSG) concentrations in serum with cardiovascular mortality in patients on dialysis: a cross-sectional study. Lancet 2003; 361:827–833.

Levey AS, Bosch JP, Lewis JB, Greene T, Rogers N, Roth D: A more accurate method to estimate glomerular filtration rate from serum creatinine: a new prediction equation. Modification of Diet in Renal Disease Study Group. Ann Intern Med 1999; 130:461–470.

Levey AS, Coresh J, Balk E, Kausz AT, Levin A, Steffes MW, Hogg RJ, Perrone RD, Lau J, Eknoyan G: National Kidney Foundation Practice Guidelines for Chronic Kidney Disease: Evaluation, Classification, and Stratification. Ann Intern Med 2003; 139:137–147.

Levin A, Singer J, Thompson CR, Ross H, Lewis M: Prevalent left ventricular hypertrophy in the predialysis population: identifying opportunities for intervention. Am J Kidney Dis 1996; 27:347–354.

Li YC, Kong J, Wei M, Chen ZF, Liu SQ, Cao LP: 1,25-Dihydroxyvitamin D3 is a negative endocrine regulator of the renin-angiotensin system. J Clin Invest 2002; 110:229–238.

Lindner A, Charra B, Sherrard DJ, Scribner BH: Accelerated atherosclerosis in prolonged maintenance hemodialysis. N Engl J Med 1974; 290:697–701.

Martinez I, Saracho R, Montenegro J, Llach F: The importance of dietary calcium and phosphorous in the secondary hyperparathyroidism of patients with early renal failure. Am J Kidney Dis 1997; 29:496–502.

Meguid El Nahas A, Bello AK: Chronic kidney disease: the global challenge. The Lancet 2005; 365:331–340.

Moe SM, Drueke TB: A bridge to improving healthcare outcomes and quality of life. Am J Kidney Dis 2004; 43:552–557.

Pereira AA, Sarnak MJ: Anemia as a risk factor for cardiovascular disease. Kidney Int 2003; SupplS32–S39.
Reinecke H, Trey T, Wellmann J, Heidrich J, Fobker M, Wichter T, Walter M, Breithardt G, Schaefer RM: Haemoglobin-related mortality in patients undergoing percutaneous coronary interventions. Eur Heart J 2003; 24:2142–2150.
Shemesh O, Golbetz H, Kriss JP, Myers BD: Limitations of creatinine as a filtration marker in glomerulopathic patients. Kidney Int 1985; 28:830–838.
USRDS 2004 annual data report. Am J Kidney Dis 2005; 45:8–280.

Internet

http://www.nephron.com/mdrd/default.html

10.8 Therapie der Komplikationen und Begleiterkrankungen

10.8.1 Antihypertensive Therapie bei chronischer Niereninsuffizienz

URSACHEN DER ARTERIELLEN HYPERTONIE BEI CKD

60 bis 95 % aller Patienten mit chronischer Niereninsuffizienz (Chronic kidney disease = CKD) weisen zusätzlich zu ihrer Nierenerkrankung eine arterielle Hypertonie auf. Die Prävalenz der arteriellen Hypertonie in dieser Patientenpopulation hängt dabei von der noch bestehenden Nierenfunktion, also vom Grad der Niereninsuffizienz ab. Inzidenz und Pathogenese unterscheiden sich in Abhängigkeit von Art und Dauer verschiedener Nierenerkrankungen [Adamczak 2002, Buckalew 1996]. Zunehmend häufiger wird auch eine arterielle Hypertonie als einzige diagnostizierbare Ursache einer Nierenerkrankung identifiziert.

Bei akut auftretender Nierenfunktionsverschlechterung beruht eine begleitende arterielle Hypertonie vor allem auf einer vermehrten Flüssigkeitsretention auf dem Boden einer verminderten Natriumexkretion, kenntlich an einem supprimierten Renin-Angiotensin-Aldosteron-System (RAAS) sowie einer vermehrten Bildung von atrialem natriuretischem Peptid (ANP). Bei Gefäßerkrankungen und insbesondere Vaskulitiden findet man dagegen häufiger eine ischämisch bedingte Aktivierung des RAAS ohne deutliche Flüssigkeitseinlagerungen. Im Stadium der chronischen Niereninsuffizienz kommt es über diverse Mechanismen zu einer Erhöhung des Blutdrucks. Hierzu zählen:

- Eine verminderte Natriumexkretion.
- Eine vermehrte Aktivierung des RAAS, z.B. durch regionale Ischämien durch Vernarbungen des Parenchyms.
- Eine verstärkte Aktivität des sympathischen Nervensystems, unter anderem vermittelt durch renale Afferenzen.
- Eine erhöhte intrazelluläre Kalziumkonzentration, bedingt durch den begleitenden sekundären Hyperparathyreoidismus.
- Eine medikamentös induzierte arterielle Hypertonie, insbesondere durch Verabreichung von Erythropoese-stimulierenden Agenzien (ESA).
- Eine verminderte endotheliale Vasodilatation durch verminderte Bildung von Stickstoffmonoxid (NO) und vermehrten oxidativen Stress.
- Eine gesteigerte Sklerosierung der Tunica media in arteriellen Widerstandsgefäßen mit entsprechend vermehrter Steifigkeit der Gefäßwand.

Ziele der antihypertensiven Therapie bei CKD

✓ **Die Behandlung der arteriellen Hypertonie bei Patienten mit CKD ist aus zwei Gründen von besonderer Wichtigkeit:**
- Die arterielle Hypertonie ist, neben der Nierenerkrankung per se, der wichtigste kardiovaskuläre Risikofaktor in dieser Patientengruppe.
- Für die Krankheitsprogression nahezu jeder Form der Nierenerkrankung, insbesondere aber bei bestehender Proteinurie, wurde die arterielle Hypertonie als Risikofaktor aufgezeigt.

Alle größeren nephrologischen und hypertensiologischen Fachgesellschaften haben in ihren Leitlinien Stellung zu den Zielwerten einer antihypertensiven Therapie bei chronisch Nierenerkrankten bezogen. Folgende beispielhafte Richtwerte werden aktuell (Stand Mai 2006) angegeben:
- Zielblutdruck < 130/80 mmHg für alle CKD-Patienten.
[National Kidney Foundation K/DOQI-Clinical Practice Guidelines, 2004]; [„The seventh report of the Joint National Committee on prevention, detection, evaluation and treatment of high blood pressure", JNC VII, 2003].
- Zielblutdruck < 130/80 mmHg für alle CKD-Patienten, niedrigerer Zielwert für Patienten mit diabetischer Nephropathie und Proteinurie > 1 g/d.
[European Society of hypertension – Clinical Practice Guidelines, 2003].
- Zielblutdruck < 130/80 mmHg für alle CKD-Patienten, < 120/75 mmHg für Patienten mit Proteinurie > 1 g/d.
[Deutsche Hochdruck-Liga, 2003].

Blutdruckmessung zur Steuerung der antihypertensiven Therapie

Grundsätzlich muss die antihypertensive Therapie an das jeweils aktuelle Blutdruckniveau adaptiert werden. Drei verschiedene Vorgehensweisen zur Ermittlung des Blutdrucks:
- Gelegenheitsblutdruckmessung in der Praxis des betreuenden Arztes (am häufigsten).
- Automatisierte 24h-Blutdruckmessung (ABDM).
- Durch den Patienten selbst gemessene Blutdruckwerte.

Manschettengröße
Jede Blutdruckmessung erfordert die Verwendung der richtigen Manschettengröße in Bezug auf die Stärke des Oberarmes. Nach den Leitlinien der Hochdruckliga empfehlen sich folgende Manschettengrößen (Breite × Länge des aufblasbaren Manschettenteiles):
- Oberarmumfang < 24 cm: 10 × 18 cm.
- Oberarmumfang 24–32 cm: 12–13 × 24 cm.
- Oberarmumfang 33–41 cm: 15 × 30 cm.
- Oberarmumfang > 42 cm: 18 × 36 cm.

Ambulante Gelegenheitsmessung
Eine Blutdruckmessung sollte nach 5 Minuten Ruhe in einem stillen Raum durchgeführt werden. Körperliche oder seelische Belastungen sowie vorheriger Alkohol- und Nikotinkonsum sind zu vermeiden. Die erste Messung sollte grundsätzlich an beiden Armen erfolgen, bei signifikanten Blutdruckunterschieden > 10 mmHg in

Folge dann jeweils am Arm mit den höheren Werten. Gemessen wird jeweils am sitzenden Patienten in der Mitte des Oberarmes auf Herzhöhe.
Bei der ambulanten Gelegenheitsmessung in der Praxis sind folgende Punkte zu beachten, um valide Messergebnisse zu erlangen:
- Verwendung von validierten vollautomatischen oszillometrischen Systemen oder Quecksilber-Sphygmomanometern.
- Zwischen aufeinander folgenden Messungen mindestens 1 Minute verstreichen lassen.
- Bestimmung der Korotkow-Geräusche (Phasen I und V) auf 2 mmHg genau, kein Runden.

Blutdruckselbstmessung durch den Patienten
Auch die Blutdruckselbstmessung durch den Patienten erfordert die Beachtung einiger Punkte:
- Vor Beginn der Selbstmessung Unterweisung des Patienten, z. B. in einem strukturierten Schulungsprogramm.
- Verwendung nur von validierten Selbstmessgeräten (z. B. mit dem Prüfsiegel der DHL, Zusammenstellung unter http://www.paritaet.org/RR-Liga/gstext.htm).
- Gelegentliche, z. B. jährliche Kontrolle des Selbstmessgerätes durch Vergleichsmessungen in der Praxis.
- Messungen möglichst immer zu einem vergleichbaren Zeitpunkt jeweils vor Einnahme der Mahlzeit sowie der blutdrucksenkenden Medikation.
- Bei Handgelenk-Messgeräten auf die Messung auf Herzhöhe achten.

> **!** Keine validierten Daten und Normwerte im Direktvergleich zwischen Oberarm- und Handgelenk-Messgeräten!

Ambulante 24-h-Blutdruckmessung
Die ambulante 24-h-Blutdruckmessung (ABDM) stellt aktuell den Goldstandard zur Beurteilung der Blutdruckeinstellung dar. Sie erlaubt die genaue Klassifizierung der arteriellen Hypertonie, den Nachweis einer Praxishypertonie sowie die Beurteilung einer gestörten Tag-Nacht-Rhythmik, wie sie beim Nierenerkrankten ausgesprochen häufig auftritt. Weiterhin kommt diesem Verfahren eine höhere prognostische Bedeutung bezüglich des Auftretens von sekundären Hypertoniefolgen, insbesondere der linksventrikulären Hypertrophie, zu. Mindestens 20 Messungen tagsüber sowie 12 Messungen in der Nachtphase müssen dokumentiert werden. Die Messung sollte an einem regulären Werktag erfolgen und die Protokollierung von Tätigkeiten, Mahlzeiten und körperlichen Belastungen beinhalten.

Weiterführende Diagnostik
Bei primärer arterieller Hypertonie
Nach Erstdiagnose einer arteriellen Hypertonie sowie in regelmäßigen ein- bis zweijährlichen Abständen empfiehlt sich eine weiterführende Diagnostik zur frühen Detektion von Folgeerkrankungen der Hypertonie. Hierzu zählen:
- Eine Echokardiographie zur Beurteilung einer linksventrikulären Hypertrophie, der linksventrikulären systolischen und diastolischen Funktion, der Klappen zum Ausschluss von Vitien sowie zum Vorhandensein bzw. zum Ausmaß regionaler Wandbewegungsstörungen.

10.8 Therapie der Komplikationen und Begleiterkrankungen

- Eine Fundoskopie zur Detektion sekundärer Schäden am Augenhintergrund, insbesondere bei diastolischen RR-Werten über 110 mmHg oder beim Verdacht auf eine maligne Hypertonie.
- Eine weiterführende Gefäßdiagnostik (farbkodierte Duplexsonographie der Karotiden inklusive Bestimmung der Intima-Media-Dicke, dopplersonographische Kontrolle der arteriellen Perfusion der Beine; Ergometrie).
- Mini-Mental-State-Test zur Diagnostik einer (vaskulären) Demenz.

Bei Verdacht auf sekundäre Hypertonie

Auch bei bereits niereninsuffizienten Patienten sind folgende Indikationen zur weiterführenden Diagnostik anerkannt:
- Plötzlicher Beginn einer arteriellen Hypertonie bei zuvor dokumentierter Normotonie.
- Schlechte Einstellbarkeit einer arteriellen Hypertonie (z.B. Anzahl der Medikamente > 3; außerordentlich hohe Dosierungen notwendig).
- Plötzliche Verschlechterung eines zuvor suffizient eingestellten Hypertonus.
- Nicht kongruente Anamnese oder Befunde in Bezug auf den Schweregrad einer Hypertonie (Alter, körperliche Untersuchungsbefunde, Augenhintergrund, sekundäre Folgeschäden).

Eine Non-Adhärenz mit den nicht-medikamentösen und medikamentösen Therapiemaßnahmen sollte zuvor ausgeschlossen werden. Häufige Ursachen einer sekundären Hypertonie sowie die anwendbaren diagnostischen Maßnahmen ▶ Tab. 10.4.

Tab. 10.4 Häufige Ursachen einer sekundären Hypertonie sowie anwendbare diagnostische Maßnahmen

Ursachen	Weiterführende Diagnostik
Renovaskuläre Hypertonie	Duplexsonographie, DSA, CT-/MR-Angiographie
Phäochromozytom	Metanephrine im 24h-Sammelurin; Bildgebung
Hyperaldosteronismus	Aldosteron-/Renin-Quotient, Salzbelastungstest, Bildgebung
Glukokortikoid-Exzess	Dexamethason-Hemmtest, weiterführende endokrinologische Diagnostik, Bildgebung
Hyperthyreose	TSH, Autoantikörper, Sonographie
Hyperparathyreoidismus	iPTH
Schlafapnoe-Syndrom	Polysomnographie
Aortenisthmus-Stenose	RR im Seitenvergleich, DSA, CT-/MR-Angiographie

Ausschluss einer Nierenarterienstenose

✓ Wichtig bei niereninsuffizienten Patienten: Der Ausschluss einer begleitenden Nierenarterienstenose zusätzlich zu der renalen Grunderkrankung, da in ausgesuchten Fällen eine radiologische oder operative Intervention einer weiteren Verschlechterung der renalen Restfunktion vorbeugen kann.

Klinische Hinweise auf eine Nierenarterienstenose [Voiculescu 2006]:
- Alter bei Erstmanifestation einer Hypertonie < 30 bzw. > 55 Jahre.
- Abrupte Erstmanifestation einer Hypertonie.
- Rascher Verlauf, mangelhafte Einstellbarkeit (Bedarf > 3 Antihypertensiva).

10 Chronische Niereninsuffizienz

- Maligne Hypertonie, ausgeprägte hypertensive Retinopathie, ausgeprägte linksventrikuläre Hypertrophie.
- Periumbilikale Strömungsgeräusche.
- Größendifferente Nieren in einem bildgebenden Verfahren.
- „Flash"-Lungenödem.
- Akutes Nierenversagen auf die Gabe eines ACE-Hemmers/AT1-Rezeptor-Antagonisten.
- Nachweis einer generalisierten Vasosklerose oder von Risikofaktoren für eine Vasosklerose.

Risiko-Score: Von der US-amerikanischen National Kidney Foundation wird in den K/DOQI-Richtlinien ein Score angegeben, der genutzt werden kann, um das Risiko für eine Nierenarterienstenose und die Notwendigkeit für eine weiterführende Diagnostik abzuschätzen. Dieser Score beruht auf den Daten einer niederländischen Arbeitsgruppe [Krijnen 1998] und beinhaltet neben Alter und Geschlecht den BMI, das Vorhandensein von abdominellen Strömungsgeräuschen, die Prävalenz vasosklerotischer Veränderungen sowie Serumkreatinin und Gesamtcholesterin. Ob dieser an einer relativ kleinen Anzahl an Patienten entwickelte Score ausreichend sensitiv und spezifisch zur Detektion von Patienten mit Nierenarterienstenosen ist, muss an größeren Kollektiven weiter untersucht werden.

Tab. 10.5 Weiterführende Diagnostik bei Patienten mit Verdacht auf Nierenarterienstenose

Methodik	Vorteile	Nachteile
Farbkodierte Duplexsonographie (FKDS)	Gleichzeitig Erfassung anatomischer und funktioneller Daten; Vorhersage des möglichen Erfolgs einer Intervention mittels Resistance-Index (RI); kein Kontrastmittelbedarf	Starke Abhängigkeit vom Untersucher; lange Untersuchungsdauer; deutliche Abhängigkeit von den Schallbedingungen
MR-Angiographie	Hohe Sensitivität und Spezifität; kein Bedarf an nephrotoxischem Kontrastmittel	Eingeschränkte Beurteilung von peripheren Läsionen im Bereich von Segmentarterien; Kosten
CT-Angiographie	Hohe Sensitivität und Spezifität	Bedarf an nephrotoxischem Kontrastmittel
Captopril-Szintigraphie	Recht hohe Sensitivität und Spezifität; kein Bedarf an nephrotoxischem Kontrastmittel	Keine Erfassung anatomischer Daten; kaum Daten bzgl. Sensitivität und Spezifität bei CKD Stadium 4 und 5; verminderte Aussagekraft bei eingeschränkter Nierenfunktion

Prognose bei Intervention

Eine Verbesserung der Hypertonie durch Eröffnung einer Nierenarterienstenose ist zu erwarten bei Patienten jünger als 65 Jahre mit hohen Blutdrücken (> 110 mmHg MAP) und kurzer Hypertoniedauer, einer Größe der betroffenen Niere über 9 cm mit Parenchym-Pyelon-Quotienten > 1, einer fibromuskulären Dysplasie, einer positiven Captopril-Szintigraphie sowie im FKDS einem Resistance-Index (RI) auf der stenosierten Seite < 0,55 bzw. von < 0,8 unabhängig von der Stenoseseite [Voilescu 2006].

10.8 Therapie der Komplikationen und Begleiterkrankungen

Eine Verbesserung der Nierenfunktion bei Intervention ist zu erwarten bei Nicht-Diabetikern mit rascher Verschlechterung der Nierenfunktion, mit einer hochgradigen Stenose mit verminderter Funktion in der Captopril-Szintigraphie sowie einem Resistance-Index (RI) < 0,8 unabhängig von der stenosierten Seite [Voilescu 2006].
Zur medikamentösen und invasiven Therapie von Nierenarterienstenosen ▶ 8.7.9.

NICHT-MEDIKAMENTÖSE THERAPIEMAßNAHMEN

Jede medikamentöse antihypertensive Therapie sollte prinzipiell von nicht-medikamentösen Maßnahmen begleitet werden. Hierzu zählen diätetische Maßnahmen, aber auch Änderungen des Lebensstils. Jeder hypertensive Patient sollte in dieser Hinsicht geschult werden, auch wenn die meisten der folgenden Maßnahmen nur an einer geringen Anzahl niereninsuffizienter Patienten erprobt worden sind.
- Empfohlen wird eine maximale tägliche Kochsalzaufnahme von < 6 g/d (entsprechend 100 mmol Natriumzufuhr). Eine Überwachung der täglichen Kochsalzaufnahme kann über die Natriumausscheidung im Urin erfolgen, die unter 140 mmol/d im 24h-Sammelurin liegen sollte. Die Reduktion der täglichen Natriumaufnahme ist weiterhin erforderlich, um das Ansprechen auf Antihypertensiva, insbesondere ACE-Inhibitoren und AT1-Rezeptor-Antagonisten, zu optimieren. Hinweise für den Patienten:
  - Fertignahrungsmittel und Konserven vermeiden, frische oder tiefgefrorene Nahrungsbestandteile bevorzugen.
  - Auf ein Nachsalzen bei Tisch generell verzichten (Salzstreuer oder Würzmittel sollen auf keinen Fall verwendet werden!).
  - Bei geschmacklicher Beeinträchtigung auf das Würzen mit Hilfe von frischen oder getrockneten Kräutern ausweichen.
  - Kochsalz-Ersatzstoffe enthalten häufig Kalium anstelle von Natrium und sollten ab CKD Stadium 3 nicht mehr eingesetzt werden.
- Empfohlen wird die Einhaltung einer Diät reich an Obst, Gemüse und Ballaststoffen sowie ungesättigten Fettsäuren. Dies entspricht der bekannten DASH-Diät („Dietary approach to stop hypertension"-Studie), die im Stadium 1 und 2 der CKD angewendet werden kann. Aufgrund des zu hohen Protein-, Kalium- und Phosphatgehaltes entspricht diese diätetische Behandlung aber nicht den Empfehlungen bezüglich der Stadien CKD 3 und 4. Auf eine Hyperkaliämie in Folge der verstärkten Zufuhr von Obst und Gemüse muss insbesondere bei stärker eingeschränkter Nierenfunktion sowie unter Therapie mit RAAS-beeinflussenden Substanzen geachtet werden.
- Bei Übergewicht: Einen BMI von ≤ 25 kg/m^2 anstreben.
- Nikotinabusus sofort beenden.
- Regelmäßige, möglichst tägliche, sportliche Betätigung mit einem moderaten Kraftaufwand über ca. 30 Min./d.
- Täglichen Alkoholkonsum reduzieren (maximal 2 Drinks bei Männern, 1 Drink bei Frauen).

GRUNDSÄTZE DER MEDIKAMENTÖSEN ANTIHYPERTENSIVEN THERAPIE

Die nationalen und internationalen Richtlinien schreiben für Patienten mit chronischer Niereninsuffizienz keine Besonderheiten bei der Durchführung der antihypertensiven Therapie vor. Grundsätzlich sollten folgende Punkte beachtet werden:
- Für alle Patienten mit einer chronisch verlaufenden renalen Erkrankung wird eine antihypertensive Therapie aufgrund ihres deutlich erhöhten kardiovaskulä-

ren Risikos empfohlen. Einzige Ausnahme sind nicht-diabetische Patienten mit einer Proteinurie < 1 g/d und einem mehrfach bestätigten Blutdruck < 130/85 mmHg.
- Um eine möglichst gute Patienten-Compliance zu erreichen, sollten unbedingt einfache Therapieschemata zur Anwendung kommen. Hierzu zählen langwirksame Präparate mit der Möglichkeit der täglichen Einmalgabe sowie fixe Kombinationspräparate.
- Bei nephrologischen Patienten gelingt selten eine suffiziente Hypertonie-Einstellung mit einer Monotherapie. Dementsprechend sollte schon zu Therapiebeginn, eventuell mit jeweils reduzierten Dosen, ein Kombinationspräparat eingesetzt werden.
- Die Therapie sollte mit niedrigen Dosen begonnen und dann unter stringenter Blutdruckkontrolle fortgeführt werden. Der Patient sollte hierzu in der Blutdruckselbstmessung und -protokollierung unterwiesen werden. Darauf hinweisen, dass ein Ansprechen auf die Medikation meist erst nach 2 bis 6 Wochen zu erwarten ist.
- Die Blutdruckeinstellung sollte im Langzeitverlauf in festen Intervallen (alle 3 bis 6 Monate) überprüft werden. Hierzu können bei geschulten Patienten die Protokolle der Blutdruckselbstmessung herangezogen werden, im Zweifelsfall sollte eine standardisierte ABDM durchgeführt werden. Dies gilt auch für die antihypertensive Therapie bei Dialysepatienten.
- Auch eine isolierte systolische Hypertonie stellt aufgrund der Senkung der kardiovaskulären Mortalität durch eine antihypertensive Therapie eine Therapieindikation dar.

Auswahl des initial einzusetzenden Antihypertensivums

Empfehlenswert ist eine differenzielle antihypertensive Therapie unter Berücksichtigung der Begleiterkrankungen, ▶ Tab. 10.6 und ▶ Abb. 8.2).
- Für zentral wirksame Antisympathotonika sowie periphere Alpha-blockierende Substanzen wurde bisher keine morbiditäts- und mortalitätssenkende Wirkung beschrieben. Sie sind deshalb als Monotherapeutika nicht zu empfehlen, in Kombination mit anderen First-line-Therapeutika allerdings einzusetzen, um das Therapieziel zu erreichen.

Tab. 10.6 Hypertensive Therapie unter Berücksichtigung der Begleiterkrankungen

Begleiterkrankung	Präferenzielle Initialtherapie
Linksventrikuläre Hypertrophie	ACE-Hemmer, Kalziumantagonisten
Bekannte KHK	Betablocker
Z. n. Myokardinfarkt	Betablocker und ACE-Hemmer
Chronische Herzinsuffizienz	Diuretika, ACE-Hemmer, Betablocker (Metoprolol, Carvedilol, Bisoprolol)
Diabetes mellitus Typ 1 und 2	ACE-Hemmer, AT1-Rezeptor-Antagonisten
COPD, Asthma bronchiale	ACE-Hemmer, AT1-Rezeptor-Antagonisten, Kalziumantagonisten
Benigne Prostatahyperplasie	Alpha-1-Blocker

- Postsynaptische Alpha-Blocker werden nach den Ergebnissen der ALLHAT-Studie aufgrund der häufigeren Entwicklung einer chronischen Herzinsuffizienz unter Doxazosin nicht mehr als Monotherapeutika empfohlen.

Ursachen erschwerter oder mangelhafter Einstellbarkeit
- Pseudotherapieresistenz bei Weißkittelhypertonie, ausgeprägter Mediasklerose, falscher Manschettengröße und Noncompliance.
- Unerkannte sekundäre Hypertonie.
- Unterdosierung der antihypertensiven Medikation, zu kurze Wirksamkeit bei Präparaten mit niedrigen Halbwertszeiten.
- Zu hohe Kochsalzzufuhr/ungenügende Diuretikadosis.
- Interaktion mit anderen Pharmaka (z. B. NSAR, ESA, orale Kontrazeptiva).
- Verschlechterung der Nierenfunktion.
- Begleitendes Schlafapnoe-Syndrom.

DOSIERUNG VON ANTIHYPERTENSIVA BEI CKD

Nahezu alle gängigen Antihypertensiva können auch bei der Behandlung niereninsuffizienter Patienten eingesetzt werden. Bei einigen Präparaten sind allerdings Besonderheiten zu beachten, ▸ Tab. 10.7. Der Tabelle liegen vor allem die Fachinformationen der Hersteller zu Grunde. Häufig wird die Nierenfunktion noch als Kreatininclearance angegeben, sinnvoller ist sicherlich die Dosisanpassung an die einfach zu berechnende eGFR („estimated" GFR) entsprechend der MDRD-Formel. Die Dosierungsangaben sind immer an den einzelnen Patienten, seine Blutdruckeinstellung sowie seine Begleiterkrankungen individuell anzupassen.

Antihypertensiva bei höhergradiger Niereninsuffizienz: Sehr häufig liegen wenige oder keine Erfahrungen vor. Dies gilt insbesondere für die Gruppe der ACE-Hemmer. In den Fachinformationen der Hersteller werden regelhaft keine ausreichenden Therapieempfehlungen für diese Patientengruppen abgegeben. Im Zweifelsfall die Therapie mit niedrigeren Tagesdosen beginnen und die Therapiesteuerung engmaschig an den zu erwartenden Nebenwirkungen ausrichten. Evtl. interaktive Dosierungshilfen für den individuellen Patienten in Anspruch nehmen. Umfassende deutschsprachige Website: www.dosing.de.

Antihypertensive Therapie beim dialysepflichtigen Patienten: Flüssigkeitszufuhr, Restausscheidung und Ultrafiltration sind in die Therapieschemata mit einzubeziehen. Häufig profitieren Hämodialysepatienten von einer langsamen und vorsichtigen Erniedrigung des Trockengewichtes, PD-Patienten von einer, eventuell auch nur intermittierenden, Erhöhung der Ultrafiltration durch den Einsatz höherprozentiger PD-Lösungen oder von Icodextrin. Patienten, die während der Hämodialyse zu hypotensiven Entgleisungen bis hin zu Synkopen neigen, profitieren von einem Aussetzen der Blutdruckmedikation an den Einnahmezeitpunkten unmittelbar vor der Hämodialyse bzw. von einer Pausierung der antihypertensiven Therapie an den Dialysetagen. Derartige Blutdruckentgleisungen treten häufig beim Einsatz von Kalziumkanalblockern und direkten Vasodilatatoren auf.

Tab. 10.7 Dosierung von Antihypertensiva bei niereninsuffizienten Patienten

Substanz	Dosierung [mg]					Bemerkungen zum Einsatz bei chronischer Niereninsuffizienz
	Initial	eGFR > 30 ml/Min. × m²KOF		eGFR < 30 ml/Min. × m² KOF	eGFR < 15 ml/Min. × m² KOF oder RRT	
		Erhaltung	Maximum	Erhaltung	Erhaltung	
Thiaziddiuretika						
Hydrochlorothiazid	12,5	12,5–25	50	n.i.	n.i.	Evtl. zusätzlich zu Schleifendiuretika bei sequenzieller Tubulusblockade; **Cave:** Hyponatriämie als NW v. a. von Xipamid in Kombination mit ACE-Inhibitoren
Indapamid	1,5	2,5	5	2,5	n.i.	
Chlortalidon	25	50	50	n.i.	n.i.	–
Schleifendiuretika						
Furosemid	40	40–500	500	40–500	40–500	2 ×/d zu dosieren wegen kompensatorisch erhöhter Na$^+$-Rückresorption
Torasemid	2,5–10	5–200	200	5–200	5–200	
Aldosteron-Antagonisten						
Spironolacton	25	50–100	200	n.i.	n.i.	**Cave:** Hyperkaliämie bei gleichzeitiger Therapie mit ACE-Hemmern oder AT1-Rezeptorantagonisten oder Therapiebeginn bei S-Kalium > 5,0 mmol/l
Eplerenon	25	12,5–50	50	n.i.	n.i.	
Kalium sparende Diuretika						
Amilorid	5	5	10	2,5	n.i.	**Cave:** Hyperkaliämie bei höhergradiger Niereninsuffizienz, v. a. bei Diabetes mellitus
Triamteren	25	25–150	150	n.i.	n.i.	

Tab. 10.7 Dosierung von Antihypertensiva bei niereninsuffizienten Patienten *(Forts.)*

Substanz	Dosierung [mg]					Bemerkungen zum Einsatz bei chronischer Niereninsuffizienz
	Initial	eGFR > 30 ml/Min. × m²KOF		eGFR < 30 ml/Min. × m² KOF	eGFR < 15 ml/Min. × m² KOF oder RRT	
		Erhaltung	Maximum	Erhaltung	Erhaltung	
Betablocker						
Atenolol	25	50–100	100	25–50	25	–
Bisoprolol	2,5	2,5–5	10	2,5–5	2,5–5	–
Carvedilol	12,5	25–50	50	25–50	25–50	–
Celiprolol	200	200–400	400	200–400	200–400	–
Metoprolol	50	50–200	200	50–200	50–200	–
Nebivolol	2,5	5	5	5	5	–
Propranolol	80	80–160	160	80–160	80–160	In Einzelfällen Verschlechterung der Nierenfunktion bei zuvor eingeschränkter GFR berichtet
ACE-Inhibitoren (ACE-I)						
Benazepril	2,5–10	10–20	40	10–20	5–10	–
Captopril	12,5–25	2 × 25–50	3 × 50	3 × 25	3 × 12,5	Tägliche Mehrfachgabe notwendig
Cilazapril	1,25	2,5	5	k.A.	k.A.	–
Enalapril	5–10	20	40	2,5–5	2,5	Tägliche Mehrfachgabe notwendig
Fosinopril	10	20	40	10–20	10–20	–
Lisinopril	2,5–5	10–20	40	5–20	5–10	–
Perindopril	2–4	4–8	8	2–4	k.A.	Bei RRT evtl. Erhöhung des Dosisintervalls
Quinapril	10	20	2 × 20	2,5–5	2,5	–
Ramipril	2,5	2,5–10	10	2,5–5	2,5	Evtl. tägliche Mehrfachgabe notwendig
Trandolapril	1	1–2	4	k.A.	k.A.	–

Tab. 10.7 Dosierung von Antihypertensiva bei niereninsuffizienten Patienten *(Forts.)*

Substanz	Dosierung [mg]					Bemerkungen zum Einsatz bei chronischer Niereninsuffizienz
	Initial	eGFR > 30 ml/Min. × m²KOF		eGFR < 30 ml/Min. × m² KOF	eGFR < 15 ml/Min. × m² KOF oder RRT	
		Erhaltung	Maximum	Erhaltung	Erhaltung	
AT1-Rezeptor-Antagonisten (ARB)						
Candesartan	4–8	8–32	32	8–32	8–32	–
Eprosartan	600	600	600	k.A.	k.A.	–
Irbesartan	75–150	150–300	300	150–300	150–300	–
Losartan	50	50–100	100	50–100	50–100	Tägliche Mehrfachgabe empfehlenswert
Olmesartan	10	10–20	40	10–20	k.A.	–
Telmisartan	20	40–80	80	20–40	20–40	–
Valsartan	40	80–160	320	80–160	k.A.	Tägliche Mehrfachgabe empfehlenswert
Kalziumkanalblocker – Nicht-Dihydropyridine						
Diltiazem	3 × 60	Nach Klinik	360	Bis 3 × 120	Bis 3 × 120	–
Verapamil	2 × 120	Nach Klinik	480	Nach Klinik	Nach Klinik	–
Kalziumkanalblocker – Dihydropyridine						
Amlodipin	5	5–10	10	5–10	5–10	–
Felodipin retardiert	5	5–10	10	5–10	5–10	–
Isradipin retardiert	2,5	5–10	10	5–10	5–10	–
Lacidipin	2	2–4	6	2–4	2–4	–
Lercanidipin	10	10–20	20	kA	kA	–
Manidipin	10	10–20	20	10–20	kA	–
Nicardipin retardiert	2 × 20	3 × 20	3 × 30	3 × 20	kA	Tägliche Mehrfachgabe notwendig
Nifedipin retardiert	30	30–60	60	30–60	30–60	–

Tab. 10.7 Dosierung von Antihypertensiva bei niereninsuffizienten Patienten *(Forts.)*

Substanz	Dosierung [mg]					Bemerkungen zum Einsatz bei chronischer Niereninsuffizienz
	Initial	eGFR > 30 ml/Min. × m²KOF		eGFR < 30 ml/Min. × m² KOF	eGFR < 15 ml/Min. × m² KOF oder RRT	
		Erhaltung	Maximum	Erhaltung	Erhaltung	
Alpha-Blocker und Vasodilatatoren						
Doxazosin	1	2–4	8	2–4	2–4	
Dihydralazin	25	50–100	100	50–100	50–100	Tägliche Mehrfachgabe notwendig
Minoxidil	5	5–40	100	5–40	5–40	Reservetherapeutikum! Immer kombinieren mit Beta-Blocker und Diuretikum
Urapidil	2 × 30	60–180	180	60–180	60–180	Tägliche Mehrfachgabe notwendig
Zentral wirkende Substanzen						
Clonidin	2 × 0,075	0,15–0,9	1,8–2,5	0,15–0,6	0,15–0,6	Tägliche Mehrfachgabe notwendig
Moxonidin	0,2	0,2–0,4	0,6	0,2–0,4	kA	
α-Methyldopa	125	250–750	750	125–375	125–375	

RRT= Nierenersatztherapie (Renal replacement therapy); n.i. = nicht indiziert, k.A. = keine Angabe
Wichtiger Hinweis: Die Daten wurden mit höchster Sorgfalt erstellt, was den Verordner aber nicht von der Verpflichtung entbindet, die entsprechende Dosierung vor Verabreichung nochmals zu überprüfen!

HOCH DOSIERTE UND KOMBINIERTE RAAS-HEMMUNG

Bereits in den klinischen K/DOQI-Leitlinien von 2002 wird Bezug genommen auf die kombinierte Therapie mit ACE-Inhibitoren und AT1-Rezeptorblocker (ARB) bei chronischen Nierenerkrankungen. Pathophysiologische Grundlage dieser Kombinationstherapie ist der fehlende Effekt von ACE-Hemmern auf die Angiotensin-II-Bildung durch gewebsständiges Angiotensin-Converting-Enzym (ACE) sowie unspezifische Chymasen. Somit ist davon auszugehen, dass bei einer Monotherapie mit ACE-Hemmern immer eine gewisse Menge an AT II gebildet wird und die Hemmung des RAAS nicht vollständig sein wird. Diesem Umstand kann begegnet werden, indem zusätzlich zur Hemmung des ACE eine Blockade des AT1-Rezeptors erfolgt [Wolf 2005, Doulton 2005].

Grundsätzlich wird empfohlen, Medikamente dieser beiden Stoffklassen in Dosen einzusetzen, die auch in randomisierten klinischen Studien eingesetzt worden sind. Die kombinierte Gabe von ACE-Hemmern mit ARB kann erfolgen bei:

- Mangelnder Effizienz der Blutdrucksenkung durch eine hoch dosierte Kombinationstherapie, die bereits eines der Präparate enthält.
- Mangelnde Hemmung der Proteinurie durch ein Präparat aus einer der beiden Gruppen.

Tab. 10.8 Kontrollintervalle bei Kombination von ACE-Hemmern mit AT1-Rezeptorblockern (ARB) bezüglich des Auftretens von Nebenwirkungen		
Ausgangswert	Intervall in der Titrationsphase	Intervall in der Erhaltungstherapie
Systolischer Blutdruck 120–129 mmHg	Alle 4–12 Wochen	Alle 6–12 Monate
eGFR ≥ 60 ml/Min.		
eGFR-Abfall seit Therapiebeginn ‹ 15 ml/Min.		
Serum-Kalium ≤ 4,5 mmol/l		
Systolischer Blutdruck 110–119 mmHg	Alle 2–4 Wochen	Alle 3–6 Monate
eGFR 30–59 ml/Min.		
eGFR-Abfall seit Therapiebeginn ‹ 15 ml/Min.		
Serum-Kalium 4,6–5,0 mmol/l		
Systolischer Blutdruck 110–119 mmHg	Alle 2–4 Wochen	Alle 1–3 Monate
eGFR 30–59 ml/Min.		
eGFR-Abfall seit Therapiebeginn 15–30 ml/Min.		
Serum-Kalium 4,6–5,0 mmol/l		
Systolischer Blutdruck ‹ 110 mmHg	Alle 1–2 Wochen	Alle 1–3 Monate
eGFR ‹ 30 ml/Min.		
eGFR-Abfall seit Therapiebeginn › 30 ml/Min.		
Serum-Kalium › 5,0 mmol/l		

Eine Kombinationstherapie sollte mit niedrigen Dosen beider Präparate begonnen werden. Die Dosissteigerung erfolgt individuell im Abstand von 2–8 Wochen, jeweils nach Beurteilung von Effizienz und Nebenwirkungen (▶ Tab. 10.8). Insbesondere achten auf eine mögliche Verschlechterung der Nierenfunktion und das Auftreten von hypotensiven Phasen, einer orthostatischen Dysregulation sowie einer Hyperkaliämie.

....
Literatur

Adamczak M, Zeier M, Dikow R, Ritz E: Kidney and hypertension. Kidney Int 2002; 61 Suppl 80:62.

Buckalew VM Jr., Berg RL, Wang SR, et al.: Prevalence of hypertension in 1,795 subjects with chronic renal disease: The Modification of Diet in Renal Disease Study baseline cohort. Am J Kidney Dis 1996; 28:811.

Chobanian AV, Bakris GL, Black HR, Cushman WC: The Seventh Report of the Joint National Committee on Prevention, Detection, Evaluation, and Treatment of High Blood Pressure: The JNC 7 Report. JAMA 2003; 289:2560.

Doulton TWR, He FJ, MacGregor GA: Systematic review of combined angiotensin-converting enzyme inhibition and angiotensin receptor blockade in hypertension. Hypertension 2005; 45:880.

2003 European Society of Hypertension – European Society of Cardiology guidelines for the management of arterial hypertension. J Hypertension 2003, 21:1011.

K/DOQI Clinical Practice Guidelines on Hypertension and antihypertensive agents in chronic kidney disease. Am J Kidney Dis 2004; 43:5(Suppl 1): S1.

Krijnen P, van Jaarsveld BC, Steyerberg EW, Man in 't Veld AJ, Schalekamp MA, Habbema JD: A clinical prediction rule for renal artery stenosis. Ann Intern Med 1998; 129:705.

Leitlinien für die Prävention, Erkennung, Diagnostik und Therapie der arteriellen Hypertonie der Deutschen Liga zur Bekämpfung des hohen Blutdruckes. AWMF Leitlinien-Register Nr. 46/01, http://leitlinien.net, zuletzt aktualisiert am 22.11.2003.

Voiculescu A, Grabensee B: Diagnostik, Therapie und Prognose von Nierenarterienstenosen. Med Klin 2006; 101, Suppl. 1: 153.

Wolf G, Ritz E: Combination therapy with ACE inhibitors and Angiotensin II receptor blockers to halt progression of chronic renal disease: Pathophysiology and indications. Kidney Int 2005; 67:799.

Internet

www.paritaet.org/RR-Liga/gstext.htm
www.dosing.de (Prof. W.E. Haefeli, Abteilung Innere Medizin IV, Pharmakologie, Universitätsklinikum Heidelberg).
http://leitlinien.net

10.8.2 Lipidsenkende Therapie

HYPERLIPOPROTEINÄMIE BEI CHRONISCHER NIERENINSUFFIZIENZ

Eine Störung des Lipidstoffwechsels ist eine häufige Begleiterscheinung der chronischen Niereninsuffizienz, meist besonders ausgeprägt bei Patienten mit nephrotischem Syndrom.

Komponenten der renal bedingten Dyslipidämien [Attmann 1993]:
- Erhöhung des Gesamtcholesterins.
- Erhöhung von VLDL und LDL sowie veränderte Zusammensetzung in Richtung von small-dense-LDL.
- Vermehrte Bildung von oxidiertem LDL.
- Erniedrigung von HDL und HDL2.
- Erhöhung der Apolipoproteine apoB, apoC-II und apoE.
- Leichte Verminderung der Apolipoproteine apoA-I und apoA-II.
- Variable Erhöhung der Triglyzeride.
- Erhöhung von Lipoprotein Lp(a).

Ursächlich für diese Verschiebungen im Lipoprotein-Spektrum sind unter anderem:
- Eine vermehrte hepatische Synthese von apoB-Lipoprotein durch Verminderung des kolloidosmotischen Drucks (besonders bei Hypalbuminämie).
- Ein verminderter Katabolismus von LDL und VLDL.
- Vermehrter oxidativer Stress mit konsekutiver Lipidoxidation bei fortschreitender Niereninsuffizienz.
- Renale Verluste von Regulatorproteinen des Lipidstoffwechsels bei Proteinurie (vor allem beim nephrotischen Syndrom).
- Verminderte Aktivität der Lipoprotein-Lipase sowie der hepatischen Triglycerid-Lipase bei höhergradiger CKD.
- Bei Niereninsuffizienz akkumulierende Inhibitoren der Lipoprotein-Lipase.

Zusätzlich zu den aufgeführten Veränderungen persistieren auch zum Teil ähnliche Dyslipidämien als Kennzeichen der jeweiligen Grunderkrankung, z. B. bei Patienten mit metabolischem Syndrom oder Diabetes mellitus.

10 Chronische Niereninsuffizienz

ZIELPARAMETER BEI DER THERAPIE VON DYSLIPIDÄMIEN BEI PATIENTEN MIT NIERENERKRANKUNGEN

STUDIENLAGE

Für die große Gruppe der Patienten mit CKD in den Stadien 1–4 liegen bis heute keine Daten aus randomisierten kontrollierten Studien vor, die einen Einfluss einer lipidsenkenden Therapie auf das kardiovaskuläre Risiko explizit beweisen. Allerdings ist nach den veröffentlichten Registry-Analysen davon auszugehen, dass die chronische Niereninsuffizienz als unabhängiger Risikofaktor sowohl für das Auftreten als auch für eine schlechtere Prognose kardiovaskulärer Erkrankungen anzusehen ist [Sarnak 2003, Muntner 2002, Shlipak 2005]. Post-hoc-Analysen und gepoolte Daten mehrerer randomisierter kontrollierter Studien von Patienten-Subgruppen mit CKD zeigen in der KHK-Sekundärprophylaxe eine Reduktion kardiovaskulärer Ereignisse sowie eine Verbesserung des Überlebens durch den Einsatz von Statinen [Tonelli 2004, Tonelli 2005].

Für Patienten mit CKD Stadium 5 und Typ-2-Diabetes liegen Daten aus der 4D-Studie [Wanner 2005], einer randomisierten kontrollierten Studie an über 1000 Patienten, vor. Hier fand sich, gemessen am kombinierten primären kardiovaskulären Endpunkt, kein signifikanter Nutzen einer Therapie mit 20 mg Atorvastatin über 4 Jahre. Die offiziellen Leitlinien der internationalen Fachgesellschaften berücksichtigen diese Studie bisher nicht. Aufgrund der Senkung der Inzidenz kardialer Ereignisse (sekundärer Endpunkt) wird aber häufig zumindest die Fortführung einer Statin-Therapie in der Sekundärprophylaxe auch für diese Population empfohlen.

Statine gelten weiterhin als Mittel der Wahl für die Therapie der Dyslipidämie bei nephrotischem Syndrom [Massy 1995]. In Kombination mit Gallensäure-bindenden Substanzen können Verminderungen des LDL-Cholesterins um bis zu 50 % erreicht werden. Der Stellenwert von Ezetimib bei Patienten mit nephrotischem Syndrom ist aktuell nicht bekannt.

Bezüglich des Einsatzes von anderen lipidsenkenden Medikamenten, insbesondere von Fibraten, liegen bei niereninsuffizienten Patienten keine Daten aus größeren randomisierten Studien vor. Weiterhin gibt es keine Hinweise dafür, dass die medikamentöse Senkung der Triglyceride zu einer Reduktion primärer kardiovaskulärer Endpunkte bei niereninsuffizienten Patienten führt.

Dennoch werden aufgrund der deutlich überhöhten kardiovaskulären Morbidität und Mortalität von nephrologischen Patienten in den NKF-K/DOQI®-Leitlinien (in Analogie zu Patienten ohne Einschränkung der Nierenfunktion) folgende Zielwerte empfohlen:
- LDL-Cholesterin < 100 mg/dl ($\cong$ < 2,6 mmol/l).
- Non-HDL-Cholesterin (Gesamtcholesterin – HDL-Cholesterin) < 130 mg/dl ($\cong$ < 3,36 mmol/l).
- Triglyceride < 200 mg/dl ($\cong$ < 2,26 mmol/l).

10.8 Therapie der Komplikationen und Begleiterkrankungen

Tab. 10.9 Therapieempfehlungen des NCEP (National Cholesterol Education Program) bei Hyperlipoproteinämien

Parameter	Therapieziel	Initialtherapie	Bei fehlendem Effekt der Initialtherapie
Triglyceride ≥ 500 mg/dl	< 500 mg/dl	LS-Veränderungen	+ Fibrat/Niacin
LDL-Chol 100–129 mg/dl	< 100 mg/dl	LS-Veränderungen	+ Niedrig dosiertes Statin
LDL-Chol > 130 mg/dl	< 100 mg/dl	LS-Veränderungen + niedrig dosiertes Statin	→ Statin in Maximaldosis
Triglyceride ≥ 200 mg/dl **und** Non-HDL-Chol ≥ 130 mg/dl	Non-HDL-Chol < 130 mg/dl	LS-Veränderungen + niedrig dosiertes Statin	→ Statin in Maximaldosis

Chol = Cholesterin; LS = Lebensstil

PLEIOTROPE EFFEKTE VON STATINEN BEI CKD

Zusätzlich zu den Effekten, die Statine durch die Hemmung der HMG-CoA-Reduktase und damit der Cholesterinbiosynthese entfalten, werden Wirkungen auf diverse andere Stoffwechselwege beschrieben, die unter dem Begriff „pleiotrope Effekte" zusammengefasst werden. In den meisten klinischen Outcome-Studien können diese nicht suffizient von den Wirkungen der Lipidsenkung getrennt werden. Große klinische Endpunktstudien fehlen völlig, Ergebnisse kleinerer Studien sind häufig nicht einheitlich.

Zu den pleiotropen Effekten werden gerechnet [Epstein 2005]:
- Verbesserung der endothelialen Dysfunktion.
- Verminderung der Wandsteifigkeit.
- Antiinflammation (Rückgang von hoch sensitivem CRP, oxidiertem LDL, Anstieg von Serum-Albumin).
- Antiproteinurischer Effekt bei vorbestehender Makro-/Mikroalbuminurie.

LEBENSSTILVERÄNDERUNGEN

Lebensstilveränderungen werden bei nahezu jeder Form der Dyslipidämie als Primärmaßnahme empfohlen. Hierzu zählen:
- Gewichtsreduktion (ausgenommen bei Dialysepatienten).
- Cholesterin- bzw. Triglycerid-reduzierte Diät: Niedriger Anteil gesättigter Fettsäuren, vermehrt poly- und monosaturierte Fettsäuren, reduzierte Gesamtfettzufuhr bis 35 % der Gesamtenergiezufuhr, Cholesterinzufuhr < 200 mg/d, Kohlenhydratanteil um 50–60 % der täglichen Energiezufuhr, Eiweißanteil um 15 % der täglichen Energiezufuhr, hoher Anteil an Ballaststoffen bis 30 g/d (entsprechend zum Beispiel einer typischen mediterranen Diät).
- Vermeidung größerer Mengen an Alkohol.
- Möglichst tägliches Trainingsprogramm.
- Vermeidung sonstiger kardiovaskulärer Risikofaktoren.

DOSIERUNG DER LIPIDSENKER BEI CKD

Grundsätzlich können die meisten Lipidsenker auch bei chronischen Nierenerkrankungen verabreicht werden, allerdings empfiehlt sich eine Anpassung der Dosierung an die renale Funktion (▶ Tab. 10.10). Zwar zeigen die Veröffentlichungen zu diesem Thema eine gute Verträglichkeit insbesondere der Statine, dennoch sind die Daten zur Arzneimittelsicherheit aufgrund der niedrigen Fallzahlen noch unzureichend. Vorsicht ist geboten bei einer Kombination von Statinen mit Fibraten sowie mit Calcineurin-Inhibitoren, hier sollten – nach sehr strenger Indikationsstellung – allenfalls Statine zum Einsatz kommen, die nicht oder nicht ausschließlich über Cytochrom P450 Typ 3A4 metabolisiert werden (z. B. Pravastatin oder Fluvastatin, höhergradige Evidenz zu diesem Aspekt liegt allerdings nicht vor). Sowohl für Statine als auch für Fibrate und die Kombinationen dieser beiden Substanzgruppen steigt das Nebenwirkungsrisiko mit zunehmender Nierenfunktionseinschränkung deutlich, dies gilt insbesondere für das Auftreten von Myopathien bis hin zu Rhabdomyolysen sowie für Veränderungen der Leberenzyme.

Tab. 10.10 Dosierung von Lipidsenkern bei niereninsuffizienten Patienten

Substanz	Dosierung [mg]					Bemerkungen zum Einsatz bei chronischer Niereninsuffizienz
	Initial	eGFR > 30 ml/Min. × m² KOF		eGFR < 30 ml/Min. × m² KOF	eGFR < 15 ml/Min. × m² KOF oder RRT	
		Erhaltung	Maximum	Erhaltung	Erhaltung	
HMG-CoA-Reduktase-Hemmer						
Atorvastatin	10	10–80	80	10–(80)	10–(80)	↑ Myopathie-Risiko bei verminderter GFR
Fluvastatin	40	40–80	80	40–80	40–80	
Lovastatin	10–20	10–80	80	10–(80)	10–(80)	↑ Myopathie-Risiko bei verminderter GFR
Pravastatin	10	10–40	40	10–40	10–40	
Simvastatin	10	10–80	80	10–(80)	10–(80)	↑ Myopathie-Risiko bei verminderter GFR
Cholesterin-Resorptionshemmer						
Ezetimib	10	10	10	10	10	
Fibrate						
Bezafibrat	200	200	200	200	200	Strenge Indikationsstellung bei ↓ GFR
Etofibrat	500	500	500	500 mg/2d	kA	Strenge Indikationsstellung bei ↓ GFR
Fenofibrat	200	100	200	100	100 mg/2d	Strenge Indikationsstellung bei ↓ GFR
Gemfibrozil	900	900	900	n.i.	n.i.	

Tab. 10.10 Dosierung von Lipidsenkern bei niereninsuffizienten Patienten *(Forts.)*

Substanz	Dosierung [mg]					Bemerkungen zum Einsatz bei chronischer Niereninsuffizienz
	Initial	eGFR > 30 ml/Min. × m²KOF		eGFR < 30 ml/Min. × m² KOF	eGFR < 15 ml/Min. × m² KOF oder RRT	
		Erhaltung	Maximum	Erhaltung	Erhaltung	
Nicotinsäure-Derivate						
Acipimox	2 × 250	250	250	250 mg/2d	kA	
Nicotinsäure	375	kA	kA	kA	kA	
Gallensäure-bindende Substanzen und Sonstige						
Colestyramin	2 × 4 mg	4–16	24	4–16	4–16	
Colestipol	5–10	5–30	5–30	5–30	5–30	
Omega-3-Fettsäure	1 g	1–4 g	4 g	kA	kA	

RRT= Nierenersatztherapie (Renal Replacement Therapy); n.i. = nicht indiziert, k.A. = keine Angabe
Wichtiger Hinweis: Die Daten wurden mit höchster Sorgfalt erstellt, was den Verordner aber nicht von der Verpflichtung entbindet, die entsprechende Dosierung vor Verabreichung nochmals zu überprüfen!

Literatur

Attman PO, Samuelsson O, Alaupovic P, et al.: Lipoprotein metabolism and renal failure. Am J Kidney Dis 1993; 21:573.
Epstein M, Campese VM: Pleiotropic effects of 3-hydroxy-3-methylglutaryl coenzyme a reductase inhibitors on renal function. Am J Kidney Dis 2005; 45:2.
K/DOQI Clinical Practice Guidelines for Managing Dyslipidemias in Chronic Kidney Disease. Am J Kidney Dis 2003, 41, Suppl 3: S1.
Massy ZA, Ma JZ, Louis TA, Kasiske BL: Lipid-lowering therapy in patients with renal disease. Kidney Int 1995; 48:188.
Muntner P, He J, Hamm L, et al.: Renal insufficiency and subsequent death resulting from cardiovascular disease in the United States. J Am Soc Nephrol 2002; 13:745.
Sarnak MJ, Levey AS, Schoolwerth AC, Coresh J: Kidney disease as a risk factor for development of cardiovascular disease: a statement from the American Heart Association Councils on Kidney in Cardiovascular Disease, High Blood Pressure Research, Clinical Cardiology, and Epidemiology and Prevention. Circulation 2003; 108:2154.
Shlipak MG, Sarnak MJ, Katz R, et al.: Cystatin C and the risk of death and cardiovascular events among elderly persons. N Engl J Med 2005; 352:2049.
Third report of the National Cholesterol Education Program (NCEP) Expert Panel on detection, evaluation, and treatment of high blood cholesterol in adults (Adult Treatment Panel III). Circulation 2002; 106:3143.
Tonelli M, Isles C, Curhan GC, et al.: Effect of pravastatin on cardiovascular events in people with chronic kidney disease. Circulation 2004; 110:1557.
Tonelli M, Keech A, Shepherd J, et al.: Effect of pravastatin in people with diabetes and chronic kidney disease. J Am Soc Nephrol 2005; 16:3748.
Wanner C, Krane V, Marz W, et al.: Atorvastatin in patients with type 2 diabetes mellitus undergoing hemodialysis. N Engl J Med 2005; 353:238.

10.8.3 Therapie der renalen Anämie

Einleitung und Therapierationale

Die Niere stellt die bei weitem größte Quelle für das physiologisch gebildete Erythropoetin dar. Verantwortlich für die Hormonproduktion sind interstitielle Fibroblasten im Bereich des inneren Kortex sowie der äußeren Medulla [Maxwell 1993]. Bei sich verschlechternder Nierenfunktion übernehmen auch Zellen im Bereich des äußeren Kortex die Hormonsynthese. Die Synthese und Freisetzung von Erythropoetin wird über die Gewebeoxygenierung reguliert, unter anderem spielt hierbei der so genannte Hypoxie-induzierbare Faktor (HIF) eine besondere Rolle [Zhu 2001].

Ein Großteil der Patienten mit chronischer Niereninsuffizienz weisen, auch in Abhängigkeit vom Grad der CKD, eine renale Anämie (▶ Abb. 10.10) auf. Diese ist in der Regel normozytär und normochrom. Die primäre Ursache für die renale Anämie ist in einem Mangel an Erythropoetin auf dem Boden einer abnehmenden Anzahl von interstitiellen Fibroblasten zu sehen. Allerdings weisen viele Patienten zusätzlich andere Ursachen einer Anämie (Eisenmangel, erhöhter Blutverlust, Inflammation, Endokrinopathien) auf, die ebenfalls beachtet werden müssen.

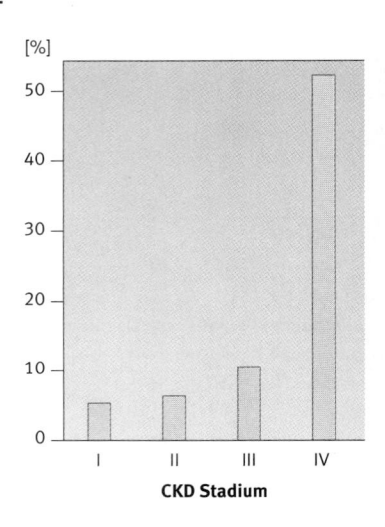

Abb. 10.10 Anämie-Prävalenz in Abhängigkeit vom Stadium der CKD; Daten der Third National Health and Nutrition Evaluation Study [nach Stevens 2006]

Die suffiziente Therapie der renalen Anämie ist nicht nur indiziert, um die für den Patienten subjektiv erlebten Folgen der chronischen Niereninsuffizienz (wie z.B. verminderte Belastbarkeit, Leistungsknick oder schnellere Ermüdbarkeit) zu behandeln. Vielmehr führt eine mangelhafte Anämietherapie zur Verschlechterung der Gewebeoxygenierung, einem erhöhten Herzzeitvolumen mit kompensatorisch sich ausbildender linksventrikulärer Hypertrophie und konsekutiver Herzinsuffizienz [Harnett 1995] sowie einer Verschlechterung der kognitiven Leistungsfähigkeit und einer Verschlechterung der Immunantwort. Entsprechend besteht ein direkter Zusammenhang mit Morbidität und Mortalität des renal erkrankten Patienten.

Mehrere Leitlinien von Fachgesellschaften haben sich mit der Therapie der renalen Anämie auseinandergesetzt, die folgenden Ausführungen beziehen sich insbesondere auf die K/DOQI-Leitlinien der US-amerikanischen NKF sowie die europäischen Best Practice-Guidelines der EDTA in ihrer aktuellsten Version.

Weiterführende Diagnostik bei renaler Anämie

Eine weiterführende Diagnostik einer chronischen Anämie wird bei nephrologischen Patienten empfohlen, wenn der Hb bei Männern sowie postmenopausalen

Frauen 12,0 g/dl, bei prämenopausalen Frauen und Jugendlichen 11,0 g/dl unterschreitet. Diese Empfehlung gilt unabhängig von Stadium und Ursache der Niereninsuffizienz sowie von der Notwendigkeit eines Nierenersatzverfahrens. Typischerweise wird eine renale Anämie bei einer GFR < 30 ml/Min. apparent [Thomas 2003].

✓ Auch Patienten in einem früheren Stadium der Niereninsuffizienz, vor allem Diabetiker, können eine behandlungsbedürftige Anämie aufweisen. Deshalb bei Diabetikern besonders darauf achten [Hörl 2003].

Vor allem bei Patienten, die noch kein Nierenersatzverfahren benötigen, wird die Anämiediagnostik und -therapie häufig zu spät initiiert. Nach K/DOQI sollte eine erste Anämiediagnostik bei Überschreiten eines Serumkreatinins von 2 mg/dl veranlasst werden. Von einer renalen Anämie ist immer dann auszugehen, wenn neben einer chronischen Niereninsuffizienz keine weitere Ursache detektiert werden kann. Die renale Anämie stellt eine Ausschlussdiagnose dar, allenfalls bei einer auffallend guten GFR über 60 ml/Min. und fortbestehender Anämie unklarer Ätiologie kann eine Messung des Plasma-Erythropoetins erforderlich sein, um die Diagnose zu sichern.

Vor Beginn einer antianämischen Therapie wird die Durchführung folgender Untersuchungen empfohlen:
- Hb (zur Feststellung des Ausmaßes der Anämie). Die Hämoglobin-Bestimmung ist ein unmittelbarer Messwert und robuster als die Bestimmung des Hämatokrits.
- MCV und MCH (zur Bestimmung des Typs der Anämie).
- Absolute Retikulozytenanzahl (zur Quantifizierung der erythropoetischen Aktivität).
- Serum-Eisen.
- Serum-Ferritin/Plasma-Ferritin (zur Quantifizierung des Speichereisens).
- Funktionelles (für die Erythropoese verfügbares) Speichereisen, gemessen am:
  – Anteil hypochromer Erythrozyten im Differenzial-Blutbild.
  – Hb-Gehalt der Retikulozyten.
  – Transferrin-Sättigung.
- C-reaktives Protein (zur Diagnostik und Quantifizierung einer Inflammation).

Nur in ausgewählten Fällen ist eine weiterführende Diagnostik indiziert:
- Bei Verdacht auf gastrointestinalen Blutverlust Haemoccult-Test.
- Bei makrozytärer Anämie Messung von Vitamin B_{12} und Folat.
- Bei Verdacht auf eine hämato-onkologische Erkrankung Differenzialblutbild, Serum- und Urinelektrophorese, evtl. Knochenmarkbiopsie, evtl. Hb-Elektrophorese.
- Bei Verdacht auf Hämolyse LDH, Haptoglobin, Bilirubin und Coombs-Testung.
- TSH zum Ausschluss einer Hypothyreose.

THERAPIEZIELE BEI RENALER ANÄMIE

Als Ziel-Hämoglobin unter Therapie mit Erythropoese-stimulierenden Medikamenten wird weiterhin ein Hb von 11–12 g/dl angegeben. Dies entspricht in etwa einem Hämatokrit von 33–36 %.

STUDIENLAGE

Für ein Hb < 11 g/dl konnte in mehreren Studien bei Patienten in den Stadien CKD 3–5 ein schlechteres Outcome gezeigt werden [Ma 1999], wobei die meisten dieser Veröffentlichungen nicht genügend statistisches Gewicht für eine suffiziente Analyse dieses Endpunktes aufwiesen. Eine messbare Verbesserung der Lebensqualität konnte ebenfalls erst für höhere Hb-Werte gezeigt werden.

Eine europäische (CREATE) und eine US-amerikanische Studie (CHOIR) an Patienten mit CKD Stadium III–IV belegen, dass eine Anhebung des Hb auf > 13,0 g/dl mit Hilfe von Epoietin Alfa oder Beta im Vergleich zu einem Hb von 10,5–11,5 g/dl keine Vorteile bewirkte, im Gegenteil kam es in CHOIR zum häufigeren Eintritt der Dialysepflicht, in CREATE traten vermehrt kardiovaskuläre Ereignisse (kombinierter Endpunkt Tod, Myokardinfarkt, Schlaganfall, Hospitalisierung wegen Herzinsuffizienz) in der Gruppe mit dem höheren Hb auf [Drüeke 2006].

Ein Anstieg des Hb über 12 g/dl war nicht mit einem messbaren Vorteil verbunden, für Patienten mit erhöhtem kardiovaskulären Risiko konnte in einer Metaanalyse sogar ein nachteiliger Effekt eines höheren Hb gezeigt werden [Volkova 2006].

Die oben angeführten Zielwerte können mit ESA nur bei ausreichend zur Verfügung stehendem Eisen erreicht werden. Die Beurteilung des Eisenstoffwechsel ist komplex und beinhaltet neben dem Serumeisen die im retikulo-endothelialen System verfügbare Menge an Speichereisen sowie an funktionellem Speichereisen (▶ Tab. 10.11).

Tab. 10.11 Zielparameter zur Steuerung der Eisensubstitution

Serum-Ferritin	200–500 µg/l
Hypochrome Erythrozyten	< 2,5–10 %
Transferrin-Sättigung	> 20–40 %
Hb-Gehalt der Retikulozyten (CHr)	> 29–35 pg

! Ferritin ist ein Akute-Phase-Protein und kann im Rahmen eines inflammatorischen Ereignisses um das Zwei- bis Vierfache seines Normalwertes ansteigen. Hierbei ändert sich die funktionelle Eisenspeicherkapazität nicht.

Die in der Tabelle (▶ Tab. 10.11) genannten Parameter sollten unter laufender ESA-Therapie im Abstand von drei Monaten überprüft werden. Nach durchgeführter Eisensubstitution sollte eine Bestimmung der Speichereisen-Parameter nach frühestens 7 Tagen (bei hoch dosierter Therapie nicht vor Ablauf von 14 Tagen) durchgeführt werden, um eine Beeinflussung der Messergebnisse durch die Substitution zu vermeiden.

ANÄMIETHERAPIE MIT ERYTHROPOESE-STIMULIERENDEN AGENZIEN (ESA)

Derzeit sind in der Bundesrepublik vier verschiedene Erythropoese-stimulierende Präparate zugelassen: Epoetin Alfa, Epoetin Beta und Darbepoetin und Epoetin Delta. Diese können in allen Stadien der Niereninsuffizienz eingesetzt werden. Epoetin Alfa ist in Europa seit Juni 2006 wieder für die subkutane Gabe zugelassen, allerdings unter Auflage einer Registerbeobachtung, nachdem es Ende der 1990er Jahre zu einer Häufung von immunologisch bedingten Aplasien der roten Zellreihe kam (pure red cell aplasia = PRCA, ▶ unten). Epoetin Beta sowie Darbepoetin können ohne Einschränkung sowohl subkutan als auch intravenös verabreicht werden.

Dosierung

Zu Beginn der Therapie wird der Einsatz folgender Dosen empfohlen:
- Epoetin Alfa, Beta und Delta intravenös: 120–180 U/kg KG/Woche, aufgeteilt in 2–3 wöchentliche Dosen.
- Epoetin Alfa, Beta und Delta subkutan: 80–120 U/kg KG/Woche, aufgeteilt in 2–3 wöchentliche Dosen.
- Darbepoetin intravenös oder subkutan: 0,6–0,9 µg/kg KG/Woche in ein- bis zweiwöchentlichen Intervallen.

In der **Initialphase** sollten Hb-Kontrollen im Abstand von 2 bis 4 Wochen erfolgen, angestrebt wird ein Hb-Anstieg von 1–2 g/dl pro Monat. Bei einem geringeren Anstieg wird eine Erhöhung der Wochendosis um 25 % empfohlen. Bei einem schnelleren Anstieg sollte die ESA-Therapie pausiert oder die Dosis zumindest um 50 % reduziert werden.

Während der **Erhaltungstherapie** werden Hb-Kontrollen im Abstand von 4 bis 8 Wochen durchgeführt. Änderungen des Hb um mehr als 1 g/dl werden mittels Dosiskorrekturen um jeweils 25 % korrigiert. Das Hb-Monitoring sollte häufiger als angegeben in Phasen interkurrenter Erkrankungen, die mit Anämien vergesellschaftet sind, erfolgen (insbesondere bei akuten Blutungen oder Infekten). Mehrere Veröffentlichungen konnten in den letzten Jahren zeigen, dass zumindest während der Erhaltungsphase einmal wöchentliche Gaben von höheren Dosen von Epoetin Alfa oder Beta bei vielen Patienten ähnlich wirksam sind wie dreimal wöchentliche Applikationen.

Applikation und Pharmakokinetik

Epoetin Alfa und Beta weisen bei subkutaner Applikation eine verlängerte Wirkdauer im Vergleich zur intravenösen Gabe auf, so dass konsekutiv die wöchentliche Dosis vermindert bzw. die Applikationsintervalle verlängert werden können. Dies ist insbesondere aus ökonomischen Gründen empfehlenswert, wird allerdings bei Hämodialysepatienten aufgrund der einfacheren Möglichkeit der i.v.-Gabe selten durchgeführt. Patienten in den CKD-Stadien 2–5 sowie PD-Patienten sollten in der subkutanen Selbstapplikation unterwiesen werden. Bei der Umstellung von der i.v.- auf die s.c.-Gabe sollte die Wochendosis um circa ein Drittel reduziert werden. Lokalen Reizerscheinungen im Bereich der subkutanen Einstichstellen kann mittels Einsatz dünnerer Nadeln, kleinerer Injektionsvolumina sowie mittels rotierenden Wechsels der Lokalisation begegnet werden.

Die intraperitoneale ESA-Verabreichung, die gelegentlich bei PD-Patienten durchgeführt wird, weist eine verminderte Bioverfügbarkeit (mit entsprechend höherem Dosisbedarf) sowie ein prinzipiell erhöhtes Peritonitis-Risiko auf und wird deshalb nicht empfohlen.

Unerwünschte Wirkungen

Die häufigste unerwünschte Wirkung einer Therapie mit einem ESA ist die Verschlechterung einer arteriellen Hypertonie, in einer Metaanalyse aus 47 Studien traten hypertensive Entgleisungen bzw. eine Verschlechterung der Blutdruckeinstellung bei bis zu 25 % der mit ESA therapierten Patienten auf [NKF-DOQI 2001].

Entsprechend empfehlen sich engmaschigere Blutdruckkontrollen vor allem in der Neueinstellungsphase. Eine erhöhte Inzidenz venöser Thrombosen, insbesondere im Bereich des Dialysezugangs, konnte bisher im Bereich empfohlener Hb-Werte nicht sicher aufgezeigt werden. Eine Erhöhung der Dosis der Antikoagulation (sowohl Heparine als auch orale Antikogulanzien) wird entsprechend nicht empfohlen.

Aplasien der roten Zellreihe (PRCA, pure red cell aplasia) mit damit einhergehendem Wirkungsverlust wurden erstmals gehäuft seit 1998 beobachtet. PRCA traten nahezu ausschließlich bei Patienten auf, die Epoetin Alfa subkutan anwendeten. Die meisten Patienten wurden zuvor 6–18 Monate lang mit demselben Präparat behandelt, bevor sich die PRCA entwickelte. Ursächlich für die hyporegeneratorische Anämie waren meist Erythropoetin-neutralisierende IgG-Autoantikörper, die zu einer Unterbrechung der Erythropoese auf der Ebene der Proerythroblasten führte. Es konnte gezeigt werden, dass ein Austreten von Polysorbat 80 aus dem Gummistopfen der Epoetin-Alfa-Fertigspritzen zu dieser Immunisierung führte. Seit Umstellung der Produktion sank die Zahl der PRCA-Fälle auf das vorbekannte Niveau. Allerdings sind auch ca. 25 Fälle bekannt, in denen eine PRCA ohne Exposition mit diesem speziellen Produkt auftrat [Rossert 2004].

Eine PRCA liegt nur dann vor, wenn die absolute Retikulozytenzahl im peripheren Blut wiederholt unter $10^4/\mu l$ liegt. Im Knochenmark finden sich bei ansonsten unauffälliger Zellularität < 5 % Erythroblasten. Anti-Erythropoetin-Antikörper können mittels ELISA im Serum nachgewiesen werden. Meist findet sich ein erhöhtes Serum-Ferritin und Transferrin als Hinweis für die verminderte Eisenutilisation. Leukozyten- und Thrombozytenzahlen sind meist nicht erniedrigt. Gelegentlich weisen PRCA-Patienten zusätzlich Hautreaktionen auf, die ebenfalls auf die anaphylaktoide Genese hinweisen.

ANÄMIETHERAPIE MIT EISENSUBSTITUTION

Selten können die angeführten Zielwerte (▶ Tab. 10.11) durch eine orale Eisensubstitution erreicht werden, dies ist noch am häufigsten bei PD-Patienten sowie Patienten in früheren Phasen der chronischen Niereninsuffizienz der Fall. Für diese wird die orale Substitution mit ≥ 200 mg/d empfohlen. Die meisten (vor allem nahezu alle Hämodialyse-) Patienten benötigen aufgrund der höheren Blutverluste eine intravenöse Substitution. Im Gegensatz zu Nordamerika werden in Mitteleuropa hierzu vor allem Eisengluconat und (seltener) Eisensucrose verwendet. Die Verträglichkeit beider Präparate ist besser als die von den in den USA gebräuchlicheren Eisendextranen, dies gilt sowohl für das Auftreten von Myalgien und Arthralgien während und nach der Infusion, vor allem aber für das Auftreten von idiosynkratischen, anaphylaktoiden Reaktionen auf Dextranpräparate. Dementsprechend muss für diese Präparate auch keine Testdosis gegeben werden.

Dosierung

Zur Substitution existieren diverse Infusionsprotokolle. Am gebräuchlichsten sind Infusionsprotokolle, in denen 100–200 mg Eisen/Woche infundiert werden, und die über 4–8 Wochen durchgeführt werden. Dieses Vorgehen führt zu einem Hb-Anstieg um 10–30 %, ESA-Dosen können entsprechend um bis zu 50 % reduziert werden. Eisengluconat ist in Dosen zu 62,5 mg/Ampulle, Eisensucrose zu 100 mg/Ampulle auf dem Markt. Sollten Patienten nicht auf ESA ansprechen, obwohl eine Transferrin-Sättigung über 20 % sowie ein Serum-Ferritin über 100 ng/ml bereits erreicht wurden, sollte die Eisensubstitution weiter fortgeführt werden.

Unerwünschte Wirkungen

Typische unerwünschte Wirkungen der intravenösen, vor allem rasch verabreichten, Eisensubstitution sind:
- Hypotensive Entgleisungen, häufig mit Flush-Symptomatik.
- Schmerzen im Bereich des Epigastriums, abdominelle Krämpfe, Schmerzen im Bereich des Unterbauchs sowie der Leisten.
- Eisenübersättigung: Ein oberer Grenzwert von Ferritin, bei dessen Überschreiten eine Eisenakkumulation in parenchymatösen Organen auftritt, ist nicht definiert. Eine Eisenüberladung in Leber, Herz und Pankreas wurde bisher nur bei Patienten beobachtet, die eine heterozygote Hämochromatose-Anlage aufwiesen. Ein Zusammenhang mit einer erhöhten Inzidenz an Infektionen konnte bisher nicht bewiesen werden.
- Potenziell lebensgefährliche anaphylaktoide Reaktionen in 0,7 % der Infusionen von Eisendextranen.
- Arthralgie-Myalgie-Syndrom in bis zu 60 % nach Infusion von Eisendextranen, hier verzögert auftretend, deutlich seltener nach Eisengluconat, hier eher akut auftretend.

Für sämtliche unerwünschte Wirkungen gilt, dass sie seltener auftreten, wenn die Eisenpräparate nicht als Bolus, sondern verdünnt und langsam (30–60 Minuten) appliziert werden.

VORGEHEN BEI MANGELHAFTEM THERAPIEANSPRECHEN

Mehr als 95 % aller mit ESA behandelten Patienten reagieren auf eine suffizient durchgeführte Therapie über 4–6 Monate mit einem Hb-Anstieg. Hierzu ist essenziell, dass die oben angeführten Eisen-Zielwerte erreicht werden. Von einem Therapieversagen ist dann auszugehen, wenn unter einer Therapie mit mehr als 300 IU/kg KG/Woche Epoetin bzw. mehr als 1,5 µg/kg KG/Woche Darbepoetin der Ziel-Hb nicht erreicht wird.

Die häufigste Ursache für ein Therapieversagen unter Epoetin/Darbepoetin ist ein Eisenmangel. Weitere Ursachen:
- Infektionen, chronische und akute inflammatorische Reaktionen, Autoimmunerkrankungen.
- Chronischer Blutverlust.
- Malnutrition.
- Folatmangel/Vitamin-B_{12}-Mangel.
- Malignome, insbesondere hämatologisch-onkologische Erkrankungen.
- Insuffizient eingestellter sekundärer Hyperparathyreoidismus mit konsekutiver Osteitis fibrosa.
- Hämolysen, Hämoglobinopathien.
- Aluminium-Intoxikationen.
- Aplasie der roten Zellreihe (PRCA).
- ACE-Hemmer-Therapie.

Beim Vorliegen eines Malignoms kann eine Epoetin-Dosiserhöhung bei manchen Patienten zu einer Verbesserung der Anämie führen. Adjuvante Therapieverfahren können versucht werden (▶ unten). Die Dialyseeffektivität sollte überprüft und, wenn notwendig, optimiert werden.

Im Bedarfsfall, insbesondere bei akutem und raschem Blutverlust, muss transfundiert werden.

Sonstige adjuvante Therapieoptionen bei renaler Anämie

Für die folgenden Therapeutika liegen Studien mit kleinen Fallzahlen vor, die einen positiven Effekt auf eine renale Anämie zeigen, die Datenlage ist aber für sämtliche Präparate nicht ausreichend, um eine generelle Empfehlung abzugeben:
- Vitamin E 1200 IU, appliziert 6 h vor Hämodialyse, sowie Vitamin C (hoch dosiert) vermindern oxidativen Stress und verbessern hierdurch das Ansprechen auf ESA. Das Risiko der Entwicklung einer Oxalose unter hoch dosierter Vitamin-C-Gabe ist zu beachten.
- L-Carnitin vermag bei manchen Patienten, zusammen mit einer ausreichenden Eisensubstitution, eine renale Anämie zu verbessern.
- Die Verabreichung von Androgenen (z.B. Nandrolon-Decanoat, Testosteron-Enanthat) an männliche Patienten über 50 Jahre führt zu einer Stimulation der Erythropoese, ist aufgrund der eingeschränkten Verträglichkeit sowie der möglichen unerwünschten Wirkungen zumindest über längere Dauer aber nicht indiziert.

Literatur

Drüeke T, Locatelli F, Clyne N et al. for the CREATE investigators: Normalization of hemoglobin level in patients with chronic kidney disease and anemia. N Engl J Med 2006, 355: 2071.

Harnett JD, Foley RN, Kent GM, et al.: Congestive heart failure in dialysis patients: Prevalence, incidence, prognosis and risk factors. Kidney Int 1995; 47:884.

Hörl WH, Macdougall IC, Rossert J, et al.: Predialysis survey on anemia management: Patient referral. Am J Kidney Dis 2003; 41:49.

Ma JZ, Ebben J, Xia H, Collins AJ: Hematocrit level and associated mortality in hemodialysis patients. J Am Soc Nephrol 1999; 10:610.

Maxwell PH, Osmond MK, Pugh CW, et al.: Identification of the renal erythropoietin-producing cells using transgenic mice. Kidney Int 1993; 44:1149.

NKF-DOQI Clinical Practice Guidelines for Anemia of Chronic Renal Failure. IV. Administration of epoetin. Am J Kidney Dis 2001; 37(Suppl 1):S207.

Revised European Best Practice Guidelines for the Management of Anaemia in Patients with Chronic Renal Failure. Nephrol Dial Transplant 2004; 19 (Suppl 2): ii1.

Rossert J, Casadevall N, Eckardt KU: Anti-erythropoietin antibodies and pure red cell aplasia. J Am Soc Nephrol 2004; 15:398.

Singh AK, Szczech L, Tang et al. for the CHOIR investigators: Correction of anemia with Epoietin alfa in chronic kidney disease. N Engl J Med 2006; 355: 2085.

Stevens LA, Coresh J. Greene T, Levey AS: Assessing Kidney Function – Measured and Estimated Glomerular Filtration Rate. N Engl J Med 2006; 354:2473.

Thomas MC, MacIsaac RJ, Tsalamandris C, et al. : Unrecognized anemia in patients with diabetes: A cross-sectional survey. Diab Care 2003; 26:1164.

Volkova N, Arab L: Evidence-Based systematic literature review of haemoglobin/hematocrit and all-cause mortality in dialysis patients. Am J Kidney Dis 47; 2006:24.

Zhu H, Bunn HF: Signal transduction. How do cells sense oxygen? Science 2001; 292:449.

10.8.4 Therapie des sekundären Hyperparathyreoidismus und von Kalzium-Phosphat-Stoffwechselstörungen

Einleitung und Therapierationale

Störungen des Kalzium-Phosphat-Stoffwechsels finden sich bereits in frühen Stadien der chronischen Niereninsuffizienz, auch wenn eine ausgeprägte Hyperphosphatämie regelhaft erst im Stadium 4 der CKD nachzuweisen ist [Delmez 1992]. Klinische Probleme entstehen bei ausgeprägtem Hyperparathyreoidismus und

10.8 Therapie der Komplikationen und Begleiterkrankungen

schwerer Hyperphosphatämie in Verbindung mit einem erhöhten Kalzium-Phosphat-Produkt (▶ 10.7.1). Dies gilt zum einen für das Auftreten einer renalen Osteodystrophie, zum zweiten für die Inzidenz an extraossären Verkalkungen von parenchymatösen Organen und Bindegewebe und schließlich auch für die deutlich erhöhte kardiovaskuläre Morbidität und Mortalität aufgrund einer akzelerierten Vasosklerose, die sich von der klassischen Atheromatose histomorphologisch unterscheidet und zumindest mit den beschriebenen metabolischen Störungen assoziiert ist (▶ 10.7.1). Somit ist die Prophylaxe und rasche Therapie von Störungen des Kalzium-Phosphat-Metabolismus von größter Bedeutung für Überleben und Lebensqualität chronisch nierenkranker Patienten.

Zu den Themen „Knochenmetabolismus" und „renale Osteopathie" wurden in den letzten Jahren Leitlinien sowohl von der National Kidney Foundation als auch von der EDTA veröffentlicht, auf welche sich die folgenden Ausführungen beziehen.

BEURTEILUNG DER RENALEN OSTEOPATHIE: KNOCHENBIOPSIE

Goldstandard zur Beurteilung der renalen Knochenerkrankung bleibt, trotz der seltenen Anwendung in der Klinik und der bis heute nicht-standardisierten Auswertung, die Biopsie des Knochens. Diese wird in der Regel im Bereich der Spina iliaca anterior durchgeführt. Nach zweimaligem Tetracyclin-Labeling werden mittels dynamisierter Histomorphometrie Knochen-Turnover, Mineralisation und Knochenvolumen beurteilt (TMV-Klassifikation) [Moe 2006].

Indikationen zur Knochenbiopsie:
- Anhand von Serumparametern nicht erklärbare Knochenschmerzen oder Frakturen.
- Unerklärbare Hyperkalzämie.
- Schwere, progrediente vaskuläre Kalzifikationen oder Weichteilkalzifikationen.
- Verdacht der Aluminium-Intoxikation.
- Inkonsistenzen zwischen den bestimmten Serumparametern.

Folgende Untergruppen der Osteodystrophie werden unterschieden:
- **High-Turnover-Osteodystrophie:** Klassische Läsion in Folge eines sekundären (sHPT) oder tertiären Hyperparathyreoidismus (tHPT). Gekennzeichnet durch eine Vermehrung und Aktivierung von Osteoklasten, vergrößerten Markräumen und Havers-Kanälen mit konsekutiver Fibrosierung des Markraumes (Osteitis fibrosa) und Entstehung minderwertigen Faserknochens.
- **Osteomalazie:** Gekennzeichnet durch eine insuffiziente Mineralisation, einhergehend mit großen Mengen an nicht mineralisiertem Osteoid. Hauptursache ist ein Mangel an Vitamin D und Vitamin-D-Derivaten, ausgesprochen selten inzwischen eine Aluminium-Überladung. Führt zur Entstehung eines „weichen" Knochens mit Knochenschmerzen, Frakturen und Skelett-Deformationen.
- **Adyname Knochenerkrankung (Low-Turnover-Knochenerkrankung):** Zunehmend häufigeres Auftreten (bis zu 60 % in manchen Kollektiven), vor allem nach zu starker Suppression des iPTH durch hohe Dosen an Vitamin D und Kalzium sowie nach Parathyreoidektomie. Histomorphometrisch gekennzeichnet durch niedrige Zahlen an Osteoblasten und -klasten, einer Osteoidverdickung und einer Verminderung der Matrixformation und -Mineralisierung. Im Labor niedriges bis „normales" iPTH (unterhalb des empfohlenen) und häufig Hyperkalzämien bei fehlendem Kalzium-Uptake. Klinisch Knochenschmerzen, erhöhtes Risiko für Frakturen und Mikrofrakturen.

Beurteilung des Kalzium-Phosphat-Stoffwechsels und zu erreichende Zielwerte

Erste Anzeichen der Osteodystrophie finden sich bei Unterschreiten einer Nierenfunktion von 60 ml/Min. Entsprechend sollte, beginnend mit dem Stadium 3 der chronischen Niereninsuffizienz (eGFR < 60 ml/Min.), eine regelmäßige Kontrolle der Parameter des Kalzium-Phosphat-Stoffwechsels erfolgen. Nach K/DOQI empfehlen sich Kontrollen von Serumkalzium, -Phosphat sowie des iPTH im Stadium 3 alle 12 Monate, im Stadium 4 alle 3 Monate, nach Eintritt der Dialysepflicht bzw. im Stadium 5 sollten Kalzium und Phosphat monatlich, das iPTH dreimonatlich gemessen werden. Auch in den früheren Stadien der Niereninsuffizienz muss die Kontrollfrequenz an die erforderliche Therapie angepasst, also gelegentlich häufiger durchgeführt werden.

PTH
Die Messung des PTH, entweder als intaktes PTH (iPTH) oder als 1–84 PTH (mit entsprechend um den Faktor 2 niedrigeren Normwerten), ist ausreichend sensitiv zur Beurteilung einer High- oder Low-turnover-Knochenerkrankung.

Serumphosphat
Die Hyperphosphatämie ist mit einer erhöhten Morbidität und Mortalität beim niereninsuffizienten Patienten assoziiert [Block 1998, Blacher 2001]. Erhöhte Serumphosphatwerte korrelieren, zum Teil auch zusammen mit einem erhöhten Kalzium-Phosphat-Produkt, mit Kalzifikationen im Bereich der Gefäße, mancher parenchymatöser Organe sowie des Bindegewebes. Ob eine Hyperphosphatämie beim Menschen unmittelbar oder nur mittelbar zu einer Verstärkung des sekundären HPT führt, ist nicht zweifelsfrei gezeigt, klinisch aber von geringerer Relevanz. Die suffiziente Therapie der Hyperphosphatämie erscheint zwingend notwendig, um eine Verbesserung des kardiovaskulären Outcomes des niereninsuffizienten Patienten zu erreichen.

Serumkalzium
Vor Beurteilung des Serumkalziums sollte stets der gemessene Wert für das Serum-Albumin korrigiert werden.

> **Formel zur Korrektur des gemessenen Serumkalziums [Portale 1999]**
> Korrigiertes Ca^{2+} = gemessenes Serum-Ca^{2+} [mg/dl] + 0,8 × (4 − Serumalbumin [g/dl])

Alternativ kann auch das ionisierte Serumkalzium ionometrisch gemessen werden, allerdings ist dieser Messwert mit einer höheren Messvarianz behaftet.

> **!** Abweichungen des pH vom Normalwert 7,4 führen zu Veränderungen des ionisierten Kalziums (Abfall des pH um 0,1 → Anstieg des ionisierten Ca^{2+} um 0,05 mmol/l).

Das Serumkalzium sollte in den Stadien CKD 3 und 4 im Normalbereich des jeweiligen Labors gehalten werden, bei weiterer Verschlechterung der Nierenfunktion sollten Werte im unteren Normalbereich angestrebt werden. Das Kalzium-Phosphat-Produkt ($Ca^{2+} \times PO_4$) muss dabei beachtet werden. Längere Phasen einer Hypokalzämie sollten allerdings auch bei erhöhtem $Ca^{2+} \times PO_4$ vermieden werden, da diese mit einer Verschlechterung des sHPT, einer Verstärkung ossärer Beschwerden,

10.8 Therapie der Komplikationen und Begleiterkrankungen

einer Verschlechterung der Osteodystrophie sowie insbesondere auch mit einem Anstieg von Morbidität und Mortalität verbunden sind [Foley 1996].

Neuere Serummarker
Für die Beurteilung der renalen Osteodystrophie mit Hilfe von neueren Serummarkern (z. B. Osteocalcin, Hydroxyprolin, Osteoprotegerin, Fetuin) oder mittels bildgebender Verfahren (Osteodensitometrie, Szintigraphie u. a.) sind bisher keine größeren Outcome-Studien veröffentlicht worden, so dass diese Alternativ-Verfahren bisher nicht in die Leitlinien Einzug gehalten haben.

Zielwerte

Tab. 10.12 Zielwerte des Kalzium-Phosphat-Stoffwechsels (in SI-Einheiten) in Abhängigkeit vom Stadium der Nierenerkrankung

CKD-Stadium	iPTH	Korrigiertes Ca^{2+}	Serum-Phosphat	$Ca^{2+} \times PO_4$
3	35–70 pmol/l	2,1–2,37 mmol/l	0,87–1,49 mmol/l	‹ 55 $mmol^2/l^2$
4	70–110 pmol/l	2,1–2,37 mmol/l	0,87–1,49 mmol/l	‹ 55 $mmol^2/l^2$
5	150–300 pmol/l	2,1–2,37 mmol/l	1,13–1,78 mmol/l	‹ 55 $mmol^2/l^2$

In der Dialysis Outcomes and Practice Patterns Study II (DOPPS II) konnte allerdings aufgezeigt werden, dass nur ein geringer Prozentsatz aller dialysepflichtigen Patienten weltweit diese Zielwerte in ihrer Gesamtheit erreichen [Young 2004]

Tab. 10.13 Umrechnungsfaktoren zur Konversion der SI-Einheiten in metrische Einheiten

	Metrische Einheit	Konversionsfaktor metrisch → SI	SI-Einheit
Serumkalzium	mg/dl	× 0,25	mmol/l
Ionisiertes Serumkalzium	mg/dl	× 0,25	mmol/l
Serumphosphat	mg/dl	× 0,32	mmol/l
iPTH im Serum	pg/ml	× 0,11	pmol/l
25(OH)-Vitamin D	ng/ml	× 2,5	nmol/l
1,25$(OH)_2$-Vitamin D	pg/ml	× 2,4	pmol/l

THERAPIEPRINZIPIEN: PHOSPHATARME DIÄT

Bereits bei Unterschreiten einer GFR von 60 ml/Min. sollte die tägliche Phosphataufnahme restringiert werden, da bereits zu diesem Zeitpunkt bei der Mehrzahl der Patienten ein sHPT nachgewiesen werden kann und/oder Phosphat renal retiniert wird. Hierzu muss eine suffiziente Diätberatung durchgeführt und diese bei Bedarf auch regelmäßig wiederholt werden. Die tägliche Phosphataufnahme mit der Nahrung sollte 800–1000 mg/d nicht überschreiten.

10 Chronische Niereninsuffizienz

> **STUDIENLAGE**
> In mehreren Studien konnte gezeigt werden, dass eine Verminderung der diätetischen Phosphatzufuhr zu einer Stabilisierung der Nierenfunktion [K/DOQI 2003] sowie zu einer Verbesserung der Knochenhistologie führen kann [Llach 1985]. Allerdings nutzten alle Studien, die zu diesem Thema durchgeführt wurden, eine Eiweiß-reduzierte Diät, um eine verminderte Phosphatzufuhr zu erreichen. Für diese Diäten wurde eine Therapie-Adhärenz nur bei 30–90 % der Patienten berichtet.

Schwierig wird die Durchführung einer phosphatarmen Diät bei Patienten im Stadium 5 sowie dialysepflichtigen Patienten, bei denen neben der Phosphatrestriktion eine ausreichend eiweißhaltige Ernährung zugeführt werden soll. Insbesondere Patienten mit einem Körpergewicht > 80 kg stellen in dieser Hinsicht ein Problem dar. Entsprechend engmaschig sind in dieser Population die Zielwertkontrollen und Ernährungsberatungen durchzuführen, um neben der Senkung der Hyperphosphatämie eine Malnutrition zu vermeiden.

THERAPIEPRINZIPIEN: PHOSPHATBINDER
Wirkstoffe und Indikation

Grundsätzlich stehen kalziumhaltige sowie kalziumfreie Präparate (▶ Tab. 10.14) zur Verfügung. Wenn Serum-Phosphatspiegel bzw. iPTH nicht mittels einer phosphatreduzierten Kost kontrollierbar sind, empfiehlt sich initial der Einsatz von kalziumhaltigen Phosphatbindern in den Stadien CKD 3 und 4. Im Stadium 5 können alle aufgeführten Präparate, auch in Kombination, zum Einsatz kommen.

✓ Aufgrund der hohen Anzahl an Tabletten sowie der Größe der Tabletten ist eine regelmäßige Schulung der Patienten erforderlich, um die Therapiecompliance zu erhalten.

Tab. 10.14 In Mitteleuropa zugelassen bzw. kurz vor der Zulassung stehende Phosphatbinder

Wirkstoff	PO_4– Bindungs-kapazität	Vorteile	Nachteile/Unerwünschte Wirkungen
Kalziumkarbonat	39 mg PO_4–/g	Kostengünstig	Hyperkalzämie; extraossäre Verkalkungen; gastrointestinale Nebenwirkungen
Kalziumazetat	45 mg PO_4–/g	Kostengünstig; ↓ Kalziumfreisetzung / PO_4– Bindungskapazität	Hyperkalzämie, extraossäre Verkalkungen; gastrointestinale Nebenwirkungen
Aluminiumhydroxid	42 mg PO_4–/g	Effektive Phosphatbindung ohne Kalziumbelastung	Gefahr der Aluminium-Intoxikation: Vit.-D-resistente Osteomalazie, refraktäre Anämie, Demenz; gastrointestinale Nebenwirkungen
Sevelamer-Hydrochlorid	Nicht publiziert	Keine Kalziumbelastung; begleitende LDL-Cholesterinsenkung	Gastrointestinale Nebenwirkungen; metabolische Azidose; Kosten

10.8 Therapie der Komplikationen und Begleiterkrankungen

Tab. 10.14 In Mitteleuropa zugelassen bzw. kurz vor der Zulassung stehende Phosphatbinder *(Forts.)*

Wirkstoff	PO_4– Bindungskapazität	Vorteile	Nachteile / Unerwünschte Wirkungen
Lanthanum-Karbonat	Nicht publiziert	Keine Kalzium-belastung; in den Zulassungsstudien kein Anhalt für vermehrte Nebenwirkungen im Vergleich zu anderen Präparaten	Hohe Tablettenzahl; fehlende Langzeitdaten insbesondere in Bezug auf Nebenwirkungen sowie Risiko der Akkumulation; Kosten

Besonderheiten kalziumhaltiger Phosphatbinder

Kalziumhaltige Phosphatbinder sollten kurz vor bzw. zu den Mahlzeiten eingenommen werden, um eine zu hohe Kalziumresorption mit entsprechendem Anstieg des Kalzium-Phosphat-Produkts zu vermeiden. Kalziumazetat weist nach Aluminiumhydroxid im Vergleich zu den sonstigen Präparaten die höchste Phosphatbindungskapazität auf.

✓ Aufgrund der hohen Rate an unerwünschten Wirkungen sowie der Tatsache, dass keine Schwellendosis für das Auftreten dieser Nebenwirkungen angegeben werden kann, möglichst Ersatz durch nicht-Aluminium-haltige Phosphatbinder.

Kalziumkarbonat entfaltet im Gegensatz zu Kalziumazetat seine phosphatsenkende Wirkung ausschließlich bei einem niedrigen gastralen pH. Bei Patienten mit Achlorhydrie oder solchen, die Protonenpumpen-Inhibitoren oder H_2-Blocker einnehmen, daher Gabe von Kalziumazetat.

Kalziumhaltige Phosphatbinder sind kontraindiziert bei Patienten mit Hyperkalzämie bzw. überhöhtem Kalzium-Phosphat-Produkt, bei Patienten mit niedrigem iPTH und Verdacht auf eine Low-turnover-Osteopathie (aufgrund der fehlenden Möglichkeit des Knochens, eine erhöhte Kalziumlast zu inkorporieren) sowie bei extraossären Kalzifikationen.

Besonderheiten nicht-kalziumhaltiger Phosphatbinder

Nicht-kalziumhaltige Phosphatbinder werden immer dann eingesetzt, wenn es unter kalziumhaltigen Substanzen zu Hyperkalzämien kommt, eine tägliche Kalziumzufuhr durch die Phosphatbinder von 1500 mg/d überschritten wird bzw. das Kalzium-Phosphat-Produkt nicht zu beherrschen ist.

> **STUDIENLAGE**
> Sevelamer ist in Bezug auf die Phosphatbindung weniger potent als Kalziumazetat [Qunibi 2004], führt allerdings im direkten Vergleich in der so genannten Treat-to-Goal-Studie zu einer deutlichen Verminderung extraossärer, insbesondere vaskulärer Verkalkungen [Chertow 2002]. Leider war letztere Studie nicht verblindet und die Gruppen potenziell durch Confounder-Variablen nicht vergleichbar, so dass hier eine endgültige Beurteilung aktuell nicht möglich ist.

Therapieprinzipien: Vitamin D und Vitamin-D-Analoga

Diagnose des Vitamin-D-Mangels

Bereits im Rahmen der Erstevaluation des Kalzium-Phosphat-Stoffwechsels und dann in jährlichem Abstand muss abgeklärt werden, ob grundsätzlich genügend Vitamin D zur weiteren Hydroxylierung zur Verfügung steht. Hierzu dient die Bestimmung der in der Leber hydroxylierten Vitamin-D-Speicherform 25-OH-Cholecalciferol. Finden sich Serumspiegel < 30 ng/ml (75 nmol/l), ist die Zufuhr an nicht-aktiviertem Vitamin D insuffizient, und dieses muss substituiert werden. Dies kann mittels verschiedener Darreichungsformen als Depotgabe oder repetitive Verabreichung von Einzeldosen erfolgen.

Ursachen des Vitamin-D-Mangels

- Körperliche Inaktivität von niereninsuffizienten Patienten mit verminderter Sonnenexposition.
- Verminderte Vitamin-D-Aufnahme aufgrund einer eiweißreduzierten Diät.
- Verminderte kutane Synthese von Vitamin D_3 bei reduzierter GFR und Patienten > 60. Lebensjahr.
- Hypokalzämie in den frühen Stadien der Niereninsuffizienz mit konsekutiv erhöhtem Verbrauch von 25-OH-Vit. D zur Konversion in 1,25-OH-Vit. D.
- Renaler Verlust von Vitamin D und Vitamin-D-bindendem Protein bei ausgeprägter Proteinurie.

Substitutionstherapie

Typischerweise werden Tagesdosen um 400 bis 800 E verabreicht, möglich ist auch die orale oder intravenöse, wöchentliche oder monatliche Gabe. Für eine Substitution von Cholecalciferol bei Patienten mit Stadium 5 CKD bzw. dialysepflichtigen Patienten liegen keine Daten vor.

„Aktivierte" Vitamin-D-Präparate (1-OH-Cholecalciferol, 1,25-$(OH)_2$-Cholecalciferol) oder Paricalcitol als Vitamin-D-Derivat kommen zum Einsatz, wenn trotz ausreichend hohem 25-OH-Cholecalciferol das iPTH oberhalb des Zielspiegels liegt. In den Stadien CKD 3 und 4 wurden in Studien Dosen von bis zu 0,25 µg/d 1-Hydroxy-Cholecalciferol oder 1–25-Dihydroxy-Cholecalciferol angewandt, ohne dass es zu einer Verschlechterung der renalen Funktion im Vergleich zu Placebo kam. Bei Anwendung höherer Dosen, insbesondere aber beim Auftreten von Hyperkalzämien, wurden Verschlechterungen der Nierenrestfunktion beobachtet, so dass die Anwendung von Dosen ab 0,5 µg/d in dieser Population nicht empfohlen wird.

Dies gilt nicht für Patienten mit einer GFR < 15 ml/Min. oder für dialysepflichtige Patienten. Hier können Dosen bis zu 1 µg dreimal wöchentlich verabreicht werden, wobei Serumkalzium und Kalzium-Phosphat-Produkt sorgfältig kontrolliert werden müssen.

10.8 Therapie der Komplikationen und Begleiterkrankungen

STUDIENLAGE
Zur Frage der Applikationsform sowie der Applikationsintervalle wurden diverse, allerdings häufig qualitativ insuffiziente Studien durchgeführt. Eine Metaanalyse der existierenden Daten lässt vermuten, dass eine intravenöse, dreimal wöchentlich verabreichte Pulstherapie (z. B. im Rahmen der Hämodialyse) zu einer Verbesserung des sHPT sowie zu einer geringeren Anzahl an Hyperkalzämien führte als die orale Pulstherapie oder die tägliche orale Verabreichung.

Paricalcitol wurde in drei klinischen Studien über jeweils 12 Wochen placebo-kontrolliert untersucht. Hierbei fand sich eine suffiziente iPTH-Senkung ohne Anhalt für ein gehäuftes Auftreten von Hyperkalzämien im Vergleich zu Placebo. Eine offene Therapiestudie zeigte auch über 13 Monate eine suffiziente Therapie des sHPT an 164 Patienten. In einer Register-Analyse ergaben sich Hinweise für eine Verringerung der Mortalität im Vergleich zu 1,25-Dihydroxy-Cholecalciferol, wobei keine Informationen über die Einnahme sonstiger Präparate, welche den Kalzium-Phosphat-Stoffwechsel beeinflussen, vorliegen. Längere oder kontrollierte Studien im direkten Vergleich zu anderen aktivierten Vitamin-D-Präparaten fehlen bisher.

Die Therapie mit Vitamin D bzw. Vitamin-D-Derivaten sollte unterbrochen oder beendet werden, wenn das Serumkalzium 2,54 mmol/l übersteigt, eine Hyperphosphatämie > 1,49 mmol/l trotz Anpassung der Phosphatbinder-Dosis persistiert oder das iPTH unter den entsprechenden Zielwert supprimiert ist.

Wirkstoffe
In der Bundesrepublik sind derzeit vier verschiedene Vitamin-D-Derivate zugelassen (▶ Tab. 10.15).

Tab. 10.15 Vitamin-D-Derivate

Erhältliche Dosierungen	Darreichungsform	
Cholecalciferol	400–200 000 E	Tabl., Kps., Öl, i.v.
1-Hydroxy-Cholecalciferol	0,25–1 µg	Kps., i.v.
1,25-Dihydroxy-Cholecalciferol	0,25–1 µg	Kps., i.v.
Paricalcitol	5–10 µg	i.v.

THERAPIEPRINZIPIEN: CALCIMIMETIKA
Wirkprinzip
Seit 2005 ist in Deutschland das Calcimimetikum Cinacalcet als neues Wirkprinzip zugelassen. Calcimimetika wirken unmittelbar an dem Kalzium-Sensing-Rezeptor auf den Hauptzellen der Nebenschilddrüse, indem sie zu einer Aktivierung des Rezeptors und somit einer Verschiebung des Setpoints unabhängig von der extrazellulären Kalziumkonzentration führen: Trotz im Verhältnis niedriger extrazellulärer Kalziumkonzentrationen kommt es zu einer Verminderung der iPTH-Synthese und -Sekretion.

10 Chronische Niereninsuffizienz

> **STUDIENLAGE**
> Vier verschiedene Zulassungsstudien in Europa und den USA verglichen Cinacalcet mit Placebo, jeweils unter Standardtherapie mit Vitamin-D-Analoga und Phosphatbindern bei Patienten mit sekundärem HPT über 26 Wochen. Im Vergleich zu den Kontrollgruppen kam es unter Cinacalcet signifikant häufiger zu einem Abfall des iPTH, einem Abfall des Kalzium-Phosphat-Produkts sowie einer Normalisierung einer Hyperkalzämie. Deutlich mehr Patienten in den Cinacalcet-Gruppen erreichten die oben angeführten K/DOQI-Zielwerte für den Kalzium-Phosphat-Metabolismus. Allerdings war der primäre Endpunkt in diesen Studien jeweils das Erreichen eines iPTH > 250 pg/ml [Szczech 2004]. Langzeitbeobachtungen wurden bisher nur an sehr kleinen Patientenkollektiven durchgeführt, „harte" klinische Endpunkte in einer gepoolten Analyse veröffentlicht [Cunningham 2005]. An 1184 Patienten, die maximal 12 Monate nachbeobachtet wurden, konnte gezeigt werden, dass es unter Cinacalcet signifikant seltener zu Frakturen, Hospitalisierungen aufgrund kardiovaskulärer Ereignisse sowie zu Parathyreoidektomien kam. Die Gesamtmortalität war jedoch nicht vermindert. Kommende Studien in den nächsten Jahren müssen zeigen, ob unter Cinacalcet Kalzium-Phosphat-Stoffwechselstörungen auch längerfristig ohne zunehmende unerwünschte Wirkungen therapiert werden können, ob die erreichten Effekte anhaltend sind und auch zu einer Verminderung der – insbesondere kardiovaskulären – Morbidität und Mortalität führen. Ob Parathyreoidektomien unter Cinacalcet auch längerfristig vermieden werden können, muss derzeit offen bleiben.

Indikationen
- Nicht beherrschbare Hyperkalzämien bei persistierendem oder sich verschlechterndem sekundären oder tertiären HPT.
- Ausgeschöpfte Therapie mit nicht-kalziumhaltigen Phosphatbindern.
- Kontraindikationen für Vitamin-D-Analoga aufgrund von Hyperkalzämien.
- Evtl. ein nicht beherrschbarer sekundärer oder tertiärer HPT, wenn eine Parathyreoidektomie abgelehnt oder aufgrund der Begleitmorbidität nicht durchgeführt werden kann.

THERAPIEPRINZIPIEN: PARATHYREOIDEKTOMIE

Indikationen
- Ultima Ratio bei Patienten, die bei deutlich erhöhtem iPTH (angegeben wird hier häufig ein rein empirisch ermittelter Grenzwert von > 800 pg/ml) eine nicht kontrollierbare Hyperkalzämie oder Hyperphosphatämie aufweisen und somit weder mit Vitamin-D-Präparaten noch mit kalziumhaltigen Phosphatbindern therapiert werden können.
- Therapieresistenter Pruritus.
- Therapieresistente Myopathie.
- Schwere extraossäre Kalzifikationen.
- Calciphylaxie.
- Invalidisierende, bioptisch gesicherte High-turnover-Osteopathie.

Operationsverfahren
- Partielle oder komplette Parathyreoidektomie mit Autotransplantation eines Epithelkörperchens [NKF-K/DOQI-Leitlinien].

10.8 Therapie der Komplikationen und Begleiterkrankungen

- Totale Parathyreoidektomie und der Einsatz von perkutanen, sonographisch kontrollierten Alkohol- oder Vitamin-D-Injektionen direkt in eine hypertrophierte Nebenschilddrüse (kleine Fallstudien).
- Evtl. endoskopische Parathyreoidektomie (beschrieben für Patienten mit primärem Parathyreoidismus).

Für sämtliche dieser Verfahren gilt, dass keine kontrollierten vergleichenden Studien untereinander vorliegen, so dass Erfolg, Komplikationen sowie Rezidivraten nicht verglichen werden können. Insbesondere die perkutanen Verfahren sind weiterhin als experimentell anzusehen. Ob durch die Therapie mit Cinacalcet Parathyreoidektomien auf Dauer obsolet werden, ist bislang unklar.

Präoperative Diagnostik

Präoperativ sollte (vor allem aber bei Verdacht auf ein Rezidiv nach Parathyreoidektomie) eine Lokalisationsdiagnostik der Nebenschilddrüsen bzw. des Autotransplantats versucht werden. Hierzu können bildgebende Verfahren wie NMR, Ultraschall und 99Tc-Sestamibi-Scan angewendet werden. Perioperativ empfiehlt sich ein Neuromonitoring des N. recurrens, intraoperativ kann ein iPTH-Schnelltest hilfreich bei der unmittelbaren Beurteilung des OP-Erfolges sein. Autotransplantate sollten im Rahmen der Replantation unbedingt markiert werden, um bei Rezidiven das Auffinden im Rahmen einer operativen Revision zu erleichtern.

Postoperative Komplikationen

Es kann postoperativ zu ausgeprägten Hypokalzämien und Hypophosphatämien kommen („hungry bone-disease"), die häufig symptomatisch, in Ausnahmefällen sogar letal verlaufen können. Entsprechend sind engmaschige, anfangs 4-stündliche Kontrollen des Serumkalziums imperativ durchzuführen. Bei Abfall des Serumkalziums unter 1,8 mmol/l ist eine intravenöse Kalziumsubstitution zu beginnen. Initial kann die Gabe von 1–2 mg Kalzium/kg KG/h notwendig sein (10 ml Kalzium-Glukonat 10 % enthalten 90 mg Kalzium). Sobald die Möglichkeit der oralen Ernährung besteht, kann die intravenöse Gabe durch die Verabreichung von Kalziumkarbonat p.o. ersetzt werden, zusätzlich sollte Calcitriol in Dosen bis zu 2 µg/d verabreicht werden.

Prognose

In einer Kohortenanalyse aus dem US-Renal Data System konnte gezeigt werden, dass Patienten nach Parathyreoidektomie aufgrund einer perioperativen Mortalität von ca. 3 % eine schlechtere Kurzzeitprognose, im Folgenden aber eine bessere Langzeitprognose als eine Kontrollkohorte aufwiesen [Kestenbaum 2004].

VORGEHEN BEI HYPERKALZÄMIE

In allen Phasen der chronischen Niereninsuffizienz, vor allem aber bei Patienten im CKD-Stadium 5 sollte darauf geachtet werden, das oben angeführte Kalzium-Phosphat-Produkt von 55 $mmol^2/l^2$ nicht zu überschreiten. Hierzu ist es – neben einer suffizienten Kontrolle des Serumphosphats – häufig auch notwendig, die Kalziumzufuhr zu restringieren.

Mögliche Maßnahmen zum Erreichen des $Ca^{2+} \times PO_4$-Zielwerts:
- Reduktion der täglichen elementaren Kalziumzufuhr (Ernährung + kalziumhaltige Phosphatbinder!) < 2000 mg/d.
- Reduktion der täglichen elementaren Kalziumzufuhr durch kalziumhaltige Phosphatbinder auf < 1500 mg/d.

- Umsetzung kalziumhaltiger Phosphatbinder auf kalziumfreie Alternativen (Sevelamer, evtl. Lanthanum?).
- Dosisreduktion oder Pausieren von Vitamin D und aktivierten Vitamin-D-Analoga bis zum Erreichen niedrig normaler Werte.
- Verwendung von Dialysaten (Peritonealdialyse und Hämodialyse) mit reduziertem Kalziumgehalt (1,25 mmol/l oder eventuell niedriger bei HD-Dialysat).
- Einsatz von Cinacalcet.

Literatur

Blacher J, Guerin AP, Pannier B, Marchais SJ, London GM: Arterial calcifications, arterial stiffness, and cardiovascular risk in end-stage renal disease. Hypertension 2001; 38:938.

Block GA, Hulbert-Shearon TE, Levin NW, Port FK: Association of serum phosphorus and calcium x phosphate product with mortality risk in chronic hemodialysis patients: A national study. Am J Kidney Dis 1998; 31:607.

Cannata-Andia J, Passlick-Deetjen J, Ritz E: Management of the renal patient: Experts´ recommendations and clinical algorithms on renal osteodystrophy. Nephrol Dial Transplant 2000; 15 (Suppl. 5): 1.

Chertow GM, Burke SK, Raggi P: Sevelamer attenuates the progression of coronary and aortic calcification in hemodialysis patients. Kidney Int 2002; 62:245.

Cunningham J, Danese M, Olson K, et al.: Effects of the calcimimetic cinacalcet HCl on cardiovascular disease, fracture, and health-related quality of life in secondary hyperparathyroidism. Kidney Int 2005; 68:1793.

Delmez JA, Slatopolsky E: Hyperphosphatemia: Its consequences and treatment in chronic renal failure. Am J Kidney Dis 1992; 19:303.

Foley RN, Parfrey PS, Harnett JD, et al.: Hypocalcemia, morbidity, and mortality in end-stage renal disease. Am J Nephrol 1996; 16:386.

K/DOQI Clinical Practice Guidelines for bone metabolism and disease in chronic kidney disease. Am J Kidney Dis 2003; 42 (Suppl. 3): S1.

Kestenbaum B, Andress DL, Schwartz SM: Survival following parathyroidectomy among United States dialysis patients. Kidney Int 2004; 66:2010.

Llach F, Massry SG: On the mechanism of secondary hyperparathyroidism in moderate renal insufficiency. J Clin Endocrinol Metab 1985; 61:601.

Moe S, Drüke T, Cunningham J, et al.: Definition, evaluation, and classification of renal osteodystrophy: A position statement from kidney disease: Improving global outcomes (KDIGO). Kidney Int 2006; 69:1945.

Portale AA: Blood calcium, phosphorus, and magnesium, in: Favus MJ (ed): Primer on the Metabolic Bone Diseases and Disorders of Mineral Metabolism. Philadelphia, PA, Lippincott, Williams & Wilkins, 1999:115.

Qunibi WY, Hootkins RE, McDowell LL, et al.: Treatment of hyperphosphatemia in hemodialysis patients: The calcium acetate renagel evaluation (CARE). Kidney Int 2004; 65:1914.

Szczech LA: The impact of calcimimetic agents on the use of different classes of phosphate binders: results of recent clinical trials. Kidney Int 2004; 66, Suppl. 90: 46.

Young EW, Akiba T, Albert JM, et al.: Magnitude and impact of abnormal mineral metabolism in hemodialysis patients in the Dialysis Outcomes and Practic Patterns Study. Am J Kidney Dis 2004; 44:34.

10.9 Diätetische Therapiemaßnahmen bei Niereninsuffizienz

10.9.1 Epidemiologie und Ätiologie der Malnutrition bei CKD

Epidemiologie

Eine Mangelernährung zum Zeitpunkt der Aufnahme der Nierenersatztherapie ist mit einer deutlichen Einschränkung der Langzeitprognose verbunden [Leavey 1998]. Auch für die Abschätzung des Ernährungszustandes sowie diätetische Empfehlungen wurden bereits im Jahr 2000 K/DOQI-Richtlinien von der National Kidney Foundation erstellt.

Mit zunehmender Nierenfunktionseinschränkung, vor allem aber im Stadium CKD 5 sowie auch unter der Nierenersatztherapie, findet sich eine Malnutrition in 20–70 % der Patienten. Die Inzidenz korreliert weiterhin mit der Dauer der Dialysepflichtigkeit. Sowohl für Hämo- als auch für Peritonealdialysepatienten wurde ein Zusammenhang zwischen Malnutrition und Übersterblichkeit aufgezeigt [Pifer 2002, CANUSA Peritoneal Dialysis Study Group].

Ursachen

- Inadäquate Dialyseleistung: Häufigste Ursache, oft übersehen, da Serum-Kreatinin und -Harnstoff im erwünschten Bereich gemessen werden, allerdings nur die verminderte Muskelmasse widerspiegeln.
- Akute oder chronische Begleiterkrankungen, insbesondere maligne oder inflammatorische Erkrankungen („malnutrition-inflammation-atherosclerosis" = MIA-Syndrom).
- Aminosäure- und Proteinverlust während der Dialysetherapie (bei Hämodialyse-Patienten auch in Verbindung mit dem in Deutschland seltenen Wiedergebrauch von Dialysatoren).
- Benutzung bio-inkompatibler Membranen.
- Persistierende metabolische Azidose.
- Chronische Hypervolämie.
- Depression oder reaktive depressive Verstimmung.
- Sonstige: Zu „scharfe" diätetische Einstellung, wenig schmackhaftes Essen durch diätetische Vorgaben, Probleme mit Kauapparat/Zahnprothesen, Gastroparese, intestinale Begleiterkrankungen, Alkoholismus u.a.

10.9.2 Abschätzung des Ernährungsstatus

Die Beurteilung des Nutritionsstatus eines Patienten kann nicht anhand eines singulären Serum- oder Urinparameters oder mit Hilfe einer einzelnen technischen Untersuchung erfolgen, sondern bedarf der Zusammenschau diverser Einzelaspekte.

Diagnostische Parameter / Massnahmen

Die regelmäßige Durchführung folgender Untersuchungen wird empfohlen:
- Körperliche Untersuchung inkl. Ermittlung des standardisierten Körpergewichts.
- Serumalbumin; Präalbumin, Serumkreatinin, Serumharnstoff, Gesamtcholesterin (Blutentnahme jeweils vor Dialyse).
- Bestimmung der normalisierten Protein-Harnstoff-Ausscheidung (nPNA).

- Bestimmung der Protein Catabolic Rate (PCR).
- Subjective Global Assessment (SGA).
- Anthropometrische Beurteilung: Messung der Hautfaltendicke im Trizepsbereich, Messung des Oberarmumfangs u.a.
- Diätetische Beratung, Führung eines Ernährungstagebuches.

Serum-Albumin und Präalbumin

Serum-Albumin und Präalbumin sind indirekte Marker für die Größe des zur Verfügung stehenden Eiweißpools. Eine Hypalbuminämie korreliert deutlich und prospektiv mit einer erhöhten Mortalität. Werte deutlich oberhalb des unteren Normalwertes (in Abhängigkeit von der Messmethode > 4,0 g/dl Albumin) sind entsprechend anzustreben. Immer ist zu bedenken, dass sowohl Präalbumin als auch Albumin ein negatives Akute-Phase-Protein darstellt und bei zeitgleich bestehenden inflammatorischen Prozessen (kenntlich z. B. an einem erhöhtem CRP) nicht zur Beurteilung der Nutrition herangezogen werden kann.

Serum-Kreatinin und -Harnstoff

Prädialytisch bestimmtes Serum-Kreatinin sowie -Harnstoff sind Marker für die Skelettmuskelmasse. Bei inadäquat niedrigem prädialytischem Serumkreatinin (< 9–11 mg/dl) muss eine Malnutrition bedacht und ausgeschlossen werden. Die vorhandene Restausscheidung beeinflusst diese Parameter und muss mit einberechnet werden (▶ nPCA).

Gesamtcholesterin

Ein erniedrigtes Gesamtcholesterin korreliert zwar mit einer Übersterblichkeit, stellt aber einen eher unspezifischen Parameter für die Abschätzung des Malnutritionsrisikos dar. Bei Unterschreiten eines Gesamtcholesterins von 150 mg/dl sollte eine mögliche Mangelernährung weiter abgeklärt werden.

PCR (Protein Catabolic Rate)

Die gesamte Stickstoff-Generierung (total nitrogen appearance = TNA) setzt sich zusammen aus Stickstoffverlusten in Stuhl, Urin und Dialysat sowie dem Anstieg des BUN (blood urea nitrogen) im intradialytischen Intervall. Die normalisierte Proteinäquivalent-Ausscheidung (normalized protein nitrogen appearance = nPNA) bezieht sich auf das standardisierte Gesamtgewicht des Patienten sowie den gemittelten Stickstoffanteil in Proteinen von 16 %. Die nPNA entspricht wiederum mathematisch der PCR (Protein Catabolic Rate). Im steady state ist die Gesamt-Stickstoffbilanz ausgeglichen, das heißt, dass die nPNA der Proteinaufnahme entspricht. Dies genau ist aber das Problem bei der Anwendung dieses rechnerisch ermittelten Parameters beim katabolen malnutritierten Patienten. Hinzu kommt die aufwändige Messung und Berechnung dieser Parameter [Dialysis Outcomes Quality Initiative Guidelines, Appendix V, Adult guidelines].

SGA (Subjective Global nutritional Assessment)

Die subjektiv durchgeführte Einschätzung des Ernährungsstatus (subjective global nutritional assessment = SGA) ist eine einfache, standardisiert durchzuführende Kombination aus Anamnese und körperlicher Untersuchung. Sensitivität, Untersucherabhängigkeit und Reproduzierbarkeit über den Zeitverlauf wurden allerdings bisher nicht hinreichend evaluiert. Beurteilt werden Gewichtsverlauf in den letzten 6 Monaten, Nahrungsaufnahme, Dauer und Stärke gastrointestinaler Symptome. Zusätzlich Beurteilung des subkutanen Fettgewebes unterhalb der Jochbeine sowie der Hautfaltendicke am Bereich von Trizeps und Bizeps sowie der Muskelmasse (z. B. im Bereich der Mm. interossei der Hände, des M. temporalis oder des M. quadriceps).

Anthropometrie
In der Anthropometrie wird versucht, mit Hilfe von Messwerten den Ernährungsstatus möglichst genau zu quantifizieren. „Klassische" Messwerte sind BMI oder das standardisierte Körpergewicht, weiterhin werden die Hautfaltendicke am Oberarm, der Oberarmumfang sowie der Oberarmdurchmesser verwendet. Die erhaltenen Werte werden mit den an gesunden Populationen erhobenen Normwerten verglichen.

Ernährungsberatung
Patienten, die bei der Erhebung des Ernährungsstatus Anzeichen für eine Malnutrition bieten, bedürfen einer Ernährungsberatung, an dieser Beratung müssen insbesondere auch diejenigen Angehörigen, die die Zubereitung der Mahlzeiten übernehmen, beteiligt sein. Bei Bedarf, vor allem aber zu Beginn der diätetischen Therapie, müssen diese Beratungsgespräche engmaschig alle 1–2 Monate erfolgen und die Therapieempfehlungen an den Zustand des Patienten angepasst werden.

10.9.3 Empfehlungen bei chronischer Niereninsuffizienz Stadium CKD 3 bis 5

MONITORING
Aufgrund des starken Einflusses einer Mangelernährung auf Morbidität und Mortalität ist bereits in den Stadien 3 und 4 einer chronischen Niereninsuffizienz auf den Ernährungsstatus zu achten. Die angeführten Parameter (▶ 10.9.2) können sämtlich zum Monitoring verwendet werden, die meisten Daten gibt es allerdings für das Serum-Albumin. Das Monitoring sollte, je nach Zustand zu Beginn der Betreuung, in ein- bis dreimonatlichen Intervallen durchgeführt werden.

EMPFOHLENE DIÄTETISCHE MASSNAHMEN
Für Patienten mit progredienter Verschlechterung der Nierenfunktion wird auf dem Boden von post-hoc-Analysen der MDRD-Studie sowie von Metaanalysen eine Eiweiß-arme Kost mit 0,6–0,75 g Eiweiß/kg KG/d empfohlen [Levey 1996, Levey 1999, Pedrini 1996]. Um bei einer GFR < 25 ml/Min. eine neutrale Stickstoffbilanz zu erhalten, ist eine tägliche Kalorienzufuhr von 35 kcal/kg KG/d notwendig (für ältere Patienten > 60 Jahren mag eine Zufuhr von 30–35 kcal/kg KG/d ausreichend sein). Eventuell müssen hierzu hochkalorische Nahrungsergänzungsstoffe eingesetzt werden, da viele Patienten in einem späteren Stadium der Niereninsuffizienz eher zu einer verminderten Kalorienzufuhr neigen.

Weiterhin ist darauf zu achten, eine gleichzeitig bestehende metabolische Azidose (aktuelles Bikarbonat < 22 mmol/l) zu erkennen und rechtzeitig zu therapieren. Eine metabolische Azidose führt zu einer Verstärkung des Proteinabbaus, zu einem Abfall des Serum-Albumins sowie zu einer Verschlechterung des Knochenstoffwechsels durch Störung der Vitamin-D-Synthese. Es konnte gezeigt werden, dass mit der Gabe von Bikarbonat in der prädialytischen Phase der Niereninsuffizienz eine Verbesserung des Ernährungsstatus erreicht werden kann [Ballmer 1995].

PROGNOSE

Für die oben angeführten Diäten konnte gezeigt werden, dass es zu einer Verlangsamung der Progression der Niereninsuffizienz kommt, weiterhin treten deutlich seltener Hyperphosphatämien und Hyperkaliämien auf. Aufgrund der eingeschränkten Adhärenz vieler Patienten an solche Diäten sind meist ein engmaschiges Monitoring sowie häufige wiederholte Diätberatungen notwendig.

INDIKATION ZUM NIERENERSATZPROGRAMM

Patienten, die im späten Stadium 4 (GFR < 20 ml/Min.) bzw. im Stadium 5 trotz aller diätetischen Maßnahmen eine Mangelernährung und eventuell zusätzlich offensichtliche Zeichen der Urämie aufweisen, sollten spätestens zu diesem Zeitpunkt in das chronische Nierenersatzprogramm aufgenommen werden.

Objektivierbare Parameter zur Indikationsstellung „Aufnahme in das chronische Nierenersatzprogramm":
- Ungewollte Reduktion des ödemfreien Körpergewichts um > 6 %.
- Ungewollte Gewichtsabnahme auf ≤ 90 % des standardisierten Körpergewichts.
- Abfall des Serum-Albumins um 0,3 g/dl bzw. auf < 4,0 g/dl ohne gleichzeitigen Anhalt für eine akute Infektion oder inflammatorische Prozesse.
- Rückgang eines Einzel-Parameters im SGA (Subjective Global Assessment) um eine Kategorie.

10.9.4 Empfehlungen für dialysepflichtige Patienten

Für hämodialysepflichtige Patienten wird eine tägliche Eiweißzufuhr von 1,2 g/kg KG/d empfohlen. Der Aspekt, die Progression der Nierenerkrankung durch eine eiweißreduzierte Kost möglichst lange zu erhalten, ist nun hinfällig, gleichzeitig verlieren diese Patienten nun deutlich mehr Proteine und Aminosäuren über die Dialyse. 50 % der zugeführten Eiweiße sollten hochwertig, das heißt tierischen Ursprungs mit einer Aminosäure-Zusammensetzung entsprechend den humanen Proteinen, sein. Nur in retrospektiven Studien konnte der Zusammenhang zwischen verminderter Eiweiß-Aufnahme und vermindertem Serumalbumin sowie erhöhter Mortalität aufgezeigt werden [Movilli 1993]. Für viele, vor allem ältere Patienten ist es schwierig, eine entsprechende Diät aufrechtzuerhalten. Auch bei akuten oder chronischen Infektionen sowie Hospitalisierungen ist auf eine ausreichende eiweißreiche Ernährung zu achten, sollten Symptome einer Malnutrition auftreten, wäre eine zusätzliche enterale oder auch parenterale Supplementierung zu bedenken.

Ob eine zusätzliche intradialytische parenterale Ernährung von Vorteil ist, ist bis heute nicht bewiesen. Weiterhin zu beachten ist, dass eine eiweißreiche Ernährung mit einer erhöhten Zufuhr an Phosphat, einem Anstieg des Cholesterins und der Triglyceride sowie einer Verstärkung einer metabolischen Azidose einhergeht, so dass hier eventuell Veränderungen der Begleittherapie notwendig werden.

Für Peritonealdialyse-Patienten wird eine nochmals höhere Eiweißzufuhr von 1,3 g/kg KG/d empfohlen, da über das Dialysat Eiweißverluste von 5–15 g/d auftreten. Dies ist, insbesondere im Rahmen von Peritonitiden, auszugleichen. Zusätzlich kann es, bedingt durch die peritoneale Glukoseresorption, zu einer Inappetenz mit konsekutiv verminderter Eiweißaufnahme kommen. Eine neuere Möglichkeit der Supplementation beim Peritonealdialyse-Patienten stellt die intraperitoneale

Gabe von aminosäurehaltigen PD-Lösungen dar, die kommerziell erhältlich sind und eine vergleichbare Osmolarität zu den niedrig-prozentigen Glukoselösungen aufweisen. Auch hierzu fehlen bisher Longitudinalstudien in ausreichend großen Kollektiven mit harten Endpunkten.

Grundsätzlich sollte die Kalorienzufuhr nicht eingeschränkt werden, ebenso wie bei Patienten in früheren Stadien der Niereninsuffizienz wird für Patienten bis zum 60. Lebensjahr eine tägliche Kalorienzufuhr von 35 kcal/kg KG/d angegeben, für ältere Patienten eine Zufuhr von 30–35 kcal/kg KG/d. Letztlich unterscheiden sich diese Angaben nicht von denen, die für eine Vergleichspopulation aufgestellt wurden.

Wichtig ist weiterhin die Einhaltung einer phosphat- und kaliumarmen Ernährung (insbesondere bei rückläufiger Restausscheidung) sowie eine Reduktion der Natriumzufuhr bei arterieller Hypertonie (▶ 10.8.1). Phosphat ist in allen eiweißhaltigen Nahrungsmitteln enthalten. Besonders phosphatreich sind Fleisch- und Wurstprodukte, Innereien, Fisch, Eigelb, Milchprodukte, nicht geschältes Getreide und Naturreis, Hülsenfrüchte und Nüsse, Cola sowie Backpulver. Als besonders phosphatreich gelten Schmelz- und Kochkäse-Zubereitungen sowie Kochwurstprodukte, diese enthalten zusätzliche Phosphatmengen. Erkannt werden können diese Produkte an den Nummern E338–341 sowie 450–452 auf den Listen der Inhaltsstoffe, diese sollten gemieden werden. Milch kann durch ein Sahne-Wasser-Gemisch (im Verhältnis 1 : 2 bis 1 : 3), Fertigbackpulver durch Natron ersetzt werden, um Phosphat einzusparen.

Besonders kaliumreiche Nahrungsmittel sind Kartoffeln, Tomaten und Tomatenmark, Bananen, Trauben, Broccoli, Hülsenfrüchte, Nüsse und Schokolade. Gemüsesorten kann Kalium entzogen werden, indem diese zerkleinert, über Nacht vorgewässert und dann gekocht werden und die Kochflüssigkeit konsequent abgegossen wird. Der Kaliumgehalt von Gemüse- und Obstkonserven kann durch Dekantieren der Flüssigkeit sowie des Saftes um 30–50% vermindert werden. Auch ein erhöhter Natriumgehalt kann durch Wässern deutlich vermindert werden (z.B. bei Matjes). Durch Gefrieren sowie Braten, Dünsten und Grillen kann der Kaliumgehalt nicht reduziert werden.

Die tägliche Fettzufuhr muss bei Adipositas und Hyperlipoproteinämie reduziert werden, Fette und Öle sollten allerdings als wichtige Energie- und Geschmacksträger nicht vollständig gemieden werden. Es empfiehlt sich die Verwendung von Ölen mit ein- oder mehrfach ungesättigten Fettsäuren (Sonnenblumen-, Distel-, Walnuss-, Oliven- oder Rapsöle). Als Brotaufstrich ist eine Halbfettmargarine anstelle von Butter oder Margarine zu empfehlen. Durch Verwendung von beschichteten Töpfen und Pfannen kann Bratfett deutlich eingespart werden, zusätzlich sollte Gebratenes und Frittiertes vor dem Verzehr trocken getupft werden.

Gegen den gelegentlichen Konsum alkoholischer Getränke ist nichts einzuwenden, allerdings muss der Kaloriengehalt zum Beispiel von Bier, der Glukosegehalt von lieblichen Weinen sowie natürlich die Einhaltung der angestrebten täglichen Flüssigkeitsbilanz beachtet werden. Süßigkeiten können in Abhängigkeit vom Körpergewicht durchaus einmal verzehrt werden, zu vermeiden sind energie-, phosphat-, natrium- und kaliumreiche Snacks, wie zum Beispiel Kartoffelchips [Eder 2004].

Literatur

Ballmer PE, McNurlan MA, Hulter HN, et al.: Chronic metabolic acidosis decreases albumin synthesis and induces negative nitrogen balance in humans. J Clin Invest 1995; 95:39.

Canada-USA (CANUSA) Peritoneal Dialysis Study Group: Adequacy of dialysis and nutrition in continous peritoneal dialysis: Association with clinical outcomes. J Am Soc Nephrol 1996; 7:198.

Dialysis Outcomes Quality Initiative Guidelines. Clinical practice guidelines for nutrition in chronic renal failure. I. Adult guidelines A. Maintenance dialysis. Am J Kidney Dis 2000; 35 (Suppl 2): S19.

Eder H: Bunte Küche für Dialysepatienten. Kirchheim-Verlag Mainz, 2004.

Leavey SF, Strawderman RL, Jones CA et al.: Simple nutritional indicators as independent predictors of mortality in hemodialysis patients. Am J Kidney Dis 1998; 31:997.

Levey AS, Adler S, Caggiula AW, et al.: Effects of dietary protein restriction on the progression of advanced renal disease in the Modification of Diet in Renal Disease Study. Am J Kidney Dis 1996; 27:652.

Levey AS, Greene T, Beck GJ, et al. for the MDRD Study Group: Dietary protein restriction and the progression of chronic renal disease: What have all of the results of the MDRD study shown? J Am Soc Nephrol 1999; 10:2426.

Movilli E, Mombelloni S, Gaggiotti M, et al.: Effect of age on protein catabolic rate, morbidity, and mortality in uraemic patients with adequate dialysis. Nephrol Dial Transplant 1993; 8:735.

Pedrini MT, Levey AS, Lau J, et al.: The effect of dietary protein restriction on the progression of diabetic and nondiabetic renal diseases: A meta-analysis. Ann Intern Med 1996; 124:627.

Pifer TB, McCullough KP, Port FK, et al. : Mortality risk in hemodialysis patients and changes in nutritional indicators: DOPPS. Kidney Int 2002; 62:2238.

10.10 Vorbereitungen für das Nierenersatzverfahren

10.10.1 Zuweisung zum Nephrologen und Beratung des Patienten

PROBLEM: VERSPÄTETE ÜBERWEISUNG ZUM NEPHROLOGEN

Eines der größten Probleme in der Betreuung chronisch niereninsuffizienter Patienten ist verspätete Vorstellung beim Nephrologen. „Verspätete Zuweisung" wird definiert als Überweisung eines Patienten < 6 Monate vor Aufnahme in das chronische Nierenersatzprogramm. In einer französischen Studie konnte gezeigt werden, dass circa 25 % aller zugewiesenen Patienten innerhalb eines Monats dialysepflichtig wurden [Jungers 1993]. Korrespondierende deutsche Zahlen liegen nicht vor, man kann jedoch davon ausgehen, dass sich diese in vergleichbarer Größenordnung bewegen. Ursächlich hierfür sind zum einen Patienten-bedingte Faktoren (fehlende Krankheitseinsicht bei Symptomfreiheit, fehlendes Verständnis für die Erkrankung, sozio-ökonomische Faktoren, Angst, enge Bindung an den primär betreuenden Arzt), zum anderen ärztlich bedingte Faktoren (fehlendes Wissen bezüglich aktueller Leitlinien, schlechte Kommunikation mit den regionalen Spezialisten, wirtschaftliche Gründe etc.).

Spät zugewiesene Patienten weisen häufig folgende Probleme auf [Jungers 1993]:
- Insuffiziente Blutdruck-Kontrolle.
- Schwerere Ausprägung urämischer Symptome.
- Häufiger und stärker ausgeprägte metabolische Azidose, Anämie, Hypokalzämie und Hyperphosphatämie.
- Stärker ausgeprägte Hypalbuminämie.

Verspätet zugewiesene Patienten weisen eine erhöhte Progression der chronischen Nierenerkrankung auf, nehmen seltener einen ACE-Hemmer/AT1-Rezeptorblocker und häufiger NSAR ein [Martinez-Ramirez 2006]. Eine verspätete Zuweisung ist mit signifikant häufigeren Hospitalisierungen und höheren Kosten verbunden, dies gilt insbesondere für die Kosten im Zusammenhang mit der Schaffung eines Dialysezugangs. Spät zugewiesene Patienten bedürfen signifikant häufiger eines intermittierenden zentralvenösen Katheters. In den meisten der hierzu veröffentlichten (retrospektiven) Studien konnte ein Zusammenhang zwischen später Zuweisung und erhöhter Mortalität aufgezeigt werden, wobei keine dieser Veröffentlichungen ausreichend für Komorbiditäten adjustierte [Lorenzo 2004, Innes 1992].

INDIKATION ZUR ÜBERWEISUNG ZUM NEPHROLOGEN

Eine frühe Überweisung des Patienten in nephrologische Behandlung ist insbesondere wichtig, um diesen ausreichend informieren und beraten zu können. Als Zeitpunkt für die notwendige Überweisung zum Nephrologen wird z.B. eine GFR nach MDRD von 30 ml/Min. × 1,73 m^2 angegeben [Bolton 2003].

AUFKLÄRUNG DES PATIENTEN

Die Vorbereitung und Beratung des Patienten und vor allem der Angehörigen über die zukünftige Nierenersatztherapie sollte folgende Punkte umfassen:
- Prognose der chronischen Nierenerkrankung
- Medikation und Therapieadhärenz.
- Mögliche Nierenersatzverfahren inklusive Heimdialyse und präemptiver Transplantation.
- Notwendigkeit der Schonung peripherer Venen bei geplanter Hämodialyse/Shuntanlage.
- Zeitlicher Ablauf der Einschleusung in ein Nierenersatzverfahren.
- Sozioökonomische Auswirkungen der Nierenersatztherapie (z.B. Beruf und Einkommen, Berufsunfähigkeit und Berentung, Familie, Partnerschaft und Sexualität).

10.10.2 Anlage des Dialysezugangs

Die native AV-Fistel wird unverändert als Goldstandard eines Hämodialysezugangs angesehen. Aufgrund der niedrigeren primären und sekundären Funktionsraten sind sowohl PTFE-Shunts als auch Atriumkatheter als schlechtere Alternativen anzusehen und somit streng zu indizieren. Nicht-getunnelte intravenöse Katheter sollten nur möglichst kurzzeitig als Notfallzugang verwendet werden und sind in der Erhaltungstherapie nicht indiziert.

Aufgrund der notwendigen Zeit für die Ausreifung der AV-Fistel ist eine rechtzeitige Anlage unbedingt notwendig. Dies gilt vor allem für ältere Patienten mit kardiovaskulären Vorerkrankungen (arterielle Vasoskleose als Risikofaktor für eine verminderte arterielle Shuntperfusion und damit schlechterer Ausreifung), für Patienten mit häufigen zentralvenösen Zugängen in der Vorgeschichte (als Risikofaktor für Abflussstörungen im venösen Schenkel) sowie für Patienten mit schlechtem Venenstatus (z.B. Diabetiker, Adipositas, vorausgegangene Chemotherapie).

✓ Patienten sollten zur Anlage einer AV-Fistel ca. ein Jahr vor erwarteter Dialysepflicht zugewiesen werden. Als Anhaltspunkt hierfür kann eine GFR von < 25 ml/Min. oder (weniger aussagekräftig) ein Serumkreatinin > 4 mg/dl verwendet werden.

Weniger problematisch als das Timing einer Shuntanlage ist die Vorbereitung für die Peritonealdialyse, hier wird eine deutlich kürzere Zeit zwischen Katheterimplantation bis zur ersten Verwendung (je nach Zentrum zwischen 5 und 14 Tagen) benötigt.

10.10.3 Beginn der Nierenersatztherapie

INDIKATIONSSTELLUNG

Die Entscheidung zur Aufnahme der chronischen Nierenersatztherapie durch den betreuenden Nephrologen **und** den Patienten muss abhängig gemacht werden von diversen subjektiven und objektiven Faktoren. Berücksichtigt werden muss insbesondere die Lebensqualität des Patienten.

Absolute Indikationen

Weiterhin gibt es eine Reihe absoluter, potenziell lebensbedrohlicher klinischer Indikationen zu Beginn der Nierenersatztherapie [Hakim 1994]. Diese sollten allerdings im Idealfall einer kontrollierten Aufnahme in das Nierenersatzprogramm nicht auftreten. Hierzu zählen:
- Hydropische Dekompensation/Diuretika-refraktäres Lungenödem.
- Konservativ nicht kontrollierbare Hyperkaliämie.
- Am ehesten urämisch bedingte Enzephalopathie/Neuropathie.
- Persistierende Nausea, unstillbares Erbrechen.
- Am ehesten urämisch bedingte Blutungskomplikationen (vor allem im Gastrointestinaltrakt).
- Nicht kontrollierbare hypertensive Entgleisung/Krise.
- Perikarditis.
- Serum-Harnstoff > 200 mg/dl.

Parameter zur kontrollierten Indikationsstellung

Bei kontrollierter (frühzeitiger, da symptomloser) Einschleusung in das Nierenersatzprogramm finden entweder Parameter, die die Nierenrestfunktion abschätzen, oder solche, die sich am Ernährungsstatus orientieren, Anwendung. Hierzu dienen:
- Die gemittelte gemessene Kreatinin-/Harnstoff-Clearance im 24h-Sammelurin, Nierenersatzverfahren ab eGFR < 15 ml/Min.
- Die abgekürzte oder ausführliche MDRD-Formel, Nierenersatzverfahren ab eGFR < 15 ml/Min. × 1,73 m².
- Ein wöchentliches Harnstoff-Kt/V < 2,0.
- Eine normalisierte Proteinäquivalent-Ausscheidung (nPNA) < 0,8 g/d.

> **STUDIENLAGE**
> Bis heute konnte nicht mit Sicherheit gezeigt werden, dass eine „frühe" Aufnahme in das Dialyseprogramm für einen Patienten positive Auswirkungen auf Morbidität und Mortalität hat. Daten hierzu werden aus der IDEAL-Studie („The *I*nitiating *D*ialysis *E*arly *a*nd *L*ate"-Study) für die Aufnahme der Peritonealdialyse erwartet. Allerdings zeigen die bereits vorliegenden Daten, dass eine kontrollierte Einschleusung zu weniger Malnutrition und einer verbesserten Blutdruckeinstellung führt [Korevaar 2001]. Gegen einen frühen Dialysebeginn spricht der eventuell schnellere Verlust der renalen Restfunktion mit konsekutiv negativen Einflüssen auf Morbidität und Mortalität [Douma 2006].

Zusammengefasst bleibt es außerordentlich schwierig, einen singulären objektiven Parameter anzugeben, der den besten Zeitpunkt für die Aufnahme eines Patienten in ein Nierenersatzverfahren angibt.

10.10.4 Präemptive Nierentransplantation

Die technisch erfolgreiche Nierentransplantation (bzw. simultane Nieren-Pankreas-Transplantation bei Typ-1-Diabetikern) ist als das beste aller Nierenersatzverfahren anzusehen, wenn man die Langzeit-Mortalität als Outcome-Parameter verwendet [Wolfe 1999]. Voraussetzung ist die sorgfältige, insbesondere kardiovaskuläre Evaluation des Transplantationskandidaten vor der Aufnahme in die Warteliste.

VORTEILE DER PRÄEMPTIVEN NIERENTRANSPLANTATION

Mehrere Studien an großen (sowohl US-amerikanischen als auch europäischen) Kollektiven konnten zeigen, dass eine Nieren-Transplantation **vor** Aufnahme in ein chronisches Dialyseverfahren (so genannte „präemptive" Transplantation) zu einem besseren Patienten-Überleben post transplantationem führt [Meier-Kriesche 2005, Mange 2001]. Als mögliche Ursachen werden angesehen [Gill 2004]:
- Die prolongierte urämische Stoffwechsellage während der Dialyse/Wartezeit führt über eine assoziierte verstärkte Vasosklerose zu mehr kardiovaskulären Ereignissen, auch nach erfolgreicher Nierentransplantation.
- Die Inzidenzen an verzögerter Funktionsaufnahme nach Transplantation (delayed graft function, DGF) sowie akuten Rejektionen sind nach präemptiver Transplantation niedriger. Dies gilt sowohl für Lebendnieren- als auch postmortale Transplantationen.

Allerdings konnte auch gezeigt werden, dass die am häufigsten durchgeführten präemptiven Transplantationen, nämlich Lebendnierentransplantationen, vermehrt bei Patienten mit höherem sozioökonomischen Hintergrund (und entsprechenden positiven Auswirkungen auf Compliance) sowie bei jüngeren Patienten mit geringerer Begleitmorbidität durchgeführt werden, hierin liegt ein bisher nicht ausreichend berücksichtigter Bias.

FESTLEGUNG EINES FRÜHEN TRANSPLANTATIONSZEITPUNKTS

Von der kanadischen Transplantationsgesellschaft wird als möglicher frühester Transplantationszeitpunkt eine GFR von < 20 ml/Min. zusammen mit Anzeichen, dass ein progressiver Verlust der Nierenrestfunktion nicht zu vermeiden ist, angegeben [Knoll 2005]. Dies bedeutet für die prädialytische Betreuung, dass bereits ab einer GFR von 30 ml/Min. mit der Suche eines – möglichst Blutgruppen-kompatiblen – Lebendnierenspenders begonnen werden sollte, um ausreichend Zeit für die medizinische und psychologische Evaluation von Spender und Empfänger sowie für die Einberufung der zuständigen Lebendspende-Kommission zu haben.

Zu berücksichtigen ist, dass nach den aktuell gültigen Eurotransplant-Richtlinien eine präemptive Nierentransplantation nur als Lebendnierentransplantation durchgeführt werden kann (die Allokation postmortaler Transplantate erfolgt nur unter Berücksichtigung der Wartezeit, die mit dem ersten Dialysetag beginnt). Anders ist dies bei der simultanen Nieren-Pankreas-Transplantation, hier kann die Aufnahme auf die Warteliste bereits bei noch vorhandener suffizienter Nierenrestfunktion erfolgen.

Literatur

Bolton WK: Renal Physicians Association Clinical practice guideline: Appropriate patient preparation for renal replacement therapy: Guideline 3. J Am Soc Nephrol 2003, 14:1406.

Douma CE, Smit W: When to start dialysis? Nephrol Dial Transplant 2006; 21 (Suppl. 2): ii20.

Gill JS, Tonelli M, Johnon N, Pereira BJ: Why do preemptive kidney transplant recipients have an allograft survival advantage? Transplant 2004; 78:873.

Hakim RM: Initiation of dialysis. In: Advances in Nephrology, Vol 23, Grunfeld, JP, Back, JF, Kreis, H, Maxwell, MH (Eds), Mosby Yearbook, Chicago, IL, 1994.

Innes A, Rowe PA, Burden RP, et al.: Early deaths on renal replacement therapy: The need for early nephrological referral. Nephrol Dial Transplant 1992; 7:467.

Jungers P, Zingraff J, Albouze P, et al. : Late referral to maintenance dialysis: Detrimental consequences. Nephrol Dial Transpant 1993; 8:1089.

Knoll G, Cockfield S, Blydt-Hansen T, et al.: Canadian Society of Transplantation consensus guidelines on eligibility for kidney transplantation. CMAJ 2005; 173:1181.

Korevaar JC, Jansen MA, Dekker FW, et al.: When to initiate dialysis: effect of proposed US guidelines on survival. Lancet 2001; 358:1046.

Lorenzo V Martin M, Rufino M, et al.: Predialysis nephrologic care and a functioning arteriovenous fistula at entry are associated with better survival in incident hemodialysis patients: an observational cohort study. Am J Kidney Dis 2004; 43:999.

Mange KC, Joffe MM, Feldman HI: Effect of the use or non-use of long-term dialysis on the subsequent survival of renal transplants from living donors. N Engl J Med 2001; 344:726.

Martinez-Ramirez HR, Jalomo-Martinez B, Cortes-Sanabria L, et al.: Renal function preservation in type 2 diabetes mellitus patients with early nephropathy: a comparative prospective cohort study between primary health care doctors and a nephrologist. Am J Kidney Dis 2006; 47:78.

Meier-Kriesche HU, Schold JD: The impact of pretransplant dialysis on outcomes in renal transplantation. Semin Dial 2005; 18:499.

National Kidney Foundation/DOQI. Clinical practice guidelines for hemodialysis and peritoneal dialysis adequacy. Am J Kidney Dis 1997; 30 (Suppl. 1): S1.

NKF-K/DOQI Clinical Practice Guidelines for Vascular Access: update 2000. Am J Kidney Dis 2001; 37:S1.

Wolfe RA, Ashby VB, Milford EL, et al.: Comparison of mortality in all patients on dialysis, patients on dialysis waiting for transplantation, and recipients of a first cadaveric transplant. N Engl G Med 1999; 341:1725.

11 Transplantation

Ulrich Kunzendorf und Ekkehard Ziegler

- 632 **11.1 Vorbereitung von Empfänger und Spender zur Nierentransplantation**
- 632 11.1.1 Zeitpunkt des Beginns der Transplantationsvorbereitungen
- 632 11.1.2 Vorbereitung des Empfängers auf die Nierentransplantation
- 641 11.1.3 Vorbereitung eines Lebendnierenspenders
- 645 11.1.4 Vorbereitung eines Leichennierenspenders
- 648 11.1.5 Organallokation
- 649 **11.2 Technische Aspekte der Transplantation und chirurgische Komplikationen**
- 649 11.2.1 Transplantationstechnik
- 650 11.2.2 Chirurgische Komplikationen
- 651 **11.3 Immunsuppression nach Nierentransplantation**
- 651 11.3.1 Immunsuppressive Therapieprotokolle
- 652 11.3.2 Charakteristika immunsuppressiver Medikamente
- 655 11.3.3 Induktionstherapie mit Antikörpern
- 657 11.3.4 Bewertung verschiedener immunsuppressiver Protokolle
- 658 11.3.5 Absetzen der Immunsuppression nach dem Transplantatversagen
- 660 **11.4 Frühe Komplikationen nach Nierentransplantation**
- 660 11.4.1 Komplikationen, die innerhalb des ersten postoperativen Tages auftreten
- 661 11.4.2 Diagnostik und Therapie der Transplantatdysfunktion innerhalb der ersten drei Monate
- 669 11.4.3 Infektionen nach Nierentransplantation
- 676 11.4.4 Impfen nach Nierentransplantation
- 677 **11.5 Langzeitkomplikationen nach Nierentransplantation**
- 678 11.5.1 Chronische Transplantatnephropathie
- 683 11.5.2 Kardiovaskuläre Komplikationen
- 688 11.5.3 Rekurrenz und De-novo-Nierenerkrankungen im Transplantat
- 690 11.5.4 Osteopathie und Transplantation
- 693 11.5.5 Tumoren nach Nierentransplantation

Bei allen Patienten mit irreversiblem terminalem Nierenversagen sollte eine Nierentransplantation erwogen werden, solange keine absolute Kontraindikation offensichtlich ist, da die Nierentransplantation sowohl mit einer besseren Lebenserwartung als auch mit einer besseren Lebensqualität verbunden ist (Evidence level A). Durchschnittlich funktionieren ca. 90 % der Transplantate nach einem Jahr und 75 % nach 5 Jahren noch lebenserhaltend. Die Lebenserwartung von transplantierten Patienten erhöht sich auf durchschnittlich 20 Jahre im Vergleich mit einer 10-jährigen Lebenserwartung von dialysepflichtigen Patienten, die auf ein Transplantat warten [Wolfe 1999]. Wegen der entscheidenden Vorteile der Transplantation gegenüber allen Dialyseverfahren sollten auch rekurrierende Infektionen, Tumoren, kardiovaskuläre Erkrankungen oder gastrointestinale Erkrankungen nicht von vornherein als absolute Kontraindikationen angesehen werden, obwohl sie mit einem erhöhten Morbiditäts- und Mortalitätsrisiko nach der Transplantation einhergehen (Evidence level B) [European Best Practice Guidelines for Renal Transplantation 2000].

11.1 Vorbereitung von Empfänger und Spender zur Nierentransplantation

11.1.1 Zeitpunkt des Beginns der Transplantationsvorbereitungen

Für ein möglichst geringes Risiko bei optimalen Erfolgsaussichten muss die Transplantation zum richtigen Zeitpunkt und in angemessenem Umfang vorbereitet werden.
- Alle Patienten, bei denen zu erwarten ist, dass sie innerhalb eines Jahres eines Nierenersatzverfahrens bedürfen, sollten einem Transplantationszentrum zur Einleitung der Vorbereitung gemeldet werden.
- Alle Patienten, die bereits dialysepflichtig sind, sollten zur Vorbereitung gemeldet werden, sobald sich der medizinische Zustand stabilisiert hat.
- Die Transplantationsvorbereitungen sollten vor dem Beginn der Dialysetherapie abgeschlossen sein, um eine präemptive Transplantation, d.h. eine Transplantation vor Beginn der Dialysetherapie, durchführen zu können. Patienten, bei denen eine präemptive Transplantation durchgeführt wurde, zeigen bessere Patienten- und Transplantatsüberlebensraten (Evidence level A).
- Präemptive Transplantationen sollten nicht durchgeführt werden, wenn die gemessene oder kalkulierte glomeruläre Filtrationsrate größer als 20 ml/Min. ist und die Nierenfunktion sich innerhalb der letzten 6–12 Monate nicht verschlechtert hat (Evidence level C).

11.1.2 Vorbereitung des Empfängers auf die Nierentransplantation

Die Kriterien für die Vorbereitung eines potenziellen Nierentransplantatempfängers ändern sich im zeitlichen Verlauf. Die derzeit aktuellen Empfehlungen und Richtlinien der verschiedenen Transplantationsgesellschaften gelten daher temporär [European Best Practice Guidelines for Renal Transplantation 2000, Kasiske 2001, Knoll 2005, Matas 2002].

11.1 Vorbereitung von Empfänger und Spender zur Nierentransplantation

AUFKLÄRUNG UND INFORMATION

Die Vorbereitung des potenziellen Empfängers beginnt mit einer ausführlichen Information, um den Patienten in die Lage zu versetzen, sich für oder gegen eine Transplantation zu entscheiden und verschiedene Varianten des Transplantationsprozesses, wie z.B. die Art des Spenders, mitzubestimmen (▶ Tab. 11.1).

Tab. 11.1 Inhalte der Information und Aufklärung des potenziellen Empfängers

Nutzen und Risiken der Transplantation im Vergleich mit anderen Nierenersatzverfahren	• Nutzen: Bessere Lebensqualität, geringere Morbidität, geringere Mortalität • Risiken: Operations-, Infektions-, Malignitätsrisiko. Notwendigkeit lebenslanger Immunsuppression, spezifische Nebenwirkung der immunsuppressiven Medikamente, Aspekte der Fertilität
Ablauf des Vorbereitungsprozesses	• Aufklärung und Information • Medizinische Evaluation einschließlich laborchemischer und technischer Untersuchungen • Einverständniserklärung und Anmeldung bei Eurotransplant • Sicherstellung der Verfügbarkeit des Empfängers • Meldung als „temporär nicht-transplantabel" bei Abwesenheit oder Krankheit • Reevaluation je nach Vorerkrankungen
Organqualität und Organverteilung	• Optimale Organspender versus marginale Organspender (Alter > 65 Jahre, Vorerkrankungen wie Diabetes mellitus, Hypertonie oder Infektionen mit Hepatitis B oder Hepatitis C), komplexe Organanatomie, Bedeutung der Ischämiezeiten • Möglichkeit der Lebendnierenspende • Organverteilung durch Eurotransplant Leiden nach einem Punktesystem aufgrund der Güte der Gewebeübereinstimmung (HLA-match), der Wartezeit und der Entfernung zwischen Organspende- und Transplantationszentrum • Möglichkeit der Einschränkung des Angebotes an Organen durch Festlegung von Spenderkriterien, wie z.B. das Alter oder die Vorerkrankung des Spenders mit der zu erwartenden Verlängerung der Wartezeit

MEDIZINISCHE EVALUATION

Die initiale Aufgabe der medizinischen Evaluation ist es, möglichst frühzeitig, nicht-invasiv und kosteneffektiv Kontraindikationen für eine Transplantation zu erkennen, um so die weitere Evaluation zu begrenzen.

Als Kontraindikationen gelten:
- Kürzlich diagnostizierte und/oder metastasierte maligne Erkrankungen.
- Aktive nicht ausreichend behandelte akute und chronische Infektionen.
- Schwere irreversible extrarenale Erkrankungen.
- Schwere psychiatrische Erkrankungen.
- Abhängigkeit/Sucht, z.B. von Medikamenten, Drogen oder Alkohol.
- Primäre Oxalose (nur in Kombination mit Lebertransplantation indiziert).

Basale Evaluation

Alle potenziellen Transplantationskandidaten, die nach der Aufklärung auch weiterhin transplantiert werden wollen und bei denen keine offensichtlichen Kontraindikationen bestehen, müssen sich einer basalen Evaluation unterziehen, die je nach spezieller Situation des Patienten erweitert werden kann.

Tab. 11.2 Basale Evaluation eines potenziell zu transplantierenden Patienten [Wolfe 1999]

Anamnese	Aktuelle Beschwerden, Nierengrunderkrankung, Nierenrestfunktion, Familienanamnese. Wichtig: Kardiovaskuläre Anamnese und Ermittlung der Risikofaktoren für kardiovaskuläre Erkrankungen. Kürzliche Auslandsreisen in bestimmte Gebiete oder abgelaufene Infektionen, wie z. B. die Tuberkulose, erfordern ggf. eine Behandlung oder Prophylaxe vor der Transplantation. Medikamentenanamnese (Interaktion mit der Immunsuppression?)
Körperliche Untersuchung	Vollständige körperliche Untersuchung
Labor-Untersuchungen	• Hämatologische Untersuchung: Blutbild mit Differenzialblutbild und Retikulozyten • Chemisches Labor: Elektrolyte (Na, K, Ca, Phosphat, Mg), Eisenstoffwechsel (Fe, Ferritin, Transferrin), Leber (GOT, GPT, γ-GT, alkalische Phosphatase, Cholinesterase), Eiweiß und Elektrophorese, Fettstoffwechsel (Triglyceride, Cholesterin, LDL, HDL), Blutzucker und HbA_{1c}, Knochenstoffwechsel (Parathormon, 25-OH-Vitamin D_3, 1,25-OH-Vitamin D_3) • Urin-Untersuchung (wenn möglich): Volumen, Frisch-Urin auf Eiweiß, Sediment, Urinkultur • Gerinnungslabor: PTT, Quick • Infektiologische Untersuchungen: Serologie für eine Hepatitis B (Hb_sAg, Anti-Hb_s, Anti-HB_c), Hepatitis C (PCR und Anti-HCV), CMV, EBV, Lues, HIV, Varizellen, Herpes simplex • Immunologisches Labor: HLA-Typisierung, Bestimmung „Panel"-reaktiver Antikörper und spezifischer anti-HLA-Antikörper
Technische Untersuchungen	Röntgen-Thorax, EKG, Echokardiogramm, Stress-Echokardiogramm oder Myokardszintigraphie, Oberbauchsonographie, Dopplersonographie der peripheren Arterien
Spezielle Vorsorge-Untersuchungen	• PSA-Konzentration im Serum und Prostata-Untersuchung bei Männern ab dem 40. Lebensjahr • Gynäkologische Voruntersuchung einschließlich Papanicolaou-Abstrich bei allen erwachsenen Frauen, ab dem 40. Lebensjahr zusätzlich Mammographie • Koloskopie ab dem 45. Lebensjahr bei allen Patienten und bei den Patienten, die einen positiven Haemoccult-Test vorweisen

Bei vielen Patienten ergibt die Anamnese oder die Durchführung der basalen Evaluation Hinweise auf eine Erkrankung, die vor der Transplantation weiter abgeklärt werden muss, z. B. Infektionen, Tumoren, kardiovaskuläre Erkrankungen, gastrointestinale Erkrankungen, Probleme des Urogenitaltraktes und weitere Erkrankungen.

Infektionen

HIV (Human immunodeficiency virus)
Im Gegensatz zu den frühen Erfahrungen mit der Transplantation HIV-positiver Patienten zeigen neuere Daten, dass auch diese Patientengruppe von einer Transplantation bezüglich Lebensverlängerung und Lebenskomfort profitieren kann. HIV-positive Kandidaten sollten die folgenden Voraussetzungen erfüllen:
- Nicht nachweisbarer Virus-Load.
- Konsequente Patienten-Compliance zum HAART-Therapieregime.
- Keine opportunistischen Infektionen.
- CD4-T-Zell-Zahl im Blut > 300/mm^3.

Tuberkulose
Die Immunsuppression nach Transplantation kann zu einer Aktivierung einer alten Tuberkulose führen. Im Allgemeinen verläuft die Erkrankung unter Immunsuppression deutlich schwerer. Bei allen Patienten sollte im Röntgen-Bild des Thorax gezielt nach Zeichen einer alten Tuberkulose gesucht werden; Patienten aus Endemiegebieten sollten mittels PPD-Haut-Test auf Reaktivität getestet werden. Eine Prophylaxe mit INH 100 mg/d in Kombination mit Pyridoxin für mindestens 6 Monate und erneut nach einer Rejektionsbehandlung wird bei den nachfolgend dargestellten Patientengruppen empfohlen:
- Patienten mit therapierter Tuberkulose.
- Patienten aus Endemiegebieten.
- Patienten mit positiver PPD-Haut-Testung oder Zeichen einer alten Tuberkulose im Röntgen-Thorax.

Cytomegalievirus
Alle potenziellen Empfänger müssen sich einer serologischen Untersuchung unterziehen. CMV-Antikörper-negative Patienten haben wegen der hohen Durchseuchung der Bevölkerung von bis zu 90 % ein hohes Risiko, ein CMV-positives Organ zu erhalten. Diese Patienten erkranken mit einem Risiko von 50–80 %. Die Patienten müssen über dieses Risiko aufgeklärt werden. Sie erhalten eine Prophylaxe mit Ganciclovir 3 × 1000 mg/d p.o. oder Valganciclovir 1 × 900 mg/d p.o. (Dosisanpassung bei Niereninsuffizienz erforderlich) für 100 Tage nach der Transplantation und erneut nach einer Rejektionstherapie [Paya 2004].

Hepatitis B
HBs-Ag-positive Nierentransplantatempfänger haben ein erhöhtes Risiko, zu versterben (RR = 2.49, CI 1.64–3.78) und ihr Transplantat zu verlieren (RR 2.44; CI 1.02–2.04) [Fabrizi 2005]. Dies betrifft besonders die HBs-Ag-positiven Patienten, die Hbe-Ag-positiv und HBV-DNA-positiv sind oder bei denen zusätzlich eine Hepatitis-δ-Infektion (HBD) nachgewiesen ist. Wegen des erhöhten Risikos, an einem Leberversagen zu versterben, sollte bei allen Patienten vor der Transplantation eine normale Lebersyntheseleistung und eine normale Entgiftungsleistung nachgewiesen sein. Zur Abschätzung des Risikos der Leberzirrhose sollte zusätzlich eine Leberbiopsie durchgeführt werden. Trotz der hohen Rekurrenz empfiehlt die Amerikanische Gesellschaft für Transplantation bei HBs-Ag-positiven Nierentransplantierten eine Therapie mit 100 mg/d Lamivudin über einen Zeitraum von 18–24 Monaten. Famciclovir, Adefovir und eine Reihe weiterer Medikamente werden zurzeit in klinischen Studien untersucht. Unverändert gilt, dass präventiv alle Patienten mit einer chronischen Nierenerkrankung frühzeitig gegen Hepatitis B geimpft werden müs-

sen. Sollte der anti-HBs-Titer bei einem der jährlichen Tests unter 10 IU/l abfallen, ist eine Boosterung vorzunehmen.

Hepatitis C

HCV-infizierte Patienten zeigen nach Nierentransplantation eine 2- bis 30fache Erhöhung des Virus-Titers verglichen mit Werten vor der Transplantation. Auch wenn der Virus-Titer nur eingeschränkt mit dem Ausmaß der Lebererkrankung korreliert, zeigen große und über einen längeren Zeitraum durchgeführte Analysen, dass die Mortalität (RR 1.79; CI 1.57–2.03) und das Risiko des Transplantatfunktionsverlustes (RR 1.56; CI 1.35–1.80) von anti-HCV-positiven Patienten verglichen mit anti-HCV-negativen Empfängern nach der Transplantation erhöht ist [Fabrizi 2005]. Jedoch ist das Überleben von HCV-positiven Patienten nach Transplantation besser als an Dialyse. Dies rechtfertigt auch die Transplantation von anti-HCV-positiven Empfängern. Die Therapie der Hepatitis C von Nicht-Dialyse-Patienten basiert auf der Gabe von Ribavirin 800–1200 mg/d plus pegyliertem Interferon-α-2b 15 µg/kg KG pro Woche oder pegyliertem Interferon-α-2a 180 µg s.c. pro Woche über 48 Wochen [Manns 2001, Fried 2002]. Die Gabe von Interferon-α führt nach der Transplantation in 60–100 % der Fälle zu Transplantatrejektionen, und die isolierte Gabe von Ribavirin nach Transplantation ist ineffektiv. Deshalb sollte die Therapie vor der Transplantation erfolgen. Kontrollierte Studien an Dialyse-Patienten mit Ribavirin und pegyliertem Interferon-α werden zurzeit durchgeführt.

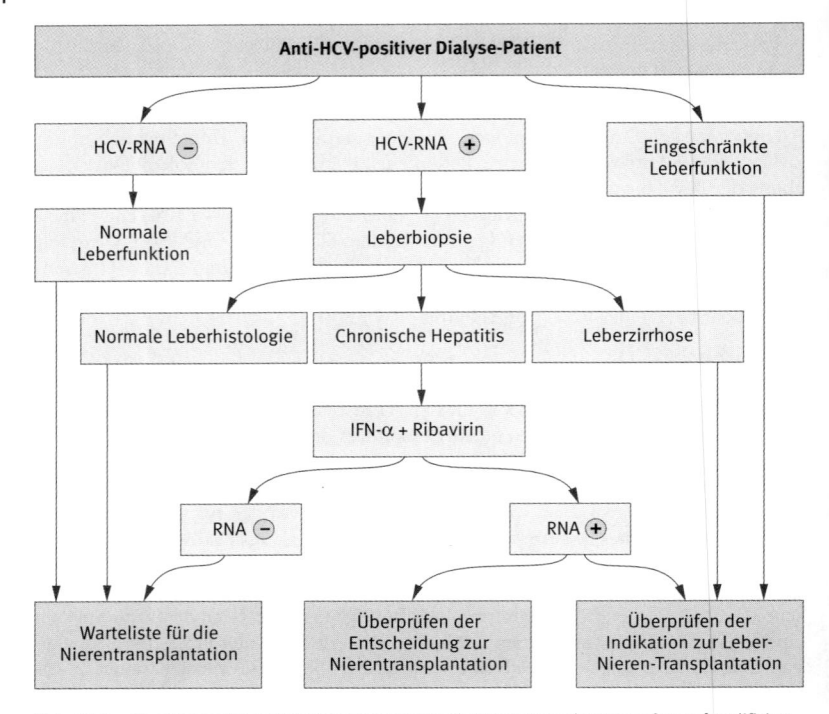

Abb. 11.1 Algorithmus für anti-HCV-positive potenzielle Nierentransplantatempfänger [modifiziert nach Morales 2000]

11.1 Vorbereitung von Empfänger und Spender zur Nierentransplantation

Zu berücksichtigen ist, dass Ribavirin und seine Metabolite bei Dialyse-Patienten kumulieren und zu schweren Nebenwirkungen, insbesondere in Form der Hämatotoxizität führen können. In einer kleineren Studie wurde pegyliertes Interferon-α in Kombination mit 200–400 mg/d Ribavirin initial gegeben und die Ribavirindosis so angepasst, dass ein Ribavirin-Talspiegel von 10 µmol/l erreicht wurde [Bruchfeld 2006]. Algorithmus für anti-HCV-positive Dialyse-Patienten zur Vorbereitung der Nierentransplantation ▸ Abb. 11.1.

Tumoren

Die Inzidenz von malignen Tumoren ist bei Dialyse-Patienten als auch nach Nierentransplantation höher als in der Normalbevölkerung. Bei etwa 9–12 % der Transplantierten sind maligne Erkrankungen die Todesursache. Obwohl die meisten Tumoren nach der Transplantation neu entstehen, ist die Rekurrenz von Tumoren durch die transplantationsbedingte Immunsuppression deutlich höher. Prinzipiell kann davon ausgegangen werden, dass etwa 54 % der Tumoren rekurrieren, wenn sie innerhalb 2 Jahren vor der Transplantation behandelt wurden, 33 %, wenn sie innerhalb von 2–5 Jahren vor der Transplantation behandelt wurden und 13 %, wenn die Behandlung mehr als 5 Jahre vor der Transplantation erfolgte [Penn 1997]. Die Rekurrenzrate hängt darüber hinaus wesentlich von der Art des Tumors ab (▸ Tab. 11.3).

Tab. 11.3 Risiko der Rekurrenz von Tumoren nach Nierentransplantation [Penn 1993]

Niedrige Rekurrenzrate (0–10 %)	Hodenkarzinome, inzidentelle Nierenzellkarzinome, Lymphome, Karzinome der Cervix uteri, Schilddrüsenkarzinome
Mittlere Rekurrenzrate (11–25%)	Uteruskarzinome, Wilms-Tumor, Kolon-, Prostata- und Mammakarzinome
Hohe Rekurrenzrate (› 26 %)	Blasenkarzinome, Sarkome, Melanome, symptomatische Nierenzellkarzinome, Hauttumoren (Melanome und Nicht-Melanome)

Tab. 11.4 Minimale tumorfreie Wartezeit bis zur Transplantation [Danovitch 2005]. Die Empfehlungen der Wartezeit müssen anhand der klinischen Daten individualisiert werden

Nierentumoren	2 Jahre
♦ Wilms-Tumoren	2 Jahre (‹ 5 cm)
♦ Nierenzellkarzinom	5 Jahre (› 5 cm)
Blasenkarzinome	
♦ „In situ"-Karzinome	Keine Wartezeit
♦ Invasive Karzinome	2 Jahre
Prostatakarzinome	2 Jahre
Uterus	
♦ Zervixkarzinom in situ	Keine Wartezeit
♦ Invasives Zervixkarzinom	2–5 Jahre
♦ Uteruskarzinom	2 Jahre

Tab. 11.4	Minimale tumorfreie Wartezeit bis zur Transplantation [Danovitch 2005]. Die Empfehlungen der Wartezeit müssen anhand der klinischen Daten individualisiert werden *(Forts.)*	
Mammakarzinom		2–5 Jahre
Kolorektale Karzinome		2–5 Jahre
Lymphome		2–5 Jahre
Hauttumoren (lokal)		
◆ Basalzellkarzinom		Keine Wartezeit
◆ Melanom		5 Jahre

Athero-vaskuläre Erkrankungen

Kardiovaskuläre Erkrankungen

Die kardiovaskuläre Mortalität liegt bei Patienten, die mit funktionierendem Transplantat versterben, bei 33 % in der Gruppe der 20- bis 44-Jährigen und bei 37 % in der Gruppe der 45- bis 65-Jährigen. Bei Patienten, die innerhalb des ersten Monats nach Transplantation versterben, liegt in etwa der Hälfte eine kardiovaskuläre Ursache zugrunde [Ojo 2000].

✓ Eine kardiovaskuläre Erkrankung ist vor der Transplantation zu diagnostizieren und zu behandeln.

Diagnostik: Alle Patienten – und dies ist die ganz überwiegende Mehrzahl –, die ein hohes kardiovaskuläres Risikoprofil haben (▶ Kasten), sollten sich einer Stress-Echokardiographie oder einem Myokardszintigramm unterziehen, auch wenn sie asymptomatisch sind. Beide Methoden lassen mit einer Sensitivität um 85 % und einer Spezifität zwischen 85–90 % eine signifikante Koronarstenose diagnostizieren. Ein übliches Belastungs-EKG hat nur eine Sensitivität von 35 % und bietet zum Ausschluss einer behandlungsbedürftigen koronaren Herzerkrankung nur wenig Sicherheit. Im Falle eines pathologischen Stress-Echokardiogramms oder Myokardszintigraphie-Befundes oder bei Symptomen der ischämischen Herzerkrankung sollte eine Koronarangiographie vor der Transplantation durchgeführt und ggf. die notwendige Behandlung eingeleitet werden [Pilmore 2006].

PATIENTEN MIT HOHEM KARDIOVASKULÄREN RISIKO
- Diabetiker.
- Männer älter als 45 Jahre.
- Frauen älter als 55 Jahre.
- Bekannte ischämische Herzerkrankung, Abnormalität im Ruhe-EKG.
- Echokardiographisch diagnostizierte linksventrikuläre Hypertrophie.
- Raucher.
- Dialyse-Zeit länger als 2 Jahre.

Da die durchschnittliche Wartezeit auf eine Transplantation in der Bundesrepublik bei etwa 6 Jahren liegt, muss in Abhängigkeit des Risikoprofils mit dem Patienten für die Wartezeit ein Programm zur Reevaluierung festgelegt werden (▶ Tab. 11.5).

Tab. 11.5	Empfehlungen der Re-Evaluation von Patienten mit besonderem kardialem Risiko auf der Warteliste [Gaston 2003]
Initialer Befund unauffällig	
Diabetiker mit terminaler Niereninsuffizienz	Jährlich
Nicht-Diabetiker mit hohem Risiko[1]	Alle 2 Jahre
Patienten mit niedrigem Risiko	Alle 3 Jahre
Initialer Befund pathologisch	
Erstmalige Revaskularisierung	Jährlich
Bereits vorherige erfolgreiche PTCA	Jährlich
Erfolgreiche ACVB-Operation	Erstmals nach 2 Jahren, dann jährlich
Asymptomatische moderate Aortenstenose	Jährliches Echokardiogramm

[1] Hohes Risiko = mehr als 20 % Wahrscheinlichkeit für ein kardiales Ereignis in den nächsten 10 Jahren, entsprechend 2 oder mehr traditionelle Risikofaktoren, bekannte koronare Herzerkrankung, linksventrikuläre Ejektionsfraktion < 40% oder bekannte periphere Arteriosklerose

Zerebro-vaskuläre Erkrankungen

Zerebro-vaskuläre Erkrankungen sind nach Transplantation häufiger als in der Normalbevölkerung. Etwa 15 % der Patienten erleiden nach Transplantation in den folgenden 15 Jahren einen ischämischen Insult, eine transitorische ischämische Attacke oder eine zerebrale Blutung.

Diagnostik:

- Doppler-Ultraschall-Untersuchung der Karotiden: Bei Patienten mit einem hohen arteriosklerotischem Risikoprofil (Evidence level C) und Patienten mit vorangegangenen Ereignissen.
- Darstellung der zerebralen Gefäße mittels CT oder MRT: Bei Patienten mit der adulten Form der autosomal-dominant vererbten Zystennieren (ADPKD), wenn entweder in der Familie intrakranielle Aneurysmen diagnostiziert wurden, oder der Patient über ein zerebrales Ereignis einschließlich einer subarachnoidalen Blutung berichtet, oder eine schwer einstellbare/instabile arterielle Hypertonie besteht. Wiederholung der Gefäßdarstellung bei diesen Patienten alle 5 Jahre. Im Falle des Nachweises von Aneurysmen mit mehr als 10 mm Durchmesser sollte eine prophylaktische operative Sanierung erwogen werden.

Periphere vaskuläre Erkrankungen

Obwohl es bei 59 % der Patienten innerhalb von 5 Jahren nach Transplantation zu Amputationen von Extremitäten kommt, ist eine Gefäßdarstellung nicht bei allen Patienten indiziert. Bei asymptomatischen Patienten, die in der physikalischen Untersuchung keine Auffälligkeiten zeigen, reicht eine zusätzliche dopplersonographische Untersuchung aus. Bei symptomatischen Patienten sollte eine Gefäßdarstellung der Beinarterien und des aorto-iliakalen Bereiches erfolgen, mit entsprechender Rekonstruktion im Bedarfsfall. Mit der Gefäßdarstellung werden auch Steal-Phänomene nach der Transplantation vorhergesagt und verhindert, dass die Transplantatarterien an eine Gefäßprothese anastomosiert werden müssen. Die Gefäßdarstellung ist in diesen Fällen von zentraler Wichtigkeit für die Wahl der Seite der Transplantation.

Koagulopathie

Eine ausführliche Analyse der Blutgerinnung ist nicht generell zu empfehlen. Im Falle einer positiven Anamnese für frühere venöse Thrombosen, Lungenembolien, Aborte oder multiple Shuntverschlüsse sollte eine erweiterte Gerinnungsanalyse durchgeführt werden: Quick, PTT, Antithrombin III, Protein S und C, aktivierte Protein-C-Resistenz (APC-Resistenz) mit der am häufigsten verbundenen Faktor-V-Leiden-Mutation, Prothrombin-Mutation, anti-Phospholipid-Antikörper, Lupusantikoagulans.

Gastrointestinale Erkrankungen

Divertikulose des Dickdarms

Die Rate der Divertikel-assoziierten Dickdarmperforationen, mit einer Mortalität von 17–43 %, liegt im Bereich von 1–2 %. Eine Koloskopie sollte dann vorgenommen werden, wenn in der Vorgeschichte rezidivierende Divertikulitiden aufgetreten sind bzw. im Rahmen der Tumor-Vorsorgeuntersuchungen. Wenn sehr ausgedehnte Befunde bei rezidivierenden oder anhaltenden Erkrankungen erhoben werden, sollte eine Resektion in Erwägung gezogen werden.

Ulcus ventriculi, Ulcus duodeni

Patienten mit einer Ulkuserkrankung in der Vorgeschichte sollten sich einer Gastroskopie unterziehen. Eine Gastroskopie bei asymptomatischen Patienten ohne eine Ulkuserkrankung in der Vorgeschichte kann nicht generell empfohlen werden.

Cholezystolithiasis

Die Cholezystolithiasis ist mit einem Auftreten von 5–10 % häufiger als in der Normalbevölkerung. Bei Diabetikern wird sie in bis zu 25 % der Patienten diagnostiziert. Über 80 % der symptomlosen Steinträger bleiben asymptomatisch nach der Transplantation. Eine prophylaktische Cholezystektomie bei diesen Patienten kann erwogen werden, insbesondere wenn es sich um Diabetiker handelt (Evidence level C) [Kasiske 2001].

Nephrologische Erkrankungen und Rekurrenz

In 4–20 % der Transplantationen rekurriert die Grunderkrankung im Transplantat, wobei Glomerulonephritiden die häufigsten rekurrierenden Erkrankungen sind. In bis zu 8,4 % der Patienten sind die rekurrierenden Glomerulonephritiden die wesentliche Ursache des Transplantatversagens innerhalb der ersten 10 Jahre [Briganti 2002]. Je nach Typ der glomerulären Erkrankung variiert das Risiko der Rekurrenz und lässt sich die rekurrierende Erkrankung behandeln (▶ 11.5.3).

Erweiterte urologische Diagnostik und Maßnahmen vor der Transplantation

Bei Erwachsenen ohne anamnestischen Anhalt für eine Dysfunktion des Urogenitaltraktes können die Voruntersuchungen auf die oben genannte Urin-Diagnostik und Sonographie der Nieren, der ableitenden Harnwege und ggf. der Prostata beschränkt bleiben.

Bei Patienten mit Miktionsproblemen sollte eine urodynamische Untersuchung und ein Miktionszysturogramm durchgeführt werden. Bei Patienten mit erhöhtem Risiko einer Tumorerkrankung (Analgetika-Nephropathie, Vorbehandlung mit Cyclophosphamid) sollte eine Urinzytologie und eine Blasenspiegelung veranlasst werden.

In definierten Fällen sollte vor der Transplantation eine Nephrektomie vorgenommen werden.

11.1 Vorbereitung von Empfänger und Spender zur Nierentransplantation

INDIKATIONEN FÜR EINE NEPHREKTOMIE VOR DER TRANSPLANTATION
- Chronische Infektionen des Nierenparenchyms.
- Infizierte Nierensteine.
- Schwere Proteinurie mit nephrotischem Syndrom.
- Nicht ausreichend behandelbare schwere arterielle Hypertonie.
- Polyzystische Nierenerkrankung (ADPKD): Nur nach rezidivierenden Infektionen oder Blutungen der Zysten und bei „Raumproblemen".
- Sekundär zystisch degenerierte Nieren: Wenn ein Adenokarzinom der Nieren nicht ausgeschlossen werden kann
- Refluxnephropathie mit rezidivierenden Infektionen der Nieren: Eine Refluxnephropathie ohne Infektionen ist keine Indikation zur Nephrektomie.

11.1.3 Vorbereitung eines Lebendnierenspenders

AUFKLÄRUNG, INFORMATION UND PSYCHOLOGISCHE EVALUATION

Die kürzere Wartezeit bis zur Transplantation, die Möglichkeit der präemptiven Transplantation und die bessere Transplantatfunktionsdauer sind wesentliche Vorteile für den zu Transplantierenden im Rahmen eines Lebendnierenspendeprogramms. Diese Vorteile müssen mit dem Risiko für den Organspender abgewogen werden, wobei die Möglichkeit der Lebendnierenspende auf einen gesetzlich definierten Personenkreis eingeschränkt ist (Transplantationsgesetz § 8, Abs. 1):
- Verwandte ersten oder zweiten Grades.
- Ehegatten.
- Lebenspartner, Verlobte oder andere Personen, die dem Spender in besonderer persönlicher Verbundenheit offenkundig nahe stehen.

Tab. 11.6 Inhalte der Information und Aufklärung des potenziellen Lebendnierenspenders

Nutzen und Risiken der Lebendnierenspende	• Nutzen für den Empfänger: Bessere Lebensqualität, geringere Morbidität, geringere Mortalität, geringere Wartezeit bis zur Transplantation für den Empfänger • Frühe Risiken für den Spender: Narkose- und Operationsrisiko und Komplikationen, die mit der Operation verbunden sein können (z.B. Verletzung benachbarter Organe, Blutungen, Wundinfektionen, Thrombosen und Embolien, Narbenbrüche, Verwachsungen), postoperative Schmerzen • Mittlere Dauer des Krankenhausaufenthaltes des Spenders von 7–14 Tagen • Späte Risiken für den Spender: Entwicklung einer arteriellen Hypertonie, einer Proteinurie und einer fortschreitenden Niereninsuffizienz
Ablauf des Vorbereitungsprozesses	• Aufklärung und Information • Medizinische Evaluation einschließlich laborchemischer und technischer Untersuchungen • Psychologische Evaluation von Spender und Empfänger • Prüfung der Freiwilligkeit durch die jeweilige Transplantationskommission der Ärztekammer • Durchführung der Nierenspende und Transplantation • Lebenslange Nachsorge des Spenders, die verpflichtend ist

MEDIZINISCHE EVALUATION

Alle potenziellen Nierenspender, die nach der Aufklärung und Information auch weiterhin eine Niere spenden wollen und bei denen keine offensichtlichen Kontraindikationen bestehen, müssen sich einer basalen medizinischen Evaluation unterziehen, die je nach spezieller Situation des Patienten erweitert werden kann. Zu empfehlen ist, initial zu prüfen, ob eine Blutgruppenverträglichkeit besteht (▶ Tab. 11.7). Bei fehlender Blutgruppenverträglichkeit oder einer positiven Kreuzprobe (cross match), die präformierte Antikörper des Empfängers gegen Spender-HLA-Antigene erkennt, ist eine Transplantation unter den üblichen Bedingungen nicht möglich, so dass sich bei einer solchen Konstellation die weitere Evaluation erübrigt. In Ausnahmefällen wird unter Risikoabwägung einer verstärkten Immunsuppression, der Elimination der präformierten Antikörper und einer B-Zellen-Depletion eine Transplantation auch in solchen Situationen von einigen Transplantationszentren durchgeführt.

Tab. 11.7 Mögliche Konstellationen mit Blutgruppenverträglichkeit zwischen Spender und Empfänger

Spender	Empfänger
0	Alle Blutgruppen
A	A oder AB
B	B oder AB
AB	Nur AB

✓ Da Rhesusblutgruppen-Antigene nicht in der Niere exprimiert werden, brauchen diese nicht berücksichtigt zu werden.

Ziel der Evaluation des potenziellen Spenders ist, festzustellen, dass der Spender weitgehend gesund ist, beide Nieren eine normale Struktur und Funktion aufweisen und kein Risiko für den Empfänger besteht, dass eine Infektion oder ein Tumor mit dem Organ übertragen wird.

Tab. 11.8 Basale Evaluation eines potenziellen Nierenspenders [Delmonico 2005]

Anamnese	Vollständige Anamnese einschließlich der aktuellen Beschwerden, der Familienanamnese, der medikamentösen Therapie, sowie bezüglich Auslandsaufenthalten. Wichtig: Kardiovaskuläre Anamnese und Ermittlung der Risikofaktoren für kardiovaskuläre Erkrankungen
Körperliche Untersuchung	Vollständige körperliche Untersuchung
Labor-Untersuchungen	• Hämatologische Untersuchung: Blutbild mit Differenzialblutbild und Retikulozyten • Chemisches Labor: Kreatinin, Harnstoff, Harnsäure, Elektrolyte (Na, K, Ca, Phosphat, Mg), Eisenstoffwechsel (Fe, Ferritin, Transferrin), Leber (GOT, GPT, γ-GT, alkalische Phosphatase), Eiweiß und Elektrophorese, Fettstoffwechsel (Triglyceride, Cholesterin, LDL, HDL), Nüchtern-Blutzucker und HbA_{1c}, Kreatinin-Clearance, kalkulierte GFR mittels MDRD-Formel

11.1 Vorbereitung von Empfänger und Spender zur Nierentransplantation

Tab. 11.8 Basale Evaluation eines potenziellen Nierenspenders [Delmonico 2005] (Forts.)

Labor-Untersuchungen	• TSH, FT3, FT4 • Urin-Untersuchung: Sediment, Frisch-Urin auf Eiweiß, Albumin, Kreatinin (Bestimmung von Eiweiß-/Kreatinin- und Albumin-/Kreatinin-Quotienten), Blut, Leukozyten, Zucker, Urinkultur • Gerinnungslabor: PTT, Quick • Infektiologische Untersuchungen: Serologie für Hepatitis B (Hb_sAg, Anti-Hb_s, Anti-HB_c), Hepatitis C (PCR und Anti-HCV), CMV, EBV, Lues, HIV, HTLV 1, 2. Abhängig von Spenderherkunft und Anamnese zusätzlich: Malaria, Trypanosoma cruzii, Schistosomiasis, Herpes simplex • Immunologisches Labor: Kreuzprobe (cross match), HLA-Typisierung
Technische Untersuchungen	• Röntgen-Thorax, EKG, Echokardiogramm, Stress-Echokardiogramm oder Myokardszintigraphie, Oberbauchsonographie, Dopplersonographie der peripheren Arterien, 24h-Blutdruckmessung • Evaluation der Nieren und Nierengefäße mittels Angio-CT oder Angio-MRT
Spezielle Vorsorgeuntersuchungen	• PSA-Wert und Prostata-Untersuchung bei Männern ab dem 40. Lebensjahr • Gynäkologische Voruntersuchung einschließlich Papanicolaou-Abstrich bei allen erwachsenen Frauen, ab dem 40. Lebensjahr zusätzlich Mammographie, Schwangerschaftstest bei Frauen im gebärfähigen Alter

Bei vielen Patienten ergibt die Anamnese oder die Durchführung der basalen Evaluation Hinweise auf eine Erkrankung, die vor der Transplantation weiter abgeklärt werden muss, so dass weitere Untersuchungen notwendig werden.

KONTRAINDIKATIONEN FÜR EINE LEBENDNIERENSPENDE

Tab. 11.9 Kontraindikationen für eine Lebendnierenspende

Absolute Kontraindikationen

- Proteinurie oder Hämaturie
- Eingeschränkte Nierenfunktion mit einer GFR < 80 ml/Min./1,73 m^2
- Ausgeprägte urologische Abnormalitäten
- Aktive Infektionen
- Chronische virale Infektionen (HIV, HTLV, Hepatitis B, Hepatitis C)
- Bestehende maligne Erkrankungen oder frühere maligne Tumoren der Lungen, Brust, Leber, Nieren, des Urogenitaltraktes, des Gastrointestinaltraktes, Melanome, frühere hämatologische maligne Erkrankungen
- Positive Familienanamnese für Nierenzellkarzinome
- Chronische Erkrankungen, insbesondere der Lungen, Leber, Herz, Autoimmunerkrankungen, neurologische Erkrankungen
- Arterielle Hypertonie
- Diabetes mellitus
- Nephrokalzinose, bilaterale Nierensteine, rekurrierende Nephrolithiasis
- Psychosen
- Medikamenten- oder Drogenabhängigkeit
- Schwangerschaft
- Erkrankungen, die eine Antikoagulation erfordern

Tab. 11.9	Kontraindikationen für eine Lebendnierenspende *(Forts.)*
Relative Kontraindikationen	
• Rezidivierende Ulcera ventriculi et duodeni • Nephrolithiasis • Urologisch-anatomische Besonderheiten einschließlich multipler renaler Gefäße • Übergewicht mit einem Body-Mass-Index > 35 kg/m² • Alter > 65 Jahre oder < 18 Jahre • Familienanamnese für Hypertonie oder Diabetes mellitus	

Arterielle Hypertonie

Patienten mit einer arteriellen Hypertonie, d. h. mit Blutdruckwerten größer 140/90 mmHg, sind nicht geeignet für eine Nierenspende. Lässt sich der Blutdruck leicht einstellen und gehört der Spender einer Niedrigrisikogruppe an (älter als 50 Jahre, GFR > 80 ml/Min. und Urin-Albumin-Ausscheidung < 30 mg/d), so kann dieser Spender in Betracht gezogen werden.

Urinanalyse mit dem Nachweis einer Proteinurie

Eine Proteinurie von > 300 mg/d wird als Kontraindikation gesehen [Delmonico 2005]. Zweifelsohne kann auch eine Mikroalbuminurie eine glomeruläre Schädigung frühzeitig anzeigen. Bei unklarer Datenlage für den Nierenspender wird hier eine Grenze einer Mikroalbuminurie von 50 mg/d vorgeschlagen.

Urinanalyse mit Nachweis einer Mikrohämaturie

Eine Mikrohämaturie, definiert als > 3–5 Erythrozyten pro Gesichtsfeld im Sediment, ist primär eine Kontraindikation und bedarf einer urologischen Abklärung einschließlich einer Zystoskopie. Wenn maligne urologische Erkrankungen und Steine ausgeschlossen sind, sollte insbesondere bei Vorhandensein von dysmorphen Erythrozyten eine orthotope Nierenbiopsie zum Ausschluss einer glomerulären Erkrankung (z. B. einer IgA-Nephropathie) vorgenommen werden.

Diabetes mellitus

Ein manifester Diabetes ist eine Kontraindikation für eine Nierenspende, da sich sowohl die Mikroalbuminurie als auch die Nierenfunktion nach Nierenspende schneller verschlechtern.

Potenzielle Spender mit einem erhöhten Risiko (positive Familienanamnese, Body-Mass-Index > 30 kg/m², anamnestischer Gestationsdiabetes, hoher Alkoholkonsum) sollten hierüber aufgeklärt werden. Diese Gruppe der potenziellen Spender sollte sich einem oralen Glukose-Toleranztest unterziehen und bei positivem Test sollte von der Spende abgesehen werden.

Nierensteinerkrankung

Patienten nach Abgang eines Nierensteines ohne Rezidiv und bei denen keine Hyperkalzurie, Hyperurikämie, metabolische Azidose, Hyperoxalurie, Zystinurie oder multiple Harnwegsinfekte nachgewiesen worden sind und bei denen sich mittels Dünnschicht-CT keine Steine diagnostizieren ließen, können eine Niere spenden, soweit keine anderen Kontraindikationen bestehen.

Im Gegensatz dazu sollten Patienten, die an einer Nephrokalzinose, an einer beidseitigen Nephrolithiasis oder rezidivierenden Nierensteinen trotz Prophylaxe erkrankt sind, nicht spenden. Wegen der häufig ineffektiven Prophylaxe zählen zu dieser Gruppe auch Patienten mit Zystinsteinen, Struvit-Steinen oder Steinen, die mit Harnwegsinfekten assoziiert sind, sowie Patienten, deren Steine mit einer der folgenden Krankheiten assoziiert sind: Primäre oder enterale Hyperoxalurie, distale tubuläre Azidose, Sarkoidose, Morbus Crohn oder Kurzdarmsyndrom.

Nierenfunktion des Spenders
Generell sollte die GFR des Spenders einen Wert von 80 ml/Min./1,73 m^2 nicht unterschreiten. Eine niedrigere GFR ist mit einem erhöhten Risiko sowohl für den Spender als auch für den Empfänger assoziiert. Erfolgreiche Transplantationen sind jedoch auch mit Nieren gesunder älterer Spender, bei denen präoperativ eine glomeruläre Filtrationsrate von 65–70 ml/Min. gemessen wurde, durchgeführt worden. Obwohl dies keine prinzipielle Empfehlung ist, kann bei allen Spendern eine szintigraphisch basierte Clearance-Messung (Iothalamte, 99-Technetium) durchgeführt werden, um einerseits die Clearance und um andererseits den Anteil der jeweiligen Niere an der Gesamtclearance zu bestimmen. Immer wird die Niere mit dem geringeren Anteil zur Spende vorgesehen, es sei denn, anatomische Besonderheiten sprechen dagegen (z. B. Versorgung mit mehreren Nierenarterien).

11.1.4 Vorbereitung eines Leichennierenspenders

Die Vorbereitung einer Leichennierenspende oder einer Multiorganspende erfolgt in der Regel auf einer internistischen oder operativen Intensivstation in enger Zusammenarbeit von Intensivmedizinern und Transplantationskoordinatoren der Deutschen Stiftung Organtransplantation (DSO). Die Koordinatoren der DSO können bezüglich des gesetzlich festgelegten Ablaufes und der medizinischen Standards auch vor Ort beratend tätig sein und sollten frühzeitig eingeschaltet werden (www.dso.de). Sie sind ausgebildet und erfahren im Gespräch mit den Angehörigen des Verstorbenen und der Einholung der Einwilligung der Angehörigen zur Organentnahme.

Die im Krankenhaus tätigen Nephrologen werden häufig als Konsiliarii zu potenziellen Organspendern hinzugezogen.

Voraussetzung für eine Organspende eines verstorbenen Patienten
Hirntod
Alle hirntoten Patienten sind primär als potenzielle Organspender anzusehen. Entsprechend dem geltenden Transplantationsgesetz wird als Hirntod der Zustand der irreversibel erloschenen Funktion des gesamten Gehirns, also des Großhirns, des Kleinhirns und des Hirnstamms bezeichnet. Dabei wird durch Beatmung und Medikamente die Herz- und Kreislauffunktion des Verstorbenen künstlich aufrechterhalten. Der Hirntod muss von zwei unabhängigen und erfahrenen Ärzten nach den Richtlinien der Bundesärztekammer zur Hirntod-Diagnostik festgestellt werden.

Kontraindikationen für eine Organspende eines verstorbenen Patienten
Infektionen
Die Art der Infektion bestimmt, ob trotz des Vorliegens einer Infektion eine Nierenspende durchgeführt werden kann.

✓ Absolute Kontraindikationen: HIV-, HTLV-Infektionen, Infektionen mit Masern, Tollwut, Parvoviren, Enteroviren; Herpes-Meningo-Enzephalitis und Prionen-Erkrankungen.

Potenzielle Spender mit Hepatitis-C- oder -B-Infektionen sollten gemeldet werden, da insbesondere eine Herz- oder Lebertransplantation solcher Organe in besonderen Notsituationen erwogen wird. Eine Bakteriämie führt sehr selten zur Infektion des Empfängers und ist deshalb keine Kontraindikation. Eine Staphylokokkensepsis hingegen wird in aller Regel als Kontraindikation angesehen.

Maligne Erkrankungen
Aktive maligne Erkrankungen schließen eine Organspende aus. Dies trifft nicht auf einige nicht-melanotische Hauttumoren und auf einige primäre Hirntumoren zu. Bei einer sehr lange zurückliegenden und kurativ behandelten Tumorerkrankung muss das Risiko im Einzelfall abgeschätzt werden.

Organfunktion
Im Prinzip wird von einer zu transplantierenden Leichenniere eine vergleichbare Qualität wie von einer Niere eines Lebendspenders gefordert (▶ 11.1.3). Allerdings ist in der Praxis eine vergleichbare Evaluation des Organs im Zeitraum von der Feststellung des Hirntodes bis zur Entnahme nicht möglich, auch würde bei gleichen Anforderungen eine große Zahl von Organspenden nicht realisiert werden können. Die Nierenfunktion wird in der Regel anhand der Kreatinin-Serum-Konzentration zum Zeitpunkt der Aufnahme ins Krankenhaus abgeschätzt. Ein Wert im Normbereich spricht für eine ausreichende Funktion. Ein reversibles akutes Nierenversagen, das sich nachfolgend im Krankheitsverlauf einstellt, beispielsweise durch Hypotensionen, ist keine Kontraindikation. Die zu transplantierende Niere sollte sich sonographisch normal darstellen. Die Analyse des Sedimentes ist häufig aufgrund der Blasenkatheteranlage nicht verwertbar. Fremdanamnese und Befunde des Hausarztes können in solchen Fällen helfen. Im Zweifelsfall sollten die Nieren entnommen, makroskopisch beurteilt und eine Histologie gewonnen werden. Dies trifft insbesondere bei marginalen Donoren zu (alte Spender, Spender mit arterieller Hypertonie, Diabetes mellitus, schwerer Arteriosklerose u. a.).

MEDIZINISCHE KONDITIONIERUNG EINES ORGANSPENDERS

Etwa 10–20 % aller potenziellen Organspenden können aufgrund fehlender oder falscher Spenderkonditionierung nicht realisiert werden.

Mit dem Eintreten des Hirntodes und dem damit verbundenen Ausfall des Hirnstamms erliegt die vegetative Kreislaufregulation. Außerdem fällt die hypothalamisch-hypophysäre Hormonregulation aus, wodurch es zu einem Diabetes insipidus sowie einem Kortisol- und Schilddrüsenhormon-Mangel kommt. Dies führt zu Kreislaufinstabilität und Hypotensionen, was durch einen Abfall der Körperkerntemperatur durch die fehlende hypothalamische Temperaturregulation auf Werte unter 35 °C noch unterstützt wird. Ohne die Spenderkonditionierung, die den Ausfall der neuro-vegetativen und hormonellen Regulation mit seinen Folgen therapeutisch kompensieren muss, kommt es zu einer irreversiblen Schädigung der zu transplantierenden Organe noch im verstorbenen Spender. Selbst wenn die geschädigten Organe noch transplantiert werden können, ist die Langzeitfunktion so geschädigter Organe deutlich reduziert. Deshalb müssen alle potenziellen Organspender insbesondere nach dem Eintritt des Hirntodes bis zum Abschluss der Organentnahme adäquat therapiert werden.

Basale Eckpunkte für eine Spenderkonditionierung [Wood 2004]

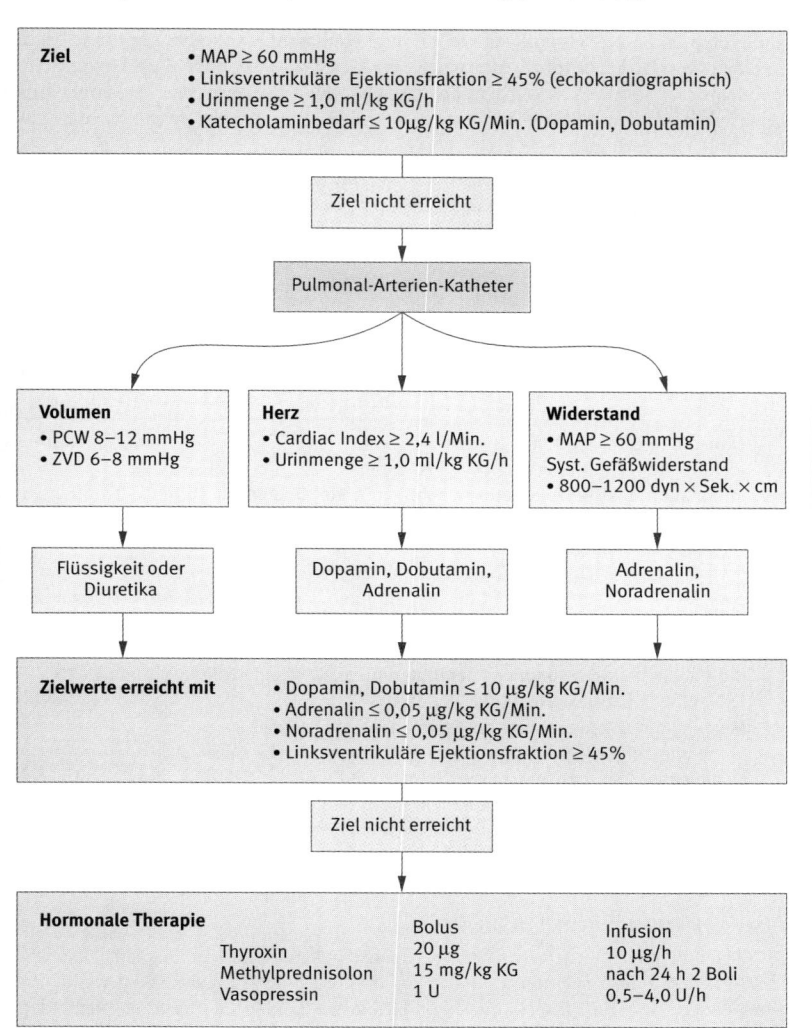

Ziel
- MAP ≥ 60 mmHg
- Linksventrikuläre Ejektionsfraktion ≥ 45% (echokardiographisch)
- Urinmenge ≥ 1,0 ml/kg KG/h
- Katecholaminbedarf ≤ 10μg/kg KG/Min. (Dopamin, Dobutamin)

↓ Ziel nicht erreicht

Pulmonal-Arterien-Katheter

Volumen
- PCW 8–12 mmHg
- ZVD 6–8 mmHg

→ Flüssigkeit oder Diuretika

Herz
- Cardiac Index ≥ 2,4 l/Min.
- Urinmenge ≥ 1,0 ml/kg KG/h

→ Dopamin, Dobutamin, Adrenalin

Widerstand
- MAP ≥ 60 mmHg
- Syst. Gefäßwiderstand
- 800–1200 dyn × Sek. × cm

→ Adrenalin, Noradrenalin

Zielwerte erreicht mit
- Dopamin, Dobutamin ≤ 10 μg/kg KG/Min.
- Adrenalin ≤ 0,05 μg/kg KG/Min.
- Noradrenalin ≤ 0,05 μg/kg KG/Min.
- Linksventrikuläre Ejektionsfraktion ≥ 45%

↓ Ziel nicht erreicht

Hormonale Therapie

	Bolus	Infusion
Thyroxin	20 μg	10 μg/h
Methylprednisolon	15 mg/kg KG	nach 24 h 2 Boli
Vasopressin	1 U	0,5–4,0 U/h

Abb. 11.2 Kardiovaskuläre Therapie potenzieller Organspender

Die Therapie mit Hormonen in der letzten Phase der Spenderkonditionierung ist noch immer Gegenstand der Diskussion und nicht in allen Studien konnte die Effektivität bewiesen werden. Insbesondere bei steigendem Katecholaminbedarf sollte die angegebene Hormonersatztherapie mit L-Thyroxin und Steroiden erwogen werden. Bei einem sich anbahnenden zentralen Diabetes insipidus mit einsetzender Polyurie (≥ 200 ml/h) von hypotonem Urin und steigender Natrium-Serum-Konzentration (≥ 143 mmol/l) scheint die frühzeitige Gabe von Vasopressin sinnvoll, da der Diabetes insipidus in kurzer Zeit zu einer Hyperosmolalität (Hypernatriämie, Hypokaliämie, Hypokalzämie, Hypophosphatämie, Hypomagnesiämie) und zu einem Wasserdefizit führt. Alternativ zum Vasopressin können 5 μg Desmopressin intranasal verabreicht werden. Schließlich sollten frühzeitig die Infusionen angewärmt und der Patient mit einer Wärmedecke versorgt werden, um ein Auskühlen zu verhindern.

Bei der Beatmung sind die folgenden Werte anzustreben: FIO_2 = 0,40; pO_2 > 100 mmHg, Sauerstoffsättigung > 95 %; pCO_2 35–40 mmHg; pH 7,35–7,40; Hubvolumen 8–10 ml/kg KG; PEEP 5 cmH_2O.

> **!** Trotz einer optimalen Behandlung steigt bei einem hirntoten Patienten mit zunehmender Zeitdauer der Behandlung das Risiko des Kreislaufversagens, der Infektionen und der Elektrolytentgleisung. Nach dem Eintreten des Hirntodes sollte deshalb zügig die Organentnahme zum Zwecke der Transplantation erfolgen.

ABLAUF EINER LEICHENNIERENSPENDE
1. Identifikation eines möglichen Organspenders.
2. Information des Transplantationskoordinators der Deutschen Stiftung Organtransplantation.
3. Hirntodfeststellung.
4. Ermittlung des Willens des Verstorbenen bezüglich Organspende z. B. durch Organspenderausweis, Gespräch mit den Angehörigen, Einverständnis des Verstorbenen oder der Angehörigen zur Spende des jeweiligen Organs zur Transplantation.
5. Evaluierung der Qualität der zu spendenden Nieren bzw. Organe.
6. Blutentnahme zur Bestimmung der Blutgruppen, Gewebetypisierung, Virologie (HIV, CMV, EBV, Hepatitis B, Hepatitis C, Lues).
7. Meldung des Organspenders bei Eurotransplant in Leiden.
8. Entnahme der Nieren (bzw. Multiorganentnahme) und der Milz.
9. Organisation des Transportes der Nieren zum Empfänger, den Eurotransplant entsprechend den Allokationsregeln identifiziert hat.

11.1.5 Organallokation

AUFGABEN VON EUROTRANSPLANT

Im Organisationsbereich von „Eurotransplant", der die Länder Belgien, Deutschland, Niederlande, Luxemburg, Österreich und Slowenien umfasst, werden alle Organspenden der Eurotransplant Foundation in Leiden/Niederlande gemeldet. Eurotransplant ist durch Verträge mit den einzelnen Ländern beauftragt, die Organzuteilung für den auf der Warteliste gemeldeten Patienten nach vereinbarten Regeln vorzunehmen. Eurotransplant ist den einzelnen Ländern rechenschaftspflichtig.

Im Bereich der Nierentransplantation sucht Eurotransplant unmittelbar nach Meldung des Organspenders den passenden Empfänger auf der Warteliste heraus und meldet dies dem jeweiligen Transplantationszentrum. Dem Empfänger, der die höchste Punktzahl im Allokationsprozess erhält und bei dem eine Blutgruppenverträglichkeit mit dem Spender besteht, wird das Organ primär angeboten. Die Punktzahl wird aufgrund folgender Kriterien vergeben und berechnet:

- Wie ist die Übereinstimmung in den Gewebegruppen zwischen Spender und Empfänger (HLA-match)? Maximal 400 Punkte.
- Wie hoch ist die Wahrscheinlichkeit für einen Patienten, jemals ein gutes HLA-match zu erreichen? Maximal 100 Punkte.
- Wie lange wartet der Patient schon auf eine Nierentransplantation? 50 Punkte pro Jahr in Deutschland, 33,3 Punkte in den anderen Ländern.
- Wie weit müsste die Niere zu diesem Patienten transportiert werden? Maximal 200 Punkte in Deutschland, 300 Punkte in den anderen Ländern.
- Aus welchem der Mitgliedsländer sind Spender und Empfänger? Zusatzpunkte, um die nationalen Bilanzen auszugleichen.

BESONDERHEITEN DER ALLOKATION

- Da Kinder besonders dringlich transplantiert werden müssen, erhalten sie Sonderpunkte bis zum 15. Lebensjahr.
- Patienten, die einen sehr hohen Titer von zytotoxischen Antikörpern gegen Gewebemerkmale aufweisen, hätten sehr schlechte Chancen, jemals ein Transplantatangebot zu erhalten. Noch bevor der Allokationsalgorithmus gestartet wird, wird deshalb ermittelt, ob die Gewebemerkmale des gemeldeten Organs eine Transplantation in einen solchen Empfänger zulassen (acceptable mismatch-Programm).
- Nieren, die zusammen mit dem Pankreas im Rahmen einer kombinierten Nieren-Pankreas-Transplantation transplantiert werden, werden nur nach Wartezeit und Blutgruppenverträglichkeit vergeben.
- Für Nieren von Spendern, die 65 Jahre oder älter sind, werden Empfänger außerhalb des oben genannten Allokationsprozesses gesucht, die 65 Jahre oder älter sind. Hierdurch verringert sich die Wartezeit für ältere Dialysepatienten auf Kosten einer durchschnittlich etwas schlechteren Qualität der älteren Nieren gegenüber Nieren jüngerer Spender. Andererseits können hierdurch mehr Nieren jüngerer Spender in jüngere Patienten transplantiert werden.
- Transplantationen im Rahmen einer Lebendnierenspende müssen Eurotransplant gemeldet werden, unterliegen jedoch keinem Allokationsprozess, da eine solche Nierenspende ausschließlich für einen Verwandten oder emotional Nahestehenden und nicht anonym erfolgen darf.
- Patienten, die auf der Warteliste gemeldet sind, können mögliche Organangebote einschränken, indem sie beispielsweise eine Altersbeschränkung des Spenders definieren oder eine Mindestzahl von Übereinstimmungen der Gewebemerkmale fordern. Hierdurch können die Chancen auf den Erfolg der Organtransplantation unter Inkaufnahme einer Verlängerung der Wartezeit verbessert werden.

11.2 Technische Aspekte der Transplantation und chirurgische Komplikationen

11.2.1 Transplantationstechnik

Die unmittelbare präoperative Vorbereitung des Empfängers entspricht der Vorbereitung für andere Operationen bei Dialysepatienten mit Intubationsnarkose. Eine präoperative Hämodialyse ist indiziert bei Hyperkaliämie oder Hypervolämie und sollte nicht routinemäßig durchgeführt werden. Patienten, die hypovolämisch transplantiert werden, erleiden häufig eine verzögerte Transplantatfunktionsaufnahme. Peritonealdialysepatienten sollten vor der Transplantation einen Auslauf durchgeführt haben.

Die Transplantation einer rechten Niere erfolgt in der Regel in die linke Fossa iliaca und umgekehrt. In dieser Position liegt die Niere proximal der Blase in unmittelbarer Nähe der Iliakalgefäße und ist posterolateral durch den Iliakalknochen und anterior durch die Bauchmuskulatur geschützt. Das Peritoneum liegt kranial und wird nicht eröffnet. Üblich ist eine End-zu-Seit-Anastomose der A. renalis auf die A. iliaca externa sowie der V. renalis auf die V. iliaca externa.

Die Zeitdauer zwischen der Entfernung der Niere aus dem Eisbad und der Reperfusion nach der Anastomosierung der Gefäße ist die so genannte „warme Ischämiezeit". Sie beträgt in der Regel 25–45 Minuten. Bei mehr als 45 Minuten kommt es gehäuft zu einem primären reversiblen Transplantatversagen. Bei mehr als 60 Minuten kommt es gehäuft zu einem primären irreversiblen Transplantatversagen (primary non functioning graft).

Eine Möglichkeit der Ureterozystostomie besteht über einen extravesikalen Zugang nach Inzision des Musculus detrusor. Die Mucosa des Ureters des Transplantates wird mit der Mucosa der Blase anastomosiert und der Detrusor über dem Ureter mit einer Naht verschlossen, so dass eine Antirefluxplastik entsteht. Häufig wird der Ureter mit einem Doppel-J-Katheter geschient und die Blase mit einem Blasenkatheter versorgt. Die Operation ist in der Regel nach 2–4 h beendet.

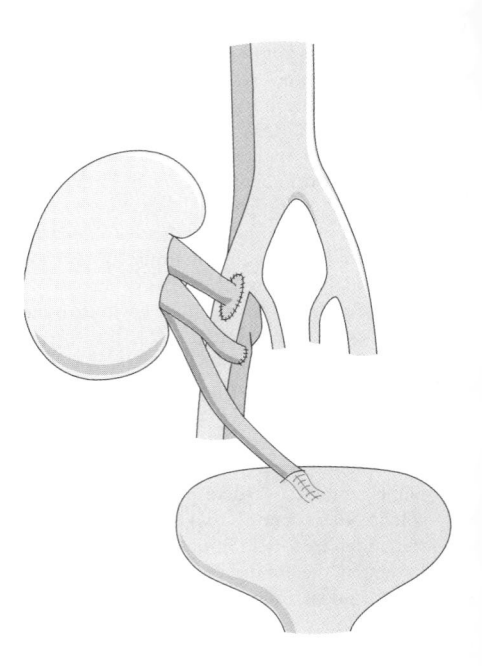

Abb. 11.3 Transplantation einer Niere in die rechte Fossa iliaca [Danovitch 2005]

11.2.2 Chirurgische Komplikationen

Chirurgische und nicht-chirurgische Komplikationen können in ihrem klinischen Erscheinungsbild identisch sein. Differenzialdiagnose und diagnostisches Vorgehen ▶ 11.4.

Tab. 11.10	Chirurgische Komplikationen nach Nierentransplantation	
Art	**Zeitpunkt des häufigsten Auftretens**	**Häufigkeit**
Wundinfektionen	Wenige Tage bis Wochen nach der Transplantation	Ca. 1 %
Lymphozele	Unmittelbar postoperativ bis 2 Wochen postoperativ	1–10 %
Blutung	Unmittelbar postoperativ Späte Blutung bei mykotischen Aneurysmen Frühe oder späte Blutung bei Organruptur bei schwerer Rejektion	3–12 %
Transplantatthrombose	Unmittelbar postoperativ bis Tag 2–3 postoperativ	0,5–8 %
Stenose der A. renalis	Unmittelbar postoperativ bei nahtbedingten Stenosen der Anastomose Nach Wochen bis Monaten auftretende postanastomotische Stenosen	2–12 %
Urinleck	Unmittelbar postoperativ bei Primärfunktion und Verletzung des Ureters oder undichter Anastomose Nach ca. 7 Tagen bei distaler Ureternekrose z. B. nach Durchtrennung eines unteren Polgefäßes	Ca. 2 %
Ureterobstruktion	Unmittelbar postoperativ	Ca. 2 %
Vesikoureteraler Reflux	Unmittelbar postoperativ	Ca. 2 %

11.3 Immunsuppression nach Nierentransplantation

11.3.1 Immunsuppressive Therapieprotokolle

Nach allogener Nierentransplantation bedarf es einer lebenslangen Immunsuppression, um eine Abstoßung zu verhindern. Trotz einer großen Zahl von Studien zur Optimierung der Immunsuppression existiert kein allgemein akzeptiertes Protokoll zu Dosierung, Kombination und Auswahl der Medikamente.

Die meisten europäischen und nordamerikanischen Transplantationszentren kombinieren in der frühen Phase nach Transplantation einen Calcineurin-Inhibitor (Tacrolimus oder Ciclosporin) mit Mycophenolat und Steroiden.

Beispiele verschiedener typischer immunsuppressiver Protokolle nach Nierentransplantation:
- **Standard-Protokoll:** Calcineurin-Inhibitor + Mycophenolat + Steroide.
- **Steroid-freies Protokoll:** Antikörper + Calcineurin-Inhibitor + Mycophenolat.
- **Calcineurin-Inhibitor-freies Protokoll:** Antikörper + Sirolimus + Mycophenolat + Steroide.

Das Standard-Protokoll ist das am häufigsten verwendete immunsuppressive Protokoll in der frühen Phase nach Nierentransplantation. Unmittelbar präoperativ werden den Patienten ein Calcineurin-Inhibitor (Ciclosporin oder Tacrolimus), Mycophenolat und Steroide verabreicht. Steroid-freie bzw. Calcineurin-freie Protokolle verzichten entweder vollständig oder bereits in der Frühphase nach Transplantation auf die Gabe von Steroiden bzw. Calcineurin-Inhibitoren und werden in aller Regel durch eine Induktionstherapie eingeleitet. Auch das Standard-Protokoll kann für Patienten mit einem erhöhten immunologischen Risiko, d. h. einem erhöhten Risiko, das Transplantat abzustoßen (▶ 11.3.3) durch eine Induktionstherapie mittels der perioperativen Gabe von Antikörpern erweitert werden.

11.3.2 Charakteristika immunsuppressiver Medikamente

CALCINEURIN-INHIBITOREN

Tab. 11.11 Einige Charakteristika der Calcineurin-Inhibitoren

	Ciclosporin	Tacrolimus
Wirkungsmechanismus	Beide Substanzen binden intrazellulär an Cyclophyllin und hemmen die Calcineurin-Inhibitor-abhängige T-Zell-Aktivierung	
Dosierung[1]		
Präoperativ	5 mg/kg	0,2 mg/kg
1. Tag	2 × 5 mg/kg	2 × 0,1 mg/kg
Erhaltungsdosis	2 × 1,5–2,5 mg/kg	2 × 0,1–0,2 mg/kg
12h-Talspiegel		
♦ 1. Monat Talspiegel	200–300 ng/ml	12–16 ng/ml
C2-Spiegel	1000–1200 ng/ml	Entfällt
♦ Ab 3. Monat Talspiegel	80–150 ng/ml	5–8 ng/ml
C2-Spiegel	600–1000 ng/ml	Entfällt
Kombination mit MMF	Ja	Ja
Erhaltungsdosis	2 × 1–1,5 g	2 × 500–750 mg
12h-Talspiegel (optional, z. B. bei Toxizität)	1,65–3 µg/ml	1,65–3 µg/ml
Kombination mit Sirolimus[2]	Eingeschränkt wegen Nephrotoxizität	Ja (geringe Nephrotoxizität)
		Loading dose 6 mg/d, dann 0,5–3 mg/d
24h-Talspiegel		
♦ 1. Monat		8–12 ng/ml
♦ Ab 3. Monat		4–8 ng/ml
Metabolisierung	Beide Calcineurin-Inhibitoren werden hepatisch, vorrangig über CYP3A4 metabolisiert. → Erhöhung der Blutspiegel bei der Komedikation mit Medikamenten oder bei Genuss bestimmter Nahrungsmittel wie: ♦ Verapamil, Diltiazem, Amlodipin, Nicardipin ♦ Ketoconazol, Fluconazol ♦ Erythromycin, Clarithromycin ♦ Grapefruit-Saft → Erniedrigung der Blutspiegel bei Komedikation mit Medikamenten wie: ♦ Barbiturate, Phenytoin, Carbamazepin ♦ Isoniazid, Rifampicin	

Tab. 11.11 Einige Charakteristika der Calcineurin-Inhibitoren *(Forts.)*

	Ciclosporin	Tacrolimus
Unerwünschte Wirkungen		
Nephrotoxizität	++	++
Hämolytisch-urämisches Syndrom	+	+
Hypertonie	++	+
Hyperlipidämie	++	+
Post-Transplantationsdiabetes	+	++
Neurotoxizität	+	++
Hirsutismus	+	-
Gingivahyperplasie	+	-

[1] Die angegebene Dosierung sowie die Serum-Konzentrationen erheben keinen Anspruch auf Allgemeingültigkeit. Sie entsprechen den Dosierungen und Zielwerten, die in den Transplantationszentren der Bundesrepublik zurzeit am häufigsten angestrebt werden und in vielen Studien getestet wurden.
[2] Kombinationen von Sirolimus / Everolimus mit Tacrolimus und ggf. auch mit niedrigen Dosen an Ciclosporin sind gängig. Sirolimus wird häufig auch in Calcineurin-Inhibitor-freien Protokollen eingesetzt.

STUDIENLAGE
Beide Calcineurin-Inhibitoren sind in vielen Studien getestet und miteinander verglichen worden. Eine Meta-Analyse von 30 randomisierten Studien kommt zu folgendem Schluss: „Wenn 100 Patienten mit Tacrolimus anstelle von Ciclosporin behandelt werden, so werden im ersten Jahr 12 akute Rejektionen und 2 Transplantatfunktionsverluste vermieden, wobei 5 Patienten zusätzlich einen insulinpflichtigen Diabetes mellitus entwickeln" [Webster 2005]. Die Wahl des Calcineurin-Inhibitors sollte somit individuell erfolgen. Patienten mit einem erhöhten immunologischen Risiko profitieren eher von der Gabe von Tacrolimus, Patienten mit einem erhöhten Risiko für einen Diabetes (z.B. Auftreten eines Diabetes in einer früheren Schwangerschaft, Hepatitis-C-positive Patienten) eher von einer Ciclosporin-basierten Therapie.

MYCOPHENOLAT

Wirkmechanismus: Mycophenolat hemmt die Lymphozytenproliferation indem es in den Lymphozyten die Inositol-Monophosphat-Dehydrogenase, die für die Purinbiosynthese essenziell ist, inhibiert. Mycophenolat ist weniger knochenmarktoxisch bei höherer immunsuppressiver Potenz als Azathioprin [Meier-Kriesche 2005].

Anstelle von Mycophenolat Mofetil (CellCept®) kann ebenso Mycophenolat-Natrium (Myfortic®) eingesetzt werden, das die gleiche Effektivität und die gleichen unerwünschten Wirkungen aufweist, wenn es äquivalent dosiert wird. 1 g Mycophenolat Mofetil entspricht 750 mg Mycophenolat-Na [Salvadori 2003].

Unerwünschte Wirkungen: Die Hauptnebenwirkung von Mycophenolat liegt im Bereich des Gastrointestinaltraktes. Sie führt zu einer toxisch induzierten Gastritis, Diarrhöen und in einigen Fällen zu kontinuierlichem Gewichtsverlust. Eine Umstellung von Mycophenolat Mofetil auf Mycophenolat-Natrium oder die Aufteilung der Tagesdosis auf drei Dosen vermindert in vielen Fällen die gastrointestinalen Nebenwirkungen. In anderen Fällen erzwingt die unerwünschte Wirkung eine Umstellung der Immunsuppression.

MTOR-INHIBITOREN UND KOMBINATIONEN

Wirkmechanismus: Sirolimus (Rapamycin) und Everolimus unterscheiden sich nicht in ihrer Wirkungsweise und im Nebenwirkungsprofil, wohl aber in der Pharmakokinetik. Beide Substanzen binden an FKBP12 und bilden einen Komplex mit dem „mammalian target of Rapamycin" (mTOR) und vermindern hierdurch die Signaltransduktion einer Reihe von Zytokinrezeptoren.

Unerwünschte Wirkungen: Die wichtigsten nicht immunologischen Nebenwirkungen sind Hyperlipidämie, Thrombopenie und eine verzögerte Wundheilung. Als weitere unerwünschte Wirkungen sind eine verzögerte Funktionsaufnahme nach primärem Transplantatversagen, eine Verschlechterung der Proteinurie, eine niedrigere Testosteronkonzentration und in Einzelfällen das Auftreten einer Pneumonitis beschrieben. Die Kombination beider Substanzen mit Calcineurin-Inhibitoren ist nephrotoxisch. Dies trifft insbesondere auf die Kombination von Rapamycin oder Everolimus mit Ciclosporin zu. Eine Reduktion der Ciclosporin-Dosis mit dem Ziel der Halbierung der Ciclosporin-Spiegel ist für diese Kombinationen zwingend, hierdurch lässt sich in der Frühphase eine ähnliche Effektivität wie für die Kombination Ciclosporin/Mycophenolat erreichen, ohne dass die Nephrotoxizität dieser Kombination evident wird. Auch für die Kombination Tacrolimus/Rapamycin zeigen einige Studien im direkten Vergleich mit der Kombination Tacrolimus/Mycophenolat bei vergleichbarer Effektivität eine vermehrte Nephrotoxizität, auch wenn diese weniger ausgeprägt ist [Meier-Kriesche 2005, Gonwa 2003].

Pharmakokinetik: Sowohl Rapamycin als auch Everolimus werden in der Leber unter anderem via CYP3A4 metabolisiert, was zu vergleichbaren Interaktionen im Metabolismus führt, wie sie für die Calcineurin-Inhibitoren beschrieben sind (▸ Tab. 11.11). Rapamycin hat mit $59 \pm 18,5$ h im Vergleich zu Everolimus mit $26,4 \pm 9,1$ h eine deutlich längere Halbwertszeit, weshalb Rapamycin besonders initial schlechter steuerbar ist und eine Loading-Dosis gegeben werden muss, um frühzeitig suffiziente Spiegel zu erreichen. Rapamycin muss jedoch nur einmal pro Tag verabreicht werden, während Everolimus zweimal pro Tag gegeben wird. Die Talspiegel und die AUC verhalten sich bei beiden Substanzen linear zur Dosisänderung. Auch für Everolimus gilt, dass die Dosierung den Talspiegeln angepasst werden muss, wobei in der Erhaltungsphase eine Talkonzentration von 3 ng/ml nicht unterschritten werden sollte, wenn eine optimale immunsuppressive Effektivität angestrebt wird (anti-Tumor-Wirkung der mTOR-Inhibitoren ▸ 11.5.5).

STEROIDE

Die Gabe von Steroiden ist nach wie vor eine Komponente in den meisten Protokollen der Immunsuppression nach Nierentransplantation. Während früher die Zentren große Dosen über einen langen Zeitraum einsetzten, werden von einer wachsenden Zahl von Zentren deutlich geringere Dosierungen verwendet, ohne dass hierüber Konsens besteht.

Tab. 11.12 Beispiel für ein typisches Regime mit relativ geringen Steroid-Dosen [Pascual 2006]

500 mg Prednison i.v. (oder weniger)	Präoperativ
125 mg Prednison i.v.	1. postoperativer Tag
20 mg Prednison/d p.o.	2.–14. Tag
15 mg Prednison/d p.o.	15.–28. Tag
10 mg Prednison/d p.o.	29.–42. Tag
7,5 mg Prednison/d p.o.	43.–78. Tag
5 mg Prednison/d p.o.	Ab dem 79. Tag

11.3.3 Induktionstherapie mit Antikörpern

INDIKATION

Bei Patienten mit einem erhöhten Abstoßungsrisiko oder bei Patienten, bei denen eine effektive Immunsuppression unmittelbar nach Transplantation sichergestellt sein muss, kann die Immunsuppression mit einer Antikörper-basierten Induktionstherapie unmittelbar vor der Transplantation oder während der Transplantation begonnen werden.

Mögliche Kriterien für ein erhöhtes immunologisches Risiko:
- Hohe Titer (> 20%) Panel-reaktiver Antikörper.
- Re-Transplantationen.
- Immunologische Ursachen der Niereninsuffizienz, z.B. Wegener-Granulomatose.
- Resorptionsstörungen für oral verabreichte Immunsuppressiva.

Tab. 11.13 Antikörper in der Induktionstherapie

Antikörper	Wirkmechanismus	Unerwünschte Wirkungen	Dosierung[2]
Anti-Thymozyten-Globulin[1] Polyklonales IgG aus Pferde- oder Kaninchen-Serum, nach Immunisierung mit menschlichen Thymozyten gewonnen	Blockiert T-Zell-Membran-Proteine (wie CD2, CD3, CD45 u.a.) und ändert hierdurch ihre Funktion. Induktion von T-Zell-Lyse und Änderung der T-Zell-Rezirkulation	Zytokin-release-Syndrom, allergische Reaktionen, Thrombopenie	1,5 mg ATG (Thymoglobulin®)/ kg KG i.v. für die Dauer von 1–7 d
Basiliximab Chimärer monoklonaler Antikörper gegen CD25	Bindet an CD25, die α-Kette des IL-2-Rezeptors auf aktivierten T-Zellen. Hemmt die Signalübertragung	Sehr selten leichte allergische Reaktion	20 mg i.v. präoperativ und 20 mg i.v. am 4. Tag nach Transplantation

Tab. 11.13 Antikörper in der Induktionstherapie *(Forts.)*

Antikörper	Wirkmechanismus	Unerwünschte Wirkungen	Dosierung[2]
Daclizumab Humanisierter monoklonaler Antikörper gegen CD25[1]	Wie Basiliximab	Sehr selten leichte allergische Reaktion	1 mg/kg KG i.v. präoperativ und 4 × alle 14 d eine zusätzliche Dosis von 1 mg/kg KG
Alemtuzumab Humanisierter, monoklonaler Antikörper gegen CD52	Bindet an CD52 auf T-, B-, NK-Zellen und Monozyten/Makrophagen und induziert Zell-Lyse mit einer lange anhaltenden Zell-Depletion	Leichtes Zytokinrelease Syndrom, Anämie, Induktion immunologischvermittelter Thrombopenie, Autoimmunerkrankungen, Leukopenie, Allergie selten	20 mg i.v. präoperativ und 20 mg i.v. am Tag 1

[1] Anti-Thymozyten-Globuline werden von verschiedenen Firmen vertrieben. Sie unterscheiden sich in der Wirksamkeit und in der Dosierung
[2] Die angegebenen Dosierungen erheben keinen Anspruch auf Allgemeingültigkeit. Sie entsprechen den Dosierungen in vielen Studien

Unerwünschte Wirkungen

Die in Tabelle 11.13 aufgeführten, im Rahmen der Induktionstherapie eingesetzten Antikörper unterscheiden sich in ihrer Wirksamkeit und im Nebenwirkungsprofil erheblich. Beide Antikörper gegen CD25, Basiliximab und Daclizumab, weisen ein Nebenwirkungsprofil auf, das vergleichbar denen eines Placebos ist. Trotzdem reduziert ihre Gabe das Rejektionsrisiko – bei einem mittleren Rejektionsrisiko von 40 % wird bei Behandlung von 7 Patienten eine Rejektion verhindert.

> **Studienlage**
> Es gibt wenige Studien, die die Gabe der anti-CD25-Antikörper mit der Gabe von Anti-Thymozyten-Globulin (ATG) vergleichen. ATG reduziert in einer direkten Vergleichsstudie die Rejektionshäufigkeit auf 16 % im Vergleich zu Basiliximab mit 30 % signifikant stärker, wobei sich beide Regime auch im Nebenwirkungsprofil unterscheiden (▶ Tab. 11.13) [Brennan 2006]. Alemtuzumab ist ein hochpotenter Antikörper. Bereits die einmalige Gabe führt zu einer mehr als 99 %igen Lymphozytendepletion [Magliocca 2006], wobei die Monozyten und B-Zellen innerhalb von 3–12 Monaten wieder im Blut nachweisbar sind, die T-Zellen jedoch nach 36 Monaten erst 50 % ihrer Ausgangsmenge erreichen. Im direkten Vergleich der Induktionstherapie mit anti-CD25-mAb, ATG und Alemtuzumab bei nur 90 Patienten, zeigen alle drei Antikörper-Induktionsregime die gleiche Effektivität.

Neben den spezifischen Nebenwirkungen der einzelnen Antikörper bedingt die vermehrte Immunsuppression auch ein erhöhtes Infektions- und Tumorrisiko. Dieses Risiko korreliert mit dem Ausmaß der Immunsuppression insgesamt und lässt sich zum Teil noch Jahre nach der Antikörpertherapie nachweisen, insbesondere, wenn depletierende Antikörper eingesetzt wurden. Ein Hinweis für die lang anhaltende Wirkung depletierender Antikörper ist die veränderte Zusammensetzung der Leukozyten-Subpopulationen im peripheren Blut noch 2–3 Jahre nach Beendigung der Therapie. Während das erhöhte Infektionsrisiko sich besonders in den ersten sechs Monaten nach der Antikörpergabe zeigt und nach 6 Monaten zu einer etwa 1 % höheren infektbedingten Mortalität geführt hat, macht sich die erhöhte tumorbedingte Mortalität erst nach ca. 24 Monaten bemerkbar. Dann jedoch steigt das Risiko, an einem Tumor zu versterben stetig stärker als in der Kontrollgruppe. Nach 8 Jahren liegt die tumorbedingte Mortalität 27 % über der des Kontrollkollektivs [Meier-Kriesche 2002].

11.3.4 Bewertung verschiedener immunsuppressiver Protokolle

Eine zunehmende Zahl von Studien geht der Frage nach, ob eine Calcineurin-Inhibitor-freie Immunsuppression dem Standardprotokoll überlegen ist, da ein solches Protokoll die mit dem Calcineurin-Inhibitor verbundene Nephrotoxizität, das Risiko der Entwicklung eines Diabetes, einer Hypertonie und von Fettstoffwechselstörungen vermindert. Analoges gilt für Steroid-freie Protokolle der Immunsuppression, die den Vorteil hätten, die Steroid-basierten unerwünschten Wirkungen, insbesondere die Risiken der Entwicklung eines Diabetes, der Hypertonie, der Fettstoffwechselstörungen sowie die Langzeitprobleme der Steroid-bedingten Osteopathie und der Katarakt-Entwicklung zu vermindern. Demgegenüber steht das immunologische Risiko der vermehrten Abstoßung.

Calcineurin-Inhibitor-freie Protokolle, die die immunsuppressive Wirkung des Calcineurin-Inhibitors adäquat durch eine Vierfach-Therapie (z.B. ATG + Rapamycin + Mycophenolat-Mofetil + Steroide) ersetzen, gehen mit einer vergleichbaren Rejektionshäufigkeit, vergleichbaren bioptischen Veränderungen und einer vergleichbaren, aber auch nicht besseren 3-Jahres-Transplantatfunktions- und Patientenüberlebensrate einher [Larson 2006]. Calcineurin-Inhibitor-freie Regime bergen die Gefahr der Unterimmunsuppression. Der Vergleich einer immunsuppressiven Therapie mit Mycophenolat plus Steroide mit oder ohne Ciclosporin ab dem dritten Monat ergab eine signifikant erhöhte Rejektionshäufigkeit und eine signifikant schlechtere 5-Jahres-Transplantatfunktion in der Calcineurin-Inhibitor-freien Gruppe [Abramowicz 2005].

Steroid-freie Regime gehen in der frühen Phase, d.h. in den ersten 6 Monaten mit einer ca. 20 % höheren Rejektionsrate einher [Vitko 2005], während nach einem halben Jahr das Rejektionsrisiko durch den Steroid-Entzug nicht signifikant höher ist [Pascual 2006]. Durch Steroid-freie bzw. Steroid-arme Therapien, wobei die kumulative Gesamtdosis von entscheidender Bedeutung ist, lassen sich die Spätkomplikationen (Katarakt, Osteopathie, Steroid-bedingte Hautveränderungen) verringern [Matas 2005]. Kurzzeitige moderate Steroiddosen in der frühen Phase der ersten 4 Monate nach Transplantation haben nur einen geringen Einfluss auf die Knochendichte [ter Meulen2004].

Eine abschließende Evidenz-basierte Bewertung der verschiedenen immunsuppressiven Protokolle ist gegenwärtig nicht möglich. In Übereinstimmung mit verschiedenen Transplantationszentren kann die Immunsuppression mit einem Calcineurin-Inhibitor in Kombination mit Mycophenolat und Steroiden begonnen werden, wobei Patienten mit einem erhöhten Risiko für Diabetes mellitus vorrangig mit Ciclosporin behandelt werden, die anderen mit Tacrolimus. Die Steroide werden regelhaft nach 6–12 Monaten abgesetzt, wenn Patienten kein erhöhtes immunologisches Risiko haben und keine oder nur eine frühe interstitielle Rejektion auftrat.

Wenn bioptisch eine Calcineurin-Inhibitor-Toxizität bei klinischen Zeichen einer chronischen Transplantatnephropathie nachgewiesen wurde, wird in der Regel auf ein Calcineurin-Inhibitor-freies Protokoll bestehend aus Mycophenolat in Kombination mit einem mTOR-Inhibitor und Steroiden umgesetzt.

11.3.5 Absetzen der Immunsuppression nach dem Transplantatversagen

Etwa 5 % der Patienten, bei denen eine Dialyse-Therapie begonnen werden muss, sind aufgrund eines Nierentransplantatversagens dialysepflichtig geworden. Mit dem terminalen Versagen der Transplantatfunktion stellt sich die Frage des Absetzens der Immunsuppression.

GRÜNDE, DIE FÜR DAS ABSETZEN DER IMMUNSUPPRESSION SPRECHEN [SMAG GREGOOR 2001]

- Höheres Infektionsrisiko: Das Infektionsrisiko unter Beibehaltung einer geringen Immunsuppression ist bis zu 3-mal höher als in der Vergleichsgruppe.
- Höheres kardiovaskuläres Risiko: Das kardiovaskuläre Risiko ist ca. 4,9fach höher.
- Höheres Mortalitätsrisiko: Das Mortalitätsrisiko ist ca. 3,4fach höher.
- Unerwünschte Wirkungen der Steroidtherapie, die nicht mit der Immunsuppression verbunden sind.

GRÜNDE, DIE GEGEN DAS ABSETZEN DER IMMUNSUPPRESSION SPRECHEN [LANGONE 2005]

- Risiko der Rejektion und der Notwendigkeit der Transplantatnephrektomie:
  - Die Höhe der Inzidenz der Transplantatnephrektomie nach Funktionsverlust und dem Absetzen der Steroide wird in den verschiedenen Studien zwischen 4 % und 63 % angegeben.
  - Eine klare Indikation zur Nephrektomie besteht beim Auftreten einer akuten Rejektion. Einige Zentren entfernen das Transplantat präemptiv, um die Immunsuppression sicher und schnell zu beenden und das Risiko einer Rejektion zu umgehen, insbesondere wenn die Transplantation kürzer als ein Jahr zurückliegt.
  - ! Die Symptomatik einer schweren Rejektion, die vor allem dann auftritt, wenn die Transplantation nur wenige Monate zurückliegt, äußert sich in akut oder subakut auftretenden spontanen Schmerzen und Druckschmerz über dem Transplantat, Fieber und/oder Hämaturie. Diese Symptomatik zeigt einen Notfall an. Nach ein oder zwei Steroid-Bolus-Injektionen sollte das Transplantat operativ entfernt werden. Besteht diese Möglichkeit nicht, bedarf es weiterer Immunsuppression über einen längeren Zeitraum, mindestens von Monaten.
  - Weniger akute Rejektionen äußern sich mit Zeichen der chronischen Entzündung, wie Gewichtsverlust, Erythropoetin-resistenter Anämie, allgemeiner Schwäche und Abgeschlagenheit oder gastrointestinalen Problemen. Auch in diesen Fällen sollte im Zweifelsfall eine Nephrektomie durchgeführt werden.
- Schnellerer Verlust der residuellen Transplantatfunktion.
- Auftreten einer sekundären Nebenniereninsuffizienz (▶ unten).
- Auftreten zytotoxischer Antikörper: Nach Transplantatnephrektomie und dem Absetzen der Immunsuppression kommt es häufiger zum Auftreten so genannter

Panel-reaktiver Antikörper mit einem höheren Titer im Vergleich zu Patienten, bei denen das Transplantat auch ohne Immunsuppression im Körper verbleibt [Douzjian 1996]. Ob das Verbleiben des Transplantates einen positiven immunologischen Einfluss auf eine nachfolgende Transplantation ausübt, ist nicht geklärt, auch wenn einige tierexperimentelle Daten hierfür sprechen.

Sekundäre Nebenniereninsuffizienz

Die **Symptomatik** eines isolierten Glukokortikoidmangels kann diskret sein und sich in depressiver Stimmung, leichtem Fieber, allgemeiner Schwäche und Abgeschlagenheit, Arthralgien und Myalgien, Gewichtsverlust, gering ausgeprägter Hyperkalzämie und/oder Eosinophilie zeigen. Häufig überlappen sich diese Symptome mit denen der chronischen Rejektion, wenn das Transplantat noch in situ verblieben ist. Durch die terminale Niereninsuffizienz und die Dialysetherapie sind die typischen Symptome (Hyponatriämie, Hyperkaliämie, Volumendefizit und Hypotension) weniger ausgeprägt oder nicht vorhanden. Das Kortisonentzugssyndrom kann über Monate bis zu einem Jahr anhalten.

Die **Diagnostik** der sekundären Nebenniereninsuffizienz basiert auf dem ACTH-Kurzstimulationstest. Dieser Test kann unabhängig von der Tageszeit durchgeführt werden. Bei einer adäquaten Antwort der Nebennierenrinde steigt die Kortisol-Serum-Konzentration 30–60 Minuten nach der Gabe von 250 µg ACTH i.v. auf Werte um 18–20 µg/dl (500–555 nmol/l) oder höher an. Dieser Test zeigt bereits frühzeitig die verminderte Ansprechbarkeit der Nebennierenrinde auf ACTH an, selbst wenn die morgendliche basale Kortisol-Konzentration im Serum noch annähernd normal ist. Eine niedrige basale morgendliche Kortisol-Konzentration im Serum (< 3 µg/dl bzw. < 80 nmol/l) spricht für eine fortgeschrittene Nebenniereninsuffizienz, während eine Konzentration von < 10 µg/dl bzw. < 275 nmol/l suggestiv für eine Nebenniereninsuffizienz ist. Andererseits sprechen basale Kortisol-Konzentrationen im oberen Normbereich (~20 µg/dl bzw. ~555 nmol/l) gegen eine Nebenniereninsuffizienz.

Die **Häufigkeit** der sekundären Nebenniereninsuffizienz steigt mit der Dauer und Intensität der vorangegangenen Steroidtherapie. Bis zu 60 % der Patienten zeigen initial einen pathologischen ACTH-Stimulationstest. Insbesondere bei diesen Patienten sollte das Ausschleichen langsam über Monate erfolgen. Ein mögliches Schema ist die schnelle Reduktion der Steroidmedikation auf eine Tagesdosis von 5 mg Prednisolon mit einer nachfolgenden Reduktion um 1 mg pro Monat. Diese Dosis reicht nicht aus, wenn der Patient einem besonderen Stress, z.B. einer Operation ausgesetzt ist oder eine schwere Infektion auftritt. Entsprechend dem Ausmaß der Belastung sollte kurzzeitig eine Steroidtherapie erfolgen:

- Eine geringe Belastung (z.B. Zahnbehandlung in lokaler Anästhesie) bedarf keiner zusätzlichen Therapie.
- Bei einer mittelgradigen Belastung (z.B. Koloskopie) können 100 mg Hydrocortison i.v. unmittelbar vor der Prozedur gegeben werden. Bei länger andauernder mittelgradiger Belastung werden 2 × 50 mg Hydrocortison oral oder i.v. gegeben und sehr schnell auf die Erhaltungsdosis reduziert, wenn die Belastung vorbei ist.
- Bei schweren Belastungen werden 100 mg Hydrocortison alle 8 h i.v. oder oral verabreicht. Analog erfolgt eine schnelle Dosisreduktion nach dem Ende der Belastung.

Vorschlag zum Vorgehen beim Absetzen der Immunsuppression nach Verlust der Transplantatfunktion

In randomisierten Studien überprüfte Schemata zum Absetzen der Immunsuppression liegen nicht vor. Die nachfolgenden Empfehlungen haben sich im klinischen Alltag bewährt.

- Bei einem Verlust der Transplantatfunktion innerhalb des ersten Jahres sollte eine präventive Transplantektomie mit nachfolgendem gleichzeitigem Absetzen der gesamten Immunsuppression erfolgen.
- Bei spätem Funktionsverlust kann der Calcineurin-Inhibitor vor dem Beginn der Dialyse-Behandlung abgesetzt werden. Durch den Wegfall der Calcineurin-Inhibitor-vermittelten Vasokonstriktion kommt es regelhaft zu einer passageren Verbesserung der glomerulären Filtrationsrate, so dass die Dialyse-Behandlung häufig mehrere Wochen hinausgezögert werden kann. Mit Beginn der Dialyse-Behandlung, jedoch nicht früher als 3 Monate nach dem Sistieren der Calcineurin-Inhibitor-Therapie, wird die Mycophenolat- oder Sirolimus-Therapie abgesetzt. Frühestens nach weiteren 3 Monaten wird die Steroid-Therapie um 1 mg/Monat reduziert, ausgehend von einer Restimmunsuppression mit 5 mg Prednisolon/d.

11.4 Frühe Komplikationen nach Nierentransplantation

11.4.1 Komplikationen, die innerhalb des ersten postoperativen Tages auftreten

Unmittelbar postoperativ, innerhalb der ersten 12 bis 24 Stunden, bedarf es eines standardisierten Überwachungsprotokolls, um typische frühe postoperative Komplikationen zu erkennen und zeitnah einzugreifen (▶ Tab. 11.14).

Tab. 11.14	Symptomatik, Ursache und Diagnostik typischer früher postoperativer Komplikationen	
Symptomatik	**Ursache**	**Diagnostik/Bemerkung**
Hämodynamische Instabilität	Z.B. Blutung, Herzinfarkt; Herzrhythmusstörung, Volumendefizit	Kreislaufparameter, einschließlich ZVD, EKG, Sonographie, Blutbild
Anurie (▶ Kasten)	Z.B. Volumenkontraktion, akutes Transplantatversagen, Nierenvenenthrombose, Nierenarterienthrombose, Urinleckage, Harnstau, Blutkoagel mit Verstopfung des Katheters, hyperakute Rejektion	Kreislaufparameter, Messung des Urinvolumens/h, Sonographie und Dopplersonographie, Anspülen des Katheters
Polyurie	Akute tubuläre Nekrose, große Infusionsvolumina	Urinvolumen/h
Hyperkaliämie	Bluttransfusion, Azidose	Laboruntersuchung

11.4 Frühe Komplikationen nach Nierentransplantation

> ⚠ Eine spezifische Komplikation nach Nierentransplantation ist das plötzliche **Sistieren einer Diurese**, die in den ersten postoperativen Stunden bestand. Diese Situation erfordert eine sofortige sonographische und Doppler-sonographische Kontrolle. Harnabflussstörungen zeigen sich durch einen Harnstau im Transplantat oder eine Urin-gefüllte Blase, sie lassen sich häufig bereits durch Anspülen des Katheters oder durch Katheterwechsel beheben. Eine Thrombose der arteriellen oder venösen Versorgung des Transplantates, in der Dopplersonographie nachgewiesen, erfordert regelhaft eine sofortige chirurgische Intervention ohne weitere Verzögerung durch Diagnostik, wobei sich die Transplantatfunktion selbst bei zeitnaher Wiederherstellung des Blutflusses durch die Bildung intrarenaler Thrombosen nur selten wieder herstellen lässt. Eine Urinleckage zeigt sich sonographisch als eine flüssigkeitsgefüllte echofreie Raumforderung, in der die Kreatinin-Konzentration über der des Serums liegt. Dies ist beweisend für eine Urinleckage, die häufig ebenfalls einer operativen Intervention bedarf.

BEISPIEL EINES ÜBERWACHUNGSPROTOKOLLS

In den ersten 24 postoperativen Stunden hat sich eine intensivere Überwachung bewährt, die, wenn keine Komplikationen aufgetreten sind, anschließend verringert werden kann.

- Unmittelbar postoperativ im Aufwachraum oder der Überwachungseinheit:
  - Körperliche Untersuchung.
  - Vitalparameter: RR systolisch (180–110 mmHg), ZVD (8–12 cmH$_2$O), Temperatur, Atemfrequenz und Herzfrequenz im Normbereich.
  - Urinvolumen (50–200 ml/h).
  - Sonographie und Dopplersonographie mit der Frage der art. und venösen Durchblutung des Organs, der Diagnostik freier Flüssigkeit (Blut oder Urin) und des Harnstaus im Transplantat und/oder der Blase.
  - Komplettes Blutbild, Elektrolyte, Quick, PTT, Blutzucker, venöse Blutgasanalyse.
- In den ersten 24 h:
  - Überwachung der Vitalparameter, der stündlichen Urinvolumina und der Drainagen.
  - Alle 6 h Blutabnahmen wie unmittelbar postoperativ.
  - Einmalig EKG.
  - Einmalig Urinkultur.

11.4.2 Diagnostik und Therapie der Transplantatdysfunktion innerhalb der ersten drei Monate

Bei einem komplikationslosen optimalen Verlauf nimmt das Transplantat noch intraoperativ seine Funktion auf, die Diurese beginnt. Innerhalb der ersten 3–4 Tage normalisiert sich die Kreatinin-Serum-Konzentration. Jedoch kommt es in bis zu 40 % der Transplantationen zu einer sekundären Funktionsaufnahme innerhalb der ersten 14 Tage, die in seltenen Fällen bis zu zwei bis drei Monate auf sich warten lassen kann. Neben verschiedenen Ursachen, die am ersten postoperativen Tag die Funktion beeinträchtigen (▸ Tab. 11.14), treten in den ersten drei Monaten weitere Ursachen auf, die die Funktionsaufnahme verzögern oder eine bestehende Funktion verschlechtern können (▸ Tab. 11.15). Jede dieser verschiedenen Ursachen, die auch parallel auftreten können, gilt es zu diagnostizieren, um sie spezifisch zu behandeln.

Tab. 11.15	Typische Ursachen einer Transplantatdysfunktion in den ersten drei Monaten
Hämodynamische Ursachen	Z. B. Volumenkontraktion
Akutes Transplantatversagen	Z. B. lange Ischämiezeiten
Vaskuläre Komplikationen	Z. B. Nierenvenen- oder Nierenarterienthrombose, Embolien, Nierenarterienstenose
Harnabflussstörung	Z. B. Ureterobstruktion, Urinkatheterobstruktion, Urinleckage, Kompression des Ureters durch Serome, Urinome oder Lymphozelen
Akute Rejektionen	
Nephrotoxizität	Z. B. durch Calcineurin-Inhibitoren
Thrombotische Mikroangiopathie	Z. B. durch Calcineurin-Inhibitoren
Polyomavirus-Infektion	

HÄMODYNAMISCHE URSACHEN

√ Eine transplantierte Niere, insbesondere wenn sie postmortal gewonnen wurde, ist besonders empfindlich gegenüber hämodynamischen Schädigungen.

Die klinischen Zeichen einer Dehydration sind wenig sensitiv und spezifisch [McGee 1999]. Das „Dialysetrockengewicht" gibt postoperativ nur einen sehr groben Anhalt. Neben den oben genannten Kreislaufparametern [systolischer Druck 180–110 mmHg, ZVD 8–12 cmH$_2$O] sollte die Füllung der V. cava sonographisch kontrolliert werden und sich „atemmoduliert" darstellen.

Das Transplantat bedarf zumindest initial eines Perfusionsdruckes und -flusses, wie sie im Spender vorgelegen haben. D.h. beispielsweise im Extremfall, dass das Transplantat eines hypertensiven großen Mannes in einem normotensiven kindlichen Empfänger hypoperfundiert sein kann, da eine Adaptation des Transplantates an kindliche normotensive Werte nicht unmittelbar gegeben ist und das geringere Blutvolumen des Kindes nur einen unzureichenden Blutfluss mit der Gefahr der Gefäßthrombose zulässt.

AKUTES TRANSPLANTATVERSAGEN

Unter optimalen Verhältnissen, wie bei der Lebendorganspende, lässt sich die Häufigkeit des akuten Transplantatversagens auf unter 5 % vermindern. Verschiedene Faktoren des Spenders (wie Alter, renale Vorerkrankung, Hypertonie), des Spendemanagements (wie Hirntodeszeit, Kreislaufmanagement, Dauer der kalten und warmen Ischämiezeit) sowie des Empfängers (wie präoperative Dialyse, präoperative Volumenkontraktion, kardiovaskuläre Erkrankungen) beeinflussen die Häufigkeit des akuten Transplantatversagens. Ein Einfluss des primären reversiblen Transplantatversagens auf die Langzeittransplantatfunktion wird in einigen Studien verneint, in anderen Studien geht es mit einer Reduktion der Ein-Jahres-Funktionsrate um bis zu 20 % einher.

Ein besonderes Problem bei Patienten, die an einem länger andauernden Transplantatversagen leiden, ist der diagnostische Ausschluss weiterer, das Transplantat schädigender Faktoren wie insbesondere der akuten Rejektion. Diese zusätzlichen, unter Umständen erst spät diagnostizierten Faktoren können zum schlechteren Langzeitverlauf beitragen.

Prävention und Management
- Kurze kalte Ischämiezeit besonders bei Organen, die einem älteren Spender entstammen oder die Vorschäden aufweisen.
- Unmittelbar vor der Transplantation eine Dialysebehandlung nur, wenn eine klare Indikation aufgrund von Überwässerung oder Hyperkaliämie besteht. Wenig Flüssigkeitsentzug sollte angestrebt werden.
- Optimales Flüssigkeitsmanagement.
- Vermeiden von nephrotoxischen Medikamenten. Einige Zentren adaptieren auch die Immunsuppression mit Calcineurin-Inhibitoren oder Sirolimus an das Risiko einer akuten tubulären Nekrose.
- Da der Ausschluss zusätzlicher Faktoren, die eine Transplantatdysfunktion bedingen, essenziell ist, kann in der frühen Phase täglich eine Sonographie und Dopplersonographie durchgeführt werden. Bis zum Beginn der Diurese werden die Patienten wöchentlich biopsiert, solange kein augenscheinlicher Grund die Transplantatdysfunktion erklärt.
- Der Peritonealkatheter sollte während der Transplantation entfernt werden. Obwohl die Fortführung der Peritonealdialyse nach der Transplantation möglich ist, geht das Belassen des Katheters mit einer erhöhten Infektionsgefahr einher [Passalacqua 1999]. Darüber hinaus induziert eine suffiziente Peritonealdialyse häufig Schmerzen in dem frisch operierten Bauch. Auch kann es zu erheblichen Flüssigkeitsansammlungen extraperitoneal kommen, wenn im Rahmen der Transplantation (auch unwissentlich) das Peritoneum eröffnet wurde. Daher ist die Hämodialyse nach Transplantation zur zwischenzeitlichen Behandlung des Transplantatversagens geeigneter.

AKUTE REJEKTION

Bedeutung der akuten Rejektion

Eine akute Rejektion ist eine T-Zell- und/oder Antikörper-/B-Zell-vermittelte Immunantwort des Empfängers gegen Antigene des Transplantates, die zu einer Funktionseinschränkung des Transplantates führt. Über 85 % der akuten Rejektionen ereignen sich in den ersten drei Monaten nach der Transplantation. Im Gegensatz zu den sehr seltenen hyperakuten Rejektionen, bei denen präformierte Antikörper bereits intraoperativ durch eine Komplement-vermittelte Zell-Lyse und schwerste Entzündungsreaktion einen irreversiblen Transplantatschaden induzieren, tritt die akute Rejektion in der Regel nicht vor dem 5. postoperativen Tag auf. Diese 5 Tage sind in etwa die minimale Zeitdauer für eine Aktivierung der Immunantwort durch das Transplantat. Die heute üblichen immunsuppressiven Regime (▶ 11.3) haben die Rejektionshäufigkeit auf 10–30 % gesenkt. Dies ist von Bedeutung, da jede akute Rejektion das Transplantat schädigt. Nach vier Jahren ist das Transplantatüberleben bereits nach einer Rejektion ca. 10 % schlechter, besonders wenn die Rejektion eher später auftritt und durch die Behandlung nicht vollständig revertiert werden kann, so dass Serum-Kreatinin-Konzentrationen von unter 1,5 mg/dl nicht erreicht werden [Leggat1997]. Hieraus folgt aber auch, dass eine Rejektion frühzeitig diagnostiziert und adäquat behandelt werden muss.

11 Transplantation

Diagnostik
- Funktionsverschlechterung des Transplantates innerhalb von Tagen mit ansteigenden Serum-Kreatinin-Konzentrationen und ggf. dem Rückgang der Diurese.
- Abnahme der Durchblutung des Nierenparenchyms besonders in der Diastole bis zum Sistieren des diastolischen Flusses, einhergehend mit einer Zunahme des Resistenz-Indexes im Verlauf.
- Histologie.

Sowohl die Funktionsverschlechterung als auch die Abnahme der Nierendurchblutung sind nicht spezifisch für eine Rejektion (Differenzialdiagnose der Funktionsverschlechterung ▶ Tab. 11.14 und 11.15). Eine Abnahme der Nierendurchblutung mit einem ansteigenden Resistenzindex kann unter anderem auch im Rahmen einer Ureterobstruktion, eines akuten Transplantatversagens, einer Pyelonephritis oder aufgrund von Calcineurin-Inhibitor-Toxizität diagnostiziert werden. Experimentelle diagnostische Rejektionsmarker wie der Anstieg der Serumkonzentration verschiedener Zytokine, löslicher Zytokinrezeptoren oder die Zunahme der Konzentration von Transkripten des Apoptose-Signalweges im Urin sind vielfach publiziert, haben aber bisher keine klinische Bedeutung erlangt. Somit basiert die sichere Diagnose einer akuten Rejektion auf histologischen Befunden. Darüber hinaus beeinflusst der histologische Befund die Art der Rejektionstherapie, so dass eine Rejektion stets histologisch gesichert werden sollte, wenn keine Kontraindikation besteht.

Histologische Rejektionskriterien

Tab. 11.16 Nierentransplantatrejektionen gemäß der Banff-Klassifikation [Racusen 2003]

1.	Normal	Histologisch normale Biopsie
2.	Antikörper-vermittelte Rejektion	Immunhistologischer Nachweis der Komplement-Komponente C4d in den peritubulären Kapillaren
	◆ Typ I	ATN-ähnlich mit minimalen Zeichen der Entzündung
	◆ Typ II	Kapilläre Glomerulitis
	◆ Typ III	Arterioläre-transmurale Zeichen der Entzündung und fibrinoide Nekrose
3.	Borderline-Veränderungen	Keine Arteriitis, geringe Tubulitis (1–4 Zellen pro Tubulusquerschnitt, 10–25 % des Interstitiums sind involviert)
4.	Akute zelluläre Rejektion	
	◆ Typ IA und Typ IB	Signifikante interstitielle Inflammation
	◆ Typ IIA und Typ IIB	Milde bis schwere Arteriitis
	◆ Typ III	Transmurale Arteriitis und fibrinoide Veränderungen, Nekrose der glatten Muskelzellen und Lymphozyteninfiltration der Gefäßwand

Tab. 11.16 Nierentransplantatrejektionen gemäß der Banff-Klassifikation [Racusen 2003] *(Forts.)*

5.	Chronische Transplantatnephropathie	
	• Grad I (milde interstitielle Fibrose)	6–25 % des Kortex betroffen, milde tubuläre Atrophie (bis 25 % der kortikalen Tubuli betroffen), mit und ohne glomeruläre oder vaskuläre Veränderungen
	• Grad II (moderate interstitielle Fibrose)	25–50 % des Kortex betroffen, moderate tubuläre Atrophie (bis 26–50 % der kortikalen Tubuli betroffen), mit und ohne glomeruläre oder vaskuläre Veränderungen
	• Grad III (schwere interstitielle Fibrose)	> 50 % des Kortex betroffen, tubuläre Atrophie (bis 25 % der kortikalen Tubuli betroffen), mit und ohne glomeruläre oder vaskuläre Veränderungen

Therapie der akuten Rejektion

✓ Ein allgemein akzeptiertes Therapieregime akuter Rejektionen ist nicht etabliert.

Therapie zellulärer Rejektionen
- Primär wird eine akute Rejektion mit Steroiden therapiert:
  - 3–5 mg Prednison/kg KG über 3–5 d mit nachfolgender Reduktion der Steroiddosis. Zur Prävention einer Steroid-assoziierten Gastritis und einer oralen Candidose erhalten alle Patienten eine Komedikation mit einem Protonenpumpen-Inhibitor und Amphotericin-B/Nystatin (Amphomoronal®-Suspension/Moronal®-Suspension).
  - Typ IA und IB zellulärer Rejektionen sind in über 70 % allein mit einer erhöhten Steroiddosis erfolgreich therapiert.
- Umsetzen der Immunsuppression auf Tacrolimus und Mycophenolat: Kann die Steroid-basierte Rejektionstherapie unterstützen. Bis zu 70 % Steroid-resistenter Rejektionen lassen sich durch das Umsetzen auf Tacrolimus therapieren, wobei Steroid-Resistenz als fehlender Abfall der Serum-Kreatinin-Konzentration oder als fehlende Zunahme der Diurese nach 5(–7) Tagen Steroidtherapie definiert wird.
- Ergänzende Antikörper-basierte Rejektionstherapie:
  - Die primäre Therapie mit anti-T-Zell-Antikörpern wie Thymozytenglobulin (ATG) oder OKT3 in Kombination mit Steroiden ist effektiver als die alleinige Steroidtherapie, wobei sich die Effektivität von ATG nicht von der von OKT3 unterscheidet [Webster 2006].
  - Bei schweren akuten zellulären Rejektionen (Typ II und III) und bei Steroid-resistenten Rejektionen kann ATG (Thymoglobulin®) 1,5 mg/d über 4 d primär eingesetzt werden.
  - Auch anti-CD20-Antikörper, Rituximab®, sind erfolgreich bei zellulären Rejektionen mit einer einmaligen Dosis von 375 mg/m² eingesetzt worden [Becker 2004].
- Allerdings ist eine Antikörpertherapie mit einer höheren Inzidenz an Infektionen während der folgenden 6 Monate und mit einer erhöhten Tumorinzidenz während der nachfolgenden Jahre assoziiert [Meier-Kriesche 2002] (▶ 11.3.1).

Therapie Antikörper-vermittelter C4d-positiver Rejektionen
- In 3–10 % der Transplantate kommt es zu C4d-positiven Rejektionen. Dies sind etwa 30 % aller Rejektionen. C4d-positive Rejektionen gehen mit einer signifikant bis zu 30 % schlechteren 1-Jahres-Funktionsrate einher als C4d-negative Rejektionen. Hieraus resultiert eine entsprechend signifikant schlechtere Langzeitfunktion.
- Primär wird die Cd4-positive Rejektion mit Steroiden, dem Umsetzen auf Tacrolimus und Mycophenolat und mittels Plasmapherese therapiert.
  - Die erhöhte Steroidmedikation und das Umsetzen auf Tacrolimus/Mycophenolat erfolgt analog zur zellulären Rejektion.
  - 4–6 Plasmapheresen bis zum Abfall der Kreatinin-Serumkonzentration.
- Ergänzende Antikörper-basierte Rejektionstherapie:
  - Die Gabe von Immunglobulinen ist eine Option mit, aber auch ohne Plasmapherese-Behandlung. Bei Kombination der Immunglobulin-Gabe mit der Plasmapherese- Behandlung werden die Plasmapheresen täglich durchgeführt. Nach jeder Plasmapherese erhält der Patient 100 mg/kg KG Immunglobuline, nach der letzten Plasmapherese 300–400 mg/kg KG, so dass in etwa eine Gesamtdosis von 1 g/kg KG verabreicht wird.
  - Anstelle von Immunglobulinen ist Anti-Thymozyten-Globulin (ATG; Thymoglobulin®) in einer Dosis von 0,8 mg/kg KG nach jeder Plasmapherese, bei einer Gesamtplasmaperesezahl von 6–8 ebenfalls erfolgreich eingesetzt worden [Shah 2004].
  - In kleinen, nicht randomisierten Studien konnte die einmalige Gabe von 375 mg/m^2 anti-CD20-Antikörpern (Rituximab®) allein oder in Kombination mit Plasmapheresen oder in Kombination mit Plasmapheresen und der Gabe von Immunglobulinen erfolgreich eingesetzt werden.

NEPHROTOXIZITÄT
Die Calcineurin-Inhibitoren Ciclosporin und Tacrolimus induzieren eine Konstriktion der afferenten und efferenten glomerulären Arteriolen. Hierdurch kommt es zum Abfall der glomerulären Filtrationsrate. Diese Form der akuten Nephrotoxizität tritt mit Erreichen einer therapeutischen Plasmakonzentration ein und ist mit dem Absetzen wieder reversibel. Die subakute Toxizität, die ebenfalls reversibel ist, führt unter anderem zu tubulären Störungen, die mit einer Hypomagnesiämie, Hyperurikämie, Hyperkalzurie und einer tubulären Azidose einhergehen können. Histologisch zeigen sich isometrische Vakuolisierungen im Tubulusepithel, die ebenfalls reversibel sind. Schließlich ist die Gabe von Calcineurin-Inhibitoren mit einer chronischen Toxizität assoziiert (▶ 11.5.1).

THROMBOTISCHE MIKROANGIOPATHIE [MOAKE 2002]
Das histologische Korrelat einer thrombotisch-thrombozytopenischen Purpura und des hämolytisch-urämischen Syndroms ist die thrombotische Mikroangiopathie, die klinisch mit einer intravaskulären Hämolyse, einer Thrombopenie und verschiedenen Organmanifestationen einschließlich eines Nierenversagens einhergeht. In bis zu 1–13 % der Patienten soll es nach Transplantation in den ersten drei Monaten zum Auftreten einer HUS/thrombotischen Mikroangiopathie kommen.

Ursachen
- Genetisch bedingte oder erworbene Störungen der von-Willebrand-Faktor-spaltenden Protease ADAMTS13 (vorrangig bei der TTP).

- Genetisch bedingte oder erworbene Störungen des Komplement Faktors H (vorrangig beim HUS). Diese Störungen können auch mit einer mesangiokapillären Glomerulonephritis Typ II und einer akuten Allograft-Glomerulopathie einhergehen [Fortin 2004].
- Diarrhoe-assoziierte HUS, verursacht durch Shiga-Toxin oder Verotoxin.
- Atypisches (nicht-Diarrhoe-assoziiertes) HUS, z. B. durch Medikamente wie Ciclosporin, Tacrolimus oder Sirolimus.

Rekurrenz und De-novo-Erkrankungen
Während das Diarrhoe-assoziierte HUS im Transplantat typischerweise nicht rekurriert, kommt es in 25–50 % der atypischen und genetisch bedingten thrombotischen Mikroangiopathien zur Rekurrenz. Assoziiert mit einer De-novo-Erkrankung im Transplantat sind die Therapie mit Ciclosporin, Tacrolimus, Sirolimus, Valaciclovir oder OKT3 sowie HIV- oder Parvovirus B19-Infektionen.

Prognose
Das 1-Jahres- und 5-Jahres-Transplantatüberleben liegt bei 33 % und 19 %.

Therapie
(Evidence level D)
- Plasmapheresetherapie (ein Plasma-Volumen/d) täglich in Kombination mit der Gabe von Fresh-frozen-Plasma (FFP).
- Reduktion oder Absetzen der Calcineurin-Inhibitor-Therapie.
- Rejektionstherapie mit Steroiden bei Zeichen einer Rejektion.
- Vorsicht mit anti-T-Zell-Antikörper-Therapien.
- Aspirin und Dipyridamol haben keine therapeutische Bedeutung mehr.

Prävention
Eine Calcineurin-Inhibitor-freie Immunsuppression, bestehend aus Sirolimus (12 mg/d für Tag 1 und Tag 2; dann 6 mg/d mit C_0-Spiegeln von 10–15 µg/l in den ersten 3 Monaten und anschließend 5–10 µg/l), Mycophenolat-Mofetil (2 × 1 g/d) und Steroiden bewirkte in 15 nierentransplantierten Patienten (7 Patienten mit primärem HUS; 8 Patienten mit HUS im vorangegangenen Transplantat), dass keine Rekurrenz auftrat. Die Rejektionshäufigkeit lag bei 53 %. 13 der 15 Patienten zeigten eine gute Langzeittransplantatfunktion [Oyen 2006].

Differenzialdiagnose
In erster Linie muss an eine akute vaskuläre Rejektion gedacht werden. Auch diese kann mit einer leichten intravaskulären Hämolyse und Thrombopenie einhergehen. Lichtmikroskopisch kann sich eine reine vaskuläre Rejektion darstellen wie eine thrombotische Mikroangiopathie, letztere ist jedoch regelhaft C4d-negativ.
Weitere DD: Maligne Hypertonie oder eine Mikroangiopathie im Rahmen eines anti-Phospholipid-Antikörper-Syndroms.

POLYOMAVIRUS-NEPHROPATHIE

Epidemiologie und Bedeutung
Polyoma-BK-Viren sind weit verbreitet. In bis zu 90 % der Bevölkerung sind Antikörper gegen Polyomaviren nachweisbar. Nach einer in der Regel asymptomatischen Infektion überdauern die Viren im Epithel des Urogenitaltraktes und können unter den Bedingungen der eingeschränkten Immunabwehr reaktiviert werden. In 10–70 % der Fälle kommt es in Abhängigkeit des Ausmaßes der Immunsuppression zur Reaktivierung nach Nierentransplantation, wobei nur eine Minderheit von 1–

11 Transplantation

10 % der Patienten nach Reaktivierung eine histologisch gesicherte Polyomavirus-Nephropathie entwickelt, die dann aber in bis zu 80 % zu einem schnellen Verlust der Transplantatfunktion führt.

Diagnose

- Die Polyomavirus-Nephropathie zeigt sich klinisch in einem Kreatinin-Anstieg über Tage bis Wochen und ist klinisch nicht von anderen Ursachen wie einer akuten bis subakuten Rejektion zu unterscheiden. Sie tritt in einem Zeitraum von Tag 6 bis Jahre nach der Transplantation auf, wobei eine Häufung in den ersten zwei Jahren besteht.
- Decoy-Zellen – epitheliale Zellen mit großen Zellkernen und intranukleären Einschlusskörperchen – lassen sich im Urin mittels Phasenkontrastmikroskopie, sicherer aber nach Papanicolaou-Färbung nachweisen. Der positive prädiktive Wert des Nachweises bezüglich einer Nephropathie ist relativ niedrig und liegt bei 20–30 %; der negative prädiktive Wert hingegen erreicht bis 99 % in sehr erfahrenen Zentren.
- Die quantitative PCR zum Nachweis der Polyomavirus-Aktivierung im Plasma und Urin ist ein weiterer Baustein in der Diagnostik. Wiederum ist der positive prädiktive Wert relativ niedrig um 50 %, wobei der negativ prädiktive Wert um 100 % liegt. Damit ist eine Polyomavirus-Nephropathie nahezu ausgeschlossen, wenn die PCR im Urin und/oder im Plasma negativ ist. In mindestens 57 % der Patienten mit Virurie und in mindestens 30 % der Patienten mit Virämie kommt es nie zu einer Nephropathie. Je höher die Virus-copy-Zahl, umso höher ist das Risiko, eine Nephropathie zu entwickeln. Eine Virus-copy-Zahl von mehr als 10 000 Kopien/ml Plasma soll mit einem hohen Risiko einer Nephropathie assoziiert sein.
- Beweisend für eine Polyomavirus-Nephropathie ist die histologische Diagnose mit dem immunhistologischen Nachweis Polyomavirus-befallener Tubulusepithelzellen. Verschiedene Stadien korrelieren mit einer zunehmend schlechteren Prognose [Nickeleit 2006]: Frühe Zeichen sind der Virusnachweis in Form von Einschlusskörperchen und eine positive Immunhistologie, die weiter im Verlauf übergehen in einen zunehmenden Befall der Tubuli mit einer Tubulitis und einer interstitiellen Entzündungsreaktion. Schließlich kommt es zum Untergang der Tubuli mit interstitieller Fibrose und variabler Entzündungsreaktion.

Eine verbindliche Screening-Strategie ist nicht etabliert. Mögliches Vorgehen:

- Begutachtung des Sedimentes: Bei jeder Vorstellung des Patienten.
- PCR des Urins: Jeden Monat im ersten halben Jahr, dann alle 3 Monate.
- PCR des Urins und des Plasmas: Bei Nachweis von Decoy-Zellen und/oder positiver Urin-PCR.
- Biopsie: Bei unklarem Kreatininanstieg.

Therapie

[Blankaert 2006]
- Der Nachweis von Decoy-Zellen, insbesondere wenn zusätzlich Viren im Urin und Plasma mittels PCR nachgewiesen werden, sollte, wenn möglich, zu einer Reduktion der Immunsuppression trotz stabiler Kreatininwerte Anlass geben.
- Therapie bei histologischem Nachweis einer Polyomavirus-Nephropathie mit Verschlechterung der Transplantatfunktion:
  – Reduktion der Tacrolimus- oder Ciclosporin-Dosis.

- Zusätzlich Umsetzen der Therapie von Mycophenolat Mofetil oder Azathioprin auf Leflunomid. Beginnend mit einer Leflunomid-Loading-Dosis von 100 mg/d für 3–5 d und einer Erhaltungstherapie von 20–60 mg/d, um Talspiegel von 50–100 µg/ml zu erreichen.
- Die passagere Erhöhung der Steroiddosis für ca. 1 Woche zur Therapie einer möglichen begleitenden interstitiellen Rejektion als zusätzlicher Ursache des interstitiellen Infiltrates ist üblich.
- Alternativ zur Therapie mit Leflunomid sind Immunglobuline therapeutisch in einer Gesamtdosis von 2 g/kg KG, über 2–5 d verteilt gegeben, bei 8 Patienten erfolgreich eingesetzt worden.
- Alternativ zur Therapie mit Leflunomid ist Cidofovir (0,25–1 mg/kg KG, entsprechend der Nierenfunktion angepasst, alle 2 Wochen, mindestens 4 Dosen) erfolgreich gegeben worden. Besondere Vorsicht ist wegen der Nephrotoxizität von Cidofovir geboten. Eine Kombination aus Cidofovir und Leflunomid ist der alleinigen Therapie mit Leflunomid nicht überlegen.

STÖRUNG DER TUBULÄREN FUNKTION DES NIERENTRANSPLANTATES

Neben den häufiger auftretenden Störungen der Entgiftung und der Flüssigkeitsregulation kommt es in einigen Fällen zu tubulären Störungen, die zu schweren Beeinträchtigungen führen können, wenn sie nicht erkannt und behandelt werden.

Tab. 11.17 Typische tubuläre Funktionsstörungen des Nierentransplantates

Proximaler Tubulusschaden	Partielle Fanconi-Syndrom (proximale tubuläre Azidose, Glukosurie, Aminoazidurie, Phosphaturie, Störung der Harnsäureausscheidung u. a.)
Henle-Schleife, distales Konvolut, Sammelrohr	Hypomagnesiämie[1], Hypophosphatämie, Polyurie, distale tubuläre Azidose, Hypokaliämie, Hyperkalzurie

[1] Auch wenn ca. 20 % des filtrierten Magnesiums im proximalen Tubulus und 60 % in der aufsteigenden Henle'schen Schleife resorbiert werden, kann die durch Calcineurin-Inhibitoren gehemmte TRP-Kanal-abhängige Magnesiumresorption am distalen Konvolut zur schweren Hypomagnesiämie führen. Diese wiederum kann zu schweren und multiplen Störungen des ZNS führen, die sich zum Teil im MRT mit multiplen kleinen Arealen geringer Signalintensität zeigen. Die Störungen werden durch Dyslipidämien und hohe Tacrolimus-Serum-Konzentrationen aggraviert. Darüber hinaus können Hypomagnesiämien zu kardialen und ossären Erkrankungen führen.

11.4.3 Infektionen nach Nierentransplantation

Transplantierte unterliegen einem erhöhten Infektionsrisiko. Bei ca. 20 % der im ersten Jahr verstorbenen Patienten waren Infektionen die Todesursache. Die Immunsuppression verändert den Verlauf einer Erkrankung und ihr Erscheinungsbild. So können schwere bakterielle Infektionen ohne das typische Fieber und ohne Leukozytose einhergehen. Pneumonische Infiltrate zeigen sich im Röntgenbild bei leukopenischen Patienten häufig nur in geringem Ausmaß. Um schnell und gezielt therapieren zu können, muss die Diagnose erzwungen werden. Serologische Untersuchungen können aufgrund der verzögerten oder abgeschwächten Immunantwort bei laufender immunsuppressiver Therapie negative Ergebnisse trotz massiver Infektionen liefern – dies trifft insbesondere für eine Antikörper-basierte serologische Diagnostik, nicht jedoch für DNA- oder RNA-Nachweis von Keimen mittels PRC zu.

Risiko und Art der Infektionen beeinflussende Faktoren

- Status des Patienten vor der Transplantation:
  - Grunderkrankung mit immunmodulierender Potenz.
  - Autoimmunerkrankungen (z. B. Lupus erythematodes).
  - Stoffwechselerkrankungen (z. B. Diabetes mellitus, Urämie).
  - Infektionen (z. B. Hepatitis C, Hepatitis B).
  - Ausmaß der medikamentösen Immunsuppression vor der Transplantation.
  - Anatomische Defekte, z. B. ureteraler Reflux, Pouch-Blase.
  - Impfstatus (▶ 11.4.4) und latente Infektionen vor Transplantation (z. B. Tuberkulose, CMV, Polyoma, HSV, Varicella zoster, Hepatitis B, Papillomaviren).
- Ausmaß der Immunsuppression nach Transplantation.
- Durch die Transplantation entstandene Risiken:
  - Lage, Anzahl und Liegedauer von Kathetern.
  - Serome, Hämatome, Lymphozelen.
  - Nosokomiale Keime des Krankenhauses: Gramnegative Keime (z. B. Pseudomonaden), grampositive Keime (z. B. VRE, MRSA), Pilze (Aspergillen, Azol-resistente Candida-Stämme), Clostridium difficile.
- Vom Organspender übertragene Infektionen (▶ Kasten):
  - Aktive Infektionen des Donors (Pneumokokken, E. coli).
  - Virale Infektionen (z. B. CMV, EBV).
  - Latente Infektionen (z. B. Tuberkulose).
- Umweltbedingte Faktoren:
  - Übertragung von Keimen durch Trinkwasser (z. B. Legionellen), Nahrung (z. B. Salmonellen, Listeria monocytogenes, Campylobacter jejunii), Luft (z. B. Aspergillen, Pneumokokken, Influenza).
  - Regionale Besonderheiten, die besonders bei Patienten zu berücksichtigen sind, die nicht aus Europa stammen: Systemische Mykosen (z. B. Blastomyces dermatitides, Coccidioides immitis oder Histoplasma capsulatum), Wurmerkrankungen (z. B. Strongyloides stercoralis).

✓ Das Risiko der Übertragung von Hepatitis B, Hepatitis C, HIV und HTLV liegt in etwa bei 1 : 34 000 (Hepatitis B), 1 : 42 000 (Hepatitis C), 1 : 55 000 HIV und 1 : 128 000 HTLV für die Nierentransplantation [Zou 2004].

Neben den genannten Faktoren treten bestimmte Infektionen ausschließlich oder gehäuft in bestimmten Zeitabschnitten nach der Transplantation auf. So sind nosokomiale Infektionen und Infektionen, die unmittelbar mit dem operativen Eingriff der Transplantation assoziiert sind, im ersten Monat nach Transplantation am häufigsten. In den darauf folgenden ca. 6 Monaten ist die Immunsuppression am intensivsten. Dies führt dazu, dass in diesem Zeitabschnitt latente Infektionen aktiviert werden oder opportunistische Keime Ursache verschiedener Infektionserkrankungen sind. Üblicherweise wird die Immunsuppression nach einem halben Jahr deutlich reduziert, so dass das Risiko für eine Reihe opportunistischer Infektionen wieder sinkt. So ist die nachfolgende Periode einerseits gekennzeichnet von Infektionen mit Keimen, die auch bei Immunkompetenten Erkrankungen auslösen, andererseits zählen insbesondere Viren der Herpesgruppe auch weiterhin zu den häufigeren Erregern. Nachvollziehbar bedingt eine Intensivierung der Immunsuppression z. B. im Rahmen einer Rejektionsbehandlung, dass opportunistische Infektionen wieder gehäuft auftreten. Dies trifft insbesondere für Rejektionsbehandlungen mit Antikörpern zu.

11.4 Frühe Komplikationen nach Nierentransplantation

Nosokomiale Infektionen
Wund-, Katheter-, Harnwegsinfekte, Pneumonie, Aspiration, Nosokomiale Keime, Staphylokokken, MRSA, Candida, VRE, C. difficile

Opportunistische Infektionen
Viral: HSV, CMV, Hepatitis B und C, EBV, Polyomaviren, Varicella Zoster, Papillomavirus, Parvovirus B19
Bakteriell: Listerien, Tuberkulose, atypische Pneumonie
Pilze: Candida, Aspergillen
Parasiten: Pneumocystis, Cryptosporidien

Umwelterworbene Infektionen
Umwelterworbene Pneumonie, Tuberkulose, Harnwegsinfekte, CMV und andere Viren der Herpesgruppe

1. Monat | 2.–6. Monat | > 6. Monat

Zeitraum der größten Immunsuppression

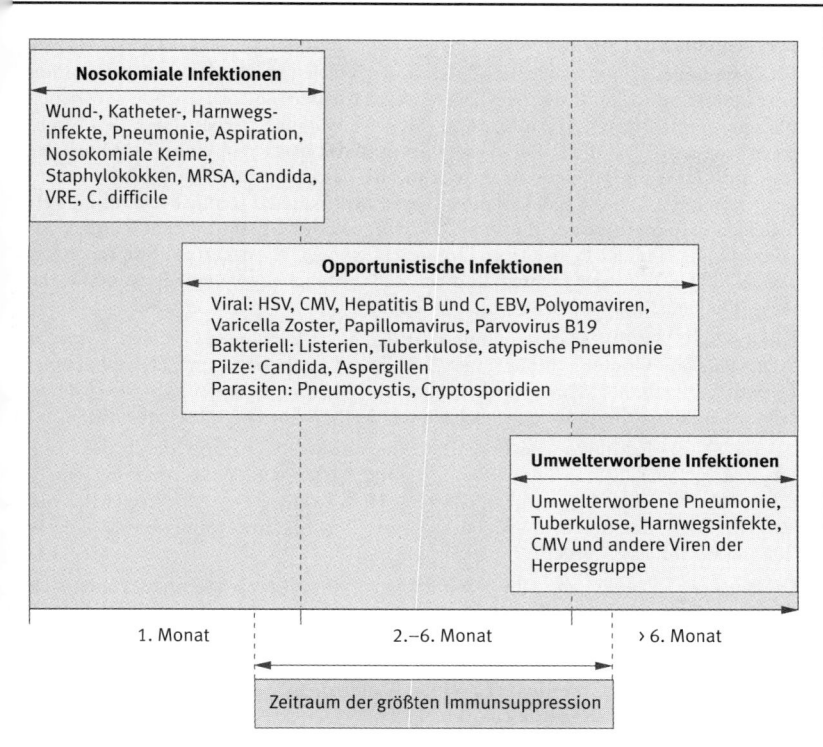

Abb. 11.4 Auftreten von bestimmten Infektionen nach der Transplantation

Das gehäufte Auftreten bestimmter Infektionen in definierten Zeitabschnitten nach der Transplantation ist hilfreich für die Eingrenzung der Differenzialdiagnose:

INFEKTIONEN DER FRÜHEN PHASE NACH TRANSPLANTATION

Vergleichbar mit anderen Patienten nach großen operativen Eingriffen besteht nach Organtransplantation ein hohes Risiko chirurgischer Wundinfektionen, Pneumonien und Aspirationspneumonien, Katheterinfektionen und der Entwicklung einer Sepsis einschließlich der Infektion mit nosokomialen Keimen.

Ein besonderes Risiko ergibt sich durch Infektionen, deren Erreger der Empfänger bereits vor der Transplantation trug oder die mit dem Organ übertragen wurden. Eine adäquate Vorbereitung des Empfängers und Spenders einschließlich der serologischen Untersuchungen (▸ 11.1) helfen, potenzielle Erreger einzugrenzen.

INFEKTIONEN IM ZEITRAUM DER GRÖSSTEN IMMUNSUPPRESSION

Die opportunistischen Infektionen, die für diesen Zeitraum charakteristisch sind, werden durch Viren, Bakterien, Pilze und Parasiten ausgelöst.

Viren
Polyomainfektionen ▸ 11.4.2.

Cytomegalievirus (HHV-5)

Epidemiologie: Cytomegalievirus-Infektionen spielen nach der Transplantation eine besondere Rolle. Etwa zwei Drittel der Patienten sind bereits vor der Transplantation mit einem CMV infiziert, serologisch diagnostizierbar durch den Nachweis von anti-CMV-IgG. Bei dieser Gruppe von Patienten kann es unter der Immunsuppression zu einer Reaktivierung des Virus mit anschließender Erkrankung kommen. In der Regel verlaufen diese Erkrankungen weniger schwer im Vergleich zu Patienten, die erst durch die Übertragung des Organs infiziert werden. Bei Übertragung eines CMV-positiven Organs auf einen CMV-negativen Empfänger erkranken 50–80 % der Patienten, und bei 30 % entwickelt sich eine Pneumonie, die wesentlich zur Mortalitätsrate von 15 % beiträgt.

Klinik: Die CMV-Erkrankung manifestiert sich in verschiedenen Organen. Typische Symptome und Organmanifestationen sind Fieber, Leukopenie und Thrombopenie, Hepatitis, Pneumonie, Pankreatitis, Kolitis und Meningoenzephalitis sowie weitere seltene Organmanifestationen einschließlich der Myokarditis oder Chorioretinitis.

Therapie: Alle Erkrankungen bedürfen einer kurativen Therapie durch die Gabe von Ganciclovir (10 mg/kg KG als 2×5 mg/kg KG i.v., modifiziert bei eingeschränkter Nierenfunktion, für mindestens 14 d, Evidenzlevel A). Alternativ kann Valganciclovir, das eine Bioverfügbarkeit von 70 % hat, in oralen Dosen von 450–900 mg verabreicht werden.

Diagnose und Prophylaxe: Um Erkrankungen frühzeitig zu erkennen, eignet sich der pp65-Antigen-Nachweis auf Leukozyten und der Nachweis von CMV-DNA mittels PCR. Bei positivem Nachweis von pp65 und der CMV-DNA kann eine Valganciclovir-basierte orale Therapie noch vor dem Ausbrechen der eigentlichen Erkrankung begonnen werden. Es sind Leitlinien zur Prophylaxe der CMV-Erkrankung entwickelt worden (▶ Tab. 11.18).

Epstein-Barr-Virus (HHV-4)

Klinik: In etwa der Hälfte der Fälle laufen die EBV-Erkrankungen in Form eines Mononucleose-ähnlichen Krankenheitsbildes ab und heilen ohne Zeichen von Malignität; bei einem Drittel der Erkrankungen zeigt sich ein ähnliches klinisches Erscheinungsbild allerdings mit klonalen zytogenetischen Veränderungen und einem monoklonalen Immunglobulin-Gen-Rearrangement [Capello 2003]. Schließlich hängt die Entwicklung eines Posttransplantationslymphoms (PTLD) einerseits vom Ausmaß der Immunsuppression, andererseits aber auch von der Immunität des Empfängers gegenüber Epstein-Barr-Viren vor der Transplantation ab.

Prophylaxe: Das bis zu 24fach höhere Risiko der Entwicklung eines PTLD bei der Übertragung EBV-positiver Organe auf EBV-negative Empfänger begründet eine Prophylaxe mit Valganciclovir (▶ Tab. 11.18).

Humanes Herpesvirus 8 (HHV-8)

Die klinische Bedeutung dieses Virus, das in 2–8 % der Patienten nach Transplantation nachgewiesen werden kann, liegt in der Entwicklung eines Kaposi-Sarkoms, das sich in etwa bei 0,5 % aller Transplantierten entwickelt und insbesondere bei viszeralen Manifestationen in über 50 % tödlich verlief. Bei kutanem Befall bewirkte ein Umsetzen der Immunsuppression von Ciclosporin auf Rapamycin in allen Fällen eine Heilung [Stallone 2005].

Varicella zoster (HHV-3)

Klinik: Herpes-zoster-Erkrankungen sind mit die häufigsten Viruserkrankungen nach Transplantation. Sie verlaufen unter der Immunsuppression schwerer und bedürfen einer Aciclovir-Therapie. Patienten, die sich vor der Transplantation noch nie mit einem Varicella-zoster-Virus auseinandergesetzt haben, können nach Infektion eine lebensgefährliche Windpockenerkrankung mit Multiorganbefall erleiden.

Therapie und Prophylaxe: Im Rahmen der Transplantationsvorbereitung sollte die Immunität abgeklärt und ggf. eine Impfung durchgeführt werden (▶ 11.1). Kommt es trotzdem zum Kontakt eines transplantierten Patienten fehlender Immunität gegen Windpocken, so sollten 12,5 Units/kg KG Varicella-zoster-Immunglobulin (VariZIG®; www.cangene.com) unmittelbar nach der Exposition gegeben werden. Ist dieses Produkt innerhalb von 96 h nicht erhältlich, sollte ein anderes Varicella-zoster-Immunglobulin gegeben werden. Ist auch dies nicht realisierbar, kann eine Postexpositionsprophylaxe mit 400 mg Immunglobulin/kg KG erfolgen. Die zusätzliche Gabe von Aciclovir sollte erwogen werden.

Herpes simplex (HSV-1, HSV-2)

Herpes-simplex-Erkrankungen zeigen nach Transplantation ein gehäuftes Auftreten mit häufiger schweren Verläufen und sollten mit Aciclovir (Valaciclovir 2 × 1000 mg/d für 7–10 d) oder Famciclovir 3 × 250 mg für 7–10 d behandelt werden. Die Dosierung ist anzupassen, wenn keine normale Nierentransplantatfunktion vorliegt.

Pilze

Bei bis zu 4 % der Patienten kommt es nach Nierentransplantation zu einer invasiven Pilzerkrankung, wobei Hefepilze der Candida-Gruppe und Schimmelpilze wie Aspergillen mit 80 % die häufigsten Erreger sind. Die Letalität von Patienten mit invasiver Pilzinfektion übersteigt 50 %.

Candida

Das Ausmaß der Immunsuppression, insbesondere eine lange anhaltende hohe Steroid-Therapie, der Einsatz von Antibiotika, eine Neutropenie, parenterale Ernährung mittels zentralem Venenkatheter und ein Transplantatversagen sind Risikofaktoren für eine Candidasepsis. Der Gastrointestinaltrakt ist der häufigste Ausgangspunkt, wobei auch eine Candidazystitis oder eine Katheter-Infektion ursächlich in Frage kommen.

Klinik: Die häufigste klinische Manifestation ist der Schleimhautbefall im Mundbereich mit pseudomembranösen weißlichen Belegen, der in eine so genannte atrophe Candidose übergehen kann, die nur rötliche Schleimhautbezirke zeigt, die leicht übersehen werden. Schließlich können brennende Mundwinkelrhagaden als Zeichen der Candidacheilitis angularis auftreten. Der Befall des Ösophagus geht in 80 % mit einer Mundschleimhaut-Candidiasis einher. Der zweithäufigste Befall der Schleimhaut ist eine Vulvovaginitis.

Diagnostik, Therapie und Prophylaxe: Um den Schleimhautbefall zu reduzieren, ist eine Prophylaxe mit Amphotericin-B-Suspension oral oder Nystatin angezeigt (▶ Tab. 11.18). Bei Verdacht auf eine Candidämie sollten Blutkulturen abgenommen werden, die in bis zu 50 % positiv sind und für die Resistenzbestimmung genutzt werden können. Die Detektion von Candida-Antigenen oder Candida-Stoffwechselprodukten hat keinen diagnostischen Wert. Die initiale Therapie einer Candidasepsis sollte mit Caspofungin oder Amphotericin B erfolgen, die beide gleich effektiv sind, wobei eine Caspofungin-Therapie weniger unerwünschte Wirkungen hervorruft [Mora-Duarte 2002, Kullberg 2005]. Diese Therapie kann mit Fluconazol fortgesetzt werden, wenn die Candida-Stämme empfindlich sind. Candida albicans ist meist empfindlich, C. krusei oder C. glabrata sind häufig resistent.

Aspergillen

Eine hoch dosierte Immunsuppression, eine Neutropenie und ausgedehnte chirurgische Interventionen sind Risiken für eine invasive Aspergillose. Eintrittspforten sind die Lunge, aber auch seltener die chirurgische Wunde und die Haut. Nahezu alle Organe können nach hämatogener Streuung befallen werden (Lungen, Nieren, Leber, Milz, ZNS, Herzklappen usw.), wobei die Lungen der häufigste Manifestationsort sind.

Diagnose: Trotz typischer Klinik mit Dyspnoe und Husten, ggf. mit Fieber und seltener Hämoptysen, können bis zu 10 % der Thorax-Röntgenbilder und bis zu 3 % der Computertomogramme unauffällig sein, insbesondere wenn eine Leukopenie vorliegt. Im weiteren Verlauf und diagnostisch hoch suggestiv sind typische Röntgenbefunde von Kavernen mit einem Halo-Effekt. Da die Mundschleimhaut häufig mit Aspergillen kolonialisiert ist, ist der Nachweis im Sputum problematisch; es bedarf des Nachweises des befallenen Organs und bei Verdacht auf eine Pneumonie einer Bronchoskopie.

Therapie: Für die initiale Behandlung stehen Voriconazol oder Amphotericin B zur Verfügung, wobei bei gleicher Effektivität Voriconazol weniger unerwünschte Wirkungen aufweist [Herbrecht 2002].

Pneumocystis carinii

In der Mehrzahl der Patienten kommt es zur Reaktivierung einer in der Kindheit asymptomatisch oder blande verlaufenen Pneumocystis-Infektion unter der Immunsuppression, wobei Übertragungen von Patient zu Patient beschrieben wurden. Nicht selten besteht bei transplantierten Patienten mit einer Pneumocystis-Pneumonie parallel eine CMV-Pneumonie. Neben dem klinischen Krankheitsbild mit typischerweise trockenem Husten, Dyspnoe, Fieber zwischen 38–39 °C, hohen LDH-Werten und Zeichen der Global-Insuffizienz in der Blutgasanalyse zeigen die Röntgenbilder diffuse bilaterale interstitielle oder alveoläre Infiltrate, wobei ein HR-CT sensitiver ist. Die Diagnose wird mittels bronchoskopisch gewonnenem Material durch eine Immunfluoreszenz-basierte Färbung der Pneumozysten gestellt.

Die Therapie erfolgt mittels Trimethoprim-Sulfamethoxazol 20 mg + 100 mg/kg KG/d in 4 Einzeldosen i.v. bei normaler Nierenfunktion über 2–3 Wochen. Zur Hemmung der Entzündungsreaktion werden Steroide gegeben, z.B. Predni H 2×50 mg/d in der ersten Woche, 2×25 mg/d in der 2. Woche, 1×20 mg/d nachfolgend. Die übrige Immunsuppression sollte angemessen reduziert werden. Ein großer Teil der Pneumocystis-Infektionen lässt sich durch eine Prophylaxe vermeiden (▶ Tab. 11.18).

INFEKTIONSPROPHYLAXE NACH NIERENTRANSPLANTATION

Die Infektionsprophylaxe nach Nierentransplantation berücksichtigt das besondere Risiko, an bestimmten Infektionen zu erkranken. Dies kann vom Ausmaß der Immunsuppression, aber unabhängig vom Empfänger oder Spender für alle Patienten vergleichbar sein, wie beispielsweise bei Pneumocystis-carinii-Infektionen, oder diese Parameter beeinflussen das Risiko entscheidend, wie bei Cytomegalie-Infektion.

11.4 Frühe Komplikationen nach Nierentransplantation

Die derzeit empfohlene Infektionsprophylaxe nach Transplantation ▸ Tab. 11.18. Impfungen als Infektionsprophylaxe ▸ 11.4.4.

Tab. 11.18 Infektionsprophylaxe nach Nierentransplantation

Indikation/Erkrankung	Prophylaxe	Dauer	Evidenz
Perioperative Prophylaxe	Beta-Lactamantibiotikum prä- und postop. z. B. mit Cefotiam 2 g	24 h	
Cytomegalie[1]			
• Donor+/Empfänger–	Valganciclovir 450–900 mg/d	Ca. 100 Tage	A
• Donor–/Empfänger–	Keine Prophylaxe		D/E
• Donor+/Empfänger+	Valganciclovir 450–900 mg/d	Ca. 100 Tage	E
Tuberkulose • Pat. mit therapierter Tuberkulose • Pat. aus Endemiegebiet • Pat. mit positiver PPD-Testung • Pat. mit radiologischen Zeichen einer alten Tuberkulose	Isoniazid 100 mg/d + Pyridoxin 80 mg/d	6 Monate	
Pneumocystis carinii[2], alle Patienten	Trimethoprim 80 mg/d + Sulfamethoxazol 400 mg/d	Ab der 2. Woche für 3–6 Monate	B
Pilzerkrankungen, alle Patienten	Amphotericin-B-Suspension 3 × 1 Pipette oral	3–6 Monate	A
EBV-Erkrankung/PTLD[3], Donor+/Empfänger–	Valganciclovir 450–900 mg/d	Ca. 100 Tage	

[1]
- + = Serologischer Nachweis von anti-CMV-IgG im Serum des Donors bzw. Empfängers als Zeichen einer früheren Infektion; - = Kein Nachweis von anti-CMV-Antikörpern
- Das Screening für eine CMV-Reaktivierung und Erkrankung nach Transplantation sollte mittels pp65-Nachweis erfolgen (Evidenzlevel B)
- Prinzipiell sollten zu übertragende Blutprodukte von CMV-negativen Spendern stammen, Leukozyten-depletiert oder Leukozyten-gefiltert sein
- Nach der Gabe von ATG, OKT3 oder Alemtuzumab sollte die Prophylaxe erneut begonnen werden.

[2] TMP/SMZ ist aktiv gegen Pneumocystis, Toxoplasma gondii, Isospora belli, Listeria monocytogenes, Nocardia asteroides und Keime für Harnwegsinfekte und nicht-nosokomiale Pneumonie. Andere prophylaktische Regime gegen Pneumocystis, wie die monatliche Inhalation von Pentamidin oder Atovaquon 1500 mg/d haben ein viel engeres Spektrum und sind Maßnahmen der 2. Wahl [Fox 1990]

[3] Die hohe Inzidenz von Post-Transplantationslymphomen (PTLD) von bis zu 30 % bei der Übertragung EBV-positiver Organe auf einen EBV-negativen Empfänger im Rahmen einer Lungentransplantation konnte in einigen Studien der Lebertransplantation auf 2 % mit der angegebenen Prophylaxe reduziert werden

Weitere prophylaktische Maßnahmen können im Einzelfall indiziert sein. So kann eine Prophylaxe mit Valaciclovir für 3 Monate nach Transplantation bei Patienten mit rezidivierenden Herpes-simplex- oder Varicella-zoster-Infektionen durchgeführt werden. Auch bedürfen Patienten mit Herzklappenerkrankungen entsprechend den Richtlinien einer antibiotischen Prophylaxe.

11.4.4 Impfen nach Nierentransplantation

Aufgrund der Immunsuppression besteht für Patienten nach Nierentransplantation ein besonderes Infektionsrisiko, das bei einem ausreichenden Impfschutz vermindert werden kann. Impfungen sind allerdings nach der Transplantation verglichen mit der Zeit vor der Transplantation in der Regel weniger effektiv, auch wenn Dialysepatienten eine geringere Impfantwort zeigen als Gesunde. Dies gilt insbesondere für die ersten 6 Monate nach Transplantation, in denen die Immunsuppression besonders intensiv ist. Darüber hinaus sind Lebendimpfstoffe nach Nierentransplantation kontraindiziert. Somit sollte die Wartezeit auf ein Transplantat genutzt werden, die Impfungen zu komplettieren.

Tab. 11.19 Impfempfehlungen für Patienten, die auf ein Transplantat warten und für transplantierte Patienten [Guidelines for vaccination of solid organ transplant candidates and recipients 2004, Kotton 2005]

Impfung	Impfstoff inaktiviert/ lebend (In/le)	Patienten vor Transplantation (Grad der Empfehlung)	Patienten nach Transplantation (Grad der Empfehlung)	Titer-Bestimmung	Bemerkung
Allgemein empfohlen					
Influenza	In	Ja (A)	Ja (A)	Nein	Jährlich (Herbst)
Hepatitis B	In	Ja (A)	Ja (A)	Ja	3 Dosen, boostern bei Titer < 10 IU/ml
Hepatitis A[1]	In	Ja (A)	Ja (A)	Ja	2 Dosen
Tetanus/ Diphtherie	In	Ja (A)	Ja (B)	Nein	Alle 10 Jahre, nach TX alle 5 Jahre
Polio[1]	In	Ja (A)	Ja (B)	Nein	3 Dosen, jährlich 1 Dosis zum Boostern
Pneumokokken[2]	In	Ja (A)	Ja	Ja	23-valenter Impfstoff, alle 5 Jahre eine Dosis
Meningokokken[1]	In	Ja (A)	Ja (B)	Nein	eine Dosis
Vor der Transplantation					
Varizellen	le	Ja (A)	Nein (D), kontraindiziert	Ja	Bei negativen Titer vor TX 2 Dosen
Masern, Mumps, Röteln[3]	le	Ja (A)	Nein, kontraindiziert	Ja	
Vor Reisen in Endemiegebiete					
Gelbfieber[4]	le	Ja (C)	Nein, kontraindiziert	Nein	

Tab. 11.19	Impfempfehlungen für Patienten, die auf ein Transplantat warten und für transplantierte Patienten [Guidelines for vaccination of solid organ transplant candidates and recipients 2004, Kotton 2005] *(Forts.)*				
Impfung	Impfstoff inaktiviert/ lebend (In/le)	Patienten vor Transplantation (Grad der Empfehlung)	Patienten nach Transplantation (Grad der Empfehlung)	Titer- Bestim- mung	Bemerkung
Vibrio cholerae[4]	In/le	Ja (C)	Nein (D)	Nein	
S. typhi[4]	In/le	Ja (C)	Ja/Nein[5]	Nein	

[1] Nicht generell empfohlen, nur bei besonderem Risiko
[2] Der 23-valente nicht-konjugierte Impfstoff führt zur IgM-Bildung und vermindert die Gefahr der Pneumokokken-Sepsis. Der 7-valente konjugierte Impfstoff ist nur für Kinder bis zum 5. Lebensjahr zugelassen, dieser induziert sowohl eine IgM- als auch eine IgG- und T-Zell-vermittelte Immunantwort, wodurch verschiedene Formen der Pneumokokkenerkrankungen (z. B. Pneumonie, Otitis, Sepsis usw.) vermindert werden
[3] Die Empfehlung gilt für Kinder und Jugendliche.
[4] Nur bei Reisen, die mit einem entsprechenden Risiko verbunden sind.
[5] Der orale Lebendimpfstoff sollte vermieden werden, empfohlen wird der Typhoid-Vi-Polysaccharid-Impfstoff.

Die Ansteckungsgefahr von transplantierten Patienten kann vermindert werden, wenn Personen, die engen Kontakt mit den Patienten haben, gegen verschiedene Krankheiten geimpft sind. Die amerikanische Gesellschaft für Transplantation empfiehlt für das Krankenhauspersonal auf Transplantationseinheiten und für die Familienmitglieder der Patienten auf der Warteliste und nach erfolgter Transplantation die folgenden Impfungen [Guidelines for vaccination of solid organ transplant candidates and recipients]:
- Influenza.
- Hepatitis B.
- Hepatitis A.
- Windpocken.
- Masern.
- Mumps.
- Röteln.

11.5 Langzeitkomplikationen nach Nierentransplantation

In den letzten Jahrzehnten sind die Erfolgsraten der Transplantation erheblich gestiegen. Insbesondere das Transplantatüberleben im 1. Jahr konnte von ca. 50 % in den 1970er Jahren auf aktuell über 90 % deutlich gesteigert werden.

Die Langzeiterfolge der Transplantation konnten sich nicht in gleichem Maße steigern lassen [Meier-Kriesche 2004]. Die erzielte Verbesserung der 5-Jahres-Transplantat-Funktionsrate lässt sich insbesondere auf das Verhindern von akuten Abstoßungen und damit weniger frühe Transplantatverluste zurückführen. Trotzdem kommt es auch derzeitig bei 50 % der Transplantierten zu einem Versagen des Transplantats nach ca. 10–12 Jahren. Die jährliche Verlustrate von Transplantaten verblieb in den letzten Jahren bei 3–5 % pro Jahr [Pascual 2002].

Der häufigste Grund für ein Transplantatversagen ist bei heutiger immunsuppressiver Medikation in 40–50 % der Tod mit funktionierendem Transplantat als Folge von größtenteils kardiovaskulären Erkrankungen, seltener Tumoren oder Infektionen. Bei 40–50 % tritt ein Transplantatversagen infolge chronischer Transplantatnephropathie auf und nur bei 5–10 % infolge einer Rekurrenz der Grunderkrankung oder einer De-novo-GN.

Daran wird deutlich, dass die Langzeiterfolge nach Transplantation sich nur verbessern lassen, wenn zum einen Wege gefunden werden, die chronische Transplantatnephropathie zu vermindern, zum anderen die kardiovaskuläre Mortalität der Empfänger zu senken.

11.5.1 Chronische Transplantatnephropathie

Die bei weitem häufigste Ursache für ein Versagen des Transplantats bei lebendem Empfänger ist die chronische Transplantatnephropathie. Synonym wird für die chronische Transplantatnephropathie auch der Begriff chronische Transplantatrejektion gebraucht.

DEFINITION

Langsame Nierenfunktionsverschlechterung, die nach mindestens 3 Monaten, meist aber erst mehr als 12 Monate nach Transplantation auftritt. Regelhaft kommt es zur Zunahme einer Proteinurie, selten übersteigt diese 1,5 g/d. Neben den klinischen Zeichen gehören charakteristische histo-pathologische Befunde zur Definition [Racusen 2003] (▸ Tab. 11.16).

PATHOLOGIE

Histopathologisch können sich in allen Teilen der Niere Veränderungen finden. Typischerweise treten an den Gefäßen fibröse Intimaverdickungen und eine arterioläre Hyalinose auf, im Interstitium findet sich eine Fibrose, die Tubuli zeigen Atrophien und Mikrokalzifikationen, die Glomeruli mesangiale und endotheliale Zellvermehrungen sowie Verdickungen und stellenweise eine Verdoppelung der Basalmembran. Das Ausmaß dieser Veränderungen bestimmt den Schweregrad, der nach der Banff-Klassifikation eingeteilt wird (▸ 11.4.2, Tab. 11.16).

5 Jahre nach Transplantation finden sich in ca. ⅔ aller Nieren mindestens mäßiggradige Veränderungen im Sinne von Banff Grad II–III, nach 10 Jahren trifft dies auf 90 % der Nieren zu [Nankivell 2003].

DIFFERENZIALDIAGNOSE

Die Differenzialdiagnose der chronischen Transplantatnephropathie umfasst ein breites Spektrum von Krankheiten, die mit einem langsamen Transplantatfunktionsverlust einhergehen.

DD DER LANGSAMEN TRANSPLANTATFUNKTIONSVERSCHLECHTERUNG
- Späte oder rekurrente akute Transplantatrejektion(en).
- Rekurrenz der Grunderkrankung oder De-novo-Glomerulonephritis ▸ 11.5.3.
- Polyomavirus-assoziierte Nephropathie ▸ 11.4.2.
- Transplantat-Nierenarterienstenose.
- Ureterobstruktion.
- Medikamententoxizität inkl. Ciclosporin- oder Tacrolimus-Toxizität.
- Chronische Transplantatnephropathie.

11.5 Langzeitkomplikationen nach Nierentransplantation

Für die Therapie von zentraler Bedeutung ist das Erkennen einer **spät auftretenden (sub)-akuten Transplantatrejektion**. Diese verläuft im Gegensatz zur Frühphase nach Transplantation häufig subklinisch und mit langsamerem Kreatininanstieg (▶ 11.4.2).

Eine **Nierenarterienstenose** des Transplantats wird in bis zu 20 % der Transplantierten [Bruno 2004] mit modernen Diagnostikverfahren (Farbduplex, MR-Angio) gefunden. Auch wenn nicht alle nachgewiesenen Stenosen hämodynamisch relevant sind, sollte bei progredientem Kreatininanstieg, verschlechterter Blutdruckkontrolle, duplexsonographisch gemessenen Flussgeschwindigkeiten von > 2 m/Sek. in der A. renalis und Fehlen anderer Gründe eine Nierenarterienstenose als Ursache für die Funktionsverschlechterung angenommen und eine PTA erwogen werden [Bruno 2004, Audard 2006].

Postrenale Gründe wie eine **Obstruktion des Ureters** der Transplantatniere können eine langsame Verschlechterung der Nierenfunktion auch ohne Diureseminderung bewirken. Innerhalb von 5 Jahren nach der Transplantation werden hierfür Häufigkeiten von 2–10 % angegeben. Meist treten diese jedoch im 1. Jahr bzw. in den ersten Wochen nach Transplantation auf. Später auftretende Obstruktionen können unter anderem auf Nierensteine oder auch auf Strikturen zurückzuführen sein, die als Folge von Ischämie oder Komplikation von Abstoßungen beschrieben sind. Es kann aber auch ohne fassbaren Grund zur Ureterobstruktion kommen [Karam 2006]. Hinweisend ist die sonographische Aufweitung der ableitenden Harnwege, die bei gleichzeitigem Kreatininanstieg eine urologische Diagnostik, wie z.B. MR-Urographie, eine Miktionszysturographie oder in seltenen Fällen eine Pyelographie erforderlich machen.

Die **Calcineurin-Inhibitor-Toxizität** wird bei manchen Definitionen zu dem Erscheinungsbild der chronischen Transplantatnephropathie hinzugerechnet [Nankivell 2003], da pathogenetisch die Toxizität der Calcineurin-Inhibitoren für die Entstehung einer chronischen Transplantatnephropathie mitverantwortlich ist und auch bioptisch häufig eine sichere Differenzierung nicht möglich ist. Auch andere nephrotoxische Schädigungsmechanismen (z.B. Analgetika) müssen in der Diagnostik berücksichtigt werden.

DIAGNOSTIK

Basis-Diagnostik bei langsamer Transplantatfunktionsverschlechterung:
- Verlauf des Serumkreatinins und der Kreatinin-Clearance (gemessen oder kalkuliert).
- Mikroskopie des Urinsediments.
- Proteinurie.
- Transplantat-Sonographie inkl. Duplexsonographie der Transplantat-Nierenarterie.
- Transplantat-Nierenbiopsie.

Die nephrologische Basisdiagnostik (Kreatinin-Clearance, Urinsediment, Proteinurie) kann bei Vorhandensein von Restdiurese durch Beimengung von Urin aus den Eigennieren verfälscht sein. Sie ist jedoch die Grundlage der Verlaufskontrolle und sollte bei jeder ambulanten Vorstellung durchgeführt werden. Der nächste diagnostische Schritt bei einer langsamen Verschlechterung der Funktion ist die Durchführung der Sonographie bzw. Duplexsonographie unter anderem zum Ausschluss von Urinabflussstörungen oder einer Transplantatarterienstenose. Schließlich führt häufig erst eine Transplantatnierenbiopsie zur Etablierung der Diagnose. So lässt sich eine akute Rejektion nur histologisch ausschließen oder eine rekurrente oder De-novo-Glomerulonephritis nur histologisch diagnostizieren. Die histologische Diagnostik sollte großzügig angewendet werden, insbesondere, da die aktuelle Komplikationsrate geringer ist, als aufgrund alter Statistiken vermutet wird.

> **KOMPLIKATIONSRATE NACH NIERENTRANSPLANTATBIOPSIEN [SCHWARZ 2005]**
> - Makrohämaturie 2,9–3,7 %.
> - Perirenales Hämatom 2,0–2,8 %.
> - Arterio-venöse Fistel 4,5–8,0 %.
> - Krankenhausüberwachung 1,8–2,2 %.
> - Anlage eines Blasenkatheters 0,2–0,9 %.
> - Notwendigkeit der Bluttransfusion 0,2–0,4 %.

RISIKOFAKTOREN

Die Pathogenese der chronischen Transplantatnephropathie ist multifaktoriell und nicht vollständig verstanden. Da die histopathologischen Veränderungen dem Bild von alten Nieren ähneln, gehen manche Autoren von einem beschleunigten Alterungsprozess in der Transplantatniere aus, der umso schneller abläuft, je mehr schädigende Faktoren auf das Transplantat einwirken [Halloran 1999]. Diese Faktoren lassen sich in immunologische und nicht-immunologische Faktoren einteilen (▶ Tab. 11.20).

Tab. 11.20	Immunologische und nicht-immunologische Faktoren, die die Entwicklung einer chronischen Transplantatnephropathie begünstigen
Immunologische Faktoren	**Nicht-immunologische Faktoren**
Akute Rejektionen	Spenderalter, vorgeschädigte Niere
Chronisch subklinische Rejektionen	Ischämiedauer, Delayed Graft Function
Zu geringe Immunsuppression	Calcineurin-Inhibitor-Toxizität
Geringe HLA-Übereinstimmung (Mismatch)	Hyperlipidämie
Präsensibilisierung	Hypertonie
Non-Compliance	Nikotin

Immunologische Risikofaktoren

An immunologischen Risikofaktoren sind an erster Stelle die akuten **Abstoßungsreaktionen** zu nennen. In der frühen Phase nach Transplantation auftretende akute Rejektionen begünstigen eine spätere chronische Transplantatnephropathie. Bei Patienten, die nie eine Abstoßung erleben, ist das Auftreten einer chronischen Transplantatnephropathie deutlich geringer.

Das Ausmaß und die Schnelligkeit des Auftretens der chronischen Transplantatnephropathie korrelieren mit:
- Der Anzahl der Abstoßungen.
- Dem Zeitpunkt des Auftretens der Abstoßungen, d. h. späte Abstoßungen, die später als 60 Tage nach Transplantation auftreten, sind besonders ungünstig.
- Dem Typ der Abstoßung, d. h. vaskuläre Abstoßungen verschlechtern die Prognose stärker als interstitielle [Humar 2000, Matas 1994].

Unsicher ist derzeit, inwieweit auch eine klinisch unbemerkte, chronische zelluläre oder Antikörper-vermittelte Immunantwort die chronische Transplantatnephropathie unterhält und verschlechtert [Nickeleit 2003].

In verschiedenen Studien zur Reduktion von Immunsuppressiva wurde deutlich, dass eine **zu geringe Immunsuppression** nicht nur zu vermehrten akuten Abstoßungen führt, sondern auch das chronische Transplantatversagen beschleunigt.

Schließlich zeigen Langzeit-Verlaufsdaten, dass das Transplantatüberleben sich mit der Anzahl der **HLA-Übereinstimmungen** verbessert, so dass dieses ein Haupt-Allokationskriterium ist. **Präsensibilisierte** Patienten mit einem hohen Titer so genannter Panel-reaktiver Antikörper (PRA) leiden ebenfalls unter einem erhöhten Risiko, frühzeitig und schneller eine chronische Transplantatnephropathie zu entwickeln.

Nicht-immunologische Risikofaktoren

Als nicht-immunologische Faktoren sind ein hohes **Spenderalter** und eine **vorgeschädigte Niere**, z.B. durch Hypertonie des Spenders, zu nennen. Pathogenetisch wird hier zusätzlich diskutiert, ob durch eine zu geringe Anzahl von verbleibenden Nephronen eine Hyperfiltration nach Transplantation resultiert und diese eine chronische Schädigung auslöst [Brenner 1992]. Darüber hinaus werden Nieren älterer Spender (> 60 Jahre) häufiger rejeziert. Weiterhin beeinflussen der **Hirntod des Spenders**, die Ischämiedauer und das **Operationstrauma** die Funktionsaufnahme nach Transplantation negativ. Eine damit verbundene **sekundäre Funktionsaufnahme** (Delayed Graft Function, DGF) ist ein deutlicher unabhängiger prädisponierender Faktor für späteres Transplantatversagen [Yokoyama 1994].

Eine zentrale Rolle für die Entwicklung einer chronischen Transplantatnephropathie wird der **Toxizität der Calcineurin-Inhibitoren** Ciclosporin und Tacrolimus zugeschrieben (▶ 11.3.2). Es ist gesichert, dass Calcineurin-Inhibitoren auch direkt Nierenschädigungen mit histopathologischen Veränderungen wie interstitielle Fibrose und arterioläre Hyalinose auslösen können. Diese Veränderungen sind jedoch nicht spezifisch für Calcineurin-Inhibitoren. Da eine chronische Transplantatnephropathie häufig begleitend vorliegt, kann der kausale Anteil der Calcineurin-Inhibitor-Toxizität an einer chronischen Transpantatnephropathie häufig auch mit Hilfe von Biopsiematerial nicht sicher angegeben werden.

Schließlich tragen die klassischen **Risikofaktoren für kardiovaskuläre Erkrankungen** wie Hypertonie, Hyperlipoproteinämie, Diabetes mellitus als auch Nikotingebrauch des Empfängers zu einer beschleunigten chronischen Transplantatnephropathie bei (▶ 11.5.2).

THERAPIE

Eine kausale Therapie, die eine manifeste chronische Transplantatnephropathie revertieren kann, existiert nicht. Aus diesem Grund stehen präventive Strategien durch Reduktion der Risikofaktoren ganz im Vordergrund.

Beeinflussung immunologischer Risikofaktoren

Um das Risiko **akuter Rejektionen** bei möglichst geringen unerwünschten Wirkungen durch die Immunsuppression zu minimieren, bedarf es insbesondere in den ersten 6–12 Monaten einer dem individuellen Risiko angepassten Immunsuppression. So sollten Patienten mit besonderem immunologischen Risiko (Titer Panel-reaktiver Antikörper > 20 %, Re-Transplantationen, immunologische Ursachen der Niereninsuffizienz, Resorptionsstörungen der oral verabreichten Immunsuppressiva) eine Antikörper-basierte Induktionstherapie erhalten (▶ 11.3.3).

Am effektivsten werden Rejektionen in der frühen Phase nach Nierentransplantation in den ersten 6 Monaten, in denen über 85 % aller akuten Rejektionen auftreten, durch eine immunsuppressive Therapie nach einem Standardschema, bestehend aus einem Calcineurin-Inhibitor (Tacrolimus), Mycophenolat und Steroiden unterdrückt (▸ 11.3) [Elite-Symphonie-Studie in press, Vitko 2005]. Die Rejektionshäufigkeit liegt unter Verwendung einer solchen Immunsuppression unter 15 % im ersten halben Jahr.

Eine ausreichende Immunsuppression ist auch für den Langzeiterfolg notwendig. Viele Patienten profitieren zumindest in den ersten fünf Jahren nach Nierentransplantation von einer Calcineurin-Inhibitor-haltigen Tripel-Therapie (Calcineurin-Inhibitor [Ciclosporin], Mycophenolat, Steroide) im Vergleich zu Calcineurin-Inhibitor- oder Steroid-freien dualen Regimen [Abramowicz 2005].

> **!** Sowohl Steroide als auch Calcineurin-Inhibitoren verschlechtern die kardiovaskulären Risikofaktoren (▸ 11.3).

Neben den unerwünschten Wirkungen, die die Revision der immunsuppressiven Medikation notwendig machen können, sollte insbesondere bei den klinischen Zeichen einer chronischen Transplantatnephropathie oder eines unklaren Kreatinin-Anstieges bzw. einer Verschlechterung einer Proteinurie frühzeitig eine Nierenbiopsie durchgeführt werden. Im Falle einer bioptisch gesicherten chronischen Transplantatnephropathie kann die kontinuierliche Funktionsverschlechterung befristet aufgehalten werden, wenn von einem Calcineurin-Inhibitor-haltigen Regime auf eine Mycophenolat- und/oder mTOR-Inhibitor-basierte Therapie (Sirolimus oder Everolimus) umgestellt wird. Voraussetzung ist die Umstellung zu einem Zeitpunkt, bei dem noch eine ausreichende Nierenfunktion vorliegt (Krea < 2,5 mg/dl) [Bumbea 2005]. Ein Calcineurin-Inhibitor-freies Regime ist bei einer chronischen Transplantatnephropathie besonders Erfolg versprechend, wenn die Biopsie Zeichen der Calcineurin-Inhibitor-Toxizität wie eine streifige interstitielle Fibrose und/oder eine Hyalinose der Arteriolenwand nachweist. Anderenfalls kann insbesondere bei hohem immunologischem Risiko und kürzlichen Rejektionen eine Umstellung von Ciclosporin auf Tacrolimus erwogen werden, da eine Tacrolimus-Therapie mit einer geringeren TGF-beta-Produktion und potenziell mit einem geringeren Risiko der Fibrose einhergeht.

Absetzen der Immunsuppresssion bei prä- bis terminalem Transplantatversagen ▸ 11.3.5.

Beeinflussung nicht-immunologischer Risikofaktoren

Eine Reihe nicht-immunologischer Risikofaktoren erscheinen vor dem Hintergrund des Organmangels nicht beeinflussbar. So werden auch in Zukunft **grenzwertige Organe** Verwendung finden müssen, um Wartezeiten nicht noch weiter zu verlängern. Die Ergebnisse von Transplantaten nicht verwandter Lebendspender zeigen zwar, welche Erfolge allein durch gute Organqualität und Vermeidung von langen Ischämiezeiten erreichbar sind, denn trotz HLA-Mismatches funktionieren diese Transplantate signifikant länger als besser HLA-kompatible Organe von verstorbenen Spendern [Gjertson 2000, Humar 2000]. Jedoch rechtfertigt die Verkürzung der Wartezeit und die damit verbundene geringere Mortalität und bessere Lebensqualität im Vergleich mit der Dialyse-Behandlung die Transplantation marginaler Organe. Eine histologische Evaluation grenzwertiger Organe vor der Transplantation kann das Risiko für den Empfänger minimieren. Organe älterer Spender (> 60 Jahre) zeigten die gleiche Funktion nach drei Jahren, wenn sie präoperativ nur geringe Veränderungen an Gefäßen, Glomeruli, Interstitium und Tubuli aufwiesen, die gleiche Funktionsrate konnte mit Organen, die mittelgradige Veränderungen an den genannten Strukturen aufwiesen, erreicht werden, wenn beide Organe des Spenders in einen Empfänger transplantiert wurden [Remuzzi 2006]. Wegen der ca. 20% schlechteren Transplantatüberlebensrate sollten Organe mit schweren Veränderungen auch bei vermeintlich noch guten Kreatinin-Werten des Spenders mit Zurückhaltung genutzt werden.

Zentral in der Nachsorge nach Transplantation ist die optimierte Kontrolle und Therapie der **kardiovaskulären Risikofaktoren.** Für diese Risikofaktoren konnte eindeutig gezeigt werden, dass sie nicht nur die kardiovaskuläre Mortalität und Morbidität, sondern auch als unabhängige Faktoren das Transplantatüberleben beeinflussen [Opelz 2005, Holdaas 2005]. Die Umsetzung der Zielwerte der kardiovaskulären Risikofaktoren muss also konsequent verfolgt werden (▸ 11.5.2).

Da zumindest in einigen Studien ein **primäres Transplantatversagen** mit einer um bis 20 % geringeren 1-Jahres-Transplantat-Überlebensrate assoziiert ist, müssen die beeinflussbaren Faktoren, die mit dem Risiko eines primären Transplantatversagens verbunden sind, wie Ischämie-Zeiten, Donor-Management oder perioperatives Empfänger-Management besonders beachtet werden (▸ 11.4.1 und 11.4.2).

11.5.2 Kardiovaskuläre Komplikationen

RISIKO UND ZIELWERTE

Die kardiovaskuläre Mortalität von Patienten nach Transplantation ist verglichen mit der im Alter gleichen Normalbevölkerung im ersten Jahr 14-mal und in den darauf folgenden Jahren 4-mal höher [Arend 1997], sie liegt jedoch hoch signifikant unter der der Dialysepatienten.

Entsprechend liegen kardiovaskuläre Erkrankungen gefolgt von Tumorerkrankungen und Infektionen an der Spitze der Todesursachen nach Transplantation. Die Hälfte aller Transplantatverluste beruht gegenwärtig auf dem Versterben des Empfängers mit funktionierendem Transplantat.

Tab. 11.21   Todesursachen nach Nierentransplantation [Briggs 2001]

Kardiovaskuläre Erkrankungen	47 %
Malignität	15 %
Infektionen	15 %
Andere/unbekannt	23 %

Ursache der hohen kardiovaskulären Mortalität ist die Kumulation der Risikofaktoren, zum Teil bedingt durch die Erkrankungen vor der Transplantation, aber auch durch die langjährige Dialyse-Therapie. Für eine Reihe klassischer therapeutisch modifizierbarer Risikofaktoren sind Leitlinien zur Analyse und eine frühzeitige Intervention nach Transplantation empfohlen (▸ Tab. 11.22).

11 Transplantation

Tab. 11.22 Kardiovaskuläre Risikofaktoren und Zielwerte [European best practice guidelines 2002]

Hypertonie	Zielwert < 130/85 mmHg bzw. < 125/75 mmHg bei Proteinurie > 1 g/d
Hyperlipoproteinämie	Zielwerte Triglyceride < 200 mg/dl, LDL < 100 mg/dl
Diabetes mellitus	Zielwert HbA_{1c} < 7 %
Zigarettenrauchen	Empfehlung zu aktiven Entwöhnungsprogrammen
Immunsuppressive Medikation	Ggf. Umstellung
Transplantat-Dysfunktion / Niereninsuffizienz	Risiko bei Krea > 1,5 mg/dl [Meier-Kriesche 2003]

ARTERIELLE HYPERTONIE

Eine arterielle Hypertonie entwickelt sich in bis zu 80 % von Nierentransplantierten und beeinflusst neben der Mortalität auch massiv die Transplantatfunktionsdauer.

Tab. 11.23 Einfluss des systolischen Blutdruckes auf die 10-Jahres-Patienten- und Transplantat-Überlebensrate [Opelz 2005]

Systolischer Blutdruck		Patientenüberleben	Transplantatüberleben
1. Jahr	3. Jahr		
< 140 mmHg	<140 mmHg	85,0 %	72,2 %
< 140 mmHg	>140 mmHg	72,8 %	59,7 %
> 140 mmHg	>140 mmHg	72,0 %	54,0 %

Ursachen

Eine Posttransplantationshypertonie tritt häufiger auf bei:
- Patienten mit chronischer Transplantatnephropathie und eingeschränkter Transplantatfunktion.
- Einer Medikation mit Steroiden oder Calcineurin-Inhibitoren.
- Übergewicht.
- Vorhandensein der Eigennieren.
- Schon bestehender Hypertonie vor der Transplantation.
- Älteren Patienten.
- Transplantatgewinnung aus einem hypertensiven Spender.

Eine behebbare Ursache der Hypertonie, die es auszuschließen gilt, ist eine Transplantat-Nierenarterienstenose. Die Häufigkeit wird mit 10–20 % unter den hypertensiven Transplantierten angegeben [Bruno 2003]. Entsprechend der Nierenarterienstenosen bei Eigennieren kann ein Kreatinin-Anstieg nach Beginn einer ACE-Hemmer-Therapie hinweisend sein. Nach Bestätigung der hämodynamischen Relevanz mittels Doppler-Sonographie und MR-Angiographie kann in erfahrenen Zentren eine Intervention mittels PTA und ggf. mit Stenteinlage oder auch eine operative Revision durchgeführt werden [Audard 2006].

Medikamentöse Therapie

Bei der Wahl der Medikamentengruppe für die initiale Behandlung gibt es verschiedene Gesichtspunkte zu berücksichtigen (▶ Tab. 11.24).

Tab. 11.24 Pro- und Contra-Argumente für verschiedene Medikamentengruppen zur antihypertensiven Therapie

	Pro	Contra
Kalzium-Antagonisten[1]	Verbesserte renale Funktion Geringere Rejektionsrate (?) Weniger CNI-Toxizität	Ödeme (bis zu 26 %)[3] Vermehrte Gingivahyperplasie Ggf. verminderter CNI-Abbau
ACE-Hemmer[2]	Verringerte Proteinurie	Akutes Nierenversagen (~ 2 %)
AT1-Rezeptorblocker (ARB)	Reno-protektiv (?) Verminderung der linksventrikulären Herzhypertrophie	Hyperkaliämie (bis zu 21 %)[3] Anämie Sollte perioperativ und in der frühen postoperativen Phase nicht eingesetzt werden

[1] Einige Studien zeigen eine bessere Transplantatfunktion und eine geringere Rejektionsrate bei gleicher Blutdrucksenkung für Kalzium-Antagonisten im Vergleich mit ACE-Hemmer [Midtvedt 2001], was jedoch von anderen Studien nicht bestätigt wird.
[2] Die reno-protektive Wirkung von ACE-Hemmer/ARB lässt sich nach Nierentransplantation in großen retrospektiven Analysen nicht nachweisen [Opelz 2006]. ACE-Hemmer zeigen jedoch eine signifikante Reduktion der linksventrikulären Herzhypertrophie, die in gleichem Maße mit einem Betablocker erreicht werden konnte [Suwelack 2000].
[3] [Formica 2006]

Perioperativ sollte eine bestehende Betablockertherapie fortgesetzt, eine ACE-Hemmer-/ARB-Therapie hingegen pausiert werden. Im ersten postoperativen Monat können so lange bevorzugt Kalzium-Antagonisten eingesetzt werden, bis sich eine stabile Nierenfunktion etabliert hat. Wenn die Hypertonie mit einem Medikament unzureichend therapiert ist, enthält die Kombination in der Regel ein Diuretikum. Viele hypertensive, stabil transplantierte Patienten können mit einem ACE-Hemmer/ARB therapiert werden.

HYPERLIPOPROTEINÄMIE

Eine Hyperlipoproteinämie ist in über 90 % der Transplantierten nachweisbar und wird durch die immunsuppressive Therapie in unterschiedlichem Ausmaß verstärkt (▶ Tab. 11.25).

Auch wenn prospektive Daten fehlen, die belegen, dass das Langzeitüberleben des Transplantates durch CSE-Hemmer günstig beeinflusst wird, konnte eine deutliche Risikoreduktion für kardiale Ereignisse belegt werden [Holdaas 2005].

Medikamentöse Therapie

Bei einer Triglycerid-Serum-Konzentration von > 500 mg/dl empfehlen die amerikanischen Leitlinien [Kasiske 2004] eine medikamentöse Therapie, wenn Änderungen des Lebensstiles innerhalb von 3 Monaten keine Senkung zur Folge hatte. Die medikamentöse Therapie kann leitliniengerecht mit Fibraten oder Niacin erfolgen. Wegen der guten Verträglichkeit, der hohen Effektivität in der Senkung der Triglyceride und der geringen Nebenwirkungsrate ist die Therapie mit Ezetimib (Ezetrol®) 10 mg/d [Buchanan 2006] sinnvoll.

Bei einer LDL-Konzentration > 100 mg/dl empfehlen die amerikanischen Leitlinien eine medikamentöse Therapie, wenn eine Lebensstil-Änderung innerhalb von 3 Monaten keinen Erfolg zeigt. Begonnen werden sollte die Therapie mit einem CSE-Hemmer, wobei zu berücksichtigen ist, dass eine Reihe von CSE-Hemmern den gleichen Abbauweg über P450 CYP3A4 benutzt wie Calcineurin-Inhibitoren oder Rapamycin/Everolimus. Wegen der fehlenden Interaktion im Metabolismus mit den Immunsuppressiva und des geringsten Risikos einer Rhabdomyolyse ist ein Therapiebeginn mit Fluvastatin sinnvoll. Die Dosis wird langsam auf die Maximaldosis von 80 mg/d gesteigert, bevor zusätzlich bei unzureichender Effektivität Ezetimib (Ezetrol®) 10 mg/d eingesetzt wird.

> ✓ Die Umstellung von Ciclosporin auf Tacrolimus [Kohnle 2000] oder von Sirolimus/Everolimus auf Mycophenolat verbessert ebenfalls das Lipidprofil und kann zur Verbesserung einer Hyperlipidämie erwogen werden.

POST-TRANSPLANTATIONS-DIABETES-MELLITUS (PTDM)

Ein nach Transplantation neu aufgetretener Diabetes mellitus wird als PTDM bezeichnet. Die Häufigkeit wurde mit 9,1 %, 16 % und 24 % nach 3, 12 oder 36 Monaten nach Transplantation angegeben [Kasiske 2003].

Risikofaktoren und Prognose
Risikofaktoren für das Auftreten eines PTDM:
- Ethnische Herkunft (Afroamerikaner > Europäer).
- Alter.
- Übergewicht.
- Positive Familienanamnese für einen Diabetes mellitus Typ 2.
- Tacrolimus, insbesondere bei Spiegeln > 10 ng/ml.
- Steroide.
- HCV-Infektion.
- Akute Abstoßungen.

Die Entwicklung eines PTDM verschlechtert die Prognose für Transplantat und Patienten erheblich. Nach 12 Jahren betrug die Transplantatfunktionsrate in der Gruppe der Diabetiker noch 48 % gegenüber 70 % in der Nicht-Diabetikergruppe [Miles 1998]. Die Patientenüberlebensrate der Nicht-Diabetiker liegt nach drei Jahren etwa 5 % über der der Diabetiker. Eine Ursache ist das über 3,5fach erhöhte Risiko für ein kardiovaskuläres Ereignis, wobei bei den Patienten mit einem PTDM in der Regel mehr Risikofaktoren für kardiovaskuläre Erkrankungen diagnostiziert werden als bei Nicht-Diabetikern [Kasiske 2000].

Therapie
Die Behandlung des Diabetes mellitus orientiert sich an den Standards für nichttransplantierte Diabetiker. Generell gilt die Empfehlung – wenn möglich – prodiabetogene Immunsuppressiva abzusetzen. Dies gilt insbesondere für Steroide. Eine immunsuppressive Therapie mit Tacrolimus sollte auf eine geringstmögliche Dosis reduziert werden [Webster 2005]. Wenn unter initialen Maßnahmen wie Diät, Gewichtsabnahme und Bewegung keine Normoglykämie erreicht wird, bedarf es einer medikamentösen Therapie. Für einen oralen Therapieversuch stehen Acarbose, Sulfonylharnstoffe oder Glinide zur Verfügung. Metformin ist nur bei exzellenter und sicher stabiler Transplantatfunktion zulässig. Für eine Therapie mit Glitazonen gibt

es bei Transplantierten bisher nur wenige, aber positive Erfahrungen [Luther 2004, Pietruck 2005]. Häufig bedarf es einer Insulin-Therapie.

!
- Hypoglykämien bei Dosisreduktionen der Steroidmedikation.
- Verlängerung der Insulin-Halbwertszeit bei sich verschlechternder Nierenfunktion.

IMMUNSUPPRESSIVA

Zusätzlich zu den o. g. allgemeinen kardiovaskulären Risikofaktoren verschlechtert die Gabe einiger Immunsuppressiva das Risikoprofil spezifisch und abhängig von der jeweiligen Substanz (▶ Tab. 11.25).

Tab. 11.25 Einfluss verschiedener Immunsuppressiva auf kardiovaskuläre Risikofaktoren

	Hypertonie	Hyperlipoproteinämie	Diabetes mellitus	Anämie
Ciclosporin	+++	++	+	–
Tacrolimus	++	+	++	–
MMF	–	–	–	++
Sirolimus / Everolimus	–	+++	–	++
Steroide	++	++	+++	–

✓ Die unerwünschten Wirkungen der immunsuppressiven Medikamente können sich gegenseitig verstärken. So ist die Kombination z. B. aus Steroiden und Tacrolimus besonders prodiabetogen; Mycophenolat und Sirolimus verstärken sich in der Anämieinduktion, so dass unter Umständen bei dieser Medikamentenkombination die Anämie schon frühzeitig mit Erythropoetin therapiert werden muss.

TRANSPLANTAT-DYSFUNKTION / NIERENINSUFFIZIENZ

Trotz des weiteren Vorhandenseins verschiedener kardiovaskulärer Risikofaktoren nach der Transplantation reduziert sich das kardiovaskuläre Risiko nach der Akutphase nach Transplantation erheblich. Aus retrospektiven Analysen von über 60 000 Patienten konnte gezeigt werden, dass das Risiko, an einem kardiovaskulären Ereignis zu versterben, dauerhaft auf 2–3 Todesfälle/1000 Patienten-Jahre absinkt, solange das Transplantat funktioniert. Im Vergleich steigt das Risiko von Patienten, die auf der Warteliste verbleiben, von Jahr zu Jahr bis auf mehr als 40 Todesfälle/1000 Patienten-Jahre. Die Wiederherstellung der Nierenfunktion scheint demnach den Progress des kardiovaskulären Risikos nicht nur aufzuhalten, sondern sogar wieder zu reduzieren [Wolfe 1999, Meier-Kriesche 2004]. Ein Hauptziel muss die Erhaltung der Transplantatfunktion sein. Vor diesem Hintergrund ist es nicht verwunderlich, dass eine Nierenfunktionseinschränkung des Transplantats einen eigenständigen kardiovaskulären Risikofaktor darstellt. Bereits ein Kreatinin von > 1,5 mg/dl geht mit erhöhter kardiovaskulärer Mortalität einher [Meier-Kriesche 2003].

11.5.3 Rekurrenz und De-novo-Nierenerkrankungen im Transplantat

Tab. 11.26 Rekurrenz von Nierenerkrankungen im Transplantat

Fokal segmentale Glomerulonephritis	20–30 %
IgA-Nephropathie	40–50 %
Purpura Schoenlein-Henoch	10–20 %
Membranoproliferative Glomerulonephritis Typ I	20–30 %
Membranoproliferative Glomerulonephritis Typ II	80–90 %
Membranöse Glomerulonephritis	10–30 %
Hämolytisch-urämisches Syndrom	10–25 %
Anti-GBM-Glomerulonephritis / Goodpasture-Syndrom	10–25 %
Wegener-Granulomatose	15–50 %
Systemischer Lupus erythematodes	‹ 1 %
Oxalose	90–100 %
Zystinose	0 %
Morbus Fabry	‹ 1 %
De-novo-anti-GBM-Glomerulonephritis bei Alport-Syndrom	3–4 %
Amyloidose	33 %
Diabetische Nephropathie	100 %

FOKAL SEGMENTALE GLOMERULONEPHRITIS

Sie rekurriert im Mittel früh innerhalb der ersten 21 Tage nach der Transplantation in bis zu 20–30 %. Die Proteinurie kann allerdings bereits unmittelbar nach Anschluss der Gefäße an das Transplantat noch während der Transplantation beginnen, andererseits können Spätrezidive noch nach über 5 Jahren auftreten. Die Rekurrenz dieser Grunderkrankung geht in 80 % mit einem nephrotischen Syndrom einher und führt in ca. 8–50 % der Fälle zum Transplantatfunktionsverlust. Das Risiko der Rekurrenz bei einer zweiten Nierentransplantation, wenn das erste Transplantat aufgrund einer FSGS verloren ging, liegt deutlich höher mit über 85 %. Verschiedene Faktoren sind für die Rekurrenz verantwortlich gemacht worden – unter anderem die Herkunft der Transplantate. Auch wenn die Rekurrenzrate nach Leichennierentransplantation in etwa halb so hoch ist wie nach Lebendnierentransplantation [Abbott 2001], überwiegen bei der ersten Transplantation die Vorteile der Lebendnierentransplantation Nicht-Verwandter gegenüber der Leichentransplantation. Selbst Nieren von verwandten Spendern sind erfolgreich transplantiert worden.

Bei der familiären Form der FSGS, verursacht durch Mutationen im Podocin-Gen, kommen Rekurrenzen sehr selten vor, bei den anderen genetisch bedingten Formen durch Mutationen in Gene, die für alpha-Aktinin 4, TRPC6 oder CD2AP kodieren, sind Rekurrenzen nicht beschrieben. Im Rahmen der Voruntersuchung sollte bei einem Patienten mit FSGS geprüft werden, ob die Nierenerkrankung Virus-assoziiert ist (Parvo B19, CMV, EBV, BK und HCV).

IgA-Nephropathie und Purpura Schoenlein-Henoch

Obwohl histologisch die Rekurrenz der IgA-Nephropathie mit zunehmendem Abstand von der Transplantation nachgewiesen werden kann, ist die klinische Bedeutung dieses Befundes weniger klar. In einem Zeitraum bis zu 10 Jahren nach Transplantation war das Transplantat- und das Patientenüberleben von Empfängern mit einer IgA-Nephropathie vergleichbar dem mit anderen glomerulären und nicht glomerulären Grunderkrankungen [Floege 2003].

Membranoproliferative Glomerulonephritis (MPGN)

Die hohe Rate der Rekurrenz der MPGN Typ I mag darin begründet sein, dass die Ursache, die Ablagerung von Immunkomplexen, durch die Transplantation nicht behoben wird. Ca. 40 % der Transplantate, in denen sich eine Rekurrenz nachweisen lässt, verlieren innerhalb von 5 Jahren ihre Funktion. Werden diese Patienten erneut transplantiert, so liegt die Rekurrenzrate bei der Zweittransplantation im Bereich von 80 %. Die Rekurrenzrate der MPGN Typ II liegt noch höher. Ca. 10–20 % der Patienten mit dieser Grunderkrankung verlieren ihr Transplantat innerhalb einiger Jahre. Häufig geht der Typ II der MPGN mit einer Hämaturie und einer Proteinurie einher. Eine effektive Therapie der Rekurrenz ist nicht bekannt.

Membranöse Glomerulonephritis

In bis zu 29 % rekurriert die membranöse Glomerulonephritis im Transplantat, was mit einem 38%igen Verlust nach 5 und einem 52%igen Verlust der Transplantatfunktion nach 10 Jahren verbunden war [Cosyns 1998]. In 2–9 % entwickelt sich im Transplantat eine membranöse Glomerulonephritis de novo.

Hämolytisch-urämisches Syndrom

Das nicht epidemisch auftretende, non-Shigatoxin-assoziierte HUS rekurriert in bis zu 50 % in der Regel früh innerhalb der ersten Wochen nach Transplantation. Die Transplantatfunktionsrate fällt in diesen Fällen auf unter 10 % nach den ersten zwei Jahren.

Dies gilt nicht für epidemische hämolytisch-urämische Syndrome im Rahmen von Infekten mit toxischen E.-coli-Stämmen – diese Shigatoxin-assoziierten HUS rekurrieren nicht.

Bei den multifaktoriell bedingten hämolytisch-urämischen Syndromen (Schwangerschaft, Medikamente, z.B. Calcineurin-Inhibitoren, verschiedene Infektionen) finden sich in 20 % der Fälle Mutationen im Bereich Komplement-regulierender Gene, Faktor H, dem Membran-Kofaktor-Protein und anderen. Diese heterogene Gruppe zeigt eine Rekurrenz im Bereich um 10–15 %, was mit einem 50 %igen Verlust der Transplantatfunktion bei den Betroffenen innerhalb eines Jahres verbunden ist.

Bei allen Fällen von HUS wird eine Nierentransplantation von einem verwandten Lebendspender nicht empfohlen (Evidence level B). Ebenso sollte eine Calcineurin-Inhibitor-freie Immunsuppression erwogen werden.

Amyloidose

Obwohl sich Amyloid-Ablagerungen sowohl bei sekundärer als auch bei primärer Amyloidose frühzeitig in mehr als einem Drittel der Patienten im Transplantat nachweisen lassen, wird das Transplantatüberleben ganz wesentlich von der Schwere des systemischen Befalls und dem Überleben des Patienten bestimmt.

DIABETISCHE NEPHROPATHIE

Lichtmikroskopische Veränderungen der Rekurrenz des Diabetes lassen sich durchschnittlich nach 6,6 ± 3,8 Jahren nachweisen [Bhalla 2003]. Die Veränderungen tragen zur Entwicklung der chronischen Transplantatnephropathie bei, gehen einher mit der Entwicklung einer Proteinurie und führen zu einem etwa 30 % schlechteren 10-Jahres-Transplantatüberleben, verglichen mit anderen Erkrankungen. Transplantate von Lebendnierenspendern haben eine signifikant bessere Funktionsdauer als Leichennierentransplantate und in etwa die von Transplantaten nach kombinierter Nieren-Pankreas-Transplantation.

In einer retrospektiven Studie an 1505 Patienten zeigte sich kein Transplantatfunktionsverlust aufgrund der Rekurrenz der Grunderkrankung bei IgA-negativen mesangioproliferativen Glomerulonephritiden, anti-GBM-Glomerulonephritiden, Lupusnephritis, Sklerodermie, endo- und extrakapillären proliferativen Glomerulonephritiden, Alport-Syndrom und fibrillären Glomerulonephritiden innerhalb von 10 Jahren nach Transplantation [Briganti 2002].

11.5.4 Osteopathie und Transplantation

DEFINITION DER OSTEOPATHIE NACH TRANSPLANTATION

Die Knochenerkrankung nach Transplantation wird durch drei Komponenten bestimmt:

- **Renale Osteopathie:** Während der Zeit der terminalen Niereninsuffizienz entsteht die Knochenschädigung durch den sekundären Hyperparathyreoidismus, die Vitamin-D-Stoffwechsel-Störung, eine metabolische Azidose und die damit verbundenen Kalzium- und Phosphat-Störungen. Die verschiedenen miteinander verknüpften Ursachen der renalen Osteopathie wirken in unterschiedlichem Ausmaß auch nach der Transplantation fort.
- **Osteopenie:** Wesentliche Ursache ist die Gabe von Steroiden, die direkt toxisch auf Osteoblasten wirken und Osteoklasten stimulieren. Eine Reihe weiterer Mechanismen, wie die Steroid-induzierte negative Kalzium-Bilanz und eine Hemmung der Parathormonwirkung durch Steroide, aber auch der hemmende Einfluss der Calcineurin-Inhibitoren auf die Osteoblastenaktivität führen zum Knochenverlust. Der stärkste Knochenverlust tritt in den ersten 6 Monaten während der Zeit der intensivsten Steroidtherapie nach der Transplantation auf. Dieser wird je nach Studie mit 6–12 % Verlust an Knochendichte angegeben.
- **Osteonekrose:** Avaskuläre oder ischämische Osteonekrosen führen zum Tod der Knochenmarkzellen, der Trabekel und Osteozyten. Vor allem die das Körpergewicht tragenden langen Knochen und hier am häufigsten die Hüftköpfe sind betroffen. Bei über der Hälfte der Patienten kommt es multifokal zu Osteonekrosen. Die Pathogenese ist wenig verstanden. Steroide mögen eine zentrale Rolle spielen. Der Einfluss eines präexistierenden Hyperparathyreoidismus und der übrigen Immunsuppression wird kontrovers diskutiert.

✓ Die Osteopathie nach Transplantation ist kein einheitliches Krankheitsbild; das Bild wird entscheidend davon geprägt, welche der drei Komponenten renale Osteopathie, Osteopenie und Osteonekrose führend ist.

11.5 Langzeitkomplikationen nach Nierentransplantation

KLINISCHE BEDEUTUNG DER OSTEOPATHIE NACH TRANSPLANTATION

Verlaufsuntersuchungen belegen einen massiven Knochendichteverlust nach Transplantation. Der stärkste Knochenabbau findet dabei in den ersten 6 Monaten statt und wird mit zwischen 6 und 12 % der Knochendichte angegeben, im weiteren Verlauf verlangsamt sich der Abbau auf unter 1 % pro Jahr, zum Teil kommt es wieder zur Zunahme der Knochendichte im Verlauf [Pichette 1996]. Die Phase des stärksten Knochenabbaus ist auch die Zeit der höchsten Frakturinzidenz. Während noch vor 20 Jahren Frakturraten von über 11 % angegeben wurden, zeigen neuere Analysen eine Rate von 2–3 % [Mitterbauer 2006].

PRÄVENTION UND THERAPIE DER OSTEOPATHIE NACH TRANSPLANTATION

Die Prävention der Osteopathie nach Transplantation sollte immer durch eine entsprechende Lebensweise unterstützt werden:
- Sport: Submaximale Belastung an 5 Tagen der Woche für 30 Min.
- Kein Nikotinabusus.

Entsprechend den K/DOQI-Leitlinien werden die Parameter Kalzium, Phosphat, PTH und pCO_2 überwacht (▶ Tab. 11.27).

Tab. 11.27 Messung Ca, P, PTH und CO_2 nach Nierentransplantation (K/DOQI)

Parameter	Monat 1–3	Monat 3–12
Kalzium	Alle 2 Wochen	Monatlich
Phosphat	Allle 2 Wochen	Monatlich
PTH	Monatlich	Alle drei Monate
pCO_2	Alle 2 Wochen	Monatlich

Darüber hinaus empfehlen die K/DOQI-Leitlinien Knochendichtemessungen postoperativ und 1 und 2 Jahre nach der Transplantation.

Prävention bei Normalwerten

Tab. 11.28 Medikamentöse Prävention von Knochenverlust nach Transplantation [European best practice guidelines for renal transplantation]

Substitution von Kalzium	0,5–1 g/d Kalzium
Substitution von Vitamin D[1]	500 IE Cholecalciferol alternativ 0,25–0,5 µg Calcitriol
Vermeidung von Kalziumverlusten	Z. B. Thiazid- statt Schleifendiuretikatherapie Minimierte Steroiddosis

[1] Die Gabe von aktiviertem Vitamin D verhindert wahrscheinlich den Knochenverlust effektiver

Persistierender Hyperparathyreoidismus und Hyperkalzämie

In bis zu 50 % der Transplantierten persistiert der sekundäre Hyperparathyreoidismus auch nach der Transplantation, insbesondere wenn es sich um eine noduläre Transformation und nicht um eine polyglanduläre Hyperplasie handelt. Innerhalb der ersten 10 Tage nach Transplantation kommt es dann zu einer Hyperkalzämie. Begünstigt wird die Hyperkalzämie durch die Resorption von Kalzium-Phosphat-

Ablagerungen, die auch zu einer passageren Hyperphosphatämie führen können, und durch eine Normalisierung der Calcitriol-Produktion der transplantierten Niere. Der Hyperparathyreoidismus kann Monate und Jahre anhalten.

Eine Parathyreoidektomie ist indiziert bei schwerer oder anhaltender Hyperkalzämie oder einer Kalziphylaxie. Der Nachteil der Parathyreoidektomie ist die Gefahr der Entwicklung eines adynamen Knochens. Außerdem kommt es häufig nach Parathyreoidektomie zu einem Abfall der GFR, die durch eine Änderung der renalen Perfusion nach Wegfall des Parathormons bedingt sein mag; die Langzeittransplantatfunktionsrate wird hierdurch nicht beeinflusst [Schwarz 2006].

Alternativ zur Parathyreoidektomie kann bei Hyperkalzämie die Überfunktion auch mit Cinacalcet therapiert werden [Serra 2005, Kruse 2005], was ebenfalls zu einem Abfall der GFR führen kann. Ob dieser ebenfalls und allein durch eine Änderung des renalen Plasmaflusses durch den Abfall der PTH-Konzentration bedingt ist, ist Gegenstand von Untersuchungen. Eine Zulassung von Cinacalcet zur Therapie des Hyperparathyreoidismus nach Transplantation steht noch aus.

Da ein persistierender Hyperparathyreoidismus ein unabhängiger Risikofaktor für die Transplantatfunktion ist [Gwinner 2005], sollte jedoch eine Therapieentscheidung zügig erfolgen.

*Die Osteopenie-Prophylaxe mit Kalzium und Vitamin D ist bei Vorliegen eines Hyperparathyreoidismus mit Hyperkalzämie kontraindiziert.

Hypophosphatämie

Persistierende Hypophosphatämien (< 0,32–0,48 mmol/l) können zu Muskelschwäche und schließlich auch zu Osteomalazie und Hämolysen führen. Verursacht werden sie durch eine verminderte tubuläre Phosphatresorption, besonders auch bei gleichzeitig persistierendem Hyperparathyreoidismus.

Die Supplementierung mit Phosphat kann einerseits zu einer Verstärkung des Hyperparathyreoidismus, insbesondere bei nicht hyperkalzämischen Patienten, führen, andererseits zu einer verstärkten interstitiellen Kalzifizierung, die ein unabhängiger Risiko-Parameter für eine Verschlechterung der Transplantatfunktion ist [Gwinner 2005]. Die Hypophosphatämie kann mit aktiven Vitamin-D-Metaboliten therapiert werden, wenn die Kalzium-Konzentrationen dies erlauben, ansonsten bei Symptomen oder Phosphat-Werten unter 0,4 mmol/l.

Bisphosphonate

Gesichert ist, dass eine Bisphosphonat-Therapie bei Steroid-induzierter Osteoporose auch nach Nierentransplantation sicher den Verlust des Knochengehalts aufhalten kann [Saag 1998, Roux 1998]. Eine Empfehlung zur Routinetherapie mit Bisphosphonaten kann dennoch nicht ausgesprochen werden, da die Bisphosphonat-Therapie mit einer hohen Häufigkeit der Entwicklung eines adynamen Knochens einhergeht, dessen histologische Zeichen sich partiell bei allen Patienten nach Bisphosphonat-Therapie nachweisen ließen [Coco 2003]. Darüber hinaus fehlt derzeit die Evidenz, dass Bisphosphonate auch die Frakturrate nach Transplantation vermindern. Dies konnte allerdings in Osteoporose-Studien an postmenopausalen Frauen gezeigt werden, bei denen die Frakturrate gut mit dem Verlust an Knochendichte korrelierte.

Aus diesem Grunde wird derzeit der routinemäßige Einsatz von Bisphosphonaten für eine Dauer von 3–6 Monaten nur bei Hochrisikopatienten, wie z. B. bei postmenopausalen Frauen und Patienten mit bekannter schwerer Osteoporose, vorbestehender Fraktur oder Diabetes mellitus, empfohlen [European best practice guidelines for renal transplantation 2002, Mitterbauer 2006].

Weiterhin konnte gezeigt werden, dass keine Nierenfunktionsverschlechterung unter einer prophylaktischen Bisphosphonattherapie auftritt [Fan 2000].

Eingesetzt wurden in bisherigen Studien sowohl intravenöse als auch orale Präparate (▸ Tab. 11.29).

Tab. 11.29 Dosierungsschemata von Bisphosphonaten nach Nierentransplantation

Wirkstoff	Präparat	Dosierung	Quelle
Pamidronat	Aredia®	60 mg i.v. perioperativ 30 mg i.v. nach Monat 1, 2, 3 und 6	U.a. Coco 2002
Ibandronat	Bondronat®	1 mg i.v. präoperativ 2 mg i.v. nach Monat 3, 6 und 9	Grotz 2001
Alendronat	Fosamax®	5–10 mg/d p.o. 70 mg p.o. 1x wöchentl.	U.a. Kovac 2000
Risedronat	Actonel®	5 mg/d p.o. ab Monat 2	Nowacka-Cieciura 2006

! Bisphosphonate haben in Deutschland aktuell keine Zulassung zur prophylaktischen Behandlung einer Osteoporose nach Transplantation. Es handelt sich lediglich um einen durch Studienergebnisse begründeten „off-lable-use".

Avaskuläre Osteonekrosen

Die Häufigkeit avaskulärer Knochennekrosen liegt derzeit bei etwa 5–6 % und wird in einigen Studien mit bis zu 30 % der Patienten angegeben [Nehme 1989]. Diese Häufigkeit sinkt auf 0,1 % innerhalb der ersten 5 Jahre unter Verwendung eines Steroid-freien Regimes [Matas 2005]. Die Therapie ist chirurgisch, eine medikamentöse Therapie existiert nicht.

11.5.5 Tumoren nach Nierentransplantation

Risiko

Die immunsuppressive Therapie, die die Rejektion von Transplantaten hemmt, inhibiert auch die Abwehr von Viren und Tumoren. Deshalb korreliert die Kumulativdosis an Immunsuppression mit dem Tumorrisiko. Auch wenn derzeit noch die kardiovaskulären Erkrankungen die Haupttodesursache von Transplantierten sind, wird erwartet, dass bei immer älteren Empfängern, Mehrfachtransplantationen und immer längerer Kumulativzeit immunsuppressiver Therapie Krebserkrankungen innerhalb der nächsten 20 Jahre zur häufigsten Todesursache aufsteigen [Buell 2005]. Aktuell erkranken an mindestens einer Malignität nach 10 Jahren 20 % und nach 20 Jahren 30 % der Transplantierten (Hauttumoren nicht mitgerechnet), während in der Normalbevölkerung in 20 Jahren nur knapp 10 % an einer Malignität erkranken. Somit ergibt sich für alle Tumorarten zusammen ein mindestens

3fach höheres Risiko für Malignität bei einer mittleren Latenz für das Auftreten von 3–5 Jahren nach der Transplantation [Buell 2005, Chapman 2004].

Auffällig ist, dass einzelne Tumoren besonders häufig unter der Immunsuppression auftreten. Dies kann bei einigen Tumoren auf eine viral mitbedingte Onkogenese zurückgeführt werden, wie z.B. bei EBV-assoziierter PTLD oder HHV-8 assoziiertem Kaposi-Sarkom. Auch können Vorerkrankungen das Risiko für eine Tumorart erhöhen, so z.B. das Nierenzell-Karzinom bei terminaler Niereninsuffizienz und Nierentransplantierten.

Aus dem besonderen Risiko ergibt sich auch eine andere Häufigkeit von Tumoren im Vergleich mit der Normalbevölkerung (▶ Abb. 11.5).

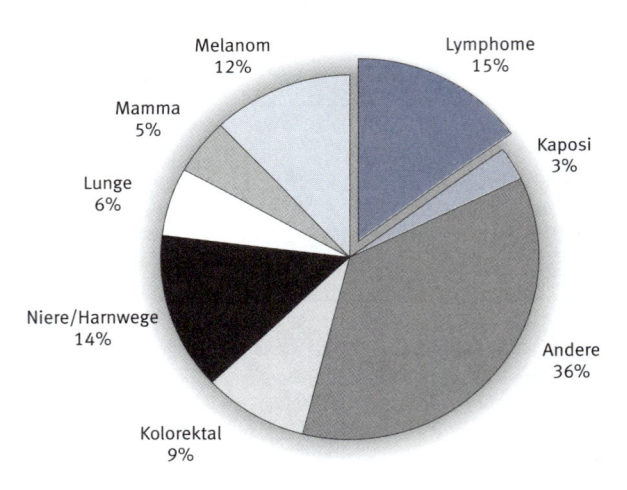

Abb. 11.5 Häufigkeit der Tumoren nach Nierentransplantation im Vergleich mit der Normalbevölkerung (ohne Hauttumoren, abgesehen von Melanomen) ANZDATA 1980–2003, n = 13 000 [Chapman 2004]

Eine terminale Niereninsuffizienz allein geht mit einem erhöhten Tumorrisiko einher. Deshalb ist im Vergleich mit Wartelisten-Patienten das Tumorrisiko von Transplantierten deutlich geringer erhöht als im Vergleich mit der Normalbevölkerung [Kasiske 2004].

TUMOREN MIT BESONDERS ERHÖHTER HÄUFIGKEIT IM RAHMEN DER IMMUNSUPPRESSION

Hauttumoren

Hauttumoren sind die bei weitem am häufigsten unter Immunsuppression auftretenden Malignitäten. Sowohl Plattenepithel-Karzinome wie Basaliome als auch Melanome sind weitaus häufiger bei Transplantierten. Auch in nicht UV-belasteten Erdregionen wie Großbritannien sind Inzidenzen von > 60 % aller Transplantierten nach 20 Jahren Immunsuppression beschrieben [Bordea 2004]. Obwohl nur in ca. 10 % der Betroffenen eine über das Lokalstadium hinausgehende Erkrankung vorkommt, machen diese Häufigkeiten deutlich, dass Langzeit-Transplantierte sich zwingend einer jährlichen dermatologischen Ganzkörperuntersuchung unterziehen müssen, um frühzeitig Resektionen suspekter Areale durchführen zu können. Ein weitgehender UV-Expositionsschutz ist durchzuführen.

Post-Transplantationslymphome
„Post-Transplantations-Lymphoproliferative-Disorder"; PTLD.
Die Gesamthäufigkeit maligner lymphoproliferativer Erkrankungen bei nierentransplantierten Erwachsenen beträgt ca. 1,8 %, wobei 70 % Non-Hodgkin-Lymphome, 14 % multiple Myelome, 11 % lymphoide Leukämien und 5 % Hodgkin-Lymphome sind [Caillard 2006].

Unter der Bezeichnung Post-Transplantationslymphome (PTLD) wird meist eine Gruppe von malignen EBV-assoziierten Non-Hodgkin-Lymphomen vom B-Zell-Typ verstanden, die am häufigsten im ersten Jahr nach Transplantation auftreten. Es kommt nicht nur zum Befall von Lymphknoten, sondern auch das Transplantat selbst oder weitere Organe können Manifestationsort sein. Je nach Organbefall wird die Mortalität mit bis zu 60 % angegeben [Buell 2005].

Das Risiko für die Entwicklung eines PTLD ist am höchsten bei der Übertragung EBV-positiver Transplantate auf EBV-negative Empfänger und hängt darüber hinaus von der Kumulativdosis der Immunsuppression ab. Insbesondere lang dauernde Behandlungen mit T-Zell-Antikörpern scheinen die Entstehung zu unterstützen [Swinnen 1990]. Die übrigen Immunsuppressiva tragen nur über die Immunsuppression als solche, aber nicht substanzspezifisch zum Risiko bei [Bustami 2004].

Bei einer PTLD-Erkrankung muss die immunsuppressive Therapie minimiert oder abgesetzt werden. Bei fehlendem Ansprechen wird weiterhin eine Chemotherapie nach dem CHOP-Schema empfohlen. Aufgrund der meistens vorhandenen Expression von CD20 auf den Lymphom-B-Zellen wird zunehmend eine anti-CD20-Antikörper-Therapie mit Rituximab® als Primärtherapie vor oder begleitend zur Chemotherapie eingesetzt. Prävention von PTLD ▶ Tab. 11.18.

Kaposi-Sarkom
Das Kaposi-Sarkom ist ein kutaner Tumor, der aufgrund seiner Assoziation mit HHV-8 bis zu 100-mal häufiger bei Transplantierten auftritt. Eine regionale Häufung findet sich im Mittelmeerraum. Als Therapie wird in erster Linie zunächst eine Reduktion der Immunsuppression, insbesondere der Calcineurin-Inhibitoren angestrebt. Neuere Daten zeigen auf, dass durch Verwendung von Sirolimus eine spezifische antitumoröse Wirkung mit kompletter Remission der Kaposi-Sarkom-Läsionen erzielt werden kann. Als Erklärung hierfür wird die durch Sirolimus vermittelte Hemmung der Signaltransduktion der Tumorzellen gesehen [Stallone 2005]. Auch wenn größere Studien den Effekt noch bestätigen müssen, sollten alle Patienten nach Diagnosestellung auf ein Calcineurin-Inhibitor-freies, Rapamycin-basiertes Immunsuppressionsschema umgesetzt werden.

Solide Tumoren
Bei vielen der soliden, in der Normalbevölkerung häufig vorkommenden Tumoren, wie den Kolon-, Bronchial-, Mamma- oder Prostata-Karzinomen, ist bei Transplantierten die Inzidenz nicht oder nur gering erhöht [Kasiske 2004]. Diese Tumoren zeigen bei Transplantierten jedoch häufig eine stärkere Progression [Buell 2005] und damit auch eine höhere Mortalität im Erkrankungsfall. Generelle Empfehlungen sind eine niedrig dosierte Immunsuppression und darunter die Durchführung der Tumortherapie, wobei kaum randomisierte Studien vorliegen. Ein Absetzen der Immunsuppression mit dem Risiko, das Transplantat zu verlieren, wird aufgrund

fehlender Daten für eine dadurch bedingte Verbesserung des Tumorverlaufs nicht empfohlen.

EINFLUSS VERSCHIEDENER IMMUNSUPPRESSIVA AUF MALIGNE TUMOREN

Aufgrund der wohl zunehmenden Häufigkeit von malignen Erkrankungen nach Transplantation ist es ein vordringliches Ziel, herauszufinden, welchen Einfluss verschiedene immunsuppressive Regime auf das Tumorrisiko haben. Prinzipiell jedoch gilt, dass die kumulative Gesamtimmunsuppression mit dem Tumorrisiko direkt korreliert [Buell 2005]. Einzelne Substanzen modulieren nur das Risiko etwas unterschiedlich:

- **Calcineurin-Inhibitoren:** Ciclosporin erhöht die Produktion von TGF-beta und VEGF. Beide Zytokine können im Tiermodell das Tumorwachstum unterstützen. Ebenso fördert die Ciclosporin-induzierte Transkription von Interleukin-6 das Wachstum von EBV-transformierten B-Zellen. Wahrscheinlich gilt Gleiches auch für Tacrolimus, wobei weniger Untersuchungen vorliegen.
- **Azathioprin:** Neben der allgemeinen Immunsuppression kommt es unter Azathioprin vermehrt zu Hauttumoren. Ein postulierter Mechanismus ist der Einbau von Azathioprin in den wachsenden DNA-Strang und die damit verbundene Verhinderung einer posttranskriptionellen Korrektur der Basenpaar-Mismatches.
- **Mycophenolate:** Obwohl einige Studien unter einer Mycophenolat-Therapie eine geringere Malignomhäufigkeit dokumentierten, ließ sich dies in anderen nicht nachweisen [Robson 2005]. Die geringe Tumorinzidenz mag an der geringeren Rejektionshäufigkeit und damit an der verminderten Gesamtimmunsuppression liegen.
- **Rapamycin/Everolimus:** Im Tiermodell supprimiert Rapamycin das Wachstum und die Metastasierung verschiedener Tumoren. Bei Patienten konnten kutane Kaposi-Sarkome durch Umstellen der Immunsuppression von Calcineurin-Inhibitoren auf Rapamycin zur Abheilung gebracht werden [Stallone 2005]. Weniger klar ist die anti-Tumor-Effektivität bei anderen Tumoren. Die Gesamttumorrate konnte von 1,81 % bei nierentransplantierten Patienten mit einer Calcineurin-Inhibitor-basierten Immunsuppression auf 0,6 % bei Patienten mit einer Sirolimus-/Everolimus-basierten Immunsuppression gesenkt werden [Kauffman 2005]. Sie liegt damit jedoch nicht im Bereich der altersvergleichbaren Normalbevölkerung. Das Umsetzen auf eine Sirolimus/Everolimus-basierte Therapie bei erhöhtem Tumorrisiko oder bei etabliertem Tumor mag vorteilhaft sein. Zum postulierten anti-Tumoreffekt von Sirolimus trägt die Hemmung von p70 S6K bei, wodurch es zum Zellzyklusarrest, zur Hemmung einer Reihe von Zytokin-vermittelten Wachstumssignalen (z.B. durch Interleukin-10) und zur Verminderung der Translation kommt.
- **T-Zell-depletierende Antikörper** (▶ 11.3.3) erhöhten das Risiko langfristig. Nach 8 Jahren liegt die Tumor-bedingte Mortalität einer Patientengruppe bei Antikörper-basierter Induktionstherapie um 27 % über der der Kontrollgruppe [Meier-Kriesche 2002].

✓ Vorerst bleibt die konsequente Umsetzung eines Tumorvorsorgeprogramms der zentrale Bestandteil zur Senkung der Tumormorbidität und Mortalität nach Transplantation.

Tumorvorsorgeempfehlungen nach Transplantation

Rekurrenz von Tumoren nach der Transplantation und Wartezeiten nach erfolgreicher Tumorbehandlung bis zur Transplantation ▶ 11.1.

Tab. 11.30 Tumorvorsorgeempfehlungen nach der Transplantation [Kasiske 2000]

Tumor	Empfehlung[1]
Brust	Frauen im Alter 50–69 Jahre: Jährliche Mammographie und klinische Brustuntersuchung Frauen im Alter 40–49 Jahre: Der Nutzen der jährlichen Mammographie ist weniger klar, klinische Brustuntersuchung Frauen im Alter > 70 Jahre: Jährliches Screening, wenn die Lebenserwartung > 8 Jahre
Haut	Monatliches Selbstuntersuchen, jährliche hautärztliche Untersuchungen, bei besonderem Risiko häufiger
Zervix	Frauen im Alter ≥ 18 Jahre und sexuell aktive Frauen jünger als 18 Jahre: Jährlich klinische Untersuchung einschließlich PAP-Abstrich
Anogenital	Jährliche klinische Untersuchung der Anogenitalregion und des Beckens
Kolorektal	Alter > 50 Jahre: Jährliche Haemoccult-Untersuchungen und eine Sigmoidoskopie alle 5 Jahre und eine komplette Koloskopie alle 10 Jahre. Häufigere Untersuchungen bei besonderem Risiko.
Prostata	Männer > 50 Jahre: Jährliche klinische Untersuchung und PSA-Bestimmung bis zu einem Lebensalter mit einer Mindestlebenserwartung von mehr als 10 Jahren. Bei positiver Familienanamnese ab dem 45. Lebensjahr
Kaposi-Sarkome	Jährliche klinische Untersuchung der Haut, Konjunktiven und des Oropharynx. Patienten mit erhöhtem Risiko und positiver Serologie für HHV-8-Viren können von häufigeren Untersuchungen profitieren
PTLD (Post-Transplantations-Lymphom)	Klinische Untersuchung alle 3 Monate besonders im ersten Jahr nach Transplantation. Patienten mit erhöhtem Risiko, wie beispielsweise EBV-negative Empfänger von EBV-positiven Transplantaten profitieren von häufigeren Untersuchungen
Lunge	Keine Empfehlung
HCC	Alle Patienten mit chronischer Hepatitis B oder C: Alle 6–12 Monate Sonographie und AFP-Messung
Nieren[2]	Zytologische oder radiologische Untersuchungen werden nur bei Patienten mit Analgetikaabusus empfohlen

[1] Empfehlungen der Amerikanischen Gesellschaft für Organtransplantation [Kasiske 2004]
[2] Wegen des etwa 15fach erhöhten Risikos der Entwicklung von Nierenzellkarzinomen kann alle 6–12 Monate eine Sonographie der orthotopen Nieren durchgeführt werden

Literatur

Abbott KC, Sawyers ES, Oliver JD, III, Ko CW, Kirk AD, Welch PG, Peters TG, Agodoa LY: Graft loss due to recurrent focal segmental glomerulosclerosis in renal transplant recipients in the United States. Am J Kidney Dis 2001; 37:366–373.

Abramowicz D, Del Carmen RM, Vitko S, del Castillo D, Manas D, Lao M, Gafner N, Wijngaard P: Cyclosporine withdrawal from a mycophenolate mofetil-containing immunosuppressive regimen: results of a five-year, prospective, randomized study. J Am Soc Nephrol 2005; 16:2234–2240.

Arend SM, Mallat MJ, Westendorp RJ, van der Woude FJ, van Es LA: Patient survival after renal transplantation; more than 25 years follow-up. Nephrol Dial Transplant 1997; 12:1672–1679.

Audard V, Matignon M, Hemery F, Snanoudj R, Desgranges P, Anglade MC, Kobeiter H, Durrbach A, Charpentier B, Lang P, Grimbert P: Risk factors and long-term outcome of transplant renal artery stenosis in adult recipients after treatment by percutaneous transluminal angioplasty. Am J Transplant 2006; 6:95–99.

Becker YT, Becker BN, Pirsch JD, Sollinger HW: Rituximab as treatment for refractory kidney transplant rejection. Am J Transplant 2004; 4:996–1001.

Bhalla V, Nast CC, Stollenwerk N, Tran S, Barba L, Kamil ES, Danovitch G, Adler SG: Recurrent and de novo diabetic nephropathy in renal allografts. Transplantation 2003; 75:66–71.

Blanckaert K, De Vriese AS: Current recommendations for diagnosis and management of polyoma BK virus nephropathy in renal transplant recipients. Nephrol Dial Transplant 2006.

Bordea C, Wojnarowska F, Millard PR, Doll H, Welsh K, Morris PJ: Skin cancers in renal-transplant recipients occur more frequently than previously recognized in a temperate climate. Transplantation 2004; 77:574–579.

Brennan DC, Daller JA, Lake KD, Cibrik D, del Castillo D: Rabbit antithymocyte globulin versus basiliximab in renal transplantation. N Engl J Med 2006; 355:1967–1977.

Brenner BM, Cohen RA, Milford EL: In renal transplantation, one size may not fit all. J Am Soc Nephrol 1992; 3:162–169.

Briganti EM, Russ GR, McNeil JJ, Atkins RC, Chadban SJ: Risk of renal allograft loss from recurrent glomerulonephritis. N Engl J Med 2002; 347:103–109.

Briggs JD: Causes of death after renal transplantation. Nephrol Dial Transplant 2001; 16:1545–1549.

Bruchfeld A, Lindahl K, Reichard O, Carlsson T, Schvarcz R: Pegylated interferon and ribavirin treatment for hepatitis C in haemodialysis patients. J Viral Hepat 2006; 13:316–321.

Bruno S, Remuzzi G, Ruggenenti P: Transplant renal artery stenosis. J Am Soc Nephrol 2004; 15:134–141.

Buchanan C, Smith L, Corbett J, Nelson E, Shihab F: A retrospective analysis of ezetimibe treatment in renal transplant recipients. Am J Transplant 2006; 6:770–774.

Buell JF, Gross TG, Hanaway MJ, Trofe J, Muthiak C, First MR, Alloway RR, Woodle ES: Chemotherapy for posttransplant lymphoproliferative disorder: the Israel Penn International Transplant Tumor Registry experience. Transplant Proc 2005; 37:956–957.

Buell JF, Gross TG, Woodle ES: Malignancy after transplantation. Transplantation 2005; 80:S254–S264.

Bumbea V, Kamar N, Ribes D, Esposito L, Modesto A, Guitard J, Nasou G, Durand D, Rostaing L: Long-term results in renal transplant patients with allograft dysfunction after switching from calcineurin inhibitors to sirolimus. Nephrol Dial Transplant 2005; 20:2517–2523.

Bustami RT, Ojo AO, Wolfe RA, Merion RM, Bennett WM, McDiarmid SV, Leichtman AB, Held PJ, Port FK: Immunosuppression and the risk of post-transplant malignancy among cadaveric first kidney transplant recipients. Am J Transplant 2004; 4:87–93.

Caillard S, Agodoa LY, Bohen EM, Abbott KC: Myeloma, Hodgkin disease, and lymphoid leukemia after renal transplantation: characteristics, risk factors and prognosis. Transplantation 2006; 81:888–895.

Capello D, Cerri M, Muti G, Berra E, Oreste P, Deambrogi C, Rossi D, Dotti G, Conconi A, Vigano M, Magrini U, Ippoliti G, Morra E, Gloghini A, Rambaldi A, Paulli M, Carbone A, Gaidano G: Molecular histogenesis of posttransplantation lymphoproliferative disorders. Blood 2003; 102:3775–3785.

Chapman JR, Webster AC: Cancer Report ANZDATA Registry 2004.

Coco M, Glicklich D, Faugere MC, Burris L, Bognar I, Durkin P, Tellis V, Greenstein S, Schechner R, Figueroa K, McDonough P, Wang G, Malluche H: Prevention of bone loss in renal transplant recipients: a prospective, randomized trial of intravenous pamidronate. J Am Soc Nephrol 2003; 14:2669–2676.

Cosyns JP, Couchoud C, Pouteil-Noble C, Squifflet JP, Pirson Y: Recurrence of membranous nephropathy after renal transplantation: probability, outcome and risk factors. Clin Nephrol 1998; 50:144–153.

Danovitch, M. D. Handbook of Kidney Transplantation. Lippincott Williams and Wilkins 2005; 178.

Delmonico F: A Report of the Amsterdam Forum On the Care of the Live Kidney Donor: Data and Medical Guidelines. Transplantation 2005; 79:S53–S66.

Douzdjian V, Rice JC, Carson RW, Gugliuzza KK, Fish JC: Renal retransplants: effect of primary allograft nephrectomy on early function, acute rejection and outcome. Clin Transplant 1996; 10:203–208.

European Best Practice Guidelines for Renal Transplantation (part 1). Nephrol Dial Transplant 2000; 15 Suppl 7:1–85.

European Best Practice Guidelines for Renal Transplantation. Section IV: Long-term management of the transplant recipient. Nephrol Dial Transplant 2002; 17 Suppl 4:20–21.

Fabrizi F, Martin P, Dixit V, Bunnapradist S, Dulai G: Hepatitis C virus antibody status and survival after renal transplantation: meta-analysis of observational studies. Am J Transplant 2005; 5:1452–1461.

Fabrizi F, Martin P, Dixit V, Kanwal F, Dulai G: HBsAg seropositive status and survival after renal transplantation: meta-analysis of observational studies. Am J Transplant 2005; 5:2913–2921.

Fan SL, Almond MK, Ball E, Evans K, Cunningham J: Pamidronate therapy as prevention of bone loss following renal transplantation. Kidney Int 2000; 57:684–690.

Floege J: Recurrent glomerulonephritis following renal transplantation: an update. Nephrol Dial Transplant 2003; 18:1260–1265.

Formica RN Jr., Friedman AL, Lorber MI, Smith JD, Eisen T, Bia MJ: A randomized trial comparing losartan with amlodipine as initial therapy for hypertension in the early post-transplant period. Nephrol Dial Transplant 2006; 21:1389–1394.

Fortin MC, Schurch W, Cardinal H, Hebert MJ: Complement factor H deficiency in acute allograft glomerulopathy and post-transplant hemolytic uremic syndrome. Am J Transplant 2004; 4:270–273.

Fox BC, Sollinger HW, Belzer FO, Maki DG: A prospective, randomized, double-blind study of trimethoprim-sulfamethoxazole for prophylaxis of infection in renal transplantation: clinical efficacy, absorption of trimethoprim-sulfamethoxazole, effects on the microflora, and the cost-benefit of prophylaxis. Am J Med 1990; 89:255–274.

Fried MW, Shiffman ML, Reddy KR, Smith C, Marinos G, Goncales FL Jr., Haussinger D, Diago M, Carosi G, Dhumeaux D, Craxi A, Lin A, Hoffman J, Yu J: Peginterferon alfa-2a plus ribavirin for chronic hepatitis C virus infection. N Engl J Med 2002; 347:975–982.

Gaston RS, Danovitch GM, Adams PL, Wynn JJ, Merion RM, Deierhoi MH, Metzger RA, Cecka JM, Harmon WE, Leichtman AB, Spital A, Blumberg E, Herzog CA, Wolfe RA, Tyan DB, Roberts J, Rohrer R, Port FK, Delmonico FL: The report of a national conference on the wait list for kidney transplantation. Am J Transplant 2003; 3:775–785.

Gjertson DW, Cecka JM: Living unrelated donor kidney transplantation. Kidney Int 2000; 58:491–499.

Gonwa T, Mendez R, Yang HC, Weinstein S, Jensik S, Steinberg S: Randomized trial of tacrolimus in combination with sirolimus or mycophenolate mofetil in kidney transplantation: results at 6 months. Transplantation 2003; 75:1213–1220.

Grotz W, Nagel C, Poeschel D, Cybulla M, Petersen KG, Uhl M, Strey C, Kirste G, Olschewski M, Reichelt A, Rump LC: Effect of ibandronate on bone loss and renal function after kidney transplantation. J Am Soc Nephrol 2001; 12:1530–1537.

Guidelines for vaccination of solid organ transplant candidates and recipients. Am J Transplant 2004; 4 Suppl 10:160–163.

Gwinner W, Suppa S, Mengel M, Hoy L, Kreipe HH, Haller H, Schwarz A: Early calcification of renal allografts detected by protocol biopsies: causes and clinical implications. Am J Transplant 2005, 5:1934–1941.

Halloran PF, Melk A, Barth C: Rethinking chronic allograft nephropathy: the concept of accelerated senescence. J Am Soc Nephrol 1999; 10:167–181.

Herbrecht R, Denning DW, Patterson TF, Bennett JE, Greene RE, Oestmann JW, Kern WV, Marr KA, Ribaud P, Lortholary O, Sylvester R, Rubin RH, Wingard JR, Stark P, Durand C, Caillot D, Thiel E, Chandrasekar PH, Hodges MR, Schlamm HT, Troke PF, de Pauw B: Voriconazole versus amphotericin B for primary therapy of invasive aspergillosis. N Engl J Med 2002; 347:408–415.

Holdaas H, Fellstrom B, Cole E, Nyberg G, Olsson AG, Pedersen TR, Madsen S, Gronhagen-Riska C, Neumayer HH, Maes B, Ambuhl P, Hartmann A, Staffler B, Jardine AG: Long-term cardiac outcomes in renal transplant recipients receiving fluvastatin: the ALERT extension study. Am J Transplant 2005; 5:2929–2936.

Humar A, Durand B, Gillingham K, Payne WD, Sutherland DE, Matas AJ: Living unrelated donors in kidney transplants: better long-term results than with non-HLA-identical living related donors? Transplantation 2000; 69:1942–1945.

Humar A, Payne WD, Sutherland DE, Matas AJ: Clinical determinants of multiple acute rejection episodes in kidney transplant recipients. Transplantation 2000; 69:2357–2360.

Karam G, Hetet JF, Maillet F, Rigaud J, Hourmant M, Soulillou JP, Giral M: Late ureteral stenosis following renal transplantation: risk factors and impact on patient and graft survival. Am J Transplant 2006; 6:352–356.

Kasiske B, Cosio FG, Beto J, Bolton K, Chavers BM, Grimm R Jr., Levin A, Masri B, Parekh R, Wanner C, Wheeler DC, Wilson PW: Clinical practice guidelines for managing dyslipidemias in kidney transplant patients: a report from the Managing Dyslipidemias in Chronic Kidney Disease Work Group of the National Kidney Foundation Kidney Disease Outcomes Quality Initiative. Am J Transplant 2004; 4 Suppl 7:13–53.

Kasiske BL, Cangro CB, Hariharan S, Hricik DE, Kerman RH, Roth D, Rush DN, Vazquez MA, Weir MR: The evaluation of renal transplantation candidates: clinical practice guidelines. Am J Transplant 2001; 1 Suppl 2:3–95.

Kasiske BL, Chakkera HA, Roel J: Explained and unexplained ischemic heart disease risk after renal transplantation. J Am Soc Nephrol 2000; 11:1735–1743.

Kasiske BL, Snyder JJ, Gilbertson D, Matas AJ: Diabetes mellitus after kidney transplantation in the United States. Am J Transplant 2003; 3:178–185.

Kasiske BL, Snyder JJ, Gilbertson DT, Wang C: Cancer after kidney transplantation in the United States. Am J Transplant 2004; 4:905–913.

Kasiske BL, Vazquez MA, Harmon WE, Brown RS, Danovitch GM, Gaston RS, Roth D, Scandling JD, Singer GG: Recommendations for the outpatient surveillance of renal transplant recipients. American Society of Transplantation. J Am Soc Nephrol 2000; 11 Suppl 15:S1–86.

Kauffman HM, Cherikh WS, Cheng Y, Hanto DW, Kahan BD: Maintenance immunosuppression with target-of-rapamycin inhibitors is associated with a reduced incidence of de novo malignancies. Transplantation 2005; 80:883–889.

Knoll G, Cockfield S, Blydt-Hansen T, Baran D, Kiberd B, Landsberg D, Rush D, Cole E: Canadian Society of Transplantation consensus guidelines on eligibility for kidney transplantation. CMAJ 2005; 173:1181–1184.

Kohnle M, Zimmermann U, Lutkes P, Albrecht KH, Philipp T, Heemann U: Conversion from cyclosporine A to tacrolimus after kidney transplantation due to hyperlipidemia. Transpl Int 2000; 13 Suppl 1:S345–S348.

Kotton CN, Ryan ET, Fishman JA: Prevention of infection in adult travelers after solid organ transplantation. Am J Transplant 2005; 5:8–14.

Kovac D, Lindic J, Kandus A, Bren AF: Prevention of bone loss with alendronate in kidney transplant recipients. Transplantation 70:1542–1543, 2000

Kruse AE, Eisenberger U, Frey FJ, Mohaupt MG: The calcimimetic cinacalcet normalizes serum calcium in renal transplant patients with persistent hyperparathyroidism. Nephrol Dial Transplant 2005; 20:1311–1314.

Kullberg BJ, Sobel JD, Ruhnke M, Pappas PG, Viscoli C, Rex JH, Cleary JD, Rubinstein E, Church LW, Brown JM, Schlamm HT, Oborska IT, Hilton F, Hodges MR: Voriconazole versus a regimen of amphotericin B followed by fluconazole for candidaemia in non-neutropenic patients: a randomised non-inferiority trial. Lancet 2005; 366:1435–1442.

Langone AJ, Chuang P: The management of the failed renal allograft: an enigma with potential consequences. Semin Dial 2005; 18:185–187.

Larson TS, Dean PG, Stegall MD, Griffin MD, Textor SC, Schwab TR, Gloor JM, Cosio FG, Lund WJ, Kremers WK, Nyberg SL, Ishitani MB, Prieto M, Velosa JA: Complete avoidance of calcineurin inhibitors in renal transplantation: a randomized trial comparing sirolimus and tacrolimus. Am J Transplant 2006; 6:514–522.

Leggat JE Jr., Ojo AO, Leichtman AB, Port FK, Wolfe RA, Turenne MN, Held PJ: Long-term renal allograft survival: prognostic implication of the timing of acute rejection episodes. Transplantation 1997; 63:1268–1272.

Luther P, Baldwin D Jr.: Pioglitazone in the management of diabetes mellitus after transplantation. Am J Transplant 2004; 4:2135–2138.

Magliocca JF, Knechtle SJ: The evolving role of alemtuzumab (Campath-1H) for immunosuppressive therapy in organ transplantation. Transpl Int 2006; 19:705–714.

Manns MP, McHutchison JG, Gordon SC, Rustgi VK, Shiffman M, Reindollar R, Goodman ZD, Koury K, Ling M, Albrecht JK: Peginterferon alfa-2b plus ribavirin compared with interferon alfa-2b plus ribavirin for initial treatment of chronic hepatitis C: a randomised trial. Lancet 2001; 358:958–965.

Matas AJ, Gillingham KJ, Payne WD, Najarian JS: The impact of an acute rejection episode on long-term renal allograft survival (t1/2). Transplantation 1994; 57:857–859.

Matas AJ, Kandaswamy R, Gillingham KJ, McHugh L, Ibrahim H, Kasiske B, Humar A: Prednisone-free maintenance immunosuppression-a 5-year experience. Am J Transplant 2005; 5:2473–2478.

Matas AJ, Kasiske B, Miller L: Proposed guidelines for re-evaluation of patients on the waiting list for renal cadaver transplantation. Transplantation 2002; 73:811–812.

McGee S, Abernethy WB, III, Simel DL: The rational clinical examination. Is this patient hypovolemic? JAMA 1999; 281:1022–1029.

Meier-Kriesche HU, Arndorfer JA, Kaplan B: Association of antibody induction with short- and long-term cause-specific mortality in renal transplant recipients. J Am Soc Nephrol 2002; 13:769–772.

Meier-Kriesche HU, Baliga R, Kaplan B: Decreased renal function is a strong risk factor for cardiovascular death after renal transplantation. Transplantation 2003; 75:1291–1295.

Meier-Kriesche HU, Schold JD, Srinivas TR, Howard RJ, Fujita S, Kaplan B: Sirolimus in combination with tacrolimus is associated with worse renal allograft survival compared to mycophenolate mofetil combined with tacrolimus. Am J Transplant 2005; 5:2273–2280.

Meier-Kriesche HU, Schold JD, Srinivas TR, Kaplan B: Lack of improvement in renal allograft survival despite a marked decrease in acute rejection rates over the most recent era. Am J Transplant 2004; 4:378–383.

Meier-Kriesche HU, Steffen BJ, Hochberg AM, Gordon RD, Liebman MN, Morris JA, Kaplan B: Long-term use of mycophenolate mofetil is associated with a reduction in the incidence and risk of late rejection. Am J Transplant 2003; 3:68–73.

Midtvedt K, Hartmann A, Foss A, Fauchald P, Nordal KP, Rootwelt K, Holdaas H: Sustained improvement of renal graft function for two years in hypertensive renal transplant recipients treated with nifedipine as compared to lisinopril. Transplantation 2001; 72:1787–1792.

Miles AM, Sumrani N, Horowitz R, Homel P, Maursky V, Markell MS, Distant DA, Hong JH, Sommer BG, Friedman EA: Diabetes mellitus after renal transplantation: as deleterious as non-transplant-associated diabetes? Transplantation 1998; 65:380–384.

Mitterbauer C, Schwarz C, Haas M, Oberbauer R: Effects of bisphosphonates on bone loss in the first year after renal transplantation – a meta-analysis of randomized controlled trials. Nephrol Dial Transplant 2006; 21:2275–2281.

Moake JL: Thrombotic microangiopathies. N Engl J Med 2002; 347:589–600.

Mora-Duarte J, Betts R, Rotstein C, Colombo AL, Thompson-Moya L, Smietana J, Lupinacci R, Sable C, Kartsonis N, Perfect J: Comparison of caspofungin and amphotericin B for invasive candidiasis. N Engl J Med 2002; 347:2020–2029.

Morales JM, Campistol JM: Transplantation in the patient with hepatitis C. J Am Soc Nephrol 2000; 11:1343–1353.

Nankivell BJ, Borrows RJ, Fung CL, O'Connell PJ, Allen RD, Chapman JR: The natural history of chronic allograft nephropathy. N Engl J Med 2003; 349:2326–2333.

Nehme D, Rondeau E, Paillard F, Moreau JF, Nussaume O, Kanfer A, Sraer JD: Aseptic necrosis of bone following renal transplantation: relation with hyperparathyroidism. Nephrol Dial Transplant 1989; 4:123–128.

Nickeleit V, Mihatsch MJ: Kidney transplants, antibodies and rejection: is C4d a magic marker? Nephrol Dial Transplant 2003; 18:2232–2239.

Nickeleit V, Mihatsch MJ: Polyomavirus nephropathy in native kidneys and renal allografts: an update on an escalating threat. Transpl Int 2006; 19:960–973.

Nowacka-Cieciura E, Cieciura T, Baczkowska T, Kozinska-Przybyl O, Tronina O, Chudzinski W, Pacholczyk M, Durlik M: Bisphosphonates are effective prophylactic of early bone loss after renal transplantation. Transplant Proc 2006; 38:165–167.

Ojo AO, Hanson JA, Wolfe RA, Leichtman AB, Agodoa LY, Port FK: Long-term survival in renal transplant recipients with graft function. Kidney Int 2000; 57:307–313.

Opelz G, Dohler B: Improved long-term outcomes after renal transplantation associated with blood pressure control. Am J Transplant 2005; 5:2725–2731.

Opelz G, Zeier M, Laux G, Morath C, Dohler B: No Improvement of Patient or Graft Survival in Transplant Recipients Treated with Angiotensin-Converting Enzyme Inhibitors or Angiotensin II Type 1 Receptor Blockers: A Collaborative Transplant Study Report. J Am Soc Nephrol 2006; 17:3257–3262.

Oyen O, Strom EH, Midtvedt K, Bentdal O, Hartmann A, Bergan S, Pfeffer P, Brekke IB: Calcineurin inhibitor-free immunosuppression in renal allograft recipients with thrombotic microangiopathy/hemolytic uremic syndrome. Am J Transplant 2006; 6:412–418.

Pascual J, van Hooff JP, Salmela K, Lang P, Rigotti P, Budde K: Three-year observational follow-up of a multicenter, randomized trial on tacrolimus-based therapy with withdrawal of steroids or mycophenolate mofetil after renal transplant. Transplantation 2006; 82:55–61.

Pascual M, Theruvath T, Kawai T, Tolkoff-Rubin N, Cosimi AB: Strategies to improve long-term outcomes after renal transplantation. N Engl J Med 2002; 346:580–590.

Passalacqua JA, Wiland AM, Fink JC, Bartlett ST, Evans DA, Keay S: Increased incidence of postoperative infections associated with peritoneal dialysis in renal transplant recipients. Transplantation 1999; 68:535–540.

Paya C, Humar A, Dominguez E, Washburn K, Blumberg E, Alexander B, Freeman R, Heaton N, Pescovitz MD: Efficacy and safety of valganciclovir vs. oral ganciclovir for prevention of cytomegalovirus disease in solid organ transplant recipients. Am J Transplant 2004; 4:611–620.

Penn I: Evaluation of transplant candidates with pre-existing malignancies. Ann Transplant 1997; 2:14–17.

Penn I: The effect of immunosuppression on pre-existing cancers. Transplantation 1993; 55:742–747.

Pichette V, Bonnardeaux A, Prudhomme L, Gagne M, Cardinal J, Ouimet D: Long-term bone loss in kidney transplant recipients: a cross–sectional and longitudinal study. Am J Kidney Dis 1996; 28:105–114.

Pietruck F, Kribben A, Van TN, Patschan D, Herget-Rosenthal S, Janssen O, Mann K, Philipp T, Witzke O: Rosiglitazone is a safe and effective treatment option of new-onset diabetes mellitus after renal transplantation. Transpl Int 2005; 18:483–486.

Pilmore H: Cardiac assessment for renal transplantation. Am J Transplant 2006; 6:659–665.

Racusen LC, Colvin RB, Solez K, Mihatsch MJ, Halloran PF, Campbell PM, Cecka MJ, Cosyns JP, Demetris AJ, Fishbein MC, Fogo A, Furness P, Gibson IW, Glotz D, Hayry P, Hunsickern L, Kashgarian M, Kerman R, Magil AJ, Montgomery R, Morozumi K, Nickeleit V, Randhawa P, Regele H, Seron D, Seshan S, Sund S, Trpkov K: Antibody-mediated rejection criteria – an addition to the Banff 97 classification of renal allograft rejection. Am J Transplant 2003; 3:708–714.

Remuzzi G, Cravedi P, Perna A, Dimitrov BD, Turturro M, Locatelli G, Rigotti P, Baldan N, Beatini M, Valente U, Scalamogna M, Ruggenenti P: Long-term outcome of renal transplantation from older donors. N Engl J Med 2006; 354:343–352.

Robson R, Cecka JM, Opelz G, Budde M, Sacks S: Prospective registry-based observational cohort study of the long-term risk of malignancies in renal transplant patients treated with mycophenolate mofetil. Am J Transplant 2005; 5:2954–2960.

Roux C, Oriente P, Laan R, Hughes RA, Ittner J, Goemaere S, Di Munno O, Pouilles JM, Horlait S, Cortet B: Randomized trial of effect of cyclical etidronate in the prevention of corticosteroid-induced bone loss. Ciblos Study Group. J Clin Endocrinol Metab 1998; 83:1128–1133.

Saag KG, Emkey R, Schnitzer TJ, Brown JP, Hawkins F, Goemaere S, Thamsborg G, Liberman UA, Delmas PD, Malice MP, Czachur M, Daifotis AG: Alendronate for the prevention and treatment of glucocorticoid-induced osteoporosis. Glucocorticoid-Induced Osteoporosis Intervention Study Group. N Engl J Med 1998; 339:292–299.

Salvadori M, Holzer H, de Mattos A, Sollinger H, Arns W, Oppenheimer F, Maca J, Hall M: Enteric-coated mycophenolate sodium is therapeutically equivalent to mycophenolate mofetil in de novo renal transplant patients. Am J Transplant 2004; 4:231–236.

Schwarz A, Gwinner W, Hiss M, Radermacher J, Mengel M, Haller H: Safety and adequacy of renal transplant protocol biopsies. Am J Transplant 2005; 5:1992–1996.

Schwarz A, Rustien G, Merkel S, Radermacher J, Haller H: Decreased renal transplant function after parathyroidectomy. Nephrol Dial Transplant 2006.

Serra AL, Schwarz AA, Wick FH, Marti HP, Wuthrich RP: Successful treatment of hypercalcemia with cinacalcet in renal transplant recipients with persistent hyperparathyroidism. Nephrol Dial Transplant 2005; 20:1315–1319.

Shah A, Nadasdy T, Arend L, Brennan J, Leong N, Coppage M, Orloff M, Demme R, Zand MS: Treatment of C4d-positive acute humoral rejection with plasmapheresis and rabbit polyclonal antithymocyte globulin. Transplantation 2004; 77:1399–1405.

Smak Gregoor PJ, Zietse R, van Saase JL, op de Hoek CT, IJzermans JN, Lavrijssen AT, de Jong GM, Kramer P, Weimar W: Immunosuppression should be stopped in patients with renal allograft failure. Clin Transplant 2001; 15:397–401.

Stallone G, Schena A, Infante B, Di Paolo S, Loverre A, Maggio G, Ranieri E, Gesualdo L, Schena FP, Grandaliano G: Sirolimus for Kaposi's sarcoma in renal-transplant recipients. N Engl J Med 2005; 352:1317–1323.

Suwelack B, Gerhardt U, Hausberg M, Rahn KH, Hohage H: Comparison of quinapril versus atenolol: effects on blood pressure and cardiac mass after renal transplantation. Am J Cardiol 2000; 86:583–5, A10.

Swinnen LJ, Costanzo-Nordin MR, Fisher SG, O'Sullivan EJ, Johnson MR, Heroux AL, Dizikes GJ, Pifarre R, Fisher RI: Increased incidence of lymphoproliferative disorder after immunosuppression with the monoclonal antibody OKT3 in cardiac-transplant recipients. N Engl J Med 1990; 323:1723–1728.

ter Meulen CG, van R, I, Hene RJ, Christiaans MH, Borm GF, Corstens FH, van Gelder T, Hilbrands LB, Weimar W, Hoitsma AJ: No important influence of limited steroid exposure on bone mass during the first year after renal transplantation: a prospective, randomized, multicenter study. Transplantation 2004; 78:101–106.

Vitko S, Klinger M, Salmela K, Wlodarczyk Z, Tyden G, Senatorski G, Ostrowski M, Fauchald P, Kokot F, Stefoni S, Perner F, Claesson K, Castagneto M, Heemann U, Carmellini M, Squifflet JP, Weber M, Segoloni G, Backman L, Sperschneider H, Kramer BK: Two corticosteroid-free regimens-tacrolimus monotherapy after basiliximab administration and tacrolimus/mycophenolate mofetil – in comparison with a standard triple regimen in renal transplantation: results of the Atlas study. Transplantation 2005; 80:1734–1741.

Webster AC, Pankhurst T, Rinaldi F, Chapman JR, Craig JC: Monoclonal and polyclonal antibody therapy for treating acute rejection in kidney transplant recipients: a systematic review of randomized trial data. Transplantation 2006; 81:953–965.

Webster AC, Woodroffe RC, Taylor RS, Chapman JR, Craig JC: Tacrolimus versus ciclosporin as primary immunosuppression for kidney transplant recipients: meta-analysis and meta-regression of randomised trial data. BMJ 2005; 331:810.

Wolfe RA, Ashby VB, Milford EL, Ojo AO, Ettenger RE, Agodoa LY, Held PJ, Port FK: Comparison of mortality in all patients on dialysis, patients on dialysis awaiting transplantation, and recipients of a first cadaveric transplant. N Engl J Med 1999; 341:1725–1730.

Wood KE, Becker BN, McCartney JG, D'Alessandro AM, Coursin DB: Care of the potential organ donor. N Engl J Med 2004; 351:2730–2739.

Yokoyama I, Uchida K, Kobayashi T, Tominaga Y, Orihara A, Takagi H: Effect of prolonged delayed graft function on long-term graft outcome in cadaveric kidney transplantation. Clin Transplant 1994; 8:101–106.

Zou S, Dodd RY, Stramer SL, Strong DM: Probability of viremia with HBV, HCV, HIV, and HTLV among tissue donors in the United States. N Engl J Med 2004; 351:751–759.

Internet

Deutsche Stiftung Organtransplantation (DSO). www.dso.de

Varizella-zoster-Immunglobulin, VariZIG®; www.cangene.com

12 Hereditäre Nephropathien

Oliver Gross und Manfred Weber

- 12.1 **Klassifikation** — 706
- 12.2 **Molekulargenetische Diagnostik** — 706
  - 12.2.1 Verfügbarkeit und ethische Überlegungen — 706
  - 12.2.2 Methoden — 707
  - 12.2.3 Anwendungsbereiche — 707
- 12.3 **Klinik einzelner hereditärer Nierenerkrankungen** — 709
  - 12.3.1 Zystische Nierenerkrankungen — 709
  - 12.3.2 Hereditäre Erkrankungen der glomerulären Basalmembran — 725
  - 12.3.3 Von-Hippel-Lindau-(VHL-)Syndrom — 741
  - 12.3.4 Tuberöse Sklerose — 746
  - 12.3.5 Morbus Fabry — 749
  - 12.3.6 Seltene erbliche Nierenerkrankungen — 751

12 Hereditäre Nephropathien

12.1 Klassifikation

Die verschiedenen erblichen Nierenerkrankungen können durch den Ort ihres Ursprungs, ihre Pathogenese und ihren Verlaufs eingeteilt werden (▶ Tab. 12.1).

Tab. 12.1 Klassifikation hereditärer Nierenerkrankungen

Vorwiegend tubulo-interstitiell mit Zysten
• Autosomal-dominante polyzystische Nierenerkrankung ADPKD1, ADPKD2 (▶ 12.3.1)
• Autosomal-rezessive polyzystische Nierenerkrankung ARPKD (▶ 12.3.1)
• Medulläre polyzystische Nierenerkrankung (▶ 12.3.1)
• Nephronophthise (▶ 12.3.1)
Vorwiegend tubulär
• Nephrogener Diabetes insipidus (▶ 5.4.3)
• Bartter-Syndrom (▶ 12.3.6)
• Gitelman-Syndrom (▶ 12.3.6)
• Nephrolithiasis (▶ Tab. 12.12, ▶ 12.3.6), primäre Hyperoxalurie (▶ 12.3.6)
Vorwiegend glomeruläre Beteiligung
• Alport-Syndrom (▶ 12.3.2)
• Benigne familiäre Hämaturie (▶ 12.3.2)
• Nagel-Patella-Syndrom (▶ 12.3.2)
• Kongenitale Nephrosen, z. B. Finnischer Typ oder diffuse mesangiale Sklerose (▶ 12.3.2)
Mit Tumorwachstum
• Wilms-Tumor mit Denys-Drash-Syndrom (▶ 12.3.6)
• Von-Hippel-Lindau-Syndrom (▶ 12.3.3)
• Tuberöse Sklerose (▶ 12.3.4)
Metabolische Erkrankungen
• Morbus Fabry (▶ 12.3.5)
• Primäre Hyperoxalurie (▶ 12.3.6)
• Zystinose (▶ 12.3.6)

12.2 Molekulargenetische Diagnostik

12.2.1 Verfügbarkeit und ethische Überlegungen

Molekulargenetische Techniken haben in den vergangenen Jahren zur Aufklärung der Pathogenese zahlreicher genetisch bedingter Nierenerkrankungen geführt. Im klinischen Alltag stehen jedoch die Möglichkeiten der molekulargenetischen Diagnostik und ihre Verfügbarkeit (und Finanzierbarkeit) im Widerspruch zueinander; ebenso ist längst nicht jede verfügbare molekulargenetische Untersuchung sinnvoll und hilfreich.

> ✓ Eine humangenetische Beratung ist bei jeder vermuteten Erbkrankheit sehr hilfreich. In den betroffenen Familien werden so unnötige Ängste abgebaut und Fehlinformationen vermieden. Eine genetische Diagnostik sollte aber nur erfolgen, wenn die mögliche Diagnose eine unmittelbare therapeutische Konsequenz nach sich zieht.

12.2 Molekulargenetische Diagnostik

> Die frühe molekulargenetische Diagnose bedeutet ansonsten eine unnötige Belastung für Patienten, mit zum Teil weitgehenden Einschränkungen in der Berufswahl und Versicherungen etc. Unabhängig von den neuen Möglichkeiten der Diagnostik ist es immer notwendig, eine ausführliche Familienanamnese zu erheben und einen klinischen Stammbaum zu erstellen. Dieser muss vor jeder molekulargenetischen Untersuchung zur Verfügung stehen.

Da das Wissen über Erbkrankheiten sehr rasch zunimmt, empfiehlt es sich, elektronische Publikationen zu Rate zu ziehen. Die meisten Datenbanken sind über das Internet erreichbar [Schatz 1997]. So ist „Online Mendelian Inheritance in Man" (OMIM) ein elektronisches Lehrbuch mit Informationen über mehr als 60 000 Erkrankungen mit Mendel-Vererbung und Querverweisen zur „Genome data Base" (GDB). Die GDB ist eine zentrale Datenbank für Humangenom-Projekte.

Internet
„Genome data Base" GDB. http://www.ncbi.nlm.nih.gov/Omim/

12.2.2 Methoden

INDIREKTE GENOTYP-ANALYSE

Die indirekte Gendiagnostik (Kopplungsanalyse) ist möglich, wenn die Lokalisation der Erbanlage auf einer chromosomalen Region bekannt ist. Sie kann nur in Form einer Familienuntersuchung bei gesicherter Diagnose durchgeführt werden, dabei wird die Vererbung der Erkrankung mit der Vererbung von DNA-Markern verglichen, die dem Ort der Erbanlage benachbart sind. Bei enger Nachbarschaft wird der DNA-Marker gemeinsam mit dem Erkrankungsgen vererbt. Hierbei macht man sich zunutze, dass es in der väterlichen und mütterlichen Meiose zu einer Rekombination zwischen dem Genort und einem DNA-Markerlocus kommen kann. Diese Technik verlangt die Einbeziehung möglichst vieler Familienangehöriger, ihre Aussagekraft kann z.B. durch Heterogenie (Existenz zweier oder weiterer Genorte, die zum gleichen Phänotyp führen) eingeschränkt sein. Ihre Anwendung ist bei Einzelindividuen nicht möglich.

DIREKTE GENOTYP-ANALYSE

Voraussetzung ist die Kenntnis des die Krankheit verursachenden Gens. Bei Nachweis einer Mutation ist die Diagnose auch an einem Einzelindividuum möglich. Bei Familien mit identifizierter Mutation ist der Ausschluss (oder Nachweis) eines Anlageträgers möglich. Bei fehlendem Nachweis einer Mutation kann umgekehrt nicht davon ausgegangen werden, dass die Erkrankung ausgeschlossen ist (ggf. Mutation in der Promotorregion). In diesen Fällen steht jedoch die indirekte Genotypanalyse unverändert zur Verfügung.

12.2.3 Anwendungsbereiche

Zur Abklärung eines Krankheitsbildes bei einer betroffenen Person unterscheidet sich die molekulargenetische Diagnostik nicht von herkömmlichen Untersuchungsmethoden. Da die Diagnostik aber auch präsymptomatisch oder prädiktiv unabhängig von der klinischen Symptomatik erfolgen kann, ergeben sich hier prinzipielle Unterschiede zu klassischen Untersuchungsindikationen: Nach Empfehlung der Gesellschaft für Humangenetik e.V. darf eine molekulargenetische Diagnostik nur mit schriftlicher Einwilligung aller untersuchter Personen und nur parallel zu einer genetischen Beratung durch einen Facharzt für Humangenetik (nicht durch Nephrologen!) erfolgen [Berufsverband Medizinische Genetik 1989].

PRÄDIKTIVE DIAGNOSTIK (PRÄSYMPTOMATISCHE DIAGNOSTIK), PRÄNATALE DIAGNOSTIK

Wenn sich aus der Untersuchung keine direkten therapeutischen Konsequenzen ergeben, darf die Untersuchung nur nach Zustimmung der zu untersuchenden Person und nach dem 18. Lebensjahr erfolgen. Da in Ermangelung einer pränatal beginnenden Therapie ein Schwangerschaftsabbruch die einzige Konsequenz eines positiven Befundes wäre, darf eine pränatale Untersuchung nur nach ausführlicher Beratung durchgeführt werden [Wissenschaftlicher Beirat der Bundesärztekammer 2003].

HETEROZYGOTEN-DIAGNOSTIK

Der Status eines Anlageträgers (Heterozygotie) kann bei autosomal-rezessiven bzw. X-chromosomal-rezessiven Krankheiten mit Hilfe molekulargenetischer Methoden ermittelt werden. Die Heterozygoten-Diagnostik kann wichtige Entscheidungsoptionen für klinisch nicht erkrankte Personen liefern und sollte daher zugänglich sein. Eine umfangreiche Aufklärung ist allerdings notwendig [Kommission für Öffentlichkeitsarbeit und ethische Fragen der Deutschen Gesellschaft für Humangenetik e.V. 1991].

EVIDENCE-BASED MEDICINE (EBM) UND GENETISCHE ERKRANKUNGEN

Der Zusammenhang zwischen der Mutation im krankheitsrelevanten Gen und dem klinischen Krankheitsbild ist in den nachfolgenden Fällen gesichert. Darüber hinausgehende EBM-relevante Stellungnahmen können allenfalls für krankheitsassoziierte Komplikationen (z.B. Hypertonie und Krankheitsverlauf) abgegeben werden.

....
Literatur

Berufsverband Medizinische Genetik e.V. Richtlinien zur Durchführung molekulargenetischer diagnostischer Leistungen. Med. Genetik 1989; 1:4.

Kommission für Öffentlichkeitsarbeit und ethische Fragen der Deutschen Gesellschaft für Humangenetik e.V.: Stellungnahme zum Heterozygoten-Bevölkerungsscreening. medgen 1991; 3/2:11–12.

Schatz BR. Information retrieval in digital libraries: bringing search to the net. Science 1997; 275(5298):327–34.

Wissenschaftlicher Beirat der Bundesärztekammer. Richtlinien zur pränatalen Diagnostik von Krankheiten und Krankheitsdispositionen, Stand: 28.02.2003.

12.3 Klinik einzelner hereditärer Nierenerkrankungen

12.3.1 Zystische Nierenerkrankungen

DEFINITION

Unter zystischen Nierenerkrankungen werden folgende Krankheitsbilder zusammengefasst (▶ Tab. 12.2):
- Autosomal-dominante polyzystische Nierenerkrankung.
- Autosomal-rezessive polyzystische Nierenerkrankung.
- Medulläre polyzystische Nierenerkrankung.
- Sonstige Erkrankungen, die mit Nierenzysten einhergehen:
  - Sekundäre Nierenzysten.
  - Zystische Degeneration der Nieren bei Dialysepatienten.
  - Nierentumoren (▶ 15).
  - Von-Hippel-Lindau-Syndrom (▶ 12.3.3).
  - Nephronophthise.
  - Tuberöse Sklerose (▶ 12.3.4).

Tab. 12.2 Aktueller Stand der wichtigsten molekulargenetischen Erkenntnisse bei zystischen Nierenerkrankungen

Krankheit	Erbgang	Symptomatik	Genort	Symbol, Genprodukt
Zystennieren, autosomal-dominant	a.-d.	Zystennieren, Leberzysten, Hirnbasisaneurysmen	16p13.3 4q21–23	PKD1, Polycystin 1 PKD2, Polycystin 2
Zystennieren, autosomal-rezessiv	a.-r.	Zystisch erweiterte Sammelrohre, Leberfibrose, Hypertonie	6q21.1-p12	PKHD1
Medulläre Zystennieren, Typ I	a.-d.	Anämie, Polyurie, Polydipsie, Urämie	1q21	MCKD1
Medulläre Zystennieren, Typ II			16p12	MCKD2, Tamm-Horsfall
Von-Hippel-Lindau-Erkrankung	a.-d.	Lindau-Tumor, Angiomatosis retinae, Phäochromozytom, Nierenkarzinom	3p25–26	VHL, pVHL
Tuberöse Sklerose	a.-d.	Adenoma sebaceum, Hypopigmentation, Anfälle, MR, Zystennieren, Angiomyolipome	9q34 16p13.3	TSC1, Harmatin TSC2, Tuberin
Nephronophthise, juvenile	a.-r.	Anämie, Polyurie, Polydipsie, Urämie	2q12–13 1p36	NPHP1, Nephrocystin NPHP4, Nephrocystin-4
Infantile Amaurose		Retinale Degeneration, Amaurose und Retinitis pigmentosa	9q22–31	NPHP2, Inversin
Adulte Amaurose			3q21–22	NPHP3, Nephrocystin-3
Kongenitale Amaurose (Leber)				NPHP5

Autosomal-dominante polyzystische Nierenerkrankung (autosomal polycystic kidney disease, ADPKD 1 und ADPKD 2)

Definition
Nephropathie mit progredienter Zystenbildung in Nephronen und Sammelrohren mit Beteiligung anderer Organsysteme wie Leber, Gefäße, Herz, Hirngefäße. Häufigste autosomal-dominante Erkrankung beim Menschen.

Ätiologie und Pathogenese
Genfrequenz etwa 1 : 400 bis 2000, Prävalenz bei Dialysepatienten ca. 10 % [Gabow 1993]. Ursächlich sind Mutationen im PKD1-Gen (85–90 %) und PKD2-Gen (10–15 %), sehr selten andere Mutationen [Parfrey 1990]. Die Genprodukte heißen Polycystin-1 und -2. Die Familienanamnese ist in bis zu 30 % leer. Die (nur scheinbar) leere Familienanamnese kann aber auch auf einer oligosymptomatischen Zystennierenerkrankung beruhen, z. B. bei Familien mit Mutationen im PKD2-Gen, die erst mit über 70 Jahren terminal niereninsuffizient werden.

PKD1 ist ein sehr großes, komplexes Gen mit 46 Exons (ca. 14 kb mRNA), das für ein Protein von über 4000 Aminosäuren kodiert (▶ Abb. 12.1, Tab. 12.2) [The European Polycystic Kidney Disease Consortium 1994]. Polycystin-1 ist ein Plasmamembranprotein und wird in den Tubulusepithelien der Niere, der Gallengänge und des Pankreas exprimiert bzw. in den Nierenzysten überexprimiert. Das Protein ist beteiligt an Interaktionen zwischen Proteinen, Zellen und Zell-Matrix. Ein Ligand für Polycystin ist noch nicht gefunden worden. Das PKD1-Gen sitzt in unmittelbarer Nachbarschaft zum TSC2-Gen (Tuberöse Sklerose, ▶ 12.3.4). Das PKD2-Gen ist kleiner (15 Exons) und kodiert für knapp 1000 Aminosäuren (▶ Abb 12.1) [Mochizuki 1996]. Polycystin-2 hat vermutlich für den Kalzium-Signalweg der Zellen Bedeutung. PKD1 und PKD2 scheinen miteinander zu interagieren [Ong 2005].

Die Genese der Zysten ist nicht vollständig geklärt [Gardner 1994]. Obwohl bei Patienten mit ADPKD alle Tubulusepithelzellen die Mutation tragen, entwickeln weniger als 10% der Tubuli Zysten. Zudem ist die Zystenbildung in den Tubuli lokal begrenzt. Eine Erklärung hierfür ist die „second hit"-Hypothese (▶ Abb. 12.2): Die

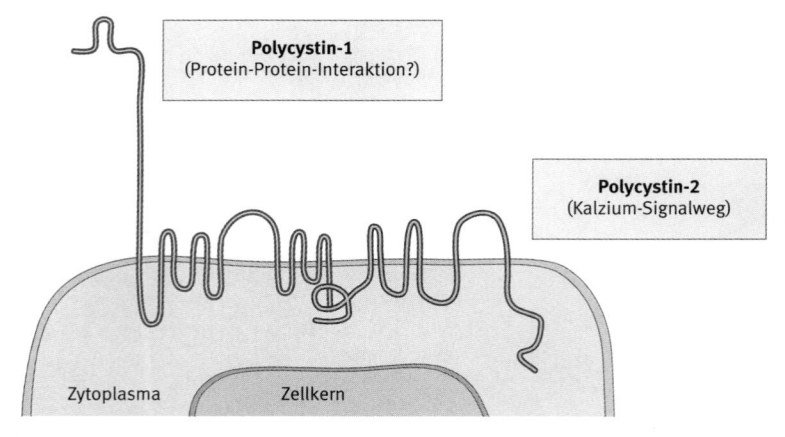

Abb. 12.1 Struktur von Polycystin-1 und -2

Zellen innerhalb der Nierenzysten sind monoklonal. Entsprechend entstehen anscheinend nur dann Zysten, wenn die Zellen mit PKD-Mutation ihren normalen Haplotyp verlieren. Diese Hypothese wird unterstützt durch Forschungen, die den Verlust der Heterozygotie („loss of heterozygosity") in der PKD1-Region des Chromosom 16 beim Menschen und eine Zystenbildung bei homozygoten (nicht aber heterozygoten) Mäusen mit PKD1-Mutation nachwiesen [Wu 2000]. Der Mechanismus des Zystenwachstums bleibt noch unklar, ein Defekt in der Zelldifferenzierung und -reifung einhergehend mit fehlerhafter Zilienfunktion oder Zell-Protein-Interaktion scheint in der Pathogenese führend zu sein [Woo 1994]. Die postulierten Veränderungen in der Zilienfunktion scheinen die Fähigkeit des Tubulusepithels negativ zu beeinflussen, die luminalen Urinflüsse korrekt wahrzunehmen. Diese Wahrnehmung läuft über interzellulären Kalzium-Einstrom und cAMP. Das fehlerhafte Zellwachstum und die Zystenformation wären danach der misslungene Versuch der Niere mit PKD-Mutationen, den nicht mehr korrekt wahrgenommenen Urinfluss zu kompensieren [Yoder 2002].

Obwohl sich nur in wenigen Nephronen Zysten ausbilden, bedingen diese nach der derzeit favorisierten Hypothese das Nierenversagen durch Kompression des umliegenden Nierenparenchyms [Gabow 1993]. Dennoch lässt sich in den Zystennieren nur wenig Gewebekompression nachweisen, entsprechend führt das gleiche Zystenwachstum in der Leber nicht zum Organversagen [Zeier 1992]. Hämodynamische Faktoren scheinen ebenso nicht die entscheidende Rolle beim Fortschreiten der Erkrankung zu spielen, auch nicht die Proteinurie (meist unter 1 g/d) [Zeier 1992]. Andere Faktoren wie die tubulointerstitielle Fibrose und Apoptose werden derzeit beforscht, die Aktivierung von Pro-Onkogenen und nachfolgende Tubulushyperplasie scheinen in der Pathogenese wichtig [Woo 1995].

Beim Zystenwachstum spielt das zyklische AMP (cAMP) via Flüssigkeitssekretion eine wichtige Rolle [Davidow 1996, Grantham 2003, Belibi 2004]. Basierend auf diesen Erkenntnissen werden experimentell Vasopressin-V2-Rezeptorantagonisten an Tiermodellen eingesetzt, die die cAMP-Spiegel absenken [Torres 2004]. Im Maus- und Rattenmodell verhindern oder hemmen diese Medikamente das Zystenwachstum und damit auch das Nierenversagen. Der selektive V2-Rezeptorantagonist Tolvaptan (OPC-41061) wird derzeit in Phase-II-Studien getestet, Phase-III-Studien sind in Vorbereitung [Wang 2005, Bennett 2005]. Koffein beschleunigt in

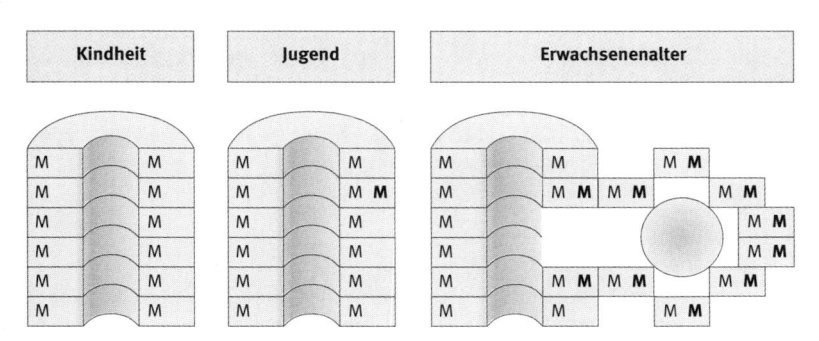

Abb. 12.2 Verlust der Heterozygotie durch „second hit" als Mechanismus der Zystenbildung bei ADPKD

vitro das Zystenwachstum über Stimulation von cAMP. Daher wird generell eine Reduktion des Koffeinkonsums empfohlen [Belibi 2002].

Symptomatik und klinisches Bild

Renale Symptome

Durch die Zysten bedingte Symptome bei Erstdiagnose:
- **Hämaturie**, Episoden mit Makrohämaturie insbesondere bei Harnwegsinfekten oder schwerer körperlicher Anstrengung. Ursache der Hämaturie ist meist eine **Zystenruptur** in die abführenden Harnwege (schmerzhaft).
- **Einblutungen in Zysten** sind häufig mit Schmerzen verbunden und ohne Hämaturie.
- (Flanken-)Schmerzen, Blutungen mit Koliken, **Harnwegsinfekte,** mäßiggradige Proteinurie (< 1 g/d) und **Nephrolithiasis** (20 % der Patienten mit Harnsäure- und Kalziumoxalatsteinen).
- **Verminderte Konzentrationsfähigkeit des Urins** (→ Nykturie, Polyurie, Polydipsie, Enuresis nocturna bei Kindern), jedoch nie so ausgeprägt, dass eine Therapie erforderlich ist [Torres 2005]. Die großen Zystennieren sind klinisch als Tumoren tastbar.

Sekundäre Nierenerkrankungen: Insbesondere bei schwerer Hypertonie kann sich eine fokale Glomerulosklerose entwickeln. Ein nephrotisches Syndrom ist bei dominanten Zystennieren sehr selten und weist auf eine weitere Nierenerkrankung hin. Bioptisch dann in absteigender Wahrscheinlichkeit fokale Glomerulosklerose, minimal change disease, membranöse GN, IgA-Nephropathie und membranoproliferative GN [Contreras 1995].

Extrarenale Symptome

Die PKD-Gene werden außer in der Niere z. B. auch in glatten Gefäßmuskelzellen von Arterien und in Myofibroblasten exprimiert, wodurch sich einige der extrarenalen Symptome erklären lassen [Gabow 1990, Watson 1997]:

Viele Patienten mit Zystennieren entwickeln eine **Hypertonie** (in bis zu 80 %, in der Regel **vor** der Einschränkung der Nierenfunktion) durch erhöhte Reninproduktion (Druck durch die Zysten?). Daraus resultierend haben viele junge Erwachsene bereits früh eine Linksherzhypertrophie. Durch eine erhöhte Erythropoetinproduktion kann sich eine Polyglobulie entwickeln.

Bei 10–15 % der Familien bilden sich **Hirnarterienaneurysmen** mit Blutungen aus [Chapman 1992, Huston 1993, Pirson 2002, Gibbs 2004]. Die Prävalenz intrakranieller Aneurysmen liegt bei positiver Familienanamnese bei 22 %, bei leerer Familienanamnese bei 6 %. Das Blutungsrisiko beträgt < 0,1 % pro Jahr bei Aneurysmen < 10 mm, bei 10–24 mm um 1 %, bei > 24 mm um 6 %. Das Blutungsrisiko ist deutlich höher bei symptomatischen Aneurysmen (Kopfschmerzen, Übelkeit, Erbrechen). Es wird kein generelles Screening empfohlen, sondern nur bei:
- Positiver Familienanamnese für Aneurysmen.
- Stattgehabter SAB.
- Symptome.
- Hohes Risiko (z. B. Flugzeugpiloten).
- Ggf. präoperativ vor großen Operationen.

Bei asymptomatischen Aneurysmen < 5 mm werden jährliche Verlaufskontrollen empfohlen, bei > 10 mm OP, dazwischen Graubereich. Das Operationsrisiko ist nicht zu vernachlässigen (in jüngeren Studien 5–10 % Risiko für Tod oder schwere

12.3 Klinik einzelner hereditärer Nierenerkrankungen

Ischämie). Gewöhnlich rupturieren die Aneurysmen insbesondere bei großen Aneurysmen und bei schlecht eingestellten Hypertonikern vor dem 50. Lebensjahr. Marcumar® (z. B. bei Vorhofflimmern) scheint bei Patienten mit ADPKD nicht das Blutungsrisiko aus Aneurysmen zu erhöhen, ebenso auch nicht das Ausmaß einer Hirnblutung.

✓ Bei Patienten mit ADPKD ist das Risiko für Schlaganfall und Hirnblutung infolge einer schlecht eingestellten arteriellen Hypertonie größer als für eine Blutung aus Aneurysmen.

Leberzysten (entstehen aus Gallenepithel) finden sich in 20 % im 30. Lebensjahr, in 75 % im 60. Lebensjahr. Ggf. Hepatomegalie durch Leberzysten, aber nie Leberinsuffizienz. Sehr große Leberzysten treten fast ausschließlich nur bei Frauen auf, insbesondere nach mehreren Schwangerschaften.

Pankreaszysten sind beschrieben.

Herzgeräusche infolge Herzklappen-Fehlbildungen finden sich in 25–30 % der Patienten, insbesondere vermehrt **Mitralklappenprolaps** und **Aortenklappeninsuffizienz**. Die Patienten haben ein erhöhtes Risiko für Aortenaneurysmen und -dissektionen, ebenso für Dilatationen der Aortenwurzel (Genese der Aortenklappeninsuffizienz), selten Koronaraneurysmen.

Linksseitige Unterbauchschmerzen können sich infolge einer **Kolondivertikulose** entwickeln. Mehr als 50 % der Dialysepatienten mit ADPKD haben eine Divertikulose und weisen eine höhere Komplikationsrate auf als ein Vergleichskollektiv mit Divertikulose, aber ohne Zystennieren.

Leistenhernien und **Bauchwandhernien** treten gehäuft auf.

Diagnostik
- Familienanamnese mit Stammbaum.
- Sonographischer Nachweis von mindestens zwei Zysten im Alter von bis zu 30 Jahren, mindestens zwei Zysten je Niere bei positiver Familienanamnese im Alter von über 30 Jahren. Eine sonographische Diagnose ist in ca. 95 % der Anlageträger bis zum 20. Lebensjahr und bei praktisch allen Patienten bis zum 30. Lebensjahr möglich. Leberzysten erhärten die Diagnose (in 30 % bei 30–40 Jahren, 70 % im 60. Lebensjahr). Bei jungen Patienten mit unklaren Nierenzysten sollten beide Elternteile sonographisch untersucht werden.
- MRT-Angiographie nur bei familiär gehäuften Hirnblutungen bzw. Aneurysmen und/oder klinischer Symptomatik (Kopfschmerzen).

✓ Die Diagnose autosomal-dominante Zystennieren ist eine sonographische, mit 100 % Sensitivität und Spezifität bei Patienten > 30 Jahre und 67 % Sensitivität und 100 % Spezifität bei Patienten < 30 Jahre.

Unnötige Diagnostik: CT, MRT oder i. v. Urographie zur Diagnosesicherung.

Stellenwert der molekulargenetischen Diagnostik
Eine molekulargenetische Diagnostik ist nicht notwendig, da die klinische Diagnostik bereits beweisend ist. Bei schwieriger Differenzialdiagnose (z. B. nur wenige Zys-

ten bei Familien mit spätem Krankheitsbeginn, PKD2-Gen-Mutationen) ist eine indirekte und direkte Genanalyse möglich und kommerziell erhältlich.
Eine genetische Beratung wird empfohlen, 50 % der Kinder erben die Erkrankung. Eine pränatale Diagnostik ist möglich, aber nicht empfohlen (keine therapeutische Konsequenz, ▶ 12.2.3). Zudem sollte man die werdenden Eltern eingehend dahingehend beraten, dass in wenigen Jahrzehnten eine Therapie für die autosomal-dominanten Zystennieren zur Verfügung stehen dürfte.

Die Indikation zur molekulargenetischen Diagnostik ist beispielsweise zur Evaluation potenzieller (noch oligosymptomatischer) Nieren-Lebendspender gegeben.

Differenzialdiagnose
- Autosomal-rezessive polyzystische Nierenerkrankung.
- Tuberöse Hirnsklerose (▶ 12.3.4).
- Von-Hippel-Lindau-Syndrom (▶ 12.3.3).
- Sekundäre Nierenzysten (▶ Abb. 12.2).

Schwangerschaft
Die Fruchtbarkeit von Frauen mit ADPKD scheint im Vergleich zu gesunden Familienmitgliedern unverändert. Normotensive Patientinnen haben in der Regel unkomplizierte Schwangerschaften. 16 % entwickeln erst in der Schwangerschaft einen Hypertonus, der sich bis zur Präeklampsie und Eklampsie entwickeln kann. Diese Patientinnen haben dann ein erhöhtes Risiko, dauerhaft eine arterielle Hypertonie zu entwickeln. Patientinnen mit Hypertonie und ADPKD haben ein erhöhtes Risiko für Fehlgeburten und Präeklampsie mit allen nachfolgenden Komplikationsmöglichkeiten. Eine Schwangerschaft scheint den Verlauf der polyzystischen Nierenerkrankung gering zu beschleunigen. Ebenso beschleunigt sie das Wachstum von Leberzysten.

Therapie
Zurzeit ist keine kausale Therapie möglich, in Zukunft ggf. die Gabe von **Vasopressin-Rezeptorantagonisten** (im Tiermodell erfolgreich, siehe oben [Torres 2004, Wang 2005]), die derzeit in klinischen Phase-II- und –III-Studien getestet werden [Bennett 2005].
- **Koffeinhaltige Getränke** meiden: Stimulation des Zystenwachstums über cAMP, siehe Ätiologie und Pathogenese [Grantham 2003] (Empfehlungsgrad D).
- **Zystendrainage:** Ohne Effekt. Jedoch bei starken Schmerzen infolge großer Zysten erfolgreich und senkt dann ggf. auch den Blutdruck (Hypertonie durch lokale Ischämie).
- Wichtig: Sorgfältige **Hypertoniebehandlung,** insbesondere mit ACE-Hemmern (ersatzweise AT1-Antagonisten) (Empfehlungsgrad D). Damit wird nicht nur die Progression des Nierenschadens verlangsamt, sondern auch das Risiko für Blutungen aus Hirnaneurysmen. Auch bei formal noch normalem Blutdruck haben Patienten mit ADPKD im Schnitt einen höheren Blutdruck und eine höhere linksventrikuläre Herzmasse als ihre gesunden Altersgenossen. ACE-Hemmer sind kontraindiziert bei Frauen im gebärfähigen Alter mit Kinderwunsch.
    - **Zielblutdruck bei ADPKD** auch schon bei normaler Nierenfunktion: < 120/80 mmHg. Mittel der ersten Wahl sind ACE-Hemmer.
- Ohne Effekt: Strenge Restriktion der Proteinaufnahme (< 1,1 g/kg KG/d).
- Empfohlen: Konsequente Therapie von **Harnwegsinfekten** (z.B. Chinolone wegen guter Zystenpenetration, alternativ Cephalosporine). Bei **Zysteninfekten** ist eine Antibiose nur mit gut penetrierenden Medikamenten sinnvoll (z.B. Co-tri-

moxazol, Ciprofloxacin, Chloramphenicol). Die Dauer der Therapie beträgt 4–6 Wochen, ggf. bei Rekurrenz 2–3 Monate. Die perkutane Drainage ist nur bei (perirenalen) Abszessen sinnvoll, die Nephrektomie ist letzte Option – insbesondere vor Nierentransplantation. Die Therapie der **Zystenrupturen** mit Makrohämaturie erfolgt konservativ mit körperlicher Schonung und vermehrter Trinkmenge (Symptome sistieren in der Regel innerhalb von 2–7 Tagen).

- **ESWL-Lithotripsie:** Erfolgreich bei Nierensteinen (Kelch- und Beckensteine) bis 2 cm Durchmesser auch bei großen Zystennieren. Hierbei ist auf eine **Antibiotikaprophylaxe bei Mitralklappenprolaps und anderen Herzfehlern** zu achten.
- Bei schweren Schmerzen infolge großer Leberzysten erfolgt eine perkutane Drainage, bei Leberzysteninfekt bevorzugt Gabe von Fluorochinolonen (gute Zystenpenetranz).
- Ein **Coiling** oder **OP der Hirnarterienaneurysmen** wird ab > 10 mm empfohlen, bei Durchmessern von 5–10 mm umstritten.
- Strikte **Nikotinkarenz** im Hinblick auf das erhöhte Risiko einer Aneurysmablutung, der Progredienz der Nierenerkrankung und der Arteriosklerose.

Nierenersatzverfahren

Generell stehen Patienten mit ADPKD alle Nierenersatzverfahren zur Verfügung. Auch die CAPD ist erfolgreich und nicht mit einer erhöhten Komplikationsrate behaftet, wenn nicht mechanische Hindernisse aufgrund der großen Nieren bestehen.

Transplantation

Die Prognose der Patienten mit ADPKD ist bei Transplantation leicht besser als im Vergleich zum Gesamtkollektiv der Nierenkranken. Einige Besonderheiten sind zu beachten: Patienten mit ADPKD haben im Vergleich zum „Normalkollektiv":
- Höhere Nephrektomieraten der Eigennieren (Platzproblem und Zysteninfekte).
- Durchschnittlich höhere Hämatokritwerte bis hin zur Polyglobulie.
- Mehr Divertikulitiden (**Cave:** Oligosymptomatische Perforation unter Immunsuppression).
- Ein erhöhtes Risiko für symptomatische Hirnarterien- und Bauchaorten-Aneurysmen (hohe Blutungsgefahr).

Prognose

Negativ prognostische Faktoren für das Fortschreiten der Niereninsuffizienz sind:
- Geringes Alter bei Diagnosestellung.
- Männliches Geschlecht.
- Ethnische Zugehörigkeit (Schwarzafrikaner).
- Mutation im PKD1-Gen.
- Andere genetische Variationen (DD-Allele im ACE-Gen).
- Rezidivierende Episoden von Makrohämaturie.
- Arterielle Hypertonie.
- Große Nieren und weiteres Größenwachstum der Zysten.

Wenn die Nierenfunktion einmal eingeschränkt ist, beträgt der weitere GFR-Verlust 5 ml/Min. pro Jahr. Die terminale Niereninsuffizienz wird im Median bei 54 Jahren (PKD1) bzw. 74 Jahren (PKD2) erreicht. Innerhalb der betroffenen Familien mit gleicher Mutation ist der Verlauf ähnlich, entsprechend kann das Alter bei Erreichen der terminalen Niereninsuffizienz grob geschätzt werden. Die Schätzung kann nur ungenau erfolgen, da Umweltfaktoren wie Rauchen und Hochdruck (negativ) bzw. strenge Blutdruckkontrolle mit ACE-Hemmern (positiv) den Verlauf der Nierenerkrankung und das Zystenwachstum vermutlich beeinflussen (▶ Pathogenese).

Nachsorge / Rehabilitation

Eltern eines Kindes mit ADPKD bzw. Patienten mit ADPKD sollten eine fachärztliche humangenetische Beratung erhalten: 50 % der Nachkommen werden ebenfalls erkranken.

Bei terminaler Niereninsuffizienz haben die Patienten eine gute Überlebensprognose, im Vergleich zum Gesamtkollektiv der Dialysepatienten sogar leicht bessere Gesamtprognose (10–15 % besseres Überleben auf 5 Jahre bezogen), insbesondere auch bei CAPD (hier vielleicht sogar Überlebensvorteile bezogen auf Hämodialyseverfahren). Die generell bessere Prognose beruht vermutlich auf der geringeren Inzidenz von Koronarerkrankungen. Die Nierentransplantation zeigt gute, ebenfalls überdurchschnittliche Ergebnisse. Ggf. kann auch eine Leber-, Nieren-Doppeltransplantation bei massiven Leberzysten erfolgen. Aufgrund ihrer Größe vor Transplantation oder rezidivierenden Zysteninfekten ist ggf. Entfernung einer Zystenniere notwendig.

Die häufigsten Todesursachen bei Patienten mit ADPKD sind Herzerkrankungen (36 %), Infektionen (24 %) und neurologische Ereignisse (12 %, Aneurysmablutungen und Blutungen bei maligner Hypertonie). Nierenkarzinome entwickeln sich nur sehr selten, dann aber oft bilateral und multizentrisch.

Literatur

Andreoni KA, Pelletier RP, Elkhammas EA, et al.: Increased incidence of gastrointestinal surgical complications in renal transplant recipients with polycystic kidney disease. Transplantation 1999; 67(2):262–6.

Belibi FA, Wallace DP, Yamaguchi T, et al.: The effect of caffeine on renal epithelial cells from patients with autosomal dominant polycystic kidney disease. J Am Soc Nephrol 2002; 13(11):2723–9.

Belibi FA, Reif G, Wallace DP, et al.: Cyclic AMP promotes growth and secretion in human polycystic kidney epithelial cells. Kidney Int 2004; 66(3):964–73.

Bennett WM: V2 Receptor Antagonists in Cystic Kidney Diseases: An Exciting Step towards a Practical Treatment. J Am Soc Nephrol 2005; 16(4):838–9.

Chapman AB, Rubinstein D, Hughes R, et al.: Intracranial aneurysms in autosomal dominant polycystic kidney disease. N Engl J Med 1992; 327(13):916–20.

Contreras G, Mercado A, Pardo V, Vaamonde CA: Nephrotic syndrome in autosomal dominant polycystic kidney disease. J Am Soc Nephrol 1995; 6(5):1354–9.

Davidow CJ, Maser RL, Rome LA, et al.: The cystic fibrosis transmembrane conductance regulator mediates transepithelial fluid secretion by human autosomal dominant polycystic kidney disease epithelium in vitro. Kidney Int 1996; 50(1):208–18.

Fick GM, Johnson AM, Hammond WS, Gabow PA: Causes of death in autosomal dominant polycystic kidney disease. J Am Soc Nephrol 1995; 5(12):2048–56.

Gabow PA: Autosomal dominant polycystic kidney disease – more than a renal disease. Am J Kidney Dis 1990; 16(5):403–13.

Gabow PA: Autosomal dominant polycystic kidney disease. N Engl J Med 1993; 329(5):332–42.

Gardner KD Jr., Glew RH, Evan AP, et al.: Why renal cysts grow. Am J Physiol 1996; 266(3 Pt 2):F353–9.

Gibbs GF, Huston J 3rd, Qian Q, et al.: Follow-up of intracranial aneurysms in autosomal-dominant polycystic kidney disease. Kidney Int 2004; 65(5):1621–7.

Grantham JJ:. Lillian Jean Kaplan International Prize for advancement in the understanding of polycystic kidney disease. Understanding polycystic kidney disease: a systems biology approach. Kidney Int 2003; 64(4):1157–62.

Hadimeri H, Norden G, Friman S, Nyberg G: Autosomal dominant polycystic kidney disease in a kidney transplant population. Nephrol Dial Transplant 1997; 12(7):1431–6.

Huston J 3rd, Torres VE, Sulivan PP, et al.: Value of magnetic resonance angiography for the detection of intracranial aneurysms in autosomal dominant polycystic kidney disease. J Am Soc Nephrol 1993; 3(12):1871–7.

Mochizuki T, Wu G, Hayashi T, et al.: PKD2, a gene for polycystic kidney disease that encodes an integral membrane protein. Science 1996; 272(5266):1339–42.

Ong AC, Harris PC: Molecular pathogenesis of ADPKD: the polycystin complex gets complex. Kidney Int 2005; 67(4):1234–47.

Parfrey PS, Bear JC, Morgan J, et al.: The diagnosis and prognosis of autosomal dominant polycystic kidney disease. N Engl J Med 1990; 323(16):1085–90.

Pirson Y, Chauveau D, Torres V: Management of cerebral aneurysms in autosomal dominant polycystic kidney disease. J Am Soc Nephrol 2002; 13(1):269–76.

The European Polycystic Kidney Disease Consortium: The polycystic kidney disease 1 gene encodes a 14 kb transcript and lies within a duplicated region on chromosome 16. Cell 1994; 77(6):881–94.

Torres VE, Wang X, Qian Q, et al.: Effective treatment of an orthologous model of autosomal dominant polycystic kidney disease. Nat Med 2004; 10(4):363–4.

Torres VE: Vasopressin antagonists in polycystic kidney disease. Kidney Int 2005; 68(5):2405–18.

Wang X, Gattone V 2nd, Harris PC, Torres VE: Effectiveness of Vasopressin V2 Receptor Antagonists OPC-31260 and OPC-41061 on Polycystic Kidney Disease Development in the PCK Rat. J Am Soc Nephrol 2005; 16(4):846–51.

Watson ML: Complications of polycystic kidney disease. Kidney Int 1997; 51(1):353–65.

Woo DD, Miao SY, Pelayo JC, Woolf AS: Taxol inhibits progression of congenital polycystic kidney disease. Nature 1994; 368(6473):750–3.

Woo D: Apoptosis and loss of renal tissue in polycystic kidney diseases. N Engl J Med 1996; 333(1):18–25.

Wu G, Markowitz GS, Li L, et al.: Cardiac defects and renal failure in mice with targeted mutations in Pkd2. Nat Genet 2000; 24(1):75–8.

Yoder BK, Hou X, Guay-Woodford LM: The polycystic kidney disease proteins, polycystin-1, polycystin-2, polaris, and cystin, are co-localized in renal cilia. J Am Soc Nephrol 2002; 13(10):2508–16.

Zeier M, Fehrenbach P, Geberth S, et al.: Renal histology in polycystic kidney disease with incipient and advanced renal failure. Kidney Int 1992; 42(5):1259–65.

Zeier M, Geberth S, Gonzalo A, et al.: The effect of uninephrectomy on progression of renal failure in autosomal dominant polycystic kidney disease. J Am Soc Nephrol 1992; 3(5):1119–23.

Internet

www.zystennieren.de
www.pkdcure.org/home.htm

Autosomal-rezessive polyzystische Nierenerkrankung (ARPKD)

Definition

Die autosomal-rezessive polyzystische Nierenerkrankung ist eine Nephropathie, bei der die Diagnose vorwiegend im Kindes- und Jugendalter gestellt wird, mit zystischer Erweiterung vor allem der Sammelrohre. Die Inzidenz liegt bei 1 : 10 000 bis 1 : 40 000. Eine Leberbeteiligung im Sinne einer kongenitalen Leberfibrose mit Zysten und portaler Hypertension ist obligat.

Ätiologie und Pathogenese

Die Nieren sind klassischerweise von Mikrozysten durchsetzt (weniger als 3 mm Durchmesser), die unterhalb der Nierenkapsel liegen. Bei älteren Patienten finden sich dann größere Zysten (bis 1 cm) und eine interstitielle Fibrose. Die Zystenbildung tritt insbesondere in den Sammelrohren auf, dort zeigt sich histologisch ein abgeflachtes Epithel. In der Leber sind die Portalfelder histologisch vergrößert infolge von periportaler Fibrose und Proliferation der Gallenwege (dilatiert und dysgenetisch) bei normal erscheinenden Hepatozyten.

Verschiedene Gendefekte führen zu teilweise sehr unterschiedlichen Phänotypen. Der Gendefekt ist lokalisiert auf Chromosom 6p21, ein extrem großes Gen PKHD1, das für ein Protein mit über 4000 Aminosäuren kodiert (Fibrocystin/Polyductin, ▸ Tab. 12.2). Fibrocystin/Polyductin wird in den kortikalen und medullären Sammelrohren und dem aufsteigenden Teil der Henle-Schleife exprimiert. Ähnlich wie PKD1 und 2 lässt sich das Protein in den Zilien lokalisieren und deutet auf eine ähnliche Pathogenese wie bei der ADPKD hin (▸ oben). Epitheliale Wachstumsfaktoren scheinen beim Zystenwachstum eine wichtige Rolle zu spielen.

Symptomatik und klinisches Bild
Kinder mit autosomal-rezessiven Zystennieren haben bilateral vergrößerte palpable Nieren, oft eine Hypertonie und rezidivierende Harnwegsinfekte. Bei älteren Kindern treten u. U. Komplikationen in den Vordergrund wie Ösophagusvarizenblutungen infolge portaler Hypertension.

Renale Symptome
Bei den Neugeborenen finden sich in den ersten Lebenswochen Symptome einer Hyponatriämie durch gestörte Nierenfunktion der Nieren. Zusätzlich treten Störungen wie eine eingeschränkte Konzentrationsfähigkeit der Nieren (max. Urin-Osmolalität unter 500 mosmol/kg) und eine metabolische Azidose auf. Rezidivierende Pyurien und eine progrediente Niereninsuffizienz prägen das klinische Bild.

Extrarenale Symptome
Eine arterielle Hypertonie findet sich auch schon bei normaler Nierenfunktion in über 75 % der Patienten.

Die Leberbeteiligung ist obligat und meist führend in der klinischen Problematik. Die Leberfunktion selber ist jedoch meist nur gering eingeschränkt (Hepatozyten nicht betroffen). Komplikationen wie bakterielle Cholangitis sind häufig.

Diagnostik
- Sonographisch vergrößerte Nieren von erhöhter Echogenität („pepper-and-salt"-Muster); negativer Ultraschallbefund bei den Eltern.
- Portale Hypertonie mit Ösophagusvarizen meist bei älteren Kindern; eine Leberbiopsie sichert die Diagnose.
- Klassischerweise leere Familienanamnese.
- Diagnosestellung im Kindesalter, in schweren Fällen bereits intrauterin durch Sonographie ab der 24. Schwangerschaftswoche (dann meist sehr eingeschränkte Prognose durch begleitende Lungen-Hypoplasie).

Unnötige Diagnostik: Nierenbiopsie, CT, MRT oder i.v. Urographie zur Diagnosesicherung.

Stellenwert der molekulargenetischen Diagnostik
Ein molekulargenetischer Mutationsnachweis ist meist nicht notwendig, da die klinische Diagnostik beweisend ist (Ultraschall!) [Boal 1980]. Eine pränatale Diagnose ist möglich durch Sonographie und bei negativem Ultraschallbefund der Eltern.

Ein molekulargenetischer Mutationsnachweis erscheint ggf. zur Prognoseabschätzung sinnvoll: Patienten mit zwei Mutationen, die zu einem verkürzten Genprodukt führen, zeigen einen sehr schweren Phänotyp (häufig perinataler oder neonataler Tod). Patienten mit mindestens einer „missense"-Mutation haben dagegen in der

Regel eine deutlich bessere Prognose (peri-/neonataler Tod extrem selten). Die Mutationsanalyse ist durch das sehr große Gen schwierig, ggf. durch mehrere Mikrosatelliten-Marker mittlerweile verbessert [Consugar 2005]. Der Mutationsnachweis gelingt derzeit aufgrund der Größe des Gens „nur" bei 70–80 % der Fälle. Eine direkte Sequenzierung ist kommerziell nicht erhältlich, sehr aufwändig und teuer. Die Mutationen sind fast immer compound heterozygot („doppelt heterozygot") verteilt.

Differenzialdiagnose
- Frühe Manifestation der autosomal-dominanten Zystennieren (PKD1-Mutationen, ▶ Tab. 12.3).
- Oligosymptomatische Syndrome (z.B. Meckel-Syndrom, Bardet-Biedl-Syndrom).

Tab. 12.3 Differenzialdiagnose zystischer Nierenerkrankungen bei Kindern

Polyzystische Nierenerkrankungen	Autosomal-dominante polyzystische Nierenerkrankung Autosomal-rezessive polyzystische Nierenerkrankung
Renale Dysplasien mit Zystenbildung	Mikrozystische Niere Zystische Dysplasie mit Obstruktion
Medulläre zystische Nierenerkrankungen	Nephronophthise Markschwammniere
Kortikale zystische Nierenerkrankungen	Glomeruläre Zysten Kortikale Mikrozysten mit interstitieller Nephritis
Renale Zysten bei Malformations-Syndromen	Z.B. Ehlers-Danlos-Syndrom, Trisomie 13, Trisomie 18, Trisomie 21
Einfache oder multilokale Zysten	
Andere Erkrankungen	Von-Hippel-Lindau-Syndrom Tuberöse Sklerose Erworbene zystische Degeneration der Niere

Therapie
Derzeit ist keine spezifische Therapie bekannt. Behandelt werden die Komplikationen der portalen Hypertension, respiratorischen Insuffizienz und Niereninsuffizienz. Eine antihypertensive Therapie ist oft erforderlich.

Nierenersatzverfahren und Transplantation
CAPD und Hämodialyse sind ohne Einschränkungen möglich. Erstrebenswert ist eine frühzeitige kombinierte Leber-Nieren-Transplantation.

Prognose
Die Kinder mit ARPKD und Lungen-Hypoplasie haben eine sehr eingeschränkte Prognose (wenige Monate), insbesondere, wenn eine maschinelle Beatmung erforderlich wird. Wenn sich die respiratorische Insuffizienz verbessern lässt, bessert sich oft auch die Nierenfunktion und die Gesamtprognose. Kinder, die die ersten Lebensmonate überleben, erreichen in über 80 % das 15. Lebensjahr: Patientenüberleben bei ARPKD mit 1 Jahr 85 %, mit 10 Jahren 82 %.

Die Nierenfunktion ist klassischerweise in den ersten Lebenswochen eingeschränkt, bessert sich dann in den ersten zwei Lebensjahren, bleibt dann über Jahre stabil und verschlechtert sich dann wieder bis zum Nierenversagen. Die terminale Niereninsuffizienz wird im Mittel mit 15 Jahren erreicht, selten auch vor dem 10. Lebensjahr oder erst im Erwachsenenalter. Das „Nierenüberleben" liegt mit 5 Jahren bei 86 %, mit 10 Jahren bei 71 % und mit 20 Lebensjahren bei 42 %.

Bei älteren Kindern, die die initiale pulmonale Problematik überlebt haben, bestimmt die Leberfibrose mit portaler Hypertension und deren Komplikationen meist die Prognose.

Nachsorge / Rehabilitation

Eltern eines Kindes mit ARPKD sollten eine fachärztliche humangenetische Beratung erhalten. Das Risiko für das Vollbild ARPKD für weitere Nachkommen liegt bei 25 %, 50 % werden Überträger.

Literatur

Boal DK, Teele RL: Sonography of infantile polycystic kidney disease. Am J Roentgenol 1980; 135(3):575–80.
Consugar MB, Anderson SA, Rossetti S, et al.: Haplotype analysis improves molecular diagnostics of autosomal recessive polycystic kidney disease. Am J Kidney Dis 2005; 45(1):77–87.
Guay-Woodford LM, Desmond RA: Autosomal recessive polycystic kidney disease: the clinical experience in North America. Pediatrics 2003; 111(5 Pt 1):1072–80.
Kaplan BS, Kaplan P, Rosenberg HK, et al.: Polycystic kidney diseases in childhood. J Pediatr 1989; 115(6):867–80.
Kissane JM: Renal cysts in pediatric patients. A classification and overview. Pediatr Nephrol 1990; 4(1):69–77.
Onuchic LF, Furu L, Nagasawa Y, et al.: PKHD1, the polycystic kidney and hepatic disease 1 gene, encodes a novel large protein containing multiple immunoglobulin-like plexin-transcription-factor domains and parallel beta-helix 1 repeats. Am J Hum Genet 2002; 70(5):1305–17.
Parfrey PS: Autosomal-recessive polycystic kidney disease. Kidney Int 2005; 67(4):1638–48.
Rizk D, Chapman AB: Cystic and inherited kidney diseases. Am J Kidney Dis 2003; 2(6):1305–17.
Shaikewitz ST, Chapman A: Autosomal recessive polycystic kidney disease: issues regarding the variability of clinical presentation. J Am Soc Nephrol 1993; 3(12):1858–62.
Ward CJ, Hogan MC, Rossetti S, et al.: The gene mutated in autosomal recessive polycystic kidney disease encodes a large, receptor-like protein. Nat Genet 2002; 30(3):259–69.
Zerres K, Mucher G, Bachner L, et al.: Mapping of the gene for autosomal recessive polycystic kidney disease (ARPKD) to chromosome 6p21-cen. Nat Genet 1994; 7(3):429–32.

MEDULLÄRE POLYZYSTISCHE NIERENERKRANKUNG

Definition

Autosomal-dominante Nierenerkrankung mit ähnlichem Phänotyp wie Nephronophthise, aber seltener (Inzidenz 1 : 1 000 000). Die Krankheitssymptome treten typischerweise später auf als bei der Nephronophthise (erst im jungen Erwachsenenalter): Die Diagnose erfolgt durch chronisches Nierenversagen bei unauffälligem Urinstatus und -sediment, einhergehend mit arterieller Hypertonie, rezidivierenden Gichtanfällen und einer positiven Familienanamnese bezüglich Nierenversagen. Die Erkrankung wird verursacht durch Mutationen in den MCKD1- und -2-Genen (▶ Tab. 12.2).

Die medulläre polyzystische Nierenerkrankung wird aufgrund des sehr ähnlichen Phänotyps mittlerweile zum Nephronophthise-Medulläre-Zystennieren-Disease-Komplex (NPH-MCKD-Komplex) gerechnet.

Ätiologie und Pathogenese
Das MCKD1-Gen wurde mittlerweile auf Chromosom 1q21 lokalisiert, aber noch nicht isoliert und charakterisiert. Mutationen im MCKD2-Gen (Uromodulin oder Tamm-Horsfall-Mykoprotein) verursachen den Typ 2. Ein dritter Lokus wird vermutet. Mutationen in dem MCKD2-Gen sind wahrscheinlich auch für die **familiäre juvenile hyperurikämische Nephropathie** verantwortlich.

Die Pathogenese ist ähnlich der Nephronophthise, mit medullären Zysten und einer diffusen tubulointerstitiellen Nephritis, jedoch ohne Verdickung der tubulären Basalmembran.

Symptomatik und klinisches Bild
- **Renale Symptome:** Die Symptome sind ähnlich der Nephronophthise, treten jedoch erst später auf → Terminales Nierenversagen typischerweise zwischen dem 20. und 60. Lebensjahr.
- **Extrarenale Symptome:** Die extrarenalen Symptome sind selten und gering ausgeprägt: Milde arterielle Hypertonie bei wenigen Patienten, Hyperurikämie und Gichtanfälle möglich. Mutationen im MCKD2-Gen führen häufiger zu extrarenalen Symptomen und führen durchschnittlich früher zum Nierenversagen.

Diagnostik
Die Diagnosestellung erweist sich oft als schwierig, da die klinischen Symptome gering und unspezifisch sind. Typischerweise finden sich isoliert erhöhte Retentionswerte (Kreatinin und Serum-Harnstoff). Die Diagnose ist letztlich nur durch Nierenbiopsie zu sichern (häufig Zufallsbefund bei Patienten, die unter der Verdachtsdiagnose Nephrosklerose oder chronische GN biopsiert wurden). Die Nierenbiopsie zeigt medulläre Zysten zusammen mit einer diffusen tubulointerstitiellen Nephritis ohne Verbreiterung der tubulären Basalmembranen. Sonographie und CT/NMR zeigen manchmal kleine medullär gelegene Zysten.

Stellenwert der molekulargenetischen Diagnostik
Die molekulargenetische Diagnostik hat einen geringen Stellenwert, da Mutationsanalyse für MCKD1-Mutationen nicht verfügbar ist. In großen Familien ist eine Linkage-Analyse möglich und sinnvoll (Chromosom 1q21).

Differenzialdiagnose
Die Differenzialdiagnose ist schwierig, da die klinischen Symptome gering und unspezifisch sind. Insbesondere schwierig bei MCKD1-Mutationen, da hier eine Mutationsanalyse noch nicht möglich ist.

Therapie
Derzeit ist keine spezifische Therapie bekannt. Die unspezifische Therapie beinhaltet die Therapie der Folgeerkrankungen bei chronischer Niereninsuffizienz.

Nierenersatzverfahren
Keine Einschränkungen.

Transplantation
Keine Rekurrenz der Erkrankung im Transplantat [Stavrou 2003].

12 Hereditäre Nephropathien

Prognose
Die Erkrankung führt praktisch immer zur terminalen Niereninsuffizienz (Median um 40 Jahre).
Nach Transplantation haben die Patienten eine gute Gesamtprognose wegen fehlender Rekurrenz der Erkrankung und auch aufgrund des durchschnittlich jungen Patientenalters [Stavrou 2003].

Nachsorge / Rehabilitation
Nach histologischer Diagnose bei einem Patienten sollte eine Familienuntersuchung und humangenetische Beratung erfolgen (häufig Familien mit über Generationen beschriebener chronischer Niereninsuffizienz unbekannter Genese).

Literatur
Burke JR, Inglis JA, Craswell PW, et al.: Juvenile nephronophthisis and medullary cystic disease – the same disease (report of a large family with medullary cystic disease associated with gout and epilepsy). Clin Nephrol 1982; 18(1):1–8.
Hart TC, Gorry MC, Hart PS, et al.: Mutations of the UMOD gene are responsible for medullary cystic kidney disease 2 and familial juvenile hyperuricaemic nephropathy. J Med Genet 2002; 39(12):882–92.
Hildebrandt F: Nephronophthisis-medullary cystic kidney disease. In: Pediatric Nephrology, 5th ed, Avner ED, Harmon WE, Eds, Lippincott Williams Wilkins, Baltimore, Maryland, 2004; p. 665.
Kiser RL, Wolf MT, Martin JL, et al.: Medullary cystic kidney disease type 1 in a large Native-American kindred. Am J Kidney Dis 2004; 44(4):611–7.
Scolari F, Caridi G, Rampoldi L, et al.: Uromodulin storage diseases: clinical aspects and mechanisms. Am J Kidney Dis 2004; 44(6):987–99.
Stavrou C, Koptides M, Tombazos C, et al.: Autosomal-dominant medullary cystic kidney disease type 1: clinical and molecular findings in six large Cypriot families. Kidney Int 2002; 62(4):1385–94.
Stavrou C, Deltas CC, Christophides TC, Pierides A: Outcome of kidney transplantation in autosomal dominant medullary cystic kidney disease type 1. Nephrol Dial Transplant 2003; 18(10):2165–9.

NEPHRONOPHTHISE

Definition
Autosomal-rezessive tubulointerstitielle Nephropathie mit Aufsplitterungen und Verdickung der tubulären Basalmembranen, tubulointerstitieller Fibrose, Zystenbildung an der Mark-Rinden-Grenze der Nieren und extrarenalen Symptomen (Hirn, Knochen, Leber). Häufige genetische Ursache für terminales Nierenversagen in den ersten beiden Lebensdekaden (2,5–15 % der dialysepflichtigen Kinder).

Nach Erkrankungsalter und betroffenem Gen unterschieden in infantile, juvenile und adulte Form. Häufigkeit 1 : 100 000, Geschlechterverteilung gleich.

Ätiologie und Pathogenese
Gegenwärtig sind Mutationen in fünf verschiedenen Genen beschrieben (NPHP1–5, ▸ Tab. 12.2). NPHP1 und 4 sind mit der juvenilen Form, NPHP2 mit der infantilen, NPHP3 mit der adulten Form assoziiert. Mutationen im NPHP5-Gen führen zur retinalen Degeneration (Leber) und zum Senior-Loken-Syndrom (▸ unten).
- NPHP1 kodiert für Nephrocystin, dem eine wichtige Rolle in Zell-Matrix-Interaktionen zugeschrieben wird. In ca. 85 % der Patienten werden homozygote Deletionen im Nephrocystin gefunden, in 15 % heterozygote Deletionen in beiden

Allelen (compound heterozygot). Mutationen im NPHP1-Gen sind assoziiert mit Retinitis pigmentosa, okulomotorischer Apraxie oder dem Jourbert-Syndrom.
- NPHP2 kodiert für Inversin. Mutationen im Inversin führen zur chronischen tubulointerstitiellen Nephritis mit kortikalen Mikrozysten ohne Verdickung der tubulären Basalmembran.
- Mutationen im NPHP3-Gen verursachen die adulte Form und können mit einer retinalen Degeneration einhergehen.
- NPHP4 kodiert für das Protein Nephrocystin-4, das mit Nephrocystin interagiert.
- Mutationen im NPHP5-Gen können mit dem Senior-Loken-Syndrom vergesellschaftet sein.

Die genaue Rolle der Nephrocystine ist nicht geklärt. Die Nephrocystine 1–5 sind an den Zilien der Tubulusepithelien der Niere lokalisiert. Die Nephrocystine interagieren untereinander und sind für den Zell-Zell- und Zell-Matrix-Signalweg von Bedeutung. Ähnlich wie bei der autosomal-dominanten polyzystischen Nierenerkrankung scheint die intakte bzw. defekte Zilienfunktion an der Bildung von Zysten beteiligt zu sein. Ebenso sind Zilienmutationen gehäuft mit Achsenmutationen (Situs inversus) vergesellschaftet.

Symptomatik und klinisches Bild
- **Renale Symptome:** Die renale Symptomatik ist geprägt durch den Tubulusschaden und die daraus resultierenden Defekte in der Konzentrationsfähigkeit des Urins und der Natrium-Ausscheidung. Die Symptome können bereits in den ersten Lebensjahren beginnen: Polyurie und Polydipsie, Wachstumsdefizite. Der Wasserhaushalt ist unter normaler Kochsalzzufuhr ausgeglichen, kann aber bei Durchfall oder Dursten leicht ins Ungleichgewicht geraten. Der Nierenschaden schreitet in der Regel bis hin zur Dialysepflichtigkeit vor dem 20. Lebensjahr (Median 13 Jahre) fort.
- **Extrarenale Symptome:**
  - **Senior-Loken-Syndrom:** Retinale Degeneration mit Nephronophthise. Vorkommen bei ca. 10 % der Patienten, verursacht durch Mutationen auf Chromosom 3q22 (Nähe von NPHP3-Gen). Das Genprodukt scheint in den Zilien der Photorezeptoren lokalisiert und kann auch zur **Retinitis pigmentosa** führen [Senior 1961, Loken 1961].
  - **Kongenitale Amaurose (Leber):** Die betroffenen Kinder sind von Geburt an blind und entwickeln eine Retinitis pigmentosa.
  - Weitere Symptome der Nephronophthise können sein: Katarakt, Amblyopie, Kolobome oder Nystagmus. Möglich: Zerebrale Beteiligung, die zur **geistigen Retardierung** und **zerebellärer Ataxie** führt.
  - Einzelne **Knochendefekte** und **Leberbeteiligung** (Hepatosplenomegalie, portale Fibrose, mäßiggradige Gallengangsproliferation) sind beschrieben.

Diagnostik
Die klinische Symptomatik ist unspezifisch. Die Urinanalyse ist nicht wegweisend.
- Familienanamnese.
- Polyurie mit eingeschränkter Konzentrationsfähigkeit des Urins.
- Normale Urinanalyse.
- Sonographisch normal große Nieren, verwaschene Mark-Rinden-Grenze.
- Im Spiral-CT kleine Zysten (5 mm) [Elzouki 1996].

- Nierenhistologie: Schwerer tubulärer Schaden; atrophische Tubuli mit dicker tubulärer Basalmembran, ebenso dilatierte und kollabierte Tubuli.

Stellenwert der molekulargenetischen Diagnostik
In 70 % der Patienten können Mutationen im NPHP1-Gen nachgewiesen werden, dort klassischerweise große homozygote Deletionen (250 kb), die mit Gensonden entdeckt werden können. Bei Mutationsnachweis ist eine Nierenbiopsie nicht mehr notwendig.

Differenzialdiagnose
Ein chronisches Nierenversagen und parallel dazu eine relativ blande Urinanalyse ist bei Kindern auch möglich bei:
- Refluxnephropathie.
- Renaler Obstruktion.
- Polyzystischen Nierenerkrankungen.
- Medullären Zystennieren.
- Alle diese Differenzialdiagnosen sind sonographisch auszuschließen.

Therapie
Derzeit ist keine spezifische Therapie bekannt. Eine symptomatische Therapie erfolgt durch Korrektur des Salz-Wasser-Haushaltes.

Nierenersatzverfahren
Alle Verfahren sind ohne Einschränkungen möglich.

Transplantation
Keine Rekurrenz im Transplantat. Auch aufgrund des jungen Patientenalters ist ein überdurchschnittlich gutes Transplantatüberleben beschrieben.

Prognose
Eine schnelle Nierentransplantation scheint bei betroffenen Kindern erstrebenswert.

Nachsorge / Rehabilitation
Eine „kurative" Therapie ist durch Nierentransplantation mit guten Langzeitergebnissen möglich. Eine humangenetische Familienberatung wird empfohlen.

Literatur

Burke JR, Inglis JA, Craswell PW, et al.: Juvenile nephronophthisis and medullary cystic disease – the same disease (report of a large family with medullary cystic disease associated with gout and epilepsy). Clin Nephrol 1982; 18(1):1–8.

Hildebrandt F, Otto E, Rensing C, et al.: A novel gene encoding an SH3 domain protein is mutated in nephronophthisis type 1. Nat Genet 1997; 17(2):149–53.

Hildebrandt F: Nephronophthisis-medullary cystic kidney disease. In: Pediatric Nephrology, 5th ed, Avner, ED, Harmon, WE, Eds, Lippincott Williams Wilkins, Baltimore, Maryland, 2004; p. 665.

Levy M, Feingold J: Estimating prevalence in single-gene kidney diseases progressing to renal failure. Kidney Int 2002; 58(3):925–43.

Mollet G, Salomon R, Gribouval O, et al.: The gene mutated in juvenile nephronophthisis type 4 encodes a novel protein that interacts with nephrocystin. Nat Genet 2002; 32(2):300–5.

Olbrich H, Fliegauf M, Hoefele J, et al.: Mutations in a novel gene, NPHP3, cause adolescent nephronophthisis, tapeto-retinal degeneration and hepatic fibrosis. Nat Genet 2003; 34(4):455–9.

Otto EA, Loeys B, Khanna H, et al.: Nephrocystin-5, a ciliary IQ domain protein, is mutated in Senior-Loken syndrome and interacts with RPGR and calmodulin. Nat Genet 2005; 37(3):282–8.
Otto EA, Schermer B, Obara T, et al.: Mutations in INVS encoding inversin cause nephronophthisis type 2, linking renal cystic disease to the function of primary cilia and left-right axis determination. Nat Genet 2003; 34(4):413–20.
Watnick T, Germino G: From cilia to cyst. Nat Genet 2003; 34:355.

12.3.2 Hereditäre Erkrankungen der glomerulären Basalmembran

ALPORT-SYNDROM

Definition

Das Alport-Syndrom ist eine progressive hereditäre Typ-IV-Kollagenerkrankung mit Mikrohämaturie, typischen histologischen Veränderungen der glomerulären Basalmembran (Verdickung und Aufsplitterung), mit Innenohrschwerhörigkeit (60–80 %) und Augenveränderungen (25–40 %). In 80–85 % findet sich ein X-chromosomaler Erbgang (COL4A5-Gen), autosomal-rezessiv in 10–15 % (COL4A3- und COL4A4-Gene). Die Genfrequenz beträgt ca. 1 : 5 000. Aufgrund der Verteilung des Typ-IV-Kollagens sind die glomeruläre Basalmembran sowie das Innenohr und die Augenlinse betroffen.

Heterozygote Überträger des autosomal-rezessiven Alport-Syndroms (fast 1 % der Gesamtbevölkerung) haben eine familiäre benigne Hämaturie (▶ unten). Das Alport-Syndrom und die familiäre benigne Hämaturie werden deshalb mittlerweile als erbliche Typ-IV-Kollagen-Erkrankungen gleicher Entität eingestuft (▶ Tab. 12.4) [Mochizuki 1994, Longo 2002, Torra 2004].

Tab. 12.4 Aktueller Stand der wichtigsten molekulargenetischen Erkenntnisse bei erblichen Typ-IV-Kollagen-Erkrankungen (Alport-Syndrom und familiäre benigne Hämaturie)

Krankheit	Erbgang	Symptomatik	Genort	Symbol, Genprodukt
Alport-Syndrom	X.-d.	Nephritis, Innenohrschwerhörigkeit, Augenveränderungen	Xq22	COL4A5, α5(IV)-Kollagen
	a.-r.		2q35–36	COL4A3 / COL4A4, α3 / 4(IV)-Kollagen (homozygot oder compound heterozygot)
Mit Leiomyomatose	X.-d.		Xq22	COL4A5 und COL4A6
Familiäre benigne Hämaturie	a.-d.	Thin basement membrane disease mit Hämaturie, selten Niereninsuffizienz	2q35–36	COL4A3 / COL4A4, α3 / 4(IV)-Kollagen (heterozygot)

Ätiologie und Pathogenese

Die Vererbung des Alport-Syndroms erfolgt in über 85 % der Fälle X-chromosomal. In 10–15 % scheint durch die frühe schwere Erkrankung bei Frauen und durch Vererbung von Vater auf Sohn jedoch ein autosomaler Erbgang wahrscheinlich. Je nach Größe der Population bzw. Grad der Blutsverwandtschaft wird die Prävalenz des X-chromosomalen Alport-Syndroms auf 1 : 5 000 (Utah, USA) bis 1 : 10 000 geschätzt. 1–2 % der Patienten mit dialysepflichtiger Niereninsuffizienz sind am Alport-Syndrom erkrankt. Möglicherweise ist die Prävalenz im Dialysekollektiv größer, da nach eigenen Analysen zahlreiche Patienten bei nicht vorhandener Elektronenmikroskopie als membranoproliferative Glomerulonephritis fehlgedeutet werden. Das Alport-Syndrom ist demzufolge nach der Zystennierenkrankheit die zweithäufigste erbliche Ursache einer terminalen Niereninsuffizienz. Die Prävalenz des autosomal-rezessiven Alport-Syndroms liegt bei 1 : 50 000. Bei vermutlich ausschließlich rezessivem Erbgang beträgt die Heterozygotenhäufigkeit für Mutationen im COL4A3- oder COL4A4-Gen unter 1 : 120. Die Anzahl der Neumutationen liegt beim X-chromosomalen und autosomal-rezessiven Alport-Syndrom bei 15 % (▶ Tab. 12.5).

Tab. 12.5 Diagnosekriterien Alport-Syndrom und familiäre benigne Hämaturie

Diagnosekriterien Alport-Syndrom		Häufigkeit der Symptome	
1	Pos. Familienanamnese (Hämaturie) mit / ohne Progression zu terminalem Nierenversagen	Familienanamnese	85 %
		Hämaturie	100 %
2	Progrediente Innenohrschwerhörigkeit		75 %
3	Augenveränderungen (Lentikonus, Fundus albipunctatus)		20–45 %
4	Charakteristische ultrastrukturelle Veränderungen der glomerulären Basalmembran. Aufsplitterung / Lamellierung, Verdickung, Verdünnung.		100 %
Neue Kriterien	Diffuse Leiomyomatose des Ösophagus		1–2 %
	COL4A5-, COL4A3 / A4-Mutationen	Nachweisbar in	40–70 %
Diagnosekriterien familiäre benigne Hämaturie		Häufigkeit der Symptome	
1	Pos. Familienanamnese (Hämaturie)		> 90 %
	Mit Progression zu terminalem Nierenversagen		5–15 %
2	Innenohrschwerhörigkeit		5–15 %
3	Augenveränderungen (Lentikonus, Fundus albipunctatus)		< 5 %
4	Charakt. ultrastrukturelle Veränderungen der glom. Basalmembran. Aufsplitterung und Verdünnung		100 %
Neue Kriterien	COL4A3-, COL4A4-Mutationen bzw. Linkage		> 50 %

Grundbaustein des Typ-IV-Kollagen-Netzwerkes ist ein aus jeweils drei der sechs α-Ketten bestehendes Molekül (Monomer). Jeweils zwei Moleküle treten am C-terminalen Ende über die evolutionär hochkonservierte NC1 Domäne („non-collagenous") zusammen (Dimer, ▶ Abb. 12.3).

12.3 Klinik einzelner hereditärer Nierenerkrankungen

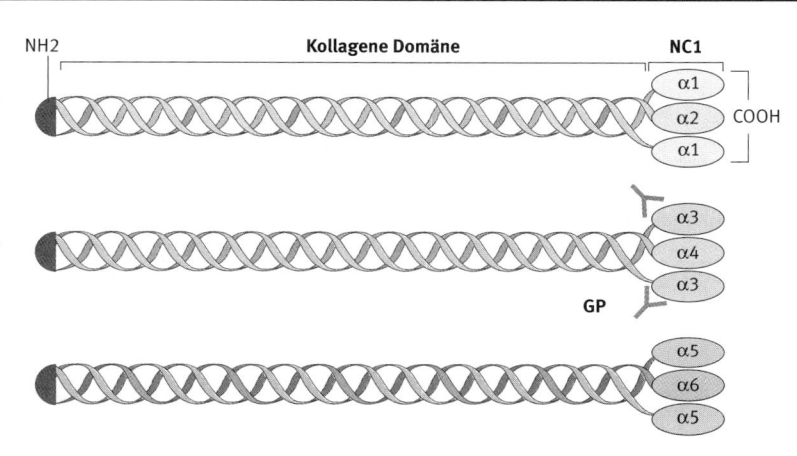

Abb. 12.3 Dreidimensionale Struktur des Typ-IV-Kollagens. GP steht für Goodpasture-Epitop (NC1-Domäne der α3-Kette des Typ-IV-Kollagens, kryptisches Epitop)

Die α1-/α1-/α2- und α3-/α4-/α5-Netzwerke bestehen separat nebeneinander und sind durch Interaktionen von NC1 End-zu-End verbunden. Das dadurch entstandene Kollagen-Netzwerk wird weiter verdrillt und durch Disulfidbrücken zusätzlich stabilisiert. Neben der NC1-Domäne besteht das Typ-IV-Kollagen aus einem sehr langen Kollagenschwanz. Die einzigartige Tripel-Helix-Struktur dieses Schwanzes wird durch eine spezielle Aminosäurensequenz ermöglicht: Jede dritte Aminosäure ist Glycin. Nur Glycin passt als kleinste Aminosäure in die inneren Windungen der Tripel-Helix. Durch Abknicken der Tripel-Helix-Struktur (Glycin-Mutationen) oder Verkürzung des Genproduktes (premature stop codon, größere Deletionen, nonsense-Mutationen) kommt es zum defekten dreidimensionalen extrazellulären Aufbau der Basalmembran mit Aufsplitterungen und Lamellierungen der GBM (▶ Abb. 12.4).

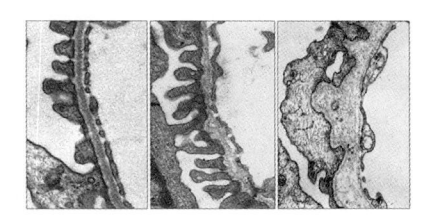

Abb. 12.4 Gestörter Aufbau der glomerulären Basalmembran bei hereditären Typ-IV-Kollagen-Erkrankungen: Links normaler dreischichtiger Aufbau der Basalmembran. Mitte mit teils verdünnter Basalmembran, teils beginnender Aufsplitterung (Patient mit frühem Alport-Syndrom oder familiärer benigner Hämaturie). Rechts Spätform des Alport-Syndroms mit verdickter glomerulärer Basalmembran mit Einlagerung von fibrillärem Narbenkollagen und verlorener Podozytenarchitektur

Als Ersatz für die defekten α3-α5(IV)-Ketten werden α1- und α2(IV)-Ketten eingebaut. Die einzelnen Schritte in der Pathogenese von der defekten glomerulären Basalmembran zur Vernarbung und Untergang der Nephrone, die letztlich zur terminalen Niereninsuffizienz führen, sind derzeit jedoch noch ungeklärt.

Über 300 in der Literatur beschriebene Mutationen erlauben beim Alport-Syndrom erste Aussagen über die Beziehungen zwischen Genotyp und Phänotyp: Mutationen, welche „lediglich" die Proteinstruktur verändern (in frame-, missense-Mutationen), führen zu einer milderen Verlaufsform der Erkrankung als Mutationen, die eine Verkürzung des Proteins (frameshift-, nonsense-, large rearrangement-Mutationen) bewirken (▶ Tab. 12.6 und Abb. 12.5). Letztere Mutationen führen fast ausschließlich zur juvenilen Verlaufsform des Alport-Syndroms mit einem Durchschnittsalter bei Erreichen der terminalen Niereninsuffizienz von unter 20 Jahren. Die Alport-Patienten mit veränderter Proteinstruktur erreichen hingegen erst später die terminale Niereninsuffizienz (ca. 25 Jahre) und leiden seltener an Innenohrschwerhörigkeit und Augenveränderungen.

Tab. 12.6 Molekulargenetische Charakteristika in Korrelation zum Zeitpunkt des terminalen Nierenversagens (TNI) und Anzahl der De-novo-Mutationen beim X-chromosomalen, autosomal-rezessiven (AR) und autosomal-dominanten (AD) Alport-Syndrom und der familiären benignen Hämaturie (FBH)

Krankheit	Gen	Mutationsart	Häufigkeit	TNI (juvenil)	De novo
X-Alport	COL4A5	GlyXY-Missense	40 %	66 %	5,5 %
		Frameshift	20 %	> 95 %	(10–)15 %
		Large rearrangements	15 %	> 95 %	(10–)15 %
		Nonsense	7,5 %	> 95 %	(10–)15 %
		Donor splice site	7,5 %	> 95 %	(10–)15 %
		Acceptor splice site	7,5 %	63 %	(10–)15 %
		In frame	2,5 %	> 80 %	nd
X-Alport und Leiomyomatose	COL4A5 und COL4A6	5'Deletion	< 2 %	> 95 %	nd
AR-Alport	COL4A3	Insertion, Frameshift, Nonsense	nd	> 95 %	nd
	COL4A4	Deletion, Nonsense, Missense	nd	> 95 %	nd
AD-Alport	?				
FBH	COL4A4 / COL4A3	Deletion, Missense	nd	< 10 % (adulte Form)	nd
nd: No data					

Eine Sonderstellung nehmen die Glycin-Substitutionen ein. Sie sind mit Abstand die häufigsten Mutationen (▶ Tab. 12.6) und führen vermutlich zu einem Abknicken der Tripel-Helix-Struktur des Typ-IV-Kollagens. Je weiter in Richtung des N-terminalen Endes die Mutation liegt, desto milder erscheint die Verlaufsform der Erkrankung. Bei Mutationen im Bereich der Exons 1–20 erreichen die betroffenen Patienten durchschnittlich erst mit über 30 Jahren die terminale Niereninsuffizienz. Dieser zum Teil deutlich mildere klinische Verlauf erklärt auch die hohe Anzahl der Glycin-Mutationen bei vergleichsweise geringer Neumutationsrate (5,5 % Glycin-Mutationen versus 13,9 % alle anderen Mutationen): Die Patienten erkranken erst nach ihrer Reproduktionsphase an der terminalen Niereninsuffizienz und können die Mutation so weitervererben, während die Patienten mit einer verkürzten α-Kette durchschnittlich über 10 Jahre früher dialysepflichtig werden (▶ Abb. 12.5).

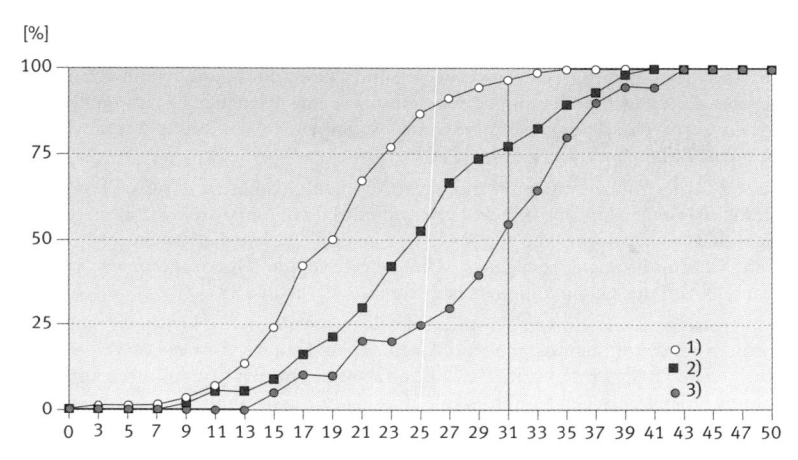

12.3 Klinik einzelner hereditärer Nierenerkrankungen

Abb. 12.5 Altersbezogenes kumulatives Erreichen der terminalen Niereninsuffizienz bei männlichen Alport-Patienten mit X-chromosomalem Erbgang in Abhängigkeit von der Art der pathogenen Mutation
1) Verkürztes Protein (frameshift, nonsense, rearrangement-Mutationen)
2) Verändertes Protein (inframe Mutationen)
3) Leicht verändertes Protein (Glyzin-Mutationen Exon 1–20)

Auf diese Weise erweitert die Kenntnis der pathogenen Mutation die humangenetischen Beratungsmöglichkeiten mit Aussagen über den wahrscheinlichen klinischen Verlauf der Nierenerkrankung und die Wahrscheinlichkeit von extrarenalen Symptomen, noch bevor die ersten Stigmata der Erkrankung klinisch auffällig werden. Die molekulargenetische Diagnostik kann aufgrund des sicheren Zusammenhangs zwischen pathogener Mutation und Krankheitsverlauf den betroffenen (Klein-)Kindern unter Umständen eine Nierenbiopsie ersparen.

Symptomatik und klinisches Bild

✓ **DIE HEUTE GÜLTIGEN DIAGNOSEKRITERIEN DES ALPORT-SYNDROMS UMFASSEN:**
- Hämaturie.
- Positive Familienanamnese (bezüglich Hämaturie und / oder Niereninsuffizienz).
- Innenohrschwerhörigkeit.
- Augenveränderungen.

Zur Diagnosestellung werden drei von vier Kriterien gefordert: Erfüllt ein Patient 3 von 4 Diagnosekriterien, ist die Diagnose auch ohne Nierenbiopsie und ohne molekulargenetische Untersuchung zu über 90 % sicher. Als harte Diagnosekriterien gelten zusätzlich charakteristische ultrastrukturelle Veränderungen der glomerulären Basalmembran (Nierenbiopsie ▶ Abb. 12.4) und der Nachweis von Mutationen in den Alport-Genen COL4A3, COL4A4 und COL4A5.

Bei unterschiedlicher Penetranz der einzelnen Symptome ist die Krankheit phänotypisch heterogen. Dies erschwert insbesondere bei jungen Patienten mit noch wenigen Symptomen eine sichere Diagnosestellung allein anhand der klinischen

12 Hereditäre Nephropathien

Symptomatik. Histologisch lassen sich hauptsächlich Veränderungen im Bereich der glomerulären Basalmembran (GBM) nachweisen. Die typische trilaminäre Struktur der GBM mit einer zentralen Lamina densa und zwei Laminae rarae ist zerstört. Im Bereich der Lamina densa imponiert eine netzartige bis korbgeflechtartige Strukturveränderung der insgesamt verdickten (in der Frühphase auch verdünnten) Basalmembran (▸ Abb. 12.4).

Bei < 2 % der Alport-Patienten tritt zusätzlich **Leiomyomatose des Ösophagus** mit Schluckstörungen auf. Ein Alport-Syndrom mit Leiomyomatose wird immer verursacht durch Mutationen, die vom COL4A5 in das COL4A6-Gen hineinreichen (immer X-chromosomaler Erbgang). Die heterozygoten Überträgerinnen können ebenfalls von der Leiomyomatose betroffen sein [Dahan 1995].

Das typische, meist einzige Symptom des heterozygoten Merkmalsträgers des X-chromosomalen und autosomal-rezessiven Alport-Syndroms ist die (Mikro-)Hämaturie, seltener die Proteinurie. Die Mikrohämaturie ist den Konduktoren aufgrund der fehlenden klinischen Symptomatik oft nicht bewusst, ist aber ein mit dem Urin-Stix leicht festzustellendes, wichtiges Diagnosekriterium. 10–25 % haben eine intermittierende Makrohämaturie oder Innenohrschwerhörigkeit. Augenveränderungen wie Lentikonus sind selten (▸ Tab. 12.5).

Diagnostik

- Eingehende Familienanamnese (Überträgerinnen mit Mikrohämaturie).
- Nierenbiopsie mit Elektronenmikroskopie (ersatzweise molekulargenetische Untersuchung).
- Audiometrie (Innenohrschwerhörigkeit v. a. im Hochtonbereich).
- Augenärztliche Untersuchung (Fundoskopie und Spaltlampenuntersuchung).

Unnötige Diagnostik: Der Stellenwert der **Hautbiopsie** mit immunhistochemischer Charakterisierung der epidermalen Basalmembran mit den in der Haut aberrant vorkommenden α3–5(IV)-Ketten ist umstritten. Das Fehlen der α(IV)-Ketten bzw. ein mosaikartiges Auftreten bei heterozygoten Anlageträgerinnen gilt heute als Hinweis, jedoch nicht als Beweis für das Vorliegen eines Alport-Syndroms. Bei deutlich mehr als 50 % der Patienten mit molekulargenetisch nachgewiesenem Alport-Syndrom sind die α(IV)-Ketten immunhistochemisch jedoch nachzuweisen, da das Genprodukt nur mit kleinen Strukturfehlern behaftet ist. Die hohe Anzahl an missense-Mutationen, die zu einem nur leicht veränderten Genprodukt führen, erklärt die niedrige Sensibilität der Immunhistochemie von unter 50 %. Insbesondere bei der Diagnostik von heterozygoten Anlageträgerinnen scheint deshalb die hohe Rate an falsch positiven und falsch negativen Ergebnissen für den Kliniker nicht akzeptabel. Die Hautbiopsie wird daher in Deutschland zur Diagnosestellung nicht empfohlen. Sie ist dennoch wissenschaftlich interessant, ohne aber die Diagnose Alport-Syndrom so zu sichern, dass der Nephrologe in unklaren Fällen auf eine Nierenbiopsie oder molekulargenetische Untersuchung verzichten kann.

Stellenwert der molekulargenetischen Diagnostik

Mittlerweile sind über 300 Mutationen in den Alport-Genen in der Literatur beschrieben. Die Mutationen verteilen sich über das gesamte Gen und reichen von Punktmutationen bis hin zu größeren Deletionen (▸ Tab. 12.4 und 12.6).

Die COL4A3-, -4- und -5-Gene bestehen aus 51 (52) Exons von insgesamt über 5 kb und erstrecken sich auf fast 250 kb genomische DNA. Da die Mutationen zufällig über das gesamte Gen verteilt sind, stellt die Mutationssuche einen großen zeitlichen und finanziellen Aufwand dar. Deutschland bietet als einziges Zentrum weltweit eine Routinediagnostik in den X-chromosomalen und autosomalen Alport-Genen innerhalb von 8 Wochen an (www.moldiag.de oder www.alport.de).

> ✓ Die molekulargenetische Diagnostik bei Kindern mit Verdacht auf Alport-Syndrom ist in Deutschland professionell möglich, aber teuer. Aufgrund der bei gesicherter Diagnose sich ergebenden Therapieoption ist diese Diagnostik bei klarer Fragestellung (Kinder mit Verdacht auf Alport, Familienberatungen, Kinderwunsch) sinnvoll und wird dann auch von den Krankenkassen übernommen.

Bei bekannter Mutation kann die Untersuchung weiterer Familienmitglieder innerhalb weniger Tage erfolgen. Der Anteil von Neumutationen (10–15 %) ist zu berücksichtigen. Eine humangenetische Beratung jeder Alport-Familie wird empfohlen, da oft die bloße Kenntnis des Erbgangs mit Vererbungsregeln und die einfache Diagnostik der asymptomatischen Carrier mittels Urin-Stix den betroffenen Familienmitgliedern die unbegründete Furcht vor nierenkranken Nachkommen zu nehmen vermag. Laienhafte falsche Beratungen haben bereits zu Abtreibungen bis hin zu Sterilisationen bei teilweise sogar nicht erblichen Nierenerkrankungen geführt.

> ❗ Die frühe molekulargenetische Diagnose kann betroffenen Kindern die Nierenbiopsie ersparen und ist wichtig für die frühzeitige nephroprotektive medikamentöse Therapie.

Differenzialdiagnose
- Glomeruläre Erkrankungen mit familiärer Disposition, wie z. B. IgA-Nephropathie.
- Thin basement disease (familiäre benigne Hämaturie, heterozygote Typ-IV-Kollagenerkrankung, ▶ unten). Ist klinisch und elektronenmikroskopisch nicht vom frühen Alport-Syndrom zu unterscheiden.

Schwangerschaft
Die Nierenfunktion kann sich auch bei asymptomatischen heterozygoten Überträgerinnen mit Hämaturie in der Schwangerschaft verschlechtern, ebenso die Proteinurie (wenn vorhanden). Auch die Inzidenz an Hypertonie ist erhöht und damit treten auch gehäuft Risikoschwangerschaften auf. Evtl. pränatale Diagnostik nach ausführlicher humangenetischer Beratung.

Therapie
Zurzeit hat keine medikamentöse Therapie beim Menschen einen nachgewiesenen Einfluss auf die Schwere der Erkrankung und deren Verlauf. Tierexperimentelle Daten zeigen Erfolg versprechende Daten zur präemptiven Therapie mit ACE-Hemmern, AT1-Antagonisten und mit CSE-Hemmern. Die frühe Ramipril-Therapie verzögerte die Nierenfibrose um mehr als 100 % (▶ Tab. 12.7). Diese nephroprotektive Wirkung ist entscheidend abhängig vom Zeitpunkt des Beginns der Therapie. Für den AT1-Antagonisten und den CSE-Hemmer konnte ebenfalls eine – allerdings geringer ausgeprägte – nephroprotektive und antifibrotische Wirkung bei Alport-Mäusen nachgewiesen werden (▶ Tab. 12.7).

Die Daten aus dem Tiermodell deuten darauf hin, dass auch beim Menschen die präemptive Therapie mit Ramipril das Auftreten des Nierenversagens um mehr als

10 Jahre hinauszögern kann. Eine frühe Diagnosestellung mit Hilfe der Molekulargenetik und eine entsprechend frühe präemptive Therapie vor dem Auftreten der Proteinurie bei Kindern mit Alport-Syndrom erscheinen anhand dieser Daten sehr wichtig.

> ✓ Therapieempfehlung (Empfehlungsgrad D) bei Kindern mit Alport-Syndrom mit **gesicherter** Diagnose: Ramipril in hoher Dosierung (bis 5 mg bzw. 0,1 mg/kg KG) ab dem Grundschulalter noch vor Auftreten der Proteinurie unter strenger **kindernephrologischer Überwachung** als individueller Heilversuch (Studie am Menschen läuft zurzeit, Informationen unter www.alport.de).

Alternativ kann ein AT1-Antagonist gegeben werden, allerdings nur, wenn die Nebenwirkungen von Ramipril dies erforderlich machen, er ist weniger wirksam. Bei großer Proteinurie mit Dyslipoproteinämie sollte aufgrund der antifibrotischen Eigenschaften zusätzlich die Gabe eines Statins erwogen werden. Die Eltern der Kinder sollten über ein erhöhtes Risiko des akuten Nierenversagens unter ACE-Hemmung bei gleichzeitig bestehenden Durchfallerkrankungen und von Rhabdomyolysen unter Statintherapie informiert werden. Diese Therapieempfehlung beruht ausschließlich auf tierexperimentellen Daten. Nach der aktuellen Studienlage beim Menschen reduziert der ACE-Hemmer die Proteinurie deutlich, ob er auch das Nierenversagen verzögert, ist derzeit noch offen.

Eine europäische Studie zur ACE-Hemmer-Therapie beim Alport-Syndrom unter deutscher Führung wird in den nächsten Jahren eine bessere Therapieempfehlung ermöglichen (Kontakt über: www.alport.de).

Gegenwärtig werden am Alport-Tiermodell die nephroprotektiven und antifibrotischen Eigenschaften von Vasopeptidase-Inhibitoren, Endothelin- und Chemokinrezeptorantagonisten sowie von Stammzellen untersucht. Die Möglichkeiten einer Gen-Therapie oder Stammzelltherapie stoßen noch auf Grenzen.

Tab. 12.7 Therapieoptionen bei Patienten mit Alport-Syndrom. Fett gedruckt sind die beim Menschen zugelassenen Medikamente

Therapie	Reduktion der Proteinurie		Verzögerung des Nierenversagens		Einfluss auf Fibrose		Therapiebeginn
	Mensch	Maus	Mensch	Maus	Mensch	Maus	Mensch
ACE-Hemmer (1, 2)	> 50 % (B)	> 50 % (A)	> 50 % (D)	> 100 % (A)	Deutlich (D)	Deutlich (A)	Hämaturie*
AT1-Antagonist (3)	> 50 % (D)	> 50 % (A)	25 % (D)	40 % (A)	Mittel (D)	Mittel (A)	Hämaturie*
CSE-Hemmer (4)	> 25 % (D)	> 30 % (A)	25 % (D)	30 % (A)	Mittel (D)	Mittel (A)	Nephr. Syndrom
Vasopeptidaseinhibitor (5)	> 50 % (D)	> 50 % (A)	> 50 % (D)	> 140 % (A)	Deutlich (D)	Deutlich (A)	Hämaturie*
TGFb-Antagonist (6)	nd	Schwach (A)	nd	Schwach (A)	Deutlich (D)	Deutlich (A)	nd**
Gen-Therapie (7, 8)	nd	> 90 % (A)	nd	> 50 % (A)	nd	nd	nd

Tab. 12.7 Therapieoptionen bei Patienten mit Alport-Syndrom. Fett gedruckt sind die beim Menschen zugelassenen Medikamente *(Forts.)*

Therapie	Reduktion der Proteinurie		Verzögerung des Nierenversagens		Einfluss auf Fibrose		Therapiebeginn
	Mensch	Maus	Mensch	Maus	Mensch	Maus	Mensch
Stammzell-Therapie (9)	nd	ns (A)	nd	ns (A)	nd	Mittel (A)	Nephr. Syndrom
Endothelinrezeptor (10)	nd	> 30 % (A)	nd	> 30 % (A)	nd	Mittel (A)	Hämaturie
Chemokinrezeptor (11)	nd	> 30 % (A)	nd	> 30 % (A)	nd	Mittel (A)	Nephr. Syndrom
Kollagenrezeptor (12)	nd	> 30 % (A)	nd	> 30 % (A)	nd	Mittel (A)	Hämaturie

* Vor Beginn der Proteinurie
** Medikament noch nicht zugelassen
A: Placebokontrollierte Studie
B: Kontrollierte Studie
D: Expertenmeinung
nd: No data
ns: Nicht signifikant

Literatur
1 Adler et al. BMC Nephrology 2002; 2
2 Gross et al. Kidney Int 2003; 438–446
3 Gross et al. Nephrol Dial Transplant 2004; 1716–23
4 Koepke et al.Nephrol Dial Transplant 2007
5 Gross et al. Kidney Int. 2005; 456–463
6 Cosgrove et al. Am J Pathol 2000; 1649–59
7 Tryggvason et al. Kidney Int; 1997; 51:1493–9
8 Heidret et al. Am J Pathol 2003: 163:1633–44
9 Ninichuk et al. Kidney Int 2006
10 Licht et al. GfN (abstract) 2004, 2005
11 Ninichuk et al. J Am Soc Nephrol 2005; 977–85
12 Gross et al. GfN (abstract) 2005

Nierenersatzverfahren
Alle Verfahren sind ohne Einschränkungen möglich. Eine frühzeitige Transplantation sollte angestrebt werden.

Transplantation
Das Überleben des Nierentransplantates bei Alport-Patienten ist vom Genotyp unabhängig. Von 191 in Europa transplantierten Patienten entwickelten weniger als 3 % eine anti-GBM-Nephritis, die zum schnellen Transplantat-Verlust führte (unveröffentlichte Daten). Welche Patienten eine Transplantat-GBM-Nephritis entwickeln, ist ungeklärt. Möglicherweise entscheiden allo-antigenreaktive T-Zellen darüber, ob sich bei der hohen Sequenzhomologie der α-Ketten des Typ-IV-Kollagens eine Erkrankung entwickelt oder nicht.

Diskussion über Möglichkeiten und Einschränkungen der Lebendspende von heterozygoten Überträgerinnen ▶ unten.

Prognose
Das Gesamtüberleben und das Transplantatüberleben scheinen aufgrund des jungen Alters bei Alport-Patienten verglichen mit der Gesamtpopulation an Dialysepatienten besser zu sein.

12 Hereditäre Nephropathien

Nachsorge / Rehabilitation
Eine Familienuntersuchung ist sinnvoll, denn auch heterozygote Mutationsträger (insbesondere X-chromosomal) haben ein deutlich erhöhtes Risiko, ein terminales Nierenversagen (in ca. 20 %!) zu entwickeln.

✓ Bei der Diagnose Alport-Syndrom sollte die ganze Familie auf Nierenerkrankungen untersucht werden. Auch die heterozygoten oligosymptomatischen Anlageträgerinnen haben ein deutlich erhöhtes Risiko für eine Niereninsuffizienz (▶ Abb. 12.6) [Jais 2003].

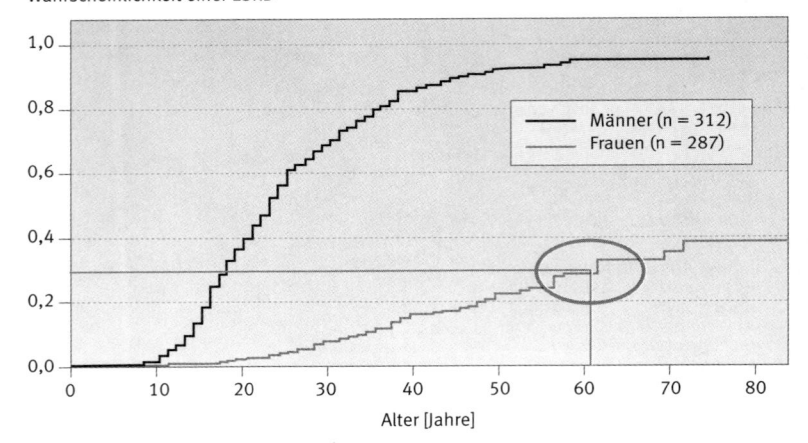

Abb. 12.6 Erreichen der terminalen Niereninsuffizienz beim X-chromosomalen Alport-Syndrom. Mittleres Alter bei männlichen Patienten 20 Jahre. Auch die weiblichen Überträgerinnen haben ein erhöhtes Risiko (ca. 20 %), im höheren Alter eine schwerwiegende Nierenfunktionseinschränkung zu entwickeln

Literatur

Cohen EP, Lemann J Jr.: In hereditary nephritis angiotensin-converting enzyme inhibition decreases proteinuria and may slow the rate of progression. Am J Kidney Dis 1996; 27(2):199–203.

Dagher H, Buzza M, Colville D, et al.: A comparison of the clinical, histopathologic, and ultrastructural phenotypes in carriers of X-linked and autosomal recessive Alport's syndrome. Am J Kidney Dis 2001; 38(6):1217–28.

Dahan K, Heidet L, Zhou J, et al.: Smooth muscle tumors associated with X-linked Alport syndrome: carrier detection in females. Kidney Int 1995; 48(6):1900–6.

Grodecki KM, Gains MJ, Baumal R, Osmond DH, et al.: Treatment of X-linked hereditary nephritis in Samoyed dogs with angiotensin converting enzyme (ACE) inhibitor. J Comp Pathol 1997; 117(3):209–25.

Gross O, Netzer K-O, Lambrecht R et al.: Meta-analysis of genotype – phenotype correlation in X-linked Alport Syndrome: Impact on genetic counseling. Nephrol Dial Transpl 2002; 17:1218–1227.

Gross O, Beirowski B, Koepke ML, et al.: Preemptive ramipril therapy delays renal failure and reduces renal fibrosis in COL4A3-knockout mice with Alport syndrome. Kidney Int 2003; 63(2):438–46.

Gross O, Koepke M-L, Beirowski B et al.: Nephroprotection by antifibrotic and antiinflammatory effects of the vasopeptidase inhibitor AVE7688. Kidney Int 2005; 68:456–463.

Hudson BG: The molecular basis of Goodpasture and Alport syndromes: beacons for the discovery of the collagen IV family. J Am Soc Nephrol 2004: 15(10):2514–27.

Kalluri R, Shield CF, Todd P, et al.: Isoform switching of type IV collagen is developmentally arrested in X-linked Alport syndrome leading to increased susceptibility of renal basement membranes to endoproteolysis. J Clin Invest 1997; 99(10):2470–8.

Kashtan CE: Familial hematuria due to type IV collagen mutations: Alport syndrome and thin basement membrane nephropathy. Curr Opin Pediatr 2004; 16(2):177–81.

Longo I, Porcedda P, Mari F, et al.: COL4A3/COL4A4 mutations: from familial hematuria to autosomal-dominant or recessive Alport syndrome. Kidney Int 2002; 61(6):1947–56.

Martin P, Heiskari N, Zhou J, et al.: High mutation detection rate in the COL4A5 collagen gene in suspected Alport syndrome using PCR and direct DNA sequencing. J Am Soc Nephrol 1998; 9(12):2291–301.

Miner JH, Sanes JR: Molecular and functional defects in kidneys of mice lacking collagen alpha 3(IV): implications for Alport syndrome. J Cell Biol 1996; 135(5):1403–13.

Mochizuki T, Lemmink HH, Mariyama M, et al.: Identification of mutations in the alpha 3(IV) and alpha 4(IV) collagen genes in autosomal recessive Alport syndrome. Nat Genet 1994; 8(1):77–81.

Nagel M, Nagorka S, Gross O: Novel COL4A5, COL4A4 and COL4A3 mutations in Alport syndrome. Hum Mutat 2005; 26:60–65.

Pirson Y: Making the diagnosis of Alport's syndrome. Kidney Int 1999; 56(2):760–75.

Proesmans W, Van Dyck M: Enalapril in children with Alport syndrome. Pediatr Nephrol 2004; 19(3):271–5.

Tryggvason K, Zhou J, Hostikka SL, Shows TB: Molecular genetics of Alport syndrome. Kidney Int 1993; 43(1):38–44.

Internet
www.moldiag.de
www.alport.de
www.alport-selbsthilfe.de

Familiäre benigne Hämaturie

Definition
Eine verdünnte glomeruläre Basalmembran ist das Charakteristikum der familiären benignen Hämaturie (thin basement membrane disease). Die Krankheit ist durch eine Hämaturie, seltener auch intermittierende Mikrohämaturie, gekennzeichnet. Die Erkrankung wird zumindest zum großen Teil durch heterozygote Mutationen in den autosomalen Alport-Genen COL4A3 und COL4A4 verursacht.

Epidemiologie
Die Prävalenz der familiären benignen Hämaturie ist nicht genau bekannt. 5–10 % sämtlicher Nierenbiopsien haben als elektronenmikroskopischen Befund „thin basement membrane", über 30 % von jugendlichen Patienten mit asymptomatischer Hämaturie weisen diese Diagnose auf. Bei 92 % dieser Patienten findet man eine positive Familienanamnese bezüglich Hämaturie; unabhängig vom Geschlecht sind etwa 47 % der Familienmitglieder betroffen.

Ätiologie und Pathogenese
Die Vererbung des Merkmals Mikrohämaturie bei der familiären benignen Hämaturie folgt einem autosomal-dominanten Erbgang. Der Phänotyp der familiären benignen Hämaturie ist nicht von dem heterozygoter Carrier von autosomalen Alport-Mutationen zu unterscheiden. Vermutlich ist die Mikrohämaturie daher nur

Charakteristikum von heterozygoten Merkmalsträgern eines in Wahrheit autosomal-rezessiven Erbgangs.

Mutationen der α3- und α4(IV)-Ketten bedingen das autosomale Alport-Syndrom (homozygot) und die familiäre benigne Hämaturie (heterozygot). Leitsymptom der familiären benignen Hämaturie und der heterozygoten Alport-Syndrom-Carrier ist die Hämaturie. Fast 1 % der Gesamtbevölkerung sind heterozygote Mutationsträger in einem autosomalen Alport-Gen und haben damit eine familiäre benigne Hämaturie, die im höheren Alter in 5–20 % auch zur Niereninsuffizienz führen kann.

Die Prävalenz des autosomal-rezessiven Alport-Syndroms liegt bei 1 : 50 000. Bei vermutlich ausschließlich rezessivem Erbgang beträgt die Heterozygotenhäufigkeit für Mutationen im COL4A3- oder COL4A4-Gen unter 1 : 120.

Das autosomal-rezessive Alport-Syndrom wird durch Mutationen in den COL4A3- und COL4A4-Genen verursacht. Bei einer Familie mit familiärer benigner Hämaturie konnte ebenfalls eine Mutation im COL4A4-Gen nachgewiesen werden. Im gleichen Gen wurde in einer Großfamilie mit seit fast 400 Jahren (in Kirchenbüchern) beschriebener intermittierender Makrohämaturie eine Mutation beschrieben. Beide Eltern und zahlreiche Verwandte besitzen die gleiche Mutation in heterozygoter Form, ihre Vorfahren sind blutsverwandt. Ihre Kinder haben auf beiden Allelen eine pathogene Mutation (compound heterozygot bzw. homozygot) und sind am Alport-Syndrom erkrankt. So konnte der kausale Zusammenhang des autosomal-rezessiven Alport-Syndroms und der familiären benignen Hämaturie auf molekulargenetischer Ebene gezeigt werden. Bei einer Heterozygotenhäufigkeit von unter 1 : 120 ist zu vermuten, dass viele Patienten mit familiärer benigner Hämaturie in Wirklichkeit heterozygote Merkmalsträger eines autosomal-rezessiven Alport-Syndroms sind. Die familiäre benigne Hämaturie wird somit in Unkenntnis der molekularbiologischen Zusammenhänge möglicherweise irrtümlich als eigenes Krankheitsbild eingeordnet.

Symptomatik und klinisches Bild

- **Renale Symptome:** Die Krankheit ist durch eine **Hämaturie**, seltener auch **intermittierende Mikrohämaturie**, gekennzeichnet und führt – im Widerspruch zu ihrem Namen – nach dem gegenwärtigen Wissensstand bei 5–20 % der Patienten im höheren Alter zur Nierenfunktionseinschränkung (▶ Abb. 12.6). Dann tritt auch **Proteinurie** auf und deren Folgeerscheinungen. Demnach ist die familiäre benigne Hämaturie bei jungen Patienten vom frühen Alport-Syndrom, insbesondere heterozygoten Anlageträgern, klinisch und oft auch histologisch nicht zu unterscheiden.
- **Extrarenale Symptome:** In 5–15 % Innenohrschwerhörigkeit, Augenveränderungen in < 5 % (▶ Tab. 12.5).

Der Phänotyp der benignen familiären Hämaturie entspricht dem des heterozygoten Carriers des autosomal-rezessiven Alport-Syndroms und charakterisiert wahrscheinlich die gleiche Entität. Die noch geringe Anzahl an beschriebenen Mutationen in den COL4A3- und COL4A4-Genen erlaubt derzeit keine weitere Analyse der Genotyp-/Phänotypbeziehung. Verschiedene heterozygote Carrier aus Großfamilien mit ein und derselben Mutation können jedoch ein unterschiedliches klinisch führendes Spektrum aufweisen, von der typischen persistierenden Mikrohämaturie über eine intermittierende, infektassoziierte Mikrohämaturie bis hin zur frühen Innenohrschwerhörigkeit bei überwiegend normalem Urinstatus (▶ Abb. 12.7).

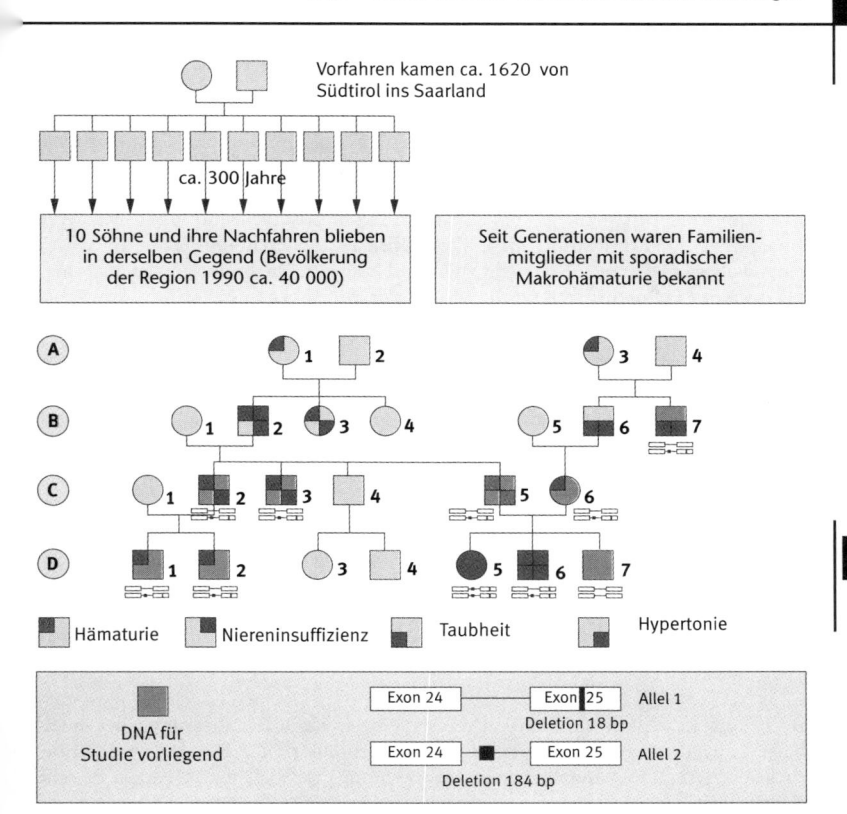

Abb. 12.7 Stammbaum einer Großfamilie mit familiärer Hämaturie über Jahrhunderte. Die Hämaturie ist bedingt durch eine heterozygote Mutation im COL4A4-Gen. Die Mutation führt bei einem Teil der Betroffenen zur intermittierenden Makrohämaturie, bei anderen nur zur Innenohrschwerhörigkeit oder intermittierenden Mikrohämaturie. Zwei heterozygote Familienmitglieder (C5 und C6) sind blutsverwandt. Sie haben zwei Kinder mit Alport-Syndrom (homozygot und compound heterozygot für die Mutation), ein Kind C7 ist völlig gesund

Diagnostik

- Eingehende **Familienanamnese** (Mikrohämaturie, z. T. intermittierende Mikrohämaturie nur bei Infekten ist den Anlageträgern oft nicht bewusst).
- **Nierenbiopsie mit Elektronenmikroskopie**, wenn zusätzlich eine Proteinurie vorliegt (erhöhte Koinzidenz von IgA-Nephritis etc.) oder vor Lebendspende (ersatzweise molekulargenetische Untersuchung).
- **Audiometrie** (Innenohrschwerhörigkeit v. a. im Hochtonbereich).
- **Augenärztliche Untersuchung** (Fundoskopie und Spaltlampenuntersuchung).

✓ **Diagnosekriterien** sind Hämaturie des Patienten, positive Familienanamnese bezüglich Hämaturie und / oder Niereninsuffizienz, Innenohrschwerhörigkeit und Augenlinsenveränderungen.

Unnötige Diagnostik: Der Stellenwert der **Hautbiopsie** mit immunhistochemischer Charakterisierung der epidermalen Basalmembran mit den in der Haut aberrant vorkommenden α3–5(IV)-Ketten ist auch bei der familiären benignen Hämaturie umstritten (▶ oben, Alport-System). Wenn, dann gilt ein mosaikartiges Auftreten der α(IV)-Ketten als Hinweis, jedoch nicht als Beweis, für das Vorliegen einer familiären benignen Hämaturie. Insbesondere bei der Diagnostik von heterozygoten Mutationsträgern scheint die hohe Rate an falsch positiven und falsch negativen Ergebnissen für den Kliniker nicht akzeptabel. Eine **Nierenbiopsie** zur Abklärung einer isolierten Hämaturie ist nicht zwingend indiziert. Die Indikation ist allerdings bei isolierter Hämaturie z.B. vor Lebendnierenspende gegeben.

Stellenwert der molekulargenetischen Diagnostik

Siehe auch oben, Alport-Syndrom.

Die COL4A3 und COL4A4 erstrecken sich auf fast 250 kb genomische DNA. Da die Mutationen zufällig über das gesamte Gen verteilt sind, stellt die Mutationssuche einen großen zeitlichen und finanziellen Aufwand dar. Deutschland bietet als einziges Zentrum weltweit eine Routinediagnostik in den autosomalen Alport-Genen innerhalb von 8 Wochen an (www.moldiag.de oder www.alport.de).

> ✓ Molekulargenetische Diagnostik bei familiärer benigner Hämaturie ist in Deutschland professionell möglich, aber teuer. Daher ist diese Diagnostik nur bei nicht benignem Verlauf, vor Lebendnierenspende oder bei Kindern zur Differenzialdiagnose zur Frühform des Alport-Syndroms sinnvoll und wird dann auch von den Krankenkassen übernommen.

Bei bekannter Mutation kann die Untersuchung weiterer Familienmitglieder innerhalb weniger Tage erfolgen. Der Anteil von Neumutationen (10–15 %) ist zu berücksichtigen. Eine humangenetische Beratung ist bei jeder Alport-Familie erforderlich.

Differenzialdiagnose

> **!** Bei nicht benignem Verlauf muss differenzialdiagnostisch an zusätzliche Nierenerkrankungen wie eine IgA-Nephritis gedacht werden. Die Differenzialdiagnose ist dann nur durch Nierenbiopsie zu stellen.

Differenzialdiagnose einer persistierenden isolierten Hämaturie renalen Ursprungs bei Kindern und jungen Erwachsenen ▶ Tab. 12.8.

Schwangerschaft

Die Nierenfunktion kann sich auch bei asymptomatischen Patientinnen mit isolierter Hämaturie in der Schwangerschaft verschlechtern, ebenso die Proteinurie (wenn vorhanden). Schwangere mit familiärer benigner Hämaturie haben auch eine erhöhte Inzidenz an Hypertonie und damit gehäuft Risikoschwangerschaften. An die Möglichkeit der pränatalen Diagnostik nach ausführlicher humangenetischer Beratung sollte gedacht werden.

Therapie

Eine spezielle Therapie der familiären benignen Hämaturie gibt es nicht.

12.3 Klinik einzelner hereditärer Nierenerkrankungen

Tab. 12.8 Differenzialdiagnose einer persistierenden isolierten Hämaturie (renale Genese) bei Kindern und jungen Erwachsenen

Krankheit	Erbgang	Symptomatik	Genort	Häufigkeit in Nierenbiopsie (isolierte Hämaturie)
IgA-Nephropathie	?	Familiäre Häufung möglich, jedoch klassisch leere Familienanamnese, Makrohämaturie (z. B. Infekt-getriggert)	?	Bis 30 % der Biopsien
Alport-Syndrom	X.-d. a.-r.	Familienanamnese (Mikrohämaturie bei Verwandten prüfen), chronisches Nierenversagen, Innenohrschwerhörigkeit (Augenveränderungen)	Xq22 2q35–36	Bis 20 % der Biopsien
Familiäre benigne Hämaturie	a.-d.	Familienanamnese (Mikrohämaturie bei Verwandten prüfen!), selten Niereninsuffizienz	2q35–36	Bis 30 % der Biopsien

Therapieempfehlung (Empfehlungsgrad D): Aufklärung des Patienten über den nicht immer benignen Verlauf der Erkrankung. Jährliche Kontrolluntersuchungen beim Nephrologen bezüglich Hypertonie und Proteinurie, strenge Blutdruckeinstellung vorzugsweise mit einem ACE-Hemmer, und die Vermeidung nephrotoxischer Medikamente.

✓ Die prophylaktische Gabe eines ACE-Hemmers bei Patienten mit familiärer benigner Hämaturie und Einzelniere (z. B. nach Lebendnierenspende) auch ohne Proteinurie wird empfohlen (Empfehlungsgrad D, erhöhtes Risiko für die Entwicklung einer Nierenfibrose bei Einzelniere durch die Hyperfiltration?).

Nierenersatzverfahren
Ohne Einschränkungen sind alle Verfahren möglich.

Transplantation
Das Überleben des Nierentransplantates und der Patienten ist durchschnittlich besser als im Gesamtkollektiv, da die Patienten meist jünger sind und keine Rekurrenz der Erkrankung im Transplantat zu erwarten ist. Eine Anti-GBM-Nephritis wie bei Alport-Patienten (▶ oben) ist nicht möglich (heterozygote Patienten „kennen" ja sowohl die defekten als auch die intakten Typ-IV-Kollagen-Ketten).

✓ Eine Lebendnierenspende von Patienten mit familiärer benigner Hämaturie z. B. an Verwandte mit Alport-Syndrom ist nach genauer Evaluation bei isolierter Hämaturie mit erhöhtem Risiko möglich (Nierenbiopsie vor Transplantation, Aufklärung, Ethikvotum). Auf die Gefahr der fortschreitenden Niereninsuffizienz beim Spender durch Einzelniere und zusätzlich Gefahr der überdurchschnittlich schnellen Verschlechterung der Transplantatniere beim Empfänger muss aber ausdrücklich hingewiesen werden. Eine Proteinurie, auch eine Mikroalbuminurie beim Spender ist Kontraindikation.

Prognose

Die familiäre benigne Hämaturie ist **nicht** benigne [Cosio 1994]: Alle Patienten haben vorgeschädigte Nieren. Insbesondere wenn weitere Faktoren wie Rauchen, Analgetikaabusus, IgA-Nephritis, Einzelniere nach Lebendnierenspende etc. die Niere schädigen, haben diese Patienten ein erhöhtes Risiko, im fortgeschrittenen Alter eine Nierenfunktionseinschränkung bis hin zur terminalen Niereninsuffizienz zu erleiden.

Literatur

Aarons I, Smith PS, Davies RA, et al.: Thin membrane nephropathy: a clinico-pathological study. Clin Nephrol 1989; 32(4):151–8.
Badenas C, Praga M, Tazon B, et al.: Mutations in the COL4A4 and COL4A3 genes cause familial benign hematuria. J Am Soc Nephrol 2002; 13(5):1248–54.
Cosio FG, Falkenhain ME, Sedmak DD: Association of thin glomerular basement membrane with other glomerulopathies. Kidney Int 1994; 46(2):471–4.
Dische FE, Anderson VE, Keane SJ, et al.: Incidence of thin membrane nephropathy: morphometric investigation of a population sample. J Clin Pathol 1990; 43(6):457–60.
Gross O, Netzer K-O, Lambrecht R, et al.; Novel COL4A4 splice defect and in-frame deletion in a large family as a genetic link between Benign Familial Hematuria and autosomal Alport Syndrome. Nephrol Dial Transplant 2003; 18:1122–1127.
Hudson BG, Tryggvason K, Sundaramoorthy M, Neilson EG: Alport's syndrome, Goodpasture's syndrome, and type IV collagen. N Engl J Med 2003; 348(25):2543–56.
Nagel M, Nagorka S, Gross O: Novel COL4A5, COL4A4 and COL4A3 mutations in Alport syndrome. Hum Mutat 2005; 26:60–65.
Savige J, Rana K, Tonna S, et al.: Thin basement membrane nephropathy. Kidney Int 2003; 64(4):1169–78.
Thin-membrane nephropathy – how thin is thin? Lancet 1990; 336:469.
Tiebosch AT, Frederik PM, van Breda Vriesman PJ, et al.: Thin-basement-membrane nephropathy in adults with persistent hematuria. N Engl J Med 1989; 320(1):14–8.

Internet

www.moldiag.de
www.alport.de

NAGEL-PATELLA-SYNDROM

Definition

Das Nagel-Patella-Syndrom ist eine autosomal-dominante Erkrankung, die zur hypoplastischen oder fehlenden Patella führt, sowie zu dystrophischen Nägeln, Ellenbogen und Beckenknochen.

Ätiologie und Pathogenese

Der Gendefekt führt zu einem fehlerhaften LMX1B-Protein. Dieses scheint bei Wirbeltieren in der Embryogenese für die Extremitätendifferenzierung von Bedeutung zu sein, aber auch für die regelrechte Bildung der glomerulären Basalmembran und Podozytendifferenzierung. LMX1B interagiert mit Typ-IV-Kollagen der Basalmembranen, mit Podocin der Podozyten und mit CD2AP an der Schlitzmembran.

Symptomatik und klinisches Bild

- Hypoplastische oder fehlende Patella.
- Dystrophische Nägel.
- Dysplastische Ellenbogen.
- Dysplastische Beckenknochen.

In ca. 50 % Nierenbeteiligung mit Proteinurie, selten nephrotischem Syndrom, Hämaturie und Hypertonie. Die Beteiligung der Nieren kann bei ca. 30 % der Patienten bis zur terminalen Niereninsuffizienz fortschreiten.

Diagnostik und Differenzialdiagnose

Nierenbiopsie: Elektronenmikroskopisch finden sich charakteristische Veränderungen der glomerulären Basalmembran im Sinne einer irregulär und zu locker aufgebauten Lamina densa mit Anhäufungen von fibrillärem Kollagen, das in der gesunden glomerulären Basalmembran sonst nicht vorkommt. Immunhistologisch ist die Verteilung der verschiedenen Typ-IV-Kollagen-Ketten und von Typ-III-Kollagen fehlerhaft darzustellen.

Eine molekulargenetische Diagnostik ist außerhalb von Forschungsprojekten nicht verfügbar. Differenzialdiagnostisch ist das histologische Bild meist wegweisend.

Therapie, Nierenersatzverfahren und Transplantation
Eine spezifische Therapie der Erbkrankheit ist nicht bekannt. Die Nierentransplantation ist gut möglich.

Prognose
Nur bei 50 % der Patienten sind die Nieren beteiligt. Wenn eine Niereninsuffizienz auftritt, liegt das mittlere Alter bei Beginn der Dialysepflichtigkeit bei 33 Jahren.

Nachsorge / Rehabilitation
Im Gegensatz zu Patienten mit Alport-Syndrom (▸ oben) kommt es beim Nagel-Patella-Syndrom nicht zur Anti-GBM-Nephritis nach erfolgreicher Nierentransplantation.

Literatur

Chen H, Lun Y, Ovchinnikov D, et al.: Limb and kidney defects in Lmx1b mutant mice suggest an involvement of LMX1B in human nail patella syndrome. Nat Genet 1998; 19(1):51–5.
Cohen AH, Adler SG: Nail-patella syndrome. In: Renal Pathology, with Clinical and Functional Correlations, Tisher, CC, Brenner, BM (Eds), Lippincott, Philadelphia, 1994.
Hawkins CF, Smith OE: Renal dysplasia in family with multiple hereditary abnormalities including iliac horns. Lancet 1950; 1:803.
Little EM: Congenital absence or delayed development of the patella. Lancet 1897; 2:781.
Looij BJ Jr., te Slaa RL, Hogewind BL, van de Kamp JJ: Genetic counselling in hereditary osteoonychodysplasia (HOOD, nail-patella syndrome) with nephropathy. J Med Genet 1988; 25(10):682–6.
Lucas GL, Opitz JM: The nail-patella syndrome. Clinical and genetic aspects of 5 kindreds with 38 affected family members. J Pediatr 1966; 68:273.
Meyrier A, Rizzo R, Gubler MC: The nail-patella-syndrome. A review. J Nephrol 1990; 2:133.
Vollrath D, Jaramillo-Babb VL, Clough MV, et al.: Loss-of-function mutations in the LIM-homeodomain gene, LMX1B, in nail-patella syndrome. Hum Mol Genet 1998; 7(7):1091–8.

12.3.3 Von-Hippel-Lindau-(VHL-)Syndrom

▸ auch 15, Tumoren der Niere, v.a. Nierenzellkarzinom.

Definition

Das von-Hippel-Lindau-Syndrom ist eine autosomal-dominante hereditäre Erkrankung mit benignen und malignen Tumoren unter Beteiligung von ZNS, Retina, Pankreas, Nieren und Nebennieren. Die Prävalenz liegt bei 1 : 36 000. Die

Manifestation der Erkrankung ist bereits im Kindesalter möglich, meist aber im jungen Erwachsenenalter (Mittel 26 Jahre).

ÄTIOLOGIE UND PATHOGENESE

Das verantwortliche Gen wurde auf Chromosom 3p25 kartiert und kloniert. Das Genprodukt pVHL ist ein Tumor-Suppressor-Protein (▶ Tab. 12.2). Das pVHL-Molekül dient in den Zellen der proteasomalen Degradation von Proteinen. Damit reguliert es deren Konzentration, insbesondere von Hypoxia-inducible factor-1 (HIF-1). HIF-1 dient der Erythropoese. Seine α-Untereinheit wird unter normalen Sauerstoffkonzentrationen enzymatisch hydroxyliert und bildet dann mit VHL einen Komplex, der – kovalent an Ubiquitin gebunden – schnell durch Proteasomen degradiert wird. Unter Hypoxie wird HIF-1 nicht hydroxyliert und damit auch nicht später degradiert. Damit steigt die HIF-1-Konzentration intrazellulär an und führt zur Transkription von Erythropoetin und anderen Wachstumsfaktoren. Dies führt physiologischerweise zur Angiogenese.

Beim von-Hippel-Lindau-Syndrom steigt auch bei normalen Sauerstoffkonzentrationen die HIF-1-Konzentration infolge des defekten pVHL an und führt damit zur unphysiologischen Angiogenese und Tumorgenese. Für die Entstehung eines Tumors scheint ähnlich wie bei den autosomal-dominanten familiären Zystennieren ein „second hit" erforderlich (▶ 12.3.1 und Abb. 12.2).

SYMPTOMATIK UND KLINISCHES BILD

Mutationen im Tumor-Suppressor-Gen pVHL führen zu:
- Visusverlust bei Angiomatosis retinae.
- Hämangioblastomen in 60–84 % der Patienten.
- Nierenzysten.
- Nierenzellkarzinomen in über 60 % der Patienten, häufig multilokal und bilateral.
- Hypertonie bei solitären oder multiplen Phäochromozytomen (Phäochromozytome meist bilateral!). 10–20 % der Patienten mit VHL-Syndrom bekommen Phäochromozytome.
- ZNS-Symptomen bei Hamartomen (> 80 % hintere Schädelgrube, ca. 15 % spinale Lage).
- Tinnitus, Schwindel und Hörverlust bei Tumoren des endolymphatischen Organs im Ohr, selten auch Fazialisparese.
- Bauchschmerzen bei Zystadenomen und neuroendokrinen Tumoren des Pankreas in fast 80 % der Patienten. Pankreatitiden und Pankreasinsuffizienz sind sehr selten.

Das VHL-Syndrom wird in Typ I und II eingeteilt.
- Typ I: Keine Phäochromozytome.
- Typ II: Hohes Risiko für Phäochromozytome.
  - Typ II A: Geringes Risiko für Nierenzellkarzinom.
  - Typ II B: Hohes Risiko für Nierenzellkarzinom.
  - Typ II C: Mit Phäochromozytom ohne Risiko für Nierenzellkarzinom oder Hämangioblastom.

DIAGNOSTIK

Das von-Hippel-Lindau-Syndrom wird aufgrund der großen Variabilität der Läsionen und der Manifestation im unterschiedlichen Lebensalter selten diagnostiziert. Die Diagnose ist recht sicher, wenn mehr als ein VHL-assoziierter Tumor vorliegt (▶ Tab. 12.9):

- Eingehende Familienanamnese erforderlich.
- Ophthalmoskopie in Mydriasis bei V.a. Angiomatosis retinae (bei VHL > 85 %, z.T. in peripherer Lage) ab der Kindheit. Häufig multifokal und bilateral.
- NMR mit Gadolinium bei V.a. Hämangioblastom des ZNS (bei VHL-Syndrom in ca. 20 %) oder des Rückenmarks ab dem 10. Lebensjahr. Vorkommen meist multipel.
- Sonographie bei V.a. Phäochromozytom (bei VHL in ca. 20 %) Jodbenzylguanidin-Szintigraphie, Plasma- und Urinkatecholamine; **cave:** Doppelseitiges Vorkommen!
- CT Abdomen, Sonographie auch der Testes (Zystadenome des Nebenhodens, selten).

Tab. 12.9 Indikation zur Evaluation bezüglich von-Hippel-Lindau-Syndrom

Betroffene Patienten	Diagnosekriterien
Grundsätzlich jeder Blutsverwandte von Patienten mit molekulargenetisch nachgewiesener Mutation im VHL-Gen	
Patienten mit zwei oder mehr VHL-assoziierten Erkrankungen	• Hämangioblastom • Nierenzellkarzinom • Phäochromozytom • Tumor des endolymphatischen Systems im Ohr • Epidymales papilläres Zystadenom • Seröses Zystadenom des Pankreas • Neuroendokriner Tumor des Pankreas
Patienten mit folgenden Symptomen	• Hämangioblastom im Alter < 30 Jahre • > 2 zerebrale Hämangioblastome • Nierenzellkarzinom im Alter < 40 Jahre • Bilaterale oder multiple Nierenzellkarzinome • Phäochromozytom im Alter < 40 Jahre • Bilaterale oder multiple Phäochromozytome • Familiäre Häufung von Phäochromozytomen • > 1 seröses Zystadenom des Pankreas • > 1 neuroendokriner Tumor des Pankreas • Multiple Pankreaszysten und eine VHL-assoziierte Erkrankung • Bilaterale epidymale Zysten • Tumor des endolymphatischen Systems im Ohr • Epidymales papilläres Zystadenom

STELLENWERT DER MOLEKULARGENETISCHEN DIAGNOSTIK

Die Mutationssuche mittels direkter Sequenzierung und Southern Blot ist in fast 100 % erfolgreich. Die hohe Rate an De-novo-Mutationen muss berücksichtigt werden (fast 20 %). Ein Mutationsscreening ist bei jedem Patienten erforderlich.

Eine nachfolgende genetische Beratung sollte bei jedem weiteren Familienmitglied erfolgen. Insbesondere bei Kindern kann so die Morbidität und Mortalität durch frühzeitiges Screening (▶ unten) gesenkt werden.

DIFFERENZIALDIAGNOSE

Bei familiären Phäochromozytomen Differenzialdiagnose MEN2.
Sporadische Nierenzellkarzinome (können auch VHL-Mutationen enthalten).

SCHWANGERSCHAFT

Schwangeren wird eine genetische Beratung empfohlen, das Erkrankungsrisiko für Nachkommen liegt bei 50 %. Achtung vor Keimzellmosaiken, die den Vererbungsmodus verändern.

THERAPIE

Die Angiomatosis retinae kann durch Laserphotokoagulation und Kryotherapie behandelt werden (nicht anwenden bei Angiomen des Sehnervs). Dabei muss abgewogen werden zwischen dem Benefit von mehrfachen, frühzeitigen Operationen und dem bei jeder Operation bestehenden Komplikationsrisiko.

Hämangioblastome werden operativ entfernt. Ihr Vorkommen ist meist multipel, daher auch hier nicht zu frühzeitig und damit nicht zu häufig operieren.

Nierenzellkarzinome sollten nach derzeitiger Datenlage nicht durch eine radikale Nephrektomie entfernt werden, sondern durch parenchymsparende Teilresektion, um die Nierenrestfunktion möglichst lange zu erhalten. Im Stadium T1aN0M0 (Primärtumor < 4 cm) ist die Teilresektion genauso erfolgreich wie die Totalresektion (2,2 bzw 2,6 % Rezidive). Dies ist jedoch nur möglich, wenn die Patienten sehr regelmäßig überwacht werden (frühes Tumorstadium, T1N0M0). Nierentumoren unter 3 cm Durchmesser metastasieren nur sehr selten und können beobachtet werden, wenn sie ihre Größe nicht verändern.

Tumoren des endolymphatischen Organs im Ohr werden chirurgisch entfernt (gut vaskularisiert). Bei Rezidiven stehen stereotaktische radiochirurgische Verfahren zur Verfügung.

Neuroendokrine Tumoren des Pankreas sollten ab einer Größe von über 2 (–3) cm operiert werden.

NIERENERSATZVERFAHREN

Alle Verfahren sind möglich, jedoch bei vielen VHL-Patienten die CAPD aufgrund der abdominellen Voroperationen nur mit Einschränkungen.

TRANSPLANTATION

Die Nierentransplantation ist bei VHL-Patienten nach bilateraler Nephrektomie wegen Nierenzellkarzinoms mit limitierter Erfahrung möglich. Fraglich kommt es unter Immunsuppression zu einer erhöhten Rezidivrate des Nierenzellkarzinoms. In der einzigen Studie diesbezüglich hatten die 32 VHL-Patienten ein ähnliches Überleben der Patienten und der Transplantatniere und ähnliche Nierenfunktion nach Transplantation innerhalb von vier Jahren Nachbeobachtung verglichen mit einem altersadaptierten Vergleichskollektiv. Der Beobachtungszeitraum von vier Jahren erscheint jedoch zu gering, um eine eindeutige Empfehlung für die Transplantation bei VHL-Patienten auszusprechen.

PROGNOSE

Die zerebellären Hämangioblastome und retinalen Angiome entwickeln sich früher (Mittel 29 bzw. 25 Jahre) als die Nierenzellkarzinome (Mittel 44 Jahre). Nierenzellkarzinome sind vor dem 20. Lebensjahr sehr selten. Wenn ein Nierenzellkarzinom aufgetreten ist, entstehen in 30 % innerhalb von 5 Jahren und in über 85 % innerhalb von 10 Jahren neue Nierentumoren. Die Lebenserwartung von VHL-Patienten liegt im Mittel bei 50 Jahren (häufigste Todesursache Nierenzellkarzinom).

NACHSORGE / REHABILITATION

VHL-Patienten haben lebenslang ein Erkrankungs- und Entartungsrisiko, damit sind bereits ab der Kindheit jährliche Kontrollen notwendig, ggf. auch in kürzeren Zeiträumen:
- Screening auf Angiomatosis retinae ab der Kindheit. Häufig multifokal und bilateral. Gefahr der Blutung mit Visusverlust.
- Screening auf Hämangioblastom ab dem 10. Lebensjahr (NMR Schädel und gesamte Wirbelsäule mit KM). Vorkommen meist multipel.
- Screening auf Phäochromozytome ab der Kindheit (Katecholamine im Blut). CT-Abdomen mit KM ggf. jährlich ab dem Jugendalter.
- Screening auf Nierenzellkarzinom ab dem 20. Lebensjahr mittels Ultraschall, CT oder NMR.
- Jährliche Vorstellung beim HNO-Arzt einschließlich Audiometrie (Tumoren des endolymphatischen Organs der Ohren).
- Alle Familienmitglieder untersuchen (molekulargenetische Mutationssuche), jedoch Spontanmutationsrate von 20 % beachten.

Weiterführende Informationen unter www.vhl.org.

Literatur

Chauveau D, Duvic C, Chretien Y, et al.: Renal involvement in von Hippel-Lindau disease. Kidney Int 1996; 50(3):944–51.
Eisenhofer G, Walther MM, Huynh TT, et al.: Pheochromocytomas in von Hippel-Lindau syndrome and multiple endocrine neoplasia type 2 display distinct biochemical and clinical phenotypes. J Clin Endocrinol Metab 2001; 86(5):1999–2008.
Foster K, Prowse A, van den Berg A, et al.: Somatic mutations of the von Hippel-Lindau disease tumour suppressor gene in non-familial clear cell renal carcinoma. Hum Mol Genet 1994; 3(12):2169–73.
Gallou C, Chauveau D, Richard S, et al.: Genotype-phenotype correlation in von Hippel-Lindau families with renal lesions. Hum Mutat 2004; 24(3):215–24.
Kim WY, Kaelin WG: Role of VHL gene mutation in human cancer. J Clin Oncol 2004; 22(24):4991–5004.
Latif F, Tory K, Gnarra J, et al.: Identification of the von Hippel-Lindau disease tumor suppressor gene. Science 1993; 260(5112):1317–20.
Lonser RR, Glenn GM, Walther M, et al.: von Hippel-Lindau disease. Lancet 2003; 361(9374):2059–67.
Maher ER, Kaelin WG Jr.: von Hippel-Lindau disease. Medicine (Baltimore) 1997; 76(6):381–91.
Maher ER, Yates JR, Harries R, et al.: Clinical features and natural history of von Hippel-Lindau disease. Q J Med 1990; 77(283):1151–63.
Murgia A, Martella M, Vinanzi C, et al.: Somatic mosaicism in von Hippel-Lindau Disease. Hum Mutat 2000; 15(1):114.
Patard JJ, Shvarts O, Lam JS, et al.: Safety and efficacy of partial nephrectomy for all T1 tumors based on an international multicenter experience. J Urol 2004; 171(6 Pt 1):2181–5.
Pugh CW, Ratcliffe PJ: Regulation of angiogenesis by hypoxia: role of the HIF system. Nat Med 2003; 9(6):677–84.

Singh AD, Nouri M, Shields CL, et al.: Treatment of retinal capillary hemangioma. Ophthalmology 2002; 109(10):1799–806.
Steinbach F, Novick AC, Zincke H, et al.: Treatment of renal cell carcinoma in von Hippel-Lindau disease: a multicenter study. J Urol 1995; 153(6):1812–6.
Walther MM, Choyke PL, Glenn G, et al.: Renal cancer in families with hereditary renal cancer: prospective analysis of a tumor size threshold for renal parenchymal sparing surgery. J Urol 1999 May; 161(5):1475–9.
Wanebo JE, Lonser RR, Glenn GM, Oldfield EH: The natural history of hemangioblastomas of the central nervous system in patients with von Hippel-Lindau disease. J Neurosurg 2003; 98(1):82–94.
Zbar B, Kishida T, Chen F, et al.: Germline mutations in the Von Hippel-Lindau disease (VHL) gene in families from North America, Europe, and Japan. Hum Mutat 1996; 8(4):348–57.

Internet

www.vhl.org

12.3.4 Tuberöse Sklerose

DEFINITION

Hereditäre autosomal-dominante neurokutane Erkrankung mit multiplen, benignen ekto- und mesodermalen Fehlbildungen (insbesondere von Gehirn, Niere und Haut). Prävalenz ca. 1 : 100 000. Synonym Bourneville-Pringle-Syndrom.

ÄTIOLOGIE UND PATHOGENESE

Die tuberöse Sklerose folgt einem autosomal-dominanten Erbgang mit kompletter Penetranz. Jedoch findet sich nur in 30 % eine positive Familienanamnese infolge Spontanmutationen und Keimzellmosaiken. Durch ein Keimzellmosaik kann der übertragende Elternteil asymptomatisch oder nur gering erkrankt sein (sorgfältige Familienanamnese und -untersuchung). Die Erkrankung wird durch Mutationen in den TSC1- oder TSC2-Genen verursacht. Beide Gene sind kloniert (▶ Tab. 12.2). Die Mutationen in TSC1 oder TSC2 führen meist zum „loss of function", missense-Mutationen (führen nur zu einem leicht veränderten Genprodukt) sind für das TSC1-Gen nicht beschrieben. Das TSC1-Gen kodiert für Hamartin, das ubiquitär in fast allen Geweben exprimiert wird. Die genaue Funktion von Hamartin ist nicht bekannt, es bildet jedoch mit Tuberin (TSC2-Genprodukt) einen Komplex. Dieser Komplex scheint ein negativer Regulator des Zellzyklus zu sein. So reduziert ein Mangel an Tuberin die GTPase-Aktivität. Dadurch bleiben die ruhenden Zellen kürzer in der G1-Phase (Ruhephase) und teilen sich häufiger. Auch scheinen die Zellen nicht mehr fähig, nach der Zellteilung wieder in eine Ruhephase zu verfallen, sondern teilen sich weiter. Der Hamartin-Tuberin-Komplex scheint an der gleichen Stelle in den Zellzyklus einzugreifen wie mTOR-Antagonisten. Entsprechend wird postuliert, dass Rapamycin bei Patienten mit tuberöser Sklerose die Entstehung von Angiomyofibromen unterdrücken kann.

Bei der Tumorgenese scheint wie auch beim von-Hippel-Lindau-Syndrom (▶ 12.3.3) oder den Zystennierenerkrankungen (▶ 12.3.1) ein „loss of heterozygosity" infolge einer „second hit"-Mutation von ursächlicher Bedeutung. Trotz des scheinbar ungehemmten Teilungsvorgangs infolge des ungebremsten Zellzyklus entarten die Tumoren nur selten. Dies wird dadurch erklärt, dass zwar die Zellteilung enthemmt ist, aber nicht die Zellkontrolle bezüglich Alterung und maligner Entartung.

Symptomatik und klinisches Bild

Diagnosekriterien
Zwei Hauptkriterien oder ein Haupt- und ein Nebenkriterium müssen erfüllt sein.

Hauptkriterien:
- Angiofibrome im Gesicht.
- Fibrome an der Zunge bzw. periungual (nicht traumatisch bedingt).
- Hypopigmentierte Flecken (> 3).
- Retinale noduläre Hamartome.
- Subependymale Knoten oder Riesenzell-Astrozytome.
- Kardiale Rhabdomyome.
- Lymphangiomyomatose.
- Renale Angiomyolipome.

Nebenkriterien:
- Multiple punktförmige Zahnschmelzdefekte.
- Hamartomatöse rektale Polypen.
- Knochenzysten.
- Gingivale Fibrome.
- Nichtrenale Hamartome.
- Multiple renale Zysten.

Wegweisend ist die Trias: Epilepsie, geistige Retartierung und Adenoma sebaceum. Die klinische Symptomatik ist vielgestaltig. Bilaterale, multilokuläre und meist asymptomatische Angiomyolipome der Nieren in 80 %, tuberöse Hirnsklerose mit oder ohne Krampfanfälle in 75 %, zentrofaziales Adenoma sebaceum (Morbus Pringle) in 70 %, periunguale Koenen'sche Tumoren in 60 %, retinale Angiomatose in 50 %, Rhabdomyome des Herzens in 50 %, selten zystisch veränderte Honigwaben-Lunge.

Diagnostik

- Inspektion der Haut, Zähne und der Fingernägel (Blickdiagnose der Fibrome und hypopigmentierten Hauterscheinungen).
- CT oder Sonographie der Nieren.
- Echokardiographie.
- Röntgen des Schädels und des Thorax.
- Untersuchung des Augenhintergrundes.

Stellenwert der molekulargenetischen Diagnostik

Die tuberöse Sklerose ist klinisch heterogen und nur in einem Drittel familiär (TSC1- und TSC2-Gen), der Rest fällt auf Keimzellmosaike oder Spontanmutationen. Der Nachweis einer Mutation ist durch Sequenzierung prinzipiell möglich, ggf. gemeinsame Deletion des benachbarten ADPKD1-Gens (▶ oben). Bei einer klinisch gestellten Diagnose gelingt in 60–80 % der Mutationsnachweis. Danach kann eine Familienuntersuchung erfolgen.

Differenzialdiagnose

- Von-Hippel-Lindau-Syndrom.
- Zystennierenerkrankung.
- Beidseitige Hypernephrome.

- Solitäre Angiomyolipome.
- Lungen-Angiomyomatose.

Schwangerschaft

Während der Schwangerschaft ist keine erhöhte Rate an Pneumothoraces bei Lungenbeteiligung beschrieben. Aufgrund des autosomal-dominanten Erbgangs wird eine frühzeitige humangenetische Beratung empfohlen (50 % der Nachkommen betroffen).

Therapie

- Fortschreitende Erkrankung, keine kausale Therapie möglich, Prognose aufgrund der unterschiedlichen klinischen Ausprägung unsicher.
- Lasertherapie bei Angiomatosis retinae.
- Angiomyolipome der Nieren sind gutartig, daher konservatives Vorgehen.
- Operative Therapie bei perirenaler Einblutung oder Entartung (in 1–2 %).

Nierenersatzverfahren

Ohne Einschränkungen sind alle Verfahren möglich.

Transplantation

Eine Lungentransplantation ist bei Honigwaben-Lunge möglich.

Prognose

Die Prognose ist aufgrund der unterschiedlichen klinischen Ausprägung schwer einzuschätzen. Häufige Todesursachen sind kardiovaskuläre Ereignisse, Bronchopneumonien (Lungenbeteiligung), Status epilepticus, Nierenzellkarzinom und Hirntumoren.

Nachsorge / Rehabilitation

Jährliche multidisziplinäre Kontrollen sind erforderlich aufgrund des erhöhten Entartungsrisikos (vor allem Hirntumoren, Hypernephrome und Rhabdomyosarkome). Familienmitglieder müssen ebenfalls untersucht werden!

Weiterführende Informationen unter www.tsalliance.org.

Literatur

Kwiatkowska J, Wigowska-Sowinska J, Napierala D, et al.: Mosaicism in tuberous sclerosis as a potential cause of the failure of molecular diagnosis. N Engl J Med 1999; 340(9):703–7.

Nelson CP, Sanda MG: Contemporary diagnosis and management of renal angiomyolipoma. SO J Urol 2002; 168(4 Pt 1):1315–25.

Osborne JP, Fryer A, Webb D: Epidemiology of tuberous sclerosis. Ann N Y Acad Sci 1991; 615:125–7.

Roach ES, DiMario FJ, Kandt RS, Northrup H: Tuberous Sclerosis Consensus Conference: recommendations for diagnostic evaluation. National Tuberous Sclerosis Association. J Child Neurol 1999; 14(6):401–7.

Roach ES, Gomez MR, Northrup H: Tuberous sclerosis complex consensus conference: revised clinical diagnostic criteria. J Child Neurol 1998; 13(12):624–8.

Sampson JR, Harris PC: The molecular genetics of tuberous sclerosis. Hum Mol Genet 1994; 3 Spec No:1477–80.

Whitehead LC, Gosling V: Parent's perceptions of interactions with health professionals in the pathway to gaining a diagnosis of tuberous sclerosis (TS) and beyond. Res Dev Disabil 2003; 24(2):109–19.

Internet

www.tsalliance.org

12.3.5 Morbus Fabry

DEFINITION

Die X-chromosomal-rezessive Glykolipid-Speichererkrankung wird durch einen Defekt in der α-Galaktosidase bedingt. Die Inzidenz liegt bei 1 : 40 000 bis 1 : 100 000, auch die heterozygoten weiblichen Überträgerinnen können erkranken.

ÄTIOLOGIE UND PATHOGENESE

Der Mangel an α-Galaktosidase führt zur Akkumulation von Globotriaosylceramid in den Endothelzellen und glatten Gefäßmuskelzellen der Gefäße, in den Nierenepithelien (Podozyten und distale Tubuli), den Myozyten, Nervenganglien und im autonomen Nervensystem.

SYMPTOMATIK UND KLINISCHES BILD

Die Verdachtsdiagnose Morbus Fabry sollte erwogen werden bei Patienten mit Angiokeratomen, Hypohidrose und unklaren Nervenschmerzen; ebenso bei jungen Männern mit linksventrikulärer Hypertrophie unklarer Genese.

Die klinische Symptomatik ist bunt und durch die von der Speichererkrankung betroffenen Organe bestimmt:
- Charakteristische Hautläsionen wie Angiokeratome in der Leisten- und Hüftgegend und periumbilikal.
- Periphere Neuropathie mit Schmerzen und Missempfindungen an Händen und Füßen.
- Schmerzepisoden zusammen mit Hypohidrose bzw. Anhidrose, die durch Stress wie Hitze oder körperliche Betätigung getriggert werden können. Dann einhergehend mit Fieber und Gelenkschmerzen.
- Charakteristische Ablagerungen in der Kornea (Cornea verticillata) ohne Visuseinschränkungen und meist ohne klinische Symptomatik. Spaltlampenuntersuchung erforderlich.
- Zerebrovaskuläre Komplikationen wie TIA oder Schlaganfall, aber auch Ataxie.
- Kardiovaskuläre Komplikationen wie linksventrikuläre Hypertrophie, Kardiomyopathie, Herzinfarkt, Rhythmusstörungen, Aortenstenose und Mitralinsuffizienz.
- Renale Komplikationen mit Proteinurie mit fortschreitender Niereninsuffizienz bei nahezu allen Patienten (terminales Nierenversagen im Alter zwischen 30 und 40 Jahren).

DIAGNOSTIK

Die histologischen Veränderungen in der Niere sind charakteristisch für Morbus Fabry: In den Podozyten und distalen Tubuluszellen akkumulieren die Glykolipide, die sich elektronenmikroskopisch zwiebelschalenartig darstellen. Bei männlichen Patienten kann die Aktivität der α-Galaktosidase A im Plasma oder in peripheren Leukozyten bestimmt werden. Auch im Rahmen einer pränatalen Diagnostik in kultivierten Amniozyten bzw. Chorionzellen möglich. Heterozygote Überträgerinnen können trotz klinischer Symptomatik normale Enzymspiegel haben, daher hier definitive Diagnose mittels molekulargenetischer Diagnostik notwendig. Mittlere Zeitdauer zwischen ersten Symptomen und der definitiven Diagnose Morbus Fabry bei Männern fast 14, bei Frauen über 16 Jahre.

STELLENWERT DER MOLEKULARGENETISCHEN DIAGNOSTIK

Die molekulargenetische Diagnostik ermöglicht die frühzeitige sichere Diagnose und sollte angesichts der sehr hohen Therapiekosten bei allen Patienten und deren Verwandten durchgeführt werden. Die Kosten werden zurzeit von den Pharmafirmen übernommen, die die Therapeutika herstellen (▶ Therapie). De-novo-Mutationen sind selten.

DIFFERENZIALDIAGNOSE

- Symptome ähneln denen des rheumatischen Fiebers.
- Aufgrund der sehr vielfältigen Manifestationsformen sehr zahlreiche Differenzialdiagnosen.

THERAPIE

Die α-Galaktosidase wird derzeit in Europa von zwei verschiedenen pharmazeutischen Unternehmen gentechnisch als rekombinantes humanes Protein hergestellt (Agalsidase alpha und Agalsidase beta). Die Therapiekosten betragen pro Jahr im Mittel über 100 000 Euro. Die Wirksamkeit beider Medikamente konnte in doppelblinden, randomisierten kontrollierten Studien belegt werden. Eine Therapie wird bei symptomatischen Patienten und symptomatischen heterozygoten Überträgerinnen empfohlen. Die klinische Symptomatik (Schmerzen) bessert sich oft in Abhängigkeit von den Infusionen sehr deutlich. Auch die Nierenfunktion bessert sich. Histologisch verschwinden die Ablagerungen fast vollständig. Die Rate an zerebrovaskulären Ereignissen scheint nicht beeinflusst.

Derzeit gibt es keine allgemeingültigen Empfehlungen, wann mit einer Enzymersatztherapie begonnen werden sollte. Die Erkrankung manifestiert sich nicht bei allen Betroffenen mit α-Galaktosidase-Mangel, so dass eine zu frühe Enzymersatztherapie ökonomisch nicht vertretbar scheint. Ebenso unklar ist die Datenlage, ob eine frühe Intervention auch wirklich den Endorganschaden verhindern kann und ob Dialysepatienten bzw. nierentransplantierte Patienten noch aufgrund des hohen kardiovaskulären Risikos therapiert werden sollen.

NIERENERSATZVERFAHREN

Ohne Einschränkungen sind alle Nierenersatzverfahren möglich.

TRANSPLANTATION

Eine Nierentransplantation ist ohne Einschränkungen möglich, das erhöhte kardiovaskuläre Risiko der Patienten ist zu beachten.

PROGNOSE

Patienten mit Morbus Fabry haben eine eingeschränkte Lebenserwartung, die mittlere Überlebensrate liegt bei 50 Jahren. Bisher gibt es noch keine Endpunktdaten, ob die Enzymersatztherapie das Überleben verlängert.

Nachsorge / Rehabilitation
Patienten können auf freiwilliger Basis bei der internationalen Fabry-Datenbank www.fabryregistry.com gemeldet werden.

Literatur
Agalsidase beta (Fabrazyme) for Fabry disease. The Medical Letter 2003; 45:74.
Brady RO, Gal AE, Bradley RM, et al.: Enzymatic defect in Fabry's disease. Ceramidetrihexosidase deficiency. N Engl J Med 1967; 276:1163.
Brady RO, Uhlendorf BW, Jacobson CB: Fabry's disease: antenatal detection. Science 1971; 172:174.
Desnick RJ, Allen Ky, Desnick SJ, et al.: Fabry's disease: enzymatic diagnosis of hemizygotes and heterozygotes. Alpha-galactosidase activities in plasma, serum, urine, and leukocytes. J Lab Clin Med 1973; 81:157.
Desnick RJ, Brady R, Barranger J, et al.: Fabry disease, an under-recognized multisystemic disorder: expert recommendations for diagnosis, management, and enzyme replacement therapy. Ann Intern Med 2003; 138(4):338–46.
Eng CM, Desnick RJ: Molecular basis of Fabry disease: mutations and polymorphisms in the human alpha-galactosidase A gene. Hum Mutat 1994; 3(2):103–11.
Eng CM, Ashley GA, Burgert TS, et al.: Fabry disease: thirty-five mutations in the alpha-galactosidase A gene in patients with classic and variant phenotypes. Mol Med 1997; 3(3):174–82.
Eng CM, Guffon N, Wilcox WR, et al.: Safety and efficacy of recombinant human alpha-galactosidase A – replacement therapy in Fabry's disease. N Engl J Med 2001; 345(1):9–16.
Ojo A, Meier-Kriesche HU, Friedman G, et al.: Excellent outcome of renal transplantation in patients with Fabry's disease. Transplantation 2000; 69(11):2337–9.
Pastores GM, Thadhani R: Enzyme-replacement therapy for Anderson-Fabry disease. Lancet 2001; 358(9282):601–3.
Schiffmann R, Kopp JB, Austin HA 3rd, et al.: Enzyme replacement therapy in Fabry disease: a randomized controlled trial. JAMA 2001; 285(21):2743–9.
Thurberg BL, Rennke H, Colvin RB, et al.: Globotriaosylceramide accumulation in the Fabry kidney is cleared from multiple cell types after enzyme replacement therapy. Kidney Int 2002; 62(6):1933–46.
Topaloglu AK, Ashley GA, Tong B, et al.: Twenty novel mutations in the alpha-galactosidase A gene causing Fabry disease. Mol Med 1999; 5(12):806–11.
Wilcox WR, Banikazemi M, Guffon N, et al.: Long-term safety and efficacy of enzyme replacement therapy for Fabry disease. Am J Hum Genet 2004; 75(1):65–74.

Internet
www.fabryregistry.com

12.3.6 Seltene erbliche Nierenerkrankungen

Tab. 12.10 Aktueller Stand der wichtigsten molekulargenetischen Erkenntnisse seltener, aber wichtiger nephrologischer Krankheitsbilder in alphabetischer Reihenfolge

Krankheit	Erbgang	Symptomatik	Genort	Symbol, Genprodukt
Bardet-Biedl-Syndrom	a.-r.	Adipositas, Hypogenitalismus, Polydaktylie, Retinopathie, Niereninsuffizienz	11 16 3 15	BBS1 BBS2 BBS3 BBS4

12 Hereditäre Nephropathien

Tab. 12.10 Aktueller Stand der wichtigsten molekulargenetischen Erkenntnisse seltener, aber wichtiger nephrologischer Krankheitsbilder in alphabetischer Reihenfolge *(Forts.)*

Krankheit	Erbgang	Symptomatik	Genort	Symbol, Genprodukt
Bartter-Syndrom				
♦ I	a.-r.	Frühgeburtlichkeit, Polyurie, Hypokaliämie, Hyperkalzurie, Nephrokalzinose	15q15–21	Na-K-2Cl-Kotransporter
♦ II			11q24	SLC12A1- K-Kanal
♦ III			1p36	Basolateraler Cl-Kanal
Diabetes insipidus, renaler	X.-r.	Polyurie, Polydipsie	Xq28	AVPR2, Vasopressin-Rezeptor-VR-2
Enuresis nocturna	a.-d.	Unwillkürliches nächtliches Einnässen nach dem 5. Lebensjahr	13q13–14 12q13–21 22q11	ENUR1 ENUR2 ENUR3
Gitelman-Syndrom	a.-r.	Hypokalzurie, Hypomagnesiämie	16q13	Thiazid-sensitiver NaCl-Kotransporter SLC12A3
Hämolytisch-urämisches Syndrom	a.-r.	Nierenversagen, Thrombozytopenie, hämolytische Anämie	1q32	HF1 / CFH / Faktor-H-Gen
Lowe-Syndrom	X.-r.	Katarakt, Vit.-D-resistente Rachitis, geistige Retardierung, renale tubuläre Azidose, Niereninsuffizienz	Xp26.1	OLRL1, Inositopolyphosphat-5-Phosphatase
Meckel-Syndrom	a.-r.	Zystennieren, Enzephalozele, Polydaktylie	17q21–24 11q13	MKS1 MKS2
Nagel-Patella-Syndrom	a.-d.	Nageldysplasie, Patelladefekt, Nephropathie	9q34	LIM-Homeodomän, Protein LMX1B
Nierenzellkarzinom, papilläres	a.-d.	Papilläres Nierenzell-Karzinom	7q31	MET-Gen, Proonkogen
Vesikourethraler Reflux	a.-d.	Rez. Harnwegsinfekte, Refluxnephropathie	1p13	VUR1
Wilms-Tumor				
♦ Wilms-Tumor-Aniridie-Syndrom	a.-d.	Wilms-Tumor, Aniridie, Wachstumsretardierung	11p13	WT1, WT-Suppressor-Gen
♦ Denys-Drash-Syndrom	a.-d.	Wilms-Tumor, Pseudohermaphroditismus, nephrotisches Syndrom		
Zystinose	a.-r.	Fanconi-Syndrom, Photophobie, Hypothyreose	17p13	CTNS, integrales Membranprotein
Zystinurie				
♦ Typ I	a.-r.	Zystinsteine	2p16–21	CSNU1, SLC3A1-AS-Transporter
♦ Nicht Typ I			19q13	SLC7A9-AS-Transporter

Bardet-Biedl-Syndrom

Das Bardet-Biedl-Syndrom ist eine autosomal-rezessive Erkrankung einhergehend mit Übergewicht, Hypogenitalismus (bei männlichen Patienten), geistiger Retardierung, Retina-Dystrophie, Polydaktylie und Nierenfehlbildungen (insbesondere Kelchdeformitäten). Mindestens acht verschiedene Genorte sind beschrieben.

Literatur

Ansley SJ, Badano JL, Blacque OE, et al.: Basal body dysfunction is a likely cause of pleiotropic Bardet-Biedl syndrome. Nature 2003; 425(6958):628–33.
Fan Y, Esmail MA, Ansley SJ, et al.: Mutations in a member of the Ras superfamily of small GTP-binding proteins causes Bardet-Biedl syndrome. Nat Genet 2004; 36(9):989–93.
Katsanis N, Beales PL, Woods MO, et al.: Mutations in MKKS cause obesity, retinal dystrophy and renal malformations associated with Bardet-Biedl syndrome. Nat Genet 2000; 26(1):67–70.
Leppert M, Baird L, Anderson KL, et al.: Bardet-Biedl syndrome is linked to DNA markers on chromosome 11q and is genetically heterogeneous. Nat Genet 1994; 7(1):108–12.
Parfrey PS, Davidson WS, Green JS: Clinical and genetic epidemiology of inherited renal disease in Newfoundland. Kidney Int 2002; 61(6):1925–34.

Zystinose

Definition

Die Zystinose führt als Stoffwechselerkrankung zur Akkumulation von Zystin in verschiedenen Organen und Geweben. Man unterscheidet eine infantile (mit Nierenbeteiligung), intermediäre (late-onset) und adulte (benigne) Form. Inzidenz 1 : 100 000 Kinder.

Ätiologie und Pathogenese

Zystin entsteht beim Eiweißabbau in den Lysosomen der Zelle. Freies Zystin wird normalerweise durch die Lysosomenmembran ins Zytosol der Zellen transportiert und dort zu Zystein umgebaut und wieder zur Proteinsynthese verwendet. Bei der Zystinose kumuliert das Zystin aufgrund eines Transportdefektes in den Lysosomen. Zystin ist schwer löslich, kristallisiert und schädigt so beispielsweise die Nierentubuli.

Die Zystinose folgt einem autosomal-rezessiven Erbgang, das Gen wurde auf Chromosom 17p13 lokalisiert, das Genprodukt CTNS ist ein lysosomales Membranprotein mit dem Namen Zystinosin. In Europa verursacht eine bestimmte 65-kb-Deletion im CTNS-Gen ungefähr 75 % der Krankheitsfälle.

Symptomatik und klinisches Bild

Bei der wichtigsten Form, der infantilen Zystinose mit Nierenbeteiligung, manifestiert sich die Erkrankung im Säuglingsalter. Die gestörte Tubulusfunktion führt zum Fanconi-Syndrom, Polyurie, Polydipsie, Erbrechen, unklarem Fieber und Dehydratation. Das terminale Nierenversagen tritt in der Regel vor dem 10. Lebensjahr ein. Die Zystin-Akkumulation führt des Weiteren zur Wachstumsretardierung, Ablagerungen in Kornea und Konjunktiven mit daraus resultierender Photophobie, Depigmentierung der Retina und Visuseinschränkungen, Hepatomegalie mit portaler Hypertension, Splenomegalie, Hypothyreose, endokriner insulinpflichtiger Pankreasinsuffizienz, Muskelschwächen und Beteiligung des Nervensystems.

Diagnostik und molekulargenetische Diagnostik

Die Diagnose kann durch Bestimmung des intrazellulären Zystin-Gehalts von peripheren Blutlymphozyten oder Fibroblasten gestellt werden.

Stellenwert der molekulargenetischen Diagnostik
Eine molekulargenetische Diagnostik ist nicht kommerziell erhältlich, eine pränatale Diagnose ist jedoch im ersten Trimenon durch Bestimmung der Zystininkorporation nach Amniozentese oder Chorionzottenbiopsie möglich.

Therapie
Die Therapie ist symptomatisch mit Wasser, Natrium- und Kalium-Bikarbonat, Indometacin (reduziert den tubulären Wasser- und Elektrolytverlust), Phosphat, Kalzium und Carnitin. Die Gabe von Zysteamin reduziert die intrazelluläre Zystinkonzentration.

Nierenersatzverfahren
Alle Nierenersatzverfahren stehen zur Verfügung.

Transplantation
Die Nierentransplantation führt bei den erkrankten Kindern infolge der Zystin-bedingten eingeschränkten Immunkompetenz zu überdurchschnittlich guten Ergebnissen.

Prognose, Nachsorge / Rehabilitation
Die Langzeitprognose wird jedoch durch die Beteiligung anderer Organe eingeschränkt.

Literatur
Bois E, Feingold J, Frenay P, Briard ML: Infantile cystinosis in France: genetics, incidence, geographic distribution. J Med Genet 1976; 13(6):434–8.
Devonald MA, Karet FE: Renal epithelial traffic jams and one-way streets. J Am Soc Nephrol 2004; 15(6):1370–81.
Gahl WA, Bashan N, Tietze F, et al.: Cystine transport is defective in isolated leukocyte lysosomes from patients with cystinosis. Science 1982; 217(4566):1263–5.
Gahl WA, Thoene JG, Schneider JA: Cystinosis. N Engl J Med 2002; 347(2):111–21.
Lemire J, Kaplan BS: The various renal manifestations of the nephropathic form of cystinosis. Am J Nephrol 1984; 4(2):81–5.
Manz F, Gretz N: Cystinosis in the Federal Republic of Germany. Coordination and analysis of the data. J Inherit Metab Dis 1985; 8(1):2–4.
Middleton R, Bradbury M, Webb N, et al.: Cystinosis. A clinicopathological conference. "From toddlers to twenties and beyond" Adult-Paediatric Nephrology Interface Meeting, Manchester 2001. Nephrol Dial Transplant 2003; 18(12):2492–5.
Theodoropoulos DS, Krasnewich D, Kaiser-Kupfer MI, Gahl WA: Classic nephropathic cystinosis as an adult disease. JAMA 1993; 270(18):2200–4.

HEREDITÄRE KONGENITALE UND INFANTILE NEPHROTISCHE SYNDROME

Die kongenitalen nephrotischen Syndrome manifestieren sich definitionsgemäß bereits bei Geburt oder in den ersten drei Lebensmonaten. Die infantilen nephrotischen Syndrome manifestieren sich bis zum ersten Lebensjahr. Die Prognose der Erkrankungen ist im Allgemeinen schlecht. Selten finden sich sekundäre – und damit therapierbare – Formen, z.B. infolge Syphilis (membranöse Glomerulonephritis, therapierbar durch Penicillin) oder Toxoplasmose, aber auch durch CMV-, Röteln- oder HIV-Viren sowie Quecksilbervergiftungen.

12.3 Klinik einzelner hereditärer Nierenerkrankungen

Tab. 12.11 Seltene, aber wichtige hereditäre und infantile nephrotische Syndrome

Krankheit	Erbgang	Symptomatik	Genort	Symbol, Genprodukt
Steroidresistente Form, Finnischer Typ	a.-r.	Kongenitales nephrotisches Syndrom	19q12–13	NPHS1, Nephrin
Steroidresistente Form	a.-r.	Nephrot. Syndrom, Niereninsuffizienz	1q25-q31	NPHS2, Podocin
Diffuse mesangiale Sklerose	a.-r. (?)	Nephrot. Syndrom, Niereninsuffizienz, Hypertonie	?	?
Fokal segmentale Sklerose	a.-d.	Steroidresistentes nephrot. Syndrom, FSGS	19q13 11q21–22	FSGS-1, ACTN4-Gen FSGS-2

Kongenitales nephrotisches Syndrom vom Finnischen Typ

Epidemiologie

Das kongenitale nephrotische Syndrom vom Finnischen Typ ist in Finnland häufig (1,2 Patienten auf 10 000 Geburten). Durch pränatale Screeninguntersuchungen ist die Inzidenz in den letzten Jahren auf 0,9/10 000 Geburten gefallen. Der Erbgang ist autosomal-rezessiv.

Ätiologie und Pathogenese

Der genetische Defekt wurde auf das Chromosom 19 kartiert und das krankheitsverursachende Gen NPHS1 kloniert. Es kodiert für **Nephrin**, das Bestandteil der Schlitzmembran von Podozyten ist. Entsprechend führen Mutationen im NPHS1-Gen elektronenmikroskopisch zum Verlust der Schlitzmembranen und der Podozyten-Fußfortsätze. Zwei verschiedene Mutationen (Fin-major und Fin-minor) sind für fast 90 % aller Fälle in Finnland verantwortlich.

Das kongenitale nephrotische Syndrom kann auch durch Mutationen im NPHS2-Gen verursacht werden, das für ein anderes Podozyten-Protein kodiert: **Podocin**.

Symptomatik und klinisches Bild

Der Gendefekt führt klinisch zur Frühgeburt bei niedrigem Geburtsgewicht. Bereits ab der 15./16. Schwangerschaftswoche findet sich eine mehr als 10-fach erhöhte α-Fetoprotein-Konzentration infolge der fetalen Proteinurie. Schon bei Geburt oder nach wenigen Tagen entwickeln sich ein generelles Ödem und Aszites infolge eines schweren nephrotischen Syndroms (selektive Proteinurie ohne Hämaturie). Folge des Eiweißverlustes sind Unterernährung und Minderwuchs, aber auch bakterielle Infekte und thrombembolische Komplikationen. Ein terminales Nierenversagen entwickelt sich in der Regel zwischen dem 3. und 8. Lebensjahr.

Diagnostik

Die autosomal-rezessive Erkrankung führt bei den heterozygoten Überträgern zu keinen Symptomen.

Die Diagnose wird klinisch aufgrund des Verlaufes gestellt. DD ▶ Tab. 12.11.

Schwangerschaft

Pränatales Screening mittels der erhöhten α-Fetoproteinwerte möglich, aber unsicher und hat durch fehlerhafte Diagnosen zu nicht indizierten Abtreibungen geführt. Daher wird in Finnland eine Haplotyp- und Linkage-Analyse durchgeführt mit einer Fehlerrate unter 5 %.

Therapie, Nierenersatzverfahren, Transplantation, Prognose und Nachsorge

Die intensive supportive Therapie inklusive Dialyse und Transplantation hat die Lebenserwartung der Kinder in den letzten Jahren verbessert. Das nephrotische Syndrom vom Finnischen Typ ist aufgrund des genetischen Defektes steroidresistent und auch nicht durch andere Immunsuppressiva zu behandeln. Ganz im Gegenteil erhöhen diese Medikamente nur noch zusätzlich die Infektionsgefahr. Die Behandlung beinhaltet tägliche Albumininfusionen, Gabe von Gamma-Globulinen, Vitaminen und Schilddrüsenhormonen, ebenso proteinreiche und salzarme Kost (per Ernährungssonde oder parenteral) und die Behandlung bzw. Prophylaxe von Infekten oder thrombembolischen Komplikationen. Teilweise müssen die Nieren noch vor Erreichen der terminalen Niereninsuffizienz entfernt bzw. „pharmakologisch nephrektomiert" werden, um die massiven Eiweißverluste zu stoppen (ACE-Hemmer und Indometacin).

Literatur

Hallman N, Hjelt L: Congenital nephrotic syndrome. J Pediatr 1959; 55:152.
Hallman N, Norio R, Rapola J: Congenital nephrotic syndrome. Nephron 1973; 11:101.
Huttunen NP, Rapola J, Vilska J, Hallman N: Renal pathology in congenital nephrotic syndrome of Finnish type: a quantitative light microscopic study on 50 patients. Int J Pediatr Nephrol 1980; 1(1):10–6.
Kestila M, Mannikko M, Holmberg C, et al.: Congenital nephrotic syndrome of the Finnish type maps to the long arm of chromosome 19. Am J Hum Genet 1994; 54(5):757–64.
Lenkkeri U, Mannikko M, McCready P, et al.: Structure of the gene for congenital nephrotic syndrome of the finnish type (NPHS1) and characterization of mutations. Am J Hum Genet 1999; 64(1):51–61.
Mahan JD, Mauer SM, Sibley RK, Vernier RL: Congenital nephrotic syndrome: evolution of medical management and results of renal transplantation. J Pediatr 1984; 105(4):549–57.
Patrakka J, Ruotsalainen V, Reponen P, et al.: Recurrence of nephrotic syndrome in kidney grafts of patients with congenital nephrotic syndrome of the Finnish type: role of nephrin. Transplantation 2002; 73(3):394–403.
Pomeranz A, Wolach B, Bernheim J, et al.: Successful treatment of Finnish congenital nephrotic syndrome with captopril and indomethacin. J Pediatr 1995; 126(1):140–2.
Savage JM, Jefferson JA, Maxwell AP, et al.: Improved prognosis for congenital nephrotic syndrome of the Finnish type in Irish families. Arch Dis Child 1999; 80(5):466–9.
Tryggvason K: Unraveling the mechanisms of glomerular ultrafiltration: nephrin, a key component of the slit diaphragm. J Am Soc Nephrol 1999; 10(11):2440–5.

Diffuse mesangiale Sklerose

Die diffuse mesangiale Sklerose führt meist bis zum 4. Lebensjahr zum terminalen Nierenversagen.

Die Vererbung scheint in den meisten Familien autosomal-rezessiv. Der zugrunde liegende Gendefekt ist nicht bekannt.

Die Kinder sind bei Geburt klinisch unauffällig. Während der ersten zwei Lebensjahre kommt es zum progredienten nephrotischen Syndrom mit nachfolgendem terminalen Nierenversagen.

Die Erkrankung spricht nicht auf Steroide und Immunsuppressiva an, entsprechend beschränken sich die Maßnahmen auf eine supportive Therapie.

Die diffuse mesangiale Sklerose kann mit dem Denys-Drash-Syndrom einhergehen und dann durch Mutationen im WT1-Gen zum Wilms-Tumor führen.

Literatur

Drash A, Sherman F, Hartmann WH, Blizzard RM: A syndrome of pseudohermaphroditism, Wilms' tumor, hypertension, and degenerative renal disease. J Pediatr 1970; 76:585.
Habib R: Nephrotic syndrome in the 1st year of life. SO Pediatr Nephrol 1993; 7(4):347–53.
Habib R, Loirat C, Gubler MC, et al.: The nephropathy associated with male pseudohermaphroditism and Wilms' tumor (Drash syndrome): a distinctive glomerular lesion – report of 10 cases. Clin Nephrol 1985; 24(6):269–78.
Habib R, Gubler MC, Antignac C, Gagnadoux MF: Diffuse mesangial sclerosis: A congenital glomerulopathy with nephrotic syndrome. In: Advances in Nephrology, Grunfeld, JP (Ed), Year Book, Chicago. p. 43, 1993.
Jeanpierre C, Denamur E, Henry I, et al.: Identification of constitutional WT1 mutations, in patients with isolated diffuse mesangial sclerosis, and analysis of genotype/phenotype correlations by use of a computerized mutation database. Am J Hum Genet 1998; 62(4):824–33.
Little M, Wells C: A clinical overview of WT1 gene mutations. Hum Mutat 1997; 9(3):209–25.
Urbach J, Drukker A, Rosenmann E: Diffuse mesangial sclerosis-light, immunofluorescent and electronmicroscopy findings. Int J Pediatr Nephrol 1985; 6(2):101–4.

ERBLICHE NIERENERKRANKUNGEN MIT NEPHROLITHIASIS

Tab. 12.12   Erbliche Nierenerkrankungen mit Nephrolithiasis

Krankheit	Erbgang	Symptomatik	Genort	Symbol, Genprodukt
X-linked Nephrolithiasis				
◆ Typ I	X.-r.	Nephrolithiasis, Nephrocalcinose, Niereninsuffizienz, Fanconi-Syndrom	Xp11.22	NPHL1, renaler Cl-Kanal (CLCN5)
◆ Typ II (Dent)	X.-r.		Xp11.22	NPHL2, renaler Cl-Kanal (CLCN5)
Primäre Hyperoxalurie				
◆ Typ I	a.-r.	Nephrolithiasis	2q36–37	AGT, Alanin-Glyoxylat-Aminotransferase
◆ Typ II	a.-r.		9 (?)	GRHPR-Gen
Adenin-Phosphoribosyl-Transferase-Mangel	a.-r.	Nephrolithiasis	16q24	APR5, Adenin-Phosphoribosyl-Transferase
Osteopetrose mit renaltubulärer Azidose	a.-r.	Nephrolithiasis, Minderwuchs, Frakturen	8q22	CA2, Carboanhydrase 2
Distale renale tubuläre Azidose	a.-d.	Nephrolithiasis, Rachitis	17q21–22	RTA, SLCA1-Gen

Primäre Hyperoxalurie

Definition

Die primäre Hyperoxalurie (▶ Tab. 12.12) ist eine seltene erbliche autosomal-rezessive Stoffwechselerkrankung. Die Inzidenz liegt bei ca. 0,2 : 100 000.

Ätiologie und Pathogenese
Der Gendefekt führt über Mutationen in Enzymen wie der Alanin-Glyoxylat-Aminotransferase zum vermehrten Anfall von Oxalat. Oxalat ist schwer löslich und wird renal ausgeschieden.

Symptomatik und klinisches Bild, Diagnostik und Differenzialdiagnose
Die Erkrankung manifestiert sich bei über 50 % der Patienten vor dem 5. Lebensjahr. Diese infantile Form führt nicht zu Nierenkelchsteinen, aber früh zum Nierenversagen durch die massive parenchymatöse Oxalatablagerung. Ältere Kinder können durch rezidivierende Nierensteine auffallen (röntgendicht), einige Patienten entwickeln erst im Erwachsenenalter ein Nierenversagen.

✓ Die primäre Hyperoxalurie ist auch im Erwachsenenalter noch eine wichtige Differenzialdiagnose bei unklarer Niereninsuffizienz.

Die Oxalatablagerungen lassen sich auch im Herz, extraartikulär und in der Retina/Makula nachweisen. Die Anlage eines Dialyseshunts kann schwierig sein. Entsprechend wichtig ist eine frühe Diagnose, um schwere Organschäden zu verhindern.

Die Diagnose sollte bei allen Patienten mit rezidivierenden Kalzium-Steinen, Nephrokalzinose bei normaler Kalzium- und Harnsäureausscheidung oder Kalzium-Oxalat-Kristallen im Urinsediment erwogen werden. Die Verdachtsdiagnose kann durch Messung der deutlich erhöhten renalen Oxalatausscheidung untermauert werden. Wenn es schon zur Niereninsuffizienz (und damit zur verminderten renalen Oxalatausscheidung) gekommen ist, kann die Plasma-Oxalat-Konzentration bestimmt werden.

Die definitive Diagnose erfolgt histologisch durch Leberbiopsie (mit Aktivitätsbestimmung der Alanin-Glyoxylat-Aminotransferase).

Therapie, Nierenersatzverfahren, Transplantation und Prognose
Der Erfolg einer Therapie ist abhängig von einer frühen Diagnose. Die Therapie beinhaltet eine hohe Trinkmenge (bei Kleinkindern ggf. per Magensonde über Nacht) und das Meiden oxalatreicher Kost (Tee, Schokolade, Spinat, Rhabarbergewächse). Ein Therapieversuch mit Pyridoxin (Ko-Enzym der Alanin-Glyoxylat-Aminotransferase) kann erfolgen. Die Löslichkeit von Kalzium-Oxalat kann durch Gabe von Orthophosphat, Kaliumzitrat oder Magnesiumoxid erhöht werden. Thiaziddiuretika reduzieren die renale Kalziumausscheidung, entsprechend gemieden werden sollten Schleifendiuretika. Die enterale Oxalataufnahme kann durch Gabe spezieller Bakterien vermindert werden.

Eine definitive Therapie ist die kombinierte Leber-Nieren-Transplantation, die den Enzymdefekt kuriert und die verloren gegangene Nierenfunktion ersetzt.

Nach Lebertransplantation ggf. über Jahre hinweg Mobilisation der Oxalatablagerungen aus dem Gewebe (weiterhin Steinprophylaxe erforderlich).

Eine isolierte Nierentransplantation ist nur unbefriedigend erfolgreich, da die Oxalatablagerungen das Organ schnell schädigen.

Eine frühzeitige isolierte Lebertransplantation kann die Nierenfunktion stabilisieren oder sogar bessern.

Nachsorge / Rehabilitation
Weiterführende Informationen unter www.ohf.org.

Literatur
Cochat P: Primary hyperoxaluria type 1. Kidney Int 1999; 55:2533.
Cochat P, Collard LB: Primary hyperoxaluria in Pediatric Nephrology 5th edition. Eds Avner ED, Harmon WE, Niaudet P. Lippincott Williams Wilkins, Philadelphia, PA, 2004.
Danpure CJ: Molecular and clinical heterogeneity in primary hyperoxaluria type 1. Am J Kidney Dis 1991; 17(4):366–9.
Danpure CJ: Advances in the enzymology and molecular genetics of primary hyperoxaluria type 1. Prospects for gene therapy. Nephrol Dial Transplant 1995; 10 Suppl 8:24–9.
Danpure CJ: Primary hyperoxaluria: from gene defects to designer drugs?. Nephrol Dial Transplant 2005; 20:1525.
Devonald MA, Karet FE: Renal epithelial traffic jams and one-way streets. J Am Soc Nephrol 2004; 15(6):1370–81.
Hoppe B, Langman CB: A United States survey on diagnosis, treatment, and outcome of primary hyperoxaluria. Pediatr Nephrol 2003; 18(10):986–91.
Hoppe B, Leumann E: Diagnostic and therapeutic strategies in hyperoxaluria: a plea for early intervention. Nephrol Dial Transplant 2004; 19(1):39–42.
Leumann E, Hoppe B, Neuhaus T: Management of primary hyperoxaluria: efficacy of oral citrate administration. Pediatr Nephrol 1993; 7(2):207–11.
Milliner DS, Eickholt JT, Bergstralh EJ, et al.: Results of long-term treatment with orthophosphate and pyridoxine in patients with primary hyperoxaluria. N Engl J Med 1994; 331(23):1553–8.
Milliner DS, Wilson DM, Smith LH: Phenotypic expression of primary hyperoxaluria: comparative features of types I and II. Kidney Int 2001; 59(1):31–6.
Watts RW: Primary hyperoxaluria type I. QJM 1994; 87(10):593–600.

Internet
www.ohf.org
Medikamentendosierungen bei Kindern: kindernephrologie@uk-koeln.de

13 Harnwegsinfektionen
Karl Wagner

762	**13.1**	**Grundlagen**
762	13.1.1	Definition
762	13.1.2	Epidemiologie
762	13.1.3	Einteilungen
763	13.1.4	Pathogenese
764	13.1.5	Diagnostik
769	13.1.6	Keimspektrum
769	13.1.7	Klinik
770	13.1.8	Therapie
771	**13.2**	**Asymptomatische Bakteriurie**
771	13.2.1	Definition
771	13.2.2	Epidemiologie
772	13.2.3	Diagnostik
773	13.2.4	Therapie und Prognose
773	**13.3**	**Urethritis**
773	13.3.1	Grundlagen
775	13.3.2	Chlamydien-Urethritis
775	13.3.3	Urethritis bei Gonokokken
775	**13.4**	**Zystitis**
775	13.4.1	Akute Zystitis
778	13.4.2	Rezidivierende Zystitiden
779	13.4.3	Akute Prostatitis
780	13.4.4	Interstitielle Zystitis
781	**13.5**	**Pyelonephritis**
781	13.5.1	Akute Pyelonephritis
784	13.5.2	Chronische Pyelonephritis
787	13.5.3	Xanthogranulomatöse Pyelonephritis
788	13.5.4	Emphysematöse Pyelonephritis
788	**13.6**	**Harnwegsinfektionen in der Schwangerschaft**
788	13.6.1	Epidemiologie
788	13.6.2	Pathogenese
789	13.6.3	Diagnostik
789	13.6.4	Therapie
789	**13.7**	**Harnwegsinfektionen bei Nierentransplantation**
790	**13.8**	**Harnwegsinfektionen bei Blasenkatheter**
790	13.8.1	Prävention
791	13.8.2	Pathogenese
791	13.8.3	Klinik
792	13.8.4	Therapie
792	**13.9**	**Urogenitaltuberkulose**
792	13.9.1	Epidemiologie
792	13.9.2	Pathogenese und Klinik
793	13.9.3	Diagnostik
793	13.9.4	Therapie
793	**13.10**	**Pilzinfektionen der Harnwege**
793	13.10.1	Epidemiologie und Pathogenese
794	13.10.2	Klinik und Diagnostik
794	13.10.3	Therapie
794	**13.11**	**Refluxnephropathie**
794	13.11.1	Definition
795	13.11.2	Epidemiologie
795	13.11.3	Klinik und Pathologie
796	13.11.4	Therapie

13.1 Grundlagen

13.1.1 Definition

Besiedelung der ableitenden Harnwege und/oder Niere mit Mikroorganismen vom einfachen Bakterium über Mykobakterien bis zu Protozoen und Pilzen.

13.1.2 Epidemiologie

Harnwegsinfektionen zählen zu den häufigsten Infektionen. Sie treten vorwiegend bei Frauen auf. 60 % der erwachsenen Frauen haben mindestens einmal einen symptomatischen Harnwegsinfekt durchgemacht. Bei jüngeren, sexuell aktiven Frauen wird mit einer Inzidenz von 0,5 Harnwegsinfekten (HWI) pro Jahr gerechnet. In der Regel handelt es sich um unkomplizierte HWI.

HWI bei Männern sind wesentlich seltener. Dies wird auf eine verminderte Keimflora der initialen Urethra, die längere Urethra und auf antibakterielle Substanzen im Prostatasekret zurückgeführt. Bei den 30- bis 50-Jährigen beträgt die Inzidenz 8/10 000 Männer. Mit zunehmendem Alter und Zunahme eventueller Harnabflussprobleme werden HWI beim Mann häufiger. Es sind in der Regel komplizierte HWI.

13.1.3 Einteilungen

Neben einer auf die Infektlokalisation bezogenen Einteilung (Urethritis, Zystitis, Pyelonephritis) werden folgende Begriffe verwendet:
- Unterer Harnwegsinfekt: Infektion der Urethra und der Harnblase.
- Oberer Harnwegsinfekt: Unterer Harnwegsinfekt mit zusätzlicher Symptomatik einer akuten Pyelonephritis.

Pathogenetische und prognostische Aussagen verbinden sich mit den Begriffen:
- Unkomplizierter (primärer) Harnwegsinfekt: Infektion ohne zusätzliche Risikofaktoren, einfacher Infekt.
- Komplizierter (sekundärer) Harnwegsinfekt: Infektion mit zusätzlichen Risikofaktoren, die die Infektionsauslösung erleichtern, unterhalten und Ursache für ein Therapieversagen bzw. Rekurrenz sind.

Risikofaktoren bei komplizierten Harnwegsinfektionen:
- Harnflussstörungen (infravesikal, vesikal, supravesikal, Reflux-Erkrankung).
- Gravidität.
- Analgetika-Nephropathie.
- Verminderte Immunkompetenz.

> **KLINISCHE HINWEISE FÜR EINEN KOMPLIZIERTEN HWI**
> 1. Auftreten beim Mann
> 2. Auftreten bei älteren Patienten (> 50 J.)
> 3. Auftreten als nosokomiale Infektion
> 4. Schwangerschaft
> 5. Auftreten bei liegendem Blasenkatheter
> 6. Auftreten nach Harnwegsinstrumentierung
> 7. Anamnestisch häufige HWI in der Kindheit
> 8. Anatomische-funktionelle Besonderheiten der Harnwege, z. B. Querschnitts-Syndrom, Reflux
> 9. Vorausgegangener Antibiotika-Einsatz
> 10. Niereninsuffizienz
> 11. Symptomatik über 7 Tage bestehend
> 12. Diabetes mellitus
> 13. Immunsuppression

✓ HWI bei jungen, sonst gesunden Frauen sind als unkompliziert, alle anderen Infekte als kompliziert einzustufen. HWI bei Niereninsuffizienz sind immer komplizierte HWI.

13.1.4 Pathogenese

Neben den verschiedenen Infektionswegen müssen besondere Eigenschaften bei Bakterien (Virulenzfaktoren) und auch Eigenschaften des Patienten (Wirtsfaktoren) berücksichtigt werden.

INFEKTIONSWEGE

- Aszendierende Infektionen: Entgegen dem Harnfluss von außen eintretende Bakterien, stellen ca. 80 % der HWI, meist E. coli.
- Deszendierende Infektionen: Voraussetzung Bakteriämie und Filtration des Bakteriums in die ableitenden Harnwege. Verdächtig auf eine deszendierende Infektion sind Infektionen mit Staphylococcus aureus, Candida bzw. Tuberkulose.
- Infektionen per continuitatem: Fistelbildung von bakteriell besetzten Organen (Vagina, Rektum) in die Harnwege, z. B. bei M. Crohn. Selten bei bakterieller Peritonitis mit Keimpenetration.

VIRULENZFAKTOREN

Natürliche Schutzmechanismen (Selbstreinigungseffekt durch den nach außen gerichteten Harnfluss; physiko-chemische Schutzmechanismen wie osmotischer Druck) verhindern in der Regel eine Infektion der Urothelschleimhaut. Zusätzlich behindert eine gleichgerichtete negative Ladung von Bakterien wie Urothelzellen bei häufig fehlender kinetischer Eigen-Energie der Bakterien eine Adhärenz der Bakterien an der Schleimhaut.

Bakterien verfügen jedoch über hydrophobe Fimbrien, auch Pili genannt, die von den ebenfalls hydrophoben Mikrovilli der Urothelzellen nicht abgestoßen werden. Bei nahem räumlichen Kontakt beider Strukturen und dem zusätzlichen Vorhandensein spezifischer Faktoren auf beiden Seiten kommt es zu einer irreversiblen Bindung durch Interaktion zwischen bakteriellen Adhäsinen und Rezeptoren auf der Urothelzelle.

Die Adhäsionsfähigkeit bestimmt die Virulenz der Bakterien. Im Falle von E. coli sorgt dies für die „Wanderung" vom fäkalen Reservoir zum Ort der Infektion (unterstützt noch durch die Flagella = Geißelchen des E. coli), im Falle von Proteus mirabilis führt es zur Bildung von Struvitsteinen, die als eigenes Keimreservoir dienen.

Virulenzfaktoren sind bei Bakterien der gleichen Gruppe unterschiedlich verteilt. Virulente E. coli der O-Serotypen repräsentieren 28 % der Coli-Stämme der normalen Darmflora, aber über 60 % der Coli-Stämme, die bei Pyelonephritis auftreten. Bei den virulenten E. coli-Stämmen sind bisher verschiedene Adhäsionssysteme identifiziert worden: PAP, AFA, SFA. Die phänotypische Expression dieser Adhäsine kann in der Kultur verloren gehen. Es sind jedoch die für die Produktion verantwortlichen DNA-Abschnitte mittlerweile identifiziert. Bei Korrelation des genetischen Musters der Adhäsine mit der Lokalisation der Infektion ergibt sich folgender Befund: Die Adhäsine PAP, AFA, SFA finden sich zu 75 %, 25 % bzw. 10 % bei E.-coli-Keimen bei Pyelonephritis, zu 45 %, 20 %, 12 % bei Zystitis und 24 %, 27 % bzw. 0 % bei asymptomatischer Bakteriurie. Hieraus wird geschlossen, dass das Muster der bakteriellen Adhäsionssysteme einen Einfluss auf die Lokalisation des Infektes hat. Bei unkomplizierten HWI findet sich immer ein E. coli mit mindestens einem Adhäsin. Im Umkehrschluss wird bei Nachweis eines HWI mit E. coli ohne ein Adhäsin ein komplizierter HWI vermutet [Le Bouguenec 1992, Le Bouguenec 2001, Meyrier 1989].

Weitere Virulenzfaktoren bei E. coli sind das Vorhandensein einer Flagella zur Eigenbeweglichkeit und die Fähigkeit, ein Hämolysin zu produzieren, welches zur Porenbildung bei Urothelzellen führt.

Proteus mirabilis verfügt über ähnliche Adhäsionsmechanismen wie E. coli, hat darüber hinaus jedoch die Fähigkeit, das Enzym Urease zu sezernieren, welches durch Harnstoffspaltung zu einer Bakterien-freundlichen Alkalisierung des Harns führt. Unter der Alkalisierung kann es zur Ausfällung von Phosphat, Karbonat und Magnesium kommen, woraus sich sog. Struvitsteine bilden. Diese Struvitsteine („Hirschgeweihsteine") dienen wiederum als Keimreservoir.

WIRTSFAKTOREN

Frauen, deren Urothelzellen an der Oberfläche keine Blutgruppen-Antigene exprimieren (sog. Non-Sekretoren), haben häufiger Harnwegsinfekte mit virulenten Coli-Stämmen.

13.1.5 Diagnostik

ANAMNESE

Die Anamnese ist die wichtigste Voraussetzung für die Diagnostik- und Behandlungskaskade bei HWI (▶ Abb. 13.1). Vor allem bei rezidivierenden Infekten sind folgende Besonderheiten zu berücksichtigen:
- HW-Infektionssituation in der Kindheit (Reflux-Erkrankung?).
- Falls noch erinnerlich: Wann „trocken" geworden (Reflux-Erkrankung?).
- Methode der Schwangerschaftsverhütung (bei Diaphragma-Benutzung gehäuft Staphylococcus saprophyticus, bei Verwendung von Spermiziden gehäuft HWI durch Änderung der normalen Bakterienflora der Vagina).

13.1 Grundlagen

- Auftreten des Harnwegsinfektes im zeitlichen Zusammenhang mit dem Geschlechtsverkehr (postkoitale HWI).

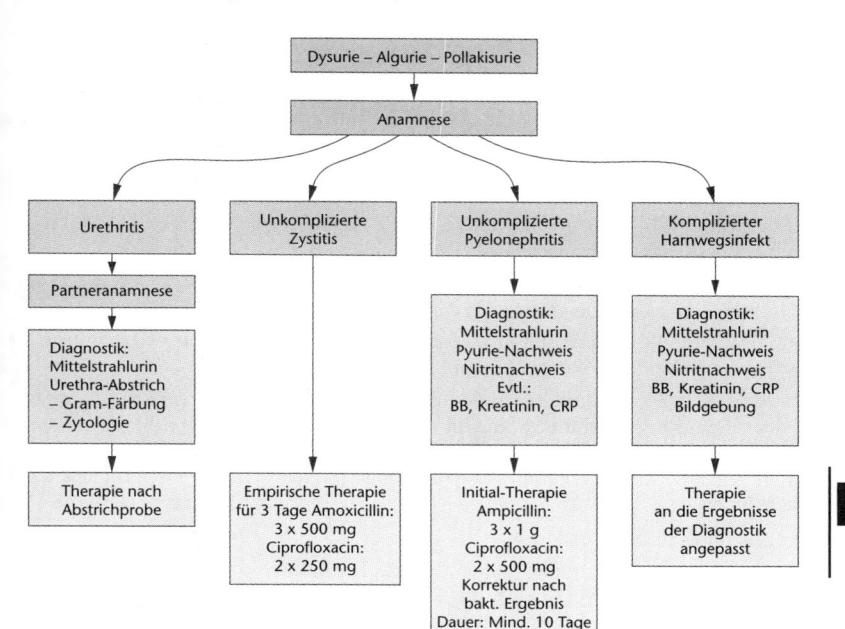

```
                    Dysurie – Algurie – Pollakisurie
                                 │
                              Anamnese
        ┌────────────┬──────────┴──────────┬────────────┐
   Urethritis   Unkomplizierte      Unkomplizierte    Komplizierter
                  Zystitis           Pyelonephritis   Harnwegsinfekt
```

Urethritis	Unkomplizierte Zystitis	Unkomplizierte Pyelonephritis	Komplizierter Harnwegsinfekt
Partneranamnese ↓ Diagnostik: Mittelstrahlurin Urethra-Abstrich – Gram-Färbung – Zytologie		Diagnostik: Mittelstrahlurin Pyurie-Nachweis Nitritnachweis Evtl.: BB, Kreatinin, CRP	Diagnostik: Mittelstrahlurin Pyurie-Nachweis Nitritnachweis BB, Kreatinin, CRP Bildgebung
Therapie nach Abstrichprobe	Empirische Therapie für 3 Tage Amoxicillin: 3 x 500 mg Ciprofloxacin: 2 x 250 mg	Initial-Therapie Ampicillin: 3 x 1 g Ciprofloxacin: 2 x 500 mg Korrektur nach bakt. Ergebnis Dauer: Mind. 10 Tage	Therapie an die Ergebnisse der Diagnostik angepasst

Abb. 13.1 Diagnostik und Therapie bei HWI

- Neue Partnerschaft: Gehäufte Infekte möglich.
- Auftreten von gleichen Symptomen beim Partner (insbesondere Urethritis): Spezielles Keimspektrum (Trichomonaden, Chlamydien, Gonokokken).

URINDIAGNOSTIK

Eine Urindiagnostik ist nicht immer erforderlich. Bei der unkomplizierten Zystitis (▶ 13.4) ist das Keimspektrum bekannt und es wird empirisch therapiert.

In allen anderen Fällen, insbesondere bei Niereninsuffizienz, muss eine Urindiagnostik erfolgen.

Ziel der Urindiagnostik:
- Sicherung des Keimes.
- Nachweis von Leukozyten.
- Nachweis von Nitrit im Urin.

Grundsätzlich sollte der Morgen-Urin zur Untersuchung genutzt werden. Neben dem Volumenvorteil ist durch die längere Verweildauer des Urins über Nacht die Konzentration an Bakterien, Leukozyten bzw. Esterase und Nitrit in der Regel höher und damit der Nachweis sicherer zu führen. Die Verwendung von Spontan-Urin kann zu falsch negativen Ergebnissen führen. In Grenzfällen kann die Wiederholung der Untersuchung unter Einhaltung der Zeitvorgabe zu einem positiven Ergebnis führen.

Die Blasenpunktion zur Uringewinnung wird nicht mehr regelhaft durchgeführt, kann aber in Ausnahmefällen (isolierte Urethritis vs. Zystitis, ▸ 13.4) zur Differenzierung herangezogen werden.

Pyurie-Nachweis

Der Nachweis von Leukozyten im Urin ist Voraussetzung für die Diagnose einer Zystitis oder Pyelonephritis.

Umfeldbedingungen wie Kontamination mit vaginaler Sekretion, Verwendung von unzentrifugierten vs. zentrifugierten Urins (Resuspensionsvolumen) sind Störfaktoren bei der Festlegung einer Pyurie. Der Nachweis der Pyurie kann direkt mikroskopisch oder indirekt über den Nachweis der Leukozyten-Esterase erfolgen.

Direkter mikroskopischer Nachweis von Leukozyten

- Positiv bei 2–5 Leukozyten pro Gesichtsfeld von zentrifugiertem Urinsediment.
- Positiv bei 8000 Leukozyten pro ml unzentrifugiertem Urin.

In Sonderfällen kann der Grenzwert für einen positiven Leukozytennachweis auch höher liegen: Bei Patientinnen, die im Urin nur eine niedrige Keimzahl aufweisen, wird der Grenzwert für einen Pyurie-Nachweis bei 20 000 Leukozyten/ml angenommen. Der Nachweis von Leukozytenzylindern ist pathognomonisch für eine renale Infektion.

Indirekter Leukozyten-Nachweis

Bestimmung der Leukozyten-Esterase mittels Teststäbchen: Aktivierte Leukozyten setzen eine Esterase frei, die mittels einer Farbreaktion auf einem Teststäbchen nachgewiesen werden kann. Die Spezifität dieser Methode wird mit 75–90 % bei einer Sensitivität von 95 % angegeben.

Ein positiver Esterase-Nachweis tritt bei ca. 8–10 Leukozyten pro Gesichtsfeld auf. Hierdurch erklären sich falsch negative Resultate, da bei Infektionen mit niedriger Aktivität bei direktem, mikroskopischem Leukozyten-Nachweis schon 2–5 Leukozyten pro Gesichtsfeld als positiv gewertet werden.

Nitrit-Nachweis

Enterobacteriaceae können Nitrat in Nitrit umwandeln. Mittels einer Farbreaktion auf einem Teststäbchen lässt sich Nitrit nachweisen. Der positive Nachweis tritt bei einer Keimzahl von 100 000/ml auf.

✓ Es treten falsch negative Resultate auf, wenn der HWI nicht durch Enterobacteriaceae ausgelöst ist, bzw. wenn bei auslösenden Enterobacteriaceae die Keimzahl unter 100 000/ml liegt (▸ Tab. 13.1).

13.1 Grundlagen

Tab. 13.1 Signifikante Keimzahlen

Keimzahl pro ml	Art des Urins	Zusatzfaktor	Signifikant für
10^5	Mittelstrahl	Mit Pyurie	HWI bei der Frau
	Mittelstrahl	Ohne Pyurie	Asymptomatische Bakteriurie bei Frauen
10^4	Mittelstrahl	Mit Pyurie	HWI bei Männern
	Mittelstrahl	Ohne Pyurie	Asymptomatische Bakteriurie bei Männern
10^3	Mittelstrahl	Mit Dysurie / Pyurie	HWI bei Frauen
	Einmal-Katheter	Ohne Pyurie	Asymptomatische Bakteriurie bei Frauen
	Dauer-Katheter	Mit Pyurie	HWI
> 0	Blasenpunktion	Mit Pyurie	HWI
	Blasenpunktion	Ohne Pyurie	Asymptomatische Bakteriurie

Die bakteriologische Untersuchung erfolgt im Mittelstrahlurin. Als signifikante Keimzahl werden allgemein 100 000 Keime pro ml gewertet. Bei eindeutiger Klinik und bei gleichzeitigem Vorliegen einer Pyurie sind jedoch auch Keimzahlen von 1000 Keimen pro ml verwertbar. Die Signifikanz ist abhängig vom Untersuchungsanlass, dem Geschlecht des Patienten und der Art der Uringewinnung (▶ Tab. 13.1).

Eine Kontamination des Urins ist gekennzeichnet durch eine Keimzahl meist unter 10^5 Keime pro ml, simultanes Vorhandensein verschiedener Keimarten und Vorhandensein atypischer Keime für eine HWI.

> **TYPISCHE KONTAMINATIONSKEIME**
> - Staphylococcus epidermidis.
> - Corynebakterien.
> - Gardnerella vaginalis.
> - Streptokokken.
> - Anaerobier.

Gewinnung des Mittelstrahlurins

✓ Die Gewinnung von Mittelstrahlurin ist bei bettlägrigen Patienten nicht möglich.

Anleitung des Patienten zur sauberen Gewinnung von Mittelstrahlurin:
- Bei Männern: Die Vorhaut muss zurückgestreift werden, die erste Urin-Portion wird verworfen. Erst der nachfolgende Urin darf in das Testgefäß aufgefangen werden.
- Bei Frauen: Die Kontaminationsgefahr ist größer als bei Männern, deshalb ist die Gewinnung des Mittelstrahlurins etwas schwieriger. Folgende Schritte sind zu beachten:
  – Die Harnröhrenöffnung wird mit einem Desinfektionsmittel desinfiziert.
  – Reste des Desinfektionsmittels werden mit einer sterilen Kompresse entfernt.

- Die Labien werden mittels Handgriff (Schutzhandschuhe erleichtern der Patientin diesen Handgriff) gespreizt, ohne die Harnröhrenöffnung zu berühren.
- Erst dann kann der Urinabgang erfolgen.
- Wie bei den Männern wird die erste Portion Urin verworfen.

Aus dem so gewonnenen Mittelstrahlurin erfolgt auch der Nachweis der Pyurie (▶ oben).

Auf eine nicht saubere Gewinnung von Mittelstrahlurin deutet hin:
- Eine hohe mikroskopische Keimzahl.
- Eine hohe Leukozytenzahl bei klinisch geringer Symptomatik.
- Eine hohe Anzahl von Zellen im Urin, die nicht abgestoßenen Urothelzellen entsprechen.
- Der Nachweis einer bakteriellen Mischkultur, besonders wenn für einen Harnwegsinfekt atypische Keime (Vaginalflora-Keime wie Lactobazillen, Staphylococcus epidermidis, Corynebakterien) dominieren.

BLUTUNTERSUCHUNGEN

Blutuntersuchungen sind nur bei komplizierten HWI erforderlich. Neben der Erfassung einer systemischen Entzündungsreaktion (Leukozytose, CRP) richten sich die weiteren zu untersuchenden Parameter nach der Ursache des komplizierten HWI.

BILDGEBENDE DIAGNOSTIK

Bei unteren unkomplizierten Harnwegsinfekten kann auf eine Bildgebung verzichtet werden.

Bei komplizierten HWI bzw. oberem Harnwegsinfekt insbesondere bei Niereninsuffizienz muss als Basisuntersuchung eine Ultraschall-Untersuchung der Nieren (Aufstau, Parenchymveränderungen) und der ableitenden Harnwege (Lithiasis, Restharn, ▶ Abb. 13.2) erfolgen.

In Abhängigkeit zum vermuteten komplizierenden Faktor sind weitere Untersuchungen wie Zystoskopie (Lithiasis, Tumor, Divertikel) erforderlich. Ein i.v. Pyelogramm ist selten erforderlich. Bei Niereninsuffizienz darf eine Kontrastmittelapplikation nur bei vitaler Indikation erfolgen (▶ 17.1.5).

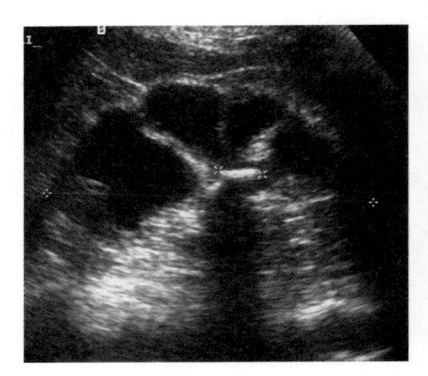

Abb. 13.2 Hydronephrose bei Nephrolithiasis (freundlicherweise zur Verfügung gestellt von Dr. Rammé, Asklepios Klinik Barmbek)

13.1.6 Keimspektrum

Tab. 13.2 Keimspektrum bei HWI

Unkomplizierter HWI		Komplizierter HWI	
E. coli	89 %	Enterokokken	29 %
Proteus mirabilis	‹ 3 %	E. coli	21 %
Klebsiellen	‹ 2 %	Staphylokokken	21 %
Enterokokken	‹ 2 %	Pseudomonas-Gruppe	12 %
Staphylokokken	‹ 2 %	Proteus	6 %
		Klebsiellen	6 %

Harnwegsinfekte werden in der Regel durch Staphylokokken oder Enterobacteriaceae (Nitritnachweis) ausgelöst.

Der unkomplizierte HWI wird durch ein eingeschränktes Keimspektrum verursacht. Das Keimspektrum ist aber auch abhängig von der Art der Antikonzeption. In den USA, wo Scheidenpessare häufiger verwendet werden, stellt Staphylococcus saprophyticus mit 15 % einen wesentlich höheren Anteil als in Deutschland.

Bei komplizierten Harnwegsinfekten ist das Keimspektrum variabler. Dies gilt insbesondere für HWI nach Instrumentierungen der ableitenden Harnwege. Neben E. coli dominieren Enterokokken und Staphylokokken, nach Instrumentierung können auch Pseudomonas oder Klebsiellen als Krankenhaus-Problemkeime nachgewiesen werden.

✓ Bei kompliziertem HWI muss immer eine Urinkultur angelegt werden, auch bei nicht durch ein Antibiogramm abgesicherter Initialtherapie (empirische Therapie).

13.1.7 Klinik

Die klinische Symptomatik reicht von der asymptomatischen Bakteriurie bis zur vital bedrohlichen Urosepsis. Sie ist abhängig von Lokalisation und Ausmaß der Infektion und bei komplizierten HWI von den auslösenden bzw. die Infektion unterhaltenden Faktoren.

Häufige Symptome:
- Dysurie: Erschwerte Harnentleerung.
- Algurie: Schmerzhafte Harnentleerung.
- Pollakisurie: Häufiger Harndrang mit nur geringer Urinmenge.

✓ Als Dysurie wird in der Praxis üblicherweise die erschwerte **und** schmerzhafte Harnentleerung bezeichnet.

Urethritis und Zystitis verursachen selten Allgemeinsymptome wie Fieber, Schüttelfrost oder Übelkeit. Sind diese vorhanden, muss von einer renalen Mitbeteiligung (Pyelonephritis) ausgegangen werden (▶ Tab. 13.3).

Tab. 13.3 Klinische Differenzialdiagnose des HWI

	Urethritis	Zystitis	Pyelonephritis
Dysurie	++	++	++
Algurie	++	++	++
Pollakisurie	–	++	++
Urethrale Sekretion	+	–	–
Flankenschmerz	–	–	++
Fieber	–	–	++

13.1.8 Therapie

Antibakterielle Therapie

Bei unkompliziertem unterem HWI kann aufgrund des eingeschränkten Keimspektrums eine empirisch gerechtfertigte Antibiotika-Therapie durchgeführt werden.

Bei komplizierten HWI muss, auch bei nicht durch ein Antibiogramm abgesicherter Initialtherapie (empirische Therapie), immer eine initiale Urinkultur angelegt werden.

Die Dauer der antibiotischen Therapie richtet sich nach der Klinik (Rückgang der klinischen Symptomatik, unkomplizierter vs. komplizierter HWI).

Bei unkomplizierter Zystitis wird nicht mehr die Kurzzeittherapie über einen Tag, sondern über drei Tage favorisiert. Diese Therapiedauer ist erfolgreicher als die hoch dosierte Eintages-Therapie und im Vergleich zur 7-Tage-Therapie bei gleicher Effektivität mit weniger Nebenwirkungen behaftet [Katchmann 2005].

Supportive Therapie

Der positive Effekt einer erhöhten Trinkmenge ist theoretisch nachvollziehbar (verstärkter antegrader Spüleffekt, Herabsetzung des osmotischen Druckes und damit Schaffung eines Bakterien-unfreundlichen Milieus). Klinische Studien hierzu liegen nicht vor. Da diese Maßnahme jedoch bei normaler Nierenfunktion, abgesehen vom HWI bei multimorbiden Patienten, relativ unschädlich ist, kann sie als Allgemein-Maßnahme breit empfohlen werden.

> **!** Bei eingeschränkter Nierenfunktion richtet sich die empfohlene Trinkmenge nach dem Hydratationszustand. Neben einer Exsikkose-bedingten Nierenfunktionsverschlechterung kann, insbesondere bei interstitieller Mitreaktion, wie sie bei einer Pyelonephritis immer gegeben ist, die Infektion per se die Nierenfunktion verschlechtern. In einer solchen Situation insbesondere bei höhergradiger Nierenfunktionseinschränkung muss eine Erhöhung der Trinkmenge sorgfältig abgewogen werden.

Die orale Applikation von Moosbeeren-Präparaten (Heidelbeeren-Art, auch Kranichbeere, bzw. Cranberry genannt) hat bei akuter Zystitis keinen Effekt. Es gibt jedoch plazebo-kontrollierte, randomisierte Studien, die beweisen, dass die regelmäßige Applikation von Cranberry-Saft bei rekurrierenden HWI zu einer signifikanten Verminderung der Frequenz der HWI führt [Kontiokari 2001, Raz 2004].

Der Mechanismus beruht in einer Verminderung der Adhäsionsfähigkeit der Bakterien auf dem Urothel.

Erfahrungen zur Applikation von Cranberry-Saft bei Niereninsuffizienz liegen nicht vor. Vom theoretischen Ansatz kann eine Hyperkaliämie resultieren, wenn eine ausgeprägte Nierenfunktionseinschränkung (Stadium V, IV und ggf. III) vorliegt.

13.2 Asymptomatische Bakteriurie

13.2.1 Definition

Signifikanter Nachweis von Bakterien (▶ Tab. 13.1) ohne klinische Symptomatik mit/ohne Pyurie.

13.2.2 Epidemiologie

Die Prävalenz ist abhängig vom Alter, dem Geschlecht und anatomischen Besonderheiten des Urogenitaltraktes. Bei jungen, sonst gesunden Mädchen liegt sie bei etwa 1 %, bei 80-jährigen, nicht im Heim lebenden Frauen bei ca. 20 %.

Schwangere und nichtschwangere Frauen gleicher Altersgruppe haben die gleiche Prävalenz. Bei Diabetikerinnen steigt die Prävalenz mit der Dauer des Diabetes (8–14 %). Männliche Diabetiker haben im Vergleich zu Nicht-Diabetikern keine erhöhte Prävalenz. Insgesamt ist die Prävalenz bei Männern unter ca. 60 Jahren vernachlässigbar gering, ab dem 60. Lebensjahr nimmt sie deutlich zu. Bei 75-jährigen, nicht im Heim lebenden Männern muss in 15 % mit einer asymptomatischen Bakteriurie gerechnet werden.

Die Prävalenz der Bakteriurie ist bei Heimbewohnern, sowohl Frauen wie Männer, deutlich höher: Frauen bis zu 50 %, Männer bis zu 35 %.

Bei Patienten mit Neuanlage eines transureteralen Harnblasenkatheters steigt die Prävalenz der Bakteriurie um 2–7 % pro Tag nach Katheterapplikation. Dauerkatheterträger und Patienten mit Stent-Implantation im Harntrakt haben zu 100 % eine Bakteriurie. Hämodialyse-Patienten mit Restdiurese haben eine Bakteriurie in 28 % (▶ Tab. 13.4).

Tab. 13.4 Prävalenz der asymptomatischen Bakteriurie; Therapienotwendigkeit

Patientengruppe	Prävalenz (%)	Therapie	Literatur
Frauen < 50 J	1–5	Nein	Nicolle 2003
Frauen > 50 J	2,8–8,6	Nein	Nicolle 2003
Schwangere	2–9	Ja	Smaill 2001
Diabetiker			
Frauen	9–27	Nein	Nicolle 2005
Männer	0,7–11	Nein	Nicolle 2005
Patienten in Pflegeeinrichtungen			
Frauen	25–50	Nein	Nicolle 2003

13 Harnwegsinfektionen

Tab. 13.4 Prävalenz der asymptomatischen Bakteriurie; Therapienotwendigkeit *(Forts.)*

Patientengruppe	Prävalenz (%)	Therapie	Literatur
Männer	15–40	Nein	Nicolle 2003
Patienten mit Dauerkatheter			
Kurzfristige Anlage	9–23	Nein	Nicolle 2005
Langfristige Anlage	100	Nein	Nicolle 2005

13.2.3 Diagnostik

Eine gezielte Diagnostik ist nur dann erforderlich, wenn eine anschließende Therapie auch klinisch relevante Vorteile für den asymptomatischen Patienten hat. Dies ist in der Regel nicht der Fall. Die asymptomatische Bakteriurie rezidiviert nach Absetzen der Antibiose.

Das gleichzeitige Auftreten einer Pyurie rechtfertigt nicht eine antibiotische Therapie.

In der Regel ist die asymptomatische Bakteriurie daher ein Zufallsbefund bei nicht indizierter Urin-Untersuchung.

INDIKATION ZUR GEZIELTEN DIAGNOSTIK

Schwangerschaft: Schwangere Patientinnen mit asymptomatischer Bakteriurie haben ein bis zu 40-fach erhöhtes Risiko, im weiteren Verlauf eine symptomatische Pyelonephritis zu erleiden. Es besteht die Gefahr der vorzeitigen Geburt bzw. eines erniedrigten Geburtsgewichtes des Kindes. Zahlreiche Studien bestätigen, dass die Behandlung einer asymptomatischen Bakteriurie in der Schwangerschaft indiziert ist [Gratacos 1994, Rouse 1995, Smaill 2001].

Urologischer Eingriff: Männer, bei denen ein urologischer Eingriff mit erhöhter Blutungsgefahr ansteht, haben bei Vorliegen einer asymptomatischen Bakteriurie ein erhöhtes Risiko, postinterventionell eine klinisch relevante Infektion einschließlich Sepsis zu erleiden. Eine Therapie ist daher indiziert [Nicolle 2005]. Der Therapiebeginn liegt dabei vor der Instrumentierung. Eine Fortsetzung der Therapie nach der Instrumentierung ist nur erforderlich, wenn postinterventionell ein Blasenkatheter verbleibt.

Zustand nach Blasenkatheterentfernung: Frauen, bei denen ein Blasenkatheter entfernt wurde, und bei denen 2 Tage nach Entfernung des Katheters eine asymptomatische Bakteriurie nachgewiesen wird, profitieren von einer antibiotischen Therapie.

KEINE INDIKATION ZUR GEZIELTEN DIAGNOSTIK

In folgenden Fällen ist eine Therapie einer asymptomatischen Bakteriurie ineffektiv und daher keine gezielte Diagnostik notwendig:
- Postmenopausale Frauen.
- Frauen mit Diabetes.
- Ältere Patienten zu Hause lebend.
- Ältere Patienten in einer Pflegeeinrichtung.
- Pat. mit Dauerkathetern.
- Pat. Querschnitts-Syndrom, auch bei rezidivierender Einmal-Katheterisierung.

> **Sonderfälle**
> Bei nierentransplantierten Patienten mit asymptomatischer Bakteriurie ohne weitere urologische Besonderheiten besteht keine Korrelation zwischen dem Befund einer asymptomatischen Bakteriurie und dem Transplantatüberleben. Aktuelle Leitlinien zu dieser Situation existieren jedoch nicht. Einige Transplantationszentren empfehlen dennoch eine routinemäßige Überwachung und ggf. Therapie zumindest in den ersten 6 Monaten nach Transplantation. Prospektive Untersuchungen hierzu fehlen.
>
> Studien zu Spezialsituationen (Neutropenie, Einnierigkeit) liegen nicht vor. Ebenso können keine allgemein verbindlichen Regeln zum Vorgehen bei asymptomatischer Bakteriurie bei Niereninsuffizienz gemacht werden.

13.2.4 Therapie und Prognose

Eine antibakterielle Therapie ist nur in Ausnahmefällen (▶ 13.5.3) indiziert. Sie erfolgt auf der Basis des Antibiogramms für einen Zeitraum von 3–7 d.

Abgesehen von diesen Ausnahmen hat die asymptomatische Bakteriurie keine Langzeitfolgen für den Patienten.

Bei antibiotischer Behandlung in der Schwangerschaft sind Besonderheiten zu beachten (▶ 13.6, 14.4).

13.3 Urethritis

13.3.1 Grundlagen

Definition
Infektion der vorderen Urethra.

Epidemiologie
Frauen > Männer. Wegen der engen Beziehung Urethritis – Zystitis sind keine isolierten epidemiologischen Daten zur Urethritis verfügbar.

Ätiologie
Eine Infektion der Urethra tritt selten als isolierte Infektion auf. Werden bei Patienten mit der Symptomatik einer isolierten Urethritis bakteriologische Untersuchungen des mittels Blasenpunktion gewonnenen Urins durchgeführt, findet sich in über ¾ der Fälle der gleiche Keim. Häufig entwickelt sich in der Folgezeit die typische Symptomatik einer Zystitis.

Besonderheiten:
- Neben dem typischen Keimspektrum für HWI muss bei vorwiegend urethritischer Symptomatik ein besonderes Keimspektrum berücksichtigt werden:
  – Neisseria gonorrhoeae.
  – Chlamydia trachomatis.
  – Mykoplasmen.
  – Candida-Spezies.
  – Trichomonas vaginalis.

- Beim Mann kann die Urethritis Indikator für eine Prostatitis sein.
- Nichtbakterielle Ursachen einer Urethritis beachten:
  - Herpes-simplex-Infektion.
  - Rheumatische Erkrankung (Reiter-Syndrom).
  - Mechanisch-allergisch bei Blasendauer-Katheter.
  - Allergie gegen Inhaltsstoffe von Vaginalzäpfchen.

KLINIK

Auftreten von Dysurie, Algurie und – schon als beginnende Zystitis zu werten – Pollakisurie. Zusätzlich kann eine Sekretion aus der Urethra bestehen. Eine Sekretion ist verdächtig auf das Vorliegen einer Infektion mit Keimen des besonderen Keimspektrums (▶ oben). Eine putride Sekretion wird z.B. durch Neisseria gonorrhoeae, eine nicht-eitrige Sekretion z.B. durch Trichomonaden ausgelöst.

DIAGNOSTIK

- Anamnese mit Frage nach einer gleichen Symptomatik beim Partner. Ggf. ist die weitere Diagnostik auf den Partner auszudehnen.
- Urin-Untersuchungen werden mit der ersten Portion des Urins durchgeführt. Zusätzlich kann eine Mittelstrahl-Untersuchung erfolgen. Der Nachweis einer Leukozyturie ist richtungsweisend für eine infektive Ursache einer Urethritis.
- Abstrich aus der Urethra zur zytologischen und bakteriologischen Beurteilung insbesondere bei Sekretion aus der Urethra bzw. negativem bakteriologischem Befund in der ersten Urinportion. Mögliche zytologische Befunde:
  - Intrazelluläre Diplokokken bei Gram-Färbung: Gonokokken.
  - Intrazelluläre Einschlusskörperchen: Chlamydien.
  - Begeißelte Mikroorganismen: Trichomonaden.
  - Nachweis von Hefepilzen.

! Bei Verdacht auf Trichomonaden (nicht-eitrige Sekretion) muss ein Spezialnährboden verwendet werden.

DIFFERENZIALDIAGNOSE

Bei fehlender Leukozyturie ist ein Urethral-Syndrom abzugrenzen.

Das Urethral-Syndrom ist definiert als Dysurie – Algurie – eventuell Pollakisurie ohne pathologische Urinbefunde. Bei Verdacht erfolgt eine weiterführende gynäkologische und urologische Diagnostik (z.B. Deszensus, Vaginitis, Urethra-Strikturen, Urethra-Divertikel) indiziert und ggf. eine psychologische Evaluation.

THERAPIE

Die Therapie richtet sich nach dem auslösenden Agens. Bei Mischinfektionen (z.B. Gonorrhoe und Chlamydien) ist eine erweiterte Therapie erforderlich. Die Therapie schließt ggf. auch den Partner ein.

Grundsätzlich sollte ein Antibiogramm angefertigt werden, da gerade bei Gonokokken eine Resistenzentwicklung zu beobachten ist.

- Bei Chlamydien, Mykoplasmen und Ureaplasma: Doxycyclin 2×100 mg für 14 d.
- Bei Trichomonaden: Einmaltherapie mit 2 g Metronidazol p.o.
- Bei Mischinfektionen: Kombinierte Therapie erforderlich.

13.3.2 Chlamydien-Urethritis

Eine Infektion mit Chlamydien ist bei Frauen in ca. 5–20 % für dysurische Beschwerden verantwortlich. Sie geht selten mit einer urethralen Sekretion einher.

Die Chlamydien-Infektion beschränkt sich häufiger als bei anderen Keimen nur auf die Urethra. Der Nachweis im Urin der ersten Portion ist häufig negativ. Eine Abstrichdiagnostik (Mikrobiologie und Zytologie) ist erforderlich. Sie tritt bevorzugt bei sexuell aktiven Frauen auf, insbesondere, wenn eine neue Partnerschaft besteht / wechselnde Partnerschaften bestehen.

13.3.3 Urethritis bei Gonokokken

Eine Gonokokken-Urethritis soll in bis zu 10 % Ursache für Dysurie bei Stadtfrauen sein [Curran 1977]. Sie ist in der Regel mit einer eitrigen Sekretion aus der Urethra verbunden. Der Nachweis von Gonokokken im Urin gelingt selten. Richtungweisend sind die Abstrichdiagnostik und die Gram-Färbung. Eine negative Gram-Färbung spricht gegen eine Gonokokken-Infektion.

Die Gonokokken-Infektion kann auch mit den abdominellen Symptomen einer Adnexitis vergesellschaftet sein.

Therapie:
- Einmal-Therapie mit Ceftriaxon: 0,25–0,5 g i.v., i.m.
- Alternativ Ciprofloxacin: 0,5–0,75 g p.o.

✓ Wegen häufiger Mischinfektion ist eine zusätzliche Therapie wie bei Chlamydien erforderlich.

13.4 Zystitis

13.4.1 Akute Zystitis

DEFINITION
Infektion der Harnblase.

EPIDEMIOLOGIE
Die Zystitis ist eine der häufigsten Infektionen bei der Frau. Bis zu 8 % der Mädchen, verglichen mit 1 % der Jungen, haben am Einschulungstag einen symptomatischen Harnwegsinfekt. Die Inzidenz der Harnwegsinfekte bei der Frau ist abhängig vom Lebensalter. Sie nimmt mit der Geschlechtsreife zu. Zwischen dem 20. und 30. Lebensjahr wird mit einer Inzidenz von 0,5 Episoden pro Jahr gerechnet. Die Inzidenz ist hierbei abhängig von der Frequenz des Geschlechtsverkehrs. In der Folgezeit geht die Inzidenz auf 0,1 Episoden pro Jahr zurück. In der Postmenopause liegt die Inzidenz bei 0,07 Episoden pro Jahr. In der Postmenopause besteht keine Korrelation mehr zur Frequenz des Geschlechtsverkehrs. In dieser Lebensphase stehen komplizierte HWI im Vordergrund.

Bei Männern ist eine akute Zystitis wesentlich seltener (▶ 13.1.2).

13 Harnwegsinfektionen

Die Zystitis ist neben Atemwegsinfektionen die häufigste Infektionsart in der Allgemeinpraxis. Der unkomplizierte HWI wird selten vom Nephrologen behandelt.

> ✓ Zystitiden sind bei Niereninsuffizienz eine ernste Komplikation, da sich die Nierenfunktion verschlechtern kann durch:
> - Einen begleitenden renoparenchymatösen Infekt.
> - Eine Exsikkose infolge einer Einschränkung der Trinkmenge bei Algurie.

ÄTIOLOGIE

Die akute Zystitis bei der sonst gesunden Frau ist in der Regel ein unkomplizierter Harnwegsinfekt. In allen anderen Situationen besteht der Verdacht auf das Vorliegen eines komplizierten Harnwegsinfektes.

Die akute Zystitis als unkomplizierter HWI wird durch eine aszendierende Infektion durch E. coli ausgelöst (▶ Tab. 13.2). In Abhängigkeit von der Art der Empfängnisverhütung tritt als zweithäufigster Keim Proteus mirabilis bzw. Staphylococcus saphrophyticus auf.

KLINIK

Das Beschwerdebild ist auf den unteren Harntrakt beschränkt. Dysurie, Algurie und Pollakisurie sind Hauptsymptome. Zusätzlich können suprapubische bzw. retropubische Schmerzen auftreten. Selten Makrohämaturie (hämorrhagische Zystitis; Differenzialdiagnose: Tumor mit Infektion).

Bei Auftreten von Schmerzen im Bereich des Nierenlagers und bei Allgemeinsymptomen wie Fieber und Nausea muss von einer Pyelonephritis ausgegangen werden.

DIAGNOSTIK

Nach anamnestischer Einordnung als unkomplizierter HWI und dem Nachweis einer Leukozyturie kann auf jegliche weitere Diagnostik einschließlich Keimanalyse verzichtet werden.

Bei kompliziertem unterem Harnwegsinfekt, insbesondere bei Niereninsuffizienz, muss eine bakteriologische Untersuchung und ggf. eine Zusatzdiagnostik der komplizierenden Ursachen erfolgen.

DIFFERENZIALDIAGNOSE

Die akute Zystitis ist ein afebriles Krankheitsbild. Beim Auftreten von Fieber muss ein Übergang in eine Pyelonephritis erwogen werden.

DD bei der Frau: Vulvovaginitis (Fluor vaginalis), Adnexitis (lateralisierte abdominelle Beschwerden, Fieber), Komplikation bei Ovarialtumor.

DD beim Mann: Akute Prostatitis (sehr schweres Krankheitsbild, Fieber mit heftigen Schmerzen im Dammbereich).

THERAPIE

Aufgrund des eingeschränkten Keimspektrums wird bei unkomplizierter Zystitis empirisch therapiert:
- Trimethoprim/Sulfamethoxazol (TMP/SMZ): $2 \times 160/800$ mg über 3 d.
- Ciprofloxacin: 2×250 mg über 3 d.

13.4 Zystitis

- Amoxicillin + Clavulansäure: 3 × 500 mg über 3 d.
- Ampicillin, Amoxicillin: 3 × 500 mg über 3 d.

Bei komplizierter Zystitis wird eine Antibiogramm-gerechte gezielte Therapie über 7–14 d empfohlen.

> **BESONDERHEITEN DER ANTIBIOTISCHEN THERAPIE BEI ZYSTITIS**
>
> Die Resistenzlage ist lokal unterschiedlich und dynamisch. Eine alleinige Ampicillin-/Amoxicillin-Therapie wird als Primärtherapie nicht mehr empfohlen [Gupta 2001, Hooton 1997]. Der Vorteil in der Resistenzlage durch die Addition von Clavulansäure ist rückläufig. Keime, die auf Amoxicillin resistent sind, sind zunehmend häufiger auch auf Amoxicillin und Clavulansäure resistent [Rodriguez-Bano 2006].
>
> Aufgrund des hohen Anwendungsgrades von Fluoroquinolonen ist eine ähnliche Entwicklung zu befürchten. Ihr Einsatz sollte daher restriktiv gehandhabt werden.
>
> In der angloamerikanischen Literatur wird bei unkomplizierter Zystitis primär der Einsatz von TMP/SMZ und Nitrofurantoin (über 7 d) vorgeschlagen. Bei komplizierter Zystitis steht Ciprofloxacin an erster Stelle [Warren 1999]. Eine Zystitis bei Niereninsuffizienz ist eine komplizierte HWI. TMP/SMZ darf hier nicht eingesetzt werden.
>
> Bei den Fluoroquinolonen muss beachtet werden, dass ein ausreichender Spiegel im Urin erzielbar ist. Bei neueren Vertretern dieser Klasse (z. B. Moxifloxacin) scheint dies nicht immer der Fall zu sein.

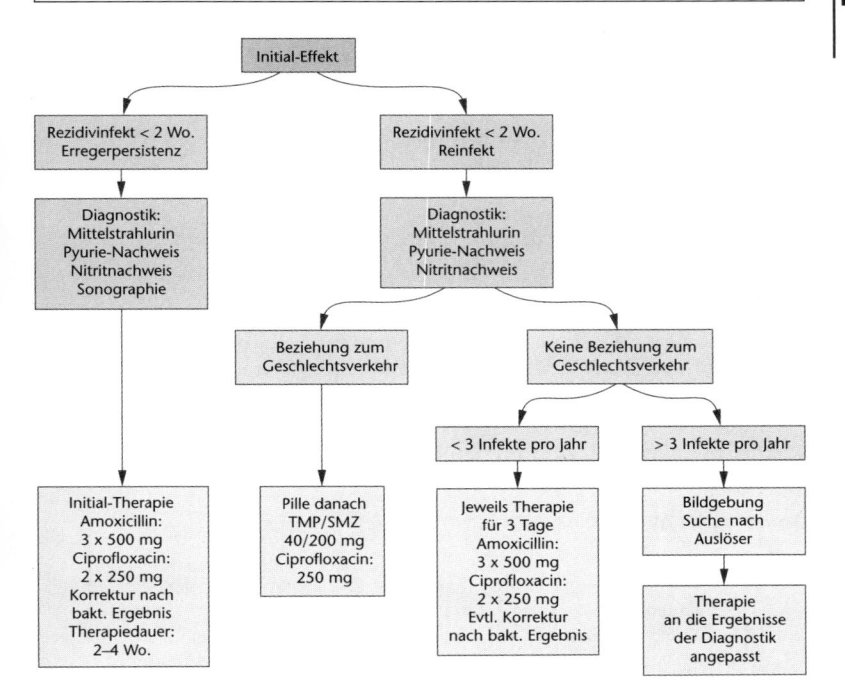

Abb. 13.3 Diagnostik und Therapie bei rezidivierender Zystitis

Verlauf und Prognose

Die Symptomatik der Zystitis dauert in der Regel 6 d, dabei besteht in bis zu 1,5 d Arbeitsunfähigkeit. Bettruhe wird nur in unter 0,5 d eingehalten.

Die unkomplizierte Zystitis führt zu einer Restitutio ad integrum. Der Verlauf der komplizierten Zystitis ist abhängig von der Art und Ursache der Komplikation.

13.4.2 Rezidivierende Zystitiden

> ✓ Bei rezidivierender Zystitis handelt es sich per definitionem um einen komplizierten Harnwegsinfekt.

Epidemiologie

Ca. 25 % der Patientinnen erleiden in den ersten 6 Monaten ein Rezidiv. Die willkürlich gesetzte Grenze zwischen Persistenz des Infektes und Rezidiv liegt bei 2 Wochen.

Pathogenese

Die Rezidivneigung ist abhängig vom auslösenden Keim. E.-coli-Infektionen können innerhalb eines Jahres in bis zu 50 % der Fälle rezidivieren, bei allen anderen Keimen ist dies seltener.

Die Rezidivneigung ist weiter abhängig von der Art der Vaginalflora. Bei Patientinnen mit bestimmten H_2O_2-produzierenden Lactobazillen kommt es schneller zu einer Kolonisation des Introitus mit E. coli.

Wirtsfaktoren, die eine Infektion begünstigen (z.B. Non-Sekretoren ▸ 13.1.4), verstärken ebenfalls die Rezidivneigung.

Weitere Risikofaktoren für eine Rezidivneigung:
- Vorangegangener Antibiotika-Einsatz mit Veränderung der vaginalen Flora.
- Nutzung von Spermiziden zur Antikonzeption.
- Neuer Sexualpartner im letzten Jahr.
- Auftreten eines HWI vor dem 15. Lebensjahr.
- Rezidivierende Harnwegsinfekte bei der Mutter.

Diagnostik

Die Diagnostik richtet sich nach dem Zeitpunkt des Re-Infektes (Infekt-Persistenz vs. Re-Infekt, der Häufigkeit der Rezidive und anamnestischer Besonderheiten wie Beziehung zum Geschlechtsverkehr. Eine routinemäßige urologische Exploration zur Klärung von Harnflussproblemen wird nicht empfohlen, außer bei gehäuften Rezidiven und/oder zusätzlichen Hinweisen wie HWI mit Proteus (Struvitsteine).

Therapie

Antibiotische Akuttherapie, ▸ 13.1.8.

> ! Besonderheiten der antibiotischen Therapie rezidivierender Harnwegsinfekte bei jüngeren Frauen im gebärfähigen Alter beachten:
> - Fluorquinolone können zu einer fetalen Arthropathie führen, daher nur bei sicherer Empfängnisverhütung geben.
> - Einige Antibiotika, wie z.B. Penicilline, Tetracycline oder Makrolide können die Wirksamkeit von oralen Antikonzeptiva vermindern.

13.4 Zystitis

Zusätzliche Präventionsmaßnahmen in Abhängigkeit zum Auslöser:
- Änderung der Empfängnisverhütung (Auslöser: Diaphragma, Spermizide).
- Postkoitales Harnlassen und Steigerung der Trinkmenge (postkoitaler HWI).
- Applikation der „Pille danach" (TMP/SMZ 40/200 mg) einmalig postkoital.
- Routinemäßige tägliche Applikation von Cranberry-Saft (als Nahrungsergänzungsmittel).
- Östrogen-haltige Vaginal-Applikationen: Führen bei Frauen in der Menopause zu einer Veränderung der Vaginalflora.

13.4.3 Akute Prostatitis

EPIDEMIOLOGIE
Eines der häufigsten Krankheitsbilder in der Urologie. 25 % der ambulanten urologischen Konsultationen werden durch Beschwerden induziert, die mit einer Prostatitis vereinbar sind. [Lipsky 1989].

KLINIK
Die akute Prostatitis ist ein hochakutes, schweres Krankheitsbild, welches mit typischen Zeichen einer Zystitis beginnt. Fieber, Schmerzen im Dammbereich, Defäkationsbeschwerden und Rektumtenesmen sind wegweisend. Als Infektionswege kommen eine aszendierende urethrale Infektion, direkte oder lymphogene Ausbreitung rektaler Keime oder eine hämatogene Infektion in Frage.

DIAGNOSTIK
Bei der körperlichen Untersuchung ist eine rektale Exploration aufgrund des schmerzhaften Analsphinkters sehr erschwert. Die Prostata ist dabei überwärmt, geschwollen und schmerzhaft.

Eine Gewinnung eines Prostataexprimates ist in der Regel auf Grund des Lokalbefundes nicht möglich. Da bei akuter Prostatitis sowohl der Nachweis des Erregers als auch der Leukozyturie im Mittelstrahlurin in der Regel gelingt, kann auf die Untersuchung des Exprimates verzichtet werden.

Das Keimspektrum bei akuter Prostatitis entspricht dem der akuten Zystitis.

THERAPIE
Bei der Therapie steht die Verhinderung eines Übergangs in eine chronische Prostatitis im Vordergrund. Die antibiotische Therapie erfolgt daher in der Regel über 25–30 d:
- Ciprofloxacin: 2 × 500 mg über 30 d.
- Norfloxacin: 2 × 400 mg über 30 d.
- Trimethoprim/Sulfamethoxazol (TMP/SMZ): 2 × 160/800 mg über 30 d.
- In schweren Fällen kann bis zum Vorliegen des Ergebnisses der bakteriologischen Untersuchung mit einer parenteralen Penicillin-Aminoglykosid-Kombinations-Therapie begonnen werden: Ampicillin 4 × 2 g i.v. + 1 × 3–5 mg/kg KG Gentamycin i.v.

13.4.4 Interstitielle Zystitis

Definition
Die interstitielle Zystitis ist ein Syndrom bestehend aus chronischem Harndrang, erhöhter Harnfrequenz, chronischen, z. T. heftigen Schmerzen im Beckenbereich, häufig verbunden mit Inkontinenz. Im anglo-amerikanischen Sprachraum wird auch vom „painful bladder-syndrome" gesprochen.

Epidemiologie
Vorwiegend sind Frauen (9 : 1) betroffen. Die Prävalenz liegt zwischen 20–800/100 000 Frauen.

Ätiologie
Es wird eine multifaktorielle Ätiologie vermutet. Im Vordergrund stehen eine abnorme Permeabilität des Urothels und eine verstärkte Empfindlichkeit der sensorischen Nerven der Blase. Infekte sind von untergeordneter Bedeutung.

Pathogenese
Das gesunde Urothel ist durch eine Glykosaminglykan-haltige Schutzschicht vor schädigenden Urinbestandteilen geschützt. Bei der interstitiellen Zystitis ist dieser Schutzmechanismus gestört, so dass toxische Urinbestandteile in tiefere Schichten der Blasenwand eindringen können. Von besonderer Bedeutung ist die hohe Kaliumkonzentration im Urin, die zu einer Depolarisation der Nerven- und Muskelzellen führt. Diese Stimulation führt zu den klinischen Zeichen Schmerz und Harndrang. Weitere Mechanismen sind das Eindringen von Antiproliferationsfaktoren, die die Urothelregeneration und eine Mastzelldegranulation behindern.

Pathologie
Eine für eine interstitielle Zystitis typische Histologie gibt es nicht. Auf eine Biopsie kann daher verzichtet werden.

Klinik
Typische Symptome einer Zystitis, jedoch ohne Infektzeichen wie Bakteriurie oder Leukozyturie. Die Beschwerden bestehen über einen langen Zeitraum mit rezidivierenden Schüben unterschiedlicher Intensität.

Beim Mann wird häufig eine chronische Prostatitis angenommen, eine deshalb durchgeführte antibiotische Therapie führt jedoch nicht zur Besserung der Symptome.

Diagnostik
Urinuntersuchungen zeigen einen Normalbefund. Gelegentlich Mikrohämaturie.

Kalium-Sensitivitätstest: Instillation von Flüssigkeit mit verschiedenen Kaliumkonzentrationen in die Blase. Der Patient gibt hierbei den Schweregrad der Beschwerden auf einer Skala von 0 bis 5 an (▶ Kasten).

Zystoskopie zum Ausschluss anderer Ursachen (z. B. Blasentumor).

KALIUM-SENSITIVITÄTSTEST
1. Erfragen von Ausgangsbeschwerden
2. Katheteranlage
3. Blasenfüllung über 2 Min. mit Lösung A (steriles Wasser 40 ml)
4. Nach 5 Minuten Beschwerden erfragen
5. Lösung A ablaufen lassen
6. Blasenfüllung über 2 Min. mit Lösung B (40 ml Kalium-Lösung: 40 mval KCl/100 ml)
7. Nach 5 Minuten Beschwerden erfragen
8. Lösung B ablaufen lassen
9. Blasenspülung mit sterilem Wasser (40 ml)
10. Katheterentfernung
11. Festlegen der Beschwerden für Lösung A/B Benutzung der Skalen Schmerz/Harndrang
12. Abschlussfragen:
    Welche Lösung war unangenehmer?   Lösung A – Lösung B – weder/noch
    Besteht ein Unterschied zwischen A und B? gering – mittel – stark

Schmerzskala	1	2	3	4	5
	kein	mild	moderat		stark
Harndrang	1	2	3	4	5
	kein	mild	moderat		stark

[Nach Parson 1990]

THERAPIE

Die Therapie der interstitiellen Zystitis ist noch nicht gesichert. Es werden zur Verbesserung des Schleimhautschutzes systemisch wie auch lokal Substanzen wie Pentosan-Polysulfat-Natrium und Hyaluronsäure eingesetzt. Die repetitive Instillation einer Heparin-Lidocain-Bikarbonat-Lösung wird versucht, ebenso wie die Applikation von Cimetidin.

13.5 Pyelonephritis

13.5.1 Akute Pyelonephritis

DEFINITION
Infektion der ableitenden Harnwege einschließlich des Pyelons verbunden mit einer akuten infektbedingten interstitiellen Nephritis.

EPIDEMIOLOGIE
Ein oberer Harnwegsinfekt ist wesentlich seltener als der untere HWI. Die Inzidenz liegt bei 28–59/10 000 Frauen bzw. 13/10 000 Männer, wobei ältere Patienten häufiger betroffen sind. Darüber hinaus tritt die akute Pyelonephritis vermehrt im Sommer auf.

ÄTIOLOGIE

Risikofaktoren für das Auftreten einer Pyelonephritis bei der Frau:
- Häufiger Geschlechtsverkehr.
- Vorausgegangener HWI in den letzten 12 Monaten.
- Diabetes mellitus.
- Stressinkontinenz.
- Neuer Sexualpartner.
- Benutzung von Spermiziden zur Antikonzeption.

Die akute Pyelonephritis der sonst gesunden jungen Frau ist ein unkomplizierter Harnwegsinfekt. In der Regel handelt es sich bei der Pyelonephritis um eine einseitige, aufsteigende Infektion.

Wie bei der unkomplizierten Zystitis dominiert E. coli als Keim. Spezielle Klone werden für das Auftreten einer Pyelonephritis verantwortlich gemacht. In Abhängigkeit der Expression der unterschiedlichen Adhäsine kommt es zu unterschiedlichen Lokalisation des Infektes (▶ 13.1.4).

Bei Vorhandensein von zusätzlichen Faktoren (▶ 13.1.4) muss an das Vorliegen eines komplizierten HWI mit einem erweiterten Keimspektrum (▶ 13.1.6) gedacht werden.

KLINIK

- Patienten mit oberem HWI haben ein ausgeprägteres Krankheitsbild als Pat. mit unterem HWI.
- Dysurie, Algurie und Pollakisurie: Symptome des unteren wie auch oberen HWI.
- Fieber: Bei unterem HWI nur in 4 %, bei oberem HWI in 44 %. Aufgrund des Fiebers besteht, vor allem bei älteren Patienten, eine Exsikkose. Beides kann Auslöser für Bewusstseinsstörungen sein.
- Schmerzen im Bereich des Nierenlagers: Weisen gemeinsam mit Fieber auf die akute Pyelonephritis hin.
- Evtl. Subileus-Zustände, verbunden mit Nausea.
- Evtl. Urosepsis mit Hypotension und Tachykardie.

✓ Bei Patienten mit eingeschränkter Nierenfunktion kann die Pyelonephritis zur akuten Funktionsverschlechterung bei vorbestehender Niereninsuffizienz führen. Klinisch kann dies unter dem Bild des akuten Nierenversagens ablaufen.

DIAGNOSTIK

Minimaldiagnostik bei unkomplizierter akuter Pyelonephritis bei der sonst gesunden jungen Frau:
- Nachweis der Leukozyturie.
- Urinkultur aus Mittelstrahlurin.

Je ausgeprägter das Krankheitsbild ist und je wahrscheinlicher das Vorliegen eines komplizierten Infektes ist, desto intensiver sollte die Zusatz-Diagnostik sein:
- Blutkulturen: Bei schwerem Krankheitsbild mit Fieber, Schüttelfrost und der Gefahr des Überganges in eine Urosepsis.
- Sonographische Basisuntersuchung: Bei klinischen Hinweisen für einen komplizierten Infekt (▶ Abb. 13.4).

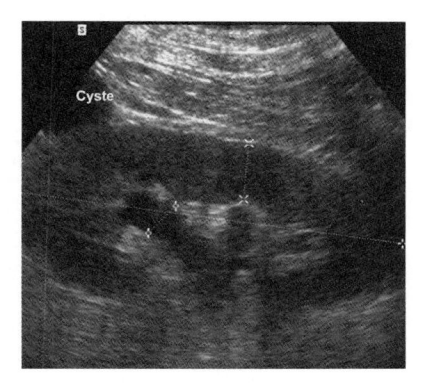

Abb. 13.4 Harnstauungsniere mit Nierenzyste (freundlicherweise zur Verfügung gestellt von Dr. Rammé, Asklepios Klinik Barmbek)

✓ In der akuten Infektsituation sollte eine Kontrastmittelapplikation zur Abklärung prädisponierender urologischer Erkrankungen nur bei vitaler Indikation erfolgen.

DIFFERENZIALDIAGNOSE

Andere in bzw. an der Niere lokalisierte infektive Prozesse, wie infizierte Nierenzyste, perirenaler Abszess.

Eine akute nicht bakterielle Nephritis kann nur dann die Symptome einer Pyelonephritis imitieren, wenn es durch eine Volumenzunahme der Niere zu einer Kapselspannung mit konsekutiver Schmerzauslösung kommt.

THERAPIE

Ambulante vs. stationäre Therapie

Die Therapie der ambulant erworbenen unkomplizierten akuten Pyelonephritis kann ambulant erfolgen, wenn die Allgemeinsymptome wie Fieber und Nausea gering ausgeprägt sind. Es wird eine orale antibiotische Therapie durchgeführt.

Bei ausgeprägtem Krankheitsbild insbesondere bei kompliziertem Infekt wie bei Niereninsuffizienz sollte eine stationäre Therapie erfolgen. Neben der parenteralen Antibiotikagabe steht die Notwendigkeit der raschen Beseitigung einer Exsikkose (ohne allerdings eine Hyperhydratation auszulösen) im Mittelpunkt.

Antibiotische Therapie

Die Auswahl der antibiotischen Therapie folgt verschiedenen Gesichtspunkten, z.B.:
- Es müssen hohe Wirkstoffspiegel sowohl im Urin als auch aufgrund der renoparenchymatösen Mitbeteiligung im Gewebe erreicht werden.
- Eine vorausgegangene antibiotische Therapie kann zu Resistenzen geführt haben.

13 Harnwegsinfektionen

Tab. 13.5 Empirische Therapie bei akuter Pyelonephritis bis zur Sicherung des Keimes und dem Vorliegen eines Antibiogrammes

Applikationsart	Wirkstoff	Dosierung
Orale Therapie	Ciprofloxacin	2 × 500 mg
	TMP/SMZ	2 × 160/800 mg
	Ampicillin bzw. Amoxicillin-Clavulansäure	3 × 1 g
Parenterale Therapie	Ceftriaxon	1 × 2 g
	Piperacillin/Tacobactam	3 × 4,0 + 0,5 g
	Ceftriaxon und Gentamycin	1 × 2 g / 1 × 3–5 mg/kg KG

Therapiedauer mindestens 14 d. Eine Verkürzung auf 10 d ist nur bei schnellem Ansprechen und wenig ausgeprägtem Krankheitsbild vertretbar.

BESONDERHEITEN DER ANTIBIOTISCHEN THERAPIE BEI AKUTER PYELONEPHRITIS

Der Aufbau von antimikrobiellen Wirkspiegeln im Urin und im Gewebe ist bei den einzelnen Gyrasehemmern unterschiedlich. Gyrasehemmer wie Ciprofloxacin, Levofloxacin oder Ofloxacin sind deshalb zu bevorzugen [Warren 1999]. Ciprofloxacin muss nicht parenteral appliziert werden. Prospektive Untersuchungen zeigen, dass bei gesicherter oraler Einnahme die Ergebnisse zwischen parenteraler und oraler Applikation vergleichbar sind [Mombelli 1999]. Der Einsatz von Gyrasehemmern sollte auf den komplizierten HWI beschränkt werden.

TMP/SMZ sollte bei unkomplizierter Pyelonephritis eingesetzt werden. Bei komplizierter Pyelonephritis sind zunehmend Resistenzen zu verzeichnen [Gupta 1999], ebenso kann bei Niereninsuffizienz trotz einer Anpassung der Dosis ein nephrotoxischer Effekt auftreten.

Ampicillin bzw. Amoxicillin-Clavulansäure kann bei Nachweis von grampositiven Keimen wie Enterokokken eingesetzt werden.

Bei der Notwendigkeit einer parenteralen Therapie gilt Ceftriaxon als Mittel der Wahl. Piperacillin/Tacobactam ist nur dann gerechtfertigt, wenn grampositive Keime vermutet werden. Die Kombination Cephalosporin – Aminoglykosid ist der schweren nosokomialen Infektion vorbehalten.

VERLAUF UND PROGNOSE

Die unkomplizierte akute Pyelonephritis heilt folgenlos aus. Der Verlauf der komplizierten akuten Pyelonephritis hängt von den Risikofaktoren ab. Bei vorbestehender Nierenfunktionseinschränkung kann es zu einer akuten Funktionsverschlechterung (acute on chronic renal failure) kommen. Der weitere Verlauf ist dann im Allgemeinen nicht prognostizierbar.

13.5.2 Chronische Pyelonephritis

DEFINITION

Chronische bakterielle Infektion des Pyelons und des interstitiellen Nierenparenchyms, meist im Sinne einer chronisch rezidivierenden Infektion als komplizierter

13.5 Pyelonephritis

Harnwegsinfekt mit zunehmender Einschränkung der Nierenfunktion als Zeichen einer interstitiellen chronischen Nierenparenchymerkrankung.

> Der Begriff chronische Pyelonephritis, der im angloamerikanischen Schrifttum kaum verwendet wird, ist nur noch historisch gerechtfertigt.
> Wenn er überhaupt noch verwendet wird, sollte gleichzeitig die Grunderkrankung genannt werden: Z. B. chronische Pyelonephritis bei Refluxnephropathie, bei obstruktiver Uropathie, bei Nephrolithiasis etc. (▶ Abb. 13.5). Nicht-bakterielle Auslöser für das klinische Bild einer chronischen Pyelonephritis, wie z. b. Analgetika-Nephropathie, würden dadurch besser charakterisiert.

Epidemiologie

In älteren Statistiken wurde davon ausgegangen, dass eine chronische Pyelonephritis in 10–15 % die Ursache für eine terminale Niereninsuffizienz ist. Da die Verwendung des Begriffs chronische Pyelonephritis ohne Zusatz des Auslösers kaum noch angewandt wird, werden in aktuellen Statistiken Angaben über Inzidenz den auslösenden Grunderkrankungen zugeordnet.

Ätiologie

Eine Ausbildung einer chronischen Pyelonephritis bei rezidivierender unkomplizierter akuter Pyelonephritis ist nicht denkbar. Kennzeichen der chronischen bakteriellen Pyelonephritis ist der chronisch rezidivierende komplizierte obere Harnwegsinfekt, häufig vergesellschaftet mit einer Erregerpersistenz. Der komplizierte HWI wird ausgelöst durch gravierende Harnflussprobleme wie vesikoureteraler Reflux oder obstruktive Uropathie.

Pathogenese

Die durch die Harnflussprobleme ausgelöste chronische bzw. chronisch rezidivierende HWI greift per continuitatem oder kanalikulär über Beteiligung des Pyelons auf das Niereninterstitium über.

Bei der kanalikulären Ausbreitung ist ein intrarenaler Reflux vom Pyelon in die Kelchgruppen und Papillen kennzeichnend. Ein solcher Reflux ist bei Refluxnephropathie nachgewiesen. Hierbei handelt es sich um einen Niederdruck-Reflux, der schon bei normalen Druckverhältnissen im Urogenitaltrakt auftritt.

Bei der obstruktiven Uropathie kann es zum Reflux auch von nicht infektiösem Urin bei hohem intrarenalem Druck kommen.

Im Bereich der Kelche sind zwei Papillentypen zu unterscheiden:
- Am häufigsten sind die sog. nichtrefluxiven, einfachen Papillen. Die konvexe Oberfläche und die kleinen, schlitzartigen Öffnungen der Sammelrohre in das Pyelon schützen bei erhöhtem intrapelvinem Druck vor Reflux.
- Im Bereich der Kelchgruppen an den Nierenpolen finden sich refluxive Papillen. Sie entstehen durch Fusion mehrerer Markpyramiden und zeichnen sich durch eine eher konkave Oberfläche aus. Zusammen mit den runden bis ovalen Öffnungen der Sammelrohre führt dies zu einer Refluxneigung schon bei gering erhöhtem intrapyelärem Druck.

Die Kelchgruppen an den Nierenpolen sind daher Prädilektionsstellen für den intrarenalen Reflux und der konsekutiven Ausbildung von Parenchymnarben.

Die Folge des Übergreifens auf das Niereninterstitium ist eine chronisch interstitielle Nephritis, die zu einem zunehmenden Funktionsverlust führt.

Pathologie
Neben subkapsulär lokalisierten Narben findet sich eine homogene Schrumpfung der Nieren mit einer feingranulären Oberfläche. Das histologische Bild ist gekennzeichnet durch eine lymphoplasmazelluläre Infiltration des Interstitiums, eine zunehmende Fibrose, die sich auch periglomerulär nachweisen lässt.

Klinik
Neben der Symptomatik eines akuten Infektes uncharakteristische Klinik:
- Symptome der unterschiedlichen Ursachen der Harnflussstörung.
- Evtl. diffuse chronisch rezidivierende Flankenschmerzen.
- Subfebrile Temperaturen, Leistungsminderung und allgemeine Abgeschlagenheit bei subakutem chronischem Infekt.
- Arterielle Hypertonie als Ausdruck der renoparenchymatösen Beteiligung.

Diagnostik
Die Diagnostik muss den Nachweis der chronischen Pyelonephritis erbringen und gleichzeitig die auslösende Ursache eingrenzen.

Laboruntersuchungen
Blutuntersuchung: In Abhängigkeit zur Intensität des Infektes leichte bis ausgeprägte Leukozytose, CRP-Erhöhung, BSG-Beschleunigung.

Urinuntersuchung: Leukozyturie und ggf. Bakteriurie. Mit Auftreten von granulierten Zylindern und Leukozytenzylindern ist eine Beteiligung des Nierenparenchyms nachgewiesen. Eine vorwiegend tubuläre Proteinurie, meist < 2 g/d, ist ebenfalls als Hinweis für die parenchymatöse Mitbeteiligung zu werten.

> ✓ Der frühe Nachweis einer parenchymatösen Mitbeteiligung mittels granulierten Zylindern, Leukozytenzylindern und der tubulären Proteinurie ist prognostisch wichtig. Die weiteren Zeichen einer Parenchymbeteiligung wie Kreatinin-Erhöhung und Anämie charakterisieren ein schon fortgeschrittenes Krankheitsstadium.

Bildgebende Verfahren
Sonographie: Trichterförmige, narbige Einziehungen, umgeben von verstärkt echogenen Parenchymabschnitten. Diese Narben sind vorwiegend an den Nierenpolen lokalisiert. In fortgeschrittenen Stadien kommt es zu einer homogenen Verkleinerung der Niere.

I.v. Pyelographie, Computertomographie (▶ Abb. 13.5) und Miktionsurethrogramm zur Klärung der Ursache der Harnflussstörung.

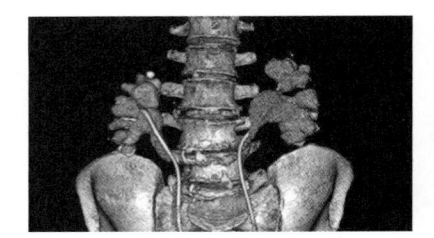

Abb. 13.5 Stauungsnieren beidseits. DJ beidseits. Lumbaler Harnleiterstein links. Nephrolithiasis rechts. 3-D-Rekonstruktion eines kontrastverstärkten CT in der urographischen Ausscheidungsphase (freundlicherweise zur Verfügung gestellt von PD Dr. Brüning, Asklepios Klinik Barmbek)

> **!** Durch die Verwendung von Röntgenkontrastmitteln kann eine zusätzliche Nierenfunktionsverschlechterung auftreten. Bei eingeschränkter Nierenfunktion ist der nephrographische Effekt der Kontrastmittel aufgrund ihrer zu geringen renalen Anreicherung gering. Die Aussagekraft der Untersuchungen ist stark eingeschränkt.

Therapie

Die Therapie hat zwei Ziele:
- Konsequente Infektsanierung.
  - Die Infektsanierung erfolgt nur nach Sicherung des Keimes unter Auswahl des Antibiotikums anhand des Antibiogramms. Die Dauer der Antibiose ist länger als beim akuten Infekt.
  - ! Eine Orientierung an den Urinbefunden wie Rückgang bzw. Verschwinden der Leukozyturie ist unsicher, da diese als Ausdruck der interstitiellen Nephritis über einen längeren Zeitraum auch nach Sanierung des Infektes persistieren können.
- Möglichst Beseitigung der Harnflussstörung.
  - Bei der Refluxnephropathie wird eine operative Korrektur des Refluxes nur noch im Kindesalter empfohlen, wobei im Langzeitverlauf der Vorteil der operativen Korrektur vor einer konsequenten Infektbekämpfung nicht eindeutig erwiesen ist [Elder 1999].
  - Sanierung einer Nephrolithiasis und Rezidivprophylaxe nach Steinanalyse.
  - Beseitigung weiterer Ursachen der obstruktiven Uropathie wie Prostatahypertrophie oder Urethralklappen.

> ✓ Bei renoparenchymatöser Mitbeteiligung ist eine konsequente progressionsvermindernde Therapie, insbesondere eine antihypertensive Therapie mit Blutdruckzielwerten im Normbereich durchzuführen.

Verlauf und Prognose

Ohne Therapie kann es zur zunehmenden Einschränkung der Nierenfunktion bis hin zur Dialysepflichtigkeit kommen. Mit einer konsequenten Therapie, die beide Therapieziele umfasst (Infektsanierung und Beseitigung der Harnflussstörung), ist dies nur noch selten der Fall.

13.5.3 Xanthogranulomatöse Pyelonephritis

Sonderform der chronischen Pyelonephritis, die zu einem lokalisierten granulomatösen Umbau und zur Zerstörung der Niere führt. Tritt meist bei Frauen auf und imponiert in der Sonographie wie ein Nierentumor. Histologisch findet sich ein granulomatöser, mit Schaumzellenbildung einhergehender entzündlicher Tumor. Neben Infektsanierung steht die operative Sanierung mittels (Teil-)Resektion der Niere im Vordergrund. Differenzialdiagnostisch muss neben dem Tumor auch eine Nierentuberkulose erwogen werden. Die Nierentuberkulose und xanthogranulomatöse Pyelonephritis können zusammen auftreten.

13.5.4 Emphysematöse Pyelonephritis

Die emphysematöse Pyelonephritis ist eine gasbildende, nekrotisierende Infektion, die das Nierenparenchym und das perirenale Gewebe umfasst. Sie tritt vorwiegend bei Diabetikern auf. Der Mechanismus der Gasbildung ist nicht geklärt. Als auslösende Keime werden E. coli und Klebsiellen gefunden. Die Mortalität liegt bei 20 %.

Klinik: Schwere Pyelonephritis, bei gleichzeitigem Auftreten einer emphysematösen Zystitis auch mit Pneumaturie. Bildgebende Verfahren sind richtungsweisend: Aufgrund der intra- und perirenalen Luftansammlung ist die sonographische Beurteilung erschwert. In der Abdomenübersicht sind jedoch diese Luftansammlungen nachweisbar.

Therapie: Antibiotika parenteral. Die weitere Therapie richtet sich nach dem Schweregrad der emphysematösen Pyelonephritis, der nach der Verteilung der Lufteinschlüsse beurteilt wird. Bei perirenaler Luftansammlung ist eine Nephrektomie zwingend indiziert.

13.6 Harnwegsinfektionen in der Schwangerschaft

✓ Jede Harnwegsinfektion in der Schwangerschaft ist per definitionem eine komplizierte HWI.

13.6.1 Epidemiologie

Die Prävalenz der HWI in der Schwangerschaft liegt bei 2–7 %. Betroffen sind insbesondere Multipara. Entgegen einer weit verbreiteten Meinung ist ein HWI in der Schwangerschaft nicht häufiger als in der Nichtschwangerschaft. Auch ist das Keimspektrum nicht unterschiedlich.

13.6.2 Pathogenese

Eine schwangerschaftsbedingte Relaxation der glatten Muskulatur führt zu einer Dilatation der Ureteren. Deshalb kommt es im Gegensatz zur nichtschwangeren Frauen gehäuft zur Aszension der Keime in den oberen Harntrakt. 40 % der Zystitiden in der Schwangerschaft entwickeln sich zu einer Pyelonephritis.

Die bakterielle Infektion des Urogenitaltraktes während der Schwangerschaft hat weitreichende Konsequenzen. In epidemiologischen Untersuchungen konnte nachgewiesen werden, dass bei Schwangeren, bei denen während des gesamten Verlaufes der Schwangerschaft über einen begrenzten Zeitraum von 2 Wochen eine Bakteriurie (als asymptomatische Bakteriurie) und/oder Leukozyturie (Infektzeichen) nachgewiesen werden konnte, eine erhöhte perinatale Sterblichkeit vorlag.

Auch die asymptomatische Bakteriurie in der Schwangerschaft muss daher konsequent behandelt werden.

13.6.3 Diagnostik

Nachweis der Bakteriurie mit Mittelstrahlurin.

Auch bei negativer Leukozyturie darf auf eine Urinkultur nicht verzichtet werden, da während der Schwangerschaft auch bei negativer Leukozyturie prognostisch relevante Bakteriurien auftreten können. Screening-Untersuchungen auf asymptomatische Bakteriurie sind in jeder Schwangerschaft indiziert. Der optimale Zeitpunkt für diese Untersuchung und deren Frequenz ist nicht eindeutig festzulegen. In Studien belegt ist eine einmalige Untersuchung in der 16. Schwangerschaftswoche bzw. zu Ende des ersten Trimenon [Stenqvist 1989, Wadland 1989].

13.6.4 Therapie

Antibiotische Therapie mit Penicillinen und Cephalosporinen.

Übliche Dosierungen:
- Amoxicillin 3 × 500 mg für 3 bis 7 Tage.
- Amoxicillin-Clavulansäure 2 × 500 mg für 3 bis 7 Tage.
- Cefpodoxine 2 × 100 mg für 3 bis 7 Tage.

> **!** Stoffe mit hoher Eiweißbindung wie Ceftriaxone können zu einer Bilirubinstoffwechselstörung mit der Gefahr des Kernikterus führen. Die Applikation von Cephalosporinen kurz vor dem Geburtstermin ist daher kontraindiziert.
>
> Sulfonamid-Antibiotika sind ebenfalls im letzten Trimenon kontraindiziert.
>
> Trimethoprim ist im ersten Trimenon kontraindiziert, da es aufgrund seines Folsäure-Antagonismus zu Entwicklungsstörungen führen kann.

13.7 Harnwegsinfektionen bei Nierentransplantation

✓ Harnwegsinfekte bei Nierentransplantation sind per definitionem komplizierte HWI.

Aufgrund der Immunsuppression, verbunden mit einem möglichen vesikoureteralen Reflux der Ureterneuanastomose mit der Harnblase, treten in 40–50 % der Transplantationen HWI bzw. Bakteriurien auf. Hierbei ist das Risiko insbesondere perioperativ durch die Verwendung von Harnblasenkathetern erhöht. Tritt in dieser Phase eine Infektion auf, handelt es sich um eine nosokomiale Infektion mit einem erweiterten Keimspektrum.

Diagnostisch ist immer ein Mittelstrahlurin erforderlich. Bei symptomatischen HWI richtet sich die initiale Auswahl des Antibiotikums nach den auslösenden Umständen des Infektes. Bei nosokomialer Infektion sollten auch typische Krankenhauskeime wie Pseudomonas oder Klebsiellen mit berücksichtigt werden.

Die prognostische Bedeutung eines klinisch symptomatischen HWI bei Nierentransplantation richtet sich nach der Funktion des Transplantates zum Zeitpunkt des Infektes, der Häufigkeit der Infekte und der Möglichkeit der Entwicklung einer chronischen parenchymatösen Beteiligung bei Harnabflussproblemen.

Die prognostische Bedeutung einer asymptomatischen Bakteriurie mit/ohne Leukozyturie bei Nierentransplantation ist umstritten, eine einheitliche Empfehlung zur Therapie kann daher nicht gegeben werden. In einzelnen Transplantationszentren wird jedoch zumindest bei Leukozyturie eine antibiotische Therapie empfohlen.

13.8 Harnwegsinfektionen bei Blasenkatheter

✓ Jeder Harnwegsinfekt bei Blasenkatheter ist ein komplizierter HWI.

13.8.1 Prävention

Die Prävention beginnt bei der Indikationsstellung zur Blasenkatheterisierung (▶ Kasten). Verschiedene Studien zeigen, dass 25–50 % der Blasenkatheter nur eingeschränkt indiziert sind [Saint 2003, Gardam 1998, Holroyd-Leduc 2005].

Umstrittene Indikationen:
- Harninkontinenz. Obwohl initiale, kurzfristige Vorteile in der Erleichterung der Pflege vorhanden sind, wird dies durch ein erhöhtes Infektionsrisiko und eine signifikant erhöhte Morbidität erkauft.
- Routinemäßige Blasenkatheterisierung nach größeren Operationen und kurzfristiger Betreuung auf Intensivstationen. Studien zeigten, dass ein restriktiver Umgang mit der Indikation zum Blasendauerkatheter in dieser Situation (ärztliche Indikationsstellung nach vorher definierten Kriterien) zu einer signifikanten Reduktion des postoperativen Antibiotika-Einsatzes, der Krankenhausverweildauer und der Mortalität führt [Huang 2004, Stephan 2006].

Routinemäßige Blaseninstillationen mit Schleimhautdesinfektionsmitteln stellen keine geeigneten Maßnahmen zur Prävention des Infektes dar.

Die Verwendung von Hyaluronsäure, die bei der interstitiellen Zystitis (▶ 13.4.4) eingesetzt werden kann, hat in einigen Studien zu einer signifikanten Reduktion klinisch relevanter Harnwegsinfekte bei Blasendauerkatheterträgern geführt [Morales 1997, Manas 2006].

MASSNAHMEN ZUR PRÄVENTION VON HARNWEGSINFEKTEN BEI BLASENKATHETER [WONG 1981]
- Restriktive Indikation zur Blasenkatheterisierung.
- Aseptische Katheteranlage-Technik unter größtmöglicher Sterilität.
- Frühestmögliche Katheterentfernung.
- Händedesinfektion vor Manipulationen am Kathetersystem.
- Sichere Katheterfixierung.
- Geschlossenes, steriles Drainage-System.
- Probengewinnung unter aseptischen Bedingungen ohne Katheterdiskonnektion.
- Vermeiden von Katheterobstruktion (Abknickungen, Verstopfungen etc.).
- Sammelbeutel unter Blasenniveau platzieren (auch bei Transport).
- Keine routinemäßigen Katheterwechsel.

13.8.2 Pathogenese

Die Katheteranlage kann zur bakteriellen Kontamination der Harnblase führen, indem Keime aus dem initialen Bereich der Urethra durch den Katheter in die Harnblase verschleppt werden.

Nach Anlage des Katheters steht die extraluminale Infektion durch Keimwanderung entlang des sich um den Katheter bildenden urethralen Exsudates im Vordergrund. Sie stellen ca. 66 % der HWI bei Blasenkatheter dar.

Intraluminale Infektionen treten durch Diskonnektierung und Missachten der Einhaltung eines geschlossenen Ableitungssystems auf. Sie sind für ca. 34 % der HWI bei Blasenkatheter verantwortlich. Das Keimspektrum ist erweitert.

Bei Auftreten eines HWI bei Blasenkatheter im Krankenhaus handelt es sich um eine nosokomiale Infektion, die auch durch Keime wie Pseudomonas oder Klebsiellen ausgelöst sein kann.

Die Keime können an der Oberfläche des Katheters haften und durch Produktion eines Biofilms eine Keimabtötung erschweren.

13.8.3 Klinik

Die sonst üblichen Symptome wie Dysurie und Algurie sind aufgrund der Katheterisierung in der Regel nicht vorhanden. Auftretende retropubische Schmerzen können als Katheter-bedingt und nicht als Infekt-bedingt fehlinterpretiert werden.

Die Klinik der Katheter-bedingten Zystitis besteht häufig nur in einer Trübung des Urins. Tritt Fieber auf, ist dies ein Hinweis für eine Keimaszension in den oberen Harntrakt.

Geringgradige Leukozyturien treten bei Blasendauerkatheterträgern auf, auch ohne dass eine Infektsituation vorliegt. Meist liegt die Leukozytenzahl hier bei < 10 Zellen/ml Urin. Im Falle eines Infektes nimmt diese Leukozyturie zu. Mit einer Spezifität von 90 % kann bei einer Leukozytenzahl von > 10/ml eine signifikante Bakteriurie gefunden werden.

Von klinischer Relevanz ist eine Einteilung in Infektionen nach der Verweildauer des Blasenkatheters.

INFEKTIONEN BEI KÜRZLICH GELEGTEM BLASENDAUERKATHETER

Trotz optimaler Anlagetechnik entwickeln 3–10 % der Patienten pro Tag nach Katheteranlage eine signifikante Bakteriurie. 10–25 % der Patienten mit signifikanter Bakteriurie entwickeln einen klinisch symptomatischen Harnwegsinfekt.

Die wichtigste Prävention der Infektion ist die möglichst frühe Entfernung des Katheters. Nach Entfernung des Blasenkatheters reduziert sich in der Regel die Infektionsneigung und es kann ein auf bakteriologisches Screening verzichtet werden. Dies gilt nicht bei Frauen mit einer Verweildauer des Katheters von unter einer Woche. Studien konnten hier zeigen, dass bei den Patientinnen, die 48 h nach Katheter-Entfernung eine asymptomatische Bakteriurie aufwiesen, gehäuft klinisch relevante Infekte auftraten [Harding 1991, Nicolle 2005]. In diesen Fällen wird daher ein Screening und eine sich daraus ergebende antibiotische Therapie dieser asymptomatischen Bakteriurie empfohlen.

Infektionen bei länger liegendem Blasenkatheter

Eine Bakteriurie ist häufiger Befund bei länger liegendem Blasenkatheter. Durch Wechseln des Katheters reduziert sich diese Bakteriurie nur kurzfristig. Der routinemäßige Wechsel eines Blasenkatheters wird nur zur Prävention einer mechanischen Obstruktion empfohlen.

Im Falle eines vermuteten Infektes konnte gezeigt werden, dass die bakteriologische Untersuchung des Katheterurins nach einem Katheterwechsel zu einer sichereren Erkennung des auslösenden Keimes führt als ohne Katheterwechsel [Shah 2005]. Eine bakteriologische Untersuchung ohne vorherigen Katheterwechsel erbringt häufig den Befund einer Mischkultur.

Besonders bei älteren Patienten mit Dauerkathetern können systemische Zeichen der Infektion wie Fieber, Verschlechterung der mentalen Situation oder Blutdruckabfall auftreten.

13.8.4 Therapie

Bei akutem Harnwegsinfekt wird der Katheter gewechselt, um das Risiko eines Keimreservoirs unter dem Biofilm an der Oberfläche des Katheters zu vermindern. Der Wechsel des Dauerkatheters führt zu einer schnelleren Besserung des Harnwegsinfektes und ist mit einer geringeren Rezidivneigung verbunden.

Eine antibiotische Therapie erfolgt über einen längeren Zeitraum (10–14 d). Die Wahl des Antibiotikums richtet sich nach dem Antibiogramm der Urinkultur.

Klinische Studien zu einer empirischen antibiotischen Therapie liegen nicht vor.

13.9 Urogenitaltuberkulose

13.9.1 Epidemiologie

Die Urogenitaltuberkulose ist die häufigste extrapulmonale Tuberkulosemanifestation. Obwohl die Inzidenz der pulmonalen Infektion bis in die 1980er Jahre abnahm, dann leicht wieder leicht anstieg, hat sich an der Inzidenz der Urogenitaltuberkulose wenig geändert. Sie tritt bevorzugt bei immunsuppressiv behandelten Patienten (z. B. Zustand nach Organtransplantation) oder Patienten mit erworbener Immunschwäche (HIV) auf.

13.9.2 Pathogenese und Klinik

Bei der Urogenitaltuberkulose handelt es sich um eine hämatogene Streuung, die nach einer Latenzzeit von bis zu 30 Jahren nach der pulmonalen Manifestation auftreten kann. Sie tritt bilateral auf, wobei das klinische Bild einseitig betont sein kann.

Lokale Beschwerden stehen im Vordergrund: Dysurie, Pyurie und/oder Makrohämaturie. In Folge der chronischen Zystitis kann sich eine Schrumpfblase entwickeln. In fortgeschrittenen Krankheitsstadien kann es durch Abgang von Parenchymnekrosen zu Nierenkoliken kommen. Allgemeinsymptome wie Gewichtsabnahme, Leistungsabfall, Nachtschweiß oder subfebrile Temperaturen zeigen nur 20–30 % der Erkrankten.

13.9.3 Diagnostik

Urinuntersuchung: Sterile Leukozyturie und Mikrohämaturie bei über 40 % der Patienten.

Urinkultur: Da die Tuberkelbakterien auf konventionellen Nährböden nicht wachsen, müssen Spezialkulturen angefertigt werden. Die Konzentration der Mykobakterien im Urin ist gering. Die Untersuchung muss daher mindestens 3-mal mit Morgenurin durchgeführt werden. Der direkte Nachweis von säurefesten Stäbchen gelingt selten und nur bei hoher Bakterienkonzentration. Ein PCR-Verfahren zum Keimnachweis steht zur Verfügung.

Bildgebende Verfahren: Intrarenale Verkalkungen, ulzeröse oder kavernöse Veränderungen besonders der Kelchnischen, Papillendestruktionen sowie Strikturen der Kelchhälse und Ureteren.

13.9.4 Therapie

Grundsätzlich ist eine Mehrfachkombinationstherapie zur Vermeidung von Resistenzentwicklungen notwendig. Erprobt sind 9- bzw. 6-monatige-Zyklen:
- Der gebräuchlichere 6-Monats-Zyklus beginnt mit einer 2-monatigen Dreifachtherapie (INH, Rifampicin und Pyrazinamid), gefolgt von 4 Monaten INH und Rifampicin. Unter der Voraussetzung, dass das irreversibel geschädigte tuberkulöse Gewebe chirurgisch entfernt wird, kann der zweite Abschnitt auf 2 Monate verkürzt werden.
- Der 9-Monats-Zyklus beginnt ebenfalls mit 2 Monaten INH, Rifampicin und Pyrazinamid oder Ethambutol, gefolgt von 7 Monaten INH und Rifampicin.

13.10 Pilzinfektionen der Harnwege

13.10.1 Epidemiologie und Pathogenese

Ein klinisch relevanter Harnwegsinfekt durch Pilze im Sinne eines invasiven Infektes (Eindringen der Pilze in die tieferen Schleimhautschichten, Entwicklung von klinischen Zeichen eines HWI, Gefahr der Fungämie) ist selten.

Meist handelt es sich um eine Kolonisation der Schleimhaut (Adhärenz der Pilze an der Schleimhautoberfläche), ohne dass es zu entzündlichen Reaktionen kommt (asymptomatische Candidurie).

Der positive Nachweis von Pilzzellen (Fungurie) gelingt bei Dauerkatheterträgern in über 40 %. In der Mehrzahl werden Candida albicans (> 50 %) oder Candida glabrata (16 %) nachgewiesen.

Risikofaktoren für die Entwicklung einer Kolonisation/Infektion bei Dauerkatheterträgern:
- Vorausgegangene Antibiotika-Therapie.
- Diabetes mellitus.
- Chronische Harnflussstörungen.
- Malignom.

13.10.2 Klinik und Diagnostik

Die Unterscheidung von Kolonisation und Infektion ist schwierig. Eine Pyurie ist nicht richtungsweisend, da Dauerkatheterträger auch ohne Infektion eine Leukozyturie aufweisen können. Auch die Zahl der Pilzsporen pro ml oder der Nachweis von Pilzmyzel kann keine Unterscheidung bringen. Die serologische Untersuchung ist nur dann als diagnosesichernd zu verwerten, wenn es im längeren Verlauf zu einem Titeranstieg von mindestens 2 Stufen kommt.

Im Vordergrund der Diagnosestellung steht die Klinik.

> ✓ Eine Urethritis oder Prostatitis durch Pilze ist sehr selten.

Ein Pilz als Auslöser der Zystitis wird wahrscheinlich, wenn sich bei positiver Pilzkultur im Urin ein negativer Bakteriennachweis oder aber ein Bakteriennachweis nur in geringen Konzentrationen ($< 10^3$ Keime/ml) findet. Die Koexistenz von bakteriellem und pilzbedingtem Infekt ist theoretisch möglich; in diesem Fall wird der bakterielle Infekt zuerst behandelt.

Bei renaler Beteiligung (Pyelonephritis) tritt häufig eine Fungämie auf, die sich jedoch oft dem Nachweis mittels Blutkultur entzieht. Die akute Pyelonephritis durch Pilze ist bilateral, es finden sich pilzbedingte Mikroabszesse.

13.10.3 Therapie

Die Therapie der Kolonisation bzw. invasiven Infektion durch Pilze besteht, wenn immer möglich, in einer dauerhaften Entfernung des Dauerkatheters.

Die antimykotische Therapie einer asymptomatischen Fungurie ist, abgesehen von Spezialsituationen – Neutropenie, Frühgeburt, geplanter urologischer Eingriff – nicht erforderlich.

Eine systemische Therapie führt nur zu einem passageren Therapieerfolg. Die früher gebräuchliche lokale Therapie mit Amphotericin-B-Instillation der Blase wird nicht mehr empfohlen. Auch hier ist der Therapieerfolg nur passager und führt in einzelnen Studien [Pappas 2004, Drew 2005] sogar zu einer höheren Mortalität.

Bei Nierentransplantation führt die Behandlung einer asymptomatischen Fungurie nur zu einem passageren Therapieerfolg, wenn der Blasenkatheter nicht entfernt wird. Die Behandlung einer asymptomatischen Candidurie führte nicht zu einer Verlängerung des Transplantatüberlebens.

Bei invasiver Infektion wird eine mindestens zweiwöchige Therapie empfohlen. Sie richtet sich nach dem Keimspektrum und der Nierenfunktion.

13.11 Refluxnephropathie

13.11.1 Definition

Die Refluxnephropathie ist eine tubulointerstitielle Nierenerkrankung, die durch den Reflux von infiziertem bzw. nicht infiziertem Urin unter hohem Druck von der

Blase in das Nierenbecken (vesikoureteraler Reflux, VUR) und vom Nierenbecken in die Papillen (intrarenaler Reflux) hervorgerufen wird.

Einteilung in primären und sekundären VUR:
- Beim primären VUR liegen anatomische Besonderheiten (z. B. zu kurzer intramuraler Ureterabschnitt in der Blasenwand) vor. Der Reflux tritt bei intravesikaler Druckerhöhung im physiologischen Bereich auf.
- Beim sekundären Reflux ist der Verschlussmechanismus anatomisch intakt. Der Reflux als Ausdruck eines Sekundärversagens tritt bei supraphysiologischem Druckanstieg auf (Harnwegsobstruktion, neurogene Blasenentleerungsstörung).

Der VUR wird in verschiedene Schweregrade eingeteilt, beim Schweregrad I findet ein VUR nur in den Ureter statt, der Schweregrad V geht mit ausgeprägter Stauung auch des Pyelons einher (▶ Abb. 13.6).

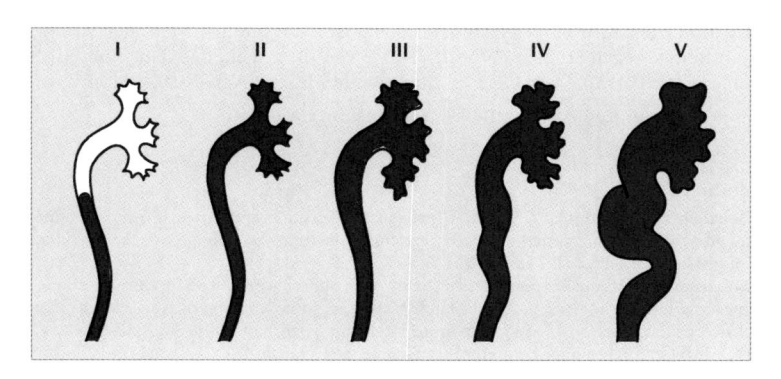

Abb. 13.6 Einteilung des vesikoureteralen Refluxes (mod. nach International Reflux Committee 1981)

13.11.2 Epidemiologie

Der primäre vesikoureterale Reflux ist häufig. Er ist bei 0,4–1,8 % der Neugeborenen nachweisbar und tritt familiär gehäuft auf. Bei HWI im Kindesalter ist er in über 50 % vorhanden. Bei Kindern mit chronischer Pyelonephritis ist er in über 80 % nachweisbar.

13.11.3 Klinik und Pathologie

Der VUR hat eine erhebliche Spontanheilungsfrequenz. Durch Größenwachstum des Kindes kommt es auch zu einer Verlängerung des intramuralen Ureterabschnittes und damit zu einer Verminderung bzw. Heilung des Refluxes (sog. Maturation des Refluxes). Diese Maturation ist auch der Grund, dass bei kortiko-papillären Narben im Bereich der Polregionen, die typisch für einen Niederdruckreflux sind, bei Erwachsenen nicht immer ein VUR nachweisbar ist.

Beim sekundären VUR (Hochdruck-Reflux, primär nicht infizierter Urin) kommt es überwiegend zu einer homogenen Schrumpfung der Niere.

Die Refluxnephropathie führt zum progredienten Nierenfunktionsabfall, der durch drei Faktoren ausgelöst wird:

- Chronischer bzw. -chronisch rezidivierender renoparenchymatöser Infekt bzw. chronisch tubulointerstitielle Druckschädigung.
- Nephrosklerose, die durch eine auf dem Boden der tubulointerstitiellen Nierenerkrankung ausgelösten arteriellen Hypertonie hervorgerufen wird.
- Fokal-segmentale Glomerulosklerose (Ursache ungeklärt: entweder Hyperfiltrationsthese oder Immunkomplex-induziert).

13.11.4 Therapie

In erster Linie konsequente antiinfektive Behandlung. Eine bakteriologische Untersuchung muss erfolgen.

Der positive Effekt von operativen Eingriffen (Anti-Reflux-Plastiken) ist nicht eindeutig bewiesen. Die weit verbreitete klinische Praxis, bei höhergradigem Reflux die Indikation zur Anti-Reflux-Plastik zu stellen, ist nicht unumstritten. Bei geringgradigem Reflux liegen Studien [Wheeler 2003] vor, die zeigen, dass eine konsequente antibiotische Therapie von gleicher Effektivität wie eine Anti-Reflux-Plastik ist.

Bei sekundärem Reflux muss die Ursache beseitigt werden.

Literatur

Le Bouguenec C, Archambaud M: Rapid and specific detection of the pap, afa, and sfa adhesin-encoding operons in uropathogenic Escherichia coli strains by polymerase chain reaction. J Clin Microbiol 1992; 30:1189–1195.

Le Bouguenec C, Lalioui L: Characterization of AfaE adhesins produced by extraintestinal and intestinal human Escherichia coli isolates: PCR assays for detection of Afa adhesins that do or do not recognize Dr blood group antigens. J Clin Microbiol 2001; 39:1738–1744.

Curran JW: Gonorrhea and the urethral syndrome. Sex Transm Dis 1977; 4:119–127.

Drew RH, Arthur RR, Perfect JR: Is it time to abandon the use of amphotericin B bladder irrigation?. Clin Infect Dis 2005; 40:1465–1469.

Elder JS, Peters CA: Pediatric Vesicoureteral Reflux Guidelines Panel summary report on the management of primary vesicoureteral reflux in children. J Urol 1997; 157:1846–1858.

Gardam MA, Amihod B: Overutilization of indwelling urinary catheters and the development of nosocomial urinary tract infections. Clin Perform Qual Health Care 1998; 6:99–104.

Gratacos E, Torres P-J: Screening and treatment of asymptomatic bacteriuria in pregnancy prevent pyelonephritis. J Infect Dis 1994; 169:1390–1395.

Gupta K, Hooton TM: Increasing antimicrobial resistance and the management of uncomplicated community-acquired urinary tract infections. Ann Intern Med 2001; 135:41–44.

Harding GK, Nicolle LE: How long should catheter-acquired urinary tract infection in women be treated? A randomized controlled study. Ann Intern Med 1991; 114:713–716.

Holroyd-Leduc JM, Sands LP: Risk factors for indwelling urinary catheterization among older hospitalized patients without a specific medical indication for catheterization. J Patient Saf 2005; 1:205–211.

Hooton TM, Stamm WE: Diagnosis and treatment of uncomplicated urinary tract infection. Infect Dis Clin North Am 1997; 11:551–557.

Huang WC, Wann SR: Catheter-associated urinary tract infections in intensive care units can be reduced by prompting physicians to remove unnecessary catheters. Infect Control Hosp Epidemiol 2004; 25:974–977.

International Reflux Committee. Medical versus surgical treatment of primary vesicoureteral reflux. Pediatrics 1981; 67:392.

Katchmann EA, Milo G: Three-day vs longer duration of antibiotic treatment for cystitis in woman: systematic review and meta-analysis. Am J Med 2005; 118:1196–1204.

Kontiokari T, Sundqvist K: Randomised trial of cranberry-lingonberry juice and lactobacillus GG drink for prevention of urinary tract infections in woman. BMJ 2001; 322:1571–1575.

Lipsky BA: Urinary tract infection in men-epidemiology, pathophysiology, diagnosis and treatment. Ann Int Med 1989; 110:138–143.

Manas A, Glaria L: Prevention of urinary tract infections in palliative radiation for vertebral metastasis and spinal compression: A pilot study in 71 patients. Int J Radiat Oncol Biol Phys 2006; 64:935–940.

Meyrier A, Condamin MC, Fernet M, et al.: Frequency of development of early cortical scarring in acute primary pyelonephritis. Kidney Int 1989; 35:696.

Mombelli, G, Pezzoli, R:. Oral vs intravenous ciprofloxacin in the initial empirical management of severe pyelonephritis or complicated urinary tract infection. Arch Intern Med 1999; 159:53–59

Morales A, Emerson S: Intravesical hyaluronic acid in the treatment of refractory interstitial cystitis. Urology 1997; 49:111–114.

Nicolle LE: Asymptomatic bacteriuria when to screen and when to treat. Infect Dis Clin North Am 2003; 17:367–375.

Nicolle LE, Bradley S: Infectious Diseases Society of America guidelines for the diagnosis and treatment of asymptomatic bacteriuria in adults. Clin Infect Dis 2005; 40:643–647.

Pappas PG, Rex JH, Sobel JD, et al.: Infectious Diseases Society of America. Guidelines for treatment of candidiasis. Clin Infect Dis 2004; 38:161–169.

Parsons CL: Interstitial cystitis: Clinical manifestations and diagnostic criteria in over 200 cases. Neurourol Urodyn 1990; 9:241–246.

Raz R, Chazan B: Cranberry juice and urinary tract infection. Clin Infect Dis 2004; 38:1413–1417.

Rodriguez-Bano J, Navarro MD: Bacteremia due to extended-spectrum beta-lactamase-producing Escherichia coli in the CTX-M era: a new clinical challenge. Clin Infect Dis 2006 Dec 1; 43(11):1407–14.

Rouse DJ, Andrews WW: Screening and treatment of asymptomatic bacteriuria of pregnancy to prevent pyelonephritis: A cost-effectiveness and cost-benefit analysis. Obstet Gynecol 1995; 86:119–125.

Saint S, Chenoweth CE: Biofilms and catheter-associated urinary tract infections. Infect Dis Clin North Am 2003; 17:411–416.

Shah PS, Cannon JP: Controlling antimicrobial use and decreasing microbiological laboratory tests for urinary tract infections in spinal-cord-injury patients with chronic indwelling catheters. Am J Health Syst Pharm 2005; 62:74–78.

Smaill F: Antibiotics for asymptomatic bacteriuria in pregnancy. Cochrane Database Syst Rev 2001; CD000490.

Stenqvist K, Dahlen-Nilsson D: Bacteriuria in pregnancy. Frequency and risk of acquisition. Am J Epidemiol 1989; 129:372–376.

Stephan F, Sax H: Reduction of urinary tract infection and antibiotic use after surgery: a controlled, prospective, before-after intervention study. Clin Infect Dis 2006; 42:1544–1549.

Wadland WC, Plante DA: Screening for asymptomatic bacteriuria in pregnancy. A decision and cost analysis. J Fam Pract 1989; 29:372–374.

Warren J, Abrutyn E: IDSA practice guidelines for antimicrobial treatment of uncomplicated acute bacterial cystitis and acute pyelonephritis in women. Clin Infect Dis 1999; 29:745–58.

Wheeler D, Vimalachandra D: Antibiotics and surgery for vesicoureteric reflux: a meta-analysis of randomised controlled trials. Arch Dis Child 2003; 88:688–697.

Wong ES, Hooton TM: Guidelines for prevention of catheter-associated urinary tract infections. Infect Control 1981; 2:126–132.

14 Niere und Schwangerschaft
Helmut Geiger

- 800 **14.1 Physiologische Veränderungen in der Schwangerschaft**
- 800 14.1.1 Anatomische und funktionelle Veränderungen des Urogenitalsystems
- 801 14.1.2 Kardiovaskuläre Veränderungen
- 802 **14.2 Hochdruckerkrankungen in der Schwangerschaft**
- 802 14.2.1 Essenzielle Hypertonie und Schwangerschafts-induzierte Hypertonie
- 805 14.2.2 Präeklampsie, Eklampsie und HELLP-Syndrom
- 812 14.2.3 Hypertonie nach Entbindung
- 813 **14.3 Nierenerkrankungen in der Schwangerschaft**
- 813 14.3.1 Akutes Nierenversagen
- 814 14.3.2 Vorbestehende Nierenerkrankungen bei Schwangeren
- 821 **14.4 Harnwegsinfektionen in der Schwangerschaft**
- 821 14.4.1 Asymptomatische Bakteriurie
- 822 14.4.2 Akute Zystitis
- 822 14.4.3 Akute Pyelonephritis

14 Niere und Schwangerschaft

14.1 Physiologische Veränderungen in der Schwangerschaft

14.1.1 Anatomische und funktionelle Veränderungen des Urogenitalsystems

Während einer Schwangerschaft kommt es zu Veränderungen der renalen Hämodynamik, zur Dilatation der ableitenden Harnwege, sowie zu Anpassungsvorgängen des kardiovaskulären Systems und des Flüssigkeitshaushaltes.

Zu Beginn der Schwangerschaft steigen der renale Plasmafluss (RPF + 80 %) und die glomeruläre Filtrationsrate (GFR + 50 %) und erreichen ein Maximum um die 20. Schwangerschaftswoche; parallel dazu fällt die Filtrationsfraktion (FF – 15 %). Nach diesem Zeitpunkt kommt es zu einem Absinken des RPF und der GFR sowie zu einem Anstieg der FF, wobei die normalen Ausgangswerte des RPF und der GFR erst wieder nach Entbindung erreicht werden.

Ursache des Anstieges des RPF ist der Anstieg des Herzminutenvolumens und die Abnahme des renalen Gefäßwiderstands. Dies führt zu einer Zunahme der Filtrationsrate der Nephronen („Hyperfiltration"), ohne dass es zu einem Ansteigen des glomerulären Kapillardruckes kommt, da von der Vasodilatation sowohl prä- als auch postkapilläre Gefäße betroffen sind.

✓
- Eine normale Schwangerschaft führt zu einer Hyperfiltration ohne Anstieg des glomerulären Kapillardruckes.
- Im Gegensatz zur Hyperfiltration in der frühen Phase der diabetischen Nephropathie kommt es nicht zu persistierenden funktionellen oder strukturellen Schäden der Niere.

Die Schwangerschafts-assoziierte Vasodilatation wird wahrscheinlich durch einen Anstieg von Stickoxid (NO) induziert, während Progesteron, Prolaktin, Prostaglandine, Dopamin, atriales natriuretisches Peptid oder das Renin-Angiotensin-System kausal nicht von entscheidender Bedeutung sind.

Durch die Zunahme der GFR steigt die Filtrationsmenge bestimmter Substanzen, was aber durch eine vermehrte tubuläre Reabsorption ausgeglichen wird. Die Serum-Harnsäure fällt zu Beginn der Schwangerschaft um bis zu 30 % ab und steigt dann langsam wieder an.

✓ Ein plötzlicher Anstieg der Serum-Harnsäure in der zweiten Schwangerschaftshälfte ist ein früher Hinweis auf die Entstehung einer Präklampsie, da die Uratclearance noch vor der Kreatininclearance abfällt.

In der Frühschwangerschaft tritt eine Glukosurie auf (Glukoseausscheidung um den Faktor 10 erhöht), da die tubuläre Reabsorption von Glukose vermindert ist. Diese Veränderung normalisiert sich schnell innerhalb weniger Tage nach Geburt. Ebenfalls durch eine verminderte Resorption kommt es zur vermehrten Ausscheidung von Aminosäuren und Proteinen, so dass häufig eine geringgradige Proteinurie (< 300 mg/d) nachweisbar ist.

Während der Schwangerschaft entwickelt sich eine milde respiratorische Alkalose, die metabolisch kompensiert wird. Als Ursache wird eine Stimulation des Atemzentrums durch Progesteron postuliert. Ebenfalls als Progesteroneffekt wird die verminderte Kaliumausscheidung gedeutet, da Aldosteron eher etwas erhöht gemessen wird. Im Gegensatz zur verminderten Kaliumausscheidung nimmt die Kalziumclearance zu.

✓ Trotz erhöhter Kalziurese kommt es sehr selten zur Nephrolithiasis in der Schwangerschaft, da vermehrt Magnesium, Zitrat und saure Glykoproteine im Urin ausgeschieden werden.

Im Verlauf der Schwangerschaft kommt es zu einer durchschnittlichen Gewichtszunahme von 12,5 kg, deren überwiegender Anteil durch die Retention von Wasser verursacht wird.

Parallel dazu werden 900 mmol Natrium retiniert, so dass sich bei bis zu 20 % der Schwangeren Ödeme nachweisen lassen.

✓ Ödeme sollten nach Möglichkeit nicht mit Diuretika behandelt werden, da sie zu einer Verminderung der uteroplazentaren Perfusion führen können.

Zusammenfassend sind klinische Konsequenzen der vielfältigen physiologischen Veränderungen der Nieren in der Schwangerschaft ein Absinken der Serum-Kreatinin-Konzentration und der Serum-Harnstoff-Konzentration, eine Abnahme der Serumharnsäure, eine Zunahme der Ausscheidung von Glukose, Eiweiß und Kalzium und eine höhere Inzidenz von Harnwegsinfekten.

WICHTIGSTE VERÄNDERUNGEN WÄHREND EINER NORMALEN SCHWANGERSCHAFT SIND:
- Größenzunahme der Nieren (ca. 1 cm).
- Erweiterung des Nierenbeckenkelchsystems und der Ureteren.
- ! Cave: Fehldiagnose obstruktive Nephropathie.
- Anstieg der glomerulären Filtrationsrate um 50–70 % mit Abfall des Plasma-Kreatinins um 0,1–0,3 mg/dl.
- Zunahme des renalen Plasmaflusses bis 80 %.
- Geringe Zunahme der Proteinausscheidung im Urin bis 300 mg/dl.
- Gelegentlich minimale Glukosurie.
- Absinken der Serum-Harnsäure.
- Erhöhte Hormonspiegel von Renin, Angiotensin II, Aldosteron, Kortisol, Desoxykortikosteron.
- Natriumretention (900 mmol), Absinken der Plasmaosmolalität, Zunahme des Gesamtkörperwassers (6–8 l), Anstieg des Blutvolumens (50 %).

14.1.2 Kardiovaskuläre Veränderungen

Die wesentlichen Veränderungen des kardiovaskulären Systems während der Schwangerschaft sind ein Anstieg des Herzminutenvolumens, eine Abnahme des peripheren Gefäßwiderstands und ein Absinken des Blutdrucks.

Als Folge einer Zunahme der Herzfrequenz (10–20/Min.) und des Schlagvolumens (20 %) steigt das Herzminutenvolumen um 40 % auf maximal 6 l/Min. Eine Konsequenz des erhöhten Herzminutenvolumens wäre ein Anstieg des Blutdruckes. Der Blutdruck nimmt aber im Gegenteil ab, da der periphere Gefäßwiderstand abfällt (bis 50 %). Als Ursachen für die Abnahme des Gefäßwiderstandes werden ein Anstieg von Stickoxid (NO) und das Absinken der Hämoglobinkonzentration diskutiert.

√ Schwangerschaftsbedingte Veränderungen sind am ausgeprägtesten im 2. Trimenon. Normalisierung bis zur 12. Woche post partum.

14.2 Hochdruckerkrankungen in der Schwangerschaft

14.2.1 Essenzielle Hypertonie und Schwangerschafts-induzierte Hypertonie

DEFINITION UND KLASSIFIKATION
In der Frühschwangerschaft fällt durch eine periphere Vasodilatation der systolische (etwa 5 mmHg) und der diastolische (etwa 8 mmHg) Blutdruck ab bei gleichzeitiger Zunahme des Herzzeitvolumens um 40 %. In der zweiten Schwangerschaftshälfte steigt der Blutdruck wieder auf das Ausgangsniveau.

Chronische, vor der Schwangerschaft bestehende Hypertonie
Blutdruckwerte über 140/90 mmHg. Fehlender Blutdruckabfall nach Beginn der Schwangerschaft. Hypertonie bereits vor der 20. Schwangerschaftswoche nachweisbar. Primäre und sekundäre Hypertonie ▶ 8.3.

√
- Bei schwerer Hypertonie (› 180/110 mmHg) an sekundäre Hypertonie denken (insbesondere renovaskuläre Hypertonie und Phäochromozytom).
- Der Bluthochdruck bei Hyperaldosteronismus bessert sich häufig während der Schwangerschaft, da Progesteron die Aldosteronwirkung am distalen Tubulus antagonisiert.

Schwangerschafts-induzierte Hypertonie (Gestationshypertonie)
Systolischer Blutdruck über 140 mmHg oder diastolischer Blutdruck über 90 mmHg. Keine Proteinurie. Entwicklung der Hypertonie nach der 20. Schwangerschaftswoche bei normalem Blutdruck vor der Schwangerschaft.

√ Prädisposition zur Entwicklung einer essenziellen Hypertonie postpartal.

EPIDEMIOLOGIE
Bei 10–15 % aller Schwangerschaften tritt eine Hypertonie auf.

Vorbestehende Hypertonie in etwa 5 % der Schwangerschaften (90 % primär, 10 % sekundär).

Bei etwa 5–10 % fehlender physiologischer Blutdruckabfall in der Frühschwangerschaft mit Entwicklung einer Schwangerschafts-induzierten Hypertonie.

ÄTIOLOGIE

Das Auftreten einer transienten Schwangerschaftshypertonie ist möglicherweise ein Hinweis auf eine Prädisposition zur Entwicklung eines Bluthochdrucks, da viele Frauen bei erneuten Schwangerschaften, aber auch unabhängig davon hypertensiv werden. Die Ätiologie ist unklar, es dürften aber ähnliche Mechanismen zugrunde liegen, wie sie für die essenzielle Hypertonie diskutiert werden. Letztendlich ist nicht sicher geklärt, ob die Gestationshypertonie und die Präeklampsie verschiedene Erkrankungen sind, oder ob die Gestationshypertonie nur eine frühe oder milde Form der Präeklampsie ist. Die Beobachtung, dass eine Präeklampsie vor allem bei der ersten Schwangerschaft auftritt, die Gestationshypertonie im Gegensatz dazu keine Korrelation zeigt, deutet aber auf eine unterschiedliche Pathogenese hin.

RISIKEN FÜR MUTTER UND KIND

Bei einer vorbestehenden leichten (Schweregrad 1) und mittelschweren (Schweregrad 2) Hypertonie ist das kindliche und mütterliche Risiko gering erhöht im Vergleich zu einer normotensiv verlaufenden Schwangerschaft.

Es besteht eine Korrelation zwischen Blutdruckhöhe in der Frühschwangerschaft und dem Risiko für eine Präeklampsie (▶ 14.2.2) und einer Abruptio placentae.

Die Schwangerschafts-induzierte Hypertonie hat hinsichtlich des Schwangerschaftsverlaufs eine gute Prognose.

Die antihypertensive Therapie einer milden Hypertonie vermindert die Inzidenz eines schweren Hochdrucks um 60 %. Die Behandlung eines milden Bluthochdrucks hat allerdings keinen Einfluss auf die perinatale Mortalität, auf die Frühgeburtenrate, die Entwicklung einer Präeklampsie oder eine Abruptio placentae.

THERAPIE

Indikation

Behandlungsindikation bei Schwangerschafts-induziertem Blutdruck ≥ 170/110 mmHg; bei vorbestehendem Bluthochdruck, Diabetes mellitus oder Nierenerkrankung ≥ 160/100 mmHg.

Bei therapieresistenter Hypertonie in der Schwangerschaft an sekundäre Ursache denken.

INDIKATIONEN ZUR STATIONÄREN EINWEISUNG HYPERTENSIVER SCHWANGERER
- RR ≥ 160/100 mmHg unter antihypertensiver Therapie.
- Proteinurie und rasche Ödembildung bzw. Gewichtszunahme von › 2 kg/Woche.
- Prodromalsymptomatik einer Präeklampsie (Augenflimmern, Kopfschmerzen etc.).
- Hypertonie in Kombination mit weiteren Risikofaktoren wie kardiovaskulären oder renalen Erkrankungen der Mutter, fetaler Wachstumsretardierung, frühem Gestationsalter, mangelnder Kooperation.
- Bauchschmerzen unklarer Genese.
- Thrombozytopenie ‹ 150 000/mm^3.

Therapieziel
- Zielblutdruck 140–160 mmHg systolisch, 90–100 mmHg diastolisch.
- Der diastolische Blutdruck sollte nicht unter 90 mmHg gesenkt werden (Gefahr der uteroplazentaren Minderperfusion).

! Die antihypertensive Therapie vermindert das kardiovaskuläre Risiko der Mutter; ein Nutzen für das ungeborene Kind ist nicht gesichert. Das Risiko für die Entwicklung einer Präeklampsie wird dadurch nicht gemindert.

Allgemeine Maßnahmen
Bettruhe wird nicht empfohlen. Möglichst Stress reduzieren.

Medikamentöse Therapie
Das antihypertensive Medikament der ersten Wahl ist Alpha-Methyldopa. Die Substanz sollte einschleichend dosiert werden (initial 2–3 × 125 mg/d) und kann auf 2–3 × 250 mg/d gesteigert werden. Die maximale Dosis bei Präeklampsie ist 2000 mg/d. Alpha-Methyldopa sollte langsam reduziert bzw. ausschleichend abgesetzt werden, da ein reaktiver Blutdruckanstieg als Rebound-Effekt möglich ist. Kontraindikationen sind eine akute Lebererkrankung und eine depressive Erkrankung (auch anamnestisch).

An zweiter Stelle steht der Einsatz eines selektiven Beta-1-Rezeptorenblockers, z. B. Metoprolol (2 × 50–100 mg/d) oder Bisoprolol (1 × 5–10 mg/d). Kontraindikationen sind ein Asthma bronchiale und höhergradige AV-Blockierungen. Diese Medikamente können mit Alpha-Methyldopa kombiniert werden. Vorsicht ist geboten bei der Kombination von Beta-Rezeptorenblockern mit Kalziumantagonisten vom Verapamil-Typ, da kardiodepressive Effekte verstärkt werden und eine Bradykardie induziert werden kann.

Bei schwerer Hypertonie oder einem hypertensiven Notfall in der Schwangerschaft ist die intravenöse Gabe von Dihydralazin, einem direkten Vasodilatator, das Mittel der Wahl. Zunächst Gabe von 6,25 mg i.v. und dann bei Bedarf Dauerinfusion mit 4 mg/h. Bei zu hoher initialer Dosierung besteht das Risiko eines zu starken Blutdruckabfalls. Bei refraktären Fällen kann Urapidil 25 mg i.v. gefolgt von 15 mg/h verabreicht werden.

> In der angloamerikanischen Literatur wird Labetalol als antihypertensives Medikament der ersten Wahl empfohlen, das in Deutschland jedoch nicht auf dem Markt ist.

Tab. 14.1 Verschiedene antihypertensive Wirkstoffe und ihre Eignung zur Therapie der Hypertonie in der Schwangerschaft

	Wirkstoff	Anmerkungen
Geeignet	Alpha-Methyldopa	Mittel der 1. Wahl
Eingeschränkt geeignet	Selektive Beta-1-Rezeptorenblocker (z. B. Metoprolol)	Potenzielle Verstärkung einer intrauterinen Wachstumsretardierung
	Dihydralazin	Reflextachykardie, Kopfschmerzen
	Nifedipin	Nicht indiziert im 1. Trimenon wegen embryotoxischer und teratotoxischer Effekte im Tierversuch; keine ausreichenden Langzeiterfahrungen bei Mutter und Kind
	Verapamil	Keine ausreichenden Erfahrungen, aber seit langem Anwendung bei tachykarden supraventrikulären Herzrhythmusstörungen
Kontraindikation	ACE-Hemmer AT1-Rezeptorblocker	Uterine Ischämie und Nierenfunktionsstörung des Feten

14.2.2 Präeklampsie, Eklampsie und HELLP-Syndrom

Definition
Präeklampsie
Systolischer Blutdruck über 140 mmHg oder diastolischer Blutdruck über 90 mmHg oder Anstieg über 30/15 mmHg gegenüber Werten der Frühschwangerschaft und Proteinurie von mehr als 0,3 g im 24h-Urin. Der erhöhte Blutdruck sollte durch zwei Messungen im Abstand von mindestens 6 h dokumentiert werden. Der diastolische Wert ist definiert als Verschwinden des fünften Korotkow-Geräusches beim sitzenden Patienten.

Auftreten nach der 20. Schwangerschaftswoche bis 10 Tage postpartal.

✓ Von allen Hochdruckformen in der Schwangerschaft hat die Präeklampsie die größte Bedeutung, da sie eine akute Gefährdung für Mutter und Kind darstellt

Symptomentrias der Präeklampsie: Ödeme (edema), Proteinurie und Hypertonie (sog. **EPH-Gestose**).

✓
- Alle drei Kardinalsymptome der Präeklampsie können im Einzelfall fehlen und sind nicht spezifisch. So schließt das Fehlen von Ödemen eine Präeklampsie keineswegs aus.
- Ein positiver Proteinnachweis im Urin-Teststreifen (30 mg/dl oder 1+) ist nicht ausreichend.

Eklampsie
Kriterien der Präeklampsie mit tonisch-klonischen Krämpfen, häufig mit nachfolgender Bewusstlosigkeit. Prodromi sind Kopfschmerzen, Augenflimmern und Magenkrämpfe.

Sonderfall: Bewusstlosigkeit und Koma ohne Krämpfe (Eclampsia sine eclampsia).

✓ Eklampsie ist auch bei nur mäßig erhöhtem Blutdruck möglich.

HELLP-Syndrom
Die Präeklampsie kann zu einer Störung der Leberzellfunktion führen. Histologisch findet sich eine periportale hämorrhagische Nekrose. Es kommt zu einem Anstieg der Leberenzyme SGPT und SGOT, zu Hämolysezeichen (Abfall des Hämoglobins und der Erythrozytenzahl, Anstieg der LDH und des indirekten Bilirubins, Abfall des Haptoglobins, Zunahme der Retikulozyten) und zu einer Thrombozytopenie.

Es ist nicht geklärt, ob HELLP eine schwere Verlaufsform der Präeklampsie ist oder eine eigenständige Erkrankung.

Symptomenkomplex bei HELLP-Syndrom
Hämolyse
Erhöhte **L**eberenzyme
Low (erniedrigte) **P**lättchenzahl (Thrombozyten)

Das HELLP-Syndrom muss differenzialdiagnostisch von einer akuten Schwangerschafts-Fettleber abgegrenzt werden.

EPIDEMIOLOGIE

- Präeklampsie bei 3–8% aller Schwangerschaften (etwa 80 % genuin, 20 % Pfropfgestose = Präeklampsie bei bereits vorbestehender Hypertonie oder Nierenerkrankung).
- Eklampsie in 0,05 % aller Schwangerschaften.
- HELLP-Syndrom in 1 ‰ (1 von 1000) aller Schwangerschaften, etwa in 10 % der Fälle mit schwerer Präeklampsie/Eklampsie.

ÄTIOLOGIE UND PATHOPHYSIOLOGIE

Die Ätiologie der Präeklampsie ist unklar. Entscheidende pathophysiologische Prozesse sind die gestörte plazentare Implantation, eine endotheliale Dysfunktion mit Vasokonstriktion und eine Aktivierung des Gerinnungssystems.

- Gestörte uteroplazentare Perfusion mit Ischämie der Plazenta.
- Vermindertes Trophoblastenwachstum und gestörte Trophoblastendifferenzierung.
- Immunologische Faktoren (Expression von HLA-Klasse-I-Antigenen durch den extravillösen Trophoblasten).
! Frühere Exposition mit fetalen (frühere Schwangerschaften) oder väterlichen Antigenen (längerer sexueller Kontakt) vermindern das Präeklampsie-Risiko. Dagegen erhöht ein Partnerwechsel (neue Spermienantigene) die Präeklampsie-Wahrscheinlichkeit.
- Genetische Faktoren (Angiotensinogen-Genvariante T235, eNOS-Gen).
! Trotz genetischer Faktoren treten die meisten Fälle von Präeklampsie sporadisch auf.
- Endotheliale Dysfunktion (die Folgen sind Hypertonie, erhöhte vaskuläre Permeabilität mit Ödemen und Proteinurie).
- Veränderung der Blutgerinnung (Anstieg des Thrombin-Antithrombin-Komplexes und der D-Dimere, Abfall von Antithrombin und Fibrinogen) und der Thrombozytenfunktion (Thrombozytopenie und Thrombozytenaktivierung).
- Erhöhte plazentare Expression und Sekretion der löslichen fms-like Tyrosinkinase 1 (sFlt-1 oder sVEGFR-1), einem zirkulierenden VEGF(vaskulärer endothelialer Wachstumsfaktor)-Antagonisten.
! sFlt-1 kann die biologische Aktivität des zirkulierenden VEGF (Förderung der Gefäßneubildung) antagonisieren.
- Gesteigerte Empfindlichkeit gegenüber vasopressorischen Substanzen wie Angiotensin II (Folge einer Hochregulation der Bradykinin-B2-Rezeptoren und Heterodimerbildung von B2- mit AT1-Rezeptoren AT1/B2) und Vasopressin.
! Bei Präeklampsie lassen sich erhöhte Konzentrationen von Antikörpern gegen AT1-Rezeptoren nachweisen.
- Erhöhter peripherer Gefäßwiderstand bei vermehrter Sympathikusaktivität.
- Verminderte Insulinempfindlichkeit.
- Erhöhte Expression von ADAM 12 (a disintegrin and metalloprotease protein) in der Plazenta.

Nierenfunktion bei Präeklampsie
Bei einer normalen Schwangerschaft kommt es zum Anstieg der Nierendurchblutung und der glomerulären Filtrationsrate. Im Gegensatz dazu treten bei Präeklampsie folgende Veränderungen auf:
- Schwellung der glomerulären Endothelzellen.
- Renaler Plasmafluss und glomeruläre Filtrationsrate um bis zu 25 % niedriger.
- Nichtselektive Proteinurie unterschiedlichen Schweregrades.
- Nach durchgemachter Präeklampsie häufig persistierende Mikroalbuminurie über viele Jahre.
- Erniedrigung der fraktionellen Harnsäure-, Natrium- und Kalziumclearance.

✓ Ein Anstieg der Serum-Harnsäure und eine Abnahme des Urin-Kalziums können Hinweis auf eine drohende Präeklampsie sein.

Gerinnungssystem und Leberfunktion
Aktivierung des Gerinnungssystems bis hin zur Entwicklung einer disseminierten intravasalen Koagulation (DIC).

Häufig Thrombozytopenie.

Anstieg der Leberenzyme bis hin zum ausgeprägten HELLP-Syndrom (hemolysis, elevated liver enzymes, low platelets) mit der Gefahr der Leberruptur.

Zentrales Nervensystem
- Zerebrale Ischämie mit Hirnödem.
- Tonisch-klonische Krampfanfälle bei Eklampsie.

✓ Intrazerebrale Blutungen sind die wichtigste Todesursache der Präeklampsie.

Uteroplazentare Einheit
Veränderungen der Plazenta spielen eine Schlüsselrolle in der Pathogenese der Präeklampsie:
- Abnahme der uteroplazentaren und der fetoplazentaren Perfusion.
- Keine Plazentation der Spiral- und Radialarterien zwischen 16. und 20. Schwangerschaftswoche (Spiralarterien behalten weiterhin Endothel und Gefäßmuskulatur).
- Hyperplastische Atherosklerose der Spiralarterien (Analogie zur nekrotisierenden Vaskulitis bei maligner Hypertonie).
- Die Ischämie-bedingten Veränderungen der Plazenta sind wahrscheinlich Folge und nicht Ursache der Präeklampsie.

✓ Die Entbindung mit Entfernung der Plazenta beendet die Präeklampsie.

PRÄDISPONIERENDE FAKTOREN FÜR EINE PRÄEKLAMPSIE
- Erstschwangerschaft (Primigravidae achtmal häufiger als Multiparae).
- Mehrlingsschwangerschaften (fünffach erhöhtes Risiko).
- Alter („Teenager" und Schwangere über 35 Jahre).
- Präeklampsie in einer früheren Schwangerschaft.

- Genetische Faktoren: Familiäre Häufung, höhere Prävalenz bei Schwarzen, höheres Risiko bei einer Präeklampsie in der Embryonalphase von Mutter oder Vater (!).
- Vater, wenn dessen frühere Partnerin Präeklampsie hatte.
- BMI über 35 kg/m^2.
- Vorbestehende Hypertonie (Präeklampsie-Inzidenz bis siebenfach erhöht, bei schwerer Hypertonie bis 50 %).
- Vorbestehende Nierenerkrankung (Präeklampsie-Inzidenz bis 50 %).
- Diabetes mellitus.
- Vaskulitis, Kollagenosen und Antiphospholipidsyndrom.
- Hydrops fetalis und hydatiforme Mole.
- Unerklärte fetale Wachstumsretardierung.
- Homozygotes und heterozygotes Angiotensinogen-Gen T235.

> Raucherinnen scheinen kein höheres Risiko für eine Präeklampsie zu haben.

RISIKEN FÜR MUTTER UND KIND

Eine Präeklampsie und Eklampsie führen zu einem hohen Risiko für Mutter und Kind.

Die Störung der Leberzellfunktion bei einem HELPP-Syndrom ist Zeichen eines schweren Krankheitsverlaufes. Hauptrisiken des HELLP-Syndroms sind ein akutes Leberversagen und eine Leberruptur.

Risiken für die Mutter
- Krampfanfälle.
- Intrazerebrale Blutung.
- Koma.
- Akutes Leberversagen.
- Lungenödem mit ARDS.
- Akutes Nierenversagen.
- Mortalität (10 Todesfälle pro eine Million Geburten).

Risiken für das ungeborene Kind
- Plazentainsuffizienz.
- Intrauterine Wachstumsretardierung.
- Intrauteriner Fruchttod.
- Frühgeburt.

Das Wiederauftreten einer Präeklampsie nach früherer EPH-Gestose liegt nur bei 5 % (entspricht dem Risiko einer Erstschwangerschaft). Bei Partnerwechsel kann das Risiko bis auf 70 % steigen. Allerdings entwickeln bis zu 50 % der Schwangeren mit einer Präeklampsie eine erneute Hypertonie in einer Folgeschwangerschaft.

KLINISCHES BILD UND SYMPTOME BEI PRÄEKLAMPSIE

> ✓ Die Leitsymptome der Präeklampsie sind **Ödeme, Proteinurie** und **Hypertonie**.

- Beinödeme können auch bei einem verminderten venösen Abfluss durch Uterus-Kompression entstehen.
- Die Proteinurie tritt häufig sehr spät im Krankheitsverlauf auf.

- Die Hypertonie ist am häufigsten das Erstsymptom der Präeklampsie.
! Diastolische Werte > 110 mmHg sind ein hypertensiver Notfall.
- Das Risiko einer Abruptio placentae liegt unter 3 %.

Tab. 14.2 Klinisches Bild und Symptome bei Präeklampsie

Mutter	• Hypertonie > 140/90 mmHg oder Anstieg > 30/15 mmHg; inverse Tag-Nacht-Rhythmik • Ödeme und Gewichtszunahme • Proteinurie (> 0,3 g/d) • Thrombozytopenie (< 100/nl) • Hyperurikämie (> 5,5 mg/dl) • Vermindertes Plasmavolumen (30 %) • Kopfschmerzen, Übelkeit, Erbrechen • Abdominelle Schmerzen • Hoher Serumspiegel von sFlt1 (lösliche-fms-like Tyrosin Kinase 1) und niedrige Urinkonzentration von PlGF (plazentarer Wachstumsfaktor)
Kind	• Intrauterine Wachstumsretardierung und Oligohydramnion • Abfall der fetalen Herzfrequenz

KOMPLIKATIONEN DER PRÄEKLAMPSIE
- Eklampsie (Krampfanfälle, Gefahr der intrazerebralen Blutung).
- HELLP-Syndrom:
  - H = Hemolysis (LDH > 600 IU/l, Bilirubin > 1,2 mg/dl; Fragmentozyten).
  - EL = Elevated Liver Enzymes (Transaminasen > 70 IU/l).
  - LP = Low Platelets (Thrombozytopenie < 100/nl).
- Disseminierte intravasale Gerinnung.
- Abruptio placentae (16 % bei HELLP).
- Akutes Nierenversagen (auch nach Entbindung!) (8 % bei HELLP).

DIAGNOSTIK
Frühdiagnostik
Ob eine Frühdiagnostik hilfreich ist, um eine Präeklampsie rechtzeitig zu erkennen und ob dadurch die Prognose verbessert wird, ist nicht gesichert. Ebenso ist unklar, bei welchen Schwangeren der Einsatz von diagnostischen Verfahren in der Frühphase der Schwangerschaft sinnvoll ist.
- Vaginale Doppler-Ultraschalluntersuchung zwischen 12. und 16. Schwangerschaftswoche; die klinische Wertigkeit der vaginalen Routine-Doppleruntersuchung ist nicht belegt.
- Nachweis einer Insulinresistenz vor klinischer Manifestation der Präeklampsie; Wertigkeit des Insulinsensitivitätsindexes muss durch große prospektive Studien untersucht werden.

Diagnostisches Vorgehen bei Verdacht auf Präeklampsie, Eklampsie oder HELLP-Syndrom
Bei Verdacht auf Präeklampsie, Eklampsie oder HELLP-Syndrom sollte eine stationäre Aufnahme und Überwachung erfolgen. Der Blutdruck sollte engmaschig überwacht und ein klinisches Monitoring (Volumenstatus, neurologischer Status, Augenbefunde) durchgeführt werden. Durch eine Verminderung der Nierendurch-

blutung und der glomerulären Filtration kommt es zu einem Anstieg des Serum-Kreatinins und der Serum-Harnsäure, wobei der Anstieg der Serum-Harnsäure früher erfolgt. Durch Messung der Proteinurie im 24h-Sammelurin (bzw. im Spot-Urin bezogen auf die Urin-Kreatinin-Konzentration) kann eine erhöhte Eiweißausscheidung rechtzeitig diagnostiziert werden. Zur Abgrenzung von HUS/TTP und HELLP sollten regelmäßige Laborkontrollen des Blutbildes (Hämoglobin, Erythrozytenzahl, Retikulozyten, Thrombozyten), der LDH und der Leberenzyme erfolgen.

Selbstverständlich muss neben der Mutter auch der Fetus engmaschig kontrolliert werden.

Tab. 14.3 Monitoring bei Präeklampsie, Eklampsie und HELLP-Syndrom

Mutter	• Enge Überwachung des Blutdruckes • Klinisches Monitoring (Volumenstatus, neurologischer Status, Augenbefund) • Serum-Harnsäure • Serum-Kreatinin (evtl. Bestimmung der endogenen Kreatinin-Clearance) • Eiweißausscheidung im 24h-Sammelurin • Blutbild (Hämoglobin, Erythrozyten, Retikulozyten, Thrombozyten) • LDH, Haptoglobin • Leberenzyme (γ-GT, GPT, GOT, Cholinesterase) • Bilirubin • Blutgerinnung (partielle Thromboplastinzeit (PTT), Thromboplastinzeit (TPZ))
Fetus	• Engmaschiges Monitoring von Plazenta und Fetus (Vitalfunktionen, Wachstum)

DIFFERENZIALDIAGNOSE
- Vorbestehende Hypertonie.
- Schwangerschafts-induzierte Hypertonie.
- Vorbestehende Nierenerkrankung.
- Maligne Hypertonie.
- Hypertensive Enzephalopathie.
- Hepatitis.
- Akute Fettleber.
- HUS/TTP.
- Exazerbation eines Lupus erythematodes.
- Autoimmun-Thrombozytopenie.
- Cholezystitis, Ulcus ventriculi, Appendizitis.

UNGÜNSTIGE PROGNOSEFAKTOREN
- Blutdruck > 180/110 mmHg.
- Proteinurie > 5 g/d.
- Anstieg des Serumkreatinins.
- Oligurie < 500 ml/d.
- Thrombozytopenie < 100/nl.
- LDH-Anstieg.
- Anstieg der Leberenzyme (Transaminasen).
- Sehstörungen, retinale Blutungen, Papillenödem.
- ZNS-Symptome.
- Lungenödem.
- Fetale Wachstumsretardierung.

THERAPIE DER PRÄEKLAMPSIE

- Klinikeinweisung.
- Eingeschränkte Bettruhe.
- Medikamentöse Behandlung des Bluthochdrucks.
- Parenterale Gabe von Magnesiumsulfat (6 g intravenös, dann 2 g/h als intravenöse Dauerinfusion bis 24 h post partum zur Vorbeugung von Krampfanfällen).

Bei schwerer Präeklampsie und progredientem Krankheitsverlauf ist nach der 30. Schwangerschaftswoche eine vorzeitige Entbindung durchzuführen. In der kritischen Phase zwischen 25. und 30. Schwangerschaftswoche sollte unter engmaschiger Kontrolle von Mutter und Fetus eine Fortführung der Schwangerschaft versucht werden. Evtl. Gabe von Glukokortikoiden zur Verbesserung der Lungenreifung. Sollte sich der Zustand der Mutter verschlechtern (Blutdruck!), ist eine umgehende Entbindung unausweichlich. Nach der 30. Schwangerschaftswoche kann vorzugsweise eine vaginale Entbindung angestrebt werden (hohes Blutungsrisiko bei gestörter Blutgerinnung).

√ Die definitive Therapie der Präeklampsie ist die Entbindung.

THERAPIE BEIM HYPERTENSIVEN NOTFALL (PRÄEKLAMPSIE) IN DER SCHWANGERSCHAFT

Für die Behandlung der Hypertonie bei Präeklampsie gelten die Grundsätze zur Hochdrucktherapie in der Schwangerschaft (▶ 14.2.1).

Als Stufentherapie Beginn mit Alpha-Methyldopa, additiv selektiver Betarezeptorenblocker.

Bei Bluthochdruck, der durch orale Medikamente nicht kontrollierbar ist, Einsatz von Dihydralazin oder Urapidil als Infusion.

THERAPIE DES HELLP-SYNDROMS

- Ab 34. Schwangerschaftswoche sofortige Entbindung.
- Bei notwendiger Entbindung vor der 30. Schwangerschaftswoche sollte die Kaiserschnittentbindung favorisiert werden.
- Bei stabiler Schwangerschaft vor der 34. Schwangerschaftswoche Gabe von Steroiden zur Lungenreifung des Feten.
- Magnesiumsulfat zur Prophylaxe von Krampfanfällen.
- Ein schwerer Bluthochdruck sollte unter 160/110 mmHg gesenkt werden mit Dihydralazin (6,25 mg i.v., dann 4 mg/h) und Urapidil (25 mg i.v., dann 15 mg/h). In therapierefraktären Fällen mit Nitroprussid-Natrium (20–100 mg als Infusion mit 0,3–0,8 µg/kg KG/Min.); Substanz muss vor Licht geschützt werden, bei Dosen über 120 mg/d gleichzeitige Gabe von Natriumthiosulfat (1 : 10), um eine Zyanidintoxikation zu vermeiden.

√ Die Prognose einer Mutter mit HELLP-Syndrom ist gut. Die Mortalität liegt unter 1 %. Die Prognose des Kindes hängt vom Zeitpunkt der Geburt, von der Lungenreifung, von möglichen Schäden durch die uteroplazentare Minderperfusion und dem Apgar-Index ab.

Prävention

Ebenso wie für die Prävention der Präeklampsie gibt es für die Progressionshemmung von der milden zur schweren Präeklampsie keine gesicherte prophylaktische Strategie.

Acetylsalicylsäure
- Kontroverse Studienlage.
- Keine Empfehlung bei niedrigem Risiko (Erstschwangerschaft).
- Bei hohem Präeklampsierisiko (frühere Schwangerschaft mit Präeklampsie) sollte die prophylaktische Gabe (ab 12. Schwangerschaftswoche) von 50–100 mg/d erwogen werden.
- Die additive Gabe des Serotoninrezeptorantagonisten Ketanserin kann trotz einer positiven prospektiven Studie derzeit nicht empfohlen werden.

> **!** Bei manifester Präeklampsie keine Acetylsalicylsäure wegen erhöhter Blutungsgefahr.

Kalzium und Magnesium
- Für Kalzium gibt es positive Daten in Metaanalysen, aber heterogenes Studiendesign.
- Große CPEP-Studie (Kalzium for Preeclampsia Prevention) des NIH zeigte keinen Benefit.
- Für eine prophylaktische Magnesiumgabe liegen keine gesicherten Studiendaten vor.

Antioxidanzien
Die Gabe von Vitamin C oder Vitamin E wird nicht empfohlen.

Fischöl
Bisher durchgeführte Studien zeigten keinen signifikanten Effekt.

14.2.3 Hypertonie nach Entbindung

Die Hypertonie bei Präeklampsie normalisiert sich nach Entbindung spontan innerhalb von 2–4 Wochen.

Ein persistierender Bluthochdruck nach Entbindung oder ein Fortbestehen einer bereits vor der Schwangerschaft bestehenden Hypertonie wird nach den allgemeinen Grundsätzen der Hochdrucktherapie behandelt. Auf jeden Fall sollte eine sekundäre Ursache der Hypertonie ausgeschlossen werden (Nierenerkrankung, Nierenarterienstenose, Hyperaldosteronismus, Phäochromozytom).

Antihypertensiva und Laktation
- Bei nicht stillenden Müttern sind ACE-Hemmer, Betablocker und Kalziumantagonisten Mittel der Wahl.
- Bei stillenden Müttern können Betablocker und Kalziumantagonisten in die Muttermilch übergehen, sind aber unter Berücksichtigung der möglichen Nebenwirkungen (z.B. Bradykardie beim Säugling) anwendbar. ACE-Hemmer, AT1-Blocker und Diuretika sollten nicht appliziert werden.

14.3 Nierenerkrankungen in der Schwangerschaft

✓ Jede Schwangerschaft bei Frauen mit einer Nierenerkrankung ist eine Risikoschwangerschaft.

Zwei Aspekte sind zu berücksichtigen:
- Wie wirkt sich eine Schwangerschaft auf die Nierenerkrankung aus = Risiko für die Mutter?
- Welche Folgen hat eine Nierenerkrankung für die Schwangerschaft = Risiko für das Kind?

14.3.1 Akutes Nierenversagen

EPIDEMIOLOGIE
1/2000–15 000 Schwangerschaften. Irreversibles Nierenversagen in ca. 10 % der Fälle.

ÄTIOLOGIE
Konventionelle Ursachen
- Prärenal (Hyperemesis, Diarrhoe): Hinweis für eine Hyperemesis gravidarum ist eine hypochlorämische metabolische Alkalose bei niedriger Chloridausscheidung im Urin (DD: Diuretikaabusus).
- Nephrotoxische Medikamente.
- Akute Exazerbation einer chronisch vorbestehenden Nierenerkrankung.
- Postrenal (Obstruktion).

Schwangerschafts-assoziierte Ursachen
- Präeklampsie/Eklampsie (50 %).
- Blutungen.
- Fruchtwasserembolie: Das akute Nierenversagen bei Fruchtwasserembolie, septischem Abort oder Plazentalösung wird in der Regel verursacht durch eine akute Tubulusnekrose.
- Obstruktive Nephropathie: Häufig ausgeprägter in Rückenlage. Besserung in Seitenlage durch geringeren Druck des Uterus auf den Ureter.
- Beidseitige Nierenrindennekrose.
- Akute Schwangerschaftsfettleber: Sehr selten (bis 60 % mit akutem Nierenversagen). Auftreten nach der 35. Schwangerschaftswoche mit Erbrechen, Ikterus, Leberinsuffizienz und Enzephalopathie. Im Labor Hypoglykämie, niedriges Fibrinogen, verlängerte partielle Thromboplastinzeit. Hohe Mortalität.
- Thrombotisch-thrombozytopenische Purpura (TTP).
- Hämolytisch-urämisches Syndrom.

✓ HUS und TTP können auch postpartal auftreten.

KLINIK
- Oligurie (< 500 ml/d).
- Anstieg der Retentionswerte im Plasma (Kreatinin, Harnstoff, Cystatin C).
- Bei HUS/TTP Fieber und neurologische Symptomatik.

Diagnostik

- auch 9.5, Diagnostik akutes Nierenversagen.
- Ultraschall und Duplexsonographie der Nieren.
- Urinsediment mit Phasenkontrastmikroskopie.
- Fraktionelle Natriumexkretion bzw. Urin-Natrium-Konzentration.
- Blutbild (bei HUS/TTP Fragmentozyten und Thrombozytopenie, LDH-Anstieg).
- Nierenbiopsie:
  - Nur nach strenger Indikationsstellung (bis zur 32. Schwangerschaftswoche).
  - Bei nephritischem Sediment.
  - Bei nephrotischem Syndrom.
  - Bei postpartalem Nierenversagen.

> **!** Vorsicht bei Nierenbiopsie: Verlängerte Blutungszeit bei Thrombozytopenie oder nach Gabe von Thrombozytenaggregationshemmern.

Differenzialdiagnose

Die Unterscheidung zwischen HUS/TTP und schwerer Präeklampsie ist wichtig für die Therapie und Prognose. Wegen ähnlicher Symptomatik ist die Differenzialdiagnose aber schwierig.

Eine bereits während der Schwangerschaft nachweisbare Proteinurie und Hypertonie spricht für die Präeklampsie.

Therapie

- auch 9.7, akutes Nierenversagen.

Wann und wie therapiert wird, erfolgt nach den allgemeinen Grundsätzen des akuten Nierenversagens und unter Abwägung des individuellen Risikoprofils.
- Antihypertensiva, Volumengabe, Dialyse.
- Bei HUS/TTP Gabe von Steroiden, Transfusion von Fresh-frozen-Plasma, Plasmapherese-Behandlung, ▶ 3.5.
- Bei Überlebensfähigkeit des Kindes Einleitung der Entbindung.

> ✓ Gefahr der Dehydratation des Neugeborenen durch plazentagängige Stoffwechselprodukte (Harnstoff).

Prognose

Die Überlebensrate bei Schwangeren mit akutem Nierenversagen liegt bei über 80 %.

14.3.2 Vorbestehende Nierenerkrankungen bei Schwangeren

> Beim Nachweis einer Nierenfunktionsstörung vor der 20. Schwangerschaftswoche ist eine vorbestehende Nierenerkrankung wahrscheinlich.

SCHWANGERSCHAFT UND CHRONISCHE NIERENINSUFFIZIENZ

Fertilität
Vorbestehende chronische Niereninsuffizienz bei Schwangeren ist eher selten, da die Fertilität bei Plasma-Kreatinin-Werten über 2,5 mg/dl deutlich abnimmt

Die Diagnose einer Schwangerschaft bei Patientinnen mit präterminaler oder terminaler Niereninsuffizienz ist schwierig, da β-HCG (Choriongonadotropin) bei Niereninsuffizienz im Serum erhöht ist.

Pathophysiologie
Ein ungünstiger Verlauf der Nierenerkrankung ist durch die Schwangerschaft möglich.

Als Ursachen werden eine schwangerschaftsinduzierte Hyperfiltration, eine Imbalance zwischen Thromboxan und Prostacyclin sowie eine endotheliale Dysfunktion diskutiert.

- Statistisch erhöht sich die Proteinurie in 50 % der Fälle, die Hypertonie verschlechtert sich in 25 % der Schwangerschaften. Diese Veränderungen sind reversibel nach der Entbindung.
- Die GFR nimmt (im Gegensatz zur gesunden Schwangeren) um etwa 10 % vorübergehend oder dauerhaft ab (die Häufigkeit der GFR-Abnahme steigt auf über 50 % bei unkontrollierter Hypertonie).

Risiken und Prognose
- Das Risiko einer Verschlechterung der Nierenfunktion ist geringer bei einer milden Niereninsuffizienz (Stadium 2 mit GFR > 60 ml/Min./1,73 m^2).
- Bei einer mäßigen und schweren Niereninsuffizienz (Stadium 3 und 4, GFR < 59 ml/Min./1,73 m^2) besteht allerdings ein hohes Risiko für eine Exazerbation der Erkrankung mit Abnahme der Nierenfunktion (histologisch fokal-segmentale und vaskuläre Veränderungen).
- Schwangere mit einer vorbestehenden Nierenerkrankung haben ein höheres Risiko für die Entwicklung einer Präeklampsie.
- Frühzeitiger Dialysebeginn bei Plasma-Kreatinin über 4 mg/dl.
- Die Wahrscheinlichkeit für das fetale Überleben liegt über 80 %.
- Vorzeitige Entbindung ist häufiger bei einem Plasma-Kreatinin von > 1,4 mg/dl (59 % vs. 10 %).

✓ Die fetale Überlebensrate sinkt bei nicht kontrollierter Hypertonie (zehnfach erhöhte fetale Mortalität bei einem mittleren arteriellen Druck über 105 mmHg).

SCHWANGERSCHAFT BEI DIABETISCHER NEPHROPATHIE

Epidemiologie
Etwa 6 % der Schwangeren mit Diabetes mellitus Typ I haben eine diabetische Nephropathie.

Therapie
- Neben einer optimalen Einstellung der Blutzuckerwerte ist eine strikte Blutdruckkontrolle essenziell.
- Blutdruckziel sind Werte < 130/80 mmHg.

14 Niere und Schwangerschaft

> ✓ ACE-Hemmer und AT1-Rezeptorblocker müssen umgesetzt werden auf andere Antihypertensiva, z. B. Kalziumantagonisten wie Diltiazem (▶ 14.2.1).

Interessanterweise scheint die Therapie mit Hemmern des Renin-Angiotensin-Systems **vor** der Schwangerschaft renoprotektiv für die Nierenerkrankung **während** der Schwangerschaft zu sein [Hod 1995, Bar 1999].

Bei Diabetikerinnen mit fortgeschrittener Niereninsuffizienz und nephrotischem Syndrom sollte bei Kinderwunsch die Durchführung der Nieren- bzw. kombinierten Pankreas-Nieren-Transplantation vor Beginn einer Schwangerschaft erwogen werden.

Komplikationen
Die Präeklampsie ist die häufigste Komplikation bei Schwangeren mit diabetischer Nephropathie. Das Risiko korreliert möglicherweise mit der Proteinurie in der Frühschwangerschaft.

Kontrollen bei Schwangeren mit diabetischer Nephropathie

Vor der Schwangerschaft
Serum-Kreatinin, Serum-Harnstoff, Serum-Harnsäure, Urin-Sediment, Urin-Kultur.

Während der Schwangerschaft
- Blutdruck (Selbstmessung).
- GFR-Bestimmung (alle 3 Monate).
- Sonographische Wachstumskontrolle des Feten alle 6 Wochen in der 2. Schwangerschaftshälfte.
- Fetales Monitoring ab der 26. Schwangerschaftswoche.

Prognose und Verlauf
- Der Schweregrad der Niereninsuffizienz korreliert mit dem Risiko für Schwangerschaftskomplikationen.
- Bei Diabetikerinnen, die nur eine Mikroalbuminurie aufweisen, kommt es zu keiner Verschlechterung der Nierenfunktion durch die Schwangerschaft [DCCT-Studie, EURODIAB-Studie].
- Der Verlauf der Nephropathie und Retinopathie wird bei normaler Nierenfunktion durch die Schwangerschaft wenig beeinflusst.
- Mikroalbuminurie bzw. Proteinurie nehmen während der Schwangerschaft zu (wahrscheinlich durch den Anstieg der GFR). Die Werte vor der Schwangerschaft werden 12 Wochen nach Entbindung wieder erreicht.
- Bei diabetischer Nephropathie und normaler Nierenfunktion ist der Verlauf der Schwangerschaft in der Regel stabil.
- Bei Schwangeren mit fortgeschrittener diabetischer Nephropathie (Plasma-Kreatinin > 1,5 mg/dl) und schwerer Hypertonie:
    - Kann es zu einer Verschlechterung der Nierenfunktion kommen, die post partum persistieren kann.
    - Ist die Morbidität und Mortalität von Mutter und Kind signifikant erhöht.
    - Steigt die fetale Mortalität auf 7 %.
    - Sind über 20 % der Entbindungen Frühgeburten.
    - Werden etwa 70 % der Kinder durch Sectio entbunden.
    - Sind kindliche Entwicklungsstörungen häufig.

SCHWANGERSCHAFT BEI PRIMÄRER GLOMERULÄRER NIERENERKRANKUNG

Die mesangioproliferative Glomerulonephritis (speziell die IgA-Nephropathie) ist die häufigste glomeruläre Nierenerkrankung bei Schwangeren.
Bei den meisten Schwangeren liegt das Plasma-Kreatinin unter 1,5 mg/dl zum Zeitpunkt der Konzeption.

Risiken

- Bei normaler Nierenfunktion hat eine Schwangerschaft in der Regel keinen negativen Effekt auf die renale Grunderkrankung.
- Bei chronischer Glomerulonephritis und fortgeschrittener Niereninsuffizienz besteht die Gefahr einer Nierenfunktionsverschlechterung, wobei die Häufigkeit mit dem Grad der Niereninsuffizienz korreliert.
- ! Das Risiko einer Nierenfunktionsverschlechterung nimmt erheblich zu, wenn das Plasma-Kreatinin bei Schwangerschaftsbeginn über 2,0 mg/dl liegt.
- Die Abnahme der Nierenfunktion kann auch nach Entbindung persistieren, auch eine weitere Progression bis zur Terminalisierung wurde beschrieben.
- Eine bestehende Proteinurie kann zunehmen.
- Die limitierten Fallzahlen in der Literatur lassen keine eindeutigen Aussagen über Unterschiede zwischen den verschiedenen glomerulären Nierenkrankheiten zu.

✓ Das Risiko für die Progression der Nierenerkrankung scheint höher zu sein bei membranoproliferativer Glomerulonephritis, fokaler Glomerulosklerose und Refluxnephropathie.

SCHWANGERSCHAFT BEI LUPUS ERYTHEMATODES MIT NIERENBETEILIGUNG

Die Manifestation des systemischen Lupus erythematodes ist am höchsten bei Frauen im gebärfähigen Alter. Die Fertilität ist nicht beeinträchtigt.
Bei der Erstmanifestation des Lupus erythematodes während einer Schwangerschaft findet sich häufig eine proliferative Glomerulonephritis.

Risiken

- Das Risiko für eine Exazerbation der Lupus-Erkrankung durch eine Schwangerschaft scheint sich nicht zu erhöhen, wenn die Konzeption in einer stabilen Krankheitsphase erfolgt. Die Wahrscheinlichkeit für eine Aktivierung steigt allerdings von etwa 10 % auf über 60 %, wenn die Frau in einer aktiven Krankheitsphase schwanger wird.
- Eine Hormontherapie vor einer In-vitro-Befruchtung kann den Lupus aktivieren.
- Eine Aktivierung des systemischen Lupus erythematodes kann während der Schwangerschaft eintreten, ist aber häufiger in den ersten 8 Wochen postpartal.
- Eine Schwangerschaft bei Frauen mit **Lupusnephritis** ist mit dem Risiko einer Abnahme der Nierenfunktion und einer Exazerbation der Erkrankung verbunden.
- Die höchste Gefährdung besteht für Schwangere mit Antikardiolipin-Antikörpern und Lupusantikoagulans.
- Aktivitätszeichen zum Zeitpunkt der Konzeption bergen das hohe Risiko einer Progredienz der Krankheit (Verdopplung des Risikos auf über 60 %).
- Das Präklampsie-Risiko bei Schwangeren mit SLE liegt bei 13 % und steigt auf über 60 % bei Lupusnephritis.

14 Niere und Schwangerschaft

- Die fetale Mortalität bei Frauen mit Lupusnephritis steigt bis auf 75 % (im Studienmittel 25 %).
- Ein Lupus beim Neugeborenen ist möglich (passive Übertragung), der zu einem kompletten AV-Block führen kann.
- Frauen mit Lupus, die nierentransplantiert wurden, unterscheiden sich im Schwangerschaftsverlauf nicht von Transplantierten mit anderen renalen Grunderkrankungen (die Rate der Lebendgeburten liegt über 75 %).

Tab. 14.4 Differenzialdiagnose Lupusnephritis / Präeklampsie

	Proteinurie	Aktives Urinsediment	C3	Anti-d-DNA-AK	Thrombozytopenie	Leberenzyme	Harnsäure	Kalzium im Urin
Lupusnephritis	+	+	↓	↑	–	–	–	–
Präeklampsie	+	–	(↑)	–	+	↑	↑	↑

Therapie
- Behandlung der Hypertonie (▸ 14.2.1).
- Auch bei stabilem Schwangerschaftsverlauf sollte peripartal Kortison (0,5 mg/kg) verabreicht werden.
- Für die Therapie des Lupus erythematodes während der Schwangerschaft können Steroide und Azathioprin eingesetzt werden. Cyclophosphamid sollte nur dann angewendet werden, wenn keine Alternativen zur Verfügung stehen (z. B. akuter Schub, der nicht mit Steroiden und Azathioprin zu beherrschen ist).
- Kontraindiziert sind Mycophenolatmofetil und Methotrexat.
- Bei Patientinnen mit Kardiolipinantikörpern sollte die Gabe von Acetylsalicylsäure (und Heparin) erwogen werden.

Schwangere mit Lupusnephritis müssen engmaschig interdisziplinär überwacht und betreut werden durch den Gynäkologen und den Nephrologen.

Beratung bei Kinderwunsch
Eine Schwangerschaft bei Lupus erythematodes sollte nur dann erwogen werden, wenn die Konzeption in einer Remissionsphase erfolgt und Nierenfunktion und Blutdruck stabil sind (Zeitraum von 6 Monaten vor Konzeption).

Laktation
Das Stillen ist kontraindiziert bei Behandlung mit Immunsuppressiva und lang wirkenden nicht-steroidalen Antirheumatika. Wenig Bedenken bestehen bei kurz wirkenden Antirheumatika, Antimalariamitteln, Prednison bis 20 mg/d, Warfarin und Heparin.

SCHWANGERSCHAFT BEI REFLUXNEPHROPATHIE
Der unphysiologische Rückfluss von Urin aus der Harnblase über den Harnleiter in das Nierenbecken wird als vesikorenaler Reflux bezeichnet. Dies wird begünstigt durch die Weitstellung der Ureteren in der Schwangerschaft. Folgen eines Urinrefluxes sind Flankenschmerzen, Harnwegsinfektionen und Nierenparenchymschäden mit Hypertonie und Niereninsuffizienz.

Risiken und Prognose
- Der Verlauf der Schwangerschaft ist abhängig von der initialen Nierenfunktion.
- Bei normaler Nierenfunktion und normalem Blutdruck ist die Schwangerschaft unproblematisch.
- Bei eingeschränkter Nierenfunktion ist die kindliche Mortalität erhöht.
- Bei einer Kreatinin-Clearance unter 30 ml/Min. (Niereninsuffizienz Stadium 4) entwickelt sich bei etwa 20 % der Betroffenen eine terminale Niereninsuffizienz während oder nach Beendigung der Schwangerschaft.

Therapie
Eine begleitende Hypertonie und auftretende Harnwegsinfekte müssen konsequent behandelt werden.

Behandlung der Hypertonie bei Nierenerkrankungen ▶ 14.2.1.

Behandlung von Harnwegsinfekten in der Schwangerschaft ▶ 14.4.

SCHWANGERSCHAFT BEI DIALYSEPATIENTINNEN

Fertilität
Die Fertilität bei Dialysepatientinnen ist deutlich vermindert. Eine Schwangerschaft ist deshalb selten. Die Wahrscheinlichkeit einer Schwangerschaft bei Dialysepatientinnen im gebärfähigen Alter liegt zwischen 0,3 und 1,5 %. Auf die Notwendigkeit einer angemessenen Kontrazeption sollte hingewiesen werden.

Kommerzielle Schwangerschaftstests im Urin sind unzuverlässig, auch bei vorhandener Restharnausscheidung. Am besten geeignet ist die Ultraschalluntersuchung.

Risiken
Es liegen überwiegend Berichte von schwangeren Patientinnen mit Hämodialyse vor, nur Einzelfälle mit Peritonealdialyse.
- Die Lebendgeburtenrate liegt nach Literaturangaben zwischen 50 und 100 % (keine signifikanten Unterschiede zwischen Hämodialyse und Peritonealdialyse).
- Intrauteriner Fruchttod und Spontanabort sind am häufigsten im zweiten Trimenon.
- Häufig Frühgeburten mit niedrigem Geburtsgewicht und hohe perinatale Mortalität.
- Bei nicht ausreichender Dialyseeffektivität droht als fetale Komplikation ein osmotisch bedingtes Polyhydramnion.
- Mittleres Entbindungsalter 30 bis 33 Wochen.

Beratung bei Kinderwunsch
Bei Kinderwunsch und geplanter Transplantation sollte die Schwangerschaft nach erfolgreicher Transplantation angestrebt werden, da unter diesen Bedingungen die Schwangerschaftswahrscheinlichkeit viel höher und die Komplikationen signifikant geringer sind.

Therapie und Monitoring der Schwangeren
Wichtig ist eine multidisziplinäre Betreuung der Schwangeren mit Einhaltung wichtiger Richtlinien: Konzept **„Aggressives Management der Urämie"**.

Intensivierung der Dialyse mit ausreichender Dialysedosis (z. B. 6 Dialysen pro Woche mit je 5 Stunden Dauer). Ziel ist ein mittleres wöchentliches Kt/V_{dp} von 10 und eine Harnstoffreduktionsrate von 60 %. Der Serum-Harnstoff sollte unter 100 mg/dl liegen.

Hämodiafiltration bevorzugen mit Bikarbonat als Pufferlösung, minimale Heparinisierung, langsame Ultrafiltration, um Hypotonie und Volumenkontraktion zu vermeiden.

Anämiekorrektur mit Erythropoetinsubstitution. Therapieziel ist ein Hb-Wert von 11,0 g/dl. Eisen- und Folsäuremangel ausgleichen.

Kontrolle der Hypertonie.

Vermeidung von hypotensiven Phasen an der Dialyse.

Ausreichende Zufuhr von Eiweiß (1 g/kg KG/d plus 20 g/d für das fetale Wachstum), evtl. Substitution von wasserlöslichen Vitaminen und Zink.

Bei Hypokalzämie Substitution von Kalziumkarbonat.
- Eine mütterliche Hyperkalzämie kann zu einer Suppression der fetalen Nebenschilddrüsen führen mit lebensbedrohlicher Hypokalzämie und Tetanie beim Neugeborenen.
- Eine mütterliche Hypokalzämie kann eine neonatale Rachitis zur Folge haben.

Antihypertensive Therapie mit Alpha-Methyldopa und Betablockern. Diastolisches Blutdruckziel 80–90 mmHg.

Metabolische Azidose vermeiden.

Anpassung des Dialyseendgewichtes (Gewichtszunahme 0,5 kg/Woche im zweiten und dritten Trimenon).

SCHWANGERSCHAFT NACH NIERENTRANSPLANTATION

Risiken
- Fetales und mütterliches Risiko sind nur gering erhöht.
- Kein Hinweis auf ein erhöhtes Fehlbildungsrisiko unter Immunsuppression (▶ unten).
- Die Nierenfunktion bleibt in der Regel stabil. Möglicherweise ist das Risiko einer Nierenfunktionsverschlechterung bei einer zweiten Schwangerschaft erhöht.

Voraussetzungen für eine erfolgreiche Schwangerschaft
- Das Serum-Kreatinin sollte unter 1,5 mg/dl liegen und ein erhöhter Blutdruck sollte normalisiert sein.
- Günstige Voraussetzungen für eine erfolgreiche Schwangerschaft sind:
  – Gute Transplantatfunktion.
  – Keine Abstoßung.
  – Konzeption frühestens ein Jahr (bei Lebendspende) bzw. zwei Jahre (bei Leichenspende) nach Transplantation, um das Risiko einer Abstoßungsreaktion zu minimieren.
  – Kontrollierter Blutdruck.

Immunsuppressiva in der Schwangerschaft
- Prednison.
- Azathioprin.
- Ciclosporin (**Cave:** Hypertonie, evtl. höhere Dosis wegen beschleunigter Metabolisierung, engmaschige Spiegelkontrollen).
- Tacrolimus (engmaschige Spiegelkontrollen, Hemmung des P450-Systems durch die Schwangerschaft kann zu erhöhten Tacrolimus-Konzentrationen führen, Dosisreduktion).

! Änderung der Ciclosporin- und Tacrolimus-Spiegel nach Entbindung, deshalb engmaschige Kontrollen der Nierenfunktion und der Immunsuppressiva-Spiegel 8 Wochen postpartal.

✓ Kontraindiziert sind Mycophenolat-Mofetil (Umsetzen auf Azathioprin) und Sirolimus (mindestens 12 Wochen vor geplanter Konzeption absetzen, Umsetzen auf Ciclosporin).

14.4 Harnwegsinfektionen in der Schwangerschaft

Harnwegsinfektionen in der Schwangerschaft sind häufig. Die hormonell bedingte Weitstellung der Ureteren und/oder eine Kompression der Harnleiter durch den vergrößerten Uterus kann eine Abflussstörung der oberen Harnwege verursachen bzw. ein Einwandern von Keimen aus der Harnblase in das Nierenbecken begünstigen. Man unterscheidet eine Infektion der oberen Harnwege (akute Pyelonephritis), eine Entzündung des unteren Harntraktes (akute Zystitis) und den Nachweis einer asymptomatischen Bakteriurie.

14.4.1 Asymptomatische Bakteriurie

DEFINITION

Eine asymptomatische Bakteriurie liegt vor, wenn mehr als 100 000 Keime/ml Urin nachgewiesen werden, ohne dass klinische Symptome einer Harnwegsinfektion bestehen.

EPIDEMIOLOGIE

Die Prävalenz der asymptomatischen Bakteriurie in der Schwangerschaft liegt bei 4–10 % – was etwa der Rate von nichtschwangeren Frauen gleichen Alters entspricht – und tritt häufiger bei Mehrfachgebärenden auf. Insbesondere das erste Schwangerschaftsdrittel ist davon betroffen. Das Keimspektrum unterscheidet sich nicht wesentlich von nichtschwangeren Frauen.
Der häufigste Erreger ist E. coli.

DIAGNOSTIK UND SCREENING

- Screening mit Urin-Streifentest und Sediment.
- Keimanalyse mit Urinkultur und Resistenzbestimmung.

Fakultative Diagnostik:
- Sonographie der ableitenden Harnwege.
- Vaginalbakteriologie.

THERAPIE

Mit einer Bakteriurie steigt das Risiko für eine Frühgeburt und ein niedriges Geburtsgewicht und es erhöht sich die perinatale Mortalität. Eine erfolgreiche Behandlung der Bakteriurie vermindert diese Komplikationen. Der Nutzen einer antibiotischen Therapie sowohl für die Mutter als auch für das Kind wurde erst vor kurzem erneut durch eine Metaanalyse von 14 randomisierten Studien belegt.
- Im Gegensatz zu nichtschwangeren Frauen muss eine asymptomatische Bakteriurie in der Schwangerschaft grundsätzlich behandelt werden.

- Ob eine asymptomatische Bakteriurie mit nicht signifikanter Keimzahl behandelt werden sollte, ist umstritten (wird in den AWMF-Leitlinien empfohlen).
- Generell gelten Penicilline, Cephalosporine und Erythromycin als Mittel der ersten Wahl in Schwangerschaft und Stillzeit.
- Folgende Antibiotika gelten in der Schwangerschaft als weitgehend unbedenklich: Penicillin, Ampicillin, Amoxicillin, Mezlocillin, Cephalosporine (Cefalexin, Cefazolin, Cefuroxim, Cefotaxim), Erythromycin, Ethambutol.

Häufig ist eine Kurzzeitantibiose (3 Tage) ausreichend, um eine asymptomatische Bakteriurie in der Schwangerschaft erfolgreich zu behandeln. Zur sicheren Keimeradikation wird aber im Regelfall eine Behandlungsdauer von 7 Tagen bevorzugt.

Basisempfehlung: Amoxicillin 750 mg p.o. dreimal täglich oder Amoxicillin/Clavulansäure 500 mg/125 mg p.o. dreimal täglich.

14.4.2 Akute Zystitis

Die akute Zystitis ist eine symptomatische Harnwegsinfektion und tritt in etwa 1 % aller Schwangerschaften auf. Antibiotische Behandlung wie bei asymptomatischer Bakteriurie ▸ 14.4.1. Ob eine Kurzzeitantibiose (3–7 Tage) Vorteile im Vergleich mit einer 7- bis 14-tägigen Behandlungsdauer hat (höhere Compliance, weniger Nebenwirkungen und geringere Kosten bei gleicher Effektivität), ist nicht bewiesen.

In der amerikanischen Literatur und in den Leitlinien der IDSA [Infectious Diseases Society of America 2005] wird bei Rezidivinfektionen Nitrofurantoin (50–100 mg p.o.) empfohlen. In Deutschland (Rote Liste) ist diese Substanz in den letzten Wochen der Schwangerschaft kontraindiziert (hämolytische Anämie bei Neugeborenen).

14.4.3 Akute Pyelonephritis

Klinische Symptome einer akuten Pyelonephritis sind Flankenschmerzen, Fieber über 38 °C, Übelkeit und Erbrechen. Etwa ein Drittel der Schwangeren mit einer unbehandelten asymptomatischen Bakteriurie entwickelt eine symptomatische Infektion des Harntraktes, insbesondere eine Pyelonephritis. Dieses Risiko wird um 80 % reduziert, wenn eine Antibiotikatherapie im asymptomatischen Stadium durchgeführt wird. Die akute Pyelonephritis tritt am häufigsten im 2. Trimenon auf.

Die höhere Pyelonephritisrate nach asymptomatischer Bakteriurie im Vergleich mit nichtschwangeren Frauen ist bedingt durch die physiologischen Veränderungen im Bereich des Harntraktes während der Schwangerschaft (Weitstellung der Harnleiter) und durch die Größenzunahme des Uterus und den dadurch vermehrten Druck auf die Harnblase.

In mehr als zwei Dritteln der Fälle wird E. coli als verantwortlicher Keim nachgewiesen. Mögliche Komplikationen der Pyelonephritis sind Anämie, Bakteriämie, Nierenversagen, respiratorische Insuffizienz im Rahmen einer Sepsis mit Multiorganversagen.

> ✓ Eine Schwangere mit akuter Pyelonephritis muss stationär mit intravenöser Antibiose behandelt werden.

Basisempfehlung: Cefuroxim 2 × 0,75–1,5 g/d oder Cefotaxim 2 × 2 g/d oder Ceftriaxon 1 × 2 g/d.

Literatur

Aggarwal PK, Jain V, Sakhuja V, Karumanchi SA, Jha V: Low urinary placental growth factor is a marker of pre-eclampsia. Kidney international 2006; 69:621–624.

Bar J et al.: Pregnancy outcome in patients with insulin dependent diabetes mellitus and diabetic nephropathy treated with ACE inhibitors before pregnancy. 1999; 12:659

Davison JM, Homuth V, Jeyabalan A, Conrad KP, Karumanchi SA, Quaggin S, Dechend R, Luft FC: New Aspects in the pathophysiology of preeclampsia. J Am Soc Nephrol 2004; 15:2440–2448.

Friedman Ross L: Ethical considerations related to pregnancy in transplant recipients. N Engl J Med 2006; 354:1313–1316.

Haase M, Morgera S, Bamberg C, Halle H, Martini S, Hocher B, Diekmann F, Dragun D, Peters H, Neumayer H, Budde K: A systematic approach to managing pregnant dialysis patients–the importance of an intensified haemodiafiltration protocol. Nephrol Dial Transplant 2005; 20: 2537–2542.

Hod M et al.: Diabetic nephropathy and pregnancy: the effect of ACE inhibitors prior to pregnancy on fetomaternal outcome. Nephrol Dial Transplant 1995; 10:2328.

Hou S: Modification of dialysis patients: Where do we go from here? Semin Dial 2003; 16:376–378.

Houssiau F: Management of Lupus Nephritis: An Update J Am Soc Nephrol 2004; 15: 2694–2704.

Infectious Diseases Society of America. IDSA guidelines for the diagnosis and treatment of asymptomatic bacteriuria in adults. Clin Inf Dis 2005; 40:643.

Jones DC, Hayslett JP: Outcome of pregnancy in women with moderate or severe renal insufficiency. N Engl J Med 1996; 335:226–232.

Jungers P, Houillier P, Forget D, Amar M: Specific controversies concerning the natural history of renal disease in pregnancy. Am J Kidney Dis 1991; 17:116–122.

Kee-Hak Lim CL, Karumanchi SA: Circulating angiogenic factors in the pathogenesis and prediction of preeclampsia. Hypertension 2005; 46:1077–1085.

Kong N: Pregnancy of a lupus patient–a challenge to the nephrologist. Nephrol Dial Transplant 2006; 21: 268–272.

Langford CA, Kerr GS: Pregnancy in vasculitis. Curr Opin Rheumatol 2002; 14:36–41.

McKay DB, Josephson MA, Armenti VT, et al.: Reproduction and transplantation: Report on the AST Consensus Conference on Reproductive Issues and Transplantation. Am J Transplant 2005; 5:1592–1599.

McKay DB, Josephson MA: Pregnancy in recipients of solid organs – effects on mother and child. N Engl J Med 2006; 354:1281–1293.

Noris M, Perico N, Remuzzi G: Mechanisms of disease: pre-eclampsia. Nat Clin Nephrol 2005; 1:98–114.

Parretti E, Lapolla A, Dalfrá MG, Pacini G, Mari A, Cioni R, Marzari C, Scarselli G, Mallo G: Preeclampsia in lean normotensive normotolerant pregnant women can be predicted by simple insulin sensitivity indexes. Hypertension 2006; 47:449–453.

Petri M: Immunosuppressive drug use in pregnancy. Autoimmunity 2003; 36:51–56.

Roberts JM, Gammill HS: Insulin resistance in preeclampsia. Hypertension 2006; 47:341–342.

Roberts JM, Gammill HS: Preeclampsia. Hypertension 2005; 46:1243–1249.

Schobel HP, Fischer T, Heuszer K, Geiger H, Schmieder RE: Preeclampsia – a state of sympathetic overactivity. N Engl J Med 1996; 335:1480–1485.

Thadhani R, Johnson RJ, Karumanchi SA: Hypertension during pregnancy. Hypertension 2005; 46:1250–1251.

The Diabetes Control and Complications Trial Research Group: Effect of pregnancy on microvascular complications in the diabetes control and complications trial. Diabetes Care. 2000; 23:1084–1091.

Verier-Mine O, Chaturvedi N, Webb D, Fuller JH: Is pregnancy a risk factor for microvascular complications? The EURODIAB prospective complications study. Diabetes Med 2005; 22:1503–1509.

15 Nierentumoren

Marcus Horstmann, Arnulf Stenzl und Markus Kuczyk

826	15.1 Definition und Einleitung	833	15.5	**Klinik des Nierenzellkarzinoms**
826	15.2 **Epidemiologie des Nierenkarzinoms**	834	15.6	**Diagnostik**
		834	15.6.1	Körperliche Untersuchung
827	15.3 **Ätiologie und Risikofaktoren des Nierenkarzinoms**	834	15.6.2	Bildgebung
		835	15.6.3	Weiteres Tumorstaging
827	15.3.1 Risikofaktoren	836	15.7	**Therapie des Nierenzellkarzinoms**
827	15.3.2 Erkrankungsrisiko bei genetischer Belastung	836	15.7.1	Therapieansätze und -ziele
827	15.4 **Pathologie und Klassifikation**	837	15.7.2	Therapie des Primärtumors
827	15.4.1 Histopathologische Klassifikation solider Parenchymläsionen im Bereich der Niere	845	15.7.3	Therapie der Metastasen
		845	15.7.4	Systemische Therapie
		850	15.8	**Therapie der Urothelkarzinome des oberen Harntraktes**
830	15.4.2 TNM-Klassifikation, Tumorgrading des Nierenzellkarzinoms	850	15.8.1	Primäre Therapie
		850	15.8.2	Strahlentherapie und zytostatische Therapie
832	15.4.3 TNM-Klassifikation, Tumorgrading der Urothelkarzinome des oberen Harntraktes	850	15.9	**Nachsorge**
		852	15.10	**Prognose**

15.1 Definition und Einleitung

> Nierentumor: Raumforderung im Bereich des Nierenparenchyms, wobei es sich in den meisten Fällen um ein malignes Nierenzellkarzinom handelt.

Solide Nierentumoren betreffen den Bereich des Nierenparenchyms und werden von Tumoren, die sich im Nierenbecken (Urothel) entwickeln, abgegrenzt.

Der Großteil (90 %) aller Nierentumoren ist bösartig. Unter den malignen Tumoren ist das maligne Nierenzellkarzinom mit 85 % der häufigste.

Die Bezeichnungen „Grawitz-Tumor oder Hypernephrom", die früher als Synonym zum Begriff des Nierenzellkarzinoms verwendet wurden, sind heutzutage eher von historischer Bedeutung.

Das Nierenzellkarzinom wird in folgende histologische Untergruppen eingeteilt:
- Klarzelliges Karzinom (ca. 80 %).
- Papilläres Karzinom (ca. 10–15 %).
- Chromophobes Karzinom (ca. 5–10 %).
- Sammelrohrkarzinom (Ductus-Bellini-Karzinom; ca. 1 %).

Am häufigsten findet sich eine klarzellige histologische Differenzierung (ca. 80 % der Fälle).

Im histologischen Aufbau der Tumoren besteht eine große Heterogenität. Diese Tatsache kann die klare Abgrenzung gutartiger gegenüber bösartigen Tumoren erschweren, obwohl die Malignitätskriterien für das Nierenzellkarzinom klar definiert sind [Kovacs 1997].

Auf perkutane Biopsien wird in den meisten Fällen verzichtet. Letztlich kann auch bei gutartigen Biopsiebefunden ein bösartiger Tumoranteil an einer anderen Stelle des Tumors nicht sicher ausgeschlossen werden [Dechet 2003]. In der Regel wird daher nach operativer Freilegung die komplette Resektion der tumorösen Läsion angestrebt.

Aufgrund der klinischen Bedeutung des Nierenzellkarzinoms wird es schwerpunktmäßig in diesem Kapitel behandelt. Solide Läsionen, die sich mit weit geringerer Häufigkeit im Bereich des Nierenparenchyms entwickeln, umfassen gutartige Tumoren, wie z.B. Angiomyolipome, Onkozytome, und bösartige Tumoren, wie z.B. Sarkome, Nephroblastome, Lymphome oder bösartige Metastasen anderer Primärtumoren. Differenzialdiagnostisch ist an ein Urothelkarzinom des oberen Harntraktes zu denken. Die Urothelkarzinome werden in diesem Kapitel am Rande behandelt.

15.2 Epidemiologie des Nierenkarzinoms

- Inzidenz in der Bundesrepublik Deutschland ca. 12 000 Neuerkrankungen/Jahr und ca. 85 000 Neuerkrankungen/Jahr in Europa. Weltweit wurden im Jahr 2002 über 200 000 Neuerkrankungen registriert.
- Höhere Inzidenz in Industrienationen (6–10 Neuerkrankungen/100 000/Jahr) als in Entwicklungsländern (1–3 Neuerkrankungen/100 000/Jahr).
- Steigende Inzidenz (ca. 2 %/Jahr).
- 3 % aller soliden Tumoren sind Nierenzellkarzinome.
- Höchste Todesrate aller urologischen Tumoren. Tumorbedingte Todesrate ca. 40 %.
- Geschlechtsverteilung M : W = 1,5 : 1.

- Höchste Inzidenz zwischen 60–70 Jahren.
- Trotz höherer Detektionsrate in oft noch früheren Tumorstadien wirkte sich dies bisher nicht auf die nierenzellkarzinombedingte Todesrate aus.

15.3 Ätiologie und Risikofaktoren des Nierenkarzinoms

15.3.1 Risikofaktoren

- Rauchen.
- Chronische Niereninsuffizienz.
- Cadmium- und Asbestexposition.
- Hypertonus.
- Dialyse.
- Diabetes mellitus.
- Adipositas.
- Z. n. Organtransplantation und Einnahme von immunsupprimierenden Medikamenten.
- Hoher Analgetikakonsum.

15.3.2 Erkrankungsrisiko bei genetischer Belastung

- Von-Hippel-Lindau-Syndrom, Erkrankungsrisiko: 45 % für ein klarzelliges Nierenzellkarzinom (VHL-Gen auf Chromosom 3p25).
- Tuberöse Sklerose, Erkrankungsrisiko: 10 %.
- Familiäre Häufung, Erkrankungsrisiko: 10 %.
- Mutationen des met-Onkogens auf Chromosom 7 sind assoziiert mit papillären oder chromophilen Nierenzellkarzinomen.

✓ Besonders bei jungen Patienten mit z.B. multifokalen Tumoren, familiär gehäuften Nierentumoren und gehäuftem Auftreten von Zweittumoren (Hämangioblastomen, ZNS-Tumoren, Phäochromozytomen etc.) ist eine genetische Abklärung empfehlenswert.

15.4 Pathologie und Klassifikation

15.4.1 Histopathologische Klassifikation solider Parenchymläsionen im Bereich der Niere

GUTARTIGE TUMOREN

Onkozytome
- Epithelialer Tumor der Sammelrohre.
- Histologisch charakteristisch sind polygonale Zellen mit feinem eosinophilem Zytoplasma.
- Häufigster gutartiger Tumor der Niere (Anteil 5–10 % aller soliden Tumoren der Niere).
- Multifokales Auftreten in ca. 5 % der Fälle, bilaterales Auftreten in ca. 6 %.

15 Nierentumoren

- Vereinzelt wurden Metastasierung und Vorkommen von Mischtumoren mit Anteilen von Nierenzellkarzinomzellen beschrieben.
- In der Sonographie, dem CT und MRT ist eine sichere Unterscheidung gegenüber bösartigen Tumoren nicht möglich. Charakteristisch sind eine „zentrale Narbe" (Central Scar) und das Radspeichenphänomen (Spoke Wheel).

Therapie
Operative Exploration, da in der Bildgebung keine sichere Abgrenzung gegenüber malignen Nierentumoren möglich ist.

Angiomyolipome
- Histologische Bestandteile sind Fettzellen, glatte Muskulatur und Gefäße.
- Oft assoziiert mit tuberöser Sklerose (20–50 %).
- Ca. 1 % aller Nierentumoren.
- Treten häufig bilateral und multifokal auf.
- Können aufgrund des hohen Fettgehalts sonographisch, im CT und MRT von bösartigen Tumoren unterschieden werden.

Therapie
- Operationsindikation ab einer Größe von 4 cm aufgrund des Risikos retroperitonealer Blutungen und Schmerzen.
- Nach Möglichkeit sollte organerhaltend operiert werden.

Bindegewebstumoren
Fibrom, Lipom, Leiomyom etc. Insgesamt seltene Tumoren, die in der Schnellschnittdiagnostik nur schwer von sarkomatösen Erkrankungen abzugrenzen sind. Daher besteht prinzipiell eine Operationsindikation.

Nierenzysten
Solitär oder multipel auftretend.
Sonographisch und computertomographisch werden sie nach ihrer Lage eingeteilt:
- Extraparenchymal.
- Intraparenchymal.
- Parapelvin.

Nierenzysten treten gehäuft auf bei:
- Adulter polyzystischer Nierenerkrankung: Hierbei handelt es sich um eine doppelseitig, familiär gehäuft auftretende autosomal-dominant vererbte Nierenerkrankung. Auftreten ab dem 40. Lebensjahr. Bei der infantilen, autosomal-rezessiven Form versterben ca. 90 % der Kinder nach den ersten Lebenstagen.
- Multizystischer Nierenerkrankung: Hierbei handelt es sich um eine einseitig nicht hereditär auftretende Nierenerkrankung. Sie ist die häufigste zystische Nierenerkrankung im Kindesalter mit zystischer Dysplasie der gesamten Niere.

Xanthogranulomatöse Pyelonephritis
- Atypische chronische bakterielle Pyelonephritis, die radiologisch einem Nierenzellkarzinom stark ähneln kann.
- Histologisch sind lipidgeladene Makrophagen die vorherrschenden Zellen.
- 70 % der Patienten weisen positive Urinkulturen auf (E. coli, Proteus mirabilis, Klebsiella und Pseudomonas).
- Oft assoziiert mit Diabetes mellitus, Nierensteinen und vorherigen urologischen Operationen.

15.4 Pathologie und Klassifikation

Tab. 15.1 Bosniak-Klassifikation der Nierenzysten

Klasse	Bildgebung/Beschreibung	Dignität	Klinische Beispiele
1	Einfache Zyste	Immer benigne	Einfache Nierenzyste
2	Dünne Septen, minimale Verkalkungen der Zystenwand	Immer benigne	Einfache Nierenzyste, Nierenabszess
2 F	Hyperdense Zysten, deutliche Wandverdickungen	Meist benigne, Exploration nur bei rascher Größenzunahme	Nierenzyste, zystisches Nierenzellkarzinom, Nierenabszess
3	Irreguläre dicke Verkalkungen der Ränder, dicke Septen, unscharfe Berandung	Maligne in 50 % der Fälle → Exploration	Nierenzyste, zystisches Nierenzellkarzinom, Nierenabszess
4	Solide Regionen in der Zyste, Zysten mit angrenzenden soliden Raumforderungen	Fast immmer maligne → Exploration	Nierenzellkarzinom, xanthogranulomatöse Pyelonephritis, Nierenabszess

- Frauen sind 3-mal häufiger als Männer betroffen.
- Meist wird durch den entzündlichen Prozess die gesamte Niere erfasst. In nur 20 % der Fälle zeigt sich ein fokales Auftreten.

Therapie: Meist chirurgisch, da die Nierenfunktion oft stark beeinträchtigt ist und präoperativ Malignität nicht sicher ausgeschlossen werden kann.

Nierenabszesse

Verursacht entweder durch hämatogene Streuung oder aszendierende Infektionen. Bei hämatogener Streuung meist durch Staphylococcus aureus verursacht nach Hautinfektion mit anschließender hämatogener Aussaat.

Risikofaktoren:
- Immunsuppression.
- Diabetes mellitus.
- Intravenöser Drogenabusus.
- Hämodialyse.

Solitäre Abszesse im Bereich des Kortex werden als Nierenkarbunkel bezeichnet.

Intrarenale Abszesse meist nach aszendierenden Infektionen werden **medulläre Nierenabszesse** genannt. **Perinephritische Abszesse** sind meist Folge einer Abszessruptur in den perinephritischen Raum.

BÖSARTIGE TUMOREN

Nierenzellkarzinom

- Klarzelliges Karzinom (ca. 80 %).
- Papilläres Karzinom (ca. 10–15 %): Lässt sich in eine Gruppe mit Low-grade-Tumoren und chromophilem Plasma und eine Gruppe mit eosinophilen High-grade-Tumoren einteilen.

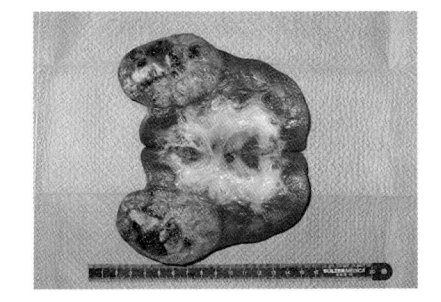

Abb. 15.1 Nephrektomiepräparat eines klassischen Nierenzellkarzinoms

- Chromophobes Karzinom (ca. 5–10 %).
- Sammelrohrkarzinom (Ductus-Bellini-Karzinom; ca. 1 %).

> ❗ Meist sind Nierenzellkarzinome solide Tumoren, in ca. 5–10 % der Fälle tritt allerdings ein zystisches Wachstum auf.

Sarkome
Fibrosarkom, Liposarkom etc.

Nephroblastom (Wilms-Tumor)
- Häufigster maligner Tumor bei Kindern (meist Kinder unter 5 Jahren).
- Mischgeschwulst aus epitheloiden und mesenchymalen Anteilen.
- Inzidenz ca. 1 : 9000 Kinder.
- Meist operativ heilbarer Tumor.

Urotheltumoren des oberen Harntraktes
- Maligne Tumoren des Urothels.
- 8 % aller malignen Erkrankungen der Niere.
- 7 % aller Urothelkarzinome betreffen den oberen Harntrakt.
- Verhältnis M : F ca. 2 : 1.
- Häufig multilokuläre Tumoren.
- 95 % der Tumoren sind primäre Urotheltumoren. Plattenepithelkarzinome und Adenokarzinome sind selten.
- Inzidenz ca. 1–2 : 100 000.
- Risikofaktoren: Rauchen, aromatische Amine, Phenacetinabusus, Assoziation mit Balkannephritis.

> ❗ Beim Urothelkarzinom des oberen Harntraktes unterscheidet sich das operative Vorgehen von dem anderer Tumoren der Niere. Hier wird standardmäßig eine Nephroureterektomie durchgeführt, so dass die präoperative Diagnose von äußerster Wichtigkeit ist.

Sekundäre maligne Tumoren
- Metastasen anderer Tumoren (Bronchial- und Kolonkarzinome).
- Lymphome.

15.4.2 TNM-Klassifikation, Tumorgrading des Nierenzellkarzinoms

Histologische Einteilung in Tumorgrading [nach Fuhrmann]:

G1: Gut differenzierte Tumoren.
G2: Mittelgradig differenzierte Tumoren.
G3: Anaplastische Tumoren.

15.4 Pathologie und Klassifikation

Tab. 15.2 TNM-Klassifikation der Nierenzellkarzinome [Sobin 2002]

T	Primärtumor	
	Tx	Primärtumor nicht bewertbar
	T0	Primärtumor nicht nachweisbar
	T1	Primärtumor ≤ 7 cm in größter Ausdehnung auf die Niere begrenzt T1a: Primärtumor ≤ 4 cm T1b: Primärtumor ≥ 4 cm und ≤ 7 cm
	T2	Primärtumor ≥ 7 cm in größter Ausdehnung auf die Niere begrenzt
	T3	Tumorausdehnung in Nebenniere, perirenales Fett oder Nierenvene ohne Überschreiten der Gerota-Faszie T3 a: Tumorausdehnung in das perirenale Fett oder die Nebenniere T3 b: Tumorausdehnung bis max. in die infradiaphragmale Vena cava T3 c: Tumorausdehnung bis in die supradiaphragmale Vena cava
	T4	Tumorausdehnung über die Gerota-Faszie hinaus
N	Regionale Lymphknoten	
	Nx	Regionaler Lymphknotenstatus nicht bewertbar
	N0	Keine regionalen metastatischen Lymphknoten
	N1	Metastase in einem einzelnen regionalen Lymphknoten
	N2	Metastase in mehr als einem regionalen Lymphknoten
M	Fernmetastasen	
	Mx	Status unbekannt
	M0	Keine Fernmetastasen
	M1	Fernmetastasen

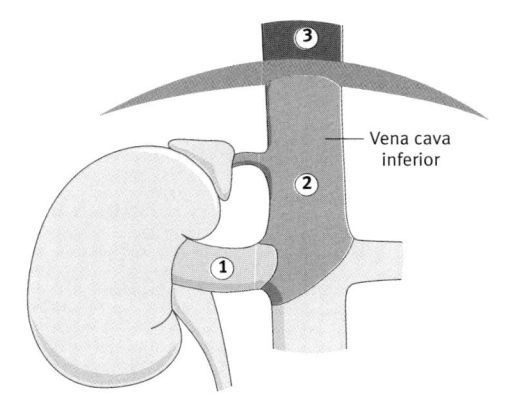

Abb. 15.2 Tumorausdehnung innerhalb des venösen Systems (1. Vena renalis, 2. Infradiaphragmal in der Vena cava, 3. Supradiaphragmal in der Vena cava)

STADIENEINTEILUNG

Tab. 15.3 Tumorstadien nach TNM-Gruppierung

Stadium I	T1	N0	M0
Stadium II	T2	N0	M0
Stadium III	T3	N0	M0
	T1, 2, 3	N1	M0
Stadium IV	T4	N0	M0
	jedes T	N2	M0
	jedes T	jedes N	M1

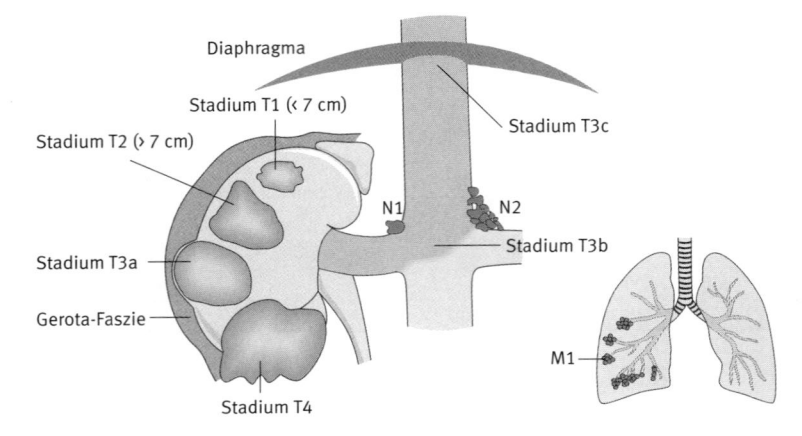

Abb. 15.3 Stadieneinteilung der Nierentumoren

15.4.3 TNM-Klassifikation, Tumorgrading der Urothelkarzinome des oberen Harntraktes

Histologische Einteilung der Urothelkarzinome:
- G1: Gut differenziert.
- G2: Mäßig differenziert.
- G3: Schlecht differenziert.

Tab. 15.4 TNM-Klassifikation der Urothelkarzinome des oberen Harntraktes [Sobin 2002]

T	Primärtumor	
	Tx	Primärtumor nicht bewertbar
	T0	Primärtumor nicht nachweisbar
	Ta	Papilläres nichtinvasives Karzinom
	Tis	Carcinoma in situ
	T1	Tumorinfiltration des subepithelialen Bindegewebes
	T2	Tumorinfiltration der Muskulatur
	T3	Tumorinfiltration des periurethralen, des peripelvinen Fettgewebes oder des Nierenparenchyms
	T4	Tumorinfiltration der Nachbarorgane oder des perirenalen Fetts durch die Nieren hindurch
N	Regionale Lymphknoten	
	Nx	Regionaler Lymphknotenstatus nicht bewertbar
	N0	Keine regionalen metastatischen Lymphknoten
	N1	Metastase in solitärem Lymphknoten < 2 cm
	N2	Metastase in solitärem Lymphknoten > 2 cm und < 5 cm oder in multiplen Lymphknoten
	N3	Metastasen > 5 cm
M	Fernmetastasen	
	Mx	Status unbekannt
	M0	Keine Fernmetastasen
	M1	Fernmetastasen

15.5 Klinik des Nierenzellkarzinoms

Asymptomatischer Patient (> 50 %) mit Zufallsbefund eines Nierentumors in der Bildgebung des Oberbauchs [Patard 2003].

Symptome treten meist erst im fortgeschrittenen Tumorstadium auf:
- Schmerzlose Hämaturie (ca. 60 %).
- Tumorkachexie, Antriebsschwäche (20–30 %).
- Flankenschmerz.
- Klassische Trias: Hämaturie, Flankenschmerz, palpabler Tumor (5–10 %).
- Paraneoplastische Syndrome (ca. 30 %) [Sufrin 1989]:
  – Anämie (ca. 40 %).
  – Fieber (ca. 10–20 %).
  – Hyperkalzämie ▸ 2.3.2 (Parathormon).
  – Polyglobulie (Erythropoetin).
  – Hepatische Dysfunktion (Stauffer-Syndrom).
  – Hypertonie ▸ 8 (Erythropoetin).
  – M. Cushing (ektope ACTH-Produktion).
  – Neuromuskuläre Schwäche (Lambert-Eaton-Syndrom).
- Symptome bei Fernmetastasierung (Lunge, Knochen, Leber, Gehirn), ca. 25 % der Patienten weisen zum Zeitpunkt der Erstdiagnose Fernmetastasen auf.

- Varikozele insbesondere links (Mündung der Vena testicularis direkt in die Vena renalis links).

> ✓ Die klassische Trias: Flankenschmerzen, Hämaturie und palpabler Tumor finden sich in allenfalls 5–10 % der Fälle.

15.6 Diagnostik

15.6.1 Körperliche Untersuchung

Die klinische Untersuchung zeigt meist nur im fortgeschrittenen Tumorstadium pathologische Befunde.
Typische Befunde sind:
- Tumorkachexie.
- Tastbarer Oberbauchtumor.
- Linksseitige Varikozele.
- Zervikale Lymphknotenvergrößerung.
- Ödeme der unteren Extremität (evtl. Hinweis auf eine Mitbeteiligung des venösen Systems mit z. B. Tumorthrombus in der Vena cava oder der Vena renalis).

15.6.2 Bildgebung

Nierentumoren werden meist als Zufallsbefunde in einer aus anderen Gründen durchgeführten, Bildgebung des Oberbauchs, z. B. Sonographie, Computertomographie des (CT) oder Magnetresonanztomographie (MRT), entdeckt.

Klassische Untersuchungsmethoden wie **Sonographie** oder **Ausscheidungsurogramm (AUR)** können wichtige Hinweise für einen Nierentumor liefern, doch reichen sie zur Abklärung in Hinblick auf eine operative Therapie in der Regel nicht aus.

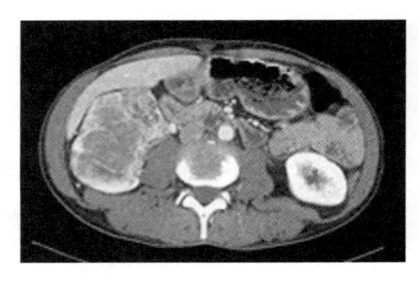

Abb. 15.4 Kontrastmittel-CT eines großen Nierentumors rechts

Der Goldstandard der Bildgebung zur Beurteilung eines Nierentumors mit einer Sensitivität von ca. 90–95 % ist derzeit die **Computertomographie (CT)** [Heidenreich 2004]. Hierfür wird eine hoch auflösende Computertomographie (CT) mit Kontrastmittel empfohlen. Diese ermöglicht in Hinblick auf die weitere Therapie Folgendes:
- Sicherung der Diagnose einer Raumforderung im Bereich der Niere.
- Abschätzung der Größe und Ausdehnung des Primärtumors.
- Beurteilung der Lagebeziehung des Tumors zum Hohlsystem der Nieren, den benachbarten Organen und der Ausdehnung ins venöse System.
- Evaluation einer möglichen Metastasierung in Lymphknoten, Leber, Nebenniere oder andere parenchymatöse Organe.
- Beurteilung der Funktion, Form und Lage der kontralateralen Niere.

Alternativ zur Computertomographie kann bei gleich guter Detektionsrate für Tumoren eine **Magnetresonanztomographie (MRT)** durchgeführt werden [Kabala 1991]. Insbesondere bei Kontrastmittelallergie, Niereninsuffizienz, Schilddrüsenerkrankungen, zur Beurteilung eines Nierenvenenthrombus oder zur Abgrenzung gegenüber gutartigen Befunden ist diese Untersuchungstechnik oftmals sinnvoll.

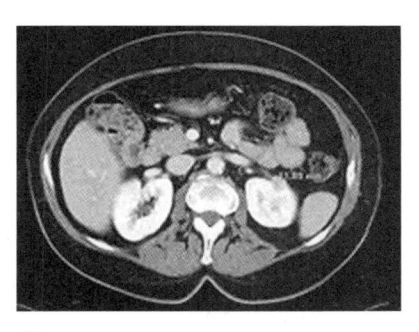

Abb. 15.5 Kontrastmittel-CT einer kleinen tumorsuspekten Raumforderung der linken Niere

Klassische Methoden zur Beurteilung eventueller Tumorthromben und der arteriellen Versorgung der Niere, wie die Angiographie/Kavographie, wurden von der **MRT-Angiographie** weitestgehend verdrängt.

Zur genaueren Beurteilung einer möglichen supradiaphragmalen Thrombusausdehnung kann neben der MRT-Untersuchung ein **Herzecho**, das eventuell auch transösophageal durchgeführt werden muss, hilfreich sein.

✓ Bei Verdacht eines Urothelkarzinoms des oberen Harntraktes sollte in jedem Fall zur weiteren Abklärung und zum Ausschluss weiterer Tumoren des Urothels eine Blasenspiegelung durchgeführt werden. Sollte nach der Standardbildgebung z.B. mittels Computertomographie weiterhin diagnostisch nicht eindeutig bestimmbar bleiben, ob es ich um einen primären Nierentumor oder ein Urothelkarzinom handelt, sollte eine weitere endoskopische Abklärung des oberen Harntraktes mittels Ureterorenoskopie erfolgen. Die Diagnose kann dann durch die Entnahme von gezielten Biopsien und einer Zytologie gesichert werden.

15.6.3 Weiteres Tumorstaging

Nach Abklärung des Primärtumors durch eine entsprechende Bildgebung ist für die weitere Einschätzung der Gesamtsituation und die Therapieplanung eine Komplettierung des Tumorstagings notwendig.

Die wichtigsten Organe, in die das Nierenzellkarzinom hämatogen metastasiert, sind:
- Lunge 55 %.
- Leber 33 %.
- Knochen 32 %.
- Kontralaterale Niere 11 %.
- ZNS 5 %.

Die lymphatische Metastasierung erfolgt über paraaortale und parakavale Lymphknoten im Bereich des Nierenhilus.

LEBERMETASTASEN

Die Frage nach viszeralen Metastasen wird im Rahmen der primären Bildgebung zum Staging des Nierentumors beantwortet.

Thorakale Metastasen

Der Thorax wird in der Regel bis auf die basalen Abschnitte im primären Staging nicht erfasst. Da pulmonale Metastasen einen erheblichen Einfluss auf die Prognose und die Indikationsstellung zu einer adjuvanten Therapie bzw. einer primären Metastasenresektion haben, wird präoperativ eine thorakale Computertomographie empfohlen.

Hierfür hat sich die Computertomographie mit Spiral-Technik (**Spiral-CT-Thorax**) als sensitivste Methode erwiesen [Lim 1993]. Zudem kann sie zur Abklärung ossärer oder andersartiger thorakaler Metastasen hinzugezogen werden.

Alternativ kann eine Standardröntgenaufnahme des Thorax in zwei Ebenen (**Röntgenthorax**) als Staginguntersuchung durchgeführt werden.

Diese Untersuchung ist zwar weniger sensitiv, doch hat sie gerade bei kleinen organbegrenzten Tumoren nach wie vor ihre Berechtigung, da in diesen Fällen eine pulmonale Metastasierung eher unwahrscheinlich ist. Zudem liegt die Strahlenbelastung des Röntgenthorax unter der eines CT-Thorax.

Knochen- und ZNS-Metastasen

Nach derzeitigem Kenntnisstand besteht zur routinemäßigen **Knochenszintigraphie** (**GKS**) mit ^{99m}Technetium-markierten Phosphorverbindungen oder **Computertomographie des Schädels** (CT-Schädel) keine Indikation [Henriksson 1992, Marshall 1990].

Liegt jedoch klinisch der Verdacht auf ossäre oder zerebrale Metastasierung vor, muss das Staging durch die oben genannten Untersuchungen ergänzt werden.

Bei Verdacht auf solitäre Knochenmetastasen mit eventueller Stabilitätsgefährdung in der Knochenszintigraphie sollte dann die weitere röntgenologische Abklärung mit **Röntgenzielaufnahmen** oder **gezielten CT-Untersuchungen** erfolgen.

15.7 Therapie des Nierenzellkarzinoms

15.7.1 Therapieansätze und -ziele

Die wichtigste Therapie der Nierentumoren ist die **chirurgische Entfernung des Primärtumors**.

Nur so kann die Diagnose gesichert werden. Denn trotz großer Fortschritte in der Bildgebung ist nach wie vor eine sichere Unterscheidung zwischen malignen und benignen Nierentumoren nicht möglich.

Neben dieser diagnostischen Komponente ist bei malignen Nierentumoren (NCC) allein die operative Tumorentfernung potenziell kurativ. Das Langzeitüberleben bei lokal begrenzten Nierenzellkarzinomen im Stadium T1–2 liegt nach operativer Therapie immerhin bei ca. 80 %.

Nicht nur bei lokal begrenzten Tumoren, sondern auch im metastasierten Stadium des Nierenzellkarzinoms wurden mit der operativen Therapie in Kombination mit adjuvanten Maßnahmen die besten Erfolge in Bezug auf das Langzeitüberleben der Patienten erzielt.

So hat sich gezeigt, dass Patienten, für die eine operative Entfernung der Metastasen nicht in Frage kommt, ebenfalls von einer Entfernung der Primärtumoren unter palliativen Gesichtspunkten und in Bezug auf das tumorspezifische Überleben profitieren können, wenn zusätzlich eine adjuvante Immuntherapie durchgeführt wird.

Selbst für solitäre Metastasen und für Lokalrezidive ist die operative Resektion die effektivste Behandlung in Bezug auf das tumorspezifische Überleben der Patienten.

Das chirurgische Ziel der kompletten Tumorentfernung kann heutzutage auf unterschiedliche Art und Weise erreicht werden. Aus onkologischer Sicht ist derzeit keine Operationsmethode eindeutig zu bevorzugen.

Je nach Präferenz des Zentrums und seiner Operateure sind verschiedene Operationsmethoden vertreten, die sich alle an den onkologischen Standards messen müssen.

Die **klassische offene radikale Tumornephrektomie** besitzt für große Tumoren nach wie vor ihren Stellenwert. Für kleinere organbegrenzte Tumoren setzen sich hingegen mehr und mehr **nierenerhaltende und nephronsparende Operationsmethoden** durch.

Neben den offenen Eingriffen wurden **laparoskopische Verfahren** zur Entfernung von Nierentumoren in etlichen Zentren als Standardtherapie etabliert. Mit dieser minimalinvasiven Technik kann mittlerweile neben der klassischen Nephrektomie bei geeigneten Tumoren auch organerhaltend operiert werden.

Neben den großen Fortschritten im Bereich der operativen Verfahren gibt es auch im Rahmen der adjuvanten und palliativen Therapie hoffnungsvolle Ansätze. Hieraus ergeben sich neue Chancen zur Vermeidung von Rezidivtumoren, aber auch zur systemischen Therapie beim metastasierten Nierenzellkarzinom.

15.7.2 Therapie des Primärtumors

OPERATIVE THERAPIE BEI ORGANBEGRENZTEM TUMOR

Organbegrenzte Tumoren werden primär mit kurativer Intention durch eine komplette chirurgische Resektion behandelt.

Verschiedene operative Verfahren kommen hierfür in Frage:

Offene Tumornephrektomie

Operatives Vorgehen

Die offene radikale Tumornephrektomie ist der Goldstandard der chirurgischen Therapie. Sie beinhaltet klassischerweise die tumortragende Niere mitsamt der Gerota-Faszie, der ipsilateralen Nebenniere und der lokoregionären Lymphknoten [Robson 1969].

Verschiedene Zugangswege können hierfür gewählt werden:

1. Lumbal:
- Inzision in Verlängerung der 12. Rippenspitze in Richtung des Bauchnabels.
- Vorteil: Geringe Morbidität.
- Nachteil: Erschwerte Entfernung großer Tumoren und einer ausgeprägten Lymphadenektomie.

2. Thorakoabdominell:
- Vorteil: Gutes Erreichen großer insbesondere Oberpoltumoren, gute Exposition der Vena cava bei Tumorthrombus.
- Nachteil: Notwendigkeit der Thoraxeröffnung.

3. **Transperitoneal** über Chevron-Inzision, Paramedian- oder Medianschnitt.
- Vorteil: Primäre Versorgung des Gefäßstiels.
- Nachteil: Eröffnung des Peritoneums.

Die Entscheidung, über welchen Zugang letztlich operiert werden soll, obliegt dem Operateur in Abhängigkeit von Konstitution, Voroperationen des Patienten und schließlich der Tumorgröße und Tumorlage.

Nach neueren Erkenntnissen ist eine routinemäßige **Adrenalektomie** bei den meisten Tumoren nicht indiziert [Kuczyk 2005]. Sie ist nur dann indiziert, wenn im präoperativen Staging eine Nebennierenmetastasierung diagnostiziert wurde oder es sich um einen großen Oberpoltumor (> 7 cm) handelt, der eine Mitbeteiligung der Nebenniere äußerst wahrscheinlich macht.

Eine **ausgedehnte Lymphadenektomie** ist kein Therapiestandard, da hierdurch bis auf das exaktere Tumorstaging kein Überlebensvorteil entsteht, kann aber in einzelnen Fällen mit lokoregionärem Lymphknotenbefall auch kurativen Charakter haben.

Operative Therapie von Tumorthromben

Bei Tumorthromben der Vena renalis oder der Vena cava inferior besteht die Indikation zur Thrombektomie im Rahmen der Nephrektomie [Zisman 2003].
- Tumorthromben treten in ca. 10–20 % der Fälle auf.
- Cavathromben sind rechts häufiger, da hier die Nierenvene entsprechend kürzer ist.

Je nach Größe und Ausdehnung der Tumorthromben stehen unterschiedliche operative Techniken zu Verfügung:
- Kavotomie:
  - Häufigste Technik; von der Vena renalis aus wird die Vena cava nach kranial eröffnet und der Tumorthrombus entfernt.
  - Dehnt sich der Cavathrombus bis in die hepatischen Anteile der Vena cava aus, ist eine Lebermobilisation notwendig.
- Atriotomie: Bei Vorhofbefall wird z.B. nach Chevroninzision und Sternotomie der Vorhof eröffnet und der Tumorthrombus entfernt. Thromben der Vena cava werden über eine Kavotomie entfernt.
- Kavaresektion: Bei Tumorinfiltration der Vena cava ist ggf. eine Resektion der Vena cava und ein Gefäßersatz notwendig.

> **STUDIENLAGE**
> In Studien konnte gezeigt werden, dass das Vorhandensein von Tumorthromben selbst kein unabhängiger prognostischer Faktor für den weiteren Verlauf des Nierenzellkarzinoms ist. Insofern ist, sollte kein sonstiger Hinweis für organüberschreitendes Wachstum oder Metastasierung vorliegen, in solchen Situationen von einer kurativen operativen Therapie auszugehen. Sind ausgedehnte Tumorthromben mit anderen Metastasen assoziiert, richtet sich die Prognose dieser Erkrankungen in erster Linie nach der Art, Anzahl und Lage der übrigen Metastasen.

Indikation zur offenen radikalen Tumornephrektomie

Obwohl sich mit organerhaltenden und minimalinvasiven Operationsverfahren in den letzten Jahren operative Alternativen zur herkömmlichen Tumornephrektomie ergeben haben, bleibt die offene radikale Tumornephrektomie in folgenden Fällen die Operation der Wahl:

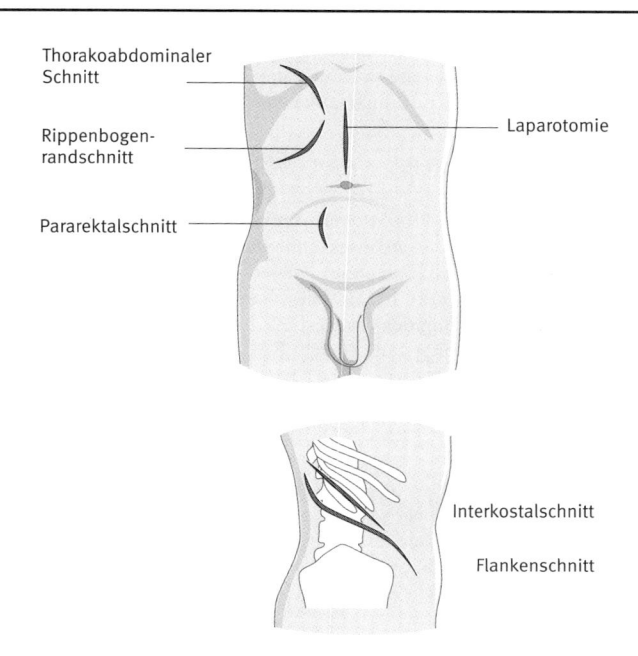

Abb. 15.6 Zugangswege zur offenen Nephrektomie

- Ausgedehnter Kavathrombus.
- Große Tumoren oder Tumoren mit Verdacht auf lokale Tumorinvasion der umliegenden Organe.
- Ausgeprägte Lymphadenopathie.
- Metastasierung, so dass im Rahmen der offenen Operation gleichzeitig eine Metastasenentfernung geplant ist.

Offene nephronsparende Nierenteilresektion

Operatives Vorgehen

Zunächst erfolgt die Freilegung der Niere meist über einen Flankenschnitt. Dann wird der Nierengefäßstiel unterbunden und der Nierentumor mit Resektion im gesunden Nierengewebe entfernt [Uzzo 2001].

Die Ischämiezeit sollte möglichst kurz sein.

Zur Schonung des Nierengewebes wird die Niere oft im Operationssitus mit Eis gekühlt (kalte Ischämie).

> **!** Bei Eröffnung des Hohlsystems sollte die postoperative Urinableitung über eine Nephrostomie oder eine Harnleiterschienung mit zusätzlichem Dauerkatheter gewährleistet werden.

Workbench-Methoden, bei denen zunächst die Niere komplett entnommen wird, dann der Tumor entfernt und anschließend die Restniere wieder in den Situs zurückverpflanzt wird, werden nur noch äußerst selten durchgeführt.

Indikation

Die Indikation für eine nephronsparende Operation kann in drei verschiedene Kategorien eingeteilt werden [Kuczyk 2005]:
- **Absolute:** Anatomische und funktionelle Einzelniere, bilaterale Tumoren. Würde in diesen Fällen eine Standardnephrektomie durchgeführt, wird der Patient anephrisch und zwingend dialysepflichtig!
- **Relative:** Funktionierende kontralaterale Nieren, bei bereits bestehender oder drohender Beeinträchtigung der Gesamtfunktion. Hierzu zählen auch Patienten mit hereditären Erkrankungen mit hohem Risiko, einen Tumor an der kontralateralen Niere zu entwickeln.
- **Elektive:** Organbegrenzte einseitige Tumoren < 4 cm.

STUDIENLAGE
- Für Patienten mit Tumoren < 4 cm wurde unter Anwendung eines organerhaltenden Operationsverfahrens ein ähnlich gutes rezidivfreies Überleben und Langzeitüberleben erzielt, wie bei Patienten mit Tumoren < 4 cm nach Tumornephrektomie [Lee 2006].
- In einigen Studien konnten auch für Tumoren mit > 7 cm Größe bei kompletter Resektion ähnlich gute onkologische Resultate wie bei offener Tumornephrektomie erzielt werden [Delakas 2002].
- Bei kompletter Resektion ist die Dicke des tumorfreien Resektionsrandes für den weiteren Verlauf unerheblich [Sandhu 2005].
- Es hat sich gezeigt, dass Patienten mit absoluter Indikation zur nephronsparenden Operation ein erhöhtes Rezidivrisiko und Komplikationsrisiko haben. Dies ist auf den in der Regel größeren Tumordurchmesser bei Patienten mit absoluter Indikation zurückzuführen [Kural 2003].
- Gerade für größere Tumoren wird eine operative Behandlung in Zentren empfohlen.
- Insbesondere bei größeren Tumoren wird nach Nierenteilresektion ein intensiviertes postoperatives Follow-up empfohlen, da im Vergleich zu kleineren Tumoren ein erhöhtes Lokalrezidivrisiko besteht.
- Es bestehen Hinweise für eine bessere Prognose in Bezug auf die Nierenfunktion bei Patienten mit nephronsparender Operation gegenüber Patienten mit Tumornephrektomie [McKiernan 2002].

Laparoskopische Tumornephrektomie

Seit Einführung der laparoskopischen Technik zu Beginn der 1990er Jahre findet sie weltweit immer weitere Verbreitung.

Das Retroperitoneum kann dabei entweder transperitoneal oder retroperitoneoskopisch erreicht werden [Desai 2005].

Das Organ wird nach Möglichkeit komplett geborgen und in der Regel über eine Minilaparotomie entfernt.

✓ Die zwischenzeitlich propagierte Technik der Morcellation der Niere gilt als obsolet.

15.7 Therapie des Nierenzellkarzinoms

Unabhängig von der operativen Technik sind der Erfolg und die Rechtfertigung des laparoskopischen Vorgehens vor allem an den etablierten onkologischen Ergebnissen der offenen Tumornephrektomie zu messen. Hierfür müssen folgende onkologische Grundprinzipien bei der laparoskopischen Operation gewährleistet werden:
- Frühe Gefäßkontrolle vor der Tumormobilisation.
- Weite Tumorexzision außerhalb der Gerota-Faszie.
- Bergung des intakten Präparates ohne Tumorruptur.

In operativ versierten Zentren ist dies zumindest für T1- bis 2-Tumoren, aber auch für T3a entsprechend den heutigen Standards möglich.

> **STUDIENLAGE**
> In versierten Zentren konnten nach den bisherigen Erkenntnissen gleich gute tumorfreie Überlebensintervalle wie nach offener Tumornephrektomie erzielt werden [Novick 2004].
>
> Darüber hinaus hat sich die laparoskopische Nephrektomie als weniger invasiv und traumatisierend für die Patienten erwiesen. Mit der Verfeinerung der Operationstechniken und des Materials wurden weniger Konversionen in offene Operationen notwendig und die Operationszeiten wurden deutlich verkürzt. Heutzutage gilt die laparoskopische Tumornephrektomie als Routineeingriff [Wille 2004].

Laparoskopische Nierenteilresektion
Die laparoskopische Nierenteilresektion bietet sich insbesondere bei kleineren peripheren und exophytischen Tumoren an. Auch hier kann je nach Präferenz des Operateurs transperitoneal oder retroperitoneoskopisch vorgegangen werden.

> **STUDIENLAGE**
> Studien mit onkologischen Langzeitergebnissen, in denen die onkologischen Ergebnisse nach offener Nierenteilresektion mit denen nach laparoskopischer Nierenteilresektion verglichen werden, liegen bisher noch nicht vor [Porpiglia 2005, Moinzadeh 2006].
>
> Daher ist die laparoskopische Nierenteilresektion noch nicht als Standardverfahren etabliert.

Nachteilig wirken sich die längere Operationsdauer und die längere warme Ischämiezeit aus.

ALTERNATIVE THERAPIEN
Minimalinvasive Techniken
Einige minimalinvasive Techniken wie Kryoablation, Hochfrequenzultraschallablation (HIFU), Radiofrequenzablation, Laserablation und Mikrowellenablation bieten eine alternative Therapieoption zu chirurgischen Maßnahmen [Lui 2004]. Der Vorteil der genannten Therapiemaßnahmen soll in der geringeren Morbidität, der Möglichkeit zur ambulanten Behandlung und der Behandlungsoption für ansonsten inoperable Patienten liegen.

Insbesondere die **Radiofrequenzablation** hat in letzter Zeit an Popularität gewonnen [Hines-Peralta]. Bei dieser Technik wird Ultraschall-, CT- oder MRT-gesteuert der Tumor mit einer Punktionsnadel (12–14 G) perkutan erreicht. Über die bis auf die Spitze isolierte Nadel wird dann ein Hochfrequenzstrom appliziert (460–500 kHz), der zur einer Erwärmung des Tumors auf über 50 °C führt. Hierbei werden Zellproteine denaturiert, was zum Untergang der Tumorzellen führt.

Die postinterventionellen Kontrollen erfolgen durch die entsprechende Bildgebung mit Sonographie, Computertomographie und Magnetresonanztomographie. Ist nach einer solchen Therapie ein Progress zu verzeichnen, muss erneut über eine operative Therapie nachgedacht werden.

Nachteil des Verfahrens ist, dass es im Rahmen der Therapie zu keinerlei histologischer Diagnosesicherung kommen kann.

Indikationen für derartige alternative Therapien:
- Kleine, inzidentell diagnostizierte, periphere Tumoren bei ansonsten inoperablen Patienten.
- Tumoren bei Einzelnieren.
- Bilaterale Tumoren.

Kontraindikationen:
- Relative Kontraindikationen:
  – Lebenserwartung unter einem Jahr.
  – Multiple Metastasen.
  – Tumoren größer als 5 cm, zentrale Tumoren mit anatomischer Nähe zum Harnleiter oder Hohlsystem, die nur schwer für die Punktionsnadel zu erreichen sind und ein hohes Risiko besteht, dass die umliegenden Strukturen verletzt werden.
- Absolute Kontraindikationen:
  – Koagulopathie.
  – Septisches Geschehen.
  – Schwerwiegende Beeinträchtigung durch andere Erkrankungen.

Auch wenn die bisherigen Komplikationsraten der beschriebenen alternativen Therapieformen gering sind, müssen sie sich in länger angelegten Studien beweisen [Hines-Perelta].

Tumorembolisation

Bei inoperablen Patienten mit fortgeschrittenen Nierenzellkarzinomen kann insbesondere bei ausgesprochener Makrohämaturie unter palliativen Gesichtspunkten die Indikation zur Tumorembolisation gestellt werden.

Nach Punktion der Arteria femoralis in der Leiste werden bei diesem Verfahren unter radiologischer Kontrolle die blutversorgenden Gefäße des Tumors sondiert und schließlich embolisiert. Blutungen aus dem Tumor können so gestoppt und das Tumorwachstum aufgehalten werden.

Als präoperative Vorbereitung auf die Tumornephrektomie hat sich diese Methode nicht durchgesetzt [Bakal 1993].

15.7 Therapie des Nierenzellkarzinoms

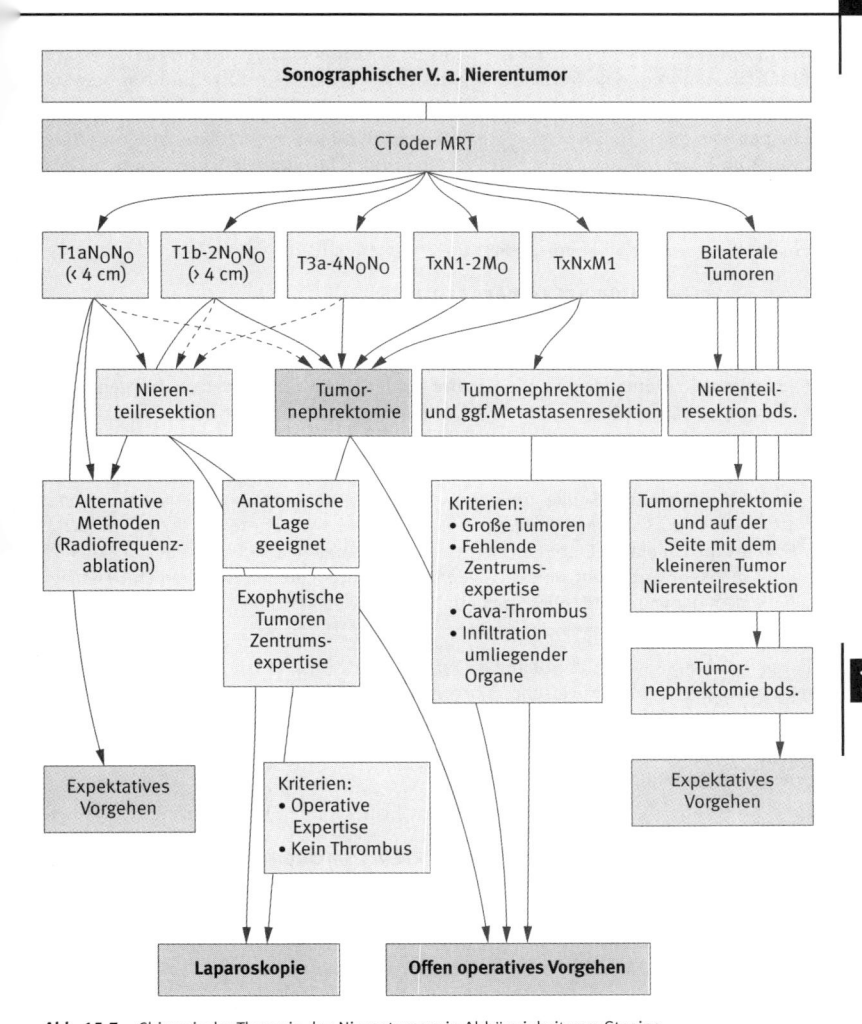

Abb. 15.7 Chirurgische Therapie des Nierentumors in Abhängigkeit vom Staging

ADJUVANTE THERAPIEFORMEN

Aufgrund der hohen Rezidivate nach Tumornephrektomie in Bezug auf Lokalrezidiv und Fernmetastasierung wird intensiv nach effektiven adjuvanten Therapieformen gesucht.

Bisher konnte weder durch adjuvante Radiotherapie [Gez 2002] noch durch adjuvante Chemotherapie ein klinischer Benefit nachgewiesen werden. Auch die adjuvante Immuntherapie mit Interferon hatte keinen positiven Effekt.

Trotzdem wird vor allem bei Patienten mit organüberschreitendem Tumorwachstum (T3-Tumoren) eine Verbesserung des „Outcomes" (Rezidive und tumorspezifisches Überleben) durch adjuvante Therapieformen postuliert.

Hierfür bietet sich zum Beispiel eine postoperative Tumorvakzinierung [Gouttefangeas 2006] mit tumorspezifischen Proteinen oder proteinbeladenen dendritischen Zellen an.

Ein klinischer Benefit hat sich dabei für die Patienten in den bisherigen Studien nur ansatzweise gezeigt [Jocham 2004].

OPERATIVE THERAPIE BEI LOKALREZIDIVEN

Insbesondere nach inkompletter Tumorresektion entwickeln immerhin ca. 1–14 % der Patienten [Schrodter 2002] ein Lokalrezidiv, das weiterer Behandlung bedarf.

Die bisherigen Daten sprechen insgesamt eindeutig für ein operatives Vorgehen bei isolierten Lokalrezidiven eines Nierenzellkarzinoms.

> **STUDIENLAGE**
> In der bisher größten Studie von Itano et al. wurde in einem Patientenkollektiv von 1737 Patienten von einer Rezidivrate von ca. 2 % berichtet [Itano 2000]. Hiernach konnte durch operative Entfernung des Lokalrezidivs das weitere Überleben der Patienten signifikant verbessert werden gegenüber Patienten, die mit einer reinen Systemtherapie mit Immun- und/oder Chemotherapie behandelt wurden.

Diese Ergebnisse waren unabhängig von der operationsassoziierten Morbidität, so dass ein aggressives chirurgisches Vorgehen gerechtfertigt erscheint.

Ob dabei eine zusätzliche adjuvante Therapie mit Chemotherapeutika oder Immuntherapie einen weiteren Benefit ergibt, bedarf allerdings noch weiterer klinischer Untersuchungen.

Eine adjuvante Therapie mit Zytokinen hat bisher keinen Erfolg gezeigt.

OPERATIVE THERAPIE BEI METASTASIERTEN TUMOREN

Bei ca. 30–40 % der Patienten wird bei Erstdiagnose im weiteren Tumorstaging eine Metastasierung festgestellt. Weitere 30–50 % der Patienten mit initial lokal begrenztem Tumorwachstum entwickeln im weiteren Verlauf der Erkrankung unabhängig vom Tumorstadium Metastasen.

> **STUDIENLAGE**
> In Studien von Mickisch et al und Flanigan et al. konnte gezeigt werden, dass durch die operative Entfernung des Primärtumors in Kombination mit einer Immuntherapie bessere Überlebensraten gegenüber einer alleinigen Immuntherapie erreicht werden konnten [Mickisch 2001, Flanigan 2004].

Aufgrund der Studienergebnisse ist selbst bei metastasiertem Nierenzellkarzinom eine Tumornephrektomie anzustreben. Voraussetzung hierfür ist ein ausreichend guter Allgemeinzustand der jeweiligen Patienten.

15.7.3 Therapie der Metastasen

OPERATIVE METASTASENENTFERNUNG

Die bisher besten Therapieergebnisse im Vergleich zu anderen Therapieoptionen wurden durch die komplette Metastasektomie erzielt.

Die Indikation zur Operation muss dabei jeweils im Einzelfall einerseits nach Allgemeinzustand, Operabilität und Motivation des Patienten und andererseits nach Lage, Anzahl und Größe der Metastasen gestellt werden.

> **STUDIENLAGE**
>
> In Studien konnte ein Überlebensvorteil der operativ behandelten Patienten gezeigt werden [van der Poel 1999].
>
> Besonders erfolgreich ist die operative Therapie von Metastasen der Lunge. Wird eine komplette Resektion R0 erreicht, kann, wie in Studien belegt wurde, immerhin ein Fünf-Jahres-Überleben von ungefähr 38 % erwartet werden [Pfannschmidt 2002].

Die Ergebnisse hängen von verschiedenen Faktoren, wie Anzahl der Metastasen, inkomplette Tumorresektion, synchrone Lymphknotenvergrößerung und Länge des metastasenfreien Intervalls bis zum Auftreten der Metastasen ab.

Auch Metastasen anderer Organe insbesondere der Knochen, Leber und ZNS können, vor allem wenn es sich um solitäre Metastasen handelt, operativ entfernt werden.

In Einzelfällen wird damit nicht nur eine effektive Schmerztherapie erzielt, sondern es werden auch die Überlebensraten verbessert [Kollender 2000].

Ähnlich verhält es sich mit Leber-, Lungen- und Hirnmetastasen.

BESTRAHLUNG

Primär gilt das Nierenzellkarzinom als nicht strahlensensibel.

Trotzdem hat die Radiatio in der palliativen Therapie des Nierenzellkarzinoms ihren Stellenwert. Eingesetzt wird sie bei operativ nicht zu entfernenden symptomatischen ossären Metastasen und Hirnmetastasen [Fossa 1982].

Hierdurch kann in ca. 50–70% der Fälle ein Rückgang der Schmerzen, aber auch eine Verbesserung der neurologischen Symptome erreicht werden.

Bei ausgedehntem Tumorleiden werden insgesamt 35–40 Gray in Einzeldosen zwischen 2,5–3 Gray appliziert. Bei ansonsten inoperablen solitären Metastasen liegt die Zieldosis bei 50–60 Gray.

15.7.4 Systemische Therapie

CHEMOTHERAPIE

Da das Nierenzellkarzinom den Zellen des proximalen Tubulus entspringt und hier eine hohe Expression des „Multiple Drug Resistance Proteins" (Glykoprotein p170) vorliegt, ist das Nierenzellkarzinom gegen die meisten Chemotherapien resistent.

Trotzdem wurde im Rahmen etlicher Studien die Wirksamkeit überprüft. Die höchsten Ansprechraten für Monotherapien wurden für Vinblastin (6,7 %) und 5-Fluorouracil (6,6 %) angegeben. Aufgrund der geringen Ansprechraten hat die

Chemotherapie lediglich in Kombination mit anderen Therapien, in der Regel der zytokinbasierten Immuntherapie, ihre Bedeutung [Stadler 2003].

IMMUNTHERAPIE

Die in Deutschland am weitesten verbreitete Immuntherapie besteht aus den Botenstoffen Interleukin-2 (IL-2) und Interferon-α (IFN-α) [Atzpodien 2001, Medical Research Council Renal Cancer Collaborators 1999].

Längere Zeit war diese Therapie als einzige für die systemische Erstlinienbehandlung des metastasierten Nierenzellkarzinoms in Deutschland zugelassen. Erst vor kurzem ergaben sich mit der Zulassung der Multikinaseinhibitoren (Sunitinib und Sorafenib) Behandlungsalternativen.

Sowohl Interleukin-2 als auch Interferon-α aktivieren eine körpereigene Abwehrreaktion gegenüber den Tumorzellen zur Bekämpfung der Tumorzellen.

Unter dem Einfluss von Interleukin-2 verwandeln sich die Immunzellen (T-Zellen) in sog. „Killerzellen" und werden so gegenüber den Krebszellen aktiv. Um diese Immunantwort aufrechtzuerhalten, ist eine regelmäßige Gabe von Interleukin-2, das meist subkutan appliziert wird, notwendig.

Interferon-α hat eine ähnliche immununterstützende Wirkung wie Interleukin-2. Es ist insgesamt nebenwirkungsärmer und kann bei Patienten, die die Interleukin-2-Therapie nicht vertragen, auch als Monotherapie eingesetzt werden.

Die häufigsten, zum Teil erheblichen **systemischen Nebenwirkungen** sind:
- Fieber.
- Schüttelfrost.
- Müdigkeit.
- Abgeschlagenheit.
- Kopf- und Gliederschmerzen etc.

Lokale unerwünschte Nebenwirkungen im Bereich der subkutanen Einstichstellen sind Rötungen und Juckreiz.

Die Immuntherapie ist in verschiedenen Kombinationen durchführbar: Als Monotherapie, als Kombinationstherapie mit anderen Chemotherapeutika (z.B. 5-Fluorouracil, sog. Hannover-Schema), als Kombinationstherapie beider Substanzen. Zudem kann die Therapie hoch und niedrig dosiert erfolgen.

> Trotz der zum Teil erheblichen Nebenwirkungen muss man mittlerweile von einer Ansprechrate der Immuntherapie von nur ca. 10–20 % ausgehen. Insofern ist der Bedarf einer besser verträglichen und wirksamen Therapieoption als Erstlinientherapie des Nierenzellkarzinoms hoch.

MULTIKINASEINHIBITOREN UND ANTIANGIOGENETISCHE THERAPIE

In den letzten Jahren wurden entscheidende Fortschritte im Verständnis der molekularen Mechanismen, die für Tumorwachstum, Angiogenese und Metastasierung verantwortlich sind, erzielt. Zur Behandlung des metastasierten Nierenzellkarzinoms haben sich daraus neue Erfolg versprechende Therapieoptionen ergeben [Autenrieth 2006].

„Antikörper" zur Hemmung von Rezeptoren oder Botenstoffen oder Inhibitoren zentral regulierender Enzyme werden dabei zur Unterbrechung der rezeptorgebundenen Signalkaskaden, die für den Tumorprogress verantwortlich sind, eingesetzt. So soll auf molekularer Ebene das Tumorwachstum gestoppt werden.

Multikinaseinhibitoren

Nach Zulassung zur Therapie des metastasierten Nierenzellkarzinoms in den Vereinigten Staaten und in Europa befinden sich die beiden prominenten Vertreter **Sorafenib** und **Sunitinib** bereits in klinischer Anwendung.

Es handelt sich dabei um sog. „Multikinaseinhibitoren", die über eine Hemmung von Tyrosinkinasen die Signaltransduktion verschiedener für das Tumorwachstum wichtiger Signalkaskaden unterbrechen können [Patel 2006, Motzer 2006].

Der Vorteil dieser Medikamente liegt in ihrer guten oralen Bioverfügbarkeit.

Beide Multikinaseinhibitoren sind in Deutschland seit 2006 zur Zweitlinientherapie des metastasierten Nierenzellkarzinoms zugelassen. Seit 2007 ist **Sunitinib** auch zur Erstlinientherapie zugelassen.

Sorafenib

Sorafenib (Nexavar®) der Firma Bayer hemmt das Tumorwachstum und die Tumorangiogenese, indem es einerseits die Rezeptortyrosinkinasen des VEGF- und PDGF-Rezeptors und in Höhe der RAF-Kinasen die RAF/MEK/ERK-Signalkaskade inhibiert. Zusätzlich werden die Rezeptoren Flt-3 und c-kit gehemmt.

> **STUDIENLAGE**
> In einer ersten doppelblinden, randomisierten, plazebokontrollierten Multizenterstudie, der sog. „Target"-Studie, konnte an 903 Patienten eine Verlängerung des progressionsfreien Intervalls von 2,8 Monaten auf 5,5 Monate unter Therapie mit **Sorafenib** gezeigt werden. Obwohl Langzeitüberlebensraten noch ausstehen, zeigte sich in den bisherigen Ergebnissen eine Verbesserung des Gesamtüberlebens gegenüber dem Plazeboarm von 19,3 vs. 15,9 Monaten [Escudier 2007].

Im Allgemeinen wurde Sorafenib gut vertragen bei insgesamt beherrschbaren Nebenwirkungen. Eine Kombination mit anderen Firstline-Therapien erscheint dabei sinnvoll.

Dosierung: 2×400 mg/d p.o. bis Therapieende.

Abbruchkriterien: Unverträglichkeit und Tumorprogress

Sunitinib

Sunitinib (Sutent®) der Firma Pfizer hemmt die Tyrosinkinasen der Wachstumsfaktorrezeptoren VEGFR und PDGFR. Zusätzlich hemmt es die Rezeptoren Flt-3 und c-kit. Hierdurch wird die Neoangiogenese des Tumors lahmgelegt.

> **STUDIENLAGE**
> In einer Phase-II-Studie ohne Plazeboarm zeigte sich eine gute Ansprechrate von 65 % und ein progressionsfreies Überleben von 8,2 Monaten [Motzer 2006].
>
> In einer Phase-III-Studie wurde die Wirksamkeit von Sunitinib mit der von Interferon-α bei insgesamt 750 Patienten verglichen. Die Ansprechraten lagen dabei für Sunitinib bei 31 % vs. 6 % für Interferon-α. Das mediane progressionsfreie Überleben war für mit Sunitinib behandelte Patienten mit 11 Monaten vs. 5 Monaten deutlich länger [Motzer 2007]. Hiermit wurde die Indikation zur Erstlinientherapie begründet.

Insgesamt wurde dieses Medikament gut vertragen. Lediglich bei 10 % musste es aufgrund von Nebenwirkungen abgesetzt werden.

Die häufigsten Nebenwirkungen waren:
- Fatigue (11 %).
- Hand-Fuß-Syndrom (7 %).
- Hypertonie (6 %).
- Stomatitis (5%).

Dosierung: 40 mg/d p.o. für 4 Wochen, anschließend 2 Wochen Pause. Dieser Rhythmus wird bis zum Therapieende wiederholt.

Abbruchkriterien: Unverträglichkeit und Tumorprogress.

Cell Cycle Inhibitor 779 (CCI-779, Temsirolimus)

Temsirolimus (Torisel®) der Firma Wyeth wirkt als hochspezifischer Inhibitor von mTOR (mammalian target of Rapamycin). Durch Blockade von PI3–AKT-induzierten Transkriptionsfaktoren wird der Zellzyklusarrest in der G1-Phase induziert.

> **STUDIENLAGE**
>
> In einer Phase-III-Studie wurden Temsirolimus alleine, Interferon-α alleine und Temsirolimus in Kombination mit Interferon-α miteinander verglichen. Hierbei zeigte sich eine Verbesserung des Gesamtüberlebens vor allem bei Hochrisikopatienten im Studienarm mit Temsirolimus als Monotherapie [Hudes 2006].

Nebenwirkungen:
- Makulopapulöse Exantheme.
- Mukositis.
- Schwäche.
- Übelkeit.

Monoklonaler Antikörper WX-G250

Eine weitere Therapieoption ist der monoklonale Antikörper WX-G250 (Rencarex®) [Tso 2001]. Er bindet hochspezifisch an das Oberflächenantigen G250 und aktiviert dadurch den Antikörper-abhängigen Zelltod. Das Medikament soll dabei zur Behandlung des metastasierten Nierenzellkarzinoms und zur adjuvanten Therapie des nicht metastasierten Nierenzellkarzinoms nach Tumornephrektomie eingesetzt werden. Derzeit sind Zulassungsstudien im Gange. Allerdings kommt es nur zur Behandlung von klarzelligen Nierenzellkarzinomen in Frage.

Bevacizumab

Einer der zentralen Wachstumsfaktoren beim Nierenzellkarzinom ist der **Vascular Endothelial Growth Factor (VEGF)**. Er ist für die Aktivierung des Endothels, die Migration von Zellen und letztlich für die Neoangiogenese beim Nierenzellkarzinom verantwortlich.

Bevacizumab (Avastin®) ist ein Anti-VEGF-Antikörper, der zur Therapie beim Nierenzellkarzinom eingesetzt wird. In der ersten randomisierten, doppeltblinden dreiarmigen Studie von Yang et al. 2003 wurde bei insgesamt 116 Probanden in den Studienarmen „high dose" (10 mg/kg KG) und „low dose" (3 mg/kg KG) und Placebo ein signifikanter Vorteil in Bezug auf „ Time To Progression" zwischen den Patienten des „high dose"-Arms und denen, die mit Placebo therapiert wurden, gezeigt [Yang 2004]. Insgesamt hat sich das Medikament als gut verträglich erwiesen.

Derzeit wird Bevacizumab in Phase-III-Studien als „first line treatment" im Vergleich zu Interferon-α beim metastasierten Nierenzellkarzinom evaluiert [Nathan 2006]. Darüber hinaus wird es in Kombination mit anderen Wirkstoffen, wie z.B. mit den EGFR-Inhibitoren Efitinib (IRESSA®), Erlotinib (Tarceva®) und Imatinib (Glivec®) erprobt.

Diese hatten sich als Einzelsubstanzen zur Therapie bei Nierenzellkarzinom als nicht wirksam erwiesen.

> **AUSBLICK**
> Die weitere Forschung wird ergeben, ob sich durch Kombinationstherapien mit der klassischen Immuntherapie (IFN-α), aber auch der neuen Substanzgruppen untereinander, ein zusätzlicher Therapiegewinn erzielen lässt. Abzusehen bleibt auch, ob die neuen Substanzen sich auch als Erstlinienmedikamente durchsetzen können.

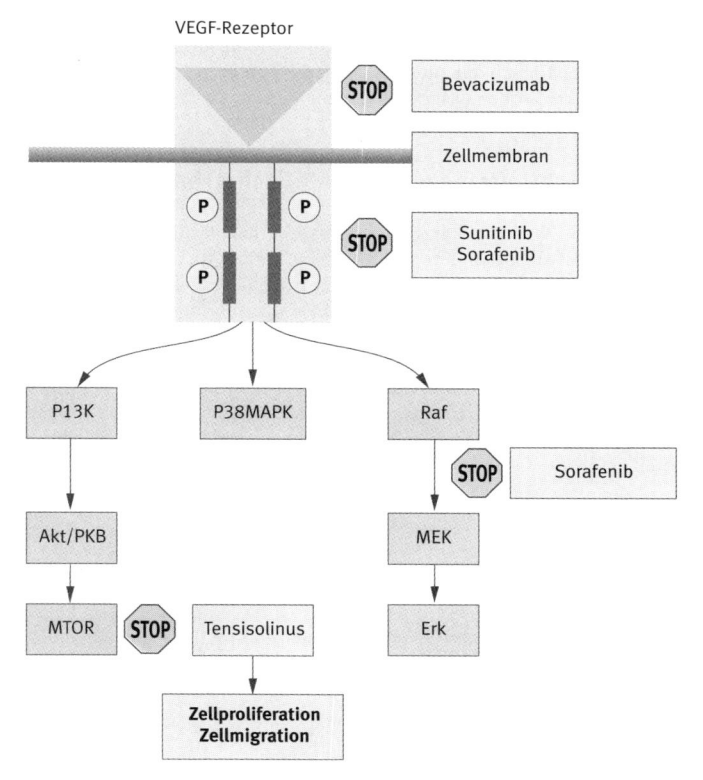

Abb. 15.8 Angriffspunkte neuer Substanzen zur Therapie des Nierenzellkarzinoms.
VEGF: vascular endothelial growth factor, Raf: Raf-Kinase, MEK: mitogen extracellular Kinase, ERK: extracellular signal-related regulated kinase, AKT/PKB: protein kinase B, PIK3: phosphatidylinositol 3 kinase, mTOR: mammalian target of Rapamycin, P38MAPK: P38 mitogen-activated protein kinase

15.8 Therapie der Urothelkarzinome des oberen Harntraktes

15.8.1 Primäre Therapie

Bei primärem Verdacht auf ein Urothelkarzinom des Nierenbeckens sollte eine präoperative Abklärung erfolgen. Denn im Unterschied zum Nierenzellkarzinom ist die Standardtherapie des nicht metastasierten Urothelkarzinoms im Bereich des oberen Harntraktes die Nephroureterektomie mit Exzision des Harnleiters aus der Blase (Blasenmanschette).

Bei distalen Harnleitertumoren kann eine Harnleiterteilresektion mit ebenfalls Exzision des Harnleiters aus der Blase durchgeführt werden. Der fehlende Harnleiterteil muss dann mittels Psoas-Hitch oder Boariplastik überbrückt werden. Erst so kann die erneute Kontinuität zwischen Blase und Harnleiter geschaffen und eine Ureterozystoneostomie durchgeführt werden.

Bei Einzelnieren, Inoperabilität des Patienten, Niereninsuffizienz oder Grad-1-Tumoren besteht die Möglichkeit, zu versuchen, die Tumoren endoskopisch zu beherrschen. Durch Elektro- oder Laserkoagulation werden sie destruiert und abladiert. Am häufigsten werden dabei Holmium- oder Neodym-YAG-Laser verwendet.

15.8.2 Strahlentherapie und zytostatische Therapie

Im Gegensatz zum Nierenzellkarzinom ist das Urothelkarzinom strahlen- und chemotherapiesensibel. Insbesondere die Kombination hat sich als effektiv erwiesen. Klinisch eingesetzt wird die Bestrahlung hauptsächlich zur Palliation bei Metastasen. Adjuvant oder im metastasierten Stadium sind cisplatinbasierte Polychemotherapien indiziert. Therapiestandard ist dabei das MVAC-Schema bestehend aus Methotrexat, Vinblastin, Adriamycin und Cisplatin. Zunehmend setzt sich allerdings die Kombination aus Cisplatin mit Gemcitabin durch, da es sich als ähnlich effizient bei günstigerem Toxizitätsprofil erwiesen hat. Die operative Therapie von Metastasen hat im Gegensatz zum Nierenzellkarzinom bisher zu keinem Überlebensvorteil geführt.

15.9 Nachsorge

Die Nachsorge bei Nierenzellkarzinompatienten nach operativer Therapie hat folgende Ziele:
- Erkennen von postoperativen Komplikationen.
- Überwachung der Nierenfunktion.
- Frühzeitiges Erkennen von Lokalrezidiven oder Rezidiven in der kontralateralen Niere.
- Frühzeitiges Erkennen von Metastasen.

In Bezug auf die Tumornachsorge ist ein möglichst frühzeitiges Erkennen von erneutem Tumorwachstum sinnvoll, da sich hiernach die verbleibenden Therapieoptionen richten.

15.9 Nachsorge

Aufgrund der unterschiedlichen Tumorrezidivwahrscheinlichkeit ist nach der derzeitigen Lehrmeinung eine generelle Tumornachsorge mit regelmäßigen Computertomographien nicht in jedem Fall indiziert.

Zur Differenzierung von Patienten, die einer engmaschigen Nachsorge bedürfen gegenüber Patienten, die eine weniger engmaschige Nachsorge benötigen, wurden Scoringsysteme eingeführt, die die Patienten nach den unterschiedlichen Prognosefaktoren bewerten [Lam, Shvarts 2005; Lam, Leppert 2005].

Im **Mayo Scoring System** (▶ Tab. 15.5), das in den EAU-Guidelines 2006 vorgeschlagen wird, werden folgende Faktoren zur Evaluation des Scores herangezogen:
- T-Stadium des Primärtumors.
- Tumorgröße > 10 cm.
- Lymphknotenstatus.
- Tumorgrading.
- Tumornekrose.

Tab. 15.5 Mayo Scoring System

Primärer Tumor	Score
pT1a	0
pT1b	2
pT2	3
pT3–4	4
Tumorgröße	
< 10 cm	0
> 10 cm	1
Lymphknotenstatus	
pNx / pN0	0
pN1–pN2	2
Tumorgrading	
Grade 1–2	0
Grad 3	1
Grad 4	3
Tumornekrose	
Keine Nekrose	0
Nekrose	1

Je nach Score werden die Patienten eingeteilt in:
- Low-risk-Patienten (Score 0–2).
- Intermediate-risk-Patienten (Score 3–5).
- High-risk-Patienten (Score > 6).

Bei Low-risk-Patienten kann auf eine Routine-CT-Bildgebung verzichtet werden, die dann nur bei tumorassoziierten Symptomen indiziert ist.

Bei Intermediate- und High-risk-Patienten ist die Routine-CT-Bildgebung zu empfehlen.

Eine Standardnachsorge für Nierenzellkarzinompatienten nach operativer Therapie gibt es aus den genannten Gründen bisher nicht.

Eine Sondergruppe stellen die Patienten mit **organerhaltenden Therapieformen** dar, bei denen sich bei Tumorrezidiven die Möglichkeit der zweizeitigen Nephrektomie oder erneuten Teilresektion ergeben kann. Hier wird eine regelmäßige Tumornachsorge mit entweder sonographischer oder CT- bzw. MRT-Bildgebung über mindestens 6 Jahre empfohlen.

Bei Patienten mit **metastasiertem Nierenzellkarzinom** richtet sich die Tumornachsorge nach den tumorbedingten Komplikationen und Symptomen der Patienten. Ein schematischer Nachsorgeplan existiert nicht.

Generell wird eine 3- bis 6-monatliche Nachsorge der Patienten empfohlen.

Tab. 15.6	Beispiel für eine risikoadaptierte Nachsorge nach der Mayo-Risikoklassifikation [EAU Guidelines 2006]
Low-risk-Patienten (pTaN0M0G1–2)	Klinische Nachsorge, jährlicher Röntgenthorax mit eventuellem CT-Abdomen
Intermediate-risk-Patienten (pT1b–2N0M0 und pT1aN0M0G3)	Klinische Nachsorge, alle 6 Monate Röntgenthorax und CT Abdomen für 2 Jahre, danach jährlich für 5 Jahre
High-risk-Patienten (pT3–4N1–2M0)	Intensives Follow-up mit CT-Thorax und Abdomen nach 3 und jeweils 6 Monaten für 2 Jahre und danach jährlich für 5 Jahre
Metastasiertes Stadium	Individuelles Follow-up

15.10 Prognose

✓ Die Prognose des Nierenzellkarzinoms ist für den einzelnen Patienten schwer einzuschätzen, da in Einzelfällen über spontane Remissionsraten berichtet wird [Kattan 2001, Lam 2006, Leibovich 2003].

Auch bei organbegrenzten Tumoren kann es etliche Jahre (10–20 Jahre) nach der operativen Tumorentfernung zu Spätmetastasen kommen.

Im metastasierten Stadium beträgt das mittlere Überleben 6–10 Monate und die 2-Jahres-Überlebensrate liegt bei 10–20 %.

Tab. 15.7	5-Jahres-Überlebensraten für Patienten nach Tumornephrektomie je nach Tumorstadium
Stadium	**5-JÜR**
T1–2	75–95 %
T3 a	65–80 %
T3b	40–60 %
T4	15 %
N+	10–35 %
M1	0–5 %

Literatur

Atzpodien J, Kirchner H, Illiger HJ, Metzner B, Ukena D, Schott H, Funke PJ, Gramatzki M, Jurgenson S, Wandert T, et al.: IL-2 in combination with IFN- alpha and 5-FU versus tamoxifen in metastatic renal cell carcinoma: long-term results of a controlled randomized clinical trial. Br J Cancer 2001; 85:1130–6.

Autenrieth M, Heidenreich A, Gschwend JE: Systemic therapy of metastatic renal cell carcinoma. Urologe A 2006; 45:594–599.

Bakal CW, Cynamon J, Lakritz PS, Sprayregen S: Value of preoperative renal artery embolization in reducing blood transfusion requirements during nephrectomy for renal cell carcinoma. J Vasc Interv Radiol 1993; 4:727–31.

Dechet CB, Zincke H, Sebo TJ, King BF, LeRoy AJ, Farrow GM, Blute ML: Prospective analysis of computerized tomography and needle biopsy with permanent sectioning to determine the nature of solid renal masses in adults. J Urol 2003; 169:71–4.

Delakas D, Karyotis I, Daskalopoulos G, Terhorst B, Lymberopoulos S, Cranidis A: Nephron-sparing surgery for localized renal cell carcinoma with a normal contralateral kidney: a European three-center experience. Urology 2002; 60:998–1002.

Desai MM, Strzempkowski B, Matin SF, Steinberg AP, Ng C, Meraney AM, Kaouk JH, Gill IS: Prospective randomized comparison of transperitoneal versus retroperitoneal laparoscopic radical nephrectomy. J Urol 2005; 173:38–41.

Escudier B, Eisen T, Stadler WM, Szczylik C, Oudard S, Siebels M, Negrier S, Chevreau C, Solska E, Desai AA, Rolland F, Demkow T, Hutson TE, Gore M, Freeman S, Schwartz B, Shan M; Simantov R, Bukowski RM; Target Study Group. Sorafenib in advanced clear-cell renal-cell carcinoma. N Engl J Med 2007; 356 (2):125–134.

Flanigan RC: Debulking nephrectomy in metastatic renal cancer. Clin Cancer Res 2004; 10:6335S–41S.

Fossa SD, Kjolseth I, Lund G: Radiotherapy of metastases from renal cancer. Eur Urol 1982; 8:340–2.

Gez E, Libes M, Bar-Deroma R, Rubinov R, Stein M, Kuten A: Postoperative irradiation in localized renal cell carcinoma: the Rambam Medical Center experience. Tumori 2002; 88:500–2.

Gouttefangeas C, Stenzl A, Stevanovic S, Rammensee HG: Immunotherapy of renal cell carcinoma. Cancer Immunol Immunother 2006; [Epub ahead of print].

Heidenreich A, Ravery V: Preoperative imaging in renal cell cancer. World J Urol 2004; 22:307–15.

Henriksson C, Haraldsson G, Aldenborg F, Lindberg S, Pettersson S: Skeletal metastases in 102 patients evaluated before surgery for renal cell carcinoma. Scand J Urol Nephrol 1992; 26:363–6.

Hines-Peralta A, Goldberg SN: Review of radiofrequency ablation for renal cell carcinoma. Clin Cancer Res 2004; 10:6328S–34S.

Hudes G, Carducci M, Tomczak P, Dutcher J, Figlin R, Kapoor A et al.: A phase 3, randomized, 3-arm study of temsirolimus (TEMSR) or interferon-alpha (IFN) or the combination of TEMSR + IFN in the treatment of first-line, poor-risk patients with advanced renal cell carcinoma (adv RCC). 2006 ASCO Annual Meeting Proceedings. J Clin Oncol 2006; 24 (18S):LBA4.

Itano NB, Blute ML, Spotts B, Zincke H: Outcome of isolated renal cell carcinoma fossa recurrence after nephrectomy. J Urol 2000; 164:322–5.

Jocham D, Richter A, Hoffmann L, Iwig K, Fahlenkamp D, Zakrzewski G, Schmitt E, Dannenberg T, Lehmacher W, von Wietersheim J, et al.: Adjuvant autologous renal tumour cell vaccine and risk of tumour progression in patients with renal-cell carcinoma after radical nephrectomy: phase III, randomised controlled trial. Lancet 2004; 363:594–9.

Kabala JE, Gillatt DA, Persad RA, Penry JB, Gingell JC, Chadwick D: Magnetic resonance imaging in the staging of renal cell carcinoma. Br J Radiol 1991; 64:683–9.

Kattan MW, Reuter V, Motzer RJ, Katz J, Russo P: A postoperative prognostic nomogram for renal cell carcinoma. J Urol 2001; 166:63–7.

Kollender Y, Bickels J, Price WM, Kellar KL, Chen J, Merimsky O, Meller I, Malawer MM: Metastatic renal cell carcinoma of bone: indications and technique of surgical intervention. J Urol 2000; 164:1505–8.

Kovacs G, Akhtar M, Beckwith BJ, Bugert P, Cooper CS, Delahunt B, Eble JN, Fleming S, Ljungberg B, Medeiros LJ, et al.: The Heidelberg classification of renal cell tumours. J Pathol 1997; 183:131–3.

Kuczyk M, Wegener G, Jonas U: The therapeutic value of adrenalectomy in case of solitary metastatic spread originating from primary renal cell cancer. Eur Urol 2005; 48:252–7.

Kuczyk MA, Anastasiadis AG, Zimmermann R, Merseburger AS, Corvin S, Stenzl A: Current aspects of the surgical management of organ-confined, metastatic, and recurrent renal cell cancer. BJU Int 2005; 96:721–7; quiz i–ii.

Kural AR, Demirkesen O, Onal B, Obek C, Tunc B, Onder AU, Yalcin V, Solok V: Outcome of nephron-sparing surgery: elective versus imperative indications. Urol Int 2003; 71:190–6.

Lam JS, Belldegrun AS, Pantuck AJ: Long-term outcomes of the surgical management of renal cell carcinoma. World J Urol 2006; 24:255–266.

Lam JS, Leppert JT, Figlin RA, Belldegrun AS: Surveillance following radical or partial nephrectomy for renal cell carcinoma. Curr Urol Rep 2005; 6:7–18.

Lam JS, Shvarts O, Leppert JT, Pantuck AJ, Figlin RA, Belldegrun AS: Postoperative surveillance protocol for patients with localized and locally advanced renal cell carcinoma based on a validated prognostic nomogram and risk group stratification system. J Urol 2005; 174:466–72; discussion 472; quiz 801.

Lee VT, Yip SK, Tan PH, Siow WY, Lau WK, Cheng CW: Renal cell carcinoma of 4 cm or less: an appraisal of its clinical presentation and contemporary surgical management. Asian J Surg 2006; 29:40–3.

Leibovich BC, Blute ML, Cheville JC, Lohse CM, Frank I, Kwon ED, Weaver AL, Parker AS, Zincke H: Prediction of progression after radical nephrectomy for patients with clear cell renal cell carcinoma: a stratification tool for prospective clinical trials. Cancer 2003; 97:1663–71.

Lim DJ, Carter MF: Computerized tomography in the preoperative staging for pulmonary metastases in patients with renal cell carcinoma. J Urol 1993; 150:1112–4.

Lui KW, Gervais DA, Mueller PR: Radiofrequency ablation: an alternative treatment method of renal cell carcinoma. Chang Gung Med J 2004; 27:618–23.

Marshall ME, Pearson T, Simpson W, Butler K, McRoberts W: Low incidence of asymptomatic brain metastases in patients with renal cell carcinoma. Urology 1990; 36:300–2.

McKiernan J, Simmons R, Katz J, Russo P: Natural history of chronic renal insufficiency after partial and radical nephrectomy. Urology 2002; 59:816–20.

Medical Research Council Renal Cancer Collaborators. Interferon-alpha and survival in metastatic renal carcinoma: early results of a randomised controlled trial. Lancet 1999; 353:14–7.

Mickisch GH, Garin A, van Poppel H, de Prijck L, Sylvester R: Radical nephrectomy plus interferon-alfa-based immunotherapy compared with interferon alfa alone in metastatic renal-cell carcinoma: a randomised trial. Lancet 2001; 358:966–70.

Moinzadeh A, Gill IS, Finelli A, Kaouk J, Desai M: Laparoscopic partial nephrectomy: 3-year followup. J Urol 2006; 175:459–62.

Motzer RJ, Michaelson MD, Redman BG, Hudes GR, Wilding G, Figlin RA, Ginsberg MS, Kim ST, Baum CM, DePrimo SE, et al.: Activity of SU11248, a multitargeted inhibitor of vascular endothelial growth factor receptor and platelet-derived growth factor receptor, in patients with metastatic renal cell carcinoma. J Clin Oncol 2006; 24:16–24.

Motzer RJ, Hutson TE, Tomczak P, Michaelson MD, Bukowski RM, Rixe O; Oudard S, Negrier S, Szczylik C, Kim ST, Chen I, Bycott PW, Baum CM, Figlin RA: Sunitinib versus interferon alpha in metastatic renal-cell carcinoma. N Engl J Med 2007; 356 (2):115–124.

Nathan P, Chao D, Brock C, Savage P, Harries M, Gore M, Eisen T: The place of VEGF inhibition in the current management of renal cell carcinoma. Br J Cancer 2006; 94:1217–20.

Novick AC: Laparoscopic and partial nephrectomy. Clin Cancer Res 2004; 10:6322S–7S.

Patard JJ, Leray E, Rodriguez A, Rioux-Leclercq N, Guille F, Lobel B: Correlation between symptom graduation, tumor characteristics and survival in renal cell carcinoma. Eur Urol 2003; 44:226–32.

Patard JJ, Rioux-Leclercq N, Fergelot P: Understanding the importance of smart drugs in renal cell carcinoma. Eur Urol 2006; 49:633–43.

Patel PH, Chaganti RS, Motzer RJ: Targeted therapy for metastatic renal cell carcinoma. Br J Cancer 2006; 94:614–9.

Pfannschmidt J, Hoffmann H, Muley T, Krysa S, Trainer C, Dienemann H: Prognostic factors for survival after pulmonary resection of metastatic renal cell carcinoma. Ann Thorac Surg 2002; 74:1653–7.

Porpiglia F, Fiori C, Terrone C, Bollito E, Fontana D, Scarpa RM: Assessment of surgical margins in renal cell carcinoma after nephron sparing: a comparative study: laparoscopy vs open surgery. J Urol 2005; 173:1098–101.

Robson CJ, Churchill BM, Anderson W: The results of radical nephrectomy for renal cell carcinoma. J Urol 1969; 101:297–301.

Sandhu SS, Symes A, A'Hern R, Sohaib SA, Eisen T, Gore M, Christmas TJ: Surgical excision of isolated renal-bed recurrence after radical nephrectomy for renal cell carcinoma. BJU Int 2005; 95:522–5.

Schrodter S, Hakenberg OW, Manseck A, Leike S, Wirth MP: Outcome of surgical treatment of isolated local recurrence after radical nephrectomy for renal cell carcinoma. J Urol 2002; 167:1630–3.

Sobin LH, Wittekind CH, International Union Against Cancer (UICC): TNM classification of malignant tumours. 6th edn. New York: Wiley-Liss, 2002, pp 193–195, http://www.uicc.org/tnm

Stadler WM, Huo D, George C, Yang X, Ryan CW, Karrison T, Zimmerman TM, Vogelzang NJ: Prognostic factors for survival with gemcitabine plus 5-fluorouracil based regimens for metastatic renal cancer. J Urol 2003; 170:1141–5.

Sufrin G, Chasan S, Golio A, Murphy GP: Paraneoplastic and serologic syndromes of renal adenocarcinoma. Semin Urol 1989; 7:158–71.

Tso CL, Zisman A, Pantuck A, Calilliw R, Hernandez JM, Paik S, Nguyen D, Gitlitz B, Shintaku PI, de Kernion J, et al.: Induction of G250-targeted and T-cell-mediated antitumor activity against renal cell carcinoma using a chimeric fusion protein consisting of G250 and granulocyte/monocyte-colony stimulating factor. Cancer Res 2001; 61:7925–33.

Uzzo RG, Novick AC: Nephron sparing surgery for renal tumors: indications, techniques and outcomes. J Urol 2001; 166:6–18.

van der Poel HG, Roukema JA, Horenblas S, van Geel AN, Debruyne FM: Metastasectomy in renal cell carcinoma: A multicenter retrospective analysis. Eur Urol 1999; 35:197–203.

Wille AH, Roigas J, Deger S, Tullmann M, Turk I, Loening SA: Laparoscopic radical nephrectomy: techniques, results and oncological outcome in 125 consecutive cases. Eur Urol 2004; 45:483–8; discussion 488–9.

Yang JC: Bevacizumab for patients with metastatic renal cancer: an update. Clin Cancer Res 2004; 10:6367S–70S.

Zisman A, Wieder JA, Pantuck AJ, Chao DH, Dorey F, Said JW, Gitlitz BJ, deKernion JB, Figlin RA, Belldegrun AS: Renal cell carcinoma with tumor thrombus extension: biology, role of nephrectomy and response to immunotherapy. J Urol 2003; 169:909–16.

16 Urolithiasis

David Schilling, Udo Nagele, Jörg Hennenlotter, Ute Walcher und Arnulf Stenzl

858	**16.1 Steinentstehung und Steindiagnostik**	883	16.3.1 Nephrolithiasis bei Kindern und Jugendlichen
858	16.1.1 Grundlagen der Steinentstehung	884	16.3.2 Urolithiasis in der Schwangerschaft
862	16.1.2 Klinik und Diagnostik	886	16.3.3 Urolithiasis bei Ureterabgangsenge
870	**16.2 Therapie der Urolithiasis und Metaphylaxe**	886	16.3.4 Nierenbeckendivertikelsteine
870	16.2.1 Therapie der Nierenkolik	886	16.3.5 Nierenbeckenausgusssteine
871	16.2.2 Abwarten des spontanen Steinabgangs	887	16.3.6 Untere Kelchsteine
872	16.2.3 Aktive Steinentfernung	887	16.3.7 Nephrolithiasis bei Transplantatnieren
879	16.2.4 Harnsteinmetaphylaxe	888	16.3.8 Residualsteine nach Behandlung
883	**16.3 Spezielle Probleme der Urolithiasis**	888	16.3.9 Steinstraße nach ESWL

16.1 Steinentstehung und Steindiagnostik

16.1.1 Grundlagen der Steinentstehung

EPIDEMIOLOGIE
Urolithiasis ist eine Volkskrankheit: Prävalenz für Steinleiden in Europa: 2–3 %.
„Life-time-risk" für Mitteleuropäer: Ca. 1 : 8.
Hohe Rezidivrate: Nach Behandlung bei Kalziumstein ca. 10 % nach einem Jahr, 35 % nach 5 Jahren und 50 % nach 10 Jahren [Uribarri 1989].
Beträchtlicher ökonomischer Schaden durch Urolithiasis: Produktivitätsausfall eingerechnet verlor die US-amerikanische Volkswirtschaft im Jahr 1993 1,7 Milliarden Dollar aufgrund von Urolithiasis.

Genetische Faktoren
25 % aller Patienten mit Nephrolithiasis haben familiäre Vorbelastung.
Die Wahrscheinlichkeit einer familiären Vorbelastung ist bei Steinbildnern dreimal höher als bei Patienten ohne Urolithiasis. Das Risiko für Steinbildung blieb bei Patienten mit familiärer Vorbelastung trotz Metaphylaxe höher als bei Patienten ohne familiäre Vorgeschichte [Longitudinales Follow-up von 38 000 Männern, Curhan 1997].

Tab. 16.1 Beispiele für genetisch determinierte Erkrankungen in Assoziation mit Urolithiasis

Erkrankung	Vererbung	Defekt	Steinart
Zystinurie	Aut.-rez.	Transmembranöser Zystintransporter	Zystin
Xanthinurie	Aut.-rez.	Xanthinoxidasemangel	Xanthin
Dihydroxyadeninurie	Aut.-rez.	Adeninphosphoribosyltransferase	Dihydroxyadenin
Primäre Hyperoxalurie	Aut.-rez.	Alanin-Glyoxylat-Aminotransferase	Kalziumoxalat
X-chromosomale rezessive Nephrolithiasis	X-chrom.-rez.	Membranöser Chlorid-Transporter	Nephrokalzinose, Kalziumphosphat

Alter und Geschlecht
Männer : Frauen = 3 : 1. Kinder und Jugendliche kaum betroffen. Theorie: Testosteron steigert endogene Oxalatproduktion in der Leber [Finlayson 1974].
Alter bei erstmaligem Auftreten 3. Lebensjahrzehnt. Weibliches Geschlecht zeigt früheres Auftreten (Infektsteine → häufiger aszendierende Harnwegsinfektionen).

Geographische und klimatische Faktoren
Geographische Faktoren sind schwer von genetischer Prädisposition abzugrenzen. Erhöhtes Risiko in Wüsten- und Gebirgsgegenden, sowie in den Tropen. Chemische Steinzusammensetzung variiert regional.
Inzidenz an Steinleiden in Sommermonaten erhöht. Höchste Inzidenz ein bis zwei Monate nach Erreichen des jahreszeitlichen Temperaturmaximums.

Ursachen:
- Perspiratio ↑ → Urinkonzentration ↑ → Kristallisation [Hallson 1977].
- UV-Exposition ↑ → endogene Vitamin-D_3-Produktion ↑ → [Ca^{2+}] im Urin ↑ [Parry 1975].

Flüssigkeitsaufnahme und Ernährung
Hohe Flüssigkeitszufuhr senkt das Risiko für Urolithiasis. Die Mineralzusammensetzung des Trinkwassers scheint keinen entscheidenden Einfluss auf Steinentstehung zu haben.

Oxalathaltige Nahrung und exzessive Kalziumzufuhr (Milch-Alkali-Syndrom) begünstigen die Entstehung von Nierensteinen.

Sozioökonomische Faktoren
Personen mit sitzenden Berufen (z.B. Verwaltungsangestellte) haben signifikant höheres Risiko.

Psychischer Stress scheint Risiko zu erhöhen.

Fall-Kontroll-Studie: 200 symptomatische Steinpatienten vs. 200 normale Kontrollpatienten. Niedriges Einkommen, finanzielle Probleme und emotionale Lebensphasen sind signifikant mit Urolithiasis assoziiert [Najem 1997].

ÄTIOLOGIE UND PATHOGENESE

✓ Urolithiasis ist ein Symptom, keine Krankheit.

Multifaktorielle Genese
Die Steinentstehung ist fast immer multifaktoriell. Verschiedene Faktoren wirken begünstigend:
- Pathologische Nierenmorphologie und Dystopien:
  - Sammelrohrektasie (Markschwammniere).
  - Kelchdivertikel, parapelvine Zysten.
  - Hufeisenniere.
  - Nierendystopien, Harnleiterdystopien.
- Beeinträchtigung des Harnabflusses:
  - Kelchhalsstenose, Ureterabgangsstenose.
  - Ureterstriktur.
  - Ureterozele.
- Funktionelle Beeinträchtigungen:
  - Vesikoureteraler Reflux.
  - Neurogene Blasenentleerungsstörung.
  - Gravidität.
- Störung der Harnzusammensetzung:
  - Verminderte Harndilution.
  - Vermehrter Anfall lithogener Substanzen.
  - Störung des Harn-pH.

Systemerkrankungen mit Einfluss auf die Harnzusammensetzung
Die Zusammensetzung des Harns wird durch verschiedene Systemkrankheiten negativ beeinflusst (▶ Tab. 16.2).

16 Urolithiasis

Tab. 16.2 Beispiele für Systemerkrankungen, die mit Urolithiasis einhergehen

Erkrankung	Pathophysiologie	Steinart
M. Crohn Kurzdarmsyndrom	Sekundäre Hyperoxalurie durch vermehrte enterale Oxalatresorption	Kalziumoxalat
M. Cushing Kortisontherapie Hyperparathyreoidismus	Osteopenie → Serumkalzium ↑ Erhöhte Kalziumausscheidung	Kalziumoxalat
Vitamin-D-Überdosierung	Hyperkalzurie durch vermehrte Kalziumausscheidung	Kalziumoxalat
Hyperthyreose	Osteoklastenaktivität ↑ → Serumkalzium ↑ → renale Kalziumexkretion ↑	Kalziumoxalat
Osteoporose Plasmozytom, M. Paget Osteolyse	Serumkalzium ↑ → renale Kalziumexkretion ↑	Kalziumoxalat
Sarkoidose	Synthese von Vitamin-D-Metaboliten	Kalziumoxalat
Gicht Hämolytische Erkrankungen Myeloproliferative Erkrankungen	Alimentäre Hyperurikosurie Vermehrter Anfall von Harnsäure durch Zelluntergang	Harnsäure

Spezielle Erkrankungen, die häufig zu Urolithiasis führen

Hyperkalzurie

Kalziumausscheidung > 4 mg/kg KG/d.
- Idiopathische Hyperkalzurie: Hyperkalzurie bei normalen Serumkalziumwerten (30–60 % aller Patienten mit Kalziumoxalatsteinen).
- Primäre Hyperkalzurie: Renaler Kalziumverlust (z. B. renale tubuläre Azidose).
- Absorptive Hyperkalzurie: Gesteigerte enterale Kalziumabsorption (50 % haben erhöhte 1,25-Vitamin-D_3-Werte). Ursachen: Vitamin-D_3-Überdosierung oder vermehrter Anfall von Metaboliten (Sarkoidose).
- Renale Hyperkalzurie: Sekundärer Hyperparathyreoidismus durch renalen Kalziumverlust, reaktiv gesteigerte enterale Kalziumresorption bei erhöhtem Vitamin D_3.
- Resorptive Hyperkalzurie: Hyperparathyreoidismus führt zu gesteigerter Kalziumfreisetzung aus Knochen und erhöhter enteraler Kalziumresorption (z. B. primärer Hyperparathyreoidismus, M. Cushing).

✓ Absorptive Hyperkalzurie → PTH ↓, renale Hyperkalzurie PTH ↑.

Unterscheidung absorptive vs. resorptive Hyperkalzurie mittels Kalziumbelastungstest (▶ 16.1.2).

Hyperoxalurie

Oxalatausscheidung > 1,5–3,0 mmol/d.

Primäre Hyperoxalurie:
- Defekt der hepatischen Alanin-Glyoxalat-Aminotransferase (autosomal-rezessiv vererbt).
- Erhöhte Serumoxalatwerte mit exzessiver Oxalatausscheidung.

- Rezidiv. Kalziumoxalatsteine (häufig schon in Kindheit), Nephrokalzinose → progrediente Niereninsuffizienz. Kalziumoxalatablagerungen in Herz, Gelenken, Augen (sog. Oxalose).
- Heilung durch rechtzeitige Lebertransplantation (möglichst vor terminaler Niereninsuffizienz) möglich.

Sekundäre Hyperoxalurie:
- Alimentäres Oxalatüberangebot (z.B. Spinat, Schokolade, Erdnüsse) oder bei kalziumarmer Diät (vermehrte enterale Oxalatresorption).
- Enterale Hyperabsorption bei Steatorrhoe (z.B. M. Crohn, Colitis ulcerosa) oder Kurzdarmsyndrom (z.B. Z.n. erw. Rechtshemikolektomie, Dünndarmresektion).

Unterscheidung primär metabolische vs. absorptive Hyperoxalurie mittels Oxalatbelastungstest (▶ 16.1.2).

Renale tubuläre Azidose Typ I
Störung der renalen Säureelimination. Vier Formen der RTA, Typ I (distaler Typ) verantwortlich für Steinbildung: H^+-Ionen können am distalen Tubulus nicht sezerniert werden, Ca^{2+} kann nicht aus Tubulus rückresorbiert werden, Zitrat wird vermehrt reabsorbiert → Rezidiv. Bildung von Kalziumsteinen.

Außerdem: Systemische hyperchlorämische Azidose, Nephrokalzinose, Hypokaliämie, progrediente Niereninsuffizienz.

Diagnose RTA Typ I durch Ammoniumchloridbelastungstest (▶ 16.1.2).

PHYSIKALISCH-CHEMISCHE GRUNDLAGEN
Das thermodynamische Löslichkeitsprodukt
Punkt, an dem in Flüssigkeit gelöste Substanz auszufällen beginnt → Thermodynamisches Löslichkeitsprodukt, die Lösung ist gesättigt.

Bei Übersättigung → Kristallbildung.

Die Löslichkeit einer Substanz ist wesentlich abhängig von Temperatur und pH-Wert der Lösung.

Nukleation und Aggregation
Bildung von Kristallen wird Nukleation genannt.
- **Homogene** Nukleation: Reine Kristalle der entsprechenden Substanz.
- **Heterogene** Nukleation: Kristallbildung auf oder um vorbestehende Oberflächen (z.B. Zelldetritus, Epithelzellen oder Erythrozyten → Normalfall bei Urolithiasis).

Anlagerung weiterer Kristalle an entstandene Nuklei (Aggregation → Steinentstehung).

Modifikatoren der Kristallentstehung
Kalziumoxalatkonzentration im Urin 4- bis 5-mal höher, als Löslichkeitsprodukt im Wasser.

Ausfällung lithogener Substanzen erst bei 11–12facher Konzentration des Löslichkeitsproduktes.

Erhöhung der Löslichkeit durch im Harn gelöste Inhibitoren und Komplexoren.

Wichtigste Inhibitoren: Niedrigmolekulare Substanzen wie Zitrat und Pyrophosphat, sowie größere Moleküle wie Glykosaminoglykane, Nephrokalzin und Tamm-Horsfall-Protein.

Bildung von Komplexen mit Ca^{2+} oder Oxalat → Verminderung des freien ionischen Anteils im Harn.

Keimfixierung

Um Steine ausreichender Größe bilden zu können, muss das Kristall entweder an den Epithelien haften („Fixed-particle-Hypothese") oder ein Sammelrohr verstopfen. An diesen „Keimzentren" können sich jedes Mal, wenn der Urin übersättigt ist, erneut Kristalle anlagern und ein Nierenstein entstehen.

Urin muss nicht kontinuierlich übersättigt sein, wiederholte Perioden der Übersättigung genügen zum Steinwachstum.

Faktoren, die zu einem Anhaften der Kristalle führen: Verminderte Fließgeschwindigkeit, die epitheliale Oberflächenstruktur und bakterielle Infektionen.

Tab. 16.3 Steinarten

Chemisch	Mineralname	Häufigkeit	Röntgendichte	Assoziierte Erkrankung
Kalziumoxalat	Whewellit, Whedellit	65–70 %	+	Z. B. Hyperparathyreoidismus
Kalziumphosphat	Apatit, Brushit	5–10 %	+	Renale tubuläre Azidose
Harnsäure	Uricit	10–15 %	−	Hyperurikämie, Gicht
Mg-Ammonium-Phosphat (Infektstein)	Struvit	2–20 %	(+)	Harnwegsinfektionen mit Ureasebildnern (z. B. Proteus mirabilis)
Zystin	Zystin	1 %	(+)	Zystinurie
Indinavir	−	< 1 %	−	Antiretrovirale Medikation bei HIV

16.1.2 Klinik und Diagnostik

KLINISCHES BILD BEI KOLIK

Erst der eingeklemmte Stein macht spezifische Schmerzen. Die Steinkolik ist eine Blickdiagnose:

Stärkste Schmerzen, unruhiger Patient (weiß nicht, ob er sitzen oder liegen soll), Nausea, Vomitus.

> ✓ Differenzialdiagnose Peritonitis: Patient liegt still, jede Bewegung verursacht Schmerzen.

Die Schmerzausstrahlung variiert nach Höhe des Steines im Ureter (▶ Tab. 16.4):
- Pyeloureteraler Übergang: Flankenschmerzen, Ausstrahlung in Rücken.
- Gefäßkreuzung (Eingang kleines Becken): Unterbauchschmerzen.
- Distaler Ureter: Ausstrahlung in Skrotum/Hoden, Labien.
- Prävesikal/Intramural: Ausstrahlung in Glans/Klitoris, Harndrang (Urge), Pollakisurie.

16.1 Steinentstehung und Steindiagnostik

Tab. 16.4 Schmerzprojektion bei Ureterkonkrementen

Steinposition	Schmerzprojektion
Proximal	Flanke, Oberbauch
Mitte	Mittelbauch, Unterbauch
Distal	Unterbauch, Inguinalgegend
Prävesikal / Intramural	Harnröhre; Frau: Labien, Mann: Skrotum, Penisspitze

Tab. 16.5 Differenzialdiagnose der Kolik

Rechter Oberbauch:	Linker Oberbauch:
• Gallenkolik • Ulcus duodeni • Pankreatitis • Nierenvenenthrombose • Nierenarterienembolie • Lumbalgie • (Aortenaneurysma)	• Ulcus ventriculi • Milzinfarkt Nierenvenenthrombose • Nierenarterienembolie • Lumbalgie • (Aortenaneurysma)
Rechter Unterbauch:	**Linker Unterbauch:**
• Appendizitis • Adnexitis • Inkarzerierte Inguinalhernie • Hodentorsion • (Aortenaneurysma)	• Aortenaneurysma • Lumbalgie • Divertikulitis • Adnexitis • Inkarzerierte Inguinalhernie • Hodentorsion

! Bis zum Beweis des Gegenteils ist beim linksseitigen Unterbauchschmerz von einem rupturierten Aortenaneurysma auszugehen.

Die Fehldiagnose „Harnleiterkonkrement" führte zu einer mittleren Therapieverzögerung von 15 Stunden bei rupturiertem Aortenaneurysma [Marston 1992].

Anamnese

Anamnese bei akuter Kolik

Dient der Differenzialdiagnose und zur Entscheidungshilfe akute Intervention vs. konservatives Vorgehen:
- Seit wann bestehen Schmerzen? Bei Kolik meist plötzlicher Beginn.
- Schmerzcharakter? Bei Kolik krampfartig, „Schmerz kommt und geht".
- Schmerzlokalisation? Kann Rückschluss auf Höhe des Konkrements geben.
- Miktionssymptomatik? Abgang von Gries, Pollakisurie bei distalen Konkrementen.
- Steinanamnese?

Allgemeine Anamnese

Dient der Entscheidung, ob Metaphylaxe indiziert ist.
- Steinanamnese?
- Harnwegsinfekte, Miktionsschwierigkeiten (Obstruktion?).

- Vorerkrankungen/Voroperationen (z. B. entzündliche Darmerkrankungen, Kurzdarmsyndrom).
- Medikamenteneinnahme?
- Familienanamnese?

KÖRPERLICHE UNTERSUCHUNG

Vor allem bei der Flankenkolik oft richtungsweisend: Abdomen weich, kein eindeutiger Druckschmerz, kein Peritonismus, spärliche Darmgeräusche, bei Harnstau klopfdolentes Nierenlager, Wirbelsäule nicht klopfschmerzhaft, äußeres Genitale unauffällig.

URINANALYSE

Urin-Stix: Typischerweise Erythrozyturie, Leukozyturie, häufig Epithelien im Urin.

> **!** Normaler Urin-Stix schließt Urolithiasis nicht aus (z. B. okkludierender Harnleiterstein: Urin gelangt aus diesem Ureter nicht mehr in die Blase → normaler Urin).

Urin-pH: Richtungsweisend bei Harnsäuresteinen (pH < 5,4: Harnsäure kristallisiert) und Infektsteinen (pH > 7: Harnalkalisierung durch Urease bildende Bakterien, Löslichkeit von Phosphat sinkt).

Urinkultur: Immer bei Fieber und Kolikschmerz, immer bei Nitrit-positiver Leukozyturie.

Tab. 16.6 Urinteststreifen (Urin-Stix) bei Kolik

Messgröße	Befund	Mögl. Ursache
Erythrozyten	+	Stein/Harnwegsinfekt/Tumor
Leukozyten	+	Infekt/Stein
Nitrit	+	Infekt mit Ureasebildnern
pH	< 6,0	Mögl. Harnsäurestein
	> 7,0	Mögl. Infektstein

BLUTUNTERSUCHUNG

- Blutbild:
  - Bei Flankenkolik: Häufig Leukozytose („Stressleukozytose"), Linksverschiebung bei bakteriellem Infekt.
  - Bei Urosepsis: Massive Leukozytose > 20 000/µl oder Leukopenie, Thrombozytopenie.
- Blutchemie: Kreatinin und Harnstoff als Retentionsparameter (Nierenfunktion, z. B. bei Stauung), Harnsäure (Harnsäuresteine), Kalzium (Hyperparathyreoidismus).
- Parathormon (Hyperparathyreoidismus).
- Ggf. Blutkulturen.

16.1 Steinentstehung und Steindiagnostik

Tab. 16.7 Blutuntersuchung bei Kolik

Messgröße	Befund	Mögl. Ursache
Leukozyten	↑, evtl. Linksverschiebung	„Stressleukozytose"/beginnende Urosepsis
	↓	Beginnende Urosepsis
Thrombozyten	↓↓	SIRS/Urosepsis
Kreatinin	↑	Obstruktion/Niereninsuffizienz
Kalzium	↑	Hyperparathyreoidismus
Harnsäure	↑	Hyperurikämie

SONOGRAPHIE

Im deutschsprachigen Raum am weitesten verbreitet, da Bildgebung durch Urologen selber durchgeführt wird und deshalb schnell zur Verfügung steht, im angelsächsischen Sprachraum nicht Mittel der ersten Wahl, da Sonographie meist durch Radiologen durchgeführt wird.

Vorteil: Unkomplizierte und schnelle Diagnostik am Krankenbett, keine Strahlenbelastung.

Darstellung von Konkrementen im Nierenhohlraumsystem und proximalen Ureter, distaler Ureter und Blase (hohe Sensitivität, Steine ab 2 mm werden erkannt).

Aussage über Dilatation des Nierenhohlraumsystems/Harnstau.

Röntgennegative Steine werden sonographisch trotzdem erkannt.

✓ Abdomenleeraufnahme + Sonographie sind in Mehrzahl der Fälle ausreichend zur Beurteilung einer Urolithiasis [Shokeir 2001].

RÖNTGENDIAGNOSTIK

Nierenleeraufnahme und Ausscheidungsurographie

Über ⅘ aller Konkremente sind röntgendicht (schattengebend).

Nicht oder kaum röntgendicht sind Harnsäure- und Xanthinsteine; nur schwach röntgendicht sind Zystin- und Infektsteine (Struvit).

Standarddiagnostikum ist die Ausscheidungsurographie (AUG, IVP oder IVU): Jodhaltiges Kontrastmittel i.v., das renal eliminiert wird. Fast alle Kontrastmittel sind osmotisch wirksam → Steigerung der Diurese.

❗ Ausscheidungsurographie: Gefahr der Ruptur des Hohlraumsystems bei akuter Obstruktion.

Kontrastmittelröntgen **nie** ohne Leeraufnahme beurteilen (Gefahr, Konkremente zu übersehen):
- Immer mindestens drei Aufnahmen: Leeraufnahme (schattengebende Konkremente?), Exkretionsphase (seitengleiche Ausscheidung? Dilatation des Hohlraumsystems? KM-Aussparungen bei nicht-schattengebenden KK oder Tumoren?).

16 Urolithiasis

- Postmiktionsaufnahme (prävesikale Konkremente werden sonst übersehen).
- Ggf. Spätaufnahme (bei verzögertem KM-Ablauf aus Hohlsystem).
- Evtl. Schrägaufnahme (Konkrement in Knochendeckung?).

Retrograde Ureteropyelographie

Nicht erstes Mittel der Wahl, da invasiv. Meist im Rahmen einer Intervention (Harnleiterschienung, Steinextraktion z. B. bei therapieresistenter Kolik). Alternative bei KM-Allergie oder bei Abklärung unklarer Erkrankungen des ableitenden Hohlraumsystems (Differenzialdiagnostik Tumor, Konkrement → Möglichkeit der Biopsie).

Computertomographie

Spiral-CT mittlerweile Goldstandard der Steindiagnostik. Entweder Leer-CT (sog. „Stein-CT") oder normales Kontrast-CT.

Vorteile: Darstellung auch kleiner Konkremente (bis 1 mm) mit hoher Sensitivität, Darstellung auch nicht schattengebender Konkremente (Harnsäure, Struvit, Zystin). Möglichkeit der dreidimensionalen Rekonstruktion zur Lageorientierung und damit Therapieplanung z. B. bei perkutanen Eingriffen. Umgebende Strukturen können beurteilt werden (Differenzialdiagnosen), Alternative bei Kontrastmittelallergie.

Nachteil: Kosten, Strahlenbelastung, fehlende Verfügbarkeit aufgrund mangelnder Kapazität.

MR-Urographie

Nicht Mittel der Wahl. Konkremente werden im MRI nicht dargestellt. Lediglich bei speziellen Fragestellungen (Morphologie des Hohlraumsystems, Kontrastmittelallergie).

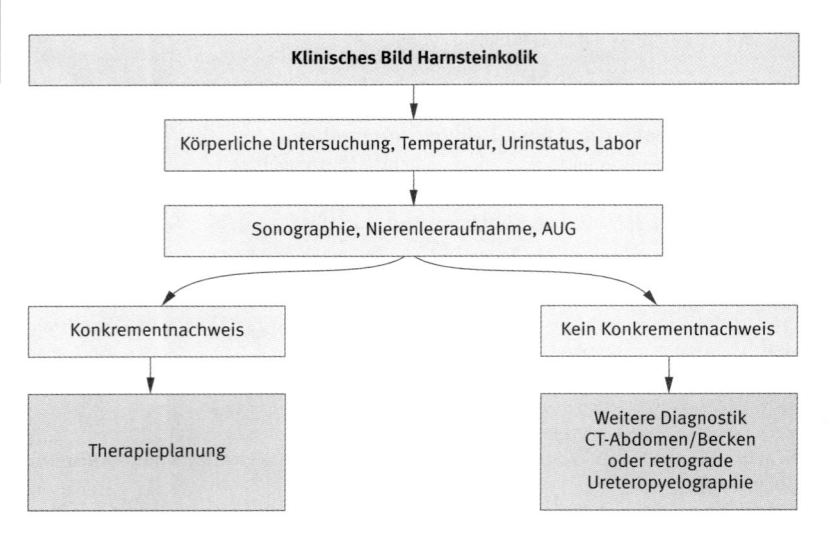

Abb. 16.1 Diagnostische Schritte bei V. a. Urolithiasis

WEITERFÜHRENDE DIAGNOSTIK

Allgemeine Richtlinien zur metabolischen Abklärung
Stufengerechte metabolische Abklärung. Ziel ist, Patienten herauszufiltern, die von gezielter Metaphylaxe profitieren.

Patienten mit unkomplizierter Steinerkrankung
- Erstereignis und steinfrei nach Behandlung.
- Geringe Rezidivneigung mit langen Intervallen zwischen Steinepisoden.

Tab. 16.8 Metabolische Abklärung bei Patienten mit unkomplizierter Steinerkrankung

Steinanalyse	Blutuntersuchung	Urinanalyse
Mind. ein Stein sollte analysiert werden	Serumkalzium, Albumin (zur Bestimmung des ionisierten Kalziums), Kreatinin, Harnsäure (bei V. a. Harnsäuresteine)	Morgen-Nüchtern-Urin (Mittelstrahl oder Katheter) mit Teststreifen: pH, Leukozyten/Bakterien, Zystintest (bei V. a. Zystinstein)

Patienten mit kompliziertem Steinleiden
- Häufige Rezidive.
- Residualfragmente.
- Spezielle Risikofaktoren (z. B. Vorerkrankungen, anatomische Anomalien).
- Alle Zystinsteinbildner.

Tab. 16.9 Metabolische Abklärung bei Patienten mit kompliziertem Steinleiden

Steinanalyse	Blutuntersuchung	Urinanalyse
Mind. ein Stein sollte analysiert werden	Serumkalzium, Albumin (zur Bestimmung des ionisierten Kalziums), Kreatinin, Harnsäure (bei V. a. Harnsäuresteine)	Morgen-Nüchtern-Urin (Mittelstrahl oder Katheter) mit Teststreifen: pH, Leukozyten/Bakterien, Zystintest (bei V. a. Zystinstein) **24h-Urin:** Kalzium, Oxalat, Zitrat, Harnsäure, Magnesium, Phosphat, Harnstoff, Natrium, Kreatinin, Volumen

Steinanalyse
Alle Steine, die entweder aktiv entfernt werden oder spontan abgehen, sollten auf ihre chemische Zusammensetzung hin analysiert werden. Die häufigsten Verfahren sind Röntgenkristallographie und Infrarotspektroskopie.

Falls kein Steinmaterial asserviert werden konnte, kann durch folgende Beobachtungen auf die Steinzusammensetzung rückgeschlossen werden:
- Qualitativer Zystintest im Urin (z. B. Brandtest) → Zystinstein.
- Mikroskopischer Nachweis typischer Kristalle im Urinsediment (Zystinstein, Uratstein).
- Serumharnsäure ↑ (Harnsäuresteine, Uratsteine).
- Urin-pH (< 5,8 Harnsäure-, > 7 Infektsteine).
- Bakteriurie, positive Urinkultur (Infektsteine).
- Radiographische Charakteristik (schattengebend vs. nicht schattengebend).

16 Urolithiasis

Tab. 16.10 Wahrscheinliche Steinzusammensetzung anhand messbarer Parameter

Messgröße	Befund	Wahrscheinliche Steinart
Urinzystintest (z. B. Brandtest)	+	Zystin
Typische Kristalle im Urinsediment	„Sargdeckel"	Struvit
	Hexagone	Zystin
	„Briefkuvert"	Kalziumoxalat
Serumharnsäure	↑	Urat, Harnsäure
Urin-pH	< 6,0	Urat, Harnsäure
	> 7,0	Infektstein
Urinkultur	+	Infektstein

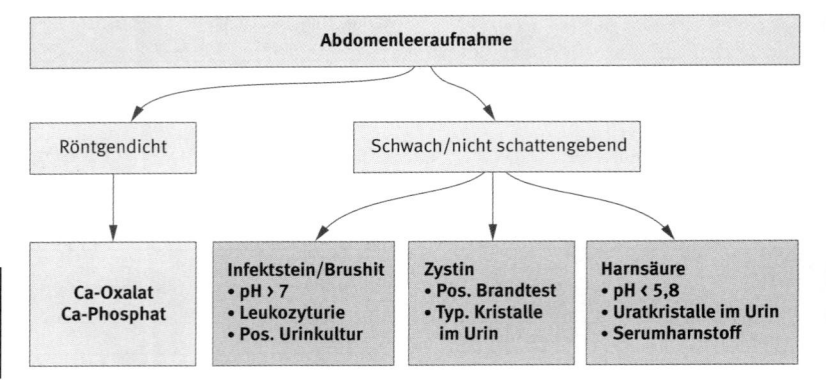

```
                    Abdomenleeraufnahme
                   /                    \
          Röntgendicht          Schwach/nicht schattengebend
              |              /         |            \
              |             /          |             \
        Ca-Oxalat    Infektstein/   Zystin        Harnsäure
        Ca-Phosphat  Brushit       • Pos.         • pH < 5,8
                     • pH > 7        Brandtest    • Uratkristalle
                     • Leukozyturie • Typ.          im Urin
                     • Pos.          Kristalle    • Serumharnstoff
                       Urinkultur    im Urin
```

Abb. 16.2 Schlussfolgerung auf wahrscheinliche Steinzusammensetzung anhand klinischer Messgrößen

24-h-Urin

Zu beachten

- Nach Obstruktion mindestens 4 Wochen mit Sammelurinuntersuchung warten.
- Messergebnisse verfälscht bei akutem Infekt oder Makrohämaturie.
- Mindestens zwei Messungen sollten durchgeführt werden, um Messfehler zu verringern.
- Erstellung eines pH-Profils durch mehrere Messungen im Verlauf eines Tages.

Tab. 16.11 Wichtige Messgrößen im 24-h-Urin und ihre Bedeutung

Messgröße	Sollwerte	Bedeutung
Volumen / spez. Gewicht	Abhängig von Grunderkrankung / > 1010 g/l	Ausscheidung, Verdünnung
pH-Wert	Abhängig von Ernährung und Grunderkrankung	Säurestarre, renale tubuläre Azidose, Harnwegsinfekt

Tab. 16.11 Wichtige Messgrößen im 24-h-Urin und ihre Bedeutung *(Forts.)*

Messgröße	Sollwerte	Bedeutung
Kalzium	< 6,2 mmol/d (Frauen) < 7,5 mmol/d (Männer)	Lithogene Substanzen
Oxalsäure	< 0,5 mmol/d	
Harnsäure	< 4,5 mmol/d (Frauen) < 4,8 mmol/d (Männer)	
Zitrat	> 1,7 mmol/d	Inhibitorische Substanzen (protektive Faktoren)
Magnesium	> 3,0 mmol/d	
Kreatinin	7–13 mmol (Frauen) 13–18 mmol (Männer)	Zu niedrige Werte: Hinweis auf Sammelfehler

Kalziumbelastungstest

Indikation: Unterscheidung einer absorptiven oder resorptiven Hyperkalzurie.

Urinanalyse unter definierter Kalziumbelastung; Berechnung des Kalzium-/Kreatinin-Quotienten im Urin ($[Kalzium]_{Urin}$ mmol/l/$[Kreatinin]_{Urin}$ mmol/l).

Tab. 16.12 Normwerte des Kalzium-/Kreatinin-Quotienten für Kalziumbelastungstest

	Normalwerte	Absorptive Hyperkalzurie	Resorptive Hyperkalzurie
Fastenurin	< 0,338	< 0,338	> 0,338
Kalzium-Belastung	< 0,564	> 0,564	> 0,564

Durchführung

✓ Der Kalziumbelastungstest ist nicht beurteilbar, wenn der Patient Medikamente erhält, die mit Kalziumausscheidung und/oder Kalziummetabolismus interferieren (z.B. Kalzium, Schleifendiuretika, Antazida). Diese Medikamente sollten zwei Wochen vor und während des Tests abgesetzt werden. Der Test kann zwar ambulant durchgeführt werden, sollte aber nach Möglichkeit stationär erfolgen, da die Proben korrekt gesammelt werden müssen.

Tag 1:
- Minimale Kalziumzufuhr (400 mg).
- 18:00 letzte Mahlzeit.
- 20:00 Wasser 300 ml (< 10 mg Kalzium/l).
- 23:00 Wasser 300 ml (< 10 mg Kalzium/l).

Tag 2:
- 07:00 Morgenurin verwerfen.
- 07:00 Wasser 600 ml (< 10 mg Kalzium/l.)
- 07:00–09:00 Urin sammeln (Probe I: Fastenurin).
- 09:00 Frühstück + 1000 mg Kalzium.
- 11:00 Wasser 300 ml (< 10 mg Kalzium/l).
- 09:00–13:00 Urin sammeln (Probe II: Belastungswert).

Ammoniumchloridbelastungstest

Indikation: Nachweis einer renalen tubulären Azidose. Ein konstanter pH < 5,8 im Urin-pH-Profil → V.a RTA.

> **!**
> • Harnwegsinfekt mit Ureasebildnern verfälscht Messwerte! Daher ggf. Infektsanierung vor Durchführung des Tests.

Durchführung

Dosierung von Ammoniumchlorid (NH_4Cl) nach Körpergewicht (z.B. Ammonchlor 0,1 g/kg KG). Beginn mit Frühstück.

pH-Messungen müssen mit pH-Metern gemessen werden (Teststreifen sind zu ungenau).

Zeitplan:
- 08:00 Frühstück + NH_4Cl + Früchtetee 150 ml.
- 09:00 Früchtetee 150 ml + 1. Urinprobe.
- 10:00 Früchtetee 150 ml + 2. Urinprobe.
- 11:00 Früchtetee 150 ml + 3. Urinprobe.
- 12:00 Früchtetee 150 ml + 4. Urinprobe.
- 13:00 Früchtetee 150 ml + 5. Urinprobe.

Tab. 16.13 Ergebnis des Ammoniumchloridbelastungstests

pH-Wert	‹ 5,4	› 5,4
RTA	Ausgeschlossen	V.a. RTA

16.2 Therapie der Urolithiasis und Metaphylaxe

16.2.1 Therapie der Nierenkolik

Erstes Ziel ist Schmerzbekämpfung, zweites Fördern einer spontanen Steinpassage.

Bewährt hat sich folgende Medikation:
- Metamizol (z.B. Novalgin®) 1 g bis 4 × 1 i.v. evtl. Kombination mit Butylscopolamin (z.B. Buscopan®) 20 mg bis 5 × 1 (sog. Koliktropf: 2 Amp. Novalgin + 4 Amp. Buscopan in NaCl 250 ml über 30 Min. i.v.; **Cave:** Hypotonie!).
- Piritramid (z.B. Dipidolor®) 15 mg 1 × ½ s.c. oder 1 × 1 verdünnt in NaCl 100 ml als Kurzinfusion.
- Diclofenac (z.B. Voltaren®) 75 mg 2 × 1 p.o., ggf. initial 75 mg i.m., dann p.o.
- Tamsulosin (z.B. Alna®) 0,4 mg 1 × 1 p.o. (bei prävesikalen Konkrementen, entspannt Blasenbodenmuskulatur und erleichtert intramurale Steinpassage).

> **!**
> • **Cave** Morphinderivate: Emetisches Potenzial.

16.2 Therapie der Urolithiasis und Metaphylaxe

Tab. 16.14 Medikamentöses Stufenschema bei Nierenkolik

Basismedikation	Diclofenac (Voltaren® res.) 75 mg 1–0-1 + Tamsulosin (Alna®) 0,4 mg 0–0-1 + Levofloxacin (Tavanic®) 250 mg 1–0-0
Akutmedikation	1. Koliktropf: 2 Amp. Novalgin + 4 Amp. Buscopan in NaCl 250 ml über 30 Min. i.v. 2. Dipidolor® 1 Ampulle als Kurzinfusion

STUDIENLAGE

Voltaren® oder andere NSAR zeigten sich in mehreren Studien als hoch wirksame Analgetika in der Akutphase und verhinderten signifikant das Wiederauftreten einer erneuten Kolik [Laerum 1995, Cohen 1998].

Die Befürchtung, durch Behandlung mit NSAR eine zusätzliche Schädigung des Nierenparenchyms herbeizuführen, ist unbegründet. Dies scheint nur für Patienten zu gelten, die bereits eine eingeschränkte Nierenfunktion haben [Shokeir 1999].

Der Effekt der NSAR beruht nicht nur auf der Analgesie, sondern auch auf der antiinflammatorischen Wirkung. Diclofenac scheint auch eine relaxierende Wirkung auf die glatte Muskulatur des Harntrakts zu haben, was eine spontane Steinpassage erleichtert.

Problem **prophylaktische Antibiose**: Wird kontrovers diskutiert, derzeit existieren keine kontrollierten Studien. Gegner argumentieren mit dem Risiko einer larvierten Pyonephrose unter Antibiotikatherapie, Befürworter führen ein niedrigeres Risiko einer Sepsis durch Keimeinschwemmung bei einer Intervention ins Feld. Ein Beispiel für eine prophylaktische Antibiose ist die routinemäßige Gabe von oral Co-trimoxazol (Cotrim® forte) 2 × 1 oder Norfloxacin (Tavanic®) 250 mg 1 × 1 (bei eingeschränkter Nierenfunktion).

16.2.2 Abwarten des spontanen Steinabgangs

Größe, Lage und Form des Konkrementes beeinflussen die Wahrscheinlichkeit eines Steinabgangs.

80 % aller Konkremente kleiner als 5 mm gehen spontan ab. Bei einem Durchmesser ab 7 mm wird die Wahrscheinlichkeit eines Spontansteinabgangs sehr gering [Miller 1999].

In Abhängigkeit der Höhe eines Harnleiterkonkrementes zeigen sich folgende Abgangswahrscheinlichkeiten:
- Proximal: 25 %.
- Mittleres Drittel: 45 %.
- Distaler Ureter: 70 %.

> Die Zeit bis zum spontanen Steinabgang kann zwischen Stunden und Wochen liegen und steigt mit Größe und Höhe im Harnleiter. Dies ist bei der Beratung des Patienten zu beachten, der mit rezidivierenden Koliken und damit verbundenen sozioökonomischen Folgen (z. B. Arbeitsausfall) rechnen muss. Aufgrund der Budgetierung und diagnosebezogenen Abrechnungsmodalitäten können Patienten nicht mehr mehrere Tage hospitalisiert werden, um Steinabgang abzuwarten. Daher geht der Trend weg von der konservativen Steinbehandlung und hin zum invasiven Vorgehen.

Mögliche Vorgehensweise:
- Patienten mit mittleren und distalen Harnleitersteinen mit einem Durchmesser < 4 mm können ohne aktives Vorgehen beobachtet werden, falls die Patienten kolikfrei bleiben.
- Bei hohen Harnleitersteinen und Steinen > 5 mm oder rezidivierenden Koliken frühzeitige Intervention.

Bei diesem Vorgehen werden 90 % der notfallmäßig stationär aufgenommenen Patienten mit Harnleitersteinen innerhalb von 24 h aktiv therapiert.

16.2.3 Aktive Steinentfernung

INDIKATION ZUR AKTIVEN STEINENTFERNUNG

Generell ist eine aktive Steinentfernung bei Konkrementen > 6 mm indiziert. Dies gilt auch für asymptomatische Steine in Nierenbecken und Kelchen, die nahezu alle im Verlauf Beschwerden verursachen und unter Umständen durch Größenzunahme zu einem späteren Zeitpunkt schwieriger zu behandeln sind. Auch können relativ kleine Kelchsteine (< 6 mm) beträchtliche unspezifische Beschwerden verursachen, so dass auch hier ein interventionelles Vorgehen indiziert ist.

Oberstes Ziel sollte die Steinfreiheit in möglichst kurzem Behandlungsintervall sein. Dieses Ziel sollte mit der jeweils geeigneten, am wenigsten invasiven Methode erreicht werden.

! Bei allen aktiven Therapieversuchen Steinmaterial zur Analyse asservieren.

Tab. 16.15 Indikationen zum invasiven Vorgehen bei Urolithiasis

	Empfohlenes Vorgehen	Indikation
Konkrement > 6 mm	Aktive Steinentfernung	Relativ
Analgetisch nicht kontrollierbare Koliken	Aktive Steinentfernung	Relativ (Alternative: Harnleiterschienung, Steinsanierung im Intervall)
Obstruierender Stein mit HWI	Aktive Steinentfernung unter Antibiotikaschutz	Relativ (Alternative: Harnleiterschienung, Steinsanierung im Intervall)
Pyonephrose oder Urosepsis	Harnleiterschienung, Niederdruckableitung mit DK	Absolut

16.2 Therapie der Urolithiasis und Metaphylaxe

Tab. 16.15 Indikationen zum invasiven Vorgehen bei Urolithiasis *(Forts.)*

	Empfohlenes Vorgehen	Indikation
Obstruktion bei Einzelniere	Aktive Steinentfernung oder Harnleiterschienung	Absolut
Bilaterale Obstruktion (sehr selten, ‹ 1 % d.F.)	Beidseits Harnleiterschienung, im Notfallsetting kein Versuch der beidseitigen Steinextraktion	Absolut

✓ Ein dilatiertes Nierenhohlraumsystem stellt an sich keine absolute Indikation zur Intervention dar, erst bei Gefahr der Urosepsis oder bei Anzeichen für postrenales Nierenversagen.

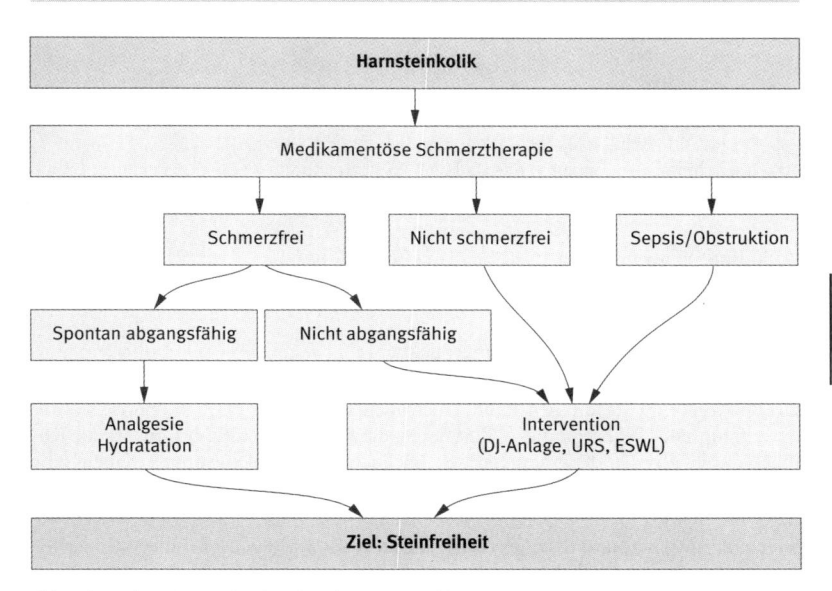

```
                    Harnsteinkolik
                         │
                         ▼
             Medikamentöse Schmerztherapie
                         │
        ┌────────────────┼────────────────┐
        ▼                ▼                ▼
   Schmerzfrei    Nicht schmerzfrei   Sepsis/Obstruktion
        │                │
   ┌────┴────┐           │
   ▼         ▼           │
Spontan   Nicht          │
abgangs-  abgangs-       │
fähig     fähig          │
   │         │           │
   ▼         └───────┬───┘
Analgesie            ▼
Hydratation     Intervention
                (DJ-Anlage, URS, ESWL)
        │                │
        └────────┬───────┘
                 ▼
          Ziel: Steinfreiheit
```

Abb. 16.3 Therapieentscheidung bei akuter Steinkolik

EXTRAKORPORALE STOSSWELLENTHERAPIE (ESWL)

Durch Einführung der Stoßwellentherapie wurde die Steinbehandlung revolutioniert. War die Therapie der Nephrolithiasis bis dahin großteils offen chirurgisch oder perkutan, konnten nun Nieren- und auch Harnleitersteine konservativ behandelt werden.

Prinzip

Fokussierte Stoßwellen werden unter Röntgen- und/oder Ultraschallkontrolle auf das Konkrement geleitet. Umliegendes Gewebe kann Stößen ausweichen, das härtere Konkrement wird starken Biege- und Scherkräften ausgesetzt und zerbirst in kleinere, abgangsfähige Fragmente. Meist in Sedoanalgesie, auch Allgemeinnarkose oder auch ohne Anästhesie.

Indikation
Nierenbeckenkonkremente und Konkremente in oberer und unterer Kelchgruppe bis 2 cm, proximale Harnleiterkonkremente (sog. In-situ-ESWL) oder auch nach retrograder Luxation eines proximalen Harnleiterkonkrementes in das Nierenbecken (sog. push-and-smash-Technik). Mittlere Harnleiterkonkremente können schwer fokussiert werden. Ggf. muss zur Ortung eine Harnleiterschiene eingelegt werden. Die Behandlung erfolgt meist in Bauchlage. Distale Harnleiter liegen in Knochendeckung des Beckens und sind beim Erwachsenen daher äußerst schwierig zu beschießen. Auch hier kann eine Harnleiterschienung notwendig sein, die Behandlung geschieht ebenfalls in Bauchlage.

Kontraindikationen
Schwangerschaft, schwere muskuloskelettale Fehlbildungen, Adipositas permagna, Aortenaneurysma oder Aneurysma der A. renalis, Gerinnungsstörung oder antikoagulative Therapie.

✓
- Herzschrittmacher ist **keine** Kontraindikation.
- Transplantatnieren können ebenfalls mit ESWL behandelt werden und zeigen ähnliche Steinfreiheitsraten wie normale Nieren.

Komplikationen
Flankenkoliken, Hydronephrose, Hämatombildung bis hin zu schweren Blutungen.

Ergebnisse
Die Erfolgsrate korreliert mit Steingröße, gesamter Steinmasse bei multiplen Konkrementen, Steinlokalisation, Steinhärte.

Große Konkremente müssen häufig mehrfach beschossen werden, bevor sie abgangsfähig sind. Während dieser Zeit haben die Patienten häufig rezidivierende Koliken durch abgehende Fragmente. Steine in unteren Kelchgruppen haben sehr schlechte Behandlungsergebnisse mit ESWL (anatomische Lage unterhalb des Harnleiterabgangs → kaum Spontanabgang).

Steine im mittleren und distalen Harnleiter können mit den Stoßwellen schwer fokussiert werden und haben ebenfalls keine überzeugenden Steinfreiheitsraten.

SEMIRIGIDE URETERRENOSKOPISCHE LITHOTRIPSIE UND STEINEXTRAKTION
Prinzip
Retrograde Ureteropyelographie zur Steinlokalisation, Vorlegen eines Sicherungsdrahtes durch den Harnleiter in das Nierenbecken und anschließende Harnleiterspiegelung. Je nach Größe des Steines Extraktion mit Dormiakörbchen oder Lithotripsie (Steinzertrümmerung) mit Laser, pneumatisch oder elektrohydraulisch und Extraktion der Fragmente. Meist anschließende Einlage einer Harnleiterschiene für 1–4 Wochen. Meist in Allgemeinanästhesie, im distalen Harnleiter auch in Sedoanalgesie möglich.

Durch neue Instrumentengenerationen kann auch im oberen Harntrakt gearbeitet werden.

Schnelle und unkomplizierte Steinextraktion.
Durch unkomplizierte Bergung auch abgangsfähiger Konkremente kann Rekonvaleszenz erheblich beschleunigt werden.

Indikation
Alle Harnleiterkonkremente, Nierenbeckenkonkremente bis 1,5 cm, obere Kelchkonkremente bis 1,5 cm.

Kontraindikationen
Urosepsis, Harnwegsinfekt (Gefahr der Keimeinschwemmung), Gerinnungsstörung/Antikoagulation, Schwangerschaft.

Komplikationen
Harnleiterverletzung (Perforation, Abriss), Urosepsis (durch Keimeinschwemmung).

FLEXIBLE URETERRENOSKOPIE

Prinzip
Aktive und passive Flexion bei neuer Gerätegeneration bis 270° können alle Kelchgruppen ausgespiegelt werden. Laserlithotripsie und Steinfragmentbergung mit Fangkörbchen.

Vorteile: Alle Kelchgruppen können ausgespiegelt werden, wenig belastend für Hohlraumsystem, oft keine Harnleiterschienung nötig.

Nachteile: Handhabung erfordert viel Erfahrung. Sehr kostenintensiv, da Geräte störanfällig und wartungsintensiv sind (im Durchschnitt eine Reparatur pro sieben Arbeitseinsätze, flexibles Ureterrenoskop ca. 3- bis 4-mal teurer als semirigides Gerät).

Indikation
Konkremente bis 10 mm in mittlerer und unterer Kelchgruppe, Restkonkremente nach ESWL oder PNL.

Komplikationen / Kontraindikationen
Wie bei semirigider Ureterrenoskopie.

PERKUTANE NEPHROLITHOTRIPSIE

Prinzip
Sonographisch und radiologisch gesteuerte Punktion des Nierenhohlraumsystems, Einbringen eines Arbeitsschaftes mit Endoskop, Lithotripsie, Bergung der Fragmente über den Arbeitskanal. Einlage einer Harnleiterschiene (1–4 Wochen) und meist auch einer Nephrostomie (1–3 Tage). Immer in Allgemeinanästhesie.

Indikation
Nierenbecken-/Nierenkelchsteine > 1,5 cm, (partielle) Ausgusssteine, untere Kelchsteine > 0,8 cm.

Bei Ausgusssteinen auch in Kombination mit ESWL (sog. Sandwichverfahren: zunächst PNL, Entfernung der Restkonkremente mit ESWL).

Mit miniaturisierten Instrumenten (Ch 12–18) auch bei Kindern.

miniPNL

In den letzten Jahren Entwicklung der sog. miniPNL: Miniaturisierter Schaft (Ch 15–22). Dadurch vermindertes renales Trauma. Morbidität und Transfusionsrate signifikant gesenkt. Kürzere Hospitalisierung durch Direktverschluss des Zugangskanals = nephrostomielose (sog. „tube-less"-)PNL [Nagele 2006].

Besonders für größere Konkremente in unterer Kelchgruppe und größere Nierenbeckenkonkremente geeignet. Über mehrere Zugangswege (untere, mittlere und obere Kelchgruppe) auch Ausgusssteine behandelbar (sog. Multitrakt-PNL).

Kontraindikation
Gerinnungsstörung/Antikoagulation, Gravidität (relativ).

Komplikationen
Verletzung benachbarter Strukturen (Kolon, Leber, Milz, Pleura, Lunge), Blutung (auch transfusionspflichtig!), Sepsis.

Ergebnisse
Insgesamt Steinfreiheitsraten > 90 %, auch bei Ausgusssteinen.

Bei Residualfragmenten entweder erneute PNL oder endoskopische Extraktion oder ESWL.

CHEMOLITHOLYSE

Prinzip
Auflösen des Konkrementes entweder über perkutan oder retrograd eingebrachte Spülkatheter oder über orale Medikation. Kann ESWL oder perkutane Nephrolithotripsie unterstützen und im Fall von Harnsäuresteinen sogar als Einzeltherapie zu einer kompletten Lyse des Steines führen. Perkutane oder retrograde Lysetherapie wird heute kaum mehr durchgeführt (lange Behandlungsdauer, geringe Effektivität, Komplikationen).

Auflösen von Zystinsteinen
Zystin ist im alkalischen Milieu löslich. Zur perkutanen Lyse kann Trihydroxymethylaminomethan(THAM)-Lösung 0,3 oder 0,6 mol/l mit einem pH-Wert zwischen 8,5 und 9,0 eingesetzt werden. THAM-Lösung kann mit Azetylzystein kombiniert werden. Die perkutane Lyse von Zystinsteinen ist vor allem in Kombination mit anderen Verfahren zur Steinentfernung geeignet (ESWL, PNL).

Auflösen von Infektsteinen
Grundlage ist eine geeignete Antibiose – nach Möglichkeit resistenzgerecht!

Hemiacidrinlösung (pH 3,5) oder Solutio G (Suby's solution: Zitronensäuremonohydrat 60 g/l, Magnesiumkarbonat 26 g/l, Glukonolakton 6 g/l, Na-EDTA in aqua puerficata; pH 3,8–4,0) wird über einen Nephrostomiekatheter infundiert, über einen weiteren ausgeleitet.

Wirkungsvoll in Kombination mit ESWL (raut Oberfläche auf, beschleunigt Auflösungsprozess).

Behandlungsdauer für Ausgussstein in Kombination mit ESWL: Mehrere Wochen!

Behandlungsalternative für multimorbide Patienten mit hohem Narkoserisiko.

! Cave: Mögliche Hypermagnesiämie → Herzstillstand.

Zur oralen Litholyse kann zur Harnansäuerung Methionin (Acimethin®) 500 mg 3 × 1 p.o. gegeben werden. Nur selten lassen sich jedoch Konkremente komplett auflösen. Gegebenenfalls als Metaphylaxe geeignet.

Harnsäuresteine
Prinzipiell kann eine perkutane Lyse mit sauren Lösungen, wie z. B. THAM-Lösung, erfolgen. Einfacher und für den Patienten weniger belastend ist jedoch die orale Lyse: Grundlage ist Alkalisierung des Urins, z. B. mit Uralyt U® (Dosierung nach Harn-pH: Ziel 6,4–6,8). Zusätzlich Hydrierung und – im Verlauf Senkung der Serum-Harnsäure-Konzentration mit Allopurinol (z. B. Zyloric® 300 mg 1 × 1).

Tab. 16.16 Therapie der Urolithiasis gemäß den Guidelines der European Association of Urology

Nierensteine		
	Durchmesser < 20 mm	Durchmesser > 20 mm
Röntgendichte Steine	1. ESWL 2. PNL	1. PNL 2. ESWL ± DJ 3. PNL + ESWL
Harnsäuresteine	1. orale Chemolitholyse 2. DJ + ESWL + orale Chemolyse	1. orale Chemolitholyse 2. DJ + ESWL + orale Chemolyse
Zystinsteine	1. ESWL 2. PNL 3. Laparoskopische oder offene Steinentfernung	1. PNL 2. ESWL 3. Laparoskopische oder offene Steinentfernung

Harnleitersteine			
	Proximal	Mitte	Distal
Röntgendichte Steine	1. ESWL in situ 2. ESWL nach Luxation ins Nierenbecken (push-up) 3. URS	1. ESWL 2. URS 3. DJ + ESWL	1. ESWL oder URS 2. DJ + ESWL
Harnsäuresteine	1. DJ und orale Chemolyse 2. In-situ-ESWL + orale Litholyse 3. URS	1. ESWL oder URS 2. DJ + ESWL oder DJ und orale Litholyse	1. ESWL oder URS 2. DJ + ESWL
Zystinsteine	1. ESWL 2. push-up + ESWL 3. URS	1. ESWL oder URS 2. DJ + ESWL	1. ESWL oder URS 2. DJ + ESWL

ESWL: Extrakorporale Stoßwellenlithotripsie, PNL: Perkutane Litholapaxie, URS: Ureterrenoskopie, DJ: Harnleiterschienung (Doppel-J-Katheter)

Unterschiedliche Vorgehensweisen je nach Lokalisation und Steinzusammensetzung (▶ Tab. 16.16). Insgesamt relativ konservative Vorgehensweise, da als Guidelinevorschlag der Europäischen Gesellschaft für Urologie ein Konsensus der Mitgliedsländer gefunden werden musste.

16 Urolithiasis

Bei entsprechender Erfahrung und instrumenteller Ausstattung hat sich für röntgendichte Steine und Zystinsteine eine aggressivere Vorgehensweise bewährt, ▶ Abb. 16.4 und 16.5. Harnsäuresteine sollten zunächst mittels oraler Litholyse anbehandelt und bei Persistenz ebenfalls nach diesem Schema entfernt werden.

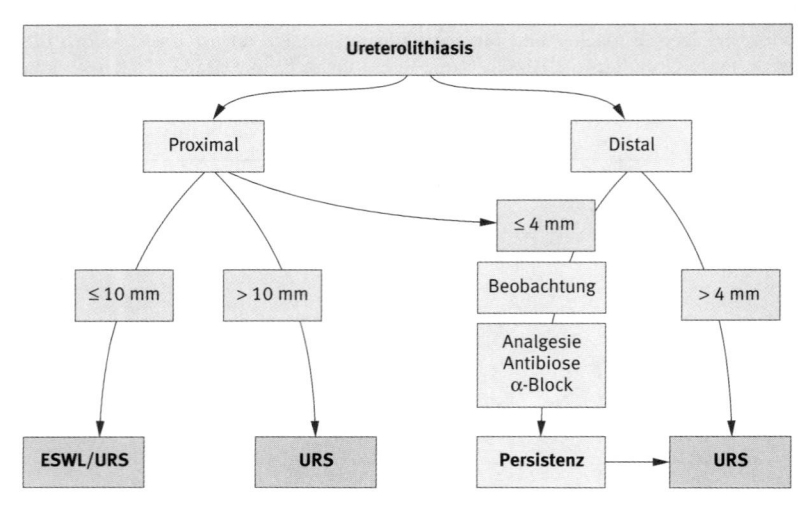

Abb. 16.4 Vorgehen beim Harnleiterstein.
URS: Ureterrenoskopie und Steinextraktion, ESWL: Extrakorporale Stoßwellenlithotripsie

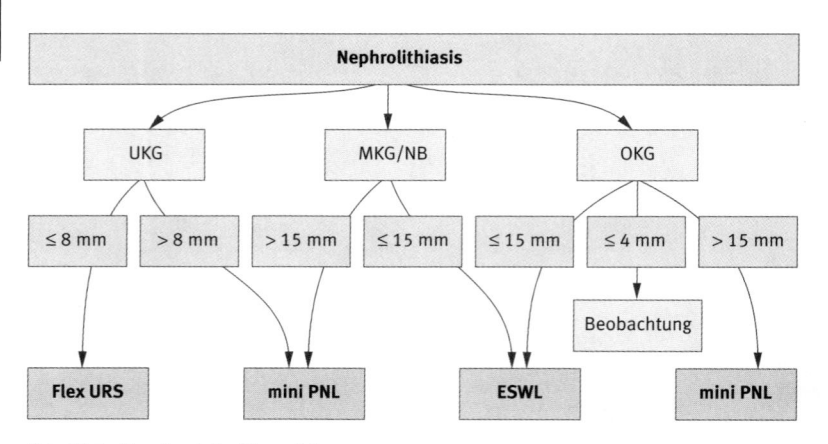

Abb. 16.5 Vorgehen beim Nierenstein.
Flex URS: Flexible Ureterrenoskopie und Steinextraktion, ESWL: Extrakorporale Stoßwellenlithotripsie, miniPNL: miniaturisierte PNL

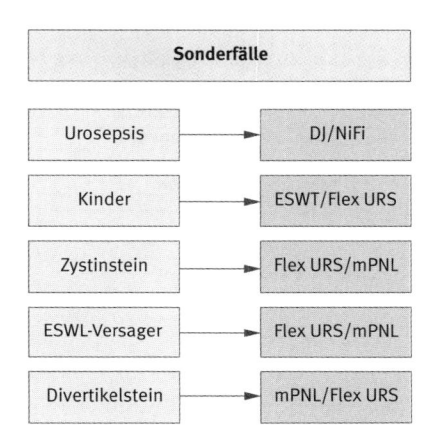

16.2 Therapie der Urolithiasis und Metaphylaxe

```
                    Sonderfälle

    Urosepsis    ─────▶   DJ/NiFi

    Kinder       ─────▶   ESWT/Flex URS

    Zystinstein  ─────▶   Flex URS/mPNL

    ESWL-Versager─────▶   Flex URS/mPNL

    Divertikelstein──▶    mPNL/Flex URS
```

Abb. 16.6 Therapie bei Spezialfällen der Urolithiasis. DJ: Doppel-J-Katheter, NiFi: Nierenfistel, ESWL: Extrakorporale Stoßwellenlithotripsie, Flex URS: Flexible Ureterrenoskopie und Steinextraktion, miniPNL: miniaturisierte PNL

16.2.4 Harnsteinmetaphylaxe

ALLGEMEINE GRUNDSÄTZE DER METAPHYLAXE

✓ Die Urolithiasis ist keine Erkrankung, sondern das Symptom einer Erkrankung.

Ziel der Metaphylaxe ist Behandlung der Grunderkrankung, Steigerung der Flüssigkeitsausscheidung und Senkung der Konzentration lithogener Substanzen. Zugleich kann versucht werden, die Konzentration inhibitorischer Substanzen zu erhöhen.

Die Metaphylaxe erfolgt idealerweise auf Grundlage einer vorangegangenen Steinanalyse.

Monitoring bei Metaphylaxe

Patienten unter Metaphylaxe sollten engmaschig nachkontrolliert werden (▶ Tab. 16.17): Urinsediment + Urin-pH, Labor (Kreatinin, Harnsäure, Kalzium, Phosphat, Natrium, Kalium, PTH), 24h-Sammelurin (Kreatinin, Harnsäure, Kalzium, Phosphat, Natrium, Oxalsäure, Zitrat, Zystin), Sonographie, evtl. Nierenleeraufnahme (nur bei röntgendichten Konkrementen).

Allgemeine Maßnahmen

- Steigerung der Trinkmenge (Diurese > 2–2,5 l/24 h, spez. Gewicht < 1010 g/cm^3.
- Gleichmäßige Verteilung der Trinkmenge, Vermeidung von Flüssigkeitsverlust.
- Vermeiden von Alkohol, Kaffee und schwarzem Tee.
- Gewichtsreduktion bei Übergewicht, Bewegung.
- Vitamin- und ballaststoffreiche Kost, Vermeiden von tierischen Eiweißen.

✓ Die Compliance bei rigider Metaphylaxe ist sehr niedrig.

Tab. 16.17 Beispiel für Follow-up-Regime im ersten Jahr der Metaphylaxe

	3 Monate	6 Monate	9 Monate	12 Monate
Urinsediment, pH-Wert	x	x	x	x
24h-Sammelurin	x	x	x	x
Labor	x	x	x	x
Sonographie		x		x
Nierenleeraufnahme (bei röntgendichten Konkrementen)				x

METAPHYLAXE VON KALZIUMOXALATSTEINEN (WHEWELLIT, WHEDELLIT)

Häufig Mischkonkremente. Ca. 90 % idiopathisch, 10 % durch Hyperparathyreoidismus, Hyperoxalurie, Sarkoidose und Immobilisation.

Ernährung

Erhöhte Flüssigkeitszufuhr, ausgewogene Mischkost, tierische Eiweiße < 150 g/d. Vermeiden oxalatreicher Kost.

Keine kalziumarme Ernährung. Mindestkalziumzufuhr 800 mg/d, Empfehlung 1000 mg/d (sonst gesteigerte enterale Oxalatresorption → gesteigerte renale Oxalatsekretion → Harnsupersaturation mit Kalziumoxalat).

Alimentäre Kalziumzusätze nur bei enterischer Hyperoxalurie (z. B. Kurzdarmsyndrom, M. Crohn).

✓ **Keine** kalziumarme Kost.

Tab. 16.18 Oxalatreiche Nahrungsmittel

Nahrungsmittel	Oxalatgehalt je 100 g
Rhabarber	530 mg
Spinat	570 mg
Kakao	625 mg
Nüsse	200–600 mg
Teeblätter	350–1400 mg

Medikamentöse Therapie

✓ Compliance bei allen Medikamenten aufgrund von Nebenwirkungen sehr niedrig (‹ 60 %).

Thiaziddiuretika
- Indikation: Hyperkalzurie.
- Dosierung: Z.B. Esidrix® 25 mg 2 × 1.
- Wirkung: Gesteigerte Kalziumresorption im proximalen und distalen Tubulus, verminderte enterale Kalziumabsorption (→ verminderte enterische Oxalataufnahme → verminderte renale Oxalatexkretion).
- Nebenwirkungen: Hypokaliämie, Hyperurikämie, gesteigerte Glukosetoleranz (Diabetes mellitus), Hypotonie, erektile Dysfunktion.
- ! Gesteigerte Wirkung durch Kombination mit Magnesium (z.B. Magnesium Verla® bis 400 mg/d). Mg senkt Ionenaktivitätsprodukt von Kalziumoxalat und reduziert somit das Wachstum von Kalziumoxalatsteinen.

Orthophosphate
- Indikation: Primäre und sekundäre Hyperkalzurie.
- Dosierung: Na- oder K-Phosphat 1(– 2) g 3 × 1.
- Wirkung: Erhöht Ausscheidung von Pyrophosphat (Inhibitor der Kalzium- und Oxalatkristallisation), verringert Kalziumausscheidung.
- Nebenwirkungen: Diarrhoe, Nausea, Phosphatsteinbildung
- ! Keine Anwendung bei Phosphatsteinen.

Alkalizitrate
- Indikation: Hypozitraturie, mangelnde Inhibitorenwirkung.
- Dosierung: Z.B. Kalinor® Brause 3 × 1.
- Wirkung: Steigerung der intratubulären Zitratkonzentration durch Alkalisierung der tubulären Zellen.
- Nebenwirkungen: Nausea, Vomitus, Ulcus ventriculi, GI-Blutung.

Allopurinol
- Indikation: Mischsteine aus Kalziumoxalat und Harnsäure.
- Dosierung: Z.B. Allopurinol 300 mg 1 × 1.
- Wirkung: Verminderte Präzipitation von Kalziumoxalatkristallen an Uratkristallen im Harn.
- Nebenwirkungen: GI-Beschwerden, Hautreaktionen, Pruritus.

Pyridoxin (Vitamin B_6)
- Indikation: Primäre und idiopathische Hyperoxalurie.
- Dosierung: Z.B. Hexobion® 100 mg 1 × 1.
- Wirkung: Senkung der endogenen Oxalatproduktion durch gesteigerte Glyoxalattransamination.
- Nebenwirkungen: Hautreizungen.
- ! Keine kontrollierten Studien aufgrund der geringen Inzidenz der primären Hyperoxalurie.

Colestyramin
- Indikation: Enterische Hyperoxalurie.
- Dosierung: Z.B. Quantalan® 4 g 3 × ½ (bis 1)/d (einschleichende Dosierung!).
- Wirkung: Verhindert Oxalatresorption durch Bindung von Oxalat im Darm.
- Nebenwirkungen: Obstipation, Nausea, Meteorismus, Blutungsneigung (Vit.-K-Mangel).

Tab. 16.19 Medikamentöse Behandlungsmöglichkeiten bei Kalziumoxalatsteinen

	Thiazide (evtl. + Mg^{2+})	Orthophosphat	Alkalizitrat	Allopurinol	Pyridoxin	Alimentärer Kalziumzusatz	Colestyramin
Hyperkalzurie	x	x	(x)				
Primäre + idiopathische Hyperoxalurie			(x)		x		
Enterische Hyperoxalurie			x			x	x
Hypozitraturie	(x)		x				
Renale tubuläre Azidose			x				
Hyperurikosurie (bei Mischstein)			(x)	x			

METAPHYLAXE VON HARNSÄURESTEINEN

Therapieprinzipien und -voraussetzungen

Litholyse und Therapie der Hyperurikämie. Ausschluss sekundärer Hyperurikämie, z.B. hämolytische Erkrankungen.

Drei prädisponierende Faktoren zur Bildung von Harnsäuresteinen: Niedriger Urin-pH, hohe Urataussscheidung, niedrige Diurese.

Empfehlung zur Metaphylaxe: Urin-pH 6,5–7,2; 24h-Urinvolumen > 2,0–2,5 l; Uratexkretion < 4 mmol/d.

Ernährung

- Verminderte Zufuhr tierischer Eiweiße (< 150 g Fleisch oder Fisch/d).
- Vermeidung von schwarzem Tee, Alkohol, Innereien, Hering, Sardinen.
- Harnalkalisierende Mineralwässer (bikarbonatreich).

Medikamentöse Therapie

Bei fehlender Wirkung alimentärer Maßnahmen (Serumharnsäure > 0,4 mmol/l):
- Harnalkalisierung mit Alkalizitraten (z.B. Uralyt U®). Dosierung sollte nach Urin-pH (Teststreifen) erfolgen (Ziel: pH 6,5–7,2).
- Senkung der Harnsäureausscheidung durch Xanthinoxidasehemmer (z.B. Allopurinol 300 mg 1 × 1).

INFEKTSTEINE

Meist Mischsteine aus Mg-Ammoniumphosphat (Struvit) und Ammoniumurat, evtl. in Kombination mit Karbonapatit. Grundlage sind Infektionen mit Urease bildenden Keimen (Proteus mirabilis, Proteus vulgaris, Haemophilus influenzae, Staphylococcus aureus, Ureaplasma urealyticum). Es kommt zur Alkalisierung des Urins und Anstieg der Konzentration von Struvit und Karbonapatit.

> - Grundvoraussetzung einer erfolgreichen Metaphylaxe sind komplette Steinentfernung und Infektsanierung.
> - Zugrunde liegende anatomische oder funktionelle Pathologien sollten behoben werden (z.B. Reflux).

Ernährung
Reichlich Flüssigkeit, ansäuernde Mineralwässer (bikarbonatarm).

Medikamentöse Therapie
- Antibiotische Infektsanierung nach Antibiogramm, ggf. Langzeitantibiose (6–12 Wochen).
- Harnansäuerung (pH < 6) z.B. Acimethin 3 × 500 (–1000) mg/d.
- Bei Kalziummischsteinen evtl. Thiaziddiuretika (s.o.).

ZYSTINSTEINE

> Hohe Rezidivrate, da keine kausale Therapie möglich.

Ernährung
- Trinkmenge über 4 l (150 ml/h) gleichmäßig über Tag verteilt (auch nachts!)
- Ziel: Urinvolumen > 3000 ml/24 h.
- Harnalkalisierende Mineralwässer (bikarbonatreich).
- Ausgewogene proteinarme Kost (v.a. methionin- und zystinarm → wenig Fisch und Fleisch, hauptsächlich vegetarische Kost).

Medikamentös
- Harnalkalisierung mit Alkalizitraten (z.B. Uralyt U®), Ziel pH > 7,5.
- Bei Zystinausscheidung > 3 mmol/24 h zusätzlich: Verhinderung der Aggregation durch Komplexierung mit Tiopronin (α-Mercaptopropionylglycin; z.B. Thiola® 0,5–2 g/d) oder Captopril 75 mg 1(– 2) × 1.

16.3 Spezielle Probleme der Urolithiasis

16.3.1 Nephrolithiasis bei Kindern und Jugendlichen

EPIDEMIOLOGIE UND ÄTIOLOGIE

Nur 2–3 % aller Patienten mit Urolithiasis. Durchschnittliches Alter bei Diagnose 8–10 Jahre. Ca. 40 % haben zugrunde liegende urologische Pathologie (am häufigsten Ureterabgangsenge, neurogene Blasenentleerungsstörung, z.B. aufgrund Myelomeningozele, rezidivierende Harnwegsinfekte).

90 % der Kinder mit Urolithiasis ohne zugrunde liegende urologische Pathologie haben metabolische Erkrankungen.

Klinik und Diagnostik

Diagnose selten aufgrund einer Kolik: Bei ca. 70 % bei Abklärung rezidivierender Harnwegsinfekte. Weitere Symptome: Hämaturie, unspezifische Abdominalschmerzen.

Steinzusammensetzung wie bei Erwachsenen: Mehrzahl Kalziumoxalatsteine, 5–10 % Harnsäuresteine und 1–2 % Zystinsteine.

Prinzipiell gelten bei der Diagnostik die gleichen Grundsätze wie für Erwachsene. Generell sollte bei Kindern jedoch möglichst auf geringe Strahlenexposition geachtet werden. Ausscheidungsurogramme nur, wenn durch Kombination von Röntgenleeraufnahme und Sonographie nicht genügend Information.

Mit dem Ultraschall kann bei Kindern nahezu der gesamte Harntrakt von Urethra, über die Blase und mit gefüllter Blase als Schallfenster den distalen und mittleren Harnleiter und schließlich der proximale Harnleiter und die Nieren eingesehen werden.

Therapie

Über ⅔ aller pädiatrischen Patienten müssen interventionell behandelt werden.

Anschließend ggf. Therapie der zugrunde liegenden Pathologie:
- Generell Steigerung der Trinkmenge (der Ausscheidung).
- Anatomische Anomalien operativ korrigieren (z. B. Nierenbeckenplastik, auch laparoskopisch möglich).
- Bei primärer Hyperoxalurie Einschränkung der Oxalatzufuhr.
- Bei Hyperkalzurie eventuell Medikation mit Thiaziddiuretika (z. B. Hydrochlorothiazid 1 mg/kg KG/d). **Cave:** Keine Langzeitdaten bzgl. Nebenwirkungen bei Kindern.

Offene Chirurgie nur zur Steinsanierung bei Kindern absoluter Ausnahmefall → heute minimalinvasiv retrograd oder perkutan fast alle Fälle behandelbar!

Flexible Kinderureterrenoskope ermöglichen die Ausspiegelung des gesamten Harntraktes. Die Eingriffe sind zwar technisch schwierig, können aber von erfahrenen Operateuren mit vergleichbar geringen Komplikationsraten wie bei Erwachsenen durchgeführt werden.

ESWL kann auch bei Kindern durchgeführt werden, jedoch ausschließlich ultraschallgesteuert (Strahlenbelastung!).

16.3.2 Urolithiasis in der Schwangerschaft

Epidemiologie

✓ Schwangerschaft erhöht nicht das Risiko für Urolithiasis.

Die Inzidenz der symptomatischen Urolithiasis ist bei Schwangerschaft nicht größer als bei Vergleichspopulation (1 : 1500 bis 1 : 2500).
Meist im 2. oder 3. Trimenon.

16.3 Spezielle Probleme der Urolithiasis

PATHOGENESE

Schwangerschaft ist an sich keine Prädisposition für Urolithiasis, jedoch werden bestehende Konkremente durch physiologische Erweiterung des ableitenden Hohlsystems und Veränderungen der intraluminalen Druckverhältnisse leichter symptomatisch (Koliken, Hämaturie).

Schwangere haben eine physiologische absorptive Hyperkalzurie (plazentare 1,25-Vitamin-D_3-Produktion, konsekutive PTH-Suppression; erhöhte Kalziumzufuhr durch Nahrungsergänzung) und Hyperurikosurie (erhöhter Grundumsatz). Durch erhöhte Urinausscheidung und vermehrte Produktion von Inhibitoren der Steinbildung wird das Risiko der Steinbildung nicht erhöht.

DIAGNOSTIK

Diagnosestellung ist schwierig. Häufig werden typische Symptome der Urolithiasis durch Symptome der Schwangerschaft maskiert. Unklares Fieber, rezidivierende Bakteriurie und Mikrohämaturie sollten zur Abklärung einer möglichen Urolithiasis führen.

Sonographische Diagnostik ist erschwert → physiologische Dilatation v. a. des rechten Nierenbeckenhohlsystems.

Falls Diagnosestellung sonographisch nicht möglich, Abdomenleeraufnahme unter Abschirmung der Gegenseite (nur 2. und 3. Trimenon).

Der teratogene Effekt der Röntgenstrahlung ist im 1. Trimenon am ausgeprägtesten. Abdomenleeraufnahme belastet mit ca. 470 µSv (zum Vergleich: Höchstdosis pro Schwangerschaft für beruflich strahlenexponiertes Personal = 1 mSv).

✓ Durchleuchtung sollte vermieden werden!

THERAPIE

Ziel der Therapie ist es, mit minimaler Invasivität Schmerzfreiheit, Infektfreiheit und Nierenfunktion zu gewährleisten.

65–80 % der Schwangeren haben einen spontanen Steinabgang unter konservativer Behandlung (Hydrierung, Analgesie z. B. Paracetamol 1 g bis 4 × 1 p.o., ggf. Antibiose z. B. Augmentan 875/125 2 × 1 p.o.).

Alle Interventionen nach Möglichkeit ohne Allgemeinanästhesie (narkoseinduzierte frühzeitige Wehentätigkeit, Spontanaborte).

Einlage einer Harnleiterschiene soll nur sonographisch gesteuert erfolgen (keine Durchleuchtung!). Komplikationsmöglichkeit: Stentdislokation wegen erweitertem Hohlraumsystem. Wegen Infektionsgefahr Stentwechsel alle 6 Wochen!

Wenn Anlage Harnleiterschiene nicht möglich: Sonographisch gesteuerte Anlage einer perkutanen Nephrostomie.

Indikation zur Ureterrenoskopie muss sehr eng gestellt werden! Perkutane Steinsanierung sollte aufgrund der benötigten Fluoroskopie nicht durchgeführt werden (Ausnahmefall: Sepsis)!

✓ Stoßwellenlithotripsie ist absolut kontraindiziert!

16.3.3 Urolithiasis bei Ureterabgangsenge

- Bei Auftreten einer Nephrolithiasis bei bestehender Ureterabgangsenge ist eine operative Korrektur indiziert. Umstritten ist das Timing der Steinbehandlung: Zeitgleich oder vor einer Korrektur der Abgangsenge. Es bestehen keine generellen Richtlinien.
- Bei der laparoskopischen oder offenen Nierenbeckenplastik können die Konkremente entweder direkt oder mit Hilfe flexibler Endoskope, die durch den operativen Zugang in das Nierenbecken gebracht werden, entfernt werden. Mit diesem Vorgehen können gute Resultate mit hohen Steinfreiheitsraten erzielt werden, das Vorgehen ist jedoch technisch kompliziert und erfordert viel Erfahrung.
- Von vielen Autoren wird die perkutane Steinsanierung mit operativer Nierenbeckenplastik im Intervall empfohlen. Durch die postinterventionelle perirenale Vernarbung ist jedoch das operative Vorgehen bei der Nierenbeckenplastik erschwert.
- Eine mögliche Alternative ist die perkutane Steinsanierung mit zeitgleicher Endopyelotomie, d. h. zeitgleicher Inzision des verengten Uretersegments über den perkutanen Zugang.

16.3.4 Nierenbeckendivertikelsteine

Kelchdivertikel sind angeborene Ausstülpungen des Nierenbeckens, die von Urothel ausgekleidet sind und keinen Anschluss an eine Papille haben. Häufig besteht nur ein enger Verbindungsgang zum Nierenbecken (Divertikelhals). Die Inzidenz für Divertikel beträgt 0,2–0,4 %, die Inzidenz von Steinen im Divertikel jedoch bis 40 %. Als Hauptgrund für die Steinentstehung wird Stase des Harns mit konsekutiver Kristallisation diskutiert.

Bei Behandlung mit ESWL ist die Abgangswahrscheinlichkeit trotz guter Desintegration aufgrund des engen Divertikelhalses gering [Cohen 1997]. Die beste Therapieoption stellt die perkutane Steinsanierung (PNL oder miniPNL) dar. Zeitgleich mit der Steinentfernung kann auch die Divertikelhalsinzision oder Fulgurierung erfolgen, um ein Steinrezidiv zu vermeiden [Shalhav 1998].

16.3.5 Nierenbeckenausgusssteine

> Nierenbeckenausgusssteine bestehen aus einem zentralen Anteil im Nierenbecken und mindestens einem Zweig in einen Nierenkelch. Bei kompletten Ausgusssteinen ist das gesamte Hohlsystem mit sämtlichen Nierenkelchen betroffen, bei partiellen Ausgusssteinen nur Teile des Hohlsystems.

- Nierenbeckenausgusssteine sind in der Mehrzahl Struvitsteine (Infektsteine) oder Mischsteine.
- Absolute OP-Indikation: Patienten mit unbehandelten Ausgusssteinen haben signifikant höhere Morbidität und Mortalität. Die Wahrscheinlichkeit, ein chronisches Nierenversagen zu entwickeln, ist signifikant erhöht bei konservativer Behandlung eines Ausgusssteins [Koga 1991].
- Perkutane Steinsanierung (PNL) Mittel der Wahl, ggf. mit multiplen Zugängen über die untere, mittlere und ggf. obere Kelchgruppe (multitrakt-miniPNL). Die

Morbidität ist im Gegensatz zu Zugang über nur einzelnen Arbeitskanal signifikant erhöht. Sehr gute Steinfreiheitsrate, ggf. sind sog. Second-look-Eingriffe mit Ausräumung des restlichen Steinmaterials notwendig (Steinfreiheitsraten > 80 %, „Retreatment-Rate" ca. 4 %).
- Ggf. Behandlung von Restkonkrementen mit ESWL oder retrograd endoskopisch (Steinfreiheitsrate ca. 85 % bei Kombination vs. 50 % bei ESWL-Monotherapie) [Lam 1992].
- Bei multimorbiden Patienten: Versuch der perkutanen Chemolitholyse (ggf. Kombination mit ESWL). Nur selten komplette Auflösung eines Ausgusssteines ohne auxiliäre Maßnahmen.
- Äußerst wichtig ist das Verhindern von Rezidiven. Drei Faktoren sind von Bedeutung:
  - Komplette Steinentfernung ohne Restkonkremente.
  - Behebung metabolischer Ursachen (z. B. Hyperparathyreoidismus).
  - Korrektur anatomischer Anomalien (z. B. Ureterabgangsstenose).

16.3.6 Untere Kelchsteine

Die Steinfreiheitsrate bei Behandlung der unteren Kelchgruppe mit ESWL ist signifikant schlechter als bei Behandlung der mittleren und oberen Kelchgruppe (60 % vs. 70–90 % nach multiplen Behandlungen). Grund ist vermutlich der unter dem Niveau des Nierenbeckenabgangs liegende Kelch (desintegrierte Steine gehen nicht der Schwerkraft folgend in den Ureter ab).

> **STUDIENLAGE**
> Prospektive Studie: Steinfreiheitsrate nach 3 Monaten für untere Kelchsteine < 30 mm nach ESWL 37 % und nach PNL 95 %. Steinfreiheitsrate war bei der ESWL direkt abhängig von der Steingröße (< 10 mm = 63 %, 20–30 mm = 14 %), bei PNL keine Korrelation zu Steingröße. Kein signifikanter Unterschied in der Morbidität zwischen beiden Methoden. In einer Kosten-Nutzen-Analyse kamen die Autoren zum Schluss, dass untere Kelchsteine unter 10 mm mit ESWL und darüber perkutan behandelt werden sollten [Albala 2001].

Mit der Weiterentwicklung der flexiblen Ureterrenoskope und wachsender Erfahrung können heute kleine untere Kelchsteine auch durch endoskopische Extraktion mittels flexiblem Ureterrenoskop behandelt werden, womit bei geringer Morbidität eine Steinfreiheitsrate von nahezu 100 % erzielt wird. Somit ist das untere Kelchkonkrement bis zu einer Größe von 10 mm heute Domäne der flexiblen Ureterrenoskopie. Mit steigender Steingröße wird der Eingriff langwieriger und komplexer. Die Steinfreiheitsraten liegen ab einem Durchmesser von 20 mm unter 50 %, so dass größere Konkremente mittels miniPNL entfernt werden sollten.

16.3.7 Nephrolithiasis bei Transplantatnieren

- Die Inzidenz von Urolithiasis ist bei Transplantatnieren durch Reflux, Infektionen, Nahtmaterial oder Anastomosenstenose erhöht.
- Die Diagnostik ist erschwert, da die transplantierte Niere denerviert ist → es tritt kein Kolikschmerz auf.

! Bei Funktionsverschlechterung, Pyelonephritis oder Hydroneprose der Transplantatniere müssen Konkremente ausgeschlossen werden.
- ESWL ist nicht kontraindiziert, die Behandlung ist jedoch aufgrund der pelvinen Lage des Transplantats kompliziert.
- Retrograde endoskopische Steinentfernung ist aufgrund der ektopen Lage des Ureterneoostiums nur mit flexiblen Instrumenten möglich und gelingt häufig nicht.
- Die perkutane Steinsanierung von Transplantatnieren ist prinzipiell möglich. Der Eingriff ist jedoch schwierig und erfordert viel Erfahrung, die Morbidität aufgrund der pelvinen Lage des Organs und der Immunsuppression ist erhöht.

16.3.8 Residualsteine nach Behandlung

Verbleibendes Steinmaterial nach Behandlung < 5 mm wird als Residualfragment bezeichnet, ab 5 mm spricht man von Residualsteinen.
- Alle Residuen bei Infektsteinen sind von Bedeutung, da 80 % der Patienten innerhalb von zwei Jahren einen Progress zeigen und behandelt werden müssen [Beck 1991].
! Ziel der Behandlung bei Infektsteinen muss 100%ige Steinfreiheit sein!
- Bei Kalziumsteinen spricht man von klinisch insignifikanten Residualfragmenten, wenn die Fragmente < 5 mm und die Patienten asymptomatisch sind. Die Progressrate beträgt 25 % in 6 Jahren. Daher regelmäßige Nachkontrolle bei Residualfragmenten.
- Jährliche Nierenleeraufnahme bei röntgendichten Steinen.
- Sonographische Kontrollen sind zu ungenau und subjektiv, um Größenänderungen festhalten zu können.
- Zusätzlich sind allgemeine Maßnahmen zur Steinmetaphylaxe einzuleiten.
- Ausschluss metabolischer Ursachen der Steinentstehung, ggf. eine spezifische Metaphylaxe.

Tab. 16.20 Empfehlung für die Behandlung von Residualfragmenten

Residualkonkremente (größter Durchmesser)	Symptomatische Residualkonkremente	Asymptomatische Residualkonkremente
‹ 4–5 mm	Aktive Steinentfernung	Follow-up
› 6–7 mm	Aktive Steinentfernung	Aktive Steinentfernung

16.3.9 Steinstraße nach ESWL

Steinstraße: Säulenartige Ansammlung von Residualfragmenten im Ureter, die nicht spontan abgehen und eine Obstruktion verursachen.
- Früher Komplikation nach ESWL, heute durch präinterventionelle Harnleiterschienung bei Behandlung größerer Konkremente selten.
- Antibiotische Abdeckung (z. B. Ciprofloxacin 250 mg 1 × 1).
- Entlastung des Hohlraumsystems durch Nephrostomie oder Harnleiterschiene führt meist zu Steinabgang ohne weitere Maßnahmen.
- Falls kein Abgang erfolgt, ist es oft ausreichend, das am weitesten distal gelegene, blockierende Konkrement zu desintegrieren (URS oder ESWL).

Literatur

Albala DM, Assimos DG, Clayman RV et al.: Lower pole I: a prospective randomized trial of extracorporeal shock wave lithotripsy and percutaneous nephrostolithotomy for lower pole nephrolithiasis-initial results. J Urol 2001; 166:2072–80.

Beck EM, Riehle RA Jr.: The fate of residual fragments after extracorporeal shock wave lithotripsy monotherapy of infection stones. J Urol 1991; 145:6–9; discussion 9–10.

Cohen E, Hafner R, Rotenberg Z, Fadilla M, Garty M: Comparison of ketorolac and diclofenac in the treatment of renal colic. Eur J Clin Pharmacol 1998; 54:455–8.

Cohen TD, Preminger GM: Management of calyceal calculi. Urol Clin North Am 1997; 24:81–96.

Curhan GC, Willett WC, Rimm EB, Stampfer MJ: Family history and risk of kidney stones. J Am Soc Nephrol 1997; 8:1568–73.

Finlayson B: Renal lithiasis in review. Urol Clin North Am 1974; 1:181–212.

Hallson PC, Rose GA: Seasonal variations in urinary crystals. Br J Urol 1977; 49:227–284.

Koga S, Arakaki Y, Matsuoka M, Ohyama C. Staghorn calculi – long-term results of management. Br J Urol 1991; 68:122–4.

Laerum E, Ommundsen OE, Gronseth JE, Christiansen A, Fagertun HE: Oral diclofenac in the prophylactic treatment of recurrent renal colic. A double-blind comparison with placebo. Eur Urol 1995; 28:108–11.

Lam HS, Lingeman JE, Barron M et al.: Staghorn calculi: analysis of treatment results between initial percutaneous nephrostolithotomy and extracorporeal shock wave lithotripsy monotherapy with reference to surface area. J Urol 1992; 147:1219–25.

Marston WA, Ahlquist R, Johnson G Jr., Meyer AA: Misdiagnosis of ruptured abdominal aortic aneurysms. J Vasc Surg 1992; 16:17–22.

Miller OF, Kane CJ: Time to stone passage for observed ureteral calculi: a guide for patient education. J Urol 1999; 162:688–90; discussion 690–1.

Nagele U, Schilling D, Anastasiadis AG et al.: Closing the tract of mini-percutaneous nephrolithotomy with gelatine matrix hemostatic sealant can replace nephrostomy tube placement. Urology 2006 Sept; 68(3):489–94.

Najem GR, Seebode JJ, Samady AJ, Feuerman M, Friedman L: Stressful life events and risk of symptomatic kidney stones. Int J Epidemiol 1997; 26:1017–23.

Parry ES, Lister IS: Sunlight and hypercalciuria. Lancet 1975; 1:1063–1065.

Shalhav AL, Soble JJ, Nakada SY, Wolf JS Jr., McClennan BL, Clayman RV: Long-term outcome of caliceal diverticula following percutaneous endosurgical management. J Urol 1998; 160:1635–9.

Shokeir AA, Abdulmaaboud M. Prospective comparison of nonenhanced helical computerized tomography and Doppler ultrasonography for the diagnosis of renal colic. J Urol 2001; 165:1082–4.

Shokeir AA, Provoost AP, Nijman RJ: Recoverability of renal function after relief of chronic partial upper urinary tract obstruction. BJU Int 1999; 83:11–7.

Uribarri J, Oh MS, Carroll HJ: The first kidney stone. Ann Intern Med 1989; 111:1006–9.

von Unruh GE, Langer MA, Paar DW, Hesse A: Mass spectrometric-selected ion monitoring assay for an oxalate absorption test applying [$^{13}C_2$]oxalate. J Chromatogr B Biomed Sci Appl 1998; 716:343–9.

17 Nephrotoxische Störungen und nierenabhängige Arzneimittel
Frieder Keller

892	**17.1 Arzneimittel-Nephrotoxizität**	901	17.2.1	Bedeutung der Nierenfunktion bei der Elimination von Arzneimitteln
892	17.1.1 Epidemiologie			
892	17.1.2 Plötzlicher Anstieg des Kreatinins	902	17.2.2	Bei Niereninsuffizienz kontraindizierte Wirkstoffe
893	17.1.3 Diagnose des Nierenschadens durch Medikamente	903	17.2.3	Dosisanpassung der Arzneimitteltherapie bei Niereninsuffizienz
893	17.1.4 Mechanismen der Nephrotoxizität	958	**17.3**	**Schädigung der Niere durch Umweltgifte**
896	17.1.5 Häufige Arzneimittelbedingte Nierenschäden	958	17.3.1	Umweltgifte in den Industrienationen
900	17.1.6 Prävention			
901	**17.2 Nierenabhängige Medikamente**	959	17.3.2	Umweltgifte in Entwicklungsländern

17.1 Arzneimittel-Nephrotoxizität

17.1.1 Epidemiologie

Arzneimittel sind mit 30 % die häufigste Ursache für ein akutes Nierenversagen auf einer peripheren Station im Krankenhaus. Dies wird am Kreatinin-Anstieg erkennbar – auf die Diurese wird eher weniger geachtet. Objektiviert werden kann das Nierenversagen oft erst durch die regelhafte Gewichtszunahme. Auf der Intensivstation ist zu 20 % ein nephrotoxischer Effekt von Arzneimitteln Ursache des akuten Nierenversagens [Uchino 2005].

17.1.2 Plötzlicher Anstieg des Kreatinins

Nicht selten (und besonders Freitagnachmittag) wird der Nephrologe angerufen: „Bei meinem Patienten ist plötzlich das Kreatinin mit 300 µmol/l auffällig geworden – was ist zu tun?" In einer Vielzahl der Fälle empfiehlt sich dann als einfachste und erste Maßnahme noch am Telefon gleich zu fragen:
- Welche Medikamente bekommt der Patient?
- Welche Medikamente bekommt er neu?
- Auf welche Medikamente kann man verzichten?

Nach Darstellung der Situation des Patienten lautet die Empfehlung an den verzweifelten Kollegen in der Regel: „Bitte sofort alle Medikamente absetzen und das Kreatinin sowie Ausscheidung und Gewicht täglich kontrollieren".

Wenn Medikamente nicht einfach abgesetzt werden können, ist nach Alternativen zu suchen. Zum Beispiel sind bei transplantierten Patienten (Herz, Leber, Niere) potenziell nephrotoxische Calcineurinhemmer, also Ciclosporin und Tacrolimus, nicht beliebig an- und abzusetzen. Aber selbst bei diesen Patienten gibt es als Alternative das Mycophenolat, Sirolimus, Everolimus und Prednisolon (▶ Tab. 17.1).

> ✓ Nephrotoxizität ist der Preis unserer modernen Arzneimittel. Es gibt aber im Grunde kein Medikament, auf das man nicht verzichten könnte oder für das nicht zumindest eine nierenunschädliche Alternative existierte (▶ Tab. 17.1).

Tab. 17.1 Alternative Medikamente bei Verdacht auf nephrotoxische Wirkung von Arzneimitteln

Verdacht	Alternative
Amphotericin	Voriconazol, Caspofungin
ACE-Hemmer, z. B. Ramipril	Andere Antihypertensiva, z. B. Diuretika
AT1-Blocker, z. B. Irbesartan	Andere Antihypertensiva, z. B. Ca-Antagonisten
Cholesterin-Senker, z. B. Simvastatin, Bezafibrat	Ezetimib
Furosemid	Torasemid
Ciclosporin, Tacrolimus	Mycophenolat, Sirolimus, Everolimus, Prednisolon
Co-trimoxazol	Levofloxacin, Moxifloxacin

Tab. 17.1	Alternative Medikamente bei Verdacht auf nephrotoxische Wirkung von Arzneimitteln *(Forts.)*
Verdacht	**Alternative**
NSAIDs = nicht-steroidale Antirheumatika	Colchicin, Chloroquin oder Steroide
Mesalazin = 5-Aminosalizylat	Azathioprin, Prednisolon

17.1.3 Diagnose des Nierenschadens durch Medikamente

PROBLEMATIK

Die chronische Nierenschädigung verursacht in der Regel keine Schmerzen. Nierenschäden durch Medikamente werden deshalb häufig übersehen oder zu spät bemerkt. Wenn Patienten Nierenschmerzen haben, dann hat das urologische Gründe wie Koliken durch Nierensteine oder kardiale wie den embolischen Niereninfarkt bei Vorhofflimmern. Nierenschäden sind eigentlich nur am Kreatinin-Anstieg zu erkennen.

✓ Jeder Kreatinin-Anstieg ist verdächtig auf eine Arzneimitteltoxizität.

DIAGNOSTIK

- Anamnese: Der missbräuchliche Konsum von Arzneimitteln wie beispielsweise Analgetika wird oft geleugnet [Schwarz 1985], weshalb es meist keinen Sinn macht, direkt danach zu fragen. Bei Verdacht auf Schmerzmittelbedingte Nierenschädigung fragt man zuerst nach Schmerzen und erst danach, welche Medikamente dagegen genommen werden.
- Immer Nierensonographie (Bestimmung der Nierengröße).
- Native Computertomographie (Frage, ob unregelmäßige Kontur und Verkalkungen) bei Verdacht auf Schmerzmittel-Nephropathie [De Broe 1998].
- Nierenbiopsie nur in Ausnahmefällen indiziert:
  – Bei Frage nach interstitieller Nephritis (wenn die Nierenfunktion sich nach Absetzen der Medikamente nicht bessert).
  – Bei akutem dialysepflichtigem Nierenversagen, dessen Ursache unklar ist und das sich nicht nach einer Woche spontan erholt, ist die Nierenbiopsie klar indiziert, um eine – potenziell reversible – Arzneimitteltoxizität nicht zu übersehen.

17.1.4 Mechanismen der Nephrotoxizität

EINLEITUNG

Im Grunde kann jedes Medikament einen Nierenschaden verursachen, der Mechanismus ist dann meistens ein allergisch/immunologischer, kein toxischer. Klassische Vertreter sind die Diuretika wie Furosemid oder Hydrochlorothiazid. Das kann mit Hautsymptomen einhergehen – muss aber nicht. Es bleibt nur, das Medikament abzusetzen oder auf Alternativen auszuweichen, im Beispiel der Diuretika wäre das Torasemid.

Es gibt aber auch Medikamente, die dosisabhängig tubulotoxische Effekte ausüben und für die es nicht so leicht eine Alternative gibt. Die Chemotherapie mit Platinderivaten beispielsweise ist für bestimmte Tumoren kurativ (Hodenkarzinom). Hier wird bei bereits vorgeschädigten Nieren sogar eine Hämodialyse-Behandlung veranlasst. Weitere Vertreter von möglicherweise vital indizierten Medikamenten mit nephrotoxischem Potenzial sind: Cidofovir bei Ganciclovir-resistenten Zytomegalie-Infektionen, bei Poliomavirus-Infektion oder auch das Foscarnet bei Ganciclovir-resistenter Zytomegalie-Infektion.

PATHOGENESE

Es gibt 5 Orte, an denen Medikamente im Nephron schädigend wirken können, und 4 Mechanismen, wie das geschieht (▶ Abb. 17.1).

Mögliche Schädigungsorte:
- Gefäße: Durch präglomeruläre Vasokonstriktion kommt es zum GFR-Abfall. Vertreter sind Ciclosporin und Tacrolimus. Aber auch eine Vasodilatation kann postglomerulär zum Perfusions- und GFR-Abfall führen, z. B. durch ACE-Hemmer. Selten, aber gefährlich und deshalb umso wichtiger ist die thrombotische Mikroangiopathie, die unter Ciclosporin, Tacrolimus oder Mitomycin auftreten kann. Oft reicht es dann nicht, Ciclosporin sofort abzusetzen, sondern es muss eine intensive Therapie mit Plamaaustausch durchgeführt werden wie bei hämolytisch-urämischem Syndrom (HUS/TTP).
- Glomerulus: Durch glomeruläre immunologische Schäden kommt es zur Proteinurie und zum GFR-Abfall. Vertreter ist Penicillamin. Durch Interferon kann sogar eine rapid progressive Glomerulonephritis ausgelöst werden [Schwarz 1998].
- Tubuluszelle: Durch Tubulotoxizität mit Tubuluszellnekrosen können als klassische Vertreter Aminoglykoside intrazellulär die Phospholipidstruktur der Lysosomen zerstören. Dies geschieht aber erst nach Dosierung über mehr als 4 Tage, da die Tubuluszelle ein tiefes Kompartiment darstellt und Aminoglykoside über einen kapazitätslimitierten Transport durch Megalin erst in die Zelle gelangen müssen.

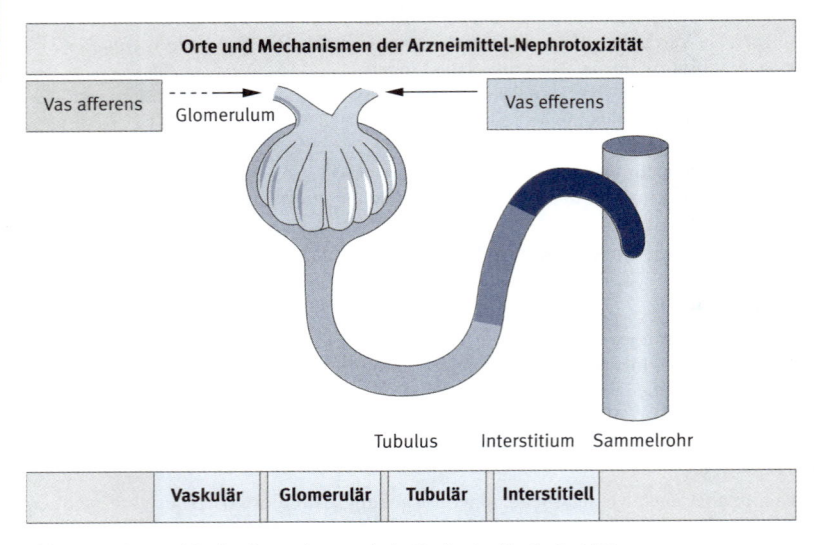

Abb. 17.1 Orte und Mechanismen der arzneimittelbedingten Nephrotoxizität

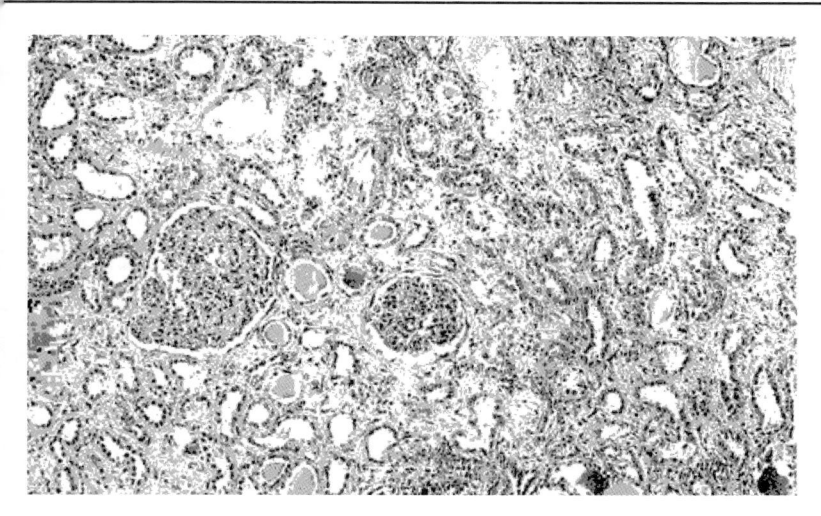

Abb. 17.2 Akute, nicht-eitrige interstitielle Nephritis durch Arzneimittel. Zusätzlich besteht eine interstitielle Fibrose als Zeichen der Chronizität und anhaltenden Schädigung

- Tubuluslumen: Zur Tubulusobstruktion führt als klassischer Vertreter das Aciclovir, das bei zu schneller Applikation und zu hoher Dosierung tubulär kristallisiert und ausfällt. Weitere Vertreter sind die Statine und andere Cholesterinsenker, wie Fibrate, die zur Rhabdomyolyse führen mit der Folge, dass Myoglobin tubulär zu einer Verstopfungsniere führen kann.
- Interstitium: Zur interstitiellen Nephritis führen als klassische Vertreter die nicht-steroidalen Antirheumatika (NSAIDs), aber theoretisch auch jedes andere Medikament, gegen das eine allergische Reaktion auftreten kann. Typisch sind lymphozytäre Infiltrate im Interstitium (▸ Abb. 17.2).

Die 4 Mechanismen der arzneimittelbedingten Nephrotoxizität (▸ Tab. 17.2) sind vaskulär, allergisch, toxisch und obstruktiv [Schwarz 2001].

Tab. 17.2 Mechanismen der arzneimittelbedingten Nierenschädigung [nach Schwarz 2001]

Vaskulär	Tubulo-toxisch	Tubulo-obstruktiv	Immunologisch interstitiell
NSAIDs	NSAIDs	Methotrexat	NSAIDs
ACE-Hemmer*	Aminoglykoside	Aciclovir	Aciclovir
Ciclosporin A, Tacrolimus	Ciclosporin A, Tacrolimus	Sulfonamide	Sulfonamide
Amphotericin B	Amphotericin B		Rifampicin
Mitomycin (HUS/TTP)	Cisplatin		Methicillin
	Foscarnet		Penicillin G, Ampicillin
	Iodhaltige Röntgenkontrastmittel		Allopurinol

Tab. 17.2	Mechanismen der arzneimittelbedingten Nierenschädigung [nach Schwarz 2001] *(Forts.)*		
Vaskulär	Tubulo-toxisch	Tubulo-obstruktiv	Immunologisch interstitiell
	Lithium		Thiazide
	Aristolochia clematis		Interferon

* ACE-Hemmer führen zur funktionellen Nierenfunktionseinschränkung und sind im engeren Sinne **nicht** nephrotoxisch

✓ **Wichtig: Arzneimittelanamnese**
Arzneimittelbedingte Nierenschäden treten in der Regel akut auf und sind reversibel, wenn das entsprechende Medikament abgesetzt wird. Der chronische Gebrauch von nephrotoxischen Medikamenten kann jedoch zu irreparablen Nierenschäden führen. Beispiele dafür sind die klassische Analgetikanephropathie, der Ciclosporinschaden zum Beispiel bei Herztransplantierten oder auch die „Chinese Herbs Nephropathy" durch Aristolochia clematis.

17.1.5 Häufige Arzneimittel-bedingte Nierenschäden

Nierenschädigung durch NSAIDs

Nicht-steroidale Antirheumatika sind zurzeit mit einem Anteil von 25 % die häufigste Ursache der arzneimittelbedingten Nierenschäden [Schwarz 2000].

Pathogenese
Nicht-steroidale Antirheumatika (NSAIDs) können eine akute interstitielle Nephritis verursachen. Ihre erwünschte pharmakologische Wirkung besteht in einer Aktivierung des Leukotrien-Systems. Diese Wirkung entfaltet sich aber in der gut durchbluteten Niere besonders ausgeprägt. NSAIDs hemmen den Cyclooxygenase-Weg im Arachidonsäure-Metabolismus zugunsten des Lipoxygenase-Weges mit Bildung von Leukotrienen. Leukotriene führen zur lymphozytären Infiltration.

Die NSAIDs sind gute Beispiele dafür, dass zum Verständnis der Wirkung und Nebenwirkung von Arzneimitteln nicht nur die Pharmakokinetik, sondern auch die Pharmakodynamik wichtig ist (▶ Abb. 17.7). Diclofenac ist das NSAID mit der höchsten Wirksamkeit und einer kurzen Halbwertszeit von 2 Stunden – was von Vorteil ist. Naproxen und auch die modernen selektiven Cox-2-Inhibitoren wie Celecoxib sind nicht sehr potent und haben lange Halbwertszeiten. Geringe Potenz erfordert eine hohe Dosis. Wenn dann noch die Halbwertszeit lang ist, wie beim Naproxen, steigt die Wahrscheinlichkeit von nephrotoxischen Nebenwirkungen [Sturmer 2002].

Klinik
Nierenschäden durch NSAIDs machen wenig Symptome, evtl. entsteht durch Wassereinlagerung eine Gewichtszunahme.

Therapie
Sofortiges Absetzen der NSAIDs. Bei rechtzeitigem Absetzen erholt sich die Nierenfunktion komplett. Bei wiederholter Exposition kann es jedoch zum bleibenden Nierenversagen kommen [Schwarz 2000].

ANALGETIKA-ASSOZIIERTE NEPHROPATHIE

Die Frage, ob die Analgetika-assoziierte Nephropathie heute noch existiert, wird häufig verneint. Das ist zu leichtfertig. Paracetamol ist der Hauptmetabolit des vom Markt genommenen Phenacetins. Paracetamol hemmt ebenfalls die Glutathion-Reduktase [Li 2003], und damit den wichtigsten detoxizierenden Mechanismus der Niere. In der Sprechstunde stellen sich immer wieder Patienten mit chronischen Schmerzen vor, bei denen eine Abhängigkeit von Mischanalgetika vermutet werden kann. Bei diesen Patienten wechselt die Nierenfunktion stark – möglicherweise wird immer dann der Gebrauch eingeschränkt, wenn sich der Kreatinin-Wert verschlechtert hat. Es gibt eigentlich keine andere Erklärung für eine solch fluktuierend verlaufende Niereninsuffizienz, außer exogene Noxen wie Arzneimittel. Der Spontanverlauf jeder anderen Nierenkrankheit ist entweder die Remission oder die Progression.

KONTRASTMITTEL-NEPHROTOXIZITÄT

> Die Kontrastmittel-Nephrotoxizität kann als Lehrfall der nephrotoxischen Wirkung von Arzneimitteln speziell und sogar des akuten zirkulatorisch-hypoxischen, septisch-toxischen Nierenversagens generell gelten.

Definition und Epidemiologie

Von Kontrastmittel-Nephrotoxizität spricht man bei einem Kreatinin-Anstieg nach Kontrastmittel-Exposition von mehr als 25 % des Ausgangs-Kreatinins. Die Häufigkeit der Kontrastmittel-Nephropathie beträgt 1,5 % generell, bei vorbestehender Niereninsuffizienz ist aber in 15 % der Kontrastmittel-Untersuchungen mit einer Kontrastmittel-Nephropathie zu rechnen [Murphy 2000]. Die Häufigkeit des dialysepflichtigen Nierenversagens beträgt 0,3 % unter allen Kontrastmittel-Untersuchungen [Murphy 2000].

Risikofaktoren

Besonders toxisch sind hochosmolare Kontrastmittel (1200 mosmol/l), weniger toxisch sind niederosmolare nicht-ionische Kontrastmittel wie Iohexol (600 mosmol/l). Am wenigsten toxisch ist mit 300 mosmol/l das iso-osmolare Iodixamol – aber das ist auch am teuersten.

> ✓ Eine vorbestehende Niereninsuffizienz ist der wesentlichste – und leicht zu identifizierende – Risikofaktor für eine Kontrastmittel-Nephrotoxizität. Eine vorbestehende Anämie gilt inzwischen auch als Risikofaktor. Diabetes mellitus und Plasmozytom sind nicht per se, sondern wegen der begleitenden Niereninsuffizienz Risikofaktoren.

Problematik Kontrastmittelgabe bei eingeschränkter Nierenfunktion

Viele, v. a. ambulante Patienten berichten, „dass sie vom Röntgen wieder nach Hause geschickt wurden, weil sie eine eingeschränkte Nierenfunktion haben und man deshalb keine Kontrastmittel geben möchte."

Beim Nephrologen wird regelmäßig aus der Radiologie und von anderen Kollegen angefragt, ob bei einem Patienten mit einem Kreatinin über 200 µmol/l noch eine Kontrastmittel-Untersuchung möglich ist.

> ✓ Auch bei fortgeschrittener Niereninsuffizienz, kann bei Beachtung der prophylaktischen Maßnahmen eine Kontrastmitteluntersuchung durchgeführt werden:
> - Es lässt sich der toxische Effekt von Kontrastmittel vermeiden (▸ unten).
> - Kontrastmittel führen nie zum bleibenden Nierenschaden, sondern allenfalls zum vorübergehenden passageren Nierenversagen.
> - Wenn doch nach Kontrastmittel-Untersuchung eine bleibende Niereninsuffizienz resultiert, ist das einer Cholesterin-Embolie und nicht dem Kontrastmittel zuzuschreiben.

Pathogenese
Es sind zwei Mechanismen, die als Ursache für die Kontrastmittel-Nephropathie angenommen werden:
- Kontrastmittel führen zu einer Vasokonstriktion und damit zu einer Abnahme der Nierenperfusion.
- Kontrastmittel üben an der Tubuluszelle einen toxischen Effekt aus über die Aktivierung von freien Sauerstoffradikalen. Freie Sauerstoffradikale verursachen über die Phospholipid-Peroxidation Zellwandschäden. Zunächst wurde angenommen, dass es zur Tubulusnekrose kommt. Wahrscheinlich ist jedoch, dass durch freie Sauerstoffradikale die Apoptose induziert wird. Auch der zeitliche Ablauf der kontrastmittelinduzierten Nephrotoxizität entspricht dem einer Apoptose mit Restitution innerhalb von Tagen und nicht dem einer Nekrose mit Restitution innerhalb von Wochen.

Prävention
Prophylaxe des Kontrastmittel-induzierten Nierenversagens ▸ auch 6.4.6.

Aus dem Pathomechanismus resultieren die beiden wesentlichsten präventiven Maßnahmen zur Vermeidung der Nierenschädigung durch Kontrastmittel.
- Infusion von mindestens 500 ml Flüssigkeit am besten in Form von 0,9%igem NaCl vor Kontrastmittel-Gabe. Dies verhindert zunächst die kontrastmittelinduzierte Minderperfusion der Niere. Folge der Wässerung ist aber auch, dass Kontrastmittel im Tubulus verdünnt erscheinen und damit weniger konzentriert und weniger toxisch sind.
- Gabe antioxidativ wirksamer Substanzen.
  - Acetylcystein oral 2 × 600 mg beginnend am Vortag [Tepel 2000] oder auch intravenös 1200 mg unmittelbar vor der Kontrastmittel-Untersuchung [Marenzi 2006].
  - (Aktuelle Forschung: Mercapto-Ethan-Sulfonat-Natrium = Mesna; Dosierung ▸ unten).

> ✓ Die prophylaktische Dialyse nach Kontrastmittel-Exposition ist unwirksam und nur bei Überwässerung indiziert [Vogt 2001].

17.1 Arzneimittel-Nephrotoxizität

> **AKTUELLE FORSCHUNG: PROPHYLAXE DER KONTRASTMITTEL-NEPHROTOXIZITÄT MIT MESNA**
>
> Mesna ist wahrscheinlich besser wirksam als Acetylcystein, weil Mesna und der Metabolit Dimesna zu 76 % glomerulär filtriert und tubulär ausgeschieden werden, während Acetylcystein zu 90 % hepatisch eliminiert wird [Haeussler 2004]. Aus demselben Grund ist Acetylcystein auch zur Therapie der Paracetamol-induzierten Hepatotoxizität viel besser geeignet als zur Therapie der arzneimittelinduzierten Nephrotoxizität.
> - Beginn 2 h vor Kontrastmittelgabe mit Infusion von 500 ml 0,9%igem NaCl
> - Gabe von weiteren 500 ml 0,9%igem NaCl plus 1600 mg Mesna unmittelbar vor und während der Kontrastmittel-Untersuchung.
> - Nach Kontrastmittel-Untersuchung – aber niemals vor Kontrastmittel – bei eingeschränkter Nierenfunktion zusätzliche Gabe von Furosemid i.v. (40–250 mg), um ein Lungenödem zu vermeiden, insbesondere bei Herzinsuffizienz [Lukas 2003].
> - Infusion von weiteren 500 ml 0,9% NaCl nach Kontrastmittel je nach Wasserhaushalt des Patienten.
>
> Mit diesem Mesna-Protokoll wird wahrscheinlich bei hochgradig eingeschränkter Nierenfunktion eine Nierenfunktionsverschlechterung verhindert. Die Mesna-Prophylaxe ist wahrscheinlich signifikant wirksamer im Vergleich zur Kochsalz-Infusion allein (▶ Abb. 17.3) [noch nicht publiziert].

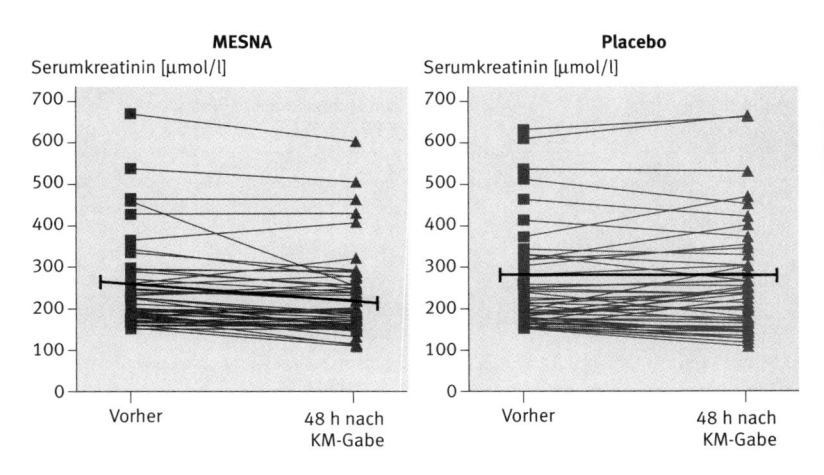

Abb. 17.3 Mercapto Ethan Sulfonat Natrium (= Mesna) zur Prophylaxe der Kontrastmittel-Nephrotoxizität bei eingeschränkter Nierenfunktion. Die Kontrollen erhalten 2 × 500 ml 0,9%ige NaCl-Infusion, die Therapie-Gruppe zusätzlich 1600 mg Mesna in die Infusion

Prognose

Die Kontrastmittel-Nephropathie ist regelhaft innerhalb einer Woche reversibel. Bei ausbleibender Besserung der Nierenfunktion muss differenzialdiagnostisch die Cholesterinembolie ausgeschlossen werden.

17.1.6 Prävention

Wichtigste präventive Maßnahme ist die regelmäßige Durchführung von Kreatinin-Kontrollen, um die Gefahr der Nephrotoxizität rechtzeitig zu erkennen (▶ Tab. 17.3). Es gibt eigentlich kein einziges Medikament, das zu einer irreversiblen und bleibenden Nierenschädigung führt, wenn es rechtzeitig abgesetzt wird. Zur interstitiellen Fibrose führt die ständige Reexposition oder der nicht sachgemäße Gebrauch, wie man ihn selbst heute noch bei den Mischanalgetika kennt.

Tab. 17.3 Substanzgruppen mit Beispielen, bei denen nach 3 bis 30 Tagen die Kreatinin-Kontrolle empfohlen wird, um eine Einschränkung der Nierenfunktion rechtzeitig zu erkennen [nach Schwarz 2001]

Wirkstoffgruppe mit Beispielen	Mechanismus
Antibiotika	
Rifampicin	Akute interstitielle Nephritis
Co-trimoxazol	Hemmung der Kreatinin-Sekretion
Aminoglykoside	Tubuläre Proteinsynthese
Penicilline, z. B. Methicillin	Akute interstitielle Nephritis
Cephalosporine	Akute interstitielle Nephritis
Amphotericin	Tubulotoxizität Na-Mg-Kanal
Antivirale Substanzen	
Foscarnet	Tubulotoxizität
Cidofovir	Tubulotoxizität
Indinavir	Akute interstitielle Nephritis
Analgetika	
NSAIDs: Naproxen, Fenoprofen, Ibuprofen	Akute interstitielle Nephritis
Paracetamol	Glutathion-Hemmung
Mischanalgetika = Paracetamol + Koffein / Kodein / Barbiturat	Siehe oben + Abhängigkeit + chronisch interstitielle Nephritis
Antihypertensiva	
ACE-Hemmer: Enalapril, Ramipril	Senkung der Nierendurchblutung und des Filtrationsdrucks
AT1-Blocker: Losartan, Candesartan, Irbesartan	Senkung der Nierendurchblutung und des Filtrationsdrucks
Fettsenker	
Statine: Cerivastatin, Atorvastatin, Simvastatin	Rhabdomyolyse + tubuläre Obstruktion
Fibrate	Rhabdomyolyse + tubuläre Obstruktion
Immunsuppressiva	
Ciclosporin + Tacrolimus	Vasokonstriktion, isometrische Vakuolisierung, Vaskulopathie + Hyalinose, interstitielle Fibrose, selten HUS / TTP
Mesalazin = 5-Aminosalicylsäure	Interstitielle Nephritis

Tab. 17.3	Substanzgruppen mit Beispielen, bei denen nach 3 bis 30 Tagen die Kreatinin-Kontrolle empfohlen wird, um eine Einschränkung der Nierenfunktion rechtzeitig zu erkennen [nach Schwarz 2001] *(Forts.)*
Wirkstoffgruppe mit Beispielen	**Mechanismus**
Zytostatische Chemotherapeutika	
Cisplatin	Tubulotoxizität
Carboplatin	Tubulotoxizität
Mitomycin	Thrombotische Mikroangiopathie = HUS/TTP
Interferon	Rapid progressive Glomerulonephritis
Imatinib	Tubulotoxizität
Naturheilmittel	
Chinese Herbs (Aristolochische Säure)	Chronisch interstitielle Nephritis
Metalle	
Blei	Interstitielle Nephritis
Cadmium	Interstitielle Nephritis
Quecksilber	Interstitielle Nephritis
Gold	Glomerulonephritis
Psychopharmaka	
Lithium	Diabetes insipidus renalis + chronisch interstitielle Nephritis

17.2 Nierenabhängige Medikamente

17.2.1 Bedeutung der Nierenfunktion bei der Elimination von Arzneimitteln

Mehr als die Hälfte aller etwa 3000 gebräuchlichen Medikamente wird nierenabhängig eliminiert oder hat Metabolite, die renal ausgeschieden werden. Die Nierenfunktion ist deshalb wichtig für die Arzneimitteltherapie. Oft übersehen wird der altersabhängige Clearance-Verlust, der sich im Kreatinin-blinden Bereich abspielt. Patienten über 65 Jahre sind niereninsuffizient – selbst bei normalem Kreatinin. Dies machen die Cockcroft- und Gault-Formel und die MDRD-2-Formel deutlich (▶ unten). Es ist von einem physiologischen Clearance-Verlust von 1 ml/Min. pro Jahr auszugehen.

> GFR = 130 – Alter

Man unterscheidet hydrophile (= Wasser liebende) und lipophile (= Fett liebende) Medikamente. Während die lipophilen Medikamente überwiegend im zentralen Nervensystem wirken, beispielsweise Psychopharmaka, sind die hydrophilen Medikamente besonders häufig unter den Antibiotika vertreten. Hydrophile Medikamente, also viele antimikrobielle Substanzen, werden über die Niere ausgeschieden. Eine eingeschränkte Nierenfunktion führt zu einer langsameren Ausscheidung der hydrophilen Medikamente. Die langsamere Ausscheidung geht mit einer Arzneimittel-Kumulation bei wiederholter Dosierung einher.

Akkumulation bedeutet ein Risiko für toxische Nebenwirkungen bei eingeschränkter Nierenfunktion.

> **Beispiele:** Aminoglykoside wirken nephro- und ototoxisch. In den 1970er Jahren wurden immer wieder Patienten mit eingeschränkter Nierenfunktion durch eine Aminoglykosid-Therapie taub. Heute erleiden häufig Patienten mit einem Diabetes mellitus eine Hypoglykämie (oft lebensbedrohlich, da 48 h anhaltend), da die oralen Antidiabetika und ihre aktiven Metabolite bei zunehmender Niereninsuffizienz kumulieren (▶ Tab. 17.4). Insulin, das zu 50 % von der Niere metabolisiert wird, wirkt bei Niereninsuffizienz doppelt so lange – der Dosisbedarf sinkt auf die Hälfte.

Bei hydrophilen, nierenabhängigen Medikamenten muss somit die Dosis an die Nierenfunktion angepasst werden, wenn man toxische Nebenwirkungen vermeiden will. Die richtige Dosisanpassung ist sicherlich als eine der Hauptaufgaben im Teilgebiet Nephrologie anzusehen.

17.2.2 Bei Niereninsuffizienz kontraindizierte Wirkstoffe

ABSOLUT KONTRAINDIZIERTE MEDIKAMENTE

Es gibt Medikamente, die bei eingeschränkter Nierenfunktion überhaupt nicht gegeben werden sollten oder auch gar nicht gegeben werden dürfen.

Der wichtigste Vertreter ist **Metformin**, das bei eingeschränkter Nierenfunktion (Krea > 130 µmol/l) zu lebensbedrohlichen Laktatazidosen führen kann (▶ Tab. 17.4). Eine gute Alternative zu Metformin als Insulin-Sensitizer ist Rosiglitazon mit nieren-unabhängiger Ausscheidung.

Ein weiteres Beispiel ist **Digoxin**, das im Prinzip bei Niereninsuffizienz dosisangepasst dosiert werden muss, was aber schwierig ist. In der Nephrologie hat sich deshalb die Verwendung von Digitoxin besser bewährt.

Tab. 17.4 Medikamente, die bei Niereninsuffizienz kontraindiziert sind

Kontraindiziert	Alternative
Metformin	Rosiglitazon
Glibenclamid, Glimepirid	Gliquidon, Gliclacide
Digoxin	Digitoxin
Atenolol	Metoprolol
Methotrexat	Azathioprin, Leflunomid
Lithium (in der Regel)	Citalopram, Amitriptylin

SONDERFALL: LITHIUMTHERAPIE BEI EINGESCHRÄNKTER NIERENFUNKTION

Die meisten Psychopharmaka sind lipophil, denn sie sollen im Zentralnervensystem wirken. Sie werden über die Leber ausgeschieden. Ausnahme ist das Antidepressivum Lithium, das über die Niere ausgeschieden wird. Es kommt komplizierend hinzu, dass Lithium selbst nephrotoxisch sein kann.

- Lithium ist tubulotoxisch und verursacht einen Diabetes insipidus, indem Aquaporin 2 herabreguliert wird – noch ohne Kreatinin-Anstieg.
- Lithium kann aber auch eine chronische interstitielle Nephritis auslösen mit nierenbioptischen Mikrozysten, Einschränkung der Nierenfunktion und Kreatinin-Anstieg.

Daher ist bei Lithium-Therapie unbedingt die regelmäßige Kontrolle von Kreatinin und Nierenfunktion sowie die Bestimmung der Lithium-Spiegel erforderlich. Ein erstes Zeichen der Lithium-Intoxikation ist die Entwicklung eines renalen Diabetes insipidus. Die Patienten können nicht ausreichend große Flüssigkeitsmengen trinken und entwickeln ein hypovolämisches Nierenversagen mit Kreatinin-Anstieg. Dadurch steigt die Toxizität von Lithium so stark, dass es zu extrapyramidalen athetotischen zentralnervösen Symptomen kommen kann.

✓ Eine Therapie mit Lithium bei eingeschränkter Nierenfunktion ist möglich, wenn Nierenfunktion und Lithiumspiegel engmaschig kontrolliert werden [Walcher 2004].

17.2.3 Dosisanpassung der Arzneimitteltherapie bei Niereninsuffizienz

Es ist heute nicht mehr gerechtfertigt – Ausnahme ist Metformin –, irgendein Medikament einem Patienten mit eingeschränkter Nierenfunktion vorzuenthalten, weil dieses Medikament nierenabhängig eliminiert wird oder einen nierenabhängigen Metaboliten hat. Die Aufgabe der Nephrologie besteht darin, die Dosis der Medikamente (z. B. Platin-Derivate) so an die Nierenfunktion anzupassen, dass Nebenwirkungen vermieden werden, aber die Wirkung ausreichend gesichert ist.

DOSISANPASSUNG AUFGRUND DER PHARMAKOKINETIK
Glomeruläre Filtrationsrate

Es gibt recht einfache Regeln, mit denen eine Dosisanpassung durchgeführt werden kann. Grundlage der Dosisanpassung ist die Abschätzung der glomerulären Filtrationsrate (GFR). Hierfür war früher die Cockcroft- und Gault-Formel weit verbreitet [1976]:

$$GFR = [(140 - Alter) \times Gewicht] / [0.8 \times Serumkreatinin]$$

(Krea in µmol/l, Alter in Jahren, Gewicht in kg)

Besser geeignet ist die MDRD-2-Formel, weil diese vom Körpergewicht unabhängig die Nierenfunktion abschätzt. Hierzu ist dann nur das Geburtsdatum und das Serumkreatinin (SCr) des Patienten erforderlich [Froissart 2005]. Die GFR wird nach der MDRD-2-Formel schon vom Labor automatisch berechnet:

$$GFR = 186 \times [Serumkreatinin]^{-1,154} \times [Alter]^{-0,203}$$

(Serumkreatinin in mg/dl, Alter in Jahren)
Es erfolgt die Spezifizierung mit $\times 0,742$ (weiblicher Patient) und/oder $\times 1,212$ (Patient mit schwarzer Hautfarbe).

17 Nephrotoxische Störungen und nierenabhängige Arzneimittel

Zusammenhang zwischen Arzneimittel-Elimination und Nierenfunktion

Im Prinzip gilt für jedes Medikament, dass die Arzneimittel-Clearance eine lineare Funktion der glomerulären Filtrationsrate ist, wobei die glomeruläre Filtrationsrate das übergeordnete Maß der Nierenfunktion darstellt. Für die Medikamente unterschiedlich sind jedoch die Höhe des Achsenabschnitts und die Steilheit dieser linearen Abhängigkeit. Je höher der Achsenabschnitt ist, umso höher ist die nicht-renale also die nierenunabhängige Clearance über die Leber oder den Darm. Je steiler die Steigung ist, desto stärker hängt die Arzneimittel-Elimination von der Nierenfunktion ab (▶ Abb. 17.4).

Abhängigkeit der Arzneimittelelimination von der Nierenfunktion

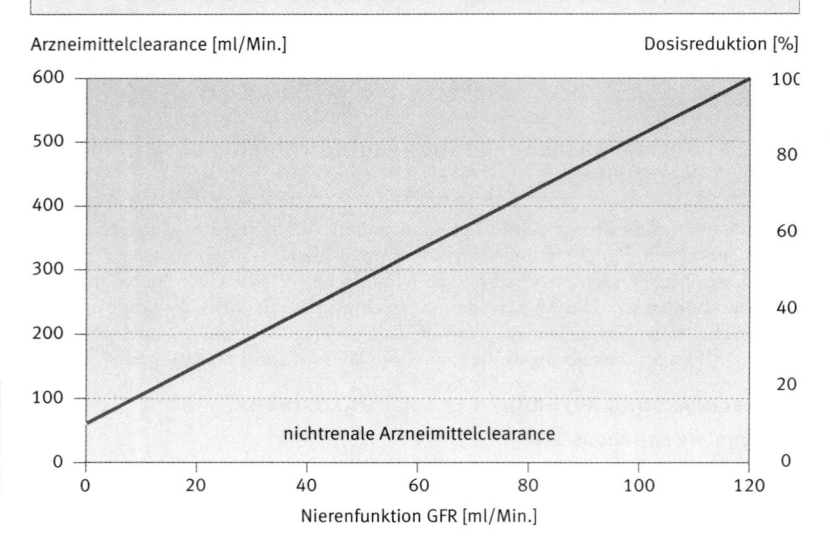

Abb. 17.4 Grundgleichung der Pharmakokinetik bei Niereninsuffizienz. Aus der Abhängigkeit der Arzneimittel-Clearance von der Nierenfunktion ergibt sich die Dosisanpassung nach der Proportionalitätsregel von Dettli [1976]

Der Zusammenhang zwischen Arzneimittel-Elimination und Nierenfunktion wird in der Grundgleichung der Pharmakokinetik bei Niereninsuffizienz beschrieben [Dettli 1976]:

$$CL = CL_{non\text{-}ren} + A \times GFR$$
(CL = Clearance, $CL_{non\text{-}ren}$ = nicht-renale Clearance = Achsenabschnitt, A = Steigung)

Dettli hat die Abhängigkeit der Arzneimittel-Elimination von der Nierenfunktion noch aus der bei nierengesunden Probanden renal ausgeschiedenen Menge, also der renalen Clearance, abgeschätzt. Er hat aus der renalen Clearance (CL_{ren}) des Medikamentes die minimale Exkretionsfraktion (Q) berechnet, wobei $Q = 1 - CL_{ren}/CL_{norm}$. Wenn die renale Clearance 90 % der normalen Clearance beträgt, heißt das, dass die nicht-renale Clearance eben 10 % der normalen Clearance beträgt (Q = 0,10). Die Clearance des Medikamentes ist zu 90 % von der Nierenfunktion abhängig. Wenn also eine Niereninsuffizienz vorliegt, beträgt die Arzneimittel-Clearance nur noch ein Zehntel der normalen Clearance, und die Halbwertszeit ($T_{1/2}$) verlängert sich um das 10fache.

$A = (CL_{norm} - CL_{non\text{-}ren}) / GFR_{norm}$
$Q = 1 - CL_{ren} / CL_{norm} = CL_{non\text{-}ren} / CL_{norm}$
$T_{½} = T_{½\,norm} / [Q + (1 - Q) \times GFR / GFR_{norm}]$
(A = Steigung, Q = nicht-renale Exkretionsfraktion, $T_{½}$ = Halbwertszeit, CL_{norm} = normale Clearance, $CL_{non\text{-}ren}$ = nicht-renale Clearance, GRF_{norm} = normale glomeruläre Filtrationsrate)

Tatsächliche Arzneimittel-Clearance

Es gibt bei Niereninsuffizienz aber kompensatorische Mechanismen, beispielsweise verstärkte Ausscheidung über Leber oder Darm insbesondere bei Abnahme der Eiweißbindung. Es gibt auch Medikamente, bei denen die nicht-renale Clearance bei Niereninsuffizienz geringer wird, z.B. Chinolone, die ja tubulär und intestinal sezerniert werden [Hoffler 1993]. Es gibt auch Medikamente, die glomerulär filtriert und tubulär metabolisiert werden, ohne im Urin zu erscheinen [Lohr 1998]. Der renale Metabolismus wird unterschätzt und die nicht-renalen Eliminationsmechanismen werden so überschätzt.

$CL_{non\text{-}ren} = \pm CL_{anur}$
$CL = CL_{anur} + A \times GFR$
(CL_{anur} = tatsächliche Arzneimittel-Clearance bei Anurie)

Deshalb ist es notwendig, die Arzneimittel-Clearance tatsächlich bei Patienten mit fehlender Nierenfunktion zu untersuchen und daraus den Achsenabschnitt abzuschätzen. Der Achsenabschnitt entspricht der Arzneimittel-Clearance für funktionelle Anurie. Die Bestimmung der nicht-renalen Arzneimittel-Clearance, also der funktionellen Anurie-Clearance, erfolgt bei Patienten mit fortgeschrittener Niereninsuffizienz oder gar Dialyse-Patienten im dialysefreien Intervall.

Dosierungsregel nach Dettli

Die Dettli-Gleichung hat den großen Vorteil, dass die Dosis-Anpassung proportional zur Arzneimittel-Clearance vorgenommen werden kann (▶ Abb. 17.4). Die Proportionalitäts-Regel besagt: Wenn die Arzneimittel-Clearance nur noch 10 % der normalen Clearance beträgt, muss entweder die Dosis (D) auf 10 % reduziert oder das Dosierungsintervall τ auf das 10fache verlängert werden.

$D/\tau = (D/\tau)_{norm} \times CL/CL_{norm}$

Da die Clearance sich umgekehrt proportional zur Halbwertszeit verhält (CL = $0{,}693 \times Vd/T_{½}$) und das Volumen als konstant gelten kann (Vd = const.), eignet sich besonders die Halbwertszeit zur Dosis-Anpassung. Die Halbwertszeit ($T_{T½}$) ist anschaulich und liefert einen Anhalt für das Dosierungsintervall (τ).

$$D = (D)_{norm} \times T_{½\,norm} / T_{½}$$
$$Tau = (\tau)_{norm} \times T_{½} / T_{½\,norm}$$

Halbierungsregel von Kunin

In der Praxis hat sich gezeigt, vor allem bei Intensiv-Patienten, dass eine proportionale Dosis-Reduktion zu Unterdosierungen führt. Daher wurde mit der Halbierungsregel eine andere Dosierungsregel vorgeschlagen [Kunin 1967].

Die Halbierungsregel richtet sich nach der Halbwertszeit des Medikamentes. Sie ist vor allem bei Medikamenten anzuwenden, bei denen die Halbwertszeit länger als das Dosierungsintervall ist. Dann gilt die einfache Regel: Mit der normalen Einzel-Dosis als Start-Dosis beginnen und nach jeweils 1 Halbwertszeit die halbe Start-Dosis als Erhaltungs-Dosis geben.

$$D / \tau = ½ \times D_{start} / T_{½}$$
$$D_{start} \leq D_{norm}$$
$$D = ½ \times D_{norm}$$
$$\tau = T_{½}$$

Mit dieser Regel werden gleiche Spitzen-Spiegel (C_{peak}), aber eben doch höhere Tal-Spiegel (D_{trough}) und eine größere Fläche unter der Kurve erreicht wie bei normaler Nierenfunktion (▶ Abb. 17.5). Die Kumulationskinetik beschreibt den Spitzenspiegel als Funktion des Maximalspiegels nach Einzeldosierung (Co) in Abhängigkeit vom Dosierungsintervall (τ) und der Halbwertszeit.

$$C_{peak} = Co / [1 - \exp(-0{,}693 \times \tau / T_{½})]$$
$$C_{trough} = C_{peak} \times \exp(-0{,}693 \times \tau / T_{½})$$

> **EXKURS: EMPFEHLUNGEN ZUM VORGEHEN BEI PATIENTEN AUF INTENSIVSTATION**
> Bei Patienten auf Intensiv-Station kann die Antibiotika-Therapie lebensentscheidend sein. Auf Intensivstation wird empfohlen, grundsätzlich den Spitzenspiegel (C_{peak}) als Zielspiegel zu betrachten (▶ Tab. 17.5). Es wird ein gewisses höheres Risiko von Nebenwirkungen in Kauf genommen, um den antimikrobiellen Effekt zu sichern. Dass es mit antimikrobieller Therapie auch Unter-Dosierungen gibt, ist vor allem seit der Anti-HIV-Therapie bekannt, wo unter zu niedriger Dosierung oder bei Compliance-Problemen sich Resistenzen entwickeln. Auch die zahlreichen Resistenzen bei Chinolonen entstehen wahrscheinlich durch Unterdosierungen.

Dosisanpassung bei Hämodialyse

Ein weiteres Problem stellt die Dosisanpassung bei Hämodialyse dar. Wasserlösliche Medikamente werden durch Hämodialyse eliminiert und müssen deshalb als Supplementär-Dosis (D_{suppl}) nach Dialyse ersetzt werden. Die Supplementär-Dosis errechnet sich aus der mit einer bestimmten Halbwertszeit ($T_{½\,hd}$) während der Dialysezeit (t_{hd}) eliminierten Fraktion (Fr).

$$Fr = 1 - \exp(-0.693 \times t_{hd} / T_{½\,hd})$$

17.2 Nierenabhängige Medikamente

Dosisanpassung nach Halbwertszeit

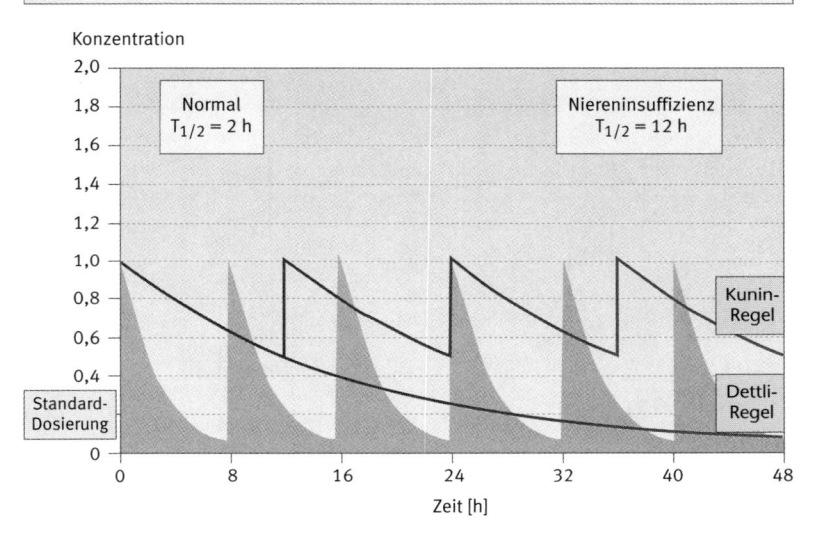

Konzentration — Normal $T_{1/2} = 2\,h$ — Niereninsuffizienz $T_{1/2} = 12\,h$ — Kunin-Regel — Dettli-Regel — Standard-Dosierung — Zeit [h]

Abb. 17.5 Dosisanpassung nach Halbwertszeit. Im Vergleich zur Proportionalitätsregel von Dettli führt die Halbierungsregel von Kunin zu höheren Talspiegeln und einer größeren Fläche unter der Kurve, aber nicht zur Kumulation, sondern zu gleichen Spitzenspiegeln wie bei normaler Nierenfunktion

Die Dosierung bei Dialysepatienten erfolgt in der Regel und am besten nach Dialyse, weil bei Gabe unmittelbar vor Dialyse die Medikamente sofort wieder über die Dialyse eliminiert werden. Werden Medikamente vor Dialyse appliziert, ist auch im gesamten Intervall nach Dialyse kein Medikament mehr im Körper wirksam. Deshalb wird die strikte Dosierung nach Dialyse empfohlen (▸ Tab. 17.5).

Bei Dosierung nach Dialyse (D_{hd}) berechnet sich die Einzeldosis als Summe aus der normalen Erhaltungsdosis und zusätzlich der Supplementärdosis. Diese Summe kann sich in der Regel bis zur normalen Einzeldosis aufaddieren (▸ Abb. 17.6).

$$D_{hd} = D_{anur} + D_{suppl}$$

Die Supplementärdosis selbst ist ebenfalls eine Funktion der Einzeldosis und der eliminierten Fraktion an Hämodialyse (Fr).

Es wird davon ausgegangen, dass sich im Patienten die zur Therapie erforderliche Menge befindet, also die normale Startdosis oder Vollwirkdosis, von der eine bestimmte Fraktion durch Dialyse eliminiert wird. Die Supplementärdosis muss sich an dieser Startdosis oder Vollwirkdosis orientieren, insbesondere wenn diese größer ist als die normale Einzeldosis. Die Dosis nach Hämodialyse soll aber die Startdosis nicht übersteigen ($D_{hd} = D_{start}$).

17 Nephrotoxische Störungen und nierenabhängige Arzneimittel

Dosis nach Hämodialyse

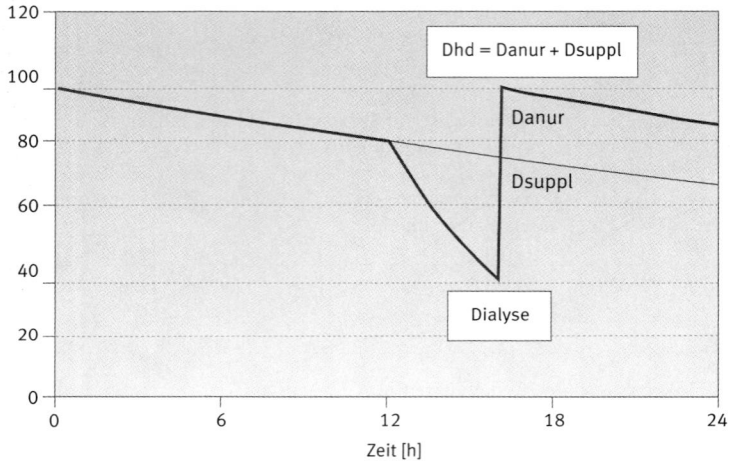

Abb. 17.6 Um ausreichende Blutspiegel zu erreichen setzt sich die Dosis nach Dialyse (Dhd) aus der Anuriedosis (D_{anur}) und der Supplementärdosis (D_{suppl}) zusammen. Die Dosis nach Dialyse kann die normale Startdosis erreichen – soll sie aber nicht überschreiten

$$D_{suppl} = Fr \times (D_{start} - D_{anur})$$
$$D_{anur} = \tfrac{1}{2} \times D_{start}$$
$$D_{hd} = \tfrac{1}{2} \times (1 + Fr) \times D_{start}$$

Bei Hämofiltration, welches ein kontinuierliches Verfahren darstellt, wird die physiologische glomeruläre Filtration artifiziell simuliert. Zusätzlich kann durchaus noch eine eigene Urin-Ausscheidung hinzukommen. Als Maß für den gesamten Effekt (Eliminationsleistung = UFR + GFR) eignet sich die Kreatinin-Clearance (CL_{Krea}), also das Serumkreatinin. Bei Kreatinin-Werten zwischen 200 und 300 µmol/l beträgt die Kreatinin-Clearance (CL_{Krea}) 30–50 ml/Min. Was die Hämofiltration leistet, entspricht einer halbnormalen, nicht einer funktionell anurischen Nierenfunktion. Hämofiltrations-Patienten mit stark eingeschränkter Nierenfunktion (meist auf Intensiv-Station) müssen daher entsprechend höher dosiert werden als Patienten mit einer mittelgradig eingeschränkten Nierenfunktion.

$$CL = CL_{anur} + A \times CL_{Krea}$$
$$CL_{Krea} = UFR + GFR$$
$$T_{\tfrac{1}{2}} = T_{\tfrac{1}{2}\,norm} / \left[Q + (1 - Q) \times CL_{Krea} / (CL_{Krea})_{norm} \right]$$

17.2 Nierenabhängige Medikamente

DOSISANPASSUNG AUFGRUND DER PHARMAKODYNAMIK

Die klinische Argumentation bei Intensiv-Patienten zeigt, dass die Dosisanpassung nicht nur eine Frage der Pharmakokinetik ist. Die Pharmakokinetik ist zwar eine notwendige, aber keine hinreichende Voraussetzung zur wirkungsgleichen Dosisanpassung. Erst unter Berücksichtigung der Pharmakodynamik kann eine wirkungsgleiche individuelle Dosis-Anpassung erfolgen (▶ Tab. 17.5).

Der Effekt (E) ist eine sigmoide Funktion der Konzentration (C), der Konzentrationskonstanten des halbmaximalen Effektes (CE_{50}) und des Hill-Koeffizienten (H). Der Hill-Koeffizient wird zunächst mit 1,0 angenommen. Je höher der Hill-Koeffizient aber ist, desto sigmoider verläuft die Effekt-Konzentrationsbeziehung. Ist der Hill-Koeffizient größer als 1,0, gibt es eine Schwellenkonzentration (CE_{05}), bei der weniger als 5 % des Maximaleffektes – ein klinisch nicht mehr signifikanter Effekt – erreicht wird trotz signifikanter Blutspiegel.

$$E = E_{max} / [1 + (CE_{50} / C)^H]$$
$$CE_{05} = CE_{50} \times 0{,}053^{1/H}$$

Es gibt leider noch keine etablierten und evaluierten Algorithmen, mit denen die Pharmakokinetik und die Pharmakodynamik sich zur Dosisanpassung explizit formalisieren ließen. Wesentliche Konsequenzen aus der Betrachtung der Pharmakodynamik sind aber 3 Tatsachen:
- Durch eine Steigerung der Dosis lässt sich häufig ein Effekt über den Maximaleffekt hinaus (E_{max}) nicht weiter steigern. Es liegt eine Sättigungscharakteristik vor.
- Wichtig ist die Konzentration, die den halbmaximalen Effekt hervorruft (CE_{50}). Eine wirksame Arzneimittel-Therapie sollte Konzentrationen erreichen, die diese halbmaximale Wirkung erzielen.
- Ein drittes wichtiges Phänomen ist die Schwellenkonzentration (CE_{05}). Es gibt Medikamente, die einen hohen Hill-Koeffizienten (H) und damit eine hohe Schwellenkonzentration haben, d.h. bei noch gut messbaren Konzentrationen ist bereits kein Effekt mehr messbar – das ist von Antikonvulsiva und antiviralen Substanzen, aber auch von Immunsuppressiva wie Ciclosporin bekannt.

Die Dosisanpassung muss also so erfolgen, dass die Schwellen-Konzentration nicht unterschritten wird. Das ist bei Antibiotika häufig die minimal inhibitorische Konzentration, die ja durchaus mit in-vivo-Konzentrationen vergleichbar ist – insbesondere wenn man die Eiweißbindung in Betracht zieht. Bei nephrotoxischen Medikamenten besteht die Kunst darin, das Präparat oder die Dosis so zu wählen, dass die Schwellenkonzentration (CE_{05}) des erwünschten Effektes nicht unterschritten und die Schwellenkonzentration des toxischen Effektes nicht überschritten wird (▶ Abb. 17.7).

Praktisch folgt daraus für die Dosisanpassung bei Niereninsuffizienz, dass höher dosiert werden muss als die Konzentration des halbmaximalen Effektes. Beispiele:
- Für Aminoglykoside wird angenommen, dass die Konzentration des halbmaximalen Effektes 18 mg/l beträgt. Es wird die einmal tägliche Bolus-Gabe von Aminoglykosiden mit Spitzenspiegeln von 30 mg/l bevorzugt, so dass wenigstens zum Ende des Dosierungsintervalls die Chance besteht, dass die Schwellenkonzentration des nephrotoxischen Effektes mit < 3,0 mg/l unterschritten wird [Olsen 2004].

17 Nephrotoxische Störungen und nierenabhängige Arzneimittel

Effekt — Pharmakodynamik

Erwünschter Effekt
CE50 = 20
CE05 = 5
H = 2

Toxischer Effekt
CE50 = 70
CE05 = 55
H = 12

Konzentration

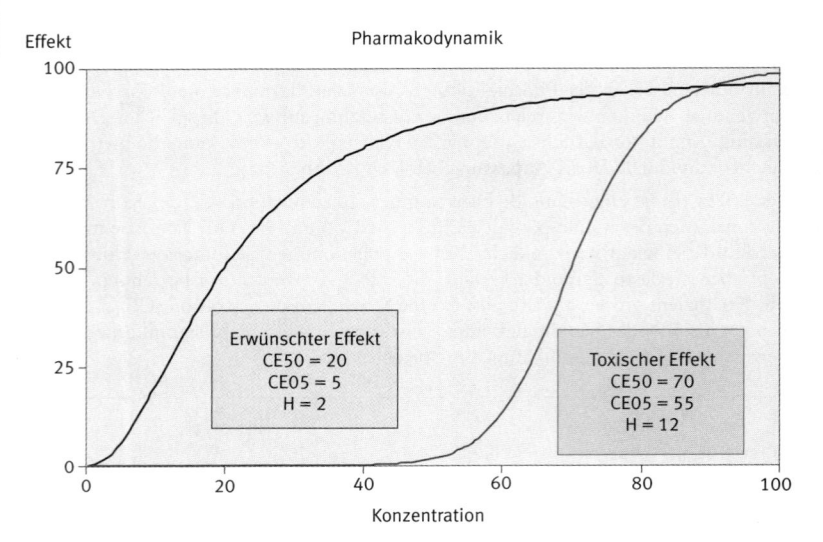

Abb. 17.7 Pharmakodynamik des erwünschten und des toxischen Arzneimittel-Effektes. Die Dosis und das Präparat müssen so gewählt werden, dass die Konzentration des halbmaximalen erwünschten Effektes (CE_{50}, links) erreicht wird, ohne dass die Schwellenkonzentration des toxischen Effektes (CE_{05}, rechts) überschritten wird. Je größer der Hill-Koeffizient ist, desto sigmoider verläuft die Effekt-Konzentrationsbeziehung

klar, dass der Spitzenspiegel (C_{peak}) die Zielkonzentration sein sollte. Bei Niereninsuffizienz ist damit die Dosierung mit 1×500 mg wirksamer als mit 2×250 mg/d [Czock 2005]. Diese Vorgehensweise gilt für alle konzentrationsabhängige Medikamente.

Andererseits gibt es zeitabhängige Medikamente mit einer Schwellenkonzentration: Es ist zu vermeiden, dass die Blutspiegel unterhalb der Schwellenkonzentration zu liegen kommen.

Beispiel: Bei Betalactam-Antibiotika empfiehlt sich entweder eine höhere oder eine häufigere (besser!) Dosierung, damit nicht zum Ende des Dosierungsintervalls die minimal inhibitorische, also die Schwellenkonzentration, unterschritten wird. Von der Mikrobiologie wird in diesem Zusammenhang häufig empfohlen, dass über 70 % des Dosierungsintervalls die Konzentration höher als die minimal-inhibitorische Konzentration liegen muss. Wahrscheinlich sollte die minimal-inhibitorische Konzentration überhaupt nicht unterschritten werden.

17.2 Nierenabhängige Medikamente

Tab. 17.5 Vorschläge zur Dosisanpassung bei mittelgradig eingeschränkter Nierenfunktion und bei funktioneller Anurie sowie bei intermittierender Hämodialyse und bei kontinuierlicher Hämofiltration (2000 ml/h)

Wirkstoff	Handels-name (Beispiel)	Halbwertszeit [h] Normal	Halbwertszeit [h] Anurie	Startdosis D_{start} [mg]	Normale Nierenfunktion [GFR=100 ml/Min.] Erhaltungsdosis [mg]	Normale Nierenfunktion Dosierungsintervall [h]	Eingeschränkte Nierenfunktion [GFR ~ 30 ml/Min.] Erhaltungsdosis [mg]	Eingeschränkte Nierenfunktion Dosierungsintervall [h]	Hochgradig eingeschränkte Nierenfunktion [GFR ≤ 5 ml/Min.] D_{anur} ohne Dialyse Erhaltungsdosis [mg]	Hochgradig eingeschränkte Nierenfunktion Dosierungsintervall [h]	Hämodialyse $D_{HD}=D_{an}+D_{sup}$ Dosis D_{HD} n. Dialyse [mg]	Hämofiltration [2 l/h] & kontinuierliche Dialyse Erhaltungsdosis [mg]	Hämofiltration Dosierungsintervall [h]
Penizilline													
Amoxicillin	Clamoxyl	1,2	12	2000	2000	8	2000	12	1000	12	2000	2000	12
+ Clavulansäure	Augmentan	1,2	4,3	200	200	8	200	12	100	12	200	200	12
Ampicillin	Binotal	1	13	2000	2000	8	2000	12	1000	12	2000	2000	12
+ Sulbactam	Unacid	1	6,6	1000	1000	8	1000	12	500	12	1000	1000	18
Azlocillin	Securopen	0,8	6,5	5000	5000	8	5000	12	2500	12	5000	5000	12
Dicloxacillin (p.o.)	Dichlor-Stapenor	0,8	2,3	1000	1000	6	1000	8	1000	8	1000	1000	8
Flucloxacillin	Staphylex	0,8	3	1000	1000	8	1000	8	1000	8	1000	1000	8
Mezlocillin	Baypen	1	9,7	4000	4000	8	4000	12	2000	12	3000	4000	12
Nafcillin		1,2	2,1										
Oxacillin		0,5	1,4	1000	1000	6	1000	6	1000	6	1000	1000	6

Tab. 17.5 Vorschläge zur Dosisanpassung bei mittelgradig eingeschränkter Nierenfunktion und bei funktioneller Anurie sowie bei intermittierender Hämodialyse und bei kontinuierlicher Hämofiltration (2000 ml/h) (Forts.)

Wirkstoff	Handelsname (Beispiel)	Halbwertszeit [h] Normal	Halbwertszeit [h] Anurie	Startdosis D_{start} [mg]	Normale Nierenfunktion [GFR=100 ml/Min.] Erhaltungsdosis [mg]	Normale Nierenfunktion Dosierungsintervall [h]	Eingeschränkte Nierenfunktion [GFR ~ 30 ml/Min.] Erhaltungsdosis [mg]	Eingeschränkte Nierenfunktion Dosierungsintervall [h]	Hochgradig eingeschränkte Nierenfunktion [GFR ≤ 5 ml/Min.] D_{anur} ohne Dialyse Erhaltungsdosis [mg]	Hochgradig eingeschränkte Nierenfunktion Dosierungsintervall [h]	Hämodialyse $D_{HD}=D_{an}+D_{sup}$ Dosis D_{HD} n. Dialyse [mg]	Hämofiltration [2 l/h] & kontinuierliche Dialyse Erhaltungsdosis [mg]	Hämofiltration Dosierungsintervall [h]
Penicillin G	= Benzylpenicillin	0,5	10	10 Mega	10 Mega	8	10 Mega	12	5 Mega	12	5 Mega	5 Mega	8
Piperacillin + Sulbactam	Pipril/Sulbactam	1,1 1	4 8	4000 500	4000 500	8 8	4000 500	12 12	4000 500	12 12	4000 500	4000 500	12 12
Piperacillin + Tazobactam	Tazobac	1,1 1	4 8	4000 500	4000 500	8 8	4000 500	12 12	4000 500	12 12	4000 500	4000 500	12 12
Propicillin (po)	Baycillin Mega	1		700 = 1 Mega	700	8							
Temocillin		3,5	31										
Ticarcillin	Aerugipen	1,5	16	500	500	8	500	12	500	24	500	500	24
Cephalosporine													
Cefaclor (p.o.)	Panoral	0,7	3	1000	1000	8	1000	12	1000	12	1000		
Cefamandol	Mandokef	1	14	2000	2000	8	2000	12	1000	12	1500	1000	12
Cefazedon	Refosporin	1,5	7,5	2000	2000	8	2000	12	1000	12	2000	2000	12

17.2 Nierenabhängige Medikamente

Tab. 17.5 Vorschläge zur Dosisanpassung bei mittelgradig eingeschränkter Nierenfunktion und bei funktioneller Anurie sowie bei intermittierender Hämodialyse und bei kontinuierlicher Hämofiltration (2000 ml/h) *(Forts.)*

Wirkstoff	Handels-name (Beispiel)	Halb-wertszeit [h] Normal	Halb-wertszeit [h] An-urie	D_{start} [mg]	Normale Nierenfunktion [GFR=100 ml/Min.] Erhaltungsdosis [mg]	Normale Nierenfunktion Dosierungsintervall [h]	Eingeschränkte Nierenfunktion [GFR ~ 30 ml/Min.] Erhaltungsdosis [mg]	Eingeschränkte Nierenfunktion Dosierungsintervall [h]	Hochgradig eingeschränkte Nierenfunktion [GFR ≤ 5 ml/Min.] D_{anur} ohne Dialyse	Hochgradig eingeschränkte Nierenfunktion Erhaltungsdosis [mg]	Hochgradig eingeschränkte Nierenfunktion Dosierungsintervall [h]	Hämodialyse $D_{HD}=D_{an}+D_{sup}$ Dosis D_{HD} n. Dialyse [mg]	Hämofiltration [2 l/h] & kontinuierliche Dialyse Erhaltungsdosis [mg]	Hämofiltration [2 l/h] & kontinuierliche Dialyse Dosierungsintervall [h]
Cefazolin	Gramaxin	2,2	40	2000	2000	8	2000	12	500		12	1500	1000	12
Cefepim	Maxepim	2	15	2000	2000	12	2000	12	1000		12	2000	2000	12
Cefixim (p.o.)	Cephoral	3,3	12	400	400	24	400	24	200		24			
Cefmenoxim	Tacef	1,3	20	2000	2000	8	2000	12	1000		24	2000	1000	12
Cefodizim		3,9	6,7	2000	2000	12	2000	12	1000		12			
Cefonicid		4,6	64											
Cefoperazon	Cefobis	2,3	3	2000	2000	8	2000	12	2000		12	2000	2000	12
Cefloranid		2,6	22											
Cefotaxim	Claforan	1,2	7 (10)	2000	2000	8	2000	12	1000		12	2000	2000	12
Cefotetan	Apatef	4,2	18	2000	2000	12	2000	24	1000		24	2000	1000	12
Cefotiam	Spizef	1	8	2000	2000	8	2000	12	1000		12	1500	2000	12
Cefoxitin	Mefoxitin	0,6	18	2000	2000	8	2000	12	1000		24	2000	1000	12

Tab. 17.5 Vorschläge zur Dosisanpassung bei mittelgradig eingeschränkter Nierenfunktion und bei funktioneller Anurie sowie bei intermittierender Hämodialyse und bei kontinuierlicher Hämofiltration (2000 ml/h) *(Forts.)*

Wirkstoff	Handelsname (Beispiel)	Halbwertszeit [h] Normal	Halbwertszeit [h] Anurie	Startdosis D_{start} [mg]	Normale Nierenfunktion [GFR=100 ml/Min.] Erhaltungsdosis [mg]	Normale Nierenfunktion Dosierungsintervall [h]	Eingeschränkte Nierenfunktion [GFR ~ 30 ml/Min.] Erhaltungsdosis [mg]	Eingeschränkte Nierenfunktion Dosierungsintervall [h]	Hochgradig eingeschränkte Nierenfunktion [GFR ≤ 5 ml/Min.] D_{anur} ohne Dialyse Erhaltungsdosis [mg]	Hochgradig eingeschränkte Nierenfunktion Dosierungsintervall [h]	Hämodialyse $D_{HD}=D_{an}+D_{sup}$ Dosis D_{HD} n. Dialyse [mg]	Hämofiltration [2 l/h] & kontinuierliche Dialyse Erhaltungsdosis [mg]	Hämofiltration Dosierungsintervall [h]
Cefpirome		1,9	15	2000	2000	8	2000	12	1000	12	2000	2000	8
Cefpodoxim (p.o.)	Orelox	2,3	14	200	200	12	200	12	100	12			
Cefradin	Sefril	0,8	5,3	1000	1000	8	1000	8	1000	12	1000	1000	12
Cefroxadin		1,0	40										
Cefsulodin		1,7	13	1000	1000	8	1000	12	500	12			
Ceftazidim	Fortum	2,1	25	2000	2000	8	2000	12	1000	24	2000	1000	12
Ceftizoxim	Ceftix	2	35	2000	2000	8	1000	12	1000	24	2000	1000	12
Ceftriaxon	Rocephin	8	15	2000	2000	24	2000	24	2000	24	2000	2000	24
Cefuroxim	Zinacef p.o. Elobact	1,1	18	1500	1500	8	1500	12	750	24	1500	750	12
Cephacetril		1,3	16										

Tab. 17.5 Vorschläge zur Dosisanpassung bei mittelgradig eingeschränkter Nierenfunktion und bei funktioneller Anurie sowie bei intermittierender Hämodialyse und bei kontinuierlicher Hämofiltration (2000 ml/h) (Forts.)

Wirkstoff	Handels-name (Beispiel)	Halb-wertszeit [h]		Start-dosis D_{start} [mg]	Normale Nierenfunktion [GFR=100 ml/Min.]		Eingeschränkte Nierenfunktion [GFR ~ 30 ml/Min.]		Hochgradig eingeschränkte Nierenfunktion [GFR ≤ 5 ml/Min.]				Hämofiltration [2 l/h] & kontinuierliche Dialyse	
									D_{anur} ohne Dialyse		Hämo-dialyse $D_{HD}=D_{an}+D_{sup}$			
		Nor-mal	An-urie		Erhal-tungs-dosis [mg]	Dosie-rungs-intervall [h]	Erhal-tungs-dosis [mg]	Dosie-rungs-intervall [h]	Erhal-tungs-dosis [mg]	Dosie-rungs-intervall [h]	Dosis D_{HD} n. Dialyse [mg]	Erhal-tungs-dosis [mg]	Dosie-rungs-intervall [h]
Cephadroxil (p.o.)	Bidocef	1,4	25	1000	1000	12	1000	24	500	24	1000		
Cephalexin	Ceporexin	1,2	30	1000	1000	6	1000	12	500	24	1000	500	12
Cephalothin		0,5	10										
Cephapirin		0,5	2										
Latamoxef	Moxalac-tam	2	23	2000	2000	8	1000	12	1000	24	2000	1000	12
Loracarbef (p.o.)		1,2	32	400	400	12	400	24	200	24			
Aminoglykoside				Norm/Anur									
Amikacin	Biklin	2	40	1500/750	1500	24	500	24	250	24	750	500	24

Tab. 17.5 Vorschläge zur Dosisanpassung bei mittelgradig eingeschränkter Nierenfunktion und bei funktioneller Anurie sowie bei intermittierender Hämodialyse und bei kontinuierlicher Hämofiltration (2000 ml/h) (Forts.)

Wirkstoff	Handelsname (Beispiel)	Halbwertszeit [h] Normal	Halbwertszeit [h] Anurie	Startdosis D_{start} [mg]	Normale Nierenfunktion [GFR=100 ml/Min.] Erhaltungsdosis [mg]	Normale Nierenfunktion [GFR=100 ml/Min.] Dosierungsintervall [h]	Eingeschränkte Nierenfunktion [GFR ~ 30 ml/Min.] Erhaltungsdosis [mg]	Eingeschränkte Nierenfunktion [GFR ~ 30 ml/Min.] Dosierungsintervall [h]	Hochgradig eingeschränkte Nierenfunktion [GFR ≤ 5 ml/Min.] D_{anur} ohne Dialyse Erhaltungsdosis [mg]	Hochgradig eingeschränkte Nierenfunktion [GFR ≤ 5 ml/Min.] Dosierungsintervall [h]	Hämodialyse $D_{HD}=D_{an}+D_{sup}$ Dosis D_{HD} n. Dialyse [mg]	Hämofiltration [2 l/h] & kontinuierliche Dialyse Erhaltungsdosis [mg]	Hämofiltration [2 l/h] & kontinuierliche Dialyse Dosierungsintervall [h]
Gentamicin	Refobacin	2	48	240/120	240	24	120	24	40	24	120	120	24
Kanamycin (local)		2,1	69	Augensalbe									
Netilmicin	Certomycin	2	48	300/150	300	24	150	24	100	24	150	150	24
Tobramycin	Gernebcin	2	48	240/120	240	24	120	24	40	24	120	120	24
Sisomycin		2	48	240/120	240	24	120	24	40	24	120	120	24
Spectinomycin	(i.m.)	1,7	26	4000/2000									
Streptomycin	Streptothenat	2,6	100	1000/500	1000	24	500	48	0	48	500	500	24
Chinolone													
Ciprofloxacin	Ciprobay	4,4	10	400	400	12	400	12	400	24	400	400	12

Tab. 17.5 Vorschläge zur Dosisanpassung bei mittelgradig eingeschränkter Nierenfunktion und bei funktioneller Anurie sowie bei intermittierender Hämodialyse und bei kontinuierlicher Hämofiltration (2000 ml/h) *(Forts.)*

Wirkstoff	Handelsname (Beispiel)	Halbwertszeit [h] Normal	Halbwertszeit [h] Anurie	Startdosis D_{start} [mg]	Normale Nierenfunktion [GFR=100 ml/Min.] Erhaltungsdosis [mg]	Normale Nierenfunktion Dosierungsintervall [h]	Eingeschränkte Nierenfunktion [GFR ~ 30 ml/Min.] Erhaltungsdosis [mg]	Eingeschränkte Nierenfunktion Dosierungsintervall [h]	Hochgradig eingeschränkte Nierenfunktion [GFR ≤ 5 ml/Min.] D_{anur} ohne Dialyse	Hochgradig Erhaltungsdosis [mg]	Hochgradig Dosierungsintervall [h]	Hämodialyse $D_{HD}=D_{an}+D_{sup}$ Dosis D_{HD} n. Dialyse [mg]	Hämofiltration [2 l/h] & kontinuierliche Dialyse Erhaltungsdosis [mg]	Hämofiltration Dosierungsintervall [h]
Cinoxacin (p.o.)		1,3		500	500	12								
Enoxacin	Gyramid	5	20	400	400	12	400	24	200		24	400	400	12
Fleroxacin		12	29											
Levofloxacin	Tavanic	7,3	76	500	500	12	500	24	250		24	500	500	12
Lomefloxacin		7,6	33											
Moxifloxacin	Avalox	12	15	400	400	24	400	24	400		24	400	400	24
Norfloxacin (p.o.)	Barazan	4	11	400	400	12	400	12	400		24	?	-	
Ofloxacin	Tarivid	6	30	300	300	12	300	24	150		24	?	300	24
Pefloxacin (p.o.)		13	17	400										
Temafloxacin		8,7	25											

Tab. 17.5 Vorschläge zur Dosisanpassung bei mittelgradig eingeschränkter Nierenfunktion und bei funktioneller Anurie sowie bei intermittierender Hämodialyse und bei kontinuierlicher Hämofiltration (2000 ml/h) (Forts.)

Wirkstoff	Handels-name (Beispiel)	Halb-wertszeit [h]		Start-dosis D_{start} [mg]	Normale Nierenfunktion [GFR=100 ml/Min.]		Eingeschränkte Nierenfunktion [GFR ~ 30 ml/Min.]		Hochgradig eingeschränkte Nierenfunktion [GFR ≤ 5 ml/Min.] D_{anur} ohne Dialyse		Hämo-dialyse $D_{HD}=D_{an}+D_{sup}$ Dosis D_{HD} n. Dialyse [mg]	Hämofiltration [2 l/h] & kontinuierliche Dialyse	
		Nor-mal	An-urie		Erhal-tungs-dosis [mg]	Dosie-rungs-intervall [h]	Erhal-tungs-dosis [mg]	Dosie-rungs-intervall [h]	Erhal-tungs-dosis [mg]	Dosie-rungs-intervall [h]		Erhal-tungs-dosis [mg]	Dosie-rungs-intervall [h]
Glykopeptide, Makrolide & Peneme													
Azithromycin	Zithromax (p.o.)	39	40	1000	500	24	500	24	500	24	500	-	-
Aztreonam	Azactam	1,7	8,4	1000	1000	8	1000	12	500	12	1000	1000	12
Clarithromycin	Klacid (p.o.)	6,8	17	500	500	12	500	12	500	24			
Erythromycin	Erycinum	2,3	5	1000	1000	8	1000	12	1000	12	1000	1000	8
Imipenem	Zienam	0,9	2,9	1000	1000	8	1000	12	500	12	1000	1000	12
+ Cilastatin		0,9	13,3	1000	1000	8	1000	12	500	12	1000	1000	12
Lincomycin		4,5	15	600	600	8	600	12	600	24			
Meropenem	Meronem	1	20	1000	1000	8	1000	12	500	12	1000	1000	12
Roxithromycin	Rulid (p.o.)	12	15	300	300	24	300	24	300	24	-	-	-

17.2 Nierenabhängige Medikamente

Tab. 17.5 Vorschläge zur Dosisanpassung bei mittelgradig eingeschränkter Nierenfunktion und bei funktioneller Anurie sowie bei intermittierender Hämodialyse und bei kontinuierlicher Hämofiltration (2000 ml/h) *(Forts.)*

Wirkstoff	Handelsname (Beispiel)	Halbwertszeit [h] Normal	Halbwertszeit [h] Anurie	Startdosis D_{start} [mg]	Normale Nierenfunktion [GFR=100 ml/Min.] Erhaltungsdosis [mg]	Normale Nierenfunktion Dosierungsintervall [h]	Eingeschränkte Nierenfunktion [GFR ~ 30 ml/Min.] Erhaltungsdosis [mg]	Eingeschränkte Nierenfunktion Dosierungsintervall [h]	Hochgradig eingeschränkte Nierenfunktion [GFR ≤ 5 ml/Min.] D_{anur} ohne Dialyse Erhaltungsdosis [mg]	Hochgradig eingeschränkte Nierenfunktion Dosierungsintervall [h]	Hämodialyse $D_{HD}=D_{an}+D_{sup}$ Dosis D_{HD} n. Dialyse [mg]	Hämofiltration [2 l/h] & kontinuierliche Dialyse Erhaltungsdosis [mg]	Hämofiltration Dosierungsintervall [h]
Teicoplanin	Targocid	52	348	2 × (800/24)	1200	24	400	24	400	48	800	400	24
Vancomycin	Vancomycin	6	150	1000	1000	12	1000	24	500	72	500	500	24
Sonstige Antibiotika													
Carumonam		1,8	8,2										
Chloramphenicol	Paraxin	2,5	7	1000	1000	8	1000	8	1000	12	1000	1000	12
Cilastatin		0,9	13,3	1000	1000	8	1000	12	500	12	1000	1000	12
Clavulansäure		1,2	4,3	250	250	8	250	8	250	12	250	250	12
Clindamycin	Sobelin	3	3	900	900	8	900	8	900	8	900	900	8
Cotrimoxazol	Bactrim	9/10	50/24	800/160	800/160	12	800/160	24	400/160	24	400/160	800/160	24

Tab. 17.5 Vorschläge zur Dosisanpassung bei mittelgradig eingeschränkter Nierenfunktion und bei funktioneller Anurie sowie bei intermittierender Hämodialyse und bei kontinuierlicher Hämofiltration (2000 ml/h) *(Forts.)*

Wirkstoff	Handels-name (Beispiel)	Halb-wertszeit [h] Normal	Halb-wertszeit [h] An-urie	Start-dosis D_{start} [mg]	Normale Nierenfunktion [GFR=100 ml/Min.] Erhaltungsdosis [mg]	Normale Nierenfunktion [GFR=100 ml/Min.] Dosierungsintervall [h]	Eingeschränkte Nierenfunktion [GFR ~ 30 ml/Min.] Erhaltungsdosis [mg]	Eingeschränkte Nierenfunktion [GFR ~ 30 ml/Min.] Dosierungsintervall [h]	Hochgradig eingeschränkte Nierenfunktion [GFR ≤ 5 ml/Min.] D_{anur} ohne Dialyse Erhaltungsdosis [mg]	Hochgradig eingeschränkte Nierenfunktion [GFR ≤ 5 ml/Min.] D_{anur} ohne Dialyse Dosierungsintervall [h]	Hämodialyse $D_{HD}=D_{an}+D_{sup}$ Dosis D_{HD} n. Dialyse [mg]	Hämofiltration [2 l/h] & kontinuierliche Dialyse Erhaltungsdosis [mg]	Hämofiltration [2 l/h] & kontinuierliche Dialyse Dosierungsintervall [h]
Dapson (p.o.)	Pneumocystis c.p.			2400/480	2400/480	8	1600/320	12	1600/320	24	1600/320	1600/320	24
Doxycyclin	Vibravenös	24	31	200	200	24	200	24	200	24	200		
Fosfomycin	Fosfocin	23	23	200	100	24	100	24	100	24	100	100	24
Linezolid	Zyvioxid	1,5	20	5000	5000	8	5000	24	2500	24	5000	5000	12
Methenamin		4,9	6,9	600	600	12	600	12	600	12	600	600	12
		4,5 (11)		1000	1000	12							
Metronidazol	Clont	10	11 (34)	500	500	8	500	12	500	24	500	500	12
Minocyclin (p.o.)		16	20	200	100	12	100	12	100	12			

17.2 Nierenabhängige Medikamente

Tab. 17.5 Vorschläge zur Dosisanpassung bei mittelgradig eingeschränkter Nierenfunktion und bei funktioneller Anurie sowie bei intermittierender Hämodialyse und bei kontinuierlicher Hämofiltration (2000 ml/h) *(Forts.)*

Wirkstoff	Handels-name (Beispiel)	Halb-wertszeit [h]		Start-dosis D_{start} [mg]	Normale Nierenfunktion [GFR=100 ml/Min.]		Eingeschränkte Nierenfunktion [GFR ~ 30 ml/Min.]		Hochgradig eingeschränkte Nierenfunktion [GFR ≤ 5 ml/Min.]				Hämofiltration [2 l/h] & kontinuierliche Dialyse	
									D_{anur} ohne Dialyse		Hämo-dialyse $D_{HD}=D_{an}+D_{sup}$ Dosis D_{HD} n. Dialyse [mg]			
		Nor-mal	An-urie		Erhal-tungs-dosis [mg]	Dosie-rungs-intervall [h]	Erhal-tungs-dosis [mg]	Dosie-rungs-intervall [h]	Erhal-tungs-dosis [mg]	Dosie-rungs-intervall [h]		Erhal-tungs-dosis [mg]	Dosie-rungs-intervall [h]
Nalidixinsäure		4,6	21											
Nitrofurantoin		1,0	1,2	100	100	8								
Quinopristin + Dalfopristin	Synercid	1,2 / 1,1	0,8 / 0,8	150 +350	150 +350	8 / 8	150 +350	8 / 8	150 +350	8 / 8	150 +350	150 +350	8 / 8
Spectino-mycin		1,7	26											
Sulbactam		1	6,6	1000	1000	8	1000	12	1000	24	1000	1000	12
Sulfadiazin (p.o.)		5	22	1000	1000	8	1000	12	1000	24			
Sulfa-methoxazol		9	50	800/ 2400	800/ 2400	12	800/ 1600	24/12	400/ 1600	24	400/ 1600	800/ 1600	24
Sulfisoxazol		5,7	11											
Tetracyclin		8,9	83	500	500	8								

Tab. 17.5 Vorschläge zur Dosisanpassung bei mittelgradig eingeschränkter Nierenfunktion und bei funktioneller Anurie sowie bei intermittierender Hämodialyse und bei kontinuierlicher Hämofiltration (2000 ml/h) *(Forts.)*

Wirkstoff	Handels-name (Beispiel)	Halb-wertszeit [h] Normal	Halb-wertszeit [h] An-urie	Start-dosis D_{start} [mg]	Normale Nierenfunktion [GFR=100 ml/Min.] Erhaltungsdosis [mg]	Normale Nierenfunktion Dosierungsintervall [h]	Eingeschränkte Nierenfunktion [GFR ~ 30 ml/Min.] Erhaltungsdosis [mg]	Eingeschränkte Nierenfunktion Dosierungsintervall [h]	Hochgradig eingeschränkte Nierenfunktion [GFR ≤ 5 ml/Min.] D_{anur} ohne Dialyse Erhaltungsdosis [mg]	Hochgradig eingeschränkte Nierenfunktion Dosierungsintervall [h]	Hämodialyse $D_{HD}=D_{an}+D_{sup}$ Dosis D_{HD} n. Dialyse [mg]	Hämofiltration [2 l/h] & kontinuierliche Dialyse Erhaltungsdosis [mg]	Hämofiltration Dosierungsintervall [h]
Thiamphenicol		3	30										
Tinidazol		14	16										
Trimethoprim		10	24	160/480	160/480	12/8	160/320	24/12	160/320	24	160/320	160/320	24
Trimethoprim + Sulfamethoxazol	Cotrim	10 9	24 50	160 +800	160 +800	12 12	160 +800	24 24	160 +400	24 24	160 +400	160 +400	24 24
Trimethoprim + Sulfamethoxazol	Cotrim Pneumocystis c.p.	10 9	24 50	480 +2400	480 +2400	8 8	320 +1600	12 12	320 +1600	24 24	320 +1600	320 +1600	24 24
Trimethoprim	TMP p.o.	10	24	200	150	24	150	24	150	24	-	-	-

17.2 Nierenabhängige Medikamente

Tab. 17.5 Vorschläge zur Dosisanpassung bei mittelgradig eingeschränkter Nierenfunktion und bei funktioneller Anurie sowie bei intermittierender Hämodialyse und bei kontinuierlicher Hämofiltration (2000 ml/h) *(Forts.)*

Wirkstoff	Handelsname (Beispiel)	Halbwertszeit [h]		Startdosis D_{start} [mg]	Normale Nierenfunktion [GFR=100 ml/Min.]		Eingeschränkte Nierenfunktion [GFR ~ 30 ml/Min.]		Hochgradig eingeschränkte Nierenfunktion [GFR ≤ 5 ml/Min.]				Hämofiltration [2 l/h] & kontinuierliche Dialyse	
									D_{anur} ohne Dialyse		Hämodialyse $D_{HD}=D_{an}+D_{sup}$			
		Normal	Anurie		Erhaltungsdosis [mg]	Dosierungsintervall [h]	Erhaltungsdosis [mg]	Dosierungsintervall [h]	Erhaltungsdosis [mg]	Dosierungsintervall [h]	Dosis D_{HD} n. Dialyse [mg]	Erhaltungsdosis [mg]	Dosierungsintervall [h]
Antivirale Substanzen														
Abacavir (po)	Ziagen	1,5	2,1	600	600	12	600	12	600	12				
Aciclovir	Zovirax	2,5	25	750	750	8	500	12	500	24	750	750	24
Adefovir		1,6	160								10		
Azidothymidin = Zidovudin	Retrovir	1	1,9 (52)	200	200	8	100	8	100	8	200	200	24
Amantadin	PK-Merz	13	600	200	200	8	200	72	200	168	200	200	72
Amantadin (po)	Infex	20	610	100	100	12	100	72	100	168	100		
Amprenavir	Agenerase	8	unverändert	1200	1200	12	1200	12	1200	12			

Tab. 17.5 Vorschläge zur Dosisanpassung bei mittelgradig eingeschränkter Nierenfunktion und bei funktioneller Anurie sowie bei intermittierender Hämodialyse und bei kontinuierlicher Hämofiltration (2000 ml/h) *(Forts.)*

Wirkstoff	Handelsname (Beispiel)	Halbwertszeit [h] Normal	Halbwertszeit [h] Anurie	Startdosis D_{start} [mg]	Normale Nierenfunktion [GFR=100 ml/Min.] Erhaltungsdosis [mg]	Normale Nierenfunktion Dosierungsintervall [h]	Eingeschränkte Nierenfunktion [GFR ~ 30 ml/Min.] Erhaltungsdosis [mg]	Eingeschränkte Nierenfunktion Dosierungsintervall [h]	Hochgradig eingeschränkte Nierenfunktion [GFR ≤ 5 ml/Min.] D_{anur} ohne Dialyse Erhaltungsdosis [mg]	Hochgradig eingeschränkte Nierenfunktion Dosierungsintervall [h]	Hämodialyse $D_{HD}=D_{an}+D_{sup}$ Dosis D_{HD} n. Dialyse [mg]	Hämofiltration [2 l/h] & kontinuierliche Dialyse Erhaltungsdosis [mg]	Hämofiltration Dosierungsintervall [h]
Brivudin (p.o.)	Helpin	14 (144)		125	125	6							
Cidofovir	VISTIDE	3,4	45	375 mg/ 168 h	375	336 = 14 d		336 = 14 d	35	336 = 14 d	70	140	336 = 14 d
Delavirdin	Rescriptor	5,8			400	8							
Didanosin (p.o.)	Videx	1,4	4,5	200	200	12	200	12	200	24			
Efavirenz	SUSTIVA	46,8	unverändert	600	600	24	600	24	600	24			
Famciclovir (p.o.)	Famvir	2,2	14	250	250	8	250	2	250	24			
Foscarnet	Foscavir	4,5	120	3850	3850	8	1925	48	1925	72	3850	1925	24
Ganciclovir	Cymeven	4,2	60	400	400	12	400	24	200	24	300	300	24

17.2 Nierenabhängige Medikamente

Tab. 17.5 Vorschläge zur Dosisanpassung bei mittelgradig eingeschränkter Nierenfunktion und bei funktioneller Anurie sowie bei intermittierender Hämodialyse und bei kontinuierlicher Hämofiltration (2000 ml/h) *(Forts.)*

Wirkstoff	Handelsname (Beispiel)	Halbwertszeit [h] Normal	Halbwertszeit [h] Anurie	Startdosis D_{start} [mg]	Normale Nierenfunktion [GFR=100 ml/Min.] Erhaltungsdosis [mg]	Normale Nierenfunktion Dosierungsintervall [h]	Eingeschränkte Nierenfunktion [GFR ~30 ml/Min.] Erhaltungsdosis [mg]	Eingeschränkte Nierenfunktion Dosierungsintervall [h]	Hochgradig eingeschränkte Nierenfunktion [GFR ≤ 5 ml/Min.] D_{anur} ohne Dialyse Erhaltungsdosis [mg]	Hochgradig eingeschränkte Nierenfunktion Dosierungsintervall [h]	Hämodialyse $D_{HD}=D_{an}+D_{sup}$ Dosis D_{HD} n. Dialyse [mg]	Hämofiltration [2 l/h] & kontinuierliche Dialyse Erhaltungsdosis [mg]	Hämofiltration Dosierungsintervall [h]
Indinavir (p.o.)	Crixivan	1,8	2,1	800	800	8	800	8	800	8			
Lamivudin (p.o.)	Epivir	6,2	21	100	100	12	100	24	50	24	100		
Nelfinavir (p.o.)	VIRACEPT	4,5	4	750	750	8	750	8	750	8			
Nevirapin (p.o.)	Viramune	28	22	200/24	200	12	200	12	200	12			
Oseltamivir		7	80										
Ribavirin aerosol	Virazole	44	26	6000	6000	12	6000	12	6000	12	6000	6000	12
Ribavirin	Rebetol	4/250	24/672	600	600	12	600	24	400	72	400	400	72
Ritonavir (p.o.)	Norvir	3,7	6,3	600	600	12	600	12	600	12			

Tab. 17.5 Vorschläge zur Dosisanpassung bei mittelgradig eingeschränkter Nierenfunktion und bei funktioneller Anurie sowie bei intermittierender Hämodialyse und bei kontinuierlicher Hämofiltration (2000 ml/h) *(Forts.)*

Wirkstoff	Handelsname (Beispiel)	Halbwertszeit [h]		Startdosis D_{start} [mg]	Normale Nierenfunktion [GFR=100 ml/Min.]		Eingeschränkte Nierenfunktion [GFR ~ 30 ml/Min.]		Hochgradig eingeschränkte Nierenfunktion [GFR ≤ 5 ml/Min.] D_{anur} ohne Dialyse		Hämodialyse $D_{HD}=D_{an}+D_{sup}$	Hämofiltration [2 l/h] & kontinuierliche Dialyse	
		Normal	Anurie		Erhaltungsdosis [mg]	Dosierungsintervall [h]	Erhaltungsdosis [mg]	Dosierungsintervall [h]	Erhaltungsdosis [mg]	Dosierungsintervall [h]	Dosis D_{HD} n. Dialyse [mg]	Erhaltungsdosis [mg]	Dosierungsintervall [h]
Saquinavir (p.o.)	INVIRASE	7	13	600	600	8	600	8	600	12			
Stavudin (p.o.)	Zerit	1,5	6,0	40	40	12	40	12	40	12	40		
Tenofovir	Viread	14	28	245	245	24	245	24	245	48	245		
Valaciclovir (p.o.)	Valtrex	2,5	25	1000	1000	8	1000	12	500	24	1000		
Valganciclovir (p.o.)	Valcyte	3,0	68	900	900	12	450	24	450	72	900		
Zalcitabin (p.o.)	HIVID	1,8	11	0,75	0,75	8	0,75	12	0,75	24			
Zidovudin	Retrovir	1	1,9 (52)	200	200	8	100	8	100	8	200	200	12

17.2 Nierenabhängige Medikamente

Tab. 17.5 Vorschläge zur Dosisanpassung bei mittelgradig eingeschränkter Nierenfunktion und bei funktioneller Anurie sowie bei intermittierender Hämodialyse und bei kontinuierlicher Hämofiltration (2000 ml/h) *(Forts.)*

Wirkstoff	Handelsname (Beispiel)	Halbwertszeit [h]		Startdosis D_{start} [mg]	Normale Nierenfunktion [GFR=100 ml/Min.]		Eingeschränkte Nierenfunktion [GFR ~ 30 ml/Min.]		Hochgradig eingeschränkte Nierenfunktion [GFR ≤ 5 ml/Min.]				
									D_{anur} ohne Dialyse		Hämodialyse $D_{HD}=D_{an}+D_{sup}$	Hämofiltration [2 l/h] & kontinuierliche Dialyse	
		Normal	Anurie		Erhaltungsdosis [mg]	Dosierungsintervall [h]	Erhaltungsdosis [mg]	Dosierungsintervall [h]	Erhaltungsdosis [mg]	Dosierungsintervall [h]	Dosis D_{HD} n. Dialyse [mg]	Erhaltungsdosis [mg]	Dosierungsintervall [h]
Tuberkulostatika													
Ethambutol	Myambutol	3,1	9,6	1400	1400	24	1000	24	400	24	800	800	24
Isoniazid	Tebesium	1/3,3	5/12	300	300	24	300	24	200	24	300	300	24
Protionamid	Ektebin	1,5	19	750	750	24	750	24	500	24	?	?	?
Pyrazinamid (p.o.)	Pyrafat	9,1	19	2000	2000	24	2000	24	1500	24	?	-	-
Rifampicin	Rifa	4,5	4,5	600	600	24	600	24	600	24	600	600	24
Streptomycin	Streptothenat	2,6	100	1000	1000	24	500	48	250	72	250	500	24
Antimykotika													
Amphotericin B	Amphotericin B	24 (360)	35 (360)	70	70	24	70	24	50	24	50	50	24
Caspofungin	Cancidas	10		70	50	24							

Tab. 17.5 Vorschläge zur Dosisanpassung bei mittelgradig eingeschränkter Nierenfunktion und bei funktioneller Anurie sowie bei intermittierender Hämodialyse und bei kontinuierlicher Hämofiltration (2000 ml/h) *(Forts.)*

Wirkstoff	Handels-name (Beispiel)	Halbwertszeit [h] Normal	Halbwertszeit [h] Anurie	Startdosis D_{start} [mg]	Normale Nierenfunktion [GFR=100 ml/Min.] Erhaltungsdosis [mg]	Normale Nierenfunktion [GFR=100 ml/Min.] Dosierungsintervall [h]	Eingeschränkte Nierenfunktion [GFR ~ 30 ml/Min.] Erhaltungsdosis [mg]	Eingeschränkte Nierenfunktion [GFR ~ 30 ml/Min.] Dosierungsintervall [h]	Hochgradig eingeschränkte Nierenfunktion [GFR ≤ 5 ml/Min.] D_{anur} ohne Dialyse Erhaltungsdosis [mg]	Hochgradig eingeschränkte Nierenfunktion [GFR ≤ 5 ml/Min.] Dosierungsintervall [h]	Hochgradig eingeschränkte Nierenfunktion Hämodialyse $D_{HD}=D_{an}+D_{sup}$ Dosis D_{HD} n. Dialyse [mg]	Hämofiltration [2 l/h] & kontinuierliche Dialyse Erhaltungsdosis [mg]	Hämofiltration [2 l/h] & kontinuierliche Dialyse Dosierungsintervall [h]
Fluconazol	Diflucan	25	110	800	800	24	400	24	400	48	400	800	24
Flucytosin	Ancotil	4	150	2500	2500	8	2500	24	250	48	2500	1250	24
Griseofulvin p.o.	Likuden	22	22	500	500	12	500	12	500	12			
Itraconazol p.o.	Sempera	16	25	200	200	24	200	24	200	24	200		
Itraconazol		16	25	200	200	24	200	24	200	24	200		
Ketoconazol p.o.	Nizoral	3	2	200	200	12	200	12	200	12	200		
Miconazol	Daktar	24	24	1200	1200	24	1200	24	1200	24	1200		
Voriconazol	Vfend i.v./p.o.	8	12	400	300	12	300	12	300	12	300	300	12

17.2 Nierenabhängige Medikamente

Tab. 17.5 Vorschläge zur Dosisanpassung bei mittelgradig eingeschränkter Nierenfunktion und bei funktioneller Anurie sowie bei intermittierender Hämodialyse und bei kontinuierlicher Hämofiltration (2000 ml/h) (Forts.)

Wirkstoff	Handelsname (Beispiel)	Halbwertszeit [h] Normal	Halbwertszeit [h] Anurie	Startdosis D_{start} [mg]	Normale Nierenfunktion [GFR=100 ml/Min.] Erhaltungsdosis [mg]	Normale Nierenfunktion [GFR=100 ml/Min.] Dosierungsintervall [h]	Eingeschränkte Nierenfunktion [GFR ~ 30 ml/Min.] Erhaltungsdosis [mg]	Eingeschränkte Nierenfunktion [GFR ~ 30 ml/Min.] Dosierungsintervall [h]	Hochgradig eingeschränkte Nierenfunktion [GFR ≤ 5 ml/Min.] D_{anur} ohne Dialyse Erhaltungsdosis [mg]	Hochgradig eingeschränkte Nierenfunktion [GFR ≤ 5 ml/Min.] D_{anur} ohne Dialyse Dosierungsintervall [h]	Hochgradig eingeschränkte Nierenfunktion [GFR ≤ 5 ml/Min.] Hämodialyse $D_{HD}=D_{an}+D_{sup}$ Dosis D_{HD} n. Dialyse [mg]	Hochgradig eingeschränkte Nierenfunktion [GFR ≤ 5 ml/Min.] Hämofiltration [2 l/h] & kontinuierliche Dialyse Erhaltungsdosis [mg]	Hochgradig eingeschränkte Nierenfunktion [GFR ≤ 5 ml/Min.] Hämofiltration [2 l/h] & kontinuierliche Dialyse Dosierungsintervall [h]
Antiparasitosa & Antimalariamittel													
Chinin	Chininum	13	15	600	600	12	600	12	600	12	600	600	12
Chloroquin	Resochin	4/48	300	250 mg/8 h	150	8	75	24					
Mebendazol (p.o.)	Vermox	5		2 × 500	1000	8							
Pentamidin	Pentacarinat	100	300	300	300	24	200	24	200	48			
Pyrimethamin	Daraprim (p.o.)	92	?	75	50	24							
Pyrviniumembonat	Molevac	?	?	50	Single dosing								

Tab. 17.5 Vorschläge zur Dosisanpassung bei mittelgradig eingeschränkter Nierenfunktion und bei funktioneller Anurie sowie bei intermittierender Hämodialyse und bei kontinuierlicher Hämofiltration (2000 ml/h) *(Forts.)*

Wirkstoff	Handels-name (Beispiel)	Halb-wertszeit [h]		Start-dosis D_{start} [mg]	Normale Nierenfunktion [GFR=100 ml/Min.]		Eingeschränkte Nierenfunktion [GFR ~ 30 ml/Min.]		Hochgradig eingeschränkte Nierenfunktion [GFR ≤ 5 ml/Min.]				
									D_{anur} ohne Dialyse		Hämo-dialyse $D_{HD}=D_{an}+D_{sup}$	Hämofiltration [2 l/h] & kontinuierliche Dialyse	
		Nor-mal	An-urie		Erhal-tungs-dosis [mg]	Dosie-rungs-intervall [h]	Erhal-tungs-dosis [mg]	Dosie-rungs-intervall [h]	Erhal-tungs-dosis [mg]	Dosie-rungs-intervall [h]	Dosis D_{HD} n. Dialyse [mg]	Erhal-tungs-dosis [mg]	Dosie-rungs-intervall [h]
Analgetika & häufige Medikamente													
Allopurinol	Zyloric	1,5	(24)	300	300	24	150	24	100	24			
Acetylsalicyl-säure	Aspirin	0,5	3	500	500	8	500	8	500	8			
Buprenorphin	Temgesic	2,8		2									
Metoclo-pramid	Paspertin	4,8	15,5	10	10	8	10	12	5	12			
Morphin	MST	2,4 (4)	3,6 (40)	10	10	8	10	12	5	12			
Metamizol	Novalgin	6,9		500	500	8							
Omeprazol	Antra	0,9	1,3	20	20	24	20	24	20	24	20	20	24
Pantoprazol	Pantozol	1,2	1,2	40	40	24	40	24	40	24	40	40	24
Paracetamol	Benuron	3	8	500	500	8	500	12	200	24			

17.2 Nierenabhängige Medikamente

Tab. 17.5 Vorschläge zur Dosisanpassung bei mittelgradig eingeschränkter Nierenfunktion und bei funktioneller Anurie sowie bei intermittierender Hämodialyse und bei kontinuierlicher Hämofiltration (2000 ml/h) *(Forts.)*

Wirkstoff	Handels-name (Beispiel)	Halbwertszeit [h]		Start-dosis D_{start} [mg]	Normale Nierenfunktion [GFR=100 ml/Min.]		Eingeschränkte Nierenfunktion [GFR ~ 30 ml/Min.]		Hochgradig eingeschränkte Nierenfunktion [GFR ≤ 5 ml/Min.]					
									D_{anur} ohne Dialyse		Hämodialyse $D_{HD}=D_{an}+D_{sup}$		Hämofiltration [2 l/h] & kontinuierliche Dialyse	
		Normal	An-urie		Erhaltungs-dosis [mg]	Dosierungs-intervall [h]	Erhaltungs-dosis [mg]	Dosierungs-intervall [h]	Erhaltungs-dosis [mg]	Dosierungs-intervall [h]	Dosis D_{HD} n. Dialyse [mg]		Erhaltungs-dosis [mg]	Dosierungs-intervall [h]
Ranitidin	Zantic	2,4	8,6	300	300	24	300	24	150	24				
Tramadol	Tramal	6	11	50	50	8								
Antidiabetika														
Glibenclamid = Glyburide	Euglucon	5,5	9,3	3,5	3,5	8								
Gliquidon	Glurenorm	8	17	30	30	8	30	8	30	8				
Insulin		1,6	4,2	8 IE										
Metformin	Glucophage	5,2	10	850	850	8	-	-	-	-	-		-	
Repaglinide	Novonorm	1,1	2,5	1	4	6								
Rosiglitazon	Avandia	3,4	3,7	8	8	8								
Thyreostatika														
Carbimazol	Carbimazol	0,5	0,5	10	10	8								

Tab. 17.5 Vorschläge zur Dosisanpassung bei mittelgradig eingeschränkter Nierenfunktion und bei funktioneller Anurie sowie bei intermittierender Hämodialyse und bei kontinuierlicher Hämofiltration (2000 ml/h) *(Forts.)*

Wirkstoff	Handels-name (Beispiel)	Halb-wertszeit [h] Normal	Halb-wertszeit [h] An-urie	Start-dosis D_{start} [mg]	Normale Nierenfunktion [GFR=100 ml/Min.] Erhaltungsdosis [mg]	Normale Nierenfunktion Dosierungsintervall [h]	Eingeschränkte Nierenfunktion [GFR ~ 30 ml/Min.] Erhaltungsdosis [mg]	Eingeschränkte Nierenfunktion Dosierungsintervall [h]	Hochgradig eingeschränkte Nierenfunktion [GFR ≤ 5 ml/Min.] D_{anur} ohne Dialyse Erhaltungsdosis [mg]	Hochgradig eingeschränkte Nierenfunktion Dosierungsintervall [h]	Hämodialyse $D_{HD}=D_{an}+D_{sup}$ Dosis D_{HD} n. Dialyse [mg]	Hämofiltration [2 l/h] & kontinuierliche Dialyse Erhaltungsdosis [mg]	Hämofiltration Dosierungsintervall [h]
Natriumperchlorat	Irenat 344 mg/ml			4 ml	2 ml	8							
Propranolol	Dociton		3,5	40	40	8	40	8	40	8			
Propylthiouracil	Propycil	1,4	8,5	50	50	8							
Thiamazol	Favistan	4	4,4	40	40	12							
Antiarrhythmika & Kardiaka													
Amiodaron	Cordarex	1264	1542	10 000/8 d	200	12	200	12	200	12	200	200	12
Clopidogrel	Plavix	7,7		75	75	24	75	24	75	24			
Digoxin	Novodigal	44	123	0,6	0,2	24	0,1	24	0,1	48			
Digitoxin	Digimerck	161	210	0,3	0,07	24	0,07	24	0,05	24			
Disopyramid	Rytmodul	6,5	15	200	200	8	200	12	100	24			

Tab. 17.5 Vorschläge zur Dosisanpassung bei mittelgradig eingeschränkter Nierenfunktion und bei funktioneller Anurie sowie bei intermittierender Hämodialyse und bei kontinuierlicher Hämofiltration (2000 ml/h) (Forts.)

Wirkstoff	Handelsname (Beispiel)	Halbwertszeit [h] Normal	Halbwertszeit [h] Anurie	Startdosis D_{start} [mg]	Normale Nierenfunktion [GFR=100 ml/Min.] Erhaltungsdosis [mg]	Normale Nierenfunktion [GFR=100 ml/Min.] Dosierungsintervall [h]	Eingeschränkte Nierenfunktion [GFR ~ 30 ml/Min.] Erhaltungsdosis [mg]	Eingeschränkte Nierenfunktion [GFR ~ 30 ml/Min.] Dosierungsintervall [h]	Hochgradig eingeschränkte Nierenfunktion [GFR ≤ 5 ml/Min.] D_{anur} ohne Dialyse Erhaltungsdosis [mg]	Hochgradig eingeschränkte Nierenfunktion [GFR ≤ 5 ml/Min.] D_{anur} ohne Dialyse Dosierungsintervall [h]	Hämodialyse $D_{HD}=D_{an}+D_{sup}$ Dosis D_{HD} n. Dialyse [mg]	Hämofiltration [2 l/h] & kontinuierliche Dialyse Erhaltungsdosis [mg]	Hämofiltration [2 l/h] & kontinuierliche Dialyse Dosierungsintervall [h]
Isosorbiddinitrat	MonoMack depot	2,8	2,8	40	60	24	60	24	60	24			
Molsidomin	Corvaton	1,4	2,9	2	2	24							
Propafenon	Rytmonorm	3,8	2,8	300	300	8	300	8	300	8			
Ticlopidin	Tiklyd	32		250	250	12							
Antihypertensiva													
Amlodipin	Norvasc	38	40	5	10	12	10	12					
Atenolol	Tenormin	7	56	50	50	12	50	24	25	24			
Benazepril	Cibacen	22	30	5	10	24							
Candesartan	Atacand	9	16	16	16	24	16	24	8	24			
Captopril	Lopirin	3	32	50	50	12	50	24	25	24			
Carvedilol	Dilatrend	6	7	6,25	25	12							
Clonidin	Catapresan	18	40	0,150	0,300	8	0,300	8	0,150	12			

Tab. 17.5 Vorschläge zur Dosisanpassung bei mittelgradig eingeschränkter Nierenfunktion und bei funktioneller Anurie sowie bei intermittierender Hämodialyse und bei kontinuierlicher Hämofiltration (2000 ml/h) *(Forts.)*

Wirkstoff	Handels-name (Beispiel)	Halbwertszeit [h] Normal	Halbwertszeit [h] Anurie	Startdosis D_{start} [mg]	Normale Nierenfunktion [GFR=100 ml/Min.] Erhaltungsdosis [mg]	Normale Nierenfunktion Dosierungsintervall [h]	Eingeschränkte Nierenfunktion [GFR ~ 30 ml/Min.] Erhaltungsdosis [mg]	Eingeschränkte Nierenfunktion Dosierungsintervall [h]	Hochgradig eingeschränkte Nierenfunktion [GFR ≤ 5 ml/Min.] D_{anur} ohne Dialyse Erhaltungsdosis [mg]	Hochgradig eingeschränkte Nierenfunktion Dosierungsintervall [h]	Hämodialyse $D_{HD}=D_{an}+D_{sup}$ Dosis D_{HD} n. Dialyse [mg]	Hämofiltration [2 l/h] & kontinuierliche Dialyse Erhaltungsdosis [mg]	Dosierungsintervall [h]
Diltiazem	Dilzem	5	4	60	90	12	90	12	90	12			
Doxazosin	Diblocin	16	15	4	4	12							
Enalapril	Xanef	12	38	10	10	24	10	24	5	24			
Felodipin	Modip	10	21	5	10	12	10	12	10	24			
Fosinopril	Fosinorm	12	12	5	10	12	10	12	10	12			
Irbesartan	Aprovel	14	14	150	300	24	300	24	300	24			
Lisinopril	Acerbon	12		10	10	24							
Losartan	Lorzaar	6	5	50	50	12	50	12	50	12			
Methyldopa	Presinol	2	11	250	250	8	250	8	250	12			
Metolazon	Zaroxolyn	20	100	5	5	24							
Metoprolol	Beloc	4	5	50	100	12	100	12	100	12			
Minoxidil	Lonolox	3	4	5	5	8	5	8	5	8			
Moxonidin	Cynt	3	7	0,3	0,3	12	0,3	12	0,3	12			

17.2 Nierenabhängige Medikamente

Tab. 17.5 Vorschläge zur Dosisanpassung bei mittelgradig eingeschränkter Nierenfunktion und bei funktioneller Anurie sowie bei intermittierender Hämodialyse und bei kontinuierlicher Hämofiltration (2000 ml/h) *(Forts.)*

Wirkstoff	Handels-name (Beispiel)	Halb-wertszeit [h] Normal	Halb-wertszeit [h] An-urie	Start-dosis D_{start} [mg]	Normale Nierenfunktion [GFR=100 ml/Min.] Erhaltungs-dosis [mg]	Normale Nierenfunktion Dosierungs-intervall [h]	Eingeschränkte Nierenfunktion [GFR ~ 30 ml/Min.] Erhaltungs-dosis [mg]	Eingeschränkte Nierenfunktion Dosierungs-intervall [h]	Hochgradig eingeschränkte Nierenfunktion [GFR ≤ 5 ml/Min.] D_{anur} ohne Dialyse Erhaltungs-dosis [mg]	Hochgradig Dosierungs-intervall [h]	Hämodialyse $D_{HD}=D_{an}+D_{sup}$ Dosis D_{HD} n. Dialyse [mg]	Hämofiltration [2 l/h] & kontinuierliche Dialyse Erhaltungs-dosis [mg]	Dosierungs-intervall [h]
Ramipril	Delix	8	11	2,5	5	12	5	12	5	12			
Sotalol	Sotalex	10	56	160	160	8	80	12	80	24			
Valsartan	Diovan	6	9	80	80	24	80	24	80	24			
Verapamil	Isoptin p.o.	6	3	80	80	8							
	Isoptin i.v.	6	3	5									
Diuretika													
Amilorid		15	71	5									
Furosemid	Lasix	1	2	40	40	24	40	8 (!)	250 (!)	12			
HCThiazid	Esidrix	7	6	25	25	24							
HCThiazid-Triamteren	Dytide H	7 / 2,8 (3)	6 / 5 (75)	25 / 50									
Indapamid	Natrelix	15	18	1,5	1,5	24	1,5	24	1,5	24			

Tab. 17.5 Vorschläge zur Dosisanpassung bei mittelgradig eingeschränkter Nierenfunktion und bei funktioneller Anurie sowie bei intermittierender Hämodialyse und bei kontinuierlicher Hämofiltration (2000 ml/h) *(Forts.)*

Wirkstoff	Handels-name (Beispiel)	Halb-wertszeit [h]		Start-dosis D_{start} [mg]	Normale Nierenfunktion [GFR=100 ml/Min.]		Eingeschränkte Nierenfunktion [GFR ~ 30 ml/Min.]		Hochgradig eingeschränkte Nierenfunktion [GFR ≤ 5 ml/Min.]		Hämo-dialyse $D_{HD}=D_{an}+D_{sup}$ Dosis D_{HD} n. Dialyse [mg]	Hämofiltration [2 l/h] & kontinuierliche Dialyse	
		Nor-mal	An-urie		Erhal-tungs-dosis [mg]	Dosie-rungs-intervall [h]	Erhal-tungs-dosis [mg]	Dosie-rungs-intervall [h]	D_{anur} ohne Dialyse Erhal-tungs-dosis [mg]	Dosie-rungs-intervall [h]		Erhal-tungs-dosis [mg]	Dosie-rungs-intervall [h]
Spironolacton	Aldactone	17	21	100	25	24			100 (!)	12 (!)			
Torasemid	Unat	4	4	10	10	24	10	12 (!)					
Psychopharmaka / Sedativa													
Alprazolam	Tafil	13	11	0,5	0,5	12							
Bromazepam	Lexotanil	15	12	3	9	24							
Chloralhydrat	Chlor-aldurat	11		500									
Chlordiazep-oxid	Librium	15	18										
Chlorprom-azin		17	40										
Clorprothixen	Truxal	26		15									

17.2 Nierenabhängige Medikamente

Tab. 17.5 Vorschläge zur Dosisanpassung bei mittelgradig eingeschränkter Nierenfunktion und bei funktioneller Anurie sowie bei intermittierender Hämodialyse und bei kontinuierlicher Hämofiltration (2000 ml/h) *(Forts.)*

Wirkstoff	Handelsname (Beispiel)	Halbwertszeit [h] Normal	Halbwertszeit [h] Anurie	Startdosis D_{start} [mg]	Normale Nierenfunktion [GFR=100 ml/Min.] Erhaltungsdosis [mg]	Normale Nierenfunktion Dosierungsintervall [h]	Eingeschränkte Nierenfunktion [GFR ~ 30 ml/Min.] Erhaltungsdosis [mg]	Eingeschränkte Nierenfunktion Dosierungsintervall [h]	Hochgradig eingeschränkte Nierenfunktion [GFR ≤ 5 ml/Min.] D_{anur} ohne Dialyse Erhaltungsdosis [mg]	Hochgradig eingeschränkte Nierenfunktion Dosierungsintervall [h]	Hämodialyse $D_{HD}=D_{an}+D_{sup}$ Dosis D_{HD} n. Dialyse [mg]	Hämofiltration [2 l/h] & kontinuierliche Dialyse Erhaltungsdosis [mg]	Hämofiltration Dosierungsintervall [h]
Diazepam	Valium	36 (65)	51	5	10	12	10	12	10	12			
Flurazepam	Staurodorm	61	64										
Hydroxyzin	Atarax	20	11										
Meprobamat	Visano	9,5	11										
Midazolam	Dormicum	2,8	6,8	5/h					↔				
Nitrazepam	Mogadan	25	30	5	5	24	5	24	5	24			
Oxazepam	Adumbran	10	60	30	30	24	15	24					
Temazepam	Narkotal	8,5	10	10									
Triazolam	Halcion	3,2	29										

Tab. 17.5 Vorschläge zur Dosisanpassung bei mittelgradig eingeschränkter Nierenfunktion und bei funktioneller Anurie sowie bei intermittierender Hämodialyse und bei kontinuierlicher Hämofiltration (2000 ml/h) (Forts.)

Wirkstoff	Handels-name (Beispiel)	Halb-wertszeit [h] Normal	Halb-wertszeit [h] An-urie	D_{start} [mg]	Normale Nierenfunktion [GFR=100 ml/Min.] Erhaltungsdosis [mg]	Normale Nierenfunktion [GFR=100 ml/Min.] Dosierungsintervall [h]	Eingeschränkte Nierenfunktion [GFR ~ 30 ml/Min.] Erhaltungsdosis [mg]	Eingeschränkte Nierenfunktion [GFR ~ 30 ml/Min.] Dosierungsintervall [h]	Hochgradig eingeschränkte Nierenfunktion [GFR ≤ 5 ml/Min.] D_{anur} ohne Dialyse Erhaltungsdosis [mg]	Hochgradig eingeschränkte Nierenfunktion [GFR ≤ 5 ml/Min.] Dosierungsintervall [h]	Hämodialyse $D_{HD}=D_{an}+D_{sup}$ Dosis D_{HD} n. Dialyse [mg]	Hämofiltration [2 l/h] & kontinuierliche Dialyse Erhaltungsdosis [mg]	Hämofiltration [2 l/h] & kontinuierliche Dialyse Dosierungsintervall [h]
Psychopharmaka / Antidepressiva													
Amitriptylin	Saroten	20 (36)	17 (52)	25									
Amitriptylinoxid	Equilibrin	1,2 (30)	2,8										
Bupropion	Zyban	18	24	150	150	12							
Clomipramin	Anafranil	40	24	25									
Citalopram	Cipramil	33	50	20									
Desipramin	Pertrofan	22	15	75									
Dibenzepin	Noveril	4		120									
Doxepin	Aponal	15 (40)	16	25									
Fluoxetin	Fluctin	72 (168)	108	20									

17.2 Nierenabhängige Medikamente

Tab. 17.5 Vorschläge zur Dosisanpassung bei mittelgradig eingeschränkter Nierenfunktion und bei funktioneller Anurie sowie bei intermittierender Hämodialyse und bei kontinuierlicher Hämofiltration (2000 ml/h) (Forts.)

Wirkstoff	Handels-name (Beispiel)	Halbwertszeit [h] Normal	Halbwertszeit [h] Anurie	D_{start} [mg]	Normale Nierenfunktion [GFR=100 ml/Min.] Erhaltungsdosis [mg]	Normale Nierenfunktion Dosierungsintervall [h]	Eingeschränkte Nierenfunktion [GFR ~ 30 ml/Min.] Erhaltungsdosis [mg]	Eingeschränkte Dosierungsintervall [h]	Hochgradig eingeschränkte Nierenfunktion [GFR ≤ 5 ml/Min.] D_{anur} ohne Dialyse Erhaltungsdosis [mg]	Hochgradig Dosierungsintervall [h]	Hämodialyse $D_{HD}=D_{an}+D_{sup}$ Dosis D_{HD} n. Dialyse [mg]	Hämofiltration [2 l/h] & kontinuierliche Dialyse Erhaltungsdosis [mg]	Hämofiltration Dosierungsintervall [h]
Fluvoxamin	Fevarin	14	18	50									
Imipramin	Tofranil	17 (25)	15	25									
Lithium-carbonat	Hypnorex	22	1000	900									
Lithiumsulfat	Li-Duriles	22	1000	120	340	12							
Lorazepam	Tavor	14	40	1	3	12							
Maprotilin	Ludiomil	39	50	75									
Mianserin	Tolvin	17	18	30									
Mirtazapin	Remergil	27	42	30									
Moclobemid	Aurorix	2		300									
Nortriptylin	Nortrilen	37	56	10									
Opipramol	Insidon	8		50									

17 Nephrotoxische Störungen und nierenabhängige Arzneimittel

Tab. 17.5 Vorschläge zur Dosisanpassung bei mittelgradig eingeschränkter Nierenfunktion und bei funktioneller Anurie sowie bei intermittierender Hämodialyse und bei kontinuierlicher Hämofiltration (2000 ml/h) *(Forts.)*

Wirkstoff	Handelsname (Beispiel)	Halbwertszeit [h]		Startdosis D_{start} [mg]	Normale Nierenfunktion [GFR=100 ml/Min.]		Eingeschränkte Nierenfunktion [GFR ~ 30 ml/Min.]		Hochgradig eingeschränkte Nierenfunktion [GFR ≤ 5 ml/Min.]				Hämofiltration [2 l/h] & kontinuierliche Dialyse	
		Normal	Anurie		Erhaltungsdosis [mg]	Dosierungsintervall [h]	Erhaltungsdosis [mg]	Dosierungsintervall [h]	D_{anur} ohne Dialyse		Hämodialyse $D_{HD}=D_{an}+D_{sup}$ Dosis D_{HD} n. Dialyse [mg]		Erhaltungsdosis [mg]	Dosierungsintervall [h]
									Erhaltungsdosis [mg]	Dosierungsintervall [h]				
Trazodon	Thombran	6 (11)		100										
Trimipramin	Stangyl	18	21											
Psychopharmaka/Neuroleptika														
Clozapin	Leponex	18		150										
Flupentixol	Fluanxol	30		0,5										
Fluphenazin	Lyogen	15		3										
Fluspirilen	Imap	11		2										
Haloperidol	Haldol	27	20	1										
Levomepromazin	Neurocil	48		15										
Melperon	Eunerpan	5,5		25										
Olanzapin	Zyprexa	26	35	5										
Perazin	Taxilan	12		50										

17.2 Nierenabhängige Medikamente

Tab. 17.5 Vorschläge zur Dosisanpassung bei mittelgradig eingeschränkter Nierenfunktion und bei funktioneller Anurie sowie bei intermittierender Hämodialyse und bei kontinuierlicher Hämofiltration (2000 ml/h) *(Forts.)*

Wirkstoff	Handels-name (Beispiel)	Halb-wertszeit [h]		Start-dosis D_{start} [mg]	Normale Nierenfunktion [GFR=100 ml/Min.]		Eingeschränkte Nierenfunktion [GFR ~ 30 ml/Min.]		Hochgradig eingeschränkte Nierenfunktion [GFR ≤ 5 ml/Min.]				
									D_{anur} ohne Dialyse		Hämo-dialyse $D_{HD}=D_{an}+D_{sup}$	Hämofiltration [2 l/h] & kontinuierliche Dialyse	
		Nor-mal	An-urie		Erhal-tungs-dosis [mg]	Dosie-rungs-intervall [h]	Erhal-tungs-dosis [mg]	Dosie-rungs-intervall [h]	Erhal-tungs-dosis [mg]	Dosie-rungs-intervall [h]	Dosis D_{HD} n. Dialyse [mg]	Erhal-tungs-dosis [mg]	Dosie-rungs-intervall [h]
Perphenacin	Decentan	10		4									
Pipamperon	Dipiperon	3											
Promethazin	Atosil	11		25									
Risperidon	Risperdal	11	25	1									
Sulpirid	Dogmatil	8	18	200									
Thioridazin	Meller il	7 (15)	30	25									
Antiepileptika/Parkinsonmittel													
Amantadin	PK Merz	15	500	100	200	12							
Carbamazepin	Tegretal	31	24	300	300	8	300	8					
Clonazepam	Rivotril	34	40										
Gabapentin	Neurontin	6	88	100	100	8	100	12	100	24			
Levodopa	Dopaflex	1,3		500									

Tab. 17.5 Vorschläge zur Dosisanpassung bei mittelgradig eingeschränkter Nierenfunktion und bei funktioneller Anurie sowie bei intermittierender Hämodialyse und bei kontinuierlicher Hämofiltration (2000 ml/h) *(Forts.)*

Wirkstoff	Handels-name (Beispiel)	Halb-wertszeit [h] Normal	Halb-wertszeit [h] An-urie	D_{start} [mg]	Normale Nierenfunktion [GFR=100 ml/Min.] Erhaltungsdosis [mg]	Normale Nierenfunktion [GFR=100 ml/Min.] Dosierungsintervall [h]	Eingeschränkte Nierenfunktion [GFR ~ 30 ml/Min.] Erhaltungsdosis [mg]	Eingeschränkte Nierenfunktion [GFR ~ 30 ml/Min.] Dosierungsintervall [h]	Hochgradig eingeschränkte Nierenfunktion [GFR ≤ 5 ml/Min.] D_{anur} ohne Dialyse Erhaltungsdosis [mg]	Hochgradig eingeschränkte Nierenfunktion [GFR ≤ 5 ml/Min.] Dosierungsintervall [h]	Hämodialyse $D_{HD}=D_{an}+D_{sup}$ Dosis D_{HD} n. Dialyse [mg]	Hämofiltration [2 l/h] & kontinuierliche Dialyse Erhaltungsdosis [mg]	Hämofiltration [2 l/h] & kontinuierliche Dialyse Dosierungsintervall [h]
Pentobarbital		31	32										
Phenobarbital	Luminal	81	117	100	200	12	200	24	100	24		100	12
Phenytoin	Phen-hydan i.v. Phen-hydan oral	21	8	250 100	250 100	12 12	250 100	12 12	250 100	12 12		250	12
Primidon	Mylepsinum	10	13	250	250	8	250	8	250	8			
Valproinsäure	Ergenyl	12	12	150	300	12	300	12	300	12			
Chemotherapeutika & Zytostatika													
Adriamycin i.v.	Adrimedac s. Doxorubicin	11	20	20–80/ m²		24	↔						
Asparaginase	Erwinase	6,4		5000–20 000 IE/m²									

17.2 Nierenabhängige Medikamente

Tab. 17.5 Vorschläge zur Dosisanpassung bei mittelgradig eingeschränkter Nierenfunktion und bei funktioneller Anurie sowie bei intermittierender Hämodialyse und bei kontinuierlicher Hämofiltration (2000 ml/h) *(Forts.)*

Wirkstoff	Handels-name (Beispiel)	Halb-wertszeit [h] Normal	Halb-wertszeit [h] An-urie	Start-dosis D_{start} [mg]	Normale Nierenfunktion [GFR=100 ml/Min.] Erhaltungs-dosis [mg]	Normale Nierenfunktion Dosie-rungs-intervall [h]	Eingeschränkte Nierenfunktion [GFR ~ 30 ml/Min.] Erhaltungs-dosis [mg]	Eingeschränkte Nierenfunktion Dosie-rungs-intervall [h]	Hochgradig eingeschränkte Nierenfunktion [GFR ≤ 5 ml/Min.] D_{anur} ohne Dialyse Erhaltungs-dosis [mg]	Hochgradig eingeschränkte Nierenfunktion Dosie-rungs-intervall [h]	Hämo-dialyse $D_{HD}=D_{an}+D_{sup}$ Dosis D_{HD} n. Dialyse [mg]	Hämofiltration [2 l/h] & kontinuierliche Dialyse Erhaltungs-dosis [mg]	Hämofiltration Dosie-rungs-intervall [h]
Azathioprin	Imurek	0,6 (1)	0,8 (1,2)	150	50–150	24	↔						
Bendamustin	Ribomustin	32	58	25–120/m²			0,5 × D_{start}						
Bleomycin	Bleomycinum	5,5	20	15–30			0,5 × D_{start}				15–30 + 3 × (1 HD / 24 h)		
Busulfan	Myleran p.o. i.v. Hochdosis	2,5	2,5	4 4 × 0,8/kg	2	24 d1-4	2	24	2	24			
Capecitabin	Xeloda	0,73 (2,6)	0,57 (9)	750–1250/m²	1250/m²	12	1250/m²	12	1250/m²	12			
Carboplatin	Ribocarbo	6	30	300–400/m²		q28 d	D = AUC × (GFR + 25)				300–400/m² + 3 × (1 HD / 24 h)		

Tab. 17.5 Vorschläge zur Dosisanpassung bei mittelgradig eingeschränkter Nierenfunktion und bei funktioneller Anurie sowie bei intermittierender Hämodialyse und bei kontinuierlicher Hämofiltration (2000 ml/h) *(Forts.)*

Wirkstoff	Handels-name (Beispiel)	Halb-wertszeit [h]		Start-dosis D_{start} [mg]	Normale Nierenfunktion [GFR=100 ml/Min.]		Eingeschränkte Nierenfunktion [GFR ~ 30 ml/Min.]		Hochgradig eingeschränkte Nierenfunktion [GFR ≤ 5 ml/Min.] D_{anur} ohne Dialyse		Hämo-dialyse $D_{HD}=D_{an}+D_{sup}$ Dosis D_{HD} n. Dialyse [mg]	Hämofiltration [2 l/hj] & kontinuierliche Dialyse	
		Nor-mal	An-urie		Erhal-tungs-dosis [mg]	Dosie-rungs-intervall [h]	Erhal-tungs-dosis [mg]	Dosie-rungs-intervall [h]	Erhal-tungs-dosis [mg]	Dosie-rungs-intervall [h]		Erhal-tungs-dosis [mg]	Dosie-rungs-intervall [h]
Carmustin = BCNU	Carmubris	1,5	2,6	100/m²									
Chlorambucil	Leukeran	4,5	4,5	10–18 mg/m²	0,05–0,2 mg/kg	24 mg alle 14 Tage	0,05–0,2/kg	24	0,05–0,2/kg	24			
Cisplatin	Platinex	86	250	15–120/m²	15–20 80–120	d1–5 q28d d1 q28d					20–70/m² + 3 × (1 HD/24 h)		
Cladribin	Leustatin	7	11	0,14/kg d1–5									
Cyclophosph-amid	Endoxan i.v. Hoch-dosis	6 (5)	9 (13)	500–1000/m² 60/kg Tag 1–2		Tag 1 und alle 21–28 Tage	0,75 × D_{st} art	Tag 1 und alle 21–28 Tage	0,75 × D_{st} art	Tag 1 und alle 21–28 Tage	500–1000/m² + 3 × (1 HD/24 h)		
	Endoxan p.o.			50–200/m²	50–200/m²	24							

17.2 Nierenabhängige Medikamente

Tab. 17.5 Vorschläge zur Dosisanpassung bei mittelgradig eingeschränkter Nierenfunktion und bei funktioneller Anurie sowie bei intermittierender Hämodialyse und bei kontinuierlicher Hämofiltration (2000 ml/h) *(Forts.)*

Wirkstoff	Handels-name (Beispiel)	Halb-wertszeit [h]		Start-dosis D_{start} [mg]	Normale Nierenfunktion [GFR=100 ml/Min.]		Eingeschränkte Nierenfunktion [GFR ~ 30 ml/Min.]		Hochgradig eingeschränkte Nierenfunktion [GFR ≤ 5 ml/Min.] D_{anur} ohne Dialyse		Hämo-dialyse $D_{HD}=D_{an}+D_{sup}$	Hämofiltration [2 l/h] & kontinuierliche Dialyse	
		Nor-mal	An-urie		Erhal-tungs-dosis [mg]	Dosie-rungs-intervall [h]	Erhal-tungs-dosis [mg]	Dosie-rungs-intervall [h]	Erhal-tungs-dosis [mg]	Dosie-rungs-intervall [h]	Dosis D_{HD} n. Dialyse [mg]	Erhal-tungs-dosis [mg]	Dosie-rungs-intervall [h]
Cytarabin	Alexan i.v.	1,8 (2,3)	2,2 (2,6)	100–200/m²		1 × 12	↔						
	i.v. Hoch-dosis			500–3000/m²		1 × 12							
	s.c.			10–20/m²									
Dacarbazin = DTIC	Detimedac	1,3	5	200–375/m²		d1–5 q21–28d	$0{,}75 \times D_{st\,art}$						
Dactinomycin	Lyovac	36		0,25–0,6/m² 1–2/m²		d1–5 q21–35d d1 q21–35d							
Daunorubicin	Dauno-blastin	16 (22)	20 (25)	45–60/m²		d1–3							

Tab. 17.5 Vorschläge zur Dosisanpassung bei mittelgradig eingeschränkter Nierenfunktion und bei funktioneller Anurie sowie bei intermittierender Hämodialyse und bei kontinuierlicher Hämofiltration (2000 ml/h) *(Forts.)*

Wirkstoff	Handelsname (Beispiel)	Halbwertszeit [h] Normal	Halbwertszeit [h] Anurie	Startdosis D_{start} [mg]	Normale Nierenfunktion [GFR=100 ml/Min.] Erhaltungsdosis [mg]	Normale Nierenfunktion Dosierungsintervall [h]	Eingeschränkte Nierenfunktion [GFR ~ 30 ml/Min.] Erhaltungsdosis [mg]	Eingeschränkte Nierenfunktion Dosierungsintervall [h]	Hochgradig eingeschränkte Nierenfunktion [GFR ≤ 5 ml/Min.] D_{anur} ohne Dialyse Erhaltungsdosis [mg]	Hochgradig eingeschränkte Nierenfunktion Dosierungsintervall [h]	Hämodialyse $D_{HD}=D_{an}+D_{sup}$ Dosis D_{HD} n. Dialyse [mg]	Hämofiltration [2 l/h] & kontinuierliche Dialyse Erhaltungsdosis [mg]	Dosierungsintervall [h]
Daunorubicin	Daunoxome liposomal	6		40/m²		q14d							
Docetaxel	Taxotere	8	8	100/m² 35/m²		d1 q21d q7d							
Doxorubicin	Adriablastin	17 (22)	21 (83)	45–75/m²		168	↔						
				10–20/m²		Alle 7 Tage							
	i.v. Hochdosis			90–150/m²									
Doxorubicin	Caelyx liposomal	3,2		20–50/m²		q21–28d	↔						

Tab. 17.5 Vorschläge zur Dosisanpassung bei mittelgradig eingeschränkter Nierenfunktion und bei funktioneller Anurie sowie bei intermittierender Hämodialyse und bei kontinuierlicher Hämofiltration (2000 ml/h) *(Forts.)*

Wirkstoff	Handelsname (Beispiel)	Halbwertszeit [h] Normal	Halbwertszeit [h] Anurie	Startdosis D_{start} [mg]	Normale Nierenfunktion [GFR=100 ml/Min.] Erhaltungsdosis [mg]	Normale Nierenfunktion Dosierungsintervall [h]	Eingeschränkte Nierenfunktion [GFR ~ 30 ml/Min.] Erhaltungsdosis [mg]	Eingeschränkte Nierenfunktion Dosierungsintervall [h]	Hochgradig eingeschränkte Nierenfunktion [GFR ≤ 5 ml/Min.] D_{anur} ohne Dialyse Erhaltungsdosis [mg]	Hochgradig eingeschränkte Nierenfunktion Dosierungsintervall [h]	Hämodialyse $D_{HD}=D_{an}+D_{sup}$ Dosis D_{HD} n. Dialyse [mg]	Hämofiltration [2 l/h] & kontinuierliche Dialyse Erhaltungsdosis [mg]	Dosierungsintervall [h]
Epirubicin	Farmorubicin	30 (21)	35	40–80/m²		Alle 21–28 Tage	20–40/m²	q21–28d					
				15–30/m²		Alle 7 Tage							
	i.v. Hochdosis			100–180/m²									
Estramustin	Estracyt	22		3 × 280 Tag 1–28	280	12							
				350–450		Tag 1–5							
Etoposid	Vepeside	8	19	50–250/m²		Tag 1–5 alle 21–28 Tage	25–125/m²				25–125/m²		
	i.v. Hochdosis			500/m²		Alle 21–28 Tage	500/m²				500/m²		

Tab. 17.5 Vorschläge zur Dosisanpassung bei mittelgradig eingeschränkter Nierenfunktion und bei funktioneller Anurie sowie bei intermittierender Hämodialyse und bei kontinuierlicher Hämofiltration (2000 ml/h) *(Forts.)*

Wirkstoff	Handelsname (Beispiel)	Halbwertszeit [h] Normal	Halbwertszeit [h] Anurie	Startdosis D_{start} [mg]	Normale Nierenfunktion [GFR=100 ml/Min.] Erhaltungsdosis [mg]	Normale Nierenfunktion Dosierungsintervall [h]	Eingeschränkte Nierenfunktion [GFR ~ 30 ml/Min.] Erhaltungsdosis [mg]	Eingeschränkte Nierenfunktion Dosierungsintervall [h]	Hochgradig eingeschränkte Nierenfunktion [GFR ≤ 5 ml/Min.] D_{anur} ohne Dialyse Erhaltungsdosis [mg]	Hochgradig eingeschränkte Nierenfunktion Dosierungsintervall [h]	Hämodialyse $D_{HD}=D_{an}+D_{sup}$ Dosis D_{HD} n. Dialyse [mg]	Hämofiltration [2 l/h] & kontinuierliche Dialyse Erhaltungsdosis [mg]	Hämofiltration Dosierungsintervall [h]
Fludarabin (M = 2F-Ara-A)	Fludara	9,5 (10)	24	20–30/m²		d1–5	D_{start} halbieren						
Fluorouracil	5-FU	0,2	0,5	250–2500/m²	2000/m²	168	2000/m²	168	2000/m²	168			
Gemcitabin	Gemzar	2,5 (22)	2,5 (600)	750–1000/m²		d1+8+15 q28d	↔				750–1000/m² + 3 × (1 HD/24 h)		
Hydroxycarbamid = Hydroxyurea	Litalir	3,5	5,4	500–200/m²		24							
Idarubicin	Zavedos	20 (51)	20	10–12/m² 35–50/m²		d1–3 d1–3 q21–28d							

17.2 Nierenabhängige Medikamente

Tab. 17.5 Vorschläge zur Dosisanpassung bei mittelgradig eingeschränkter Nierenfunktion und bei funktioneller Anurie sowie bei intermittierender Hämodialyse und bei kontinuierlicher Hämofiltration (2000 ml/h) *(Forts.)*

Wirkstoff	Handels-name (Beispiel)	Halb-wertszeit [h]		D_{start} [mg]	Normale Nierenfunktion [GFR=100 ml/Min.]		Eingeschränkte Nierenfunktion [GFR ~ 30 ml/Min.]		Hochgradig eingeschränkte Nierenfunktion [GFR ≤ 5 ml/Min.]					
									D_{anur} ohne Dialyse		Hämo-dialyse $D_{HD}=D_{an}+D_{sup}$	Hämofiltration [2 l/h] & kontinuierliche Dialyse		
		Nor-mal	An-urie		Erhal-tungs-dosis [mg]	Dosie-rungs-intervall [h]	Erhal-tungs-dosis [mg]	Dosie-rungs-intervall [h]	Erhal-tungs-dosis [mg]	Dosie-rungs-intervall [h]	Dosis D_{HD} n. Dialyse [mg]	Erhal-tungs-dosis [mg]	Dosie-rungs-intervall [h]
Ifosfamid	Holoxan i.v. Hoch-dosis	7 (2)	8,5 (5)	1200–2400/m² 4000–8000/m²		d1–3							
Irinotecan	Campto	10 (18)	16	350/m² 125/m²		d1 q7d	↔						
Imatinib	Glivec	19			400–800	24	↔						
Lomustin	Cecenu	3,3 (72)	6,6	80–130/m²		d1 q28–42d							
Melphalan	Alkeran p.o.	1,3	4	8–15/m²		Tag 1–4 alle 28–42 Tage	↔ Möglich						
	i.v. Hoch-dosis			140–200/m²		Tag 1							

Tab. 17.5 Vorschläge zur Dosisanpassung bei mittelgradig eingeschränkter Nierenfunktion und bei funktioneller Anurie sowie bei intermittierender Hämodialyse und bei kontinuierlicher Hämofiltration (2000 ml/h) *(Forts.)*

Wirkstoff	Handelsname (Beispiel)	Halbwertszeit [h]		Startdosis D_{start} [mg]	Normale Nierenfunktion [GFR=100 ml/Min.]		Eingeschränkte Nierenfunktion [GFR ~ 30 ml/Min.]		Hochgradig eingeschränkte Nierenfunktion [GFR ≤ 5 ml/Min.] D_{anur} ohne Dialyse		Hämodialyse $D_{HD}=D_{an}+D_{sup}$		Hämofiltration [2 l/h] & kontinuierliche Dialyse	
		Normal	Anurie		Erhaltungsdosis [mg]	Dosierungsintervall [h]	Erhaltungsdosis [mg]	Dosierungsintervall [h]	Erhaltungsdosis [mg]	Dosierungsintervall [h]	Dosis D_{HD} n. Dialyse [mg]		Erhaltungsdosis [mg]	Dosierungsintervall [h]
Mercaptopurin	Puri-Nethol	0,9	1,2	70–100/m²			↔							
Methotrexat	MTX iv Lantarel + Leukovorin	10 +48	42 +48 0	40–12 000/m²			▶ Dialyse		▶ Dialyse		40–12 000/m² + 3 × (1 HD/24 h)			
	MTX oral Metex			15	15	168	Vermeiden							
Mitomycin	Mimedac	0,8		5–10/m²		d1 q42–56d								
Mitoxantron	Novantron	10	11	10–14/m²			↔							
Oxaliplatin	Eloxatin	27	56	85/m²		q14d								
Paclitaxel	Taxol	8	9	175/m²		q21d								

17.2 Nierenabhängige Medikamente

Tab. 17.5 Vorschläge zur Dosisanpassung bei mittelgradig eingeschränkter Nierenfunktion und bei funktioneller Anurie sowie bei intermittierender Hämodialyse und bei kontinuierlicher Hämofiltration (2000 ml/h) (Forts.)

Wirkstoff	Handelsname (Beispiel)	Halbwertszeit [h] Normal	Halbwertszeit [h] Anurie	Startdosis D_{start} [mg]	Normale Nierenfunktion [GFR=100 ml/Min.] Erhaltungsdosis [mg]	Normale Nierenfunktion [GFR=100 ml/Min.] Dosierungsintervall [h]	Eingeschränkte Nierenfunktion [GFR ~ 30 ml/Min.] Erhaltungsdosis [mg]	Eingeschränkte Nierenfunktion [GFR ~ 30 ml/Min.] Dosierungsintervall [h]	Hochgradig eingeschränkte Nierenfunktion [GFR ≤ 5 ml/Min.] D_{anur} ohne Dialyse Erhaltungsdosis [mg]	Hochgradig eingeschränkte Nierenfunktion [GFR ≤ 5 ml/Min.] Dosierungsintervall [h]	Hämodialyse $D_{HD}=D_{an}+D_{sup}$ Dosis D_{HD} n. Dialyse [mg]	Hämofiltration [2 l/h] & kontinuierliche Dialyse Erhaltungsdosis [mg]	Hämofiltration [2 l/h] & kontinuierliche Dialyse Dosierungsintervall [h]
Procarbazin	Natulan p.o.	1,4		100/m²		d1–4 q21–28d							
Thioguanin	p.o.	1		80 75–200/m²	80	24 d5–7							
Thiotepa	Thiotepa i.v. Hochdosis	3,2 (5)		12–16/m² 125–150/m²		d1 q7d d1–4							
Topotecan	Hycamtin	3,4	4,6	1,5/m²		d1–5 q21d							
Vinblastin	Velbe	3	3	4–18/m²	4–18/m²	168	4–18/m²	168	4–18/m²	168			

Tab. 17.5 Vorschläge zur Dosisanpassung bei mittelgradig eingeschränkter Nierenfunktion und bei funktioneller Anurie sowie bei intermittierender Hämodialyse und bei kontinuierlicher Hämofiltration (2000 ml/h) *(Forts.)*

Wirkstoff	Handelsname (Beispiel)	Halbwertszeit [h] Normal	Halbwertszeit [h] Anurie	Startdosis D_{start} [mg]	Normale Nierenfunktion [GFR=100 ml/Min.] Erhaltungsdosis [mg]	Normale Nierenfunktion Dosierungsintervall [h]	Eingeschränkte Nierenfunktion [GFR ~ 30 ml/Min.] Erhaltungsdosis [mg]	Eingeschränkte Nierenfunktion Dosierungsintervall [h]	Hochgradig eingeschränkte Nierenfunktion [GFR ≤ 5 ml/Min.] D_{anur} ohne Dialyse Erhaltungsdosis [mg]	Hochgradig eingeschränkte Nierenfunktion Dosierungsintervall [h]	Hämodialyse $D_{HD}=D_{an}+D_{sup}$ Dosis D_{HD} n. Dialyse [mg]	Hämofiltration [2 l/h] & kontinuierliche Dialyse Erhaltungsdosis [mg]	Hämofiltration Dosierungsintervall [h]
Vincristin	Vincristin	2 + 11	3 + 11	2		d1	↔		25–100	24			
Vinorelbin	Navelbine	30 (40)	44	3–4/m²		d1 q7–14d	↔		100	12			
Immunsuppressiva													
Azathioprin	Imurek	0,6 (1)	0,8 (1,2)	150	25–100	24	25–100	24	25–100	24			
Ciclosporin	Optoral p.o.	7	9	2 × 5/kg	100	12	100	12	100	12			
Cyclophosphamid	Endoxan i.v.	6 (19)	9 (19)	1000/m²		Tag 1 alle 28 Tage	0,75 × $D_{st art}$	D1 q28d	0,75 × $D_{st art}$	D1 q28d	1000/m² + 3 × (1 HD / 24 h)		
	Endoxan oral			150	150	24	150	24	150	24			
Everolimus RAD	Certican p.o.	32	32	0,75	0,75	12	0,75	12	0,75	12			

17.2 Nierenabhängige Medikamente

Tab. 17.5 Vorschläge zur Dosisanpassung bei mittelgradig eingeschränkter Nierenfunktion und bei funktioneller Anurie sowie bei intermittierender Hämodialyse und bei kontinuierlicher Hämofiltration (2000 ml/h) *(Forts.)*

Wirkstoff	Handelsname (Beispiel)	Halbwertszeit [h] Normal	Halbwertszeit [h] Anurie	Startdosis D_{start} [mg]	Normale Nierenfunktion [GFR=100 ml/Min.] Erhaltungsdosis [mg]	Normale Nierenfunktion Dosierungsintervall [h]	Eingeschränkte Nierenfunktion [GFR ~ 30 ml/Min.] Erhaltungsdosis [mg]	Eingeschr. Dosierungsintervall [h]	Hochgradig eingeschränkte Nierenfunktion [GFR ≤ 5 ml/Min.] D_{anur} ohne Dialyse Erhaltungsdosis [mg]	Hochgr. Dosierungsintervall [h]	Hämodialyse $D_{HD}=D_{an}+D_{sup}$ Dosis D_{HD} n. Dialyse [mg]	Hämofiltration [2 l/h] & kontinuierliche Dialyse Erhaltungsdosis [mg]	Dosierungsintervall [h]
Leflunomide	Arava	120 (336)	211 (300)	3 × 100/d	20–40	24	20–40	24	20–40	24			
Mycophenolat-Mofetil	CellCept	1,1 (12)	1,1 (136)	2 × 1000	500	12	500	12	500	12			
Mycophenolat	Myfortic	2,2 (12)	2,2 (136)	360	360	12	360	12	360	12			
Prednisolon	Decortin H p.o. Solu Decortin H i.v.	3,1	3	100 1000 i.v.	2,5–250	24 d1 q28dw	↔						
Rapamycin	▶ Sirolimus	60	60										
Sirolimus	Rapamune	60	60	2 × 5/24 h	2	24	2	24	2	24			
Tacrolimus	Prograf	13	42	5	5	12	5	12	5	12			

Tab. 17.5 Vorschläge zur Dosisanpassung bei mittelgradig eingeschränkter Nierenfunktion und bei funktioneller Anurie sowie bei intermittierender Hämodialyse und bei kontinuierlicher Hämofiltration (2000 ml/h) *(Forts.)*

Wirkstoff	Handels-name (Beispiel)	Halb-wertszeit [h]		Start-dosis D_{start} [mg]	Normale Nierenfunktion [GFR=100 ml/Min.]		Eingeschränkte Nierenfunktion [GFR ~ 30 ml/Min.]		Hochgradig eingeschränkte Nierenfunktion [GFR ≤ 5 ml/Min.]				
									D_{anur} ohne Dialyse		Hämo-dialyse $D_{HD}=D_{an}+D_{sup}$	Hämofiltration [2 l/h] & kontinuierliche Dialyse	
		Nor-mal	An-urie		Erhal-tungs-dosis [mg]	Dosie-rungs-intervall [h]	Erhal-tungs-dosis [mg]	Dosie-rungs-intervall [h]	Erhal-tungs-dosis [mg]	Dosie-rungs-intervall [h]	Dosis D_{HD} n. Dialyse [mg]	Erhal-tungs-dosis [mg]	Dosie-rungs-intervall [h]
Antikörper													
Adalimumab	Humira s.c.	336		40			↔						
Alemtuzumab	MabCampath CD52	27		3+10+30 d1+d2+d3	30	48–72	↔						
Bevacizumab	Avastatin VEGF	21+260		375–500/m²		d1 q28d	↔						
Etanercept	Enbrel s.c.	92		25		3–4d							
Infliximab	Remicade i.v.	288		5/kg		42–56d							
Rituximab	MabThera CD20	342		500–1000	500	d1+8+15+23	↔						
Trastuzumab	Herceptin EGFR	433		2–6/m²		d1 q42d	↔						

Tab. 17.5 Vorschläge zur Dosisanpassung bei mittelgradig eingeschränkter Nierenfunktion und bei funktioneller Anurie sowie bei intermittierender Hämodialyse und bei kontinuierlicher Hämofiltration (2000 ml/h) (Forts.)

Wirkstoff	Handelsname (Beispiel)	Halbwertszeit [h]		Startdosis D_{start} [mg]	Normale Nierenfunktion [GFR=100 ml/Min.]		Eingeschränkte Nierenfunktion [GFR ~ 30 ml/Min.]		Hochgradig eingeschränkte Nierenfunktion [GFR ≤ 5 ml/Min.]				
									D_{anur} ohne Dialyse		Hämodialyse $D_{HD}=D_{an}+D_{sup}$	Hämofiltration [2 l/h] & kontinuierliche Dialyse	
		Normal	Anurie		Erhaltungsdosis [mg]	Dosierungsintervall [h]	Erhaltungsdosis [mg]	Dosierungsintervall [h]	Erhaltungsdosis [mg]	Dosierungsintervall [h]	Dosis D_{HD} n. Dialyse [mg]	Erhaltungsdosis [mg]	Dosierungsintervall [h]

Hormone & Andere

Wirkstoff	Handelsname (Beispiel)	Halbwertszeit Normal [h]	Halbwertszeit Anurie [h]	Startdosis D_{start} [mg]	Erhaltungsdosis Normal [mg]	Dosierungsintervall Normal [h]	Erhaltungsdosis Eingeschr. [mg]	Dosierungsintervall Eingeschr. [h]	Erhaltungsdosis D_{anur} [mg]	Dosierungsintervall D_{anur} [h]	Dosis D_{HD} n. Dialyse [mg]	Erhaltungsdosis Hämofiltr. [mg]	Dosierungsintervall Hämofiltr. [h]
Dexamethason	Fortecortin	4,1	3	4–40	8	8	↔						
Imatinib	Glivec	18		400–600	400	24							
Interferon alpha	Roferon s.c.	5,9	14	3–18 Mio IU	3–18 Mio IU	48–72	1–9 Mio IU	48–72	1–9 Mio IU	48–72			
Octreotid	Sandostatin s.c. LAR	1,7	2,1		0,05–1,0 20	8–24 28d	0,05–1,0 20	8–24 q28d	0,05–1,0 20	8–24 q28d	0,05–1,0 20	0,05–1,0 20	8–24 q28d
Prednisolon	Decortin H p.o. Solu Decortin i.v.	3,1	3	5–100 1000		25 d1–3 q4–8w	↔						

Tab. 17.5 Vorschläge zur Dosisanpassung bei mittelgradig eingeschränkter Nierenfunktion und bei funktioneller Anurie sowie bei intermittierender Hämodialyse und bei kontinuierlicher Hämofiltration (2000 ml/h) *(Forts.)*

Wirkstoff	Handelsname (Beispiel)	Halbwertszeit [h]		Startdosis D_{start} [mg]	Normale Nierenfunktion [GFR=100 ml/Min.]		Eingeschränkte Nierenfunktion [GFR ~ 30 ml/Min.]		Hochgradig eingeschränkte Nierenfunktion [GFR ≤ 5 ml/Min.]		Hämodialyse $D_{HD}=D_{an}+D_{sup}$	Hämofiltration [2 l/h] & kontinuierliche Dialyse	
		Normal	Anurie		Erhaltungsdosis [mg]	Dosierungsintervall [h]	Erhaltungsdosis [mg]	Dosierungsintervall [h]	D_{anur} ohne Dialyse Erhaltungsdosis [mg]	Dosierungsintervall [h]	Dosis D_{HD} n. Dialyse [mg]	Erhaltungsdosis [mg]	Dosierungsintervall [h]
Raloxifen	Evista p.o.	20	30	60	60	24	60	24	30	24	-	-	-
Tamoxifen	Tamoxifen p.o.	168 (329)	170	20–40	20–40	24	20–40	24	20–40	24			

↔: Unverändert
D_{start}: Startdosis
Halbwertszeit = Wirkstoff + (aktiver Metabolit)

Literatur

Czock D, Rasche FM: Dose adjustment of ciprofloxacin in renal failure: reduce the dose or prolong the administration interval? Eur J Med Res 2005 Apr 20; 10(4):145–8.

De Broe ME, Elseviers MM: Analgesic nephropathy. N Engl J Med 1998 Feb 12; 338(7):446–52. Review.

Dettli L: Drug dosage in renal disease. Clin Pharmacokinet 1976; 1(2):126–34.

Froissart M, Rossert J, Jacquot C, Paillard M, Houillier P: Predictive performance of the modification of diet in renal disease and Cockcroft-Gault equations for estimating renal function. J Am Soc Nephrol 2005 Mar; 16(3):763–73.

Haeussler U, Riedel M, Keller F: Free reactive oxygen species and nephrotoxicity of contrast agents. Kidney Blood Press Res 2004; 27(3):167–71.

Hoffler D, Koeppe P: Nonrenal clearance and tubular load in renal failure. Arzneimittelforschung 1993 Nov; 43(11):1233–8. Erratum in: Arzneimittelforschung 1994 Jan; 44(1):99.

Kunin CM: A guide to use of antibiotics in patients with renal disease. A table of recommended doses and factors governing serum levels. Ann Intern Med 1967 Jul; 67(1):151–8.

Li C, Liu J, Saavedra JE, Keefer LK, Waalkes MP: The nitric oxide donor, V-PYRRO/NO, protects against acetaminophen-induced nephrotoxicity in mice. Toxicology 2003 Aug 1; 189(3):173–80.

Lohr JW, Willsky GR, Acara MA: Renal drug metabolism. Pharmacol Rev 1998 Mar; 50(1):107–41.

Lukas R, Eren A, Zellner D, Haeussler U, Czock D, Jehle P, Keller F: Furosemide after contrast media does no harm to the kidneys and allows for preventive hydration. Perfusion 2003; 16:326–333.

Marenzi G, Assanelli E, Marana I, Lauri G, Campodonico J, Grazi M, De Metrio M, Galli S, Fabbiocchi F, Montorsi P, Veglia F, Bartorelli AL: N-acetylcysteine and contrast-induced nephropathy in primary angioplasty. N Engl J Med . 2006 Jun 29; 354(26):2773–82.

Olsen KM, Rudis MI, Rebuck JA, Hara J, Gelmont D, Mehdian R, Nelson C, Rupp ME: Effect of once-daily dosing vs. multiple daily dosing of tobramycin on enzyme markers of nephrotoxicity. Crit Care Med 2004 Aug; 32(8):1678–82.

Schwarz A, Krause PH, Kunzendorf U, Keller F, Distler A: The outcome of acute interstitial nephritis: risk factors for the transition from acute to chronic interstitial nephritis. Clin Nephrol 2000 Sep; 54(3):179–90.

Schwarz A, Perez-Canto A: Nephrotoxicity of antiinfective drugs. Int J Clin Pharmacol Ther 1998 Mar; 36(3):164–7.

Schwarz A, Pommer W, Kuhn-Freitag G, Keller F, Molzahn M, Offermann G: [Characteristics of terminal analgesics-induced nephropathy] Schweiz Med Wochenschr 1985 Jun 8; 115(23):790–5.

Schwarz A: Systematik der Nephrotoxizität. In Nierenfunktion und Arzneimittel (ed. Deuber HJ, Keller F, Schwarz A). Wissenschaftliche Verlagsgesellschaft, Stuttgart. 2001; pp 150–259.

Sturmer T, Erb A, Keller F, Gunther KP, Brenner H: Determinants of impaired renal function with use of nonsteroidal anti-inflammatory drugs: the importance of half-life and other medications. Am J Med 2001 Nov; 111(7):521–7.

Tepel M, van der Giet M, Schwarzfeld C, Laufer U, Liermann D, Zidek W: Prevention of radiographic-contrast-agent-induced reductions in renal function by acetylcysteine. N Engl J Med 2000 Jul 20; 343(3):180–4.

Uchino S, Kellum JA, Bellomo R, Doig GS, Morimatsu H, Morgera S, Schetz M, Tan I, Bouman C, Macedo E, Gibney N, Tolwani A, Ronco C: Beginning and Ending of Supportive Therapy for the Kidney (BEST Kidney) Investigators. Acute renal failure in critically ill patients: a multinational, multicenter study. JAMA 2005 Aug 17; 294(7):813–8.

Vogt B, Ferrari P, Schonholzer C, Marti HP, Mohaupt M, Wiederkehr M, Cereghetti C, Serra A, Huynh-Do U, Uehlinger D, Frey FJ: Prophylactic hemodialysis after radiocontrast media in patients with renal insufficiency is potentially harmful. Am J Med 2001 Dec 15; 111(9):692–8.

Walcher J, Schoecklmann H, Renders L: Lithium acetate therapy in a maintenance hemodialysis patient. Kidney Blood Press Res 2004; 27(3):200–2.

17.3 Schädigung der Niere durch Umweltgifte

Umweltgifte sind wahrscheinlich in den Entwicklungsländern von inzwischen größerer medizinischer Bedeutung als in den entwickelten Ländern. Man hat in den Industrienationen aus den großen Problemen gelernt, die Medikamente, Schwermetalle oder auch die aristolochische Säure mit der „Chinese herbs nephropathy" angerichtet haben (▸ Tab. 17.6).

17.3.1 Umweltgifte in den Industrienationen

BALKANNEPHROPATHIE

Nicht eliminiert werden konnte bislang die endemische Balkannephropathie, die in der Gegend um den Bosna-Fluss und seiner Mündung in die Sava auftritt. Als toxische Ursache der Balkannephropathie wird neben der Aristolochischen Säure auch Ochratoxin A diskutiert. Dabei spielt vor allem der mangelnde protektive Effekt von Heat Shock Protein 70 eine Rolle, für den es möglicherweise eine genetische Disposition gibt [Barisic 2002]. Wenn Mitglieder von Risikofamilien rechtzeitig auswandern, können sie die Balkannephropathie vermeiden.

SCHWERMETALLE

Andere Nephrotoxine, die man inzwischen gut kennt, sind Cadmium, Quecksilber und Blei. Solche Intoxikationen kommen gelegentlich berufsbedingt noch vor. Sie sind aber durch die Arbeitsmedizin inzwischen gut kontrolliert. Nephrotoxische Effekte können durch Nachweis von beta-2-Mikroglobulin und N-acetyl-beta-D-Glucosaminidase im Urin überwacht werden.

Wichtigste prophylaktische Maßnahme ist die Kontrolle der Nierenfunktion bei z.B. beruflicher Exposition. Bei Auftreten einer Nierenschädigung muss die Exposition mit dem Toxin beendet werden. Dann sind nephrotoxische Effekte in der Regel reversibel.

CISPLATIN

Ähnlich wie eine Multi-drug-resistance durch Hochregulation von P-Glycoprotein entstehen kann, so hat die Niere auch Schutzmechanismen, um beispielsweise die Cisplatintoxizität abzuwehren. Hierfür spielt Taurin eine protektive Rolle, das bei Cisplatinexpositition gebildet wird und akkumuliert.

LÖSUNGSVERMITTLER

Eine spezielle Form der Nierenschädigung tritt durch Lösungsvermittler auf und ist auch heute noch ein Problem. Chlorierte Kohlenwasserstoffe, die als Lösungsvermittler z.B. bei der Renovierung von Wohnungen von nicht vorgewarnten Personen angewendet werden, können ein Goodpasture-Syndrom auslösen. Beim Goodpasture-Syndrom werden Antibasalmembran-Antikörper (IgG) gebildet, die sich gegen die glomeruläre und die alveoläre Basalmembran richten. Es resultieren ein schweres reno-pulmonales Syndrom und ein rapid-progressives Krankheitsbild.

RADIOAKTIVITÄT

Erst in jüngster Zeit wurde die spezielle Nephropathie durch Radioimmun-Konditionierung vor Knochenmarkstransplantation erkannt (BMT-Nephropathie). Typisch sind hierbei Endothelschäden der glomerulären Kapillaren, jedoch ohne Thromben, im Unterschied zur thrombotischen Mikroangiopathie [Zenz 2005].

ETHYLEN-GLYKOL-VERGIFTUNG

Eine Ethylen-Glykol-Vergiftung kommt durch Konsum von Frostschutzmitteln in suizidaler Absicht zustande oder auch bei alkoholkranken Obdachlosen. Glykol verursacht Oxalatkristall-Ablagerung in der Niere. Glykol wirkt nierenschädigend und kumuliert bei eingeschränkter Nierenfunktion, was die Nierenschädigung verstärkt.

OXALAT

Oxalat, das bei entzündlichen Darmerkrankungen und bestimmter einseitiger Ernährung vermehrt im Darm resorbiert wird, kann vor allem bei vorbestehender Nierenschädigung nephrotoxisch wirken. Die Oxalat-Resorption wird paradoxerweise durch Einnahme von Kalziumkarbonat unterbunden.

INHALATIONSANÄSTHETIKA

Das Inhalationsanästhetikum Sevoflurane soll Konzentrationen von 50 μmol/l nicht überschreiten, andernfalls kann es nephrotoxische Effekte haben. Sevoflurane und Methoxyfluran führen zur Bildung des reaktiven und nephrotoxischen Compound A.

SUBSTANZEN ZUR KOGNITIVEN LEISTUNGSSTEIGERUNG

Selbst in den entwickelten Ländern kommt es somit immer wieder zu neu auftretenden Krankheitsbildern, die durch Nephrotoxine verursacht sind. Beispielsweise wurden Substanzen wie Gallantamin einwickelt, die zur kognitiven Leistungssteigerung eingesetzt werden sollen. Diese Substanzen werden zu Metaboliten abgebaut, die eine Kristallurie und damit Nephrotoxizität auslösen können.

Tab. 17.6   Umweltgifte mit nephrotoxischem Potenzial

Medikamente	Sevofluran, Methoxyfluran, „Cognitive Enhancement"
Metalle	Cadmium, Quecksilber, Blei, Arsen
Radioaktivität	Radioimmun-Konditionierung zur Knochenmarktransplantation (BMT-Nephropathie)
Industrielle Toxine	Chlorierte Kohlenwasserstoffe, Roh-Öl, Aethylenglykol, Trichloroethylen
Natürliche Toxine	Aristolochia clematis, Ochratoxin A, Chinese Herbs und andere „Heilkräuter", Schlangengift, Insektenstiche, Bohnen, Pilze wie Orellanine, Semiquinone, Oxalat

17.3.2 Umweltgifte in Entwicklungsländern

In den Entwicklungsländern haben Umweltgifte eine weitaus größere Bedeutung als in den Industrienationen.

So gibt es z. B. Hinweise, dass in Ghana die häufigste Ursache für eine Nierenfunktionsstörung bei jungen Patienten weder der Hochdruck noch der Diabetes oder die Glomerulonephritis, sondern Nephrotoxine aus Heilkräutern oder toxische Schwermetalle sind. Eine nephrotoxische Wirkung wird auch dem nigerianischen Rohöl zugeschrieben.

In China gibt es noch Kohle, die hohe Mengen Arsen enthält. Die Bevölkerung trinkt ungereinigtes Wasser, in dem hohe Arsenkonzentrationen messbar sind. Nephrotoxische Effekte neben einer Neuropathie und Lungenschäden sind die Folge. Bei der chinesischen Industriebevölkerung gibt es außer einer Arsen- auch eine Cadmium-Nephrotoxizität wegen mangelnder ökologischer Vorsichtsmaßnahmen. Arsen potenziert die Cadmium-Nephrotoxizität. Cadmium wirkt nephrotoxisch am S1-Segment des proximalen Tubulus. Es kann einem Fanconi-Syndrom ähnliche Symptome verursachen mit Proteinurie, Aminoazidurie, Glukosurie und Bikarbonatverlust sowie gestörter Phosphatresorption. Ein Teil des Effektes ist auf die Bildung von reaktiven Sauerstoffspezies zurückzuführen. Dem wirkt aber eine durch Cadmium induzierte Hochregulation des P-Glykoproteins als Auswärtspumpe zum Nierenschutz entgegen.

Metallothionein hat entgiftende Eigenschaften, da es cysteinreich ist. Bei der Cadmium-Intoxikation und gegen Arsen ist es aber unwirksam.

In Indien hat die traditionelle Medizin noch eine weite Verbreitung. Es treten immer wieder regionale Cluster von Nierenschäden auf [Jha 2003]. Dabei spielen sogar die Gifte bestimmter Schlangen eine Rolle, auch Insektenstiche, Bohnen und Pilze sowie pflanzliche Kräuter. Außerdem wurden auch klassische Umweltgifte wie Chrom, Kupfer, Ethylen-Dibromide und Ethylen-Glykolgluanat gefunden. Das Umweltgift Trichloroethylen kann ein Nierenzellkarzinom auslösen.

Bestimmte Pilze wie Orellanine können nephrotoxisch wirken, indem sie Semiquinone und freie Sauerstoffradikale bilden.

In den tropischen Ländern spielen neben der nephrotoxischen Wirkung durch Infektionen wie Malaria, Shigellose, Schistosomiasis vor allem auch Toxine und Umweltgifte somit die epidemiologisch möglicherweise größte Rolle.

Literatur

Barisic K, Petrik J, Rumors L, Cepelate I, Grubisic TZ: Expression OP Hsp 70 in Kidney cells exposed to ochratoxin A. Arch Toxicol 2002; 76:218–26.

Jha V, Chugh KS. Nephropathy associated with animal, plant, and chemical toxins in the tropics. Science Nephrol 2003; 23:49–65.

Zenz T, Schlenk RF, Glatting G, Neumaier B, Blumstein N, Buchmann I, von Harsdorf S, Ringhoffer M, Wiesneth M, Keller F, Kotzerke J, Rottinger E, Stilgenbauer S, Dohner H, Reske SN, Bunjes D: Bone marrow transplantation nephropathy after an intensified conditioning regimen with radioimmunotherapy and allogeneic stem cell transplantation. J Nucl Med 2006; Feb;47(2):278–86.

Index

NUMERICS
3-D-Sonographie 125
5-Oxoprolin 205

A
α1-Mikroglobulin 96
α2-Makroglobulin 93
AA-Amyloidose 469
Abnorme Nüchtern-Glukose (IFG) 414
Abszesse 829
ACE-Hemmer, Nephroprotektion 393
Acetylcystein
– KM-induziertes Nierenversagen 898
– KM-Nephropathie 557
ADAMTS-13-Aktivität 57
Adenin-Phosphoribosyl-Transferase-Mangel 757
Adenoviren 83
ADHR 180
ADH-Sekretion 140
Adiponektin 47
Adiuretin, Bestimmung 44
ADMA (asymmetrisches Dimethyl-Arginin) 48
ADPKD (autosomal polycystic kidney disease) 710
Adyname Knochenerkrankung 611
Aggregation 861
Akute Tubulusnekrose 554
– Dopamin 556
– Pathogenese 547
– Schleifendiuretika 556
– Therapie 555
Akutes Nierenversagen 543
– DD 553
– Intensivstation 255
– Letalität 255
– Prognose 560
– Schwangerschaft 813
– Therapie 558
AL-Amyloidose 458
Albumin, Harn 93
Albumindialyse 270
Albuminurie
– Diabetische Nephropathie 387
Aldosteron 143
– Bestimmung 41
Aldosteronausscheidung 44
Aldosteronismus, primärer
– Hypertonie 521
– Hypertonie-Therapie 532
Aldosteronmangel 377
Aldosteron-Renin-Quotient 43
Alemtuzumab 656
Alkaliämie 199
Alkalische Phosphatase
– Knochenspezifisches Isoenzym 34
Alkalose 199
– gastrische 158
– Kompensation 200
– metabolische 209
– respiratorische 213
Alkoholvergiftung, Hämodialyse 204
Alpha-Glykosidase-Hemmer
– Niereninsuffizienz 392
Alport-Syndrom 725
– DD 739
– Diagnosekriterien 726
– Diagnostik 730
– Symptomatik 729
– Therapie 731
Aluminium 22
Amaurose, kongenitale 723
Amenorrhoe
– bei Niereninsuffizienz 576
Aminoglykoside
– Dosisanpassung 909
– Nephrotoxizität 544, 548, 902
– Prävention der Nephrotoxizität 555
Aminosäuren-Immunadsorption 267
Ammoniumchloridbelastungstest 870
Amphotericin B
– Nephrotoxizität 548
– Prävention der Nephrotoxizität 555
Amyloidose 458, 468
– leichtkettenassoziierte 336
– Niereninsuffizienz 577
– Rekurrenz im Transplantat 689
– Rheumatoide Arthritis 499
Amyloidose-Diagnostik 73
Amyloid-Subtypen
– Immunhistologie 107
ANA, antinukleäre AK 68
Analgetikaabusus-Syndrom 344
Analgetika-assoziierte Nephropathie 341, 897
Anämie, renale 567
ANCA (antineutrophile zytoplasmatische Antikörper) 69, 419
Angiomatosis retinae, VHL 743
Angiomyolipome 828
Angiotensin converting enzyme (ACE)
– Bestimmung 44
Angiotensin II 143
Angiotensin-converting-enzyme-Gen 45
Anionenlücke 19, 200
ANP, atriales natriuretisches Peptid 143
ANP/Pro-ANP 45
Antibasalmembran-AK 68
Anti-Basalmembrannephritis 286
Antibiotika-Therapie
– Intensiv-Station 906
Anti-C3-Konvertase 68
Antidiuretisches Hormon (ADH)
– Bestimmung 44
Antiglomeruläre Basalmembran-AK (Anti-GBM) 71
Antihypertensiva 524, 592
– bei Niereninsuffizienz 593
– Dialyse 224
– Indikation-Kontraindikation 534
– Laktation 812

– Schwangerschaft 533, 804
Antihypertensive Therapie
– bei Niereninsuffizienz 586
Anti-Jo1 68
Antikoagulation
– Apherese 271
– Nierenersatztherapie 263
– stark blutungsgefährdete Pat. 265
Antikörper, T-Zell-depletierende
– Einfluss auf solide Tumoren 696
Antikörper-Induktionstherapie 655
Antineutrophile zytoplasmatische Antikörper (ANCA) 419
Antinukleäre Antikörper (ANA)
– Bestimmung 67
Antiphospholipid-AK 73
Anti-Phospholipid-Syndrom
– Lupus erythematodes 482
Antithrombin III 56
Anti-Thymozyten-Globulin 655
Anti-U1 RNP 68
Aortenisthmusstenose
– Hypertonie 522
– Hypertonie-Therapie 532
Apatit 862
Apherese 266
– Technik 267
– therapeutische 272
– unerwünschte Wirkungen und Komplikationen 271
Aphereseverfahren, selektive 268
aPTT 55
Aquaporin-Störungen 153
Arginin-Vasopressin-Resistenz 381
Aristolochia fangchi 346
Aristolochia-assoziierte Nephropathie
Siehe Chinese-Herb-Nephropathie 347
Aristolochische Säure 958
ARPKD (autosomal-rezessive polyzystische Nierenerkrankung) 717
Arsen 960
Arterielle Intima-Media-Dicke 124
Arteriitis temporalis 444
Arteriosklerose
– Niereninsuffizienz 579, 582
– SLE 487
Arzneimittel-Clearance, tatsächliche 905
Arzneimittel-Nephrotoxizität 892
– Pathogenese 548
Aspergillen, nach TX 674
ASS-Vergiftung 204
Asymmetrisches Dimethyl-Arginin (ADMA) 48
Asymptomatische Bakteriurie 771
AT III 56
Atheroskleroserisiko
– Surrogatparameter 50, 51
AT-II-Antagonisten
– Nephroprotektion 393
ATN, ischämische 557
Atriales natriuretisches Peptid (ANP) 143
Autoantikörper, Bestimmung 67

Autosomal-rezessive polyzystische Nierenerkrankung (ARPKD) 717
Avaskuläre Osteonekrosen, nach TX 693
Azathioprin
– Einfluss auf solide Tumoren 696
Azetylsalizylatvergiftung 204
Azetylsalizylsäure
– Diabetiker 396
– Präeklampsie 401
Azidämie 199
Azidose 199
– Kompensation 200
– metabolische 201
– respiratorische 211

B
β2-Mikroglobulin 97
β2-Mikroglobulin-Amyloidose 471
Bakteriurie, asymptomatische 771, 821
Balkan-Nephropathie 350, 958
Banff-Klassifikation 664
BANFF-Klassifizierung 110
Bardet-Biedl-Syndrom 751, 753
Bartter-Syndrom 159, 752
Basenüberschuss (BE) 19
Basiliximab 655
Bence-Jones-Proteinurie 336, 339
Benigne familiäre hypokalzurische Hyperkalzämie 172
Betalactam-Antibiotika
– Dosisanpassung 910
Bevacizumab, Nierenzellkarzinom 848
Biguanide
– Niereninsuffizienz 391
Bikarbonatsubstitution
– metabolische Azidose 208
Bilirubin-Gallensäure-Adsorber 270
Bindegewebstumoren 828
Biopsiezylinder, Analyse 103
Bisphosphonate
– Hyperkalzämie 175
– nach TX 692
BK-Viren, Diagnostik 82
Blasenkarzinom-Diagnostik 136
Blei 958
Blei-Nephropathie 356
Blutbild, rotes 23
Blutdruckeinstellung 523
Blutdruckmessung 514, 587
– Langzeit 112
Blutgasanalyse 18
Bluthochdruck
– Therapie in der Schwangerschaft 404
– Therapie in der Stillzeit 405
Bluthochdruck Siehe Hypertonie 507
Blutungszeit 54
Blutzuckermessgeräte 242
BMT-Nephropathie 958
Bone Sialoprotein 37
Bosniak-Klassifikation 829
BPI, Bakterizides permeabilitätssteigerndes Protein 69
Brain-natriuretisches Peptid (BNP) 46

Brushit 862
Bürstensaum-Glykoprotein SGP240 99

C

C1q-Defekt 114
C3-Nephritis-Faktor 68, 72
Cadmium 958, 960
Cadmium-Nephropathie 359
Calcidiol, Bestimmung 39
Calcimimetika 617
Calcineurin-Inhibitoren 652
– Einfluss auf solide Tumoren 696
– Nephrotoxizität 666
Calcitonin 30, 166
– Bestimmung 40
– Hyperkalzämie 176
Calcitriol, Bestimmung 40
Calcium Siehe Kalzium 165
c-ANCA 68, 69
Candida, nach TX 673
CAPD 233
Captopril-Szintigramm 132
Cast-Nephropathie 335, 454
Cathepsin G 69
CCR-2-Polymorphismen 117
CCR5-Deletion 117
Cell Cycle Inhibitor 779
– Nierenzellkarzinom 848
Centromer-AK 68
Chemolitholyse 876
Chinese-Herb-Nephropathie 346
Chlamydien-Urethritis 775
Cholezystolithiasis
– Transplantation 640
Cholin-PET 131
Chronische Niereninsuffizienz 564
– Arteriosklerose 579
– Ätiologie 564
– Begleiterkrankungen 576
– Diät 621
– Epidemiologie 565
– Hyperlipoproteinämie 599
– Hypertonie 586
– kardiovaskuläres Risiko 578
– Klinik 567
– Komplikationen 574
– Lipidsenker 601
– Schwangerschaft 815
– Stadieneinteilung 566
Churg-Strauss-Syndrom 433
Chvostek-Zeichen 182
Ciclosporin 652
Ciclosporin A
– Drug-Monitoring nach NTX 118
Ciprofloxacin, Dosisanpassung 910
Cisplatin 958
– Hyperkalzämie 176
– Nephrotoxizität 545, 548
– Prävention der Nephrotoxizität 555
Clearance-Verlust, physiologischer 901
CMV, Diagnostik 76
CO_2-Partialdruck (BGA) 19
Cockcroft- und Gault-Formel 903

Cockcroft-Gault-Formel 14
Computertomographie 127
Conn-Syndrom, Hypertonie 521
COX-2-Inhibitoren
– akutes Nierenversagen 545
Cranberry-Saft 770
C-reaktives Protein (CRP) 51, 97
CREST-Syndrom 491, 494
Cross matching 116
Crosslinks 35
Crystal storing histiocytosis 336
Cubilin 99
Cushing-Syndrom
– Hypertonie 521
– Hypertonie-Therapie 532
CVVH, Kontinuierliche veno-venöse Hämofiltration
– Intensivstation 258
CVVHDF, Kontinuierliche veno-venöse Hämodiafiltration
– Intensivstation 259
Cystatin C 9
Cystin Siehe Zystin 753
Cystinurie 91
Cytomegalie
– Transplantation 635
Cytomegalie-Virus
– Diagnostik 76, 672

D

Daclizumab 656
DALI 267, 269
Danaparoid 264
DASH-Diät 591
D-Dimere 56
Decoy-Zellen 83
Dent-Erkrankung 181
Dent-Nephrolithiasis 757
Denys-Drash-Syndrom 752
Dermatomyositis 502
Desoxypyridinolin (DPD) 35
Dettli-Dosierungsregel 905
Dettli-Proportionalitätsregel 904
Diabetes insipidus 153
Diabetes insipidus renalis 381
Diabetes insipidus, renaler 752
Diabetes mellitus
– Diagnose 413
– Diagnosekriterien 415
– Klassifikation 415
– Lebendnierenspende 644
– nach TX, PTDM 686
– Niereninsuffizienz 576
– Postpartale Betreuung 405
– Präkonzeptionelles Management 402
– Schwangerschaft 400
– Schwangerschaftsbetreuung 403
– Therapieziele 416
Diabetes-Screening 413
Diabetische Nephropathie
– Hypertonie-Therapie 530
– Rekurrenz im Transplantat 690
– Schwangerschaft 815

Diabetologie 413
Diagnostik, molekulargenetische 706
Dialysat-Lösungen 241
Dialysator 226
Dialysattrübung 246
Dialyse 217
– Antikoagulation 263
– Diät 220
– Flüssigkeitsrestriktion 222
– Impfungen 225
– Indikation 218
– Infektionsprophylaxe 225
– Malnutrition 221
– Medikamente 224
– Qualität 229
– Schwangerschaft 819
– Vorbereitung des Pat. 219
Dialysegerät
– Umgang 229
Dialysekonzentrat 226
Dialysemembranen 226
Dialysequalität (Kt/V) 241
Dialyseshunts
– Farbdoppler 124
Dialysesollgewicht 223
Dialysezugang 627
Diarrhö
– hypotone 152
Diät
– Dialyse 624
– Niereninsuffizienz 621
– phosphatarme 613
Diffuse mesangiale Sklerose 755, 756
Digoxin
– Niereninsuffizienz 902
Dihydroxyadeninurie
– Urolithiasis 858
Direkte Genotyp-Analyse 707
Divertikulose
– Transplantation 640
Dopamin
– ATN 556
Doppelfiltration 267, 269
Dosierungsregel nach Dettli 905
Dosisanpassung
– bei Niereninsuffizienz 903
– Medikamententabelle 911
– Pharmakodynamik 909
Dosisanpassung bei Hämodialyse 906
Ductus-Bellini-Karzinom 830
Durstversuch 17

E
EDTA
– Hyperkalzämie 176
Eisen
– Bestimmung 24
Eisenbindungskapazität 25
Eisenfärbung (HAL-Glokos-E) 105
Eisenstoffwechsel 23
Eisensubstitution 608
– Dialyse 225
Eiweißbedarf

– Dialyse 222
Eklampsie 805
Elastase, neutrophile 69
Elektrolyte 18
Elektrolytstörungen 137
ENA, extrahierbare nukleäre Antigene 68
Endosonographie 123
Endothelin 75
Endothelzellen, zirkulierende 70
Ensemble contrast imaging (ECI) inkl. der verschiedenen Vor- und Nachverarbeitungsverfahren in der Bildprozessierung 125
Enterobacter, Harnkultur 90
Enterokokken, Harnkultur 89
Entzündungsmarker 51
Enuresis nocturna 752
Enzym-histochemische Reaktion 105
Eosinophilurie
– tubulointerstitielle Nierenerkrankung 315
Epstein-Barr-Virus (EBV)
– Diagnostik 78
– nach TX 672
Erbliche Nierenerkrankungen 706
Ernährung
– Dialyse 221
Ernährungsstatus 621
– Dialyse 221
ERPF, effektiver renaler Plasmafluss 14
Erythropoese-stimulierende Agenzien (ESA) 606
Erythropoetin
– Bestimmung 28
– Dialyse 225
Erythropoetin-Resistenz 28
Erythrozyten
– dysmorphe 86
– Harnsediment 86
– hypochrome 23
ESA, Erythropoese-stimulierende Agenzien 606
Escherichia coli, Harnkultur 89
E-Selektin 58
Esterase-Nachweis 766
ESWL, Extrakorporale Stoßwellentherapie 873
Ethylen-Glykol-Vergiftung 959
Eulenaugenzellen 78
Eurotransplant 648
Everolimus 654
– Drug-Monitoring nach NTX 119
– Einfluss auf solide Tumoren 696
Exit-Infekt 253
Extrahierbare nukleäre Antigene (ENA) 68
Extrakorporale Dialyseverfahren 218
Extrakorporale Stoßwellentherapie (ESWL) 873

F
Fabry-Erkrankung 749
Familiäre benigne Hämaturie 725, 735
– DD 739
– Diagnosekriterien 726
Familiäre Hypercholesterinämie

- Apherese 272
Familiäre hyperurikämische Nephropathie (FJHN) 114
Familiäre periodische hyperkaliämische Lähmung 163
Familiäres Mittelmeerfieber 471
Fanconi-Syndrom 379
- erbliche 181
Farbkodierte Dopplersonographie 123
Färbung nach Lie 105
Fenoldapam, ATN 557
Ferritin 25
Fetuin-A 30, 37
Fibrillarin-AK 68
Fibrinfärbung (nach Ladewig) 105
Fibrinogen 57
Fibroblasten-Wachstumsfaktor-23 34
Fibrogenese, renale 309
Fibrose
- interstitielle 895
Filtrationsfraktion 14
Flüssigkeitsrestriktion, Dialyse 222
Fokal segmentale Glomerulonephritis
- Rekurrenz im Transplantat 688
Fokal segmentale Glomerulosklerose (FSGS) 298
Fokal segmentale Sklerose 755
Fokal-sklerosierende Glomerulosklerose (FSGS)
- Apherese 275
Folsäure, Bestimmung 28
Formeln zur Abschätzung der GFR 903
fraktionelle Natriumausscheidung 551
Frank-Starling-Mechanismus 146
Frostschutzmittel 959
FRTS 181
FSGS, Apherese 275
FSGS, Fokal segmentale Glomerulosklerose 298
Fuchsin-Säure-Orange-G (Eiweißfärbung) 104
Fundus albipunctatus 726

G
Gallantamin 959
Gendiagnostik 707
Genotyp-Analyse 707
Gerinnungsanalytik 54
Gestationsdiabetes, Screening 414
Gestationshypertonie 802
Gestörte Glukosetoleranz (IGT) 414
GFR
- Algorithmen zur Abschätzung 16
- Cockcroft-Gault-Formel 14
- Cystatin C 10
- Formeln zur Abschätzung 903
- Inulin-Clearance 14
- kardiovaskuläre Erkrankungen 579
- Kreatinin-Clearance 13
- MDRD-Formel 15
- Niereninsuffizienz-Stadien 16
- Nuklearmedizinische Bestimmung 16
- renale Anämie 581

- Schwartz-Formel 15
Gitelman-Syndrom 159, 752
Globaffin 269
Glomeruläre Filtrationsrate Siehe GFR 13
Glomeruläre Nierenkrankheiten 279
Glomerulonephritis 280
- bei Systemerkrankungen 280
- chronische 301
- Diagnostik 281
- Gendefekte 114
- Klassifikation 280
- Kryoglobulinämie 439
- membranoproliferative 301
- pauci-immune 429
- pauci-immune rapid progressive 286
- postinfektiöse 284
- rapid progressive 285
- Rheumatoide Arthritis 499
Glomerulopathie
- bei Systemerkrankungen 280
Glukosestoffwechsel, Entwicklungsstadien 413
Glutathione-S-Transferase-Genotyp 117
Glycosorb 267, 269
Glykolvergiftung 204
Goldnephropathie 498
Gonokokken-Urethritis 775
Goodpasture-Syndrom 284
- Apherese 273
Gordon-Syndrom 511
Granulomatöse ANCA-assoziierte Vaskulitis 420
- Apherese 274
- Ätiologie 421
- Klinik 422
- Prognose 428
- Therapie 424
Granulomatöse interstitielle Nephritis
- Sarkoidose 475
Granulomatose, lymphomatoide 446

H
Halbierungsregel von Kunin 906
Hämangioblastom (ZNS)
- VHL 743
Hämatoxylin-Eosin 104
Hämodialyse 218
- Diabetische Nephropathie 406
- Dosisanpassung 906
- Intensivstation 258
- intermittierende 222
Hämolyse
- akutes Nierenversagen 545
Hämolytisch-urämisches Syndrom
- Apherese 274
- hereditäres 752
- Rekurrenz im Transplantat 689
Hantavirus-Nephropathie 328
Haptoglobin 27
Harnanalytik 83
Harngeruch 84
Harnkristalle 90
Harnkultur 89

Index

Harnleiterstein, Therapie 878
Harnproteine 91
Harnsäurenephropathie
- Niereninsuffizienz 577
Harnsäuresteine 862
- Chemolitholyse 877
- Metaphylaxe 882
Harnsediment 86
Harnsteinmetaphylaxe 879
Harnstoff 12
Harnstreifentest 84
Harnwegsinfektion
- Urinuntersuchungen, Wertigkeit 325
Harnwegsinfektionen 761
- Blasenkatheter 790
- Diagnostik 764
- Keimspektrum 769
- Klinik 769
- Nierentransplantation 789
- Pathogenese 763
- Pilzinfektionen 793
- Schwangerschaft 788, 821
- Therapie 770
Hauttumoren
- unter Immunsuppression 694
HBV-DNA-Nachweis 80
HCV-Genotyp-Analyse 81
HCV-RNA 81
Heat Shock Protein 70 958
heavy-chain-deposition disease 464
Heilkräuter 959
Heimdialyse 223
Heimhämodialyse 220
HELLP-Syndrom 805
HELP 267, 268
Henderson-Hasselbalch-Formel 198
Heparin
- Bestimmung 58
- Kofaktor 56
- niedermolekulares 264
Heparin, unfraktioniertes 263
Heparin-induzierte Thrombozytopenie (HIT II) 59
Hepatitis B (HBV)
- Diagnostik 79
- Transplantation 635
Hepatitis C
- Transplantation 636
Hepatitis C (HCV)
- Diagnostik 81
Hepatitis D (HDV)
- Diagnostik 82
Hepatorenales Syndrom 552
- Therapie 556
Hepcidin 29
Hereditäre Nierenerkrankungen 706
Herpes simplex, nach TX 673
Herzinsuffizienz
- Diabetische Nephropathie 399
HHRH 181
High-flux-Dialysator 228
High-Turnover-Osteodystrophie 611

Hirntod 645
Hirudin 264
Histologie
- spezielle Färbungen 105
- Standardfärbungen 104
Histon-AK 68
Histopathologie 103
HIT II 59
HIV
- Diagnostik 82
- Transplantation 635
HLA-Antikörper
- präformierte 116
- Transplantat-Monitoring 115
Hochfrequenzultraschallablation 841
Homocystein, Bestimmung 49
Hormone, Bestimmung 41
Humanes Herpesvirus 8
- nach TX 672
Humanes Immundefizienz-Virus
- Diagnostik 82
Humangenetische Beratung 706
HUS, atypisches
- Gendefekte 113
HWI Siehe Harnwegsinfektionen 761
Hyperaldosteronismus
- DD 42
- Glukokortikoid-supprimierbarer 511
Hypercholesterinämie, familiäre
- Apherese 272
Hyperhomocysteinämie 49
- bei MTHFR-Mutation 114
Hyperkaliämie 162
- Diagnostik 164
- Dialyse 220
- Klinik 164
- Therapie 164
Hyperkalzämie 31, 170, 172
- Ätiologie 170
- Chronische Niereninsuffizienz 619
- Diagnostik 174
- Klinik 173
- Multiples Myelom 464
- nach TX 691
- Nephropathie 374
- Sarkoidose 473
- Therapie 174
- Tumorerkrankungen 172
Hyperkalzurie
- idiopathische 181
- Urolithiasis 860
Hyperlipoproteinämie
- bei Niereninsuffizienz 599
- nach TX 685
Hypermagnesiämie 193
Hypernatriämie 21, 152
Hyperoxalurie
- primäre 757
- Urolithiasis 858, 860
Hyperoxalurie, primäre 90
Hyperparathyreoidismus
- nach TX 691

- primärer 171
Hyperparathyreoidismus, sekundärer 567
- bei Niereninsuffizienz 575
- Therapie 610
Hyperphosphatämie 33, 185
- Dialyse 220
- Multiples Myelom 465
Hypertensiver Notfall 528
Hyperthyreose
- Hypertonie 521
- Hypertonie-Therapie 532
Hypertonie 507
- Ätiologie 509
- Diagnostik 513, 588
- endokrine 520
- hypertensiver Notfall 528
- hypokaliämische 521
- im Alter 518
- Kinder und Jugendliche 519
- Klassifikation 511
- Lebendnierenspende 644
- maligne 518
- medikamenteninduzierte 522
- medikamentöse Therapie 591
- monogenetische 510
- nach Entbindung 812
- nach TX 684
- nicht-medikamentöe Therapie 591
- Niereninsuffizienz 576
- primäre 509, 517
- Prognose 535
- Schwangerschaft 802
- Schwangerschafts-assoziierte 522
- sekundäre 510, 516, 519
- Therapie 523
- Therapie bei Kindern und Jugendlichen 530
- Therapie bei Schlaganfall 529
- Therapie bei sekundärer H. 530
- Therapie im Alter 529
- Therapie in der Schwangerschaft 404
- Therapie in der Stillzeit 405
Hyperviskositätssyndrom
- Multiples Myelom 465
Hypokaliämie 157
- Diagnostik 160
- Kaliumsubstitution 160
- Klinik 159
- Nephropathie 373
Hypokaliämische periodische Paralyse 158
Hypokalzämie 31, 177
- akute 185
- Ätiologie 177
- chronische 185
- Diagnostik 184
- Klinik 182
- Therapie 184
Hypomagnesiämie 194
- Hypokalzämie 179
Hyponatriämie 147
- Ausgleich 20
Hypoparathyreoidismus 178
Hypophosphatämie 33, 188

- hereditäre 181
- Hypokalzämie 179
- nach TX 692
- onkogene 182
- X-chromosomal dominant vererbte 180
Hypophosphatämische Erkrankungen 180
Hypophosphatämische Rachitis 180
Hypotension, Hämodialyse 408

I
ICAM-3 58
Idiopathische rapid progressive Immunkomplexnephritis 286
IFG, Abnorme Nüchtern-Glukose 414
IgA
- Bestimmung 62
- sekretorisches 62
IgA-IgG-Immunkomplexe 98
IgA-Nephropathie 62, 289, 436
- DD 739
- Gendefekte 114
- Rekurrenz im Transplantat 689
- Schwangerschaft 817
IgA-Subklassen 62
IgD, Bestimmung 63
IgE, Bestimmung 63
IgG
- Bestimmung 61
- Harn 93
Ig-Immunadsorption 267
IgM, Bestimmung 63
IGT, Gestörte Glukosetoleranz 414
Immunadsorption 269
Immundefizienz
- bei Niereninsuffizienz 575
Immundiagnostik 59
Immunglobuline
- Diagnostik 59
- Immunhistologie 106
Immunglobulin-Leichtketten 63
Immunglobulin-Leichtketten, freie 97
Immunglobulin-Subklassen 61
Immunhistologie 106
- quantitative 109
Immunkomplexnephritis
- idiopathische rapid progressive 286
Immunmodulatorische Peptide 99
Immunosorba 269
Immunsuppression 651
- Absetzen nach Verlust der Transplantatfunktion 660
- Auftreten von Tumoren 694
Immunsuppressiva
- Einfluss auf kardiovaskuläre RF 687
immunsuppressive Protokolle 657
Immunzytologische Marker 108
Immusorba 269
Impfempfehlungen, Transplantation 676
Indinavir-Stein 862
Indirekte Genotyp-Analyse 707
Induktionstherapie 655
Infantile nephrotische Syndrome 754
Infektionsprophylaxe, Dialyse 225

Infektsteine 862
- Chemolitholyse 876
- Metaphylaxe 882
Inhalationsanästhetika 959
INR (international normalized ratio) 55
Interferon-alpha
- Nierenzellkarzinom 846
Interleukin-18, Harn 99
Interleukin-2, Nierenzellkarzinom 846
Interleukin-6, Harn 99
Interstitielle Nephritis 545
- akute medikamentös induzierte 317
Inulin-Clearance 14
In-vitro-Blutungszeit 54
In-vivo-Blutungszeit 55

J
Jaffé-Reaktion 6
Juvenile kongenitale Salzverlustniere 114

K
Kalium
- Bestimmung 21
- Hyperkaliämie 162
- Hypokaliämie 157
- renale Transportmechanismen 156
Kaliumbilanz, beim Gesunden 156
Kaliumhaushalt 155
Kalium-Sensitivitätstest 780
Kaliumsubstitution 160
Kaliumtransport, transmembranöser 156
Kalzium
- Bestimmung 30
- Hyperkalzämie 170
- Hypokalzämie 177
Kalzium-Antagonisten
- Nephroprotektion 393
Kalziumbelastungstest 869
Kalziumhaushalt 165
Kalziumhomöostase 167
Kalziumoxalatsteine 862
- Metaphylaxe 880
Kalziumphosphat-Stein 862
Kalzium-Phosphat-Stoffwechsel 29
- Störungen 610
- Zielwerte 613
Kaposi-Sarkom
- unter Immunsuppression 695
Kardiotropine 75
Kardiovaskuläre Erkrankungen
- Transplantation 638
Kardiovaskuläres Risiko
- bei Niereninsuffizienz 575
Karzinomzellen
- Harnsediment 88
Kaskadenfiltration 269
Katecholamine, Bestimmung 47
Katheter-Austrittsstelle 239
Katheterdislokation 254
Kawasaki-Syndrom 444
Kelchsteine, untere 887
Ketoazidose, diabetische 202
Klebsiellen, Harnkultur 89

KM-Nephropathie 544
- Acetylcystein 557
- DD 554
- Pathogenese 548
- Prävention 555
- Risikofaktoren 549
Knochenbiopsie 611
Knochendichtemessung 130
Knochen-morphogenes Protein-7 30
Knochen-Sialoprotein 37
Knochenstoffwechsel 29
Koagulopathie
- Transplantation 640
Koliktropf 870
Kollagenosen
- Niereninsuffizienz 576
Komplement
- Immunhistologie 106
Komplementregulationsproteine 66
Komplement-System
- Diagnostik 65
Kongorot 105
Kontinuierliche veno-venöse Hämodiafiltration (CVVHDF)
- Intensivstation 259
Kontinuierliche veno-venöse Hämofiltration (CVVH)
- Intensivstation 258
Kontrastmittel 125
- eingeschränkte Nierenfunktion 897
- MRT 129
Kontrastmittel-induziertes Nierenversagen 396
Kontrastmittel-Nephrotoxizität 897
Kopplungsanalyse 707
Körperwasseranalyse 21
Kossa-Färbung 105
Kreatinin 6
- plötzlicher Anstieg 892
Kreatinin-Clearance 13
Kryoablation 841
Kryofilter 267
Kryofiltration 270
Kryoglobulinämie 437
- Ätiologie 438
- Glomerulonephritis 439
- Hepatitis-C-assoziierte 440
- Multiples Myelom 465
- Prognose 441
- Therapie 440
Kunin-Halbierungsregel 906

L
La/SSB 68
Ladewig (Färbung) 104
Laktatazidose 203
Laktoferrin 69
Laserablation 841
LDL-Chemoadsorption 267
LDL-Immunadsorption 267
LDL-Präzipitation 268
LDL-Therasorb 268
Lebendnierenspende 641

Index

- Kontraindikationen 643
Lebendnierenspender
- Vorbereitung 641
Lebendnierentransplantation
- Apherese bei AB0-Inkompatibilität 276
Leberersatzverfahren, extrakorporale 270
Leichennierenspende, Ablauf 648
Leichennierenspender 645
Leichenorganspender
- Medizinische Konditionierung 646
Leichtketten 97
- Immunhistologie 107
Leichtketten, freie 335
- Nachweis 339
Leichtketten-Erkrankung 461
Leiomyomatose 725, 730
Lentikonus 726
Leukozyten 87
- Harnsediment 87
- Nachweis im Urin 766
Leukozytenapherese 267, 270
Leukozyten-Esterase 766
LF-ANCA 69
Liddle-Syndrom 510
light-chain deposition disease 461
Lipidapherese 268
Lipidsenker, Niereninsuffizienz 601
Lipoprotein (a) 50
Liposorber 268
Lithium, Niereninsuffizienz 902
Lithiumintoxikation
- Therapie 362
Lithiumnephropathie 360
Lithotripsie
- semirigide ureteroskopische 874
Löslichkeitsprodukt, thermodynamisches 861
Lösungsvermittler 958
Lowe-Syndrom 752
Low-flux-Dialysator 228
Low-Turnover-Knochenerkrankung 611
Lungenwasserindex, extravaskulärer 21
Lupus erythematodes 284, 476
- Schwangerschaft 817
Lupus-Antikoagulanz 73
Lupusnephritis 479
- Apherese 273
- Schwangerschaft 817
- Therapie 483
- Verlauf und Prognose 487
Lymphomatoide Granulomatose 446
Lymphozytenreaktion, gemischte
- Transplantat-Monitoring 115
Lysozym 69

M

MAG3-Clearance 131
Magnesium 192
- Bestimmung 21
- Hypermagnesiämie 193
- Hypomagnesiämie 194
Magnesiumsubstitution 196
Magnetresonanztomographie 128
Makroalbuminurie 387

MALDI-TOF-MS 100
Malnutrition
- bei Niereninsuffizienz 576
- Dialyse 221
Markschwammniere 373
Matrix-Gla-Protein 38
Mayo Scoring System 851
MCP-1, Harn 100
MCP-1-Polymorphismen 117
MDRD-2-Formel 903
MDRD-Formel 15, 570
Meckel-Syndrom 752
Medikamente
- Dosisanpassung bei Niereninsuffizienz 903
- nephrotoxische 550
- Nephrotoxizität 892
- nierenabhängige 901
Medulläre polyzystische Nierenerkrankung 720
Megalin 99
Meglitinide, Niereninsuffizienz 392
Membran-Differenzial-Filtration 269
Membranoproliferative Glomerulonephritis 301
- Rekurrenz im Transplantat 689
Membranöse Glomerulonephritis
- Rekurrenz im Transplantat 689
Membranöse Nephropathie 299
Menkes-Syndrom 114
Mesangioproliferative Glomerulonephritis
- Schwangerschaft 817
Mesna
- KM-induziertes Nierenversagen 898
Metallothionein 960
Metaphylaxe 879
Metformin
- Niereninsuffizienz 391, 902
Methanolvergiftung 204
Methoxyfluran 959
MIBG-Szintigraphie 133
MIBI-Szintigraphie 134
Microarray-basierte Gen-Expressionsanalysen 113
MIDD, monoclonal immunoglobulin deposition disease 336
MIG (Interferon-Gamma), Harn 100
Mikroalbuminurie 94, 387, 568
Mikroangiopathie, thrombotische 666
- Apherese 274
Mikrohämaturie
- Lebendnierenspende 644
Mikroskopische Polyangiitis 284, 429
- Apherese 274
- Klinik 430
- Prognose 432
- Therapie 432
Mikrowellenablation 841
Mikrozysten 717
Milch-Alkali-Syndrom 172
Mineralkortikoidexzess, apparenter 510
Minimal-Change-Glomerulopathie 297
Mithramycin

- Hyperkalzämie 176
Mittelmeerfieber, familiäres 471
Mittelstrahlurin
- Gewinnung 767
Mixed Connective Tissue Disease 502
mixed lymphocyte culture
- Transplantat-Monitoring 115
Molecular Adsorbent Recirculating System MARS 270
Molekulargenetik 113
Mönckeberg-Mediasklerose 579
monoclonal immunoglobulin deposition disease, MIDD 336
Monozyten, proinflammatorische 54
Moosbeeren-Präparate 770
Morbus Bechterew 501
Morbus Behçet 445
Morbus Conn
- Hypertonie-Therapie 532
Morbus Fabry 749
- Niereninsuffizienz 577
Morbus Wegener 284
MR-Angiographie 129
MRSA
- Dialyse 226
MRT-Kontrastmittel 129
MTHFR-Mutation 114
mTOR-Inhibitoren 654
Muckle-Wells-Syndrom 471
Multifrequenz-Bioimpedanz 21
Multiples Myelom 452
- Cast-Nephropathie 335
- Hyperkalzämie 464
- Niereninsuffizienz 577
Mycophenolat 653
- Einfluss auf solide Tumoren 696
Mycophenolat-Mofetil
- Drug Monitoring nach NTX 119
Myelom, multiples 452
Myelom-assoziierte Tubulopathien 464
Myelomniere 454
Myeloperoxidase 69

N
Nagel-Patella-Syndrom 740, 752
Natrium 20
- Bestimmung 20
Natriumdefizit
- Berechnung 150
Natriumhaushalt 138
Natriumrückresorption 139
Natriumsubstitution 150
- SIADH 151
Nebenniereninsuffizienz, sekundäre
- nach Absetzen der Immunsuppression 659
Nekrose, tubuläre
- Pathogenese 547
Nephrektomie
- Indikationen bei Transplantation 640
Nephritis
- akute interstitielle 545
- interstitielle 895
Nephritisches Syndrom 283

Nephroblastom Siehe Wilms-Tumor 830
Nephrolithiasis
- hereditär 757
- Kinder/Jugendliche 883
- Transplantatniere 887
- X-chromosomal rezessive 858
- X-linked 757
Nephrolithotripsie, perkutane 875
Nephronophthise 722
Nephronophthise-Medulläre-Zystennieren-Disease-Komplex 721
Nephropathia epidemica 330
Nephropathie
- hyperkalzämische 374
- Hypertonie-Therapie 530
- hypokaliämische 373
- membranöse 299
- metabolische 373
- Polyomavirus 667
Nephropathie, diabetische 385
- Antidiabetika 391
- Bluthochdruck 392
- Blutzuckerkontrolle 390
- Diagnostik 386
- Herzinsuffizienz 399
- Kardiale Komplikationen 397
- Management 395
- Nierenersatzverfahren 406
- Proteinrestriktion 394
- Schwangerschaft 400, 815
- Screening 388
- Therapie 389
Nephropathie, obstruktive
- Multiples Myelom 465
Nephroprotektion, medikamentöse 393
Nephrosklerose, maligne 518
Nephrotisches Syndrom 290
- Finnischer Typ 755
- kongenitales 114, 754
- Stoffwechselstörungen 293
- Therapie 295
Nephrotoxizität 892
- Kontrastmittel 897
- Mechanismen 893
Neutrophiles Gelatinase-assoziiertes Lipokalin (NGAL) 11, 99
NGAL, Neutrophiles Gelatinase-assoziiertes Lipokalin 11, 99
Nichtsteroidale Antiphlogistika
- Akute Nierenschädigung 498
Nicht-steroidale Antirheumatika
- Nierenschädigung 896
Nieren- und Pankreastransplantation
- Diabetische Nephropathie 410
Nierenabszesse 829
Nierenarterienstenose
- Ausschluss 589
- Diagnostik 123
- Hypertonie 520
Nieren-assoziierte Proteine 98
Nierenbeckenausgusssteine 886
Nierenbeckendivertikelsteine 886

Nierenbiopsie 101, 570
- bei Nierentransplantierten 572
- Diabetische Nephropathie 388
- tubulointerstitielle Nierenerkrankung 316

Nierendurchblutung 14

Nierendysplasie
- multizystische 372

Nierenenzyme 98

Nierenerkrankungen
- hereditäre 706
- zystische 709

Nierenersatztherapie 217
- Antikoagulation 263
- Indikation 624, 628
- Indikation auf Intensivstation 256
- Vorbereitung 626

Nierenersatztherapie (Intensivstation) 255

Nierenersatzverfahren
- Diabetische Nephropathie 406
- Intensivstation 258

Nierenfunktion
- Bestimmung 569

Nierenfunktionsparameter 6

Nierenfunktionsszintigraphie 131

Nierenfunktionsszintigraphie unter ACE-Hemmer 132

Nierengewebsproteine 98

Niereninsuffizienz
- Antidiabetika 391
- Diagnostik 573
- kontraindizierte Wirkstoffe 902
- Stadien anhand GFR 16

Niereninsuffizienz, chronische 564
- Arteriosklerose 579
- Ätiologie 564
- Begleiterkrankungen 576
- Diät 621
- Epidemiologie 565
- Hyperlipoproteinämie 599
- Hypertonie 586
- kardiovaskuläres Risiko 578
- Klinik 567
- Komplikationen 574
- Lipidsenker 601
- Schwangerschaft 815
- Stadieneinteilung 566

Nierenkolik, Therapie 870

Nierensteine
- Lebendnierenspender 644
- Therapie 878

Nierenteilresektion, laparoskopische 841

Nierenteilresektion, offene nephronsparende 839

Nierentransplantat
- tubuläre Funktionsstörungen 669

Nierentransplantation 632
- Apherese bei akuter humoraler Abstoßung 276
- Apherese bei hochimmunisierten Pat. 275
- Diabetische Nephropathie 408
- präemptive 629
- Schwangerschaft 820

Nierentumoren 825

Nierenvenenthrombose
- Diagnostik 124

Nierenversagen
- KM-induziertes 396, 898

Nierenversagen, akutes 543
- DD 553
- Prognose 560
- Schwangerschaft 813
- Therapie 558
- Ursachen 546

Nierenzellkarzinom 829
- adjuvante Therapieformen 843
- Angiogeneseinhibitoren 846
- Bestrahlung 845
- Chemotherapie 845
- Diagnostik 834
- hereditäres 752
- Immuntherapie 846
- Klinik 833
- Nachsorge 850
- OP bei metastasierten Tumoren 844
- Prognose 852
- small molecule drugs 846
- Therapie 836
- Therapie der Metastasen 845
- Therapie von Lokalrezidiven 844
- Therapie, minimalinvasive Techniken 841
- TNM, Grading 830
- Tumorstaging 835
- VHL 743

Nierenzysten 828
- Bosniak-Klassifikation 829
- DD bei Kindern 719
- einfache 372
- hereditäre 709
- multilokuläre 372

Nitrit-Nachweis 766

NSAID
- akutes Nierenversagen 545
- Nephrotoxizität 548
- Nierenschädigung 896

NTX-Risikobewertung
- genetische Surrogatparameter 117

Nukleation 861

Nukleosomen 70

O

Ochratoxin A 958

Ödementstehung 147

Onkozytome 827

Oraler Glukose-Toleranz-Test 414

Orellanine 960

Organallokation 648

Osmolalität 18

Osmolarität 138

Osmotische Lücke 18, 204

Osteocalcin 30

Osteomalazie 182, 611

Osteonekrosen, avaskuläre
- nach TX 693

Osteopathie
- nach TX 690

Index

Osteopetrose 757
Osteopontin 38
Osteoprotegerin (OPG) 30, 39
Oxalat 959

P

PAH-Clearance 14
Panarteriitis nodosa 441
p-ANCA 68, 69
Papillennekrosen
– DD 344
Paracetamol
– Nephrotoxizität 342
Parathormon (PTH) 35, 165
– Bestimmung 36
Parathormon-related-Protein 30
Parathyreoidektomie 618
Partialstörungen der Tubulusfunktion 375
Partielle Thromboplastinzeit 55
Parvovirus B19 79
– Diagnostik 79
PAS (Periodic-acid-Schiff's) 104
Pauci-immune rapid progressive Glomerulonephritis 286
PD, Beendigung 254
PD-assoziierte Peritonitis 244
Penicillaminnephropathie 498
Peptid-Immunadsorption 267
Peritonealdialyse 231
– automatische (APD) 233
– Diabetische Nephropathie 406
– Ein- und Auslaufprobleme 243
– Indikation 235
– integratives Behandlungskonzept 236
– Katheterimplantation 237
– kontinuierliche ambulante (CAPD) 233
– Kontraindikation 235
– Leckagen und Hernien 253
– PD-Ambulanz 237
Peritonealer Äquilibrationstest (PET) 239
Peritonitis
– APD-Patienten 250
– PD-assoziierte 244
– rezidive 251
– sklerosierende 251
PET, Peritonealer Äquilibrationstest 239
Phäochromozytom
– Hypertonie 520
– Hypertonie-Therapie 532
– VHL 743
Pharmakodynamik 909, 910
Pharmakokinetik
– bei Niereninsuffizienz 904
Phenacetin
– Nephrotoxizität 342
Phenacetin-Niere 341
Phosphat
– Bestimmung 33
– Hyperphosphatämie 185
– Hypophosphatämie 188
Phosphatbinder 187, 614
– Dialyse 224
Phosphatexkretion, renale 168

Phosphathaushalt 165
Phosphathomöostase 168
Photopherese 270
pH-Wert (BGA) 18, 197
Phytotherapeutika 346
Pilze, Harnkultur 90
Pilzerkrankung
– nach TX 673
Pilznachweis (nach Grocott) 105
Plasmaaustausch 266
Plasmabikarbonat 19
Plasmapherese
– selektive 266
– unselektive 266
Plasmozytom 452
– Hyperkalzämie 464
Pneumocystis carinii
– nach TX 674
Podozyten
– Harnsediment 87
Polyangiitis, mikroskopische 429
– Apherese 274
Polyarteriitis nodosa 441
– Prognose 432
Polychondritis, rezidivierende 446
Polycystin 710
Polymyositis 502
Polyneuropathie
– bei Niereninsuffizienz 576
Polyomaviren
– Diagnostik 82
Polyomavirus-Nephropathie 667
Polyzystische Nierenerkrankung
– autosomal-dominante 710
– Niereninsuffizienz 577
Positronen-Emissions-Tomographie 131
Postanalytik 4
Postinfektiöse Glomerulonephritis 284
Post-OP-NTX-Monitoring 117
Post-Transplantations-Diabetes-mellitus (PTDM) 686
Post-Transplantationslymphome 695
Post-Transplantations-Lymphoproliferative-Disorder (PTLD) 695
pp65-CMV-Antigentest 77
PPAR-Agonisten
– Niereninsuffizienz 392
Präanalytik 4
Prä-Diabetes 413
Prädiabetische Stoffwechsellage 413
Prädiktiver Wert 5
Präeklampsie 401, 805
Prähypertonie 517
Prävalenz 5
PRCA, pure red cell aplasia 608
Primäre Hyperoxalurie 90
– Urolithiasis 858
Procalcitonin 52
Pro-Hepcidin 29
Prolaktin
– Bestimmung 48
Proliferationsmarker

Index

- Immunhistologie 109
Prometheus 270
Proportionalitätsregel von Dettli 904
Prostata-Karzinom-Marker 135
Prostatitis
- akute 779
Protein C 56
Protein S 56
Protein-A-Immunadsorption 267
Proteinase 3 69
Protein-Nanolithographie 113
Proteinrestriktion
- Diabetische Nephropathie 394
Proteinurie 568
- Diagnostik 91
- geringe 287
- Lebendnierenspende 644
- Mechanismen 291
Proteomics 100
Proteus mirabilis
- Harnkultur 90
Prothrombinzeit 55
Protonenelimination, renale 199
P-Selektin 58
Pseudohypoparathyreoidismus 178
Pseudomonas aeruginosa
- Harnkultur 90
PTCA
- Akutes Nierenversagen 544
PTDM, Post-Transplantations-Diabetes-mellitus 686
PTH 35, 612
- Bestimmung 36
PTH, Parathormon 165
PTLD, Post-Transplantations-Lymphoproliferative-Disorder 695
PTT 55
PTX3 52
Puffersysteme 198
pure red cell aplasia 29
Purpura Schoenlein-Henoch 289, 435
- Rekurrenz im Transplantat 689
Pyelographie, intravenöse 126
Pyelonephritis
- akute 323, 781
- chronische 368, 784
- emphysematöse 324, 788
- xanthogranulomatöse 368, 787, 828
Pyelonephritis, akute
- Schwangerschaft 822
Pyrodinolin (PYD) 35
Pyurie-Nachweis 766

Q
Quecksilber 958
Quecksilber-Nephropathie 359
Quickwert 55

R
RAA, Renin-Angiotensin-Aldosteron-System 142
Rachitis 180
- hereditäre hypophosphatämische mit Hyperkalzurie 181
Radiofrequenzablation 841
Radioimmun-Konditionierung 958
RANKL-sRANKL-Osteoprotegerin-System 30
RANTES
- Harn 100
Rapamycin 654
- Einfluss auf solide Tumoren 696
Rapid progressive Glomerulonephritis 285
Rapid-progrediente Glomerulonephritis (RPGN)
- Apherese 273
Real-Time 3-D Imaging 125
Reflux
- vesikourethraler 752
Reflux, vesikoureteraler 368
Refluxnephropathie 368, 794
- Schwangerschaft 818
Rejektion, akute 663
- Therapie 665
Rejektion, späte 679
renal tubuläre Azidose
- Labor 111
Renale Anämie 567, 575
- Diagnostik 604
- kardiovaskuläre Erkrankung 581
- Therapie 604
Renale Osteopathie 611
Renale tubuläre Azidose (RTA) 206, 376
- distale 757
- Urolithiasis 861
Renaler Plasmafluss (RPF) 13, 14
Renaler Widerstandsindex 124
Renin 142
- Bestimmung 42
Renin-Angiotensin-Aldosteron-System (RAA) 142
Renin-Angiotensin-Polymorphismen 117
Renoparenchymatöse Erkrankungen
- Hypertonie 519
Residualsteine 888
Resistence Index (RI) 124
Retikulozyten 24
Retikulozyten-Produktionsindex (RPI) 24
Retikulozytenshift 24
Retinol bindendes Protein (RBP) 97
Rezidivierende Polychondritis 446
Rhabdomyolyse
- akutes Nierenversagen 545
- Multiples Myelom 465
Rheumatische Erkrankungen
- Nierenbeteiligung 497
Rheumatoide Arthritis 498
Riesenzellarteriitis Siehe Arteriitis temporalis 444
RNA-Polymerase-I-III-AK 68
Ro/SSA 68
Rohöl, nigerianisches 959
Röntgen-Kontrastmittel 125
RPGN
- Apherese 273

RTA, renal tubuläre Azidose 376, 757

S

Salzverlustniere, juvenile kongenitale 114
Sarkoidose 172, 472
- Niereninsuffizienz 577
- tubulointerstitielle Nephritis 364
Sauerstoffpartialdruck (BGA) 19
Sauerstoffsättigung (BGA) 20
Säure-Basen-Haushalt 18, 137, 197
- Normalwerte 199
sCD14 53
- Harn 100
sCD154 54
sCD30
- Post NTX 117
sCD40L 54
Schlafapnoe-Syndrom
- Hypertonie 522
- Hypertonie-Therapie 533
Schleifendiuretika
- ATN 556
Schwangerschaft 800
- akute Pyelonephritis 822
- akute Zystitis 822
- akutes Nierenversagen 813
- Antihypertensive Therapie 533
- asymptomatische Bakteriurie 821
- chronische Niereninsuffizienz 815
- diabetische Nephropathie 400, 815
- Dialyse 819
- glomeruläre Nierenerkrankungen 817
- Harnwegsinfektionen 821
- Hochdruckerkrankungen 802
- Lupus erythematodes 817
- nach Nierentransplantation 820
- Nierenerkrankungen 813
- Physiologische Veränderungen 800
- Reflexnephropathie 818
- Urolithiasis 884
Schwangerschafts-induzierte Hypertonie 802
Schwangerschaftskomplikationen
- diabetesabhängige 402
Schwartz-Formel 15
Schwerketten-Erkrankung 464
Schwermetalle 958
Schwermetallnephropathien 356
Scl-70 (Anti-DNA-Topoisomerase 1) 68
SDMA, Symmetrisches Dimethylarginin 14
second-hit-Mechanismus 711
Sekundärer Hyperparathyreoidismus 567
- bei Niereninsuffizienz 575
- kardiovaskuläre Erkrankungen 582
- Therapie 610
SELDI-TOF-MS 100
Semirigide ureterrenoskopische Lithotripsie 874
Senior-Loken-Syndrom 723
Sensitivität, diagnostische 5
Serumamyloid-A (SAA) 74
Serumamyloid-P 74
Serum-Bone TRAP5b 34
Serum-Faktor H 66

Serumkalzium 612
Serum-Osmolarität 138
Serumphosphat 612
Sevoflurane 959
Shuntanlage 219
SIADH, Syndrom der inadäquaten ADH-Sekretion 149
Sicca-Syndrom 366
Silberimprägnierung 104
Sirius Rot 104
Sirolimus 654
- Einfluss auf solide Tumoren 696
Sjögren-Syndrom 500
- tubulointerstitielle Nephritis 366
Sklerodermie 491
Sklerose, tuberöse 746
Sklerosierende Peritonitis 251
SLE
- Apherese 273
- Niereninsuffizienz 576
SLEDD, Slow low efficiency daily dialysis 259
Slow low efficiency daily dialysis (SLEDD) 259
Sonographie 120
Sorafenib
- Nierenzellkarzinom 847
Spezifität, diagnostische 5
Spiral-CT 127
Spondylitis ankylosans 501
Spurenelemente 22
sRANKL 39
Staphylokokken
- Harnkultur 89
Steinabgang, spontaner 871
Steinanalyse 867
Steinentfernung, aktive 872
Steinentstehung 858
- multifaktorielle Genese 859
Steinkolik 862
- Blutuntersuchung 865
- Urin-Stix 864
Steinstraße nach ESWL 888
Steroide
- Transplantation 654
Strahlennephritis, akute 355
Strahlennephropathie 354
- chronische 355
Stress-MRT 130
Struvit 862
Sudan-III-Färbung 105
Sulfonylharnstoffe
- Niereninsuffizienz 391
Sunitinib
- Nierenzellkarzinom 847
Symmetrisches Dimethylarginin (SDMA) 14
Sympathikusaktivierung 143
Syndrom der inadäquaten ADH-Sekretion (SIADH) 149
Systemerkrankungen 417
Systemischer Lupus erythematodes 476
- Apherese 273

T

Tacrolimus 652
– Drug-Monitoring nach NTX 118
Takayasu-Arteriitis 444
Tamm-Horsfall-Protein 336
Tamm-Horsfall-Uromucoid 98
Tartrat-resistente saure Phosphatase 30, 34
Temsirolimus
– Nierenzellkarzinom 848
Testosteron
– Bestimmung 49
Theophyllin
– KM-Nephropathie 558
Therasorb 269
Thiazide
– Hyperkalzämie 173
thin basement membrane disease 735
THP 98
Thrombomodulin 58
Thrombophilie-Screening 55
Thrombotische Mikroangiopathie 666
– Apherese 274
thrombotisch-thrombozytopenische Purpura (TTP)
– Apherese 274
TINU-Syndrom 333, 545
Tissue harmonic imaging 125
Transferrin 25
Transferrinrezeptor, löslicher 26
Transferrin-Rezeptor-Ferritin-Index 26
Transferrinsättigung 25
Transplantatdysfunktion 661
Transplantation
– Chirurgische Komplikationen 650
– frühe Komplikationen 660
– Immunsuppression 651
– Impfungen 676
– Infektionen 669
– Infektionsprophylaxe 674
– Kardiovaskuläre Komplikationen 683
– Langzeitkomplikationen 677
– Osteopathie 690
– Rekurrenz von Nierenerkr. 688
– tumorfreie Wartezeit 637
– Tumorvorsorge 697
– Vorbereitung des Empfängers 632
– Vorbereitung Lebendnierenspender 641
– Vorbereitung Leichennierenspende 645
Transplantationstechnik 649
Transplantationsvorbereitungen 632
Transplantat-Monitoring 115
– post-OP 117
Transplantatnephropathie, chronische 678
– Risikofaktoren 680
– Therapie 681
Transplantatversagen
– Absetzen der Immunsuppression 658
– akutes 662
Transtubulärer K$^+$-Gradient 163
TRAP5b 34
Treffsicherheit 5
Trichloroethylen 960

Trichomonaden
– Harnkultur 90
Trichrom (Färbung) 104
Trockengewicht
– Dialyse 223
Troponin I 75
Troponin T 75
Trousseau-Zeichen 182
Tuberkulose
– Transplantation 635
– urogenital 792
Tuberöse Sklerose 746
– Nierenkarzinom 827
Tubulointerstitielle Nephritis
– granulomatöse 365
– Sarkoidose 364
– Sjögren-Syndrom 366
Tubulointerstitielle Nephropathie
– zystische Nierenerkrankungen 371
Tubulointerstitielle Nierenerkrankungen 305
– akute 311, 317
– Basisdiagnostik 314
– chronische 313, 341
– Histopathologie 310
– Klassifikation 307
– nach Transplantation 313
– Schädigungsmechanismen 308
Tubulointerstitielle-Nephritis-und-Uveitis-(TINU-)Syndrom 333
Tubulusfunktion, Partialstörungen 375
Tubulusmembran-Antigene 99
Tubulusnekrose
– Schleifendiuretika 556
Tubulusnekrose, akute 554
– Dopamin 556
– Therapie 555
Tumorembolisation 842
Tumoren
– nach TX 693
– Transplantation 637
Tumornephrektomie, laparoskopische 840
Tumornephrektomie, offene 837
Tumorrisiko
– bei Niereninsuffizienz 575
Tumorthromben
– Operative Therapie 838
Tunnelinfektion 252
Typ-IV-Kollagen-Erkrankungen 727
Tyrosinkinaseinhibitoren
– Nierenzellkarzinom 847

U

Ulkuserkrankung
– Transplantation 640
Umweltgifte 958
Unfraktioniertes Heparin 263
Urämiesymptome 568
Ureterkonkremente
– Steinprojektion 863
Ureterrenoskopie, flexible 875
Urethral-Syndrom 774
Urethritis 773
– Chlamydien 775

– Gonokokken 775
Uricit 862
Urin
– Farbänderungen 84
– Trübungen 84
Urinosmolarität 140
Urogenitaltuberkulose 792
Urolithiasis 857
– aktive Steinentfernung 872
– genetische Faktoren 858
– Kinder/Jugendliche 883
– Kolik 862
– Metaphylaxe 879
– Röntgendiagnostik 865
– Schwangerschaft 884
– Steinarten 862
– Steinentstehung 858
– Systemerkrankungen 860
– Therapie 870
– Therapie-Guidelines 877
– Transplantatniere 887
– Ureterabgangsenge 886
Uromodulin 98
Uroskopie 84
Urothelkarzinom des oberen Harntraktes
– Diagnostik 835
– Therapie 850
– TNM, Grading 832
Urotheltumoren des oberen Harntraktes 830

V

Varicella Zoster, nach TX 673
vaskuläre Erkrankungen
– Transplantation 639
Vaskulitiden 417
– Gefäßbefall 420
– Klassifikation 418
– Niereninsuffizienz 576
Vasopressin
– Bestimmung 44
Vasopressinantagonisten 151
VDRR 180
Vena-cava-Durchmesser 223
Venenkatheter, zentraler 220
Vesikoureteraler Reflux (VUR) 368, 795
– hereditärer 752
VHL (Von-Hippel-Lindau)-Syndrom 741
Virale Antigene
– Immunhistologie 109
Virusdiagnostik 75
Vitamin B12
– Bestimmung 28
Vitamin D 167, 616
– aktiviertes 584
– Bestimmung 39
Vitamin-D-abhängige Rachitis 180
Vitamin-D-Mangel 183
– Osteomalazie 182
Vitamin-D-Präparate 184
Vitamin-D-resistente Rachitis 180
Vitamin-D-Stoffwechsel

– Störungen 179
Volumenstatus 21
Von-Hippel-Lindau-(VHL-)Syndrom 741
Von-Hippel-Lindau-Syndrom
– Nierenkarzinom 827
Von-Willebrand-Faktor 57
VUR Siehe Vesikoureteraler Reflux 795

W

Wasser
– Verteilung im Körper 145
Wasserclearance 20
Wasserdefizit 21
Wasserhaushalt 138, 145
– Störungen 146
Wegener-Granulomatose 284
Wegener-Granulomatose Siehe granulomatöse ANCA-assoziierte Vaskulitis 420
Wert, prädiktiver 5
Whedellit 862, 880
Wilms-Tumor 752, 830
WX-G250
– Nierenzellkarzinom 848

X

x-ANCA 69
Xanthinurie
– Urolithiasis 858
Xanthogranulomatöse Pyelonephritis 828
X-linked Nephrolithiasis 757

Z

Zerebro-vaskuläre Erkrankungen
– Transplantation 639
Zink 22
Zink-Protoporphyrin 26
Zitratantikoagulation, regionale 265
Zylinder
– Harnsediment 88
Zystennieren 709
– autosomal-dominante medulläre 114
Zystinose 752, 753
Zystinsteine 862
– Chemolitholyse 876
– Metaphylaxe 883
Zystinurie 752
– Urolithiasis 858
Zystische Degeneration 372
Zystische Nierenerkrankungen
– tubulointerstitielle Veränderungen 371
Zystitis
– akute 775
– interstitielle 780
– rezidivierende 778
Zystitis, akute
– Schwangerschaft 822
Zytapherese 267
Zytomegalie Siehe Cytomegalie 635

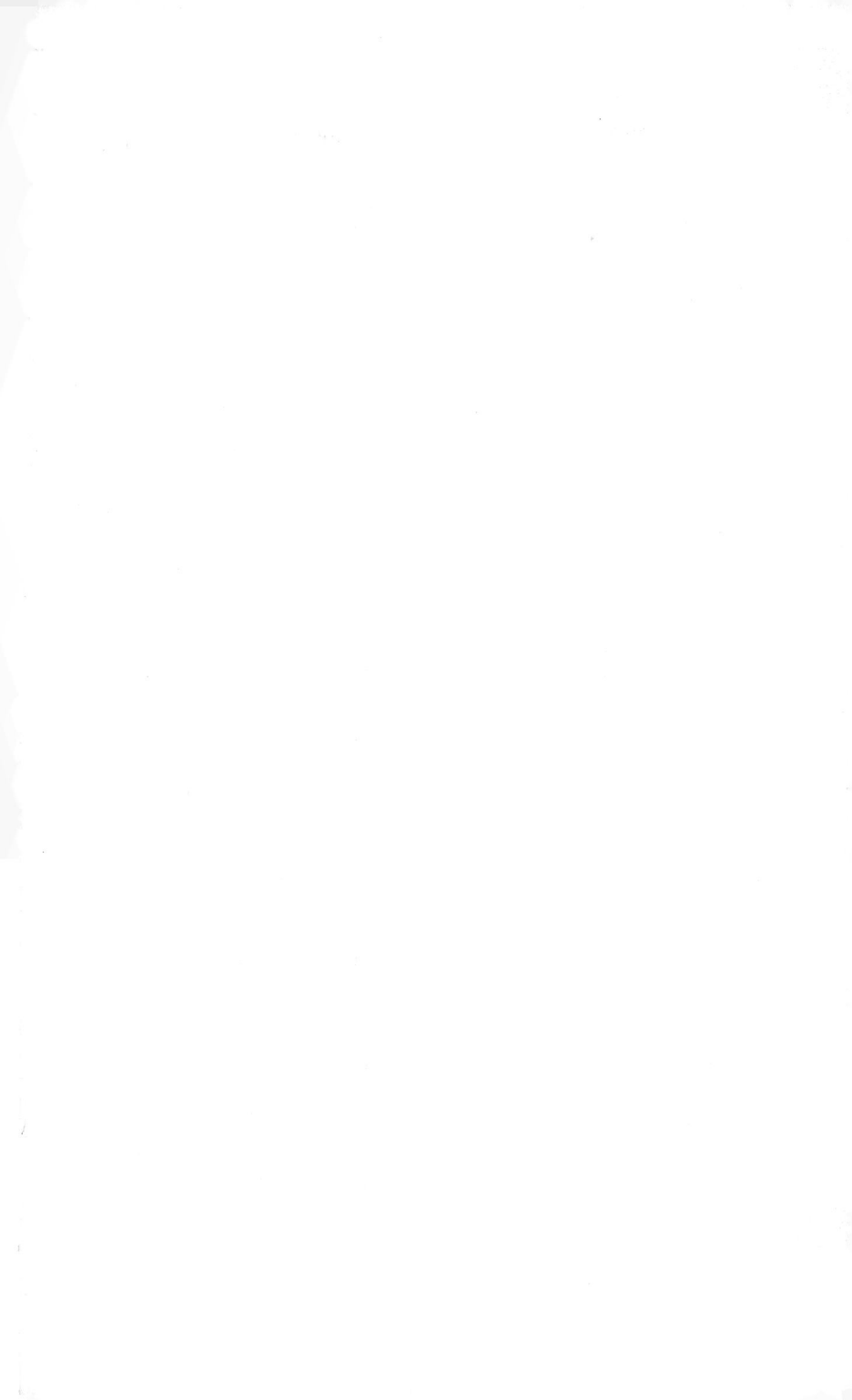

Wegweiser diagnostische Verfahren

	Seite
3-D-Sonographie, Tissue harmonic imaging, Ensemble contrast imaging	125
ADAMTS-13-Aktivität	57
Adenoviren	83
Adiponektin	47
Adiuretin (antidiuretisches Hormon, Vasopressin)	44
ADMA (asymmetrisches Dimethyl-Arginin)	48
Aldosteron	41
Aldosteron-Renin-Quotient	43
Aluminium	22
Amyloidose-Diagnostik	73
ANCA (antineutrophile zytoplasmatische Antikörper)	69
Angiotensin converting enzyme (ACE)	44
Angiotensin-converting-enzyme-Gen (ACE-Gen)	45
ANP/Pro-ANP (atriale natriuretische Peptide/Propeptide)	45
Antiglomeruläre Basalmembran-AK (Anti-GBM)	71
Antinukleäre Antikörper (ANA)	67
Antiphospholipid-AK (Lupus-Antikoagulans)	73
Antithrombin III (AT III) und Heparin-Kofaktor	56
Bildgebende Verfahren	120
Blasenkarzinom-Diagnostik	136
Blutgasanalyse	18
Blutungszeit	54
Brain-natriuretisches Peptid (BNP)	46
C3-Nephritis-Faktor	72
Calcitonin	40
Computertomographie (Spiral-CT)	127
C-reaktives Protein (CRP)	51
„Crosslinks": Desoxypyridinolin (DPD) und Pyrodinolin (PYD)	35
Cystatin C	9
Cytomegalie-Virus (CMV, humanes Beta-Herpes-Virus 5)	76
D-Dimere	56
Durstversuch	17

	Seite
Elektronenmikroskopie	109
Endosonographie	123
Endothelin	75
Epstein-Barr-Virus (EBV)	78
Erregerdiagnostik, Harnkultur	89
Erythropoetin	28
Farbkodierte Dopplersonographie (Farbdoppler-Sonographie)	123
Ferritin	25
Fetuin-A	37
Fibrinogen	57
Fibroblasten-Wachstumsfaktor-23 (FGF-23)	34
Folsäure	28
Glomeruläre Filtrationsrate (GFR)	13
Haptoglobin	27
Harnanalytik	83
Harnkristalle	90
Harnproteine, Proteinurie	91
Harnsediment	86
Harnstoff	12
Harnstreifentest	84
Heparin	58
Hepatitis B (HBV)	79
Hepatitis C (HCV)	81
Hepatitis D (HDV)	82
Hepcidin, Pro-Hepcidin	29
Homocystein	49
Humanes Immundefizienz-Virus (HIV-1, HIV-2)	82
Immunglobuline (Ig)	59
Immunhistologie	106
Intravenöse Pyelographie	126
Kalium	21
Kalzium	30
Katecholamine	47
Knochendichtemessung	130
Knochen-Sialoprotein (Bone Sialoprotein, BSP)	37
Knochenspezifisches Isoenzym der alkalischen Phosphatase	34
Komplement-System (C)	65